KLINISCHE RÖNTGENDIAGNOSTIK INNERER KRANKHEITEN

I
THORAX

BEARBEITET VON

H. ANACKER
GIESSEN

R. HAUBRICH
KARLSRUHE – BONN

K. HECKMANN
MÜNCHEN

A. SCHAEDE
BONN

H. ST. STENDER
MARBURG

HERAUSGEGEBEN VON

RICHARD HAUBRICH

DR. MED., APL. PROFESSOR FÜR RÖNTGENOLOGIE
UND STRAHLENHEILKUNDE AN DER UNIVERSITÄT BONN

MIT 746 ABBILDUNGEN IN
1365 EINZELDARSTELLUNGEN

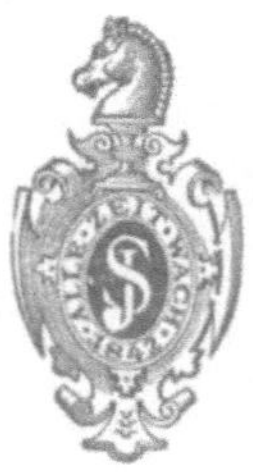

Springer-Verlag

Berlin Heidelberg GmbH

1963

ISBN 978-3-642-49135-1   ISBN 978-3-642-87198-6 (eBook)

DOI 10.1007/978-3-642-87198-6

© by Springer-Verlag Berlin Heidelberg 1963
Ursprünglich erschienen bei Springer-Verlag OHG. Berlin. Göttigen. Heidelberg 1963.
Softcover reprint of the hardcover 1st edition 1963

Vorwort

Das hier vorgelegte Buch trägt seinen Titel nur dann zu Recht, wenn es die Röntgendiagnostik innerer Krankheiten nach allen Forderungen der klinischen Praxis darstellt. Das bedeutet zweierlei: Dem Röntgenologen soll es helfen, seine Untersuchung jeweils den Fragen des Klinikers anzupassen und mit seiner Diagnose dem komplexen Charakter des klinischen Urteils gerecht zu werden; dem Kliniker soll es helfen, die Möglichkeiten der Röntgendiagnostik im Einzelfall richtig abzuschätzen und sinnvoll zu nutzen. Darin ein Maximum zu erreichen, bedeutet Geben und Nehmen für beide Seiten. Es besteht kein Zweifel daran, daß die klinische Diagnose bestimmter Krankheiten einer Röntgenuntersuchung nicht bedarf — ebenso wie die röntgenologische Diagnose gewisser anderer Krankheiten auch ohne subtile Kenntnis des klinischen Bildes zu absoluter Sicherheit gelangen kann. Dazwischen liegt jedoch das Gros aller derjenigen Krankheitszustände, deren diagnostische Klärung auf eine verständnisvolle Zusammenarbeit angewiesen ist. Dieser zu dienen, ist die Absicht aller Mitarbeiter des Buches.

Es ist heute nicht mehr möglich, daß — wie noch H. ASSMANN mit seinem unvergessenen Werk gleichen Titels — ein Einzelner die Röntgendiagnostik und die klinische Praxis in der prinzipiell notwendigen Kongruenz beherrscht. Nicht nur hat die Klinik eine ungeheure Ausweitung ihrer theoretischen, methodischen und praktischen Grundlagen erfahren, sondern es ist auch die Röntgendiagnostik um eine Vielfalt von neuen Untersuchungsmethoden und klinisch wichtigen Erkenntnissen bereichert worden. Dieser Situation Rechnung zu tragen, haben sich Mitarbeiter zusammen gefunden, die als Röntgenologen an Universitätskliniken oder großen Instituten mit den Erfordernissen der klinischen Praxis sehr vertraut oder selbst Kliniker sind, und die auch an der Entwicklung moderner röntgendiagnostischer Verfahren beteiligt waren. Mag unter diesen Umständen die Darstellung einmal Einheitlichkeit vermissen und individuelle Züge stärker hervortreten lassen, so ist doch die übereinstimmende Anlage aller Kapitel gewahrt. Untersuchungsmethoden und normaler Röntgenbefund werden ausführlich dargestellt, bevor die Röntgendiagnostik der einzelnen Krankheiten und Krankheitsgruppen in stetem Bezug auf die klinische Praxis behandelt wird.

Dazu war ein großes Bildmaterial unumgänglich, für das allen entsprechenden Kliniken und vielen Freunden herzlich gedankt sei. Besonderer Dank gilt dem Verlag, der alle unsere Wünsche nach Ausstattung und Umfang des Buches mit größtem Entgegenkommen erfüllt hat.

Karlsruhe, im April 1963 R. HAUBRICH

Inhaltsverzeichnis

Krankheiten des Herzens und der großen Gefäße
(von R. HAUBRICH und A. SCHAEDE)

Krankheiten der Lunge
(von H. Anacker und H. St. Stender)

Krankheiten der Pleura
(von R. HAUBRICH)

Erkrankungen des Mediastinum
(von H. ANACKER)

Erkrankungen des Zwerchfells
(von R. Haubrich)

Krankheiten des Herzens und der großen Gefäße

Von

R. Haubrich und **A. Schaede**

A. Allgemeines

Von sehr wenigen Ausnahmen abgesehen, bleibt die Diagnostik der Herzkrankheiten ohne Röntgenuntersuchung unvollständig. Anerkannter Grundsatz ist, daß die Röntgenbefunde in Verbindung mit dem klinischen Untersuchungsbefund und den Ergebnissen der physikalischen Untersuchungsmethoden bewertet werden sollen. Dazu gehört heute nicht nur die Vertrautheit mit den Fragestellungen des Klinikers und den typischen Röntgenbefunden, sondern auch die Kenntnis der Indikationen zu den speziellen Methoden (Flächen- und Elektrokymographie, venöse und selektive Angiokardiographie, direkte Kardiographie, retrograde Aorto- und Lävokardiographie) neben der Beherrschung aller gewöhnlichen Verfahren (Herzfernaufnahme, Durchleuchtung mit Kontrastuntersuchung der Speiseröhre, Schräg- und Seitenaufnahme, Herzmessung).

Eine Darstellung der klinischen Röntgendiagnostik kann daher nicht darauf verzichten, mit einer *Methodenlehre* zu beginnen und den normalen und krankhaften Herzbefund nach anatomischen und funktionellen bzw. hämodynamischen Gesichtspunkten zu interpretieren. Die Röntgenuntersuchung muß sich außerdem danach richten, ob die Diagnostik eines Herzfehlers im Einzelfall allgemein klinischen Zwecken dient, oder ob ein chirurgischer Eingriff am Herzen zur Debatte steht. In der allgemein klinischen Diagnostik kommt dem Röntgenbefund neben dem Auskultationsbefund eine überragende Bedeutung zu, während in der *präoperativen* Diagnostik die Dinge anders liegen: Hier sind die Ergebnisse der „einfachen Röntgenologie" zwar wichtig genug, fordern aber meist eine Ergänzung durch spezielle Verfahren, wenn das notwendige Höchstmaß an diagnostischer Genauigkeit erreicht werden soll. Auch die Bewertung ist dadurch anders, daß hier jeder Einzelbefund sozusagen nur ein Stein zu dem Mosaik ist, das sich in der Synopsis vieler Bausteine als vollständiges diagnostisches Bild ergibt.

In der speziellen Kardiologie wiegt also der Befund einer Röntgenuntersuchung nicht mehr und nicht weniger als jeder andere Beitrag etwa der unmittelbaren Krankenuntersuchung oder eine physikalische Kreislaufanalyse mit der Farbstoffdilutionsmethode oder eine Blutgasanalyse mittels Herzkatheter. Diagnostisch befriedigend ist das Ergebnis erst, wenn alle gewonnenen Fakten in Übereinstimmung zu bringen sind und gemeinsam die Diagnose stützen. Unsere Darstellung versucht, diesen Prinzipien der klinischen Diagnostik und des erforderlichen Ganges der Röntgenuntersuchung gerecht zu werden.

1. Untersuchungsmethoden

a) Durchleuchtung

Die Röntgenuntersuchung des Herzens und der großen Gefäße wird mit der Durchleuchtung begonnen. Sie vermittelt dem erfahrenen Untersucher rasch und unmittelbar weitgehenden Aufschluß über Größe, Form und Bewegung des Herzens, über die Beteiligung der einzelnen Herzabschnitte und großen Gefäße an krankhaften Befunden und über die topographische Beziehung zu pathologischen Veränderungen der übrigen Thoraxorgane. Die Untersuchung wird als rotierende Durchleuchtung am stehenden oder sitzenden Patienten vorgenommen, wodurch ein plastischer Eindruck vom Herzen gewonnen wird, der durch Aufnahmen in zwei senkrecht zu einander stehenden Ebenen nicht zu erhalten ist. Die Durchleuchtung im Liegen wird bei Schwerkranken angewandt, sowie als Ergänzung für bestimmte Fragestellungen. Obligatorisch ist die Kombination mit einer Kontrastmitteldarstellung der Speiseröhre; gezielte *Oesophagogramme* in sagittaler, schräger und frontaler Strahlenrichtung sind für die Beurteilung des Retrokardialraums, der Herzhinterwand und des Aortenverlaufs maßgeblicher als der Durchleuchtungsbefund allein. Auch Formänderungen der Herzvorderwand, wie sie bei der Durchleuchtung im frontalen oder schrägen Strahlengang zu sehen sind, können durch entsprechende Zielaufnahmen fixiert werden. Mit gezielten Kymogrammen schließlich lassen sich auffällige Bewegungen umschriebener Randabschnitte in beliebiger Position festhalten.

Die Durchleuchtung bildet auch dort die eigentliche Grundlage einer gezielten röntgenologischen Herzuntersuchung, wo die Routineuntersuchung des Thorax wegen der Strahlenbelastung mit einem Schirmbild oder einer Herzfernaufnahme beginnt. Es ist selbstverständlich, daß die Prinzipien des Strahlenschutzes bestmöglich einzuhalten sind, die Durchleuchtung also bei guter Adaptation, weitgehend eingeblendetem Gesichtsfeld und Abdeckung des Abdomens ausgeführt werden muß.

b) Fernaufnahmen

Bei einem Focus-Film-Abstand von 2 m gibt die Thoraxaufnahme die Herzgröße in einer für die klinischen Belange ausreichenden Genauigkeit wieder. Ein normal breites Herz mit einem Transversaldurchmesser von 13 cm im Orthodiagramm z. B. erscheint auf einem 60 cm von der Röhre entfernten Leuchtschirm 14,7 cm breit; auf einer Aufnahme mit 1 m Focus-Film-Abstand ist es 14,1 cm, bei 1,50 m noch 13,7 cm, *bei 2 m nur 13,5 cm breit*, und bei 3 m beträgt die Breite 13,3 cm. (Diese Berechnung — nach Assmann — läßt unberücksichtigt, daß für divergente Strahlen bei der Abbildung kugeliger oder paraboloider Körper nicht die gleichen Punkte randbildend sind wie bei sagittal-parallelen Strahlen, der Vergrößerungsfaktor tatsächlich also noch größer ist. Nach Hammer ist daher der Transversaldurchmesser bei der 2 m-Aufnahme im Durchschnitt doch etwa 1 cm größer als im Orthodiagramm). Der Gewinn an Größenrichtigkeit gegenüber der Leuchtschirmprojektion ist also bei der 2 m-Aufnahme beträchtlich. Es hat aber wenig Sinn, Fernaufnahmen aus noch größerer Distanz anzustreben. Die „Verbesserung" der Meßgenauigkeit um 2 mm bei einer 3 m-Fernaufnahme muß angesichts der objekt- und projektionsbedingten Fehlerbreite und insbesondere der normalen Variabilität der Herzgröße als irreal bezeichnet werden.

Methodisch ist wichtig, daß die Herzfernaufnahme bei Atemstillstand in mittlerer Inspirationsstellung, nach ruhiger flacher Atmung angefertigt wird. Eine Preßatmung ist zu vermeiden, um nicht mit einem Valsalva-Effekt die venöse Auffüllung des Herzens zu erschweren und eine reduzierte Herzgröße zu erhalten. Für Kontroll- und Vergleichsuntersuchungen ist zu beachten, daß der Zentralstrahl stets auf den 6. Brustwirbel und die Filmmitte gerichtet wird. Die früheren langbelichteten (1 sec) Aufnahmen erfaßten stets die diastolische Herzgröße; da im Interesse einer scharfen Abbildung der Herzränder und Lungengefäße die Belichtungszeit aber möglichst klein gehalten werden soll, kann die heute allein übliche Kurzzeit-Fernaufnahme das Herz in jeder Aktionsphase treffen. Um immer die gleiche Phase zu erfassen, sind daher mehrere Verfahren ausgearbeitet worden, die Schaltung der Aufnahme mit dem Radialispuls oder dem EKG zu steuern. Diese sog. Herzphasenschaltung ist aber nur für bestimmte wissenschaftliche Untersuchungen notwendig und im übrigen auch durch ein Herz-Fernkymogramm bequem zu ersetzen (vgl. S. 5). In der klinischen Praxis ist es im allgemeinen nicht von Belang, welche Aktionsphase eine Herzfernaufnahme wiedergibt. Selbst der größte hier mögliche Unterschied, zwischen systolischer und diastolischer Herzbreite, ist normalerweise kleiner als die Größenänderungen, die allein in der klinischen Beurteilung als krankhaft zu gelten haben.

Die Herzfernaufnahme wird allerorts am stehenden oder sitzenden Kranken angefertigt. Der Vorteil einer Aufnahme im Liegen ist, daß man mögliche orthostatische

Faktoren ausschalten kann, die das Blut in der Peripherie versacken und das Herz so geringer gefüllt sein lassen. Ihr Nachteil ist, daß die Aufnahme in Bauchlage gemacht werden muß (um dem Objekt-Film-Abstand klein zu halten), was beim Herzkranken nur selten möglich ist. Wo in Rückenlage der dorsoventrale Strahlengang eigens dadurch eingehalten wird, daß die Belichtung durch eine Röhre in Untertischstellung und 2 m Abstand durch ein Fenster im Fußboden erfolgt, resultiert ein zusätzlicher Vergrößerungsfaktor, weil das Herz von der vorderen Brustwand mehr oder minder zurücksinkt und dadurch der Objekt-Film-Abstand vergrößert wird. Die übliche Fernaufnahme aus 2 m Abstand und im Stehen (oder Sitzen) genügt aber durchaus, wenn der Einfluß orthostatischer Faktoren durch eine vorhergehende Durchleuchtung auch im Liegen abschätzbar geworden ist. Nur bei Säuglingen und Kleinkindern ist die Fernaufnahme im Liegen und möglichst in Bauchlage vorzuziehen, obwohl hier gleiche Aufnahmebedingungen ohnedies schon viel schwerer zu erzielen sind als beim Erwachsenen.

Die dorsoventrale Herzfernaufnahme muß in vielen Fällen durch eine *Seitenaufnahme* in gleichem Abstand ergänzt werden. Sollen die Aktionsphasen beider Aufnahmen übereinstimmen, müssen diese gleichzeitig mittels zweier Röhren geschossen oder mittels Herzphasenschaltung jeweils in Kammerdiastole angefertigt werden; dies Vorgehen ist besonders für die Bestimmung des Herzvolumens wichtig, kann aber hier durch die Orthodiametrie bequem ersetzt werden. Schrägaufnahmen aus 2 m Abstand können dort wertvoll sein, wo der Durchleuchtungsbefund einer Vergrößerung bestimmter Herzabschnitte objektiviert werden soll und vergrößernde Zielaufnahmen ungenügend erscheinen.

c) Orthodiagraphie und Orthodiametrie

Da bei der Durchleuchtung infolge des relativ kleinen Röhrenabstandes und der damit beträchtlichen Strahlendivergenz das Herz nach den Gesetzen der Zentralprojektion zu groß abgebildet wird, läßt sich die wahre Herzgröße nicht mit der Durchleuchtung allein ermitteln. Nur eine Parallelprojektion der Herzränder gibt die Herzgröße richtig wieder. Diesem Zweck dient die *Orthodiagraphie* (MORITZ; GROEDEL). Hier wird bei der Durchleuchtung — Röntgenröhre und Leuchtschirm sind starr verbunden — der Strahlenkegel auf ein enges Feld eingeblendet, mit dem die Herzkonturen abgetastet und punktweise auf einer stillstehenden Zeichenfläche markiert werden; die Markierungspunkte lassen sich später zu einer größenrichtigen Figur verbinden (Abb. 1a und b). Während der Untersuchung muß der Patient strikte die gleiche Stellung einhalten, und die Punktierung muß stets in Diastole bei ruhiger und flacher Atmung erfolgen. Hält man diese Bedingungen ein, so erlaubt die Orthodiagraphie eine exakte Größenbestimmung des Herzens und ist auch für Kontrolluntersuchungen durchaus brauchbar. Trotzdem ist die Methode von der klinisch-röntgenologischen Praxis weitgehend verlassen, weil sie zeitraubend ist und die Fernaufnahme nicht ersetzen kann; außerdem ist sie wie alle anderen linearen Größenbestimmungen für die klinische Beurteilung des Herzens stark im Wert gesunken (vgl. S. 23).

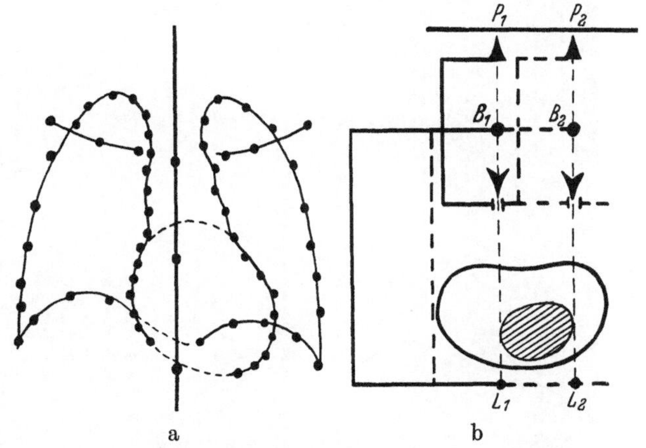

Abb. 1 a u. b. a Orthodiagramm des Herzens (modifiziert nach GROEDEL). — b Prinzip des Orthodiagraphen nach GROEDEL. (Zwei Stellungen des starr verbundenen Röhre-Leuchtschirm-Wagens mit Schreibstift.) *B* Brennfleck; *L* Abbildung des Herzrandpunktes auf dem Leuchtschirm; *P* Markierung der Punkte L₁ und L₂ auf der nicht verschobenen Schreibfläche

Als weniger aufwendige Methode kann die *Orthodiametrie* (BÜCHNER) zur Ergänzung der Fernaufnahme dort eingesetzt werden, wo einige lineare Herzmaße bei der Durchleuchtung rasch ermittelt werden sollen. Hier wird an Stelle einer Zielkassette zwischen Patient und Leuchtschirm ein Maßstab mit parallaxenfreien Bleilamellen eingeschoben, dessen Nullpunkt stets vom Zentralstrahl getroffen wird. Wenn ein Endpunkt der zu messenden Distanz mit der Nullinie eingestellt und mittels eines von der Röhre-Leuchtschirm-Bewegung unabhängigen Lichtspaltes markiert ist, werden Meßstab, Leuchtschirm und Röhre zusammen verschoben, bis der andere Endpunkt der fraglichen Distanz von der Nullpunktlinie tangential getroffen ist. Ihr Abstand zum Lichtspalt gibt dann das gewünschte lineare Maß direkt wieder, z.B. den Transversaldurchmesser im Beispiel der Abb. 2. Da der Maßstab um den Nullpunkt drehbar ist, kann auch bei seitlicher Durchleuchtung der absolute Tiefendurchmesser rasch bestimmt werden.

d) Flächenkymographie

Bei der von Sabat sowie Gött und Rosenthal angegebenen Einschlitzkymographie wurde die Bewegung einer beliebigen Herzrandstelle auf einen senkrecht bewegten Film aufgezeichnet, der durch einen horizontalen Schlitz belichtet wurde. Bei der von Cignolini inaugurierten Mehrschlitzkymographie wird das Bewegungsbild in vertikale Streifen zerlegt, die mittels gleichviel horizontalen und auf verschiedene Herzrandstellen eingestellten Schlitzen belichtet werden.

In der Praxis hat sich die von Stumpf angegebene Flächenkymographie allgemein durchgesetzt. Hier wird der Röntgenfilm durch ein zwischen Objekt

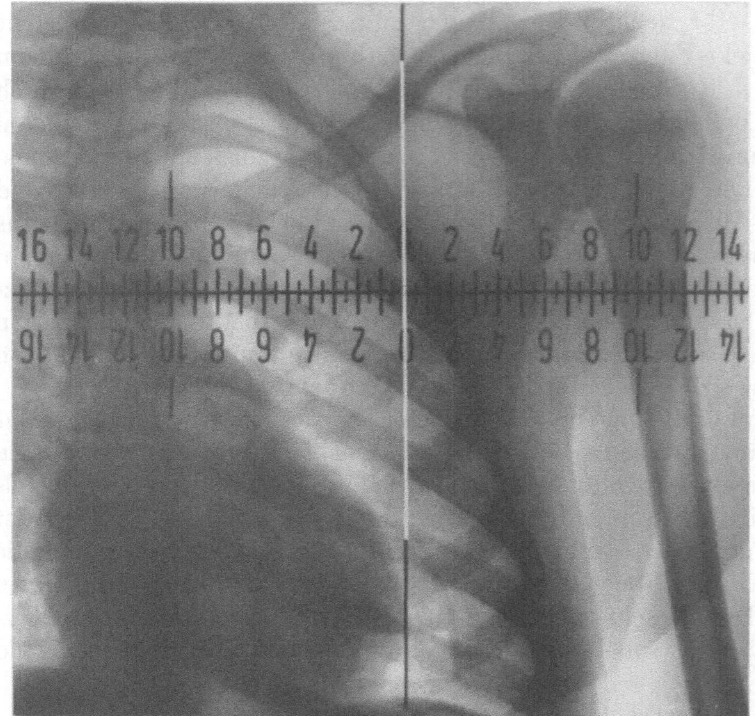

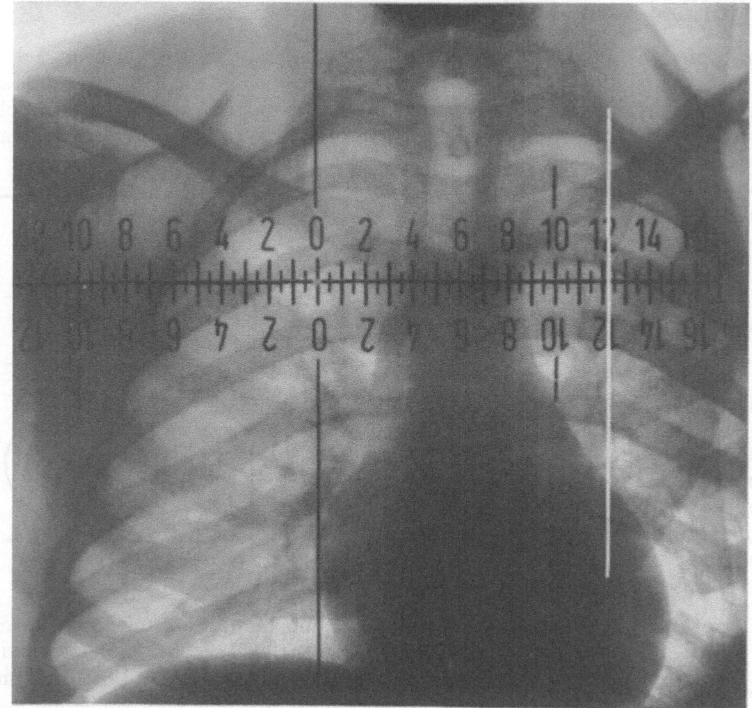

Abb. 2a u. b. Orthodiametrie nach Büchner. — a Einstellung der Nullpunktlinie auf den linken Herzrand (Markierung durch Lichtspalt = Schwarze Linie). b Nullpunktlinie zum rechten Herzrand verschoben. Der Abstand zwischen Nullpunktlinie und Lichtspalt (weiße Linie) entspricht der Verschiebung und damit der wahren Größe der zu messenden Strecke

und Röntgenfilm (oder zwischen Röhre und Objekt — sog. Distanzkymographie, mit geringerer Strahlenbelastung!) angebrachtes Vielschlitzraster belichtet, das während der

Exposition um eine dem Schlitzabstand entsprechende Strecke gleichmäßig bewegt wird. Dadurch werden die einzelnen Abschnitte des Herz- und Gefäßrandes nur in demjenigen Augenblick abgebildet, wo sich ein Schlitz an ihnen vorbeibewegt. So werden alle unbewegten Objektanteile wie bei einer Momentaufnahme ohne Raster scharf abgebildet, während die bewegten Objektanteile (Herzränder) in dieses Bild Bewegungskurven schreiben (vgl. Abb. 20). Bei einer Schlitzbreite von 1,0—1,2 mm, einem Schlitz- bzw. Rasterabstand von 12 mm und einer Ablaufzeit von 2—3 sec sind die Bewegungskurven des Herzrandes für mehrere Herzaktionen auf 12 mm zusammengedrängt und daher relativ klein. Wird die Ablaufzeit verkürzt, so werden die Kurven stärker auseinandergezogen, so daß z. B. bei einer Herzfrequenz von 60/min und einer Ablaufzeit von 1 sec jede Rasterbreite nur die Kurve einer einzigen Herzaktion einschließt.

Prinzipiell wird im Flächenkymogramm also die räumliche Verschiebung des Schlitzes in eine zeitliche Verschiebung der Herzbewegung umgewandelt. Alle Punkte gleichen Abstandes von der Anfangs- bzw. Endstellung des parallelgestellten Schlitzes sind daher synchron, wodurch auch ihre synchronoptische Zuordnung gewährleistet ist. Allerdings erschweren Kleinheit und zeitlich-räumliche Begrenzung der Bewegungskurven die Detailerkennbarkeit, Synchronisierung und damit auch ihre Interpretation.

Das Flächenkymogramm des Herzens wird in seinem methodischen Wert nicht dadurch beeinträchtigt, daß sich die einzelnen Randkurven im Grunde aus der Bewegung verschiedener Herzrandpunkte zusammensetzen und überall dort verzerrt werden, wo die Bewegung nicht völlig senkrecht zum Rasterablauf erfolgt. Da das Herz im Vergleich zum Schlitzabstand relativ groß ist, kann die Einzelkurve als Abbild einer reellen Randbewegung (Kontinuitäts-

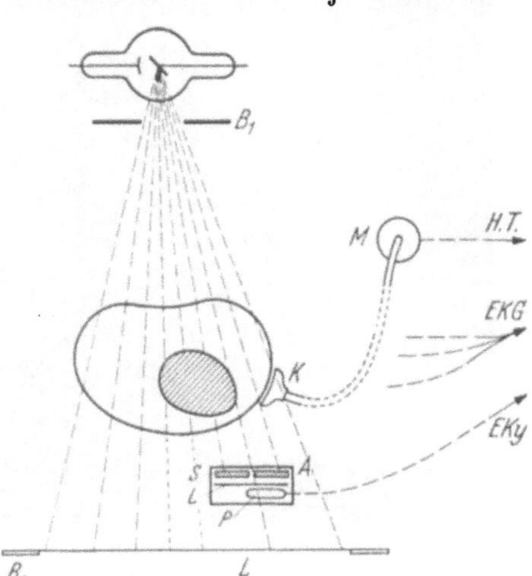

Abb. 3. Schema der Elektrokymographie, modifiziert nach HECKMANN [A Aufnahmegerät mit Schlitz (S), Leuchtschirm (L) und Photozelle (P); K strahlendurchlässige Herztonkapsel; M Mikrophon; L Leuchtschirm; B_1, B_2 Blenden]

kymogramm, JANKER), nicht aber einer Volumenkurve gelten. Allerdings ist die Einzelkurve dabei das Ergebnis mehrerer Bewegungsfaktoren, von denen am Herzen außer pulsatorischen Volumenschwankungen auch Rotation, Pendelung, Muskelkontraktion und Achsenverlagerung als sog. Sekundärbewegungen eine große Rolle spielen.

Bei der Randzacke im Flächenkymogramm handelt es sich also um eine Interferenzkurve, deren Einzelfaktoren manchmal leicht, oft schwer und mitunter gar nicht mehr zu analysieren sind. Daher darf auch bei der Bewegungsanalyse des Kymogramms nicht von systolischer und diastolischer Randbewegung des Herzens gesprochen werden, sondern von Medial- und Lateralbewegung. Die Summe aller Einzelkurven macht einen kontinuierlichen „Bewegungsraum" aus, d. h. eine zweidimensionale Wiedergabe bzw. Bewegungsfläche der dreidimensionalen Herzbewegung. Die flächenkymographische Abbildung des Bewegungsraumes ist methodisch weitgehend fehlerfrei. Die Verbindung aller zeitlich übereinstimmenden äußeren Punkte der Randkurven gibt die größte, die der inneren Punkte die kleinste Ausdehnung des Herzens wieder, was praktisch der diastolischen und systolischen Endstellung im ganzen entspricht. Ein *Herzfernkymogramm* gibt also die diastolische und systolische Herzgröße in praktisch bester Weise gleichzeitig wieder.

Die Interpretation des Flächenkymogramms bedarf großer Kritik. Seinen Hauptwert findet es in der Diagnostik der Myo- und Perikardaffektionen, für die topographische Gliederung der Herzrandabschnitte und bei der Beurteilung des Stromvolumens der großen Gefäße.

e) Elektrokymographie

Die Elektrokymographie ermöglicht in Verbindung mit der Phasenanalyse (HECKMANN) heute die beste Analyse der Herzbewegung. Das Prinzip der Methode geht aus Abb. 3 hervor: Die Röntgenstrahlung durchdringt den Thorax des in einem üblichen Durchleuchtungsgerät stehenden Patienten und dann das Aufnahmegerät, bevor sie den großen Leuchtschirm trifft, auf dem der Untersucher die Einstellung kontrolliert. Das Aufnahmegerät (A) enthält in einer strahlenundurchlässigen Kapsel einen kleinen Fluorescenzschirm (L), der durch einen dem Körper zugekehrten Schlitz (S) belichtet wird und seinerseits eine Photozelle (Multiplier-Phototube, P) erregt. Der von der Photokathode dieses Sekundärelektronen-Vervielfältigers ausgehende elektrische Strom wird abgeleitet und im Netzgerät (EKy) millionenfach verstärkt, entstört und einem Elektrokardiographen (Zwei- oder Dreifachschreiber) zugeleitet. Gleichzeitig wird der Herzton über eine strahlendurchlässige Kapsel (K) und ein Mikrophon (M) aufgenommen und als zweite Kurve zur Synchronisation unter die Bewegungskurve des Elektrokymogramms geschrieben; stattdessen oder zusätzlich kann ein EKG aufgenommen werden.

In Atemstillstand des Patienten wird der Schlitz des Aufnahmegeräts auf die gewünschte Herzrandstelle so eingestellt, daß zuerst ein Suchschlitz senkrecht zum Herzrand gedreht und so gestellt wird, daß der pulsierende Herzrand etwa die Hälfte des Schlitzes bedeckt (Abb. 4a). Dann wird die in einer Schiene parallelgeführte Kapsel des Aufnahmegeräts nach links bis zum Anschlag vorgefahren, wodurch die gleiche Lage der Photozelle an gleicher Herzrandstelle gewährleistet ist (Abb. 4b); nun werden für die Dauer einiger Herzschläge synchron die Kurven von EKy, Herzton und EKG untereinandergeschrieben. Auf diese Weise können der Reihe nach beliebig viele Punkte des Herzrandes in allen Durchleuchtungspositionen abgegriffen und ihre Bewegung aufgezeichnet werden. Die einzelnen Abgriffe werden entsprechend Abb. 5 benannt.

Das Verlaufsprinzip des Elektrokymogramms (Abb. 6) erklärt sich daraus, daß die Lateralbewegung der abgegriffenen Herzrandstelle die Kurve ansteigen, die Medialbewegung sie absteigen läßt. Die zeitliche Zuordnung zu den einzelnen Phasen der Herzaktion ergibt sich aus

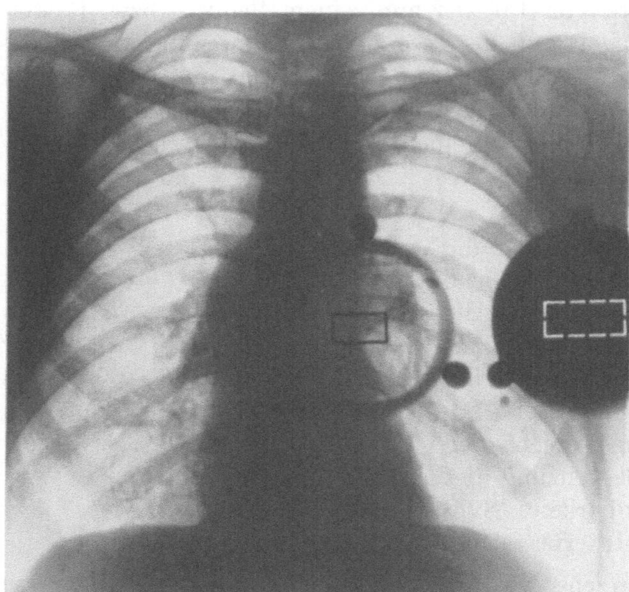

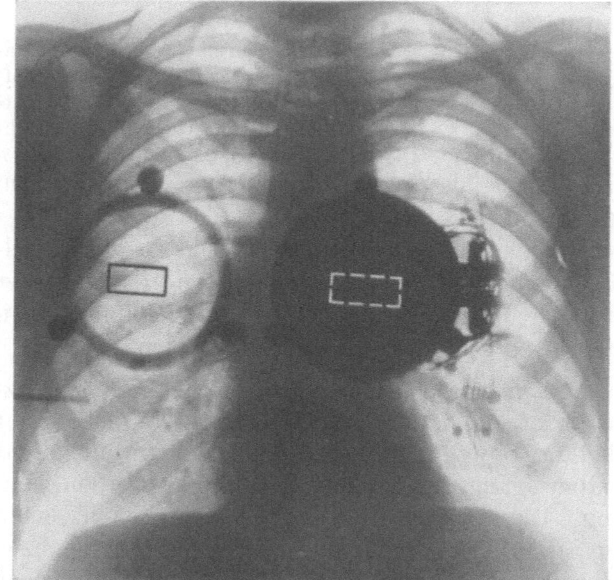

Abb. 4a u. b. a Einstellung des Suchschlitzes senkrecht zum Herzrand. b Einstellung der Photozelle des Aufnahmegerätes

dem gleichzeitig aufgezeichneten Elektrokardio- oder Phonogramm. In dieser synchronen Koordination der Einzelkurven läuft also das Ventrikel-Eky gegensinnig zum Aorten-Eky. Die Bewegungskurven lassen sich in zahlreiche Einzelteile aufgliedern.

Die vom Kammer-, Vorhofs- oder Gefäßrand gewonnene Bewegungskurve stellt somit eine sehr starke, räumlich und zeitlich auseinandergezogene „Lupenvergrößerung" der kleinen Einzelzacke des Flächenkymogramms dar. Bereits darin ist eine unvergleichlich viel bessere Detailerkennbarkeit begründet. Zur Elimination der Sekundärbewegungen (Rotation, Pendelung) und Reduktion der Randkymogramme auf eine reine Pulsationswiedergabe ist jedoch ein methodischer Kunstgriff unerläßlich, der nach HECKMANN als *Phasenanalyse* bezeichnet wird. Sie besteht darin, die einzelnen

Kurven zu einer räumlich vergrößerten Darstellung der gesamten Herzaktion dadurch zu vereinigen, daß die Amplituden der Elektrokymogramme auf die Herzsilhouette (Orthodiagramme, Leuchtschirmpause) übertragen werden. Zeitlich übereinstimmende Punkte aller abgegriffenen Elektrokymogramme werden zu neuen, zwischengeschalteten Herzfiguren, den „Isophasen", verbunden (Abb. 7). Auf diese Weise lassen sich nicht nur die diastolische und systolische Endstellung auf die Herzsilhouette auftragen, sondern beliebig viele Zwischenstadien der pulsatorischen Formänderung eindeutig festlegen und die Sekundärbewegung abtrennen. Damit ist eine qualitative Methode der Bewegungsanalyse von bisher unerreichter Genauigkeit möglich; quantitativ sind die Bewegungs- und Volumänderungen natürlich damit nicht zu errechnen.

Es ist zu hoffen, daß die Elektrokymographie, deren wissenschaftlicher Wert für die Kardiologie nicht zu bestreiten ist, sich in der klinischen Praxis durchsetzt und nicht deshalb das Schicksal der Orthodiagraphie teil, weil sie wie diese nur vom Arzt ausgeführt werden kann. Sie gestattet eine zuverlässige und subtile Analyse der normalen und krankhaften Herzbewegung, während das rasch angefertigte Flächenkymogramm stets nur einen groben Überblick über die Gesamtheit der Herz- und Gefäßbewegungen liefern kann.

f) Herzkatheterisierung

Die von FORSSMANN begründete und unter anderem von COURNAND und seiner Schule entwickelte Untersuchung des Herzens mit der Sonde ist ein komplexes Verfahren, das unter Durchleuchtungskontrolle ausgeführt wird. Es umfaßt die Druckmessung und Bestimmung

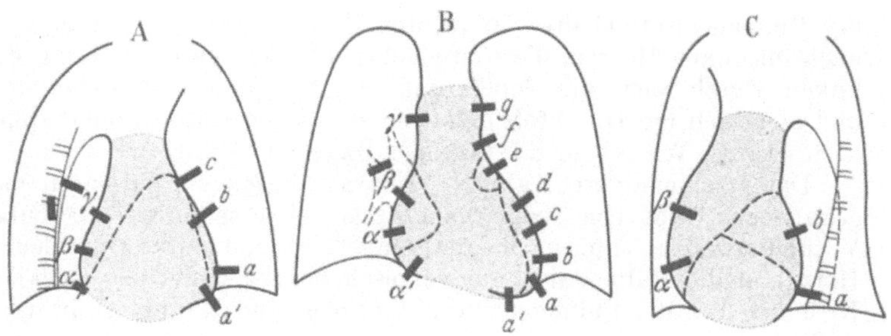

Abb. 5. Bezeichnung der Herzrandabgriffe in den verschiedenen Durchleuchtungsrichtungen (*A* 1. Schräger, *B* p. a. Strahlengang, *C* 2. Schräger) nach HECKMANN

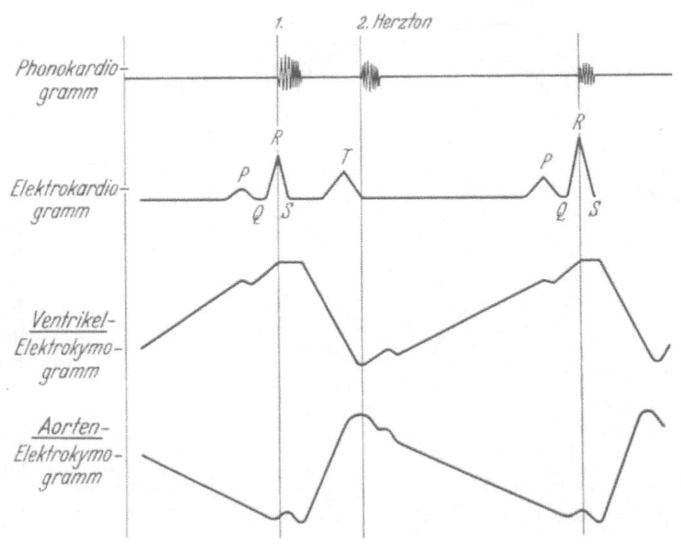

Abb. 6. Synchronisation von Herzkurve, EKG und Elektrokymogrammen (Ventrikel und Aorta) beim Herzgesunden. Lateralbewegung des Herzrandes bzw. Auffüllung = Kurvenanstieg. (Nach DUSSAILLANT)

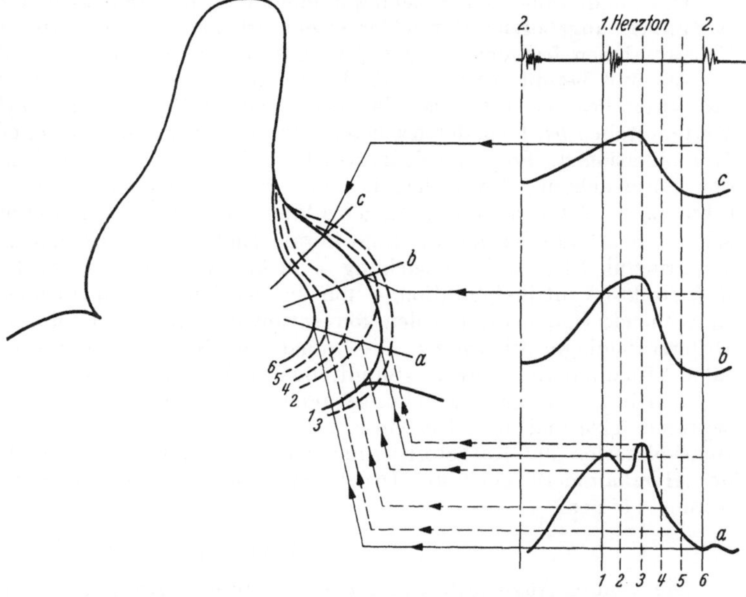

Abb. 7. Anfertigung einer systolischen Phasenanalyse nach HECKMANN (Erklärung s. Text)

des Blutsauerstoffgehaltes im rechten Herzen, in seinen Zu- und Abflüssen und — bei Defekten — auch im linken Herzen, die röntgenologische Größenbestimmung der rechten und indirekt auch der linken Herzhöhlen, die Sondierung von Scheidewanddefekten und pathologischen Gefäßverläufen und eventuell die Durchführung einer selektiven Kardioangiographie (Grosse-Brockhoff, Neuhaus u. Schaede; Werkö u. Kjellberg; Bayer u. Mitarb.).

Der strahlendichte Katheter wird am liegenden Patienten nach Lokalanaesthesie und vorangegangener Gabe von Sedativen mittels Venae sectio oder percutan in die linke Cubitalvene (oder V. jugularis bzw. saphena magna) eingeführt und unter Durchleuchtungskontrolle bis in das rechte Herz und die Pulmonalarterie vorgeschoben. Bei der sog. rückläufigen Untersuchung werden der Reihe nach in der Pulmonalarterie (peripher und Hauptast), in der rechten Kammer (Aus- und Einflußbahn), im rechten Vorhof und in der Hohlvene Blutentnahmen und Druckmessungen vorgenommen und die Katheterlage gegebenenfalls durch Zielaufnahmen festgehalten.

Die normalen Druckverhältnisse ergeben sich aus dem Schema der Abb. 8. Abweichungen von diesen Werten ergänzen röntgentopographisch krankhafte Befunde und sind diagnostisch überaus wichtig, wie im Speziellen später dargelegt wird. Drucksteigerung im rechten Herzen und in der Pulmonalarterie zeigt eine Widerstandbelastung des rechten Ventrikels an, normaler Druck bei erhöhtem Minutenvolumen eine reine Volumenbelastung.

Die Blutgasanalyse ergibt normaliter in allen Abschnitten des rechten Herzens gleichen Sauerstoffgehalt. Beim Links-Rechts-Shunt ist er am Ort des arteriellen Zuflusses erhöht. Nach dem Fickschen Prinzip kann bei gleichzeitiger Arterienpunktion das Kreislaufminutenvolumen bestimmt werden.

Die Durchleuchtungskontrolle der Katheterlage in verschiedenen Strahlenrichtungen gibt Aufschluß über die relative Größe der rechten Herzhöhlen gegenüber dem linken Ventrikel (Schaede u. Thurn). Die normalen

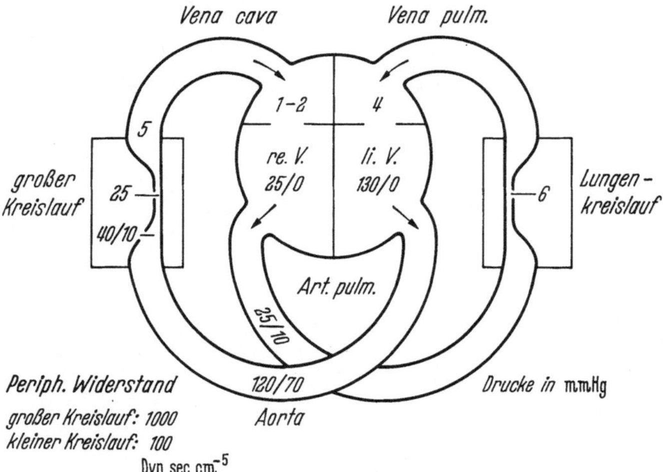

Abb. 8. Schema der Druckverhältnisse in den Herzhöhlen und im großen und kleinen Kreislauf. (Nach Grosse-Brockhoff)

Katheterpositionen bieten keine diagnostischen Schwierigkeiten; Täuschungen können durch die unfreiwillige Sondierung eines Coronarsinus oder der unteren Hohlvene entstehen. Beispiele für die Größenbestimmung der einzelnen Herzkammern sind später anzuführen, insbesondere wird auf Abb. 24 verwiesen.

Die Sondierung von Scheidewanddefekten, Kurzschlüssen und abnormen Gefäßverläufen läßt bestimmte angeborene Herzfehler direkt erkennen. Dabei wird die abnorme Katheterlage durch Zielaufnahmen festgehalten und jeweils durch Druckmessung und Blutentnahme kontrolliert.

Es muß betont werden, daß die Herzkatheterisierung eine *strenge Indikation* erfordert. Ihre Mortalität liegt bei 0,1%, ist aber beim weniger Erfahrenen merklich höher. Venenspasmen, kurze Extrasystolien bei Lage der Katheterspitze am Tricuspidalostium oder Kammerseptum sind harmlose Komplikationen. Polytope Extrasystolien, Tachykardien oder Bradykardien zwingen zum Abbruch der Untersuchung, desgleichen hochgradige Dyspnoe und Cyanose bzw. cerebrale Anoxie. Kopfschmerz, Schüttelfrost und passageres Fieber sind häufige, Thrombophlebitiden und Lungenembolien seltene Spätkomplikationen. Eine floride Endokarditis ist eine absolute Gegenanzeige.

Prinzipiell ist die Untersuchung — ebenso wie die Angiokardiographie, retrograde Aortographie und direkte Ventrikelpunktion — nur zur Klärung der Operationsindikation erlaubt, setzt also eine weitgehende Diagnostik mit den konventionellen Methoden der Röntgenuntersuchung und klinischen Differentialdiagnostik voraus. Die Domäne der Herzkatheterisierung sind die acyanotischen kongenitalen Vitien mit Links-Rechts-Shunt, die isolierte Pulmonalstenose und die primäre Pulmonalsklerose. Gelegentlich sind gute Ergebnisse auch bei bestimmten cyanotischen Fehlern (hoher Ventrikelseptumdefekt) und beim Ebstein-Syndrom zu erzielen. Bei den erworbenen Vitien kann zur Operationsindikation die Katheterisierung dadurch wertvoll werden, daß außer der Größenbestimmung der Herzkammern auch die Druckverhältnisse im rechten Herzen und Lungenkreislauf geklärt werden können.

g) Angiokardiographie

Die venöse Angiokardiographie gibt ceteris paribus den besten Einblick in die Topographie, Bewegung und Hämodynamik des Herzens. Sie bedarf einer Serienapparatur mit schneller Bildfolge, die mit Einzelkassetten, Filmbändern, direkten oder indirekten Aufnahmen arbeitet. Die minimale Aufnahmefrequenz beträgt 3 Bilder/sec; die optimale *Janker*sche Kinematographie läßt sich bei einem Bildformat von 35 × 35 mm auf 20/sec steigern. Serienaufnahmen im Großformat bringen morphologische Details besser zur Darstellung; indirekte Leuchtschirmaufnahmen im Kleinformat erfassen die Herzfunktion besser, zumal sie beliebig oft reproduziert und durch Zeitraffung oder -dehnung besonders anschaulich werden können. Durch simultane oder fortlaufende Registrierung im EKG kann der Füllungsablauf zeitlich genau markiert werden; durch Simultanaufnahmen in zwei Ebenen gewinnt die Diagnostik erheblich. Für Einzelheiten wird auf JANKER; KÜNZLER u. SCHAD verwiesen und auf THURN, dessen Darstellung wir folgen.

Nach allgemeiner Sedierung (etwa Barbiturat) und Testung gegen eine Kontrastmittel-Überempfindlichkeit erfolgt ohne Allgemeinnarkose die Injektion eines wasserlöslichen Kontrastmittels von 70—80 % Jodgehalt und 1—1,5 cm³/kg Körpergewicht von der freigelegten oder punktierten Cubitalvene aus. Dabei ist zweckmäßig ein Druckapparat zu verwenden, um die nötige Injektionsgeschwindigkeit von 1—2 sec einzuhalten. Die Aufnahmeposition richtet sich nach der Fragestellung, so daß jeweils Rücken- oder Schräglage, bei Simultanaufnahmen in zwei Ebenen frontaler und sagittaler oder die beiden schrägen Strahlengänge angewandt werden.

Beim normalen Angiokardiogramm werden das Dextrogramm mit der Kontrastfüllung von Hohlvenen, rechten Herzhöhlen und Pulmonalarterien und das zeitlich folgende Lävogramm mit der Füllung von Lungenvenen, linken Herzhöhlen und Aorta unterschieden (Abb. 9). Um alle Herz- und Gefäßabschnitte zu erfassen, muß sich die Angiokardiographie über mindestens 10 sec erstrecken. Im *Dextrogramm* füllen sich zunächst obere Hohlvene und rechter Vorhof in diastolischer Größe, dann die rechte Kammer im diaphragmalen Bereich in Höhe der Einflußbahn, die jedoch erst nach ein oder zwei Herz-

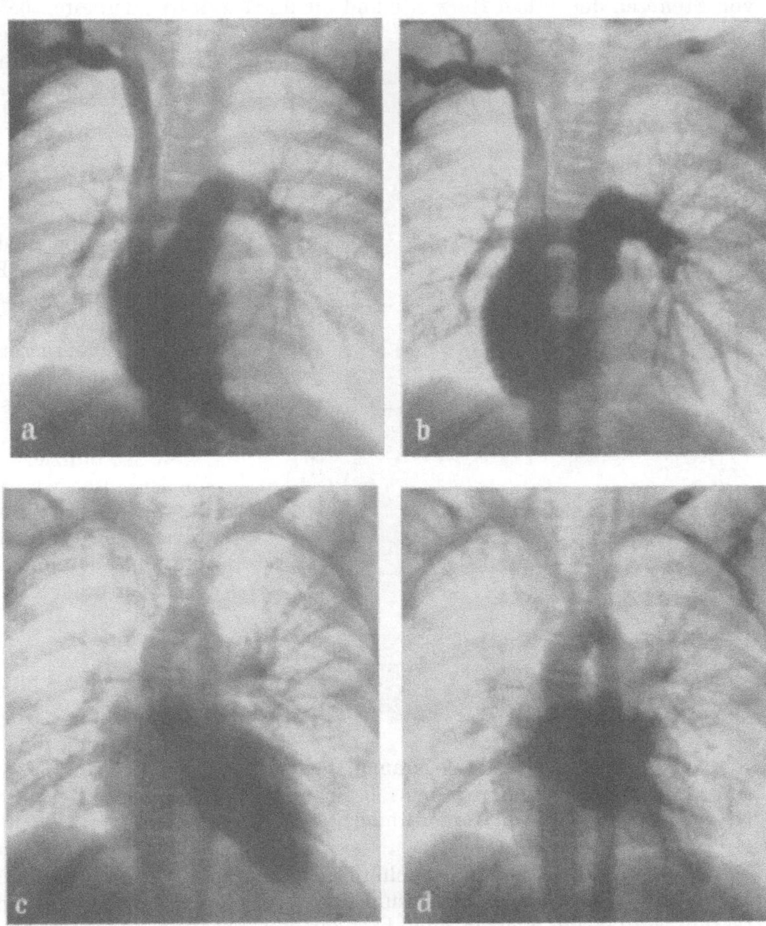

Abb. 9a—d. Normales Angiokardiogramm. a und b Dextrogramm, c und d Lävogramm (s. auch Text)

evolutionen ganz in maximaler Diastole kontrastiert ist (a); vorher beginnt die kammersystolische Füllung der median und senkrecht gestellten Ausflußbahn und der Pulmonalarterie, wobei sich das Septum interventriculare etwa in die Mitte des Herzschattens projiziert. In Kammersystole ist der rechte Ventrikel durch das normaliter geringe Restblut noch schwach kontrastiert (b). Die Pulmonalklappe deutet sich oft als Einschnürung am Ende der Ausflußbahn an. Conus pulmonalis, der Hauptstamm und die differenten Äste der Pulmonalarterie sind in Weite und Lage gut zu beurteilen (b). — Das *Lävogramm* beginnt mit der Füllung der Lungenvenen (c), deren Verlauf sich deutlich von dem der Arterien unterscheidet. Wie der rechte füllt sich auch der linke Vorhof gleichmäßig und ohne Markierung einer Einflußbahn auf; er ist in Vorhofsdiastole im mittleren oberen Herzabschnitt gut abgrenzbar (d), um sich in Kammerdiastole fast völlig zu entleeren (c). Das Mitralostium stellt sich dabei nur selten gut dar. Die Ausflußbahn der linken Kammer ist bei d.v.-Position besser markiert als die Einflußbahn (c, d). Der Vergleich der letzten Teilbilder gibt einen gewissen Aufschluß über die Volumenschwankung und das Restblut des linken Ventrikels. Auch die Aorta wird meist noch im venösen Angiokardiogramm mit genügendem Kontrast gefüllt und ist mit ihrem auf- und absteigenden Schenkel und ihren Ästen noch leidlich gut abgrenzbar; ihre pulsatorische Volumenschwankung ist unverkennbar (c, d).

Die *Indikation* zur Angiokardiographie muß unter dem Gesichtspunkt der Operationsfrage sehr streng gestellt werden (Werkö u. Kjellberg). Kontraindikationen sind Nieren- und Leberschäden, Thyreotoxikose, Dekompensation und floride Endokarditis. Komplikationen sind Überempfindlichkeitsreaktionen (Erbrechen, Kollaps, Dyspnoe, Cyanose, später Fieber und Nierenfunktionsstörungen, cerebrale Anoxämie durch Gefäßkrämpfe). Zuviel Kontrastmittel erhöht die Gefahren der Methode, zuwenig mindert die Bildqualität (Janker; Dotter u. Steinbegr). Gefährdet sind insbesondere Kleinkinder mit cyanotischen Vitien, weil hier besonders viel Kontrastmittel vom rechten Ventrikel in die Aorta und das Gehirn gelangt. Die Mortalität beträgt immerhin 0,4—1 %.

Als Domäne der Angiokardiographie sind alle cyanotischen Fehler mit einem Rechts-Links-Shunt anzusehen, die Formdiagnostik der Pulmonalstenose, die Anomalien der großen Venen, eine Reihe von Stenosen der linken Herzseite und die intracavitären Tumoren beider Herzhälften. Für die Vitien mit einem Links-Rechts-Shunt ist die Herzkatheterisierung vorzuziehen, auch wenn die Angiokardiographie hier mitunter eine gute Darstellung ermöglicht (Vorhofseptumdefekt, offener Ductus arteriosus).

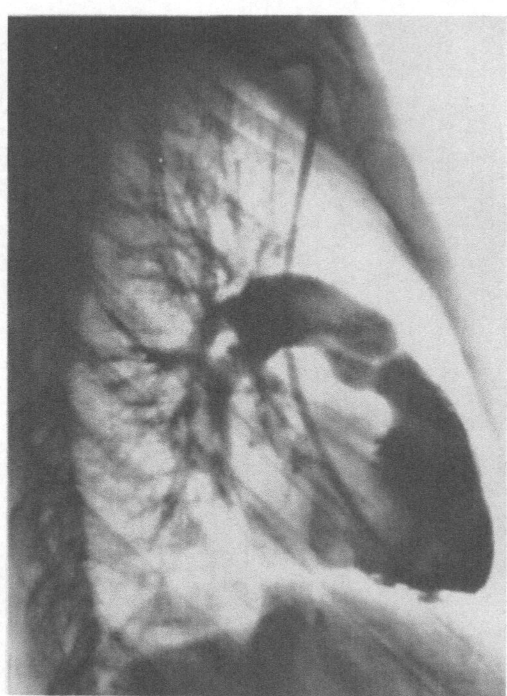

Abb. 10. Selektives Kardioangiogramm, Seitenaufnahme (normales Dextrogramm, beginnende Systole, bei einem Fall von Aortenisthmusstenose)

h) Selektive Kardiographie

Im Anschluß an eine Herzkatheterisierung kann durch Injektion in den im Herzen oder einem Lungengefäß liegenden Katheter gezielt Kontrastmittel injiziert werden, was die Anwendung einer relativ weiten Sonde, eines Druckgerätes und einer Serienapparatur voraussetzt. Die Menge des Kontrastmittels kann geringer sein als bei der venösen Angiokardiographie, was einen Hauptvorzug der Methode darstellt.

Sie ist indiziert vor allem bei angeborener Pulmonalstenose, wo sie die Klappen- und Infundibulumstenose zu differenzieren erlaubt, bei der Transposition der großen Gefäße, zum Teil auch bei Mündungsanomalien der Lungenvenen und beim Vorhofseptumdefekt. Einen normalen dextrographischen Befund im Seitenbild gibt Abb. 10 wieder.

i) Direkte Ventrikulo- und Atriographie

Die direkte percutane Punktion der linken Kammer mit Injektion von Kontrastmittel wird vorerst nur in seltenen Fällen angewandt, wenn die Operationsindikation anders nicht zu klären ist. Sie erfordert einen recht großen technischen und personellen Aufwand, wenn sie gefahrlos sein soll. Ihr Ziel ist der Nachweis oder Ausschluß eines Refluxes durch das Mitralostium, also die Differentialdiagnose der Mitralvitien. Die Punktion des linken Vorhofs ergibt in Kombination mit einer Kontrastmittelinjektion hierfür kein brauchbares Resultat, wohl aber durch eine Druckmessung, weil der Nachweis einer kammersystolischen Refluxwelle der Druckkurve eine Mitralinsuffizienz sicher anzeigt.

Gleichzeitig kann mit der direkten Ventrikulographie die Aus- und Abflußbahn der linken Kammer dargestellt und der Kammerdruck gemessen werden. Das ist bei der Differentialdiagnostik der kombinierten Mitral-Aortenfehler nicht unwichtig und wird in neuester Zeit vor allem bei Aortenstenose bzw. kombinierten Aortenvitien, fraglichen Ventrikelseptumdefekten, herznahen Aortenaneurysmen und eventuell beim Aortenbogensyndrom mit Erfolg ausgenutzt (Grosse-Brockhoff u. Mitarb.).

Statt mittels direkter Punktion kann der linke Ventrikel auch durch einen retrograd über die Aorta vorgeführten Katheter erreicht werden, womit eine weniger gefahrvolle Methode der selektiven Ventrikulographie gegeben scheint (Porstmann). Für die so mögliche Kontrastdarstellung und Druckmessung ergeben sich die gleichen Indikationen wie für das direkte Vorgehen.

Bei der sog. *transseptalen* Lävokardiographie (Steinhart u. Mitarb.) wird die linke Kammer vom linken Vorhof mit einer Kanüle erreicht, die nach Katheterisierung des rechten Vorhofs (von der V. femoralis aus) durch das Vorhofseptum durchgestoßen wird.

k) Retrograde Aortographie (und Ventrikulographie)

Es ist schon erwähnt, daß die Aorta in ihrem thorakalen Verlauf sich bei der venösen Angiokardiographie gut darstellt; die Kontrastdichte reicht aber im allgemeinen nicht aus, eine genaue röntgenanatomische Diagnose krankhafter Aortenveränderungen zu ermöglichen. Daher ist — insbesondere für die Diagnose und Operationsindikation der Aortenisthmusstenose und mitunter auch des offenen Ductus arteriosus bzw. aortopulmonalen Defekts — die direkte Kontrastmittelinjektion in die Aorta als Methode der Wahl anzusehen.

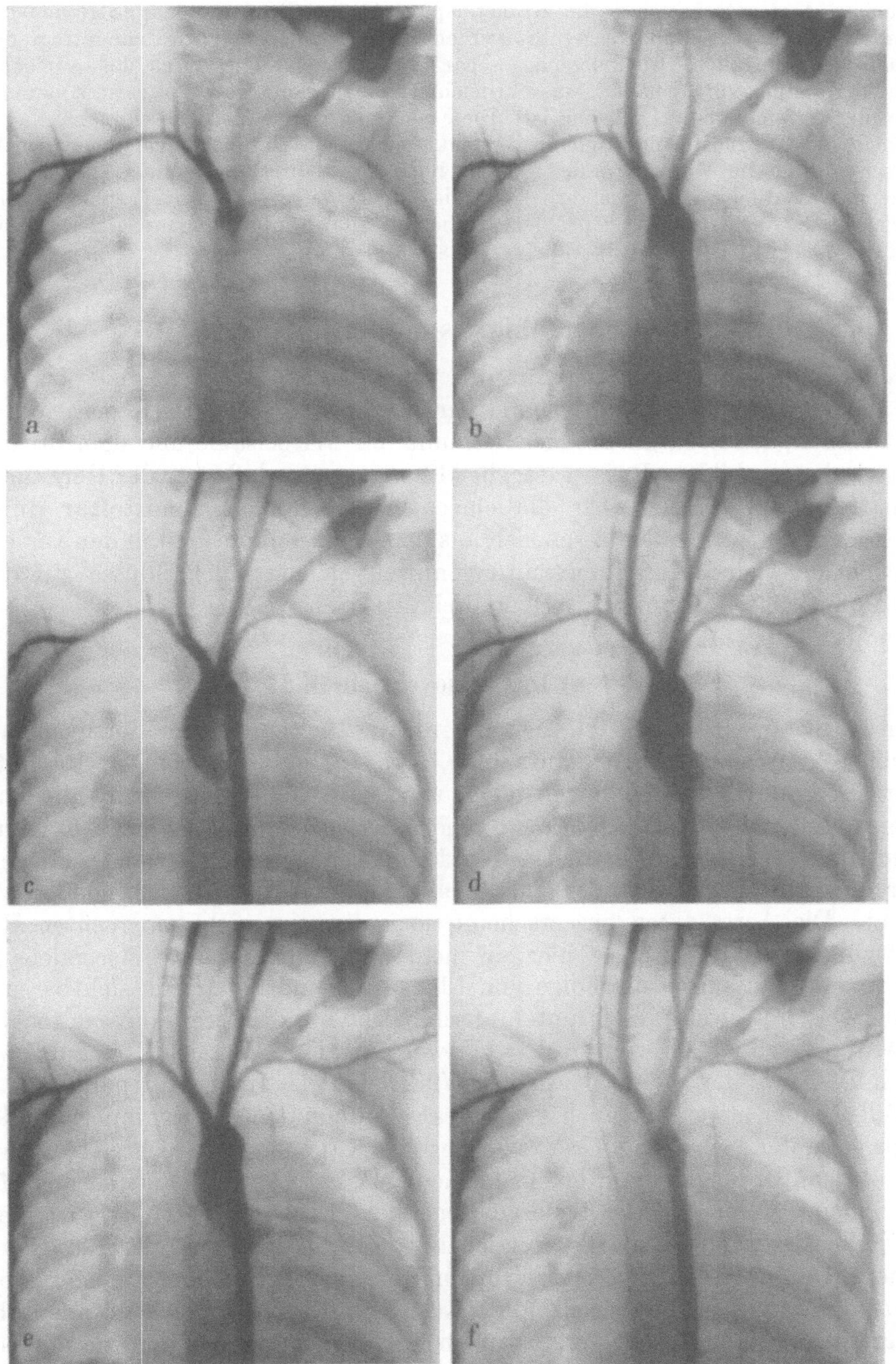

Abb. 11. Retrogrades Aortogramm. Normale anatomische Verhältnisse der Aorta und der abgehenden Gefäße; Darstellung der Coronararterien; Verschmälerung der Aorta desc. nach Abgang der Halsgefäße

Nur bei Kleinkindern wird das Kontrastmittel in die freigelegte A. brachialis sinistra mit Über-druck injiziert, um retrograd eine Füllung von A. axillaris, subclavia und Aorta zu erreichen (Abb. 11). Beim Erwachsenen und größeren Kind wird stattdessen ein Katheter (SELDINGER) von der A. bra-chialis oder carotis communis aus unter Durchleuchtungskontrolle bis in die Aorta vorgeschoben und dann Kontrastmittel injiziert. Die Lage der Sondenspitze hängt von der Fragestellung ab. Bei der Isthmusstenose wird sie in den distalen Bogenanteil oder sogar den poststenotischen Descendens-abschnitt gelegt, sonst in mittlere Ascendenshöhe. Da Komplikationen im wesentlichen durch den starken Zufluß von Kontrastmittel in das Gehirn bedingt sind, muß die Lage der Katheterspitze an oder in den Halsgefäßen unbedingt vermieden werden. Für die Darstellung der valvulären und subvalvulären Aortenstenose muß die Katheterspitze bis an die Aortenklappe geschoben und die Injektion direkt auf die Klappe ausgeführt werden. Oder der Katheter wird zur retrograden *Ventri-kulographie* (einschließlich Druckmessung) sogar in Ventrikelsystole durch das Aortenostium bis in die linke Kammer vorgeschoben, was am leichtesten von der rechten A. carotis communis, aber auch von der A. femoralis aus möglich ist. Diese neu eingeführte Methode (PORSTMANN) ist natür-lich auch für die Diagnostik der anderen Aortenklappenvitien, der Mitralfehler und der Vitien mit Links-Rechts-Shunt im Ventrikel- oder Aortenbereich vielversprechend (vgl. S. 144, 229), zumal sie anscheinend wesentlich weniger gefährlich als die übliche retrograde Aortographie zu sein scheint. Sie bereichert die bisher zum Teil problematische, spezielle Röntgendiagnostik der Linksherzfehler entscheidend (THURN, SCHAEDE u. Mitarb.; PORSTMANN u. a.).

2. Topographie des normalen Herzens

Durchleuchtung und Aufnahmen in den typischen Strahlenrichtungen (s. unten) ver-mitteln einen plastischen Eindruck von der Lage und Form des Herzens, das mit den großen Gefäßen, den Organen des Mediastinums, der Wirbelsäule und dem Brustbein den sog. Mittelschatten bildet. Er ist weitgehend homogen, so daß zwar der Herz- und Gefäß-bandschatten selbst, nicht aber die einzelnen Herzhöhlen unmittelbar differenziert werden können. Statt dessen lassen sich aus den Schattenkonturen in den verschiedenen Durchleuchtungs- und Aufnahmerichtungen weitgehende Rückschlüsse auf die Topo-graphie und Größe der einzelnen Herzabschnitte ziehen.

a) Das dorsoventrale Bild

Beim normalen Herzen setzt sich die rechte Herzkontur im dorsoventralen Bild (Vorderbild, Ventralbild, Sagittalaufnahme, Abb. 12) nur aus wenigen Randbögen zu-sammen. Den ersten rechten Bogen bildet unterhalb des Schlüsselbeins die annähernd geradlinig verlaufende *obere Hohlvene*. Sie überlagert im unteren Abschnitt einen meist nur tomographisch differenzierbaren, komma- oder spindelförmigen kleinen Schat-ten, der einem Schrägschnitt der dem rechten Hauptbronchus anliegenden V. azygos entspricht. Die Aorta ascendens erscheint normalerweise nicht am rechten Herzrand; erst mit zunehmendem Alter ist hier ein mehr oder minder kleines Ascendens-Segment mit konvexem Randbogen als Folge von Elongation und Dilatation sichtbar und quasi physiologisch. Der zweite, nach unten anschließende und lateral-konvexe rechte Rand-bogen wird ausschließlich vom *rechten Vorhof* gebildet. Er reicht bis zur Zwerchfell-kontur hinab, mit der er einen spitzen Winkel bildet. Im Schnittpunkt der Vorhof-Zwerchfell-Ränder etwa liegt auch der laterale Fußpunkt der sonst innerhalb des Herz-schattens verlaufenden rechten Grenze der rechten Kammer. Der rechte Herz-Zwerchfell-Winkel wird außerdem oft von einem kleinen, blassen Dreiecksschatten ausgefüllt, der von der *unteren Hohlvene* (oder Lebervene) gebildet wird; ein Fettbürzel ist hier selten. Der linke Herzrand ist stärker gegliedert und setzt sich aus vier Randabschnitten zusammen. Den obersten bzw. ersten linken Herzrandbogen bildet der herzferne Anteil des *Aortenbogens* und — in wechselndem Ausmaß — der oberste Descendensabschnitt. Die tieferen Descendensanteile verschwinden im Herzschatten, in dem sie nur bei harter Technik sichtbar werden und zur Mittellinie hin einbiegen. Als zweiter linker Randbogen wird unterhalb der Aorta das sog. *Pulmonalissegment* bezeichnet. Es entspricht dem Hauptstamm, seltener dem linken Hauptast der A. pulmonalis und unter normalen Ver-hältnissen nie dem Conus pulmonalis; die Ausflußbahn der rechten Kammer projiziert sich vielmehr im d.v.-Bild unmittelbar auf die Mitte des Herzschattens. Der zweite, pulmonale Randbogen verläuft annähernd geradlinig, beim Kind und Jugendlichen aber eher lateralkonvex bzw. prominent. Der caudal anschließende dritte linke Randbogen wird vom *linken Herzohr* eingenommen. Dieser Abschnitt ist verschieden groß, nur selten

durch eine Incisur markiert und daher nicht immer eindeutig abzugrenzen; nur im Kymogramm setzt er sich durch die Vorhofsbewegung genauer vom Pulmonalissegment nach
oben und vom Ventrikelrand nach unten ab. Die *linke Kammer* bildet den untersten
und größten Randbogen, der lateralkonvex verläuft und mit der Herzspitze in den

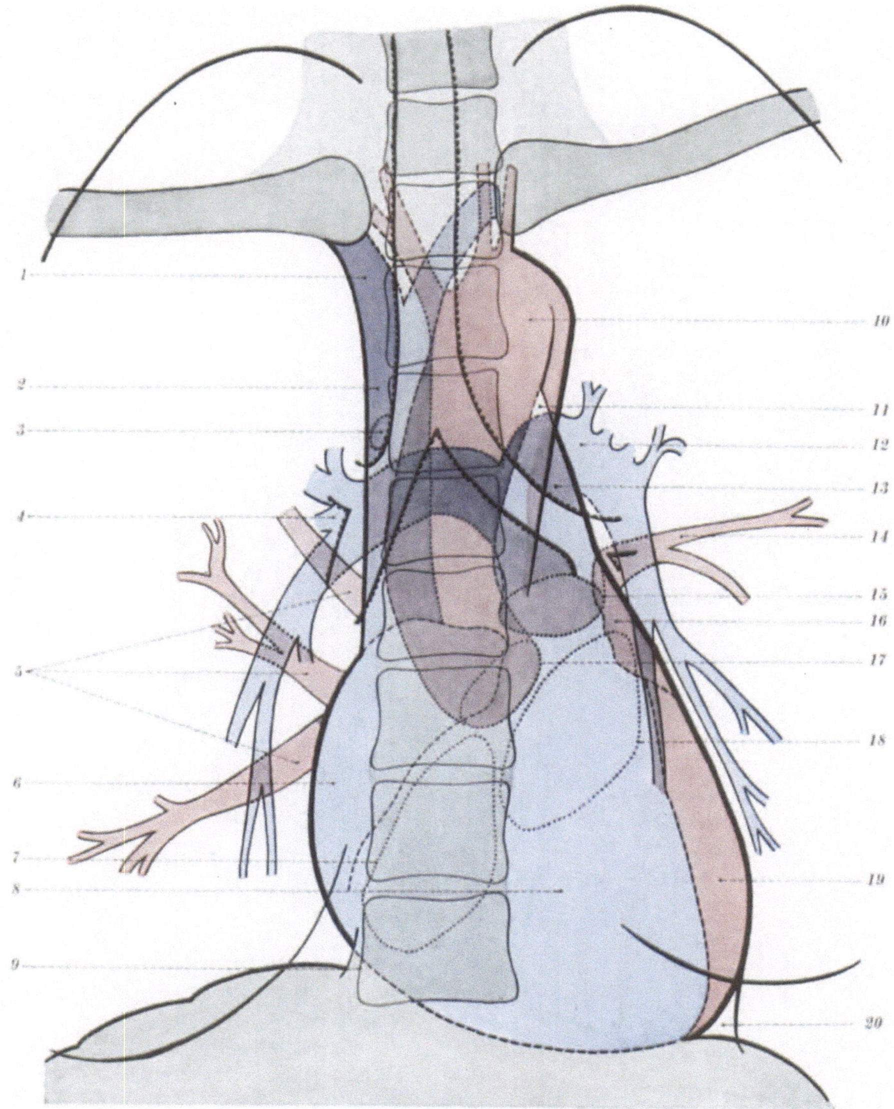

Abb. 12. Die Projektion der einzelnen Herz- und Gefäßabschnitte in den Mittelschatten bei sagittalem (dorso-
ventralem) Strahlenverlauf. *1* V. anonyma dextra; *2* V. cava superior; *3* V. azygos; *4* rechte Pulmonalarterie;
5 rechte Pulmonalvenen; *6* rechter Vorhof; *7* Projektion des Tricuspidalostium; *8* rechter Ventrikel; *9* V. cava
inferior; *10* Aortenbogen; *11* Lig. arteriosum; *12* linke Pulmonalarterie; *13* Pulmonalisstamm; *14* linke Pulmonalvenen; *15* Projektion des Pulmonalisostium; *16* linkes Herzohr; *17* Projektion des Aortenostium;
18 Projektion des Mitralostium; *19* linker Ventrikel; *20* Fettbürzel. (Nach ZDANSKY)

Zwerchfellschatten eintaucht. Die linke Grenze der rechten Kammer (Sulcus longitudinalis anterior) liegt innerhalb des Herzschattens und ist an der Bildung der Herzspitze nicht beteiligt (THURN). Der linke Herzzwerchfellwinkel ist stumpfer als der rechte
und wird oft von einem transparenten Dreiecksschatten ausgefüllt, der aus Fett oder
Bindegewebe besteht (sog. perikardialer Fettbürzel, vgl. Abb. 166).
    Als *Herzbucht* oder *-taille* bezeichnet man die lateralkonkave Randpartie zwischen
Aorta und Kammer. Sie ist auch beim Normalen verschieden tief (vom Zwerchfellstand

und anderen Faktoren abhängig), so daß ihre Abflachung oder Ausfüllung nicht krankhaft zu sein braucht.

Die obere Begrenzung des Herz-Gefäßband-Schattens ist schwerer festzulegen, wie sich aus Abb. 12 ohne weiteres ergibt. Die untere Grenze bzw. die röntgenologische

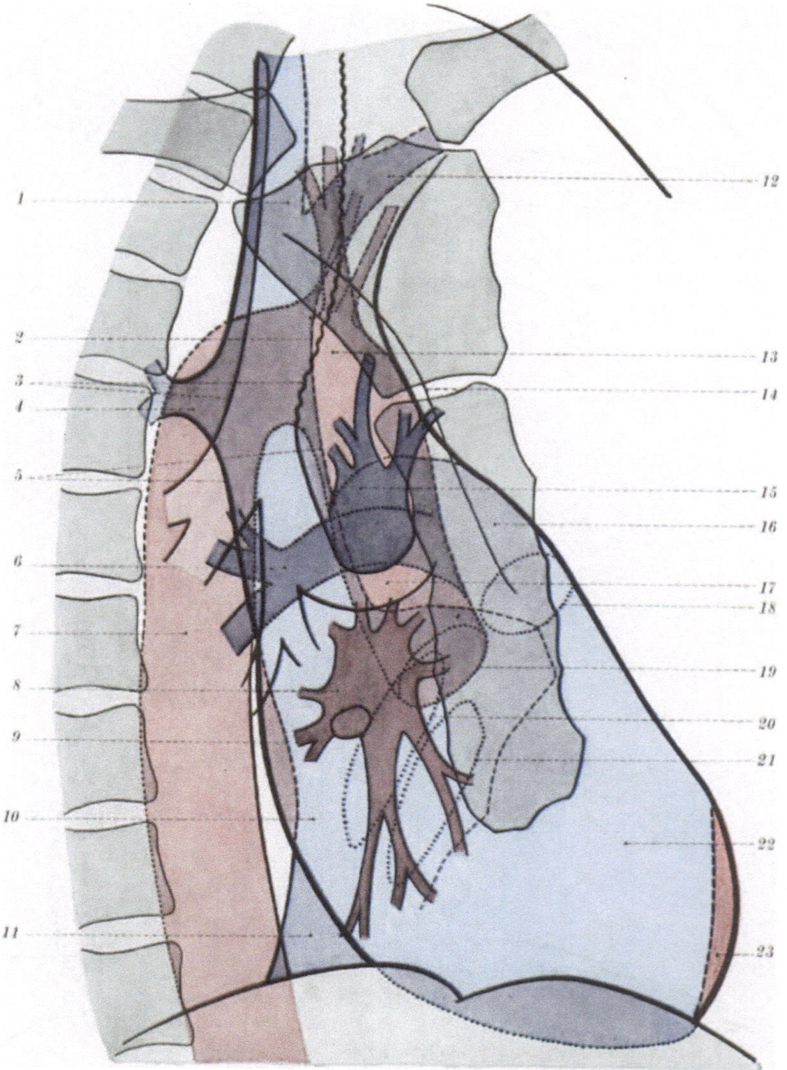

Abb. 13. Die Projektion der einzelnen Herz- und Gefäßabschnitte in den Mittelschatten bei Aufnahme im 1. schrägen Durchmesser. *1* V. anonyma dextra; *2* vordere Begrenzung der V. cava superior; *3* Trachea; *4* V. azygos; *5* V. cava superior; *6* rechte Pulmonalarterie; *7* Aorta descendens; *8* linke Pulmonalvenen; *9* linker Vorhof; *10* rechter Vorhof; *11* V. cava inferior; *12* V. anonyma sinistra; *13* Aortenbogen; *14* linke mediastinale Pleura; *15* linke Pulmonalarterie; *16* Pulmonalisstamm; *17* linker Oberlappenbronchus; *18* Projektion des Pulmonalisostium; *19* Projektion des Aortenostium; *20* Projektion des Tricuspidalostium; *21* Projektion des Mitralostium; *22* rechter Ventrikel; *23* linker Ventrikel. (Nach Zdansky)

Herzbasis wird praktisch ausschließlich von der an der Herzvorderfläche liegenden rechten Kammer gebildet, ist aber innerhalb des Zwerchfellschattens ohne besondere Kunstgriffe nicht differenzierbar. Ihre Ausdehnung wird wesentlich vom Zwerchfellstand bestimmt, so daß in den Extremfällen hochgradigen Tiefstandes das Pendelherz den Zwerchfellschatten kaum berührt und bei starkem Hochstand das Herz breit und quer dem Zwerchfell aufgelagert ist.

b) Das rechte vordere Schrägbild

Wenn der Untersuchte sich nach links und seine rechte Schulter zum Leuchtschirm oder Film hindreht, so verläuft der Strahlengang von links hinten nach rechts vorn, was der „Fechterstellung" entspricht und als erster schräger Durchmesser bezeichnet wird. Die Topographie des Herzens in dem so gewonnenen rechten vorderen Schrägbild gibt Abb. 13 wieder; hier beträgt die Drehung 60⁰. Diese Position ist für die Beurteilung der rechten hinteren Herzgrenze am günstigsten, weil sich die Herzhinterwand so vom Wirbelsäulenschatten trennen läßt und der Retrokardialraum (HOLZKNECHT) und der Retrovasalraum einzusehen sind. Die so dargestellte rechte hintere Herzkontur wird im oberen Anteil vom linken Vorhof, im mittleren vom rechten Vorhof und im unteren von der unteren Hohlvene gebildet. Der Anteil der einzelnen Vorhöfe ist individuell verschieden. Bei einer Drehung von mehr als 60⁰ überwiegt der Randbogen des linken Vorhofs, während bei geringerer Drehung hier nur noch der rechte Vorhof randbildend ist. Oberhalb des Vorhofsanteils ist der distale Abschnitt des Aortenbogens als vordere Grenze des Retrovasalraums maßgebend. Wo bei muskelkräftigen Individuen (Stauungslunge oder Pleuraerguß) die Herzhinterwand sich schlechter absetzt, kann durch tiefe Inspiration oder Heben des linken Arms der Retrokardialraum aufgehellt werden; die Kontrastfüllung der Speiseröhre macht die hintere Herzwand indirekt, aber am besten sichtbar.

Den vorderen Herzrand nimmt in erster Schrägstellung oben die Aorta ascendens ein. Der Abstand des Mittelschattens von der vorderen Brustwand — Retrosternalraum — ist hier am größten. An den Ascendensrandbogen kann sich die Pulmonalarterie mit einem kurzen Stück anfügen, bevor sich der Randbogen der rechten Kammer nach unten anschließt; er wird im oberen Abschnitt vom Conus pulmonalis gebildet. Der linke Ventrikel nimmt in dieser Stellung nur noch den untersten, meist am stärksten konvexen Anteil des Herzrandes ein. Bei stärkerer Drehung verschwindet er ganz, bei geringerer reicht er bis an die Höhe des Conusrandes hinauf.

Die Elemente des Gefäßstieles sind im rechten vorderen Schrägbild schwerer abzugrenzen. Die Aorta ascendens wird oben vorn sichtbar; der Aortenbogen ist von der Trachealaufhellung überstrahlt, deren hintere Kontur von der oberen Hohlvene überlagert wird; die Aorta descendens projiziert sich vor die Wirbelsäule, deckt sich aber bei geringerer Drehung mit der ascendens. Die Pulmonalarterie kann vorn, wie schon erwähnt, oberhalb des Conus pulmonalis randständig sein; ihr Hauptstamm oder der linke Hauptast wird orthograd getroffen und als runder Schatten oberhalb des linken Hauptbronchus sichtbar.

Das rechte vordere Schrägbild ist für die Beurteilung der Dorsalausdehnung des linken Vorhofs und der Ventralausdehnung der rechten Kammer, insbesondere des Conus pulmonalis und des Hauptstammes der Pulmonalarterien am besten geeignet.

c) Das linke vordere Schrägbild

Dreht der Patient sich nach rechts, so daß die linke Schulter näher an Leuchtschirm oder Film liegt, spricht man von „Boxerstellung" oder zweitem schrägem Durchmesser; der Strahlengang verläuft von rechts hinten nach links vorn. Bei einer Drehung um 40⁰ projiziert sich der Sulcus interventricularis in die Mitte des Herzschattens, so daß die beiden Herzhälften etwa symmetrisch nach rechts und links ausladen und in ihrer Größe verglichen werden können (ZDANSKY, Abb. 14). Das ist aber nur ein Anhalt für die normale Topographie; Abweichungen vom mittleren Zwerchfellstand führen über eine Rotation des Herzens auch bei sonst normalen Verhältnissen zu einer anderen Massenverteilung der Herzhälften. In linker vorderer Schrägstellung von 40⁰ wird der rechte vordere Rand des Gefäßbandes von der aufsteigenden Aorta gebildet, der hintere von der oberen Hohlvene und zum Teil von der Pulmonalarterie. Dieser hintere Rand des

Gefäßstiels bildet mit dem breit sichtbaren Aortenbogen und dem vor oder auf die Wirbelsäule projizierten vorderen Rand des oberen Descendensabschnittes das sog. Aorten-

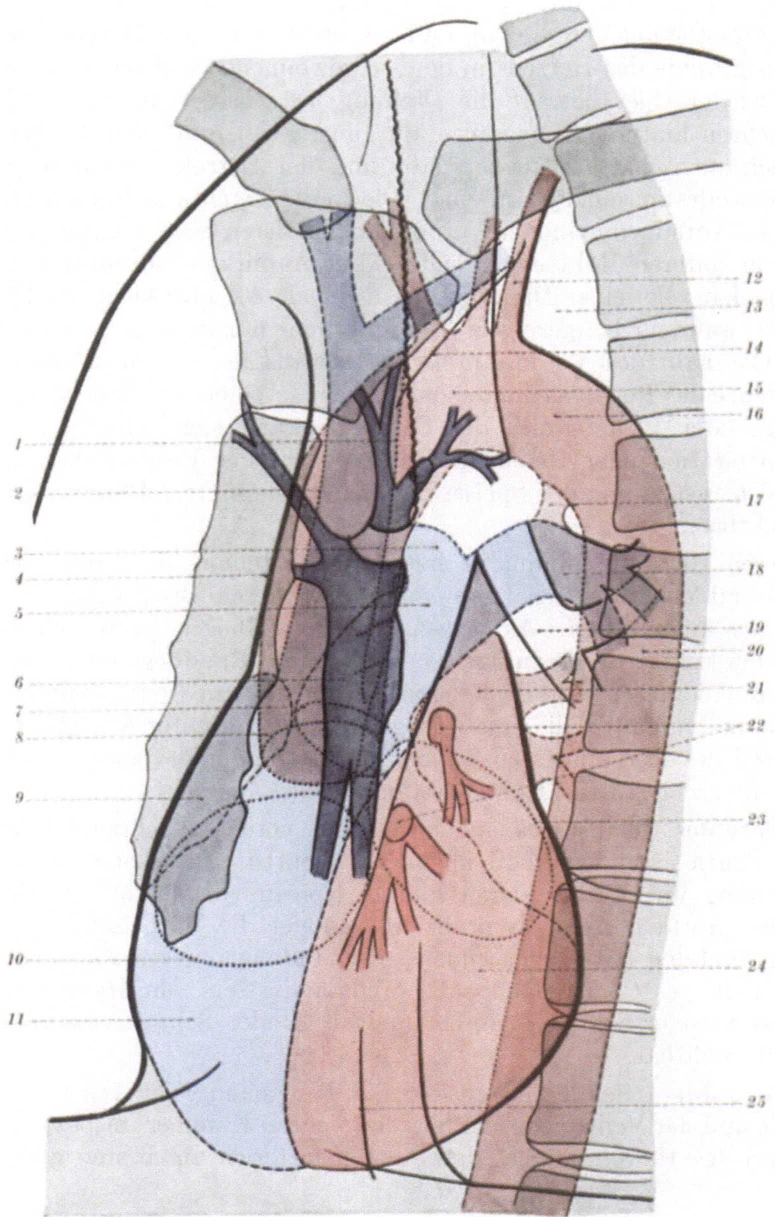

Abb. 14. Die Projektion der einzelnen Herz- und Gefäßabschnitte in den Mittelschatten bei Aufnahme im
2. schrägen Durchmesser. *1* Hinterwand der V. cava superior; *2* Vorderwand der V. cava superior; *3* rechte
Pulmonalarterie; *4* Vorderwand der Aorta ascendens; *5* rechter Bronchus; *6* rechter Hilus; *7* Projektion des
Pulmonalostium; *8* Projektion des Aortenostium; *9* rechter Vorhof; *10* Projektion des Tricuspidalostium;
11 rechter Ventrikel; *12* A. subclavia sinistra; *13* „Aortendreieck"; *14* orthograd projizierter Übergang der
linken costalen in die mediastinale Pleura; *15* Trachea; *16* Aortenbogen; *17* Lig. arteriosum; *18* linke
Pulmonalarterie; *19* linker Bronchus; *20* Aorta descendens; *21* linker Vorhof; *22* rechte Pulmonalvenen;
23 Projektion des Mitralostium; *24* linker Ventrikel; *25* Hinterwand der V. cava inferior. (Nach ZDANSKY)

fenster. In ihm kann die Trachea einen Teil des Aortenbogens überlagern und unsichtbar
und die orthograd getroffene Pulmonalarterie stärker sichtbar machen. Am rechten
vorderen Herzrand bildet unterhalb des Ascendensabschnitts der rechte Vorhof den
mittleren, die rechte Kammer den größeren, schwach konvexen Randbogen.

Am linken hinteren Herzrand bildet der linke Vorhof gleichfalls den oberen kleineren und die linke Kammer den größeren unteren, stärker konvexen und den Wirbelsäulenrand überlagernden Anteil. Der Ventrikelrand setzt sich gegen den Zwerchfellbogen mit einem spitzen Winkel ab, in dem manchmal die untere Hohlvene sichtbar wird.

Eine stärkere Drehung läßt am Vorderrand den rechten Vorhof verschwinden und an seiner Stelle den Conus pulmonalis auftreten; am hinteren Rand tritt der linke Vorhof mehr in Erscheinung, und der Retrokardialraum wird breiter. Geringere Drehung macht umgekehrt vorne vorwiegend den rechten Vorhof, hinten die linke Kammer randständig. Für Vergleichsuntersuchungen ist also stets der gleiche Drehungswinkel einzuhalten, am besten 40°.

Das linke vordere Schrägbild eignet sich am besten zur Beurteilung des Aortenverlaufs; auch die Dorsalausdehnung der linken Kammer und die Ventralausdehnung der rechten Herzhöhlen lassen sich hier gut abschätzen.

d) Das Seitenbild

Das (übliche) linke Seitenbild des Herzens wird im dextrosinistralen Strahlengang angefertigt; es kann als Spiegelbild des rechten Seitenbilds angesehen werden, da nur bei der Durchleuchtung und auf Nahaufnahmen durch die Strahlendivergenz gewisse kleine Unterschiede zwischen den beiden Bildern bestehen.

Der vordere Rand des Herzschattens wird im Seitenbild überwiegend von der rechten Kammer gebildet, die sich vom annähernd rechtwinkeligen vorderen Herzzwerchfellwinkel in mäßig konvexen Bogen nach oben erstreckt. In diesem unteren Anteil ist der Retrosternalraum schmal oder durch die stärkste Ventrikelkonvexität unterteilt. Nach oben geht der Kammerrand ohne immer deutliche Grenze in die Vorderfläche der Pulmonalarterie über, die gegen die kranial anschließende Vorderkontur der Aorta ascendens oft durch eine Incisur abgesetzt ist. Eine Vorwölbung des oberen vorderen Herzrandes bis zum Brustbein hin ist demnach entweder durch eine Vergrößerung der rechten Kammer (vor allem des Conus pulmonalis) oder auch des rechten Vorhofs bedingt.

Der hintere Gefäßbandrand wird oben durch den Aortenbogen und die obere Hohlvene, unterhalb davon durch die Pulmonalarterie gebildet. Den Hauptteil des caudal anschließenden hinteren Herzrandes macht die Hinterwand des linken Vorhofs aus. Sie geht ohne scharfen Absatz in den kleineren dorsalen Randabschnitt der linken Kammer über, der mit dem Zwerchfellbogen einen spitzen Winkel bildet. In ihm wird die untere Hohlvene als transparenter Dreiecksschatten — sog. Cavadreieck — sichtbar. Mit einer Kontrastfüllung der Speiseröhre lassen sich die Vorhofs- und Kammerabschnitte der Herzhinterwand manchmal abgrenzen, auch ohne daß eine Vergrößerung besteht; kymographisch gestattet die differente Mitbewegung der Speiseröhre in Vorhofs- und Kammerhöhe aber eine leichtere Trennung.

Somit ist das Seitenbild geeignet, die Dorsalausdehnung der linken Herzhöhlen und die Ventralausdehnung der rechten Kammer, vor allem im Bereich der Ausflußbahn, beurteilen zu lassen; für die Analyse des Gefäßverlaufs sind die schrägen Positionen meist aufschlußreicher.

e) Das Vorderbild in horizontaler Körperlage

In horizontaler Rückenlage ändern sich Lage, Form und Größe des Herzens. Das höhergestellte Zwerchfell drängt das Herz höher und zwingt es in eine Querlage. So lädt der Herzschatten stärker nach links aus, das Gefäßband wird scheinbar verkürzt, und die Herztaille erscheint weniger gegliedert (MORITZ, ZDANSKY). Oft tritt das Pulmonalissegment deutlicher hervor, wie auch Aorten- und Cavaschatten breiter werden.

Bei der Zunahme der Herzgröße handelt es sich um eine echte Volumenzunahme. Der Grad des Füllungszuwachses ist von der Wanddicke des Herzens, dem Tonus des Herzmuskels, der Herzfrequenz und dem Blutzufluß zusammen abhängig (DIETLEN). Durch Summation dieser verschiedenen Faktoren kann im Einzelfall die Größenzunahme im Liegen beträchtlich sein, so besonders bei der Thyreotoxikose, Kachexie und infektiös-toxischen Myopathie (ZDANSKY). Aussagen über die Herzgröße und Vergleichsurteile setzen daher eine Untersuchung in Rückenlage voraus (vgl. S. 20). Für die topographische Analyse der einzelnen Herzabschnitte ist das Vorderbild in Rückenlage aber weniger geeignet.

In Rechts- und Links-Seitenlage werden Form und Lage des Herzschattens aus statischen Gründen stark verändert. Infolge des Hochstandes der „anliegenden" Zwerchfellhälfte wird die Mittellinie des Herzschattens zur liegenden Seite hin abgewinkelt. In Linksseitenlage wird die Herzbucht vertieft und das Herz im ganzen linksgedreht; in Rechtsseitenlage flacht die Herztaille leicht ab, und das Herz erfährt eine Rechtsrotation. Gleichzeitig verschiebt sich das Herz zur anliegenden Seite hin. Diese seitliche Verschiebung ist bei Asthenikern, bei verringertem Tonus der Skeletmuskulatur und bei Frauen post partum am stärksten, bei Zwerchfellhochstand, Herzvergrößerung, Lungenstauung, Emphysem und Ergüssen am geringsten ausgesprochen. Die Prüfung der respiratorischen Herz- (und Mittelfell-) verschieblichkeit gibt in gewissen Grenzen Aufschluß über die Fixationsverhältnisse im Brustraum; bei adhäsiver Perikardverschwielung verschiebt sich das Herz respiratorisch weniger (ZDANSKY).

f) Die Strombahnen des Herzens

Wie die Form des normalen Herzens und die Topographie seiner einzelnen Höhlen von der hämodynamischen Funktion bestimmt werden, so sind krankhafte Vergrößerungen und Verformungen des Herzens und seiner Abschnitte Folgen pathologischer Veränderungen der Hämodynamik. Sie sind röntgenologisch nicht durch bestimmte lineare Herzmaße zu charakterisieren, sondern nur aus einer räumlichen Betrachtung zu beurteilen, die sich auf die Relation der einzelnen Herzabschnitte bzw. ihre Massenverteilung stützt. Für ihr Verständnis haben die von ZDANSKY entwickelten topographischen Vorstellungen Entscheidendes geleistet.

Danach unterscheidet man bei den Herzkammern eine Einfluß- und Ausflußbahn, in deren Bereich sich eine krankhafte Vergrößerung allein oder vorzugsweise ausbildet und so in jeweils verschiedener, für bestimmte Herzfehler typischer Weise die Konfiguration des Herzens bestimmt. Der dem „venösen", zuführenden Ostium nahe liegende Kammerteil wird als Einflußbahn, der dem „arteriellen" abführenden Ostium nahe liegende Teil als Ausflußbahn bezeichnet. Auf die Vorhöfe läßt sich diese Einteilung nicht anwenden, weil hier das Blut in allen Richtungen einströmt. Ein- und Ausflußbahn beider Ventrikel bilden je einen Winkel, der sich von der Herzspitze aus öffnet, und dessen Projektion auf den Herzschatten im Schema der Abb. 15a—c wiedergegeben ist.

Im d.v.-Bild verlaufen Ein- und Ausflußbahn der rechten Kammer breit gegabelt während die Strombahnen der linken Kammer enger aneinanderliegen, sich zu kreuzen, scheinen und fast gegenläufig projizieren (Abb. 15a). In rechter vorderer Schrägstellung decken sich die Einflußbahnen der beiden Ventrikel, ebenso die Ausflußbahnen (Abb. 15b). In linker vorderer Schrägstellung zieht die Einflußbahn der rechten Kammer vom rechten, die der linken Kammer vom linken Herzrand her auf die Herzspitze bzw. das in dieser Position mittelständige Ventrikelseptum zu; die Ausflußbahnen verlaufen annähernd parallel von der Herzspitze aus senkrecht nach oben (Abb. 15c).

Die Projektion der verschiedenen Ostien auf den Herzschatten in den typischen Strahlengängen ergibt sich gleichfalls aus Abb. 15. Ihre Kenntnis ist für die Lokalisation von Klappenverkalkungen unerläßlich; Einzelheiten der röntgenologischen Nachweismethoden werden in den speziellen Abschnitten besprochen. Hier sei nur darauf hingewiesen, daß die Semilunarklappen ihre Lage pulsatorisch nicht wesentlich verändern, während Tricuspidal- und Mitralostium sich mit der „Ventilebene" bzw. Vorhofkammergrenze ventrikelsystolisch in Richtung zur Herzspitze merklich verlagern. Die relativ großen Bewegungen der Ventilebene (BOEHME) beeinflussen die Volumenverschiebungen in den einzelnen Herzhöhlen wesentlich, welche deshalb auch aus der Größe der Herzrandpulsationen allein nicht beurteilt werden können. Dies geht aus einem Vergleich der Randpulsationen im Kymogramm mit den Volumenschwankungen im Angiokardiogramm klar hervor (THURN).

Abb. 15a—c. Verlaufsrichtung der Ein- und Ausflußbahn beider Kammern. a Im Vorderbild, b im rechten, c im linken vorderen Schrägbild. *Er* Einflußbahn der rechten Kammer; *Ar* Ausflußbahn der rechten Kammer; *El* Einflußbahnder linken Kammer; *Al* Ausflußbahn der linken Kammer.

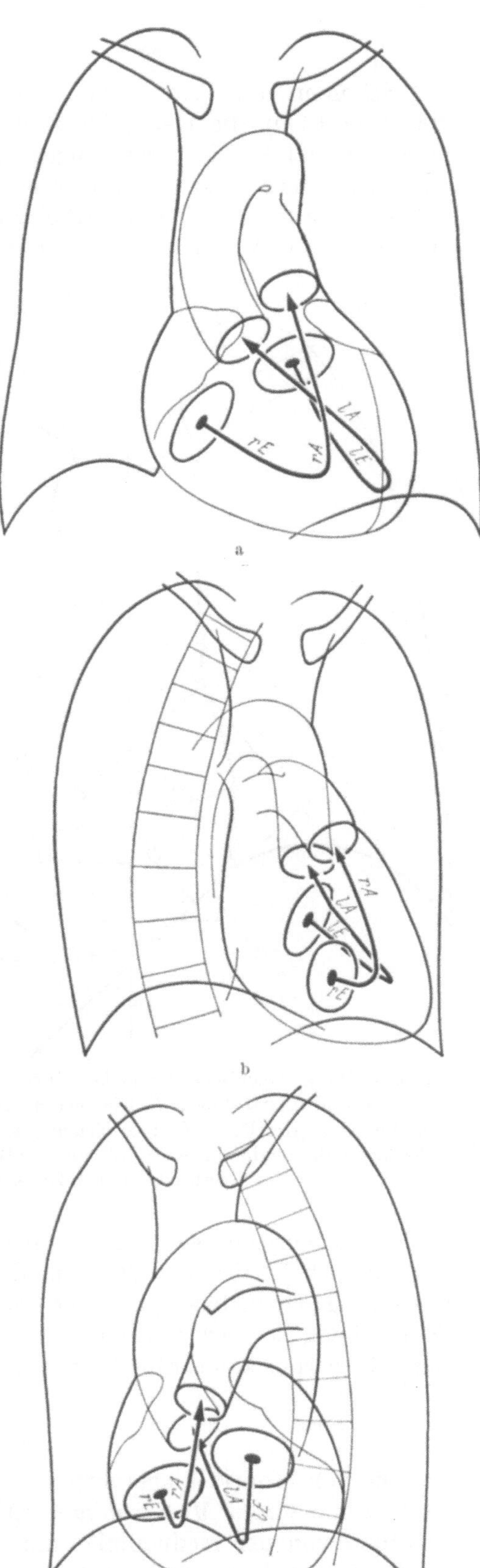

a Die Einflußbahn der rechten Kammer (*Er*) verläuft nur wenig zur Herzspitze geneigt in fast transversaler Richtung von rechts nach links. Schon ihre reine Verlängerung läßt daher im Vorderbild den Herzschatten breiter werden. Die Ausflußbahn der rechten Kammer (*Ar*) zieht von der Herzspitze fast senkrecht zum Pulmonalisostium und findet auf dem Zwerchfell ein festes Widerlager. Sie kann sich daher nur nach oben verlängern und hebt den Conus und die A. pulmonalis in die Höhe, was eine Ausfüllung der Herzbucht, also eine mitrale Konfiguration des Herzschattens zur Folge hat. Eine Verbreiterung des Herzschattens kommt erst dann zustande, wenn zur Verlängerung noch eine Ausweitung der Ausflußbahn in querer Richtung hinzutritt. Die Einflußbahn der linken Kammer (*El*) verläuft im wesentlichen von hinten oben zur Herzspitze. Ihre Verlängerung ändert im Vorderbild den Herzschatten nicht erkennbar. Erst ihre Ausweitung in querer Richtung verbreitet den Herzschatten nach links. Die Ausflußbahn der linken Kammer (*Al*) bildet den linken Kammerbogen. Sie erstreckt sich von der Herzspitze nach oben rechts zum Aortenostium; ihre Verlängerung läßt den linken Kammerbogen größer werden, wobei die Herzspitze auf dem linken Zwerchfell nach unten und etwas nach links abgleitet. Eine nennenswerte Verbreiterung des Herzschattens entsteht erst dann, wenn zur Verlängerung noch eine Ausweitung der Ausflußbahn in querer Richtung hinzutritt.

b Die Einflußbahn der rechten Kammer (*Er*) erscheint in dieser Projektion wegen ihres annähernd transversalen Verlaufs stark verkürzt. Weder ihre Verlängerung noch ihre Ausweitung in querer Richtung ändert daher das rechte vordere Schrägbild wesentlich. Die Ausflußbahn der rechten Kammer (*Ar*) ist an der linken vorderen Begrenzung des Herzschattens randbildend. Durch ihre Verlängerung erfolgt ein Hochstand und eine buckelige Vorwölbung des Conus pulmonalis. Durch ihre Querdehnung erscheint die Herzvorderwand außerdem verstärkt vorgewölbt. Die Einflußbahn der linken Kammer (*El*) bestimmt wegen ihres stark dorsoventralen Verlaufs neben der Größe des dorsal an die Kammer angrenzenden linken Vorhofs die Tiefenausdehnung des Herzschattens. Die Verlängerung der Einflußbahn äußert sich in einer Verlagerung der Herzhinterwand nach hinten, also in einer Einengung des Retrokardialfeldes von vorne her. Die Ausflußbahn der linken Kammer (*Al*) verlängert wegen ihres von links unten vorne nach rechts oben hinten gerichteten Verlaufs in dieser Projektion den Herzschatten nicht wesentlich, höchstens daß die Herzspitze tiefer unter das linke Diaphragma herabreicht. Die Querdehnung der Ausflußbahn kann aber den linken Herzschattenrand verstärkt abrunden.

c Die Einflußbahn der rechten Kammer (*Er*) ist in dieser Projektion stark verkürzt. Ihre Verlängerung ändert den Herzschatten nicht erkennbar, doch läßt ihre Querdehnung den rechten Herzschattenrand stärker ausladen. Die Ausflußbahnen beider Kammern (*Ar* und *Al*) verändern in dieser Projektion durch ihre Verlängerung den Herzschatten nicht sicher. Die Einflußbahn der linken Kammer (*El*) erscheint ebenso wie die der rechten stark verkürzt. Auch ihre Verlängerung verändert daher den Herzschatten nicht wesentlich. Ihre Querdehnung aber läßt den Herzschatten mehr in die Wirbelsäule ausladen, während der rechte Herzschattenrand unbeeinflußt bleibt (Nach ZDANSKY).

3. Herzmaße

Schon in ihren Anfängen hat es sich die Röntgendiagnostik zur Aufgabe gestellt (Moritz 1900), die Herzgröße zahlenmäßig zu bestimmen. Dieses Ziel ist trotz zahlloser, sorgfältiger Untersuchungen und verschiedenster Methoden aber bis heute nicht in verbindlicher und klinisch brauchbarer Weise erreicht, weder für das normale noch für das kranke Herz. Der pathologische Charakter einer erheblichen Herzvergrößerung ist auch ohne Messung erkennbar; und in Grenzfällen kann bei der großen Streubreite der normalen Herzmaße aus der zahlenmäßigen Definition der Herzgröße allein nicht beurteilt werden, ob noch normale oder schon krankhafte Verhältnisse vorliegen und wie es mit der Leistungsfähigkeit des Herzens steht. Ähnliches gilt für die Größenbestimmung der einzelnen Herzhöhlen, die im gewöhnlichen Röntgenbild weder durch lineare Maße noch durch Volumenmessung erreichbar ist. Eine röntgenologische Qualitätsdiagnose ist mit der Herzmessung nicht möglich; für Vergleichsuntersuchungen allein kann im Einzelfall die Herzmessung wertvoll sein, gleiche Untersuchungsbedingungen vorausgesetzt. Da die zahlenmäßige Bestimmung der Herzgröße in der klinischen Röntgendiagnostik heute keine entscheidende Rolle spielt (Dietlen), haben wir für die Darstellung der einzelnen Herzkrankheiten grundsätzlich auf Maßangaben verzichtet.

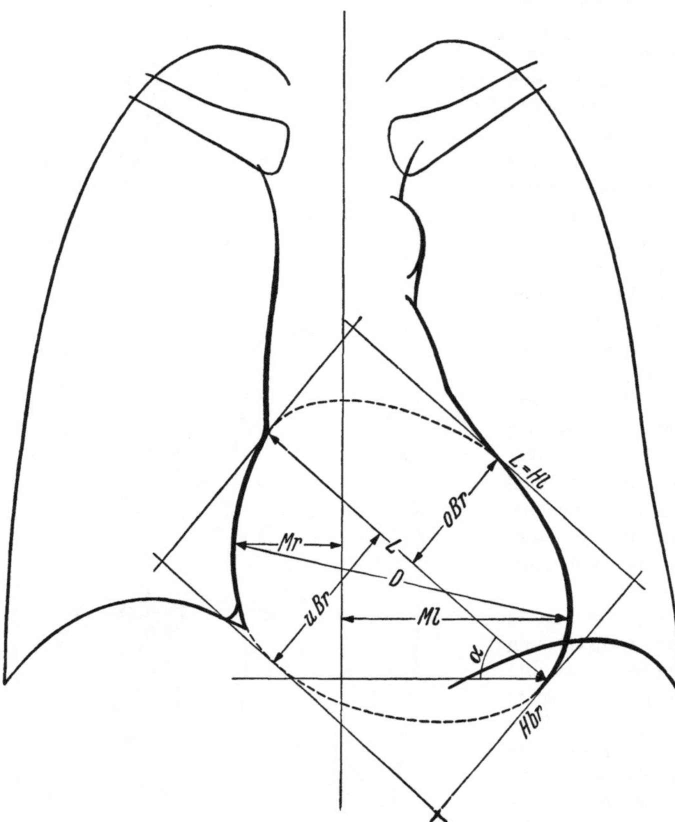

Abb. 16. Röntgenologische Herzmaße. *Mr* rechter Medianabstand; *Ml* linker Medianabstand; *D* Diagonaldurchmesser; *C* Längsdurchmesser (Herzlänge *Hl*); α Neigungswinkel des Herzens; *oBr* oberer Breitendurchmesser; *uBr* unterer Breitendurchmesser; *Hbr* Herzbreite. (Nach Zdansky)

Konstanz der Untersuchungsbedingungen ist die wichtigste Voraussetzung jeder Herzmessung. Alle Größenbestimmungen sollen in horizontaler Lage vorgenommen werden, unter ruhiger und gleichmäßiger Atmung, bei mittlerem Zwerchfellstand und ohne vorangegangene körperliche Anstrengung; Orthodiagraphie oder -metrie oder Fernaufnahmen sind einzusetzen, und zur Beurteilung der gewonnenen Daten sind Körpergewicht und -größe, Alter, Geschlecht und Körpermuskulatur als Korrelationsfaktoren heranzuziehen.

a) Lineare Herzmaße

Die von Moritz eingeführten linearen Herzmaße gibt Abb. 16 wieder. Unter dem *rechten* und *linken Medianabstand* (*Mr* und *Ml*) versteht man den größten horizontalen Abstand von der Medianlinie zum rechten und linken Herzrand. Der linke Medianabstand ist beim normal schräggestellten Herzen im Durchschnitt doppelt so groß wie der rechte; beim Querherz ist er relativ größer, beim Steilherz kleiner. Die Summe der Medianabstände (*Mr* + *Ml*) ergibt den *Transversaldurchmesser* des Herzens (*Tr*). Er gilt als gebräuchlichstes Herzmaß, ist aber am wenigsten zuverlässig, weil er wesentlich vom Neigungswinkel des Herzens, d. h. der Herzlage, abhängt; beim steilgestellten Herzen (Zwerchfelltiefstand) ist Tr kleiner, beim Querherz (Zwerchfellhochstand) größer.

Der *Längsdurchmesser* des Herzens (L) oder die Herzlänge gibt den Abstand des rechten Herzgefäßwinkels von der Herzspitze an. Während die Vorhof-Gefäßband-Grenze an der Incisur des rechten Herzrandes leicht zu bestimmen ist, kann die Lokalisation der Herzspitze schwierig sein, vor allem dann, wenn der Herzschatten tief in den Zwerchfellschatten eintaucht. Der Längsdurchmesser ist infolge projektivischer Verkürzung kleiner als die wahre Länge des schräg zur Frontalebene im Thoraxraum liegenden Herzens. Der Neigungswinkel des Herzens (α) wird aus dem Längsdurchmesser und der Horizontalen gebildet und beträgt etwa 45⁰; beim Steilherz ist er größer, beim Querherz kleiner. Unter dem *Diagonaldurchmesser* versteht man die Verbindungslinie zwischen den beiden am weitesten lateral gelegenen Punkten des Herzrandes, also der Endpunkte von *Mr* und *Ml*.

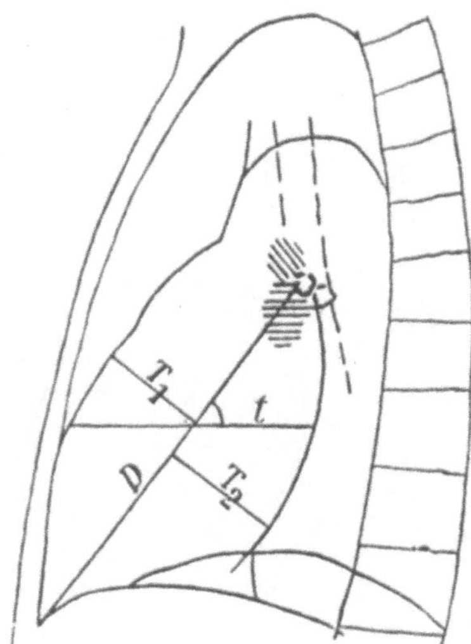

Abb. 17. Herzmaße im Seitenbild. D Diagonaldurchmesser; T_1 + T_2 absoluter Tiefendurchmesser; t maximaler horizontaler Tiefendurchmesser. (Nach Assmann)

Der *Breitendurchmesser* (Br) — Herzbreite, Querdurchmesser — setzt sich aus der Summe der größten Abstände des Längsdurchmessers vom rechten unteren (uBr) und linken oberen Herzrand (oBr) zusammen. Die obere Breite kann in der Regel leicht bestimmt werden, während die untere Breite ihren Grenzpunkt meist im Leberschatten findet; die konstruktive Definition der unteren Herzbreite ist verständlicherweise oft fehlerhaft.

Der *Tiefendurchmesser* des Herzens (t oder l_{max}) wird in seitlicher Stellung gemessen (Abb. 17). Er gibt die maximale horizontale Länge zwischen vorderem und hinterem Herzrand an und ist ein wichtiges Maß für die Rohrersche Volumenbestimmung des Herzens. An seiner Stelle hat Assmann den ,,absoluten Tiefendurchmesser" eingeführt, der sich aus der Summe der vorderen und hinteren Tiefe ($T_1 + T_2$) ergibt, welche von den Verbindungslinien zwischen den am weitesten vorn und hinten gelegenen Randpunkten zu einem Diagonaldurchmesser (D) gebildet werden; D entspricht etwa der Herzachse im Seitenbild und erstreckt sich vom vorderen Rand der Herzspitze bis zum hinteren oberen Herzgefäßrand, d. h. bis zu einer Stelle, wo die Querschnitte der Pulmonalarterie und der oberen Lungenvene mit dem Längsschnitt des absteigenden Bronchus zusammentreffen. Der Neigungswinkel von D gegen die Vertikale beträgt im Durchschnitt 45—50⁰.

b) Flächenmaße

Unter *Herzfläche* versteht man die planimetrisch festgestellte Fläche des Herzens bei d.v.-Strahlengang (Abb. 18). Sie ist ein leicht fehlerhaftes, weil mehr oder minder subjektives Maß, da die obere und untere Begrenzung konstruiert werden muß. Moritz hat daher als relatives Flächenmaß der Herzgröße das (schräge) *Herzrechteck* angegeben, das sich aus dem Produkt von Längs- und Breitendurchmesser ergibt und im Durchschnitt um ein Drittel größer ist als die Herzfläche. Es ist aber ungenau, weil der Breitendurchmesser schwierig zu bestimmen ist. Diese Fehlermöglichkeit zu vermeiden, hat Kirsch das (gerade) *Herzflächenrechteck* eingeführt, das sich aus dem Produkt von Transversaldurchmesser und ,,Herzhöhe" (Hh, s. Abb. 18) errechnet. Seine Relation zur planimetrisch bestimmten Herzfläche ist jedoch weniger konstant als beim Herzrechteck.

Alle genannten Methoden der Herzflächenmessung haben eine recht große Fehlerbreite. Sie liefern daher nur von der Hand des Erfahrenen genügend eindeutige Daten, die als Grundlage zur Volumenmessung des Herzens brauchbar sind (Dietlen; Zdansky).

c) Volumenmaße

Zur Bestimmung des Herzvolumens ist eine Reihe verschiedener Röntgenmethoden angegeben worden.

Die *plastische Nachbildung des Herzens* (zur Bestimmung seiner Wasserverdrängung) ist ein mehrfach abgewandeltes Prinzip. GROEDEL u. a. schnitten auf der Grundlage der Orthodiagraphie mit einem Draht aus einem Tonblock das Herzmodell heraus. PALMIERI modelliert den Tonblock durch Rekonstruktion des Strahlenganges mittels Fäden, die tangential an die Herzkonturen normaler, in den verschiedenen Strahlenrichtungen angefertigten Röntgenaufnahmen gespannt sind. WEGELIUS erhält ein Herzmodell durch komplizierte Rückprojektion von Röntgenbildern in drei verschiedenen Ebenen auf übereinandergelegte Projektionsebenen. VALLEBONA u. a. haben horizontal- und transversal-tomographische Röntgenverfahren zur Volumetrie des Herzens herangezogen, indem aus zahlreichen, parallel in Zentimeterabstand durch das Herz gelegten und ausgemessenen Tomogrammen das Organvolumen aus der Summe aller Flächeninhalte errechnet wird. Neuerdings hat BÜCHNER vorgeschlagen, ein Herzmodell aus maßstabsgetreuen Körperquerschnittsskizzen herzustellen, die mit Hilfe eines Lokalisationsbandes und mehrerer Röntgenaufnahmen in verschiedener Strahlenrichtung als sog. Röntgentopogramme nach dem Prinzip der Orthodiametrie gewonnen werden.

Alle diese Methoden erfordern besondere, oft recht komplizierte Apparaturen und so viel Zeit, daß sie für die klinische Praxis bzw. als Routineuntersuchung nicht geeignet sind.

Einfacher ist die *Berechnung des Herzvolumens* aus den linearen Herzmaßen in drei Dimensionen. Diese sollen bei horizontaler Rücken- oder Bauchlage mittels Orthodiagraphie bzw. -metrie oder Herzfernaufnahmen, jeweils in zwei Ebenen, unter den früher angeführten konstanten Bedingungen gewonnen werden.

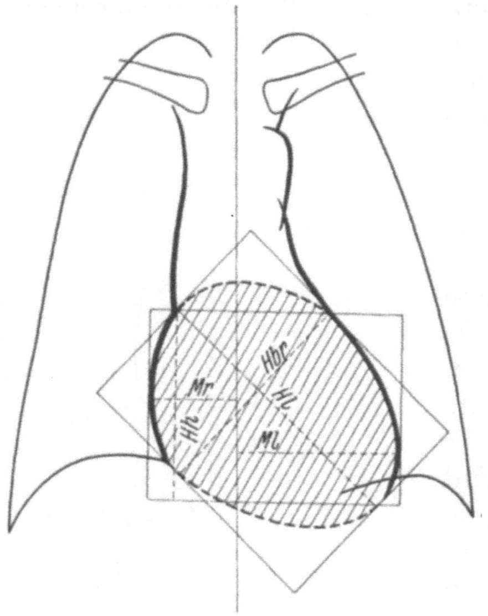

Abb. 18. Herzfläche (schraffiert), Herzrechteck (schräges Rechteck) und Herzflächenrechteck (horizontales Rechteck). (Nach ZDANSKY)

Für die Volumenberechnung nach ROHRER (und KAHLSTORF) gilt der Grundsatz, daß der Inhalt eines Körpers beliebiger Form dem Produkt aus der Flächengröße seiner Parallelprojektion und der mittleren linearen Ausdehnung in der Projektionsrichtung gleich ist. Von diesen Faktoren ist die Flächengröße mit der planimetrisch bestimmten „Herzfläche" identisch. Die mittlere lineare Ausdehnung ist nur indirekt zu bestimmen; sie steht zum „maximalen Tiefendurchmesser" in einem bestimmten Verhältnis, das bei der — zwischen einem Paraboloid und Ellipsoid liegenden — Form des Herzens in einem Korrektionsfaktor von 0,63 ausgedrückt ist. Das Volumen des Herzens läßt sich danach aus der Formel: $V = 0{,}63 \times FA \times L_{max}$ berechnen ($FA =$ Herzfläche in cm², $L_{max} =$ größter Tiefendurchmesser im Seitenbild).

Voraussetzung für die Gültigkeit der von den Autoren angegebenen Fehlerbreite von 10—15% ist allerdings, daß Herzfläche und Tiefendurchmesser in völlig gleicher Körperstellung bestimmt werden, und daß auf die Volumenberechnung in all denjenigen Fällen verzichtet wird, wo die Herzspitze (zur Messung der Herzfläche) nicht abgrenzbar oder der Tiefendurchmesser infolge Adipositas, Lungenstauung, Mamma-Störschatten oder auch besonderer Herzgröße nicht bestimmbar ist (ZDANSKY).

Für diese Fälle kann man sich der Berechnung nach LUDWIG bedienen, die den Transversaldurchmesser (T) und den größten Tiefendurchmesser (T_{90^h}) benützt und nach der Formel $V = 56(T + T_{90^h}) \cdot 700$ erfolgt. Diese bestechend einfache Methode ist aber bei starker Herzvergrößerung ebenso wie beim quergelagerten und steilgestellten Herzen so ungenau, daß LUDWIG empfohlen hat, bei einer Größe von $T + T_{90^h}$ über 25 cm 15% und bei Werten über 30 cm sogar 30% hinzuzurechnen — ein Vorgehen, das offensichtlich nur zu approximativen Volumenwerten führen kann.

Es sei ergänzt, daß die Genauigkeit der Methode gesteigert wird, wenn die verwandten linearen Herzmaße aus zwei synchron geschalteten Fernaufnahmen gewonnen werden.

Wirtschaftlich und somit für Reihenuntersuchungen durchaus geeignet ist die Bestimmung des Herzvolumens aus einem sagittalen und frontalen Schirmbild unter einer dem Bildformat entsprechenden Umrechnung.

Ein Urteil über den heuristischen und klinischen Wert der Volumenmessung des Herzens darf nicht außer Acht lassen, daß sich das errechnete Herzvolumen aus dem Blutvolumen, der Herzmuskelmasse und dem Volumanteil der herznahen Gefäße zusammensetzt. Ein Herzvolumen von 700 cm³ z. B. reduziert sich nach Abzug eines Herz(muskel)gewichts von 300 g auf ein Gesamtblutvolumen von 400 cm³, das wiederum aus dem Schlagvolumen beider Kammern mit 170, dem Restblut der Kammern mit 70, der Vorhöfe mit 70 und dem Volumen der herznahen Gefäße mit 90 cm³ besteht (GROSSE-BROCKHOFF). Das sind Schätzwerte, die sich bei krankhaften Verhältnissen untereinander erheblich verschieben können, ohne daß eine wesentliche, über die methodische und physiologische Streuung hinausgehende Vergrößerung des Herzvolumens meßbar zu sein braucht. Weder zur Messung des Schlagvolumens noch zur Angabe absoluter Herzvolumina beim normalen oder kranken Herzen sind bislang die topographisch-methodischen Voraussetzungen derart gegeben, daß exakte und jederzeit reproduzierbare Werte aus der röntgenologischen Bestimmung der linearen Grundmaße erzielbar wären. Durch die röntgen-volumetrische Messung allein kann nicht entschieden werden, ob ein Herz gesund oder krankhaft vergrößert ist; bei extremer Herzvergrößerung bedarf es einer Messung im allgemeinen nicht. Für bestimmte wissenschaftliche Fragestellungen und für Vergleichsuntersuchungen aber kann auf die Größenbestimmung des Herzens trotz aller Einwände nicht verzichtet werden.

d) Korrelationsfaktoren

Zwischen der Herzgröße und bestimmten Körpermaßen bestehen zwar gewisse Beziehungen, doch sind diese nur schwer in festen Relationen auszudrücken. Alle in der langen Geschichte der röntgenologischen Herzmessung hierzu unternommenen Versuche sind letzten Endes fehlgeschlagen. Immer wieder hat sich gezeigt, daß die Streuungsbreite der den verschiedenen Körperdimensionen zugeordneten Werte des Herzvorderbildes um die Mittelwerte schon normalerweise außerordentlich groß ist; deshalb ist ein Schluß auf die Normalität der Herzgröße im einzelnen Fall unmöglich (ZDANSKY). Auch durch die korrelative Herzbeurteilung, die den Transversaldurchmesser des Herzens gleichzeitig mit der Körperlänge, dem Körpergewicht und dem Brustumfang in Beziehung setzt (RAUTMANN u. a.), ist klinisch und röntgenologisch ein echter Fortschritt nicht erzielt worden.

Mit zunehmender *Körpergröße* können transversaler und longitudinaler Herzdurchmesser größer werden, doch überschneidet sich diese Relation mit der Beziehung zum *Körpergewicht*. Entscheidend ist hierbei allerdings nicht das Gesamtgewicht, sondern die Masse der Skeletmuskulatur (nach Abzug des Fettgewichtes) und die Art der körperlichen Arbeit. Gute Beziehungen bestehen zwischen Herzgröße und *Körperoberfläche*, während der Einfluß von Geschlecht und Alter nur unsicher sein dürfte. Sehr wichtig ist der *Füllungszustand* des Herzens, weshalb der Faktor der orthostatischen Herzverkleinerung durch eine Untersuchung im Liegen und der Einfluß einer Preß- oder Saugatmung durch entsprechende Bedingungen ausgeschaltet werden müssen.

In der Praxis am meisten verwandt wird die Korrelation zwischen der Thorax- oder Lungenbreite und den Herzmaßen im d.v.-Bild. Nach GROEDEL gibt der *Herz-Lungen-Quotient* das Verhältnis der transversalen Herz- zur transversalen Lungendimension an; als normaler Durchschnittswert gilt ein Verhältnis 1:2. Als Mittelwerte (reziprok) sind von DIETLEN für das relativ große Säuglingsherz 1,87 (Grenzwerte 1,65 und 2,06) und für den Erwachsenen mit normaler Herzlage 2,0 (Grenzwerte 1,83 und 2,40) berechnet worden. Da Zwerchfellstand, Thoraxbreite und Herzlage auf diesen Quotienten erheblichen Einfluß haben, hat DIETLEN unter Berücksichtigung aller methodischen Schwierigkeit eine „reduzierte Tabelle" für den praktischen Gebrauch angegeben, die auf Fernaufnahmen im Liegen und Stehen bezogen ist. Die in dieser Tabelle den fettgedruckten Mittelwert einrahmenden Minimal- und Maximalwerte markieren die häufigste Streuungsbreite. Ihre Überschreitung nach oben oder unten soll aber nicht ohne weiteres einen pathologischen Wert anzeigen, wenn auch die linearen Herzmaße in einem physiologischen Spielraum von rund 2 cm variieren.

Tabelle 1. *Reduzierte Tabelle für den praktischen Gebrauch.* (Nach DIETLEN)

Gewichts-gruppen	Durch-schnittliche Größe	Durch-schnitt-liche trans-versale Lungen-dimension	Herz-transversale (Mr und Ml)	$L=$ Herzlänge	$B=$ Herzbreite	$Fl=$ Herzfläche	Durchschnittlicher Herz-Lungen-Quotient
kg	cm	cm	cm	cm	cm	cm²	
			Männer				
40—49,9	150—159	25	11 **12** 13	12 **13** 14	9 **10** 10	90 **100** 100	} f. Steil-Herz 2,15
50—74,9	160—179	27	13 **13** 15	13 **14** 15	10 **10** 11	100 **115** 130	} f. Schräg-Herz 2,0
75—	180—	29	14 **14** 15	14 **15** 16	10 **11** 12	130 **130** 140	} f. Quer-Herz 1,9
							Mittel 2,0
			Frauen				
40—44,9	145—154	21	10,5 **11** 11,5	12 **12** 13	9 **10** 10	90 **90** 100	} f. Steil-Herz 2,13
45—59,9	155—164	23	11,5 **12** 13,5	12 **13** 14	9 **10** 10,5	100 **100** 110	} f. Schräg-Herz 1,96
60—	165—	25	12 **13** 14	13 **14** 15	9 **10** 11	100 **110** 120	} f. Quer-Herz 1,92
							Mittel 1,9

e) Aortenmaße

Nach KREUZFUCHS wird die Weite der Aorta gemessen, indem der horizontale Abstand zwischen dem seitlichsten linken Punkt des Aortenknopfes und der linken Wand der kontrastgefüllten Speiseröhre in der Fernaufnahme oder im Orthodiagramm bei horizontaler Körperlage und in Ventrikelsystole bestimmt wird. Der Aortenbogen wird so in seinem distalen Bereich orthograd getroffen (Abb. 19). In anderen Fällen muß die orthograde Projektion durch eine leichte Drehung in die rechte vordere Schrägstellung gesucht werden (ZDANSKY). Nach Abzug von 2 mm für die Oesophaguswand beträgt die normale Weite des Aortenbogens beim Erwachsenen 25 (20—27) mm, in höherem Alter über 30—40 mm. Die Weite der Aorta ascendens ist im Durchschnitt um 3—7 mm größer.

Natürlich kann das Kaliber der Aorta auch ohne Kontrastmitteldarstellung der Oesophagusimpression dort direkt gemessen werden, wo die Gefäßwand verkalkt ist und sich die Aorta somit im ganzen verdichtet oder mit Kalkschalen begrenzt darstellt. Dazu ist die linke vordere Schrägstellung am besten geeignet.

Auch diese Messung hat ihre klinische Bedeutung weitgehend verloren, weil der Erfahrene die Weite der Aorta stets im Zusammenhang mit der Schattendichte und dem ganzen thorakalen Verlauf des Gefäßes und mit der Größe und Form des Herzens beurteilt. Merkliche Ausweitungen sind fast immer mit einer Sklerose bzw. Elongation oder einer Hypertonie im großen Kreislauf verbunden; die Lues spielt hier keine wesentliche Rolle mehr. Isolierte Dilatationen umschriebener Aortenabschnitte schließlich sind auch ohne Messung erkennbar.

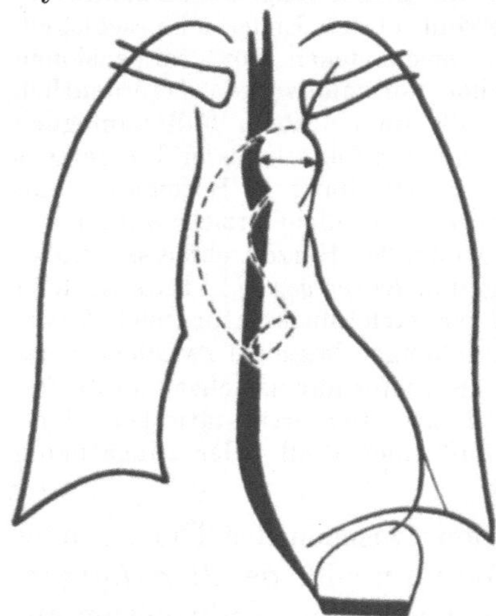

Abb. 19. Messung des Durchmessers des Aortenbogens (Kreuzfuchs). (Nach ZDANSKY)

4. Herz- und Gefäßbewegung

Bei der Durchleuchtung sind mit dem bloßen Auge die Pulsationen des Herzgefäßschattens gut wahrzunehmen, doch laufen die Herzpulsationen zu rasch und an den einzelnen Herz- und Gefäßabschnitten zu verschieden ab, als daß mehr als eine grobe Orientierung über die Bewegungsvorgänge möglich wäre. Auch der Vergleich mehrerer in den verschiedenen Phasen der Herzaktionen angefertigten Aufnahmen erlaubt nur ein unzulängliches Urteil über die Herzbewegung. Mit der von JANKER vervollkommneten

Röntgenkinematographie ist ein detailliertes Studium der Aktion des gesunden und kranken Herzens möglich, weil hier die Wiedergabe der Herzbewegung zeitlich beliebig gedehnt werden kann.

Die einfachste und wirtschaftlichste Methode ist die kurvenmäßige Registrierung der Herzbewegungen mit den röntgenkymographischen Verfahren. Die in der Praxis eingebürgerte *Flächenkymographie* (STUMPF) stellt hierunter noch das wichtigste Untersuchungsverfahren dar. Es liefert für bestimmte Herzkrankheiten diagnostisch entscheidende Ergebnisse, bei anderen kann es zur klinisch-röntgenologischen Diagnose beitragen und bei einer dritten Gruppe von Herzalterationen schließlich ist es mehr oder weniger bedeutungslos. Die Analyse des Flächenkymogramms erfordert stets Kritik und setzt die Kenntnis der methodischen Grenzen voraus. Die *Elektrokymographie* ist vielfach aufschlußreicher, hat sich aber in der klinisch-radiologischen Praxis erst an einzelnen Stellen durchgesetzt (vgl. S. 6).

Zur Beurteilung des normalen (und krankhaften) *Herzkymogramms* müssen folgende Kriterien herangezogen werden: 1. Die Größe der Bewegungszacken (Bewegungsraum); 2. die Zackenform an den einzelnen Herzrandabschnitten; 3. die Zahl und der zeitliche Ablauf der Randzacken, d. h. die Zuordnung zu bestimmten Herzphasen und bestimmten Herzhöhlen bzw. Gefäßbandanteilen; 4. Dichteänderungen im Herzschatten; 5. die peripheren Gefäßpulsationen (STUMPF).

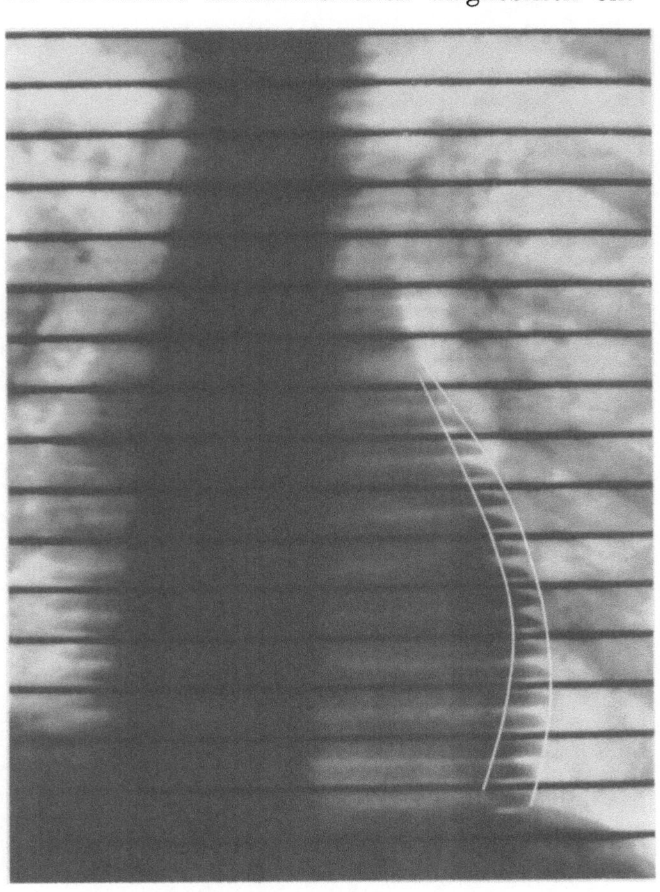

Abb. 20. Normales Flächenkymogramm des Herzens.
Bewegungsraum vom Typ I (STUMPF)

Was zunächst die *Größe der Bewegungszacken* anbelangt, so beginnt die Auswertung mit der Bestimmung des Randanteils der linken Kammer. Er läßt sich im normalen Herzkymogramm (Abb. 20) leicht daran erkennen, daß alle seine Bewegungskurven Zacken mit sog. Nasen- oder Hakenform bilden, die sich deutlich von den nach kranial anschließenden Zackenformen des Vorhofs, des Pulmonalissegments und der Aorta unterscheiden. Verbindet man die Zackenspitzen am linken Kammerrand miteinander, so erhält man die diastolische Endstellung des Herzens, während die Verbindungslinie aller medialen Zackenfußpunkte die systolische Endstellung des Kammerrandes markiert. Zwischen diesen beiden Bewegungslinien ist der „kymographische Bewegungsraum" festgelegt. Im Beispiel der Abb. 20 entspricht er weitgehend der wahren pulsatorischen Volumenschwankung des Herzens, weil auch am rechten unteren Herzrand die Pulsationsbewegung in gleicher Weise voll überwiegt. In anderen Fällen erscheint der Bewegungsraum durch ein Herzpendeln zu groß oder zu klein, und auch die anderen Sekundärbewegungen des Herzens können die Amplitude der Randpulsation und damit die Größe des Bewegungsraums oft erheblich verändert erscheinen lassen. Ein systolisches Rechtspendeln muß den Bewegungsraum am linken Herzrand vergrößern, ein systolisches

Linkspendeln ihn verkleinern. Diastolisches Rechtspendeln des rechten Ventrikels, wie es bei vermehrter Volumenarbeit der linken Kammer vorliegt, kann am rechten Herzrand eine große Amplitude des rechten Herzens vortäuschen. Umgekehrt kann die Randbewegung verkleinert werden oder aufgehoben sein, ohne daß die Volumenarbeit verringert wäre, wie etwa beim systolischen Linkspendeln des Septum interventriculare bei Perikardkonkretion (HAUBRICH u. THURN). Aus der Exkursionsbreite der Randbewegung kann also nicht unmittelbar auf die Größe des Schlagvolumens

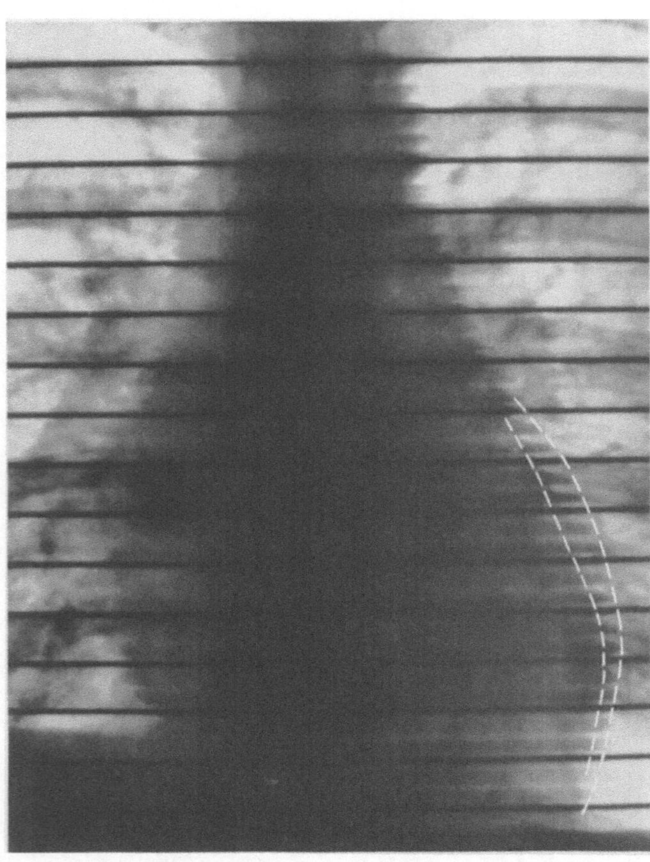

Abb. 21. Normales Herzkymogramm. Bewegungsraum vom Typ II (STUMPF)

geschlossen werden. Das gleiche Schlagvolumen bedingt beim kleinen Herzen eine große, beim erweiterten Herzen eine kleine Randbewegung. So kann beim steilgestellten Herzen die ventrikuläre Randbewegung größer als normal erscheinen, ohne daß auch eine größere Volumleistung gegeben ist. Umgekehrt braucht beim stark oder mäßig erweiterten Herzen eine kleine Randbewegung keinerlei Einschränkung des Schlagvolumens zu bedeuten. Voraussetzung dafür ist, daß in beiden Fällen die Zackengröße an der Aorta normal und annähernd gleich groß ist, was nach später noch zu besprechenden Gesichtspunkten eine normale Volumleistung wahrscheinlich macht. Die Beurteilung der Bewegungsamplitude am Kammerrand muß also stets die Größe der Gefäßbewegungen berücksichtigen.

Wenn die Bewegungsausschläge herzspitzenwärts stetig größer werden, spricht man nach STUMPF von einem Bewegungstyp I. Er entspricht im Beispiel der Abb. 20 einer annähernd konzentrischen Herzkontraktion. Aber auch ein Bewegungsraum vom Typ II (Abb. 21) ist oft noch normal. Hier nimmt die Amplitude der Kammerzacken herzspitzenwärts wiederum ab, so daß die größte Bewegung an der stärksten Konvexität oder wenig oberhalb davon zu verzeichnen ist. STUMPF hat angegeben, daß nach Belastung der Bewegungstyp II bei nichtgeschädigter Herzmuskulatur sich in einen Bewegungstyp I umwandelt. Wo sich der Befund eines Bewegungsraums vom Typ II auch nach Belastung nicht ändert, soll eine muskuläre Insuffizienz wahrscheinlich sein, die REINDELL mit der Erhöhung des Restbluts gleichsetzt. Wenn sich in solchen Fällen auch andere Zeichen einer Leistungsstörung finden, kann man dieser Erklärung folgen. In vielen anderen Fällen jedoch findet sich klinisch trotz der Konstanz eines Bewegungsraumes vom Typ II kein Anhalt für eine Muskelschädigung. Wir können also in Übereinstimmung mit anderen Autoren den genannten Befund nicht als beweiskräftig für das Vorliegen einer muskulären Insuffizienz ansehen. In dieser Meinung werden wir unterstützt durch die Ergebnisse der elektrokymographischen Untersuchungen von HECKMANN, der mit der Phasenanalyse die pulsatorische Verformung des Herzens, seine systolische Steilstellung, die Verlagerung der Herzspitze und den an den einzelnen Kammerabschnitten verschiedenen zeitlichen Ablauf der Kontraktion durch die Elimination aller störenden Sekundärbewegungen prinzipiell geklärt hat. Im übrigen ist darauf hinzuweisen, daß die Bestimmung des Bewegungsraumes herzspitzenwärts dadurch außerordentlich erschwert sein kann, daß sich die systolischen Aufhellungsstreifen im Kammergebiet so weit in die Randzacken hinein fortsetzen, daß deren Fußpunkt nicht mehr genau bestimmt werden kann.

Die Bewegungsgröße am rechten Herzrand ist stärker variabel und infolge von Sekundärbewegung oder Überlagerung der Vorhofs- durch die Kammerbewegung schlechter beurteilbar. Die Zackengröße spielt daher für die Interpretation des Kymogramms nur insofern eine Rolle, als an ihr — unter Berücksichtigung eventueller zeitlicher Verschiebung der Randzacken — das Ausmaß der Pendel- und Rotationsbewegung abgelesen und so der reelle Bewegungsraum des linken Herzrandes sicherer beurteilt werden kann. In den mittleren Abschnitten des rechten Herzrandes läßt sich oft die Zackengröße schlecht beurteilen, weil hier eine Überlagerung der Vorhofs- durch die Gefäßbandpulsation vorliegt. In der Herzbucht links resultiert gleichfalls eine sog. Vorhofs-Mischbewegung von kleiner Amplitude; auch sie ist bedingt durch Überlagerung der Gefäßbewegungen der Pulmonalis und des linken Herzohrs. Außer Mischbewegungen kleinen Ausmaßes kommen hier auch durch Interferenz annähernd stumme Randabschnitte zur Abbildung.

Wichtiger ist die Bewegungsgröße am Rand der großen Gefäße, vorwiegend also am linken Rand des Aortenbogens. Entgegen früheren Ansichten kann heute als sicher angenommen werden, daß der Bewegungsausschlag an der Aorta im wesentlichen durch die rhythmischen Volumenschwankungen bestimmt wird, aber Blutdruckamplitude, Elastizitätsmodul bzw. peripherer Strömungswiderstand und systolische Streckbewegung der Aorta (Lokomotion) nur zweitrangig sind, auch wenn sie sich gegenseitig beeinflussen können. Der Nachweis einer echten Eigenbewegung (Distension) an der Aorta ist daran erbracht worden, daß sich im Gefäßband ventrikeldiastolische Aufhellungsstreifen und gegensinnige Bewegungen an den Gegenrändern in zeitlicher Übereinstimmung darstellen ließen. Gleiches gilt sinngemäß für die Randbewegung an der Pulmonalis bzw. am zweiten linken Herzrandbogen.

Die *Form der Randzacken* ist im Normalfall relativ regelmäßig. Abb. 20 und 21 zeigen, daß im Gebiet des linken Kammerrandes die diastolischen Lateral- und systolischen Medialbewegungen zusammen die Bewegungskurve einer haken- oder nasenförmigen Randzacke ergeben. Sie pflegt herzspitzenwärts meist etwas stumpfer zu werden, was sich jedoch bei längerer Expositionszeit oder bei größerer Herzschlagfrequenz an den dann enger zusammengestellten und schmäleren Bewegungszacken schlechter ablesen läßt. Diese Zackenform bedeutet, daß die diastolische Lateralbewegung etwas langsamer und zum Schluß abgebremst verläuft, während die systolische Medialbewegung meist in einem Zuge und schneller erfolgt. Dem entspricht am linken Rand des Aortenbogens die Form der Gefäßzacke. Hier ist die ventrikelsystolische Lateralbewegung horizontal bzw. steil, während die ventrikeldiastolische Medialbewegung der Aortenzacke abgeschrägt bzw. zeitlich langsamer verläuft. Ähnlich sind die Bewegungszacken auch im Randgebiet der Pulmonalarterie geformt. Wo die Vorhöfe randständig werden, zeigen sie entweder infolge Mitbewegung die reine Kammerform der Bewegungszacken, wie im unteren Abschnitt des rechten Herzrandes in Abb. 20 und 21, oder weisen eine Mischbewegung auf. Sie kann als Zackendoppelung oder mit Einschaltung kleinerer Zwischenzacken erscheinen, um in bestimmten Fällen aber auch durch Interferenz mit den Sekundärfaktoren der Herzbewegung oder der benachbarten Herzhöhlenabschnitte ganz oder fast ganz ausgelöscht zu werden. Dadurch resultiert dann eine sog. stumme Zone, die nicht pathologisch zu sein braucht. Die Analyse der Vorhofsrandbewegung hat also stets zu berücksichtigen, daß hier zur Entstehung der Bewegung mehrere qualitativ und quantitativ verschiedene Faktoren eine Rolle spielen. Nur in außerordentlich seltenen Fällen kann daher die Bewegungsform am Vorhofsrand ein diagnostisch brauchbares

Kriterium abgeben. Wichtig bleibt, daß die komplexe Vorhofsrandbewegung im Kymogramm die Abgrenzung gegenüber benachbarten Herzrandabschnitten erleichtert.

Es ist früher ein unendlicher Fleiß darauf verwandt worden, verbindliche Kriterien für die Forminterpretation und damit für die Diagnostik der Herzkrankheiten zu erarbeiten. Es kann heute — gerade auch durch die Ergebnisse der Elektrokymographie und Phasenanalyse — aber als sicher gelten, daß nur sehr wenige Deformierungen der Randzacken den Rang eines krankhaften Symptoms haben.

Die *zeitliche Analyse* der Randzacken im Kymogramm basiert auf der Bestimmung des Austreibungsbeginns der linken Kammer, kenntlich am steilen Anstieg der Lateralbewegung des Aortenbogens; die Laufzeit der Pulswelle kann dabei vernachlässigt werden. Überall da, wo die Kammerrandbewegung gegenläufig zur Aortenrandbewegung abläuft, die laterale Zackenspitze der Kammer in der Diastole also dem medialen Fußpunkt der Aortenzacke zeitlich voll entspricht (gleicher Abstand zum nächsten Rasterstreifen), ist die Koordination der Herzaktion normal. Als Beispiel für die zeitliche Bewegungsbestimmung wird auf Abb. 21 verwiesen. Hier ist im dritten Raster von oben die stärkste Konvexität des Aortenbogens erfaßt. Sie zeigt genau in der Mitte der Rasterbreite eine am waagerechten Schenkel der Bewegungszacke erkennbare steile kammersystolische Lateralbewegung an. Im gleichen Zeitpunkt — Mitte des Rasterstreifens — stellen sich am Rand der linken Kammer jeweils die systolischen End- bzw. Fußpunkte der Bewegungszacken dar, welche den systolischen Aufhellungsstreifen im Herzinnern voll entsprechen. Im Original-Kymogramm kann also die Synchronisation mit dem Zirkelabstand der einzelnen Zackenabschnitte vom Rasterschlitz vorgenommen werden.

Die genannten *Dichteänderungen* stellen sich am besten in der ventrikulären Basis, gelegentlich auch im rechten Abschnitt des Herzschattens und am Gefäßband dar (Abb. 20). Sie sind Ausdruck der rhythmischen Volumenschwankungen. In Ventrikelsystole werden im Kammerbereich des Kymogramms weniger Strahlen absorbiert, so daß hier Aufhellungsstreifen entstehen. In den Vorhöfen und großen arteriellen Gefäßen entstehen hier umgekehrt zur gleichen Zeit Verschattungsbänder. Die alternierenden Dichteänderungen korrespondieren mit den Randbewegungen, wie schon erwähnt wurde. Oft gehen die systolischen Aufhellungsstreifen in der linken Kammer so sanft in den systolischen Fußpunkt der Ventrikelzacken über, daß diese schlecht abzugrenzen und die Randamplitude daher nur annähernd zu bestimmen ist. Bedeutung haben diese Dichteänderungen innerhalb des Herzschattens vor allem für die zeitliche Zuordnung von zeitlich versetzten Randabschnitten korrespondierender Rasterhöhe; und an den großen Gefäßen lassen sie die Eigenbewegungen in Fällen von krankhaft vermehrtem Durchflußvolumen leichter abgrenzen. Sie machen es auch möglich, dem Herzrand dicht angelagerte Gebilde dadurch als extrakardial zu entlarven, daß in ihnen die im Herzschatten deutlichen Dichteänderungen fehlen. Auf diese Weise sind links angelagerte Fettbürzel, rechts krankhafte Verdichtungen im Herzzwerchfellwinkel abzugrenzen.

Zur kompletten Auswertung des Flächenkymogramms des Herzens gehört auch die Betrachtung der *Mitbewegung der großen Lungengefäße*. In jedem Normalkymogramm sind die hilus- und herzrandnahen Unterlappengefäße, mitunter auch die Oberlappenarterien in ihrer pulsatorischen Lokomotion typisch verzeichnet. Diese Mitbewegung stellt sich als zickzackartig verlaufender Gefäßbandstreifen dar, dessen Breite gleichbleibt, weil der innere und äußere Rand gleiche Bewegungen aufweisen. Dadurch ergibt sich ein charakteristischer Unterschied zur sog. Eigenbewegung oder Distension, wo der mediale und laterale Rand des Gefäßschattens eine gegensinnige (systolisch-expansive) Bewegung zeigen, was stets ein Zeichen für ein krankhaft vermehrtes Lungendurchflußvolumen darstellt und in Abb. 123d u. 144d mit typischen Beispielen belegt ist.

5. Das kleine Herz

Das konstitutionell zu kleine, *hypoplastische Herz* ist recht selten (weniger als 1%) und kann als Extremfall der biologischen Streubreite der Herzgröße gelten. Es stellt sich im Röntgenbild in der Form des Tropfen- oder Pendelherzens bei normalem Zwerchfellstand dar und darf nur dann angenommen werden, wenn es sich auch unter optimalen Füllungsbedingungen als zu klein erweist (WENCKEBACH, DIETLEN). Die Diagnose setzt also eine Untersuchung in Horizontallage, die Ausschaltung aller orthostatischen Faktoren, den Befund eines normalen Zwerchfellstandes und einer engen Aorta — was ZDANSKY besonders betont hat — und die Konstanz der kleinen Herz- und Aortenmaße bei Vergleichsuntersuchungen voraus. Natürlich kann auch das echt hypoplastische Herz eine merkliche oder erhebliche Vergrößerung erfahren, wenn sich durch eine Herzmuskelinsuffizienz eine Dilatation einstellt; bei der verminderten funktionellen Leistungsfähigkeit des hypoplastischen Herzens ist dies ein relativ häufiges Ereignis (körperliche Überanstrengung, Anämie, Infektionen). In höherem Alter wandelt sich die Tropfen- in eine Kugelform um, wobei das kleine und nach links halbkugelig gerundete Herz winkelig an die atheromatös veränderte Aorta anzusetzen scheint.

Sehr viel häufiger handelt es sich nur um ein *scheinbar kleines Herz*. Als Ursache ist zuerst ein Zwerchfelltiefstand anzuführen, wie er sich bei asthenischem Habitus und bestimmten Rassen findet. Das Herz ist hier median und steilgestellt und erscheint als Tropfen- oder Pendelherz, das in Extremfällen dem Zwerchfell kaum aufliegt oder den Zwerchfellsattel nur gerade berührt, und das auch ein sehr schmales

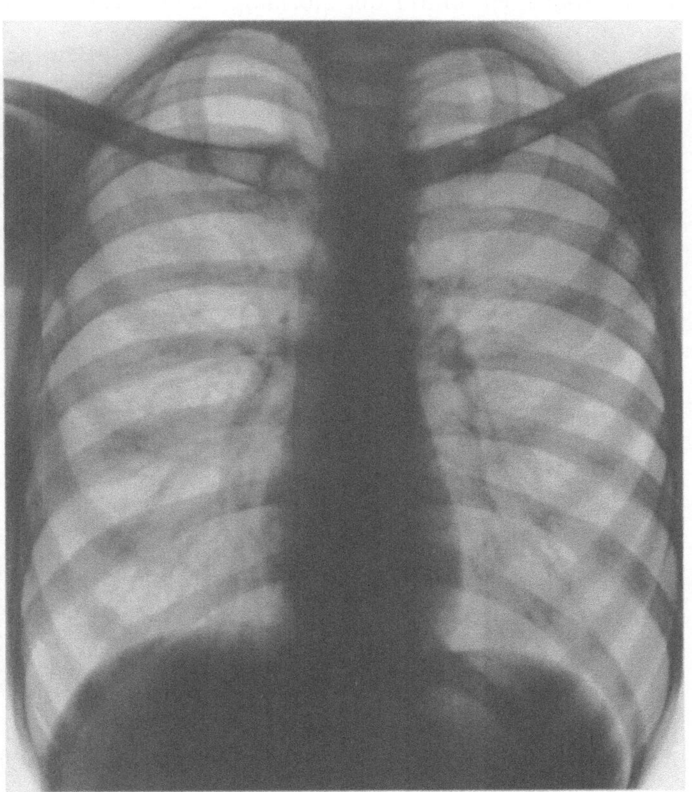

Abb. 22. Cor pendulum (Herz-Lungen-Quotient = 1:3,3) bei einem Astheniker

Gefäßband aufweist. Abb. 22 gibt ein Cor pendulum mit einem Herz-Lungen-Quotienten von 1:3,3 bei einem Astheniker wieder; wie so oft war auch hier die körperliche Leistungsfähigkeit völlig normal. Bei solchen Herzen kann der Längsdurchmesser vergrößert sein, so daß die plani- und volumetrische Herzgröße trotz eines sehr kleinen Transversaldurchmessers annähernd normal ist. In vielen anderen Fällen ist jedoch das Herz im Stehen tatsächlich abnorm klein, um in Horizontallage, bei Bauchkompression oder tiefer Exspiration normale Größe anzunehmen; gleichzeitig erhält die Aorta dann normale Weite. Damit ist erwiesen, daß eine mangelhafte Füllung für die Herzverkleinerung verantwortlich ist.

Eine zu geringe Blutfüllung des Herzens kann durch den Zwerchfelltiefstand allein bedingt sein, so beim Emphysem und Asthma bronchiale. Meist sind andere orthostatische Faktoren maßgeblich mitbeteiligt, und gerade bei asthenischen und vasolabilen Individuen spielt das Versacken des Blutes in die untere Körperhälfte bei aufrechter Stellung eine erhebliche Rolle. Auch ohne Zwerchfelltiefstand ist die orthostatische Vasolabilität für die geringe Füllung des Herzens sehr oft maßgebend, so anfänglich nach großer körperlicher Anstrengung, bei alimentärer Intoxikation des Säuglings und Dauerdiarrhoe des Erwachsenen, im Kollaps, postoperativ und unter infektiösen und toxischen Einflüssen. Auch bei Preßatmung bzw. im Valsalva-Versuch wird das Herz durch verringerten Zufluß und Auswurf seines Restblutes oft maximal verkleinert.

Um eine Minderfüllung des Herzens zugleich mit einer anatomisch nachweisbaren Atrophie der Herzmuskulatur, eine erworbene Kleinheit des Herzens also, handelt es sich bei der Kachexie, bei chronischen Ernährungsstörungen, Anämie oder dauerndem Blutverlust und bei bestimmten hormonalen Dysregulationen. Hierfür ist außer dem Thyreotoxikose-Herzen das kleine Herz beim M. Addison bekannt. Wie im Beispiel der Abb. 23a und b vergrößert sich das kleine Herz des Addison-Kranken zwar im Liegen, bleibt aber noch hinter der Normalgröße deutlich zurück; Minderfüllung und atrophische

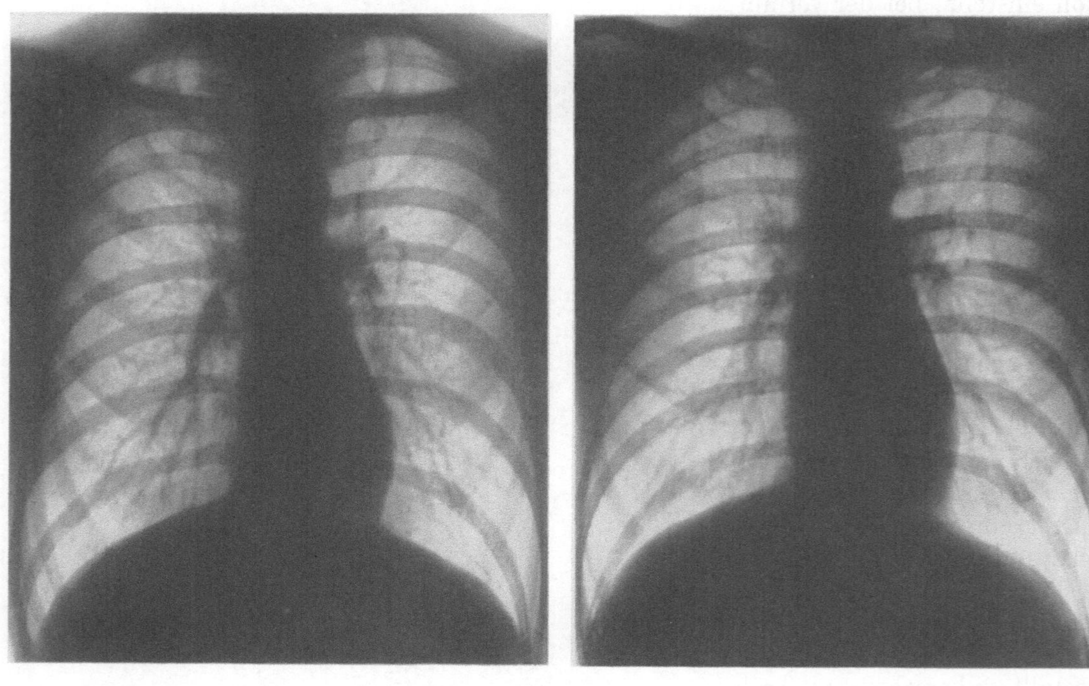

a   b

Abb. 23a u. b. Kleines Herz bei Morbus Addison. a Aufnahme im Stehen. b Etwas stärkere Füllung im Liegen

Verkleinerung zusammen sind die Ursache dieses Verhaltens. Das Zwerchfell steht hier tief, kann aber auch bei den anderen genannten Ursachen für eine verringerte Blutfüllung des Herzens in normaler Höhe gefunden werden. Behebung dieser Ursachen läßt das Herz in den meisten Fällen wieder normale Größe erreichen. Tritt statt dessen eine Muskelinsuffizienz hinzu, so müssen sich auf die Dauer deren klinische und röntgenologische Anzeichen im kleinen und großen Kreislauf ausbilden. Es ist aber wichtig darauf hinzuweisen, daß umgekehrt eine schwere Muskelschädigung beim vorher normal großen Herzen infolge Umstellung des Kreislaufs auch eine Herzverkleinerung bedingen kann.

Ein *Schmal- oder Steilherz* wird oft auch dort beobachtet, wo nicht das Herz im ganzen, sondern nur in einzelnen Abschnitten verkleinert ist. Andere Abschnitte können dabei gleichzeitig vergrößert sein, ohne das dann mehr in die Tiefe entwickelte Herz im Vorderbild normale Größe erreichen zu lassen. Typisch für diesen letztgenannten Fall ist das kleine Steilherz bei der pulmonalen Hypertonie der chronisch Lungenkranken (Emphysem, cirrhotische Lungentuberkulose, schwere Silikose). Hier kann trotz Hypertrophie und Dilatation der rechten Kammer das Herz sehr schmal erscheinen, weil sein linker Ventrikel unter den Bedingungen der Vita minima klein und atrophisch ist und das Herz auf dem tiefstehenden Zwerchfell eine Linksrotation erfährt und sich mehr in die Tiefe als in die Breite erstreckt; die Herztaille ist dabei stets durch den mehr oder minder prominenten Pulmonalisbogen ausgefüllt (vgl. S. 118). Analoge Verhältnisse liegen bei der reinen Mitralstenose vor, wo die linke Kammer zu wenig Blut erhält und atrophiert; trotz der gleichzeitigen Vergrößerung des linken Vorhofs und später der rechten Kammer kann das Herz im ganzen schmäler erscheinen, weil es nach links gedreht ist und stark in die Tiefe auslädt; auch hier ist die Herzbucht im Gegensatz zum Tropfenherzen ausgefüllt (vgl. S. 68). In Horizontallage ändert sich die Blutfüllung des Cor pulmonale nicht; und beim Mitralherzen kann nur der linke Vorhof stärker aufgefüllt werden, was im Vorderbild weniger zum Ausdruck kommt. Damit ist ein prinzipieller Unterschied zum scheinbar kleinen bzw. tropfenförmigen Herzen des Asthenikers und Vasolabilen und zur „latenten" Dilatation gegeben, wie sie bei der Herzmuskelschädigung gelegentlich an einem durch periphere Kreislaufumstellung kleinen Herzen vorliegen kann (vgl. S. 102).

6. Das große Herz

Eine nachweisbare Vergrößerung des ganzen Herzens oder einzelner Herzabschnitte wird in der Regel durch eine Dilatation (infolge Vergrößerung des diastolischen Füllungsvolumens) und eine Hypertrophie (infolge Mehrbelastung des Herzmuskels) zusammen bedingt. Die beiden Faktoren sind röntgenologisch nicht eindeutig voneinander zu trennen. Da die Herzvergrößerung auch durch eine Dilatation allein zustande kommen kann — während eine reine Hypertrophie das Herz nicht sichtbar vergrößert —, wird das Ausmaß einer Herzvergrößerung im allgemeinen durch die Dilatation bestimmt. Als Ursache kommen Veränderungen der Hämodynamik infolge vermehrter Druck- oder Volumenbelastung, eine Schädigung des Herzmuskels und eine Kombination von hämodynamischen und muskulären Veränderungen in Frage (MORITZ, KIRCH, ZDANSKY u. a.).

Eine *vermehrte Druckbelastung* liegt vor, wenn das Herz gegen einen erhöhten Widerstand zu arbeiten hat, für den linken Ventrikel also z. B. bei der Aortenstenose und bei der Hypertonie im großen Kreislauf, für den rechten Ventrikel etwa bei der Pulmonal- oder Mitralstenose. Die Druckbelastung läßt unter — allerdings geringer — Vergrößerung des systolischen Restblutes und der diastolischen Füllung (tonogene Dilatation) den systolischen Kammerdruck ansteigen. Dehnung der Muskelwand und erhöhte Anfangsspannung lassen die Muskulatur hypertrophieren, so daß ein normalgroßes Schlagvolumen auch gegen den erhöhten Widerstand ausgeworfen werden kann. Dilatation und Hypertrophie stellen also eine physiologische Kompensation dar. Die Widerstandsdilatation (und -hypertrophie) beginnt am Ende der Ausflußbahn und schreitet herzspitzenwärts fort, so daß die Kammer sich verlängert (vgl. Abb. 15a). Ist der linke Ventrikel betroffen, so kann das Röntgenbild unauffällig bleiben; die Verlängerung der rechten Kammer in der Ausflußbahn füllt die Herzbucht aus. Greifen später Dilatation und Hypertrophie auf die Einflußbahn über, dann vergrößert sich die entsprechende Kammer auch in transversaler Richtung, ohne daß dabei im d.v.-Bild immer eine Verbreiterung des Herzens resultieren müßte. Das liegt daran, daß das Herz bei einer Widerstandsdilatation des linken Ventrikels eine Rotation nach rechts, bei einer Dilatation der rechten Kammer eine Rotation nach links erfährt. Ist die Ausweitung erheblich, so kommt es jedoch immer auch zu einer Verbreiterung des Herzens nach links.

Eine *vermehrte Volumenbelastung* kann das ganze Herz betreffen, wenn das Minutenvolumen gesteigert ist wie z. B. bei einer arteriovenösen Fistel oder beim Sportherzen. Meist handelt es sich um einen diastolisch erhöhten Zufluß in eine Herzhälfte infolge Klappeninsuffizienz oder Kurzschlußverbindung zwischen kleinem und großem Kreislauf. So wird das Zuflußvolumen des linken Ventrikels z. B. bei der Aorten- oder Mitralinsuffizienz um die Pendelblutmenge, beim offenen Ductus arteriosus um die Shuntmenge vermehrt; der rechte Ventrikel erfährt eine Volumenbelastung z. B. bei der Pulmonal- oder Tricuspidalinsuffizienz (Pendelblut) und beim Septumdefekt oder der Lungenvenentransposition (Shuntblut). Folge des diastolisch erhöhten Blutzuflusses ist eine Füllungsdilatation, die sich im Zuflußbereich zuerst und am stärksten entwickelt, also bei einer Insuffizienz der Semilunarklappen an der Ausflußbahn, bei einer Insuffizienz der Atrioventrikularklappen an der Einflußbahn. Allerdings ist diese Entwicklung der Dilatation nur selten gut zu verfolgen. In den meisten Fällen betrifft die Füllungsdilatation alle Abschnitte der jeweiligen Kammer gleichmäßig. Sie läßt sekundär die Muskelwand hypertrophieren und das Schlagvolumen ansteigen, bedeutet also eine Anpassung an den vermehrten Blutzufluß. Diese kompensatorische Dilatation geht mit normalen diastolischen Drucken in Kammer und Vorhof einher und läßt auch klinisch jegliche Insuffizienzerscheinung vermissen. Dabei kann das Herz im d.v.-Bild infolge Rotation annähernd normal breit bleiben. Wo eine Verbreiterung in transversaler Richtung nach links vorliegt, kann es sich umgekehrt trotz erheblicher Größenzunahme des rechten oder linken Ventrikels noch durchaus um eine reine Füllungsdilatation ohne muskuläre Kontraktionsinsuffizienz handeln.

Bei anderen Herzfehlern besteht eine *Kombination von Druck- und Volumenbelastung*. Als Beispiel ist der offene Ductus arteriosus mit Druckerhöhung im Lungenkreislauf zu nennen. Hier kommt es zu einer Volumbelastung der linken und einer Druckbelastung der rechten Kammer. Ähnlich liegen die Verhältnisse bei der Mitralinsuffizienz. Wo die kombinierte Belastung eine einzige Herzhöhle betrifft (wie die rechte Kammer bei einer Mitralstenose mit Tricuspidalinsuffizienz oder bei einem Vorhofseptumdefekt mit sekundärer Pulmonalsklerose), kann deren Dilatation natürlich besonders hochgradig sein und eher zur Dekompensation führen als eine reine Druck- oder Volumenbelastung.

Eine primäre *Schädigung des Myokards* durch toxische, infektiöse oder degenerative Einwirkungen bedingt eine Kontraktionsinsuffizienz, die zu einer „myogenen Dilatation" mit Vermehrung der systolischen Restblutmenge führt (Moritz), die diastolische Füllung vergrößert, bei normalem systolischem Widerstandsdruck den diastolischen Füllungs- und Vorhofsdruck erhöht und das Kreislaufminutenvolumen vermindert (Grosse-Brockhoff). Der Eintritt der myogenen Dilatation entspricht dem Beginn der „Herzmuskelinsuffizienz" oder Dekompensation, wobei zwischen absoluter und relativer bzw. Ruhe- und Belastungsinsuffizienz unterschieden werden muß. Die myogene, anatomisch ohne Hypertrophie einhergehende Dilatation weitet die Kammern allseitig aus, so daß bei gleichzeitigem Befall beider Ventrikel der Herzschatten im d.v.-Bild nach beiden Seiten verbreitert wird und „wie ausgelaufen" dem Zwerchfell aufzuliegen scheint; die Vergrößerung der Querdimension ist stärker als die der Längsrichtung. Diese Form und die Reversibilität der beschriebenen Veränderungen können einen Perikarderguß vortäuschen. Die Ausbildung einer relativen (myogenen) Mitral- bzw. Tricuspidalinsuffizienz läßt in je nach Ausgangslage verschiedenem Ausmaß eine Vergrößerung des linken Vorhofs mit Lungenstauung bzw. Vergrößerung des rechten Vorhofs mit Stauung im großen Kreislauf entstehen.

Betrifft die Muskelschädigung ein hämodynamisch mehrbelastetes Herz, so resultiert eine zusätzliche, *sekundäre myogene Dilatation*, unter welcher der diastolische Füllungsdruck ansteigt, die Restblutmenge sich vergrößert und das Minutenvolumen sich verringert. Zdansky hat darauf hingewiesen, daß die myogene Dilatation, obschon Folge einer relativen Muskelinsuffizienz, doch durch die vermehrte Anfangsspannung der Muskelfasern zunächst noch ein Kompensationsvorgang mit allerdings begrenzter Akkomodationsbreite sein könne, weshalb zwischen einer kompensierten und dekompensierten myogenen Dilatation zu unterscheiden sei; als Kriterium dieses Unterschieds solle das Auftreten röntgenologischer und klinischer Zeichen des Leistungsversagens, also der Rückstauung in den kleinen Kreislauf bei Linksversagen, in den großen bei Rechtsversagen gelten. Nach Grosse-Brockhoff u. a. ist jedoch der Beginn der myogenen Dilatation an einer volumen- oder druckbelasteten, bislang (tonogen) dilatierten Herzkammer mit dem Auftreten dieser Dekompensationszeichen identisch. Dies Stadium kann bei einer infektiös-toxischen Muskelschädigung in kurzer Zeit eintreten, um bei einem hämodynamisch mehrbelasteten Herzen je nach der Ausgangslage zu verschiedener Größe- und Formänderung zu führen. Die unter vermehrter Widerstandsarbeit stehende Kammer erfährt durch die myogene Dilatation eine Größenzunahme auch in der Querdimension, während die durch erhöhte Volumarbeit dilatierte und hypertrophierte Kammer durch die myogene Dilatation ihre Form nicht ändert, sondern nur weiter vergrößert wird. Der morphologische Unterschied zwischen der druck- und der volumenbelasteten Kammer wird also durch die sekundäre Dilatation verwischt und ist dann nur aus indirekten Zeichen noch zu erschließen. So spricht bei der myogenen Dilatation der hypertrophierten linken Kammer eine normale Aortenweite für eine ursprüngliche Volumenbelastung, eine diffus erweiterte Aorta für eine ursprüngliche Druckbelastung; bei der dilatierten rechten Kammer kann andererseits der Nachweis eines Emphysems oder eines Mitralvitium eine Insuffizienz infolge erhöhter Druckbelastung wahrscheinlich machen (ZDANSKY). Wichtig ist festzuhalten, daß zwar die zusätzliche, myogene Dilatation eines hämodynamisch mehr belasteten Herzabschnitts vornehmlich in der Querdimension erfolgt und das Herz so nach links oder im ganzen erheblich verbreitern kann, aber daß auch eine normale Herzgröße eine relative oder absolute Kontraktionsinsuffizienz — namentlich der rechten Kammer — nicht ausschließen läßt: hier gewinnen also die indirekten Zeichen der Dekompensation besondere Bedeutung.

Auch ohne infektiös-toxische Einflüsse kann sich im Laufe der Zeit eine Kontraktionsinsuffizienz des hämodynamisch mehrbelasteten Herzabschnitts mit myogener Dilatation ausbilden. Ursachen hierfür sind entweder entzündliche Myokardprozesse in Begleitung eines rheumatischen Klappenfehlers oder die Zunahme der hypertrophischen Muskelverdickung bis an die mögliche Wachstumsgrenze bzw. bis zum Bereich einer relativen Minderdurchblutung; auch extrakardiale Faktoren schließlich können hier eine Rolle spielen.

a) Vergrößerung des ganzen Herzens

Eine „allgemeine" Herzvergrößerung kann verschiedene Ursachen haben, setzt aber stets eine vermehrte diastolische Füllung aller Herzhöhlen voraus. Um eine tonogene Dilatation, meist in Verbindung mit einer Hypertrophie, handelt es sich bei der Herzvergrößerung durch eine arteriovenöse Fistel im großen Kreislauf, wenn hier das gesteigerte Minutenvolumen nicht durch eine Frequenzzunahme, sondern durch ein größeres Schlagvolumen bewältigt wird. Auch die Füllungsdilatation des Sportherzens soll hierhin gehören. Sie ist beim trainierten Hochleistungssportler (z. B. Radrennfahrer) außerordentlich stark und mit einer Ruhebradykardie verbunden; von REINDELL wird sie als „regulative" Dilatation bezeichnet. Man hat sie von der akut auftretenden Herzvergrößerung nach intensiver sportlicher Betätigung abzutrennen, die durch eine passagere Überanstrengungsinsuffizienz des Herzmuskels bedingt ist und sich nach Ruhe in einigen Wochen zurückzubilden pflegt (ZDANSKY). Um eine tonogene Dilatation handelt es sich auch bei der vermehrten Füllung des Herzens infolge Plethora und bei der Hydropsie durch Kreislaufversagen; durch einen Aderlaß oder eine ausgiebige Diurese kann die Herzgröße in diesen Fällen verringert oder normalisiert werden.

Eine myogene Dilatation als Ursache einer allgemeinen Herzvergrößerung kommt durch entzündliche, toxische oder degenerative Prozesse zustande. Sie setzt eine Kontraktionsinsuffizienz der Kammermuskulatur mit Erhöhung des Restblutes voraus. Röntgenologisch ist sie durch eine plumpe, ungegliederte Form des beidseits verbreiterten Herzens, die sog. *myopathische Konfiguration*, von der nicht-myogenen Füllungsdilatation mit stärker gerundeten Herzkonturen unterschieden.

Auch durch die sukzessiv erfolgende Summation von Vergrößerungen der einzelnen Herzabschnitte kann eine allgemeine Herzvergrößerung entstehen. Gelegentlich sind solche Bedingungen durch multiple Klappenfehler (z. B. Dreiostienvitium) auch simultan gegeben. Viel häufiger wird aber das Herz dadurch im ganzen vergrößert, daß sich eine Muskelschädigung einer bestehenden, lokalisierten Herzhöhlenvergrößerung aufpfropft, so bei Dekompensation einer Hypertonie oder eines Klappenfehlers. Oft wird dann die Form des allseitig vergrößerten Herzens noch von der Konfiguration bestimmt, die für den zugrunde liegenden Fehler spezifisch ist. In anderen Fällen werden diese Eigentümlichkeiten durch einen überlagernden Perikarderguß verwischt, wie überhaupt das Hydroperikard zu mächtigen und eine myogene Dilatation vortäuschenden Verbreiterungen des Herzschattens führen kann.

Ausgesprochene Grade der allgemeinen Herzvergrößerung mit einem Lungen-Herz-Quotienten unter 1,5 bereiten diagnostisch keine Schwierigkeiten (Cor bovinum). Geringere Herzdilatationen und Grenzfälle sind aber oft sehr schwer zu beurteilen; hier kann auf die Hilfe der klinischen Symptomatologie nicht verzichtet werden. Rein röntgenologische Methoden zur *Beurteilung der Leistungsfähigkeit* eines fraglich vergrößerten oder scheinbar normalen Herzens sind unzuverlässig, sofern sie sich allein auf die Herzmaße stützen. Das gilt sowohl für die kymographische Prüfung der pulsatorischen Randamplitude und des Pulsationstyps nach Belastung (Stumpf; Teschendorf; Reindell) als auch für die Preßdruckprobe (Bürger) und ihre Varianten. Die Beobachtung der einseitigen, beidseitigen oder fehlenden Verkleinerung des Herzens im dosierten Valsalva-Versuch liefert widersprüchliche und mit den klinischen Befunden nicht regelhaft kongruente Ergebnisse. Auch über den Anteil der Hypertrophie an der Herzvergrößerung ist mit dem Valsalva-Druckversuch ein brauchbarer Hinweis nur selten zu gewinnen. Meist ändert sich die Herzform bei kräftiger Hypertrophie weniger als bei alleiniger Dilatation. Bei latenter Dekompensation ist die Probe klinisch nicht unbedenklich.

Abgesehen von extremen Herzvergrößerungen sind daher für die Röntgenuntersuchung außer der Herzform die indirekten Zeichen der Herzinsuffizienz wertvoller als die Herzgröße bzw. -maße, weil eine feste Relation zwischen der Leistungsfähigkeit des Herzens und der Herz- bzw. Kammergröße nicht besteht (Zdansky). Zeigen Vergleichsaufnahmen unter gleichen technischen Bedingungen eine Zunahme der Herzgröße zusammen mit einer Verstärkung der Lungengefäßzeichnung, so ist eine *Linksinsuffizienz* sicher, falls ein erworbener oder angeborener Herzfehler ausgeschlossen werden kann, also eine Myokardschädigung vorliegt. Rückgang der Lungenstauung bei unveränderter Herzgröße beweist eine Leistungsverbesserung der linken Kammer unter Fortbestehen der myogenen Dilatation; gleichzeitige Normalisierung der Herzgröße spricht für Wiederherstellung der vollen Leistungsfähigkeit (Thurn). Allerdings kann die Lungenstauung sich auch dadurch zurückbilden, daß eine Rechtsinsuffizienz hinzugetreten ist; hier nimmt nach Swart auch die Verbreiterung der V. azygos im Tomogramm bis zu normalen Werten ab. Auch bei der diffusen Myokardschädigung beider Herzkammern wird die Lungenstauung geringgradig sein. Als weiteres Zeichen der muskulären Linksinsuffizienz muß die Vergrößerung des linken Vorhofs angesehen werden; hier spielt dann die Differentialdiagnose gegenüber den Mitralvitien eine wichtige Rolle. Auch die genannte Verbreiterung der V. azygos kann eine Linksinsuffizienz anzeigen. Bei der allgemeinen Herzvergrößerung durch eine arteriovenöse Fistel drückt sich die Linksinsuffizienz in einer ödematösen allgemeinen Trübung der Lungenfelder aus; eine verstärkte Lungenzeichnung allein ist hier nicht identisch mit einer Lungenstauung, sondern Zeichen des vermehrten Lungendurchflußvolumens.

Eine *Rechtsinsuffizienz* ist röntgenologisch schwerer festzustellen. Da sich die rechte Kammer in der Querdimension nach links vergrößert, kann ihre Dilatation erst dann das Herz auch nach rechts verbreitern, wenn es zur relativen Tricuspidalinsuffizienz mit Vergrößerung des rechten Vorhofs gekommen oder gleichzeitig die linke Kammer vergrößert ist. Parallel hierzu kann die obere Hohlvene breiter werden und die rechte Zwerchfellhälfte infolge Leberstauung höhertreten; weitere Zeichen der Rückstauung in den großen Kreislauf sind Pleuraergüsse.

Eine *globale Kontraktionsinsuffizienz* des Herzens kann röntgenologisch angenommen werden, wenn sich die Linksinsuffizienz in einer Lungenstauung und die Rechtsinsuffizienz in einem Pleuraerguß manifestiert. Als ein weiteres Zeichen der Dekompensation sind uns horizontale Plattenatelektasen in der Lungenbasis sehr wertvoll, vor allem wenn sie symmetrisch bzw. beidseitig auftreten (HAUBRICH).

Bei der sekundären, einen angeborenen oder erworbenen Herzfehler betreffenden, myogenen Dilatation gelten diese Kriterien der Leistungsunfähigkeit bzw. Dekompensation nur zum Teil. Fehler mit normaler Lungendurchblutung (z. B. Aortenvitien) zeigen den Eintritt der Linksinsuffizienz sicher durch eine Lungenstauung an; gleichzeitig vergrößert sich die linke Kammer. In anderen Fällen ist die Lungenstauung geringer, aber es wird durch eine relative Mitralinsuffizienz der linke Vorhof vergrößert. — Bei den Fehlern mit einer Lungenstauung (Mitralvitien) ist diese naturgemäß kein Indiz der muskulären Linksinsuffizienz, sondern der ausreichenden Kontraktionskraft der rechten Kammer bei Abflußbehinderung bzw. Rückstauung durch das stenosierte bzw. insuffiziente Mitralostium. Nur wenn bei der Mitralinsuffizienz die Lungenzeichnung und die Vorhofsvergrößerung plötzlich und wesentlich zunehmen, kann eine Kontraktionsinsuffizienz der linken Kammer angenommen werden. Wo bei Mitralfehlern umgekehrt die Lungenstauung abnimmt und ein Pleuraerguß auftritt, kann eine Rechtsinsuffizienz als sicher gelten; gleichzeitig verbreitert sich dann das Herz durch eine relative Tricuspidalinsuffizienz auch nach rechts. — Bei angeborenen Herzfehlern mit vergrößertem Lungendurchfluß (Links-Rechts-Shunt) darf die Erweiterung der Lungenarterien (Hyperämie) nicht mit einer Lungenstauung oder Linksinsuffizienz verwechselt werden. Diese ist erst dann eingetreten, wenn sich neben der Gefäßdilatation eine unscharfe Hilusvergrößerung und eine Trübung der Lungenperipherie finden. Die Größe der Vorhöfe erlaubt hier nur in Ausnahmefällen eine Aussage über die Leistungsfähigkeit der zugehörigen Kammern.

b) Vergrößerung einzelner Herzhöhlen

Vergrößerungen einzelner Herzhöhlen sind durch Klappenfehler, umschriebene Wandprozesse oder Drucksteigerung im kleinen oder großen Kreislauf bedingt. Sie führen zu einer Druck- oder Volumenbelastung mit Dilatation und Hypertrophie der einzelnen Herzhöhlen. Da eine reine Hypertrophie — selbst bei maximaler Wandverdickung — in den Streuungsbereich der Herzmaße fällt und röntgenologisch nicht sicher zu erfassen ist, wird die Vergrößerung eines Herzabschnitts wesentlich von seiner Dilatation bestimmt. Sie läßt typische Formänderungen des Herzschattens entstehen, die im allgemeinen nicht reversibel sind.

α) Linke Kammer

Eine reine Hypertrophie der linken Kammer (einschließlich der geringen primären, tonogenen Dilatation) läßt die Größe und Form des Herzens entweder unbeeinflußt oder verlängert in allerdings nur unsicher erkennbarem Ausmaß die Herzlängsachse und rundet die Herzspitze und den linken Kammerbogen leicht ab; die Streckung der Längsachse nach oben ist nicht sichtbar. Die nachweisbare Vergrößerung des linken Ventrikels beginnt bei der Widerstandsbelastung durch Aortenstenose oder Hypertonie und bei der Volumenbelastung durch Aortenklappeninsuffizienz in der Ausflußbahn. Bei der Volumenbelastung durch Mitralinsuffizienz oder offenen Ductus arteriosus beginnt sie in der Einflußbahn. Die stärkere Dilatation der Aus- und Einflußbahn verlängert das Herz deutlicher nach links unten hinten und verbreitert es in transversaler Richtung nach links. Da die Herzbucht erhalten bleibt oder vertieft wird, entsteht eine „Entenform" des Herzens oder *aortale Konfiguration*, die besonders stark ausgeprägt wird, wenn das Zwerchfell hochsteht oder die Aorta elongiert ist.

In linker vorderer Schrägstellung lädt die vergrößerte linke Kammer auch nach hinten stark aus und überragt dann den Schatten der Wirbelsäule. Im Seitenbild ist das untere Retrokard schmäler oder völlig überlagert. Diese Vergrößerung in die Tiefe ist vielfach schon ausgesprochen, wenn im d.v.-Bild das Herz noch unauffällig ist. Sie beweist grundsätzlich aber nur dort eine Vergrößerung des linken Ventrikels, wo eine

Vergrößerung der rechten Kammer ausgeschlossen werden kann. In rechter Schrägstellung wird das untere Retrokardialfeld nicht oder nur dann eingeengt, wenn der linke Vorhof durch die vergrößerte linke Kammer nach hinten verlagert wird. Diese Verhältnisse sind mit der Kontrastfüllung der Speiseröhre am sichersten darzustellen. Die Speiseröhre wird bei alleiniger Ventrikelvergrößerung nur im unteren, ventrikulären Abschnitt nach dorsal verlagert oder in großem Bogen um die Herzhinterwand geführt; bei der Vorhofsvergrößerung liegt die Stelle der Oesophagusverlagerung mehr kranial und ist stärker umschrieben.

Obwohl sich die linke Kammer nicht nur nach links und hinten, sondern in geringem Ausmaß auch nach rechts vergrößert, bleibt der rechte Herzrand in der Regel unverändert. Es kommt nämlich zu einer Rotation des Herzens nach rechts (im Uhrzeigersinn, von kranial gesehen), unter der die Kammergrenze, d. h. der Sulcus interventricularis an der Herzvorderwand nach rechts verlagert wird und mehr von rechts unten nach links oben verläuft, wie röntgenologische Spezialuntersuchungen übereinstimmend mit pathologisch-anatomischen Befunden erwiesen haben. Dabei ändert sich die Lage von Aorta und Pulmonalarterie nicht.

Das Ausmaß der aortalen Herzverbreiterung nach links erlaubt keinen Rückschluß auf die Leistungsfähigkeit der linken Kammer, da sowohl bei der Widerstands- als auch bei der Füllungsbelastung sogar erhebliche Dilatationen noch Kompensationsvorgänge sein können. Erst das Auftreten einer Lungenstauung oder Vorhofsvergrößerung zeigt die myogene Dilatation der linken Kammer an.

β) Rechte Kammer

Eine primär tonogene Dilatation mit Hypertrophie der rechten Kammer beginnt als Folge einer Druckbelastung an der Ausflußbahn und schreitet herzspitzenwärts fort. Die Ausdehnung der Ausflußbahn erfolgt nur nach kranial, streckt das Herz in der Längsachse, verlagert das Pulmonalostium nach oben und hebt und dilatiert den Hauptstamm der A. pulmonalis. Dadurch wird die Herzbucht im d.v.-Bild ausgefüllt und das Pulmonalissegment mehr oder minder prominent. Diese Befunde sind charakteristisch für die Druckbelastung der rechten Kammer, z. B. bei der Pulmonalstenose oder pulmonalen Hypertonie (primäre und sekundäre Pulmonalsklerose, Mitralvitien). Nimmt die Widerstandsfüllung zu, so ergreift sie auch die Einflußbahn, so daß sich die rechte Kammer auch in transversaler Richtung vergrößert. Dadurch wird entweder das Herz nach links verbreitert oder behält infolge gleichzeitiger Rotation nach links annähernd normale Breite, weil der Sulcus longitudinalis an den linken Herzrand verlagert und der linke Ventrikel nach hinten gedreht wird. — Dilatation und Hypertrophie der Ein- und Ausflußbahn mit gleicher Form- und Größenänderung wie bei stärkerer Widerstandsdilatation zeichnen schon die Anfangsstadien der Kammervergrößerung bei reiner Volumenbelastung aus; Beispiele sind die Pulmonal- und Tricuspidalinsuffizienz und die angeborenen Vitien mit einem Links-Rechts-Shunt. Allerdings pflegt die Füllungsdilatation die rechte Kammer stärker als die Widerstandsdilatation und oft exzessiv zu vergrößern, so daß der linke Herzrand in diesen Fällen relativ früh vom rechten Ventrikel eingenommen wird; gleichzeitig ist auch das Herzohr nach hinten verlagert. Dabei kann die Herzbreite im d.v.-Bild wenig verändert sein.

Diese Verhältnisse lassen sich mittels Katheteruntersuchung eindrucksvoll darstellen, wie Abb. 24 zeigt, können aber aus der Konfiguration des Herzens im d.v.-Bild allein nicht abgeleitet werden. Es ist daher auch nicht angezeigt, jede Herzform mit verstrichener Taille als „mitral" zu bezeichnen, ganz abgesehen davon, daß bei Jugendlichen eine Ausfüllung der Herzbucht und Prominenz des Pulmonalisbogens auch ohne jedes Vitium nicht selten sind (vgl. S. 55). Für die konventionelle Röntgenuntersuchung ohne Hilfe der Spezialmethoden sind daher die Befunde in den anderen Strahlenrichtungen wertvoll, wenn auch nicht beweisend. In den Schrägstellungen wölbt sich der Conus pulmonalis vor, und im Seitenbild kann er den Retrosternalraum verschmälern oder völlig überlagern; allerdings kann der gleiche Befund auch durch eine Vergrößerung des linken Vorhofs bewirkt werden. Die hintere Begrenzung der rechten Kammer ist in diesen Positionen nicht bestimmbar, weil der vergrößerte rechte Ventrikel die normale linke Kammer nach hinten verlagert und das Retrokardialfeld einengen läßt, so daß ein ähnliches Bild wie bei der Vergrößerung der linken Kammer entstehen kann. Um so wichtiger sind daher Veränderungen an den Lungengefäßen, die auf eine Vergrößerung des rechten Ventrikels hindeuten. Hier spricht eine Dilatation der zentralen Lungenarterien für eine Druckbelastung der rechten Kammer, zumal wenn die peripheren Äste eng sind. Pulsatorische Eigenbewegungen an den Lappenarterien weisen auf eine Volumenbelastung des rechten Herzens hin, besonders bei Erwachsenen (THURN).

Im übrigen gibt es nur eine *Ausnahme* von der beschriebenen Herzform: Bei der Fallotschen Tetralogie pflegt trotz selektiver Vergrößerung der rechten Kammer die Herzbucht nicht nur erhalten, sondern sogar vertieft zu sein, so daß eine quasi aortale Holzschuhform des Herzens zustande kommt (BORDET). Sie erklärt sich durch die besonderen Ausflußbahnverhältnisse bei diesem Vitium (ZDANSKY, vgl. S. 166).

Der Eintritt einer myogenen Dilatation des rechten Ventrikels bzw. einer Rechtsinsuffizienz kündigt sich röntgenologisch durch eine progrediente Rechtsverbreiterung des Herzens infolge relativer Tricuspidalinsuffizienz mit Vergrößerung des rechten Vorhofs, durch eine Verbreiterung der Cava superior oder beidseitige Pleuraergüsse an.

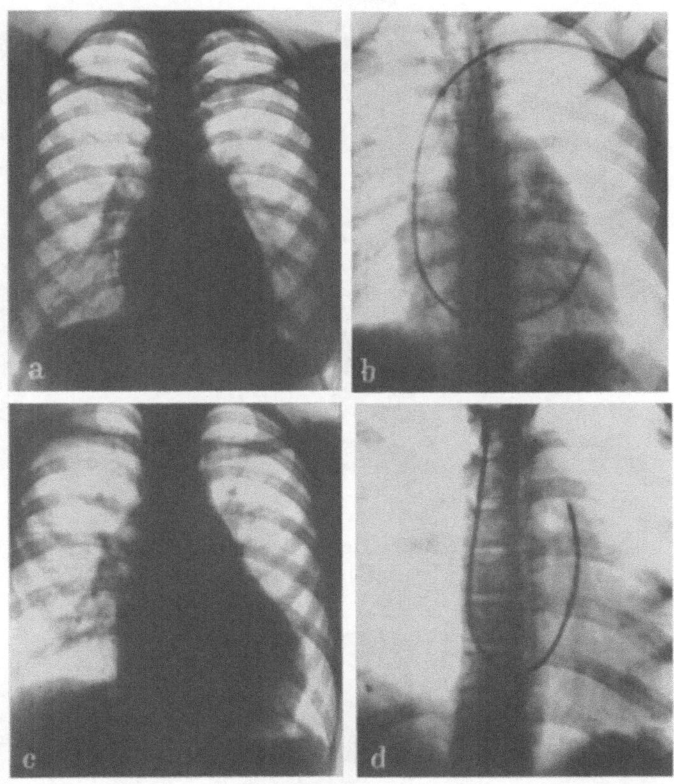

Abb. 24 a—d. ,,Mitrale" Herzkonfiguration bei Vorhof-Septumdefekt (a), großer rechter Ventrikel durch Katheter markiert und bis zum linken Herzrand reichend (b). — ,,Mitrale" Herzform bei offenem Ductus art. (c), kleiner rechter und großer linker Ventrikel durch Katheterposition dargestellt (d)

γ) Linker Vorhof

Eine röntgenologisch nachweisbare Vergrößerung des linken (oder rechten) Vorhofs ist ausschließlich durch eine Dilatation bedingt, da die Vorhofsmuskulatur einer nennenswerten Hypertrophie nicht fähig ist. Für das Ausmaß einer Vorhofsvergrößerung spielen myokarditische Prozesse und später die Endokardfibrose eine wesentliche Rolle; Grundbedingungen sind jedoch hämodynamische Faktoren. Entweder ist der Abfluß des Blutes in die Kammer durch eine Stenosierung des Atrioventrikularostium behindert, so daß sich das vorhofssystolische Restblut erhöht und den Vorhof vergrößert, oder es fließt in der Ventrikelsystole durch eine Klappeninsuffizienz Blut in den Vorhof zurück, so daß die um das Pendelblut erhöhte diastolische Füllung den Vorhof dilatiert.

Eine selektive Vergrößerung des linken Vorhofs kommt praktisch nicht vor. Häufigste Ursache einer Vorhofsvergrößerung sind Mitralfehler, seltener der offene Ductus

arteriosus und nur ausnahmsweise ein Vorhofstumor. In allen Fällen besteht also gleichzeitig eine Vergrößerung eines oder beider Ventrikel. Es ist klar, daß der an der Herz-

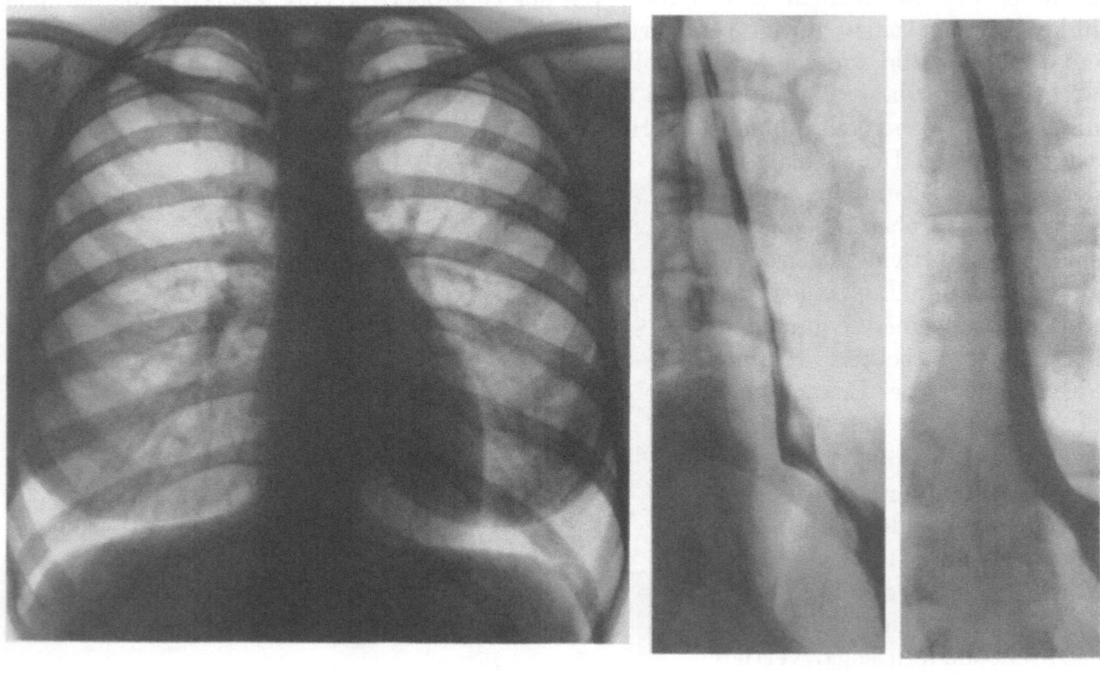

a   b   c

Abb. 25a—c. Normales Herz bei 20jähriger Frau, mit ausgefüllter Herzbucht und prominentem
Pulmonalisbogen (a). — Normaler Oesophagusverlauf ohne Vorhofsimpression (b—c)

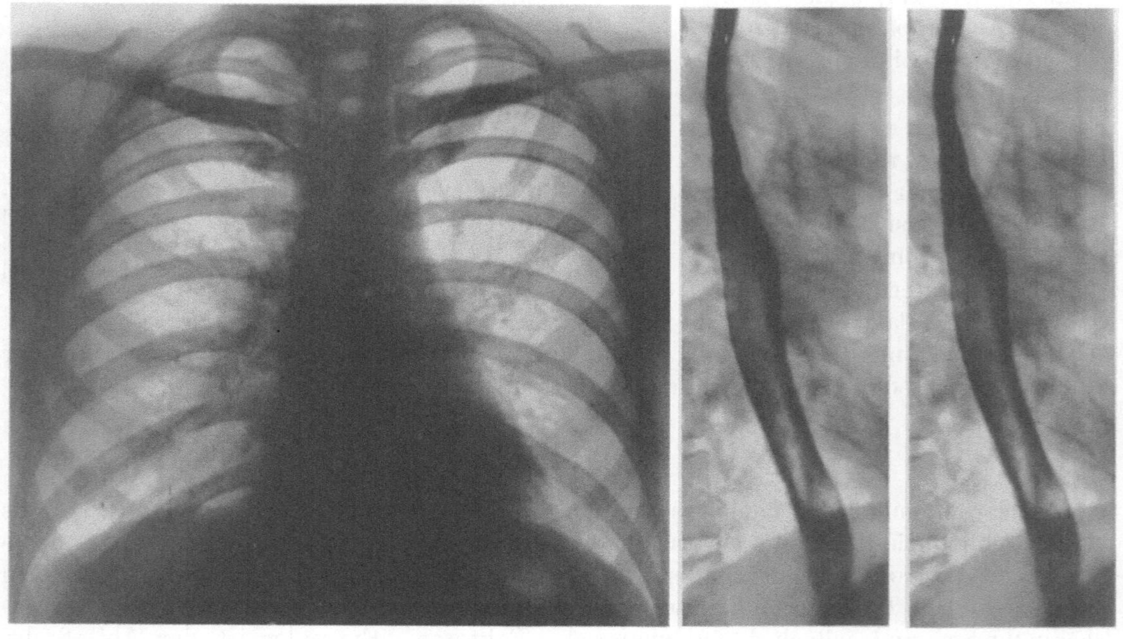

a   b   c

Abb. 26a—c. Mitralvitium mit flacher Herztaille (a). — Vorhofsvergrößerung im Stehen fraglich (b), im
Liegen deutlich (c)

hinterwand gelegene linke Vorhof sich bei einer Vergrößerung im wesentlichen nach
hinten ausdehnen muß. Geringe Grade der Vorhofsdilatation können daher das Vorderbild des Herzens unbeeinflußt lassen oder nur die Herzbucht ausfüllen bzw. lateralkonvex

machen. Dieser Befund ist aber nicht pathognomonisch für die Vorhofsdilatation, wie bereits erwähnt ist, und findet sich auch beim normalen Herzen des Jugendlichen (Abb. 25). Entscheidend ist daher der Nachweis einer umschriebenen Ausbiegung der Speiseröhre nach dorsal in mittlerer Höhe, was gegebenenfalls erst eine Untersuchung im Liegen infolge stärkerer Auffüllung zutage treten läßt (Abb. 26). Andererseits kann die Herzbucht auch bei sicherer Vorhofsvergrößerung erhalten bleiben, wenn andere Herzabschnitte vergrößert sind und der dilatierte Vorhof sich nur nach hinten und rechts entwickelt (Abb. 27). Bei dieser Rechtsausdehnung lagert sich der linke Vorhof oberhalb und hinter den rechten Vorhof, was in stärkerer Schattendichte und Ausbildung

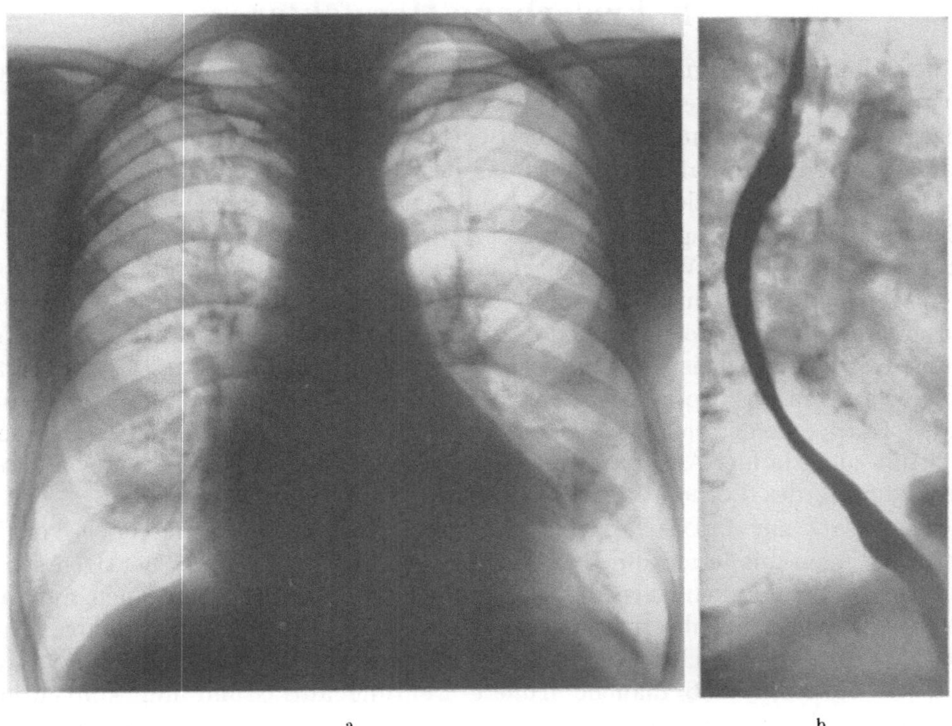

a   b

Abb. 27a u. b. Mitralvitium mit erhaltener Herzbucht; linker Vorhof nur nach rechts hinten entwickelt

einer Doppelkontur erkennbar wird (vgl. Abb. 27a). Erhebliche Vergrößerungen lassen den Vorhof im d.v.-Bild sogar an beiden Herzrändern randständig werden und spreizen den Bifurkationswinkel der Trachea über 70%. In rechter Schrägstellung und im Seitenbild ist die Vorhofsdilatation meist am besten zu beurteilen; das Oesophagogramm leistet hierbei entscheidende Hilfe, doch ist auch die Tomographie nützlich. Nach links wird die Speiseröhre nur selten ausgebogen, am ehesten bei der reinen Mitralinsuffizienz mit einer Rechtsrotation der Ventrikel.

δ) Rechter Vorhof

Eine isolierte Vergrößerung des rechten Vorhofs findet man außer bei intrakavitärem Tumor nur bei der isolierten Tricuspidalstenose und beim Ebstein-Syndrom; sie ist also selten. Viel häufiger ist die Dilatation des rechten Vorhofs mit einer Vergrößerung des rechten Ventrikels vergesellschaftet, z. B. bei relativer oder echter Tricuspidalinsuffizienz, kombinierten Klappenfehlern, Vorhofseptumdefekt und Lungenvenentransposition. Der vergrößerte rechte Vorhof verbreitert das Herz nach rechts und rundet den rechten Herzrand ab, vor allem dann, wenn eine vergrößerte rechte Kammer die Rechtsausdehnung unterstützt. In anderen Fällen bleibt jedoch trotz erheblicher Vorhofsdilatation der rechte Herzrand annähernd unauffällig, weil die Vorhofkammergrenze sich nach links verschiebt. Im schrägen und seitlichen Strahlengang kann der vergrößerte Vorhof auch nach dorsal oder ventral ausladen, doch ist seine Abgrenzung immer recht unsicher, falls nicht Spezialmethoden herangezogen werden können. Exzessive Ausweitungen des rechten Vorhofs bis an beide Herzränder und in die Tiefe kommen nur beim Ebstein-Syndrom vor. Eine Verbreiterung der oberen Hohlvene spricht ebenso wie eine spärliche Lungengefäßzeichnung für eine Vorhofsvergrößerung als Ursache einer konvexbogigen Rechtsverbreiterung des Herzens.

B. Erworbene Herzfehler

In der klinischen Diagnostik der Herzklappenfehler spielt der Röntgenbefund eine relativ große Rolle, zumal er oft typisch ist und die Kriterien seiner Interpretation schon als „klassisch" gelten. Dennoch sollte die Beurteilung des Herzens bei den Ventildefekten nicht außer acht lassen, daß die Umformung des Herzens nur da eine zuverlässige Formanalyse erlaubt, wo sie sich auf rein hämodynamische Ursachen zurückführen läßt. Die Sicherheit der Deutung wird vermindert, wenn *myogene Schädigungen* eine zusätzliche Rolle spielen. Diese Veränderungen sind nicht obligater Ausdruck eines myogenen Herzversagens infolge Mehrarbeit durch den Klappenfehler. Vielfach handelt es sich um kurzfristige, diffuse oder lokal begrenzte Herzmuskelschädigungen auf Grund rezidivierender Karditiden, meist rheumatischer Genese im Rahmen der Grundkrankheit. Die Neuformungen des Herzens können dann mehr oder minder unabhängig vom bestehenden Klappenfehler sein. So braucht z. B. eine starke Dilatation des Vorhofs bei Mitralvitium nicht immer Ausdruck einer hochgradigen Stenose zu sein: eine entzündliche Wandschädigung des Vorhofs kann die wesentliche Mitursache sein.

Im Gegensatz zur Praxis der röntgenologischen Herzbeurteilung noch vor 10 bis 15 Jahren zwingen uns ferner die Erfahrungen und Auffassungen der heutigen speziellen Kardiologie zu dem Bekenntnis, daß das einfache Röntgenbild eine auch nur einigermaßen zuverlässige Größenbestimmung der einzelnen Herzhöhlen nicht erlaubt. Dadurch sind der rein röntgenologischen Diagnose hier Grenzen gesetzt. Die gleichen Erfahrungen haben auch bewiesen, daß manche frühere Deutung auf Grund nur konventioneller Röntgenuntersuchungen falsch war und vor allem nicht Grundlage eines operativen Eingriffs sein durfte.

Wenn trotzdem im folgenden eine weitgehende Deutung auch des „einfachen" Röntgenbildes versucht wird, so sind wir uns des Vorhergesagten sehr wohl bewußt. Im vergangenen Jahrzehnt sind mit den speziellen kardiologischen Untersuchungsmethoden und den sehr großen Erfahrungen durch die Kontrolle der Herzoperationen auch in der Röntgenologie wesentliche Fortschritte erzielt worden. Bei unseren Fällen stehen außerdem vielfach die speziellen kardiologischen Befunde zur Verfügung, so daß im Einzelfall physiologische Daten über den herrschenden Druck und die Volumenbelastungen der einzelnen Herzhöhlen bekannt sind, wie auch Angiokardiographie und Herzkatheter über die wirklichen Größenverhältnisse und die Topographie der Herzabschnitte orientieren; sehr oft ist der Operationsbefund oder das pathologisch-anatomische Substrat oder beides bekannt. Die auf diese Kenntnis gestützte Deutung des Röntgenbildes läßt sich zu einem großen Teil auch auf diejenigen Fälle übertragen, bei denen solche speziellen Daten nicht vorliegen, aber gleiche Grundlagen gegeben sind.

1. Aortenklappenstenose

Die Aortenklappenstenose ist meist ein erworbener Fehler und überwiegend rheumatischer Genese. Da außer den wohl stets angeborenen supra- und subvalvulären Stenosen aber in letzter Zeit auch ein Teil der valvulären Stenosen als kongenitaler Fehler gilt, schätzt man 25—30 % der Aortenstenosen als angeboren. In hohem Alter kommt eine

Aortenstenose auf der Basis einer Sklerosierung der Aortenklappe vor, bedeutet aber nur selten eine hämodynamisch ausgeprägte Stenose.

Folge der Aortenstenose ist eine Wandverdickung der linken Kammer, die anfangs im Röntgenbild nicht in Erscheinung zu treten braucht. Die gegen den erhöhten Widerstand des Aortenostiums arbeitende Kammer hypertrophiert über eine geringe, primär tonogene Dilatation (primäre Restbluterhöhung). Solange die hypertrophierte Muskulatur voll leistungsfähig ist, wird unter den Bedingungen einer vermehrten Druckbelastung lange ein normal großes Schlagvolumen gefördert; bei sehr hochgradigen Stenosen wird das Kreislaufminutenvolumen nachweislich vermindert. Das Stadium der Hypertrophie des linken Ventrikels mit geringer Widerstandsdilatation ist röntgenologisch so wenig auffällig, daß im Übersichtsbild ein normal großes Herz mit fast normaler Silhouette erscheint. Nur an der Abrundung und Verlängerung des Kammerbogens im p.a.-Bild deutet sich die Verlängerung der Ausflußbahn des linken Ventrikels als erstes Zeichen der hämodynamischen Umformung an. Ihr folgt die Verlängerung der Einflußbahn mit Zunahme der Herztiefe. Auch das ist im Übersichtsbild kaum faßbar, weil die Kammer sich mehr nach hinten vergrößert und das Herz gleichzeitig nach rechts gedreht wird, wie neuere Untersuchungen mit der Angiokardiographie und dem Herzkatheter bestätigt haben.

Für die klinische Praxis folgert hieraus, daß eine normale Herzgröße es nicht erlaubt, eine Aortenstenose auszuschließen. In solchen Fällen stellen

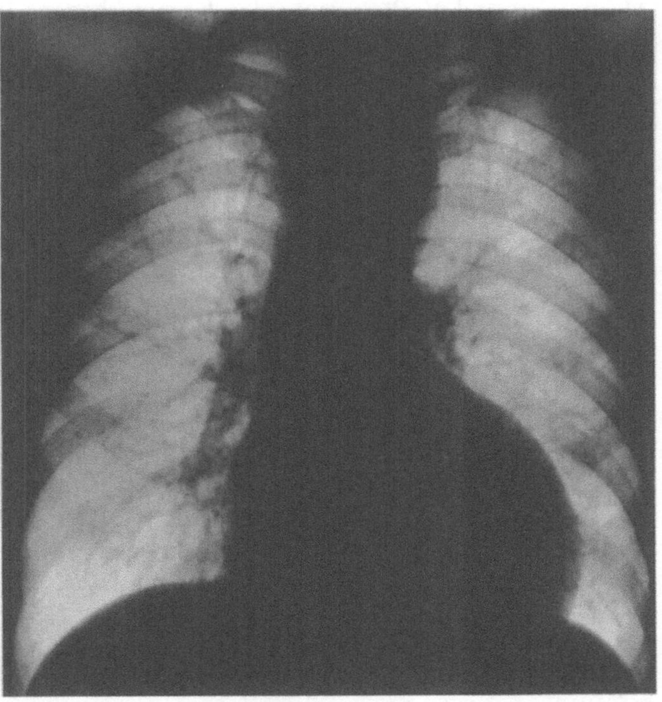

a

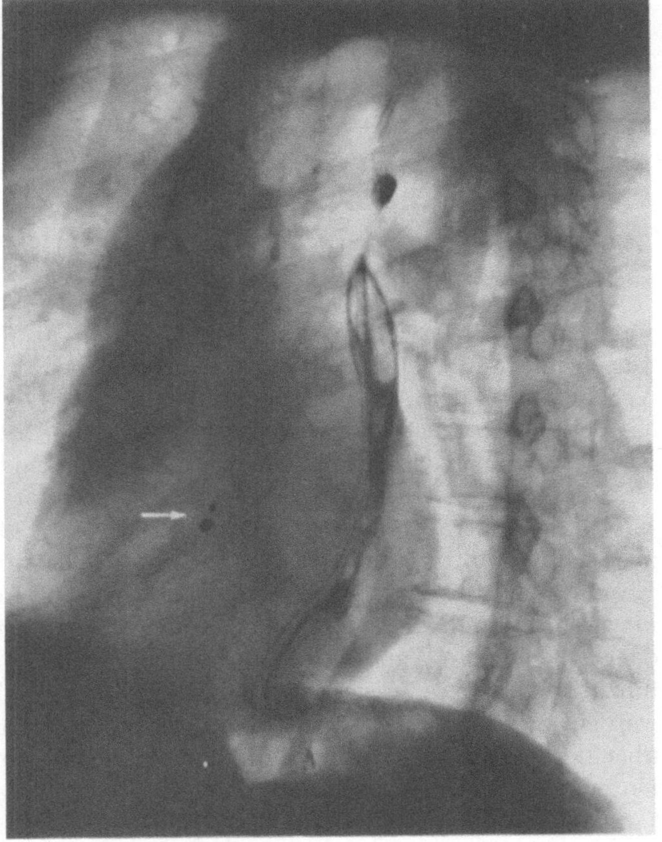

b

Abb. 28a u. b. Aortenstenose, 53jähriger Mann (a). — Im linken Schrägbild umschriebene Dilatation der Aorta asc. und Vergrößerung des linken Ventrikels auch nach dorsal; Verkalkung der Aortenklappe (Pfeil, b)

Abrundung und Verlängerung des Kammerbogens im Übersichtsbild das erste, die vergrößerte Herztiefe im Seitenbild das zweite Indiz einer Aortenstenose dar. Ihnen gesellt sich eine umschriebene Ausweitung der Aorta ascendens als wichtiges Röntgensymptom zu, wie noch auszuführen ist.

Erst wenn die linke Kammer auch in der Einflußbahn stärker erweitert ist und eine Dilatation in querer Richtung erfährt, resultiert das typische Bild einer „aortalen Konfiguration" (Abb. 28a), die als Ausdruck einer beginnenden oder ausgeprägten myogenen Dilatation gewertet werden muß und durch eine starke Linksvergrößerung mit betonter Herzbucht ausgezeichnet ist (Schuh- oder Entenform im p.a.-Bild). Sie ist dann ähnlich der Herzkonfiguration bei der Aorteninsuffizienz, obschon die Hämodynamik der beiden Fehler ganz verschieden ist. Bei der Aorteninsuffizienz besteht ein großes Schlagvolumen mit Pendelblut, und die Herzvergrößerung ist Ausdruck der adaptativen exzentrischen Dilatation der linken Kammer. Bei der Aortenstenose besteht ein kleines Schlagvolumen; die Dilatation ist auf die zunehmende Restblutmenge zurückzuführen und zeigt so die beginnende myogene Insuffizienz an. Auch im linken Schräg- oder im Seitenbild, wo die isolierte Vergrößerung des linken Ventrikels sich typisch darstellt (Abb. 28b), ergibt sich kein Unterschied in der Herzform. Dennoch ist in vielen Fällen auch röntgenologisch eine Differentialdiagnose zwischen Aortenstenose und -insuffizienz möglich. Sie stützt sich auf Unterschiede in Weite, Form und Pulsation der Aorta einerseits und den Nachweis von Verkalkungen der Aortenklappe andererseits.

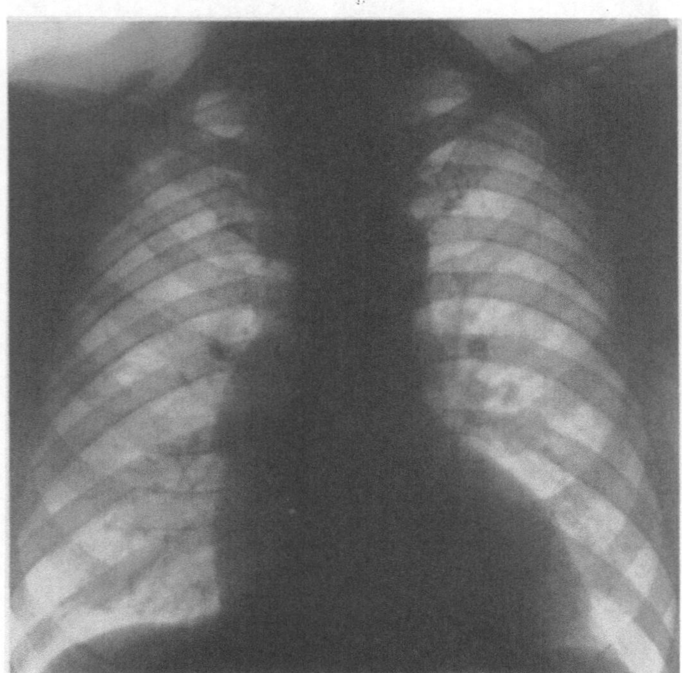

Abb. 29a. Aortenstenose, mit umschriebener Dilatation der Ascendens; relative Mitralinsuffizienz (66jähriger Mann)

Bei der Aortenstenose findet sich häufig die Aorta ascendens umschrieben erweitert, was sich im Übersichtsbild an einer Verlängerung und betonten Rundung bei abgerundetem Winkel mit dem rechten Vorhofsrand manifestiert (Abb. 29a) und im linken Schrägbild besonders auffällig ist Abb. 28b). Dieser Befund ist von Vaquez und Bordet zuerst mitgeteilt und von Volhard damit erklärt worden, daß die hypertrophische linke Kammer das Blut mit einem Preßstrahl gegen die Aortenwand anprallen läßt; er wurde inzwischen durch vielfache Beobachtungen intra operationem bestätigt. Eine erworbene oder angeborene Wandschwäche dieses Aortenabschnitts mag als fakultative Ursache hinzutreten. Diese Ascendensdilatation kann dynamisch bleiben oder anatomisch fixiert werden. Sie kommt zwar auch bei der Hypertonie und Aortenlues vor, ist aber gegenüber der diffusen Dilatation bei der Aorteninsuffizienz ein röntgenologisch brauchbares Unterscheidungsmerkmal.

Am dilatierten supravalvulären Aortenabschnitt können die pulsatorischen Ausschläge bei der Durchleuchtung oder im Schrägkymogramm vergrößert sein. Weiter distal, am Aortenbogen und der oberen Descendens, ist aber die pulsatorische Weiteänderung der Aorta normal oder sogar reduziert, weil das Schlagvolumen nicht erhöht ist. Damit ist für das sagittale Normalkymogramm ein ganz entscheidendes differentialdiagnostisches Moment gegenüber der Aorteninsuffizienz gewonnen (vgl. Abb. 33). Die Pulsation am Rand der linken Kammer ist entweder kymographisch normal oder infolge der erschwerten Entleerung in der Medialbewegung abgeschrägt, was im Elektrokymogramm noch deutlicher sein kann. Bei der Durchleuchtung sieht man dementsprechend mitunter langsame und „mühsame" Kammerkontraktionen (ASSMANN, ZDANSKY) als Korrelat des Pulsus tardus. Fehlt diese Erscheinung, und das ist bei der häufigen Kombination mit einer Aorteninsuffizienz meistens der Fall, läßt die normale Randbewegung an linkem Ventrikel und Aorta jedenfalls eine Aortenstenose nicht ausschließen, wohl aber eine reine Aorteninsuffizienz.

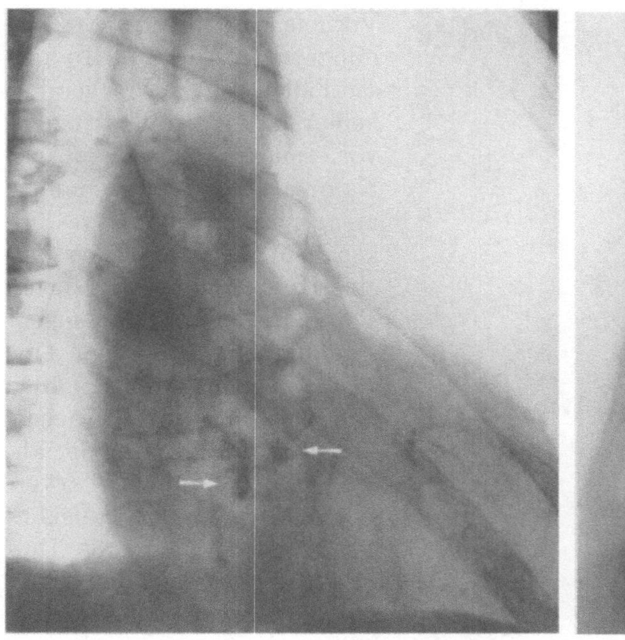
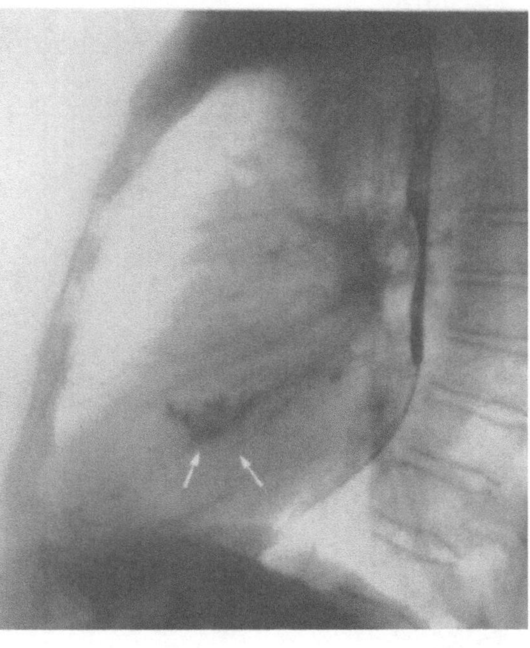

b   c

Abb. 29 b u. c. Gleicher Fall. — b Darstellung der Aortenklappenverkalkung in rechter Schrägstellung (Pfeile!) — c Im Seitenbild Oesophagusverlagerung durch vergrößerten linken Vorhof (relative Mitralinsuffizienz)

Die Aortenklappe ist bei der sklerotischen Form der Stenose immer, bei der endokarditischen oft verkalkt. Bei einer Klappenverkalkung liegt meist die Kombination einer (überwiegenden) Aortenstenose mit einer -insuffizienz vor. Die Lokalisation einer intrakardialen, meist scholligen Aortenklappenverkalkung verlangt Aufnahmen mit härterer Strahlenqualität oder eine Durchleuchtung mit stark eingeblendetem Gesichtsfeld. Im sagittalen Strahlengang projiziert sich die verkalkte Klappe auf oder gleich links neben die Wirbelsäule, in rechter oder linker Schrägstellung etwas vor die Mittellinie des Herzschattens. Sie darf bei rotierender Durchleuchtung natürlich nicht randständig werden und muß systolisch herzspitzenwärts verschoben werden; die Exkursionsbreite beträgt über 1 cm (HOLZMANN, THURN), wie sich kymographisch festhalten läßt. Beteiligung des Klappenrings läßt die Verkalkung größer und flächenhaft werden. Eine gleichzeitige Verkalkung der Mitralklappe erschwert natürlich die exakte Lokalisation. Beispiele für die diagnostisch ausschlaggebende Aortenklappenverkalkung zeigen die Abbildungen 28 b, 29 b und c.

In Übereinstimmung bei den Verhältnissen mit der Aorteninsuffizienz kann die hypertrophische Linksvergrößerung des Herzens bei der Aortenstenose sehr deutlich sein, ohne daß Zeichen einer *Dekompensation* röntgenologisch faßbar wären. Wo die Vergrößerung des linken Ventrikels erhebliche Grade erreicht, läßt sich eine Kontraktionsinsuffizienz mit Erhöhung des Restblutes an den Zeichen des Linksversagens erkennen.

Der Mitralklappenring wird gedehnt, und es resultiert eine relative Mitralinsuffizienz.
Bevor der Blutrückfluß den linken Vorhof merklich erweitert, kann das Röntgenbild
bereits die Zeichen einer Lungenstauung aufweisen (Abb. 28 a). In anderen Fällen tritt die
Dekompensation auch schon ohne eine derart erhebliche Kammervergrößerung auf und führt dann unter deutlicher Lungenkongestion zur Rechtsvergrößerung des Herzens, ohne daß die Dilatation des linken Vorhofs besonders in Erscheinung tritt (Abb. 30). In diesen Fällen liegt wahrscheinlich keine relative Mitralinsuffizienz vor, sondern der diastolische Kammerdruck steigt infolge myogener Insuffizienz des linken Ventrikels an und bedingt eine Druckerhöhung im linken Vorhof und damit eine Lungenstauung. Hier kann man eine akute Muskelinsuffizienz auch klinisch wahrscheinlich machen. Sie ist mitunter unter der klinischen Behandlung gut reversibel, so daß die Verlaufskontrolle solcher Fälle die Umwandlung in das Bild einer rekompensierten, wenig auffälligen Aortenstenose demonstriert (Abb. 31). So kann also nachträglich ein mitralkonfiguriertes Herz mit ausgefüllter Herztaille von einem kombinierten Aorten-Mitralvitium abgegrenzt werden. In anderen Fällen, wo Vergleichskontrollen fehlen, ist diese Unterscheidung schon schwieriger. Die Aortenstenose (wie die Aorteninsuffizienz) mit relativer Mitralinsuffizienz führt über die Lungenstauung zur Mehrarbeit der rechten Kammer gegen erhöhten Widerstand. Ihre Folge ist eine Vergrößerung des rechten

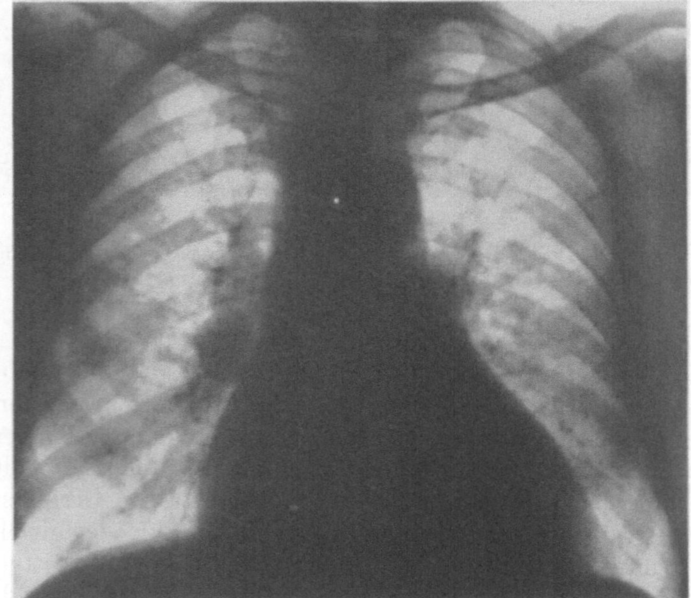

Abb. 30 a u. b. Aortenstenose, voll kompensiert (a). — Dekompensation nach 5 Jahren; Lungenstauung ohne wesentliche Vergrößerung des linken Vorhofs (b)

Ventrikels in der Ausflußbahn (Zdansky), womit die Herzbucht ausgefüllt wird — allerdings nicht so deutlich wie bei einem organischen Mitral-Aortenfehler. Auf diesen
Unterschied wird bei der Besprechung der dekompensierten Aorteninsuffizienz noch
näher einzugehen sein.

Die *Operationsindikation* bei der Aortenstenose läßt sich aus dem Röntgenbefund
und klinischen Bild allein nicht stellen. Dekompensierte Fälle scheiden im allgemeinen
für die Operation aus. Es ist jedoch zu bedenken, daß gerade bei der Aortenstenose mit

gesundem Myokard die Dekompensation sehr plötzlich, oft innerhalb weniger Tage und manchmal innerhalb von Stunden auftreten kann und unter Umständen letal endet;

auch ein akutes Herzversagen ist nicht selten. Zur Operationsindikation ist die Kenntnis des Druckgradienten zwischen der linken Kammer und der Aorta meist unerläßlich. Nur bei bestimmten, eine schwere Aortenstenose beweisenden Veränderungen im EKG (ausgeprägte T-Negativität in V5 und V6) kann hierauf verzichtet werden. An die Druckmessung in der linken Kammer und der Aorta ist zweckmäßig eine Lävokardiographie anzuschließen, um die anatomischen Verhältnisse — valvuläre oder subvalvuläre Stenose oder Kombination von beiden — zu klären. Methode der Wahl ist die direkte Punktion des linken Ventrikels, da es bei hochgradigen Stenosen meist nicht gelingt, retrograd von der Aorta aus einen Katheter durch das stenosierte Ostium in die linke Kammer vorzuschieben.

2. Aorteninsuffizienz

Bei der Aorteninsuffizienz ist die diastolische Füllung der linken Kammer um das aus der Aorta zurückfließende Pendelblutvolumen erhöht; die Erhöhung der systolischen Restblutmenge ist nicht obligat. Der linke Ventrikel als muskelkräftigster Herzanteil kann mittels Hypertrophie das Vitium oft viele Jahre lang durch Erhöhung des Schlagvolumens kompensieren. Ist die Insuffizienz wenig ausgeprägt und der diastolische Reflux entsprechend klein, so braucht dabei keine merkliche Dilatation einzutreten. Bei hochgradiger In-

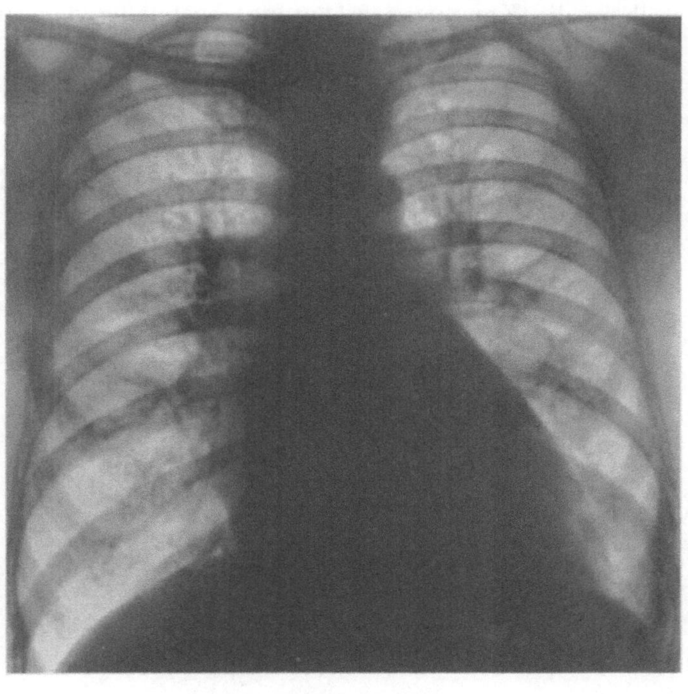

a

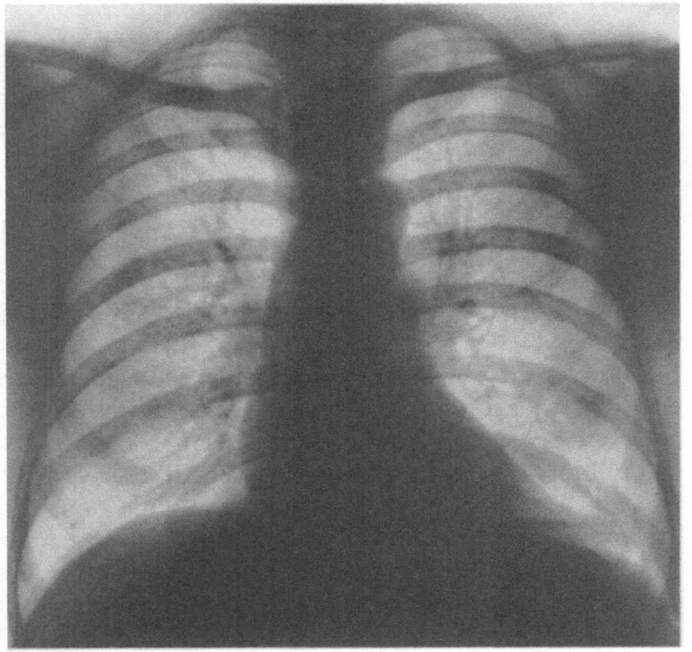

b

Abb. 31a u. b. Akut dekompensierte Aortenstenose unter dem Bild einer (relativen) Mitralinsuffizienz mit Vergrößerung des linken Ventrikels und Vorhofs, 45jähriger Mann (a). — Gleicher Fall, fast normale Herzkonfiguration, Rekompensation nach 2 Monaten (b)

suffizienz kommt es zu einer ausgesprochen exzentrischen Hypertrophie; auch hier ist die Dilatation zur Bewältigung des großen Schlagvolumens noch als tonogen anzusprechen.

Es kann, ganz ähnlich den Verhältnissen bei der kompensierten Aortenstenose, eine im Übersichtsbild merkliche Herzvergrößerung anfangs fehlen. Tatsächlich ist

dabei eine gewisse Dilatation des linken Ventrikels stets nachweisbar. Auch ohne Bestätigung durch eine Untersuchung mit dem Herzkatheter stellt sich in linker Schrägstellung die Kammervergrößerung regelmäßig dar, auch wenn sie geringeres Ausmaß
als im Beispiel der Abb. 32 erreicht. Wie bereits beim Abschnitt über die Aortenstenose
ausgeführt ist, resultiert die scheinbar normale Herzgröße im sagittalen Übersichtsbild
daher, daß die linke Kammer sich zunächst vorwiegend nach hinten entwickelt und das
Herz im ganzen eine Rechtsdrehung erfährt. Ebenso wie bei der Aortenstenose kann die
initiale Ausweitung der Ausflußbahn des linken Ventrikels auch bei der Klappeninsuffizienz die Herzspitze tiefer in den Zwerchfellschatten senken und abrunden.

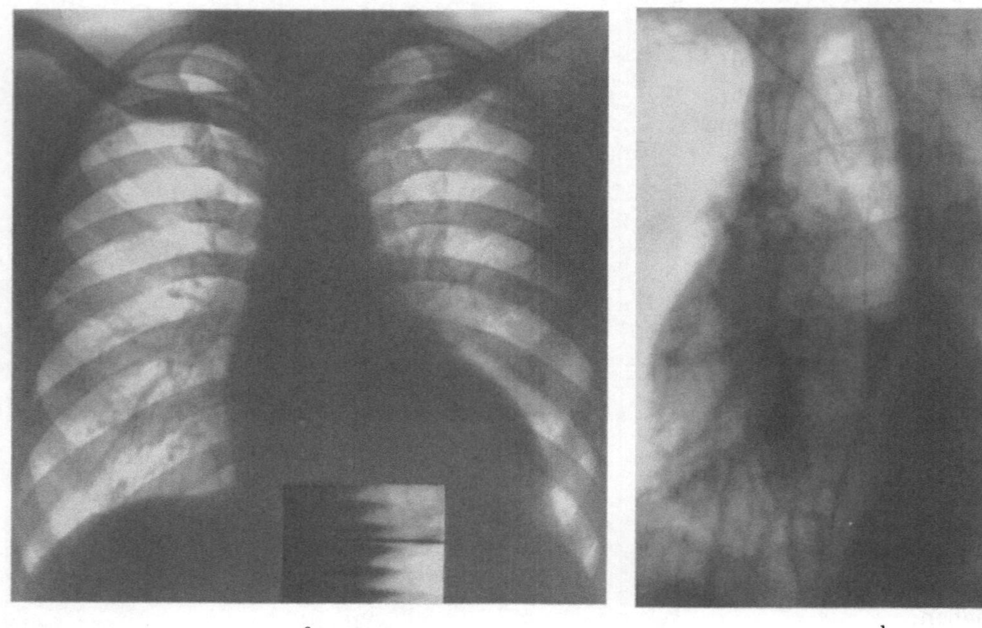

a   b

Abb. 32a u. b. Aorteninsuffizienz (große Bewegungsamplitude am Aortenbogen, s. Kymogramm-Ausschnitt)
bei 29jährigem Mann (a). — Vergrößerung des linken Ventrikels auch nach dorsal, normale Aszendensweite
im linken Schrägbild (b)

Erst wenn die Dilatation der linken Kammer im Laufe der Zeit stärker wird, Aus-
und Einflußbahn also vergrößert sind (Zdansky), andere Herzhöhlen aber noch nicht
betroffen werden, resultiert das typische Bild der „aortalen Konfiguration". Die Schuh-
oder Entenform des Herzens ist hier meist noch deutlicher ausgeprägt als bei funktionell
entsprechenden Graden der Aortenstenose. Hier ist das Herz unter betonter Taille stark
nach links verbreitert und seine Spitze oft abgerundet. Der Pulmonalisbogen ist unsichtbar, der Aortenbogen aber prominent und die ganze Aorta erweitert. Trotzdem gestattet
das normale Übersichtsbild noch keine klare Abgrenzung gegenüber der Widerstands-
Dilatation der linken Kammer (z. B. bei Hypertonie oder Aortenstenose). Differentialdiagnostisch entscheidend sind außer der anfangs mitunter nur geringen, später immer
deutlichen Erweiterung meist der ganzen thorakalen Aorta die Pulsationsänderungen am
Ventrikel- und Aortenrand.

  Als Äquivalent des großen Schlagvolumens finden sich am Rand der aufsteigenden
Aorta, ihres Bogens und der arteriellen Halsgefäße (Pulsus celer et altus) schnellende
Pulsationen von großer Amplitude. Sie sind auch an der Aorta descendens noch nachzuweisen, was gegenüber der poststenotisch abgeschwächten Randbewegung bei der
Aortenisthmusstenose differentialdiagnostisch wichtig ist. Diese verstärkte Aortenbewegung ist schon bei der Durchleuchtung sichtbar. Im Flächenkymogramm läßt sie
sich besonders eindrucksvoll festhalten (Abb. 33). Hier kommen gleichzeitig auch die
ausgiebigen Ventrikelkontraktionen gut zur Darstellung, besonders im kranialen Anteil

des Ventrikelrandes. Der untere Abschnitt des Kammerrandes zeigt oft kleine Amplituden, was nicht auf eine supraapikale Muskelschädigung bezogen werden darf, sondern sich aus einem diastolischen Rechtspendeln des rechten Ventrikels — fortgeleitet auf den linken Rand — erklärt. Die Amplitudenvergrößerung der Aortenpulsation ist charakteristisch für die Aorteninsuffizienz. Ihr Ausmaß entspricht der Vergrößerung des Schlagvolumens, hängt also vom Grad der Klappeninsuffizienz, der Diastolendauer und der muskulären Leistungsfähigkeit des linken Ventrikels ab, ohne aber einen quantitativen Rückschluß auf die Größe des Schlagvolumens zu gestatten. Eine genauere Analyse der Aortenrandbewegung hat die Elektrokymographie ermöglicht; für

die klinische Diagnostik ist sie aber im allgemeinen entbehrlich (HAUBRICH). Ähnliche Aortenpulsationen finden sich übrigens auch beim offenen Ductus arteriosus, bei dem aber zusätzliche Veränderungen an der Pulmonalis wie auch an der Herzform vorliegen, so daß differentialdiagnostische Schwierigkeiten kaum auftreten können. Nur der seltene Fehler des hochgelegenen Ventrikelseptumdefekts mit Aorteninsuffizienz (vgl. S. 147) bietet einen ähnlichen Röntgenbefund.

Die *luische Aorteninsuffizienz*, heute eine Rarität, soll sich gegenüber der rheumatischen durch eine besonders starke Dilatation der Aorta vor allem im Anfangsteil auszeichnen, womit fließende Übergänge zum luischen Aneurysma der Aorta ascendens möglich sind oder Kombinationen beider Befunde (HOLZMANN). Auch hier sind stark vergrößerte Randpul-

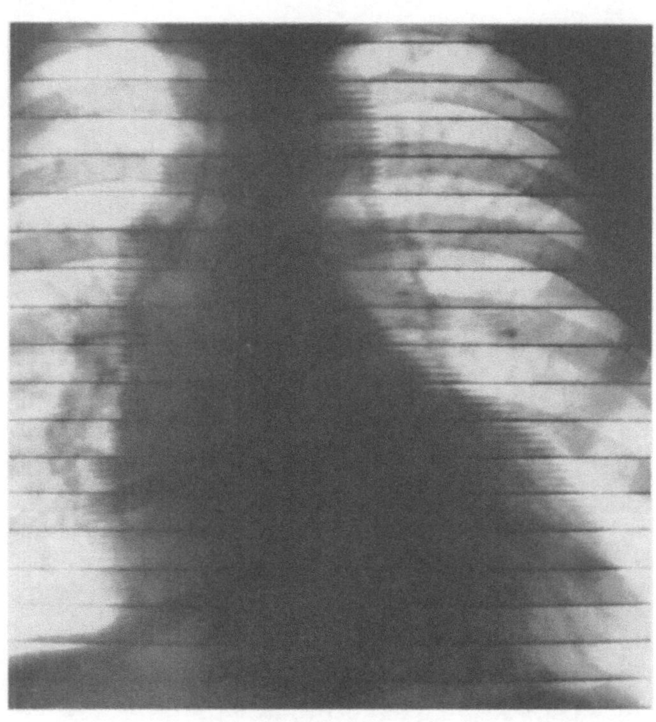

Abb. 33. Aorteninsuffizienz im Kymogramm. Große Aorten- und Kammerbewegungen

sationen die Regel. Andere Wandveränderungen der Aorta (Atheromatose) brauchen die Bewegungsphänomene nicht abzuschwächen (ZDANSKY); allerdings werden große Aortenbewegungen bei der Hypertonie mit und ohne Aortensklerose auch oft durch eine verstärkte Streckbewegung der Aorta ohne pulsatorische Weiteänderung vorgetäuscht. Die relative Aorteninsuffizienz mit anatomisch intakter Klappe ist selten. Sie ist ein recht typischer Befund beim seltenen Marfan-Syndrom (vgl. Abb. 226); auch bei Hypertonie soll mit ihrem Auftreten zu rechnen sein.

Dekompensiert die Aorteninsuffizienz, so treten röntgenologisch die gleichen Veränderungen auf, wie wir sie bei der Dekompensation der Aortenstenose kennengelernt haben. Von vielen Untersuchern ist aber mit Recht und immer wieder betont worden, daß die Zunahme der Linksverbreiterung allein noch nicht als Zeichen der Herzinsuffizienz angesehen werden darf. Es gibt recht hochgradige Ventrikelvergrößerungen mit erhaltener Kompensation, ebenso wie es auch bei erst geringer oder mittelgradiger Dilatation schon zu eindeutigen Erscheinungen einer Kammerinsuffizienz kommen kann. Sie sind durch eine relative Mitralinsuffizienz bestimmt. Die Ausweitung des linken Vorhofs kann an einer Doppelkonturierung des oberen rechten Herzrandabschnitts sichtbar werden, den unteren Abschnitt der Herzbucht flacher werden lassen oder ausbuchten, ist aber am sichersten mit der Oesophagusdarstellung zu verifizieren.

Dafür sei auch auf die entsprechenden Abschnitte über den Nachweis der Vorhofsvergrößerung (S. 37) und über die Mitralvitien (S. 55) verwiesen. Die klinische Bedeutung einer konsekutiven Lungenstauung ist am besten durch Vergleichsserien zu beurteilen. Wo wie im Beispiel der Abb. 34 die Entstehung der Lungenkongestion mit einer beträchtlichen Vergrößerung der aortalen Herzform einhergeht, kann an der muskulären Insuffizienz des linken Ventrikels nicht gezweifelt werden. Wo aber bei einer einmaligen Untersuchung bereits eine Lungenstauung besteht oder nur wenig ausgeprägt ist, muß es trotz des Nachweises einer Vergrößerung des linken Ventrikels zweifelhaft bleiben, ob ein Aortenfehler mit relativer Mitralinsuffizienz oder ob ein echtes Mitral-Aortenvitium vorliegt. Hier sind — abgesehen von klinischen Kriterien — trotzdem einige differentialdiagnostisch wertvolle Indizien gegeben. Beim sekundär mitralisierten Aortenfehler wird die Herzform von der pathogenetisch primären, älteren Vergrößerung der linken Kammer beherrscht, so daß wie im Beispiel der Abb. 35 die erhebliche Vergrößerung des linken Vorhofs (Doppelkontur rechts, prominenter 3. Bogen links) die „aortale Linksdilatation" nicht verwischen kann. Dazu kommt, daß die konsekutive Widerstandsbelastung der rechten Kammer durch die muskuläre Ventrikelinsuffizienz links mehr akuten Charakter hat, und daß somit keine Zeit bleibt, das typische Röntgenbild des vergrößerten rechten Ventrikels — mit Rechtsverbreiterung des Herzens, Ausfüllung der oberen linken Herzbucht durch Anheben des Pulsmonalissegments infolge Verlängerung der Ausflußbahn — entstehen zu lassen. Auch die Rechtsdrehung des Herzens infolge der aortalen Vergrößerung des linken Ventrikels bleibt im Prinzip erhalten, weil es zu einer „mitralen

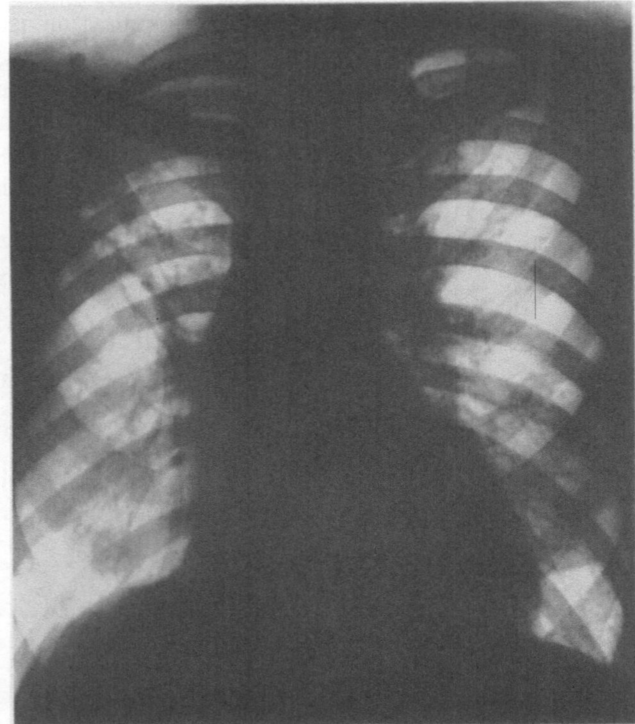

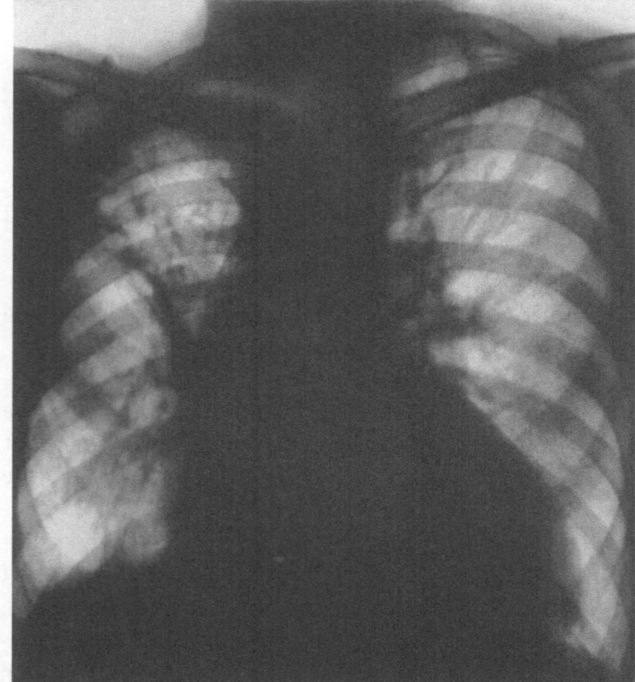

Abb. 34a u. b. Aorteninsuffizienz, kompensiert, 66jähriger Mann (a). — Dekompensation durch myogene Insuffizienz der linken Kammer, Lungenstauung (b)

Linksdrehung" wegen nur geringer Vergrößerung des rechten Ventrikels nicht zu kommen pflegt. Diese Verhältnisse sind im Fall der Abb. 35 deutlich abzulesen. Ein

Vergleich mit dem Befund beim organischen Aorten-Mitralvitium, wo die Herzform stets mit ausgefüllter Herztaille und den anderen Zeichen der Rechtsvergrößerung mitralen Charakter hat, macht diese Unterschiede besonders deutlich (S. 83).

Erst wenn auch das rechte Herz muskelinsuffizient wird, schwächt sich die genannte Differenz der Herzformen ab. In solchen Fällen pflegt die Lungenstauung zurückzugehen (relative Tricuspidal-Insuffizienz!) und die Dekompensation im großen Kreislauf klinisch zu dominieren. Im übrigen ist vielfach betont, daß eine periphere Stauung bei gleichzeitigem Rückgang oder Fehlen der Lungenkongestion und bei normaler Größe des rechten Ventrikels auch dadurch zustande kommen kann (Bernheim-Syndrom), daß die

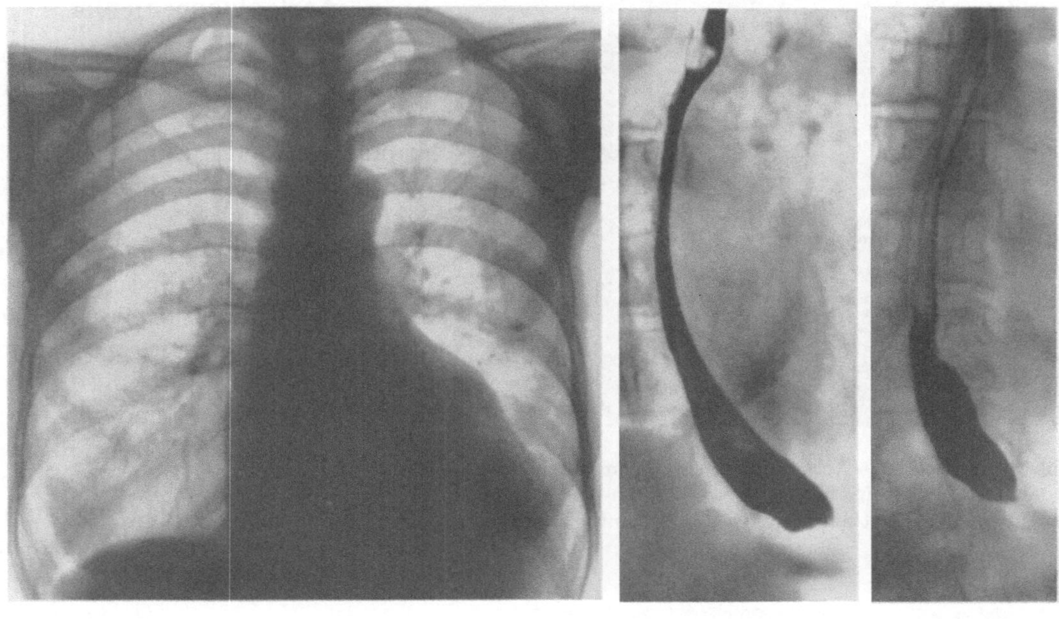

a   b   c

Abb. 35 a—c. Mitralisierter Aortenfehler mit stark vergrößertem linken Vorhof (Doppelkontur rechts, prominenter 3. Randbogen links ohne wesentliche Lungenstauung) bei 50jähriger Frau (a). — Nachweis der Vorhofsdilatation nach rechts und hinten im Oesophagogramm (b, c)

allein dilatierte linke Kammer das Septum interventriculare derart in den rechten Ventrikel vorwölbt, daß dessen Lichtung eingeengt und sein Blutzufluß behindert wird (ZDANSKY; HOLZMANN; SCHAEDE).

Aber auch bevor eine Rechtsinsuffizienz klinisch und röntgenologisch hinzutritt, kann es im Einzelfall gelegentlich — das muß besonders hervorgehoben werden — sehr schwer oder unmöglich sein, ein mitralisiertes Aortenherz von einem echten Aorten-Mitralvitium abzugrenzen. So ist im Fall der Abb. 36 kymographisch sowohl die Bewegungsamplitude an Aorta und linkem Ventrikel im Sinne eines erhöhten Schlagvolumens vergrößert (Aorteninsuffizienz) als auch der linke Vorhof mit seinem rechten Rand innerhalb des rechten Herzrandes erweitert dargestellt (Mitralinsuffizienz). Gleichzeitig findet sich in der Stauungsvergrößerung der Hiluskomplexe ein weiteres Zeichen des mitralen Rückflusses. Es ist aber nicht bündig zu entscheiden, ob hier eine relative Mitralinsuffizienz infolge einer Ventrikeldilatation oder eine organische Mitralinsuffizienz vorliegt.

Zu ergänzen bleibt, daß ein Wechsel der Herzgröße beim einmal mitralisierten Aortenherzen auch durch einen begleitenden Perikarderguß bedingt sein kann. Nicht nur ist bei deutlicher und rascher Vergrößerung des Herzschattens ein Perikarderguß kaum auszuschließen, sondern es kann auch eine Verkleinerung des Herzschattens unter der klinischen Therapie durch die Resorption eines vorher nicht erkannten Ergusses (Diurese!) bedingt sein. Hier hilft differentialdiagnostisch die gerichtete Röntgenuntersuchung

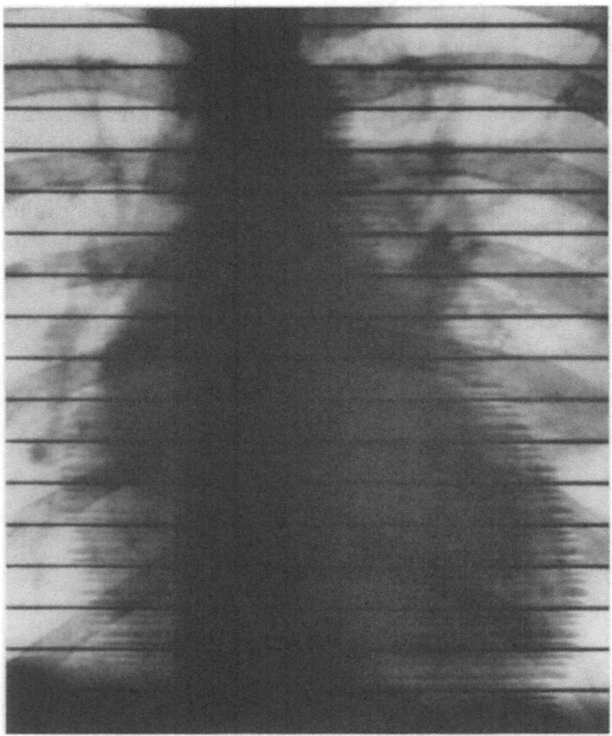

Abb. 36. Mitralisierte Aorteninsuffizienz (?) im Kymogramm bei akuter Endokarditis (s. Text). Große Aorten- und Kammerbewegung mit Arrhythmie, Vorhofs-Doppelkontur am rechten Herzrand oben

(vgl. Abb. 34) nicht immer weiter, so daß meistens derartige Fälle einer merklichen Größenänderung innerhalb einer Verlaufsserie in diesem Punkt ungeklärt bleiben, falls man sich nicht zur Probepunktion entschließt.

3. Kombinierter Aortenklappenfehler

Genaugenommen sind viele Aortenklappen-Vitien hämodynamisch kombinierte Fehler. Wo eine Verkalkung des Klappenringes nachzuweisen ist, kann immer unterstellt werden, daß eine zumindest partielle Schlußunfähigkeit der Stenose beigesellt ist. Klinisch entscheidend ist das funktionelle Ergebnis der Klappenalteration. Wo klinisch die Zeichen der Aorteninsuffizienz das Bild beherrschen und eine Klappenverkalkung trotz sorgfältigster Untersuchungstechnik nicht erkennbar wird, ist die Sachlage auch röntgenologisch eindeutig. Wo umgekehrt

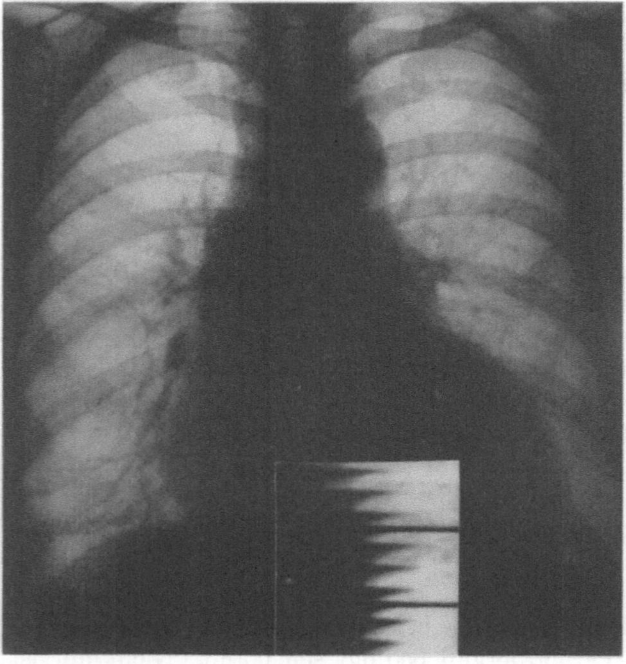

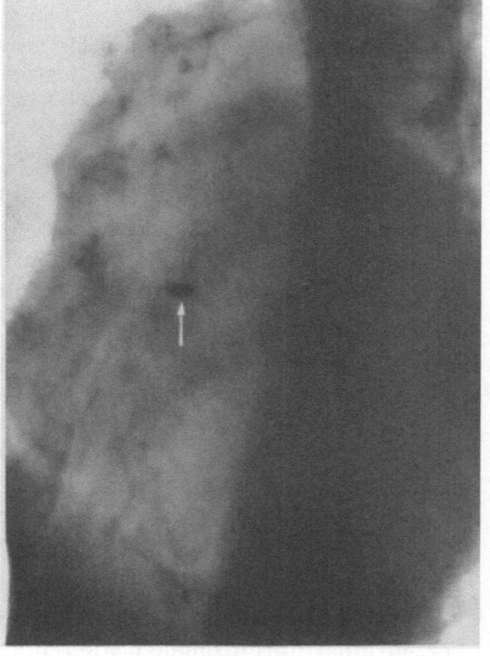

a   b

Abb. 37a u. b. Kombiniertes Aortenklappenvitium, 59jährige Frau. (a) Geringe Lungenstauung und basale Streifenatelektasen als Zeichen der (myogenen) Dekompensation, große Bewegungsausschläge am Kammerrand und Aortenbogen (Teilbild). — (b) Ausschnitt aus dem linken Schrägbild mit Nachweis einer Aortenklappen-Verkalkung (Pfeil)

eine Klappenverkalkung besteht, kann zwar eine reine Insuffizienz ausgeschlossen werden, aber sowohl eine funktionell reine Stenose als auch ein kombiniertes Vitium vorliegen.

Abgesehen von dieser prinzipiellen Überlegung muß betont werden, daß aus der Herzform allein eine differenzierte Diagnose nicht möglich ist. Aortenstenose und -insuffizienz, je für sich allein, und die Kombination beider Veränderungen sind in gleicher Weise nur durch die aortale Vergrößerung des linken Ventrikels ausgezeichnet. Nur dann darf auch ohne Kenntnis eines entsprechenden klinischen bzw. auskultatorischen Befundes ein kombiniertes Aortenvitium röntgenologisch diagnostiziert werden, wenn die erstrangigen Zeichen der Stenose (Klappenverkalkung) und der Insuffizienz (vergrößerte Aortenpulsation) gemeinsam zu beobachten sind. Einen solchen Fall gibt Abb. 37 wieder. Das Kymogramm des typisch konfigurierten Herzens läßt große Bewegungsamplituden am Aortenbogen, der oberen Aorta descendens, den rechten supraaortalen Gefäßen und am oberen Randabschnitt der linken Kammer erkennen, wie wir sie für das vergrößerte Schlagvolumen der Aorteninsuffizienz bereits kennengelernt haben. Gleichzeitig zeigt die linke Schrägaufnahme im Ausschnitt der Abb. 37b eine Verkalkung im vorderen oberen Anteil des Herzschattenmassivs, also im Bereich der Aortenklappe. Hier liegt also mit Sicherheit ein kombiniertes Aortenvitium vor. Die Übersichtsaufnahme macht außerdem an der leichten, wenn auch unverkennbaren Stauungszeichnung der Lungen in Verbindung mit der recht hochgradigen Linksverbreiterung des Herzens und der Abrundung des leicht prominenten Vorhofsbogens rechts sehr wahrscheinlich, daß hier eine muskuläre Insuffizienz des linken

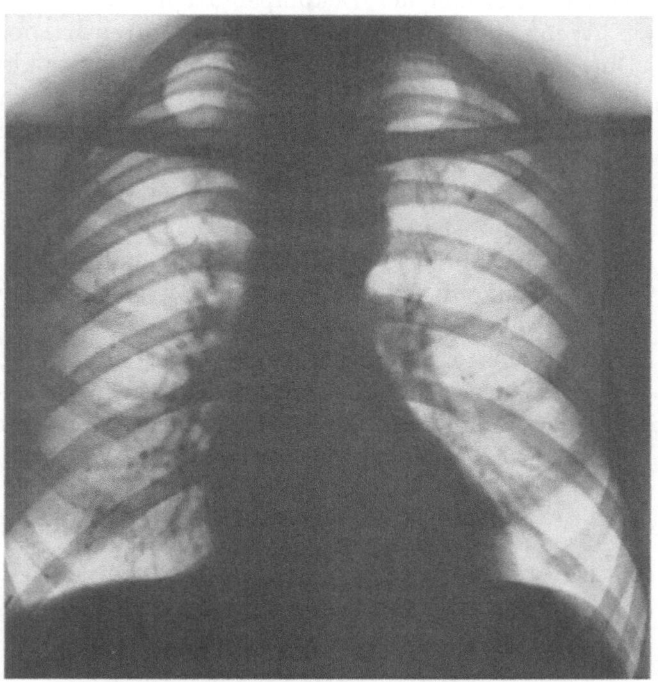
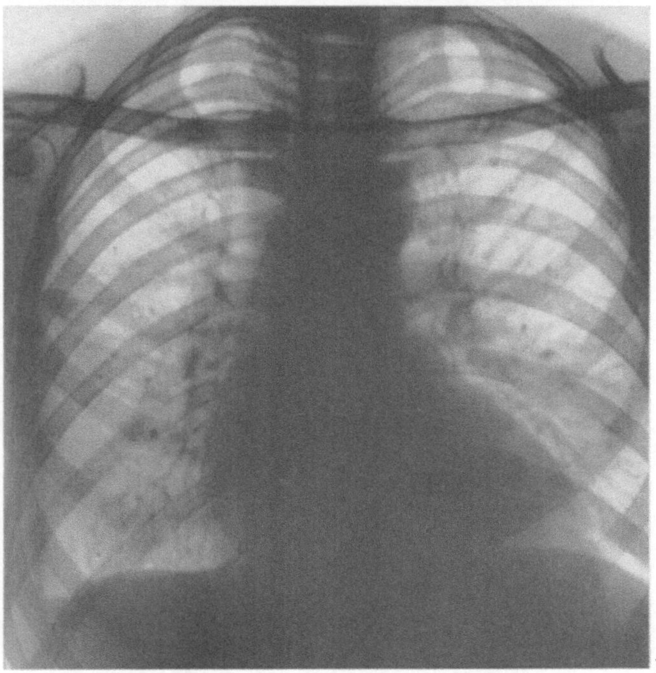

Abb. 38 a u. b. Kombinierter Aortenklappenfehler, kompensiert, mit fast normaler Herzform (a). — (b) Mitralisation nach 7 Monaten; Zunahme der Linksvergrößerung bei Lungenstauung (Linksinsuffizienz); basaler und interlobärer Pleuraerguß und Verbreiterung des Cavaschattens (Rechtsinsuffizienz), durch Sektion bestätigt

Ventrikels zu einer „Mitralisation" geführt hat. Daß die Vergrößerung des linken Vorhofs durch die relative Mitralinsuffizienz auf dem Übersichtsbild nicht zu erscheinen braucht,

4*

die aortale Grundform also erhalten bleibt, ist im vorigen Abschnitt schon dargelegt worden. Das Auftreten gerichteter Streifenatelektasen in der Lungenbasis ist als ein weiteres Zeichen der Dekompensation anzusehen (vgl. S. 35).

Wenn bei einem kombinierten Aorten-Klappenfehler die Bewegungsausschläge in Durchleuchtung oder Kymogramm normal oder klein sind, steht funktionell die Stenose im Vordergrund. Allerdings kann der gleiche Befund auch dann bei einem kombinierten Vitium erhoben werden, wenn sekundär eine muskuläre Insuffizienz eingetreten ist und dadurch die Förderung eines vergrößerten Schlagvolumens unmöglich macht. Hier können nur Vergleichsserien mit einem Umschlag der Amplitudengröße an der Aorta zur richtigen Deutung führen.

Wo die Analyse der Bewegungsphänomene unterbleibt, kann die Größenzunahme eines aortalkonfigurierten Herzens mit gleichzeitiger Rückstauung in die Lunge — wie im Fall der Abb. 38 — zwar als Mitralisation erkannt, aber nicht entschieden werden, ob ein isolierter oder kombinierter Aortenfehler vorliegt; natürlich sind die klinischen Kriterien hier für die Differentialdiagnose entscheidend. Erst der Obduktionsbefund des in Abb. 38 vor und nach Dekompensation aufgenommenen Herzens ergab hier ein kombiniertes Aortenvitium mit partieller Klappenverkalkung.

4. Mitralstenose

Die Mitralfehler sind die häufigsten erworbenen Klappenfehler überhaupt. Unter ihnen zählt die reine Mitralstenose nicht nur zum obligaten Krankengut einer jeden inneren Klinik,

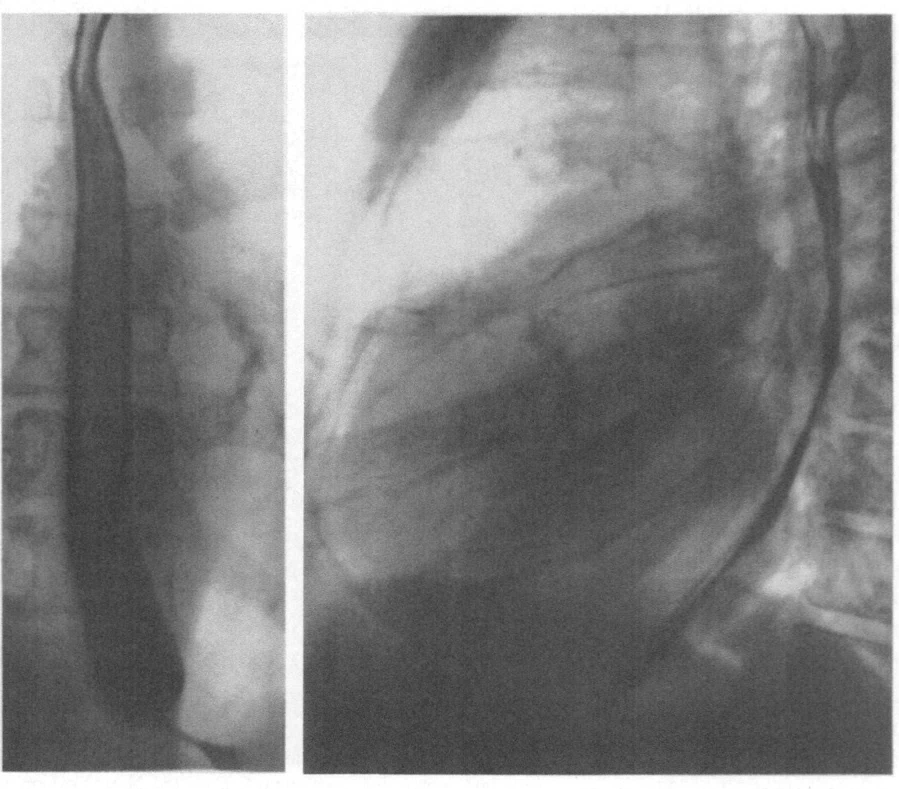

Abb. 39a u. b. Klappenverkalkung bei Mitralvitium; Projektion der Klappen im d.v.-Bild links der Wirbelsäule (a), im Seitenbild relativ tief (b)

sondern findet sich auch zu 50—60% im Obduktionsmaterial der Herzfehler (Lutembacher, Grosse-Brockhoff). Von einer reinen Mitralstenose wird gesprochen, wenn eine begleitende Mitralinsuffizienz anatomisch oder funktionell fehlt. Die rheumatische

Mitralstenose entsteht entweder aus einer initialen, jugendlichen Mitralinsuffizienz oder
entwickelt sich progredient von Anfang an schleichend oder bildet sich erst im Laufe
vieler Jahre durch Schrumpfung und Verwachsung der Klappen voll aus. Dabei kann
sich die ganze Klappe in einen derben und völlig starren Kegel umwandeln oder infolge
Verwachsung des vorderen und hinteren Klappensegels zu einer flachen Narbe mit kleiner
zentraler Öffnung umbilden, die als Knopflochstenose bezeichnet wird. Ist das vordere,
aortale Segel allein oder vorwiegend betroffen, so ist die Stenose funktionell stärker;
beim Befall des hinteren Segels sind oft die Insuffizienzzeichen mehr ausgeprägt. Die
Verkalkung der Klappe ist nicht selten.
Ihre Häufigkeit wird mit 10—20 % angegeben, doch dürfte der Prozentsatz bei
älteren Mitralvitien auch röntgenologisch
noch höher sein.

Verkalkte Mitralklappen stellen sich
im sagittalen Strahlengang links der
Wirbelsäule dar, im Seitenbild tiefer und
in linker Schrägstellung auch weiter
hinten als die Aortenklappen (Abb. 39
und 40). Wo nur das aortale Mitralsegel
verkalkt ist oder gleichzeitig auch Kalkeinlagerungen in der Aortenklappe vorliegen, kann die Lokalisation trotzdem
recht schwierig sein. So sicher der Nachweis einer Mitralklappenverkalkung eine
Mitralstenose beweist und eine reine Insuffizienz ausschließen läßt, so wenig
kann er eine funktionell reine Stenose
wahrscheinlich machen. Die Erfahrung
hat vielmehr gezeigt, daß verkalkte
Mitralklappen auch wenig beweglich und
sehr oft schlußunfähig geworden sind,
also fast immer ein kombiniertes Vitium
anzeigen. Die Begleitinsuffizienz pflegt
nach operativer Sprengung der Klappe
noch stärker zu werden, ganz abgesehen
davon, daß bei der Sprengung der verkalkten Klappe ein Papillarmuskelabriß

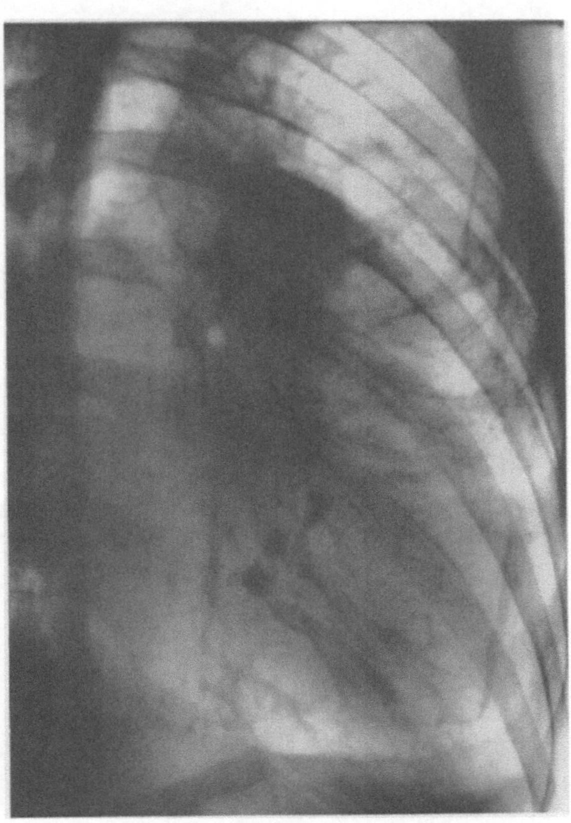

Abb. 40. Klappenverkalkung bei Mitralstenose im rechten
Schrägbild, 34jähriger Mann

möglich ist und sogar die Ablösung eines verkalkten Klappenteils mit Embolie im großen
Kreislauf beobachtet wurde. Diese Komplikationsmöglichkeiten und funktionell relativ
schlechten Operationsergebnisse lassen den Nachweis einer Mitralklappenverkalkung zu
einem wichtigen Röntgenbefund werden.

Die Herzkonfiguration und damit die Röntgendiagnostik der reinen Mitralstenose
lassen sich aus der *Hämodynamik* dieses Fehlers ableiten. Der linke Vorhof muß sich gegen
einen hohen Widerstand entleeren. Er kann ihn nur in den allerwenigsten Fällen durch
eine Wandhypertrophie ohne wesentliche Ausweitung überwinden (ASSMANN). Meist
kommt es über eine primäre Restbluterhöhung im Vorhof zu dessen Dilatation und dann
sekundär zur Hypertrophie. Stets ist auf die Dauer die Dilatation stärker ausgeprägt
als die Hypertrophie, weil die Vorhofswand zu einer entscheidenden kompensatorischen
Muskelverdickung anatomisch gar nicht fähig ist. So entsteht frühzeitig eine myogene
Vorhofsdilatation, der sich eine Blutrückstauung in den kleinen Kreislauf anschließt.
Der erhöhte Druck im linken Vorhof pflanzt sich über den venösen in den arteriellen
Schenkel der Lungenstrombahn und in die rechte Kammer fort. Hier kommt es zwangs-
läufig unter den Bedingungen der Widerstandsbelastung früh zur Hypertrophie und

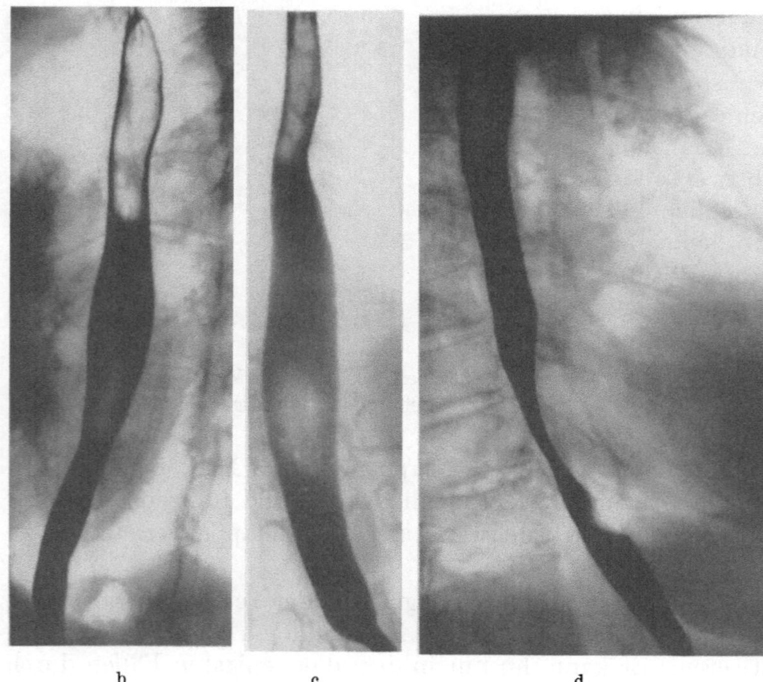

Abb. 41 a—d. Mitralstenose, 40jährige Frau. Der vergrößerte linke Vorhof ist am linken Herzrand als prominenter 3. Bogen, am rechten Herzrand als Doppelkontur sichtbar (a). Im Oesophagogramm biegt der vergrößerte linke Vorhof die Speiseröhre in rechter Schrägstellung am stärksten aus (d), bewirkt im Sagittalbild einen Pelotteneffekt (c) und ist in linker Schrägstellung nur angedeutet (b)

Dilatation, später bei myogener Insuffizienz des rechten Ventrikels auch zur relativen Tricuspidalinsuffizienz und Ausweitung des rechten Vorhofs. Der Druck im linken Vorhof kann bis zu etwa 50 mm Hg ansteigen. Tritt (durch Pulmonalsklerose oder aktive muskuläre Hypertrophie) eine Widerstandserhöhung im Lungenkreislauf hinzu, so kann der Druck in dessen arteriellem Schenkel sogar höhere Werte erreichen als im Körperkreislauf. Erfahren somit linker Vorhof und rechte Kammer bei der Mitralstenose eine obligate und der rechte Vorhof bei Dekompensation eine konsekutive Vergrößerung, so bleibt charakteristischerweise die linke Kammer normal groß oder wird sogar kleiner. Verkleinert sich die Mitralöffnungsfläche (normal 4—6 cm²) auf 1 cm² und weniger, so ist der Zufluß zur linken Kammer deutlich verringert, und eine Wandatrophie ist die Folge.

Die *Herzkonfiguraiton* bei der Mitralstenose ist das Ergebnis aller dieser genannten Änderungen in Größe und Funktion der einzelnen Herzhöhlen. Im Übersichtsbild bei sagittalem Strahlengang bildet der vergrößerte linke Vorhof am rechten Herzrand eine Doppelkontur oder einen prominenten oberen Herzrandbogen, wird also rechts randbildend, während er am linken Herzrand den unteren Teil der Herzbucht ausfüllt oder einer Verlängerung des Kammerbogens nach oben Platz macht. Die vergrößerte rechte Kammer greift an der Herzvorderfläche weit nach links herüber und hebt die dilatierte Pulmonalarterie in den oberen Teil der Herzbucht hinein. Unter

Linksdrehung des ganzen Herzens (im Uhrzeigersinn von unten gesehen) werden außerdem die verkleinerte linke Kammer und der Aortenbogen nach hinten verlagert und oft unsichtbar, wobei der linke Kammerbogen flach und steil abzufallen pflegt. Es resultiert eine plumpe Herzform, die als „stehende Eiform" (GROEDEL) oder mitralstenotische Konfiguration (HOLZMANN) in die Literatur eingegangen ist. Hier ist aber zu vermerken, daß die gleiche Herzform des p.a.-Bildes auch bei den anderen Mitralvitien, bei der Thyreotoxikose, beim Zwerchfelltiefstand und beim gesunden Jugendlichen vorkommen kann.

Es liegt auf der Hand, daß je nach Stenosierungsgrad der Klappe, nach dem Ausmaß der Hypertrophie und Dilatation an linkem Vorhof und rechter Kammer, der pulmonalen Drucksteigerung und der Atrophie der linken Kammer bestimmte Variationen dieser Herzform möglich sind und vor allem die Herzgröße bzw. der Transversaldurchmesser in weitem Rahmen schwankt. Wenn man trotzdem von einer „mitralen Konfiguration" zu sprechen berechtigt ist, muß man sich darüber klar sein, daß die gleiche Herzform auch bei der reinen Mitralinsuffizienz und dem kombinierten Mitralvitium zu erwarten ist — nur mit dem Unterschied, daß bei den letztgenannten Vitien außerdem eine Vergrößerung der linken Kammer besteht. *Die Röntgendiagnose der reinen Mitralstenose verlangt also den Nachweis eines vergrößerten linken Vorhofs, einer Rückstauung in die Lunge, einer Vergrößerung der rechten Kammer und* — differentialdiagnostisch entscheidend — *einer normal großen oder verkleinerten linken Kammer.*

Die *Vergrößerung des linken Vorhofs* ist für die klinisch manifeste Mitralstenose obligat. Ver-

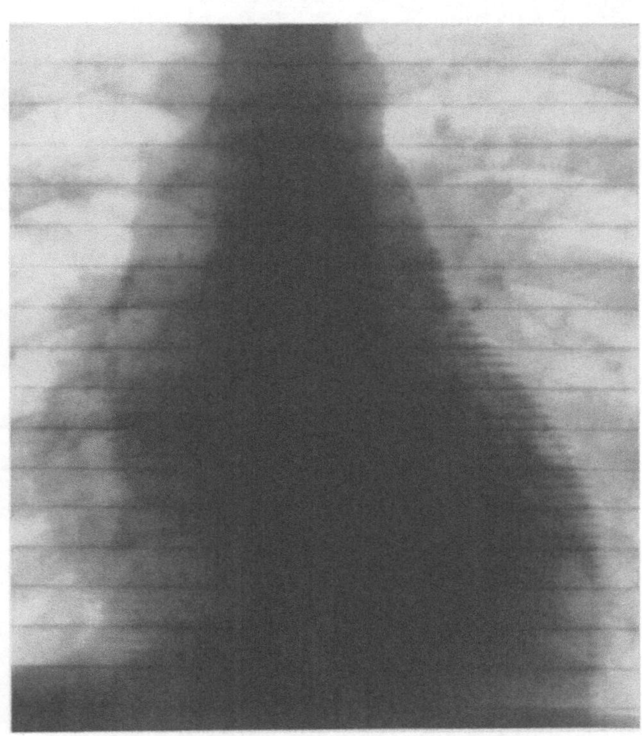

Abb. 42. Kymographischer Nachweis der Vorhofsvergrößerung nach rechts (und hinten) als Doppelkontur mit Vorhofsbewegung innerhalb des rechten Herzrandes; links schließt der Kammerbogen an das Pulmonalissegment an (s. Text)

einzelte Fälle von reiner Vorhofs-Hypertrophie sind zwar beschrieben, können aber in der praktischen Diagnostik völlig außer Betracht bleiben. So fand sich im Sektionsgut der Bonner Medizinischen Klinik unter 200 Mitralvitien nur ein einziges Mal eine (auch auskultatorisch stumme) Mitralstenose ohne röntgenologisch nachweisbare Vorhofsvergrößerung. Für den Nachweis dieser Vergrößerung ist die Kontrastmitteluntersuchung der Speiseröhre am wichtigsten. Sie muß unter drehender Durchleuchtung erfolgen und das Ausmaß der Vorhofsdilatation durch Zielaufnahmen fixieren. Der Durchleuchtungseindruck einer „Einengung des Retrokardialraums" ohne Kontrastmitteluntersuchung ist diagnostisch ungenügend. Der vergrößerte linke Vorhof biegt den Oesophagus in mittlerer Herzhöhe zunächst nach hinten aus, was in den Schrägstellungen oder im Seitenbild am deutlichsten in Erscheinung tritt; bei sagittalem Strahlengang kann sich dabei ein Pelotteneffekt andeuten (Abb. 41b).

Meist ist die Speiseröhre gleichzeitig auch nach rechts ausgebogen (Abb. 51c und 53), was in rechter Schrägstellung deutlicher sein kann (ZDANSKY). In anderen Fällen gibt die linke vordere Schrägstellung ein besseres Resultat, wohl vor allem dann, wenn die Vorhofsvergrößerung nur gering ist (THURN). Die Ausbiegung der kontrastmittelgefüllten

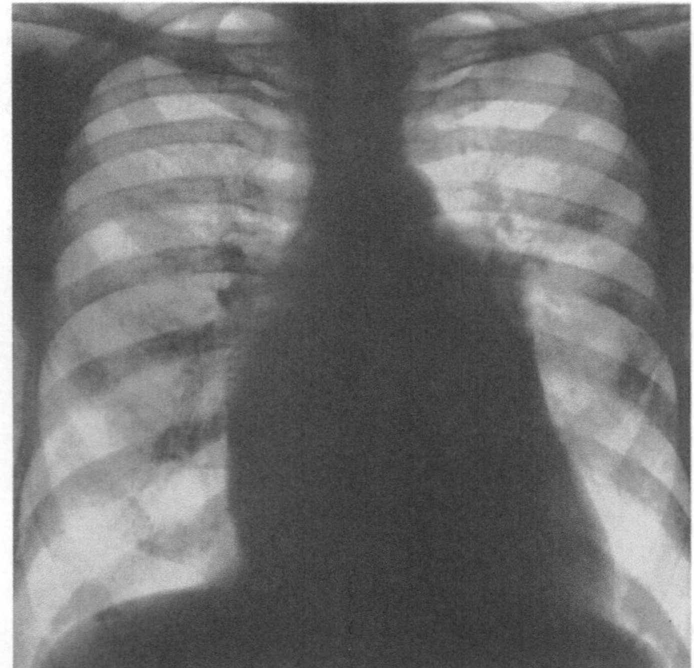

Abb. 43 a u. b.   Erhebliche Vergrößerung des linken Vorhofs, beiderseits mit prominentem Vorhofsbogen randbildend. Reine Mitralstenose
seit 21 Jahren (a). — Im Kymogramm Vorhofsbewegung am oberen
Herzrandabschnitt beiderseits; Kammerbewegung links unten,
Vorhofs-Kammer-Mischbewegung rechts unten. Arrhythmie (b)

Speiseröhre nach links ist seltener und zeigt meist eine besonders hochgradige Vorhofserweiterung an. Auch ein Umschlag von der Rechts- zur Linksausbiegung ist bekannt und darf als Zeichen weiterer Größenzunahme des Vorhofs gewertet werden. Jedenfalls ist es zweckmäßig, Zielaufnahmen in allen vier Standardrichtungen anzufertigen, d. h. sowohl im sagittalen und frontalen Strahlengang, als auch in rechter und linker Schrägstellung. Wo die Sachlage damit zweifelhaft bleibt, kann die Oesophagusuntersuchung im Liegen oder im Valsalva-Versuch erfolgen, weil sich dabei der linke Vorhof stärker füllt und die Oesophagusimpression deutlicher werden läßt (Pfeifer). Der heuristische Wert der Untersuchung im Liegen wird aber dadurch eingeschränkt, daß der gleiche Befund in geringerem Ausmaß auch beim Herzgesunden gelegentlich erhoben werden kann. Wichtig ist, daß die Oesophagusuntersuchung nur in Inspirationsstellung beweiskräftig wird.

Richtung und Ausmaß der Speiseröhrenverlagerung erlauben aus den früher genannten Gründen keinen Rückschluß auf den Charakter des Mitralvitium. Auch der Grad der Klappenstenosierung steht mit der Größe des Vorhofs nicht in faßbarem Zusammenhang (Groedel), zumal myokarditische Begleitprozesse zu einer Fibrose der Vorhofswand mit erheblicher und geradezu aneurysmatischer Ausweitung des Vorhofs führen können (Lutembacher). In solchen Fällen, die bei allen Arten von Mitralklappenfehlern zu beobachten sind, wird auch die Bifurkation der Trachea angehoben, der Bifurkationswinkel gespreizt und der linke (seltener auch der rechte) Hauptbronchus komprimiert. Derart exzessive Vorhofsausweitungen stellen sich auf härteren Sagittalaufnahmen oder im Tomogramm sehr eindrucksvoll dar (vgl. Abb. 42).

Die Oesophagusuntersuchung ist das sicherste Mittel zum Nachweis einer Vorhofsvergrößerung, doch kann auch das Übersichtsbild allein eine mitrale Vorhofsausweitung mit Sicherheit erkennen lassen — wenn wenigstens ein mittlerer Dilatationsgrad erreicht ist. Nach LUTEMBACHER; ASSMANN wird in mehr als der Hälfte aller Fälle der erweiterte linke Vorhof rechts randbildend. Er ist dann mit seinem rechten Rand innerhalb des rechten Herzschattenrandes als sog. Doppelkontur sichtbar, wobei er gleichzeitig auch mit seinem linken Rand als prominenter 3. linker Herzrandbogen erscheint

(Abb. 41a). Oder er fehlt hier infolge der Linksrotation des Herzens, ist also allein nach hinten und rechts entwickelt, so daß der linke Kammerbogen hoch hinaufreicht und unmittelbar an das Pulmonalissegment anzuschließen scheint (Abb. 42). Im Kymogramm kann der rechte Rand des linken Vorhofs sich durch kammersystolische Lateralbewegung deutlich vom Ventrikel abgrenzen lassen, wie die gleiche Abbildung demonstriert. Nimmt die Vorhofsdilatation stärkere Grade an, so überschneidet der rechte Vorhofsrand sogar die rechte Herzbegrenzung, macht den Ascendensrand völlig unsichtbar und bildet mit dem caudalen Herzrandabschnitt (rechter Vorhof) eine deutliche Incisur (Abb. 43a). Auf harten Aufnahmen wird dann der beiderseits prominente erweiterte Vorhof als annähernd quergelagertes „Ei" in massiver Verdichtung

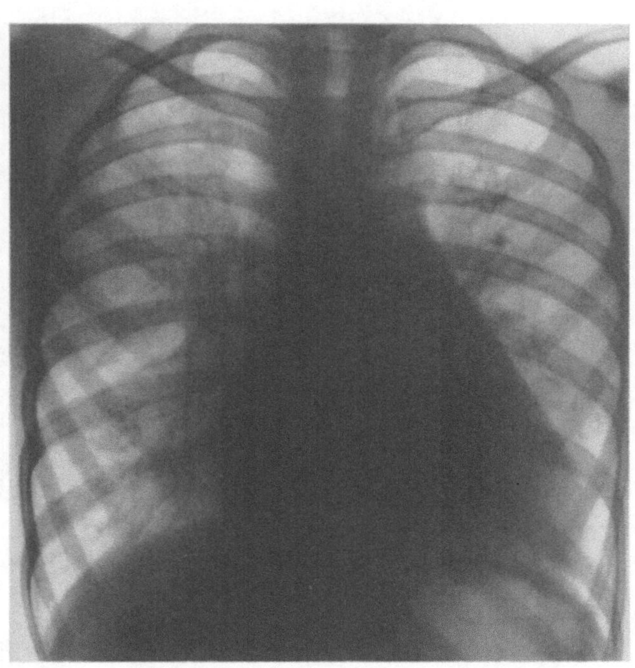

Abb. 44. Reine Mitralstenose bei 12jährigem Jungen, operativ bestätigt. Lungenstauung mit transsudativer Trübung der Lungenfelder

dargestellt, weil er gleichzeitig auch erheblich nach dorsal auslädt. Daher erscheinen derartige Mitralvitien gewissermaßen in einer plumpen, gekreuzten Doppel-Eiform. Das Kymogramm zeigt hier beiderseits am oberen Herzrandabschnitt Vorhofsbewegungen in ventrikelkonträrer Richtung, wenn nicht bereits Vorhofsflattern oder -flimmern besteht.

Die konsekutive *Lungenstauung* ist im Röntgenbild gut erkennbar und praktisch bei jeder klinisch manifesten Mitralstenose vorhanden; eine Stauungsbronchitis kann durchaus fehlen. Die Lungenwurzeln sind im ganzen vergrößert, oft verwaschen begrenzt, und die Pulmonalarterien sind im Hilusbereich erweitert. Vielfach sind die Lungenfelder auch in der weiteren Umgebung des Hilus getrübt, weil ihr Flüssigkeitsgehalt intravasal, alveolär oder interstitiell vermehrt ist (Abb. 44). Diese Stauungszeichnung ist stets symmetrisch und nimmt zur Lungenperipherie hin ab. Sie kann im Hilusbereich so dicht sein, daß sich die großen Pulmonalgefäße hier nicht mehr abgrenzen lassen. Damit ist ein differentialdiagnostisch wichtiger Unterschied zur sog. arteriellen Hyperämie infolge vermehrten Durchflußvolumens bei bestimmten kongenitalen Herzfehlern gegeben (z. B. Abb. 123d), wo die erweiterten Lungenarterien schärfer gezeichnet sind und überdies pulsatorische Eigenbewegungen aufweisen. Demgegenüber sind die Gefäßkomplexe bei der mitralen Stauungslunge kymographisch entweder gedämpft oder zeigen eine reine Mitbewegung. Wo die transsudative Verschleierung der Lungenfelder gering oder auf die Hiluskomplexe beschränkt ist, tritt oft eine reticuläre Zeichnung der Lungenperipherie

R. Haubrich und A. Schaede:

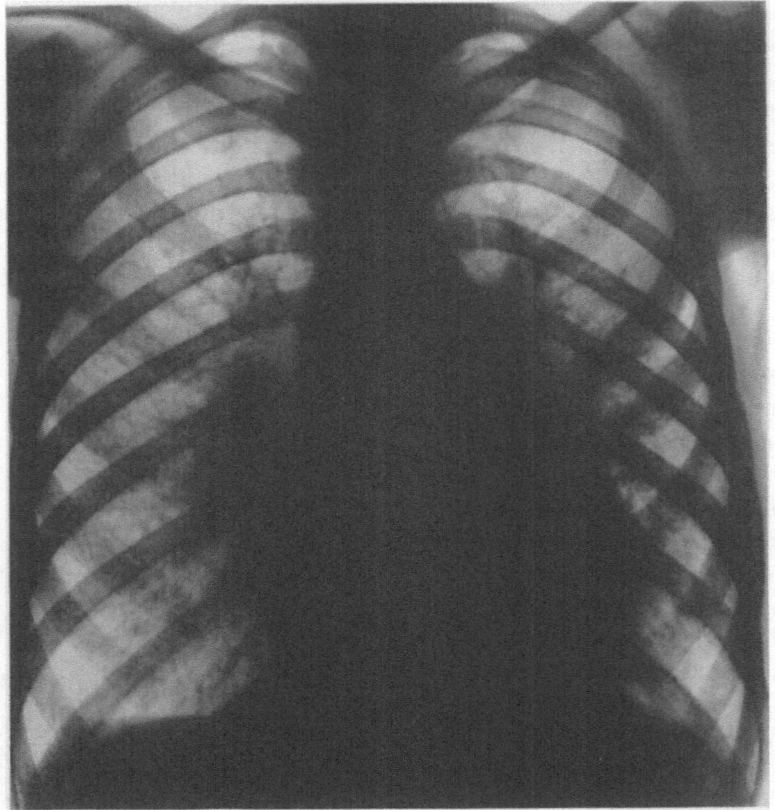

Abb. 45. Hämosiderose bei Mitralstenose (s. Text)

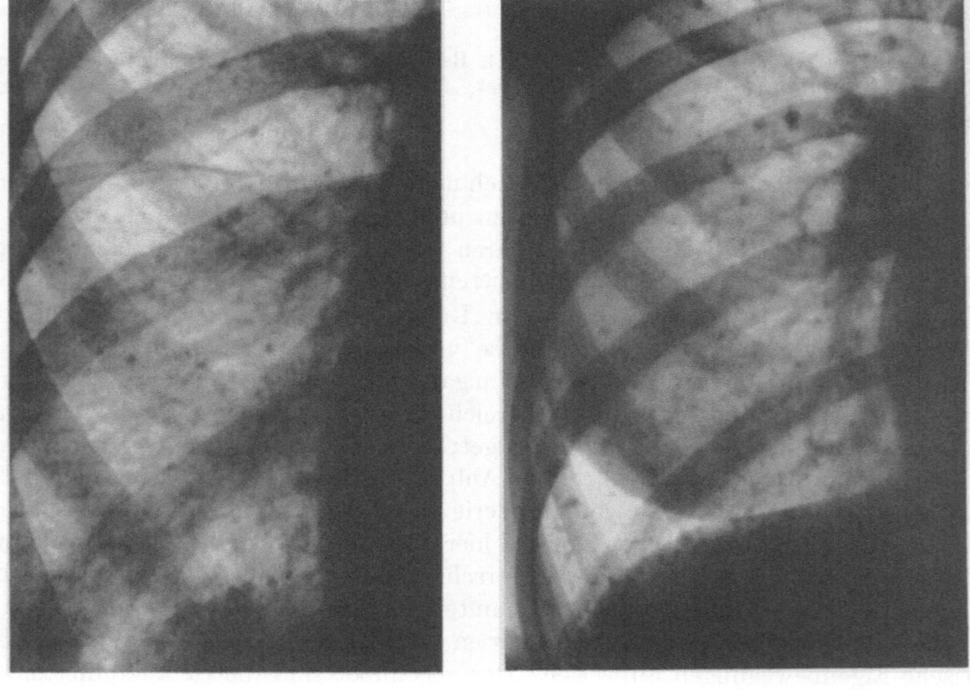

Abb. 46   Abb. 47

Abb. 46 u. 47. Zwei Fälle von miliarer, zum Teil verknöcherter Hämosiderose bei Mitralstenose, *links* durch Sektion, *rechts* durch Probeexcision bei Valvulotomie bestätigt

zutage, die bei der Hämosiderose am stärksten ausgeprägt ist (Abb. 45). Hier sind
perihilär und symmetrisch alveoläre bzw. lobuläre Anhäufungen von Herzfehlerzellen
als Knötchen in die Netz-
zeichnung der Lungen
eingestreut. Sie werden
im Röntgenbild beson-
ders dann auffällig, wenn
sie bindegewebig umge-
wandelt oder sogar ver-
kalkt und verknöchert
sind. Man ist nach An-
ordnung und Größe die-
ser siderofibrösen Knöt-
chen durchaus berech-
tigt, von einer „miliaren
Hämosiderose" zu spre-
chen (HAUBRICH). Sie
kommt nur bei der Mi-
tralstenose oder kombi-
nierten Mitralvitien mit
funktionell überwiegen-
der Stenose vor (SALIN-
GER). Abb. 46 und 47 ge-
ben im Detail derartige
Fälle mit Verknöcherung
wieder, auch auf Abb. 72

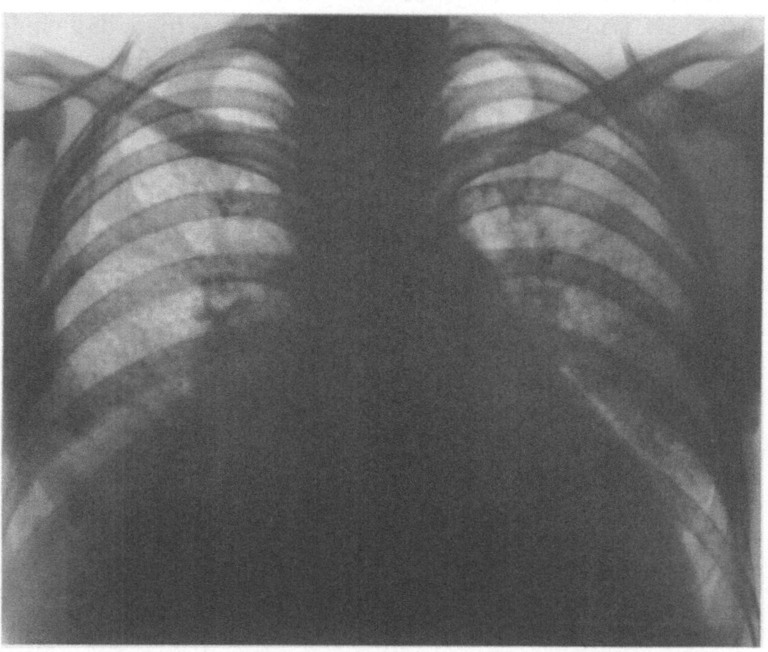

Abb. 48. Hämosiderotische Lungenstruktur auch nach Dekompensation
einer primär reinen Mitralstenose bei 43jähriger Frau erhalten

wird verwiesen. Dieser Befund ist nur selten beschrieben, konnte aber von uns schon in 10 Fällen
verifiziert werden. Fast immer handelt es sich dabei
um kompensierte, viele Jahre bestehende Mitralstenosen, deren Anamnese mehrere Schübe einer
intermittierenden Dekompensation aufweist. Die un-
verkalkte Hämosiderose wird bei rund 5% der Mitralfehler vorgefunden. Die hämosiderotische Tüpfelung
bleibt auch dann erhalten, wenn unter der Dekompensation die Transsudation in und um die Lungen
erhebliches Ausmaß erreicht. Dadurch ist wie im
Fall der Abb. 48 auch beim sehr großen, dekompensierten Mitralherzen noch die Differentialdiagnose
einer primären Mitralstenose möglich.

Ein weiteres, für die Mitralstenose fast pathognomonisches Stauungszeichen ist das Auftreten
zarter horizontaler Strichschatten in der lateralen
Lungenbasis, die oft etagenartig übereinander liegen
und kleiner, schmäler und weniger scharf begrenzt
als gerichtete Atelektasen sind. Sie werden als
*Kerley*sche B-Linien bezeichnet und scheinen Inter-
lobulärsepten zu entsprechen (Abb. 49). Es wird
angenommen, daß sie durch eine venöse Drucksteigerung im kleinen Kreislauf entstehen und
durch Erweiterung subpleuraler Lymphbahnen,

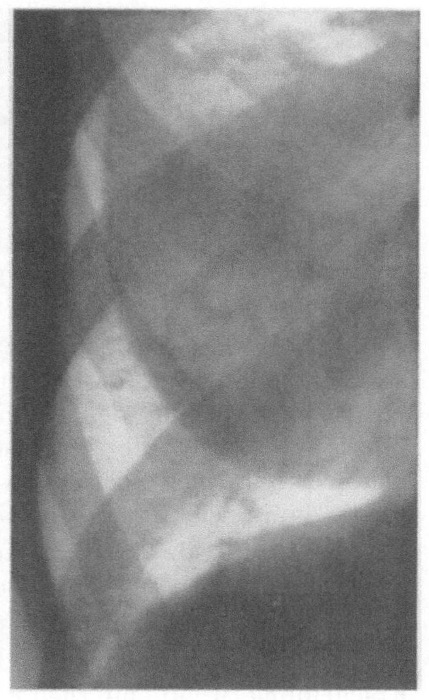

Abb. 49. Kerleysche B-Linien bei reiner Mitralstenose (operativ bestätigt,
22jährige Frau)

interstitielles Ödem oder bindegewebige Induration bedingt sind (vgl. detaillierte
Darstellung im Lungenkapitel von ANACKER und STENDER, S. 319).

Da die Rückstauung des Blutes vom linken Vorhof her über den venösen Anteil der Lungenstrombahn rasch die Lungenarterien erreicht und den pulmonal-arteriellen Druck erhöht, fehlen im Röntgenbild nie die Zeichen einer Erweiterung der zentralen Pulmonalarterien. Es verdient dabei festgehalten zu werden, daß eindeutige Beziehungen zwischen dem Grad der pulmonalen Hypertonie und dem Ausmaß der Arterienerweiterung schwer festgestellt werden konnten. So dominiert im Einzelfall die beschriebene diffuse Vergrößerung der Hiluskomplexe (Abb. 44), im andern die massive Dilatation der hilären Lungenarterien und des Pulmonalisstammes (Abb. 50), während im dritten Fall trotz

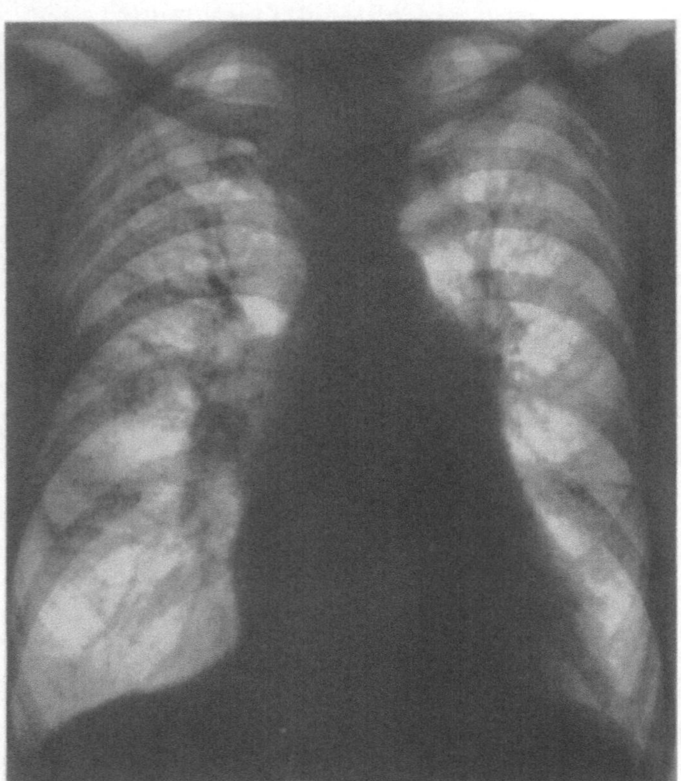

Abb. 50. Starke Dilatation der hilären Lungenarterien und des Pulmonalisstammes (pulmonale Hypertonie) bei Mitralstenose

röntgenologisch und klinisch eindeutiger Stenosierung der Mitralklappe die Lungenstauung nur sehr schwach in Erscheinung tritt (Abb. 51). Der Ursachenkomplex für diese Unterschiede ist groß und umfaßt alle hämodynamischen Komponenten des Herzfehlers in ihrer individuellen Variabilität. Daß die sichtbare Stauung zurückgeht, wenn eine Rechtsinsuffizienz eingetreten ist, wird noch zu besprechen sein. Zum Verständnis dafür, daß die Mitralstenosen bei annähernd gleicher Valenz ihrer anderen Röntgensymptome so erhebliche Unterschiede in der Lungenstauung aufweisen, muß man berücksichtigen, daß sich auch an den peripheren Lungengefäßen Veränderungen abspielen. Sie werden unter dem Begriff „sekundäre Pulmonalsklerose" zusammengefaßt und haben erhebliche Rückwirkungen auf die Hämodynamik des Fehlers; ihr Auftreten und Ausmaß gehen nicht dem Grad der Mitralstenose parallel. Die Pulmonalsklerose bewirkt eine Widerstandserhöhung im arteriellen Teil der Lungenstrombahn mit einer konsekutiven Drucksteigerung in der Pulmonalarterie. Diese Widerstandserhöhung kann letztlich über die durch die Mitralstenose bedingte in ihrem Ausmaß weit hinausgehen. Dadurch wird gewissermaßen die venöse Strombahn hämodynamisch entlastet, vor allem dann, wenn das Minutenvolumen durch die Veränderungen in der peripheren Lungenstrombahn stärker reduziert wird als durch die Mitralstenose. Das Auftreten einer pulmonal bedingten Hypertonie wird im Röntgenbild weniger an einer Engstellung der peripheren als vielmehr an einer Erweiterung der zentralen Lungenarterien kenntlich.

Besonders stark tritt das Pulmonalissegment am oberen linken Herzrand dann in Erscheinung, wenn eine rheumatische Wandschädigung der Pulmonalarterien (Zdansky) oder ein Emphysem gleichzeitig besteht, oder wenn — selten — eine relative Pulmonalinsuffizienz infolge starker myogener Dilatation in der rechten Kammer aufgetreten ist, wie später noch ausgeführt wird.

Ganz abgesehen davon ist der Pulmonalisbogen bei der Mitralstenose stets als mehr oder weniger prominenter, 2. linker Herzrandbogen auffällig. Er zeigt indirekt die *Vergrößerung der rechten Kammer* an. Die Dilatation des rechten Ventrikels entwickelt sich über die Ausfluß- in die Einflußbahn. Da sich die Ausflußbahn vorwiegend nach kranial vergrößert (ZDANSKY), wird die Längsachse des Herzens gestreckt und die Arteria pulmonalis nach oben verlagert, durch die begleitende Linksrotation des Herzens auch nach links bzw. lateral. Daß dadurch im oberen Abschnitt der Herzbucht tatsächlich die Pulmonalarterie und nicht etwa der Conus pulmonalis randbildend und prominent wird (Abb. 52a), ist erwiesen. Dies läßt sich auch an der Gefäßbewegung dieses Abschnittes — gegenläufig zur Kammerbewegung — ablesen (Abb. 52b), die geradezu die Randbewegung des verschmälerten und oft völlig nach hinten gedrehten, also unsichtbaren Aortenknopfes imitiert.

Nimmt die Dilatation der rechten Kammer zu, so greift sie auf die Einflußbahn über. Das bedeutet, daß nach der Verlängerung der Herzlängsachse nun auch die Querdimension des Herzens zunimmt. Sie wirkt sich in erster Linie nach links aus. Damit erklären sich die gewaltigen Unterschiede in der Herzgröße, die bei reinen Mitralstenosen mit überwiegender Verbreiterung nach links zu finden sind und so oft fälschlich eine Vergrößerung auch des linken Ventrikels annehmen lassen. Tatsächlich ist seit langem bekannt (ASSMANN), daß hier der linke Herzrand stets teilweise oder ganz vom dilatierten rechten Ventrikel gebildet wird. Angiokardiographie und Katheteruntersuchung haben diese Verhältnisse bestätigt (Abb. 52c als Beispiel). Diese Verfahren erlauben die beste

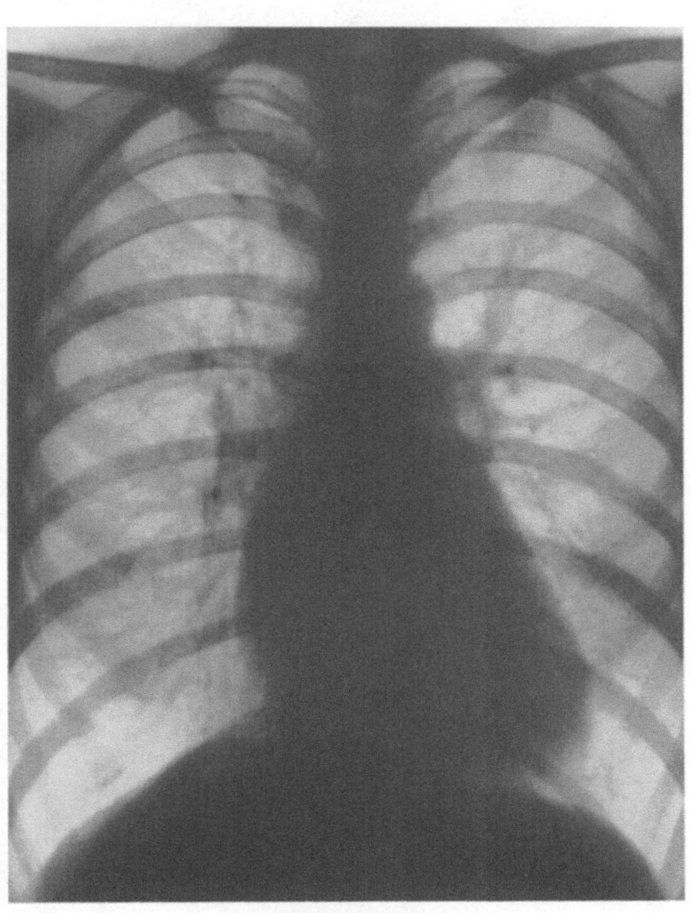

Abb. 51a. Nur angedeutete Lungenstauung bei sicherer Mitralstenose

anatomische und funktionelle Beurteilung der Mitralvitien. Wo beide Spezialmethoden nicht angewandt werden können, muß sich die Größen- und Lagebeurteilung des rechten Ventrikels auf indirekte Röntgenzeichen stützen. Die Bewegungsanalyse im Kymogramm leistet für diese Fragestellung nichts, weil die Randkurven beider Ventrikel identisch sind. Auch die Herzrandincisuren und die auf ihnen fußenden Bogenunterteilungen und Abmessungen liefern keine brauchbaren Angaben über die ventrikelanatomischen Verhältnisse (THURN).

Wo die Mitralstenose nur die Längsachse des Herzens vergrößert, also nur die Ausflußbahn des rechten Ventrikels verlängert ist und eine normale Herzbreite vorliegt, ist die Diagnose am leichtesten. Hier dominiert die „stehende Eiform" mit steil abfallendem linken Herzrand und „spitziger Herzspitze" (DESTOT, ASSMANN), weil der kleine linke Ventrikel nach hinten gedreht ist und die vergrößerte rechte Kammer seinen Platz am linken Herzrand einnimmt, ohne die Herzbreite zu vergrößern. Wo aber auch die Querachse des Herzens deutlich vergrößert ist, weil die Dilatation auf die Einflußbahn des rechten Ventrikels übergegriffen und dieser die gesamte Herzvorderfläche eingenommen hat, ist die Abgrenzung der beiden Ventrikel und damit die Differentialdiagnose

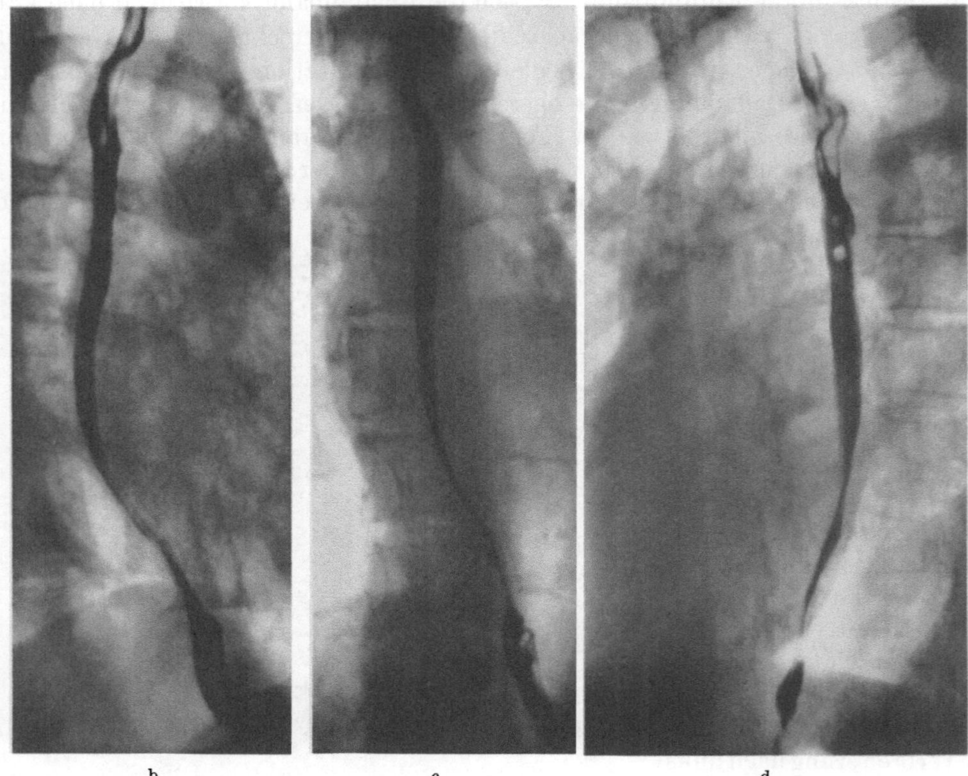

b   c   d

Abb. 51 b—d. Gleicher Fall — Im rechten Schrägbild typische Oesophagusverlagerung nach hinten (b), im d.v.-Bild gering nach rechts (c); im linken Schrägbild abgeflachter Herzrand links hinten durch kleine linke Kammer (d)

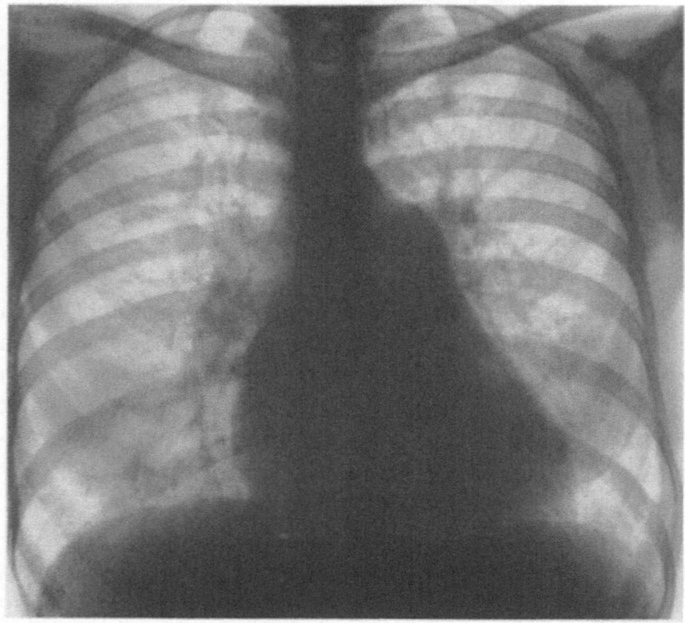

Abb. 52a. Prominenz des 2. linken Randbogens durch die gehobene und erweiterte A. pulmonalis und Dilatation der zentralen Lungenarterien (Mitralstenose, operativ bestätigt, bei 28jähriger Frau)

zur Mitralinsuffizienz oder zum kombinierten Vitium sehr viel schwieriger. Hier erschwert außerdem die Ausweitung der rechten Kammer auch nach hinten eine topographische Klärung, weil dann im linken Schrägbild oder in der Seitenaufnahme die nach hinten gedrehte kleine linke Kammer von der kugelig auch in die Tiefe vergrößerten rechten Kammer noch weiter dorsal verlagert wird und den unteren Oesophagusabschnitt quasi passiv nach hinten verdrängt (Abb. 53). Gleichzeitig sind als weitere Indizien in linker Seitenstellung der Conus pulmonalis konvexbogig gegen das Brustbein zu vorgewölbt und bei starker Vergrößerung des linken Vorhofs auch die rechte Kammer stärker nach vorn an die untere Brustwand verlagert. Alle diese Veränderungen gehören zur mitralen, nicht aber allein zur mitralstenotischen Konfiguration.

Entscheidend für die Diagnose der Mitralstenose ist also der Nachweis, daß eine Vergrößerung der linken Kammer fehlt.

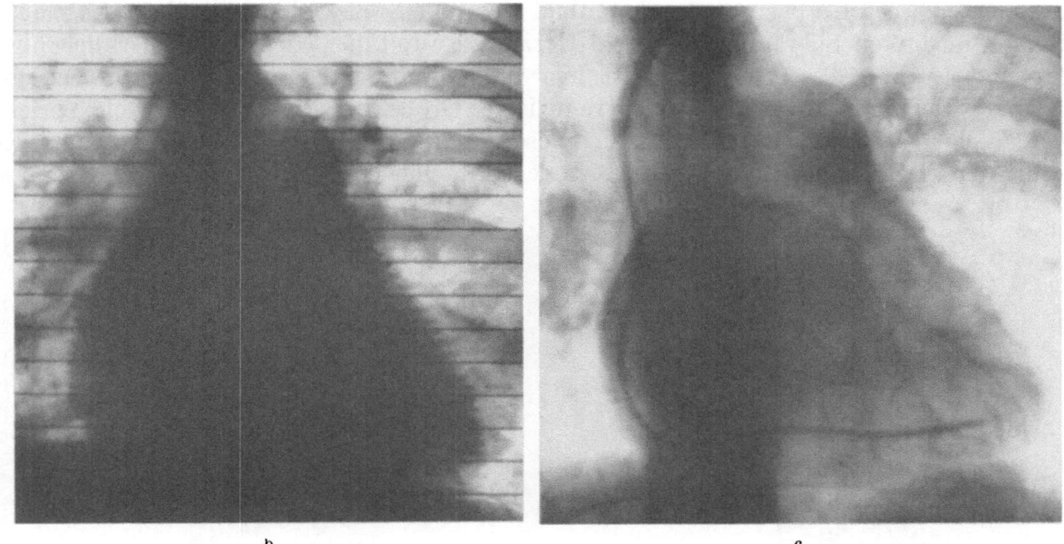

Abb. 52b u. c. Gleicher Fall. — Reine Gefäßbewegung (A. pulmonalis) am 2. linken Bogen, Mitbewegung an den Hilusgefäßen (b). — Bei Sondierung (c) Katheterspitze in der Einflußbahn der stark vergrößerten rechten Kammer bis fast an den linken Herzrand vorgeschoben (s. Text)!

Die *normale Größe oder Atrophie des linken Ventrikels* ist am eindeutigsten mittels Angiokardiographie oder Herzkatheterisierung nachzuweisen (vgl. Abb. 54 und 52c).

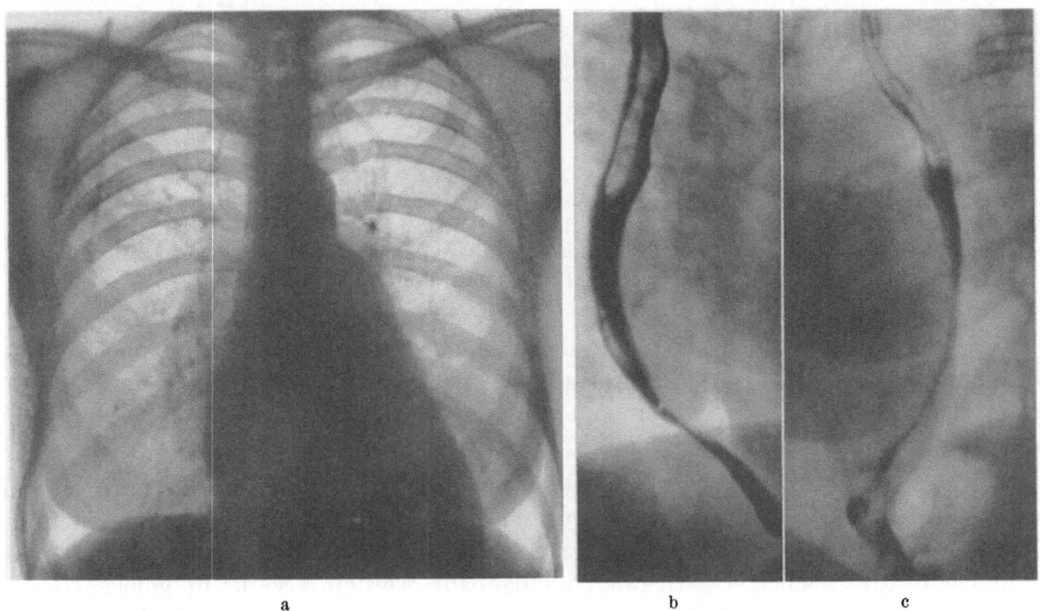

Abb. 53a—c. Mitralvitium, klinisch fast reine Stenose, bei 36jähriger Frau (a). — Im linken Schrägbild Verdrängung der kleinen linken Kammer durch den vergrößerten rechten Ventrikel nach dorsal, prominenter Conus pulmonalis oben retrosternal (c); im rechten Schrägbild großer Oesophagusbogen (b)

Aber auch mit der normalen Untersuchungstechnik ergeben sich oft differentialdiagnostisch genügende Anhaltspunkte für eine Beurteilung, worauf ZDANSKY mit Recht hingewiesen hat. In Abb. 55 zeigen bei plump vergrößertem Herzen die Abschwächung des Aortenbogens und die gleichzeitige Prominenz des Pulmonalissegments eine Linksrotation

und Verlängerung der Ausflußbahn an; die Linksverbreiterung spricht für eine Verlängerung der Einflußbahn. Bei dieser typischen mitralen Konfiguration mit erheblicher
Vergrößerung der genannten Herzhöhlen müßte eine zusätzliche Ausweitung der linken
Kammer sich ceteris paribus im Seitenbild darstellen. Sie fehlt hier aber (Abb. 55b),
obschon im linken Schrägbild die linke Herzhinterwand die Wirbelsäule merklich überschneidet (Abb. 55c). Gleichzeitig ist hier im Seitenbild das untere Cavadreieck gut
sichtbar, was für eine normale oder reduzierte Größe des linken Ventrikels spricht.
Den gleichen Befund bietet die Mitralstenose der Abb. 56. Hier darf man aus dem Ergebnis der klassischen, nicht durch spezielle Methoden ergänzten Untersuchung um so

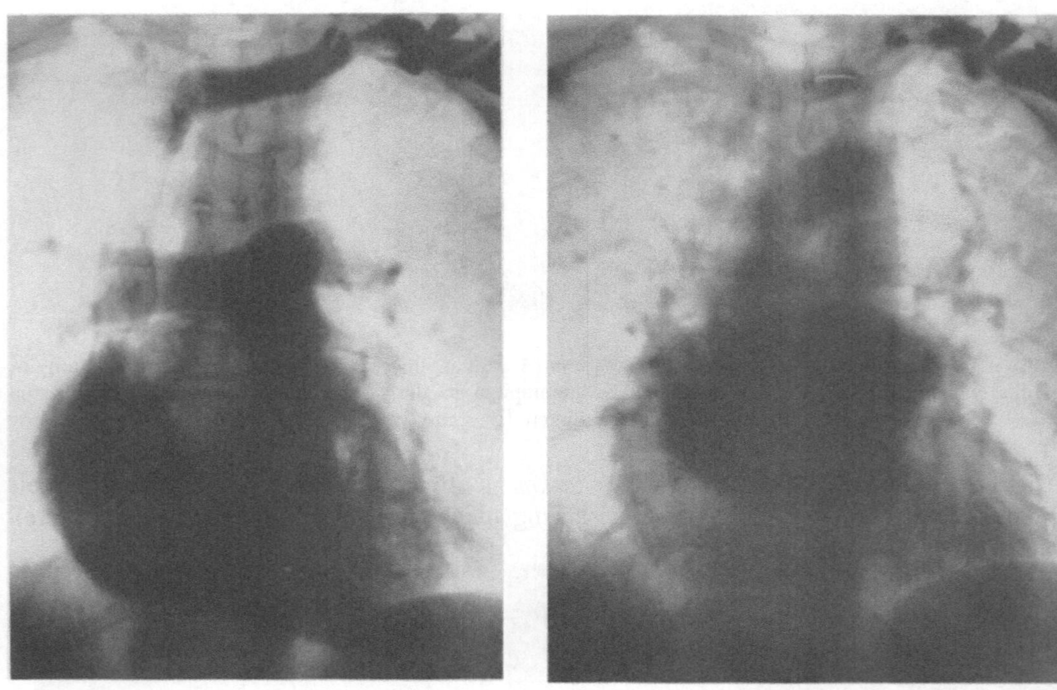

a   b

Abb. 54a u. b. Mitralstenose im Angiokardiogramm, 51jährige Frau. — a: Im Dextrogramm großer rechter
Ventrikel, erweiterter Hauptstamm der Pulmonalarterie. b: Im Lävogramm kleiner, schwach kontrastierter
linker Ventrikel, großer linker Vorhof mit ballonartiger Vorwölbung des Mitralostium, kaum pulsatorische
Größenschwankung. (Aufnahmen Prof. Dr. P. Thurn)

sicherer eine reine oder funktionell überwiegende Mitralstenose annehmen, als auch
die Bewegungsausschläge an der Aorta stark herabgesetzt sind und den Rückschluß
auf ein vermindertes Schlagvolumen erlauben (Teilbild in Abb. 56a). Dieser Befund
kann in Zweifelsfällen die Differentialdiagnose abrunden.

Die letztgenannten Röntgenzeichen der Sichtbarkeit des unteren Cavadreiecks und
der Abschwächung der Aortenrandamplitude sind allerdings für sich allein nicht entscheidend, sondern müssen in den ganzen klinisch-röntgenologischen Komplex der
differentialdiagnostischen Überlegungen eingebaut werden. So kann gelegentlich das
Cavadreieck auch bei der reinen Mitralstenose fehlen, wenn der rechte Ventrikel ausnahmsweise stark nach dorsal auslädt und die kleine linke Kammer über den Schatten
der Hohlvene drängt. Andererseits ist die Bewegungsamplitude an der Aorta auch bei
der Mitralstenose solange normal, wie ein normal großes Schlagvolumen gefördert wird;
und sie wird umgekehrt auch beim kombinierten Mitralvitium und bei der Mitralinsuffizienz dann verkleinert, wenn eine Kontraktionsinsuffizienz der linken Kammer hinzugetreten ist. Eine ähnliche Unsicherheit besteht für die Bewegungsanalyse an der Pulmonalis. Das verkleinerte Kreislaufminutenvolumen läßt hier die kymographischen Bewe-

gungsausschläge im allgemeinen klein bleiben, doch kann eine starke pulmonale Hypertonie in Kombination mit einer relativen Pulmonalisinsuffizienz auch große Ausschläge erzeugen.

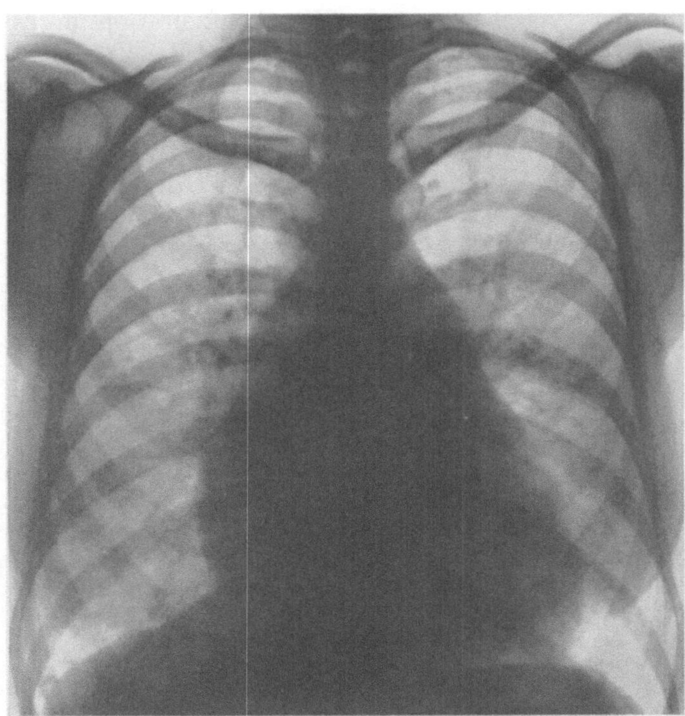

Abb. 55a. Reine Mitralstenose (operativ bestätigt) bei 37jähriger Frau. — Herzverbreiterung nur durch rechten Ventrikel bedingt (s. Text!)

Von der *Elektrokymographie* erhofft man sich genauere Aufschlüsse über die Pulsationsphänomene bei den Mitralvitien, vor allem für die Differentialdiagnose der anatomisch oder funktionell reinen Mitralstenose. Tatsächlich haben sich bestimmte Abweichungen in der Randbewegung des linken Vorhofs an der Herzhinterwand, aber auch der übrigen Herzabschnitte und großen Gefäße ergeben. Am linken Herzohr bzw. hinteren Vorhofsrand werden Bewegungsplateaus beobachtet, die in der Systole oder Diastole oder dazwischen liegen können, gelegentlich aber auch im weiten Rahmen der normalen Variation liegen. Dadurch wird ihr diagnostischer Rang sehr eingeschränkt, was bei der hier herrschenden Vielfalt der Bewegungseinflüsse von den Nachbarabschnitten des Herzens aus auch nicht Wunder nimmt. Die Analyse der Ventrikelbewegung hat ergeben (Phasenanalyse), daß bei der Mitralstenose eine Links- und Dorsalverschiebung des Herzens bzw. des Massenmittelpunktes zu erfolgen pflegt. Am Conus pulmonalis schließlich kann eine systolische

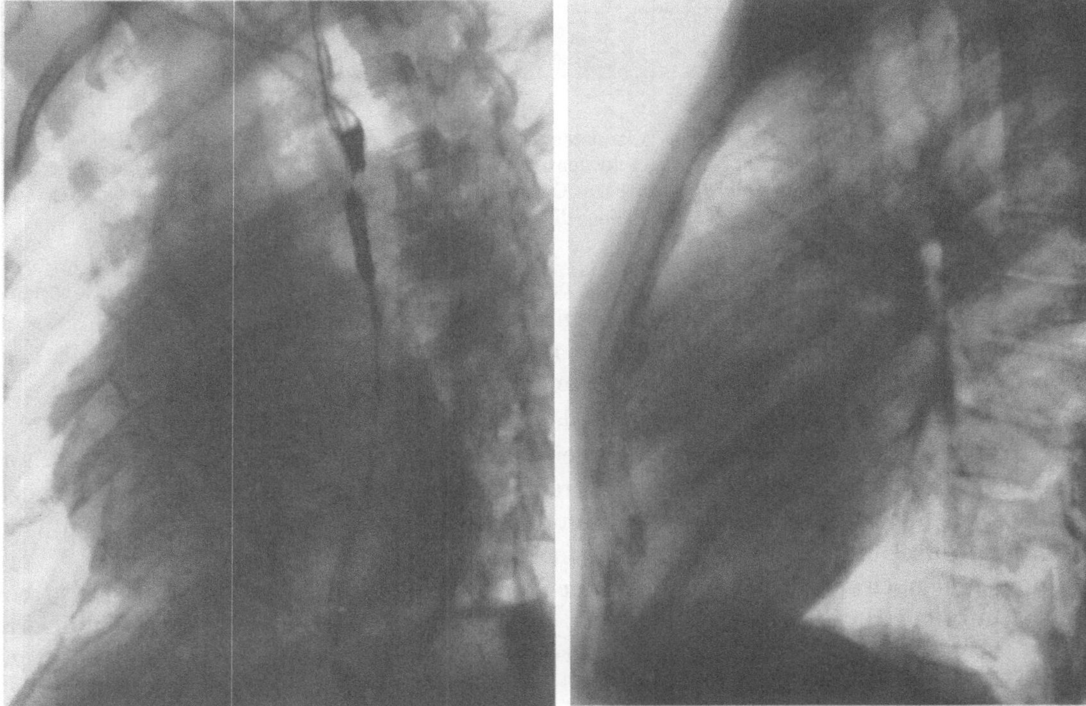

b   c

Abb. 55b u. c. Gleicher Fall. — Im linken Schrägbild analoger Befund (b). — Im Seitenbild erhaltener unterer Retrokardraum infolge kleiner linker Kammer, sichtbares Cavadreieck (c)

Auftreibung beobachtet werden, die einer intraventrikulären Umwälzbewegung entspricht. Alle diese Phänomene geben bis jetzt aber nur eine diagnostische Hilfe, die mit großer Kritik anzuwenden ist (HECKMANN, HAUBRICH).

Auf gewisse Abweichungen von der typischen mitralen Herzkonfiguration in Abhängigkeit vom Zwerchfellstand hat ZDANSKY aufmerksam gemacht. Bei Zwerchfelltiefstand bleibt die Linksdrehung des Herzens aus bzw. wird durch eine Rechtsdrehung unter dem Einfluß des Zwerchfelltiefstandes kompensiert. Dadurch wird der linke Vorhof bzw. das linke Herzohr stärker in den unteren Abschnitt der Herzbucht hereingedreht, während die Arteria pulmonalis ihre Prominenz verliert; statt des zweiten ist

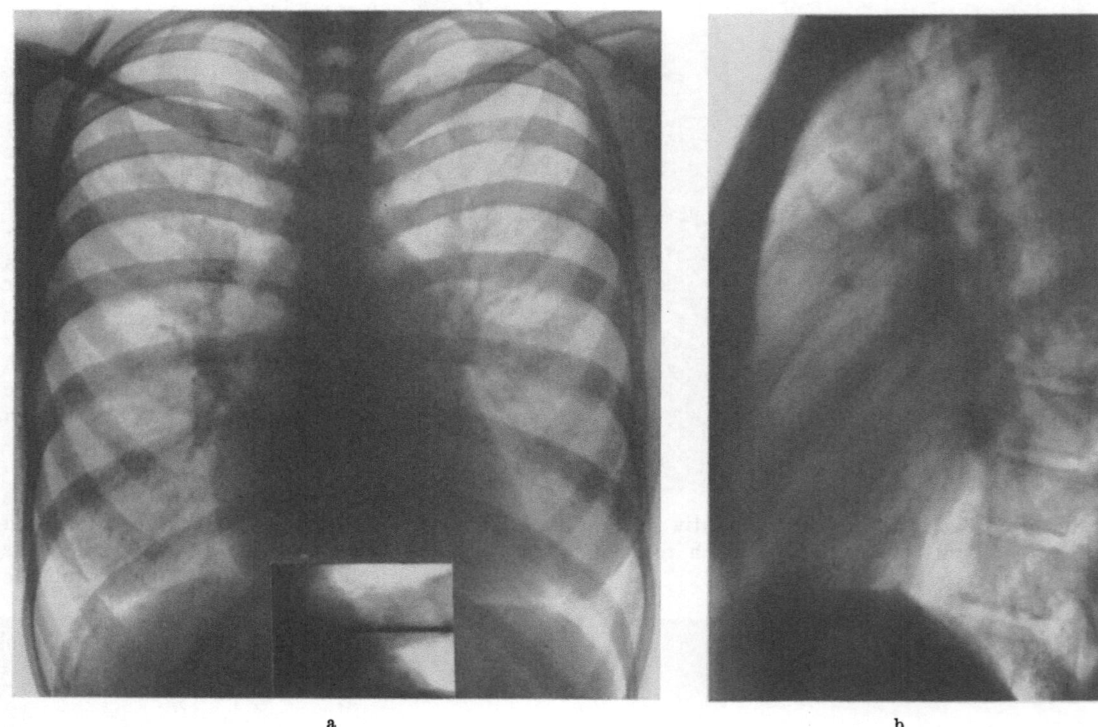

a   b

Abb. 56a u. b. Operativ bestätigte, reine Mitralstenose mit beiderseitiger Herzverbreiterung (rechter Ventrikel!); am abgeflachten Aortenbogen abgeschwächte Bewegungsausschläge (Kymogramm-Ausschnitt!). — 17jährige Frau (a). — Im Seitenbild (b) sichtbares Cavadreieck im normal breiten unteren Retrokardialraum (= kleiner linker Ventrikel)

also der dritte linke Herzrandbogen im Übersichtsbild deutlicher markiert. Der Zwerchfellhochstand wirkt durch die Querlagerung des Herzens der Entstehung einer mitralen Herzkonfiguration entgegen, so daß eine mehr „aortale" Herzform als Folge der Vergrößerung des rechten Ventrikels zu verzeichnen ist.

Für die *Operationsindikation* ergibt sich bei der Mitralstenose aus den Befunden der konventionellen Röntgenuntersuchung allein nur selten ein sicheres Urteil. Es ist schon besprochen, daß der Nachweis einer Mitralklappenverkalkung eher eine Gegenanzeige abgibt, weil hier stets mit einem gewissen Insuffizienzanteil einerseits und dessen Vergrößerung durch die Operation zu rechnen ist. Bei geringgradiger oder fehlender Verkalkung und nachweislicher Atrophie oder Normalgröße des linken Ventrikels, also bei einer (funktionell) reinen Mitralstenose ist die Operation ceteris paribus eher indiziert. Es ist aber nur in Verbindung mit allen klinischen Kriterien möglich, eine derartige Qualitäts-Diagnose zu stellen (WERKÖ). Die venöse Angiokardiographie und Herzkatheterisierung tragen wenig zur Klärung der Frage bei, welchen Anteil die Klappeninsuffizienz am Vitium hat; allenfalls ist im venösen Angiokardiogramm eine deutliche Verkleinerung des linken Vorhofs in der Vorhofssystole als Hinweis auf eine Mitralinsuffizienz zu werten. Größeren und wesentlichen diagnostischen Wert hat hier die retrograde Lävokardiographie, bei der die Injektion des Kontrastmittels in die linke Kammer erfolgt, am besten mittels eines von der Aorta aus vorgeschobenen Katheters. Bei einer Mitralstenose läßt sich ein Reflux in den linken Vorhof nicht nachweisen. Da es bei Kammerextrasystolie allerdings auch bei schlußfähiger Mitralklappe zu einem Kontrastmittelübertritt und einer Darstellung des linken Vorhofs kommen kann, ist eine fortlaufende Registrierung des EKG während der Kontrastmittelinjektion erforderlich.

Postoperative Veränderungen des Röntgenbefundes sind erst nach längerer Zeit zu erwarten. Der linke Vorhof kann sich deutlich verkleinern und eine Herztaille kann wieder

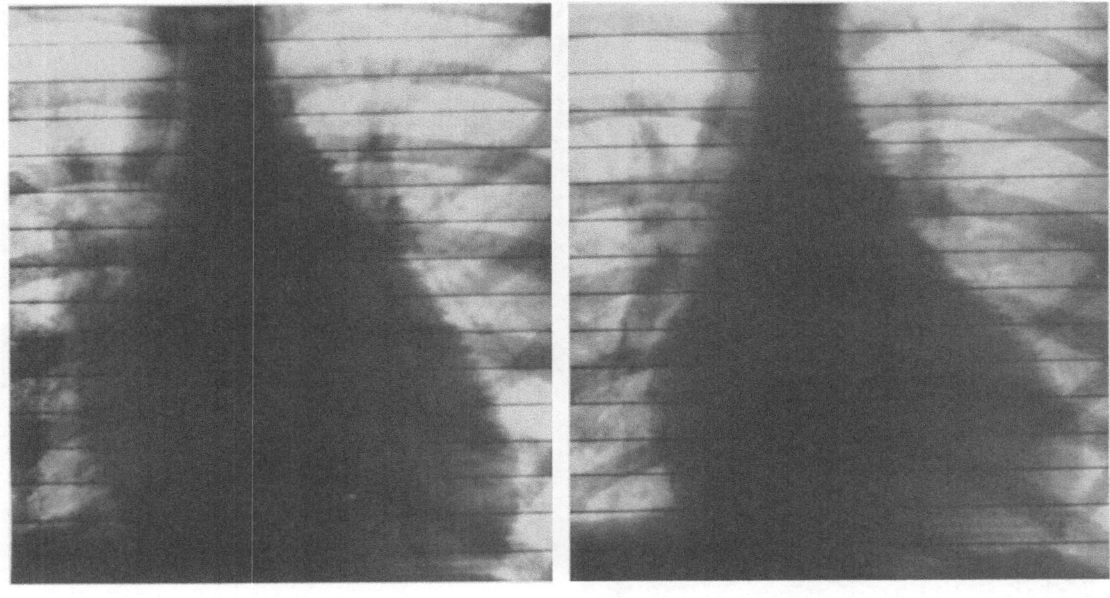

Abb. 57 a u. b. Mitralstenose vor Operation. Kleine Amplitude der Aortenpulsation (a). — (b) Nach Operation; Vergrößerung des Schlagvolumens an normalisierter Aortenpulsation sichtbar; Lungengefäßzeichnung fast normalisiert; Herztaille wieder angedeutet (= Größenabnahme des rechten Ventrikels)

auftreten; die Erweiterung der zentralen Lungenarterien geht mit der Herabsetzung des pulmonalen Druckes zurück. Der Transversaldurchmesser des Herzens pflegt erhalten zu bleiben, weil die mögliche Verkleinerung der rechten Kammer durch eine entsprechende Vergrößerung der linken Kammer kompensiert zu werden scheint (THURN). Für die Mehrleistung des linken Ventrikels und die Erhöhung des Schlagvolumens spricht auch eine postoperative Vergrößerung der Aortenamplitude. Alle genannten röntgenologischen Operationsfolgen sind an Abb. 57a und b abzulesen.

Versagt das Herz unter den hämodynamischen Anforderungen der Mitralstenose, so sind verschiedene Bilder der *Dekompensation* möglich. Ein Lungenödem als plötzliches und oft wiederholtes Ereignis wird meist bei solchen Mitralstenosen beobachtet, wo die Herzbreite annähernd normal und die Dilatation des linken Vorhofs gering ist. Die Erfahrung hat gezeigt, daß es sich hier meist um leichte bis mittelschwere Stenosen handelt, bei denen in Ruhe noch keine wesentliche Lungenstauung besteht. Bei akuter Belastung steigt hier der Lungendruck plötzlich an, was bei den — an diesen Druck noch nicht angepaßten — Lungengefäßen zu einem Lungenödem führt. — Bei rheumatischer Wanderkrankung läßt die Blutstauung im linken Vorhof häufig Vorhofsthromben entstehen, die zur gefürchteten Embolie im großen Kreislauf führen können.

Je stärker das Mißverhältnis zwischen der Klappenverengung und der Kraft des rechten Herzens wird, desto stärker sind die Zeichen der Lungenstauung ausgebildet; sie ist bereits ausführlich besprochen. Es darf aber wiederholt werden, daß der Grad der

Klappenstenose, der Vorhofsdilatation und der Lungenstauung nicht eindeutig voneinander abhängen.

Versagt auch das rechte Herz, so geht die Lungenstauung im allgemeinen zurück. Röntgenologisch ist dann festzustellen, daß die Transparenz der Lungenfelder wieder

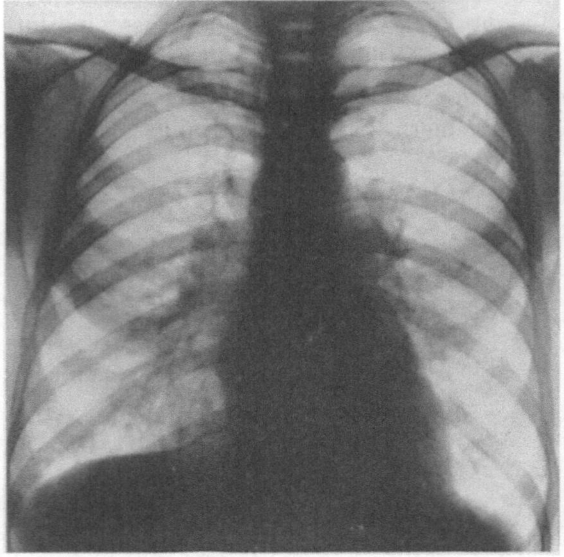
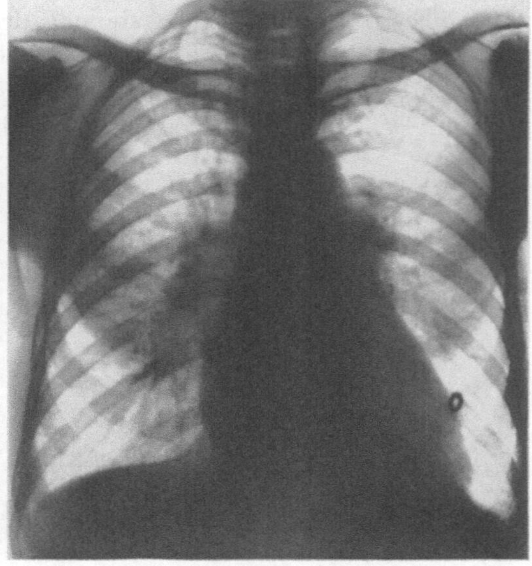
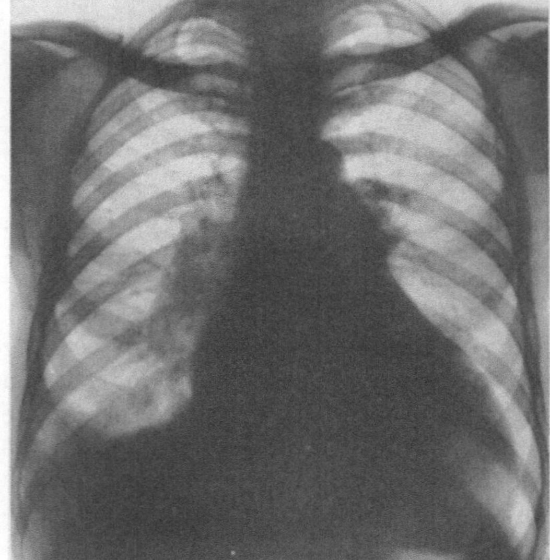

zunimmt, die Hiluskomplexe kleiner und die großen Lungengefäße schärfer begrenzt werden. Klinisch geht diesem Befund die Rückbildung der Atemnot, des Stauungskatarrhs und der Hypostasen in den basalen Lungenpartien parallel, während gleichzeitig die Symptome der Rückstauung in den großen Kreislauf auftreten (Ödem, Lebervergrößerung). Dabei wird die Herzform in typischer Weise verändert. Sie erfährt bei der *myogenen Insuffizienz der rechten Kammer* eine weitere Dilatation nach links. Da aber schon beim kombinierten Mitralfehler alle möglichen Grade der Linksverbreiterung des Herzens beobachtet werden, kann eine einmalige Untersuchung keinen Aufschluß darüber geben, ob eine Rechtsinsuffizienz eingetreten ist. Darauf kann in Übereinstimmung mit Assmann, Zdansky, Thurn u. a. nicht eindringlich genug hingewiesen werden. Nur der Größenvergleich aus mehreren Untersuchungen erlaubt die röntgenologische Diagnose einer myogenen Rechtsinsuffizienz. Ein Beispiel dafür ist mit Abb. 58 wiedergegeben. Hier blieb bei einer reinen Mitralstenose das nur wenig linksver-

Abb. 58a—c. Mitralstenose, kompensiert, bei 45jährigem Mann (a). — Nach 5 Jahren Herzverbreiterung durch kompensatorische, nichtmyogene Vergrößerung des rechten Ventrikels, Lungenstauung, Hämosiderose? (b). — Nach 8 Jahren exzessive Vergrößerung der rechten Kammer nach links durch myogene Dilatation (c), Rückgang der Stauungszeichnung, Pleuraergüsse (Rechtsinsuffizienz)

breiterte Herz mit relativ geringer Lungenstauung lange Zeit voll kompensiert (Abb. 58a). Die Herzvergrößerung auf dem Kontrollbild nach 5 Jahren konnte noch auf eine adaptative, nicht myogene Dilatation des rechten Ventrikels zurückgeführt werden, zumal die Zeichen der Lungenstauung stärker ausgeprägt waren und klinische Anzeichen der Rechtsdekompensation fehlten (Abb. 58b). Erst nach weiteren 3 Jahren machten die exzessive

Größenzunahme der rechten Kammer nach links, die beginnende Dilatation des rechten
Vorhofs (abgerundeter und verstärkter Herzrandbogen rechts unten!) der Rückgang

der Lungenstauung und das
sichtbare Pleuratranssudat eine
myogene Rechtsinsuffizienz in
Übereinstimmung mit dem klinischen Befund auch röntgenologisch sicher (Abb. 58c). In
anderen Fällen bleibt trotz
erheblicher Linksverbreiterung
durch Größenzunahme der rechten Kammer und trotz deutlicher zusätzlicher Rechtsverbreiterung durch den rechten
Vorhof die Lungenstauung erhalten oder nimmt sogar noch
zu (Abb. 59). In diesen röntgenologisch mehrdeutigen Fällen kann auf eine Herzkatheterisierung nicht verzichtet werden,
wenn eine eindeutige Diagnose
angestrebt wird. Auch andere
klinische Untersuchungen sind
hier zum Teil aufschlußreicher
als die Röntgenologie.

Wo die Herzverbreiterung
auch nach rechts sehr erheblich
wird, kann immer eine massive
Vergrößerung des rechten Vorhofs angenommen werden, weil
sich die myogene Zusatzdila-
tation der rechten Kammer
nur nach links hin entwickelt
Kann man die Entstehung der
Rechtsverbreiterung in einer
Kontrollserie verfolgen, darf
die maßgebliche Vergrößerung
des rechten Vorhofs ohne weiteres auf eine relative Tricuspidalinsuffizienz bei myogener
Ventrikelinsuffizienz zurückgeführt werden. Bei nur einmaliger Röntgenuntersuchung
jedoch ist dieser Schluß nicht
erlaubt, weil das gleiche Bild
des beidseits stark verbreiterten Mitralherzens auch bei
kombinierten Mitralvitien, Mitral-Tricuspidalfehlern und bei
organischen Tricuspidalvitien
beobachtet werden kann. Eine

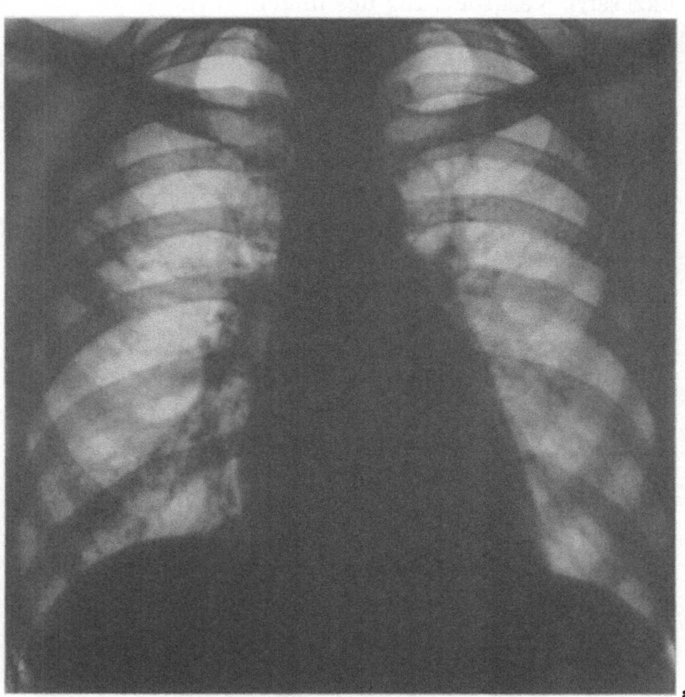
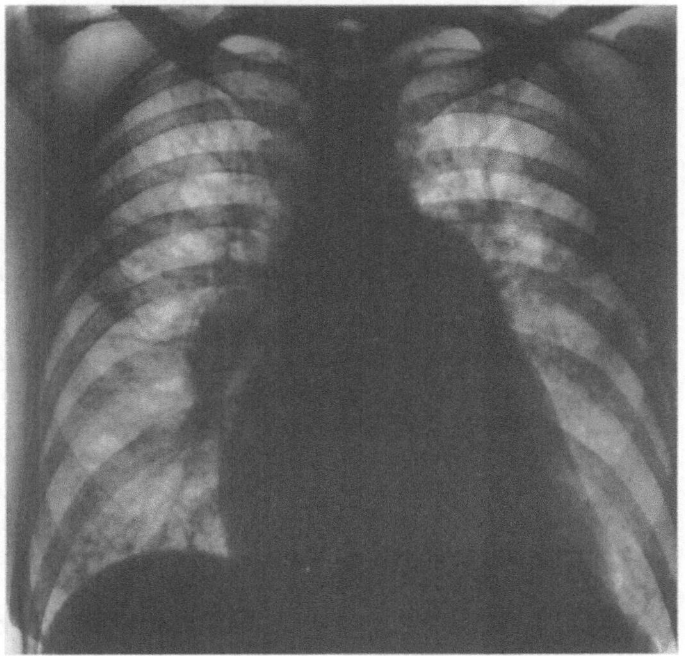

Abb. 59a u. b. Kompensierte Mitralstenose bei 31jähriger Frau (a). —
(b) Nach 5 Jahren weitere Herzverbreiterung nach rechts (relative
Tricuspidalinsuffizienz) und nach links (weitere Vergrößerung der
rechten Kammer, bei stärkerer Lungenstauung vielleicht noch
adaptativ)

Ausnahme von dieser einschränkenden Regel ist dort möglich, wo klare andere Anzeichen einer primären Mitralstenose zu finden sind, wie etwa in Abb. 60a. Hier

beweist die Hämosiderose die funktionelle Prävalenz der Stenosierung der Mitralklappe, wie wir früher schon ausgeführt haben. In diesem Fall bestand übrigens auch eine ganz exzessive Vergrößerung des linken Vorhofs, wie sich aus der Verlagerung der Speiseröhre nach links wahrscheinlich machen läßt (Abb. 60b); es ist möglich, daß der rechte Vorhof dadurch noch stärker nach vorn gedrängt und die Rechtsverbreiterung des Herzens auch auf diesem Wege verstärkt wird.

Zum Abschluß sei darauf hingewiesen, daß das dekompensierte Mitralherz wohl gar nicht selten auch eine zusätzliche Vergrößerung durch einen *Perikarderguß* erfährt. Dieses Ereignis ist aus der Herzkonfiguration allein kaum zu bestätigen oder auszuschließen. Wo das Kymogramm in derartigen Zweifelsfällen statt aufgehobener oder

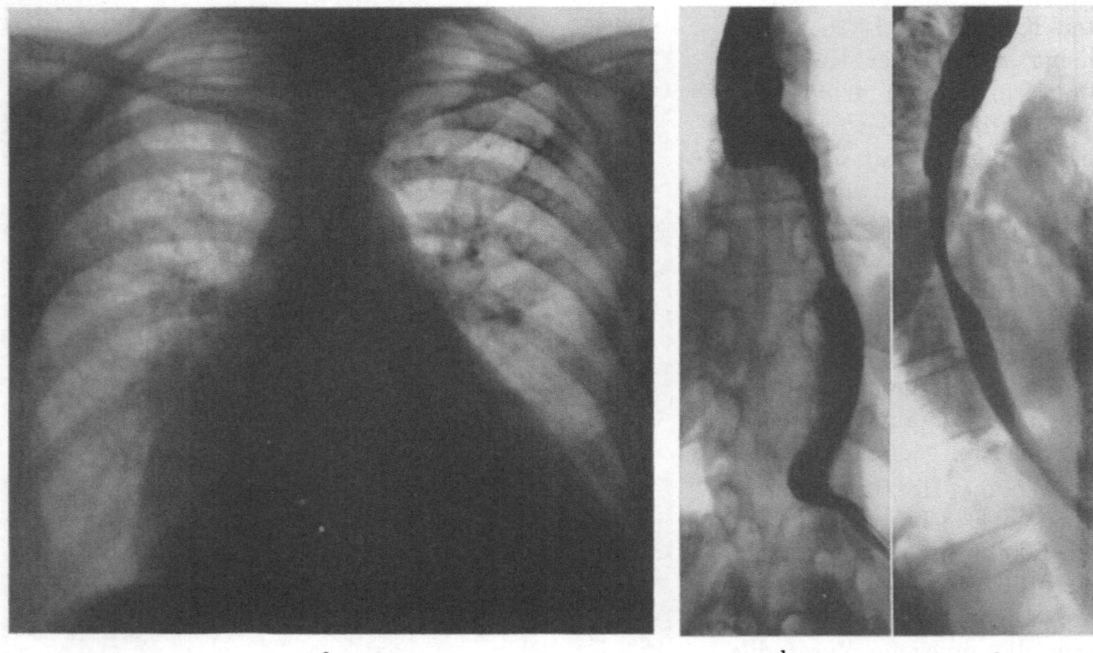

a   b   c

Abb. 60a—c. Dekompensierte Mitralstenose, 66jährige Frau (a). Röntgen-differentialdiagnostisch werden andere Vitien durch die Lungenhämosiderose unwahrscheinlich (s. Text). Exzessive Dilatation des linken Vorhofs mit Oesophagusverlagerung nach links und hinten (b, c)

gedämpfter Pulsationen aber normale Randbewegungen erweist, entfällt die Annahme einer begleitenden perikardialen Transsudation. Allerdings wird davon die Differentialdiagnose gegenüber den organischen Tricuspidalfehlern nicht berührt (vgl. S. 89). Wenn umgekehrt die Rekompensation mit ausgiebiger Diurese das „tricuspidal konfigurierte" Herz wieder kleiner werden läßt, kann oft die Resorption eines vorher nicht erkannten Perikardergusses unterstellt werden. Aber das ist nicht obligat, wie ZDANSKY betont hat, weil auch echte Verkleinerungen vor allem des rechten Herzens unter der konservativen Therapie beobachtet worden sind. Vielfach werden beide Faktoren gleichzeitig eine Rolle spielen.

5. Mitralinsuffizienz

Die reine Mitralinsuffizienz ist der seltenste Mitralklappenfehler (3%). Klinisch und röntgenologisch ist sie immerhin häufiger, als nach den Beobachtungen der Pathologen anzunehmen wäre. Einerseits können nämlich die Anzeichen einer anatomisch faßbaren Begleitstenose der Mitralklappe klinisch fehlen oder wenig ausgeprägt sein, wie auch funktionell und in der Herzform, d. h. röntgenologisch ganz im Hintergrund bleiben. Andererseits ist die reine oder funktionell vorherrschende Klappeninsuffizienz in den ersten Jahren nach der rheumatischen Endokarditis noch relativ häufig, und erst im Laufe der Zeit treten hämodynamisch und klinisch die Zeichen einer sekundären und vielfach stetig zunehmenden Verengung der anfangs nur schlußunfähigen Mitralklappe hinzu. Im Beobachtungsgut des Internisten ist die reine Mitralinsuffizienz also seltener als in dem des Pädiaters, aber doch noch merklich häufiger als in der Sektionsstatistik. Die Differentialdiagnose zwischen reiner Mitralinsuffizienz und kombiniertem Mitralvitium mit überwiegender Insuffizienz kann röntgenologisch allein nicht gestellt werden. Hierzu sind klinische Befunde heranzuziehen, vor allem der Auskultationsbefund.

Wie bei der Mitralstenose oder auch der Aortenstenose kann anfangs für mehr oder weniger lange Zeit ein typischer Röntgenbefund auch bei der Mitralinsuffizienz fehlen oder nur andeutungsweise und schwer nachweisbar sein. In der Form und Größe des Herzens im normalen Thorax-Übersichtsbild ergibt sich dann kein Anhalt für einen

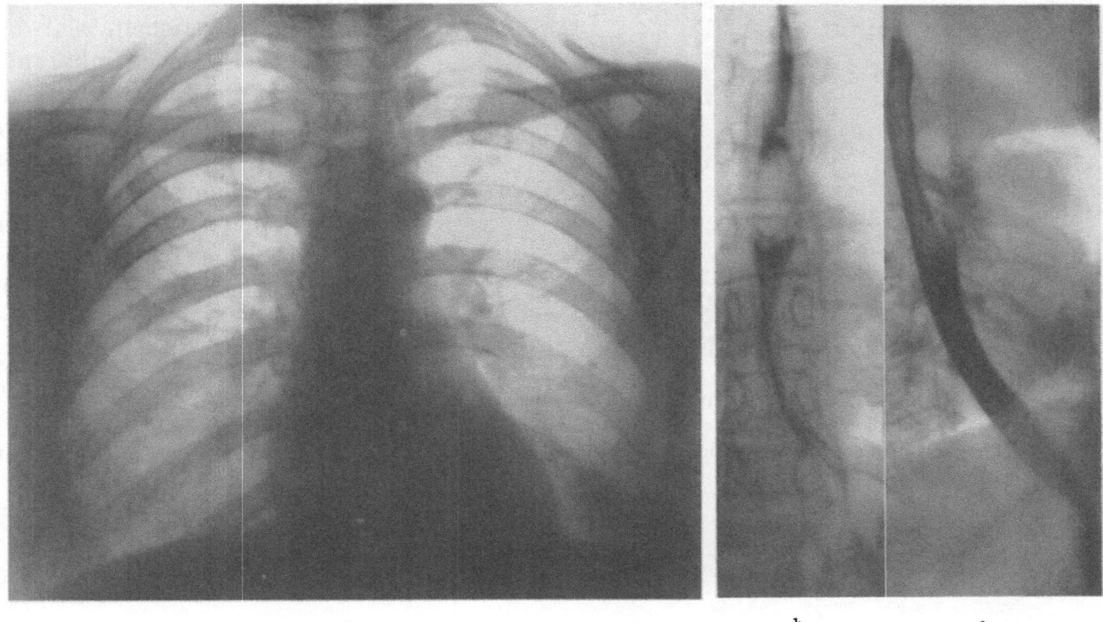

a   b   c

Abb. 61 a—c. Mitralinsuffizienz bei 31jähriger Frau, Systolicum über der Herzspitze, normale Herzgröße (a). — Geringe Vergrößerung des linken Vorhofs im Oesophagogramm (b, c)

Herzfehler. Das erklärt sich auch hier aus der Entwicklung der hämodynamischen Veränderungen. Sie werden eingeleitet durch eine Erweiterung des linken Vorhofs und der linken Kammer. In der Anspannungs- und Austreibungsphase der Ventrikelsystole fließt ein Teil des Kammerinhalts unter hohem Druck in den Vorhof zurück; es kehrt in der Ventrikeldiastole als Pendelblut — das 50 % des Schlagvolumens und mehr betragen kann — wieder in die Kammer zurück. Die linke Kammer hypertrophiert, wird dilatiert und bleibt in der Regel zum Auswurf eines normal großen Schlagvolumens befähigt, solange sie nicht myogen insuffizient ist. Die kompensatorische Größenzunahme des linken Ventrikels beginnt in der Einflußbahn (ZDANSKY), vergrößert also die Tiefendimension des Herzens in rechter Schrägstellung, ohne zunächst den Transversaldurchmesser zu beeinflussen. Unter dieser Kammervergrößerung kommt es zu einer gewissen Rechtsdrehung des Herzens, die einer „mitralen" Ausfüllung der Herztaille durch die — erst in einem weiteren Stadium folgende — Vergrößerung der rechten Kammer mit Anhebung des Pulmonalisbogens entgegenwirkt. Die Vergrößerung des linken Vorhofs ist zunächst relativ geringer als bei der Mitralstenose und erfolgt nur nach hinten; erst bei weiterer Größenzunahme erscheint der Vorhof links im unteren Anteil der Herzbucht und rechts innerhalb oder am oberen Herzrand.

In diesem Anfangsstadium der Mitralinsuffizienz, wo die Lungenstauung und die Vergrößerung der rechten Kammer als Folgen einer Insuffizienz des linken Vorhofs noch fehlen oder wenig ausgeprägt sind, hängt die Röntgendiagnose vom Nachweis einer

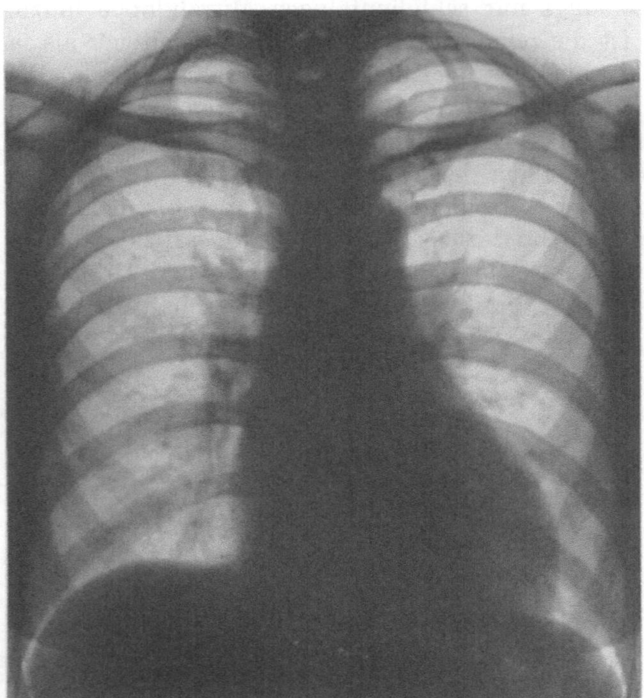

Abb. 62a. Mitralinsuffizienz bei 49jähriger Frau mit chronisch-rheumatischer Endokarditis. Herz mäßig linksverbreitert, Kammerbogen gerundet; geringe Lungenstauung

Vergrößerung der beiden linken Herzhöhlen ab. Dieser Nachweis ist für die Vorhofsdilatation leichter zu führen und genügt zur Diagnose auch dann, wenn ein im p.a.-Bild normal großes Herz ein systolisches Geräusch an der Herzspitze bietet. Ein Beispiel dafür gibt Abb. 61 wieder. Hier ist im Übersichtsbild das Herz normal groß und normal geformt; allenfalls erscheint seine Taille leicht verstrichen, weil der linke Vorhof gerade eben links randständig wird. Die Oesophagogramme beweisen, daß tatsächlich der linke Vorhof vergrößert ist. Dieser Befund ergänzt den Auskultationsbefund zur sicheren Diagnose einer Mitralinsuffizienz. Wo die Querdimension des Herzens deutlich nach links vergrößert, der Kammerbogen mehr abgerundet und gleichzeitig die Verlagerung der Speiseröhre deutlicher ist wie in Abb. 62, darf auf eine stärkere Vergrößerung der

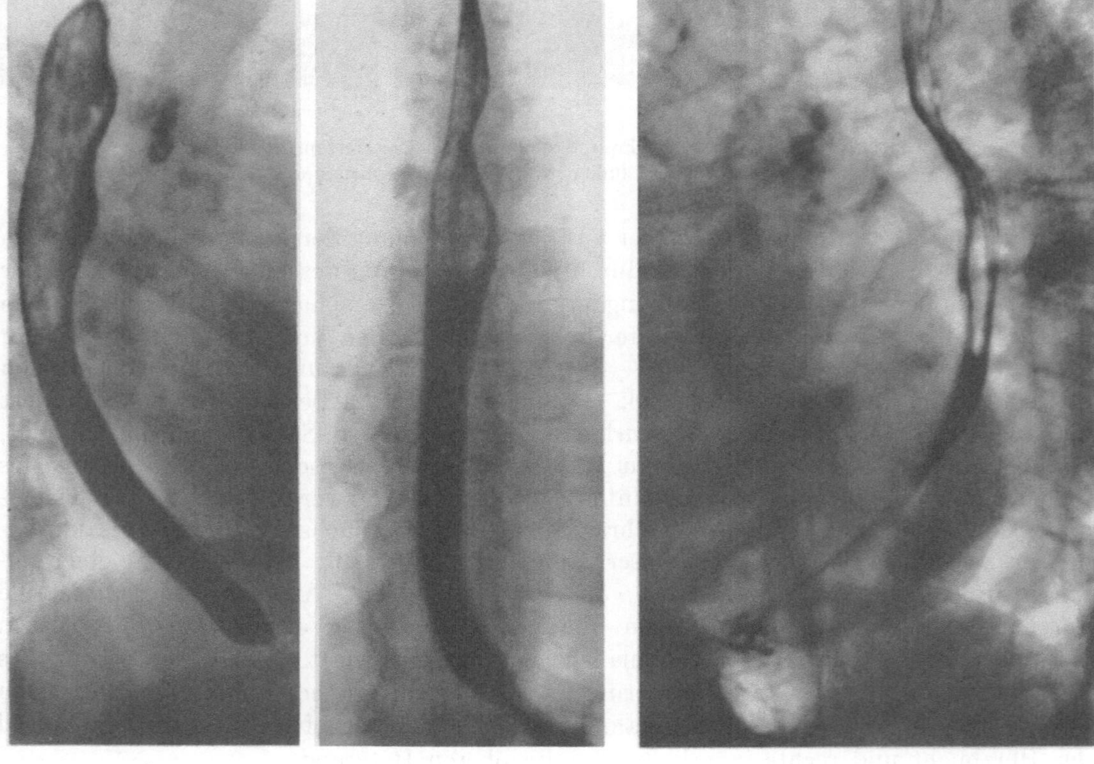

b   c   d

Abb. 62 b—d. Gleicher Fall. — Deutliche Vergrößerung des linken Vorhofs, b (Sectio = Mitralinsuffizienz mit starker Dilatation und Hypertrophie der linken Kammer, geringer Hypertrophie der rechten Kammer). — d In linker Schrägstellung Vergrößerung der linken Kammer nach hinten

linken Herzhöhlen und eine beginnende Vergrößerung der rechten Kammer geschlossen werden, zumal auch die Hiluskomplexe stärker in Erscheinung treten; die Autopsie bestätigte diese Annahme vollauf.

Auch im Falle der Abb. 63a läßt das Übersichtsbild allein die Diagnose einer Mitralinsuffizienz noch nicht stellen. Die Abrundung des linken Herzrandes mit wahrscheinlicher Prominenz des linken Vorhofs bzw. Herzohrs im Bereich der stärkeren Konvexität, das fehlende oder nur gerade angedeutete Pulmonalissegment darüber und die deutliche Lungenstauung mit Erweiterung der Pulmonalarterien sprechen bei schon erheblicher Herzvergrößerung nach links zwar trotz Fehlens einer „mitralen" Konfiguration gegen einen Aortenfehler, aber die diagnostisch entscheidende Vergrößerung der linken Kammer und des

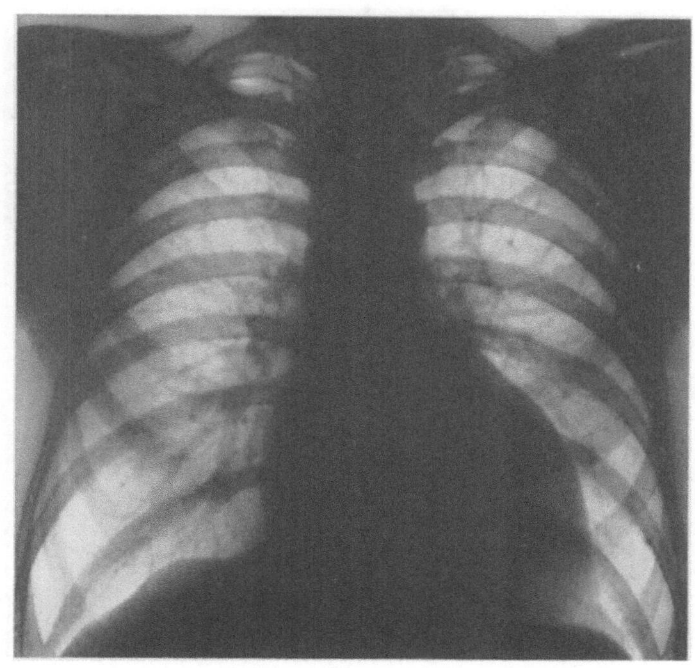

Abb. 63a. Mitralinsuffizienz, 43jähriger Mann

linken Vorhofs ist damit noch nicht bewiesen. Die Kontrastmitteluntersuchung der Speiseröhre klärt die sichere Vorhofsvergrößerung rasch (Abb. 63b, c). Über die Größe

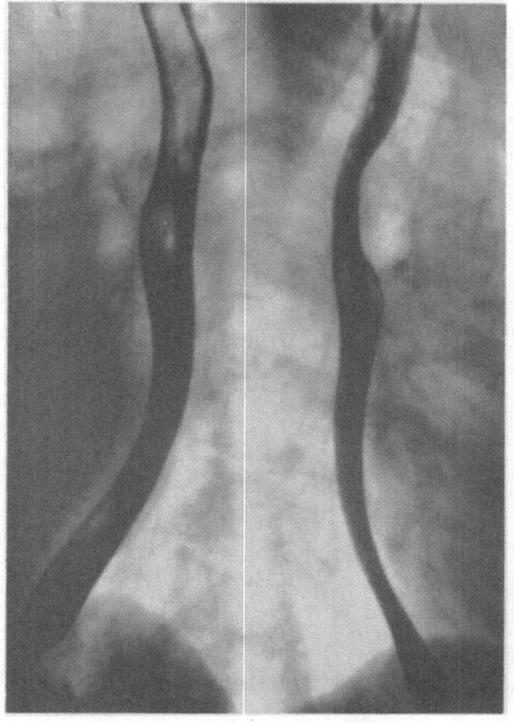

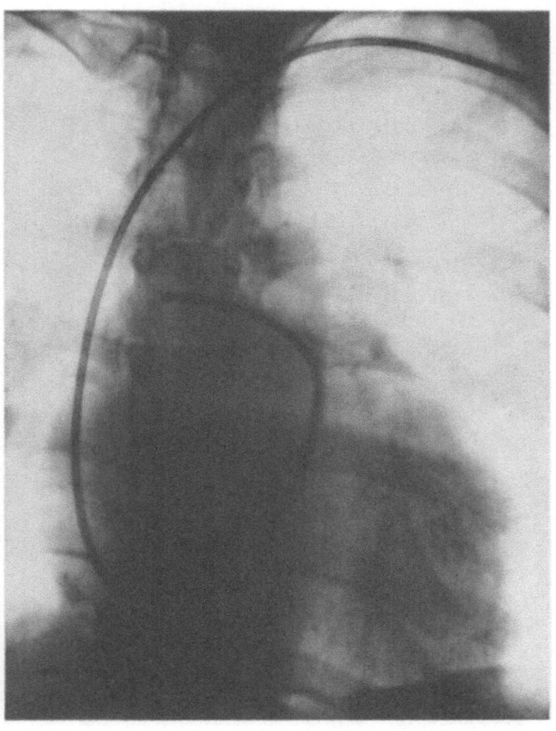

b   c   d

Abb. 63b—d. Gleicher Fall. — Stärkere Vergrößerung des linken Vorhofs (b, c). — Bei Sondierung bleibt der Anteil der vergrößerten linken Kammer an der Herzvorderfläche katheterfrei (d, s. Text)

der linken Kammer ist jedoch nur ein indirektes Urteil möglich. Es stützt sich auf die Erfahrung, daß eine derart erhebliche Vergrößerung des Herzschattens nach links nur dann auf die rechte Kammer bezogen werden darf, wenn deren entsprechend starke Dilatation sich nicht nur nach links, sondern auch nach oben entwickelt und die Pulmonalarterie viel stärker in die obere Herzbucht verlagert hätte (vgl. S. 36). Daß tatsächlich hier aber nicht der rechte, sondern der linke Ventrikel einen wesentlichen Teil der Herzvorderfläche einnimmt und den ganzen unteren Abschnitt des linken Herzrandes ausmacht, läßt erst die topographische Detaillierung mit dem Herzkatheter erkennen. In Abb. 63d markiert der Katheter die Ein- und Ausflußbahn des rechten Ventrikels, der kaum vergrößert ist. Seine Ausflußbahn bleibt auf und dicht an die Wirbelsäule projiziert und der Conus

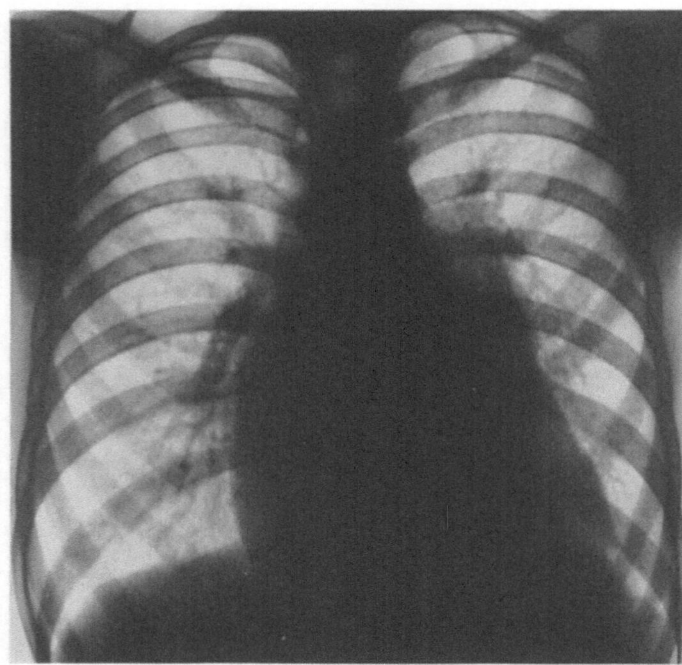

Abb. 64a. Mitralinsuffizienz (operativ bestätigt) mit geringem Stenoseanteil. Prominenz des Vorhofsbogens, Lungenstauung. 16jähriger Junge

pulmonalis erreicht nicht den oberen linken Herzrand. Statt dessen bleibt die katheterfreie linke Hälfte des Herzschattens dem stark vergrößerten linken Ventrikel vorbehalten.

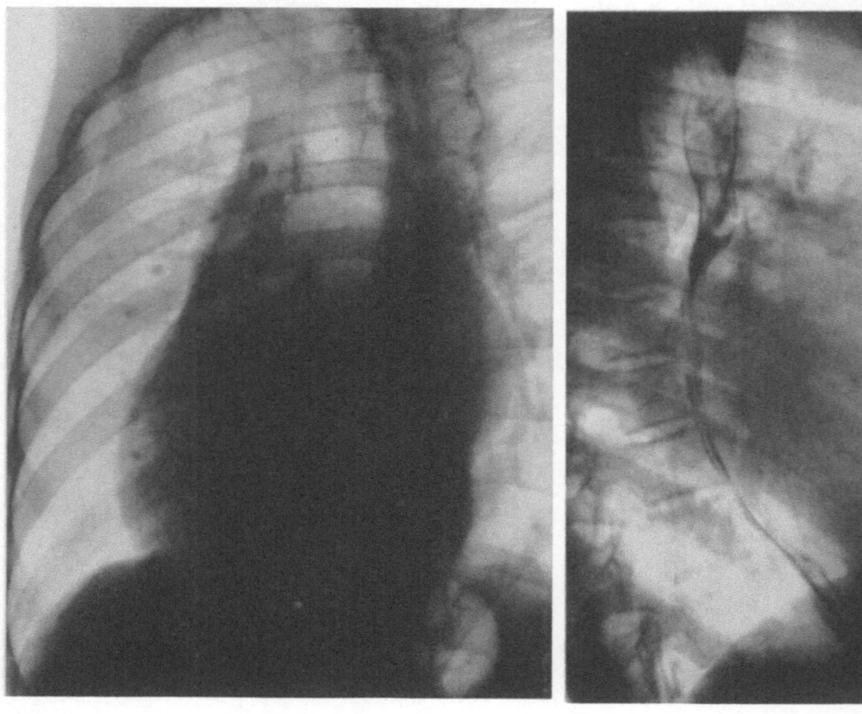

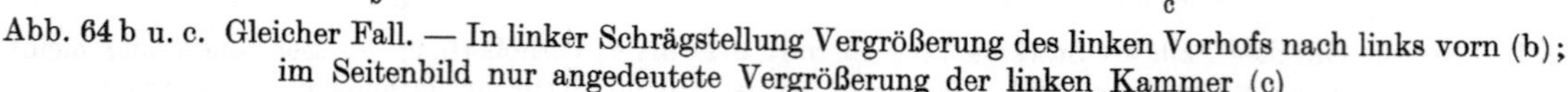

Abb. 64b u. c. Gleicher Fall. — In linker Schrägstellung Vergrößerung des linken Vorhofs nach links vorn (b); im Seitenbild nur angedeutete Vergrößerung der linken Kammer (c)

Natürlich hat die Herzkatheterisierung hier wie bei allen Mitralvitien nicht den Zweck, die Topographie der Herzhöhlen im Einzelfall genau zu klären. Das ist gewissermaßen nur das Nebenprodukt der allein zur Druckmessung und Prüfung der Operationsindikation erlaubten Untersuchung (SCHAEDE u. THURN).

Wenn die Herzbucht ganz ausgefüllt ist, also — im Gegensatz zu den bisherigen Beispielen mit ganz oder teilweise erhaltener Herztaille — eine sog. mitrale Konfiguration vorliegt, kann die Röntgendiagnose der Mitralinsuffizienz schwer oder ohne Spezialuntersuchung unmöglich sein. Zunächst muß darauf hingewiesen werden, daß die „mitrale Eiform" hier auch ohne Vergrößerung der rechten Kammer allein schon durch die Ausweitung der linken Kammer in der Einflußbahn mit Rechtsdrehung des Herzens zustande kommen kann (ZDANSKY). Dieses Stadium der reinen Volumenbelastung der linken Kammer ist zwar von der reinen Linksbelastung der Aortenfehler mit vergrößerter Ausflußbahn bzw. Herzverbreiterung nach links und voll erhaltener oder vertiefter Herztaille leicht abgrenzbar, in der Herzkonfiguration aber praktisch identisch mit dem Bild der rechtskompensierten Mitralstenose (oder des kombinierten Mitralvitiums), wie es früher besprochen wurde. Wenn die Zeichen der Rückstauung in den kleinen Kreislauf so deutlich ausgesprochen sind, steht und fällt die Diagnose der Mitralinsuffizienz mit dem Nachweis einer Vergrößerung des linken Ventrikels. Es muß aber mit Nachdruck betont werden, daß ein kombiniertes Mitralvitium röntgenologisch natürlich nicht ausgeschlossen werden kann, wenn dieser Nachweis gelingt; hier ist der klinische Befund differentialdiagnostisch entscheidend. Wo die Röntgenuntersuchung ein Urteil über die Größe der linken Kammer nicht erlaubt — und das ist sehr oft der Fall —, kann auch ein späteres Stadium der Mitralstenose nicht ausgeschlossen werden. So konnte aus der Herzkonfiguration der Abb. 64 allein die klinisch nahegelegte Annahme einer vorwiegenden Mitralstenose nicht negiert werden; erst die Operation machte mit dem Nachweis eines großen Refluxes sicher, daß an der Linksverbreiterung des Herzens auch der linke Ventrikel maßgeblich beteiligt sein muß. Aus dem Seiten- und linken Schrägbild allein ist das nicht bündig zu schließen, zumal eine beweiskräftige Ausdehnung des linken Ventrikels nach hinten diaphragmal fehlt (Abb. 64c). Die hier sicher erhebliche Vergrößerung des linken Vorhofs wird in gleicher Weise bei der Mitralinsuffizienz wie bei den anderen Mitralvitien beobachtet, und zumal in späten Stadien kann es zu ähnlich aneurysmatischen Vorhofsdilatationen kommen wie bei der Mitralstenose. Gelegentlich ist die Vorhofsvergrößerung stärker nach links vorne hin entwickelt, wie Abb. 64b andeutet und wie es sich aus der Rechtsrotation des Herzens bei der Mitralinsuffizienz im Gegensatz zur Linksrotation bei der Mitralstenose erklärt. Aber das ist nur ein sehr bedingt verwertbares Indiz, das wenig mehr Bedeutung gewinnt, wenn auch im p.a.-Bild der linke Vorhofsbogen im unteren Abschnitt der Herzbucht stärker auslädt.

So ist auch im Fall der Abb. 65 mit der konventionellen Röntgenuntersuchung nur ein indirekter Beweis für eine Mitralinsuffizienz zu führen. Im p.a.-Bild erscheint das Herz deutlich nach links verbreitert, der linke Kammerbogen ist mäßig abgerundet, der linke Vorhof links stark prominent und rechts in Doppelkontur angedeutet, und der Aortenbogen ist normal (Abb. 65a); im Seitenbild mit Oesophagusfüllung ist der linke Vorhof erheblich nach hinten erweitert (Abb. 65b). Unterstellt man eine gewisse Rechtsrotation des Herzens — für eine Linksdrehung ergibt sich kein Hinweis —, dann darf die Vergrößerung des Transversaldurchmessers nach links im p.a.-Bild und die Vergrößerung des Tiefendurchmessers im Seitenbild auf eine Massenzunahme des linken Ventrikels zurückgeführt werden, weil die Vorwölbung des Conus pulmonalis an das Sternum im Seitenbild und die Vorwölbung der Pulmonalarterie im p.a.-Bild durch Vergrößerung des rechten Ventrikels fehlen. Bewiesen wird hier die Vergrößerung nur der linken Höhlen, also die Mitralinsuffizienz, aber erst mit den Angiokardiogrammen (Abb. 65c—e).

Im *Flächenkymogramm* und bei der Durchleuchtung finden sich am rechten, oft gleichzeitig auch am linken Rand eines stark erweiterten linken Vorhofs vergrößerte Pulsationen. Sie sind ventrikelsystolisch nach lateral gerichtet, haben aber den Charakter großer Vorhofsbewegungen. Rechts stehen sie zu den umgekehrt gerichteten Bewegungsausschlägen des Randgebiets des rechten Vorhofs im Gegensatz, weil diese von der Ventrikelbewegung mitgenommen werden und daher kammersystolisch nach medial gerichtet sind. Die genannte auffallende Randbewegung des linken Vorhofs kommt aber nicht nur bei der Mitralinsuffizienz, sondern auch bei überwiegender Mitralstenose vor.

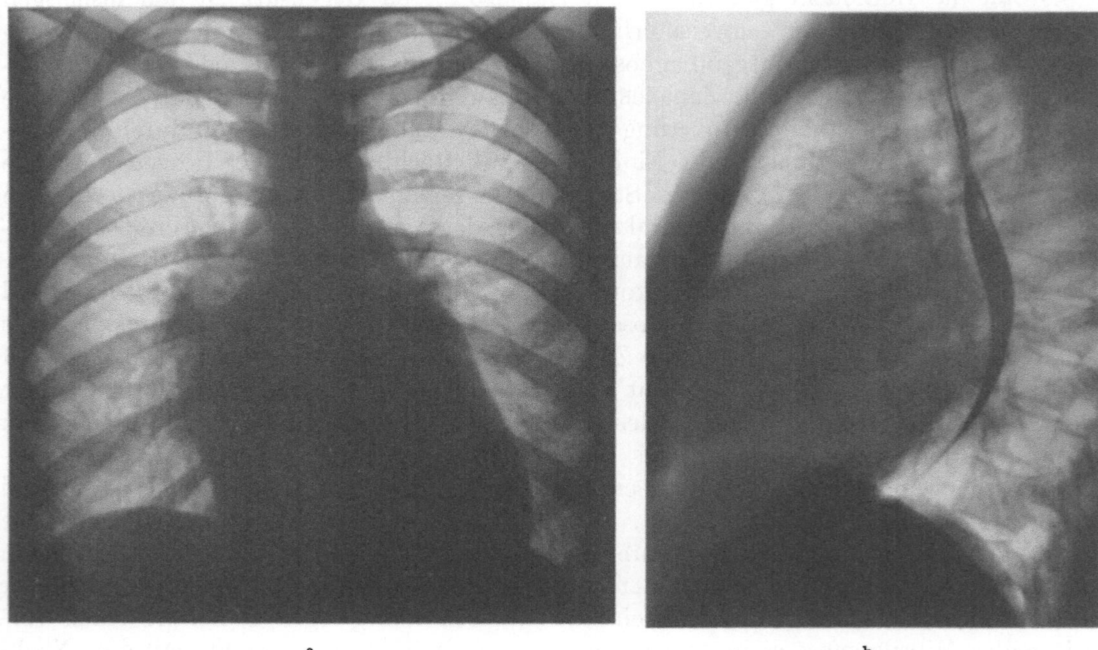

a   b

Abb. 65a u. b. Mitralinsuffizienz, 28jährige Frau. Linker Vorhof beiderseits randständig (a). — Im Seitenbild erheblich vergrößerter linker Vorhof (b)

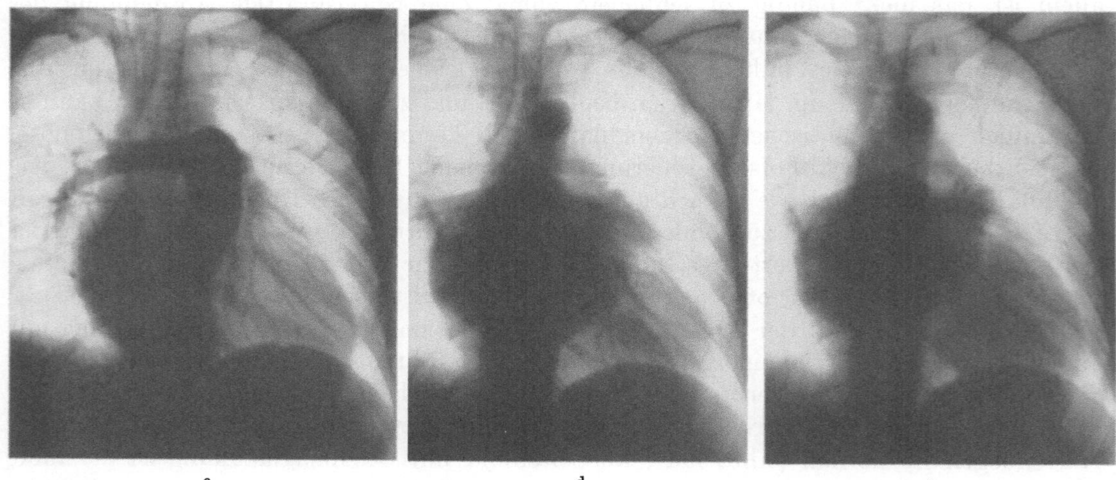

c   d   e

Abb. 65c—e. Angiokardiogramm des gleichen Falles. — Im Dextrogramm bei Ventrikelsystole bleibt der Bereich der großen linken Kammer frei (c). Im Lävogramm Nachweis der vergrößerten linken Herzhöhlen in Ventrikelsystole (d) und -diastole (e). (Aufnahme Prof. Dr. Thurn-Bonn)

Sie ist bei beiden Fehlern durch die „ventrikelsystolische brüske" Dehnung des Vorhofs bedingt, bei der Mitralinsuffizienz durch den hämodynamischen Faktor der Regurgitation vielleicht graduell stärker ausgeprägt. Ein differentialdiagnostisches Kriterium dürfte damit aber nicht gegeben sein. Wichtiger scheint zu sein, daß die Aortenbewegung so lange normal bleibt, als die Mitralinsuffizienz kompensiert ist und das Schlagvolumen normal groß bleibt. Umgekehrt schließt eine verringerte Aortenrandbewegung eine Mitralinsuffizienz keineswegs aus, da die ursächliche Verkleinerung des Schlagvolumens nicht nur bei der Mitralstenose und dem kombinierten Vitium vorkommt, sondern auch das muskuläre Versagen der linken Kammer bei der Klappeninsuffizienz anzeigen kann. — Für den diagnostischen Rang der *Elektrokymographie* sei auf die entsprechenden Darlegungen in dem Abschnitt über die Mitralstenose verwiesen. Nach HECKMANN ist das Elektrokymogramm bei der Mitralinsuffizienz an der Vorhofswand durch einen sehr steilen systolischen, refluxbedingten Anstieg der kegelförmigen Kurve und an der Wand der linken Kammer durch eine verkürzte Anspannungszeit gekennzeichnet.

Was die Unterscheidung der primären Mitralinsuffizienz von der sekundären bzw. relativen Klappeninsuffizienz anbelangt, so ist diese sehr viel häufigere Alteration beim dekompensierten Hypertonieherz und beim mitralisierten Aortenvitium nach den schon früher erörterten Kriterien röntgenologisch abzutrennen. Es sei hier wiederholt, daß ein mitralisiertes Linksherz trotz der Vergrößerung des linken Vorhofs und Teilfüllung

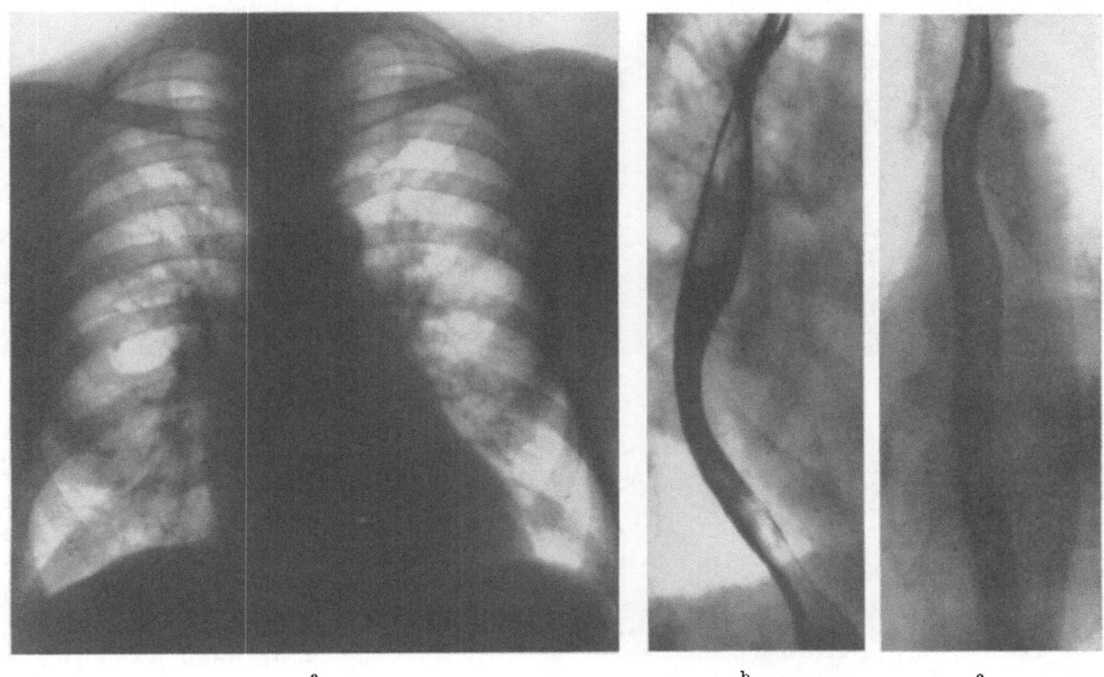

a   b   c

Abb. 66a—c. Mitralinsuffizienz, 53jähriger Mann (a). Diff.-diagnostisch: mitralisiertes Aortenherz? — Die hochgradige Vorhofsvergrößerung spricht für primäres Mitralvitium (b, c) (s. Text)

der Herztaille praktisch immer an der erhaltenen aortalen Grundform erkennbar ist. Daß es aber Grenzfälle der Herzkonfiguration gibt, kann Abb. 66 demonstrieren. Hier scheint im p.a.-Bild eine aortale Grundform vorzuliegen, und als Zeichen der Mitralisation (relative Mitralklappeninsuffizienz) könnten Vorhofsprominenz am linken Herzrand und Lungenstauung angesehen werden (Abb. 66a). Die Oesophagogramme zeigen aber eine so hochgradige Erweiterung des linken Vorhofs nach hinten und nach oben mit Bronchusverlagerung (Teilbilder der Abb. 66b), wie sie beim sekundär mitralisierten Linksherzen nicht vorzukommen pflegt. Die Verbreiterung des Herzens nach links ist hier vorwiegend durch die Vergrößerung des linken Ventrikels bedingt. Bei der Obduktion fand sich eine organische Mitralinsuffizienz (mit geringem Stenoseanteil) bei starker myogener Dilatation der linken und überwiegender Hypertrophie der rechten Kammer. Eine weitere wichtige Rolle für die Entstehung einer solchen „pseudo-aortalen" Herzform kommt dem emphysematösen Zwerchfelltiefstand zu, der einer mitralen Konfiguration entgegen wirkt (ZDANSKY).

Im übrigen ist dies Beispiel auch charakteristisch für das Stadium der Linksinsuffizienz bei erhaltener Kontraktionskraft des rechten Herzens. Tritt eine myogene Dilatation der rechten Kammer hinzu, so finden sich röntgenologisch die gleichen Veränderungen wie beim Spätstadium der anderen Mitralfehler: Abnahme der Lungenstauung und zunehmende Rechtsverbreiterung des Herzens — wie früher schon ausführlich besprochen worden ist und deshalb nicht eigens mit Beispielen belegt zu werden braucht. Die Herzkonfiguration bei eingetretener Rechtsdekompensation ist für alle Mitralfehler

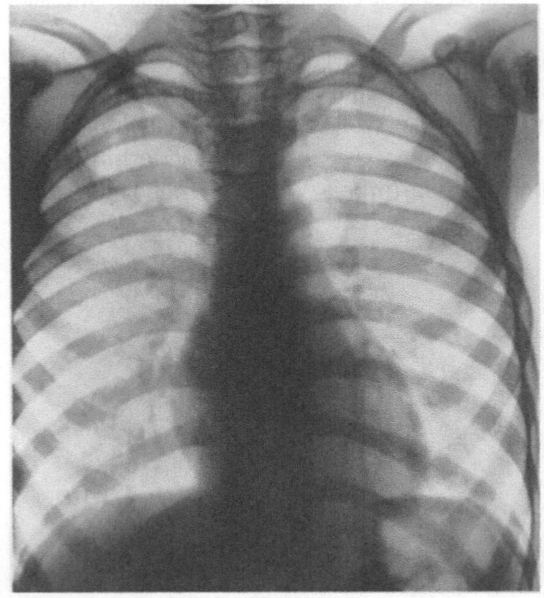

a

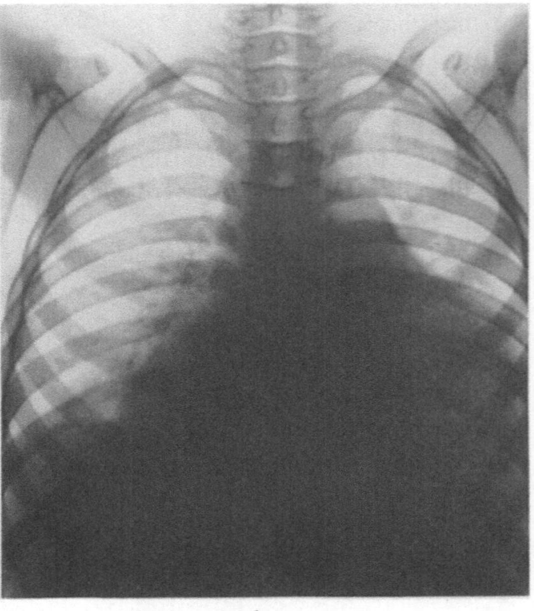

b

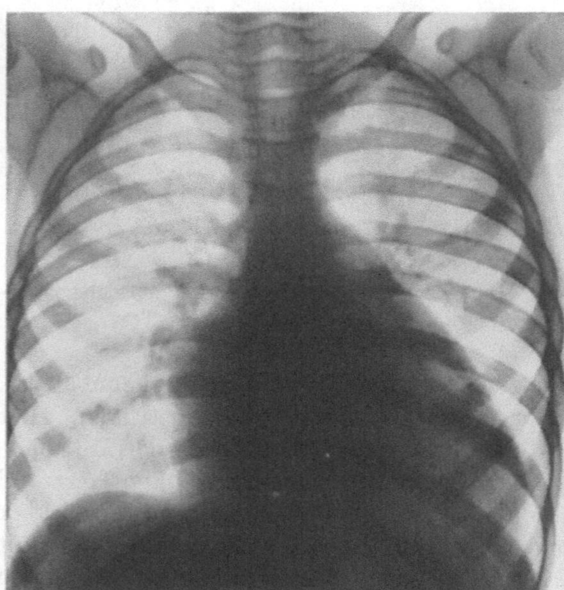

c

Abb. 67a—c. Mitralinsuffizienz bei 12jährigem Jungen mit frischer rheumatischer Endokarditis, Systolicum über Herzspitze (a). Nach 5 Monaten frischer rheumatischer Schub mit Pankarditis (b). Nach 9 Monaten teilkompensierte Mitralinsuffizienz mit erheblicher Vergrößerung des linken Vorhofs — Doppelkontur rechts! — und der linken Kammer (c)

praktisch identisch. Es muß aber in Übereinstimmung mit Zdansky einschränkend hierzu betont werden, daß eine mäßige Vergrößerung des Querdurchmessers nach rechts bei der Mitralinsuffizienz noch nicht eine Dekompensation des myogen ausgeweiteten rechten Ventrikels beweist. Da die vergrößerte linke Kammer den linken Abschnitt der Herzvorderfläche behauptet, entwickelt sich die Hypertrophie und (kompensatorische) Dilatation der rechten Kammer mehr nach rechts als etwa bei der reinen Mitralstenose, wo die gleiche Rechtsverbreiterung eher auf den rechten Vorhof bezogen werden muß. Ein Urteil über die Beteiligung der beiden Ventrikel an der Querdimension des beiderseits vergrößerten Herzens ist allein nach dem p.a.-Bild hier nicht möglich und auch trotz Berücksichtigung aller anderen Röntgenzeichen nur vermutungsweise erlaubt. Die von Zdansky empfohlene Methode zur Lagebestimmung der Kammergrenze (Sulcus longitudinalis anterior) versagt leider oft.

Die Wiederherstellung der Kompensation andererseits kann — abgesehen von der Frage einer zusätzlichen perikardialen Transsudation — oft diejenigen Herzabschnitte wieder deutlich kleiner werden lassen, welche die größte Belastung und stärkste Dilatation erfahren hatten (Zdansky). Auch diese Erfahrung zeigt, daß die einmalige Röntgenuntersuchung eine verbindliche Qualitätsdiagnose viel weniger erlaubt als eine Verlaufsserie. Ein Beispiel hierfür, das im Kern die ganze Röntgendiagnostik der Mitralinsuffizienz enthält, bildet der Fall der Abb. 67, weshalb er hier zum Abschluß wiedergegeben sei. Das Anfangsbild der Serie zeigt bei einem 12jährigen Jungen als Folge einer frischen rheumatischen Endokarditis mit rein systolischem Geräusch an der Herzspitze ein Herz, dessen Größe und Form nur auf den ersten Blick normal scheinen. Es findet sich eine geringgradige Linksvergrößerung mit Abrundung und Verlängerung des Kammerbogens und mit einer im rechten Herzrand und in der Herzbucht gerade angedeuteten Vergrößerung des linken Vorhofs. Dieser Befund beweist in Verbindung mit dem Systolicum an der Herzspitze eine reine, kompensierte Mitralinsuffizienz. Das zweite Bild nach 5 Monaten zeigt nach frischem rheumatischem Schub mit Ausbildung einer akuten Pankarditis den Herzschatten beiderseits auseinandergeflossen. Die einzelnen Herzabschnitte sind innerhalb des bis zum Gefäßband reichenden Perikardergusses nicht mehr abzugrenzen. Das letzte Bild nach weiteren 4 Monaten zeigt ein stark vergrößertes Mitralherz, bei dem klinisch nach Resorption des Ergusses die Zeichen einer teilkompensierten Mitralinsuffizienz bestanden, röntgenologisch allein aber ein anderer Mitralfehler nicht auszuschließen gewesen wäre.

Röntgenologisch am sichersten wird eine Mitralinsuffizienz durch die *Lävokardiographie* diagnostiziert, am besten mittels Einführung eines Katheters von der Aorta aus in die linke Kammer. Die Kontrastfüllung zeigt bei der Insuffizienz einen Reflux in den linken Vorhof. Aus der Dichte der Vorhofs-Kontrastierung läßt sich auch ein Anhalt für das Ausmaß der Klappeninsuffizienz gewinnen.

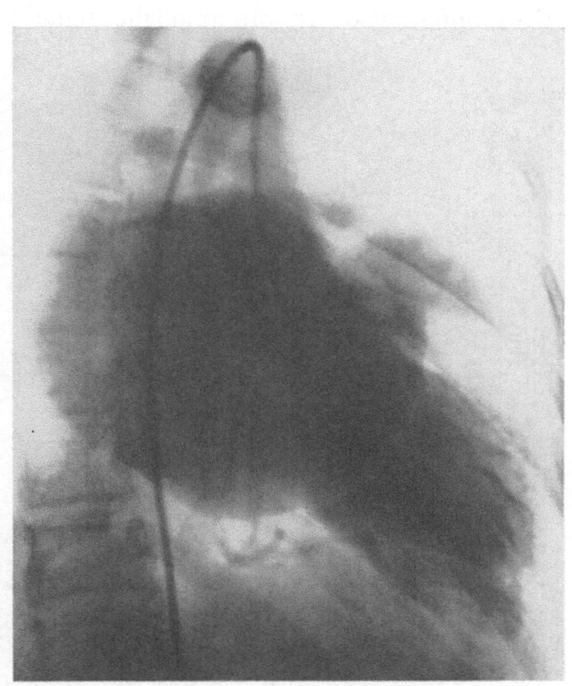

Abb. 68. Mitralinsuffizienz im Lävokardiogramm. Massiver Reflux in den vergrößerten linken Vorhof nach selektiver (retrograder) Kontrastmittelinjektion in den vergrößerten linken Ventrikel (35jährige Frau, seit Gelenkrheumatismus vor 20 Jahren Herzfehler, beschwerdefrei bis Partus vor 1 Jahr; absolute Arrhythmie bei Vorhofflimmern und Linkstyp; lautes Systolicum mit p.m. über Herzspitze)

Außerdem verkleinert sich bei einer hochgradigen Insuffizienz der Vorhof systolisch deutlich gegenüber der Vorhofsdiastole. Das gleiche Zeichen findet sich auch bei der venösen Angiokardiographie, sofern ein beträchtlicher Reflux besteht. Ein Beispiel für die Lävokardiographie bei der Mitralinsuffizienz gibt Abb. 68 wieder.

6. Kombinierter Mitralklappenfehler

Die Kombination von Mitralstenose und -insuffizienz ist klinisch und pathologisch-anatomisch recht häufig (30 % der Mitralfehler). Ältere klinische Statistiken dürfen allerdings zu dieser Frage nicht mehr herangezogen werden, da die entsprechenden Kenntnisse fehlten. Heute kann bei Ausnutzung aller klinischen Möglichkeiten die Diagnose der reinen Mitralinsuffizienz bzw. der reinen Mitralstenose wohl mit Sicherheit gestellt werden. Um so schwieriger ist es, bei kombinierten Formen anteilmäßig den Grad der Mitralstenose oder -insuffizienz festzulegen, was für die Indikation zur Operation entscheidend sein kann (THURN, SCHAEDE, HILGER und DÜX). Die Röntgenuntersuchung kann oft in Übereinstimmung mit den anatomischen Verhältnissen eine

Kombinationsform wahrscheinlich machen (ASSMANN). In anderen Fällen muß die Röntgendiagnostik ohne Herzkatheter, Angiokardiographie oder direkte Kardiographie die Qualitätsdiagnose schuldig bleiben und sich mit der Feststellung eines Mitralherzens begnügen.

Zur röntgenologischen Diagnose eines kombinierten Mitralvitium gehört der Nachweis einer Vergrößerung des linken Vorhofs und der rechten Kammer, während die linke Kammer nur bei beträchtlichem Insuffizienzanteil eine merkliche Größenzunahme erfährt. Gerade aber das Urteil über die Massenverteilung der beiden Ventrikel an der Herzkonfiguration ist oft unmöglich oder bleibt unsicher, wie früher dargelegt wurde.

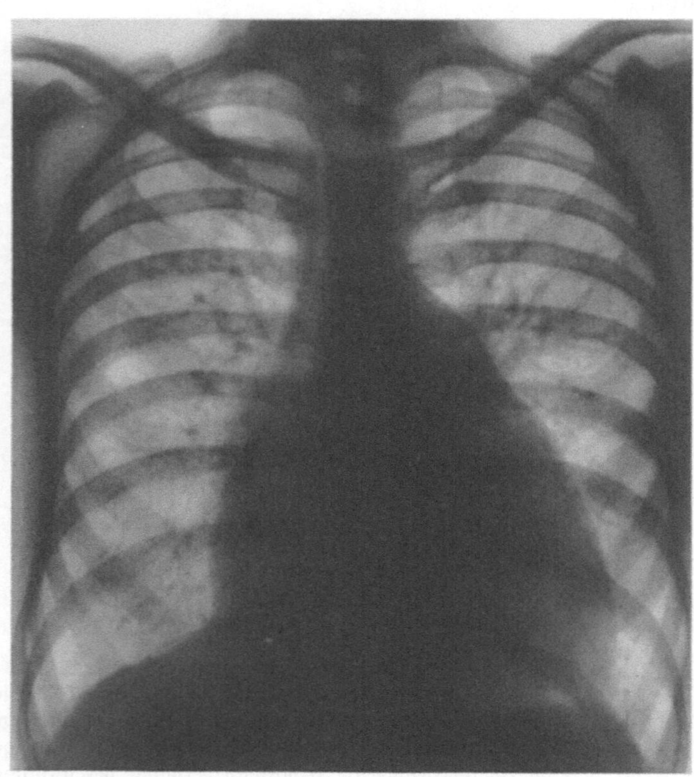

Abb. 69. Kombinierter Mitralklappenfehler bei 44jähriger Frau (s. Text)

Je kleiner ein mitralkonfiguriertes Herz ist, desto weniger ist ein kombiniertes Vitium anzunehmen; das gilt für die sog. mitralstenotische, „stehende Eiform" wie für die initiale Mitralinsuffizienz mit fast normaler Herzform und -größe. Je größer aber umgekehrt ein mitralkonfiguriertes Herz wird, desto weniger leicht ist ein kombiniertes Vitium auszuschließen. Wo in Übereinstimmung mit dem auskultatorischen Befund die Zeichen der Mitralstenose und -insuffizienz gleichzeitig auch im Röntgenbefund gegeben sind, wie bei Abb. 69, ist die Sachlage klar. Hier ist zunächst die Vergrößerung des linken Vorhofs an der Doppelkontur rechts und der Prominenz des dritten linken Randbogens leicht ablesbar. Für die Vergrößerung des rechten Ventrikels sprechen die Anhebung des Pulmonalarteriensegments als prominenter zweiter linker Randbogen und die Vergrößerung des Herzens nach rechts bei gleichzeitiger Stauungszeichnung der Lunge. Für die Vergrößerung der linken Kammer spricht — differentialdiagnostisch entscheidend — die erhebliche Vergrößerung des Transversaldurchmessers auch nach links. Solch beidseitige Ausweitung der Querdimension und des Tiefendurchmessers bei plumper mitraler Herzform ohne Zeichen der Rechtsinsuffizienz lassen von einem „Cor bovinum" sprechen, wie wir es auch beim dekompensierten Aortenherzen noch kennen lernen werden. Es sei aber vermerkt, daß die Pathologen diese Bezeichnung dem stark vergrößerten Herzen ohne Klappendefekt („Münchner Bierherz") vorbehalten.

Schwieriger ist die Diagnose des kombinierten Mitralvitium einmal dort, wo die Linksvergrößerung des Herzens geringer ist oder durch einen Zwerchfelltiefstand weniger auffällig wird, wie in Abb. 70. Hier kann nach dem Übersichtsbild und dem Oesophagogramm eine reine oder vorwiegende Mitralstenose nicht ausgeschlossen werden; gegen die sekundäre Mitralisation des Aortenherzens spricht unter anderem die recht starke Vergrößerung des linken Vorhofs. Nur der klinische Befund führte hier zur autoptisch gesicherten Diagnose eines kombinierten Mitralfehlers.

Zum andern kann das Röntgenbild auch dort irreführen, wo der linke Vorhof nur geringgradig vergrößert ist und die Ausweitung der linken Kammer das Bild zu be-

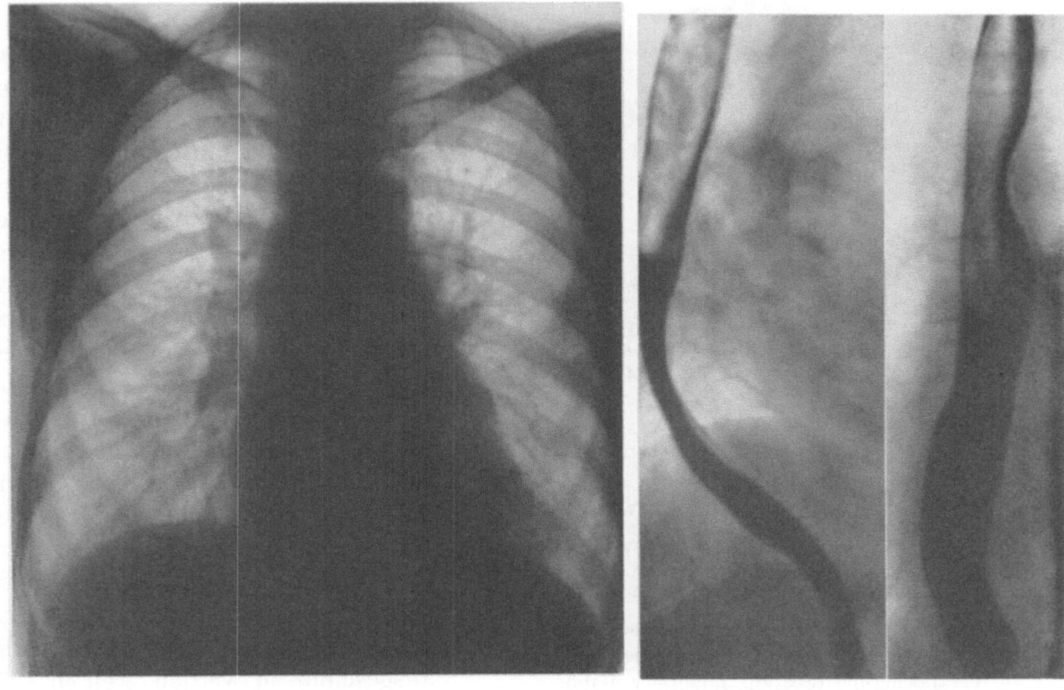

Abb. 70a—c. Kombiniertes Mitralvitium bei 58jähriger Frau, a (klinische Diagnose durch Sektion bestätigt). — Im Oesophagogramm scheinbar isolierte Dilatation des linken Vorhofs (b, c)

herrschen, also eine Mitralinsuffizienz vorzuliegen scheint. Im Beispiel der Abb. 71 sprach das klinische Bild im Gegensatz zum Röntgenbild so stark für eine überwiegende

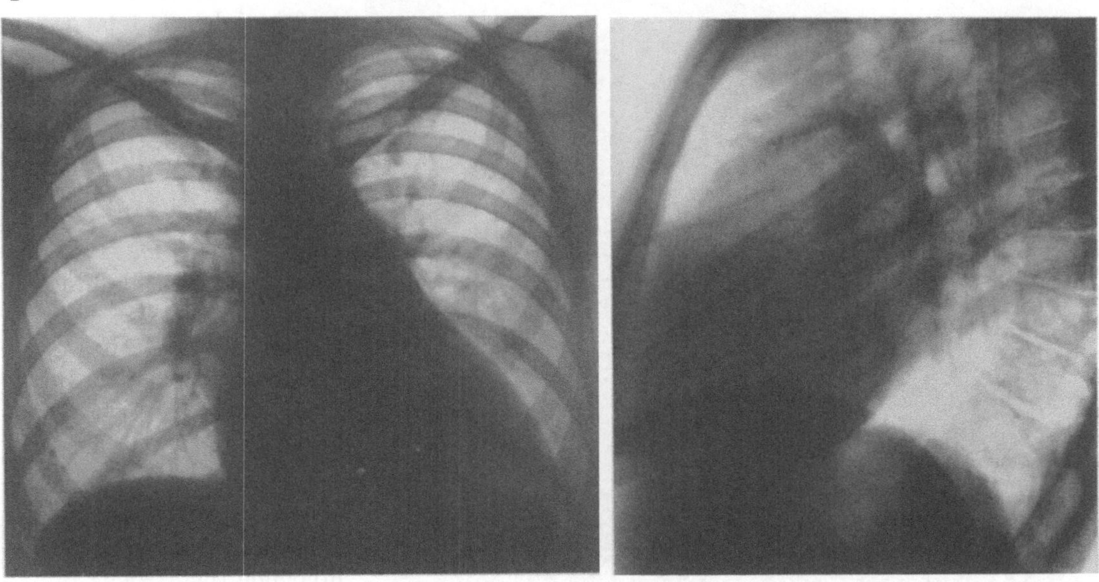

Abb. 71a u. b. Kombiniertes Mitralvitium bei 36jähriger Frau. Klinisch: Überwiegend Mitralstenose, operativ: erheblicher Reflux!

Mitralstenose, daß die Indikation zur Klappensprengung gestellt wurde. Bei der Operation fand sich jedoch ein ganz deutlicher Reflux. Es liegt hier also trotz der von den „klassischen" Vorstellungen abweichenden Herzform ein kombiniertes Mitralvitium vor.

Das Kymogramm liefert differentialdiagnostisch keinen entscheidenden Befund. Die Bewegungsausschläge an der Aorta können verkleinert sein, wenn der Stenoseanteil überwiegt oder eine Kontraktionsinsuffizienz der linken Kammer hinzugetreten ist. In anderen Fällen sind sie ohne und mit begleitender Aorteninsuffizienz normal groß. Für die Röntgendiagnose eines kombinierten Mitralfehlers kann aber des weiteren die Erfahrung herangezogen werden, daß eine nachweisliche Verkalkung der Mitralklappe praktisch immer einen Insuffizienzanteil der Klappenstenose annehmen lassen muß. Umgekehrt spricht eine besonders starke Vergrößerung des linken Vorhofs für einen merklichen Grad der Stenose, ebenso wie ceteris paribus das Erscheinen Kerleyscher Linien oder einer Hämosiderose. Trotzdem darf gerade aus diesem letzten Befund eine begleitende oder konsekutive Klappeninsuffizienz nicht ausgeschlossen werden, weil in späten Stadien einer schleichend entwickelten Mitralstenose — und darum handelt es sich fast immer bei der sog. miliaren Hämosiderose im Gefolge jahrzehntelang kompensierter Mitralvitien — der Insuffizienzanteil zunehmen kann. Ein Beispiel dafür gibt Abb. 72 mit der „typischen" Form eines kombinierten Mitralfehlers oder einer vorwiegenden Stenose; nach dem Obduktionsbefund lag ein kombinierter Mitralfehler mit ausgeprägter Lungenstauung und siderofibrösen, zum Teil verknöcherten Knötchen vor.

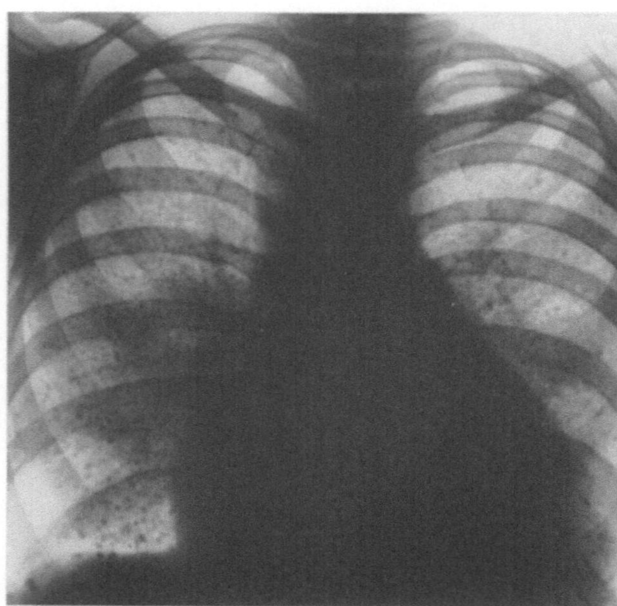

Abb. 72. Kombinierter Mitralfehler bei schleichend entwickelter Mitralstenose, miliare Hämosiderose mit partieller Verknöcherung (Sectio), 23jähriger Mann

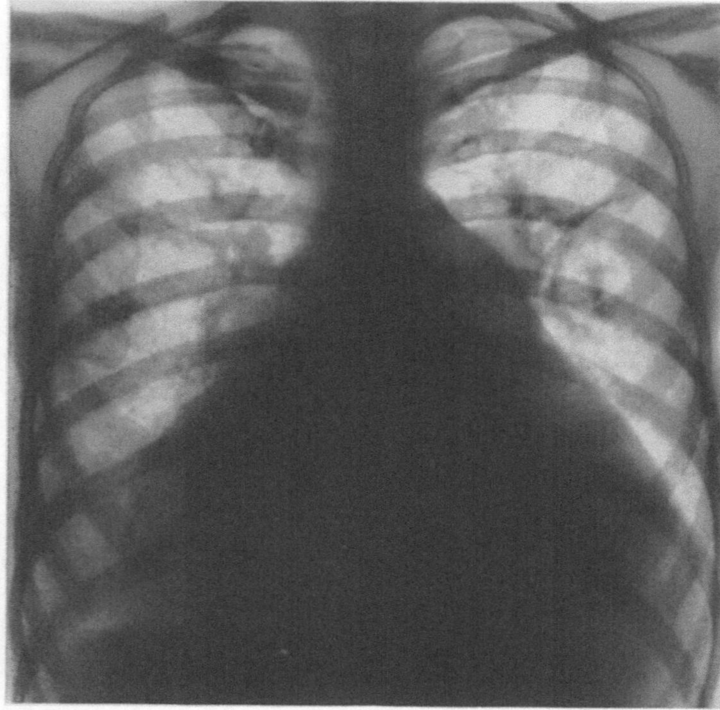

Abb. 73. Kombinierter Mitralklappenfehler mit globaler Insuffizienz

Wo zu dem kombinierten Mitralvitium eine myokarditische oder toxisch-infektiöse myogene Insuffizienz hinzutritt und zur Dekompensation aller Herzhöhlen führt, resultieren exzessive Herzdilatationen, deren „mitrale Grundform" erkennbar zu bleiben pflegt, obschon alle vier Herzhöhlen stark ausgeweitet sind. Im Fall der Abb. 73 hat sich das beiderseits hochgradig verbreiterte Herz bei der präfinalen Kontrolluntersuchung noch weiter nach rechts ausgedehnt, ohne daß zu entscheiden wäre, ob außer der wahrscheinlichen Größenzunahme des rechten Vorhofs neben der pleuralen Transsudation auch ein Perikarderguß aufgetreten ist. Für diese Frage gelten sinngemäß die gleichen Überlegungen, die wir bereits bei den reinen Mitralfehlern angestellt haben.

7. Kombinierte Mitral- und Aortenfehler

Die Kombination organischer Fehler an der Mitral- und Aortenklappe ist recht häufig. Da gleichzeitiges Vorkommen einer (organischen) Mitralinsuffizienz mit einem Aortenfehler selten ist, überwiegt die Kombination einer Mitralstenose mit einer Aorten-

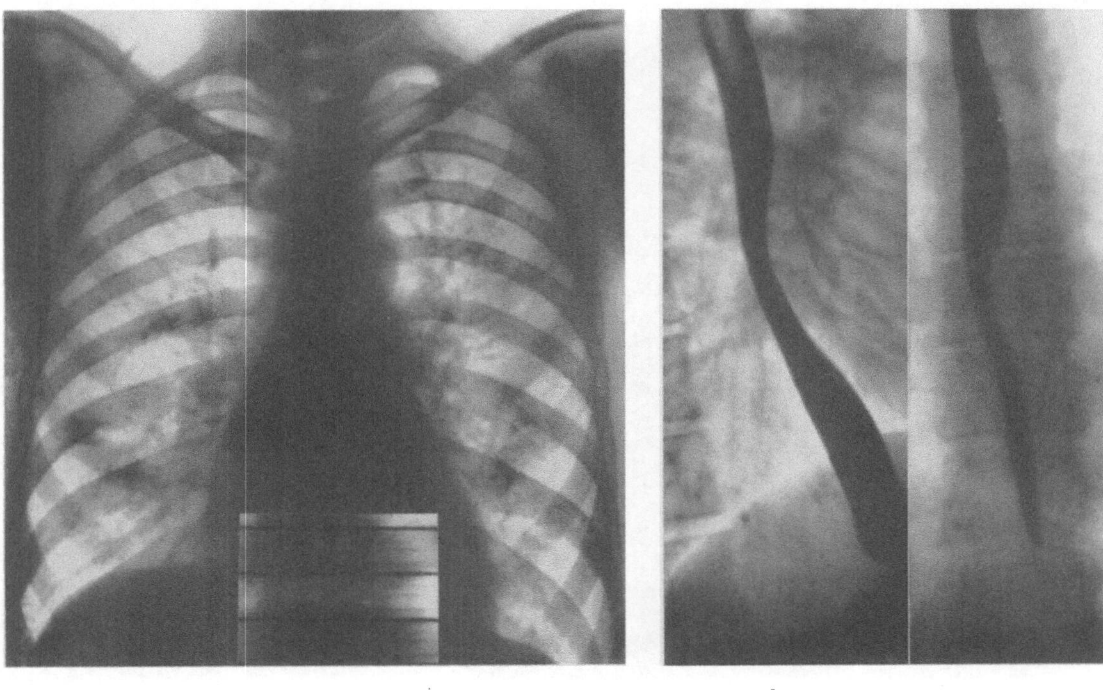

a   b   c

Abb. 74a—c. Kombinierter Mitral-Aortenfehler, 32jähriger Mann. — Normale Herzgröße, Lungenstauung, große Bewegungsamplitude am prominenten Aortenbogen (Kymogramm-Ausschnitt, a). — Vergrößerung des linken Vorhofs im Oesophagogramm (b, c)

insuffizienz oder -stenose durchaus. Während von pathologisch-anatomischer Seite bei einem Viertel bis Drittel aller Mitralstenosen auch ein Aortenfehler gefunden wird (GROSSE-BROCKHOFF u. Mitarb.), schwanken die Häufigkeitsangaben von chirurgischer Seite je nach Operationsgut (12% nach ELLIS u. Mitarb.).

Die Kombination von *Mitralstenose und Aorteninsuffizienz* bedingt eine Druckbelastung des rechten und eine Volumbelastung des linken Ventrikels. Die hämodynamische Wirkung der Klappenalterationen ist aber gewissermaßen gegensätzlich (ZDANSKY). Mit Zunahme der Stenosierung an der Mitralklappe wird der Blutzufluß zur linken Kammer gedrosselt. (Es kommt aber darauf an, welcher Fehler überwiegt. Wenn die Aorteninsuffizienz erheblich ist, wird die linke Kammer exzentrisch hypertrophieren — unabhängig von der Mitralstenose, weil die Dilatation vom Ausmaß des Pendelblutes bestimmt wird. So ist das effektiv in die Peripherie gelangende Fördervolumen bei isolierter hochgradiger Aorteninsuffizienz mit starker Dilatation der linken Kammer vielfach trotz des sehr großen Schlagvolumens gering. Dies zeigt, daß die Auffassung ZDANSKYs in dieser Frage nicht voll akzeptiert werden kann.) Je stärker die Mitralstenose funktionell in den Vordergrund tritt, desto geringer pflegen sich auch die

Veränderungen an der linken Kammer auszuprägen. Daher wird das Röntgenbild des Herzens im wesentlichen von der Vergrößerung des linken Vorhofs und der rechten Kammer bestimmt, so daß die differentialdiagnostische Abgrenzung des kombinierten Fehlers von der reinen Mitralstenose besonders in späteren Stadien schwer oder nicht möglich ist.

Wo die Mitralstenose funktionell nicht hochgradig ist, aber eine wirksame Aorteninsuffizienz besteht, da kommt es zur Dilatation und Hypertrophie der linken Kammer. Sie ist auch bei einem im Übersichtsbild normal großen Herzen oft an der Verlängerung und kräftigeren Rundung des linken Kammerbogens, der erhaltenen Prominenz des

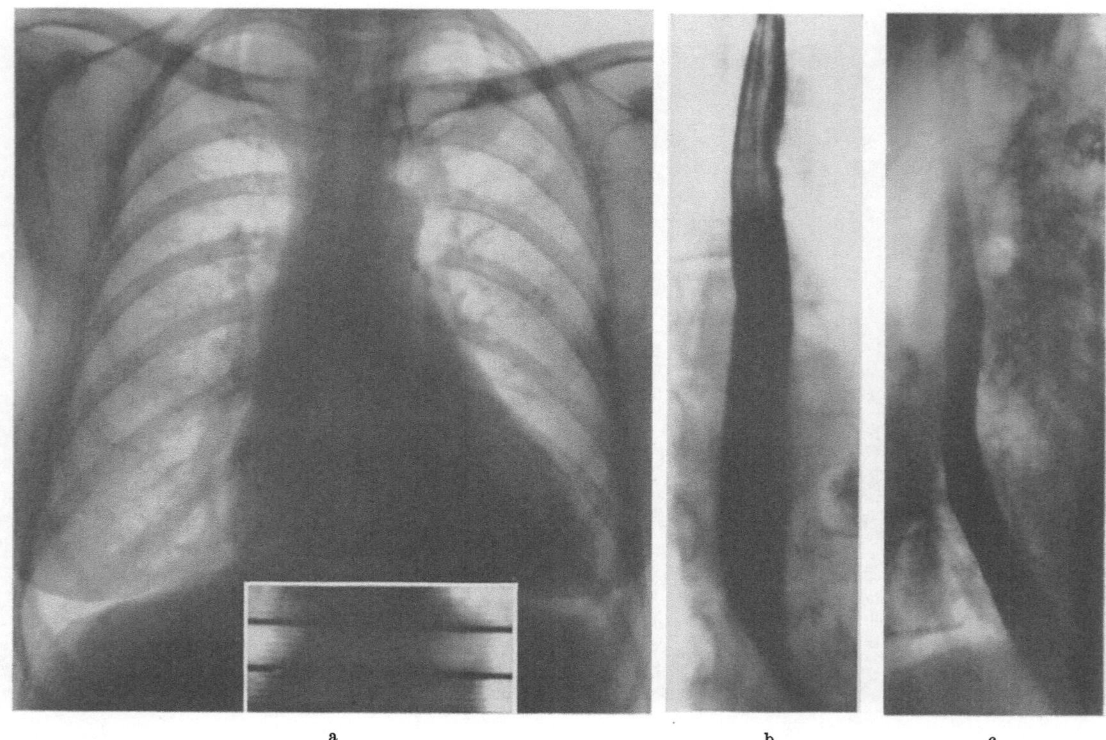

a   b   c

Abb. 75a—c. Kombinierter Mitral-Aortenfehler, 68jährige Frau. — Kymographisch Aorteninsuffizienz (a). — Klappenverkalkung bei gleichzeitiger Mitralstenose (b), geringe Oesophagusverlagerung (c)

Aortenknopfes und dessen vergrößerter Bewegungsamplitude zu erkennen (Zdansky), wie Abb. 74 zeigt. Hier hält sich die Vergrößerung des linken Vorhofs in mittleren Grenzen. Auch wenn sie stärker in Erscheinung tritt, kann eine Verbreiterung des Herzschattens nach links noch der Volumbelastung der linken Kammer durch die begleitende Aorteninsuffizienz allein zur Last gelegt werden, falls sich außerdem eine vergrößerte Bewegungsamplitude an der Aorta als Korrelat des Pulsus celer et altus nachweisen läßt. Röntgenologisch eindeutig ist die Diagnose des kombinierten Klappenfehlers, wenn sich die Aorteninsuffizienz bei der Durchleuchtung oder im Kymogramm an dieser verstärkten Aortenbewegung und die Mitralstenose an einer Klappenverkalkung ablesen läßt wie in Abb. 75, selbst wenn die Vergrößerung des linken Vorhofs im Oesophagogramm nur wenig auffällig ist. Bei älteren Vitien beherrscht die Vergrößerung des linken Vorhofs und der rechten Kammer die Herzkonfiguration so stark, daß sich röntgenologisch kein diagnostisch verwertbarer Unterschied ergibt, falls nicht wie in Abb. 76 wiederum die Zeichen der Klappeninsuffizienz an der Aorta auffindbar sind. In vielen Fällen sind hier Weite und Pulsation der Aorta infolge des verringertem Schlagvolumens ebenso deutlich reduziert wie bei einer reinen Mitralstenose oder einem kombinierten Mitralvitium ohne Alteration der Aortenklappe.

Wenn die *Mitralstenose mit einer Aortenstenose* verbunden ist, stehen beide Ventrikel unter vermehrter Widerstandsbelastung. Ihre Folgen für die Herzkonfiguration sind auch bei dieser Kombination vom Grad der Stenose an der Mitralklappe abhängig, doch ist die Hypertrophie der linken Kammer praktisch immer ausgeprägt. Die Pulsationen an Ventrikel- und Aortenrand sind häufig gedämpft und zeigen so in „typischen" Fällen die langsame Kontraktionszunahme der linken Kammer an (GROEDEL).

Ganz eindeutig wird die Röntgendiagnose dieses Kombinationsfehlers, wenn sich Verkalkungen an der Mitral- und Aortenklappe gleichzeitig nachweisen lassen. Dafür ist Abb. 77 ein Beispiel. Innerhalb des merklich nach links seitlich und hinten verbreiterten Herzschattens finden sich deutlich voneinander abgesetzte Verkalkungskomplexe. Der obere ist weiter vorn gelegen (Aortenklappe), der tiefere auch weiter hinten (Mitralklappe). Im übrigen läßt sich auch hier mit der konventionellen Röntgenuntersuchung nicht entscheiden, in wieweit die Linksverbreiterung des Herzens wesentlich durch die Vergrößerung der linken Kammer oder maßgeblich auch durch die ausgeweitete rechte Kammer bestimmt wird. Über die Massenverteilung der beiden Ventrikel und den Beteiligungsgrad ihrer Aus- und Einflußbahnen kann nur die Herzkatheterisierung Aufschluß geben (SCHAEDE u. THURN).

Im übrigen muß ergänzt werden, daß die kombinierte Mitral- und Aortenstenose dann eine vorwiegend mitrale Herzkonfiguration mit ausgefüllter Herzbucht aufzuweisen pflegt, wenn ein Emphysem vorliegt und der Zwerchfelltiefstand der Linksverbreiterung des Herzens

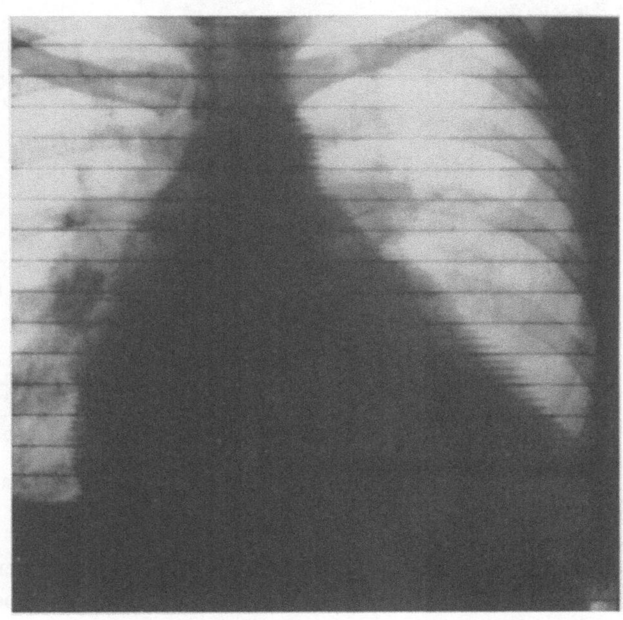

Abb. 76. Mitralvitium mit Aorteninsuffizienz, 31jährige Frau. — Exzessive Vergrößerung des linken Vorhofs, große Bewegungsamplitude am Kammer- und Aortenrand im Flächenkymogramm

entgegenwirkt. Ist die Mitralstenose mit einer Aorteninsuffizienz kombiniert, schützt die Beachtung der Weite und Bewegungsausschläge an der Aorta trotz der im Emphysem stärker ausgeprägten mitralen Herkonfiguration vor der Verwechslung mit einem reinen Mitralfehler (ZDANSKY). Umgekehrt kann an den bekannten Bewegungsphänomenen gelegentlich auch das kombinierte Mitral-Aortenvitium von ähnlichen Bildern bei Mitralstenose mit Hypertonie im großen Kreislauf unterschieden werden. Und schließlich kann auch das mit einem Emphysem komplizierte Hypertonieherz einem kombinierten Mitral-Aortenfehler im Übersichtsbild sehr ähnlich sein. Die normale Größe des linken Vorhofs läßt hier jedoch eine röntgenologische Unterscheidung so lange zu, als eine relative Mitralinsuffizienz noch nicht eingetreten ist.

Für die differentialdiagnostische Abgrenzung des organischen Mitral-Aortenvitiums vom mitralisierten Aortenherzen (vgl. S. 44, 48) ist wichtig, daß es sich beim kombinierten organischen Klappenfehler um ein weniger akutes Ereignis handelt als bei der sog. Mitralisation durch sekundäre s. relative Mitralklappeninsuffizienz. Die Vergrößerung des linken Vorhofs, die Hypertrophie der rechten Kammer und die Dilatation der A. pulmonalis sind daher bei der Mitralisation im allgemeinen weniger ausgeprägt (DIETLEN), auch wenn der Grad der Lungenstauung gleich groß sein kann. Nach ZDANSKY wird daher beim kombinierten organischen Mitral-Aortenfehler der linke Vorhof öfter rechts randbildend, der Pulmonalisbogen ist stärker prominent und das Herz im ganzen — solange

das Vitium kompensiert bleibt — weniger vergrößert als beim mitralisierten Aortenherz. Allerdings bleiben Fälle, wo diese Unterscheidung röntgenologisch und klinisch
nicht gelingt (Dietlen, Vaquez u. Bordet); mitunter kann dann indirekt noch aus einer begleitenden miliaren Hämosiderose oder dem Auftreten Kerleyscher Linien wahrscheinlich gemacht werden, daß der Mitralfehler schon längere Zeit besteht und eher organischen Charakter hat. Aus der Herzform allein ist eine Differenzierung auch dann unmöglich, wenn schwere akute oder degenerative Myokardveränderungen hinzugetreten sind oder ein Perikarderguß jegliche Gliederung der Herzhöhlen überdeckt. Beispiele dafür erübrigen sich, weil auf die analogen Verhältnisse bei den Mitralfehlern verwiesen werden kann.

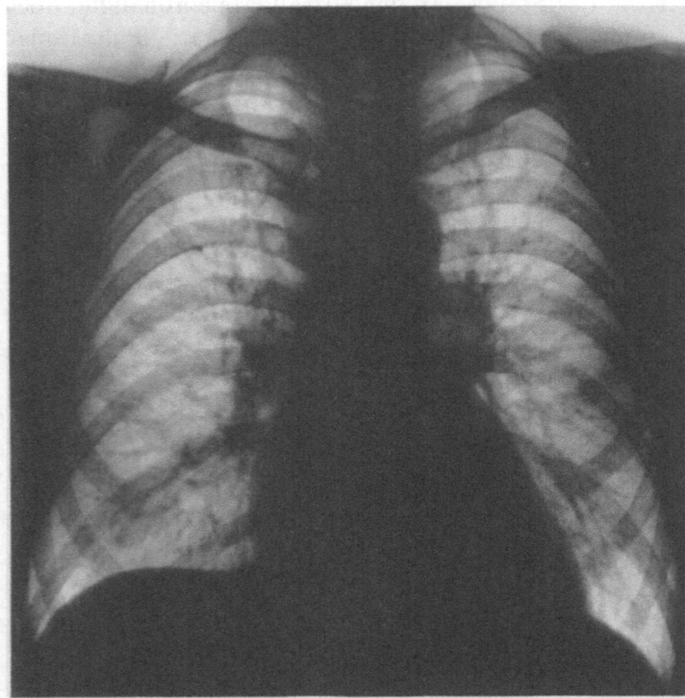

Abb. 77a. Mitralstenose und Aortenstenose, 52jähriger Mann. —
Lungenstauung bei fast normaler Herzgröße

Die eingangs erwähnte Kombination einer organischen *Mitralinsuffizienz mit einem Aortenklappenfehler* ist selten.

Röntgenologisch gleicht das Herz hier weitgehend einem mitralisierten Aortenherzen,
weil die vorwiegende oder ausschließliche Mehrbelastung der linken Kammer auch nur

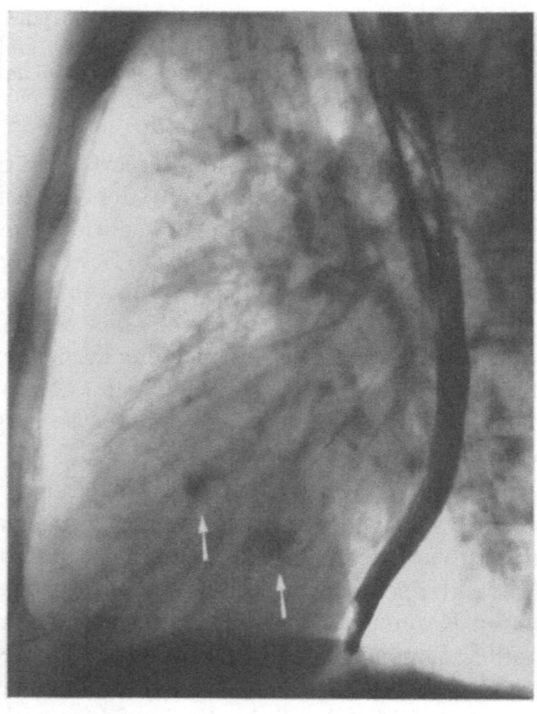

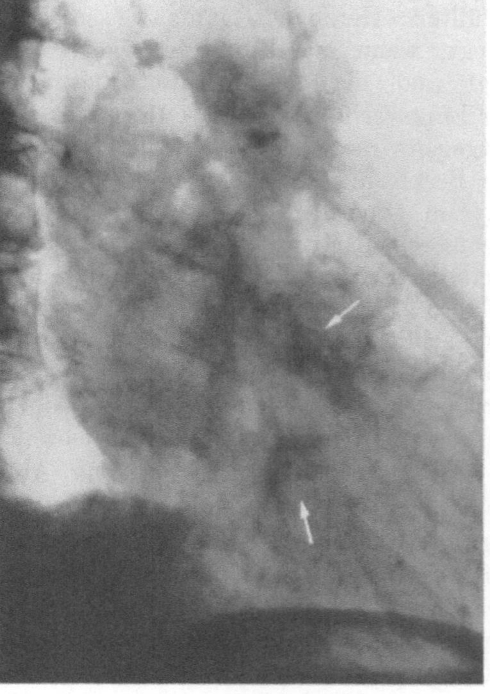

b   c

Abb. 77b u. c. Gleicher Fall. — Verkalkung der Mitral- und Aortenklappe im Seiten- und rechten Schrägbild

diese Herzhöhle stark vergrößert, aber den linken Vorhof und noch mehr die rechte Kammer nur relativ wenig in Mitleidenschaft zieht.

Der sicherste Nachweis einer kombinierten Aorten- und Mitralinsuffizienz wird mit der Lävokardiographie erbracht. Abb. 78 gibt ein Beispiel dafür wieder, wo die konventionelle Röntgenuntersuchung eine Vergrößerung des linken Vorhofs und Ventrikels ergab und das Kymogramm große Aortenamplituden zeigte. Bei der percutanen, retrograd arteriellen Katheterisierung des linken Herzens ergab sich im linken Ventrikel ein Druck von 130/0/8, in der Aorta von 128/78 mm Hg. Bei der Kontrastmittelinjektion

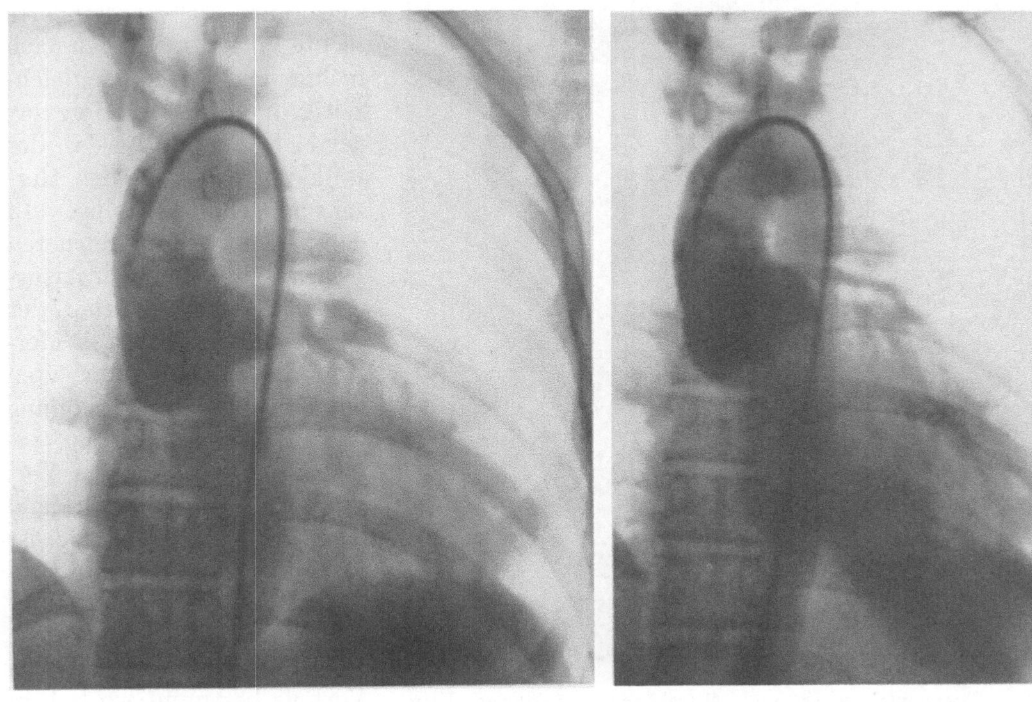

a   b

Abb. 78a u. b. Kombinierte Aorten- und Mitralinsuffizienz im Lävokardiogramm, Reflux in die linke Kammer und den linken Vorhof, s. Text (19jähriger Mann, Herzfehler seit 6 Jahren, Endocarditis lenta vor 2 Jahren mit Rezidiv und Hirnembolie; lautes Systolicum über Aorta, Erbschem P. und Herzspitze; Linkstyp im EKG, RR 120/70/40 mm Hg)

in die Aorta ascendens ließ sich ein Reflux in die linke Kammer (in Ventrikeldiastole) und anschließend (in Ventrikelsystole) ein Reflux in den linken Vorhof nachweisen, womit die Diagnose einer Aorten- und Mitralinsuffizienz bei Ausschluß einer Aortenstenose gesichert war.

8. Tricuspidalklappenfehler

Isolierte endokarditische Tricuspidalklappenfehler sind außerordentlich selten und nur in Einzelfällen beschrieben. Das gilt für die rheumatische wie auch für die bakterielle Form, welch letzte nach BÖHMIG gelegentlich nach einer Urogenitalsepsis bzw. post abortum beobachtet worden ist. In Kombination mit anderen organischen Klappenfehlern ist aber die Tricuspidalklappe relativ oft endokarditisch alteriert. Unter den Tricuspidalfehlern überwiegt jedoch die relative Klappeninsuffizienz infolge myogener Dilatation der rechten Kammer mit Überdehnung des Klappenrings durchaus.

Die endokarditische *Tricuspidalstenose* findet sich nach älteren Angaben in 5—10 % der Mitral- und Aortenvitien (DRESSLER u. FISCHER); im neueren chirurgischen Beobachtungsgut schwanken die Angaben von 0,1 % (ELLIS u. Mitarb.) bis zu 10 % (BAILEY). Diese Unterschiede erklären sich nicht nur aus einer verschiedenen Operationstechnik, sondern offenbar auch aus unterschiedlicher Zusammensetzung des Operationsmaterials. Dafür ist die Erfahrungstatsache wichtig, daß bei großen Mitralherzen ein begleitender Tricuspidalfehler klinisch und röntgenologisch wenig auffällig sein kann. Ein Beispiel dafür gibt Abb. 79 wieder, wo es sich klinisch um ein kombiniertes Mitralvitium handelte und das Röntgenbild mit dem Nachweis einer miliaren Hämosiderose die funktionelle Prävalenz der Mitralstenose wahrscheinlich machte. Bei der Obduktion fand sich außer einer Knopflochstenose an der Mitralis auch eine ganz gleichartige, organische Knopflochstenose an der Tricuspidalis mit einer erheblichen Dilatation des rechten Vorhofes.

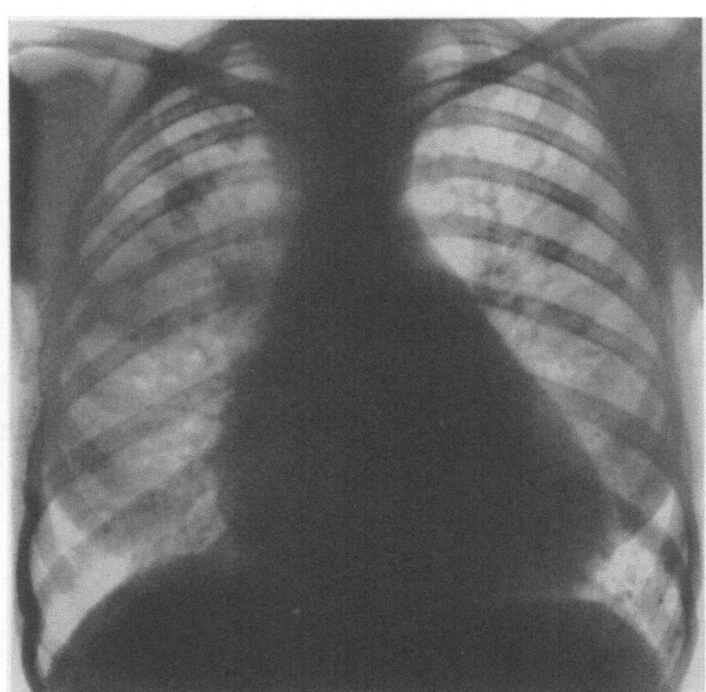

Abb. 79. Tricuspidalstenose und Mitralstenose, 50jährige Frau. Klinisch: Kombiniertes Mitralvitium. — Rö.: Beiderseitige Herzverbreiterung, Hämosiderose, Verbreiterung der oberen Hohlvene. (Sektion: Knopflochstenosen der Mitralis und Tricuspidalis, erhebliche Dilatation des rechten Vorhofs, verkalkte Hämosiderose)

In solchen Fällen erstreckt sich also der vergrößerte rechte Vorhof zwar auch nach rechts, dehnt sich aber gleichzeitig auch an der Herzvorderfläche aus und ist an der Linksverbreiterung des Herzens ursächlich beteiligt. In den anderen, zahlreicheren Fällen entwickelt sich naturgemäß der rechte Vorhof, der gegen den erhöhten Widerstand des Ostium zu arbeiten hat und eine Druckerhöhung und Restblutsteigerung erfährt, mit zunehmender Vergrößerung auch vorwiegend nach rechts. Die Folge ist eine sog. *tricuspidale Konfiguration*, die — wenn der Fehler isoliert ist — allein durch die Volumzunahme des rechten Vorhofs bestimmt wird. Ihre röntgenologischen Kennzeichen bestehen darin, daß der rechte untere Herzrandbogen verlängert und ausgebuchtet wird, der rechte Medianabstand zunimmt und der Vorhofzwerchfellwinkel abgestumpft wird. Dazu tritt als Folge der Rückstauung eine Verbreiterung des Schattenbandes der V. cava sup. (Assmann). Eine derartige Herzform läßt zunächst an peri- oder parakardiale Anlagerungen oder eine Lageanomalie des Herzens denken, zumal bei der isolierten Tricuspidalstenose die linke Hälfte des Herzschattens in Größe, Taille und Bogengliederung völlig normal ist. In solchen, sehr seltenen Fällen kann nach Thurn der kymographische Nachweis reiner Vorhofsbewegungen am ganzen rechten Herzrand zur Röntgendiagnose der (isolierten) Tricuspidalstenose führen. Bei der Herzkatheterisierung gelingt die Sondierung der rechten Kammer nicht oder schwer, und beim Angiokardiogramm entleert sich das Kontrastblut verzögert in die rechte Kammer, von der aus sich gleichzeitig die obere und untere Hohlvene stark erweitert darstellen lassen. Die Verbreiterung der V. cava sup. — das Dreieck der unteren Hohlvene im rechten Herzzwerchfellwinkel wird stets durch den vergrößerten rechten Vorhof unsichtbar gemacht — ist ein zuverlässigeres Zeichen als die Aufhellung der Lungenfelder, die durch eine tricuspidale Klappenläsion bedingt ist (Rösler; Assmann) und auf eine Entlastung des kleinen Kreislaufes hindeutet. Zdansky hat mit Recht betont, daß dieser Befund nur dann mit einem Tricuspidalfehler gleichgesetzt werden darf, wenn das rechte Herz sehr groß ist und die Lungenstauung fortschreitend abnimmt oder die Lungenzeichnung sogar ärmer ist als normal.

Für die klinische Differentialdiagnose zwischen Tricuspidal- und Mitralstenose sind die Ohroxymetrie und Farbphotometrie am wichtigsten: Kurze LOZ und WAZ und stark verlängerte Farbzeiten bei Tricuspidalfehlern; verlängerte LOZ und WAZ und gering

verlängerte Farbzeiten bei Mitralfehlern (HILGER, BEHRENBECK und SCHAEDE).

Alle genannten direkten und indirekten Röntgenzeichen werden in gleicher Weise auch bei der *Tricuspidalinsuffizienz* angetroffen. Da dieser Klappenfehler isoliert kaum je vorkommt — wohl aber als angeborenes Vitium beim sog. Ebstein-Syndrom —, muß er in Kombination mit anderen Herzfehlern besprochen werden. Hier ist zunächst voranzuschikken, daß keine Möglichkeit besteht, eine organische von einer relativen Tricuspidalinsuffizienz röntgenologisch oder klinisch abzugrenzen. Nur Verlaufsserien können, wie bei der Darstellung der Mitral- und Aortenfehler schon gezeigt wurde, die Entstehung einer relativen Tricuspidalinsuffizienz wahrscheinlich machen.

Die Herzkonfiguration bei der Tricuspidalinsuffizienz ist durch eine erhebliche Größenzunahme des Herzens nach beiden Seiten gekennzeichnet. Die systolisch rückläufige Füllung des rechten Vorhofs läßt ein Pendelblut entstehen, welches das diastolische Volumen beider rechter Herzhöhlen erhöht. Die Füllungsdilatation führt vor allem an der rechten Kammer zur Hypertrophie, zumal bei einem gleichzeitig vorhandenen Mitralfehler auch eine Widerstandsbelastung gegeben ist. Die Größenzunahme des rechten Vorhofs erfolgt ausschließlich oder vorwiegend nach rechts, die der rechten

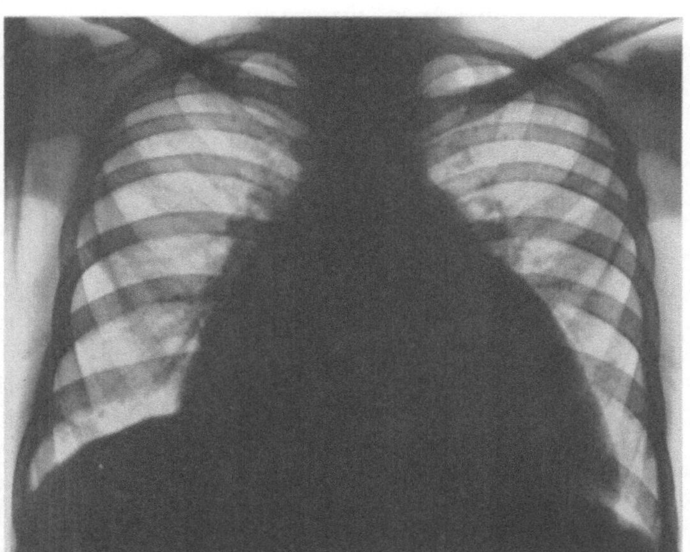

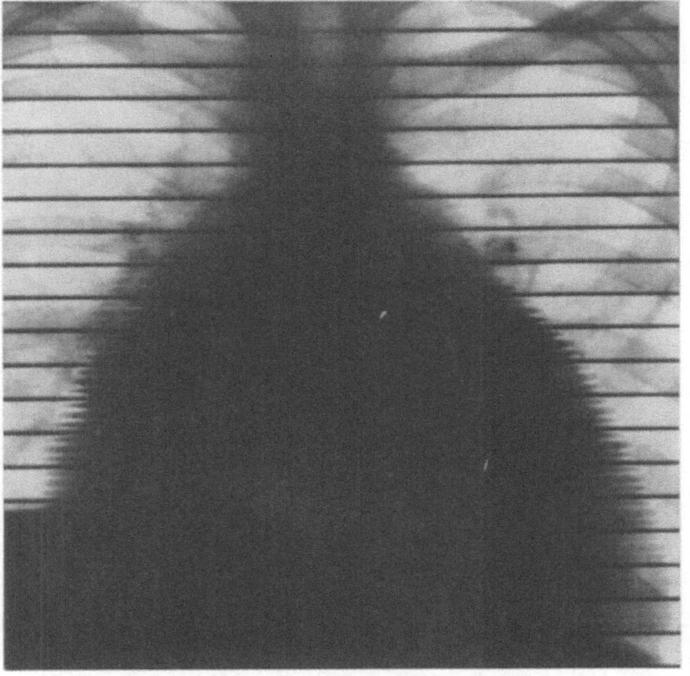

Abb. 80a u. b. Tricuspidalinsuffizienz und Mitralvitium, 28jähriger Mann. — Starke Verbreiterung des Herzens nach rechts (rechter Vorhof) und nach links (rechte Kammer) bei auffallend geringer Lungenzeichnung (a). Kymogramm des gleichen Falles; am rechten Herzrand große ventrikuläre Mitbewegung des rechten Vorhofs; Perikarderguß auszuschließen (b)

Kammer nur nach links. So resultiert ein recht typischer, dreieckiger Herzschatten, eine „kombinierte tricuspidale Konfiguration", für die Abb. 80a ein Beispiel ist. In manchen Fällen scheint der Herzschatten sogar beiderseits bis fast an die Brustwand heranzureichen. Auch dann pflegt die ganze Herzvorderfläche von den erweiterten rechten

Herzhöhlen eingenommen zu sein, weil sich die begleitende mitrale Vergrößerung der linken Herzhöhlen hier nach hinten entwickelt. Die geringe Blutfülle der Lungenfelder steht zu solch enormen Herzgrößen dann in einem recht auffälligen Gegensatz; er ist differentialdiagnostisch sehr wichtig und weist eindeutig auf den Tricuspidalfehler hin.

Vor der Verwechslung mit einem ähnlich dreieckig dilatierten Herzschatten beim Perikarderguß schützt in solchen Fällen eines kombinierten Tricuspidal-Mitralfehlers nicht nur der Nachweis einer Vergrößerung des linken Vorhofs mittels Oesophagusuntersuchung, sondern auch die Beachtung der Pulsationsphänomene. Im Kymogramm lassen sich an beiden Herzrändern große Kammerbewegungen feststellen (Abb. 80b). Links entsprechen sie der Randpulsation der rechten Kammer direkt, während sie am rechten Herzrand auf eine Mitbewegung des rechten Vorhofs durch den stark vergrößerten und hypertrophierten rechten Ventrikel zurückzuführen sind. Dieser kymographische Befund spricht immer für eine Tricuspidalinsuffizienz. Wo aber umgekehrt am rechten Herzrand Vorhofsbewegungen sichtbar sind, kann sowohl eine Tricuspidalstenose vorliegen als auch eine -insuffizienz. Bei der Herzkatheterisierung zeigt sich die Klappeninsuffizienz an einem kammersystolischen Druckanstieg im rechten Vorhof an, bei der Angiokardiographie an einem Füllungsdefekt im Vorhof analog dem Reflux nichtkontrastierten Blutes und bei der direkten Ventrikulographie am Rückfluß des Kontrastmittels in den rechten Vorhof.

Im übrigen ist es nicht selten möglich, den für die Tricuspidalinsuffizienz typischen positiven Venenpuls auch röntgenographisch zu registrieren. An der oberen Hohlvene oder der V. anonyma dextra

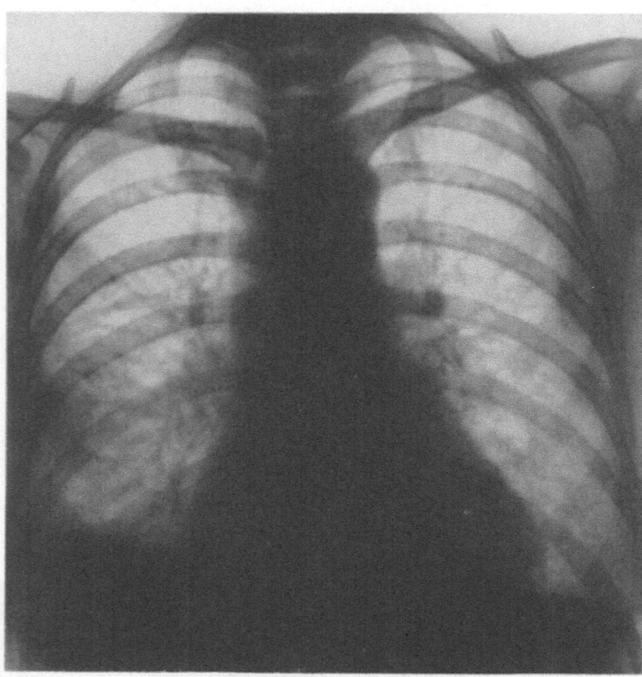

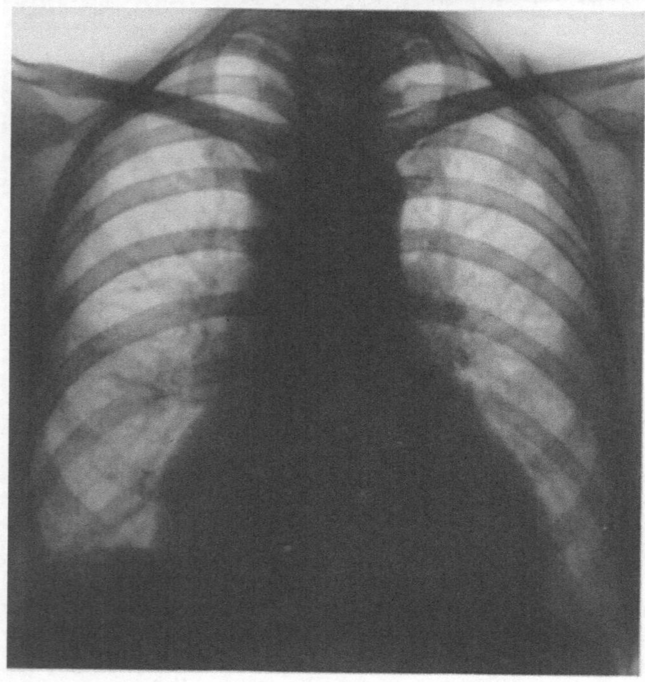

Abb. 81a u. b. Dekompensierter Mitral-Aortenfehler bei 48jähriger Frau (a). — Nach 6 Jahren zunehmende Rechtsverbreiterung durch Tricuspidalisation (b)

läßt er sich gelegentlich schon bei der Durchleuchtung, deutlicher im Kymogramm erkennen. Noch besser ist der positive Leberpuls an der ventrikelsystolischen Anhebung des rechten Zwerchfells bzw. des oberen Leberrandes und der gleichzeitigen Abwärtsbewegung des unteren Leberrandes kymographisch und bei der Durchleuchtung sichtbar.

Es darf nicht verschwiegen werden, daß die genannten Pulsationsphänomene klinisch leichter nachweisbar sind als röntgenologisch. Wenn Spezialuntersuchungen nicht mög-lich sind, muß sich daher die Röntgendiagnostik der Tricuspidalinsuffizienz insbesondere beim kombinierten Vitium auf die genannten Zeichen der Rechtsverbreiterung des Herzens, der geringeren oder fehlenden Lungenstauung oder der (in bezug auf die Herzgröße) quasi paradoxen Lungenhelligkeit und der Cavaverbreiterung stützen (ZDANSKY); auch der tomographische Nachweis einer normalen Azygosbreite kann als Beweis einer Tricuspidalisierung gelten (SWART; vgl. S. 34, 99). Entscheidend ist in vielen Fällen nur die Verlaufsbeobachtung. Ein Beispiel dafür ist in Abb. 81 bei einem kombinierten Mitral- und Aortenfehler wiedergegeben.

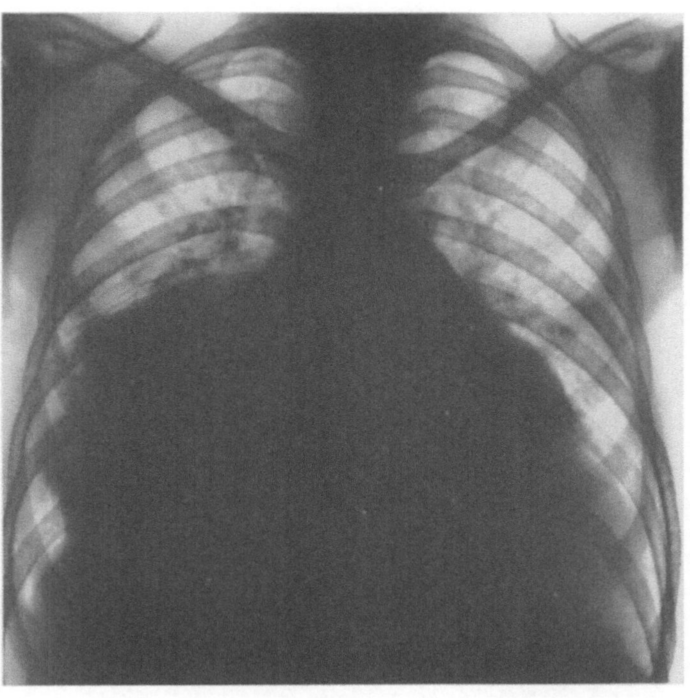

Abb. 82. Dreiostienvitium bei 36jährigem Mann, autoptisch bestätigt

Die stärkste Vergrößerung und Deformierung pflegt das Herz zu erfahren, wenn ein sog. *Dreiostienvitium* vorliegt, also Aorten-, Mitral- und Tricuspidalklappe eine organischendokarditische Läsion erfahren haben. Da hier alle vier Herzhöhlen dilatiert sind, und das linke Herz sich vorwiegend nach hinten und die rechte Kammer an der Vorderfläche und nach links ausweitet, erfolgt die Dilatation des rechten Vorhofs ausschließlich und in exzessivem Ausmaß nach rechts (Abb. 82). Aber auch von dieser Regel gibt es Ausnahmen, je nach dem funktionellen Grad der Alteration an den einzelnen Klappen und entsprechend je nach der für die einzelnen Herzhöhlen jeweils verschieden starken konsekutiven Ausweitung.

9. Pulmonalklappeninsuffizienz

Die reine Pulmonalklappeninsuffizienz ist ein sehr seltenes Vorkommnis im Gefolge einer septischen Endokarditis. Sie bedingt eine Volumenbelastung der rechten Kammer, welche die Ausflußbahn verlängert, die Wand hypertrophieren läßt und über eine Streckung der Herzlängsachse auch zu einer queren Dilatation des rechten Ventrikels zu führen

Abb. 83. Pulmonalklappeninsuffizienz mit aneurysmaähnlicher Ausweitung und Bewegung des 2. linken Randbogens (Pulmonalarterie). Elektrokymographisch auch Stenosezeichen

scheint. Gleichzeitig wird der Hauptstamm der A. pulmonalis erweitert, so daß der zweite linke Herzrandbogen bzw. das Pulmonalissegment stark gewölbt im oberen Anteil der sonst erhaltenen Herzbucht vorspringt. Das solcherart annähernd mitral konfigurierte Herz zeigt am prominenten Pulmonalisbuckel große und schleudernde Randpulsationen, die dem durch das Pendelblut vergrößerten Schlagvolumen der rechten Kammer entsprechen; sie stehen in Analogie zum Pulsus celer et altus am Aortenbogen bei der Aorteninsuffizienz. Ein Beispiel dafür gibt das Kymogramm der Abb. 83 wieder, an dem sich die Verlängerung der Herzlängsachse durch Ausweitung der Ausflußbahn des rechten Ventrikels gleichfalls typisch darstellt. Am linken Kammerbogen oder an beiden Herzrändern finden sich meist sehr kräftige pulsatorische Ausschläge, die von der hypertrophierten rechten Kammer herrühren. Ob außer dem Pulmonalishauptstamm auch die Hilusgefäßkomplexe bzw. Lappenarterien eine verstärkte Eigenpulsation aufweisen, ist strittig (Zdansky; Thurn). Wahrscheinlich handelte es sich bei derartigen Beobachtungen um Vitien mit einem Vorhofseptumdefekt, zumal diese ungleich häufiger sind als die reine endokarditische Pulmonalklappeninsuffizienz. Wir möchten Thurn darin folgen, daß verstärkte Pulsationen am Pulmonalissegment differentialdiagnostisch gegen eine Pulmonalstenose, arterielle Eigenbewegungen an den Hilusarterien für einen erhöhten Lungendurchfluß (z. B. Septumdefekt) sprechen. Für die Diagnose kann der Auskultationsbefund eines diastolischen Insuffizienzgeräuschs am linken Sternalrand entscheidend sein, wenn röntgenologisch eine Aorteninsuffizienz ausgeschlossen werden kann. Eindeutig ist in manchen Fällen wohl nur

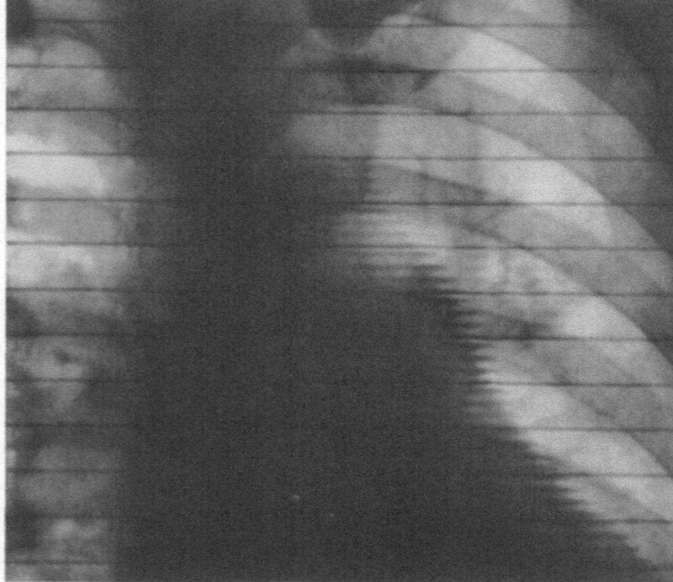

Abb. 84 a u. b. Relative Pulmonalklappeninsuffizienz bei Mitralvitium (seit 4 Jahren myokarditische Herzinsuffizienz mit Galopprhythmus, Systolicum über allen Ostien, RR 160/95 bei 52jährigem Mann). Lungenstauung und geringe Vergrößerung des linken Vorhofs, stark prominenter Pulmonalisbogen (a). — Kymogrammausschnitt, leicht gedrehter rechter Schrägdurchmesser. Schleuderzacken an der Pulmonalis (b)

das Ergebnis der Herzkatheterisierung, die einen Septumdefekt mit der Blutgasanalyse und eine Pulmonalstenose mit der Druckmessung ausschließen läßt; bei der Pulmonal-

klappeninsuffizienz ist der systolische Druck in der rechten Kammer und der Pulmonalarterie normal, der diastolische Arteriendruck erniedrigt.

Viel häufiger als eine endokarditische ist die *relative Pulmonalklappeninsuffizienz.*
Sie kommt durch Ausweitung der A. pulmonalis und Überdehnung des Klappenringes
zustande. Die Röntgendiagnose einer relativen Pulmonalklappeninsuffizienz darf nur
gestellt werden, wenn sich am stark prominenten Pulmonalissegment die genannten
großen Pulsationen finden. Die Dilatation des Hauptstammes der Pulmonalarterie genügt
diagnostisch nicht, weil sie auch Folge der Mitralstenose und pulmonalen Drucksteigerung
allein sein kann, zumal bei rheumatischer Alteration der Arterienwand, wie schon früher

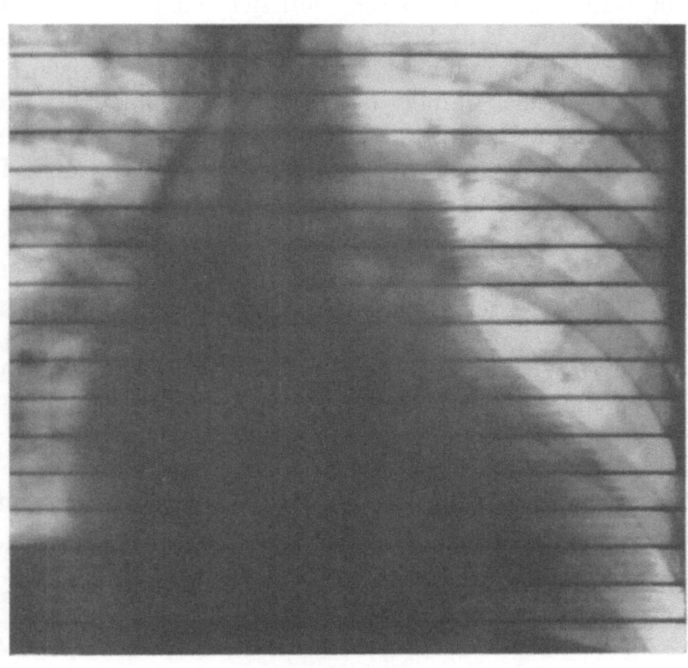

Abb. 85. Relative Pulmonalklappeninsuffizienz (klinisch) bei kombiniertem Mitralvitium (vorwiegend Stenose; Hämosiderose). Stark
dilatierte Pulmonalarterie mit kaum verstärkter Randpulsation

dargelegt wurde. Celer-artige
Randpulsationen der Pulmonalis sind aber nur da zu erwarten, wo das Mitralvitium
noch ein annähernd normales
Kreislaufminutenvolumen zu-
läßt, wie im Beispiel der
Abb. 84a. Hier lag trotz nur
geringer Vergrößerung des linken Vorhofs in Übereinstimmung mit dem klinischen
Befund, der röntgenologisch
sicheren Lungenstauung und
Herzvergrößerung ein Mitralvitium ohne Anhalt für eine
Aorteninsuffizienz vor. Die
Ausweitung und Schleuderbe-
wegung am Hauptstamm der
Pulmonalarterie kommt am
besten in leichter oder mittlerer
rechter vorderer Schrägstellung
zum Ausdruck (Abb. 84b).

Wenn jedoch die Förderlei-
stung des Herzens bei der Mitralstenose stark herabgesetzt
bzw. der Lungenarteriendruck sehr hoch ist, entfallen die Voraussetzungen für eine vergrößerte Pulmonalispulsation, so daß eine auskultatorisch wahrscheinliche Pulmonalklappeninsuffizienz sich röntgenologisch nicht verifizieren läßt (ASSMANN; THURN). Grenzfälle mit stark dilatierter Pulmonalarterie und normaler oder nur mäßig verstärkter
Randpulsation können daher nur im Zusammenhang mit dem Auskultationsbefund
gedeutet werden (Abb. 85). Wo gleichzeitig noch ein Aortenvitium vorliegt, ist der
Nachweis einer Pulmonalklappeninsuffizienz ohne die typischen kymographischen Zeichen
überhaupt unmöglich. Im übrigen kann auch bei ein und demselben Kranken klinisch
und röntgenologisch der Befund wechseln, weil die relative Pulmonalklappeninsuffizienz
bei Besserung der Kreislaufverhältnisse nicht selten reversibel ist (HOLZMANN).

10. Herz bei arteriovenöser Fistel

Arteriovenöse Kurzschlüsse können angeboren oder erworben sein. Die erworbenen
sind meist Folgen eines Trauma, seltener mykotisch bedingt. Außer der eigentlichen
arteriovenösen Fistel kann es sich bei diesen Kurzschlüssen auch um einen Varix aneurys-
maticus, ein Aneurysma varicosum oder ein Aneurysma arteriovenosum handeln. Ihre
klinische Bedeutung ergibt sich aus den Gefahren einer Ruptur des venösen Anteils oder
einer Kompression benachbarter Organe einerseits und aus der Belastung für das Herz
andererseits.

Bei den Kurzschlußverbindungen im Gefäßsystem des großen oder kleinen Kreislaufs können folgende Typen unterschieden werden:

α) Arteriovenöse Fisteln des großen Kreislaufs

Hierbei wird dem rechten Herzen dauernd die in der Zeiteinheit durch den Kurzschluß fließende Blutmenge zusätzlich zu seinem normalen venösen Zufluß angeboten. Da die dem rechten Herzen vermehrt angebotene Blutmenge den Lungenkreislauf passiert und zum linken Herzen gelangt, werden beide Herzkammern und Vorhöfe in gleichem Ausmaß betroffen. Solange das Herz suffizient bleibt, wird von ihm das normale Kreislaufminutenvolumen und das durch den Kurzschluß fließende Zeitvolumen gefördert. Obwohl der periphere Strömungswiderstand im großen Kreislauf beträchtlich erniedrigt sein kann, entwickelt sich infolge der erhöhten Volumenbelastung mit der Zeit eine zunehmende exzentrische Dilatation beider Herzkammern mit entsprechender Muskelhypertrophie; sie wird schließlich von der myogenen Dilatation gefolgt.

β) Arteriovenöse Fisteln im Lungenkreislauf

Bei den arteriovenösen Fisteln der Lunge liegen ähnliche kreislaufdynamiscne Verhältnisse vor. Auch hierbei erstreckt sich die erhöhte Volumenarbeit gleichmäßig auf beide Herzkammern, nur mit dem Unterschied, daß die im Kurzschluß kreisende Blutmenge dem linken Herzen als nicht arterialisiertes Blut angeboten wird. Klinisch besteht deshalb eine Cyanose.

γ) Falsche Veneneinmündung

a) Die Einmündung von Venen des Lungenkreislaufs in den rechten Vorhof bzw. in die V. cava (angeborene Anomalie) bedingt eine einseitige Überbelastung des rechten Herzens. In diesem Fall erhält das linke Herz eventuell sogar weniger Blut als normalerweise, weil der Kurzschluß oberhalb der Einmündung in den linken Vorhof gelegen ist.

b) Bei der Einmündung von Venen des Körperkreislaufs in den linken Vorhof liegt hämodynamisch das Gegenstück zu den Verhältnissen unter a vor. Hier betrifft die Mehrbelastung ausschließlich das linke Herz.

δ) Aortopulmonaler Kurzschluß

Bei Kurzschluß zwischen Aorta und A. pulmonalis (als traumatische Fistel oder als angeborener offener Ductus arteriosus) wirkt sich die erhöhte Volumenbelastung ausschließlich auf den linken Ventrikel aus. Das Blut fließt über den Kurzschluß von der Aorta zur A. pulmonalis; das hämodynamische Problem liegt hier in der Frage, ob der rechte Ventrikel durch die geschilderte Kurzschlußverbindung eine vermehrte Druckarbeit leisten muß.

Bei diesen Kurzschlußverbindungen kommt es also je nach Größe und Lage des Kurzschlusses zu einer vermehrten Volumbelastung einer oder beider Herzkammern. Da der Strömungswiderstand in der Regel erniedrigt ist, sind die arterio-venösen Fisteln in besonderer Weise geeignet, eine Antwort darauf zu geben, welche Veränderungen am Herzen durch eine reine Volumenmehrbelastung zu erwarten sind.

Bei einer peripheren arterio-venösen Fistel mit einer Volumenbelastung beider Herzhälften läßt die Vergrößerung der beiden Herzkammern das Herz im Röntgenbild vornehmlich nach links verbreitert erscheinen (Abb. 86a), da beide Ventrikel sich bei querer Ausweitung überwiegend nach links entwickeln müssen. Dabei kann der linke Kammerbogen stärker gerundet, die Herzbucht abgeflacht sein. Die Herzrandpulsationen sind auffallend groß und frequent; die Aortenpulsation ist ähnlich wie bei der Aorteninsuffizienz verstärkt, und gelegentlich finden sich auch Eigenbewegungen an den großen Lungenarterien. Alle diese Erscheinungen sind ebenso wie die vermehrte Lungenzeichnung Ausdruck der Erhöhung von Schlag- und Minutenvolumen, wie sie zusammen mit Tachykardie und verringertem diastolischem Blutdruck obligatorisch für einen breiten arteriovenösen Kurzschluß ist. Solange klinische Zeichen einer muskulären Herzinsuffizienz fehlen, darf daher aus der Verdichtung der Hiluskomplexe und Verringerung der Lungentransparenz nicht auf eine Linksinsuffizienz geschlossen werden. Vor der Verwechslung mit einem mitralisierten Aortenfehler schützt der klinische Befund. Eine mäßige Vergrößerung des linken Vorhofs im Oesophagogramm ist Folge der vermehrten Volumenbelastung. Eine myogene Dilatation beider Ventrikel auf Grund eines Muskelschädigung ist röntgendiagnostisch aus der Herzform allein nicht auszuschließen, wird aber beim Nachweis großer Aortenpulsationen unwahrscheinlich. Differentialdiagnostisch entscheidend ist das Ergebnis des Kompressionsversuchs. Wenn hierbei der Kurzschluß unterbrochen und die Volumenmehrbelastung des Herzens ausgeschaltet werden kann, dann nimmt sofort die Herzfrequenz ab, der diastolische und oft auch der systolische Blutdruck steigen an, die Blutüberfüllung der Lunge geht zurück und das Herz wird wesentlich kleiner.

Den gleichen Effekt, aber als therapeutischen Dauererfolg, zeigt die operative Unterbindung der arteriovenösen Fistel (Abb. 86b). Eine möglich frühzeitige Operation ist anzustreben, obschon auch noch in schwersten Dekompensationsstadien der Eingriff lebensrettend sein kann. Nach der Operation normalisiert sich die Größe beider Herzhälften. Wahrscheinlich bildet sich nicht nur die kompensatorische Ventrikeldilatation zurück, sondern

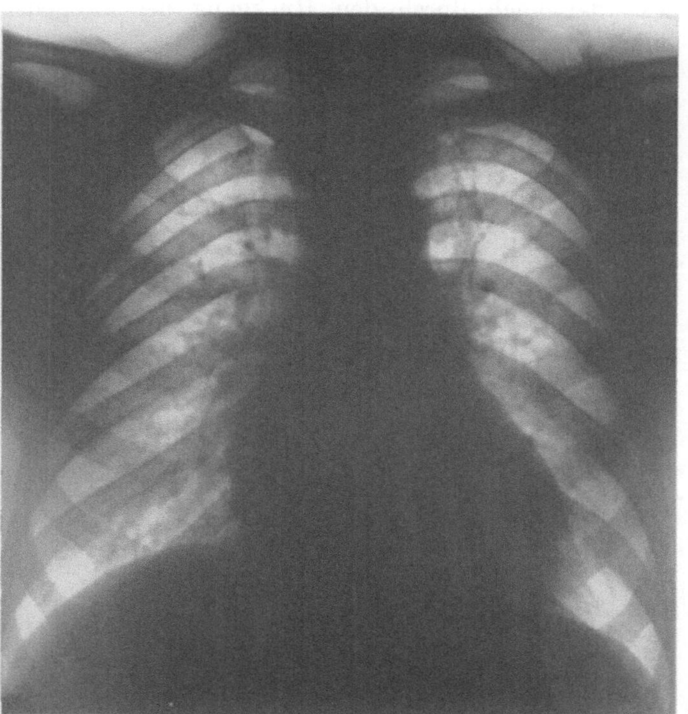

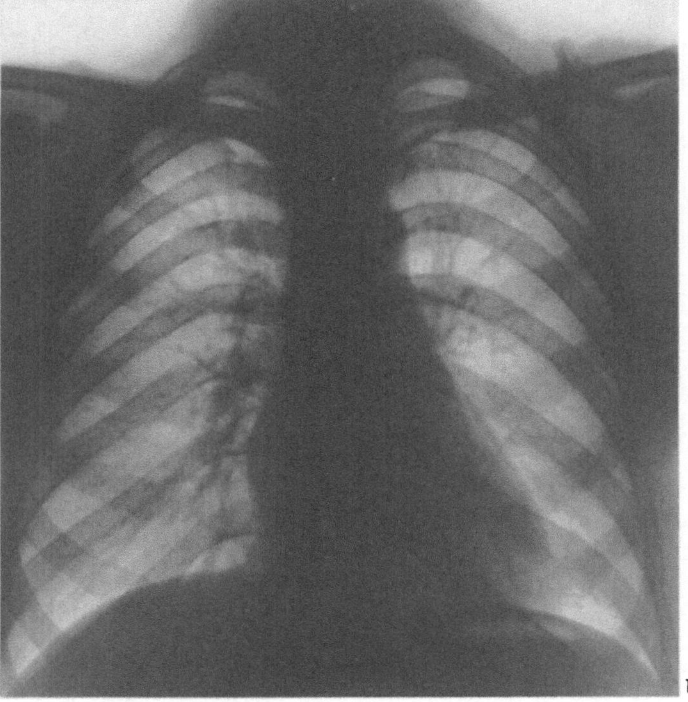

Abb. 86a u. b. Deutliche Links- und geringe Rechtsverbreiterung des Herzens bei *arteriovenöser Fistel der A. femoralis*, vermehrter Lungendurchfluß, vor Operation (a). Nach Fistelunterbindung Herzgröße und Lungenzeichnung normalisiert (b). — 31jähriger Mann

auch eine vorhandene myogene Dilatation wird sich noch mehr oder minder bessern können. In gleicher Weise kann die Normalisierung der Lungenzeichnung durch die Wiederherstellung eines normalen Durchflußvolumens und sekundär auch durch den Rückgang der Lungenstauung (myogene Insuffizienz der linken Kammer) bedingt sein.

Ohne Operation ist das Herz der dauernd vermehrten Volumenbelastung auf die Dauer nicht gewachsen. Bei größeren Fisteln tritt die Dekompensation durchschnittlich nach 5 Jahren auf (Grosse-Brockhoff, Neuhaus u. Schaede). Wenn die muskuläre Insuffizienz beide Herzhälften betrifft und die bislang kompensatorisch dilatierten und hypertrophierten Ventrikel eine zusätzliche myogene Dilatation erfahren, kommt es zum Vollbild der kardialen Insuffizienz mit Lungenstauung einerseits, Leberstauung, Ascites, Ödemen und Hydrothorax andererseits. Röntgenologisch unterscheidet sich das kompensierte volumenbelastete Herz nicht vom Bild einer dekompensierten primären Myokarderkrankung, und der klinische Nachweis der ursächlichen arteriovenösen Fistel entscheidet mit der Operationsindikation dann über das Leben des Kranken allein.

Die intrapulmonalen arteriovenösen Fisteln belasten ebenfalls alle Abschnitte des Herzens und sind klinisch keineswegs belanglos, wie das Beispiel der Abb. 87 zeigen kann.

Bei der 27jährigen Frau wurde schon mit 8 Jahren ein „Herzfehler" festgestellt, und seither entwickelte sich eine zunehmende Cyanose. In der Jugendzeit kam es zu häufigen „Anfällen" von Parästhesien im linken Arm und Bein. Bei reduziertem Allgemeinzustand und ausreichender körperlicher Leistungsfähigkeit finden sich Trommelschlegelfinger, über der Lunge rechts paravertebral vom 6.—10. BWD Klopfschallverkürzung und fortlaufendes Geräusch bis zur rechten hinteren Axillarlinie; Herztöne rein, RR 110/75; im Angiokardiogramm nachweisbare Verbindung zwischen A. und V. pulmonalis bei Füllung des Aneurysma vom rechten Herzen aus. Da es sich um eine solitäre arteriovenöse Verbindung handelte, war die Operation indiziert (Lappenresektion, Prof. Derra-Düsseldorf).

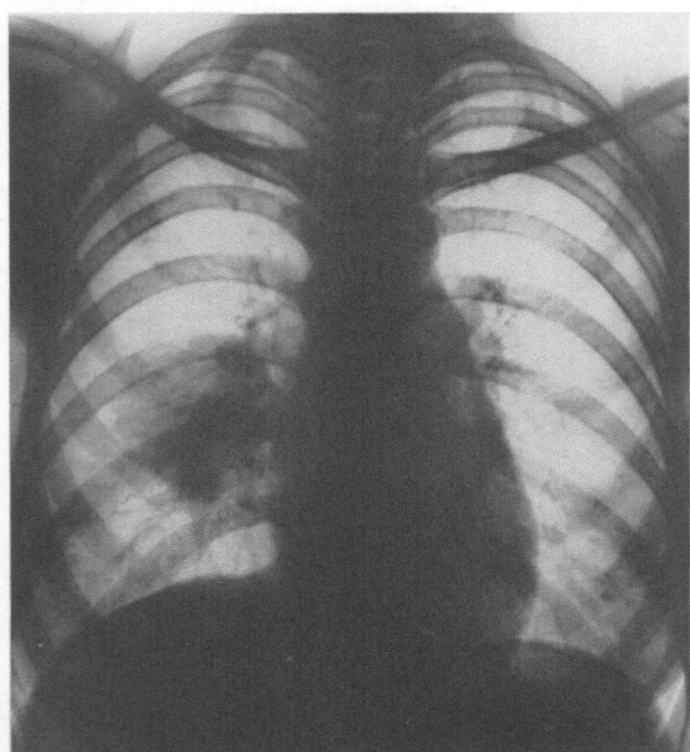

Abb. 87. Normale Herzgröße, prominenter Pulmonalisbogen, halbfaustgroße Mittelfeldverschattung ohne Pulsation bei *arteriovenösem Lungenaneurysma*; charakteristische Diskrepanz zwischen Cyanose und normaler körperlicher Leistungsfähigkeit (s. Text)

11. Hypertonieherz

Bei einer Hypertonie im großen Kreislauf hat die linke Herzkammer eine vermehrte Druckarbeit zu leisten. Über eine geringfügige primäre, tonogene Dilatation erfährt sie eine Hypertrophie, die röntgenologisch kaum in Erscheinung tritt. Im Übersichtsbild kann der linke Ventrikelbogen kräftiger gerundet sein und die Herzspitze etwas tiefer in den Zwerchfellschatten eintauchen. Eine faßbare und über die normalen Größenschwankungen hinausgehende Herzvergrößerung fehlt also im Anfangsstadium der Hypertonie trotz elektiver Mehrarbeit der linken Kammer sehr oft, selbst wenn bereits eine gewisse Widerstandsdilatation hinzugetreten ist (Abb. 88a). Allerdings ist zu diesem Zeitpunkt einer ausschließlichen Verlängerung der Ausflußbahn des linken Ventrikels der Herzschatten dadurch nicht selten schon auffällig, daß die Herzbucht vertieft wird,

weil die Aorta im aufsteigenden
Teil oder im ganzen dilatiert
ist und der Aortenknopf stärker nach links auslädt. Nimmt
die Dilatation zu, so ergreift
sie auch die Einflußbahn der
linken Kammer, braucht aber
auch dann im Übersichtsbild
das Herz noch nicht signifi-
kant zu ändern. Vergrößerte
Pulsationen am verlängerten
und gerundeten linken Kammerbogen fallen bei der Durchleuchtung mitunter eher auf,
wie auch klinisch ein hebender Spitzenstoß zu finden sein
kann.

Erst wenn die linke Kam-
mer stärker ausgeweitet wird,
erscheint sie auch in querer
Richtung vergrößert. Das Herz
ist dann im Übersichtsbild nach
links verbreitert (Abb. 88b
und 89a) und der linke Ventrikel erstreckt sich im linken
vorderen Schrägbild bis an und
über den Wirbelsäulenschatten
hinaus (Abb. 89b). Dabei ist
der linke Kammerbogen stark
gerundet, die Herztaille wird
ausgesprochen tief und die
Aorta ist meist im ganzen
thorakalen Abschnitt deutlich
erweitert. Damit ist das typische Bild der „aortalen Konfiguration" oder Entenform des
Herzens erreicht. Es kann noch
dadurch verstärkt werden, daß
ein hoher Zwerchfellstand oder
eine elongierte und starre Aorta
das Herz in eine mehr liegende
Stellung zwingen (RÖSLER,
ASSMANN, HOLZMANN). Das
Ausmaß dieser Linksverbreiterung hängt nur zum Teil von
der Blutdruckhöhe im großen
Kreislauf und der Krankheitsdauer ab. — Aus der Herz-
größe ist ein bindender Schluß
auf die Prognose nicht möglich. Es ist eine geläufige Er-

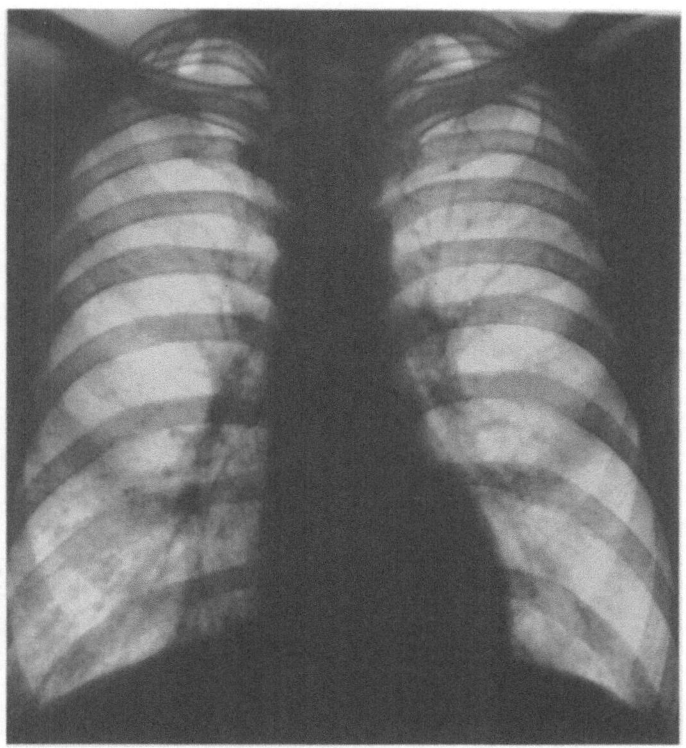

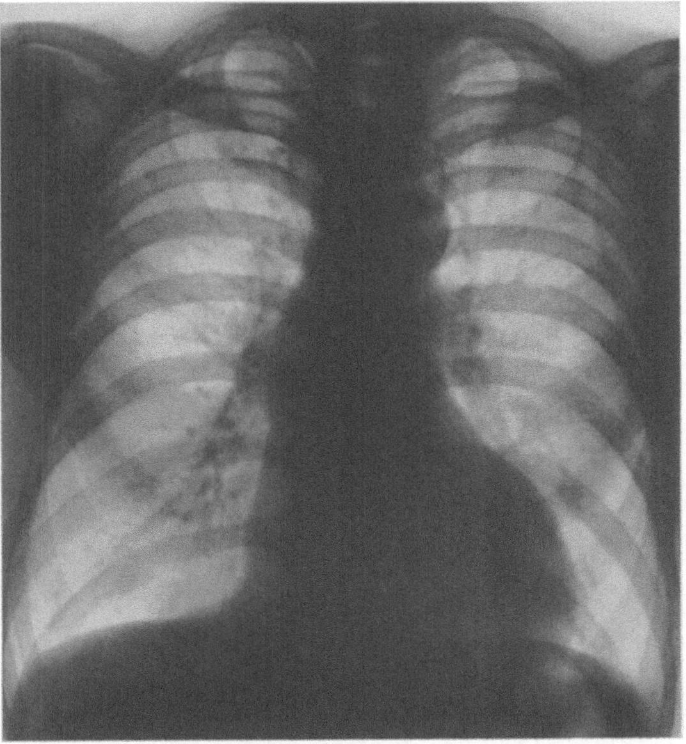

Abb. 88a u. b. Normale Herzgröße bei beginnender Hypertonie,
RR 170/95, 46jähriger Mann (a). — Nach 10 Jahren Hypertonieherz
mit Vergrößerung der linken Kammer und Dilatation der Aorta,
RR 220/115 (b)

fahrung, daß große Hypertonieherzen viele Jahre ohne jegliches Zeichen der Dekompensation bleiben, kleinere Herzen schon frühzeitig versagen können (VOLHARD; VAQUEZ

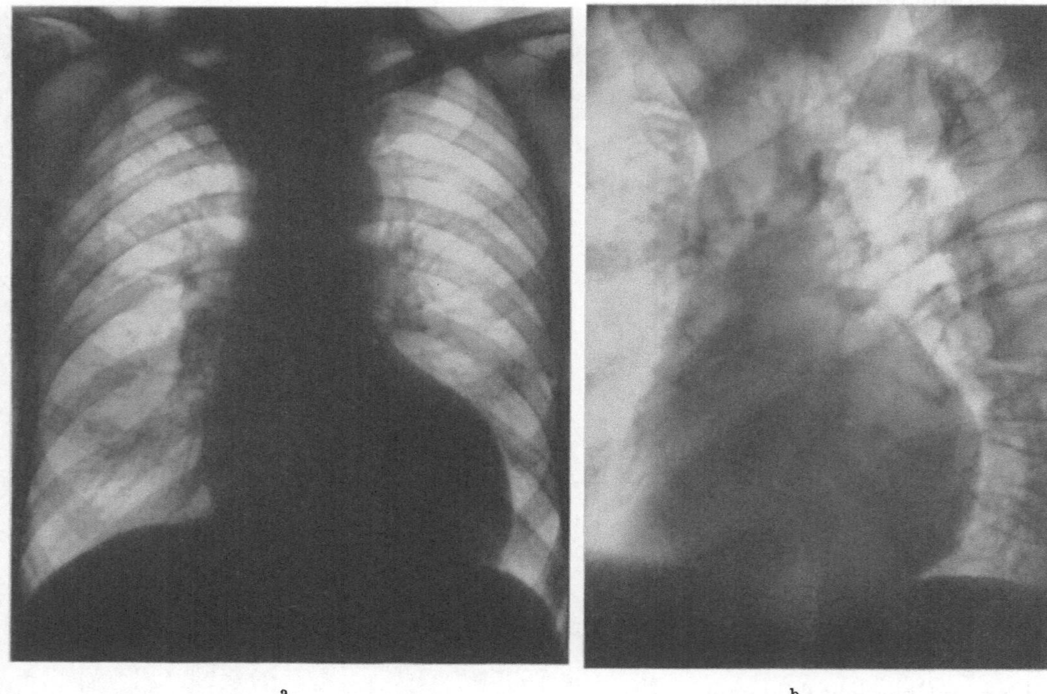

a   b

Abb. 89 a u. b. Hypertonieherz (maligne Sklerose, RR 270/145), 66jähriger Mann. — Typische aortale Konfiguration (a). — Im linken Schrägbild Vergrößerung des linken Ventrikels, Dilatation und Sklerose der Aorta (b)

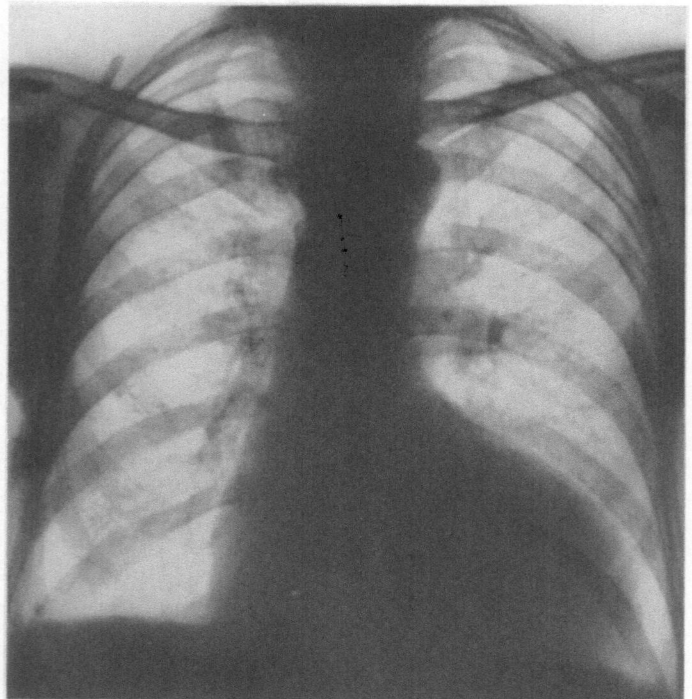

Abb. 90. Hochgradige Linksverbreiterung des Herzens und Elongation der Aorta bei klinisch dekompensierter Hypertonie mit Emphysembronchitis, RR 130/80. 62jähriger Mann

u. Bordet; Zdansky). Der Zustand einer hochgradigen Muskelhypertrophie und Restblutsteigerung birgt natürlich immer den Keim zu rascher Linksdekompensation in sich, die oft durch eine relativ geringfügige Zusatzschädigung ausgelöst wird (Abb. 90). Zdansky hat daher mit Recht eindringlich betont, wie wichtig für die Therapie der röntgenologische Nachweis einer stärkeren bzw. myogenen Dilatation auch ohne klinische Dekompensationszeichen ist; die gleiche Bedeutung kommt nach Holzmann dem elektrokardiographischen Befund eines pathologischen Kammer-Linkstyps zu. Was die kymographische Funktionsprüfung anbelangt, so sind die Randpulsationen am linken Ventrikelbogen bei starker Kammervergrößerung trotz normalen Schlagvolumens oft kleiner,

mitunter aber infolge von Rechtspendeln auch normal groß. Die Randbewegung ist außerdem in den caudalen Abschnitten des linken Kammerbogens meist kleiner als in der Nähe der Herzbucht: Pulsationstyp II nach STUMPF. Der Umschlag dieser Bewegung in den Typ I mit herzspitzenwärts größerer Randamplitude nach Belastung wird

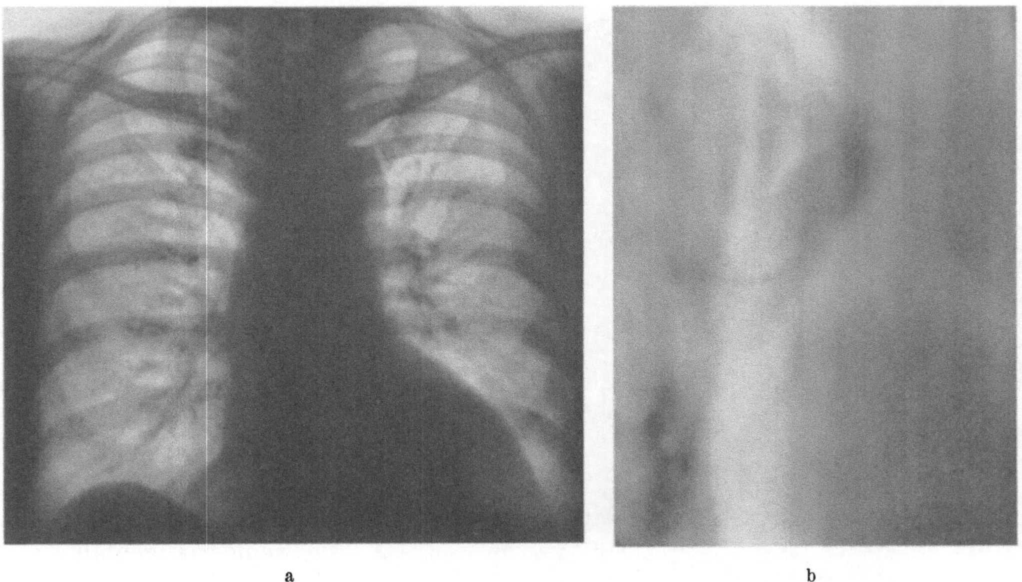

a   b

Abb. 91a u. b. — a Dekompensierte Hypertonie mit Lungenstauung bei 55jähriger Frau, RR 160/75. — b Verbreiterung der V. azygos auf 16 mm durch Links-Rechts-Shunt bei Linksinsuffizienz (?), Tomogramm 9,5 cm

von REINDELL als Kriterium einer genügenden Kontraktionsleistung der linken Kammer gewertet, ist aber auch bei klinisch erhaltener Kompensation nicht obligat.

Wenn im Röntgenbild eine Stauungslunge sichtbar wird, ist eine muskuläre Linksinsuffizienz sicher. Eindeutiger als die kymographische Prüfung der Restblutbewältigung wird in Zukunft vielleicht das Ergebnis der tomographischen Weitenmessung der V. azygos sein. Nach SWART tritt eine signifikante Verbreiterung des Azygosschattens auf, wenn eine Linksinsuffizienz besteht; als Beispiel kann Abb. 91 gelten. Eine gleichzeitige Verbreiterung des Herzschattens nach rechts, wie sie in Abb. 92 angedeutet ist, darf solange nicht mit einer konsekutiven Rechtsinsuffizienz identifiziert werden, wie die Lungenstauung noch deutlich ausgeprägt ist. Sie ist hier vielmehr dadurch bedingt, daß

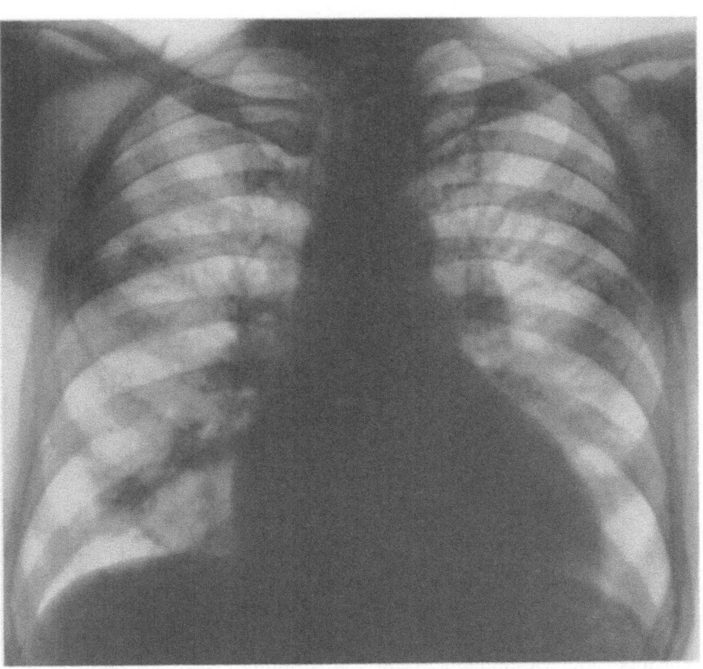

Abb. 92. Dekompensierte Hypertonie bei 57jährigem Mann, RR 105/70 (s. Text)

der große linke Ventrikel die Kammergrenze an der Herzvorderwand nach rechts verschiebt und eine Rechtsrotation des Herzens gleichzeitig auftreten kann. Natürlich kommt es bei länger andauernder Stauung im kleinen Kreislauf auch zu einer

7*

Hypertrophie und Dilatation der rechten Kammer. Sie drückt sich aber weniger in einer Verbreiterung des Herzschattens nach rechts aus, als in einer Abflachung der Herzbucht und Anhebung des Pulmonalissegments, wobei die „aortale Grundform" des Herzens jedoch mehr oder weniger gewahrt bleibt.

Eine „Mitralisation" erfährt das Hypertonieherz dann, wenn die myogene Dilatation des linken Ventrikels den Klappenring der Mitralis ausgeweitet hat, also eine relative Mitralinsuffizienz eingetreten ist. Die nachfolgende Vergrößerung des linken Vorhofs ist mit der Kontrastmitteluntersuchung der Speiseröhre in üblicher Weise nachzuweisen. Meist ist sie weniger augenfällig als die Ventrikeldilatation und vorzugsweise in rechter vorderer Schrägstellung darstellbar. In linker Schrägstellung wird der Oesophagus erst bei stärkerer Vorhofsvergrößerung charakteristisch verändert. Er macht dann einen großen und die ganze Herzhinterfläche mehr oder weniger sanft einschließenden Bogen, weil auch das sog. Aortenfenster jetzt durch den großen linken Vorhof ausgefüllt ist (Abb. 93 b—d). Im Vorderbild wird die Herzsilhouette durch die Vergrößerung des linken Vorhofs praktisch niemals verändert (Abb. 93 a), weil dieser durch die erhebliche Dilatation der Aorta und des linken Ventrikels weder rechts noch links randständig werden kann.

Stärkere Grade einer Herzverbreiterung auch nach rechts zeigen eine myogene Dilatation und schließlich ein Versagen des rechten Herzens mit relativer Tricuspidalinsuffizienz

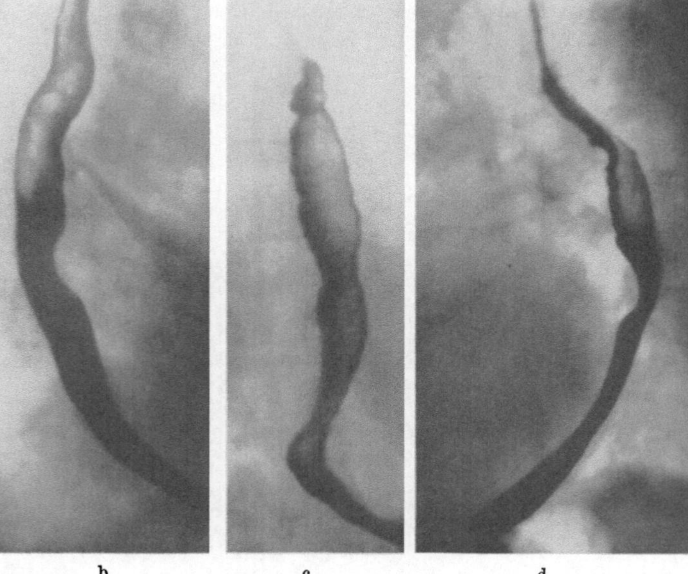

Abb. 93a. Mitralisierte und tricuspidalisierte Hypertonie, 68jährige Frau, RR 180/110. — Linker Vorhof im Vorderbild nicht sichtbar

Abb. 93 b—d. Gleicher Fall. — Erhebliche Vergrößerung des linken Vorhofs im Oesophagogramm, Ausfüllung des Aortenfensters, Interlobärerguß. Globale Herzinsuffizienz

und Vergrößerung des rechten Vorhofs an, wenn gleichzeitig die Stauungszeichnung der Lungen zurückgeht und der Cavaschatten verbreitert ist. Ein Beispiel dafür gibt Abb. 94a wieder, wo man also von einem mitralisierten und tricuspidalisierten Hypertonieherzen sprechen kann. Es ist schon betont, daß die Grundform des Hypertonieherzens in solchen Fällen erhalten bleibt und so auch bei einmaliger Untersuchung einen diagnostischen Schluß auf das Grundleiden gestattet. Das kann besonders wertvoll sein, wenn durch einen unerkannt gebliebenen Herzinfarkt der Blutdruck auf normale Werte abgesunken ist (ZDANSKY). Wo allerdings einmal die Aortendilatation geringer und die Herzbucht flacher ist wie in Abb. 94a, kann eine beidseitige Herzverbreiterung auch durch einen Perikarderguß bedingt sein, der die anderen Zeichen der Rechtsinsuffizienz (Pleuratranssudate, Cavaverbreiterung, geringere Lungenstauung) begleitet. Obschon dies ein recht häufiges Vorkommnis sein dürfte, kann es ohne Probepunktion sehr schwer sein, die perikardiale Transsudation von einer allseitigen myopathischen Dilatation

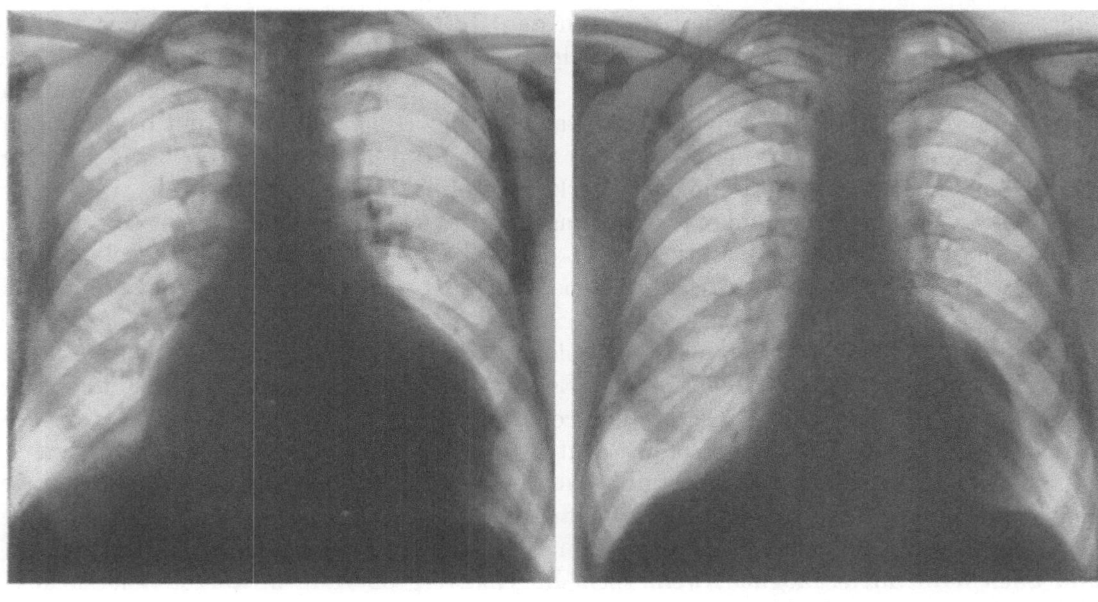

a   b

Abb. 94a u. b. Dekompensierte Hypertonie mit relativer Mitral- und Tricuspidalinsuffizienz, 53jähriger Mann, RR 130/90 (a). — 3 Monate später Rückbildung der Rechtsinsuffizienz, noch Zeichen von Linksinsuffizienz (b). — Perikarderguß?

abzugrenzen. Rasche Verkleinerung des Herzens unter der Behandlung und Rekompensation spricht bei der Kontrolluntersuchung dann für die Resorption des vorher fraglichen Ergusses (Abb. 94b). Wird die Hypertonie therapeutisch beseitigt (Sympathektomie), so verkleinern sich natürlich nur diejenigen Herzabschnitte merklich, deren Myokard nicht irreversibel geschädigt war. — Hier sei hinzugefügt, daß eine Rechtsverbreiterung des Herzens mit Vergrößerung des rechten Vorhofs, also eine tricuspidale Konfiguration im Röntgenbild, in seltenen Fällen auch dadurch zustande kommen soll, daß die stark dilatierte linke Kammer das Septum interventriculare in die rechte Kammer so stark eindrückt und vorwölbt, daß diese flachgedrückt und funktionell behindert wird (Bernheimsches Syndrom).

Zur röntgenologischen *Differentialdiagnostik* ist nur wenig aufzuführen. Grundsätzlich muß daran festgehalten werden, daß die elektive Vergrößerung der linken Kammer bei der Hypertonie sich nicht vom Bild der anderen Widerstandsbelastungen des linken Ventrikels unterscheidet (z. B. Aortenklappenstenose, Aortenisthmusstenose, vgl. S. 42 u. 208). Von der Aorteninsuffizienz läßt sie sich nur solange durch die normale Aortenpulsation abgrenzen, wie die Aorteninsuffizienz nicht infolge myogener Dekompensation oder zusätzlicher Mitralstenose ihr Schlagvolumen und damit die Pulsationsgröße an der Aorta verkleinert. Die Kombination eines Hochdruckherzens mit (relativer) Aortenklappeninsuffizienz ist selten (HOLZMANN). Eine „aortale Konfiguration" zeigt im Übersichtsbild auch das sog. Greisenherz. Da hier das Herz durch die atheromatös verlängerte Aorta mit einer Art Hebelwirkung gekippt und quergelagert wird (Zdansky), eine echte Hypertrophie und wesentliche Dilatation der linken Kammer aber meist fehlt, wird in linker Schrägstellung auch die typische starke Ventrikelprominenz an und über dem Schatten der Wirbelsäule so lange vermißt, als eine Hypertonie fehlt. Umgekehrt kann ein Hochdruckherz statt in Entenform auch als sog. Kugelherz auftreten (F. Kraus), wenn nämlich bei emphysematösem Zwerchfelltiefstand ein primär kleines Herz trotz Linkshypertrophie und -dilatation infolge Hypertonie seinen Charakter als Pendelherz bewahrt (Zdansky).

Es herrscht Übereinstimmung darüber, daß sich das Herz bei der essentiellen Hypertonie morphologisch bzw. röntgenologisch nicht vom „Nephritikerherzen" unterscheiden läßt. In allen Stadien der Nephritis kann das Herz normal geformt bleiben oder nur eine geringe Hypertrophie und Dilatation der linken Kammer erfahren, ganz ähnlich wie im Anfangsstadium des Hypertonieherzens. Ebenso geht das Ausmaß der Veränderungen am linken Ventrikel bei der Nephritis nur teilweise der Höhe und Dauer der begleitenden Blutdrucksteigerungen parallel (Volhard) und wird durch Zusatzfaktoren wie schwere körperliche Arbeit oder Fettleibigkeit stark beeinflußt. Vor allem kann ein reichlicher Bierkonsum zu extremer Linksvergrößerung des Herzens führen, und beim sog. „Münchener Bierherzen" handelt es sich ja in der Tat um das gemeinsame Ergebnis von Plethora, Hypertonie, Myokardläsion, körperlicher Arbeit und chronischem Nierenleiden (Bollinger; Krehl; Romberg).

Bei der akuten Nephritis kann röntgenologisch das Herz zwar unauffällig sein, erfährt aber doch oft deutliche Veränderungen. Es wird entweder vorwiegend nach links oder aber beidseitig vergrößert. Dieser Vergrößerung liegt meist eine urämisch-toxische Schädigung des Herzmuskels, also eine echte Dilatation zugrunde (Volhard, Zdansky). Oft aber dürfte auch ein Perikarderguß den Herzschatten verbreitern, zumal fast immer gleichzeitig auch kleine pleurale Winkeltranssudate, gelegentlich auch ein Lungenödem beobachtet werden können. Eine ursächliche Klärung ist daher im Einzelfall nur selten und auch dann nicht möglich, wenn sich die Herzvergrößerung in kurzer Zeit zurückbildet. Reversibilität zeichnet die urämisch-toxische Herzdilatation und den nephritischen Perikarderguß in gleicher Weise aus — und im übrigen kann angenommen werden, daß in manchen Fällen mit rasch normalisierter Herzgröße eine myopathische Dilatation und ein perikardialer Erguß gleichzeitig vorgelegen haben.

12. Herzmuskelschädigungen

Bei einer muskulären Schädigung sind die morphologischen und im Röntgenbild faßbaren Veränderungen des Herzens nicht nur von Art und Ausmaß der Schädigung abhängig, sondern auch vom Zustand des Herzens *vor* und von den extrakardialen Kreislaufverhältnissen *nach* dem Eintreten der Myokardläsion. Gleichartige Schädigungen können daher zu verschiedenen, und verschiedenartige Schäden zu gleichen Veränderungen in Form und Größe des Herzens führen. Daher fehlt ein für die verschiedenen Herzmuskelläsionen pathognomonisches Röntgenbild (Zdansky).

Wenn die muskuläre Leistungsfähigkeit des Herzens infolge einer rheumatischen, infektiösen, toxischen, alimentären, hormonellen oder degenerativen Noxe — um die wichtigsten Ursachen zu nennen — in einem bestimmten Ausmaß reduziert wird, werden beide Herzhälften über eine systolische Restblutsteigerung myogen dilatiert; eine Hypertrophie fehlt. Trifft andererseits die Myokardläsion auf ein hämodynamisch bereits vorbelastetes Herz, so wirkt sie sich in erster Linie an demjenigen Herzabschnitt aus, der unter einer vermehrten Füllungs- oder Widerstandsarbeit stand. Erst danach werden auch die anderen Herzabschnitte muskulär sichtlich geschädigt und dilatiert. Und drittens kann auch bei klinisch eindeutiger und schwerer Myokardläsion die Größe des Herzens unauffällig bleiben, wenn sich der periphere Kreislauf umstellt und das Herz entlastet.

Daraus ergeben sich für die Röntgendiagnostik entscheidend wichtige Prinzipien: 1. Normale Größe, Form und Bewegung des Herzens im Röntgenbild schließen eine Myokardschädigung nicht aus. 2. Eine allseitige Herzdilatation spricht für eine Muskel-schädigung (wenn ein Perikarderguß ausgeschlossen werden kann). 3. Die besonders starke Dilatation nur einer Herzhälfte läßt auf die zusätzliche Myokardläsion an einem vorher bereits hämodynamisch krankhaft belasteten Herzen schließen. 4. Aus der nachgewiesenen myopathischen Veränderung von Größe, Form und Bewegung des Herzens ist ein Rückschluß auf die Ursache der Muskelschädigung ohne Verwertung klinischer Kriterien nicht möglich.

Gerade bei der *akuten Myokarditis* im Gefolge etwa von Angina, akuter Polyarthritis, Grippe, Diphtherie, Scharlach, Pneumonie oder Typhus bleibt das Herz nicht selten in Größe und Form normal, selbst wenn das klinische Bild mit Herzsensationen, Systolicum an der Spitze, erhöhtem Puls besonders nach geringer körperlicher Anstrengung u. a. schon für eine Herzschädigung spricht. Kontraktionsinsuffizienz und myopathische Dilatation können mit einer gewissen Verzögerung auftreten und werden vor allem häufig erst bei stärkerer Herzfüllung röntgenologisch nachweisbar. Im Stehen bleibt der Herzschatten nämlich oft deshalb ohne Zeichen einer Dilatation, weil eine periphere Vasomotorenschwäche besteht. Erst in Rückenlage füllt sich das Herz genügend auf und erweist sich dann als beidseits erweitert (DIETLEN). Diese „latente Dilatation" ist nach ZDANSKY häufig eine vor-

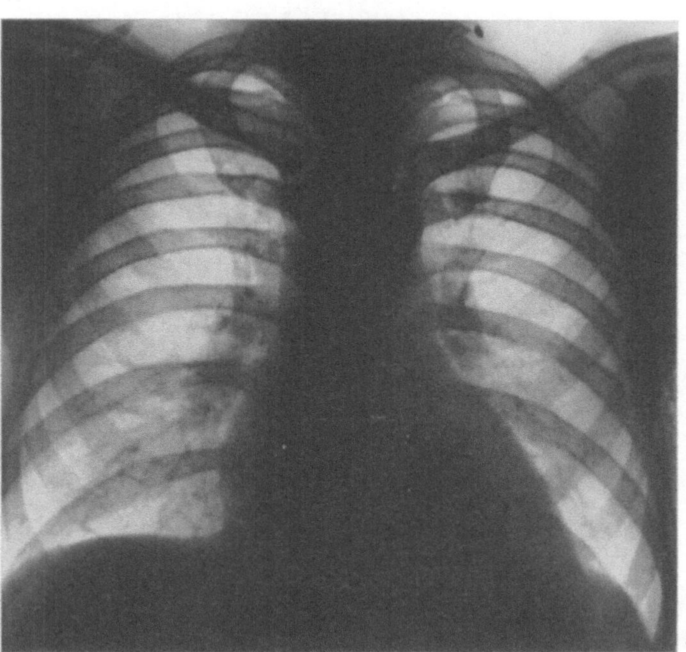

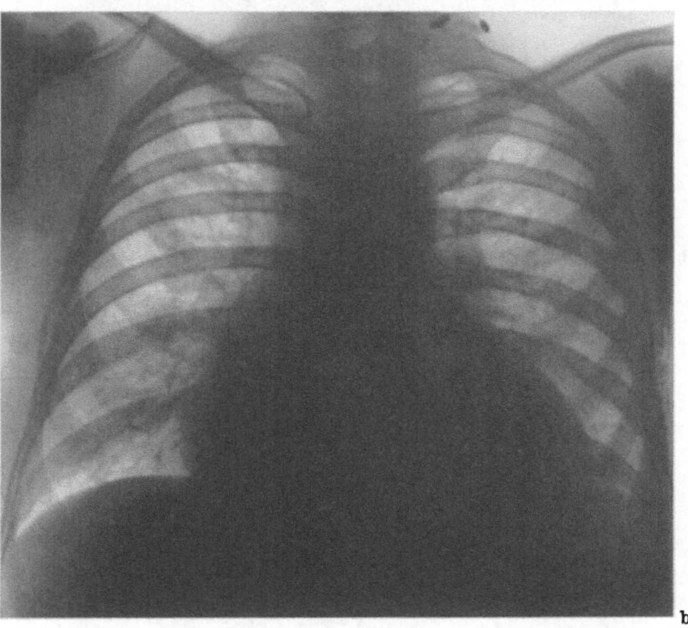

Abb. 95a u. b. Akute myokarditische Herzverbreiterung nach beiden Seiten; Lungenstauung, 32jähriger Mann (a). — Nach 7 Tagen Zunahme der myogenen Dilatation und Lungenstauung (b). — Sektion: Akute myogene Herzdilatation mit Perikarderguß von 400 cm³

übergehende Erscheinung bei den genannten Grundkrankheiten, kann in eine fixierte Dilatation übergehen oder aber auch umgekehrt der Restzustand einer früher schon im Stehen manifesten myopathischen Dilatation sein. Es bedarf keiner besonderen Betonung, daß hier Vergleichsuntersuchungen im Stehen und Liegen mit gleichem

       R. Haubrich und A. Schaede:

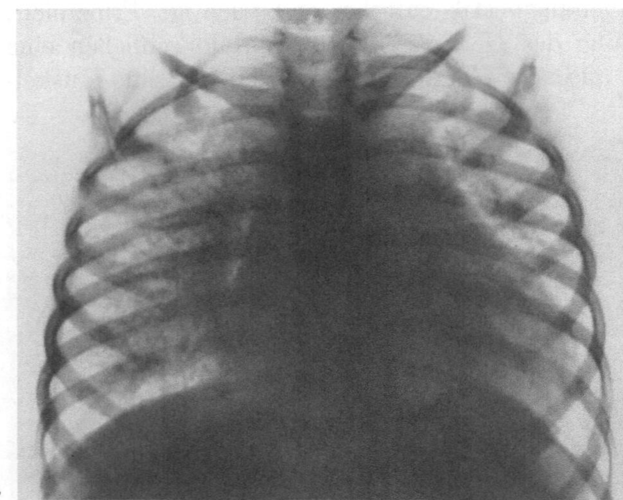

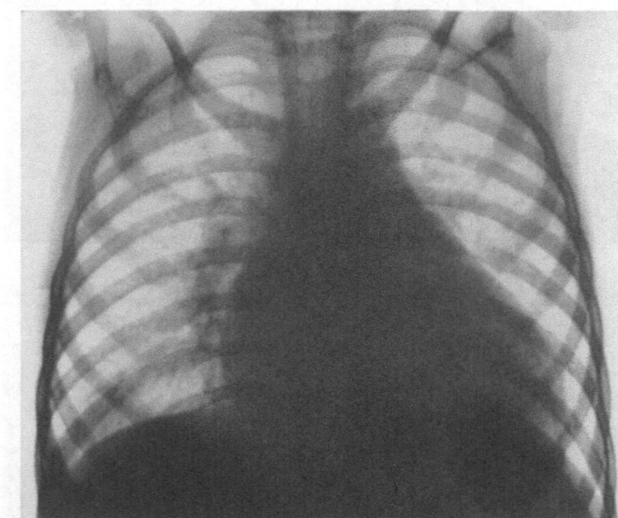

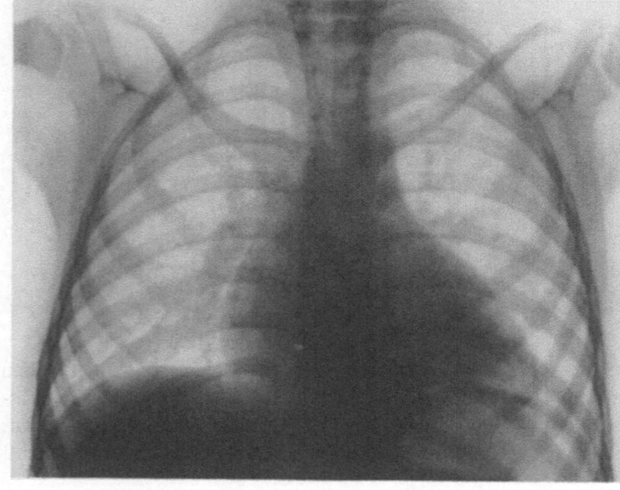

Abb. 96a—c. Akute rheumatische Pankarditis mit Lungenödem bei 5jährigem Kind (a). — Nach 1 Woche myopa-
thisch-mitrale Herzform mit mäßiger Lungenstauung (b). —
Nach 7 Wochen Mitralinsuffizienz mit Vorhofsdoppelkontur
rechts (c)

Focus-Film-Abstand und Kontrolluntersuchungen im Verlauf der Erkrankung diagnostisch und prognostisch entscheidend sind.

Ein Beispiel für die akute myokarditische Dilatation des Herzens
nach beiden Seiten gibt Abb. 95
wieder. Bei Beginn der Muskelschädigung ist das Herz nur wenig
vergrößert, sitzt dem Zwerchfell
breiter auf und seine Randbögen
gehen mit stumpfen bzw. vergrößerten Winkeln in dessen Kontur
ein. Dabei bleibt die Herzbucht erhalten. Eine Lungenstauung ist im
vorliegenden Beispiel angedeutet,
sonst nicht obligat. Rasche und erhebliche Zunahme der Herzdilatation
ist prognostisch schlecht. Allerdings
kann die Beurteilung dadurch erschwert werden, daß ein Perikarderguß auftritt. Er ist oft an einer
Auffüllung der Herztaille und Zu-
spitzung der Herzzwerchfellwinkel
bei stärker gerundeten bzw. medialwärts ziehenden Herzrändern zu erkennen, bleibt aber vielfach auch
unentdeckt wie in Abb. 95b, wo die
Obduktion einen Erguß von 400 cm³
ergab. Röntgenologisch sprach die
Zunahme der Lungenstauung hier
für eine progrediente Myopathie als
Ursache der zunehmenden Herzdilatation, ohne daß ein Perikarderguß
angenommen werden konnte. Im
nächsten Fall einer akuten rheumatischen Myo- bzw. Pankarditis ist der
Herzschatten diffus vergrößert und
die Lungenstauung trägt den Charakter eines Lungenödems (Abb. 96a).
Acht Tage später liegen eine beidseitige Herzverbreiterung von myo-
pathisch-mitralem Konfigurations-
typ und eine mäßige Lungenstauung
vor (Abb. 96b). Nach weiteren
6 Wochen ist die myokarditische
Herzdilatation nur noch angedeutet,
während der entstandene endokarditische Klappenfehler — Mitralinsuffizienz — sich bereits an der
Vergrößerung des linken Vorhofs
andeutet, der eine Doppelkontur
innerhalb des rechten Herzrandes

bildet (Abb. 96c). Wenn in anderen Fällen die Myokarditis chronisch wird, bleibt die myopathische Konfiguration erhalten und überdeckt die valvuläre Umformung mehr oder minder lange (THURN).

Dekompensiert das Herz bei einer akuten (oder chronischen) Myokarditis, so können die Folgeerscheinungen der Rechtsinsuffizienz auch bei der Röntgenuntersuchung im Vordergrund stehen. Trotzdem ist dann meist wie im Beispiel der Abb. 97a der myopathische Charakter der Herzdilatation an der beidseitigen Herzverbreiterung und der erhaltenen Herzbucht noch abzulesen, wenn die Stauungsergüsse nicht übermäßig groß sind. Durch gleichzeitigen Zwerchfellhochstand mit und ohne Meteorismus wird die Herzdilatation noch stärker markiert. Kompensiert unter der Behandlung das Herz wieder, so bildet sich auch die myopathische Dilatation zurück, wobei meist gleichzeitig auch die Lungenstauung geringer wird. Trotzdem ist der Übergang in eine chronische Myokarditis an der bleibenden leichten Verbreiterung des Herzens nach beiden Seiten und der geringen Lungenstauung erkennbar (Abb. 97b). Bei der *chronischen Myopathie* kommt es mitunter zu so hochgradigen Herzdilatationen wie in Abb. 98, wo der Herzschatten nach beiden Seiten „ausgelaufen" ist und mehr als die halbe Thoraxbreite einnimmt. Hier läßt sich ein Perikarderguß aus der Abstumpfung der Herzzwerchfellfellwinkel, den lateralwärts abfallenden Herzrändern und der erhaltenen Herztaille ausschließen. Bei der Kontrastmitteluntersuchung verläuft die Speiseröhre in sanftem Bogen um die Herzhinterwand, weil auch die Tiefendimension bei der myopathischen Dilatation zunimmt und alle vier Herzhöhlen erweitert sind.

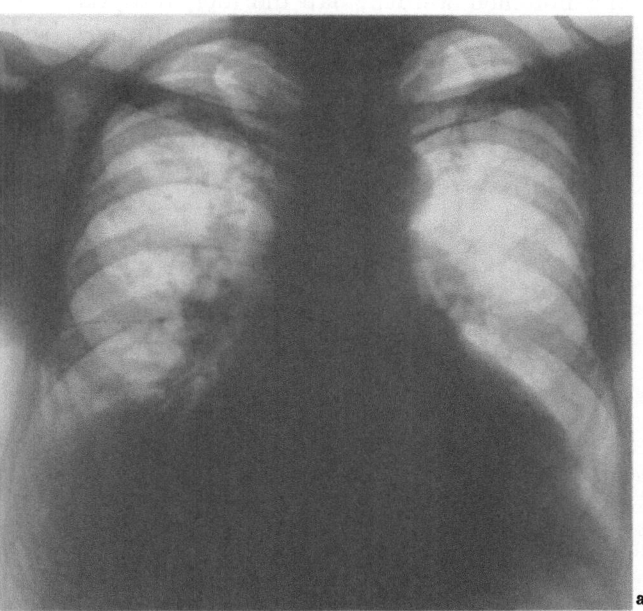

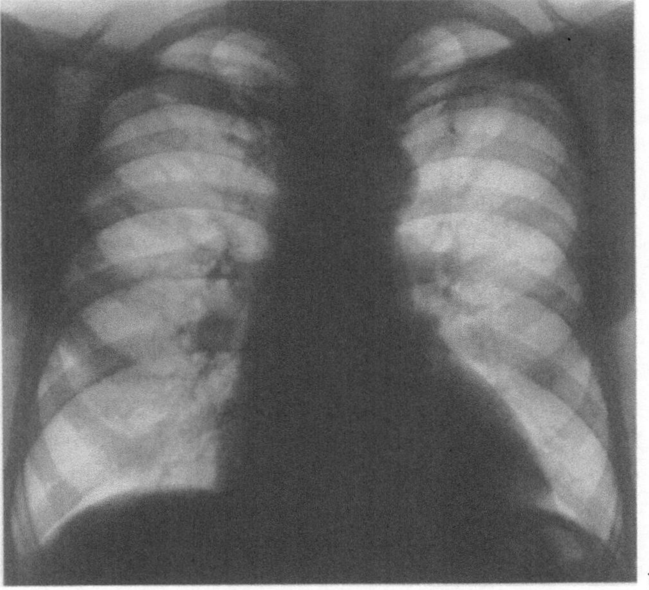

Abb. 97a u. b. Dekompensierte myogene Herzdilatation, 60jähriger Mann (a). — Unter klinischer Behandlung Rekompensation nach 2 Wochen (b)

Dann liegt meist eine relative Mitral-, mitunter auch Tricuspidalklappeninsuffizienz vor. Ehe jedoch derart typische und exzessive Herzveränderungen auftreten, kann die chronische Myopathie ähnlich den Verhältnissen bei der akuten Myokarditis auch röntgenologisch viel weniger auffällig sein. Erst Vergleichs- und Kontrolluntersuchungen lassen dann eine unter Umständen klinisch schon vorher manifeste Myokardschädigung an der Zunahme der Herzbreite erkennen. Auch hier ist aus dem Röntgenbild nicht zu erschließen, ob die chronisch-myogene Dilatation etwa aus einer infektiösen toxischen Myokarditis, aus einer alimentären oder hormonellen Erkrankung oder aus einer coronaren Durchblutungsstörung entstanden ist. Die beidseitige myopathische Herzverbreiterung ist für alle diese Grundkrankheiten uniform, und Abweichungen von dieser Regel sind stets auf einen zusätzlichen, primären oder sekundären Herzfehler verdächtig. So muß im Fall von Abb. 99 angenommen werden, daß die hier autoptisch bestätigte Myodegeneratio ein Herz mit schon früher angedeuteter Linksinsuffizienz betroffen hat; ein Mitralvitium lag trotz ähnlicher Konfiguration nicht vor. Die Lungenzeichnung wird bei der chronischen Herzmuskelschädigung oft vom Bild einer üblichen Stauung in das Bild einer mehr streifigen Lungeninduration umgewandelt, die sich zu einer regelrechten Lungenfibrose

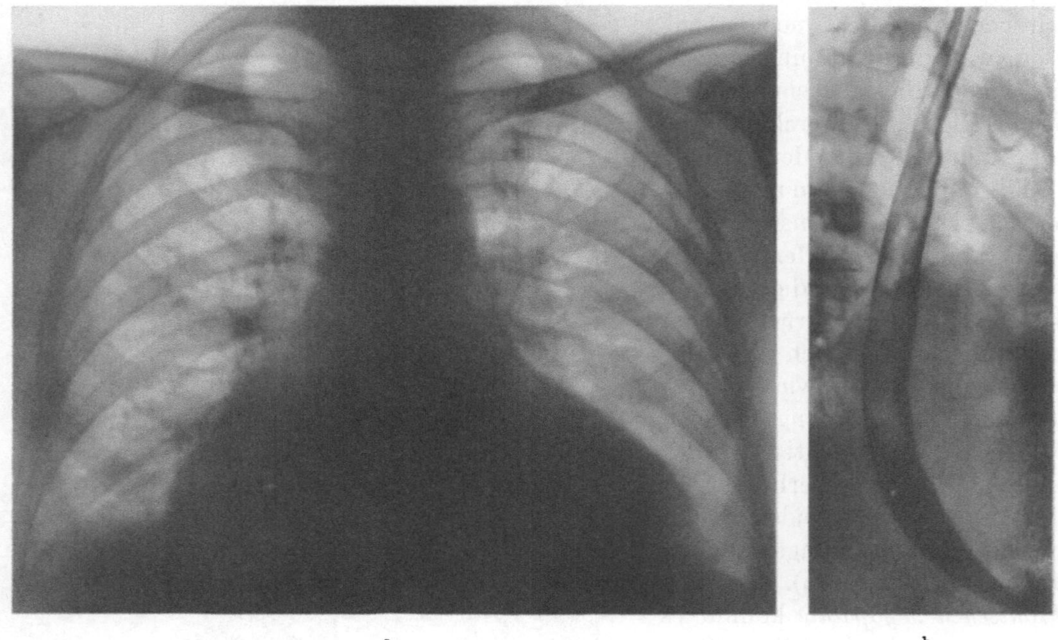

a   b

Abb. 98a u. b. Exzessive myopathische Herzvergrößerung mit globaler Insuffizienz (a); relative Mitralinsuffizienz bzw. Vorhofsdilatation (b)

entwickeln kann, wie es auch in Abb. 99b angedeutet ist. Eine derartige Lungeninduration kann auch dort angenommen werden, wo die Lungenzeichnung trotz sicherer Zeichen einer Rechtsinsuffizienz erheblich verstärkt bleibt wie bei Abb. 100a.

Der gleiche Fall möge auch als erstes Beispiel für diejenigen *Myopathien* gelten, die sich einem *Herzklappenfehler* oder einer Hypertonie im großen oder kleinen Kreislauf *aufgepfropft* haben. Hier ging unter der klinischen Behandlung die beidseitige myogene Herzdilatation zurück (Abb. 100b). Vorher und nachher bleibt die Grundform des kombinierten Mitralvitium erkennbar. Ähnliche Kombinationen von myopathischer und mitraler Herzkonfiguration sind bereits bei den Mitralvitien besprochen (vgl. Abb. 73), und es verdient festgehalten zu werden, daß die größten Herzen überhaupt beim Zusammentreffen valvulärer und myopathischer Faktoren zu beobachten sind. Das gilt außer für die Mitralvitien auch für die mitralisierten Aortenvitien und für das Hypertonieherz (Cor bovinum, Bierherz). Ob es sich bei der coronarsklerotischen, toxischen oder infektiösen Myokardschädigung um eine beidseitige myogene Dilatation im Stadium der Dekompensation oder der Kompensation handelt, oder ob nur wie so oft der hämodynamisch belastete linke Ventrikel der zusätzlichen Noxe erliegt und eine einseitige Dilatation resultiert — stets bleibt die Grundform des Hypertonieherzens in der Bildanalyse erhalten (vgl. Abb. 92—94). Nur dort, wo gleichzeitig ein größerer Perikarderguß vorliegt, erfährt diese Regel eine Ausnahme. Die differentialdiagnostische Abgrenzung des großen Perikardergusses von der beidseitigen, myopathischen Herzdilatation ist, wie schon besprochen, im allgemeinen leicht. Kleine Ergüsse können jedoch dem Nachweis entgehen, weil sie sich auf der vergrößerten Herzoberfläche um so leichter ohne Konfigurationsabweichungen verteilen, je stärker die myopathische Herzdilatation ausgeprägt ist.

Es ist schon eingangs klargestellt, daß sich das Röntgenbild der Herzmuskelschädigungen trotz aller verschiedenster Ursachen prinzipiell völlig gleicht. Trotzdem mag stichwortartig auf einige Krankheitsbilder besonders hingewiesen werden, weil sie im Schrifttum immer eine große Rolle gespielt haben (vgl. unter anderem ZDANSKY, HOLZMANN). Die *diphtherische Frühmyokarditis* ist röntgenologisch meist zu Beginn der zweiten Woche faßbar, in schweren Fällen schon nach wenigen Tagen. Sie erreicht die größte Herzdilatation in der dritten Woche. In leichten Fällen ist die Spätmyokarditis erst nach 3 oder 4 Wochen im Röntgenbild nachzuweisen. Zur üblichen völligen Normalisierung der Herzgröße braucht es oft mehrere Monate. — Bei der hämatogenen Streuung der *Tuberkulose* pflegt sich das stärker belastete rechte Herz mehr zu erweitern (vgl. auch S. 115). — Kohlenoxyd- bzw. *Leuchtgasvergiftungen* können röntgenologisch sichere Herzdilatationen verursachen, desgleichen die akute Asphyxie und Hypoxie. — Sehr beträchtliche degenerative Herzdilatationen waren früher bei der perniziösen *Anämie* gar nicht selten. Während nach einmaligen schweren Blutverlusten und großen Aderlässen das Herz kleiner wird, resultiert bei der chronischen Anämie eine hypoxämische und degenerative Herzdilatation; ähnliches gilt für die Coronarsklerose. — Unter den *Störungen des Myokardstoffwechsels* (Dysproteinämie, Myokardose) seien die Herzdilatationen bei der Herzamyloidose und -glykogenose besonders genannt; bei diesen letztgenannten Formen scheint aber eine konzentrische Muskelhypertrophie den Vorrang vor der Dilatation zu haben. — Bei der B_1-Hypo- oder Avitaminose *(Beri-Beri)* soll die Dilatation sich vornehmlich in einer mitralen Konfiguration und Insuffizienz des rechten Herzens ausdrücken. — Bei den innersekretorischen Störungen treten die Herzveränderungen unter dem Einfluß einer Überfunktion der *Neben-*

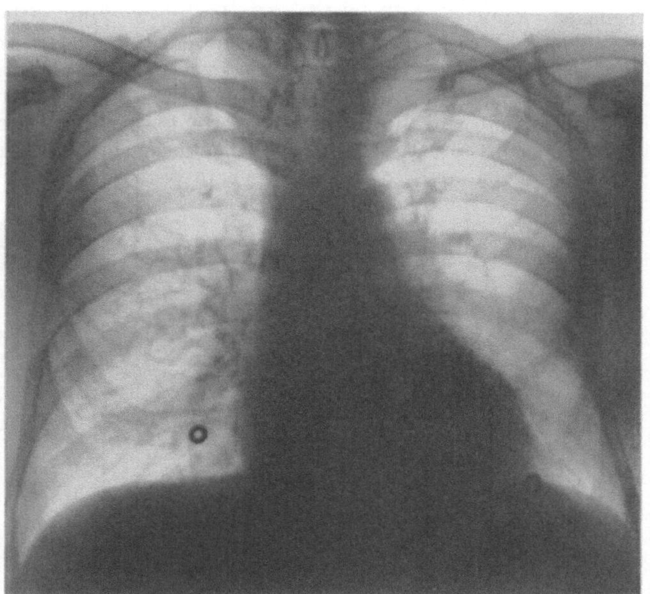

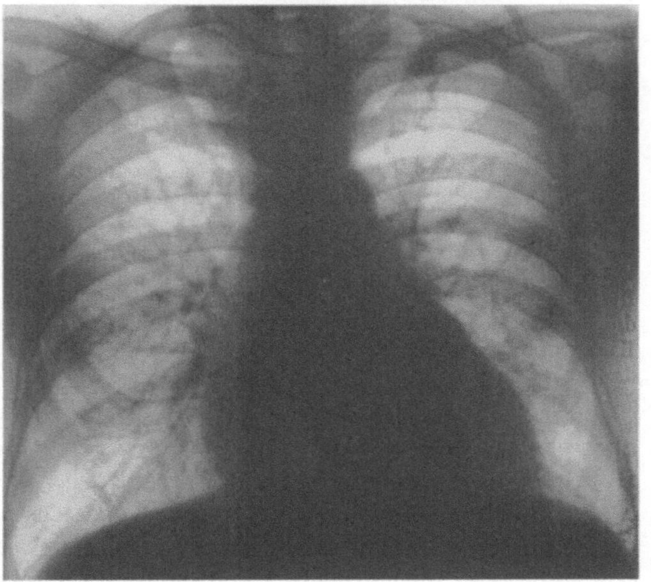

Abb. 99 a u. b. Geringe myogene Herzdilatation (a). — Nach 2 Jahren weitere myogene Herzvergrößerung und Lungeninduration (b). Sektion: Chronische Myodegeneratio, kein Klappenfehler

niere (geringe oder sehr langsam entstehende Linksdilatation durch eine Blutdrucksteigerung beim Rindenadenom) und einer Unterfunktion (schmales und oft durch ungenügende Füllung kleines Herz beim M. Addison) ganz zurück gegenüber den Form- und Größenänderungen bei *Schilddrüsenkrankheiten*. Hier ist die allseitige, auf die gezielte Therapie gut ansprechende Dilatation des *Myxödemherzens* seit langem bekannt; es ist möglich, daß hier oft ein perikardialer Erguß zur Verbreiterung des Herzschattens beiträgt. Die *Thyreotoxikose* kann das Herz myopathisch, also nach beiden Seiten ausweiten; diese Dilatation ist nach chirurgischer oder radiologischer Behandlung rückbildungsfähig.

Viel häufiger ist aber eine rechtsbetonte Herzkonfiguration mit prominentem Pulmonalissegment und frequenter, verstärkter oder schleudernder Bewegung des Herzrandes und der großen Gefäße. Es ist noch nicht sicher, ob alle diese Veränderungen allein durch eine vermehrte Volumenbelastung bedingt sind. Von einem Mitralfehler im Stadium der floriden Endomyokarditis kann diese Herzform leicht durch den Nachweis einer normalen Größe des linken Vorhofs abgetrennt werden, was bei Existenz eines systolischen Geräuschs diagnostisch wichtig ist. Erst wenn das Basedow-Herz dekompensiert, kann die mitralisierte Vorhofsausweitung differentialdiagnostisch einmal irreführen. — Die *Trachealstenose* durch eine retrosternale Struma ist anscheinend für die Herzgröße bedeutungslos, solange eine thyreotoxische Myokardschädigung fehlt. — Auch das *Fettherz* bei der Adipositas bleibt zunächst ohne Dilatation, auch wenn es infolge eines Zwerchfellhochstandes und durch eine elongierte und winkelig abgesetzte Aorta quergelagert wird und durch Anlagerung eines extraperikardialen Fettbürzels scheinbar noch stärker querverbreitert ist. Erst wenn stärkere körperliche Anstrengungen und vor allem degenerativ-myopathische Veränderungen hinzutreten („verfettetes

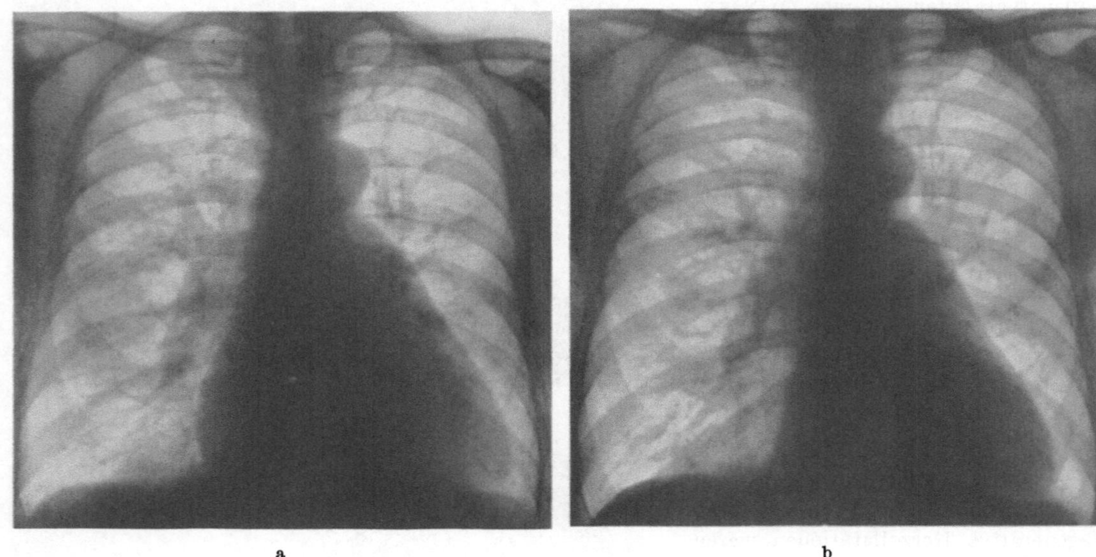

a   b

Abb. 100a u. b. Myogene Herzdilatation bei kombiniertem Mitralvitium, Lungeninduration und Rechtsinsuffizienz (a). — Unter klinischer Behandlung Rekompensation mit mitraler Herzform nach 7 Monaten (b)

Fettherz"), kommt es auch hier zu echten myogenen Dilatationen. Auf den speziellen Fall des sog. Bierherzens bei muskulösen oder adipösen Vieltrinkern ist früher schon hingewiesen, desgleichen auf die spätere dekompensatorische Herzdilatation bei der Volumenbelastung durch einen arteriovenösen Kurzschluß; hierher gehört auch die Dekompensation des Cor pulmonale bei bestimmten Formen der Fettsucht (Pickwickian-Syndrom, vgl. S. 116).

Von den Größen- und Formänderungen des Herzens bei der Herzmuskelschädigung abgesehen, spielen in der Röntgendiagnostik die *myopathisch bedingten Alterationen der Herzrandbewegung* seit jeher eine große Rolle. Konstanz eines Bewegungsraumes vom Typ II auch nach Belastung; Verkleinerung, Abstumpfung, Aufsplitterung, Umkehrung oder Stillstand der Randbewegung bzw. der Bewegungszacken an umschriebener Herzrandstelle oder über größere Herzrandanteile hinweg galten als typische Symptome der muskulären Insuffizienz oder der umschriebenen Wandschädigung im Flächenkymogramm. Die klinische Erfahrung ließ den Rang dieser kymographischen Einzelsymptome zwar immer strittig erscheinen, aber erst die Elektrokymographie hat im Verein mit der Phasenanalyse gezeigt, wie unspezifisch, vieldeutig und irreführend diese ganze Symptomatologie ist (Heckmann, Haubrich). Es kann heute als sicher angenommen werden, daß gegenüber dem Elektrokymogramm das Flächenkymogramm viel seltener und nur in relativ schweren Stadien der muskulären Insuffizienz sichere Befunde liefert.

Die Gründe hierfür liegen in der Methode selbst. In dem kleinen Maßstab des Flächenkymogramms werden viele Bewegungsanomalien gar nicht abgebildet oder durch nichteliminierbare Sekundärbewegungen überdeckt. Andererseits können pathologische Bewegungen auch an gesunder Stelle dadurch vorgetäuscht werden, daß die Bewegungen mehrerer benachbarter Herzrandabschnitte sich zu einer Interferenzkurve übereinander lagern. Dazu kommt, daß die zeitliche Zuordnung der einzelnen Bewegungsabläufe im Flächenkymogramm immer nur recht grob sein kann. Hier gilt ja der Beginn der Lateralbewegung am Aortenbogen als Marke für den Beginn der Austreibungszeit; der Systolenanfang bleibt unbestimmt. Es hat sich aber gezeigt, daß zahlreiche pathologische Ventrikelbewegungen gerade in der Anspannungszeit liegen, deren Analyse im Flächenkymogramm aus methodischen Gründen gar nicht möglich ist. Die diagnostische Treffsicherheit des Flächenkymogramms bleibt daher zwangsläufig auf schwerere und infarktähnliche Veränderungen beschränkt.

Der Myokardschaden drückt sich kymographisch als Störung der Koordination der diastolischen oder systolischen Ventrikelbewegung (oder beider Herzaktionsphasen) im ganzen oder als Störung des Bewegungsablaufs einzelner Randabschnitte in Form einer umschriebenen systolischen Bewegungsparadoxie oder — bedingt — auch in Form einer sog. stummen Zone aus. Alle anderen kymographischen Bewegungsanomalien sind uncharakteristisch oder methodische Kunstprodukte (HAUBRICH).

Um zunächst muskuläre Anomalien der diastolischen Auffüllung abzuhandeln, sei daran erinnert, daß die Form des Herzens in jedem Zeitpunkt der Herzaktion eine Funktion von Innendruck und Wandspannung darstellt. Beim gesunden Herzen paßt sich das Myokard an die diastolisch einströmende Blutmenge an. Steigt der Druck im Ventrikel rasch an, so wird dessen Form mehr kugelig, um bei Absinken des Druckes wieder mehr beutelförmig zu werden. Im allgemeinen wird dabei die diastolische Lateralbewegung an allen Abschnitten erhalten bleiben, wenn auch die Auffüllung von Ein- und Ausflußbahn alternieren kann, d. h. die Lateralbewegung nicht überall gleichmäßig erfolgt. Spannungsänderungen der muskelgeschädigten Ventrikelwand bedingen von einem bestimmten Dilatationsgrad anstatt konzentrischer Lateralbewegung jedoch stärkeres Alternieren von Ein- und Ausflußbahn und rückläufige Bewegungen einzelner Randabschnitte. So kann als Zeichen der muskulären Insuffizienz ein verstärkter Kollaps in dem kranialen Anteil des Ventrikelrandes resultieren. Für die Systole gilt entsprechendes. Im allgemeinen erfolgt die Kontraktion konzentrisch, wenn auch nicht in allen Abschnitten gleichmäßig. Das ändert sich, wenn die Restblutmenge erhöht ist, oder wenn einzelne Wandabschnitte den rasch ansteigenden systolischen Innendruck nicht überwinden können, sondern stattdessen gedehnt werden und ihre Bewegung systolisch zentrifugal statt zentripetal erfolgt. Im ersten Fall drückt sich die Nichtbewältigung des vermehrten Restblutes in einer frustranen Umwälzbewegung aus. Diese Zeichen der Diskoordination sind nur durch eine subtile Analyse der Randbewegung im Originalkymogramm zu erhalten; in der verkleinerten Reproduktion kommen sie nicht zur Darstellung, weshalb auf Beispiele verzichtet werden muß. Auffälliger sind umschriebene systolische Lateralbewegungen, also „paradoxe" zentrifugale Randverschiebungen. In schweren Fällen kann es auch zu mehrfachen und gehäuften Rücklaufbewegungen kommen, so daß wellenförmige Randpulsationen an der Herzspitze und über den ganzen Ventrikel hinweglaufen. Das gilt für die Diastole mehr noch als für die Systole. Kugelund Beutelform des Herzens scheinen sich, wie das Elektrokymogramm dieser Fälle gezeigt hat, in schneller Folge abzuwechseln, als Abbild der je nach Innendruck ständig wechselnden Reaktion der verschieden stark geschädigten Muskelabschnitte. Die Kombination größerer Umwälzbewegungen mit umschriebenen systolischen, superponierten Ausstülpungen kann als schwerstes Symptom der muskulären Insuffizienz angesehen werden. Sie zeigt nämlich eine Erhöhung der Restblutmenge zusammen mit umschrieben malacischer Wandschädigung an. Gerade in solchen Fällen liefert oft das Flächenkymogramm ein unzureichendes oder auch täuschendes Bild der Bewegungsstörung, wie sich aus dem Vergleich mit den entsprechenden elektrokymographischen Befunden dann sehr deutlich ergibt. Hier wird dann oft eine stumme Randzone gefunden, die früher als Äquivalent eines reellen umschriebenen Bewegungsstillstandes und als Symptom einer schweren muskulären Degeneration oder einer derben begrenzten Herzmuskel- oder Herzbeutelschwiele galt. Mit der Elektrokymographie hat sich für diese Fälle aber zeigen lassen, daß es sich oft um ein methodisches Kunstprodukt handelt und die „stumme" Zone keineswegs immer bewegungslos ist.

Das gilt für den Spezialfall des *Herzinfarktes* ebenso wie für das Gros der *schweren muskulären Herzinsuffizienz*. Hier kann eine im Flächenkymogramm stumme Zone in der subtilen Technik der Elektrokymogramms nicht nur deutliche Randbewegungen auf-weisen, sondern entspricht auch oft topographisch gar nicht dem Ort der Läsion. Dafür sollen zwei ver-schiedene Beispiele angeführt werden. Im Fall A der Abb. 101a erscheint der größte Teil des linken Herzran-des oberhalb der Herzspitze flächen-kymographisch völlig bewegungslos. Elektrokymogramm und Phasenana-lyse ergeben aber (Abb. 101b, links), daß eine ausgesprochene Wellenbe-wegung bei Tachykardie über den Ventrikelrand hinwegläuft — ein Phänomen, das Heckmann als Zei-chen schwerster Muskelstörung be-schrieben hat. In Fall B erscheint der Bereich der stärksten Ventri-kelkonvexität flächenkymographisch stumm (Abb. 101a, rechts). Die Phasenanalyse des Elektrokymo-gramms zeigt hier aber deutlich, daß die Bewegung gerade dieser Randanteile normal ist (Abb. 101b, rechts, Ableitung b und c), während die Gebiete ober- und unterhalb davon eine systolische Paradoxie aufweisen. Die angeblich stumme Randzone ist also muskulär normal, und ihre flächenkymographische Be-wegungsruhe ist durch Überlagerung bzw. Interferenz von der tatsächlich pathologischen Umgebung her nur vorgetäuscht. Ganz ähnlich ist es übrigens auch oft mit dem flächen-kymographischen Symptom der Zak-kenaufsplitterung. Im Elektrokymo-gramm tritt hier am Ventrikelrand meist keine entsprechende Doppel-bewegung auf, sondern die Zwei-gipfligkeit der Randbewegung erweist sich auch hier als Interferenzsym-ptom bzw. als Summationseffekt zweier gegenläufiger Randbewegun-gen der Umgebung.

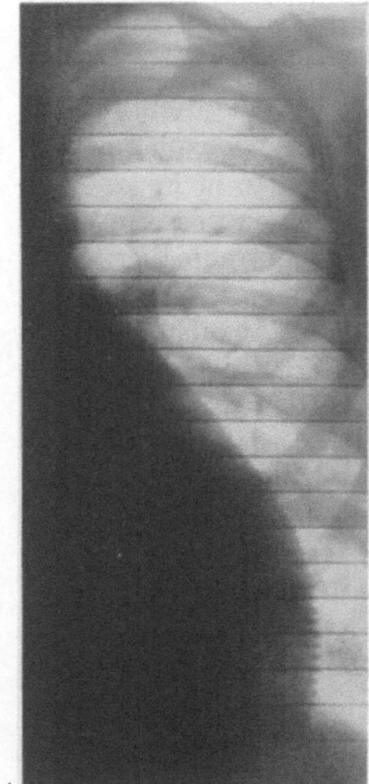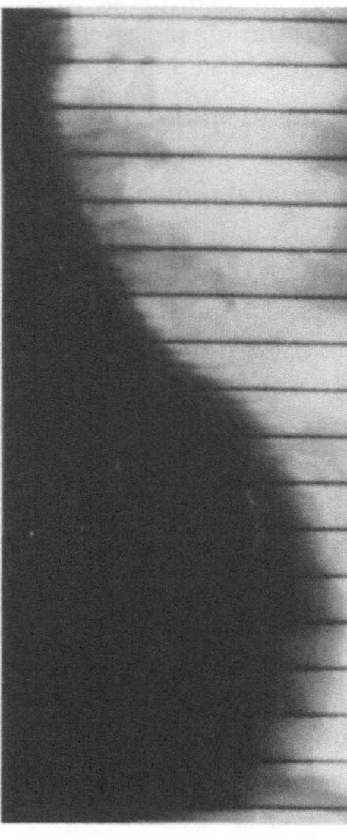

Abb. 101a. *Links:* „Stumme Zone" am ganzen kranialen Herzrand bei schwerer Myopathie (A). — *Rechts:* „Stumme Zone" am caudalen Ventrikelrand bei schwerer Myopathie (B)

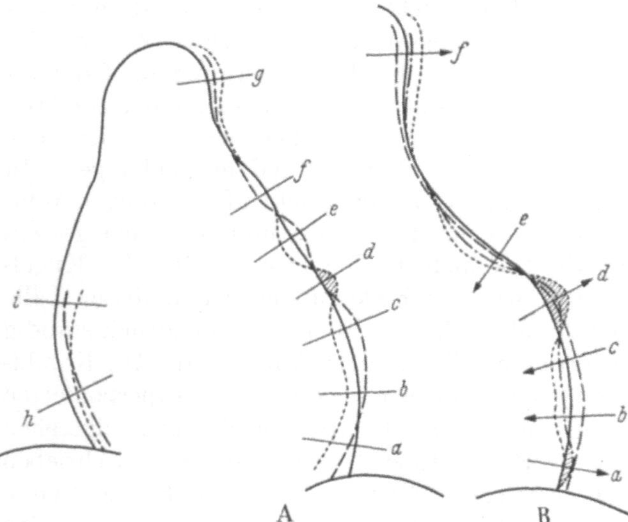

Abb. 101b. Elektrokymographische Phasenanalyse (Systole) der gleichen Fälle. — *Links:* Wellenbewegung bei Tachykardie (A). *Rechts:* Polytope Paradoxie (B)

Abb. 102 gibt drei Beispiele von umschriebener Bewegungsruhe am linken Ventrikelrand wieder. Die kymographisch stumme Zone erstreckt sich im ersten Ausschnitt (a) über einen grö-ßeren supraapicalen Bereich und läßt im Original kleinste flimmerartige Randaus-schläge in mehr als doppelter Frequenz erkennen. Hier handelt es sich, ein Jahr nach einem Herzinfarkt, sicher um eine große Muskelschwiele. Sie wird von der Kontraktion der kranial anschließenden, muskelgesunden Nachbarschaft nicht mitgenommen, sondern nur sekundär durch ein geringes systolisches Linkspendeln mit Rotation in eine passive Mehrfachbewegung kleinster Amplitude versetzt. Dieser Befund entspricht der üblichen Deutung als Infarktsymptom durchaus. Im Fall des mittleren Randausschnitts (Abb. 102b) findet sich die stumme Zone an der stärksten Konvexität des Ventrikelrandes und ist caudal und kranial von Randbezirken mit normaler Kammerbewegung eingeschlossen. Hier liegt eine derbe Schwielenplatte vor, ohne daß klinisch-anamnestisch ein Infarkt vorausgegangen wäre. Im dritten Fall — Randausschnitt der Abb. 102c —

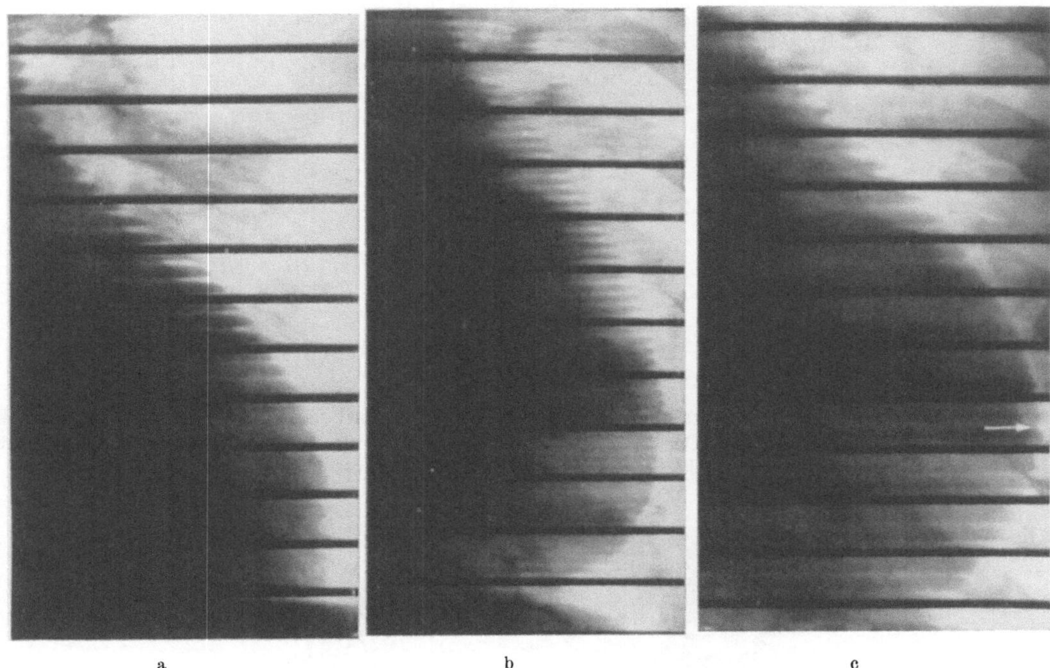

a   b   c

Abb. 102a—c. „Stumme Zone" an verschiedenen Ventrikelrandabschnitten, bei großer Muskelschwiele nach Herzinfarkt (a), derber Schwielenplatte ohne Infarkt (b) und sog. dynamischem Herzwandaneurysma (c)

ist die noch weiter kranialwärts sichtbare stumme Zone zwar gleichfalls von Randabschnitten mit normaler Ventrikelbewegung eingefaßt, doch läßt sich an ihrem unteren Rand (im markierten Rasterstreifen) eine kleine paradoxe Bewegung erkennen; ihre lateralen Zackenspitzen liegen genau wie am Aortenrand an der gleichen Rasterstelle wie die systolischen Aufhellungsstreifen innerhalb der Kammer und wie die medialen Fußpunkte der normalen Ventrikelrandzacken. Hier ist die schwächste Stelle der geschädigten Muskelwand anzunehmen, die im Sinne eines „*dynamischen Herzwandaneurysma*" systolisch ausgestülpt wird. Diese paradoxe Bewegung überlagert sich mit der regulären Bewegung muskelgesunder Randabschnitte nach kranial zur stummen Zone, nach caudal zur Zackenaufsplitterung. Beide Male handelt es sich also um eine Kurveninterferenz. Sie läßt je nach Einfluß gleichzeitiger rotatorischer Randverschiebung einmal das Symptom einer stummen Zone, zum andern das einer Aufsplitterung entstehen. Das Zentrum der geschädigten Randpartie liegt also im Bereich der paradoxen Bewegung, nicht in der stummen Zone und nicht in der Zone der aufgesplitterten und abgestumpften Randzacken. Ein „dynamisches Herzwandaneurysma" mit typischem Befund in Elektrokymogramm und Phasenanalyse gibt auch Abb. 103 wieder; hier war das Flächenkymogramm uncharakteristisch.

Sicherlich gibt es fließende Übergänge von der symptomlos mitbewegten über die bewegungsschwache und die leicht gegenläufig bewegte Myokardschwiele zum deutlich malacischen, in der Systole ausgestülpten größeren Wandbereich des Infarkts und zum eigentlichen *Herzwandaneurysma*, von dem Abb. 104 ein Beispiel wiedergibt. Hier ist

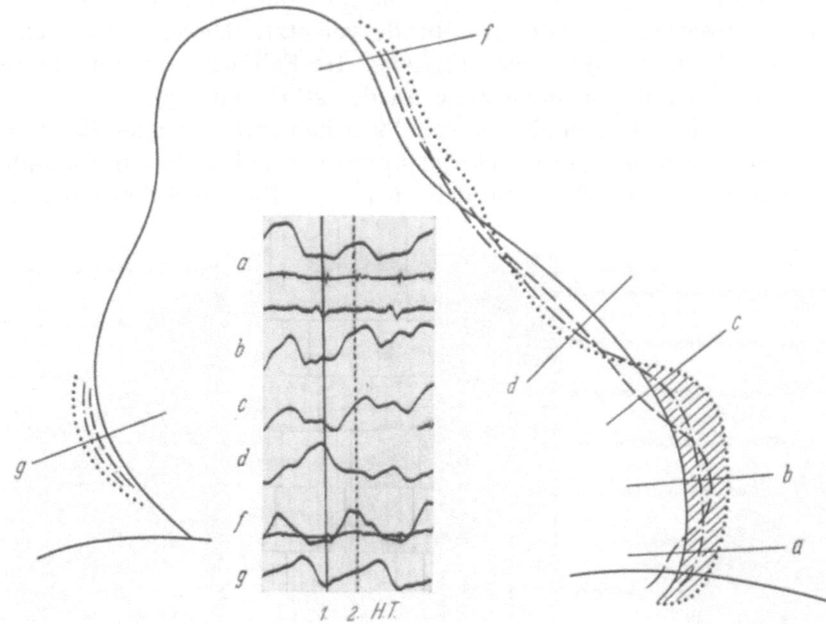

Abb. 103. Sog. dynamisches Herzwandaneurysma bei schwerer ventrikulärer Muskelschädigung, in Elektrokymogramm und Phasenanalyse. Der caudale Ventrikelanteil wird für die ganze Systolendauer ausgestülpt, die Elektrokymogramme *a—c* steigen systolisch an

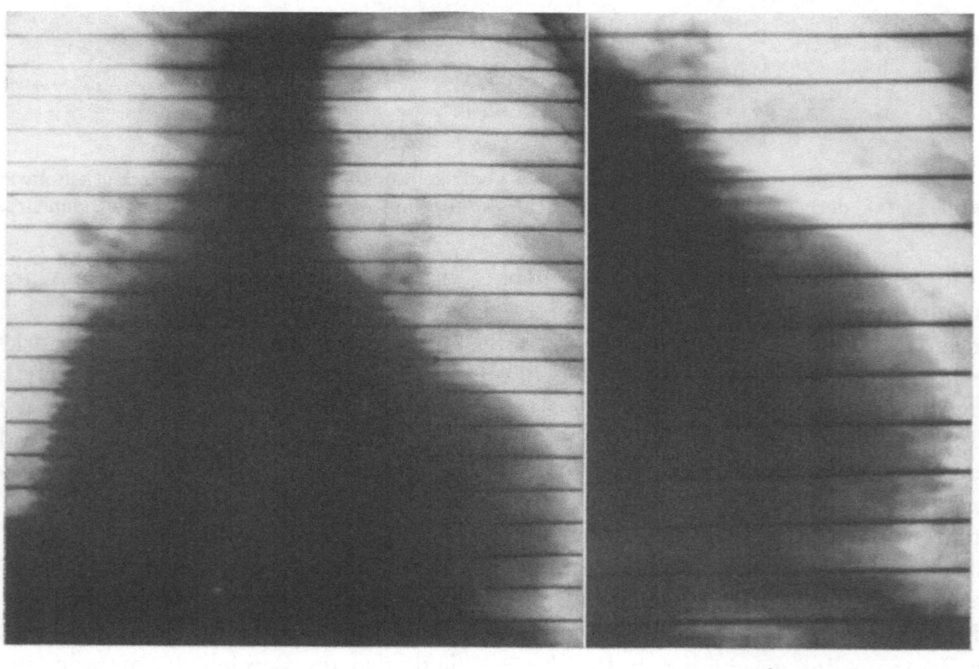

a   b

Abb. 104a u. b. Großes Herzwandaneurysma des linken Ventrikels, mit supraapikaler Bewegungsparadoxie und kranial anschließender, stummer Zone (Interferenz). — Übersicht und Ausschnitt

die ganze Konvexität des Ventrikelrandes in ihrer Bewegung schwer gestört. Nur im obersten ventrikulären Randanteil ist eine normale Kammerbewegung sichtbar, dann folgt eine großer stummer Randabschnitt, und herzspitzenwärts ist die Bewegung über mehrere Rasterbreiten hinweg paradox. Der Bereich des Herzwandaneurysma erstreckt sich hier von der Herzspitze bis etwa zur Mitte des bewegungslosen Randabschnitts. Entscheidendes kymographisches Symptom des großen Infarkts und des Herzwandaneurysma ist also die Bewegungsparadoxie, nicht die stumme Zone — die zwar augenfällig ist, aber wie hier sehr oft nur als Interferenzerscheinung an demjenigen gesunden oder weniger geschädigten Randabschnitt auftritt, an dem sich zwei gegenläufige Bewegungen überlagern.

Auch das kleine Herzwandaneurysma der Abb. 105 zeigt als charakteristisches Symptom nur eine systolisch zentrifugale Randbewegung. Oberhalb der markierten Rasterbreite mit dem größten paradoxen Bewegungsausschlag entsteht hier wiederum eine kleine Interferenzzone mit aufgesplitterter bzw. fast stummer Randbewegung, während sich nach unten hin die Paradoxie langsam verliert.

Wie sich hieraus zusammenfassend ergibt, pflegt die diffuse Herzmuskelschädigung sich in einer Diskoordination der Randbewegung auszudrücken, die flächenkymographisch nur selten, elektrokymographisch jedoch recht oft nachweisbar

Abb. 105. Kleines Herzwandaneurysma mit zentraler Bewegungsparadoxie (Pfeil)

ist. Umschriebene Herzmuskelschädigungen lassen entweder eine Bewegungsanomalie ganz vermissen oder sie drücken sich wie bei der sehr großen und derben Myokardschwiele, oder dem noch hämorrhagisch infiltrierten großen Infarkt in einer stummen Randzone aus. Kleine Schwielen ohne Verkalkung und frische kleine Infarkte entgehen meist dem röntgenologischen Nachweis. Für den älteren Herzinfarkt und das dynamische oder echte Herzwandaneurysma ist die Bewegungsparadoxie das typische kymographische Symptom, soweit die Affektion die Hauptlokalisation im Versorgungsgebiet der linken Coronararterie betrifft. Infarkte und Aneurysmen an der Herzhinterwand bedürfen einer gezielten Untersuchung, weil sie sich nicht wie die apikalen und lateral wandständigen Vorderwandinfarkte am linken Herzrand entwickeln und nur selten auffällig groß werden. Im übrigen kann das Herzwandaneurysma beträchtliche Größe erreichen und muß gelegentlich differentialdiagnostisch von Perikardcysten und -divertikeln oder von herznahen Tumoren abgegrenzt werden. Das ist besonders dann wichtig, wenn der ursächliche Infarkt

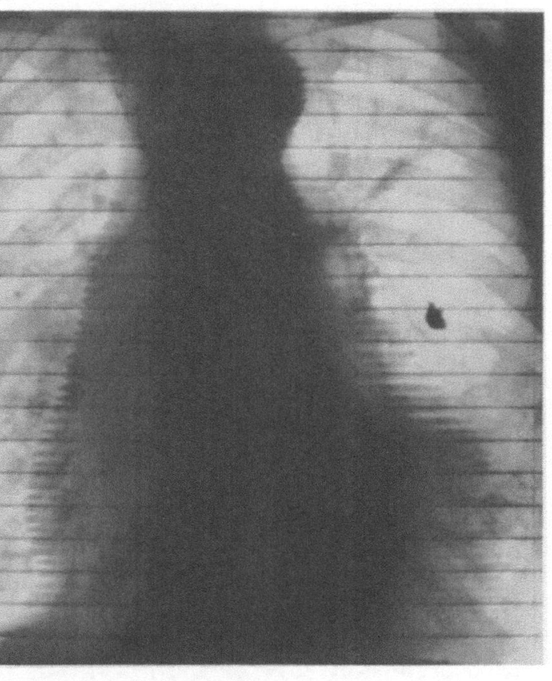

Abb. 106. Großes Herzwandaneurysma am linken Kammerrand; systolisch: paradoxe Randbewegung und Verdichtungsstreifen. Klinisch stummes Aneurysma ohne Infarkt! (Lungenstecksplitter)

anamnestisch-klinisch stumm geblieben ist, was gar nicht selten vorkommt. Ein Beispiel für solch ein großes, klinisch aber stummes Herzwandaneurysma gibt Abb. 106 wieder.

Was die ursächlichen *Coronarerkrankungen* betrifft, so wird die Coronarsklerose röntgenologisch direkt nur dann nachweisbar, wenn erhebliche Verkalkungen resultiert haben. Harte Übersichts- und Zielaufnahmen des Bereichs unterhalb der Aortenklappe lassen mitunter bei tangentialer Projektion doppelte kalkdichte Wandstreifen erkennen, die unschwer von verkalkten Klappen, Myokardschwielen oder Bronchialästen abzugrenzen sind. In praxi ist dieser Nachweis nicht allzu wichtig, zumal die klinisch bedeutungsvollere stenosierende Coronarsklerose mit Intimapolstern im Röntgenbild nicht faßbar ist (Thurn). Aneurysmen der Coronararterien sind sehr selten und röntgenologisch wohl kaum einmal zu diagnostizieren.

Erst in jüngster Zeit gelang es, bei der Angiokardiographie auch die Coronargefäße darzustellen. Wirklich befriedigende Resultate ergibt aber nur die Aortographie, gegebenenfalls die Lävokardiographie (Düx, Hilger, Schaede und Thurn). Die damit erzielten Bilder können Aufschluß über Zahl, Verlauf, Gefäßaufteilung und Versorgungstyp der Coronarien geben und bei krankhafter hämodynamischer Mehrbelastung einzelner Herzhöhlen die selektive Erweiterung und Hypertrophie des entsprechenden Coronararterienastes nachweisen. Es ist auch damit zu rechnen, daß die Lokalisation von coronarsklerotischen bzw. atheromatösen Herden bei weiteren Fortschritten in der Chirurgie der Kranzgefäße mehr Bedeutung gewinnt (Beck).

Schließlich wird sich auf Grund der Coronarographie auch Stellung zu strittigen Fragen der Coronardurchblutung nehmen lassen. Die bisherigen Ergebnisse zeigen bereits, daß die systolische Ausweitung der Kranzarterien nicht als systolische Mehrdurchblutung gedeutet werden darf. Sie ist vielmehr Ausdruck eines „Strömungsstaus" mit passiver Dehnung epimyokardial gelegener größerer Gefäßabschnitte und Folge der (durch die Myokardkompression bedingten) Behinderung des arteriellen Einstroms in die intramyokardial gelegenen feineren Gefäßzweige. Daher geben systolische Erweiterungen der coronaren Stämme und Äste erster Ordnung keinen brauchbaren Hinweis auf das Maß der Coronardurchblutung. Vielleicht kann ein weiteres Ziel der Methode in der röntgenologischen Testung coronarwirksamer Pharmaka gesehen werden (Zimmermann u. Klems).

13. Cor pulmonale

Unter dem Sammelbegriff „Cor pulmonale" werden alle Zustände einer Mehrbelastung des rechten Ventrikels infolge pulmonal-arterieller Hypertonie zusammengefaßt. Da die Rechtsbelastungen durch angeborene und erworbene Herzfehler mit sekundärer Hypertrophie und Dilatation der rechten Kammer hier zweckmäßigerweise ausscheiden, handelt es sich im wesentlichen um die kardialen Auswirkungen von Krankheiten der Atmungsorgane und von Lungengefäßveränderungen. Klinisch lassen sich ein akutes, subakutes und chronisches Cor pulmonale unterscheiden.

Das *akute Cor pulmonale* wird am häufigsten bei der Lungenembolie beobachtet. Weitere Ursachen sind unter anderem das Lungenödem, Aspirationsschäden der Lunge, der asthmatische Anfall, Ventilpneumothorax und die große akute Kompressionsatelektase (Grosse-Brockhoff, Holzmann). Wegen der Schwere des Zustandes wird die Diagnose des Cor pulmonale

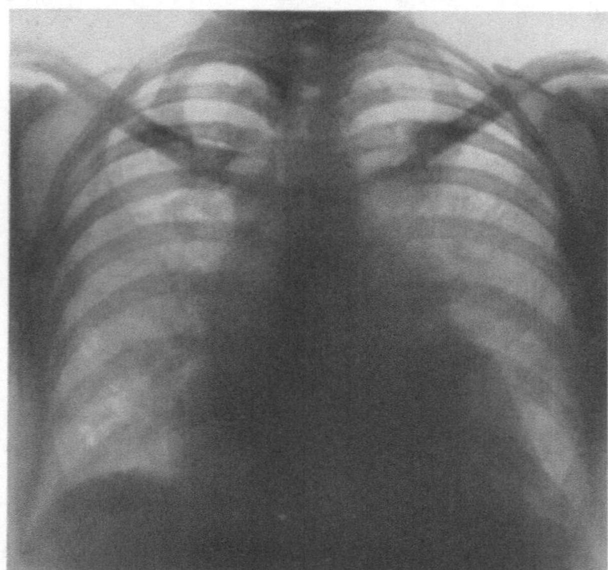
Abb. 107. Cor pulmonale acutum bei Lungenödem, 44jährige Frau

bei der massiven Lungenembolie meist nur klinisch zu stellen und elektrokardiographisch zu bestätigen sein. In anderen Fällen findet sich als Zeichen einer akuten

Dilatation des rechten Ventrikels der Herzschatten in Längs- und Querrichtung vergrößert, die Herztaille ausgefüllt und der Pulmonalisbogen prominent wie im Beispiel eines akuten Lungenödems von Abb. 107. Oft bildet sich die Herzdilatation merklich später zurück als die ursächliche Lungenaffektion (THURN).

Ein *subakutes Cor pulmonale* kann so an das erste Stadium einer massiven Lungenembolie anschließen oder sich mehr schleichend bei multiplen kleinen Lungenembolien ausbilden (HOLZMANN). Als weitere Ursachen sind ausgedehnte Lungenatelektasen, die Miliartuberkulose und die metastatische bzw. embolische Lungenkarzinose bekannt. Als Beispiel ist Abb. 108 wiedergegeben, wo sich die Mehrbelastung des rechten Herzens durch eine Miliartuberkulose nur in der Ausfüllung der Herzbucht andeutet, während eine faßbare Herzvergrößerung fehlt; bei der Obduktion fand sich aber eine deutliche Dilatation der rechten Herzkammer. Die gleichen Veränderungen bestanden bemerkenswerterweise auch in dem Fall einer „akuten Silikose" von Abb. 109, wo die Vergrößerung des rechten Ventrikels sich röntgenologisch deutlicher ausdrückt.

Am häufigsten ist naturgemäß das *chronische Cor pulmonale* infolge dauernder Drucksteigerung im kleinen Kreislauf (COURNAND) aus anatomischen oder funktionellen Ursachen. Einengung der Lungenstrombahn und Abflußbehinderung einerseits und Hypoventilation und Hypoxämie andererseits bilden pathogenetisch dabei im Einzelfall oft einen

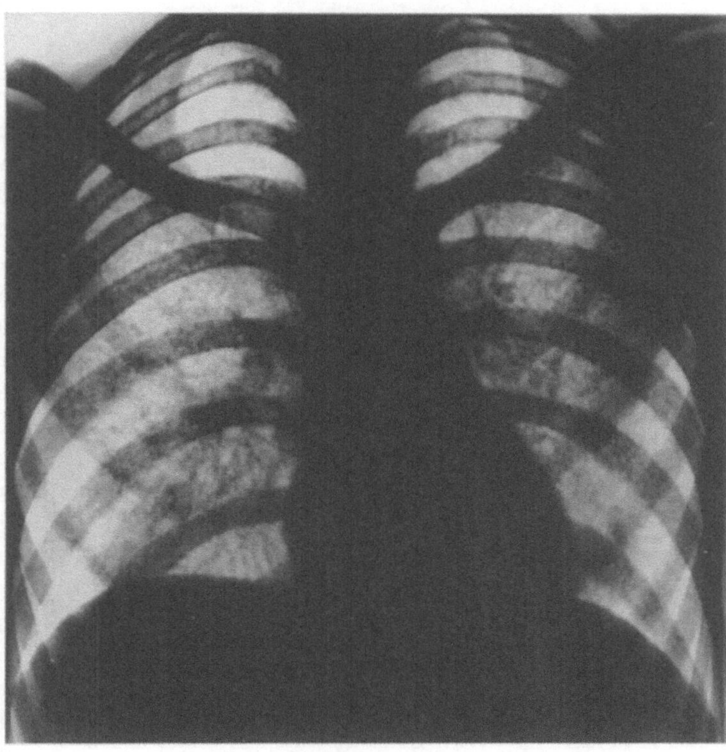

Abb. 108. Subakutes Cor pulmonale bei Miliartuberkulose (autoptisch bestätigt)

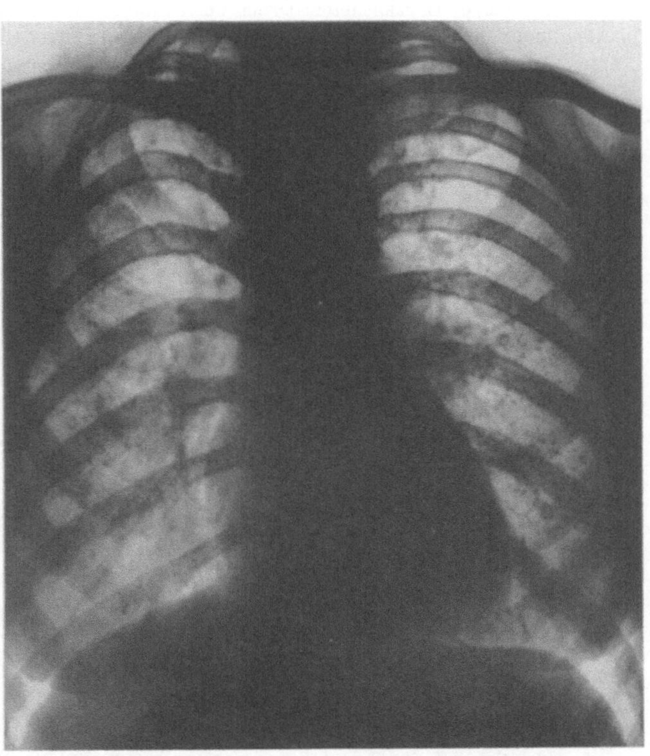

Abb. 109. Subakutes Cor pulmonale bei progredienter, „akuter" Silikose bei 30jähriger Frau nach 3jähriger Tätigkeit in der Scheuerpulverindustrie

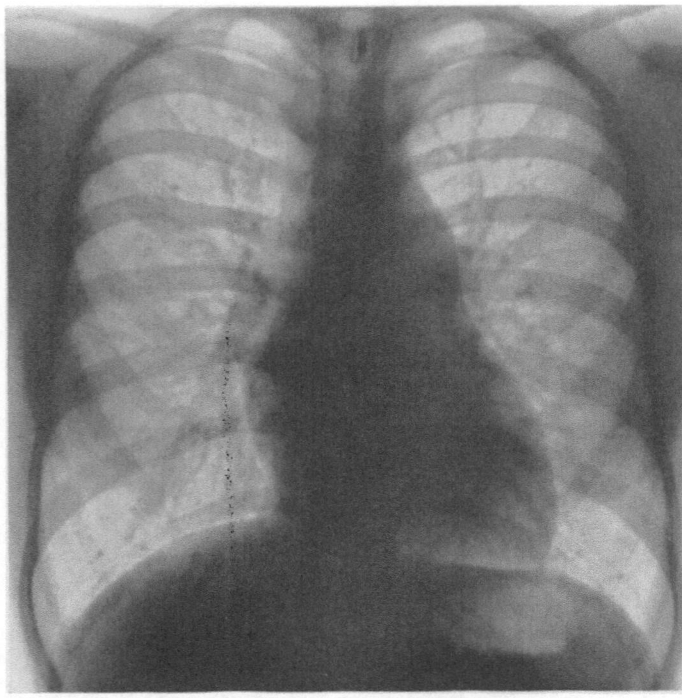

Abb. 110. Primäre Pulmonalsklerose, 15jähriges Mädchen. — Herz mäßig nach links verbreitert, Herzlängsachse gestreckt, Pulmonalisbogen stark prominent, Gefäßzeichnung zentral und peripher kaum verändert (Belastungsdyspnoe und -herzstiche seit 8 Jahren, zunehmende Akrocyanose; stark betonter 2. P.T., Diastolicum mit p.m. über der Pulmonalis (relative Pulmonalinsuffizienz); EKG: pathologischer Rechtstyp; Herzkatheter: Druck im rechten Ventrikel 184/8, in A. pulmon. 184/123 mm Hg; gleichmäßig im rechten Herzen 81,1% arterielle O_2-Sättigung bei Luftatmung, 100% bei O_2-Atmung)

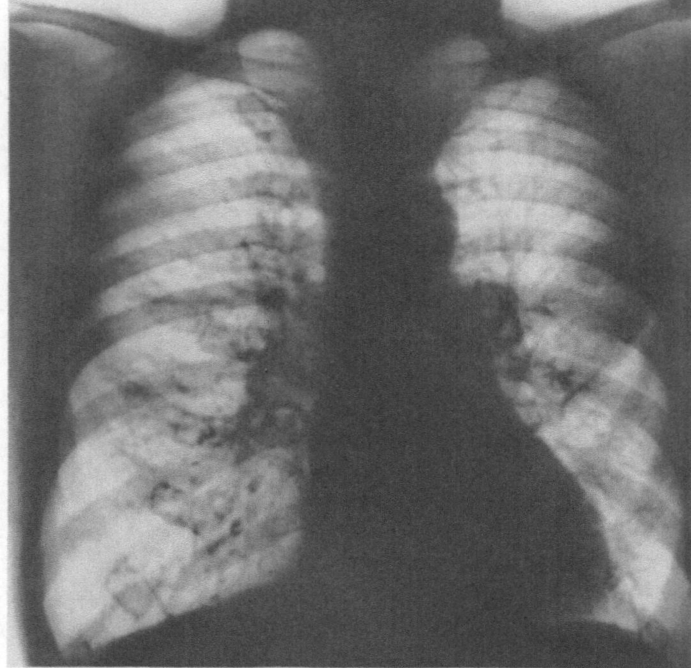

Abb. 111. Chronisches Cor pulmonale bei bullösem Emphysem, 47jähriger Mann.—Prominenter Pulmonalisbogen und dilatierte Hilusarterien

schwer analysierbaren Komplex. Krankheiten, die zu einem chronischen Cor pulmonale führen können, sind nach Staemmler; Kirch; Holzmann: 1. die primäre, pulmonale Hypertonie bzw. die primäre Pulmonalsklerose, 2. die sekundäre Pulmonalsklerose auf der Basis einer Thrombose oder rezidivierender kleiner Embolien der Lungengefäße; ferner indurierende chronische Pneumonien und Fibrose bei cirrhotischer Lungentuberkulose, Pneumokoniose oder Lungen-Boeck; Bronchiolitis mit multiplen Obstruktionsatelektasen, schwere Kyphoskoliose mit Hypoventilation und Hypoxämie; Emphysem, bestimmte Formen von Pneumothorax und großer Pleuraschwarte mit venöser Abflußbehinderung. Auch die Fettsucht soll über eine Hypoventilation, Hypoxämie und Polycythämie mit Hypertrophie und Druckanstieg im rechten Ventrikel zu einem chronischen Cor pulmonale führen (sog. Pickwickian-Syndrom).

Die Herzveränderungen sind trotz der Mannigfaltigkeit dieser genannten Grundkrankheiten prinzipiell gleichartig, weil sie allein auf der pulmonalen Hypertonie beruhen und durch andere Faktoren wie z. B. den Zwerchfellstand nur modifiziert werden. Die Widerstandsbelastung läßt den rechten Ventrikel dilatieren und hypertrophieren. Dabei beginnt die Dilatation in der Ausflußbahn. Herz streckt sich in der Längsachse nach oben und die Arteria pulmonalis wird nach oben verlagert. Im Übersichtsbild wird das Herz zunächst im Längsdurchmesser, nach links verbreitert, die Herzbucht verstreicht und der Pulmonalbogen springt mehr oder weniger stark vor. Am reinsten spiegelt die *primäre Pulmonalsklerose* diese Herzveränderungen wider (Abb. 110). Oft sind gleichzeitig die zentralen Lungenarterien erweitert (Abb. 111). Steht aber das Zwerchfell besonders tief, so ist die Prominenz des Pulmonalbogens geringer und die Herzbucht kann in etwa erhalten bleiben (Abb. 112), wie ZDANSKY betont hat. Wenn die Dilatation der rechten Kammer die Einflußbahn mitbetrifft, ist aber auch in solchen Fällen das Herz nach links vergrößert. Die Ausweitung des Pulmonalishauptstammes kann leicht in rechter vorderer Schrägstellung nachgewiesen werden. In ausgeprägten Fällen scheint mit der erheblichen Dilatation der A. pulmonalis und der großen Lappenarterien im Hilusbereich eine mitrale oder mitral-aortale Herzkonfiguration vorzuliegen (Abb. 113). Wenn infolge stärkerer arterieller Hypoxämie kompensatorisch das Kreislaufminutenvolumen erhöht ist, vergrößert sich übrigens auch der linke Ventrikel. Die *obligatorische* (!) Kontrastmitteluntersuchung der Speiseröhre läßt dann aber mit dem Nachweis einer normalen Größe des linken Vorhofs an der Diagnose eines Cor pulmonale keinen Zweifel, zumal ein Zwerchfelltiefstand bei Mitralvitien zu fehlen pflegt. Vor der Verwechslung der ektatischen Zentralarterien mit einem Hilustumor schützt die Tomographie, ganz abgesehen davon, daß die Beidseitigkeit und glatte Begrenzung der Hilusvergrößerung zusammen mit der Ausweitung des Hauptstammes den Gefäßcharakter sicherstellt. Kymographisch zeigt das Pulmonalissegment stets normale Pulsationen, die gleichsinnig mit der Aorta verlaufen;

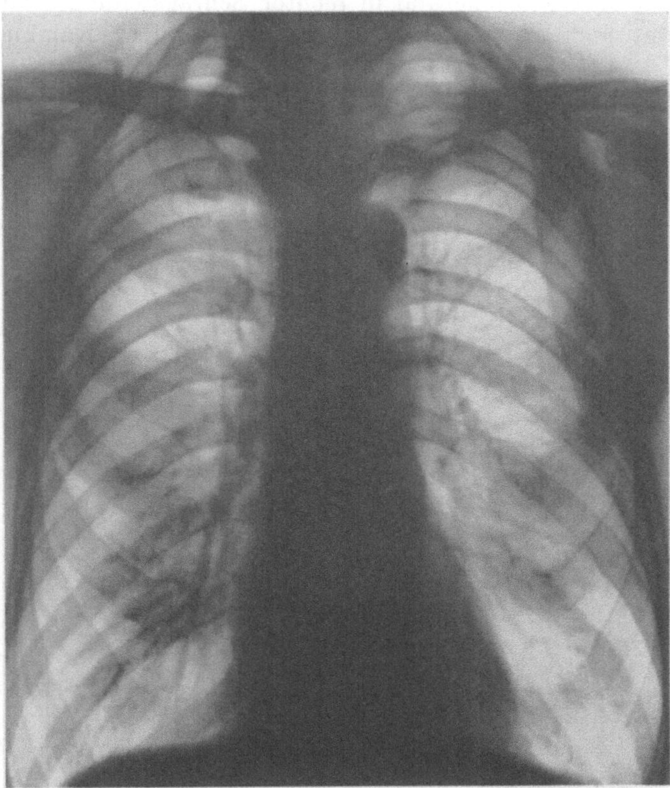

Abb. 112. Chronisches Cor pulmonale bei Emphysem. Infolge Zwerchfelltiefstand nur angedeutete Pulmonalisprominenz

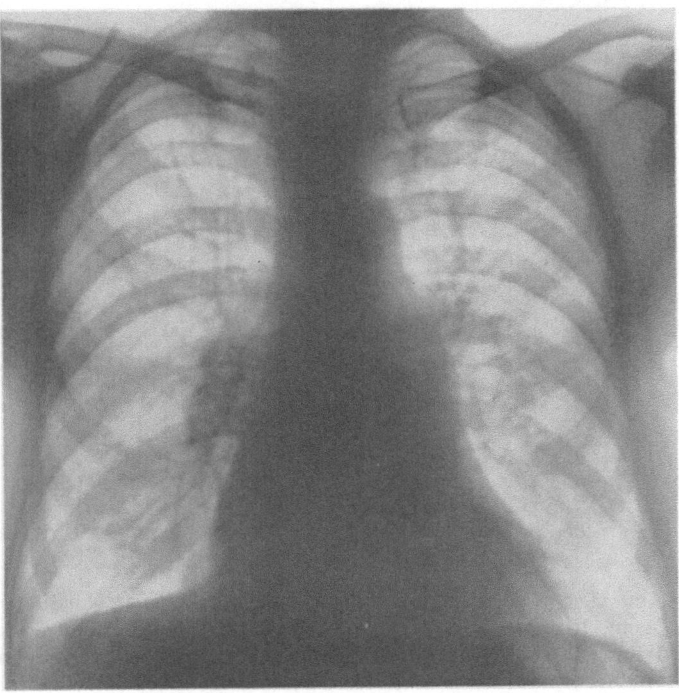

Abb. 113. Cor pulmonale mit pseudomitraler Herzform ohne Vorhofsdilatation. Typische Diskrepanz zwischen erweiterten zentralen und engen peripheren Lungenarterien als Zeichen der pulmonalen Hypertonie (50jähriger Mann)

der tiefergelegene und in rechter Schrägstellung sichtbare erweiterte Conus pulmonalis des rechten Ventrikels zeigt demgegenüber Kammerbewegungen. An den zentralen Lappenarterien der Lungenhili sind in der Regel nur Mitbewegungen, keine pulsatorischen Eigenbewegungen sichtbar, solange das Kreislaufminutenvolumen nicht erhöht ist. Das ist differentialdiagnostisch besonders für die Abgrenzung der primären Pulmonalsklerose von Vitien mit erhöhtem Lungendurchfluß wichtig (Thurn). Im übrigen ist der auffällige Unterschied zwischen den dilatierten zentralen und den engen peripheren Arterien für die pulmonale Hypertonie charakteristisch und nach Zdansky besonders markant beim dekompensierten Cor pulmonale (vgl. Abb. 113).

Trotz der oft typischen Befunde im Röntgenbild bleibt die Diagnose eines Cor pulmonale eine *klinische Aufgabe*, für die ein rechtstypischer EKG-Befund am wertvollsten ist. Das erklärt sich einmal daraus, daß die Hypertrophie des rechten Ventrikels allein ohne wesentliche Dilatation röntgenologisch nicht eindeutig nachweisbar ist und somit nur ausgeprägte Veränderungen der Herzgröße und -form zusammen mit entsprechenden Gefäßbefunden eine Röntgendiagnose gestatten. Zum andern gibt es klinische Bilder eines Cor pulmonale mit völlig normalem oder sogar kleinem Herzen. Dabei kann es sich um die sog. Pseudoform des Cor pulmonale bei einer Atmungsinsuffizienz mit Dyspnoe und Cyanose handeln, wie sie bei Emphysem, Lungenfibrose oder schwerer Kyphoskoliose vorkommt und mit normalen Druckwerten im rechten Herzen und Lungenkreislauf verbunden ist (Zdansky). Oder

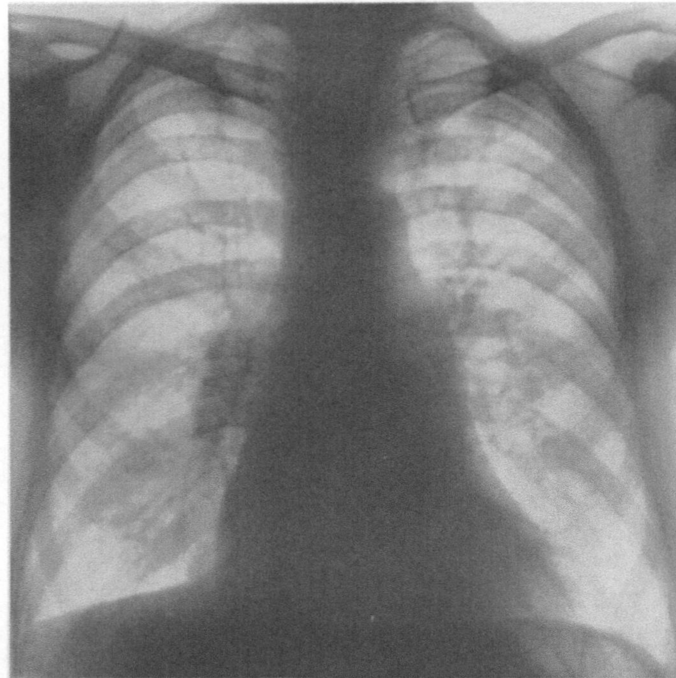

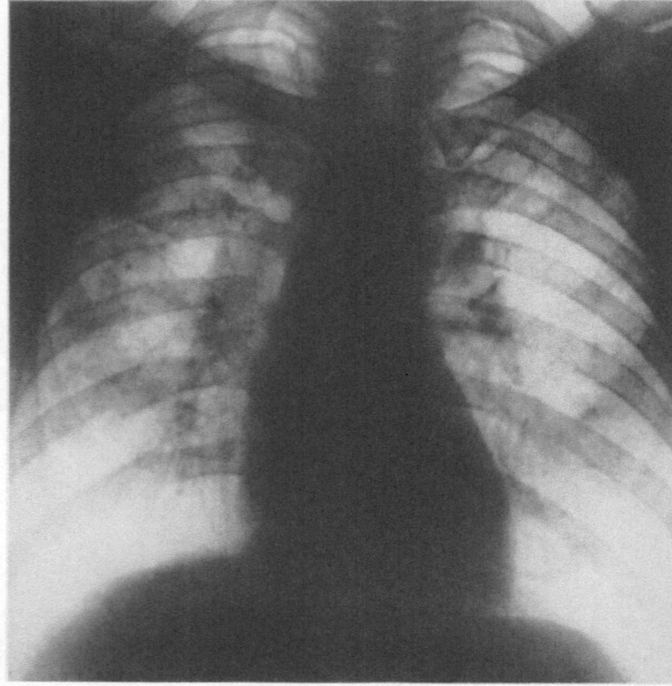

Abb. 114a u. b. Beginnendes Cor pulmonale bei Silikose (48jähriger Mann, 16 Jahre Gesteinshauer); Herzlängsachse leicht gestreckt, Herzbucht abgeflacht (a). — Nach 2 Jahren trotz Dekompensation mit Rechtsinsuffizienz schmäleres Herz infolge Atrophie der linken Kammer (b)

es handelt sich zwar um eine echte pulmonale Hypertonie, bei der die konsekutive Vergrößerung der rechten Herzkammer aber deshalb im Röntgenbild zu fehlen scheint, weil auf dem tiefgestellten Zwerchfell das Herz eine Rechtsdrehung erfährt. Wenn gleichzeitig das linke Herz atrophisch ist, weil das pulmonale Grundleiden den Kranken zu einer Vita minima zwingt (ZDANSKY), so resultiert ein gestrecktes schmales Herz, dem die pulmonale Hypertonie und die Rechtsvergrößerung nicht anzusehen sind. Ein Beispiel dafür gibt Abb. 114 wieder. Bei der ersten Untersuchung sprechen hier die vergrößerte Längsachse und die angedeutete Ausfüllung der Herzbucht noch für ein Cor pulmonale mit Vergrößerung der rechten Kammer. Drei Jahre später ist bei klinisch sehr viel schlechterem Zustand der Herzschatten viel kleiner, obwohl die Zeichen der Rechtsinsuffizienz (breiter Schatten der V. cava sup. et inf.) hinzugetreten sind und bei der Obduktion schließlich das rechte Herz deutlich dilatiert und hypertrophiert war.

Wird das Cor pulmonale dekompensiert, so können die bekannten Röntgenzeichen der Rechtsinsuffizienz auftreten: Verbreiterung des Herzens auch nach rechts, Verbreiterung des Cavaschattens, ein- oder beidseitiger Hydrothorax, nach ZDANSKY vielleicht auch eine Aufhellung der Lungenperipherie, Abnahme der Ausweitung des Pulmonalisstammes und gelegentlich auch Lungenverdichtungen durch ein klinisch larviertes Lungenödem. Alle diese Zeichen können aber fehlen, und trotz klinisch sicherer Dekompensation kann das Herz normal groß bleiben oder nur wenig nach links verbreitert sein. Für die Funktionsbeurteilung solcher Fälle sind Kontrollaufnahmen natürlich besonders wertvoll. Ganz abgesehen davon muß eine Vergleichsuntersuchung im Liegen sicherstellen, daß ein normal großes oder gar schmales Herz nicht aus einer verminderten Füllung resultiert, wie sie bei Vasomotorenschwäche durch Absacken des Blutes in die unteren Körperpartien vorkommen kann.

14. Tumoren des Herzens

Die Tumoren des Herzens und Herzbeutels können primär oder metastatisch sein. Die primären Geschwülste des Herzbeutels sind meist maligne, wenn von den häufigen Cysten abgesehen wird; die Primärtumoren des Herzens sind in der Regel benigne. Sekundäre Geschwülste sind ungleich häufiger als primäre Tumoren, weshalb deren Diagnose praktisch allein davon abhängt, ob man an sie denkt.

Für die klinische Diagnostik ist es nicht wichtig, ob es sich bei einem raumfordernden Prozeß um eine echte primäre oder eine sekundäre intracavitäre Geschwulst, einen Thrombus oder etwa eine Echinococcuscyste handelt. Ausschlaggebend sind Ausgangspunkt und Lokalisation, weil dadurch die operativen Möglichkeiten zur Hauptsache bestimmt werden (BAILEY u. Mitarb., DERRA u. Mitarb.). Bevorzugter Sitz der gutartigen Tumoren ist das linke Herz (Myxome im linken Vorhof, Rhabdomyome nahe der Ventrikelspitze, außerdem Fibrome, Lipome, Angiome und Papillome). Die bösartigen Tumoren finden sich meist im rechten Herzen (Sarkome). Im linken Vorhof wachsen die Myxome meist mit einem kurzen Stiel vom Vorhofseptum aus ins Lumen vor, desgleichen die vom Herzohr ausgehenden Thromben; beide Prozesse können bis in das Mitralostium oder in die Kammer reichen, aber auch umgekehrt sich bis in die zuführenden Venen erstrecken. Die klinische Symptomatologie wird von Sitz und Größe der Herzgeschwülste und -thromben bestimmt. Verlegung der vorgeschalteten Venenzuflüsse führt zu einer Einflußstauung, Verlegung des Atrioventrikularostium läßt das Bild eines Mitral- oder Tricuspidalfehlers entstehen. Anamnestisch sind das Fehlen einer rheumatischen Erkrankung und die rasche Entstehung des „Herzfehlers" bedeutungsvoll. Ein wechselndes Krankheitsbild mit krisenhaften Verschlechterungen, synkopale Anfälle und vor allem der Wechsel des Auskultationsbefundes beim Stehen und Liegen führen zur klinischen Verdachtsdiagnose (DERRA u. Mitarb.).

Die Röntgenuntersuchung ohne Kontrastmittel ergibt ein brauchbares Resultat nur in den seltenen Fällen, wo der Tumor teilverkalkt ist. Sonst läßt sich nur ein Befund erheben, wie er der Konfiguration des vorgetäuschten Herzklappenfehlers entspricht. Ist also das Mitralostium durch den Tumor bzw. Thrombus verlegt, so resultieren ein vergrößerter linker Vorhof und eine Lungenstauung; die Verlegung des Tricuspidalostium läßt den rechten Vorhof dilatieren und den Cavaschatten breiter werden. Der Einsatz der venösen oder selektiven Angiokardiographie liefert nur bei den Blastomen des rechten Herzens genügend zuverlässige Resultate. Kontrastmittelaussparungen als Pelotteneffekt oder randständiger Füllungsdefekt können hier Sitz und Größe des raumfordernden intracavitären Prozesses gut wiedergeben. Am linken Herzen reicht die Kontrastierung nicht aus, das Blastom zu erkennen. Hier steht die klinische Diagnostik ganz im Vordergrund, und es ist daher verständlich, daß in vielen Fällen eine Operation unter der Diagnose einer Mitralstenose ausgeführt wird. Sie muß dann entweder als explorativer Eingriff abgeschlossen und durch einen zweiten Eingriff am trockenen Herzen ergänzt oder mit geschlossener Technik durchgeführt werden (BAILEY u. Mitarb.).

15. Endokardfibrose und idiopathische Herzhypertrophie

Loeffler hat 1936 über eigenartige Endokardveränderungen berichtet, die er als Endocarditis parietalis fibroplastica bezeichnete. Das Krankheitsbild umfaßte eine Bluteosinophilie und eine Leber- und Milzvergrößerung. Bereits 1911 hatte Bäumler die klinischen Erscheinungen von autoptisch bestätigten Fällen mit ähnlichen Endokardverdickungen beschrieben, bei denen von einer

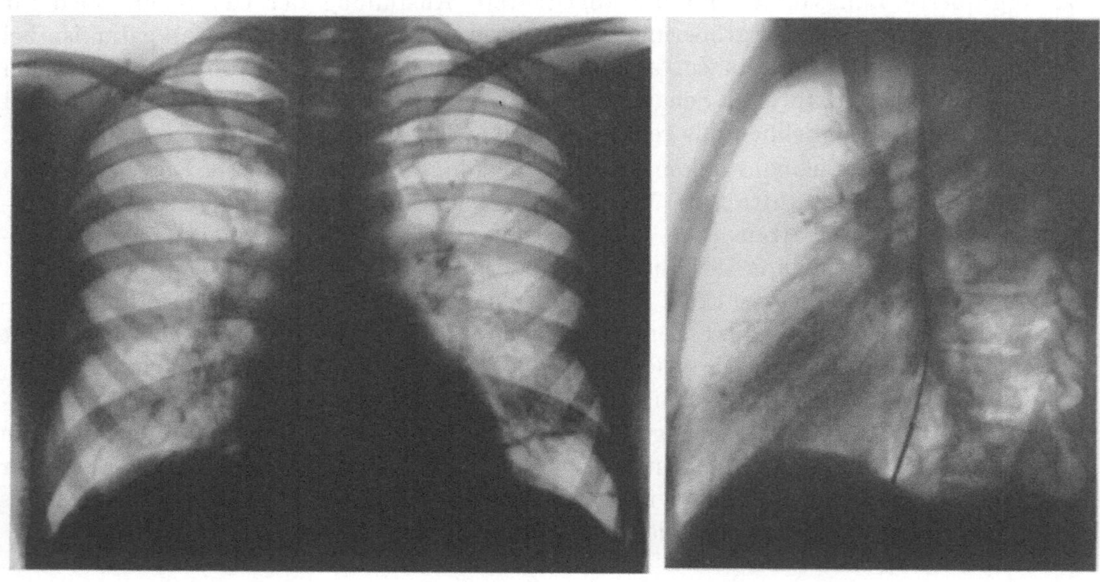

a   b

Abb. 115a u. b. Endocarditis fibroplastica (Loeffler) bei 30jährigem Mann. — Geringe beiderseitige Herzverbreiterung mit leicht vergrößertem linken Vorhof

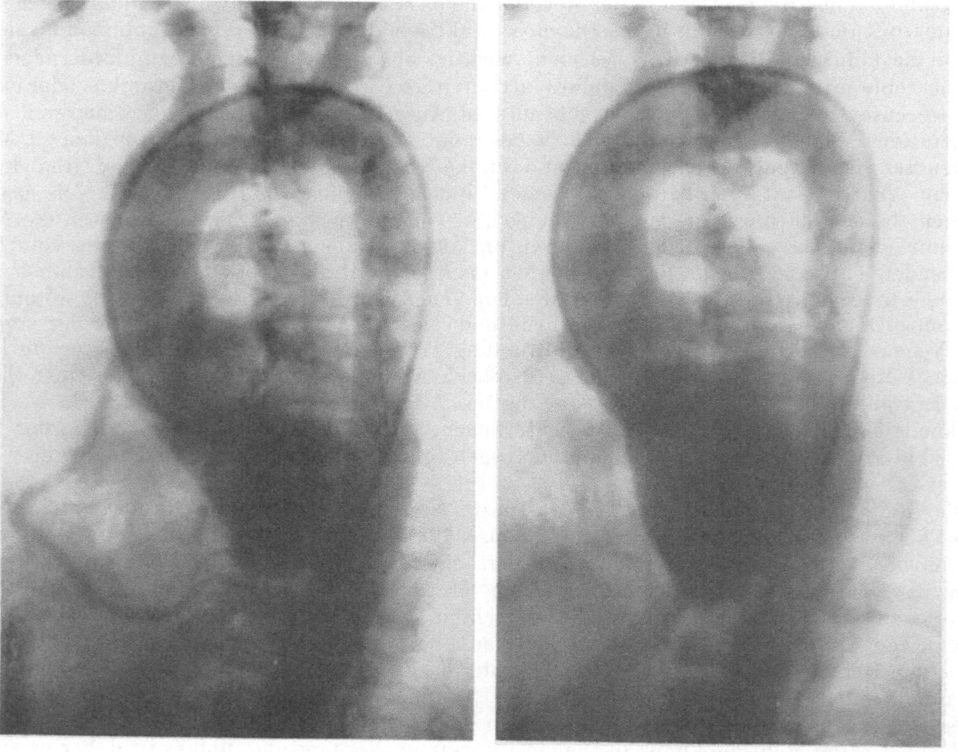

c   d

Abb. 115c u. d. Gleicher Fall. — Im Lävokardiogramm hochgradige Wandverdickung des linken Ventrikels, kleines Lumen, unvollständige Entleerung in Systole (c), geringe Erweiterung in Diastole (d), s. Text

Bluteosinophilie nichts berichtet wurde. Seitdem sind eine ganze Reihe von Fällen mit ähnlichen Veränderungen mitgeteilt worden. Heute wird vielfach der Sammelname *Endokardfibrose* für das Krankheitsbild gebraucht. 1953 definierte GOWING die Erkrankung als angeborene Affektion unbekannter Ätiologie, charakterisiert durch eine diffuse Verdickung des Endokards, in den meisten Fällen verbunden mit einer Hypertrophie des Myokards — ein Zustand, der zu frühem Tode führt. Allerdings gibt es verschiedene Formen, mit und ohne allergische Grundlage, angeboren bzw. frühkindlich oder erst im Erwachsenenalter manifest.

Die zugrunde liegenden pathologisch-anatomischen Veränderungen bedingen charakteristische *hämodynamische Verhältnisse* und ein entsprechendes klinisches Bild. Sowohl die systolische Entleerung als auch die diastolische Füllung des befallenen Ventrikels ist behindert, weil die starre Innenschicht sich der Dehnung und der Kompression widersetzt. Dabei dürfte es belanglos sein, ob als Grundlage ein sehr großer oder ein relativ kleiner end-diastolischer Füllungszustand gegeben ist. Da die Starre des Ventrikels bei der diastolischen Füllung einen erhöhten Druck erfordert, ist der Nachweis eines hohen end-diastolischen Kammerdruckes ein wesentliches diagnostisches Kriterium. Dieser Druck spiegelt sich auch im Vorhofsdruck wider, so daß bei Befall des linken Ventrikels mit konsekutiver Dilatation des linken Vorhofs und Lungenstauung ähnliche Verhältnisse wie bei der Mitralstenose vorliegen.

Klinisch ist eine zunehmende Leistungsschwäche des Herzens mit Tachykardie und Dyspnoe auffällig. Ein typischer Geräuschbefund fehlt. Elektrokardiographisch finden sich Störungen der Erregungsrückbildung über dem befallenen Ventrikel. Die Prognose ist schlecht, weil die Krankheit in wenigen Monaten bis längstens 2 Jahren zum Tode führt. Das klinische Bild kann vor allem einer Mitralstenose täuschend ähnlich sein. Differentialdiagnostisch muß ferner eine Pericarditis constrictiva sowie die idiopathische Herzhypertrophie abgegrenzt werden (SCHAEDE, THURN, HILGER u. DÜX; ZEH u. a.).

Röntgenologisch muß die Diagnose (außer durch die intrakardiale Druckmessung) mittels Angiokardiographie, Dextro- bzw. Lävokardiographie gesichert werden. Das Angiokardiogramm zeigt eine sehr deutliche Wandverdickung des rechten bzw. linken Ventrikels sowie eine rundliche Verformung der auffällig verkleinerten Kammerlichtung. Bei nur geringen pulsatorischen Weiteänderungen des Ventrikels bleibt end-systolisch ein vermehrtes Restblutvolumen zurück.

Ein typisches Beispiel gibt Abb. 115 wieder. Bei dem 30jährigen Mann traten vor einem Monat Müdigkeit, Schwäche, Gewichtsabnahme und Herzklopfen auf. Klinisch fanden sich ein Milztumor und eine Leukocytose von 10 000 mit 70% Eosinophilen. Im EKG schwere Störung der Erregungsrückbildung über dem linken Herzen (wie bei hochgradiger Aortenstenose); kein pathologisches Geräusch, 2. Ton betont. Das ballistokardiographisch bestimmte Schlagvolumen betrug 30 cm³. Das Herz war nach beiden Seiten gering verbreitert, der linke Vorhof im Oesophagogramm leicht dilatiert (Abb. 115a, b). Die retrograde Katheterisierung des linken Herzens ergab einen Ventrikeldruck von 95/12/27, einen Aortendruck von 95/64 mm Hg. Bei der anschließenden selektiven Injektion von Kontrastmittel in den linken Ventrikel (Lävokardiogramm, Abb. 115c, d) zeigte sich die Wand der linken Kammer enorm verdickt, besonders im Spitzenbereich, und das Cavum ventriculi stark verkleinert. Die systolische Entleerung bleibt unvollständig und die diastolische Erweiterung gering. Im Zusammenhang mit den Druckbefunden und der Eosinophilie ist damit die Diagnose gesichert.

Das Röntgenbild bei der sog. *idiopathischen Herzhypertrophie* mit Befall des linken Ventrikels ist weitgehend identisch mit dem Bild der Aortenklappenstenose bzw. des Hypertonieherzens. Im EKG besteht ein Linkstyp. Die Differentialdiagnose ist nur durch die intrakardiale Druckmessung mit Nachweis eines normalen, nicht erhöhten Ventrikeldruckes und damit Ausschluß einer valvulären oder infundibulären Aortenstenose möglich. Das Lävokardiogramm weist die Verdickung der Kammerwand direkt nach (HILGER, SCHAEDE, DÜX u. THURN).

Das gleiche gilt für die *Herzamyloidose* und für die *familiäre Kardiomegalie*. Auch hier ist die Differentialdiagnose an die Hilfe der Spezialuntersuchungen gebunden.

C. Angeborene Herzfehler

Bei den bisher besprochenen, erworbenen Erkrankungen und Fehlern des Herzens haben wir die allgemein-klinische Symptomatologie als weitgehend bekannt voraussetzen können und daher nur insoweit berücksichtigt, wie es für die Röntgendiagnostik unerläßlich ist. Bei den angeborenen Herzfehlern liegen die Verhältnisse aber anders. Nicht nur ist ihre Symptomatologie ungleich weniger bekannt, sondern hier ist auch ohne Kenntnis genauer klinischer Befunde eine saubere Röntgendiagnostik nicht zu betreiben. Wir haben deshalb die angeborenen Herzfehler jeweils zunächst in ihren anatomischen Besonderheiten, in den dadurch bedingten hämodynamischen Verhältnissen, im klinischen Bild und nach allgemein-diagnostischen Kriterien besprochen, um dann die Röntgendiagnostik in stetem Hinblick auf die genannten Zusammenhänge abzuhandeln. Für Einzelheiten des klinischen Bildes und die — fast unübersehbar gewordene — Literatur kann auf die neue Darstellung von Grosse-Brockhoff, Loogen und Schaede (Handbuch der inneren Medizin) verwiesen werden.

Schon die *Einteilung* der kongenitalen Vitien — soll sie übersichtlich und klinisch brauchbar sein — bedient sich des klinischen Symptoms der *Cyanose*. Eine ganze Reihe angeborener Herzfehler ist nämlich anatomisch und hämodynamisch durch eine krankhafte Kurzschlußverbindung zwischen dem kleinen und großen Kreislauf gekennzeichnet. Bei einem Zufluß von Blut aus der venösen Strombahn in die arterielle spricht man von einem „Rechts-Links-Shunt", der im allgemeinen klinisch schwerere Krankheitsbilder mit Cyanose bedingt. Bei einem Zufluß aus der arteriellen in die venöse Strombahn handelt es sich um einen „Links-Rechts-Shunt", bei dem die Cyanose fehlt. Da manche dieser Vitien jedoch im Laufe der Zeit ihre Hämodynamik ändern, infolge sekundärer Pulmonalsklerose einen sog. Phasenwandel erfahren und eine Cyanose aufweisen können, überschneiden sich die beiden Gruppen. Dazu kommt, daß Kombinationen verschiedener Mißbildungen möglich sind. Von bestimmten Herzfehlern mit fast pathognomonischem Röntgenbefund abgesehen, bedarf daher die Röntgendiagnostik der kongenitalen Vitien in ganz besonderem Maße einer Synopsis von Funktionsanalyse, klinischen Kriterien und Röntgenbefunden, um zu einer fundierten und praktisch brauchbaren Aussage zu gelangen.

A. Angeborene Herzfehler ohne Cyanose

I. Vitien ohne Shunt.

1. Pulmonalstenose, a) valvulär, b) infundibulär.
2. Idiopathische Pulmonalektasie.
3. Isolierte Tricuspidalstenose.
4. Tricuspidalinsuffizienz (M. Ebstein).
5. Periphere Pulmonalstenose (-Hypoplasie).
6. Primäre Pulmonalsklerose (M. Ayerza).
7. Mitralstenose, kongenital.
8. Aortenstenose, a) valvulär, b) infundibulär, c) supravalvulär.
9. Aortenisthmusstenose.
10. Arcushypoplasie.
11. Anomalien der Aorta, a) Arcus aortae duplex, b) Aneurysma des Sinus coronarius, c) Anomalien der Arcusgefäße (Dysphagia lusoria).
12. Abgangsanomalien der Coronararterien.

II. Vitien mit Links-Rechts-Shunt.

1. Vorhofseptumdefekt,
   a) kleiner, b) großer, c) Ostium primum-Defekt, d) Ostium atrioventriculare commune, e) Lutembacher-Syndrom.
2. Rechtseinmündende Lungenvenen.
3. Ventrikelseptumdefekt,
   a) kleiner (M. Roger), b) großer bzw. hochgelegener Defekt, c) großer Shunt mit Druckerhöhung, d) großer Shunt mit Druckangleich, e) mit Aortenklappeninsuffizienz.
4. Offener Ductus arteriosus (Botalli),
   a) kleiner, b) mittelgroßer, c) großer Shunt, d) mit Druckerhöhung und -angleich.
5. Aortopulmonale Fenestration bzw. Defekt.
6. Aneurysma des Sinus Valsalvae mit Ruptur in das rechte Herz.
7. Periphere a.v.-Fisteln (Oslersche Hämangiome).

B. Angeborene Herzfehler mit Cyanose

1. Fallotsche Tetralogie und Pentalogie.
2. Pulmonalstenose mit Vorhofseptumdefekt (Fallotsche Trilogie).

3. Pulmonalstenose mit Ventrikelseptumdefekt.
4. Truncus bzw. Pseudotruncus arteriosus communis.
5. Tricuspidalatresie.
6. Sog. Eisenmenger-Komplex (sekundäre Pulmonalsklerose mit Scheidewanddefekt oder offenem Ductus arteriosus).
7. Vorhofseptumdefekt mit Shunt-Umkehr bei Pulmonalsklerose.
8. Vorhofseptumdefekt mit Tricuspidalanomalie (M. Ebstein).
9. Transposition der großen Gefäße,
   a) komplette, b) inkomplette (Taussig-Bing-Syndrom), c) andere Formen.
10. Transposition der Lungenvenen, komplette, mit Vorhofseptumdefekt.
11. Transposition von Körpervenen.
12. Cor triloculare.
13. Cor biloculare.
14. A.v.-Fistel der Lunge.

1. Pulmonalstenose

Die reine Pulmonalstenose (oder „isolierte" Pulmonalstenose, wie sie vielfach genannt wird, um dies Vitium von der Kombination mit einem Vorhofseptumdefekt = Fallotsche Trilogie, oder mit einem Ventrikelseptumdefekt = Fallotsche Tetralogie, abzugrenzen) ist häufiger, als man früher angenommen hat. Sie bildet über 10 % aller angeborenen Herzfehler und zur Zeit rund 6 % des entsprechenden Operationsgutes. Fast immer handelt es sich um eine Klappenstenose, neben der noch eine Infundibulumstenose und eine gemischte Form unterschieden werden; auch eine supravalvuläre Stenose kommt vor. Bei der Pulmonalklappenstenose sind die 3 Klappen in Form eines Trichters mit meist zentraler Öffnung verlötet. Bei der infundibulären Stenose liegt die Einengung als muskuläres oder bindegewebiges Polster in der Ausflußbahn der rechten Kammer, meist einige Zentimeter unterhalb des Klappenostium, wodurch in einigen Fällen eine Art zweite rechte Herzkammer entsteht.

Bei der kongenitalen, isolierten Pulmonalstenose zeigen die Kranken eine normale körperliche Entwicklung bei verminderter Leistungsfähigkeit und Belastungsdyspnoe, im Falle hochgradiger Stenose auch eine Ruhedyspnoe. Eine Cyanose fehlt. Nur bei hochgradiger Stenose mit erheblicher Verminderung des Kreislaufminutenvolumens tritt durch hohe periphere Sauerstoffausschöpfung eine Akrencyanose auf. Klinisches Leitsymptom ist das laute, scharfe systolische „Preßstrahl"-Geräusch im 2. ICR links parasternal, das bei hochgradiger Stenose von einem fühlbaren systolischen Schwirren begleitet wird. Das EKG ist rechtstypisch mit den Zeichen der Rechtshypertrophie und der Überbelastung des rechten Ventrikels in den Brustwandableitungen.

Hämodynamisch bedingt die Pulmonalstenose eine Druckbelastung der rechten Kammer, die ihr Blut gegen den Widerstand der Klappenstenose austreiben muß. Es kommt zu einem Druckgradienten zwischen dem rechten Ventrikel und der Pulmonalarterie, wobei der Kammerdruck bis über 200 mm Hg erhöht sein kann, während der Druck in der Pulmonalarterie normal oder gering erniedrigt ist. Derartig hohe Drucke werden durch eine anfänglich rein konzentrische Hypertrophie der Kammermuskulatur aufgebracht, der sich im Laufe der Zeit eine exzentrische Hypertrophie hinzugesellt. Die Dilatation kann bei myogenem Versagen des rechten Ventrikels erheblich werden. Auch der rechte Vorhof hypertrophiert, um die rechte Kammer füllen und die Anfangsspannung aufrechterhalten zu können; er wird aber meist auch bald dilatiert, da seine Hypertrophiefähigkeit begrenzt ist.

Der *Röntgenbefund der isolierten valvulären* (und infundibulären) *Pulmonalstenose* erklärt sich aus diesen hämodynamischen Veränderungen. Die Hypertrophie und Dilatation der rechten Kammer verbreitert den Herzschatten im d.v.-Bild nach links. Gleichzeitig wird unter einer bestimmten Linksrotation des Herzens die poststenotisch dilatierte Pulmonalarterie in die Herzbucht gehoben, so daß der zweite linke Randbogen

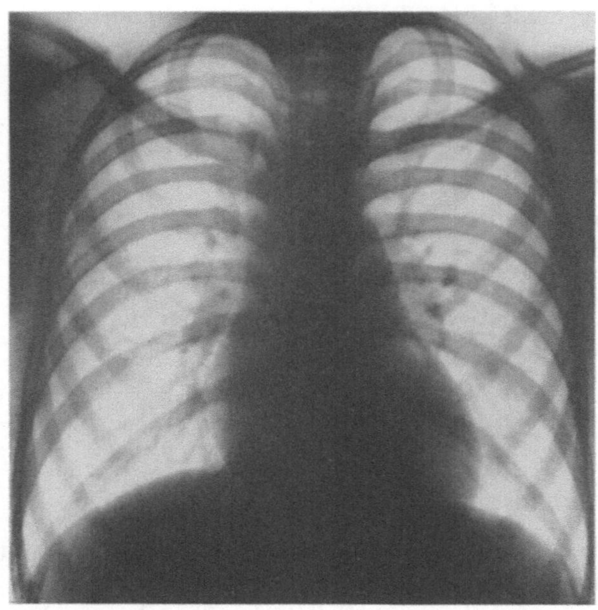

Abb. 116. Pulmonalstenose, geringgradig, valvulär, bei 13jährigem Jungen. — Normale Herzgröße, Pulmonalbogen leicht prominent, Lungengefäßzeichnung leicht vermindert (systolisches spindelförmiges Geräusch mit p.m. im 2. ICR links parasternal; Katheter: Druck im rechten Ventrikel: 45/0, A. pulmonalis: 20/8 mm Hg)

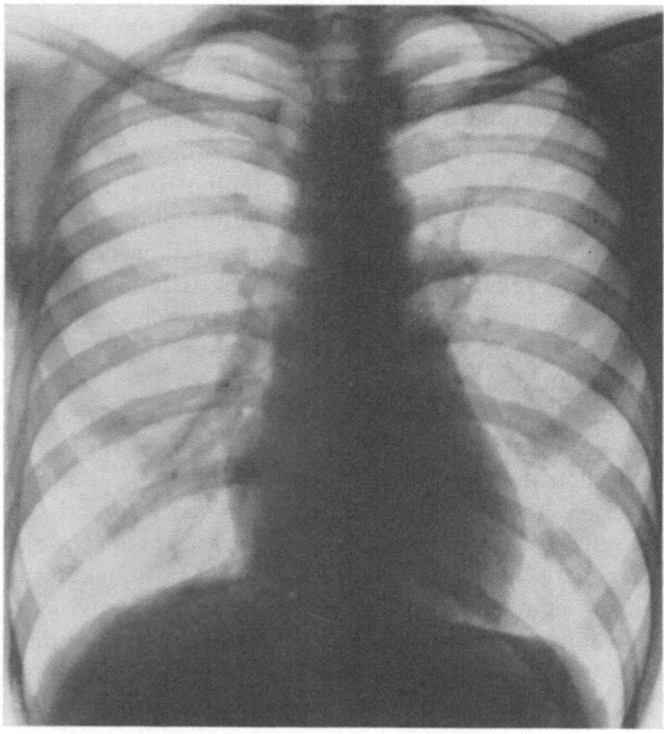

Abb. 117. Pulmonalstenose, mittelschwer, valvulär, bei 17jährigen Jungen. — Normale Herzgröße, Pulmonalbogen kaum prominent, Lungengefäßzeichnung leicht vermindert. (Typisches systolisches Spindelgeräusch und Schwirren; Druck rechter Ventrikel: 129/0, A. pulm. 14/3 mm Hg; EKG rechtstypisch mit Rechtshypertrophiezeichen)

prominent wird und den oberen Teil der Bucht ausfüllt. Abb. 116 ist dafür ein charakteristisches Beispiel. Die Herzform ist nur auf den ersten Blick einer mitralen Konfiguration ähnlich; die Normalgröße des linken Vorhofs und die normale oder in typischen Fällen verminderte Gefäßzeichnung der Lungen zeigen klar an, daß Druck und Füllung in der Lungenstrombahn selbst nicht erhöht sind. Die Diskrepanz zwischen der poststenotischen Dilatation des Hauptstammes der Pulmonalis und der Normalweite der Lappenarterien bzw. der Helligkeit der Lungenfelder ist charakteristisch, aber nicht immer so deutlich ausgesprochen. Die umschriebene poststenotische Ausweitung der Pulmonalarterie wird als Folge einer Preßstrahl- bzw. Strudelwirkung oder einer Gefäßwandalteration gedeutet, da ein höherer Druck hier sicher fehlt. In rechter vorderer Schrägstellung läßt sich diese Dilatation des Pulmonalishauptstammes auch in denjenigen Fällen erkennen, wo das d.v.-Bild wegen mittelständiger Lage des Gefäßes eine Prominenz in der Herzbucht vermissen läßt. In linker Schrägstellung wölbt sich der rechte Ventrikel im Conusbereich stärker nach vorn. Im Seitenbild fehlt der normale Abstand zwischen Herzvorderfläche und Thoraxwand, und die Ausdehnung des Herzens nach hinten wird ausschließlich durch den großen rechten Ventrikel bedingt (Thurn).

Die Prominenz des Pulmonalbogens ist kein Gradmesser für die Klappenstenose, eher schon das Ausmaß der Herzverbreiterung. Daß es trotzdem kein röntgenologisch sicheres Indiz für die Beurteilung der Stenose gibt, kann aus dem Vergleich von Abb. 116 mit Abb. 117 entnommen werden. Im ersten Beispiel lag mit einem Druckgradienten von

25 mm Hg zwischen rechter Herzkammer und Pulmonalarterie noch eine leichte Stenose vor, obschon das Herz deutlich nach links verbreitert und der Pulmonalbogen prominent ist (Abb. 116). Im zweiten Fall ist das Herz annähernd normal groß und der Pulmonalbogen weniger prominent; klinisch war das Bild aber schwerer und der Druckgradient von über 100 mm Hg sprach schon für eine erhebliche Stenose. Im Röntgenbild dieses Falles (Abb. 117) deutet sich als einzige Kongruenz hierzu eine gerade erkennbare Vergrößerung des rechten Vorhofs in der stärkeren Wölbung des oberen rechten Herzrandanteils an. Ist das Herz nach beiden Seiten so erheblich vergrößert wie in Abb. 118, dann kann eine schwere Klappenstenose mit bereits myogener Dilatation der

rechten Kammer und merklicher Dilatation des rechten Vorhofs angenommen werden; hier betrug der Druckgradient 190 mm Hg. Bei solchen Fällen ist immer die Indikation zur Operation gegeben, die in der Klappensprengung besteht. Im übrigen ist außer dem Ergebnis der mittels Herzkatheter erfolgten Druckmessung auch der Auskultationsbefund für die Beurteilung des Stenosegrads wichtig (GROSSE-BROCKHOFF).

Das Kymogramm zeigt bei der isolierten Pulmonalstenose (wie auch bei der Fallotschen Trilogie) normale Pulsationen am prominenten Pulmonalisbogen und an den Hilusarterien; die Bewegungen am rechten Herzrand sind uncharakteristisch. Bei der Infundibulumstenose kann mitunter der erweiterte Conus pulmo-

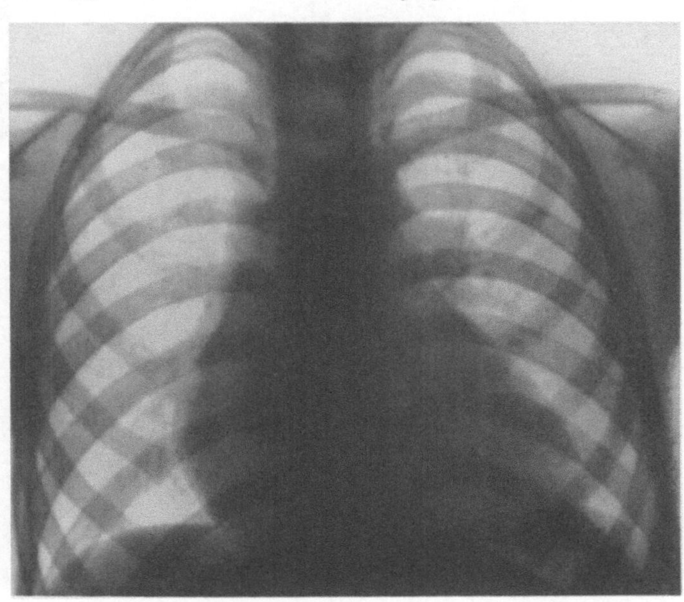

Abb. 118a. Schwere isolierte valvuläre Pulmonalstenose mit beidseitiger Herzvergrößerung und verringerter Lungenzeichnung, 5jähriger Junge (Leistungsfähigkeit stark eingeschränkt, Belastungsdyspnoe und -tachykardie; systolisches Schwirren und holosystolisches Geräusch mit p.m. im 2. ICR links parasternal; EKG: pathologischer Rechtstyp; Herzkatheter: Druck rechter Ventrikel 200/5, A. pulm. 10 mm Hg)

nalis im Gegensatz zur poststenotisch dilatierten Pulmonalarterie kymographisch Kammerpulsationen aufweisen (THURN). Viel eindeutiger ist hier aber die Elektrokymographie, welche am Pulmonalisrand typisch verkleinerte, steil ansteigende und flach oder treppenförmig abfallende Kurven ergibt, was zu der normalen Aortenrandkurve in pathognomonischem Gegensatz steht. Für den Erfahrenen lassen sich sogar der Schweregrad und der Sitz der Stenose elektrokymographisch analysieren.

Die Diagnose der isolierten Pulmonalklappenstenose wird in erster Linie durch die Herzkatheterisierung, und ferner durch die Angiokardiographie gesichert. Im Angiokardiogramm werden die Stenose des Ostium selten direkt, die Dilatation und Kranialverlagerung der poststenotischen Pulmonalarterie immer dargestellt (Abb. 118b, 119). Eine Kontrastblutanreicherung der rechten Kammer in maximaler Systole weist auf die systolische Erhöhung des Restblutes, eine verlangsamte Entleerung des rechten Ventrikels im Kinematogramm auf die valvuläre Abflußbehinderung (JANKER) hin. Lävo- und Dextrogramm bleiben bei der Angiokardiographie streng getrennt — ein charakteristischer Unterschied zu den Scheidewanddefekten (Fallotsche Trilogie oder Tetralogie). Die selektive Angiokardiographie ist die Methode der Wahl. Unter Durchleuchtungskontrolle und ergänzender Druckmessung wird die Katheterspitze in die Ausflußbahn der rechten Kammer gelegt, und nach Injektion des Kontrastmittels durch Druckapparat

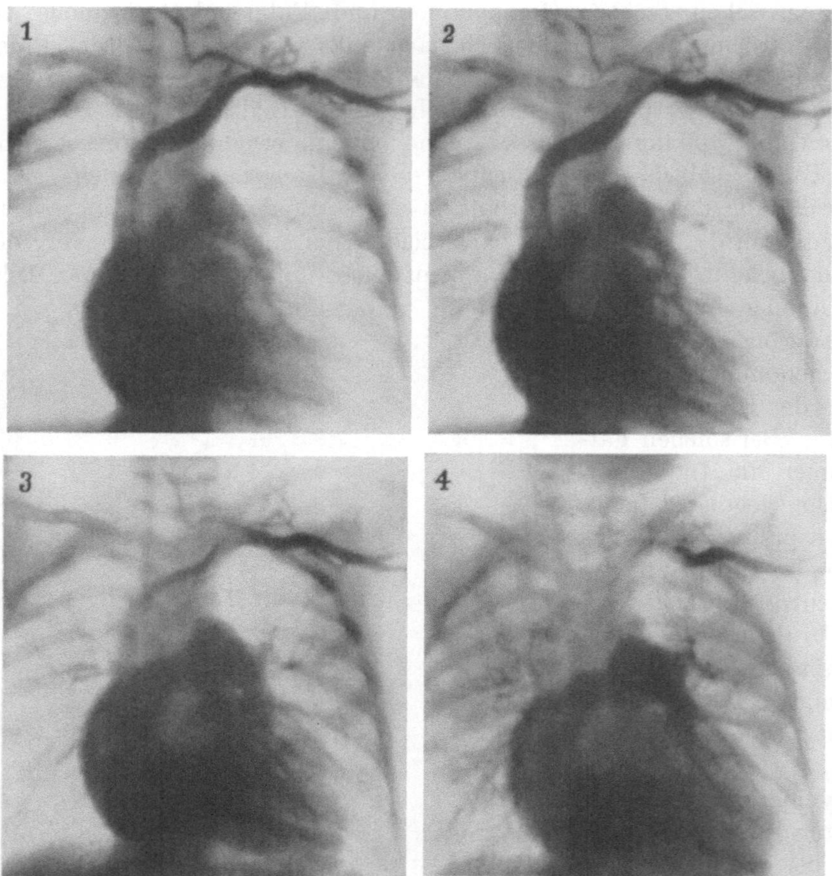

Abb. 118b. Gleicher Fall. — Angiokardiogramm mit umschriebener Stenose im Pulmonalklappenbereich, geringe subvalvuläre Verengung (operativ bestätigt — transventrikuläre Sprengung nach Brock)

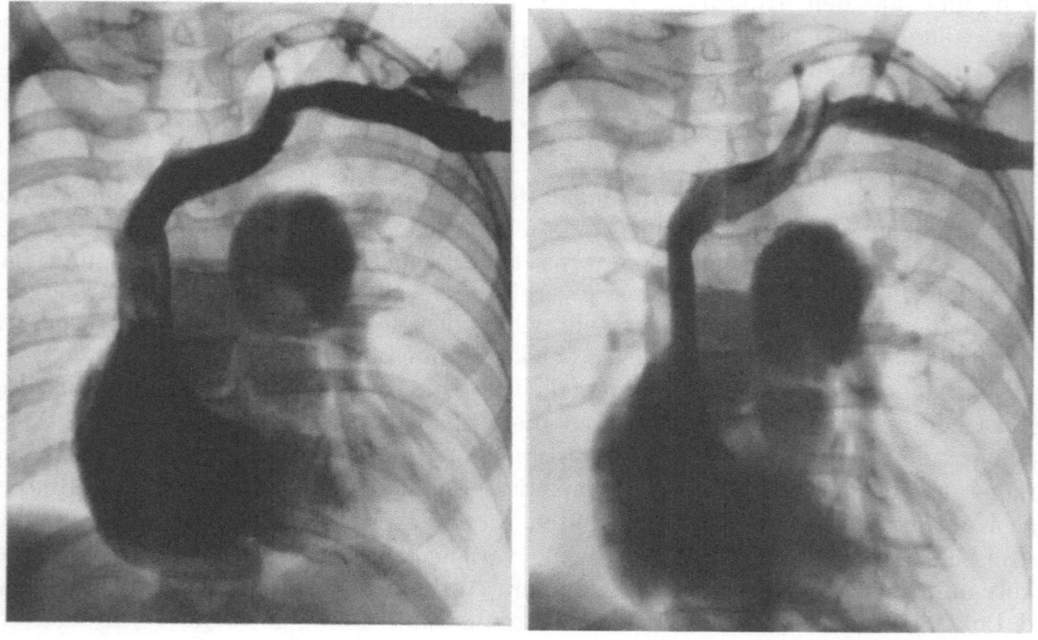

Abb. 119a u. b. Valvuläre Pulmonalstenose (operativ bestätigt) im Angiokardiogramm. Rechtes Herz stark vergrößert, Infundibulum des rechten Ventrikels weit, Pulmonalklappenbereich konstant ringförmig verengt, poststenotische Pulmonalarterie deutlich erweitert (12jähriger Junge, typischer klinischer Befund, Katheter: Druck rechter Ventrikel 100/0/9, A. pulmon. 18/10 mm Hg)

werden Serienaufnahmen in Ventrikelsystole und -diastole angefertigt, welche den Sitz der Stenose, die Weite der Ausflußbahn und die muskuläre Hypertrophie der Kammer erkennen lassen. Gleichzeitig erhält man so ein anschauliches Bild von der Vergrößerung der rechten Herzhöhlen; vgl. hierzu Abb. 119 mit Abb. 118b.

Die seltenere *infundibuläre Pulmonalstenose* zeigt bei der „einfachen" Röntgenuntersuchung naturgemäß das gleiche Bild wie die valvuläre Form, also Linksverbreiterung des Herzens, später und in schweren Fällen auch Vorhofsvergrößerung nach rechts, poststenotische Dilatation des Pulmonalishauptstammes mit mehr oder minder ausgeprägter Prominenz des Pulmonalbogens und schmalen Lappenarterien bzw. helle Lungenfelder. Sie kann daher nur im Angiokardiogramm erkannt und durch die gleichzeitige Druckmessung von der valvulären Stenose abgetrennt werden. Ein Beispiel

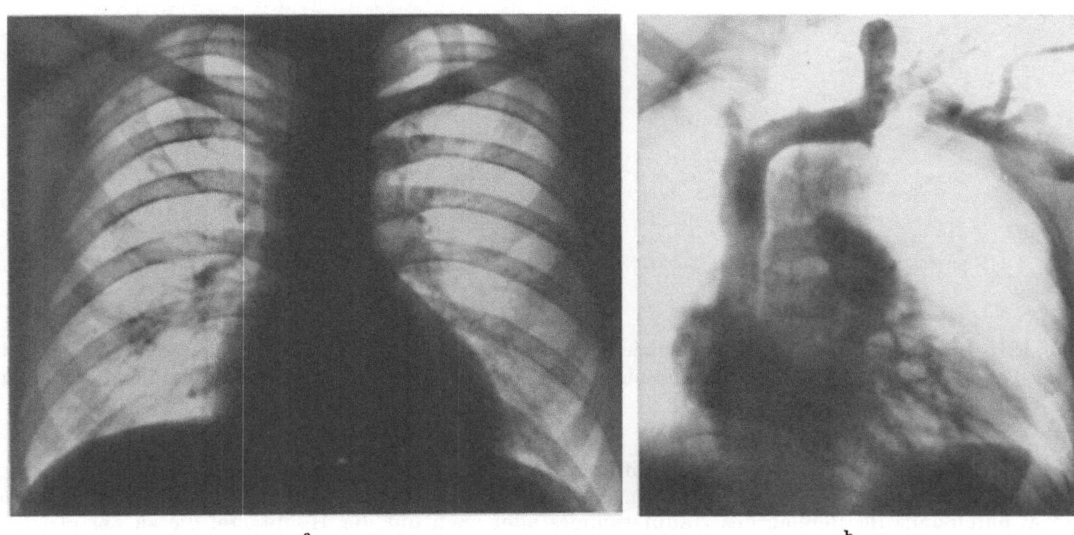

a   b

Abb. 120a u. b. — a Infundibuläre Pulmonalstenose, mittelschwer, mit geringer Herzvergrößerung und fast normaler Lungenzeichnung, 27jähriger Mann (Belastungsdyspnoe, -akrencyanose und -tachykardie, Uhrglasnägel; systolisches Schwirren und bandförmiges Systolicum im 3.—4. ICR links parasternal; EKG: pathologischer Rechtstyp, Rechtshypertrophie, negatives T bis V_5; Herzkatheter: Druck im rechten Vorhof 9/7, rechten Ventrikel 113/8, Infundibulum 23/9, Stamm der Pulmonalarterien 19/9 mm Hg). — b Im Angiokardiogramm ist die Ausflußbahn des rechten Ventrikels stark verengt; Klappenbereich unauffällig

für eine mittelschwere bis schwere infundibuläre Pulmonalstenose gibt Abb. 120 wieder. Das Übersichtsbild entspricht dem Befund bei der Klappenstenose, während sich im Angiokardiogramm die Ausflußbahn des rechten Ventrikels in Infundibulumhöhe verengt und die Klappenregion unauffällig darstellt (Abb. 120b); die Druckwerte sind charakteristisch.

Desgleichen kann die *kombinierte valvuläre und infundibuläre Pulmonalstenose* durch fortlaufende Druckregistrierung bei der Herzkatheterisierung erkannt werden; hier ergibt sich ein typischer stufenförmiger Druckanstieg, wenn die Sonde aus der Pulmonalarterie über das Infundibulum in die Kammer zurückgezogen wird (Abb. 121). Auch im selektiven Angiokardiogramm kann diese Stenose-Kombination sich andeuten. Hierfür wird auf das spätere Beispiel der Abb. 156 von einer kombinierten Mißbildung (Fallotsche Trilogie mit partieller Lungenvenentransposition und rechts auf- und absteigender Aorta) verwiesen.

Die Fallotsche Trilogie (Pulmonalstenose mit Vorhofseptumdefekt und Hypertrophie des rechten Ventrikels) spielt in der *Differentialdiagnose* der Pulmonalstenose die erste Rolle. Bei einer funktionell bedeutungslosen Persistenz des Foramen ovale pflegt man noch von einer „isolierten" Pulmonalstenose zu sprechen. Wo aber infolge Drucksteigerung im rechten Vorhof ein Rechts-Links-Shunt besteht bzw. der Vorhofseptumdefekt funktionell wichtig ist, handelt es sich um eine Fallotsche Trilogie. In der Herzkonfiguration und der Lungenhelligkeit stimmt sie mit der isolierten Pulmonalstenose überein (vgl. Abb. 157a), ergibt aber im Angiokardiogramm und bei der Herzkatheterisierung abweichende und charakteristische Befunde; sie zeichnet sich vor allem klinisch durch eine Cyanose aus. Die Fallotsche Tetralogie läßt sich leicht abgrenzen, wenn die typische Form des Coeur en sabot vorliegt; ist die Herzbucht ausgefüllt, so müssen — abgesehen wieder vom klinischen Indiz der Cyanose — die Spezialuntersuchungen angewandt werden. Alle Fehler mit einem Links-Rechts-Shunt und prominentem Pulmonalbogen (Vorhof- oder Ventrikelseptumdefekt, offener Ductus arteriosus) lassen sich durch die stärkere Hilus- und periphere Lungenzeichnung und die Eigenbewegungen der zentralen Lungenarterien von der isolierten Pulmonalstenose leicht unterscheiden (Thurn). Bei der primären Pulmonalsklerose mit gleichfalls heller Lungenperipherie sind die zentralen Lungenarterien erweitert, während sie bei der Pulmonalstenose normal weit oder enger sind; auch die Druckmessung ergibt hier mit hohem Druck in der Lungenarterie einen klaren Unterschied.

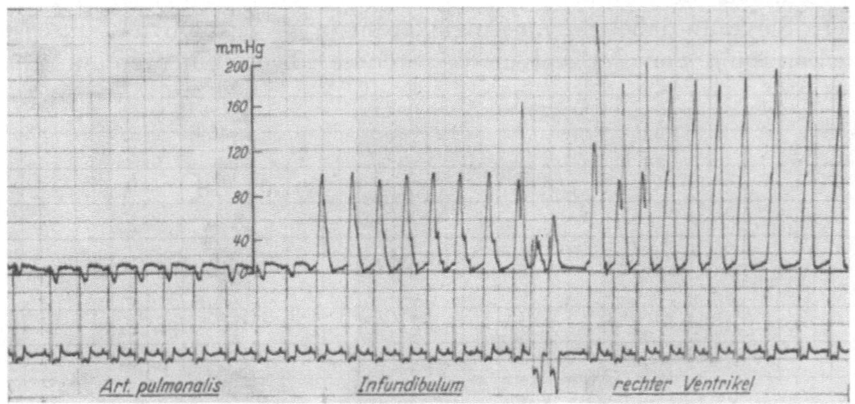

Abb. 121. Intrakardiale Drucke bei kombinierter infundibulärer und valvulärer Pulmonalstenose. Bei fortlaufender Registrierung typischer stufenförmiger Druckabfall vom rechten Ventrikel zum Infundibulum zur Pulmonalarterie

Einen besonderen Hinweis bei der Differentialdiagnostik der Pulmonalstenose verdient die sog. *idiopathische Pulmonalektasie* (Schaede u. Thurn). Man versteht darunter eine isolierte Dilatation der A. pulmonalis im Bereich des Hauptstammes oder auch nur der Hauptäste, die zu der gleichen Herzkonfiguration mit prominentem Pulmonalbogen führt und auch ein systolisches Geräusch über der Pulmonalis aufweisen kann. Diese Anomalie dürfte selten sein, zumal viele früher mitgeteilte Fälle einer strengen Kritik nicht standhalten. Die Diagnose muß per exclusionem gestellt, d. h. jede Art Vitium ausgeschlossen werden, das zu einer vermehrten Volumen- oder Druckbelastung des rechten Herzens und der Lungenstrombahn führen kann, ferner entzündliche oder degenerative Wandschädigungen und vorgetäuschte Erweiterungen der Pulmonalarterie; wahrscheinlich liegt pathogenetisch eine konstitutionelle Hypoplasie der Elastica vor. Eine idiopathische Pulmonalektasie darf daher nur nach Einsatz aller klinischen Methoden, vor allem der Herzkatheterisierung mit Blutgasanalyse und Druckmessung und der Angiokardiographie angenommen werden. Der Verdacht auf diese Anomalie allein rechtfertigt jedoch diesen Einsatz nicht, falls nicht aus zwingenden Gründen der Ausschluß anderer Fehler diese Spezialuntersuchungen notwendig macht.

2. Vorhofseptumdefekt

Eine offene Verbindung zwischen den beiden Vorhöfen gilt als die häufigste kongenitale Anomalie des Herzens. Sie ist in etwa 80% mit anderen Herzmißbildungen kombiniert. Als isolierter Fehler macht sie rund 10% der angeborenen Herz- und Gefäßmißbildungen aus und bildet zur Zeit etwa 15—20% des entsprechenden Operationsgutes (Grosse-Brockhoff; Derra; Crafoord und Björk). Pathologisch-anatomisch ist das offene Foramen ovale vom eigentlichen Vorhofseptumdefekt zu unterscheiden, und je nach Art der embryonalen Entwicklungsstörung sind abzugrenzen:

α) Totaler Vorhofscheidewanddefekt

Hierbei ist das Septum primum nicht angelegt und meist bestehen gleichzeitig noch andere Herzmißbildungen. Ist die Kammerscheidewand intakt, liegt ein Cor triloculare biventriculare vor; fehlt auch ein Teil des Kammerseptums, so handelt es sich um ein Cor biloculare mit einem einzigen Atrioventrikularostium (Canalis atrioventricularis communis), gemeinsamem Ventrikel und einem Truncus arteriosus.

β) Persistierendes Ostium primum

Hier ist, da sich der untere Teil des Septum primum nicht mit dem endokardialen Wulst vereinigt hat, der Defekt in der unteren Hälfte der Vorhofscheidewand gelegen (*„unterer Vorhofseptumdefekt"*). Er wird auch Canalis atrioventricularis partialis genannt und ist in der Mehrzahl der Fälle mit einer Anomalie bzw. Spaltung der Mitral- und Tricuspidalklappen kombiniert.

γ) Persistierendes Ostium secundum

Hier liegt eine Entwicklungsstörung im oberen Anteil des Septum mit einem Defekt im oberen hinteren Teil der Scheidewand bzw. Persistenz der im fetalen Leben normaliter vorhandenen Verbindung zwischen dem Plexus splanchnicus und dem kardialen Venensystem vor (*„hoher Vorhofseptumdefekt"*). Meist reitet die obere Hohlvene über dem Defekt, so daß ein Teil des venösen Blutes direkt in den linken Vorhof fließt. Fast immer besteht gleichzeitig eine Transposition einer oder mehrerer aus der rechten Lunge stammender Venen mit Einmündung in die vorhofsnahen Abschnitte der oberen Hohlvene oder in den rechten Vorhof selbst.

δ) Offenes Foramen ovale

Eine Persistenz des Foramen ovale findet sich bei etwa 25% aller Obduktionen. Bleibt das Foramen zwar anatomisch offen, aber „funktionell geschlossen", dann ist die Valvula foraminis angelegt, aber nicht vollständig verwachsen. Da hier die linksliegende Klappe das Foramen ventilartig verschließt, ist eine Blutströmung vom linken zum rechten Vorhof nicht möglich. Steht das Foramen weit offen bzw. ist seine Klappe nicht angelegt, so ist wie bei einem echten Vorhofseptumdefekt (Persistenz des Ostium primum aut secundum) je nach den herrschenden Druckverhältnissen eine Blutströmung vom linken zum rechten Vorhof und umgekehrt möglich.

Physiologisch fließt in der Fetalzeit etwa $^3/_4$ des Umbilicalblutes aus dem rechten Vorhof durch das Foramen ovale in das linke Herz, $^1/_4$ in den rechten Ventrikel. Kurz nach der Geburt kehrt sich die Stromrichtung um, doch schließt sich das Foramen ovale erst Monate später. Persistiert es, fließt unmittelbar nach der Geburt noch ein Teil des venösen Blutes in den linken Vorhof; kurz nach der Geburt wird aber der Druck im linken Vorhof mit 8 mm Hg höher als im rechten Vorhof mit 4 mm Hg, so daß ein Teil des arterialisierten Blutes durch das offene Foramen ovale in den rechten Vorhof zurückfließt. Funktionell ist die Persistenz des weit offenen oder „funktionell geschlossenen" Foramen ovale aber bedeutungslos, wenn von den Fällen abgesehen wird, wo bei einer Druckerhöhung im rechten Vorhof ein Blutübertritt von rechts nach links erfolgt. Das ist nicht nur im allgemeinen für die Entstehung einer paradoxen Embolie wichtig, sondern auch im besonderen für die Klinik der Fallotschen Trilogie und Tetralogie und die Differentialdiagnostik zwischen diesen Fehlern und der isolierten Pulmonalstenose, weil bei den nichtisolierten Pulmonalstenosen eine Druckerhöhung im rechten Vorhof zu einem Rechts-Links-Shunt mit Cyanose führt.

Hämodynamisch ist bei den echten Vorhofseptumdefekten — im folgenden wird nur von den Formen des „unteren" und des „hohen" Defektes die Rede sein — je nach den herrschenden Druckverhältnissen sowohl eine Blutströmung vom linken zum rechten Vorhof als auch umgekehrt möglich. Da unmittelbar nach der Geburt der Druck im rechten Vorhof noch höher als im linken ist, kann in Abhängigkeit von der Größe des Vorhofseptumdefekts zu dieser Zeit ein Rechts-Links-Shunt mit einer Cyanose bestehen. Die so als „blue baby" geborenen Kinder verlieren diese Cyanose aber später ganz (SCHAEDE). Kurz nach der Geburt wird der Druck im linken Vorhof höher als im rechten, so daß der Vorhofseptumdefekt von dieser Zeit an einen Links-Rechts-Shunt bedingt, dessen Größe in erster Linie vom Ausmaß des Scheidewanddefektes abhängt. Der Kurzschluß nach rechts vermehrt die zirkulierende Blutmenge im kleinen Kreislauf, dessen Minutenvolumen das Mehrfache der Norm betragen und in extremen Fällen bis zu mehr als 20 Litern gesteigert sein kann. Das Herz arbeitet also unter den Bedingungen einer Volumenmehrbelastung, von der die rechten Herzhöhlen, die Lungengefäße und der linke Vorhof betroffen werden. Eine Cyanose besteht dabei nicht. Sie stellt sich erst später und selten in denjenigen Fällen ein, wo die Volumenbelastung zu morphologischen Veränderungen der kleinen und mittleren Lungenarterien (sekundäre Pulmonalsklerose) und dadurch zu einer Erhöhung des Strömungswiderstandes in der Lunge geführt hat. Unter dieser pulmonalen Hypertonie kehrt sich der Shunt um und es resultiert eine Cyanose. Eine Insuffizienz des rechten Herzens in dieser Phase des gesteigerten Lungendruckes ist gleichfalls für die Entstehung und den Grad einer Cyanose bedeutungsvoll.

Klinisch zeigen die Kranken ein vermindertes Leistungsvermögen ohne Cyanose (bzw. mit nur passagerer Cyanose bei starkem Husten oder körperlicher Arbeit). Jugendliche

Patienten sind von auffallend zartem Körperbau; oft findet sich der Brustkorb
links präkardial vorgewölbt. Auskultatorisch und elektrokardiographisch gelingt schon
klinisch eine recht zuverlässige Trennung des Ostium secundum-Defektes vom Ostium
primum-Defekt; ihre Häufigkeiten verhalten sich etwa wie 10:1. Ein Systolicum mit
p.m. im 2.—3. ICR links, meist von Decrescendocharakter, häufig eine Doppelung des
2. Herztones über der Basis und ein inkompletter Rechtsschenkelblock im EKG ergänzen
den Röntgenbefund eines erhöhten Lungenstromvolumens mit hohem Wahrscheinlich-
keitsgrad zur Diagnose eines offenen Septum secundum; ein überdrehter Linkstyp im
EKG spricht für einen Septum primum-Defekt.

Für den *Röntgenbefund* beim Vorhofseptumdefekt ist entscheidend, daß Umformung
und Vergrößerung des Herzens in erster Linie durch die Größe des Shunts bestimmt

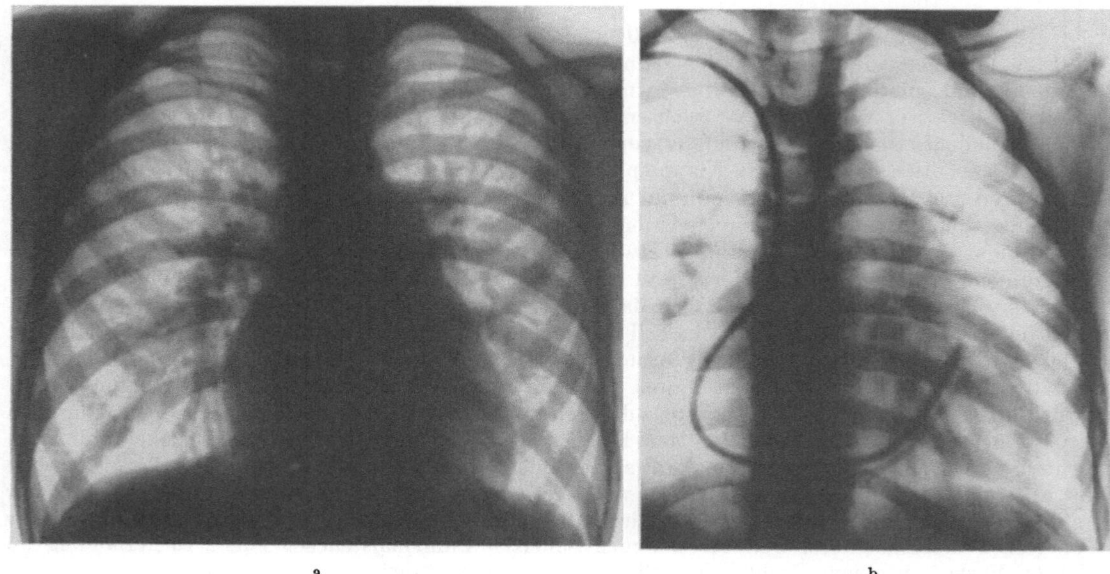

a   b

Abb. 122a u. b. Vorhofseptumdefekt mit kleinem Links-Rechts-Shunt; Herz beiderseits verbreitert, prominenter
Pulmonalisbogen, schmale Aorta, große Hiluskomplexe mit dilatierten Zentralarterien (a); 5jähriges
Mädchen (Herzkatheter: Körperkreislauf 2,5 l/min., Lungenkreislauf 3,8 l/min. Links-Rechts-Shunt: 1,3 l/min
= 1,81 l/m²/min; Druck im rechten Ventrikel 20/0, Pulmonalarterie: 20/10 mm Hg; direkte Sondierung des
linken Vorhofs durch Defekt). — Katheterbild (b): Vergrößerung der rechten Kammer, deren Ausflußbahn
fast den linken Herzrand erreicht

werden, d. h. durch das dem rechten Herzen angebotene Mehrvolumen von Blut. In
einzelnen Fällen kann im späteren Krankheitsverlauf sekundär eine Widerstandsbelastung durch Pulmonalsklerose in den Vordergrund treten; auch Myokarditis und Perikarditis können die Herzform und -größe beeinflussen. Bei einem *kleinen Shunt* können
Herzgröße und -form im Übersichtsbild annähernd normal sein, wenn man von einer
Verlängerung der Herzlängsachse und leichten Prominenz des Pulmonalbogens absieht.
Trotzdem ist dann ebenso wie bei Fällen mit deutlicherer Herzvergrößerung (Abb. 122a)
die Massenverteilung der Herzkammern schon im Sinne einer Rechtsbelastung abgeändert,
wie sich durch das Angiokardiogramm oder die Lagekontrolle des Herzkatheters erkennen
läßt. In Abb. 122b finden sich der Katheterbogen in dem nach rechts ausladenden, vergrößerten rechten Vorhof und der Endteil in der Ausflußbahn der großen rechten Kammer
gelegen, wobei die Spitze den linken Herzrand fast erreicht. Hier handelte es sich um
ein 5jähriges Mädchen mit normaler körperlicher Entwicklung und Leistungsfähigkeit,
charakteristischem Auskultationsbefund und linkstypischem EKG; wahrscheinlich lag
ein kleiner Septum primum-Defekt vor.

Bei einem *mittelgroßen* Links-Rechts-Shunt wird der Herzschatten stärker durch die
Größenzunahme des rechten Ventrikels umgeformt. In d.v.-Position ist der Längsdurchmesser stärker vergrößert, und auch die Querdimension nimmt zu, so daß entsprechend

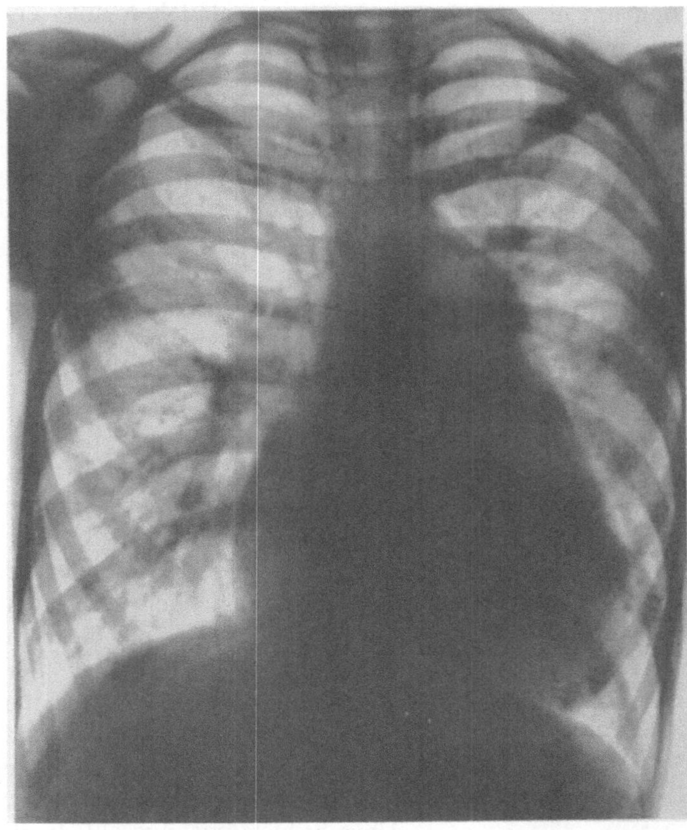

Abb. 123a. Vorhofseptumdefekt mit mittelgroßem Shunt; beiderseitige Herzverbreiterung, stark prominenter Pulmonalbogen, kleiner Aortenbogen, vermehrte Lungengefäßzeichnung, 11jähriges Mädchen (Herzkatheter: Körperkreislaufvolumen 4,3 l/min., Lungenkreislauf 9,5 l/min, Links-Rechts-Shunt 5,2 l/min = 5,1 l/min/m²)

dem Ausbreitungsweg der rechten Kammer das Herz hochgradig nach links verbreitert sein und sein Rand die linke Thoraxwand erreichen kann (SCHAEDE und THURN). Auch extreme Herzverbreiterungen nach links können noch rein kompensatorischer Natur bzw. durch eine regulative Dilatation und Hypertrophie des rechten Ventrikels verursacht sein, sind also nicht ohne weiteres als Zeichen einer myogenen Dilatation zu werten. Nur wenn eine deutliche Rechtsverbreiterung hinzutritt (Kontrollaufnahmen!), kann eine myogene Dilatation der rechten Kammer mit relativer Insuffizienz der Tricuspidalklappe angenommen werden. Vorher ist in der Regel der vergrößerte rechte Vorhof mehr nach hinten entwickelt, so daß er im Übersichtsbild wenig mehr als eine Abrundung der rechten Herzkontur bewirkt. Beispiele für einen Vorhofseptumdefekt mit mittelgroßem Shunt geben

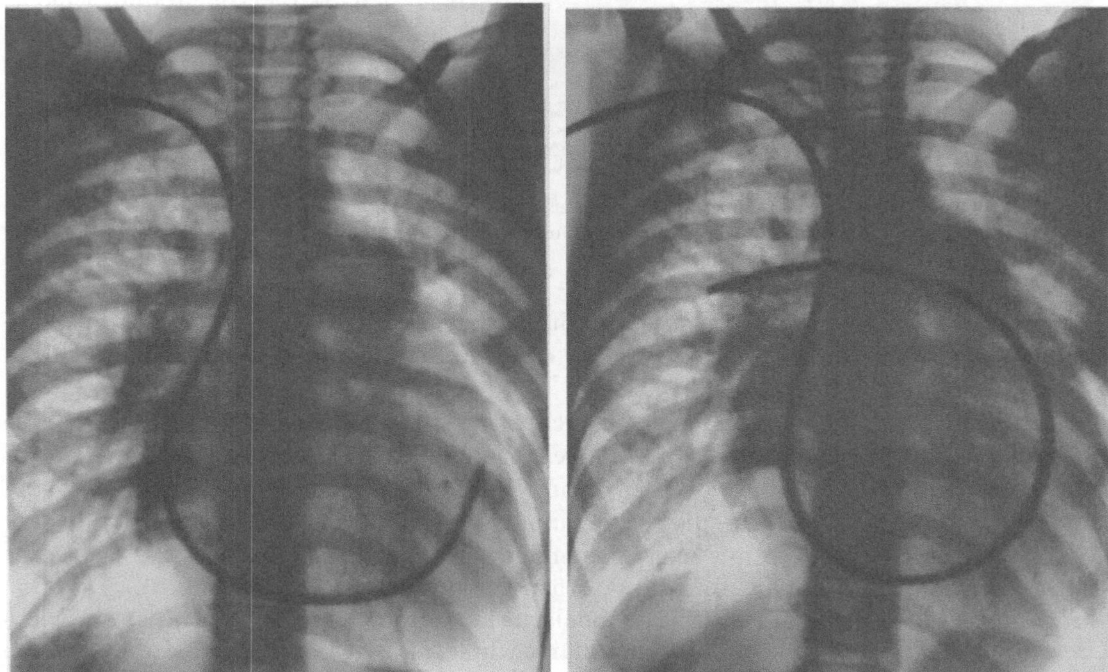

Abb. 123 b u. c. Gleicher Fall. — Katheterspitze am linken Herzrand = Rechte Kammer nimmt fast die ganze Herzvorderfläche ein (b); Ventrikelseptum an den linken Herzrand verschoben, Ausflußbahn der rechten Kammer (Conus pulm.) links randbildend, Katheterspitze in A. pulm. (c)

9*

Abb. 123 und 124 wieder, wo es sich um ein 11- und ein 15jähriges Mädchen mit verzögerter körperlicher Entwicklung und mangelnder Leistungsfähigkeit, Belastungsdyspnoe und fehlender bzw. bei Belastung gerade angedeuteter Cyanose handelte. Im ersten Fall war ein Septum secundum-Defekt, im zweiten (mit linkstypischem EKG) ein Septum primum-Defekt anzunehmen. Auch hier zeigt jeweils die Lagekontrolle des Herzkatheters, daß die ganze Herzvorderfläche bis auf einen kleinen Vorhofsanteil vom rechten Ventrikel eingenommen wird und das Kammerseptum an den linken Herzrand verschoben ist (Abb. 123b, c).

In linker Schrägstellung läßt sich die Größenzunahme des rechten Herzens an einer verstärkten Ausladung des Herzschattens nach vorn ablesen, vor allem im Bereich des rechten Herzohres (vgl. Abb. 125b). Der Conus pulmonalis wölbt sich im linken Seitenbild als Ausdruck der im Ende erweiterten Ausflußbahn der rechten Kammer stärker nach ventral vor (Thurn). Gleichzeitig ist in diesem Strahlengang das Herz auch deutlich nach hinten vergrößert, so daß im diaphragmalen Abschnitt der Abstand zwischen Wirbelsäule und hinterer Herzkontur auf gehoben ist oder fehlt und der Cavaschatten überdeckt wird. Ursache hierfür ist ausschließlich die Vergrößerung der rechten Kammer, auch wenn diese den linken Ventrikel nach hinten abdrängt und ihn an und über den Wirbelsäulenrand schiebt. Hieraus darf also nicht wie sonst (Mitralfehler) auf eine Größenzunahme des linken Ventrikels geschlossen werden (Thurn). Wenn auch das d.v.-Bild des Vorhofseptumdefekts der mitralen Herzkonfiguration ähnelt, so bleibt doch bei der Breipassage der normale Oesophagusverlauf

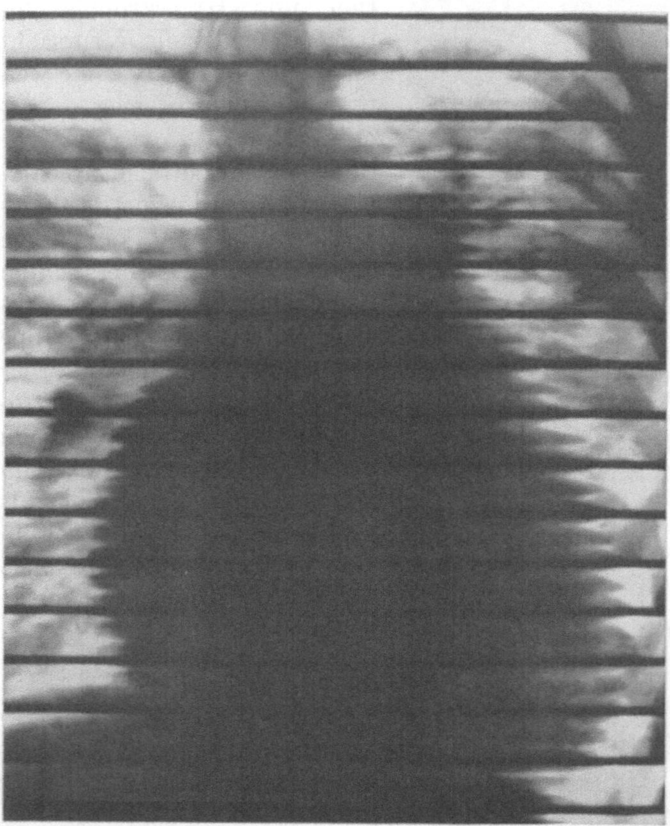

Abb. 123d. Gleicher Fall. — Im Kymogramm Schleuderbewegungen am Pulmonalisbogen, Eigenbewegungen der großen Lungenarterien (vermehrtes Durchflußvolumen)

in Höhe des linken Vorhofs in allen Positionen unverändert; in einem höheren Abschnitt aber kann die Speiseröhre durch die erweiterte Pulmonalarterie nach dorsal verlagert werden.

Ein typisches, wenn auch nicht für sich allein pathognomonisches Zeichen ist die *Prominenz des Pulmonalbogens*, wie sie sich in allen unseren Beispielen erkennen läßt und in Einzelfällen hochgradig werden kann. Durch die Verlängerung der Ausflußbahn der rechten Kammer wird die dilatierte Pulmonalarterie nach oben verlagert, füllt den oberen Teil der Herzbucht mit mehr oder minder starker Prominenz des 2. Bogens aus und überlagert die schmale Aorta weitgehend oder vollständig (Assmann). Die Diskrepanz zwischen der erweiterten Pulmonalarterie und der schmalen Aorta ist ein wichtiges röntgenologisches Symptom und erklärt sich ebenso wie der Unterschied der Randpulsationen an den großen Gefäßen aus der verschiedenen Volumenbelastung. Außer dem Hauptstamm sind auch die Lappen-, mitunter sogar die Segmentarterien erweitert.

Dadurch werden die Hiluskomplexe vergrößert, was rechts stets deutlicher in Erscheinung tritt. Sie sind schärfer begrenzt als die mitralen Stauungshili, weil nur die Arterien betroffen sind, und die Lungenperipherie bleibt im Gegensatz zu den Mitralfehlern hell. Diese Befunde erklären sich dadurch, daß beim Vorhofseptumdefekt eine aktive Lungenhyperämie, beim Mitralvitium eine passive Lungenkongestion vorliegt.

Der arterielle Charakter der Hiluskomplexe ist bei tumorartiger Vergrößerung oft besser im Tomogramm, stets im Kymogramm zu erkennen. Bei größerem Links-Rechts-Shunt ist die Bewegungsamplitude an der Pulmonalarterie vergrößert („Hilustanz"),

an der Aorta verkleinert (Abb. 123d) — analog der Vergrößerung des Lungendurchflusses und der absoluten oder relativen Verkleinerung des Stromvolumens im großen Kreislauf. Dieser Befund ist differentialdiagnostisch gegenüber dem offenen Ductus arteriosus besonders wertvoll; wo er bei klinisch sicherem Vorhofseptumdefekt fehlt, liegt eine Shunt-Umkehr vor, wie später noch dargelegt wird. Gleichzeitig zeigen die erweiterten Lappenarterien Eigenbewegungen, die gleichfalls durch den vermehrten Lungendurchfluß bedingt sind; die pulmonale Hypertonie ist dafür nicht verantwortlich zu machen, da sie bei Mitralvitien fehlen (THURN). Diese typischen pulsatorischen Weiteänderungen sind im d.v.-Kymogramm am leichtesten an der rechten Stamm- bzw. Unterlappenarterie, dann an der linken Oberlappenarterie nachweisbar (Abb. 123d). Im übrigen weist der linke Herzrand als Folge der vermehrten Volumenbelastung des links

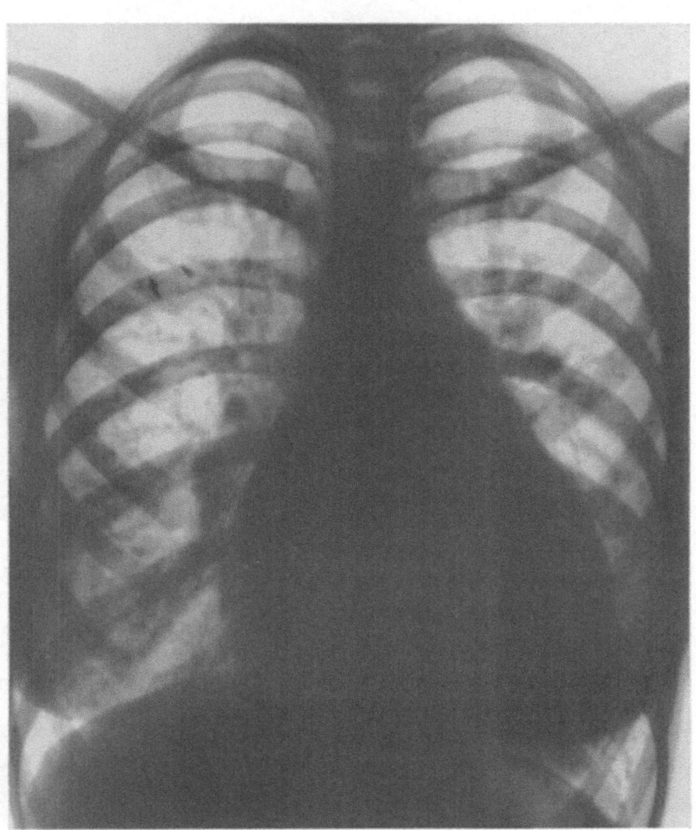

Abb. 124. Vorhofseptumdefekt mit mittelgroßem Shunt; Septum primum-Defekt bei mäßiger Druckerhöhung im kleinen Kreislauf, 15jähriges Mädchen. Herz beiderseits verbreitert, Pulmonalissegment leicht prominent, stark vermehrte Lungengefäßzeichnung; s. Text (Herzkatheter: Links-Rechts-Shunt 4,7 l/min = 3,3 l/min/m²; Druck im rechten Ventrikel: 60/0, A. pulm. 45/15 mm Hg; linker Vorhof über Defekt sondiert, normale O_2-Sättigung in A. femor.)

randständigen, rechten Ventrikels gleichfalls große Bewegungszacken im Kymogramm auf, während am rechten Herzrand große Kammer- oder Vorhofmischbewegungen sichtbar werden.

Bei einem *großen* Links-Rechts-Shunt entsprechen Herzform und -größe den Verhältnissen bei mittelgroßem Shunt. Oft ist das Herz auch mehr nach rechts verbreitert, in manchen Fällen überwiegt aber die Linksverbreiterung durch den großen rechten Ventrikel auffällig. Hämodynamisch ist bemerkenswert, daß es bei großem Shunt zu einer besonders hochgradigen Volumenmehrbelastung des rechten Herzens kommt, als deren Folge ein systolischer Druckgradient zwischen rechter Kammer und A. pulmonalis auftreten kann, weil das Pulmonalostium funktionell zu eng ist, also eine „relative Pulmonalstenose" vorliegt. Der Lungengefäßwiderstand ist dabei nicht erhöht. Derartige Verhältnisse lagen in den beiden nächsten Beispielen vor.

Bei dem Fall der Abb. 125 handelte es sich um ein 7jähriges Mädchen mit zurückgebliebener Entwicklung, Leistungsmangel, Belastungsdyspnoe, typischem Auskultations- und Palpationsbefund und linkstypischem EKG (wahrscheinlich Septum primum-Defekt). Im Übersichtsbild ist hier außer der vergrößerten Herzlängsachse, der beidseits mäßigen Herzverbreiterung und mittleren

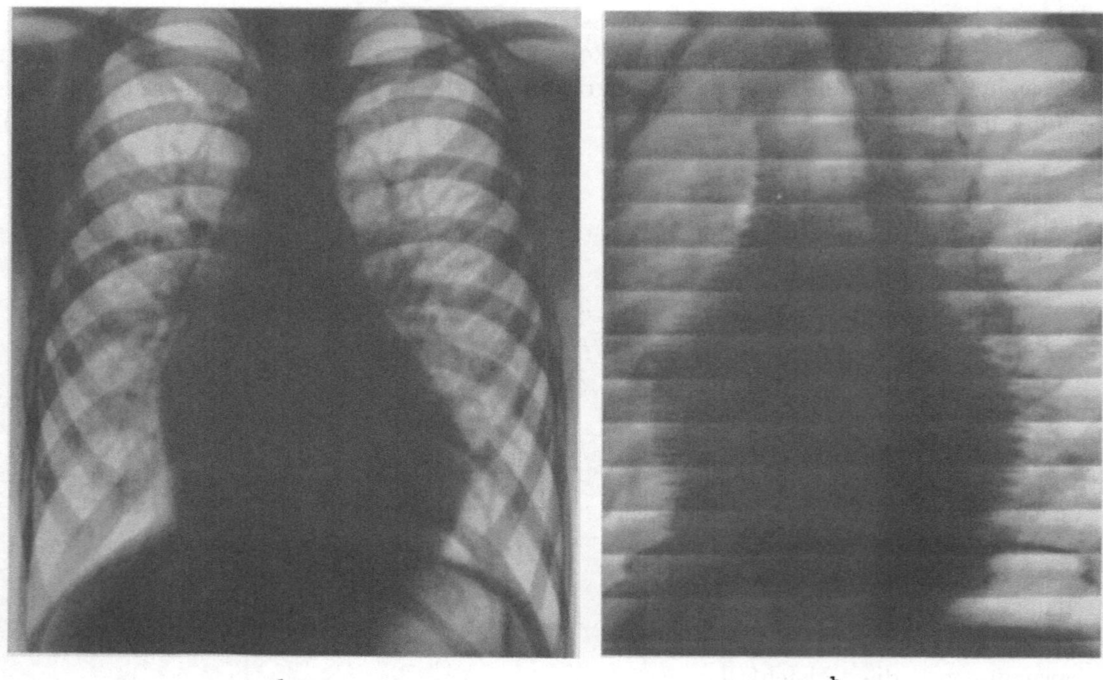

a   b

Abb. 125a u. b. Vorhofseptumdefekt mit großem Shunt; 7jähriges Mädchen. — a Herz besonders nach rechts verbreitert, dilatierte Pulmonalarterie, schmale Aorta, vermehrte Lungenzeichnung (Herzkatheter: Links-Rechts-Shunt 11,9 l/min = 15,9 l/min/m²; Druck im rechten Ventrikel: 50/0, A. pulm. 40/15, systolischer Druckgradient 10 mm Hg, normaler Lungengefäßwiderstand) — b In linker Schrägstellung lädt der rechte Vorhof deutlich nach vorn (Herzohr) und das Herz nach hinten aus (durch große rechte Kammer)

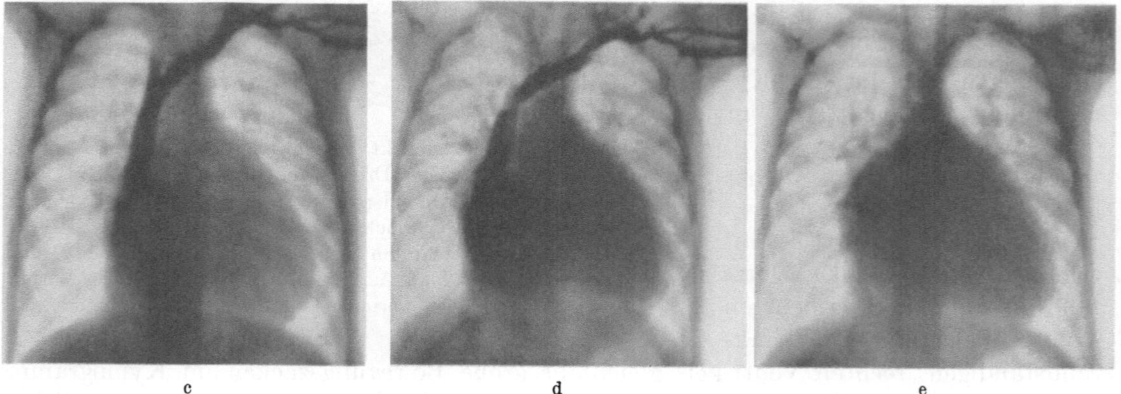

c   d   e

Abb. 125c—e. Gleicher Fall. — Im ven. Angiokardiogramm wird zur Zeit des Dextrogramms die ganze Vorderfläche vom rechten Ventrikel eingenommen; dann bei Rezirkulation durch den Vorhofseptumdefekt ganzes „Kugelherz" gefüllt

Prominenz des Pulmonalisbogens die auch peripher verstärkte Lungengefäßzeichnung auffällig (Abb. 125a). In linker Schrägstellung lädt der dilatierte rechte Vorhof nach vorn aus und zeigt im Kymogramm Vorhofsbewegungen (Abb. 125b). Das venöse Angiokardiogramm ergibt, daß zur Zeit des Dextrogramms (Abb. 125d) die ganze Herzvorderfläche vom großen rechten Ventrikel eingenommen und dann infolge Rezirkulation durch den Vorhofseptumdefekt das gesamte Kugel-Herz lang anhaltend gefüllt wird. — Das andere Beispiel eines großen Links-Rechts-Shunts wird angeführt, weil es die so häufige Kombination mit einer partiellen Lungenvenentransposition demonstrieren soll. Bei dem 10jährigen Jungen ohne Cyanose, mit verzögerter körperlicher Entwicklung, Belastungs-

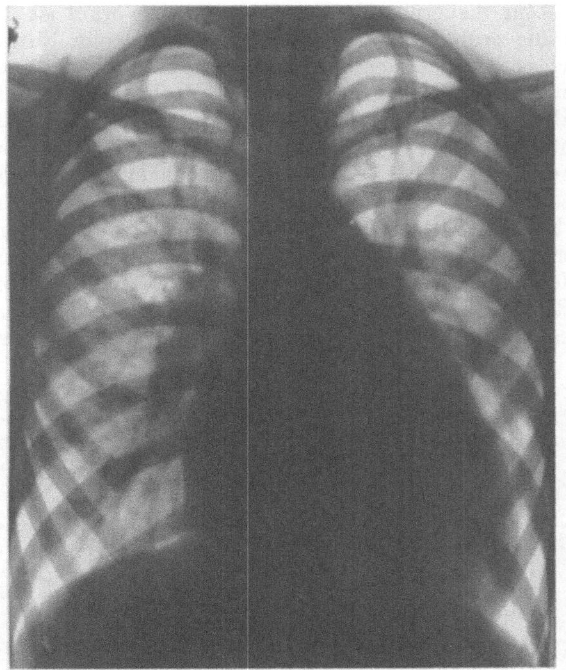

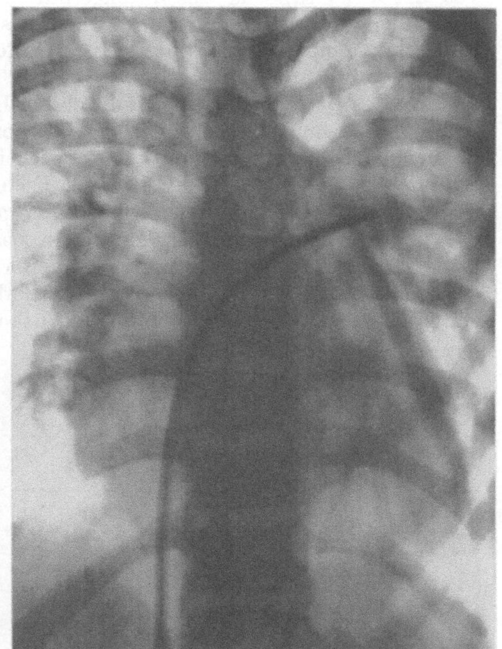

a   b

dyspnoe, typischem Geräuschbefund, rechts-
typischem EKG mit Rechtshypertrophiezeichen („hoher" Vorhofseptumdefekt) und
charakteristischem präoperativem Röntgenbild in d.v-Position (Abb. 126a) ließ sich
der Herzkatheter von der Vena saphena
aus durch den Septumdefekt in den linken
Vorhof und von dort bis in eine Lungenvene
vorführen (Abb. 126b). 10 Monate nach der
Operation ist das Herz im ganzen verkleinert. Der Pulmonalbogen scheint stärker
prominent; kymographisch waren die Gefäßpulsationen am Pulmonalissegment und der
Lappenarterien kleiner als vor der Operation
(Abb. 126c). Schon der Vergleich des prä-
und postoperativen Übersichtsbildes macht
aber die Normalisierung der Lungenzeichnung deutlich.

Der operative Verschluß des Scheide-
wanddefekts läßt die rechten Herzhöhlen wieder kleiner werden. Bestand
bereits eine sekundäre Pulmonalsklerose, so bleibt der rechte Ventrikel
infolge der erhaltenen Widerstandsbelastung größer.

Herzkatheter:

Mit dem Herzkatheter ist es in der Mehrzahl der Fälle möglich, durch den Vorhofseptumdefekt den Katheter in den linken
Vorhof und weiter bis in die Lungenvenen
vorzuführen, womit die Diagnose gesichert ist.
Die Aussichten, den Vorhofsdefekt zu passieren, sind größer, wenn die Katheterisierung

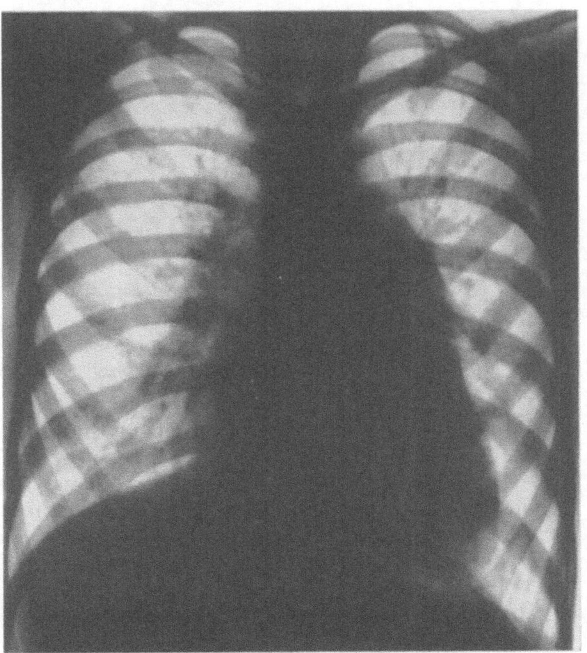

c

Abb. 126 a—c Vorhofseptumdefekt und partielle Lungenvenentransposition, vor Operation großer Links-Rechts-
Shunt von 10,6 l/min und mäßige, volumbedingte Druckerhöhung im kleinen Kreislauf von 55/0 mm Hg im rechten
Ventrikel. — a Typische Herzkonfiguration und Lungenzeichnung, 10jähriger Junge, s. Text — b Herzkatheter von
der V. saph. aus über den Septumdefekt in den linken
Vorhof und eine Lungenvene vorgeführt — c 10 Monate
später, postoperative Verkleinerung des Herzens und
Normalisierung der Lungenzeichnung (Katheter: Kein
Shunt mehr; Druck im rechten Ventrikel 30/0 mm Hg)

von der Vena saphena aus durchgeführt wird. Zur Sicherung der Lage im linken Vorhof ist die Gasanalyse des Blutes und die Druckregistrierung erforderlich. — (Gelingt zusätzlich die Katheterisierung einer Lungenvene, so ist es möglich, Störungen der Sauerstoffdiffusion in der Lunge von einem Rechts-Links-Shunt zuverlässig abzugrenzen. Neben dem direkten Nachweis durch die Passage des Defektes lassen sich durch die Herzkatheterisierung und die Berechnung der Shuntgröße Rückschlüsse auf das Ausmaß des Vorhofseptumdefektes gewinnen. Bleibt dies zweifelhaft, so können Farbstoffverdünnungskurven wichtig werden. Es besteht auch die Möglichkeit, durch eine Ballonsonde am Ende des Katheters Aufschlüsse über die Größe des Defektes zu gewinnen. Nach Erreichen des linken Vorhofs wird der Ballon mit Kontrastmittel aufgefüllt und dann soviel abgelassen, daß der Ballon eben gerade den Defekt passieren kann. Irrtümer sind aber möglich beim schlitzförmigen Defekt und bei mehreren kleineren Defekten bzw. bei perforiertem Septum). — Beim Vorhofseptumdefekt findet sich als Folge des Links-Rechts-Shunts bei der gasanalytischen Untersuchung ein höherer Sauerstoffgehalt im linken Vorhof gegenüber den beiden Hohlvenen. Da gerade im Gebiet

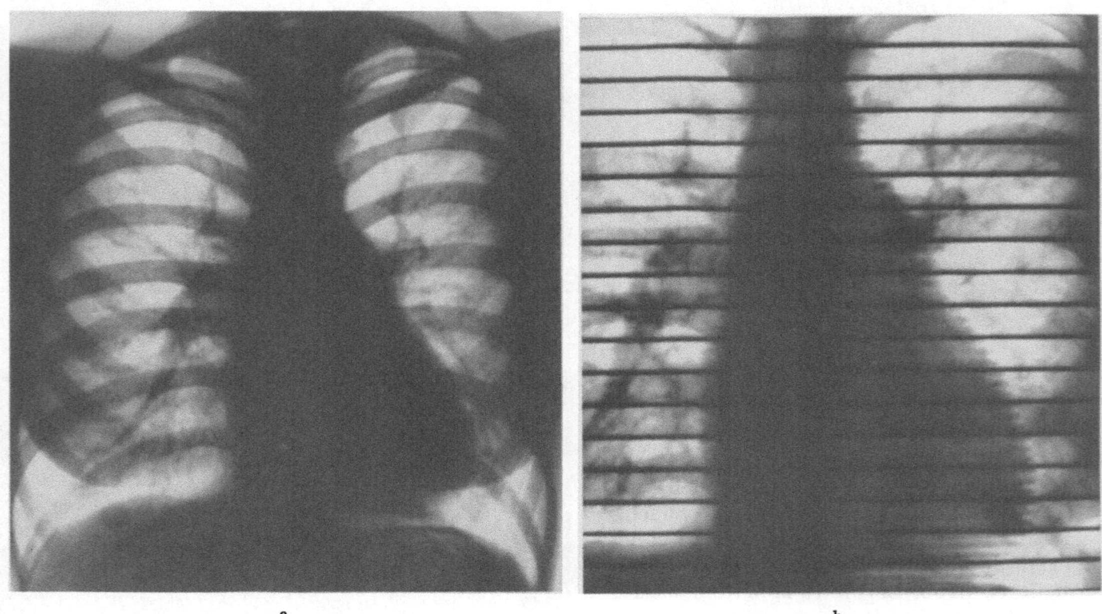

a   b

Abb. 127a u. b. Vorhofseptumdefekt mit Shuntumkehr infolge sekundärer Pulmonalsklerose, 25jährige Frau (s. Text). — a Herz mehr linksverbreitert, Pulmonalbogen prominent, Aortenbogen normal, helle Lungenfelder — b Im Kymogramm an den gering erweiterten Hilusarterien keine Eigenpulsation; Pulmonalisbogen ohne Schleuderzacken

der Hohlvenen Streuungen im O_2-Gehalt häufig sind, ist eine Differenz im Sauerstoffbetrag von etwa 1,5—2 Vol.-% zu fordern, um für einen Shunt beweisend zu sein. Außerdem müssen aus diesen Gebieten mehrere Proben entnommen werden. Vielfach läßt sich danach ein höherer Sauerstoffgehalt im rechten Ventrikel nachweisen, da der Shunt in vielen Fällen direkt in den Ventrikel gerichtet ist. Dadurch kann die Diagnose gegenüber einem zusätzlichen Ventrikelseptumdefekt erschwert sein. Ob beim Vorhofdefekt zusätzlich noch eine Einmündung von Lungenvenen in den rechten Vorhof vorliegt, ist meist nur sehr schwierig zu differenzieren. Eindeutig sind die Verhältnisse meist nur dann, wenn der Katheter von der Vena cava aus gleichzeitig in eine rechtsseitige Lungenvene gelangt (vgl. Abb. 126b). Sonst weist eine Diskrepanz zwischen einem kleinen Vorhofseptumdefekt und großem Shunt-Volumen auf die Möglichkeit transponierter Lungenvenen hin. Die Druckwerte im rechten Ventrikel sind bei beträchtlichem Shunt-Volumen meist gegenüber dem Pulmonalisdruck erhöht. Dies ist als „relative Pulmonalstenose" zu deuten, wenn die Druckdifferenz nicht mehr als 20 mm Hg beträgt. Bei Werten, die deutlich höher liegen, muß man eine echte Pulmonalstenose annehmen. Bei stark erhöhtem systolischem und diastolischem Pulmonaldruck sind Einengungen der peripheren Lungenstrombahn wahrscheinlich.

Angiokardiographie:

Bei der üblichen venösen Angiokardiographie finden sich keine Zeichen, die mit Sicherheit die Diagnose des Vitium gestatten. Da der Shunt vom linken zum rechten Vorhof gerichtet ist, wird der Vorhofseptumdefekt nicht erkennbar. Ein indirektes Zeichen ist die lange Kontrastfüllung des ganzen Herzens, die durch den größeren Shunt zustande kommt, das sog. Kugelherz (vgl. Abb. 125c);

der gleiche Befund ergibt sich aber auch bei einer Transposition von Lungenvenen. Die Rezirkulation ist besonders deutlich, wenn das Kontrastmittel in die Pulmonalarterie injiziert wird. Dabei gelingt es manchmal, die Größe des Defektes sichtbar zu machen. Meist ist aber das Kontrastmittel nach Passage des Lungenkreislaufes schon zu sehr verdünnt. Bei kompliziertem Septumdefekt, also bei Insuffizienz des rechten Ventrikels oder beim pulmonalen Hochdruck mit Shuntumkehr, kommt der Defekt vielfach direkt zur Darstellung.

Die *Umkehr des Kurzschlusses* zum *Rechts-Links-Shunt* tritt selten und in späten Stadien auf, wie wir bereits erwähnt haben. Klinisch ist hier eine Cyanose obligat. Der Grad der Druckerhöhung im rechten Vorhof ist quantitativ nur durch die Herzkatheterisierung zu erfassen. Röntgenologisch ist das Herz im Übersichtsbild identisch mit dem Bild bei Links-Rechts-Shunt, scheint aber doch nicht selten ausschließlich oder ganz

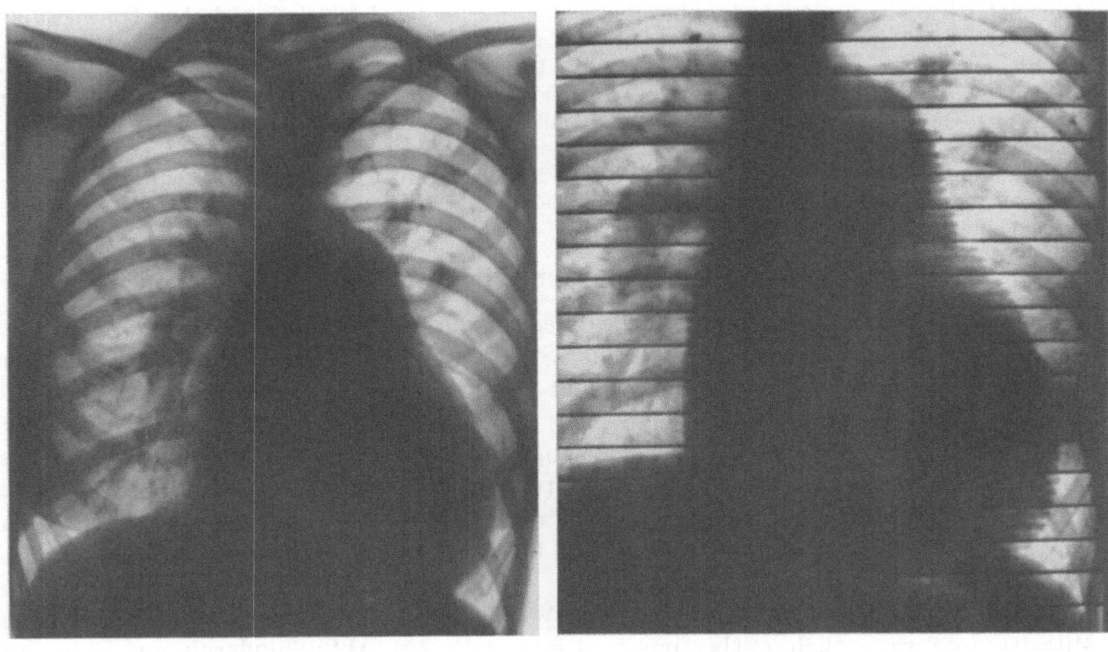

a   b

Abb. 128a u. b. Vorhofseptumdefekt mit Shuntumkehr (von rechts nach links), 25jährige Frau (s. Text). — a Stark erweiterte Hilusarterien, prominenter Pulmonalbogen — b Im Kymogramm normale Amplitude am Pulmonalissegment; nur Mitbewegung an den zentralen Lungenarterien

überwiegend nach links verbreitert zu sein (Abb. 127a). Die Lungengefäßzeichnung ist infolge des hier verringerten Durchflußvolumens peripher verarmt und die Lungenfelder sind oft hell. In manchen Fällen ist die Erweiterung der zentralen Lungenarterien relativ gering, in anderen deutlich wie ohne Shuntumkehr (Abb. 128a). Der Röntgenbefund ähnelt so dem eines Ventrikelseptumdefekts mit Shuntumkehr („Eisenmenger-Komplex"). Im Kymogramm drückt sich die Shuntumkehr bzw. verringerte Lungendurchströmung darin aus, daß der prominente Rand der erweiterten Pulmonalarterie im Hauptstamm nicht mehr vergrößerte, sondern normale Bewegungsamplituden aufweist (Abb. 127b, 128b). An den Lappenarterien kann die pulsatorische Eigenbewegung aufgehoben oder stark reduziert sein. Entscheidend für die Diagnose dieses Spätstadiums sind aber die Befunde der Angiokardiographie (Übertritt des Kontrastmittels vom rechten in den linken Vorhof) und der Herzkatheterisierung (vermindertes Lungenkreislaufvolumen, arterielles O_2-Sättigungsdefizit, meßbare Erhöhung des Lungengefäßwiderstandes).

Im Beispiel der Abb. 127 handelte es sich um eine 25jährige Frau mit verzögerter körperlicher Entwicklung, lebenslanger Leistungsunfähigkeit, früher Belastungsdyspnoe und -cyanose, Ruhecyanose seit dem 14. Lebensjahr; Ventrikeldruck 115/2, Pulmonalarteriendruck 115/55 mm Hg; arterielles O_2-Sättigungsdefizit von 19,6 %; Körperkreislaufvolumen 7,3 l/min., Lungenkreislaufvolumen 3,2 l/min = 2,2 l/min/m², Rechts-Links-Shunt 4,1 l/min; Lungengefäßwiderstand 1750 dyn je sec/cm⁻⁵ (normal 100—180 dyn/sec/cm⁻⁵!).

Das andere Beispiel eines Vorhofseptumdefekts mit Shuntumkehr infolge sekundärer Pulmonalsklerose (Abb. 128) betraf eine gleichfalls 25jährige Frau mit gleichem klinischen Befund und einer Cyanose seit dem 22. Lebensjahr; im EKG inkompletter Rechtschenkelblock bei Rechtstyp mit Zeichen der Überbelastung des rechten Ventrikels. Katheterisierung: Systolisch hoher Druck im rechten Ventrikel und in der A. pulmonalis (70 mm Hg); O_2-Sättigungsdefizit im linken Vorhof und A. femoralis = 25%, nach O_2-Atmung 19,5%; Lungenkreislaufvolumen 2,3 l/min, Körperkreislaufvolumen 4,9 l/min; Rechts-Links-Shunt: 2,6 l/min = 1,8 l/min/m².

Die röntgenologische *Differentialdiagnostik* des Vorhofseptumdefekts (Thurn) hat in erster Linie alle kongenitalen Vitien mit einem vergrößerten Lungendurchfluß zu berücksichtigen, in zweiter Linie Fehler mit einer pulmonalen Hypertonie. In der ersten Gruppe kann die Einmündung einer oder mehrerer Lungenvenen in den rechten Vorhof nur durch den Herzkatheter abgetrennt werden, wie bereits erwähnt ist. Der offene Ductus arteriosus unterscheidet sich durch die normale oder verbreiterte Aorta mit eher verstärkten Randpulsationen und geringerer Dilatation und Randbewegung an der Pulmonalarterie; im übrigen vgl. Abb. 24. Der Ventrikelseptumdefekt (mit und ohne Transposition der Gefäße) verbreitert das Herz meist weniger stark und läßt die Aorta normal oder leicht verbreitert finden; eine genaue Größenbestimmung der Ventrikel ist bei identischer Herzform und -größe nur mit den Spezialmethoden möglich. — In der zweiten Gruppe müssen die Mitralfehler (linker Vorhof im Oesophagogramm!, unschärfere Gefäßzeichnung der Lunge, eventuell Hämosiderose), die primäre Pulmonalsklerose (keine pulsatorischen Eigenbewegungen an den Lungenarterien) und die sog. idiopathische Pulmonalisektasie (vgl. S. 128) abgetrennt werden. Im übrigen sind die differentialdiagnostischen röntgenologischen Kalkulationen natürlich mit den klinischen Befunden zusammenzufassen.

3. Lutembacher-Syndrom

In etwa 5% der Vorhofseptumdefekte liegt gleichzeitig eine Mitralstenose vor. Diese Kombination wird als sog. Lutembacher-Syndrom bezeichnet. Frauen sind häufiger befallen als Männer. Über die Genese läßt sich nichts Sicheres aussagen. Die Mitralstenose kann kongenital oder Folge einer rheumatischen Endokarditis sein; die Art des Vorhofseptumdefektes ist dabei belanglos. Es sind beim Lutembacher offenes Foramen ovale, Septum primum- und Septum secundum-Defekte beschrieben worden. In manchen Fällen scheint auch weniger eine Stenose der Mitralklappen wichtig zu sein als eine Unterentwicklung der ganzen linken Herzseite mit einer relativen Stenose des Mitralostium. Die hämodynamischen Verhältnisse beim Lutembacher-Syndrom entsprechen der Situation beim isolierten Vorhofseptumdefekt, werden aber durch die Mitralstenose wesentlich mitbestimmt. Diese stellt ein Abflußhindernis am Ende der Lungenstrombahn dar und vergrößert die vom linken Vorhof nach rechts übertretende Blutmenge im Vergleich zu einem gleich großen isolierten Vorhofseptumdefekt (Schaede). Die Volumenarbeit des rechten Ventrikels zur Aufrechterhaltung eines ausreichend großen Volumens im großen Kreislauf ist deshalb besonders stark vermehrt. Da eine Kommunikation durch den Vorhofscheidewanddefekt besteht, ist der Druck im linken Vorhof nicht gesteigert und eine Stauung im Lungenkreislauf fehlt. Daraus erklärt sich, daß es Patienten mit diesem Vitium häufig subjektiv besser geht als Kranken mit einer reinen Mitralstenose. Das klinische Bild des Lutembacher-Syndroms ist meist weitgehend identisch mit dem des Vorhofseptumdefektes. Die Dilatation der Pulmonalarterie und ihrer Äste ist durch die erwähnte große Volumenbelastung auffallend stark. Pulmonalaneurysmen sind häufig, und die Ektasie der großen Lungenarterien kann sehr erheblich sein. Die ektatischen Gefäße verbreitern den Hilusschatten so, daß Verwechslungen mit Lungen- oder Mediastinaltumoren naheliegen. Röntgendiagnostisch ist hier die tomographische oder kymographische Analyse der Hiluskomplexe besonders wichtig (s. S. 315). Die starke Volumenbelastung des rechten Herzens vergrößert den rechten Vorhof und Ventrikel deutlich. Der linke Vorhof ist im allgemeinen nur mäßig dilatiert und bleibt gegenüber der reinen Mitralstenose merklich zurück. Der linke Ventrikel ist klein und die Aorta auffallend schmal. Die klinische Diagnose stützt sich vor allem auf den Auskultationsbefund eines über der Mitralklappe nachweisbaren präsystolischen oder diastolischen Geräusches mit dem Maximum über der Herzspitze. Vielfach ist noch eine Doppelung des 2. Herztones über der Spitze vorhanden; eine Doppelung über der Herzbasis ist nicht als Zeichen einer Mitralstenose verwertbar. Die klinischen Symptome

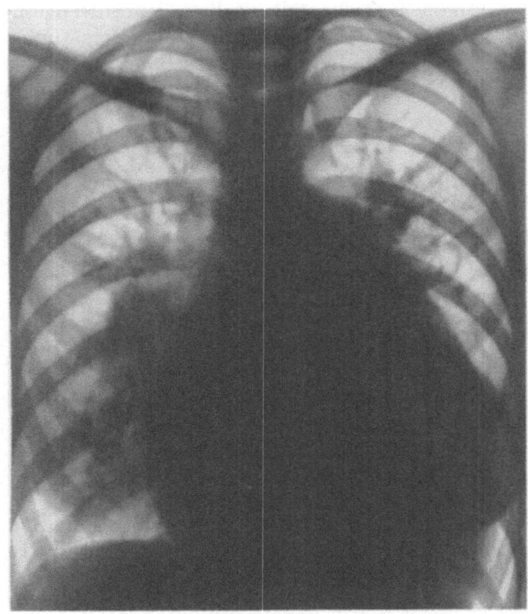 

a   b

Abb. 129a u. b. Lutembacher-Syndrom (kongenitaler Vorhofseptumdefekt und erworbene Mitralstenose); großer Links-Rechts-Shunt und mäßige pulmonale Hypertension bei 27jähriger Frau (s. Text). — Herz stark nach links, mäßig nach rechts verbreitert; Pulmonalisbogen stark prominent, Aorta nicht abgrenzbar; Dilatation der zentralen Arterien (a) — Im Kymogramm große Bewegung am Pulmonalisbogen, mächtige Eigenpulsation an den Lungenarterien (b)

unterscheiden sich sonst nicht charakteristisch vom Vorhofseptumdefekt. Zeichen einer Lungenstauung fehlen. Das EKG zeigt beim Lutembacher-Syndrom im wesentlichen die gleichen Veränderungen wie beim Vorhofseptumdefekt; Rhythmusstörungen sind häufig. Zur Sicherung der Diagnose ist wie beim Vorhofseptumdefekt die venöse Herzkatheterisierung erforderlich. Beweisend ist der Nachweis eines diastolischen Druckgradienten zwischen dem linken Vorhof und linken Ventrikel bei der Herzkatheterisierung.

Abb. 129a gibt das Übersichtsbild bei einer 27jährigen Frau mit Lutembacher-Syndrom wieder. Hier traten nach normaler frühkindlicher Entwicklung mit 6 Jahren ein akuter Gelenkrheumatismus „mit Herzbeteiligung", mit 25 Jahren eine Diphtherie mit Myokarditis, mit 26 Jahren eine progrediente Dyspnoe ohne Cyanose und eine Herzinsuffizienz auf. Im EKG pathologischer Rechtstyp; absolute Arrhythmie mit Pulsdefizit; Systolicum im 2./3. ICR links parasternal. Das Herzkymogramm (Abb. 129b) zeigt mächtige Eigenpulsationen an den Lungenarterien und am Pulmonalbogen große, an der Aorta kleine

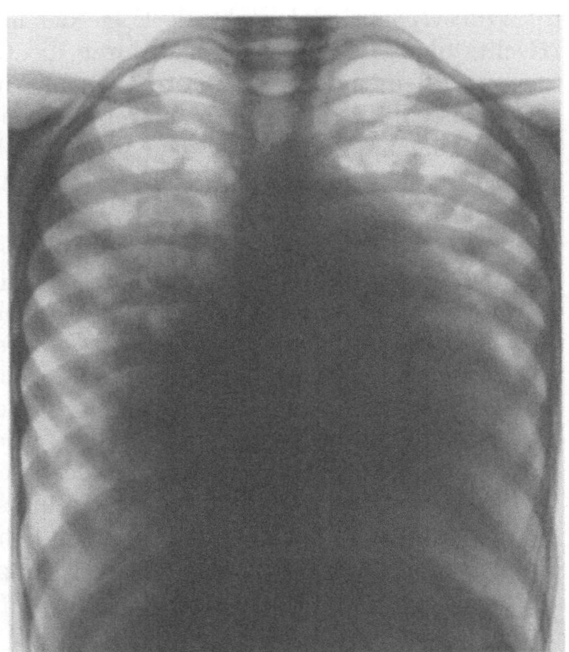

Abb. 130. Kongenitale Hypoplasie des linken Herzens mit großem Vorhofseptumdefekt; Links-Rechts-Shunt von 7,9 l/min = 10,7 l/min/m², Druck im rechten Ventrikel 65/0, A. pulm. 65/30 mm Hg, 5jähriges Mädchen (s. Text). — Lungenödem (5 Tage ante exit. let.), plumpe Herzform

Randpulsationen. Bei der Obduktion fanden sich ein großer Vorhofseptumdefekt (5 cm Durchmesser), eine mittelgradige Stenose und geringe Insuffizienz der Mitralklappe, Hypoplasie der Muskulatur des linken Vorhofes und des linken Ventrikels, mächtige Hypertrophie und Dilatation der rechten Kammer; weite A. pulmonalis, geringe Pulmonalsklerose, enge Aorta; Stauungsorgane.

Ein Lutembacher-Syndrom durch Hypoplasie des linken Herzens mit großem Vorhofseptumdefekt gibt Abb. 130 wieder. Bei diesem 5jährigen Kind mit schneller Ermüdbarkeit, Belastungsdyspnoe und Acrocyanose fanden sich eine Tachykardie von 140/min, Stauungszeichen im großen und kleinen Kreislauf; Systolicum mit p.m. im 3./4. ICR links parasternal, über der Spitze auch leises Diastolicum; im EKG pathologischer Rechtstyp.

4. Ventrikelseptumdefekt

Der isolierte Ventrikelseptumdefekt, dessen klassische Symptomatologie Roger (1879) ausgehend vom charakteristischen Geräuschbefund zuerst beschrieben hat, ist nicht sehr häufig. Im Schrifttum werden 2—5% angegeben, während in dem uns verfügbaren Material von kongenitalen Kardiopathien (Patienten über 3 Jahre) der isolierte Defekt 8% bildet; bei Säuglingen beträgt der Anteil über 25%. In der Mehrzahl der Fälle liegt nicht eine isolierte, sondern eine kombinierte Mißbildung vor (Crafoord und Björk; Schaede).

Pathologisch-anatomisch lassen sich zwei Formen unterscheiden:

α) Der *Defekt im muskulären Anteil* des Kammerseptum, im Bereich der Einflußbahn des rechten Ventrikels und unterhalb des septalen Anteils der Tricuspidalklappe oder nahe der Herzspitze gelegen. Er ist relativ selten, gewöhnlich klein und wird allgemein „M. Roger" genannt.

β) Der *Defekt im membranösen Anteil* des Kammerseptum, meist in der Ausflußbahn des rechten Ventrikels und unterhalb der Crista supraventricularis gelegen, mitunter das septale Gewebe unter dem Aortenanulus einschließend; weniger häufig liegt der Defekt oberhalb der Crista supraventricularis nahe den Pulmonalklappen. Der membranöse, subvalvuläre, hochgelegene Ventrikelseptumdefekt ist häufiger als der kleine muskuläre Defekt, gewöhnlich groß und meist mit anderen Anomalien kombiniert, besonders mit solchen der großen Gefäße.

Hämodynamisch besteht als Folge der interventrikulären Kommunikation ein Links-Rechts-Shunt, dessen Volumen durch die Größe des Defekts und des Druckgradienten zwischen den beiden Kammern bestimmt wird. In den späteren Phasen des Krankheitsverlaufes kann es infolge sekundärer Pulmonalsklerose zur Shuntumkehr kommen. Beim kleinen muskulären Defekt von wenigen Millimetern Durchmesser und einem Shuntvolumen von weniger als 1 l/min bleibt die Volumenbelastung des rechten Ventrikels gering. Beim größeren und großen Defekt mit mittelgroßem und großem Links-Rechts-Shunt kommt es zu einer merklichen Volumenbelastung des rechten Ventrikels, der Pulmonalarterie und des linken Ventrikels, der über die Lungenvenen einen um das Shuntvolumen vermehrten Zufluß erhält. Meist hat der rechte Ventrikel zusätzlich eine erhöhte Druckarbeit zu leisten. Der große Kreislauf kann einschließlich des rechten Vorhofs ein relativ vermindertes Volumen aufweisen. Die konsekutive Dilatation und Hypertrophie der beiden Herzkammern und die Ausweitung der Pulmonalarterie wird beim großen Defekt mit großem Shunt-Volumen durch eine Dilatation des linken Vorhofs ergänzt.

Klinisch ist ein lautes systolisches Geräusch (Preßstrahlgeräusch) mit p.m. im 3./4. ICR über der Sternummitte oder links parasternal charakteristischer Leitbefund, der palpatorisch von einem systolischen Schwirren an gleicher Stelle begleitet wird; der 2. Herzton ist über der Basis betont und gedoppelt. Dieser Geräuschbefund ist diagnostisch um so wertvoller, als er der einzige Hinweis für den kleinen muskulären Defekt sein kann, zumal das hier kleine Shunt-Volumen bei der Herzkatheterisierung oft nicht erfaßt werden kann (Grosse-Brockhoff); nur eine Differenz des O_2-Gehaltes zwischen rechtem Vorhof und Ventrikel von mehr als 1 Vol.-% ist beweisend. Das laute „schreckenserregende" Systolicum steht zu dem beim kleinen Defekt annähernd normalen Röntgenbefund in geradezu auffälligem Gegensatz (vgl. Abb. 131). Beim großen Defekt läßt sich in der Regel der gleiche Auskultationsbefund erheben, doch ist das p.m. höher gelegen und das Schwirren breiter ausgedehnt. Bei Druckangleich zwischen den beiden Kammern bzw. bei Shuntumkehr ist das systolische Geräusch häufig weich oder verschwindet. Das EKG ist beim Ventrikelseptumdefekt uncharakteristisch. — Eine Cyanose fehlt, solange der Shunt von links nach rechts gerichtet ist. Körperliche Entwicklung und Leistungsfähigkeit der Kranken

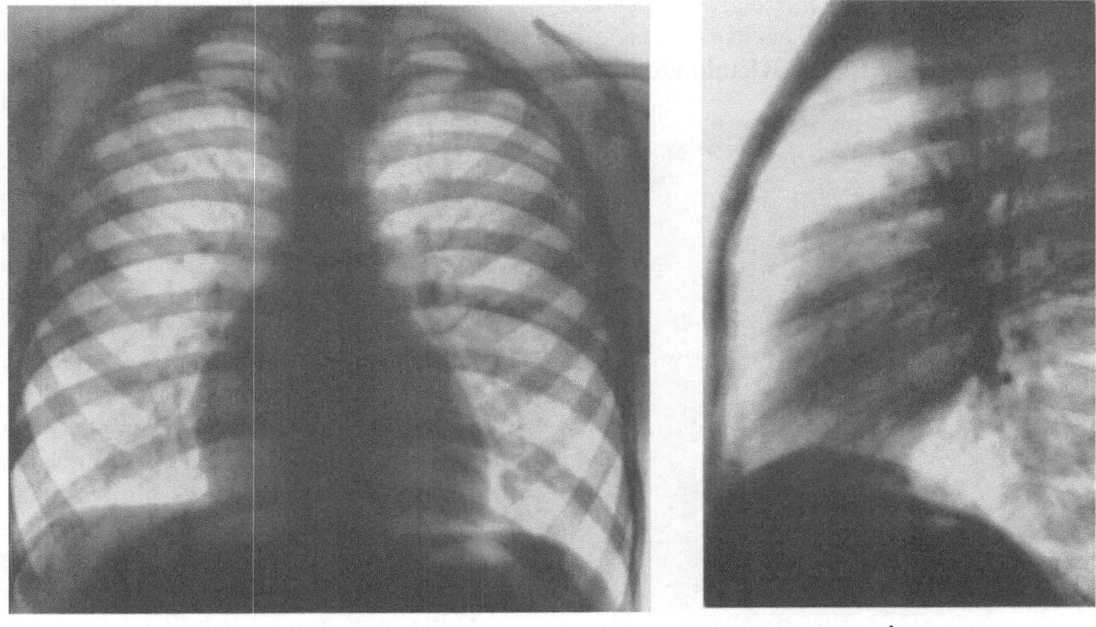

Abb. 131 a u. b. Ventrikelseptumdefekt mit kleinem Links-Rechts-Shunt (1,1 l/min; Druck rechter Ventrikel 25/0, A. pulm. 20/10 mm Hg); lautes Systolicum 3/4. ICR über Sternum, 11jähriger Junge. — Herz gering kugelig vergrößert, Pulmonalbogen kaum prominent, Lungenzeichnung kaum verstärkt (a). — Im Seitenbild geringe Herzvergrößerung nach vorn (b)

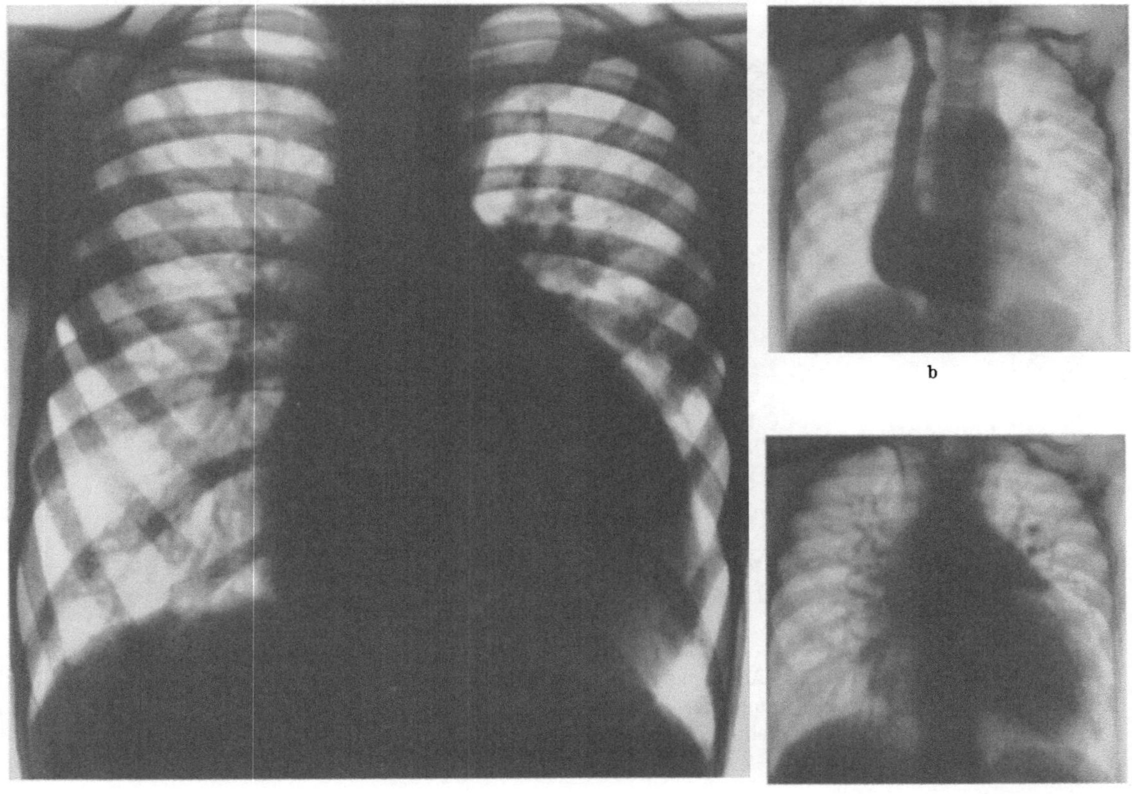

Abb. 132 a—c. Ventrikelseptumdefekt mit mittelgroßem Links-Rechts-Shunt (2,7 l/min = 3,2 l/min/m²; Druck rechter Ventrikel 80/0 mm Hg), typischer klinischer Befund, 7jähriger Junge. — Kugelform und Linksverbreiterung des Herzens, erweiterte Lungenarterien (a). — Im Angiokardiogramm Erweiterung der Pulmonalarterie und ihrer Äste (b, c)

sind bei kleinem und mittelgroßem Defekt normal. Bei großem hochgelegenem Defekt mit großem Shunt und eventuell zusätzlichen Anomalien ist aber die Leistungsfähigkeit deutlich gemindert. Im Kleinkindesalter besteht eine Neigung zu Infektionen des Respirationstraktes; Endokarditiden sind häufig.

Der *Röntgenbefund* wird vom Ausmaß der hämodynamischen Umstellungen weitgehend bestimmt, d. h. von der Größe der Zirkulationsvolumina in beiden Kreisläufen und vom Strömungswiderstand in der Lungenstrombahn. Allerdings geht die Herzvergrößerung nicht in allen Fällen mit dem Shuntvolumen parallel, wie wir noch sehen werden. Beim kleinen intramuralen Defekt (mit einem Kurzschlußvolumen bis zu 1 l/min) kann das Herz normale Größe und Form behalten oder wie im Beispiel der Abb. 131 nach beiden Seiten nur gering vergrößert und mehr kugelig geformt sein; der Pulmonalisbogen wird nur leicht prominent. Dabei ist die Lungenzeichnung normal oder nur gering verstärkt, weil das Durchflußvolumen nur wenig erhöht ist.

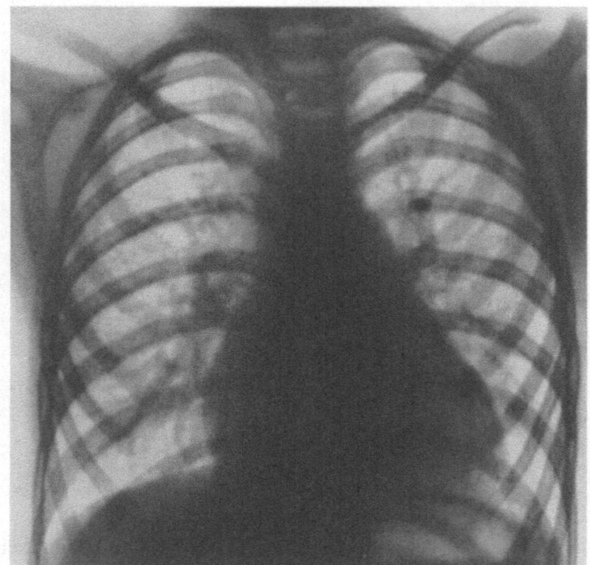

Abb. 133a. Ventrikelseptumdefekt mit großem Links-Rechts-Shunt (15,4 l/min und m²), typischer klinischer Befund, 5jähriges Mädchen. — Beidseitige Herzverbreiterung, verstärkte Lungengefäßzeichnung (a)

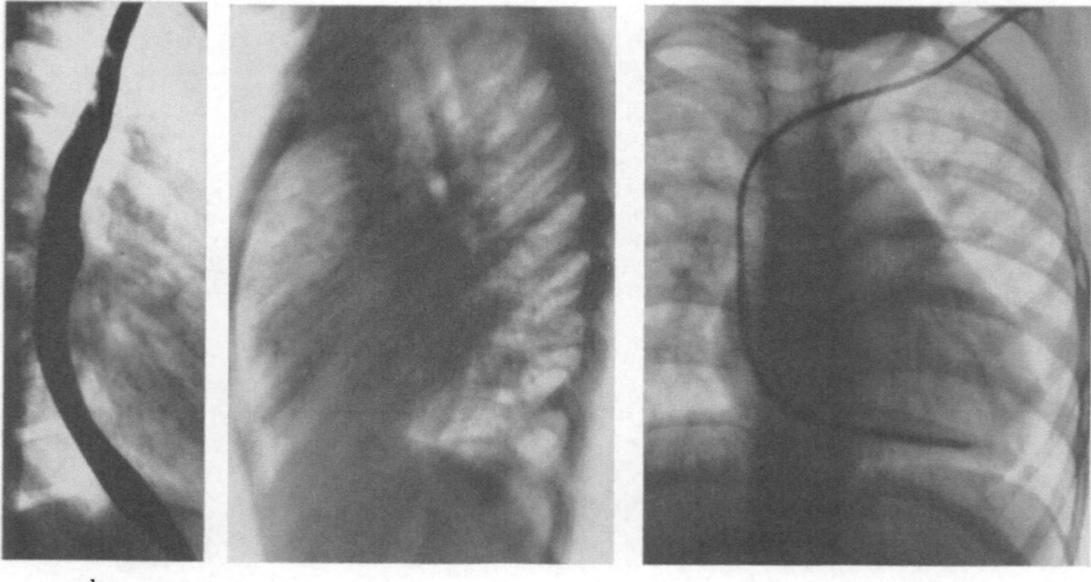

b   c   d

Abb. 133b—d. Gleicher Fall. — Ausbiegung der Speiseröhre durch Vergrößerung des linken Vorhofs und der linken Kammer (b). — Ausdehnung der rechten Kammer nach vorn im Seitenbild (c). — Katheterlage zeigt die Ausdehnung der vergrößerten rechten Kammer nach links (d)

Die Kugelform des Herzens kann sich auch beim mittelgroßen Shunt (3—6 l/min) finden. Oft ist das Herz im d.v.-Bild hier nach beiden Seiten verbreitert, und die Herzspitze wird vielfach — aber nicht regelmäßig — deutlich abgerundet. In anderen Fällen dominiert die Vergrößerung des Querdurchmessers nach links (Abb. 132). Mit der

Katheteruntersuchung läßt sich dann zeigen, daß der vergrößerte rechte Ventrikel den Hauptteil der Herzvorderfläche einnimmt, während die große linke Kammer sich mehr nach hinten zu entwickeln scheint. Je nach der Art der Druck- und Volumenbelastung und der Massenverteilung der Herzhöhlen kann der linke Herzrand vom rechten oder linken Ventrikel gebildet werden (SCHAEDE). Die Pulmonalarterie ist erweitert und zeigt eine entsprechende Prominenz des zweiten linken Herzrandbogens. Wo sie sich bei besonders stark ausgeprägter Kugelform des Herzens im Übersichtsbild nicht in der Herzbucht abgrenzen läßt, erscheint sie doch in rechter vorderer Schrägstellung oder im Angiokardiogramm dilatiert (Abb. 132b). Die Lungengefäßzeichnung ist beim mittelgroßen Defekt bzw. Shuntvolumen stets im Hilusbereich und perihilär verstärkt (Abb. 132a). Die Aorta ist normal und zeigt unauffällige, gelegentlich etwas verringerte Pulsationen (THURN).

Bei großem Shuntvolumen ist das Herz deutlich oder erheblich verbreitert, im sagittalen Strahlengang meist nach beiden Seiten (Abb. 133a). Die Vergrößerung betrifft

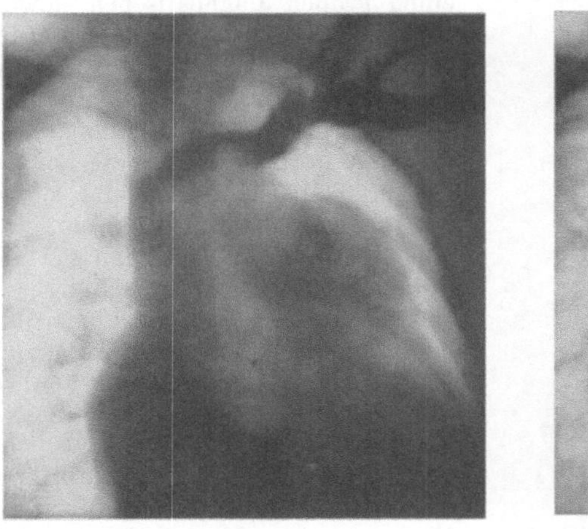
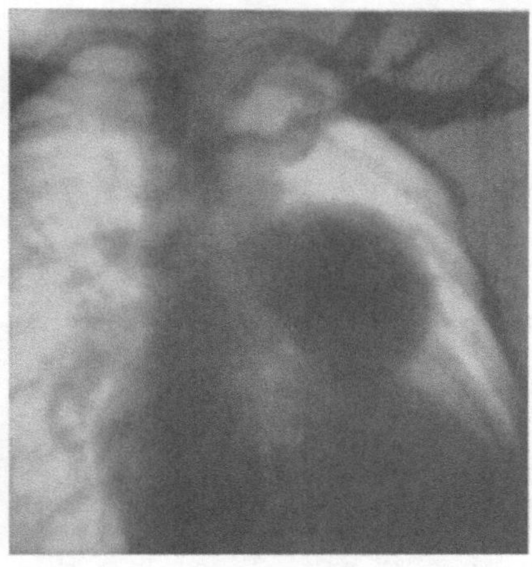

a   b

Abb. 134a u. b. Pulmonalisektasie im Angiokardiogramm bei Ventrikelseptumdefekt mit Druckangleich (Druck A. pulm. 120/44 mm Hg; O_2-Diffusionsstörung ohne Shunt), bei 30jähriger Frau mit progredienter Ruhedyspnoe und Cyanose

beide Kammern, aber vorwiegend die linke, wie Befunde bei der Herzkatheterisierung oder Angiokardiographie zeigen. Auch der linke Vorhof ist dilatiert, so daß er zusammen mit dem vergrößerten linken Ventrikel die Speiseröhre in großem Bogen nach hinten ausbuchtet (Abb. 133b). Wird der Lungengefäßdruck gesteigert, so resultiert auch eine Druckbelastung der rechten Kammer. Solange noch ein quantitativ bedeutender Links-Rechts-Shunt besteht, leisten beide Ventrikel vermehrte Volumenarbeit; erreicht der Widerstand in der Lungenstrombahn die Größe des peripheren Gefäßwiderstandes, so tritt eine mehr oder minder reine Druckbelastung des rechten Ventrikels auf. Kennzeichen der Volumen- und Druckbelastung der rechten Kammer ist ihre Ausdehnung zur vorderen Thoraxwand hin (Abb. 133c). Allerdings ist es wegen der gleichzeitig bestehenden Vergrößerung der linken Kammer nicht ohne weiteres zu entscheiden, wieweit die Herzvergrößerung durch den rechten oder linken Ventrikel bestimmt wird. In unserem Beispiel gibt die Katheterlage einen Anhalt für die Ausdehnung der rechten Kammer nach links (Abb. 133d). Die Pulmonalarterie ist stets deutlich dilatiert und weist im Herzrandsegment vergrößerte Bewegungsausschläge auf. Kymographisch finden sich auch pulsatorische Eigenbewegungen an den zentralen Lungenarterien (THURN). Besteht eine pulmonale Hypertonie, so können diese Pulsationen geringer ausgeprägt sein oder fehlen; die Ausweitung der Pulmonalarterie ist dann im Übersichtsbild oder Angiokardiogramm besonders stark (Abb. 134).

Im übrigen sind durch die venöse *Angiokardiographie* wesentliche Aufschlüsse für die Diagnostik nicht zu gewinnen. Der tiefgelegene, muskuläre Defekt wird kaum einmal direkt sichtbar; ein zweites und spätes, schwach kontrastiertes Dextrogramm gilt als indirektes Zeichen. Wichtig ist aber, daß durch die verstärkte Füllung einer normalen oder dilatierten Pulmonalarterie eine Pulmonalstenose ausgeschlossen werden kann. Der hochgelegene größere Defekt kann jedoch direkt dargestellt werden, wobei gleichzeitig die Verhältnisse an den großen Gefäßen leicht zu klären sind. Am wertvollsten ist die Methode in denjenigen Fällen, wo schon ein Rechts-Links-Shunt besteht und die klinisch zum sog. Eisenmenger-Komplex zählen; hier wird schon im Dextrogramm die Aorta gefüllt.

Die *Herzkatheterisierung* ist für die Diagnose insbesondere des großen hochgelegenen Ventrikelseptumdefekts entscheidend. Hier sind nicht nur die Ergebnisse der Druckmessung und Gasanalyse wichtig, sondern auch die Möglichkeit, mit dem Katheter vom rechten Ventrikel aus sofort in die Aorta zu gelangen. Auch beim muskulären Defekt kann, sofern er relativ groß ist, der Katheter mitunter in die linke Kammer vorgeschoben werden.

Insbesondere die *Lävokardiographie* bzw. retrograde Ventrikulographie verspricht jetzt einen großen diagnostischen Gewinn für bestimmte Fälle, wie sich am Beispiel der Abb. 135 zeigen läßt. Bei dem 8jährigen Mädchen bestand ein Herzfehler von Geburt an, doch waren körperliche Entwicklung und Leistungsfähigkeit normal. Bei einem holosystolischen Geräusch über Herzbasis und -spitze mit p.m. im 3. ICR links parasternal ergaben sich normale Befunde im EKG und bei der konventionellen Röntgenuntersuchung. Die Kreislaufzeiten waren gering verkürzt, ohne daß sich bei normalen Druck- und Sauerstoffwerten im rechten Herzen (Katheterisierung) ein Hinweis auf einen Links-Rechts-Shunt ergeben hätte. Wegen anhaltender subfebriler Temperaturen und Verdachts auf Endokarditis wurde die Lävokardiographie durchgeführt, die mit dem Nachweis eines Ventrikelseptumdefektes das klinische Bild klärte.

Noch eindrucksvoller ist das Lävokardiogramm im Beispiel der Abb. 136. Bei dem 8jährigen Jungen wurde vor 3 Monaten zufällig ein Herzfehler festgestellt; keine Beschwerden; körperliche Entwicklung und Leistungsfähigkeit normal. Klinisch fanden sich ein verbreiterter Herzspitzenstoß, ein holosystolisches Preßstrahlgeräusch über Herzbasis und -spitze, ein Blutdruck von 120/80 an den

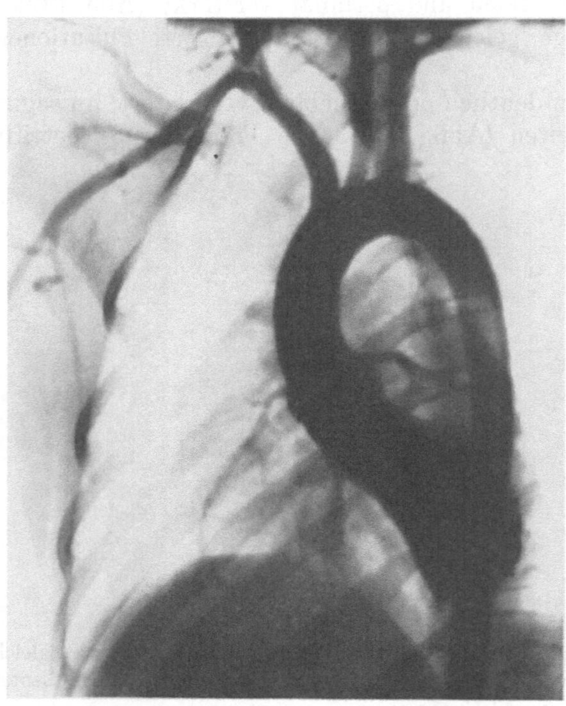

Abb. 135. Kleiner, hochgelegener Ventrikelseptumdefekt im Lävokardiogramm, 8jähriges Mädchen (s. Text). — Systolischer Übertritt von Kontrastmittel in die rechte aus der linken Kammer nach retrograder Darstellung von Aorta, Coronararterien und linkem Ventrikel

Armen, 190/110 mm Hg an den Beinen und ein linkstypisches EKG. Im Übersichtsbild (Abb. 136a) ist das Herz normal groß, Pulmonalbogen betont, Lungenzeichnung gering verstärkt. Bei der Herzkatheterisierung stieg die O_2-Sättigung des Blutes vom rechten Vorhof zur Kammereinflußbahn um 1 Vol.-% an; normaler Druck im rechten Ventrikel mit 26/0, in Pulmonalarterie 24/9; Links-Rechts-Shunt 2,8 l/min = 2,4 l/m²/min. Im retrograden Lävokardiogramm (Abb. 136b und c) tritt das Kontrastmittel aus dem gering dilatierten linken Ventrikel durch einen hohen, subvalvulären Septumdefekt in die Ausflußbahn der rechten Kammer, von hier in die erweiterte Pulmonalarterie über.

Das selektive Lävokardiogramm der Abb. 137 zeigt eine noch stärkere Füllung der rechten Kammer von dem retrograd aufgefüllten linken Ventrikel her. Hier handelte es sich um einen großen Ventrikelseptumdefekt bei einem 8jährigen Jungen. Das Lävokardiogramm in linker Schrägposition gibt die topographischen und hämodynamischen Verhältnisse am eindrucksvollsten wieder.

Gleichen sich die Strömungswiderstände im kleinen und großen Kreislauf einander an, so daß ein wesentlicher Shunt in der einen oder anderen Richtung nicht mehr besteht, so kommt es zu charakteristischen Veränderungen des klinischen und röntgenologischen Befundes. Dieser „*Phasenwandel*" des Krankheitsbildes ist durch Entwicklung einer Pulmonalsklerose bedingt und bestimmt das Schicksal der Kranken, ist auch für die Operationsindikation von ausschlaggebender Bedeutung (Grosse-Brockhoff). Das klinische Bild ist in diesen Fällen bereits schwer alteriert, bevor ein Rechts-Links-Shunt auftritt; kommt es zur Shunt-Umkehr, so ist eine Cyanose obligat, die mit progredienter Dyspnoe verbunden ist. Diese Fälle werden auch — in Verbindung mit einer über dem hochgelegenen Defekt reitenden Aorta — unter der Bezeichnung „Eisenmenger-Komplex" zusammengefaßt, ohne daß sich der isolierte große Ventrikelseptumdefekt mit Druckangleich bzw. Shuntumkehr klinisch und röntgenologisch von dieser Gruppe klar abgrenzen ließe. Man findet jetzt eine überwiegende Vergrößerung des rechten Ventrikels, die in d.v.-Position nicht erkennbar ist, im Seitenbild deutlicher sein kann und bei der Katheteruntersuchung wie auch im Angiokardiogramm eindeutig nachweisbar ist. Die

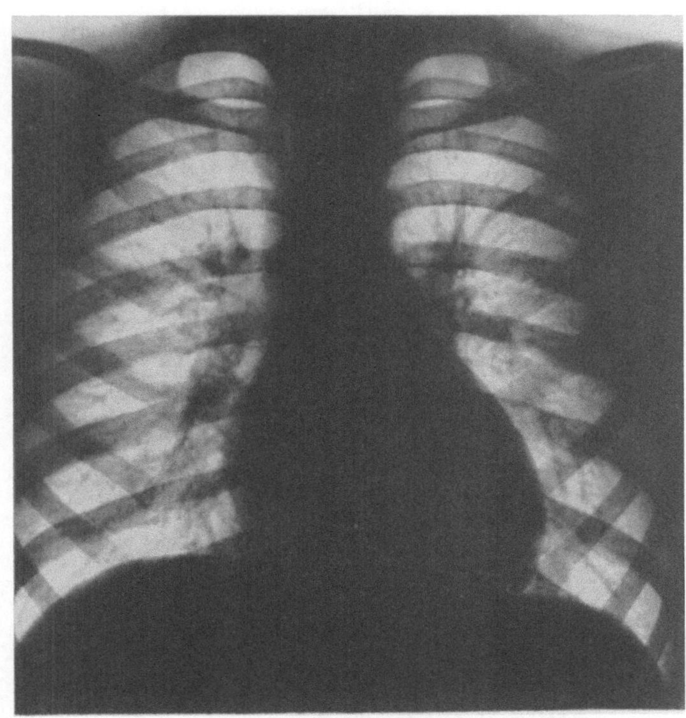

Abb. 136a. Subvalvulärer Ventrikelseptumdefekt, 8jähriger Junge. — Pulmonalbogen betont, Lungengefäßzeichnung verstärkt

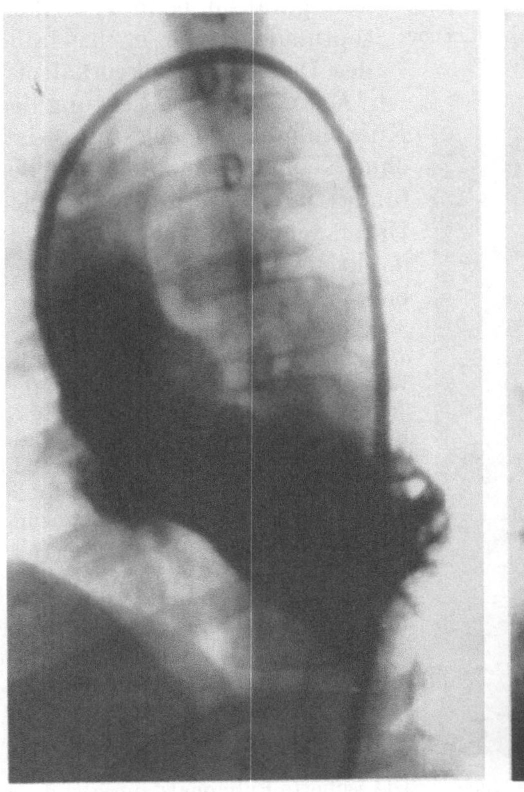

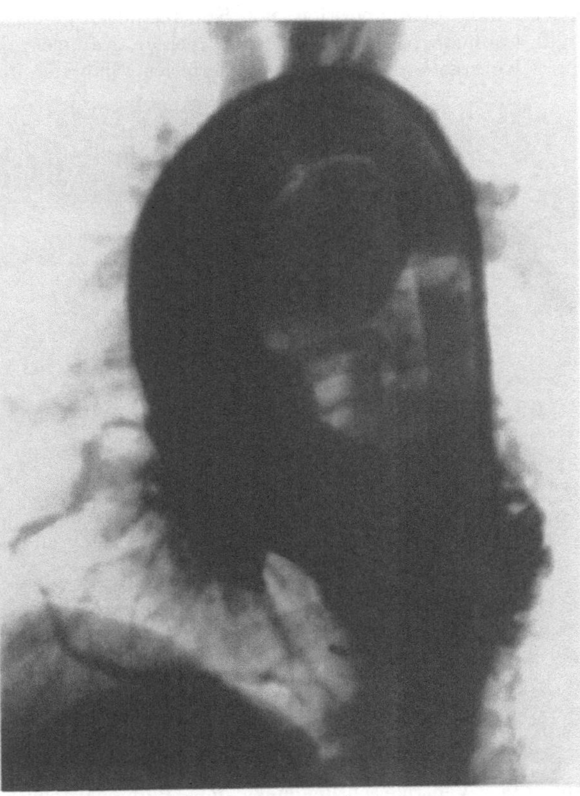

b c

Abb. 136b u. c. Gleicher Fall. — Im Lävokardiogramm leichte Dilatation des linken Ventrikels (b); Übertritt des Kontrastmittels durch einen hohen Ventrikelseptumdefekt in die Ausflußbahn des rechten Ventrikels und die A. pulmonalis (c)

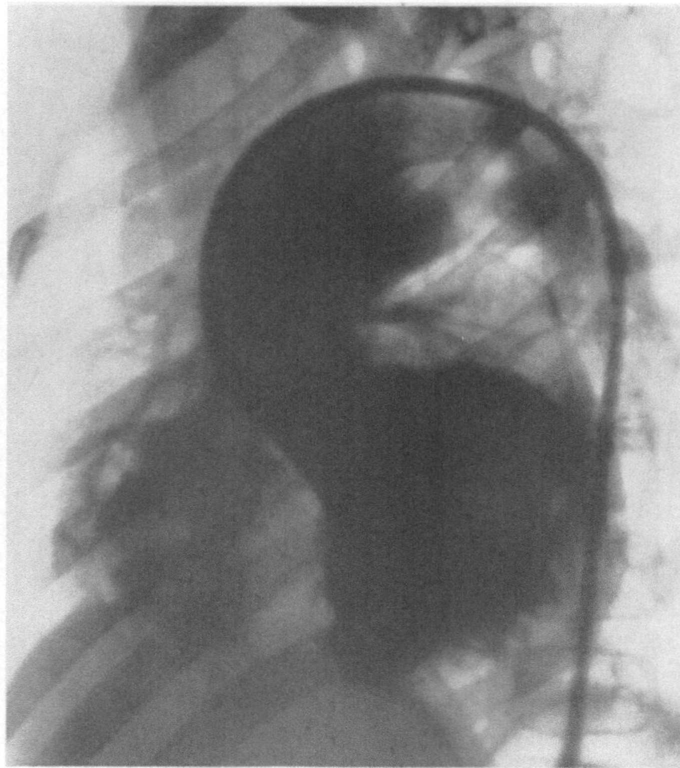

Abb. 137. Selektives Lävokardiogramm bei Ventrikelseptumdefekt, linke Schrägposition, mit Kontrastmittelfüllung von Aorta
(und Coronararterien), linker und rechter Kammer; beginnende
Kontrastierung der Pulmonalarterien (8jähriger Junge)

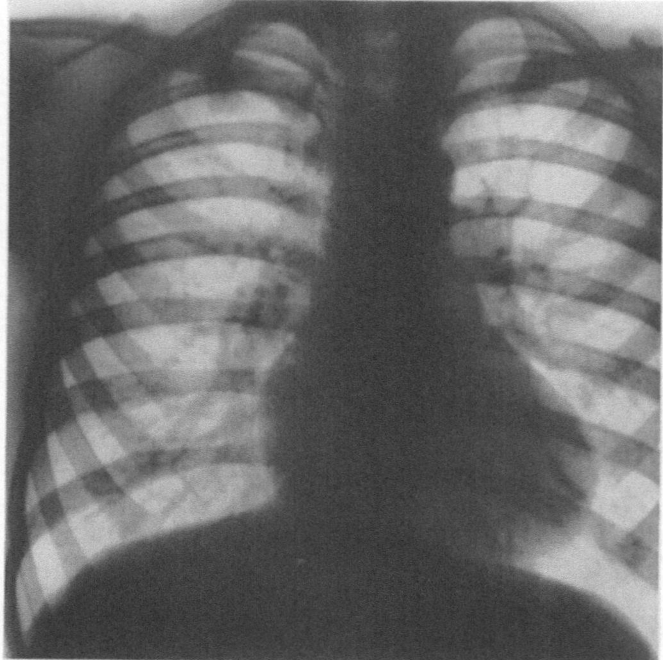

Abb. 138. Ventrikelseptumdefekt mit Pulmonalstenose (noch
Links-Rechts-Shunt von 1,1 l/min; Druck rechter Ventrikel 110/3,
A. pulm. 20/8), 12jähriger Junge. — Herz beiderseits gering verbreitert, Spitze angehoben, auffallend helle Lungenfelder bei erweiterten Zentralarterien. Nur Druckbelastung des rechten Ventrikels!

ganze Vorderfläche des Herzens wird vom rechten Ventrikel eingenommen, die Pulmonalarterie ist charakteristisch stärker dilatiert. Das Angiokardiogramm der Abb. 134 zeigt bei einem Fall mit Druckangleich zwischen rechter und linker Kammer eine fast aneurysmatische Ektasie des Pulmonalishauptstammes. Auch die Lappenarterien sind stark verbreitert, während die Lungenperipherie nun hell erscheint. Diese Befunde machen in Verbindung mit dem Wandel der Herzkonfiguration zum Bild der Rechtsbelastung — in typischen Fällen findet sich ein Cor pulmonale wie etwa beim Emphysem — verständlich, daß die einfache Röntgenuntersuchung allein hier diagnostisch versagen muß. Trotz anatomisch im Prinzip gleicher Anomalie ist die Herzkonfiguration beim Ventrikelseptumdefekt je nach Größe des Defekts, Druckverhältnissen, Quantität und Richtung des Kurzschlusses so vielgestaltig, daß ohne Kenntnis des klinischen Befundes und Auswertung spezieller Untersuchungsmethoden eine Differentialdiagnostik nicht betrieben werden kann.

Abgesehen davon seien einige *differentialdiagnostische* Kriterien des Ventrikelseptumdefekts aufgeführt (THURN). Alle Fehler mit einem Links-Rechts-Shunt spielen hier in den ersten, die mit einem Rechts-Links-Shunt in den deletären Spätstadien eine Rolle. Eine röntgenologische Abgrenzung zum offenen Ductus arteriosus ist nicht möglich, wenn auch eine umschriebene Dilatation der Aorta ascendens für den Ductus arteriosus und gegen den Ventrikelseptumdefekt spricht. Beim Vorhofseptumdefekt ist das Herz oft stärker verbreitert und die Aorta nicht dilatiert; auch fehlt die Vergrößerung des linken Vorhofs. Die isolierte Pulmonalstenose und die primäre Pulmonalsklerose zeigen eine hellere Lunge als der Ventrikelseptumdefekt mit merklichem Links-Rechts-Shunt.

Von den möglichen Kombinationen des Ventrikelseptumdefekts mit einem Klappenfehler seien zwei Beispiele gesondert erörtert. Das erste betrifft einen 12jährigen normal entwickelten Jungen mit uneingeschränkter Leistungsfähigkeit, Belastungsdyspnoe und -cyanose; mittellautes Systolicum mit p.m. über Sternummmitte. Es handelte sich um einen *Ventrikelseptumdefekt mit Pulmonalstenose*. Die begleitende Klappenstenose ist entweder kongenital oder bildet sich später aus. Sie verkleinert den Druckgradienten zwischen den beiden Ventrikeln und das Shuntvolumen und stellt daher bei einem großen Ventrikelseptumdefekt eine Art natürliche Regulation oder Schutz dar (SCHAEDE). Da die Pulmonalstenose meist zu progredienter Verengerung des Ostium tendiert, erreicht sie schließlich einen Grad, der den Shunt sistiert und später umkehrt (Rechts-Links-Shunt mit Cyanose). Im Übersichtsbild (Abb. 138) ist das Herz mit abgerundeten Konturen beiderseits verbreitert und die Herzspitze wird angehoben. Die Lungenfelder erscheinen auffallend hell, während die zentralen Hilusarterien dilatiert sind und der Pulmonalishauptstamm in der Herzbucht etwas vorspringt. Dadurch unterscheiden sich diese Fälle — solange noch ein Links-Rechts-Shunt besteht — von dem Gefäßbefund

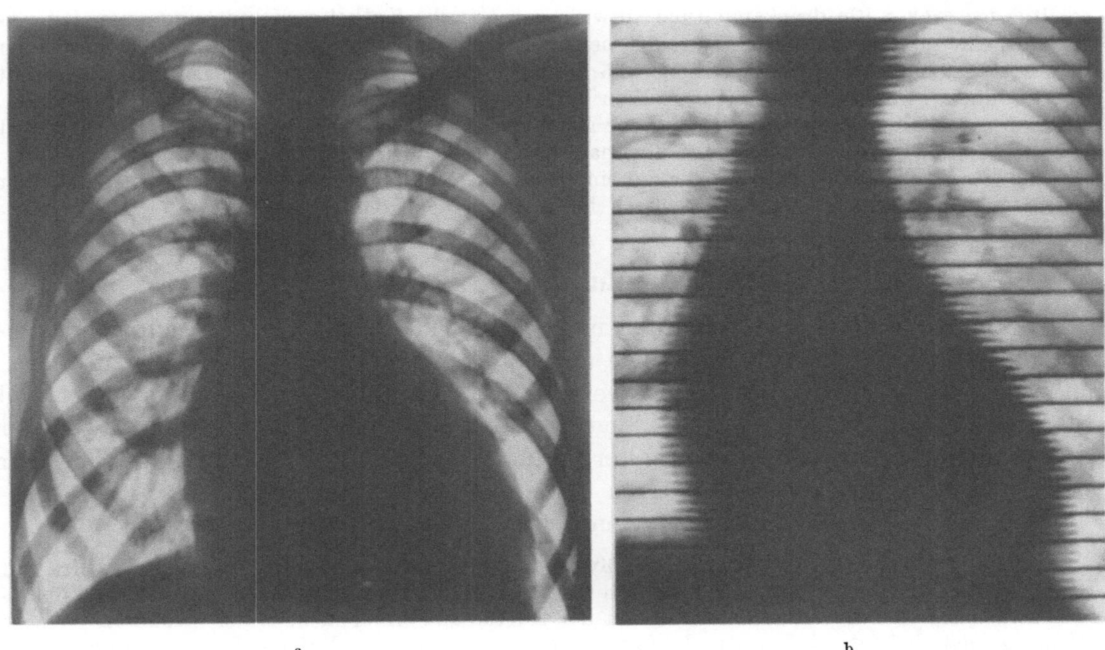

a   b

Abb. 139a u. b. Ventrikelseptumdefekt mit Aortenklappeninsuffizienz, s. Text (Herzkatheter: Druck im rechten Ventrikel 60/2, A. pulm. 50/30), 16jähriges Mädchen. — Herz links verbreitert, Herzbucht leicht abgeflacht, Lungengefäßzeichnung gering verstärkt (a). — Im Kymogramm große Bewegungsamplitude am Aorten- und Ventrikelrand; am rechten Herzrand gleichfalls große Kammerpulsation infolge diastolischen Rechtspendelns (b)

bei der Fallotschen Tetralogie, können aber den Verhältnissen beim sog. Eisenmenger-Komplex ähneln. Hämodynamisch liegt hier eine fast ausschließliche Druckbelastung des rechten Ventrikels vor, die sich auch in einem rechtstypischen EKG ausdrückt. Eine klinisch sichere Differenzierung auf Grund des Geräuschbefundes ist meist nicht möglich. Diagnostisch entscheidend ist vielmehr die Herzkatheterisierung mit dem Nachweis eines erhöhten Druckes in der rechten Kammer bei normalem oder erniedrigtem Pulmonalarteriendruck; eine Druckdifferenz von mehr als 20 mm Hg ist für die Pulmonalstenose beweisend. Angiokardiographisch läßt sich die Klappenverengung mitunter darstellen.

Das zweite Beispiel betrifft die Kombination eines hochgelegenen *Ventrikelseptumdefekts mit einer Aortenklappeninsuffizienz*. Die Klappenalteration kann kongenital oder rheumatisch sein. Sie steigert hämodynamisch das diastolische Füllungsvolumen der linken Kammer, das bereits durch den interventrikulären Shunt vermehrt ist, noch um die Pendelblutmenge durch die insuffiziente Klappe. Daher resultiert für den linken Ventrikel ein enorm gesteigertes Schlagvolumen, das zur gleichzeitigen Dilatation und Hypertrophie der Ein- und Ausflußbahn der Kammer führt. Der Röntgenbefund entspricht diesen hämodynamischen Voraussetzungen voll und ganz. In Abb. 139a ist das Herz ausschließlich nach links verbreitert und fast ebenso „aortal" konfiguriert wie bei einer reinen Aortenklappeninsuffizienz. Doch besteht insofern ein Unterschied, als die Herzbucht flacher ist als beim isolierten Klappenfehler und das Pulmonalissegment leicht vorspringen kann. Seine Prominenz scheint aber im allgemeinen weniger ausgeprägt zu sein als etwa beim offenen Ductus arteriosus, was differentialdiagnostisch angesichts der sonst recht ähnlichen Verhältnisse bedeutsam ist. Auch

10*

die Bewegungsphänomene am Herz- und Gefäßrand sind den Befunden bei der reinen Aortenklappeninsuffizienz analog. Abb. 139b zeigt die großen Ausschläge am linken Ventrikelrand und an der Aorta, die sich bis in die Halsgefäße fortsetzen können und das große Schlagvolumen der linken Kammer widerspiegeln. Gleichzeitig weist der rechte Herzrand (Vorhof) reine und große Kammerpulsationen auf, die sich durch ein diastolisches Rechtspendeln des Herzens erklären. Da das diastolische Füllungsvolumen des linken Ventrikels mehrfach größer ist als das des rechten, wird das Kammerseptum diastolisch im Sinne eines Bernheim-Syndroms nach rechts verschoben. Zwischenzacken am Pulmonalisbogen werden mit dem diastolischen Zufluß aus der linken Kammer durch den hohen Septumdefekt in den Hauptstamm der Pulmonalarterie erklärt (Schaede u. Thurn).

Die Differentialdiagnose dieses kombinierten Vitium z. B. gegenüber dem offenen Ductus arteriosus oder der einfachen Aorteninsuffizienz ist schwierig, muß aber vor einer Operation geklärt werden. Der klinische Befund und die einfache Röntgenuntersuchung genügen nicht. Obschon in unserem Beispiel der 16jährige Patient (mit hochgradiger Belastungsdyspnoe) ein lautes systolisch-diastolisches Geräusch mit p.m. im 2./3. ICR über und links neben dem Sternum und einem Pulsus celer et altus bei großer Blutdruckamplitude aufwies, gab erst die Katheteruntersuchung einen Hinweis für die Fehlerkombination: Der O_2-Gehalt betrug im rechten Vorhof 11,6; in der rechten Kammer im Mittel 11,9, nahe der Pulmonalklappe 13,5; in der A. pulmonalis 14,3 Vol.-%; Links-Rechts-Shunt von 4 l/min. Der Sauerstoffgehalt im rechten Ventrikel war also gegenüber dem Vorhof nicht erhöht, nur eine unmittelbar an der Pulmonalklappe abgenommene Blutprobe wies einen höheren O_2-Gehalt auf (Septumdefekt), und erst in der Pulmonalarterie war der Sauerstoffwert gleichbleibend erhöht. Nur die retrograde Aortographie — bei der ein Shunt über einen Ductus arteriosus fehlte — ließ hier die Diagnose sichern, die später autoptisch bestätigt werden konnte (Schaede).

5. Offener Ductus arteriosus („Botalli")

Der offene Ductus arteriosus (den nicht Botalli, sondern 1564 Aranzio zuerst beschrieben hat!) ist eine relativ häufige angeborene Kardiopathie, die isoliert 10—15%, mit anderen Herzfehlern verbunden weitere 10% aller kongenitalen Vitien bildet und zur Zeit etwa 20% des entsprechenden Operationsgutes ausmacht. Nur ein Teil der Kranken erreicht das Erwachsenenalter, so daß die Operation bis zum 10. Lebensjahr erstrebt werden soll, um den späteren Komplikationen einer Endokarditis, Pulmonalsklerose oder myogenen Linksinsuffizienz vorzubeugen (Derra; Ekström).

Die im Fetalleben physiologische Gefäßverbindung zwischen Pulmonalarterie und Aorta zur Umgehung des Lungenkreislaufs schließt sich normalerweise funktionell nach der Geburt und obliteriert in den ersten 3 Lebensmonaten. Bleibt der Ductus aus bisher nicht sicher bekannter Ursache offen, so fließt bei jetzt hoher Druckdifferenz zwischen Aorta und Pulmonalarterie arterialisiertes Blut unter Umgehung des rechten Herzens in den Lungenkreislauf zurück. Der offene Ductus arteriosus kann Cylinder- oder Trichterform aufweisen oder als Fenster (ohne eigentlichen Gang) eine weite Kommunikation zwischen den beiden großen Gefäßen bilden; er ist 3—15 mm lang und meist 5 mm weit, kann aber auch sehr viel weiter sein.

Die Quantität des Links-Rechts-Shunts aus der Aorta in die Pulmonalarterie wird von der Weite und Länge des offenen Ductus und der Druckdifferenz zwischen diesen Gefäßen bestimmt. Das Stromvolumen im kleinen Kreislauf ist erhöht, im großen Kreislauf normal oder — bei sehr weitem Ductus — vermindert. Da die durchschnittliche Shuntmenge auf ein Mehrfaches des Minutenvolumens des linken Ventrikels gesteigert sein kann, ist die Auswurfleistung der linken Kammer oft erheblich erhöht. Diese große Volumenbelastung des linken Herzens macht ein oft frühzeitiges Versagen verständlich. Infolge der großen Kapazität der Lungenstrombahn ist der Druck in der Pulmonalarterie trotz des vergrößerten Lungendurchflußvolumens in der Regel nicht erhöht. Erst bei einem Stromvolumen von mehr als 10 l/min steigt der Pulmonaldruck an (Grosse-Brockhoff, Neuhaus u. Schaede). Ist schon bei kleinerem Stromvolumen der Druck in der Pulmonalarterie wesentlich erhöht, so liegt eine Widerstandserhöhung in der Lungenperipherie durch embolische oder sklerotische Prozesse der kleinen Lungengefäße vor. Damit tritt zur Volumenbelastung des linken eine Widerstandsbelastung des rechten Ventrikels hinzu. Sie wird um so größer, je mehr sich die Drucke in der Pulmonalarterie und Aorta angleichen, bis schließlich der Shunt sistiert oder sogar umgekehrt wird. Zur pulmonalen Hypertonie kommt es in etwa 30%, zur Shuntumkehr in 2—6% aller Fälle mit isoliertem Ductus apertus.

Das klinische und röntgenologische Bild des offenen Ductus arteriosus wird von diesen hämodynamischen Verhältnissen bestimmt. Was zunächst die *Klinik* anbelangt, so gilt ein

kontinuierliches, systolisch-diastolisches Maschinengeräusch mit p.m. im 2./3. ICR links parasternal in fast allen Fällen als diagnostisches Hauptmerkmal, dessen Lokalisation und Decrescendocharakter eine Verwechslung mit einem Ventrikelseptumdefekt plus Aorteninsuffizienz und mit einem kombinierten Aortenklappenfehler meist vermeiden lassen. Gleichzeitig ist an gleicher Stelle ein systolisch-diastolisches Schwirren zu tasten. Bei einer pulmonalen Hypertonie schwindet das diastolische Geräusch mehr und mehr, bis bei Druckangleich in den großen Gefäßen der offene Ductus auskultatorisch stumm wird, um bei Shuntumkehr wieder ein systolisches und später auch diastolisches Geräusch zu verursachen (GROSSE-BROCKHOFF, LOOGEN u. SCHAEDE). Der Wandel von der anfänglichen Linksüberlastung zur Rechtsbelastung des Herzens drückt sich in diesen relativ seltenen Fällen (die mitunter

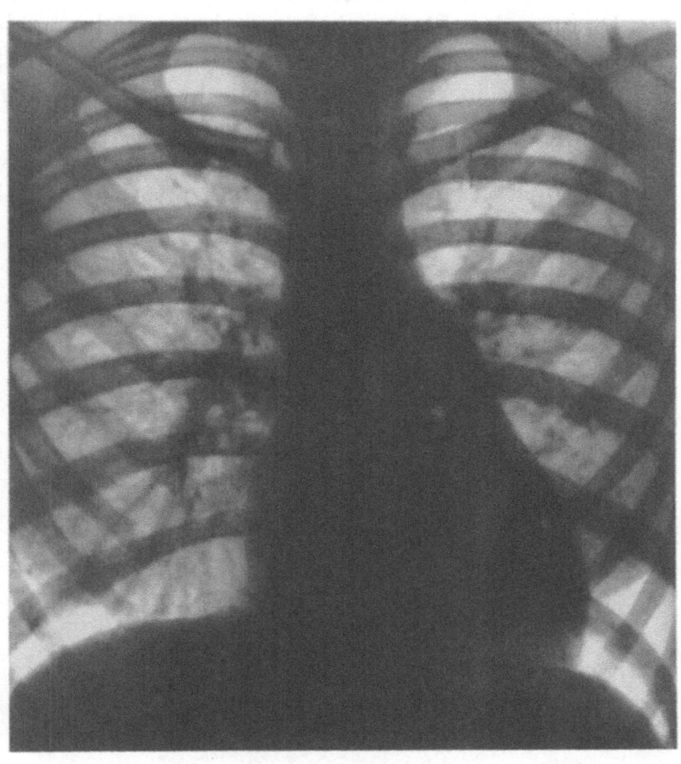

Abb. 140a. Offener Ductus art. mit kleinem Links-Rechts-Shunt ohne Druckerhöhung im kleinen Kreislauf, 14jähriges Mädchen (keine Cyanose oder Dyspnoe; schnell ermüdbar; kontinuierliches Geräusch im 2. ICR links parasternal; RR 130/60 mm Hg; Links-Rechts-Shunt 3,4 l/min; Druck rechter Ventrikel 25/1, A. pulmonalis 23,7 mm Hg; operativ bestätigt). — Geringe Linksverbreiterung des Herzens mit prominentem Pulmonalbogen (,,pseudomitrale Konfiguration'') und gering verstärkte Gefäßzeichnung der Lungen

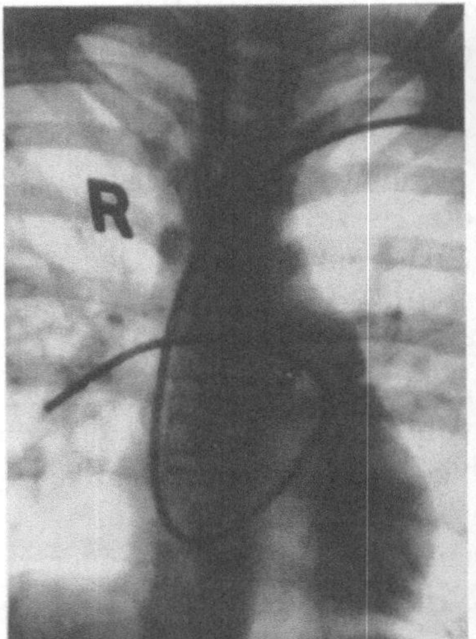

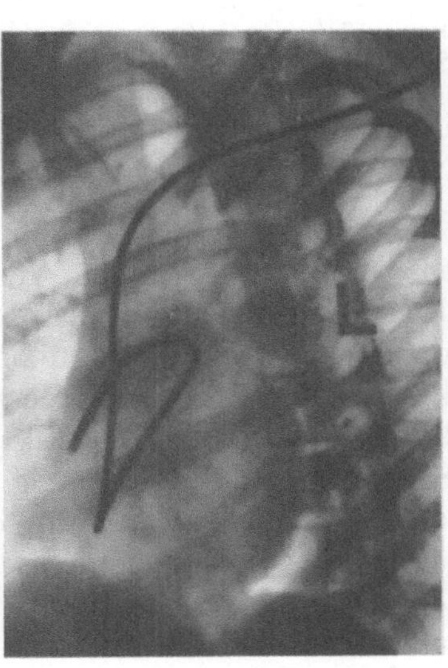

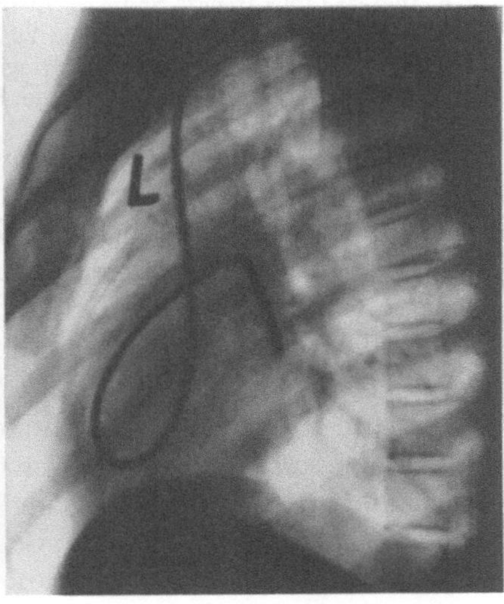

b   c   d

Abb. 140 b—d. Gleicher Fall. — Herzkatheter-Kontrolle: Der linke Ventrikel — katheterfrei — ist vergrößert; normale Größe des rechten Ventrikels ohne Vorwölbung des Conus pulmonalis (s. Text)

auch zum sog. Eisenmenger-Komplex gezählt werden) im EKG-Befund und in der geänderten Herzkonfiguration aus.

Auch die körperliche Entwicklung und Leistungsbreite sind abhängig von der Weite des Ductus, vom Shuntvolumen und vom Pulmonaldruck. Die Leistungsfähigkeit wird nur bei großem Kurzschlußvolumen und hohem Pulmonaldruck eingeschränkt. Eine Cyanose fehlt bzw. betrifft als Mischungscyanose nur die untere Körperhälfte dann, wenn es zur Shuntumkehr gekommen ist.

Der *Röntgenbefund* wird von der Shuntgröße bestimmt. Bei engerem Ductus mit *kleinem Shunt* kann das Herz in Form und Größe annähernd normal bleiben, wenn auch meist die Herzbucht seichter und die Herzlängsachse wie auch der linke Medianabstand gering vergrößert sein können. Die Arteria pulmonalis ist erweitert (rechte vordere Schrägstellung!) und erscheint flach oder leicht prominent in der Herzbucht. Das unterscheidet den offenen Ductus arteriosus röntgenologisch grundsätzlich von der reinen Aorteninsuffizienz, mit der er die reine Volumenbelastung des linken Ventrikels und die hohe Blutdruckamplitude im Körperkreislauf gemeinsam hat. Die zentralen Hilusarterien sind nur bei sehr kleinem Shunt normal, erscheinen meist aber als Folge des vermehrten Lungendurchflusses verstärkt (Lungenhyperämie, Thurn). Die peripheren Lungengefäße sind unauffällig, solange die linke Kammer voll leistungsfähig bleibt. Im Beispiel der Abb. 140a ist die Lungenzeichnung in Übereinstimmung mit dem klinischen Bild trotz kleinen Shuntvolumens etwas verstärkt; das Herz ist gering nach links verbreitert, das

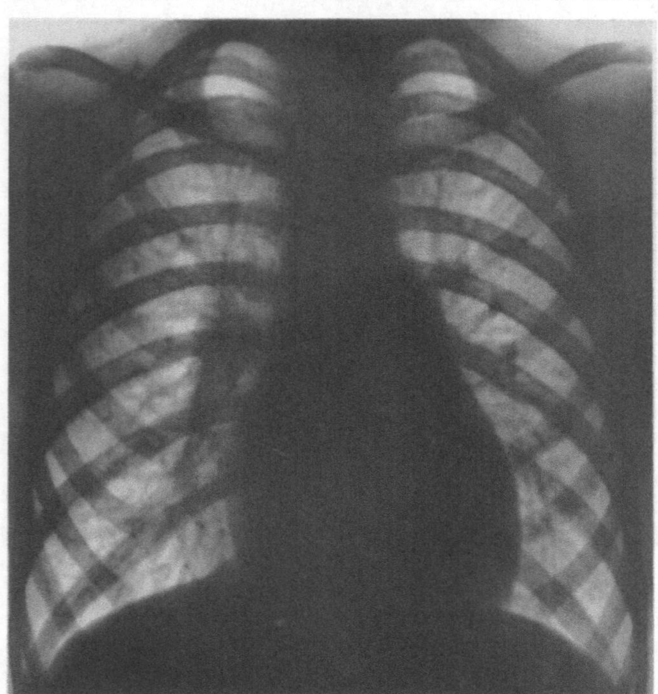

Abb. 141. Offener Ductus art. mit mittelgroßem Shunt, ohne Druckerhöhung im Lungenkreislauf, 15jähriger Junge (systolisch-diastolisch kontinuierliches Geräusch mit p.m. im 2./3. ICR links parasternal; RR in Ruhe 145/70, nach Belastung 145/45 mm Hg; Katheter: Links-Rechts-Shunt = 7,9 l/min = 5,7 l/min/m²; Druck rechter Ventrikel 25/0, A. pulm. 22/12 mm Hg; operativ bestätigt). — Herz beiderseits gering verbreitert, prominenter Pulmonalbogen, verstärkte Lungenzeichnung

Pulmonalissegment leicht prominent. Daß hier in Analogie zu den hämodynamischen Verhältnissen trotz „mitraler" Konfiguration im d.v.-Bild die Herzgröße und Linksverbreiterung ausschließlich dem vergrößerten linken Ventrikel zur Last zu legen sind, beweist die Lagekontrolle des Herzkatheters (Abb. 140b—d). Im sagittalen Strahlengang läßt sich die Sonde nur wenig über die Mitte des Herzschattens vorführen, weil die Herzvorderfläche im linken Anteil und der linke Herzrand bei annähernd mittelständiger Lage des Kammerseptum und Conus pulmonalis vom linken Ventrikel eingenommen werden (b). In linker Schräg- und Seitenstellung bleibt die vergrößerte linke Kammer katheterfrei und der Conus wird nicht nach vorn gewölbt (c, d). Darin unterscheidet sich der Befund grundsätzlich von den topographischen Verhältnissen bei einer Rechtsbelastung (Zdansky; Schaede u. Thurn), wo sich der Katheter in der Einflußbahn der vergrößerten rechten Kammer bis zum linken Herzrand und in der Ausflußbahn in einem nach vorn weiten Bogen vorführen läßt (vgl. Abb. 24). Gelingt es, den Katheter von der A. pulmonalis in die Aorta descendens zu schieben, so ist die Diagnose des offenen Ductus arteriosus gesichert, wie später gezeigt wird (Abb. 143b).

Beim *mittelgroßen Links-Rechts-Shunt* nimmt die Herzgröße mehr oder weniger merklich zu. Die Prominenz des Pulmonalbogens und die Gefäßzeichnung der Lungen sind aber stets deutlicher ausgeprägt (Abb. 141). Hauptstamm und zentrale Abschnitte der Pulmonalarterie zeigen vergrößerte und verstärkte Pulsationen, und im Kymogramm können bereits Eigenbewegungen der Lappenarterien sichtbar werden, die auf das vergrößerte Stromvolumen im kleinen Kreislauf hinweisen. Auch der Aortenbogen pulsiert bei mäßiger Dilatation stärker. Ist beim mittelgroßen Shunt der Druck im Lungenkreislauf schon erhöht, so kann die Linksverbreiterung des Herzens ceteris paribus größer sein, weil die zusätzliche Druckbelastung den rechten Ventrikel hypertrophieren und sich

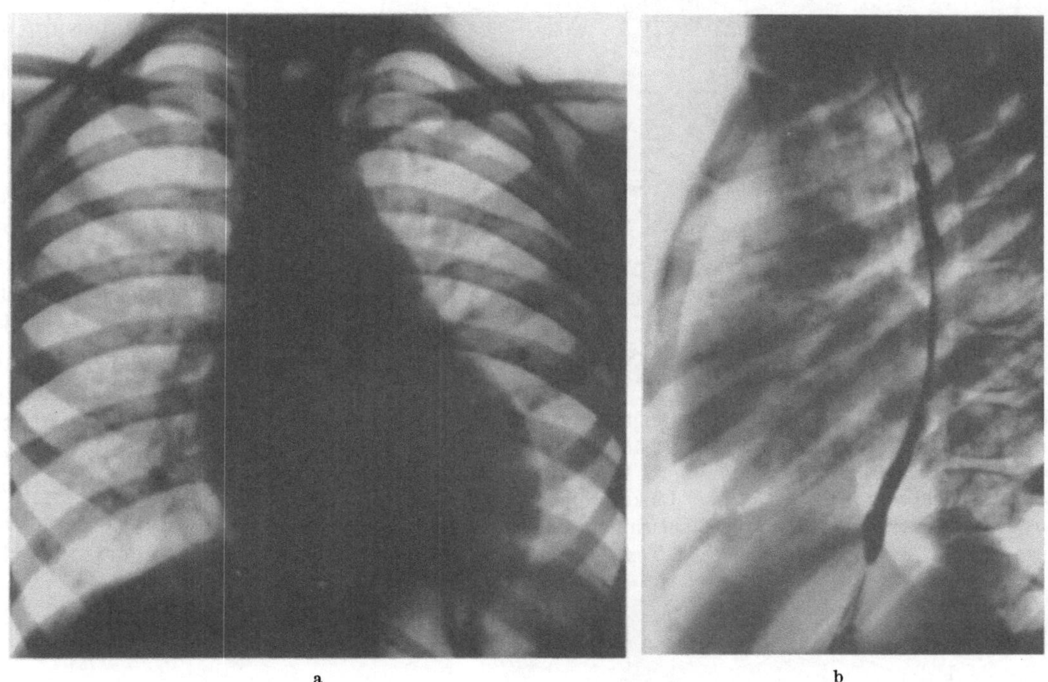

a   b

Abb. 142a u. b. Offener Ductus art. mit mittelgroßem Shunt und geringer Druckerhöhung im kleinen Kreislauf, 5jähriges Mädchen (typischer Geräuschbefund, RR 110/40 mm Hg; Herzkatheter: Links-Rechts-Shunt 3,4 l/min = 5,3 l/min/m²; Druck in A. pulm. 55/30 mm Hg; operativ bestätigt). — Stärkere Linksverbreiterung des Herzens durch Vergrößerung beider Ventrikel (a). Im Seitenbild rechte Kammer nach vorn ausladend; linker Vorhof gering vergrößert (b)

nach links erweitern läßt (Abb. 142a). Gleichzeitig sind in solchen Fällen die Lungenfelder schleierig getrübt, weil die Gefäßzeichnung sich auch im venösen Anteil verstärkt; damit kann das Röntgenbild einem Mitralvitium scheinbar noch ähnlicher werden. Das trifft vor allem für diejenigen Fälle zu, wo bereits gleichzeitig der linke Vorhof mit einer Dilatation geantwortet hat. Sie wird aber in der Regel nicht nachweisbar oder nur in wenigen Fällen dieser Shuntgröße und Druckerhöhung oesophagographisch angedeutet (Abb. 142b).

Ist es aus den bereits dargelegten Gründen zu einer stärkeren pulmonalen Hypertonie gekommen, so ändert sich der Röntgenbefund oft wesentlich. Im Beispiel der Abb. 143 handelt es sich um ein 12jähriges Mädchen mit Belastungsdyspnoe und geringer Belastungscyanose, bei dem die Spezialuntersuchungen einen mittelgroßen Links-Rechts-Shunt mit stark erhöhtem Druck im Lungenkreislauf ergaben; es bestand ein bereits rein systolisches Geräusch an typischer Stelle. Das Übersichtsbild (Abb. 143a) zeigt die Lungenzeichnung erheblich verstärkt und die Lungenfelder im ganzen getrübt. Der Lungenkreislauf ist offenbar nicht nur im arteriellen, sondern auch im venösen Schenkel stark überfüllt. Das Herz ist gering nach rechts, aber maximal nach links verbreitert. Das zugehörige Katheterbild (Abb. 143b und c) sichert mit der bis in die absteigende Aorta vorgeschobenen Sonde nicht nur die Diagnose des offenen Ductus arteriosus,

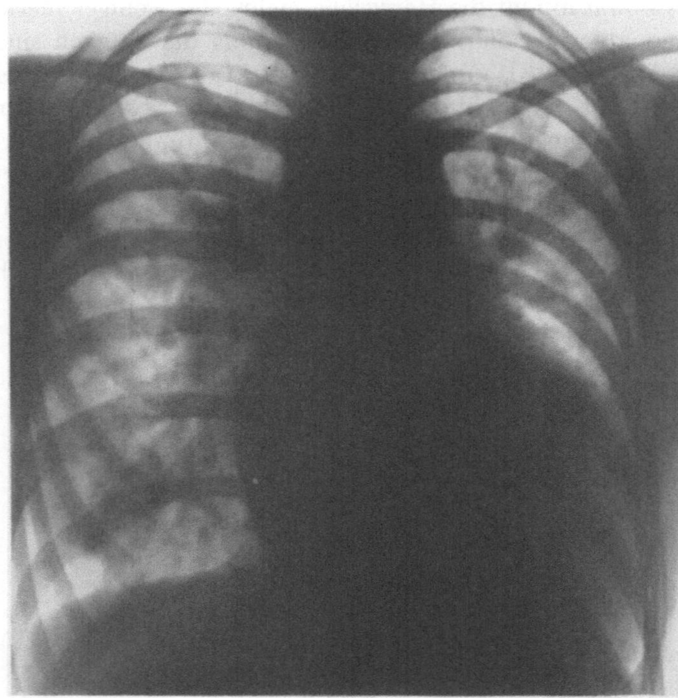

Abb. 143a. Offener Ductus art. mit mittelgroßem Shunt und starker Druckerhöhung im Lungenkreislauf, 12jähriges Mädchen (Links-Rechts-Shunt: 7,4 l/min = 5,9 l/min/m², Druck in Aorta 100/60, A. pulm. 85/60 mm Hg). — Starke Linksverbreiterung des Herzens, massiv verstärkte Lungengefäßzeichnung mit Trübung der Lungenfelder (s. Text)

sondern läßt neben der Vergrößerung des linken Ventrikels (katheterfreier Anteil der Herzvorderfläche, b) und andeutungsweise des linken Vorhofs (c) auch die konsekutive Dilatation der vom Katheterverlauf markierten rechten Kammer sehr deutlich erkennen. Das klinische Bild, die Ergebnisse der Druckmessung und Gasanalyse und der röntgenologisch-topographische Herzbefund stimmen hier also voll überein.

Beim *großen Links-Rechts-Shunt* ist nicht nur das Herz stets erheblich nach links verbreitert, sondern es läßt sich auch ein vergrößerter linker Vorhof nachweisen (Abb. 144b). Die Gefäßzeichnung der Lunge ist analog der mächtigen Steigerung des Durchflußvolumens augenfällig betont, wenn auch peripher hier das Gefäßkaliber plötzlich enger zu werden

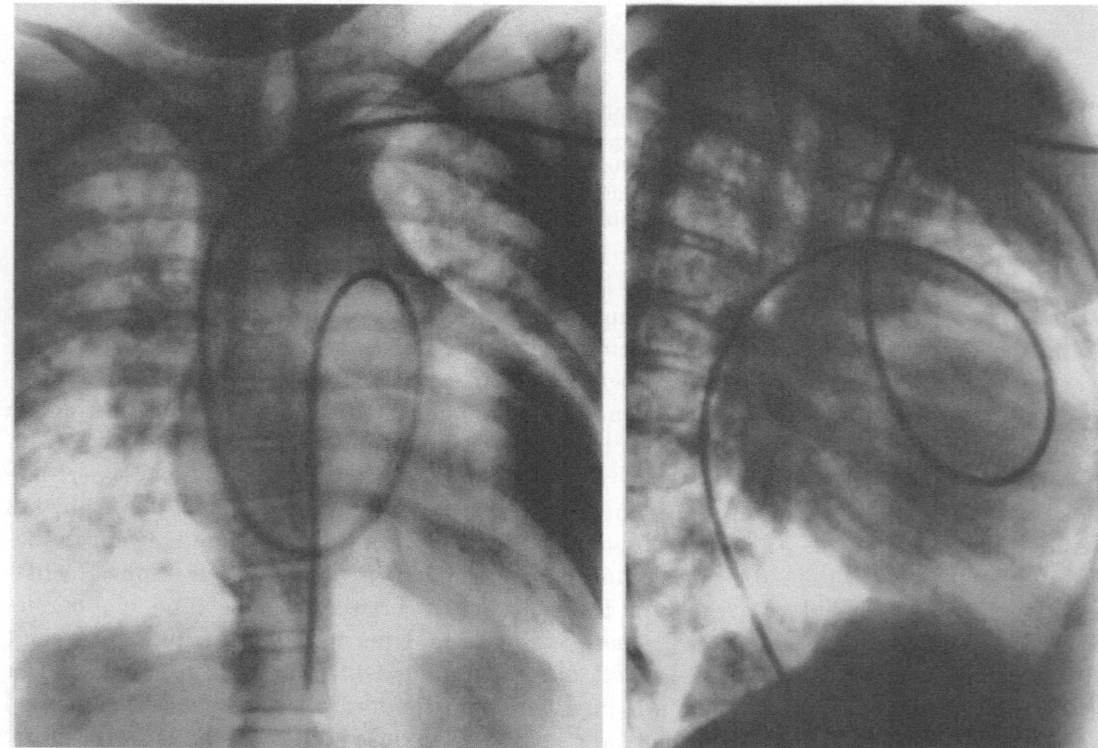

b   c

Abb. 143b u. c. Gleicher Fall. — Katheterbilder mit Vergrößerung beider Kammern und des linken Vorhofs; Sondenverlauf: V. cava cran. — rechter Vorhof — rechte Kammer — A. pulm. — Aorta desc.

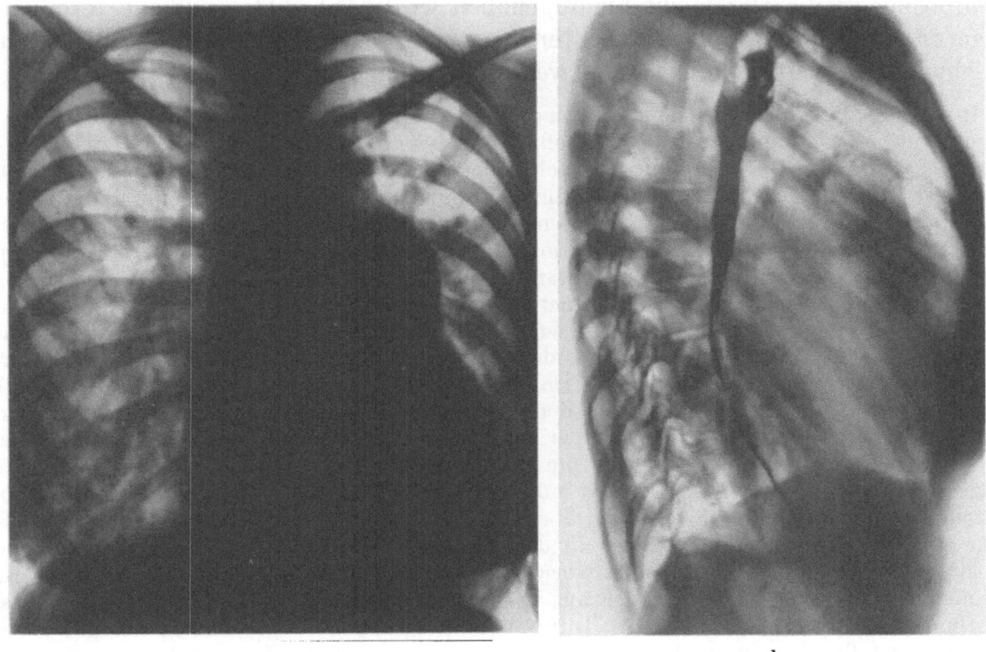

Abb. 144a u. b. Offener Ductus art. mit großem Shunt und starker pulmonaler Hypertension, 24jährige Frau (Herzkatheter: Links-Rechts-Shunt = 17,5 l/min = 16,4 l/min/m²; Druck in Aorta: 113/65, A. pulm. 90/50 mm Hg), s. Text. — a Stark linksverbreitertes Herz, stark prominenter Pulmonalbogen, dilatierte Hilusgefäße mit Abbruch zu engen peripheren Gefäßen. b Im Seitenbild Vergrößerung des linken Vorhofs und der rechten Kammer

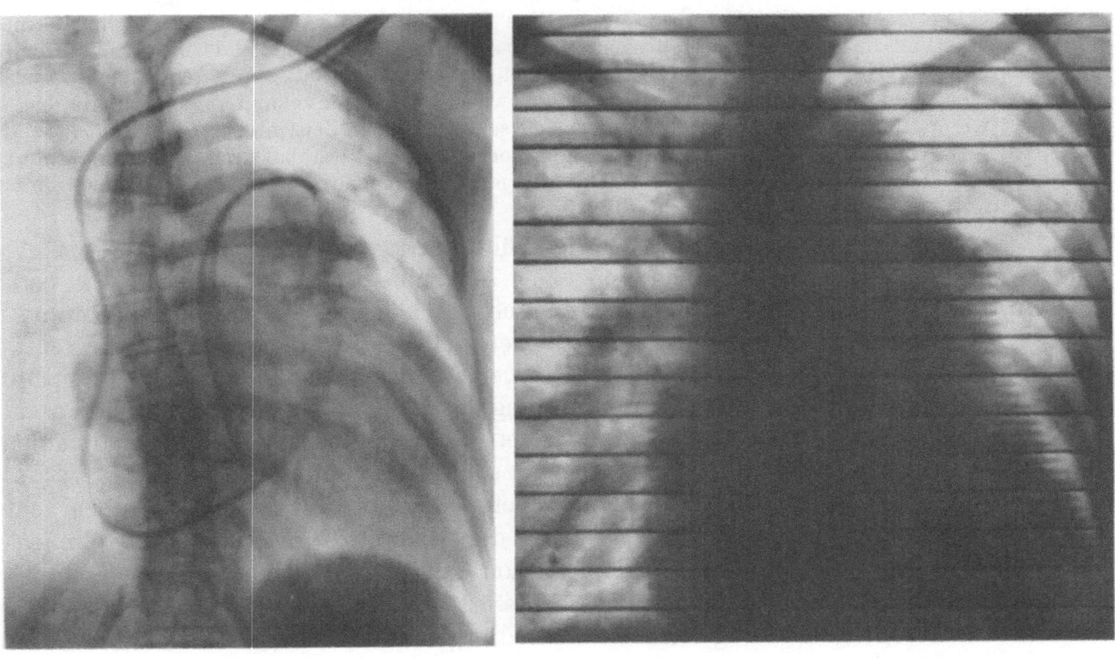

Abb. 144c u. d. Gleicher Fall. — Starke Vergrößerung beider Kammern; Sonde über den offenen Ductus in Aorta vorgeführt (c). — Im Kymogramm große Randpulsation an Aorta, Pulmonalis und linkem Ventrikel; Eigenbewegungen der dilatierten Hilusarterien (d)

scheint. Gleichzeitig treten im Röntgenbild oft die Zeichen der pulmonalen Hypertonie noch stärker hervor: Die Widerstandsbelastung weitet den rechten Ventrikel in der Ausflußbahn aus, so daß die Pulmonalarterie mit starker Prominenz des 2. linken

Randbogens in die Herzbucht hinaufgehoben wird (Abb. 144a) und die terminale Verlängerung und Dilatation der rechten Kammer im Katheterbild mit einer Linksverschiebung der Ventrikelgrenze und weitem Sondenbogen sichtbar werden (Abb. 144c).

In solchen Fällen wird auch das *Kymogramm* pathologisch verändert. In Abb. 144d ist die Randpulsation am Pulmonalbogen sehr groß und auch an der Aorta — im Gegensatz etwa zu Mitralvitien — verstärkt. Differentialdiagnostisch bedeutet die Pulsation am Pulmonalbogen kein Indiz gegenüber den anderen Vitien mit vermehrter Volumenbelastung im Lungenkreislauf. Die große Aortenpulsation aber unterscheidet den offenen Ductus arteriosus mit großem Shunt von den anderen Vitien mit Links-Rechts-Shunt; nur der mit einer Aorteninsuffizienz kombinierte hohe Ventrikelseptumdefekt zeigt noch ähnliche Aortenrandbewegungen. Heckmann hat auf ein weiteres kymographisches Kennzeichen des offenen Ductus arteriosus aufmerksam gemacht, nämlich das Auftreten von Zwischenzacken am diastolischen Schenkel der Pulmonalis-Randzacke. Sie werden mit einem verspätetem Zustrom von Blut aus der Aorta über den Ductus erklärt und sind naturgemäß im Elektrokymogramm noch besser als im Flächenkymogramm sichtbar. Außerdem werden das große Durchflußvolumen der Lunge an den Eigenbewegungen der Lappenarterien und das große Schlagvolumen des linken Ventrikels an der Amplitudengröße des linken Kammerrandes erkennbar. Im vorliegenden Fall handelte es sich um eine 24jährige Frau mit Belastungsdyspnoe, häufigen Lungeninfektionen, Leistungsunfähigkeit und Belastungscyanose seit einigen Jahren. Es bestand ein rein systolisches Geräusch mit p.m. über der A. pulmonalis, indifferentem Extremitäten-EKG, Links- und Rechtshypertrophiezeichen in den Brustwandableitungen. Die pulmonale Hypertonie war hier nicht volumenbedingt, sondern vorwiegend Ausdruck einer peripheren Widerstandserhöhung (Pulmonalsklerose). Ferner ergibt sich aus dem O_2-Sättigungsdefizit bei Luftatmung — das unter O_2-Atmung verschwand —, daß eine O_2-Diffusionsstörung in den Lungengefäßen vorlag. Der Abbruch der Lungengefäßzeichnung zur Peripherie hin bei stark erweiterten Zentralgefäßen (vgl. Abb. 144a) gilt als röntgenologisches Zeichen für einen durch Widerstandserhöhung bedingten Lungenhochdruck.

Gleichen sich Aorten- und Pulmonalisdruck völlig einander an, so wird der Shunt wieder kleiner oder sistiert ganz. Damit geht ein Wechsel im Auskultations- und Konfigurationsbefund parallel, wie eingangs bereits dargelegt wurde. Übersteigt jedoch der Pulmonalarteriendruck zeitweise oder dauernd den Aortendruck, so kommt es zur *Shuntumkehr von rechts nach links*, zur Cyanose mit Polycythämie und zu einem ganz anderen Krankheitsbild (fälschlich als Eisenmengersche Erkrankung bezeichnet). Diese Fälle sind aber selten. Eine Besonderheit der Cyanose besteht hier darin, daß sie vorwiegend die untere Körperhälfte betrifft. Das erklärt sich daraus, daß der Ductus unterhalb des Ursprungs der Halsgefäße in die Aorta einmündet und das Shuntblut von der rechten Kammer aus vorwiegend in die absteigende Aorta geschwemmt wird. Die Diagnose kann angiokardiographisch gesichert werden, da hier die Aorta descendens sich schon zu einer Zeit intensiv mit Kontrastblut füllt, wo das Kontrastmittel den Lungenkreislauf noch nicht passiert hat (reines Dextrogramm). Das ist bei einem den peripheren Kreislauf übersteigenden Lungendruck und Rechts-Links-Shunt durch den offenen Ductus möglich (Schaede).

Es ist schon darauf hingewiesen, daß die Frühoperation anzustreben ist. Sie ist nicht nur bei großem Shuntvolumen mit den einer Aorteninsuffizienz entsprechenden peripheren Kreislaufzeichen indiziert, sondern auch bei kleinerem Shunt, um Komplikationen vorzubeugen. Auch wenn bereits Zeichen der Herzinsuffizienz und der Rechtsüberlastung vorliegen oder eine Sepsis lenta aufgetreten ist, kann die Operation (doppelte Unterbindung und gegebenenfalls Durchtrennung des Ductus, Gross) noch lebensrettend sein. Ihr Erfolg läßt sich röntgenologisch fassen, da die postoperative Größenabnahme des linken Ventrikels die Herzverbreiterung zurückgehen und die Herzbucht wieder tiefer werden läßt. Das Pulmonalissegment bleibt allerdings oft prominent; doch geht die Gefäßzeichnung der Lunge entsprechend der Reduktion des Durchflußvolumens meist merklich zurück. Auch die Aortenpulsation kann wieder kleiner werden, und eine myogene Insuffizienz des linken Ventrikels bessert sich noch durch die Abnahme der Volumenbelastung; gleichzeitig können dann die getrübten Lungenfelder sich wieder aufhellen (Thurn).

Die *Differentialdiagnostik* des offenen Ductus arteriosus ist mit den prävalenten klinischen Befunden einzuleiten. Röntgenologisch ist für die einfache Untersuchung überaus wichtig, an den Konfigurationswechsel von der Links- zur Rechtsbelastung zu denken, wenn das klinische Bild sich vom Fall des unkomplizierten Links-Rechts-Shunt zum Bild des linksinsuffizienten oder rechtsüberlasteten Ductus mit Angleichung der Druckwerte wandelt. Einzelne formale und kymographische Kriterien für die Differentialdiagnose sind schon erörtert. Es bleibt der Hinweis darauf, daß im venösen *Angiokardiogramm* meist der offene Ductus nicht sicher zu erfassen ist. Um so wichtiger wird die *Katheteruntersuchung*, mit der sich der charakteristische Befund einer höheren O_2-Sättigung in der distalen Pulmonalarterie gegenüber der rechten Herzkammer erheben läßt. Für die Beurteilung des Einzelfalls sind die Berechnung der Shuntgröße und die Ermittlung der Pulmonaldrucke wichtig, um die Veränderungen in der Lungenstrombahn quantitativ zu erfassen. Außerdem läßt sich mit der Herzsonde die Größe des rechten Ventrikels direkt austasten und die des linken Ventrikels indirekt erschließen. Der Nachweis einer sehr großen und an der Herzvorderfläche sehr ausgedehnten rechten Kammer demonstriert eine vorwiegende Druckbelastung der Lungenstrombahn. Diagnostisch entscheidend ist jedoch die Passage des Ductus, die dem Geübten häufig gelingt und die Sonde in die Aorta descendens gelangen läßt. In Einzelfällen ist die *retrograde Aortographie* angezeigt, bei der durch einen in den Arcus aortae vorgeschobenen Katheter unter Druck Kontrastmittel injiziert und so der Aortenverlauf einschließlich des Gefäßabgangs im Arcus dargestellt wird. Bei offenem Ductus tritt das Kontrastmittel aus der Aorta in die A. pulmonalis über; bei rascher Bildfolge und Aufnahmen in 2 Ebenen lassen sich meist Länge und Weite des Ductus beurteilen.

Der sog. *aortopulmonale Septumdefekt* ist eine sehr seltene Anomalie (1%₀ der Kardiopathien, GROSSE-BROCKHOFF, LOOGEN u. SCHAEDE), die durch eine Fistel, Fensterung oder Lücke im Bereich des Septum aorticum pulmonale, also zwischen Aorta ascendens und Pulmonalishauptstamm bedingt wird. Der Defekt kann dabei dicht oberhalb der Gefäßostien, höher hinauf oder sogar zwischen der Aorta und dem Hauptast einer Pulmonalarterie sitzen, ist aber stets innerhalb des Perikards gelegen. Hämodynamisch, klinisch und röntgenologisch bestehen gegenüber dem isolierten offenen Ductus arteriosus im eigentlichen Sinne keine Unterschiede. Das kontinuierliche systolisch-diastolische Geräusch hat sein p.m. im 3./4. ICR links parasternal. Der Druckgradient zwischen Aorta und Pulmonalarterie bedingt in Abhängigkeit von der Größe des Defekts einen Links-Rechts-Shunt mit Volumenüberlastung des linken Herzens und der Lungenstrombahn; bei pulmonaler Hypertonie tritt eine Druckbelastung des rechten Ventrikels hinzu. Da der Defekt meist groß zu sein scheint, ist das Shuntvolumen entsprechend erheblich und auch ein Druckangleich möglich. Der Röntgenbefund ist identisch mit dem des offenen Ductus, wobei allerdings die Herz- und Gefäßverbreiterung in der Regel sehr ausgeprägt ist. Die Differentialdiagnose kann daher erhebliche Schwierigkeiten bereiten, zumal bei der Blutgasanalyse die gleichen Verhältnisse vorliegen. Die Diagnose ist gesichert, wenn der Herzkatheter durch den Defekt in die Aorta *ascendens* vorgeschoben werden kann, doch sind Irrtümer gegenüber einem hohen Ventrikelseptumdefekt leicht möglich. Wertvoll ist auch die retrograde Aortographie, bei der es unter der Injektion in den Anfangsteil der Aorta zur Kontrastfüllung der Pulmonalarterie kommt. Beim offenen Ductus tritt das Kontrastmittel demgegenüber aus dem Beginn der Aorta descendens in die Pulmonalis über, und beim hohen Ventrikelseptumdefekt bleibt die Kontrastdarstellung der Lungengefäße retrograd von der Aorta her aus. In praxi ist die Differenzierung aber wohl nicht selten unmöglich.

6. Venenanomalien
(insbesondere Transposition der Lungenvenen)

Anomalien im Bereich der V. cava superior sind selten isoliert und meist mit anderen Mißbildungen, besonders Lungenvenenanomalien, vergesellschaftet. Die kombinierten Mißbildungen des Lungen- und Hohlvenensystems sind gar nicht selten (bis 5% aller Kardiopathien). Nach ABBOT; SCHAEDE stellen sie oft belanglose Variationen dar, können aber auch die Blutströmung weitgehend ändern und Ursache bestimmter Krankheitsbilder werden.

Als *Anomalien der Hohlvenen* werden alle Abweichungen in Ursprung, Größe, Lage und Zahl der Einmündungen der oberen und unteren Hohlvene und ihrer abführenden Äste bezeichnet. So können sich im Gebiet der V. cava cranialis verschiedene Venen des Schultergürtels und Halses zu einer normalen V. brachiocephalica vereinigen, um dann eine V. cava superior dextra oder sinistra oder beide gleichzeitig mit variablen Anastomosen zu bilden. Die häufigste Entwicklungsstörung ist eine Persistenz der V. cava superior sinistra. Manchmal kommt die linke obere Hohlvene allein vor; viel häufiger sind aber beide oberen Hohlvenen angelegt, eine normale rechte und eine anormale linke. Sie können voneinander unabhängig oder durch Anastomosen verbunden sein. Daneben kommen Anomalien des Kalibers vor, Atresie oder Hypoplasie oder auch Dilatation (Megacava sup.). Größenanomalien sind häufiger, wenn beide Hohlvenen angelegt sind, wobei dann meist eine Vene weniger entwickelt ist als die andere. Gewöhnlich mündet die persistierende linke obere Hohlvene in den Sinus coronarius (Blutabfluß in den rechten Vorhof). Diese nicht seltene, aber hämodynamisch recht belanglose Verlaufsanomalie hat keine klinischen Folgen und bedingt isoliert keine Cyanose. Eine zweite obere Hohlvene bleibt klinisch und röntgenologisch oft unerkannt. Sie kann im Röntgenbild das Gefäßband besonders an der linken Seite verbreitern oder durch Ausfüllung der Herztaille eine erweiterte Pulmonalarterie bzw. ein Mitralherz vortäuschen; die Konfiguration des Herzgefäßbandes kann aber auch völlig normal bleiben. Der Nachweis einer V. cava sup. sinistra gelingt am sichersten angiokardiographisch, wenn die Injektion in die linke Jugular- oder Cubitalvene erfolgt (SCHAEDE).

Nur selten mündet die persistierende linke obere Hohlvene hinter dem Herzohr in den linken Vorhof. Diese Abflußanomalie kann je nach dem Venenkaliber zu einer mehr oder minder ausgeprägten Cyanose führen. Es gelangt so ein Teil des venösen Blutes des Körperrückflusses unmittelbar in den linken Vorhof und wird hier dem arterialisierten Blut aus dem Lungenkreislauf beigemischt. Resultat ist eine arterielle Mischungscyanose, die am peripheren arteriellen Sauerstoffsättigungsdefizit nachweisbar wird. Das klinische Bild dieser Mißbildung kann mit der Fallotschen Tetralogie oder anderen cyanotischen Vitien verwechselt werden. Die Diagnose muß ausschließlich durch Angiokardiographie oder Herzkatheterisierung gesichert werden. Sie bleibt aber schwierig, weil es gelingen muß, mit der Sonde durch den begleitenden Vorhofseptumdefekt in den linken Vorhof und von hier aus in die links einmündende Körpervene zu gelangen.

Verlaufsanomalien der Lungenvenen können als Folge früher Entwicklungsstörungen durch die Persistenz von Anastomosen zwischen dem Plexus splanchnicus und den nahen Vv. pulmonales und Vv. cardinales verursacht sein. Störungen in einer späteren Entwicklungsphase (wenn die vier Pulmonalvenen bereits ausgebildet sind und in ein einziges Gefäß zum rechten Vorhof münden) können den normaliter wieder verschwindenden Gefäßstamm bestehen lassen, so daß die Lungenvenen gemeinsam in den rechten Vorhof münden. Als Folge dieser Entwicklungshemmung ergeben sich zahlreiche abnorme Verlaufs- und Mündungsvarianten der Lungenvenen. Sie sind für die Klinik nur dann von Interesse, wenn gleichzeitig seitenverkehrte Einmündungen in das Herz resultieren. In diesem Fall ist zwischen partieller und kompletter Lungenvenentransposition zu unterscheiden. Die falsche Einmündung nur eines Teiles der Lungenvenen ist wesentlich häufiger als die Transposition aller Lungenvenen, und die rechtsseitigen Pulmonalvenen sind etwa doppelt so häufig von Entwicklungs- bzw. Verlaufsanomalien betroffen wie die linksseitigen. Sowohl bei der partiellen als auch bei der kompletten Transposition können die Lungenvenen in den rechten Vorhof direkt oder in seine Zuflüsse einmünden, also in die obere Hohlvene, in den Coronarsinus oder (selten) in die untere Hohlvene.

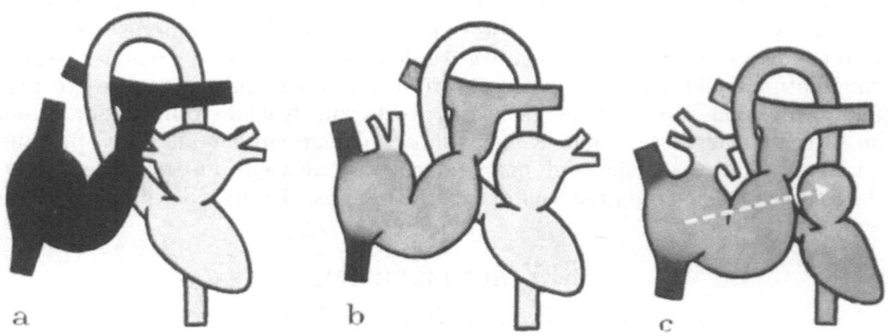

Abb. 145. Schematische Darstellung des Herzens. Helle Tönung = arterielles Blut, dunkle Tönung = venöses Blut, Mittlere Tönung = Mischblut. — *a* Normale Verhältnisse. *b* Partielle Lungenvenentransposition. Die rechtsseitigen Lungenvenen münden in den rechten Vorhof. Mischblut im rechten Herzen. Vergrößerung des rechten Herzens. *c* Komplette Lungenvenentransposition. Vergrößerung des rechten Herzens. Kleines linkes Herz. Versorgung des linken Herzens ausschließlich über einen Vorhofseptumdefekt (unterbrochener Pfeil). Mischblut im rechten und im linken Herzen

Hämodynamisch sind beide Formen der Lungenvenen-Transposition dadurch ausgezeichnet, daß arterialisiertes Blut aus der Lungenstrombahn im Kurzschluß in den rechten Vorhof zurückgeführt und dadurch das Stromvolumen des kleinen Kreislaufs vermehrt wird. Der Lungenkreislauf arbeitet also unter den Bedingungen einer Volumenüberlastung. Von ihr sind rechter Vorhof, rechte Kammer, Pulmonalarterie und einige oder alle Lungenvenen betroffen. Hypertrophie und Dilatation des rechten Herzens und Dilatation der Lungengefäße sind die anatomischen Folgen; ihr Grad steht in Abhängigkeit vom Ausmaß der Lungendurchflußvermehrung. Die hämodynamische Situation ist also die gleiche wie beim isolierten Vorhofseptumdefekt mit Links-Rechts-Shunt, und auch hier wird der weitere Verlauf durch die Leistungsbreite des Herzmuskels oder durch eine sekundäre Pulmonalsklerose und nachfolgende Herzinsuffizienz bestimmt. Klinisch und röntgenologisch wird das Krankheitsbild bei der partiellen Transposition von der Größe des Shuntvolumens in Abhängigkeit von den Einmündungsverhältnissen bestimmt; bei der kompletten Transposition spielen diese keine differenzierende Rolle. Abb. 145 veranschaulicht die prinzipiellen Unterschiede der beiden Formen.

Die *partielle Lungenvenentransposition* (partieller rechtsauriculärer Lungenvenen-
abfluß) läßt nur dann ein klinisches Krankheitsbild entstehen, wenn ein beträchtlicher
Teil des Lungenvenenblutes wieder dem rechten Herzen zufließt. Auch nur dann wird
das Röntgenbild pathologisch verändert. So bestand bei dem 14jährigen Mädchen der
Abb. 146 mit Belastungsdyspnoe, lautem Systolicum im 2. ICR links und rechtstypi-
schem EKG, aber ohne Cyanose, ein Links-Rechts-Shunt von 7,1 l/min. Unter dieser
Volumenbelastung des rechten Herzens findet sich der Herzschatten mäßig nach links,
etwas deutlicher nach rechts verbreitert (Abb. 146a). Die Herzbucht ist abgeflacht, der
Pulmonalisbogen gering prominent. Die Lungenzeichnung ist als Ausdruck des erhöhten

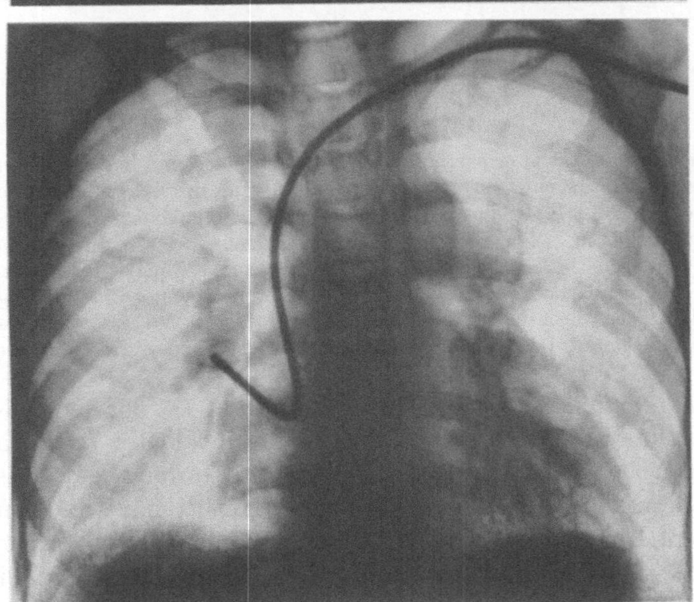

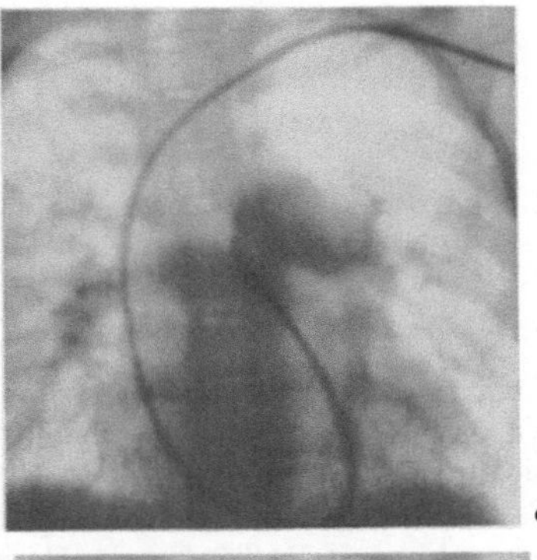

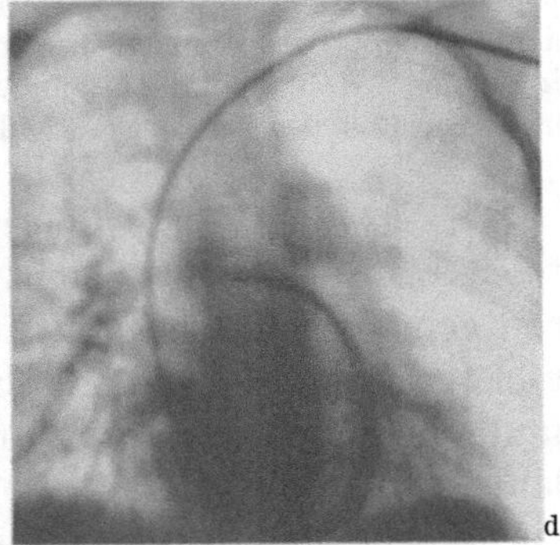

Abb. 146a u. b. Partielle Lungenvenentransposition, 14jähriges Mädchen. — a Mäßig nach links, gering nach rechts verbreitertes Herz,
prominenter Pulmonalbogen, Hilusgefäße erweitert, Mediastinalschatten normal (Links-Rechts-Shunt: 7,1 l/min, Druck in A. pulm.
24/15 mm Hg), s. Text. — b Sondierung der in den rechten Vorhof
einmündenden Lungenvene

Abb. 146c u. d. Gleicher Fall. —
Selektives Angiokardiogramm mit
Injektion in den Hauptstamm der
A. pulm.; ein Teil des kontrastierten
Lungenblutes gelangt in den rechten
Vorhof zurück!

Durchflußvolumens zentral verstärkt. Diese noch vieldeutigen Befunde werden durch
die Ergebnisse der Herzkatheterisierung und Angiokardiographie zur sicheren Diagnose einer partiellen Lungenvenentransposition ergänzt. Der Katheter kann vom

rechten Vorhof aus direkt in die hier einmündende Lungenvene geführt werden (Abb. 146b). Im selektiven Angiokardiogramm mit Injektion in den Hauptstamm der Pulmonalarterie gelangt ein Teil des Lungenblutes in den rechten Vorhof zurück, wobei sich die falsch mündende Lungenvene darstellt (Abb. 146c, d).

In solchen Fällen ist der obere Mediastinalschatten noch unauffällig, und die Herzvergrößerung hält sich in relativ bescheidenen Grenzen, wie auch kymographisch die Pulsation des Hauptstammes und der Lappenabschnitte der Pulmonalarterie noch normal zu sein pflegt.

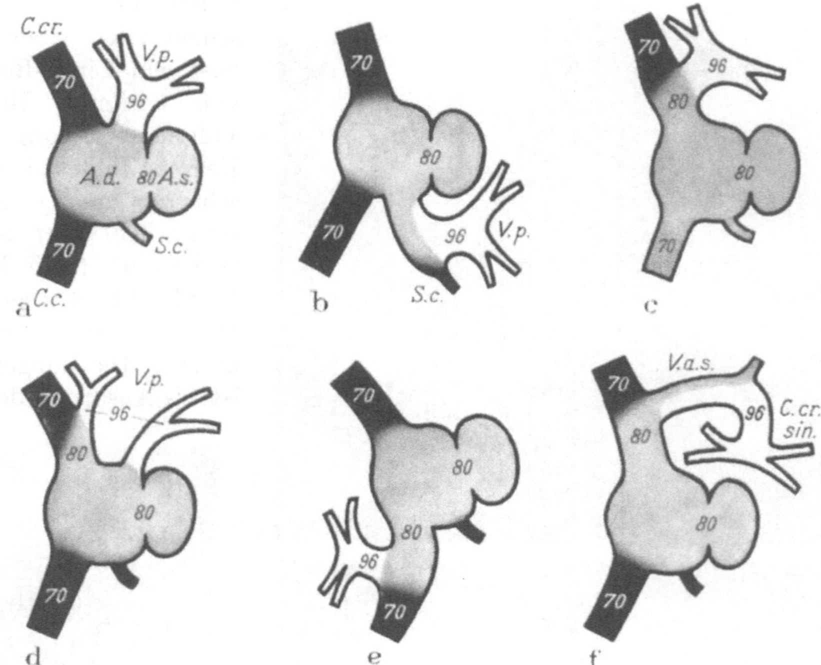

Abb. 147. Schematische Darstellung der Sauerstoffsättigungsverhältnisse in den Vorhöfen und in den großen Venen bei verschiedenen Formen der kompletten Lungenvenentransposition. *A.d.* Atrium dextrum, *A.s.* Atrium sinistrum, *C.cr.* Cava cranialis, *C.c.* Cava caudalis, *S.c.* Sinus coronarius, *V.p.* Venae pulmonales, *C.cr.sin.* Cava cranialis sinistra, *V.a.s.* Vena anonyma sinistra. Die Zahlen geben die Blutsauerstoffwerte in Sättigungsprozent an. Helle Tönung = arterielles Blut, dunkle Tönung = venöses Blut, mittlere Tönung = Mischblut. a Einmündung der Lungenvenen in den rechten Vorhof; b Einmündung in den Coronarsinus; c Einmündung in die obere Hohlvene; d Einmündung eines Teiles der Lungenvenen in die obere Hohlvene, des anderen Teiles in den rechten Vorhof; e Einmündung in die untere Hohlvene; f Einmündung in eine linke obere Hohlvene

Die *komplette Lungenvenentransposition* (in unserem Beobachtungsgut 1% der kongenitalen Kardiopathien) macht ein klinisch schwereres Krankheitsbild und bietet oft auch röntgenologisch schwere pathologische Veränderungen. Als isolierte Anomalie ist sie nicht mit dem Leben vereinbar, da in den linken Vorhof überhaupt keine Gefäße münden und somit das linke Herz aus dem Kreislauf ausgeschaltet wäre. Um den Körperkreislauf aufrechtzuerhalten, ist daher ein offenes Foramen ovale, ein Septumdefekt oder ein offener Ductus arteriosus erforderlich. Meist wird das linke Herz über das Foramen ovale versorgt, das infolge des aus den Stromverhältnissen resultierenden Druckgefälles vom rechten zum linken Vorhof offengehalten wird. Die Weite des Foramen ovale oder des Septumdefekts beeinflußt Lebens- und Leistungsfähigkeit des Kranken, weil es im wesentlichen von der Größe der Kommunikation abhängt, ob der Körperkreislauf genügend Blut erhält. Das erklärt, warum ein Teil der Mißbildungsträger das Erwachsenenalter erreicht, während die anderen in frühester Kindheit sterben.

In den großen Kreislauf gelangt nur Mischblut, weil das gesamte oxygenisierte Lungenvenenblut im rechten Vorhof mit dem venösen Blut aus dem Körperkreislauf vermengt wird. Daraus ergibt sich, daß der Sauerstoffgehalt des Blutes in den peripheren Arterien und im rechten Vorhof gleich ist. Dieser Nachweis ist diagnostisch entscheidend. Allerdings braucht die arterielle Sauerstoff-Untersättigung nicht so hochgradig zu sein, daß sie zu sichtbarer Cyanose führt. Die Verhältnisse der Sauerstoffsättigung in den Vorhöfen und großen Venen bei den anatomisch verschiedenen Formen der kompletten Transposition gibt Abb. 147 schematisch wieder.

Das klinische Bild gleicht dem bei anderen Anomalien mit Links-Rechts-Shunt und vermehrter Volumenbelastung des rechten Herzens und der Lunge. Nur die Cyanose weist gegebenenfalls auf den Fehler hin, da bei den unkomplizierten anderen Vitien mit gleicher Shuntrichtung eine Cyanose fehlt. Die klinischen und elektrokardiographischen Befunde sind von den Einmündungsverhältnissen der Lungenvenen bzw. den in Abb. 147 skizzierten Untergruppen nicht abhängig. Wohl aber können die einfache Röntgenuntersuchung, Herzkatheterisierung und Angiokardiographie außer den allgemeinen Merkmalen der kompletten Transposition auch spezielle Zeichen ergeben, die für die Topographie der Venenanomalie bedeutsam sind (HALLERBACH und SCHAEDE).

Zu den allgemeinen Röntgenzeichen der kompletten Lungenvenentransposition gehört eine erhebliche Zunahme der Querdimension des Herzens, das weit nach links,

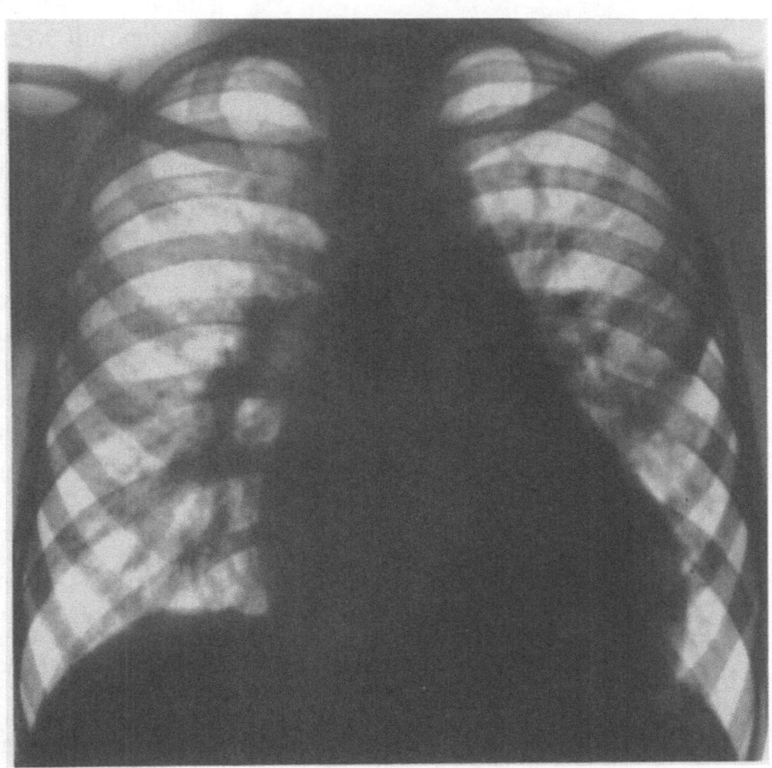

Abb. 148a. Komplette Lungenvenentransposition, 11jähriger Junge. — (Holosystolisches Geräusch über 3. ICR links parasternal, 2. P.T. akzent.; EKG rechtstypisch; Herzkatheter: Gleicher O_2-Gehalt des Blutes in allen vier Herzhöhlen, in A. pulm. und A. femor. mit 16,8 Vol.-% = 88,0% O_2-Sättigung; venöses Mischblut der Hohlvenen = Mittel 12,0 Vol.-% O_2 = 62,8% O_2-Sättigung; Lungendurchfluß = 10,4 l/min, Körperkreislaufvolumen = 4,3 l/min; Druck rechter Ventrikel 47/55 mm Hg). — Erheblich verbreitertes Herz, dilatiertes Gefäßband, Überfüllung der Lungengefäße

manchmal bis an die Thoraxwand hinüberreicht, während es nach rechts nur wenig verbreitert scheint, wie Abb. 148a bei einem 11jährigen Jungen mit einem Shuntvolumen von 6,1 l/min zeigt. Hier ist nicht nur die Herzbreite ungleich auffälliger als bei einer partiellen Transposition, sondern auch die Dilatation des Gefäßbandes im oberen Mediastinum und die pulmonale Gefäßüberfüllung sind viel deutlicher. Die zugehörigen Katheterbilder (Abb. 148b—d) lassen das Ausmaß der Dilatation des an der Vorderfläche weit entwickelten rechten Vorhofs erkennen, der in diesen Fällen 5—10mal so groß zu sein pflegt wie der linke; es sei hinzugefügt, daß die rechte Kammer entsprechend etwa 3—5mal größer als die linke vorgefunden wird. Darin spiegelt sich die verminderte Volumenleistung des linken Herzens wieder, das sowohl in Relation zum vergrößerten rechten Herzen als auch absolut unterentwickelt bleibt. Im übrigen zeigt die Sondenbild-Serie, daß sich hier vom rechten Vorhof aus drei der vier Lungenvenen erreichen ließen (Abb. 148b—d). Münden wie hier die Lungenvenen direkt in den rechten Vorhof, so gleicht die Konfiguration des Herzgefäßschattens vollauf dem Bild des Vorhofseptumdefekts,

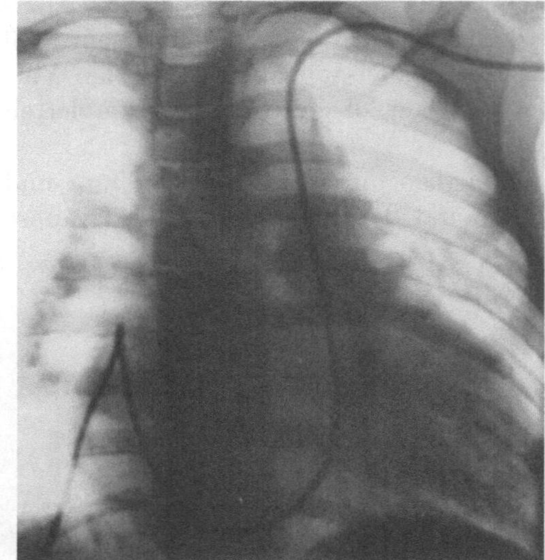

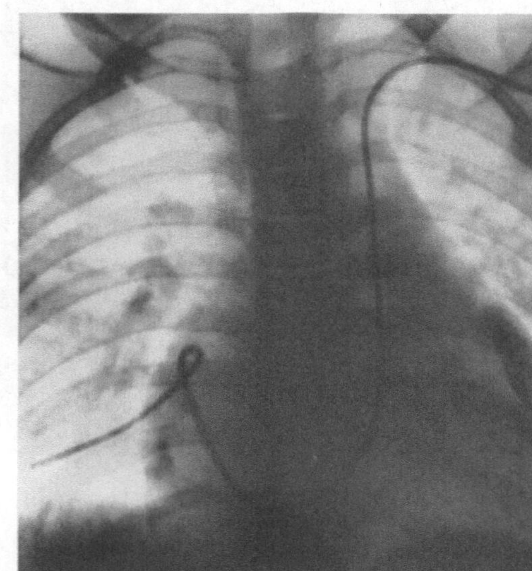

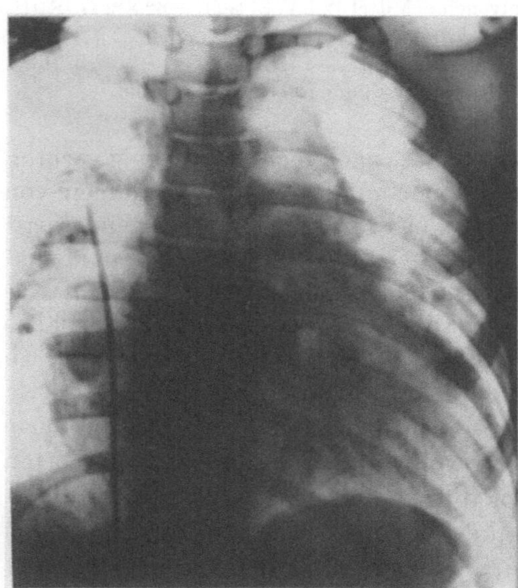

was hämodynamisch keiner Erklärung bedarf. Wo die Herzkonfiguration stärker abweicht, kann eine myogene Dilatation hinzugetreten sein. Bei der Untersuchung im frontalen Strahlengang ist das Retrokard oft im ganzen verengt, wie es bei der Rechtsdilatation zu erwarten ist. Die Befunde an den Lungengefäßen — erweiterte hiläre und perihiläre Arterien mit vermehrter Pulsation in Form von „Hilustanz" und Eigenbewegung auch weiter distal — lassen sich mit dem tomographischen Nachweis anomal verlaufender Lungenvenen ergänzen (Stecken), vor allem bei der Einmündung in den unteren Vorhofsabschnitt oder die untere Hohlvene. Im übrigen deuten sich des öfteren die falsch in die Körpervenen einmündenden Lungenvenen an bandförmigen parakardialen Verdichtungen schon im Übersichtsbild an. In praxi spielen diese Befunde aber keine wesentliche Rolle, da über Zahl und genaue Topographie der rechtsauriculären Venenabflüsse nur mit den Spezialmethoden ein sicheres Urteil möglich ist.

Die *Herzkatheterisierung* gestattet durch Austasten mit der Sonde die Vergrößerung der rechten Herzhöhlen unmittelbar nachzuweisen. Eine direkte Sondierung des linken Vorhofs durch den Septumdefekt ist nicht immer möglich. Gelingt die Einführung des Herzkatheters in eine oder mehrere Lungenvenen vom rechten Vorhof aus, so kann durch Injektion von Kontrastmittel (selektive Angiokardiographie) Aufschluß über Verlauf und Weite der Vene oder des Venenstammes gewonnen werden. Es ist jedoch bei der Sondierung von Lungenvenen nicht immer leicht zu entscheiden, ob der Katheter unmittelbar aus dem rechten Vorhof oder über einen Vorhofseptumdefekt und den linken Vorhof in die Lungenvene gelangt ist. Die intrakardiale Druckmessung ergibt im rechten Vorhof gering, in der rechten Kammer meist mäßig erhöhte Werte. Entscheidend ist der Nachweis gleichen O_2-Gehalts in rechtem Vorhof und Aorta. Bei der Einmündung der Lungenvenen in den Coronarsinus ist der Sauerstoffgehalt schon hier höher, bei Einmündung in die obere Hohlvene entsprechend dort. — Die übliche venöse *Angiokardiographie* ergibt meist keinen charakteristischen Befund, wenn die Pulmonalvenen unmittelbar in den rechten Vorhof ziehen, ist aber aufschlußreicher, wenn die Lungenvenen in die Cava superior münden.

Münden die Lungenvenen in den Coronarsinus ein, so gleichen die Röntgenbefunde generell denen bei der direkten Transposition in den rechten Vorhof. Allenfalls weist ein

Abb. 148b—d. Gleicher Fall. — Vom rechten, stark dilatierten Vorhof können 3 Lungenvenen erreicht und das linke Herz über einen Vorhof-Septumdefekt sondiert werden

nach links verbreitertes Gefäßband darauf hin, daß hier
—wie so oft bei diesem Typus—
die linke obere Hohlvene persistiert.

Diese Besonderheit leitet
zu derjenigen Gruppe von
kompletter Transposition über,
bei der die Lungenvenen über
eine *persistierende linke obere
Hohlvene*, und die linke V. anonyma in die Cava cranialis
einmünden. Hier ist der Gefäßbandschatten nach beiden
Seiten sackartig ausgeweitet
und läßt im Übersichtsbild eine
„Achterfigur" des Herzgefäßschattens entstehen (SNELLEN
u. ALBERS; HALLERBACH u.
SCHAEDE). Sie darf als pathognomonisch für diesen Typ
gelten (Abb. 149a und 150a)
und hebt ihn so aus der ganzen Gruppe von partieller und
kompletter Lungenvenentransposition heraus. Dennoch wird
man auf eine genaue diagnostische Analyse auch hier nicht
verzichten. Ihre Prinzipien ergeben sich aus den beiden
folgenden Beispielen.

Im Fall der Abb. 149 handelte
es sich um ein 11jähriges Mädchen
ohne sichtbare Cyanose, mit Belastungsdyspnoe und tastbarer Pulsation im 2./3. ICR beiderseits parasternal. Im Übersichtsbild läßt
sich die typische „Achterfigur"
erkennen (Abb. 149a), die durch
Einmündung aller Lungenvenen
über die linke obere Hohlvene und
linke V. anonyma in die rechte
obere Hohlvene bedingt wird. Bei
der Herzsondierung veranschaulicht
die Katheterlage, daß die Herzvorderfläche fast ausschließlich vom
rechten Ventrikel eingenommen
wird. Die Sonde bildet in der
aneurysmatisch dilatierten V. cava
sup. an der Einmündungsstelle der
Lungenvenen über die V. anonyma
eine riesige Schlinge (Abb. 149b).
Die Sauerstoffwerte und Druckverhältnisse in den einzelnen Herz-

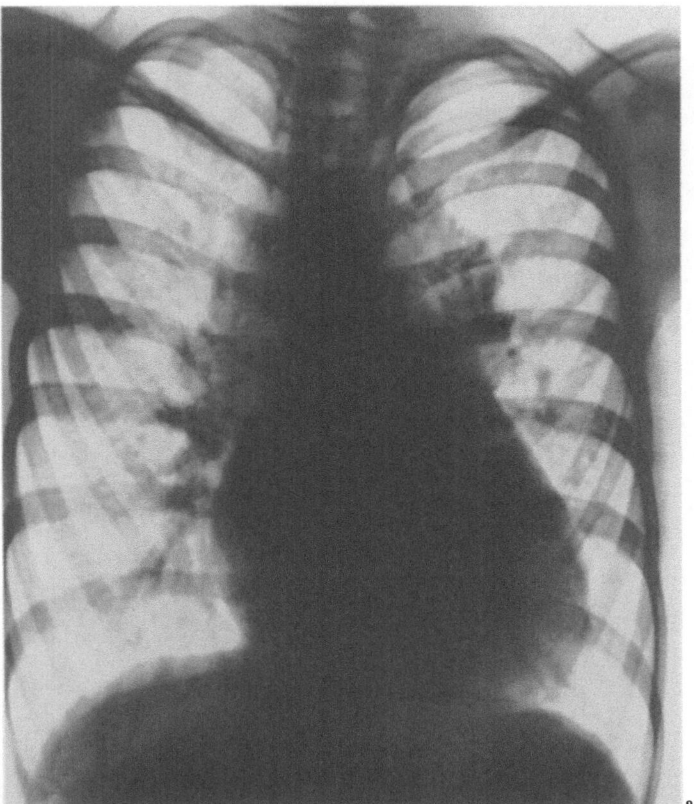

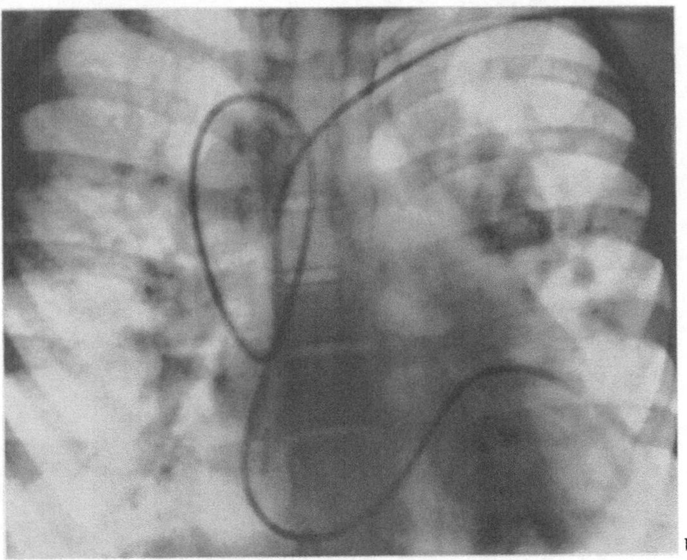

Abb. 149a u. b. Komplette Lungenvenentransposition mit Persistenz
der linken oberen Hohlvene und V. anonyma (und Vorhofseptumdefekt), 11jähriges Mädchen. — Typische „Achterfigur" des Herzschattens durch beiderseits erweiterten Gefäßbandschatten (a). —
Bei der Herzkatheterisierung bildet die Sonde in der erweiterten
oberen Hohlvene eine große Schlinge und zeigt die Ausdehnung der
rechten Kammer bis an den linken Herzrand (b)

und Gefäßabschnitten gibt das Schema der Abb. 149c wieder: Der O_2-Gehalt im rechten Herzen
und der A. pulmonalis ist mit dem der Aorta identisch (15,9 bzw. 15,6 Vol.-%), und das Shuntvolumen beträgt 7,5 l/min. Auch das Angiokardiogramm ist typisch, da nach Passage des rechten

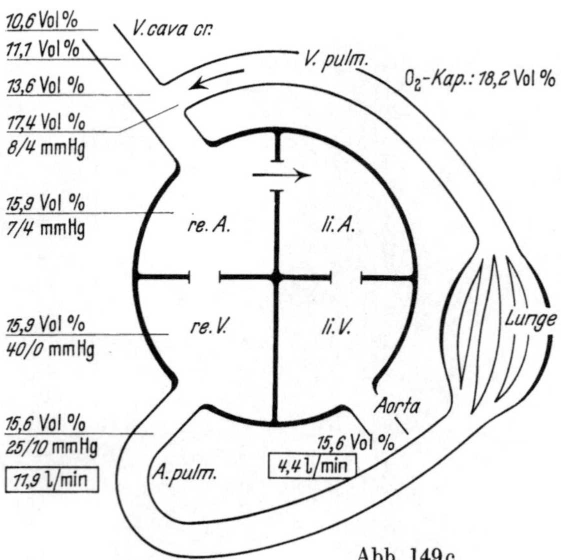

Abb. 149 c

Herzens und der Pulmonalarterie sich die Lungenvenen darstellen, die alle über eine persistierende linke obere Hohlvene und die linke V. anonyma in die rechte obere Hohlvene münden (Abb. 149d).

Wo der Shunt sehr groß ist wie im Fall der Abb. 150 mit 11,8 l/min, resultiert natürlich auch eine sehr viel mächtigere Herzvergrößerung. Wieder stellt sich im Übersichtsbild die typische „Achterfigur" dar (Abb. 150a). Der auch im Seitenbild maximal dilatierte Gefäßstamm zeigt im Kymogramm Randpulsationen, und die Lappenarterien der Lunge weisen mit Eigenbewegungen auf die enorme Zunahme des Lungendurchflußvolumens hin (Abb. 150b). Bei der Herzkatheterisierung läßt sich die Sonde von der V. cava inferior aus durch den rechten Vorhof in die V. cava sup., von dort atypisch bogenförmig in die V. anonyma und über diese bis in das Sammelgefäß der Lungenvenen vorführen (Abb. 150c). Durch Injektion von

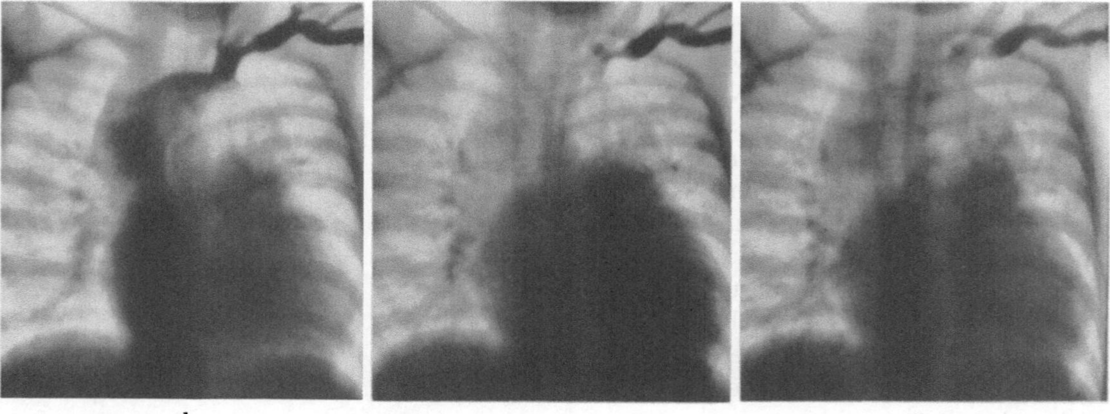

d   e   f

Abb. 149 c—f. Gleicher Fall. — c Schema der Sauerstoff- und Druckwerte (s. Text). d—f Im Angiokardiogramm Darstellung der über die persistierende V. cava sup. sin. et anonyma in die rechte obere Hohlvene mündenden Lungenvenen nach Passage des rechten Herzens und der Pulmonalarterie

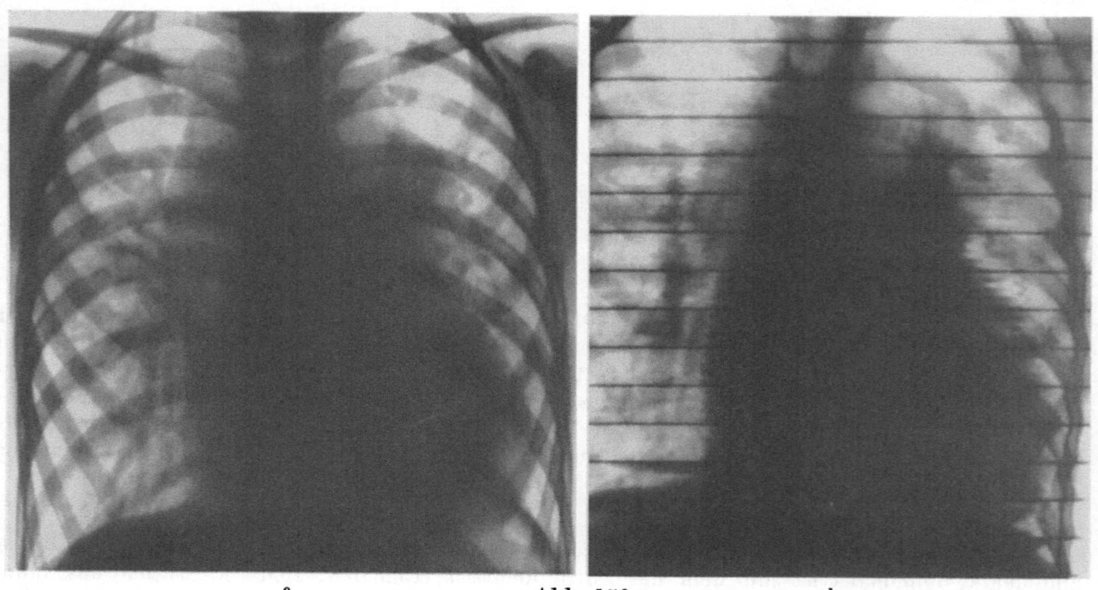

a   Abb. 150   b

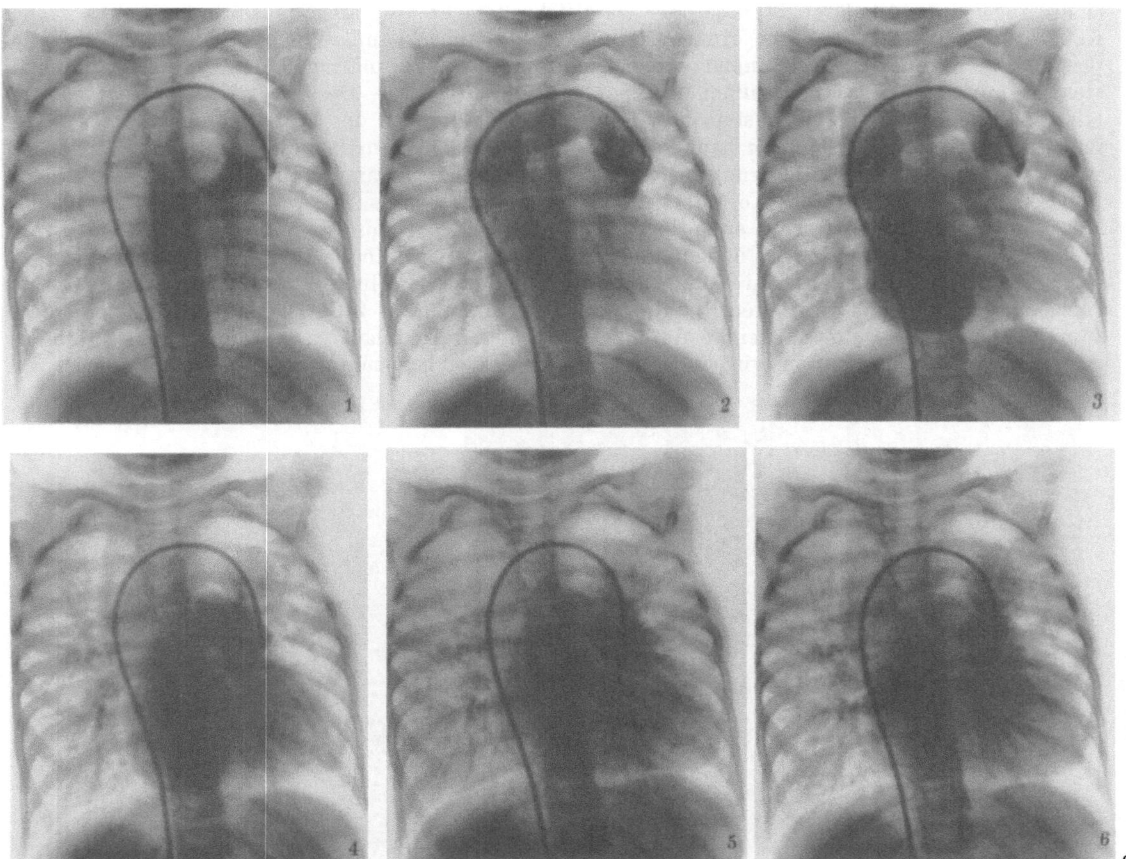

Abb. 150a—c. Komplette Lungenvenentransposition mit Persistenz der V. cava cran. sin. und Vorhofseptumdefekt mit großem Links-Rechts-Shunt (11,8 l/min) 6jähriges Mädchen. — „Achterfigur" des mächtig
vergrößerten Herzschattens (a). — Im Kymogramm Randpulsation des dilatierten Gefäßstammes,
Eigenbewegungen der Lungenarterien (b). — Selektives Angiokardiogramm bei Lungenvenentransposition
in die linke obere Hohlvene. Der Katheter wurde über die untere Hohlvene, den rechten Vorhof, die (rechte)
obere Hohlvene, die linke Vena anonyma und die linke obere Hohlvene bis an die Einmündungsstelle der
Lungenvenen vorgeführt. *1—3* Darstellung des für die Anomalie charakteristischen weiten Gefäßbogens und
des rechten Herzens. *4* Lungenarterienfüllung. *5* und *6* Lungenvenenfüllung. Wiederauffüllung des Gefäßbogens
aus den Lungenvenen (c)

Kontrastmittel werden diese Gefäßabschnitte gut sichtbar. Die Befunde ließen sich durch
gasanalytische Untersuchung der aus den verschiedenen Gefäßanteilen entnommenen Blutproben
mit Nachweis des voll arterialisierten Lungenvenenblutes sichern.

7. Fallotsche Tetralogie

Als erster hat FALLOT (1888) die klinisch-anatomischen Zusammenhänge eines Krankheitsbildes erkannt, das unter den Vitien mit Blausucht (M. caeruleus) mit 60—70 % am
häufigsten ist und aus der Kombination folgender Mißbildungen besteht: 1. Pulmonalstenose, 2. hoher (subaortaler) Ventrikelseptumdefekt, 3. reitende Aorta, 4. Hypertrophie
des rechten Ventrikels. Nachdem 1936 ABBOT die erste große zusammenfassende Darstellung der Fallotschen Tetralogie vorgelegt hatte, führten BLALOCK und TAUSSIG
(1945) die Anastomose-Operation als symptomatische, BROCK (1948) die Infundibulum-
Resektion als kausale Therapie ein. Die Fallotsche Tetralogie macht 25 % aller angeborenen Kardiopathien aus und wird vorwiegend bei Kindern beobachtet. Die Lebenserwartung ist vom Grad der Pulmonalstenose abhängig und beträgt im Durchschnitt
12 Jahre; nur selten erreichen die Kranken das 4. Lebensjahrzehnt.

Das anatomische Bild der Mißbildung weist zahlreiche Varianten auf: Die *Pulmonalstenose* ist
in den seltensten Fällen valvulär. Meist liegt eine Verengung der Ausflußbahn vor, entweder in Form

einer langen infundibulären Stenose oder als gleichzeitige Stenose am Conuseingang und -ausgang,
wobei es zur Bildung einer sog. dritten Herzkammer kommen kann. Weniger häufig ist die Hypoplasie bzw. Atresie der Pulmonalarterie bei anatomisch oder funktionell hochgradiger Pulmonalstenose; auch eine einseitige Pulmonalishypoplasie kommt vor. — Der *Ventrikelseptumdefekt* ist im
Mittel 2—4 cm groß und liegt stets hoch (subaortal) im Bereich der Pars membranacea. — Über
ihm ist der Ursprung der *Aorta* nach rechts verlagert. Das Ausmaß dieser *Dextroposition* variiert
von einer nur geringen Verlagerung bis zum extremen Rechtsabgang der Aorta. Etwa jeder vierte
Fall zeigt eine Rechtslage des Aortenbogens (Syndrom von Corvisart), wobei die Aorta ausschließlich über dem rechten Ventrikel entspringen oder über beiden Kammern reiten kann. — Die *Hypertrophie des rechten Ventrikels* ist obligat und als Folge der Drucküberlastung stets stark ausgeprägt,
so daß die rechte Herzhälfte an Volumen und Muskelmasse die linke oft übertrifft und meist die
ganze Vorderfläche und den linken Rand des Herzens einnimmt. — Zusätzliche Fehlbildungen dienen
zum Ausgleich der Pulmonalstenose durch einen Kollateralkreislauf. Die Kombination mit einer
interatrialen Kommunikation wird in etwa 40% der Fälle beobachtet, als offenes Foramen ovale

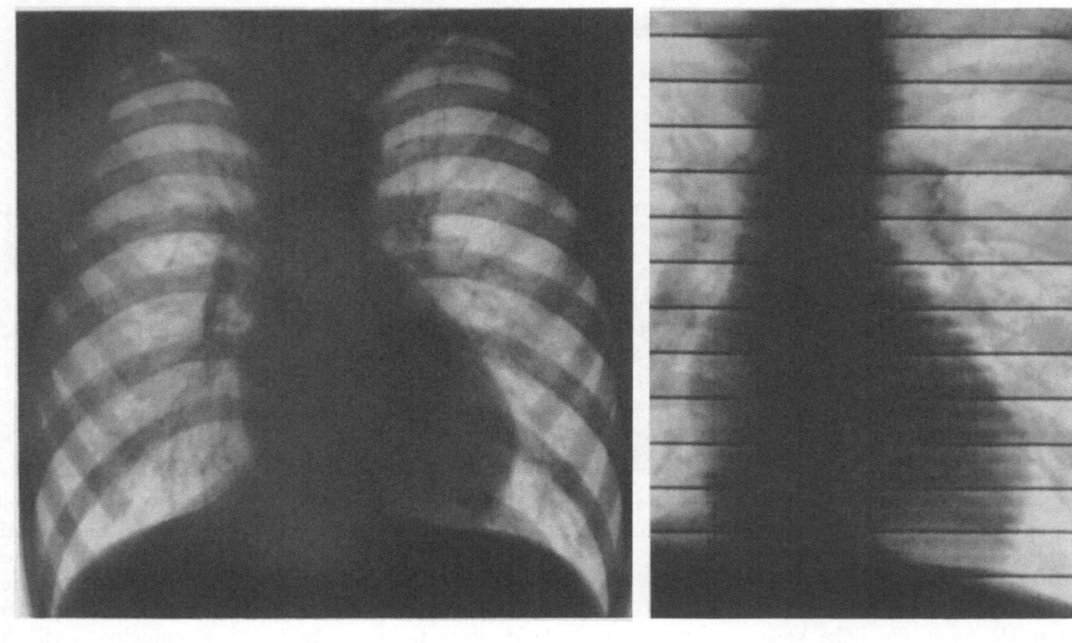

a   b

Abb. 151 a u. b. Fallotsche Tetralogie, op.: Infundibulumstenose, Pulmonalishypoplasie, 6jähriger Junge. (Cyanose, Uhrglasnägel, Hockerstellung; tastbares Schwirren 3.—5. ICR links parasternal, scharfes holosystolisches Geräusch über Herzbasis und -spitze mit Fortleitung in Halsgefäße und Rücken; EKG: Rechtstyp,
Rechtsverspätung). — Herz linksbetont, Herzspitze angehoben, Lungengefäßzeichnung normal (a). — Im
Kymogramm große Aortenamplituden; Pulmonalissegment fehlt (b)

oder Vorhofseptumdefekt = Fallotsche Pentalogie. Auch ein offener Ductus arteriosus ist nicht
selten; oder es besteht ein Kollateralkreislauf über Bronchial-, Mediastinal-, Oesophagus- und Perikardarterien oder anomale Arterien aus der Aorta oder A. subclavia (Schoenmakers). Sein Ausmaß bestimmt die Lebenserwartung und Leistungsfähigkeit der Kranken wesentlich.

Hämodynamisch ist ein Druckangleich zwischen rechter und linker Kammer entscheidend, der durch den peripheren Strömungswiderstand im großen Kreislauf beeinflußt wird. Er erlaubt den Auswurf desjenigen Blutvolumens aus der rechten Kammer
in die reitende Aorta, das nicht über die stenosierte Pulmonalis zur Lunge abfließen kann.
Der Druck in der rechten Kammer kann auf mehr als 100 mm Hg steigen, während er
in der Pulmonalarterie erniedrigt ist. Das Minutenvolumen im großen Kreislauf ist
2—3mal höher als im kleinen. Durch einen Kollateralkreislauf über die Bronchialarterien
kann aber das Lungenstromvolumen um 1—2 l/min gesteigert werden. Diese Kreislaufverhältnisse bedeuten eine Druckbelastung des rechten und eine verminderte Volumenleistung des linken Ventrikels, einen vermehrten Aorten- und verringerten Lungendurch
fluß und — je nach Größe des Rechts-Links-Shunts — eine zusätzliche Volumenbelastung des rechten Ventrikels. In den Sonderfällen einer leichten Pulmonalstenose mit

großem Ventrikelseptumdefekt ist umgekehrt ein Links-Rechts-Shunt mit vergrößertem Lungendurchfluß gegeben; hier handelt es sich aber weder entwicklungsgeschichtlich noch klinisch um eine Fallotsche Erkrankung.

Klinisch ist die Cyanose das hervorstechende Symptom, das meist von Geburt an besteht, bei anatomisch gutartigen Formen aber bis zum 3. Lebensjahrzehnt fehlen kann (wenn auch stets ein arterielles O_2-Sättigungsdefizit nachweisbar ist). Körperliche Entwicklung und Leistungsfähigkeit sind reduziert. Trommelschlegelfinger, Dyspnoe, Hockstellung, Polyglobulie, cerebrale Krampfanfälle und Mißbildungen anderer Organe runden das Bild ab (GROSSE-BROCKHOFF, JANKER, NEUHAUS u. SCHAEDE). Palpatorisch ist der Herzspitzenstoß nur angedeutet oder fehlt; im 2.—4. ICR links parasternal ist ein systolisches Schwirren zu fühlen. In der Mehrzahl der Fälle besteht ein scharfes systolisches Geräusch mit p. m. an gleicher Stelle, d. h. über der Ausflußbahn des rechten Herzens; sein Fehlen ist suspekt auf eine Pulmonalatresie. Abweichungen vom Geräuschcharakter erklären sich aus der Vielfalt der Kombinationsmöglichkeiten von infundibulärer und valvulärer Stenose. Im EKG überwiegt ein Rechtstyp als Ausdruck der Hypertrophie bzw. Mehrbelastung des rechten Ventrikels (sog. Adaptationshypertrophie); die QRS-Gruppe ist häufig aufgesplittert, geknotet und verbreitert, jedoch ist der echte Schenkelblock selten.

Die *Röntgenuntersuchung* liefert mit dem Nachweis heller Lungenfelder mit geringer peripherer Gefäßzeichnung und schmaler Hiluskomplexe mit auffallend geringer, passiver

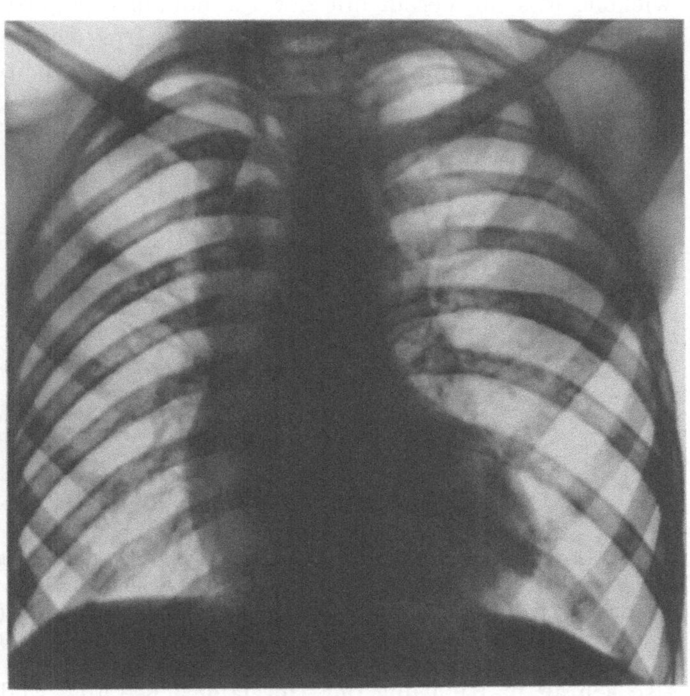

Abb. 152. Fallotsche Tetralogie, operativ bestätigt, 14jähriger Junge, klinisch typischer Befund. — Holzschuhform des Herzens, spärliche Lungengefäßzeichnung

Pulsation diagnostische Kriterien ersten Ranges, die der Reduktion des Lungendurchflusses entsprechen (Abb. 152a, 154a, 155a). Wo die Lungenzeichnung normal oder gar netzartig verstärkt ist, kann auf einen ausgeprägten Kollateralkreislauf geschlossen werden, der sich übrigens mitunter auch an tiefgelegenen dorsalen Oesophagusimpressionen durch dilatierte Bronchialarterien (THURN) oder an Rippenusuren durch dilatierte Intercostalarterien (MUSHOFF) andeuten kann. Asymmetrie der Lungenzeichnung weist auf eine einseitige Pulmonalisatresie hin (Abb. 154). Im Kymogramm schließen sich an die verstärkten Aortenpulsationen (erhöhtes Durchflußvolumen) nach caudal unmittelbar Kammerbewegungen an. Die Pulmonalarterie fehlt also bei erheblicher Stenose oder Hypoplasie dazwischen am linken Herzrand (Abb. 151b). Wo dennoch einmal ein prominentes Pulmonalissegment in der oberen Herzbucht zu sehen ist, liegt gleichzeitig ein offener Ductus arteriosus oder (selten) eine umschriebene Dilatation hinter einer valvulären Stenose bei linksverlagerter Pulmonalarterie vor.

Die Umformung des Herzens zur Holzschuh-Form *(Coeur en sabot)* ist zwar typisch, aber nicht für die Fallotsche Tetralogie pathognomonisch. Sie fehlt insbesondere bei kindlichen Kranken oft. Sie fehlt auch bei einer relativ geringgradigen Pulmonalstenose eher (vgl. Abb. 154). In solchen Fällen ist das Herz annähernd normal groß, die

Herzbucht nur im oberen Abschnitt konkav, die Herzspitze angehoben (Abb. 151a). Von diesem Bild bis zur typischen Holzschuh-Form des Herzens — Pseudoaortenform — gibt es fließende Übergänge, was sich aus den individuell verschiedenen Graden der Pulmonalstenose und der Dextroposition der Aorta erklären dürfte. Wo die Pulmonalstenose leicht und der Kammerdruck nicht extrem gesteigert ist, erfolgt die Vergrößerung des rechten Ventrikels zunächst in Richtung der regulären Ausflußbahn, d. h. annähernd senkrecht nach kranial. Wo dagegen die Pulmonalstenose hochgradig und der Druck in der rechten Kammer bis zum Druckangleich mit links erhöht ist, entleert sich das rechte Herz ganz überwiegend in die überreitende Aorta. Die reguläre bzw. pulmonale Ausflußbahn des weit nach links vergrößerten rechten Ventrikels ist daher unterentwickelt, was im Verein mit der Pulmonalishypoplasie die Herzbucht im oberen Anteil konkav vertieft. Außerdem ist die zweite, irreguläre Ausflußbahn des rechten Ventrikels zur Aorta ja von links unten nach rechts oben gerichtet. Sie dehnt sich bei Überlastung

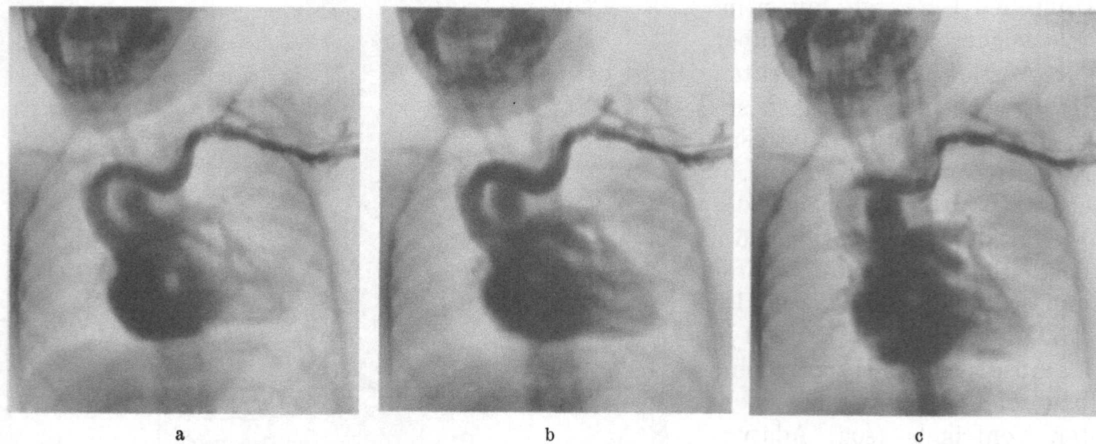

a   b   c

Abb. 153a—c. Angiokardiogramm bei Fallotscher Tetralogie, operativ bestätigt, 3jähriges Mädchen mit typischem klinischen Befund. — Unauffällige Darstellung der V. cava und des rechten Vorhofs; große rechte Kammer; gleichzeitige Füllung von Aorta (stark) und A. pulmonalis (schwach); infundibuläre Pulmonalstenose; schwache Füllung der Lungengefäße

also schräg in Richtung der Herzlängsachse aus, wodurch die Herzspitze vom Zwerchfell abgehoben und der untere Anteil der Herztaille mehr eingebuchtet wird (Zdansky). Da sich auch die quergelegene Einflußbahn der hypertrophierten rechten Kammer nach links ausdehnt, resultiert eine Linksverbreiterung des Herzens, die ausschließlich vom rechten Ventrikel verursacht wird. Er nimmt die ganze Herzvorderfläche ein, bildet mindestens den oberen Teil des linken Herzrandes im d.v.-Bild und verlagert unter Rotation den kleinen linken Ventrikel nach hinten (Abb. 152a, 155a). Diese Topographie des Cœur en sabot läßt sich im Angiokardiogramm (Abb. 155b) wie auch mittels Herzkatheter anschaulich demonstrieren. In linker vorderer Schrägstellung springt der Herzrand weit über den Wirbelsäulenschatten vor. Meist ist bei diesem Strahlengang oder im Seitenbild der Abstand zur vorderen Thoraxwand vergrößert, weil die infundibuläre Stenose den Conus pulmonalis unerweitert läßt bzw. eine Pulmonalishypoplasie besteht. Auch das sog. Aortenfenster ist auffallend hell (Taussig). Im Übersichtsbild wird der rechte Herzrand vom rechten Vorhof gebildet, wenigstens im oberen Anteil. Ist das Herz deutlich nach rechts verbreitert, so kann im allgemeinen auf eine Vergrößerung des rechten Vorhofs, d. h. Dekompensation der rechten Kammer, geschlossen werden.

Die Aorta ist normal weit oder verbreitert, so daß der ganze Gefäßbandschatten auch ohne Persistenz einer linken oberen Hohlvene breiter wird. Dabei ist eine Rechtslage des Aortenbogens im Übersichtsbild nicht immer zu erkennen, wird aber bei der Bariumuntersuchung durch eine Impression der Speiseröhre von rechts her sichtbar (vgl. Abb. 213); ein doppelter Aortenbogen ist selten. In mittlerer Herzhöhe kreuzt die rechtsbogige Aorta wieder auf die linke Seite.

Obwohl die einfache Röntgenuntersuchung in Verbindung mit den klinischen Befunden in der Mehrzahl der Fälle die Diagnose einer Fallotschen Tetralogie mit ausreichender Sicherheit zu stellen erlaubt, muß doch durch Spezialuntersuchungen zur Frage der Operationsindikation und -technik Stellung genommen werden.

Die *Herzkatheterisierung* mit Druckmessung und Gasanalyse ergibt dafür wichtige Hinweise. Der Druck in der rechten Kammer ist erhöht und dem Druck des linken Herzens angeglichen, übersteigt ihn jedoch nur in Ausnahmefällen, weil — im Gegensatz zur reinen Pulmonalstenose — der Scheidewanddefekt als Ventil wirkt. Die Gasanalyse aus den Blutproben der einzelnen Herzabschnitte erlaubt die Berechnung der Shunt-Volumina bzw. der Minuten-Volumina im großen und kleinen Kreislauf. Obwohl sich die Aorta über dem Septumdefekt häufig sondieren läßt, ist die Sondierung der Pulmonalarterie schwierig. Wenn sie gelingt, so beweist ein großer Druckgradient zwischen Kammer und Gefäß die Stenose. Beim Zurückziehen des Katheters aus der Pulmonalarterie in den rechten Ventrikel unter laufender Druckregistrierung kann aus dem plötzlichen, allmählichen oder gar stufenförmigen Druckanstieg auf eine valvuläre, infundibuläre oder doppelte Stenose (mit Ausbildung einer sog. 3. Kammer) geschlossen werden; vgl. S. 127. Diese Möglichkeit ist für die Wahl der Technik zur operativen Korrektur des Vitium sehr wertvoll geworden. Im übrigen lassen sich mit der Herzkatheterisierung auch solche Fälle erfassen, bei denen abweichend vom klassischen „Fallot" ein überwiegender oder ausschließlicher Links-Rechts-Shunt besteht, weil die A. pulmonalis nur leicht stenosiert ist; hier erbringt die Gasanalyse den Nachweis des Ventrikelseptumdefekts, während die Kontrastblutuntersuchung nur die Pulmonalstenose darstellt.

Mit der *Angiokardiographie* (JANKER) können auch diejenigen Fälle geklärt werden, in denen die klinische Untersuchung und die Herzkatheterisierung keine genügende Sicherheit der Diagnose erbracht haben. Vor allem aber dient sie der Darstellung der Ausflußbahn der rechten Kammer und der Beurteilung von Aorta und Pulmonalarterie samt ihren Ästen. Die selektive Füllung vom rechten Ventrikel aus läßt die vorliegende Stenoseform besser beurteilen; die venöse Angiokardiographie gibt Auskunft über zusätzliche Anomalien wie z. B. einen Vorhofseptumdefekt oder eine linke obere Hohlvene.

Der diagnostisch entscheidende, angiokardiographische Befund ist die gleichzeitige Füllung von breiter Aorta und schmaler Pulmonalis mit Kontrastmittel, weil er den Ventrikelseptumdefekt und die reitende Aorta beweist. Die Kontrastdichte gestattet gewisse Rückschlüsse auf die Größe der Shuntvolumina, und an der Aorta auch auf den Grad der Dextroposition und die eventuelle Rechtsbogenlage (Abb. 153). Die selektive Darstellung der Ausflußbahn des rechten Ventrikels läßt die möglichen Stenoseformen differenzieren und Weite und Verlauf der Pulmonalarterie und ihrer Hauptäste beurteilen. Das ist für die operative Technik besonders wichtig. Abb. 153 zeigt eine infundibuläre Stenose, eventuell mit valvulärer Stenose kombiniert; hier kommt die Blalock-Taussigsche Anastomosierung zwischen A. subclavia und einem Pulmonalarterienast in Frage. Symmetrische oder asymmetrische Kontrastierung der Lungenarterien und Weitedifferenzen zeigen auch die Größe der Lungendurchblutung und bestimmen die Seitenwahl zur operativen Anastomose. Wo die Pulmonalstenose und -hypoplasie relativ geringgradig sind wie im Beispiel der Abb. 154a mit fast normaler Form und Größe des Herzens, füllen sich die Lungengefäße gut kontrastiert an; das Angiokardiogramm bestätigt hier bei annähernd symmetrischer Lungendurchblutung aber doch eine rechts stärker hypoplastische Pulmonalis (Abb. 154b), wie es sich schon im Übersichtsbild andeutete. Bei diesem 7jährigen Jungen mit mäßiger Cyanose seit dem 2. Lebensjahr, ohne Dyspnoe, mit geringen Trommelschlegelfingern, klassischem Auskultations- und EKG-Befund wurde bei der Herzkatheterisierung ein Druck von 110 mm Hg in der rechten, 100 mm Hg in der linken Kammer gemessen.

Ist die Pulmonalstenose hochgradig und die Pulmonalarterie stark hypoplastisch oder atretisch, so reicht der Kontrast im Lävogramm, d. h. nach Passage des Lungenkreislaufs, nicht mehr aus, das linke Herz darzustellen, weil das Kontrastmittel aus dem rechten Ventrikel weitgehend oder ausschließlich über die Aorta entleert wurde (THURN). Es kann dann im Serienbild zu einer Lungenfüllung über kollaterale Bronchialarterien kommen, was den Verhältnissen beim Pseudotruncus arteriosus entspricht. Eine solche Situation lag in unserem letzten Beispiel vor. Bei dem 7jährigen Jungen mit angeborener

Cyanose, Belastungsdyspnoe, retardierter Entwicklung, mittelgradigen Trommelschlegelfingern, angedeutetem Herzbuckel und sichtbaren Pulsationen im 4./5. ICR links parasternal, aber ohne Geräuschbefund, konnte bei der Herzkatheterisierung die Aorta über

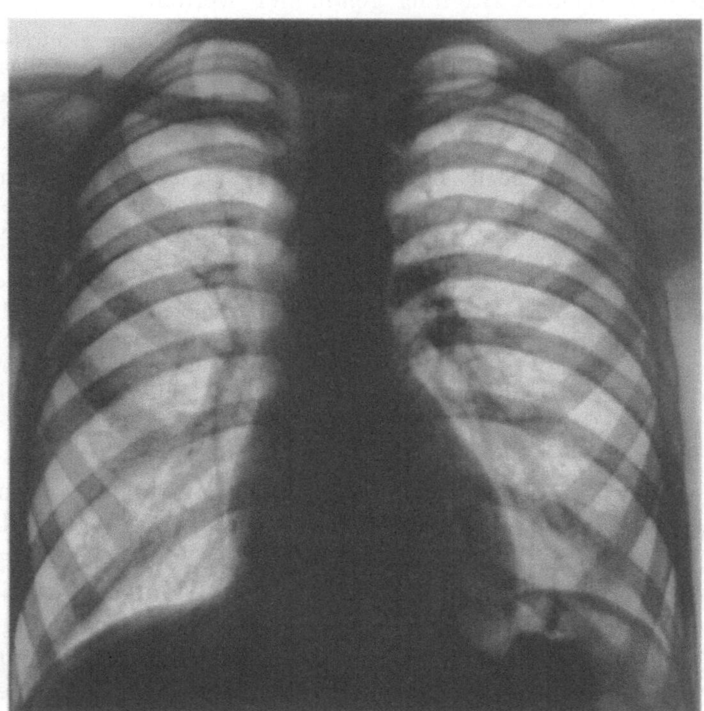

einen Ventrikelseptumdefekt
erreicht werden; die Pulmonalarterie ließ sich nicht sondieren. Die Drucke in rechtem Ventrikel und Aorta
waren mit 130 mm Hg ange-
glichen. Das Übersichtsbild
(Abb. 155a) zeigt ein Cœur
en sabot mit breitem Gefäßband und verstärkter Lungentransparenz, also die ersten
indirekten Röntgenzeichen
einer Fallotschen Tetralogie
mit hochgradiger Pulmonalstenose (vgl. S. 165). Im Angiokardiogramm nimmt der
rechte Ventrikel die ganze
Herzvorderfläche ein und bildet auch den linken Herzrand
(Abb. 155b). Das Kontrastmittel tritt praktisch in toto
in die sehr breite Aorta über
und füllt die Halsgefäße stark
auf. Ein eigentlicher Stamm
der Pulmonalarterie ist nicht
sichtbar; die Lungengefäße

Abb. 154a. Fallotsche Tetralogie, operativ bestätigt, 7jähriger Junge
(s. Text). — Normale Herzform und -größe, helle Lungenfelder,
rechts stärkere Hypoplasie der Lungenarterien

füllen sich sehr spät. Die röntgenologische Diagnose eines Pseudotruncus arteriosus mit
starker Hypoplasie oder Atresie der Pulmonalarterie und einer Lungenversorgung über
Kollateralen aus der Aorta konnte bei der Operation nach BLALOCK bestätigt werden,

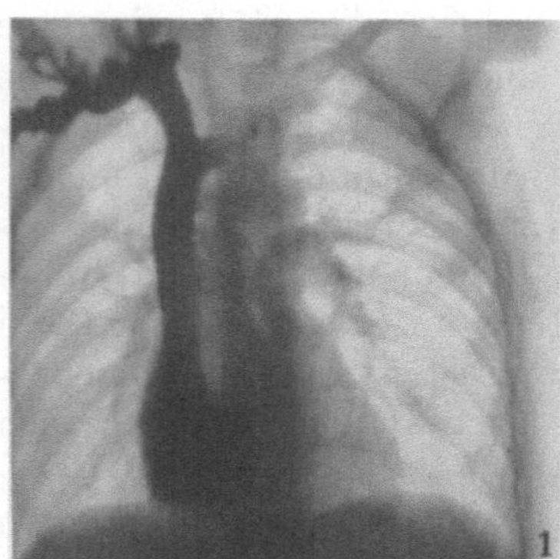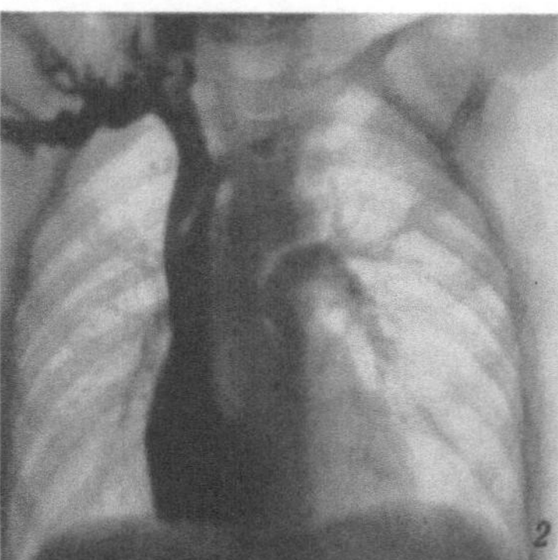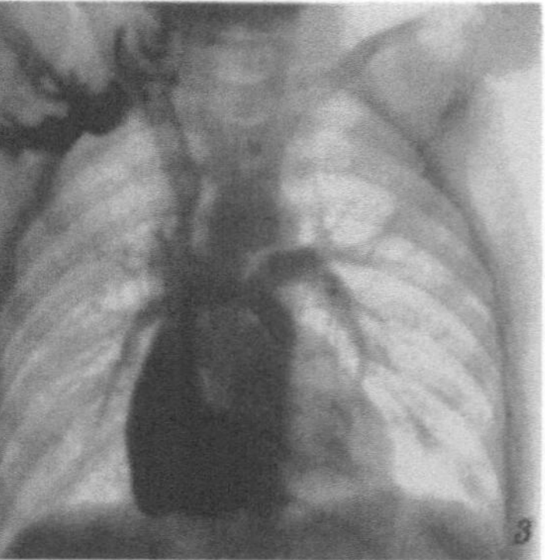

Abb. 154b. Gleicher Fall. — Im Angiokardiogramm normales Dextrogramm; typisch gleichzeitige Füllung
von Aorta und A. pulmonalis (Hypoplasie rechts mehr als links)

wo sich eine Fallotsche Tetralogie mit nur stricknadeldicker Pulmonalarterie und außer-
gewöhnlich dicker A. mammaria interna fand.

Wenn das Angiokardiogramm bei reichlicher Füllung der peripheren Lungengefäße
den Hauptstamm oder einen Seitenast der Pulmonalarterie auffallend lang anhaltend
kontrastiert zeigt, kann auf einen zusätzlichen offenen Ductus arteriosus geschlossen
werden. Die Herzkonfiguration weist in solchen Fällen meist mit einem in der Herz-

bucht prominenten Pulmonalissegment und normaler Lungenzeichnung auf diese günstige Kollateralverbindung hin, wie wir schon früher erwähnt haben. Wo eine Fallotsche Pentalogie vorliegt, kann das Angiokardiogramm einen Kontrastmittelübertritt vom rechten in den linken Vorhof an-zeigen.

Nach der *operativen Korrektur* ändern sich Form und Größe des Herzens meist nicht. Nach einer Brockschen Klappensprengung (valvuläre Stenose) pflegt die Ge-fäßzeichnung der Lunge beidseitig, nach einer Blalock-Taussigschen Anastomosierung einseitig wieder stärker zu werden (Thurn).

Differentialdiagnostisch spielen bei der Fallotschen Tetralogie alle Vitien mit einem verringerten Stromvolumen im kleinen Kreislauf eine Rolle. Hier sind die Fallotsche Trilogie und Pen-talogie nur mit den Spezialuntersu-chungen relativ sicher abgrenzbar (vgl. S. 167), während der Pseudotruncus arteriosus schwerer abzutrennen bleibt. Bei der Tricuspidalatresie ist schon die Herzform anders, weil der rechte

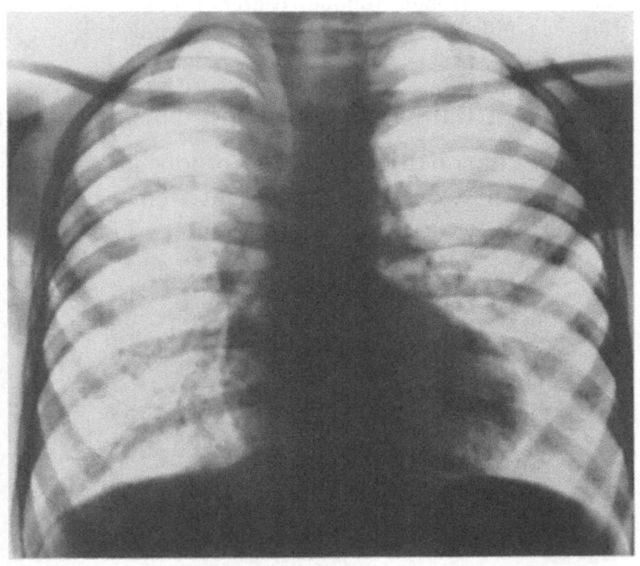

Abb. 155a. Hochgradige Fallotsche Tetralogie, operativ be-stätigt, 7jähriger Junge (s. Text). — Coeur en sabot, breites Gefäßband, helle Lungenfelder

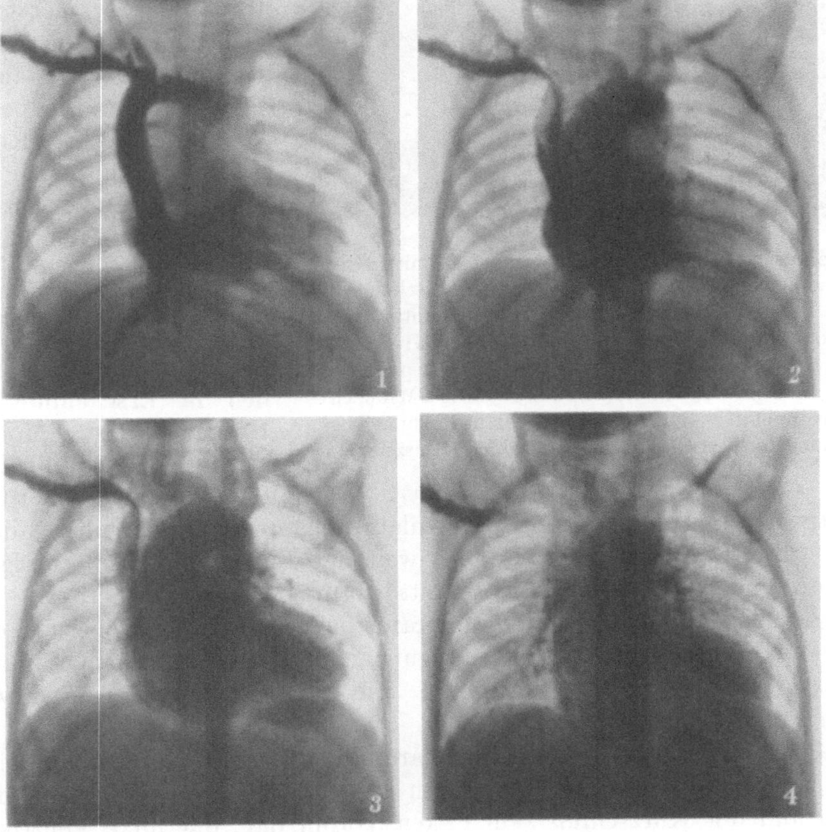

Abb. 155b. Gleicher Fall. — Angiokardiogramm: Hochgradige Vergrößerung der rechten Kammer bis zum linken Herzrand, Füllung der breiten Aorta bei fehlender Pulmonalisfüllung (Pseudotruncus arteriosus, s. Text)

Herzrand geradlinig in Deckung mit dem Wirbelsäulenrand verläuft; entscheidend ist hier neben dem linkstypischen EKG die fehlende Füllung des rechten Ventrikels im Angiokardiogramm. Die isolierte Pulmonalstenose und das Ebstein-Syndrom unterscheiden sich gleichfalls schon durch ihre Herzform, die cyanotischen Vitien ohne Pulmonalstenose (sog. Eisenmenger-Komplex, Transposition der großen Gefäße, echter Truncus arteriosus communis) schon durch ihre verstärkte Lungengefäßzeichnung röntgenologisch genügend von der Fallotschen Tetralogie (Thurn).

8. Pulmonalstenose mit Vorhofseptumdefekt (Fallotsche Trilogie)

Die Pulmonalstenose mit Vorhofseptumdefekt und Hypertrophie des rechten Ventrikels (Fallotsche Trilogie) macht weniger als 5% der angeborenen cyanotischen Vitien aus. Hämodynamisch besteht eine erhöhte Druckbelastung für die rechte Kammer, geringer auch für den rechten Vorhof; der Druck in der Pulmonalarterie ist normal oder erniedrigt. Die zur Füllung der rechten Kammer notwendige Drucksteigerung im Vorhof führt zu einem Rechts-Links-Shunt über den Vorhofseptumdefekt. Der linke Vorhof bleibt normal groß, der linke Ventrikel kann stärker volumenbelastet werden und in Einzelfällen hypertrophieren und dilatiert sein.

Die Herzkonfiguration ist praktisch mit der Herzform bei der isolierten Pulmonalstenose identisch. Der Hauptstamm der Pulmonalarterie ist poststenotisch erweitert, rechte Kammer und rechter Vorhof sind vergrößert. Das Herz kann normal groß bleiben, erscheint aber im Übersichtsbild meist durch den rechten Ventrikel nach links verbreitert, während der rechte Vorhof am rechten Herzrand oft nicht merklich in Erscheinung tritt. Die Herzbucht ist infolge Verlängerung der Ausflußbahn der rechten Kammer (meist valvuläre

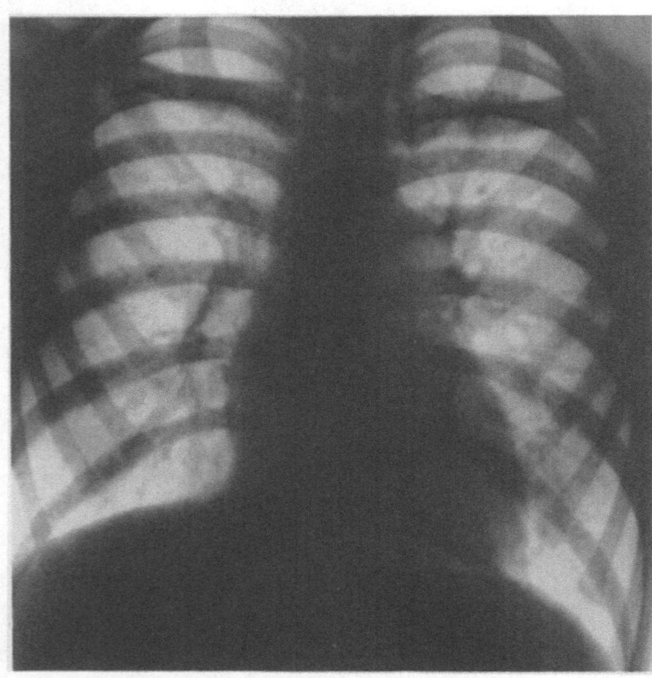

Abb. 156. Fallotsche Trilogie (Vorhofseptumdefekt mit geringer Pulmonalstenose und kleinem Links-Rechts-Shunt; schnelle Ermüdbarkeit; lautes Systolicum mit p.m. Sternummitte; sichtbare Pulsation links, parasternal im 2. ICR; EKG: Steiltyp; Herzkatheter: Druck im rechten Ventrikel 75/0, A. pulmonalis 30/10 mm Hg; Links-Rechts-Shunt (1 l/min). 10jähriges Mädchen — Gering linksverbreitertes Herz mit prominentem Pulmonalbogen und hellen Lungenfeldern bei leicht verstärkter Hiluszeichnung

Pulmonalstenose) und der poststenotisch dilatierten prominenten Pulmonalis ausgefüllt (Abb. 156). Die Lungenfelder sind hell, weil der Lungendurchfluß infolge der Pulmonalstenose und des Rechts-Links-Shunts vermindert ist (Abb. 157a). Im Kymogramm zeigt gelegentlich der rechte Herzrand bei analoger Vergrößerung des rechten Vorhofs reine oder gemischte Vorhofsbewegungen. Die Randpulsationen am erweiterten Pulmonalissegment sind nicht vergrößert, und an den Lappenarterien werden nur Mitbewegungen sichtbar (Thurn).

Für die Röntgendiagnose sind Angiokardiographie und Herzkatheterisierung entscheidend. Im venösen Angiokardiogramm stellen sich die Erweiterung der rechten Herzhöhlen und der Kurzschluß zum linken Vorhof dar; der linke Ventrikel und die Aorta füllen sich vom rechten Vorhof aus schon im Dextrogramm. Zum Unterschied von der Fallotschen Tetralogie fehlen eine überreitende Aorta und eine Hypoplasie der

Pulmonalis. Statt dessen stellt sich die poststenotische Dilatation des Pulmonalishauptstammes meist gut dar; die Lappen- und Segmentarterien sind schmal (JANKER; THURN). Am klarsten sind die anatomischen Verhältnisse bei der selektiven Angiokardiographie mittels Herzkatheter zu beurteilen. Die Katheterspitze wird dabei in die Ausflußbahn des rechten Ventrikels gelegt. Das Serienbild nach Druckinjektion läßt dann Sitz und Ausdehnung der Stenose gut erkennen, was für die Operationsindikation ausschlaggebend sein kann. Bei der meist vorliegenden valvulären Stenose ist die operative Sprengung nach BROCK angezeigt, während eine infundibuläre oder kombinierte Pulmonalstenose mit Einengung der Ausflußbahn schwerer zu operieren ist. In unserem Beispiel handelt es sich um die seltene Form einer langgestreckten, infundibulären Stenose mit zusätzlicher Verengung im Klappenbereich (Abb. 157b). Auch ohne Kontrastblutdarstellung waren die Befunde bei der Herzkatheterisierung insofern typisch, als sich ein stufenförmiger Druckabfall vom rechten Ventrikel über das Infundi-

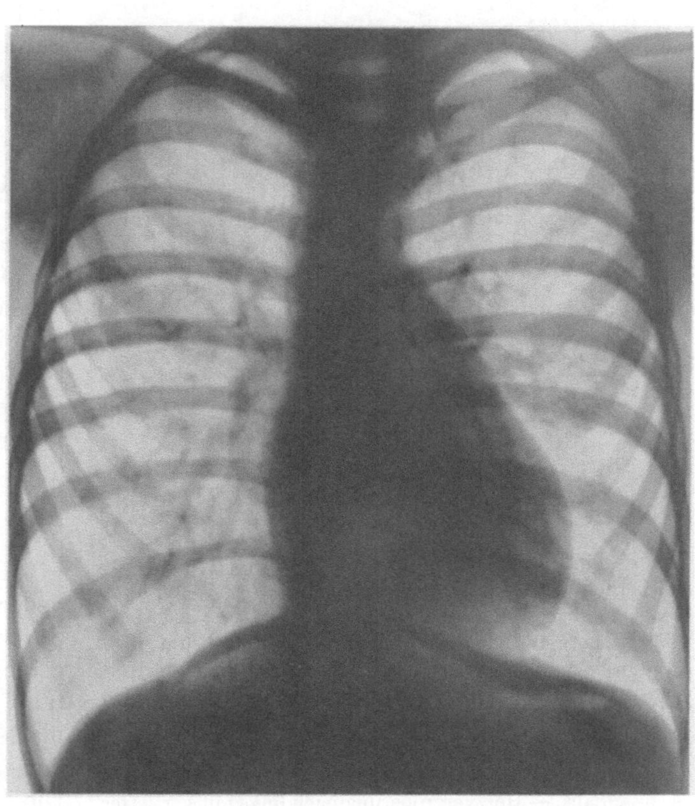

Abb. 157a. Fallotsche Trilogie, 8jähriges Mädchen (Herzkatheter: Druck rechter Ventrikel 120/5, Pulmonalarterie 15/5 mm Hg; Sondierung einer rechts einmündenden Lungenvene und durch einen Vorhofseptumdefekt auch des linken Vorhofs), s. Text. — Gering vergrößertes Herz, Taille ausgefüllt, Gefäßzeichnung vermindert

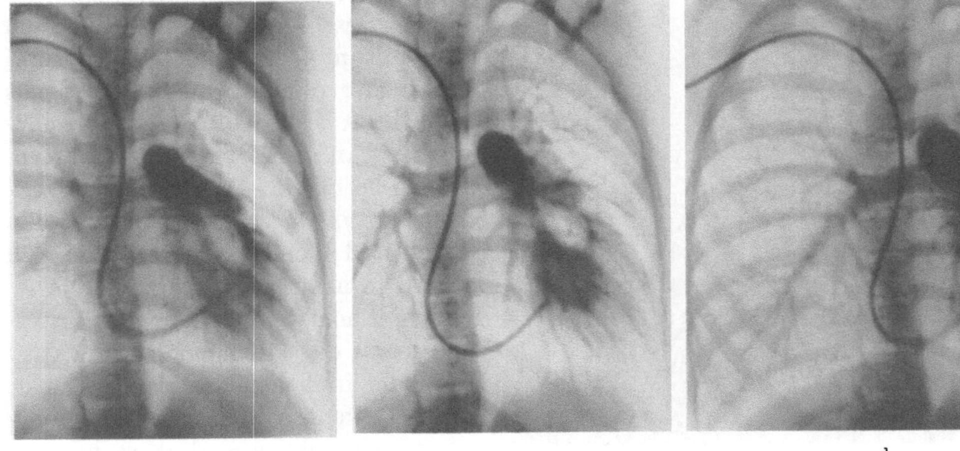
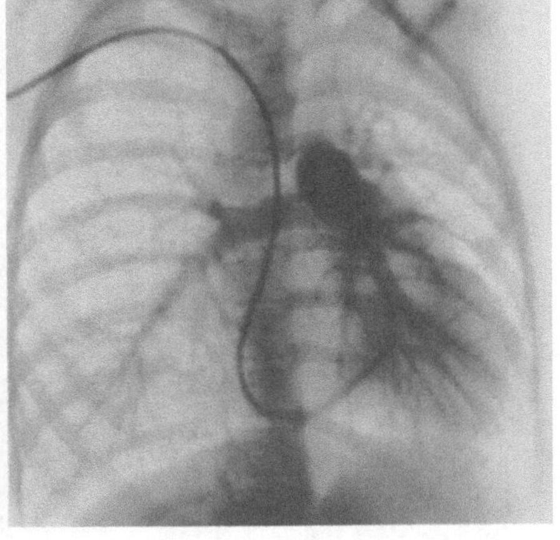

b   c   d

Abb. 157b—d. Gleicher Fall. — Selektives Angiokardiogramm mit Darstellung einer langgestreckten infundibulären (und valvulären) Pulmonalstenose

bulum zur Pulmonalarterie wie in Abb. 121 ergab. Gleichzeitig wurden vom rechten Vorhof aus eine dort einmündende Lungenvene und über den Vorhofseptumdefekt der linke Vorhof sondiert. Die klinischen Befunde einer verzögerten körperlichen Entwicklung und deutlichen Leistungsminderung, progredienten Belastungsdyspnoe und -cyanose, geringen Ruhecyanose, holosystolischen Geräusches und Schwirrens im 3. ICR links

parasternal und Rechtshypertrophie und -herzschädigung im EKG wurden dadurch bestätigt.

Die Differentialdiagnose ist bei ausgesprochener Cyanose gegenüber der isolierten Pulmonalstenose leicht. Daß die poststenotische Pulmonalisdilatation eine Fallotsche Tetralogie (Cœur en sabot, Pulmonalishypoplasie) meist leicht abzugrenzen gestattet, haben wir schon erwähnt. Cyanotische Vitien mit einem vermehrten Lungendurchfluß scheiden wegen ihrer verstärkten Lungengefäßzeichnung schon ohne Spezialuntersuchung differentialdiagnostisch aus.

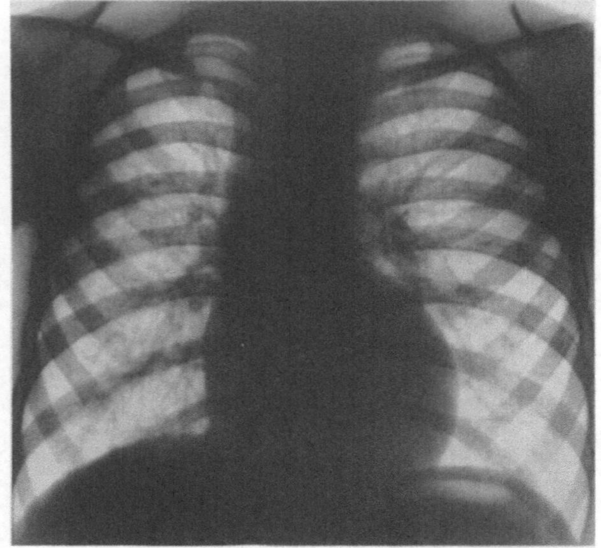

Abb. 158. Tricuspidalatresie, 6jähriger Junge (verzögerte körperliche Entwicklung, mit 5½ Jahren Hemiplegie links, mäßige Cyanose, Trommelschlegelfinger; sichtbare Pulsation 3./4. ICR links parasternal, Systolicum über Herzbasis und -spitze mit p.m. im 2. ICR links; EKG: Linkstyp). Obduktion: Tricuspidalatresie, weites Foramen ovale, kleiner Ventrikelseptumdefekt, Hypertrophie des linken Ventrikels, Hypoplasie der A. pulm., kollaterale Lungenversorgung durch Äste von Aorta desc. und A. brachialis. — Herzvergrößerung nach links mit vertiefter Herzbucht und steil abfallendem rechten Herzrand, peripher verarmte Lungenzeichnung

9. Tricuspidalatresie

Mit Tricuspidalatresie wird ein angeborener Herzfehler bezeichnet, der durch drei anatomische Besonderheiten gekennzeichnet ist: 1. Atresie bzw. Stenose der Tricuspidalklappe, 2. Hypoplasie des rechten Ventrikels, 3. Vorhofseptumdefekt bzw. Foramen ovale. Die großen Gefäße können aus den zugehörigen Kammern entspringen oder transponiert sein. Gleichzeitig kommen oft Pulmonalstenosen verschiedenen Grades bis zur Pulmonalisatresie vor, gelegentlich auch eine Inversion des Herzens (vgl. Abb. 160). Außerdem wird mitunter ein Ventrikelseptumdefekt oder offener Ductus arteriosus beobachtet. Der Anteil der Tricuspidalatresie an den kongenitalen Kardiopathien beträgt 3—5 % (Schaede).

Hämodynamisch bestehen für den großen und kleinen Kreislauf von Fall zu Fall je nach den zusätzlich vorliegenden Anomalien erhebliche Unterschiede. Da das Tricuspidalostium atretisch oder funktionell verschlossen ist, fließt das venöse Blut durch den Vorhofseptumdefekt aus dem rechten in den linken Vorhof, wo es mit dem aus den Lungenvenen einströmenden arterialisierten Blut durchmischt wird. Das Mischblut wird von der linken Kammer

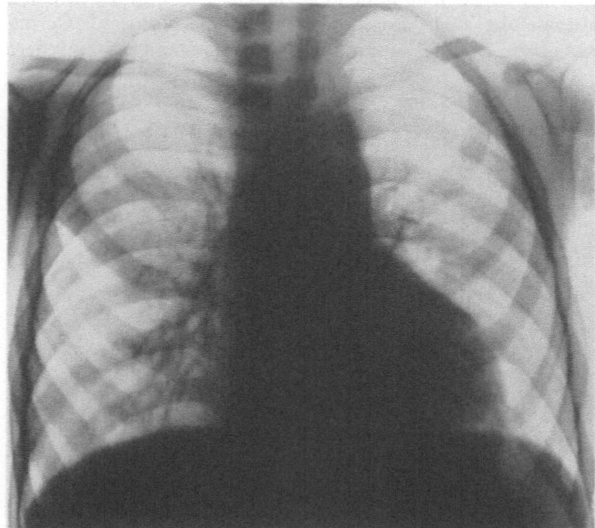

Abb. 159. Tricuspidalatresie mit Linksvergrößerung des Herzens, vertiefter Herzbucht, steil abfallendem rechten Herzrand; die verwaschene perihiläre Gefäßzeichnung deutet auf die Kollateralversorgung hin

an beide Kreisläufe weitergegeben, so daß das Herz funktionell als „Cor biloculare" wirkt: Der Lungenkreislauf wird dabei entweder über einen Ventrikelseptumdefekt, die rudimentäre rechte Kammer und eine hypoplastische Pulmonalarterie versorgt oder von der Aorta aus über einen offenen Ductus arteriosus oder sonstige Kollateralen. Nimmt bei Transposition die Pulmonalarterie ihren Ursprung aus dem linken Ventrikel, so ist — falls eine Stenose der pulmonalen Ausflußbahn fehlt — das Minutenvolumen im Lungenkreislauf wegen des hier geringen Strömungswiderstandes wesentlich größer als im Körperkreislauf; derartige Kranke haben eine nur geringe Lebenserwartung.

H. TAUSSIG hat 1947 die *klinische Symptomatologie* der Tricuspidalatresie als erste ausführlich dargestellt. Sie ist durch die Trias: Cyanose, linkstypisches EKG und bestimmte Veränderungen der Herzfigur gekennzeichnet. Die Cyanose ist meist hochgradig und besteht von frühester Kindheit an, wenn von den Fällen mit Transposition der Gefäße ohne Pulmonalstenose abgesehen wird. Entsprechend der Schwere der Cyanose finden sich Wachstumsstörungen und besonders häufig „cerebrale Anfälle". Ein hebender Herzspitzenstoß ist das erste differentialdiagnostische Kriterium gegenüber der Fallotschen Tetralogie. Der Auskultationsbefund ist uncharakteristisch. Ein systolisches Geräusch mit p.m. im 2./3. ICR pflegt bei Vorliegen einer Pulmonalstenose ausgeprägt zu sein, während ein kontinuierlich systolisch-diastolisches Geräusch auf einen offenen Ductus arteriosus hinweist; Fehlen dieses Geräusches schließt aber den offenen Ductus nicht aus. — Das linkstypische EKG ist — in Verbindung mit ausgeprägter Cyanose — fast pathognomonisch (SCHAEDE).

Bei der *Röntgenuntersuchung* erscheint die rechte Kammer klein, die linke groß. Der rechte Herzrand fällt meist steil ab und verläuft oft parallel

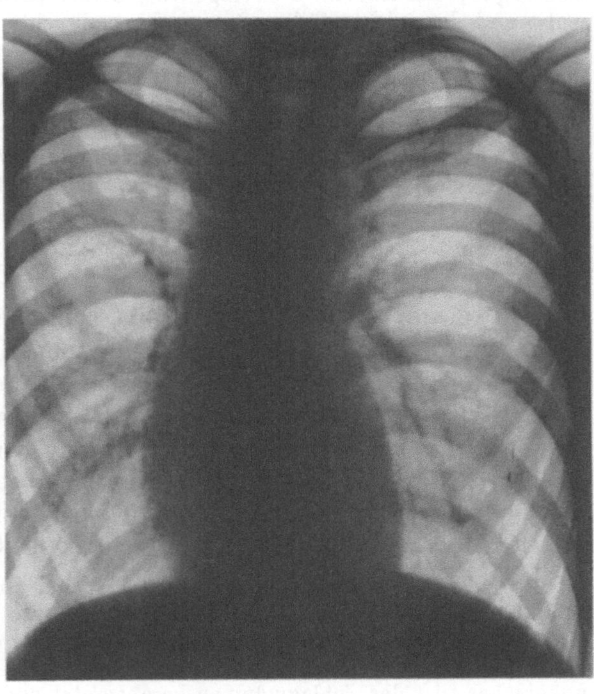

Abb. 160. Tricuspidalatresie mit Inversion des Herzens, autoptisch bestätigt. Steilstehendes Herz mit zentral und peripher verringerter Lungengefäßzeichnung

zum Wirbelsäulenrand (Abb. 159), weil der rechte Ventrikel hypoplastisch ist und der rechte Vorhof sich nach links ausdehnen kann. Manchmal ist der obere Teil des rechten Herzrandes durch den rechten Vorhof konvex gerundet, während der zwerchfellnahe Teil der rechten Kammer fehlt (Abb. 158). Am linken Herzrand fehlt infolge der Hypoplasie der rechten Kammer und der Pulmonalatresie der zweite Randbogen, so daß die Herzbucht im oberen Anteil konkav vertieft ist (Abb. 158 und 159). Die Linksverbreiterung des Herzens geht ausschließlich zu Lasten des großen linken Ventrikels, der in linker vorderer Schrägstellung auch stark nach hinten auslädt und sich hier etwas mehr nach oben vorwölbt als bei der Fallotschen Tetralogie; in dieser Position ist auch der vordere Herzrand auffallend flach und bildet oft eine geradlinige Fortsetzung der vorderen Aortenkontur (THURN). Die Lungengefäßzeichnung ist meist spärlich, und die Hilusarterien sind schmal und ohne Eigenpulsation. Diese Befunde einer verminderten Lungendurchblutung sind vom Grad der Pulmonalstenose und — bei Fehlen einer Transposition — vom Zufluß in die Pulmonalarterie durch den Ventrikelseptumdefekt, den offenen Ductus arteriosus oder eine andere Kollateralversorgung abhängig. So zeigt Abb. 160 (bei gleichzeitiger Inversion des Herzens) eine peripher und zentral reduzierte, Abb. 158 eine nur peripher verarmte Lungengefäßzeichnung, während im Fall der Abb. 159 die verwaschene Hiluszeichnung auf eine Kollateralversorgung hinweisen kann.

Da die beschriebene Herzkonfiguration und Lungenzeichnung für die Tricuspidalatresie nicht obligat sind, müssen in atypischen Fällen die Ergebnisse der Spezialuntersuchungen diagnostisch entscheiden. Bei der *Herzkatheterisierung* gilt als wesentlicher Befund, daß die rechte Kammer nicht sondiert werden kann. Statt dessen gelangt der Katheter durch den Vorhofseptumdefekt in den linken Vorhof und die linke Kammer, gelegentlich auch in die Aorta oder (über einen Ventrikelseptumdefekt oder bei Transposition) in die Pulmonalis. Dieser anormale Sondenverlauf muß durch Gasanalyse und Druckregistrierung gesichert werden. — Im *Angiokardiogramm* wird die rechte Kammer nicht dargestellt. Statt dessen erfolgt im Frühdextrogramm ein Kontrastmittel-Übertritt in die linke Herzhöhle, anschließend in die Aorta, so daß diese früher und stärker kontrastiert gefüllt wird als die Lungenarterien. Wenn eine Transposition vorliegt, ist die Aorta im frontalen Angiokardiogramm nach rechts und im Seitenbild nach vorn verlagert. Als charakteristisch für die Tricuspidalatresie gilt außerdem eine dreieckige Kontrastaussparung im unteren Herzrand, die durch den Muskelwulst und das (nichtgefüllte) Cavum der rudimentären rechten Kammer verursacht wird. Ist die Aussparung konstant, fehlt ein Ventrikelseptumdefekt; eine spätere Kontrastfüllung dieses Bereichs macht dagegen einen Ventrikelseptumdefekt wahrscheinlich. Das venöse Serienangiokardiogramm ist nicht nur diagnostisch ausschlaggebend — differentialdiagnostisch kommen in erster Linie die Fallotsche Tetralogie und Trilogie, der Pseudotruncus arteriosus und ein gemeinsamer Ventrikel in Betracht —, sondern gibt auch Auskunft über die Weite der Lungenarterien, was für die Indikation zur Anastomose-Operation nach Blalock wichtig ist (Schaede).

10. Ebstein-Syndrom

H. Taussig hat 1950 als erste die klinische Symptomatologie einer Mißbildung beschrieben, die Ebstein (1866) zuerst anatomisch analysiert hat, und die durch eine Anomalie des Ansatzes der Tricuspidalklappe gekennzeichnet ist. Ein oder mehrere Klappensegel sind zu tief in den rechten Ventrikel verlagert, so daß dieser in einen distalen und einen proximalen Kammeranteil gegliedert wird. Der rechte Vorhof wird so um den proximalen bzw. supravalvulären Kammerabschnitt mit verdünnter Wand vergrößert, während der distale bzw. infravalvuläre Kammeranteil mit normaler Muskulatur nur aus der Ausflußbahn des rechten Ventrikels (Conus pulmonalis) besteht.

Die *Hämodynamik* ist von folgenden Faktoren abhängig: 1. Grad der Verlagerung der Tricuspidalklappensegel in den rechten Ventrikel, 2. Weite des Tricuspidalostiums, 3. ventrikelsystolische Klappenfunktion (meist Tricuspidalinsuffizienz), 4. Vorliegen einer interatrialen Kommunikation. Die Kapazität des rechten Ventrikels ist je nach dem Grad der Klappenverlagerung verringert. Dementsprechend ist das Schlagvolumen herabgesetzt und die Lungendurchblutung vermindert. Außerdem ist der Abfluß aus dem rechten Vorhof in die rechte Kammer behindert, weil der supravalvuläre Ventrikelabschnitt in der Kontraktionsphase des Vorhofs erschlafft ist und so dessen Druckanstieg entgegenwirkt. Bei einer zusätzlichen Verengerung des Tricuspidalostiums werden die hämodynamischen Verhältnisse noch ungünstiger. Meist liegt jedoch eine funktionelle Tricuspidalklappeninsuffizienz vor, so daß systolisch ein Teil des Kammerblutes in den rechten Vorhof zurückgeworfen wird und als Pendelblut eine Volumenüberbelastung beider rechter Herzhöhlen bedingt. In diesen Fällen kann das rechte Herz frühzeitig versagen. Liegt ein funktionell offenes Foramen ovale oder ein echter Vorhofseptumdefekt vor, so resultiert durch den stauungsbedingten Druckanstieg im rechten Vorhof ein Rechts-Links-Shunt. Er kann im Verlauf der Erkrankung erhebliches Ausmaß annehmen und verursacht bei Zunahme des venösen Blutes im linken Vorhof eine weitere Abnahme des Zirkulationsvolumens im kleinen Kreislauf mit Cyanose und starker Verminderung der körperlichen Leistungsfähigkeit. Im übrigen ist die recht seltene Mißbildung mit einem längeren Leben vereinbar und wird so auch bei Erwachsenen bis zum 7. Lebensjahrzehnt noch beobachtet.

Im *klinischen Bild* des Ebstein-Syndroms ist nach unauffälliger frühkindlicher Entwicklung das Wachstum bei zunehmendem Alter merklich gehemmt. Das körperliche Leistungsvermögen ist schon eher eingeschränkt, und zwar in Abhängigkeit von der Abnahme der Lungenzirkulation. Eine Cyanose fehlt nur in den seltenen Fällen, wo das Vorhofseptum geschlossen ist. Die Cyanose entwickelt sich oft erst im Laufe der Jahre, besonders von der Pubertät an, und kann in Verbindung mit den häufig beobachteten paroxysmalen Tachykardien sprunghaft wechseln. Trommelschlegelfinger begleiten die Cyanose. Pulsationen sind vom 4.—7. ICR links parasternal bis zur vorderen Axillarlinie häufig nachweisbar und im 3./4. ICR kräftig zu fühlen. Auskultatorisch besteht meist ein lautes systolisches Geräusch mit p.m. im 3. ICR links, seltener ein Diastolicum an gleicher Stelle; durch Doppelung des 2. Tones kann ein Mitralvitium vorgetäuscht werden. Das EKG ist beim Ebstein-Syndrom diagnostisch besonders wichtig, vor allem mit dem Nachweis eines Wilson- oder klassischen Rechtsschenkel-Blocks. Zeichen einer Rechtshypertrophie fehlen, doch sind Vorhofleitstörungen ein konstanter Befund (SCHAEDE).

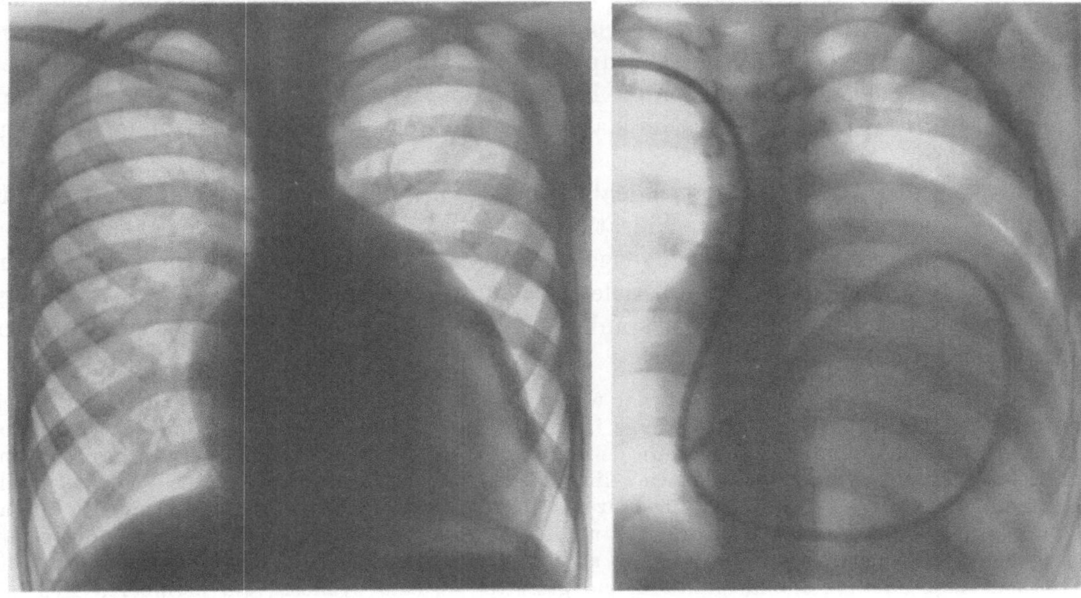

Abb. 161a u. b. Kugelherz bei Ebstein-Syndrom, autoptisch bestätigt, 9jähriges Mädchen. — a Schmales Gefäßband, verringerte Lungengefäßzeichnung (Cyanose seit 2. Lebensjahr; Trommelschlegelfinger und -zehen; systolisch-diastolisches Geräusch mit p.m. 3. ICR links parasternal, fortgeleitet in Halsgefäße, EKG: Atypischer Wilson-Block; Herzkatheter: Über einen Vorhofseptumdefekt gekreuzter Shunt mit überwiegendem Rechts-Links-Shunt; verringertes Minutenvolumen im kleinen Kreislauf). — b Katheter im extrem vergrößerten rechten Herzen (s. Text)

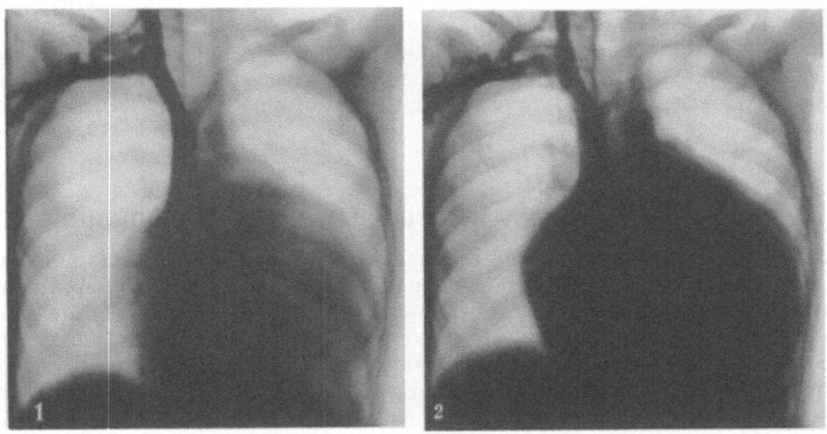

Abb. 161c. Gleicher Fall. — Im Angiokardiogramm zunächst zungenförmiger Kontrastblutübertritt in den linken Vorhof, dann schnelle und langwährende Auffüllung der gesamten Herzvorderfläche (später gleichzeitige Füllung der Aorta und hypoplastischen Pulmonalarterie)

Für den *Röntgenbefund* ist eine extreme Vergrößerung des rechten Vorhofs maßgebend. Sie ist die hämodynamische Folge der Klappenalteration mit Stauung und Drucksteigerung im rechten Vorhof, Hypertrophie und Dilatation. Nur in Einzelfällen ist die Herzkonfiguration im Übersichtsbild fast normal; fast immer liegt ein kugelig geformtes Herz vor, dessen Ränder in allen Strahlenrichtungen ohne wesentliche Gliederung konvexbogig erscheinen und zum Zwerchfell medialwärts abfallen (Abb. 161a). Wo im Bereich der ausgefüllten Herzbucht ein prominenter Bogen erscheint, ist er durch den Conus pulmonalis bedingt, nicht durch die (hypoplastische) Pulmonalarterie. Die Herzform ähnelt so dem Bild eines großen Perikardergusses sehr weitgehend. Unterschiede ergeben sich — ganz abgesehen vom differenten klinischen und elektrokardiographischen Bild — natürlich in erster Linie dadurch, daß bei der Durchleuchtung und im Kymogramm das perikarditische Kugelherz stark verringerte oder aufgehobene, das Kugelherz beim Ebstein-Syndrom aber kräftige Randpulsation aufweist. Charakteristisch ist hierbei, daß in der Regel am ganzen rechten Herzrand und mitunter noch am unteren linken Randabschnitt ventrikelsystolische Lateralbewegungen = Vorhofspulsationen sichtbar sind (Thurn).

Das Gefäßband ist auffallend schmal (Abb. 161a), wobei die Aorta meist mittelständig gelegen ist und eher verringerte Pulsationsausschläge zeigt. In typischer Weise kontrastiert die stark verminderte Lungengefäßzeichnung mit der Kugelform des Herzens und der Verschmälerung des Gefäßstieles. Das unterscheidet das Ebstein-Herz auch vom hochgradig dilatierten Herzen bei kombiniertem Mitralvitium. Außerdem ist der Oesophagusverlauf hier normal.

Bei der *Herzkatheterisierung* — die hier wegen der Gefahr einer Arrhythmie nur in diagnostisch zweifelhaften Fällen zur Operabilitätsfrage indiziert ist — gleitet der Katheter im rechten Vorhof bis an den linken Herzrand, um dann an dessen oberen Anteil in die Ausflußbahn des rechten Ventrikels zu gelangen (Abb. 161b). Jedoch gelingt die Sondierung des infravalvulären Ventrikelanteils oder der Pulmonalarterie nur selten. Die Drucke im rechten Herzen sind bis 10—20 mm Hg erhöht (Vorhofsdruck). Bei Passage des Vorhofseptumdefekts gestattet der Vergleich der links- und rechtsseitigen Vorhofsdruckkurven Rückschlüsse auf die Größe des Defektes. Die Gasanalyse läßt die Kreislauf- und Shuntvolumina ermitteln und gestattet so, eine Cyanose vom peripheren Typ (als Folge des verminderten Minutenvolumens) von einer shuntbedingten Cyanose abzugrenzen.

Wo ein Vorhofseptumdefekt bzw. ein Foramen ovale besteht wie in unserem Beispiel, tritt zu Beginn der venösen *Angiokardiographie* ein Teil des Kontrastmittels zungenförmig in den linken Vorhof über (Abb. 161c$_1$). Wenig später ist die schnelle und dann lang anhaltende Auffüllung der gesamten Herzvorderfläche der auffälligste Befund. Das Kontrastmittel dringt bis an die Ränder der Herzsilhouette vor und demonstriert die Dünnwandigkeit des rechten Herzens, das funktionell eine einzige große Höhle bildet (Abb. 161c$_2$). Danach füllen sich die Aorta und die hypoplastische Pulmonalarterie gleichzeitig mit Kontrastblut auf; die periphere Lungenfüllung ist stark vermindert.

Die *Differentialdiagnose* des Ebstein-Syndroms ist nicht allzu schwierig. Andere Vitien mit ähnlicher Herzkonfiguration sind entweder schon nach klinischen Kriterien leicht abzutrennen (Perikarderguß, kombinierter Mitralfehler, isolierte Pulmonalstenose), oder sind schon im Übersichtsbild durch die Zeichen des verstärkten Lungendurchflusses verschieden (isolierter Vorhofseptumdefekt). Spezialuntersuchungen brauchen im Grunde nur bei Verdacht auf eine isolierte Tricuspidalstenose herangezogen zu werden (Schaede).

11. Truncus (und Pseudotruncus) arteriosus communis

Wenn der embryonale Truncus nicht durch eine Scheidewand in Aorta und Pulmonalarterie gegliedert wird, resultiert in Verbindung mit einem hochgelegenen Ventrikelseptumdefekt ein über beiden Kammern reitender gemeinsamer Gefäßstamm. Fehlt das Ventrikelseptum ganz, so handelt es sich um ein Cor triloculare biatriatum (Single ventricle), bei dem Mitral- und Tricuspidalostium in einen gemeinsamen Ventrikel münden; fehlt auch das Vorhofseptum, so spricht man von einem Cor biloculare mit einem Canalis atrioventricularis communis.

Beim *echten Truncus arteriosus communis* geht die Pulmonalarterie von dem über dem Septumdefekt reitenden Truncus ab, der sich danach als Aorta fortsetzt. Das venöse Blut des rechten Ventrikels gelangt über den Septumdefekt, das arterielle Blut des linken Ventrikels direkt in den reitenden Truncus. Von dem Mischblut im Truncus werden beide Kreisläufe versorgt. Die Cyanose ist meist leicht und vom Grad der Lungendurchblutung abhängig. Obwohl eine Pulmonalstenose fehlt, wird durch Druckangleich in der rechten Kammer ein genügendes Auswurfvolumen gewährleistet. Die hämodynamische Folge ist eine vermehrte Widerstandsbelastung mit Dilatation und Hypertrophie der rechten und eine normale oder vermehrte Volumenbelastung der linken Kammer.

Röntgenologisch findet sich gewöhnlich das Herz nach links verbreitert. Das Pulmonalissegment kann am linken Herzrand mehr oder weniger stark vorspringen. Die Hilusarterien sind oft dilatiert und pulsieren stärker, die periphere Gefäßzeichnung ist vermehrt (Lungenhyperämie). Die Aorta ist normal oder gering verbreitert; gelegentlich liegt der Aortenbogen rechts; in solchen Fällen kann auch die Transversaltomographie herangezogen werden (Gremmel).

Bei der Herzkatheterisierung läßt sich der Truncus vom rechten Ventrikel über den Septumdefekt sondieren, manchmal auch eine vom Anfangsteil des Truncus abgehende Lungenarterie. Der Druck in der rechten Kammer ist stark erhöht. — Diagnostisch entscheidend ist die Angiokardiographie (JANKER). Hier füllen sich im frühen Dextrogramm der Truncus und gleichzeitig breite Pulmonalarterien. Ein Lävogramm ist oft zu erzielen, so daß die Aorta noch einmal kontrastiert wird oder lange anhaltend gefüllt bleibt.

Häufiger als der echte ist der sog. *Pseudotruncus arteriosus* (vgl. S. 168). Er unterscheidet sich anatomisch dadurch, daß die A. pulmonalis zwar vom rechten Ventrikel aus angelegt, aber atretisch ist. So besteht annähernd die gleiche hämodynamische Situation wie bei einer Fallotschen Tetralogie mit hochgradiger Pulmonalstenose und -hypoplasie. Beide Kammern entleeren sich in das gemeinsame Gefäß der überreitenden Aorta (Pseudotruncus), und die Lungen werden über Kollateralen versorgt, also durch einen offenen Ductus arteriosus, Bronchial-, Oesophagus-, Perikardarterien oder die A. subclavia. Da nur ein kleiner Teil des Mischblutes im Truncus über diese Kollateralen in die Lungen, der größere Anteil aber in den Körperkreislauf fließt, ist die Cyanose stärker als beim echten Truncus.

Der Röntgenbefund entspricht in Analogie zur hämodynamischen Identität voll und ganz den Befunden bei der Fallotschen Tetralogie mit hochgradiger Pulmonalstenose: Es findet sich ein Cœur en sabot bei auffallend hellen Lungenfeldern und schmalen Hiluskomplexen (vgl. Abb. 155). Die Aorta ist verlängert und verbreitert, ihre Randpulsation verstärkt. Bei der Bariumuntersuchung können sich Impressionen an der Hinterwand der Speiseröhre finden, die durch dilatierte Bronchialarterien bedingt sind (Kollateralverbindung). Bei der Herzkatheterisierung gelingt mitunter die Sondierung eines offenen Ductus arteriosus oder einer Bronchialarterie vom Arcus- oder Descendensteil der Aorta her. Bei der venösen Angiokardiographie wird die Pulmonalarterie nicht dargestellt, und es fehlt in der Regel ein Lävogramm. Bei der retrograden Aortographie kommen Kollateralgefäße, Ductus arteriosus oder Bronchialarterien unter Umständen zur Darstellung.

Im übrigen kann der echte Truncus *differentialdiagnostisch* vom Ventrikelseptumdefekt bzw. Eisenmenger-Komplex und der Transposition der großen Gefäße (Taussig-Bing-Syndrom) nur durch die Spezialuntersuchungen abgetrennt werden, während er sich von den anderen Vitien mit vermehrtem Lungendurchfluß genügend unterscheidet. — Umgekehrt muß der Pseudotruncus von den Fehlern mit verringertem Lungendurchfluß abgegrenzt werden. Zur Fallotschen Tetralogie bestehen fließende anatomische und funktionelle Übergänge; die isolierte Pulmonalstenose und die Fallotsche Trilogie lassen die konkave Herzbucht des Pseudotruncus vermissen, und die Tricuspidalatresie ist durch den geradlinigen Verlauf des rechten Herzrandes meist schon ohne Spezialmethoden röntgenologisch abgrenzbar. Das Cor biloculare und das Cor triloculare biatriatum (Single ventricle) stellen so seltene Mißbildungen dar, daß eine eigene Darstellung entfallen kann.

12. Transposition der großen Gefäße

Die Transposition der großen Gefäße ist mit rund 1 % im klinischen Beobachtungsgut der kongenitalen Kardiopathien recht selten, wenn sie auch in der pathologisch-anatomischen Statistik mit fast 10 % figuriert (ABBOT, GROSSE-BROCKHOFF u. SCHAEDE). Nur jene kongenitalen Mißbildungen können als Transposition gelten, bei denen mindestens eines der großen Gefäße ganz auf die falsche Seite verlagert ist, d. h. ganz aus dem ,,unrichtigen" Ventrikel entspringt. Die fehlende Torsion von Aorta und Pulmonalis ist eines der wichtigsten Kennzeichen. Nicht zur Transposition zählen diejenigen Fälle, bei denen nur eines der großen Gefäße in Reiterstellung liegt; so rechnet z. B. die Fallotsche Tetralogie auch bei hochgradiger Dextroposition der Aorta nicht zur Transposition.

Nach dieser Definition bestehen folgende 5 verschiedene Möglichkeiten der Transposition:

α) Partielle Transposition:

1. nach rechts: Aorta und A. pulmonalis entspringen beide ganz aus dem rechten (venösen) Ventrikel;

2. nach links: Aorta und A. pulmonalis entspringen beide ganz aus dem linken (arteriellen) Ventrikel;

3. nach rechts: Die Aorta entspringt ganz aus dem rechten (venösen) Ventrikel, die A. pulmonalis reitet über beiden Ventrikeln (Taussig-Bing-Syndrom);

4. nach links: Die A. pulmonalis entspringt ganz aus dem linken (arteriellen) Ventrikel, die Aorta reitet über beiden Ventrikeln.

β) Komplette (gekreuzte) Transposition. Die Aorta entspringt ganz aus dem rechten (venösen), die A. pulmonalis ganz aus dem linken (arteriellen) Ventrikel.

Diese Einteilung setzt voraus, daß die Lungenvenen regelrecht einmünden. Andernfalls spricht man von einer sog. ,,korrigierten" Transposition. Sie darf nicht mit den beim Situs inversus vorkommenden Anomalien der Veneneinmündungen verwechselt werden. Überhaupt darf der Situs inversus nicht mit einer Transposition der großen Gefäße identifiziert werden, da es sich entwicklungsgeschichtlich um etwas ganz anderes handelt (Doerr).

Durch die Transposition der großen Gefäße werden hämodynamisch die beiden Kreisläufe parallel geschaltet und dadurch funktionell voneinander unabhängig. Fehlt eine Verbindung zwischen diesen beiden Systemen, so ist die Mißbildung mit dem postnatalen Leben nicht vereinbar. Meist liegt aber gleichzeitig ein Scheidewanddefekt, ein offener Ductus arteriosus oder eine Venenanomalie vor. Je größer diese Defekte bzw. Zusatzanomalien sind, desto größer ist auch die Möglichkeit einer Durchmischung arteriellen

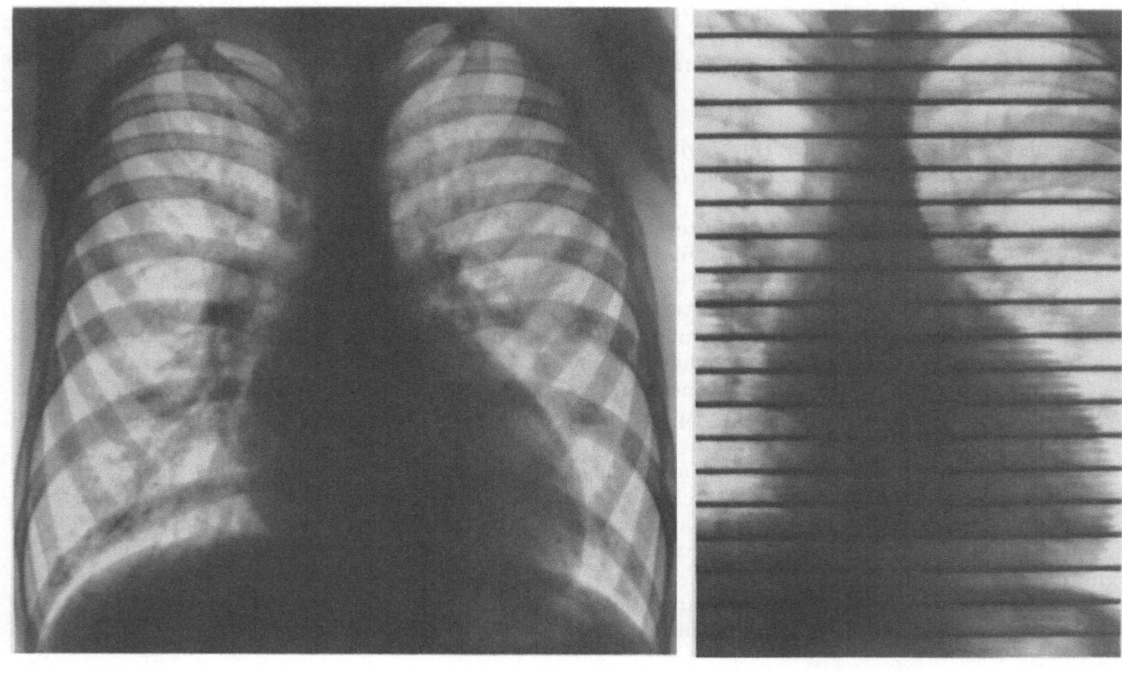

a   b

Abb. 162a u. b. Transposition der großen Gefäße (Taussig-Bing-Syndrom) bei 10jährigem Jungen. — Klinisch: Acrocyanose, Uhrglasnägel, sichtbare Pulsation vom 4.—6. ICR links sternal bis vordere Axillarlinie, tastbares Schwirren beiderseits parasternal; holosystolisches Geräusch über Herzbasis und -spitze mit p.m. im 2. ICR rechts parasternal. — Herzkatheter: Druck rechter Ventrikel 125/0, Pulmonalarterie 130/70 mm Hg; Sondierung der Aorta (120/80 mm Hg) über einem Ventrikelseptumdefekt. — a Deutlich nach links verbreitertes Herz, Gefäßband schmal, verbreiterte Hili, vermehrte Lungengefäßzeichnung (s. Text). b Im Kymogramm große Kammerbewegung am linken Herzrand, Vorhofsmischbewegung am rechten oberen Rand; Eigenbewegungen (systolisch-expansiv) an den großen Pulmonalarterien

und venösen Blutes; die Lebensprognose wird mit der Zahl und Größe solcher Defektanomalien günstiger.

Klinisch besteht eine Cyanose von Geburt an. Körperliche Entwicklung und Leistungsfähigkeit sind deutlich reduziert. Der Geräuschbefund entspricht meist der Art der zusätzlichen, lebensnotwendigen Defekte: systolisches Geräusch im 2.—3. ICR im Sternumbereich bei Septumdefekten, eventuell systolisch-diastolisches Geräusch bei offenem Ductus arteriosus. In den meisten Fällen ist der 2. Ton links sternal im 2. ICR betont.

Röntgenologisch ist die verstärkte Lungengefäßzeichnung als Zeichen eines vermehrten Lungenstromvolumens obligat (Abb. 162a, 163a). Nur wo zusätzlich eine Pulmonalstenose vorliegt, fehlen die Dilatation der Hilusgefäße und ihre systolisch-expansiven Eigenbewegungen (selten).

Die Beurteilung der Herzkonfiguration bei der Transposition ist weniger eindeutig und umstritten; eine typische Herzform gibt es nicht. Röntgenologisch auffällig kann aber das Gefäßband beim Taussig-Bing-Syndrom wie auch bei der kompletten Trans-

position sein: Durch die Transposition der Aorta ascendens nach links und der Pulmonal,
arterie nach rechts liegen die Anfangsteile beider Gefäße hinter- statt nebeneinander-

so daß im Übersichtsbild ein sehr
schmales Gefäßband zu sehen ist
(Abb. 162a); es wird bei Drehung
in die linke vordere Schrägstellung
breiter, weil sich die Gefäße jetzt
nebeneinander projizieren. Das
schmale Gefäßband weist aber nur
dann auf eine Transposition hin,
wenn es sich über eine beträchtliche
Länge des oberen Mediastinums erstreckt. — In anderen Fällen mit
ähnlich konkav vertiefter Herzbucht kann der Pulmonalbogen
durch die Verlagerung der Pulmonalarterie nach hinten und rechts
auf der rechten Seite des Herzschattens sichtbar werden (Übersichtsbild), wobei es sich um die
Lungenarterie selbst oder einen
ihrer Hauptäste handelt.

In Gegensatz dazu steht die
Herzform bei den Fällen, wo der
zweite linke Herzrandbogen stark
konvex prominent ist. Hier kann
es sich um die links aufsteigende
Aorta oder auch um die Pulmonalarterie handeln (Abb. 163a); eine
topographische Zuordnung ist oft
nur mit der Angiokardiographie
möglich (Abb. 163b). Schließlich

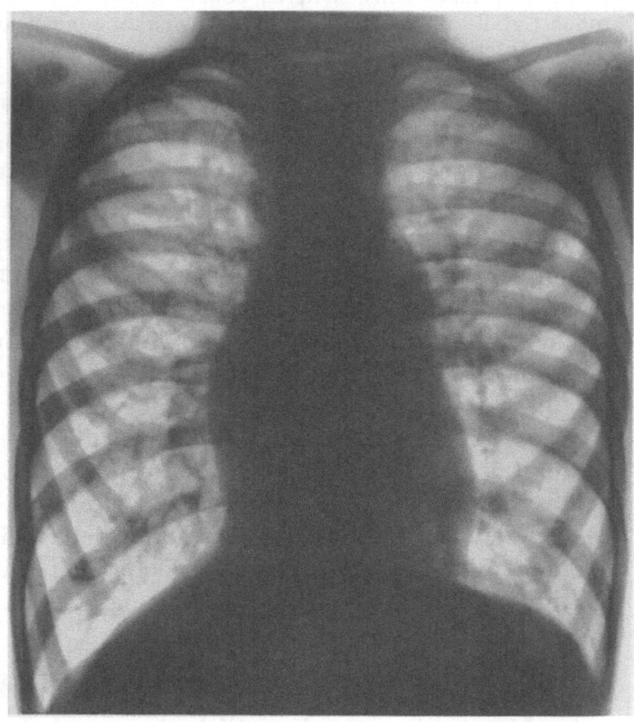

Abb. 163a. Transposition der großen Gefäße, 5jähriger Junge
(Cyanose, Dyspnoe, Extremitätenatrophie; sichtbare Pulsation
im 2. ICR rechts; Tachykardie, leises Systolicum über Herzbasis und -spitze, 2. Ton klappend). Op. (Probethorakotomie,
Prof. DERRA): Erweiterte Pulmonalarterien unter hohem Druck,
Aorta rechts und hinter der Pulmonalis gelegen. — Mäßig vergrößertes Herz, breites Gefäßband, prominenter Pulmonalbogen,
verstärkte Lungenzeichnung

gibt es auch Transpositionen mit ganz uncharakteristischer Herzkonfiguration, wo nur
die vermehrte Lungengefäßzeichnung auffällig ist (GROSSE-BROCKHOFF u. SCHAEDE).

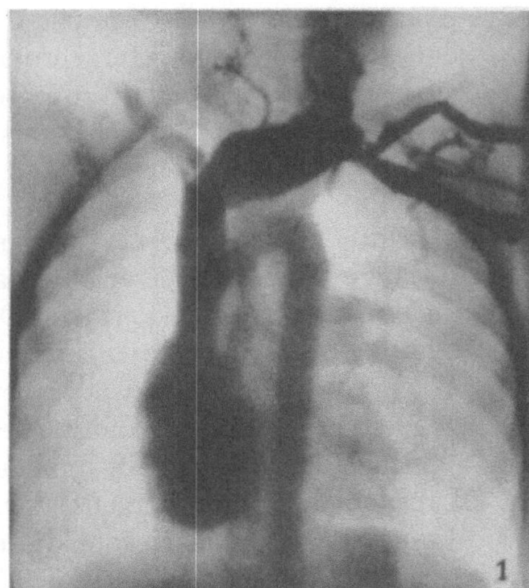
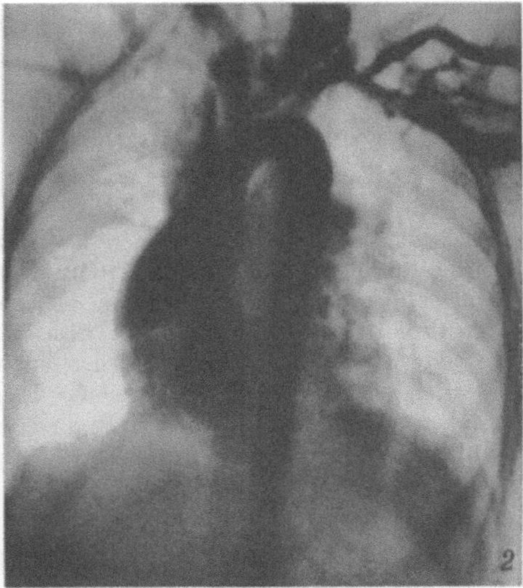

Abb. 163b. Gleicher Fall. — Im Angiokardiogramm sofortige Füllung der Aorta aus dem rechten Ventrikel,
schwache Füllung der Lungengefäße (im Gegensatz zur Gefäßzeichnung im Übersichtsbild)

12*

Die *Herzkatheterisierung* kann wichtige Hinweise für das Vorliegen einer Transposition geben. Wenn die Aorta zum venösen, die Pulmonalarterie zum arteriellen Ventrikel verlagert ist, weist das Blut in dieser einen höheren Sauerstoffgehalt auf als das der Aorta. Um die Lage der beiden großen Gefäße zueinander richtig beurteilen zu können, muß bei liegendem Katheter in zwei Ebenen durchleuchtet werden; schon eine abnorme Katheterlage kann auf die Transposition hinweisen. Die Druck- und Shuntverhältnisse zwischen den beiden Kreisläufen sind demgegenüber oft unübersichtlich. Es kommt darauf an, zusätzliche Defekte festzustellen.

Diagnostisch besonders wichtig ist das übliche venöse oder auch selektive *Angiokardiogramm* (Janker), da hier Abgang und Verlauf der großen Gefäße leicht dargestellt werden. Im Dextrogramm füllt sich charakteristischerweise die Aorta sogleich und stark aus dem rechten Ventrikel, während die Pulmonalarterie sich später und schwach anfärbt, obwohl sie ja (bis auf Ausnahmefälle) weit ist, und obwohl sonst die röntgenologischen Zeichen eines vermehrten Lungendurchflusses bestehen (Abb. 163b). Außerdem kann der im Angiokardiogramm sichtbare Aortenverlauf zur Diagnose beitragen, da in der Mehrzahl der Fälle die Körperschlagader ungefähr über der Herzmitte entspringt und steil aufwärts zieht. Der Aortenbogen verläuft von der Mittellinie nach hinten, die Descendens wieder steil nach unten; bogenförmiger und absteigender Anteil werden also weitgehend von der Aorta ascendens verdeckt. Ein solcher Gefäßverlauf kann als Verdachtssymptom für die Transposition gelten, schließt aber eine Pulmonalatresie nicht aus. Andererseits kann die Aorta auch dem Befund bei einer Follotschen Tetralogie ähneln oder ganz an der rechten Herzkante entspringen und geradlinig nach oben ziehen; wichtig ist differentialdiagnostisch also das Fehlen einer erkennbaren Torsion der großen Gefäße.

13. Lageanomalien des Herzens

Als *Lävokardie* wird gelegentlich die normale Lage des Herzens mit regelrechter Topographie seiner Höhlen bezeichnet, wenn ein Situs inversus abdominalis besteht. Die Linkslage des Herzens mit umgekehrter Ventrikelanordnung wird besser *Lävoversion* bzw. *-torsion* genannt. Hier ist der „arterielle linke" Ventrikel vorne rechts, der „venöse rechte" hinten links gelegen (Abb. 164d), so daß ein Spiegelbild der Dextroversion vorliegt. Die Form des vorwiegend in der linken Thoraxseite gelegenen Herzens ist meist plump; der arterielle Ventrikel nimmt den größten Teil der Herzvorderfläche ein, und die Herzspitze projiziert sich in die Mitte des Herzschattens. Der Aortenbogen liegt hier mitunter rechts (Thurn).

Unter *Mesokardie* wird eine mittelständige Lage des Herzens verstanden, die durch eine leichte Form der Dextro- oder Lävoversion zustande kommt oder Folge von verziehenden oder verdrängenden Prozessen im Thoraxraum ist.

Die *Dextrokardie* stellt die häufigste Lageanomalie des Herzens dar. Mit diesem Begriff sind sowohl die erworbenen Dextropositionen durch verdrängende Prozesse (z. B. großer linksseitiger Pleuraerguß, linksseitiger Zwerchfellprolaps oder -hernie) oder verziehende Prozesse (z. B. schrumpfende rechtsseitige Pleuraschwarte) als auch die Gruppe der angeborenen

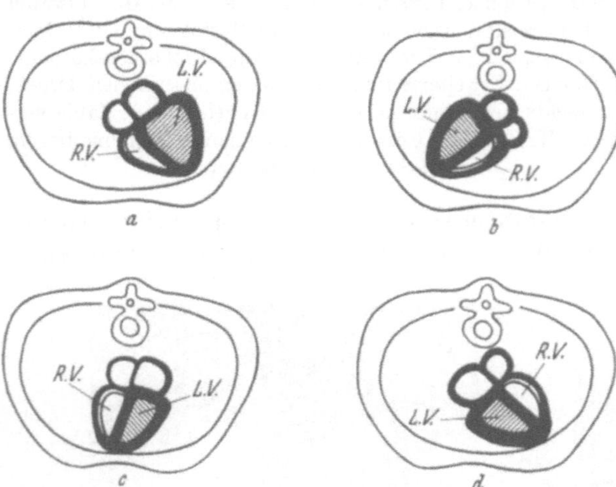

Abb. 164. Schema der Ventrikelpositionen bei Dextro- und Lävokardie (nach Labesse in Soulié: Cardiopathies congénitales). a Normales Herz. Linker (arterieller) Ventrikel links und hinten gelegen. — b Situs inversus = Spiegelbilddextrokardie. Linker (arterieller) Ventrikel rechts und hinten gelegen. — c Dextroversion = Dextrorotation. Linker (arterieller) Ventrikel links und vorne gelegen. — d Lävoversion: Linker (arterieller) Ventrikel rechts und vorne gelegen

Lageanomalien zusammen verstanden. Unter diesen wiederum kann die Inversion (Spiegelbilddextrokardie) von der Dextroversion unterschieden werden.

Bei der *Inversion*, die sich am häufigsten beim Situs inversus viscerum totalis, gelegentlich bei einem Situs inversus partialis der übrigen Eingeweide und sehr selten als isolierte Anomalie findet (THURN), liegt in spiegelbildlicher Umkehr der Normalverhältnisse das Herz hauptsächlich in der rechten Thoraxseite. Die Anordnung der Herzhöhlen geht aus Abb. 164b hervor. Auch der Verlauf von Aorta und Speiseröhre und die Höhendifferenz der Zwerchfellhälften entsprechen einem Spiegelbild des Normalzustandes, das zur Dokumentation einer Seitenmarkierung des Röntgenbildes bedarf.

Herzkatheterisierung und Angiokardiographie, am einfachsten aber das EKG können die Inversion bestätigen, die funktionell bzw. klinisch bedeutungslos ist.

Unter *Dextroversion* bzw. *-torsion* oder *-rotation* (ZDANSKY) des Herzens versteht man eine Drehung des Herzens nach rechts, welche den venösen rechten Ventrikel nach hinten und den arteriellen linken nach vorne gelegen sein läßt und dadurch das Herz in die rechte Thoraxseite verlagert (Abb. 164c). Da diese anormale Herzlage meist mit anderen kongenitalen Fehlern kombiniert ist, finden sich recht verschiedene Herzformen. Die großen Gefäße entspringen normal, wobei die Aorta vor der Pulmonalarterie zu liegen kommt, oder sind transponiert. Die Röntgendiagnose der kombinierten Lage- und Defektanomalie kann meist nur mittels der Spezialmethoden eindeutig gestellt werden, für die wegen des klinischen Bildes — Morbus caeruleus — ohnehin eine diagnostische Indikation vorliegt.

D. Perikarderkrankungen

Von

K. Heckmann

1. Das normale Perikard

Der Herzbeutel hat die Aufgabe, als „Gleitschiene" des Herzens zu dienen und die Verschiebung der Herzoberfläche gegenüber den umgebenden Organen zu ermöglichen (L. BRAUER und H. FISCHER). Diese Funktion ist aufgehoben, wenn in sehr seltenen Fällen der Herzbeutel kongenital fehlt, wenn eine Verlötung der beiden Herzbeutelblätter besteht oder wenn das Perikard operativ entfernt wurde. Dieser Zustand ist mit dem Leben und einer ausreichenden Leistungsfähigkeit des Herzens vereinbar. Dann müssen die benachbarten Organe (Lungen, Mediastinum, Zwerchfell) die Herzbewegungen (Pulsation, Lageänderungen bei der Atmung und bei Umlagerung usw.) mitmachen. Ferner führt eine geänderte Blutverteilung in den Herzhöhlen zueinander, sowie die Blutfüllung des Herzens im ganzen zu einer Verschiebung der Herzoberfläche zur Umgebung. Beim Fehlen des Herzbeutels ist diese Bewegung nur möglich, weil die Nachbarorgane eine große Elastizität besitzen. Es ist daher verständlich, daß jede Herabsetzung derselben (etwa eine entzündliche Infiltration der Lungen) bei fehlender Herzbeutelfunktion zur Herzinsuffizienz führen muß. Eine Herzbeutelobliteration kann latent verlaufen, solange sich der Prozeß auf das Perikard beschränkt; es treten aber sofort Insuffizienzerscheinungen auf,

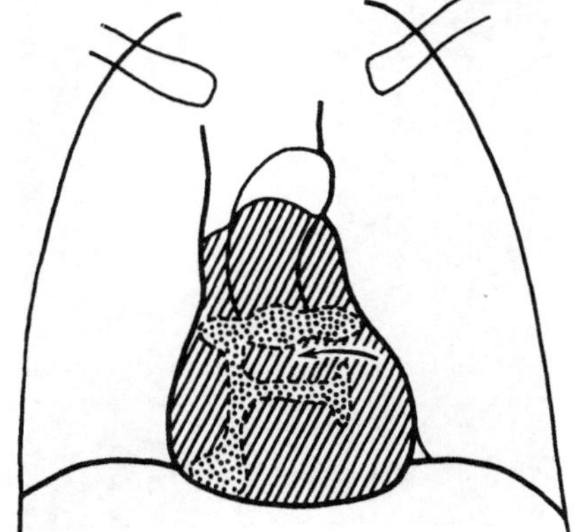

Abb. 165. Anatomie des Perikardsackes. Schraffiert die vom Herzbeutel bedeckte Fläche des Herzens. Die obere Umschlaglinie des visceralen in das parietale Blatt reicht hoch an der Aorta ascendens herauf und bezieht den Stamm der A. pulm. ein. Hintere Umschlaglinien punktiert; Eingang in den Sinus transv. pericardii (Pfeil)

wenn eine Infiltration der benachbarten Lungen hinzukommt, weil dann der Herzmuskel nicht mehr imstande ist, diese mitzuschleppen. Bei erhaltener Elastizität der

Nachbarorgane ist aber WENKEBACHs Vergleich zutreffend: „Die freie Hand kann sich leichter und exakter bewegen als die Hand im Handschuh; trotzdem kann auch letztere noch vielen Anforderungen genügen."

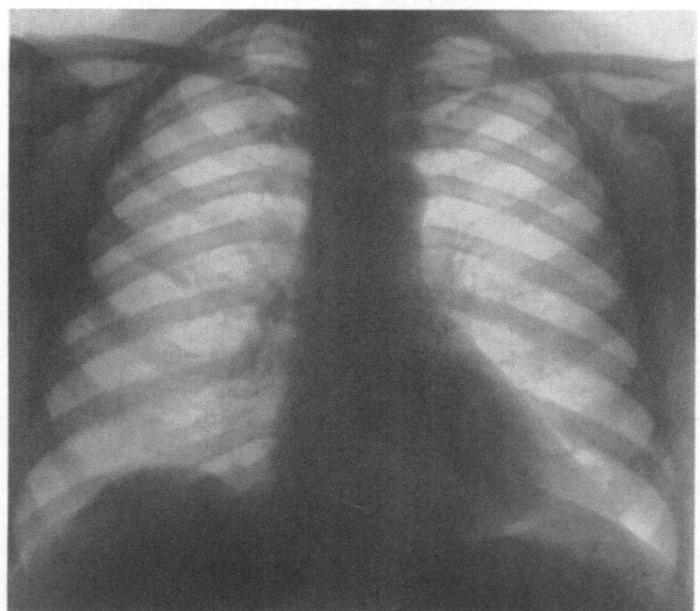

Abb. 166. Sog. Fettbürzel an der Herzspitze

Die Kenntnis der anatomischen Verhältnisse ist zum Verständnis der pathologischen Befunde notwendig (Abb. 165). Die beiden Blätter des Herzbeutels, das viscerale Epikard und das parietale Perikard bedecken die Vorderfläche des Herzens in dem schraffierten Bezirk. Die Umschlagslinie verläuft vom Cava-Vorhofwinkel bogenförmig über die Aorta ascendens und den Pulmonalisstamm hinweg. An der Hinterfläche entspricht sie der punktierten Linie, hat also ungefähr die Form eines F. Dabei bildet sich eine Tasche, der Sinus transversus pericardii, welcher von links her *(Pfeil)* zugänglich ist. Die untere Hohlvene und die vier Lungenvenen verlaufen nur auf einer ganz kurzen Strecke innerhalb einer Duplikatur des Perikardsackes, was bei Ergüssen wichtig sein kann. An der Basis ist das Perikard mit dem Zwerchfell fest verbunden; die Verbindung mit dem Sternum stellen die Ligamenta sternopericardiaca her. Von oben verlaufen zum Herzbeutel die Ligamenta pericardiaca superiora. Zwischen den Herzbeutelblättern findet sich beim Gesunden nur soviel Flüssigkeit, wie nötig ist, um diese schlüpferig zu halten.

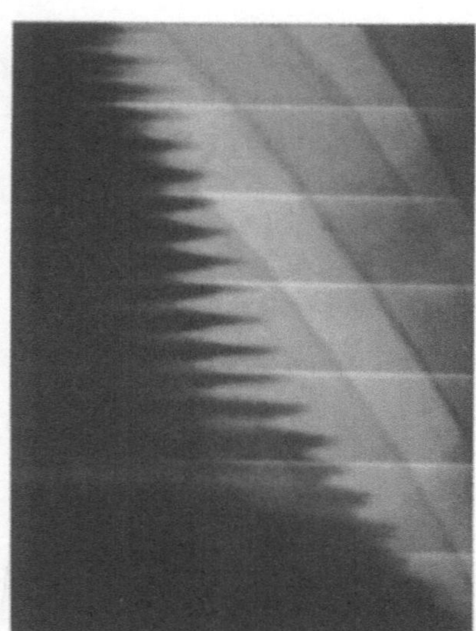

Abb. 167. Pleuro-perikardiale Adhäsion an der Herzspitze (Flächenkymogramm). Aufspaltung der Randzacken in diesem Bereich

Das nicht krankhaft veränderte Perikard ist röntgenologisch nicht sichtbar. Ein segelförmiger Schatten im linken phreniko-kardialen Winkel, welcher sich bei tiefer Inspiration konkav anspannt, wurde früher für das Perikard gehalten; es handelt sich dabei aber um den Umschlag der Pleura diaphragmatica in die Pleura mediastinalis (pericardiaca). Ein ähnlicher Befund im rechten Herz-Zwerchfellwinkel dürfte wohl im allgemeinen den Vv. hepaticae bzw. der Cava inf. entsprechen.

Vorwiegend, jedoch nicht ausschließlich bei Fettleibigen ist der Herz-Zwerchfellwinkel durch eine lateral konvexe Verlängerung der Herzspitze ausgefüllt (G. SCHWARZ). Es handelt sich um eine Vermehrung des Fett- und Bindegewebes zwischen parietalem Perikard und Pleura mediastinalis (Abb. 166). Sie wird als *Fettbürzel* bezeichnet. In manchen Fällen kann man diesen von der dichteren Herzspitze abgrenzen. Im Flächenkymogramm zeigt er gedämpfte Pulsationen des Randes, jedoch keine Dichteänderungen bzw. horizontale Aufhellungsstreifen, da er keine Volumänderungen bei der Pulsation aufweist. Auch im rechten phreniko-kardialen Winkel kommt ein Fettbürzel vor, ist aber nur bei größerer Ausdehnung von den Venen abzugrenzen. Bei der Herzmessung kann der Fettbürzel Schwierigkeiten bereiten, weil der wirkliche Herzrand, besonders bei der Ausmessung des Längsdurchmessers, nicht genau bestimmbar ist.

Mitunter kann der Fettbürzel mit pleuro-perikardialen Adhäsionen verwechselt werden (Abb. 167). Eine Unterscheidung ist meist möglich, weil man die erhaltene Verschieblichkeit des ersteren auf dem Zwerchfell bei der Atmung beobachten kann, während bei Adhäsionen eine Übertragung der Bewegung des Zwerchfells auf das Herz zu beobachten ist. In der Abbildung sind im Flächenkymogramm Aufspaltungen der Randzacke im Bereich der Adhäsion zu beobachten, vielleicht als Ausdruck einer Wellenbewegung in der Perikardflüssigkeit. Auch dies kann zur Unterscheidung herangezogen werden. Mitunter ist auch an den übrigen Herzrandanteilen das perikardiale Fettgewebe als vom Herzen abgrenzbarer Begleitschatten angedeutet.

Bei hängendem Herzen mit Vertikalpendeln bei der Pulsation sieht man oft in der Systole einen horizontalen schmalen Aufhellungsstreifen an der Grenzfläche zwischen Herz und Zwerchfell auftreten, der mit dem diastolischen Zurücksinken des Herzens wieder verschwindet. Dies entspricht offenbar einer zirkulären Einschnürung des Herzbeutels in dieser Zone, indem die Kontaktfläche des Herzens mit dem Diaphragma in der Systole stark verkleinert und vielleicht sogar aufgehoben wird, so daß ein schmaler Spaltraum entsteht, der von der Perikardflüssigkeit eingenommen wird.

2. Die Perikarditis

Pathologisch-anatomisch unterscheiden wir eine fibrinöse, seröse, serofibrinöse, hämorrhagische, eitrige und jauchige Entzündung des Perikards, wobei alle Übergänge oder Mischungen zu beobachten sind.

Ihre Ätiologie ist sehr mannigfaltig. Gewöhnlich tritt sie sekundär bei infektiösen oder rheumatischen Erkrankungen auf; in seltenen Fällen kann sie die erste Lokalisation eines rheumatischen Infektes sein. Im Herzbeutel wurden Strepto- und Staphylokokken, Pneumo- und Gonokokken, Coli- und Influenzabacillen gefunden. Häufig ist bei chronischem Verlauf mit hämorrhagischem Exsudat die Tuberkulose; dabei können miliare Knötchen, Verkäsung, Geschwüre und Konglomerattuberkel sowie eine exsudative oder adhäsive Form beobachtet werden. Sie kommt ferner vor bei Typhus, Variola, Scharlach, Masern, Meningitis, bei Viruspneumonie, Morbus Bang, Tularämie, Aktinomykose, Trichinose, Echinokokken, Cysticerken. Bekannt ist ferner das Auftreten bei Lupus erythematodes. Entzündliche Prozesse der Umgebung (Lungen, Mediastinum, Peritonealraum) können auf den Herzbeutel per continuitatem oder lympho-hämatogen (Einbruch von Kavernen oder Lungengangrän und Abscessen) übergreifen (McGuire u. Helm).

Nicht ganz selten ist eine Beteiligung des Perikards bei Lymphogranulomatose, ebenso beim Lymphosarkom. Auch Eröffnung des Perikards bei Traumen der Brustwand kann zu einer Perikarditis führen. Von Brugsch und Hennemann wird eine akute, *benigne* Perikarditis beschrieben (ursächlich komme in Frage eine Virusinfektion, Allergie oder Tuberkulose). Nicht infektiöse Ursachen sind ferner die chronische Nephritis mit Urämie, sowie der Herzinfarkt (P. epistenocardiaca). Ferner kommt der Einbruch eines malignen Tumors, eines Traktionsdivertikels des Oesophagus als Ursache in Betracht.

Der großen Häufigkeit des Befundes einer Perikarderkrankung bei Sektionen (rund 10%) steht die außerordentliche Seltenheit der klinischen Diagnose gegenüber. Das liegt zum Teil daran, daß die Erkrankung symptomarm verläuft, zum Teil aber auch an der Unzulänglichkeit unserer Diagnostik.

a) Pericarditis sicca

Die trockene Perikarditis macht röntgenologisch keine direkt nachweisbaren Erscheinungen. Mitunter wurde angegeben, daß man dabei „lebhafte Pulsationen" beobachten könne, doch hat sich kymographisch außer einer Tachykardie nichts nachweisen lassen. Auffallend oft scheinen plattenförmige Atelektasen an den Lungen vorzukommen.

Eine Unschärfe bzw. Verschleierung der Herzkonturen kann nicht als Ausdruck einer Perikarditis aufgefaßt werden, da diese Erscheinung bei verschiedenen Erkrankungen vorkommt und wohl auf eine herznahe Flüssigkeitsansammlung in der Pleura mediastinalis bezogen werden muß.

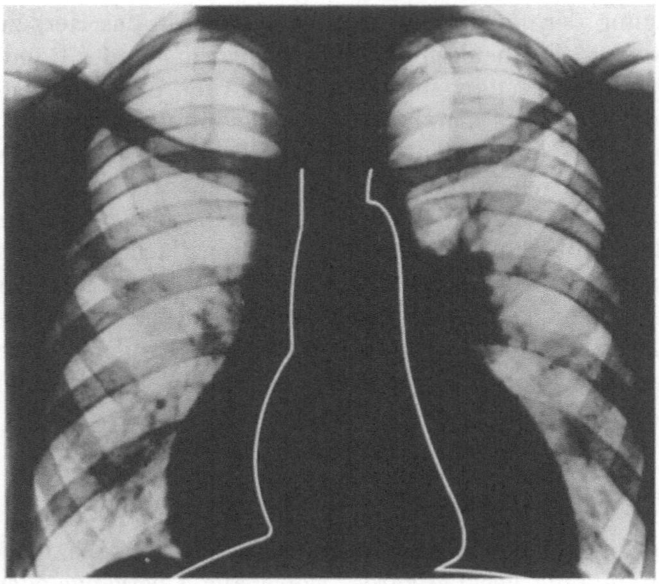

Die Diagnose ist also vorwiegend klinisch zu stellen und in der Regel infolge des charakteristischen Reibegeräusches leicht. Sie veranlaßt uns aber, die Herzgröße und -form durch eine Aufnahme festzulegen, da es in der Mehrzahl der Fälle im weiteren Verlauf zu einem Perikarderguß kommt und dieser dann frühzeitig an der Größenzunahme des Herzens festgestellt werden kann. Nicht in allen Fällen tritt jedoch ein Erguß auf; es kann auch zur restitutio ad integrum oder zur Obliteration kommen.

Abb. 168. Rasche Entstehung der Herzvergrößerung bei Perikarderguß. Die Herzfigur am Beginn der Erkrankung ist eingezeichnet

b) Perikarderguß

In den meisten Fällen schließt sich die Pericarditis exsudativa an das trockene Stadium an. Wenn bei Fortdauer der Krankheitserscheinungen das perikardiale Reiben aufhört, so ist das im allgemeinen ein Zeichen dafür, daß ein sich ansammelnder Erguß die beiden Blätter des Perikards voneinander entfernt. Der Herzschatten nimmt dann in sehr kurzer Zeit beträchtlich an Größe zu. In eindrucksvoller Weise zeigt das Abb. 168. Hier wurde bei einem jugendlichen Kranken im Stadium der trockenen Perikarditis eine Aufnahme gemacht. Sechs Wochen später hatte sich das Herz im Stadium exsudativum enorm vergrößert. In die dann angefertigte Aufnahme wurde die ursprüngliche Herzfigur eingezeichnet. Die Vergrößerung des Herzschattens entspricht in der Hauptsache der angesammelten Perikardflüssigkeit, auch wenn infolge einer begleitenden Myokarditis — welche meist die äußeren Schichten des Myokards befällt — eine gewisse Dilatation hinzugekommen sein mag und man das Höhertreten des Zwerchfells berücksichtigt. Eine derartig rasch auftretende Vergrößerung des Herzschattens muß immer den

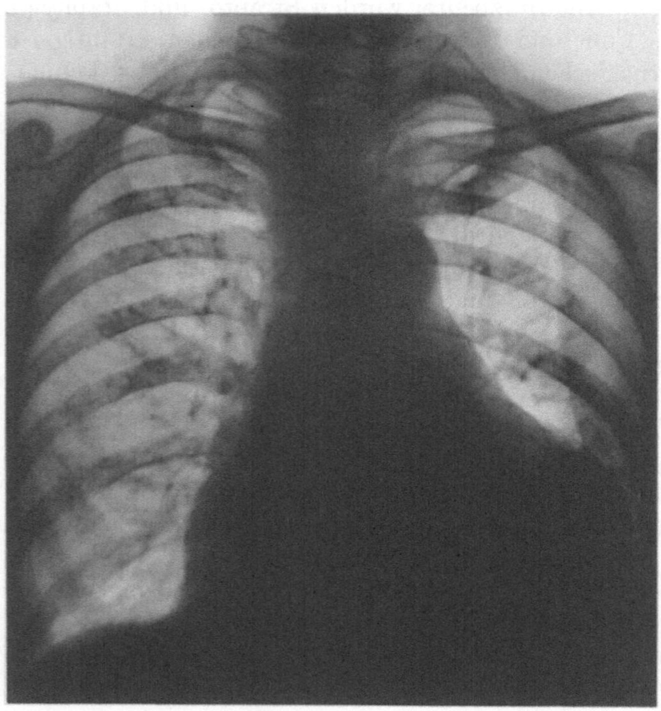

Abb. 169. Schlaffe Form des Perikardergusses

Verdacht auf einen Erguß des Herzbeutels lenken; sie kann jedoch einen Erguß nicht beweisen, da auch eine myogene Dilatation zu einer raschen Größenzunahme führen kann.

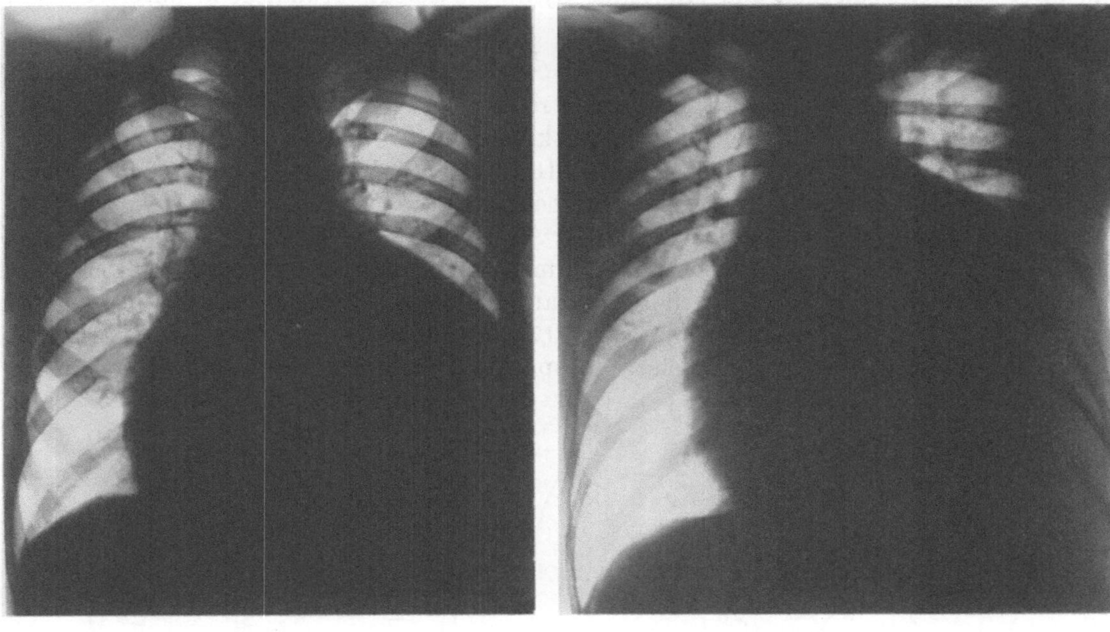

a   b

Abb. 170a u. b. Großer Perikarderguß, im Stehen (a). Untersuchung des Ergusses in Rückenlage (b)

Dies ist aber wesentlich seltener und immer mit Dekompensationserscheinungen verbunden, welche hier ganz zurücktreten. Die Menge der Flüssigkeit, welche im Herzbeutel Platz hat, ist erstaunlich groß; zwei und mehr Liter sind keine Seltenheit. Entscheidend dabei ist, daß sich die Flüssigkeit allmählich ansammelt. Bei akutem Auftreten, etwa bei einem Hämatothorax, führen schon Mengen unter einem Liter zur Herztamponade. Offenbar braucht der doch recht straffe Herzbeutel Zeit, um seinen Innenraum zu erweitern, und man hat sogar angenommen, daß er akut auftretenden Dilatationen einen Widerstand entgegensetzt. [An der Leiche kann man nur recht geringe Flüssigkeitsmengen in das Perikard einspritzen (180—200 cm³).] Die Angaben über die geringste, röntgenologisch noch nachweisbare Flüssigkeitsmenge sind schwankend.

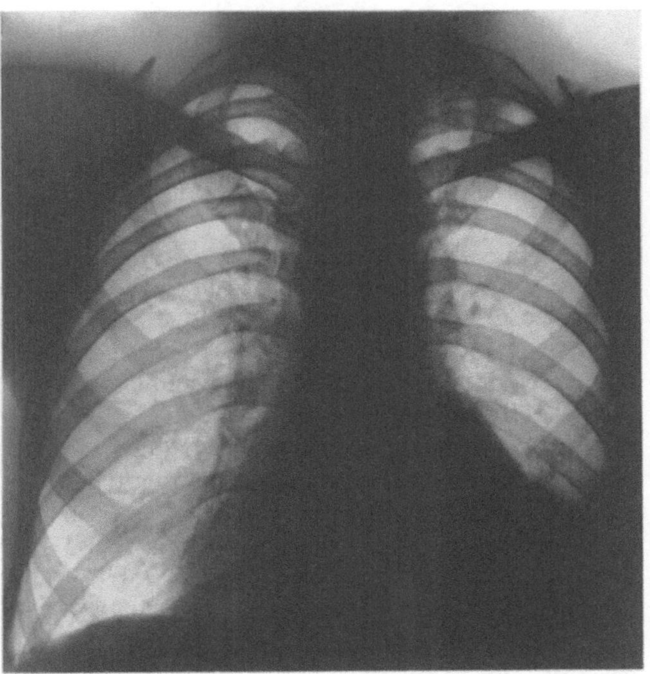

Abb. 170c. Gleicher Fall. — Zustand nach Punktion des Perikardergusses. Ein Teil der zurückgebliebenen Flüssigkeit ist nachträglich in den linken Pleuraraum abgeflossen

Sie dürfte 300—500 cm³ betragen. Über die Natur der Flüssigkeit im Herzbeutel (serös, serofibrinös, eitrig, hämorrhagisch) erhalten wir aus dem Röntgenbefund keinen Aufschluß.

Je nachdem, ob die Exsudation oder die Resorption im Herzbeutel überwiegt, kommt es zur Ausbildung der prallen oder schlaffen Form des Ergusses (HECKMANN), die sich in ihrer röntgenologischen und klinischen Symptomatologie grundlegend unterscheiden.

α) Die schlaffe Form des Perikardergusses

Hier steht die Perikardflüssigkeit unter relativ geringem Druck, der Herzbeutel ist nicht gespannt. Dementsprechend sind die klinischen Erscheinungen gering. Das Herz hat die Form eines schlaffen Beutels (Abb. 169). Die *Herzbögen* sind *verstrichen*, mit Ausnahme des Aortenknopfes, der mitunter noch gut erkennbar ist. Dies entspricht der Anatomie des Herzbeutels (vgl. Abb. 165); der Arcusteil der Aorta ragt über die Umschlagslinie des Perikards hinaus, während das Pulmonalsegment noch innerhalb des Perikards gelegen ist. Der Herzschatten erfährt bei aufrechter und liegender Untersuchung des Kranken eine erhebliche Umformung (Abb. 170a und b). In Rückenlage verbreitern sich die kranialen Herzabschnitte oft sehr ausgesprochen. Differentialdiagnostisch hat dieses

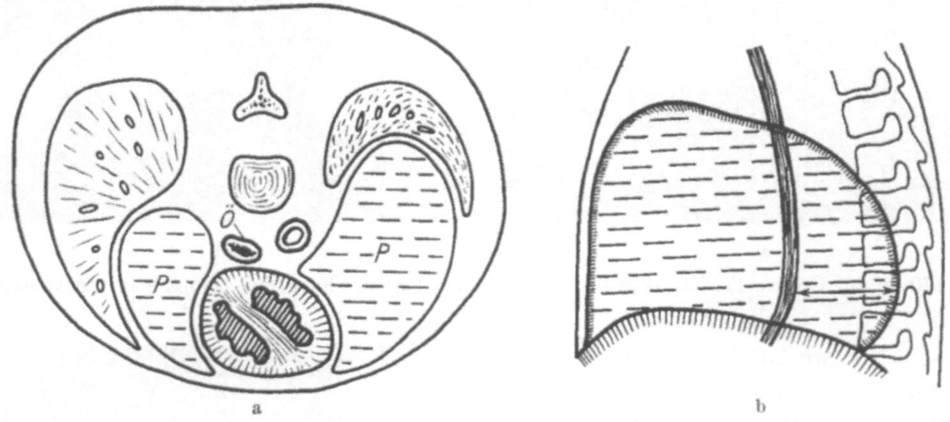

Abb. 171a u. b. Schema der Ausdehnung großer Ergüsse des Perikards (*P*), besonders nach links. Der Oesophagus (*Ö*) wird kaum verdrängt (a). — Starkes Ausladen des Herzschattens nach hinten. Der Oesophagus liegt weit innerhalb des Herzschattens, kaum verdrängt. Große Distanz Oesophagus — hinterer Rand des Herzschattens (↔), wichtig für Differentialdiagnose zur Herzdilatation! (b)

Zeichen nur unterstützenden Wert, da ja auch das schlaffe, myopathisch dilatierte Herz sich im Liegen umformt. Bei großen Ergüssen ist oft recht charakteristisch, daß der linke Herzrand unmittelbar unterhalb des Arcus aortae scharf nach links ausbiegt; es entsteht hier ein Winkel, der an einen rechten angenähert ist. Die Umbiegungsstelle entspricht dem Verlauf der Perikardumschlagslinie zwischen Arcus aortae und Pulmonalisstamm. Der Gefäßschatten ist stark verkürzt.

Von Wichtigkeit ist differentialdiagnostisch besonders das Verhalten des Oesophagus, dessen Füllung nicht unterlassen werden darf. Wie wir gesehen haben (Abb. 165), findet sich an der Hinterfläche des Herzens zwischen den rechten und linken Lungenvenen eine Perikardumschlagslinie; diese Gefäße treten ohne längere Perikardumscheidung aus dem Herzbeutel aus. Da hier also die Herzbeutelblätter nicht auseinandertreten können, sammelt sich hier Perikardflüssigkeit nicht in größerer Breite an. Der Rückseite des Perikards liegt aber unmittelbar der Oesophagus an, der zwischen den Lungenvenen verläuft. Er kann also durch einen Perikarderguß nicht erheblich verdrängt werden. Lediglich der vor dem Herzen angesammelte Erguß kann dieses etwas nach dorsal drücken; dem sind jedoch Grenzen gesetzt, da die V. cava inf. an ihrer Durchtrittsstelle durch das Zwerchfell fixiert ist. Der Herzschatten kann dabei maximal nach lateral und dorsal verbreitert sein, da in der linken Thoraxhälfte der Erguß sich ungehindert ausdehnen kann (Abb. 171a). Wenn eine Transversal-Aufnahme des Herzens bei Kontrastfüllung des Oesophagus gemacht wird, so erhält man den charakteristischen Befund der Abb. 171b. Der Herzschatten überschreitet nach dorsal weit die Wirbelsäule; der Oesophagus bleibt dagegen ohne stärkere Verlaufsänderung, so daß er also auf einer Transversalaufnahme weit innerhalb des Herzschattens liegt (HECKMANN). Dieses Symptom besitzt große differentialdiagnostische Bedeutung für die Abgrenzung der Dilatation der Ventrikel und des linken Vorhofes, da diese frühzeitig einen bogenförmig nach dorsal ausladenden Verlauf der Speiseröhre verursachen. Es ist auch bei kleineren Ergüssen von Wert.

Große Ergüsse führen zu einer „Anmodellierung" des Herzschattens an die seitliche und vordere Thoraxwand in großer Ausdehnung. Der Unterlappen der linken Lunge wird dorsal komprimiert und ist atelektatisch. Man hört hier oft Bronchialatmen. Nach rechts ist die Verbreiterung des Herzschattens naturgemäß geringer, der Herzrand wölbt sich aber auch hier stark bogig vor.

Das Zwerchfell wird durch größere Ergüsse vorwiegend links eingedellt. Die Magenblase wird dadurch nach caudal verdrängt und von oben eingedrückt (ZDANSKY). Man kann dabei mitunter eine paradoxe Atembewegung der linken Zwerchfellhälfte beobachten (HECKMANN): In der exspiratorischen Erschlaffung wird das Zwerchfell durch das Gewicht des Ergusses tiefer gedrückt. In der Inspiration erfolgt eine Anhebung des Herzens, also eine Aufwärtsbewegung, die an der Magenblase erkennbar ist. Das gleiche Phänomen ist aber auch bei stark dilatierten Herzen (Mitral-Tricuspidalfehlern) zu beobachten.

Von großem diagnostischen Wert ist das Aussehen der Lungenfelder (ZDANSKY). Bei

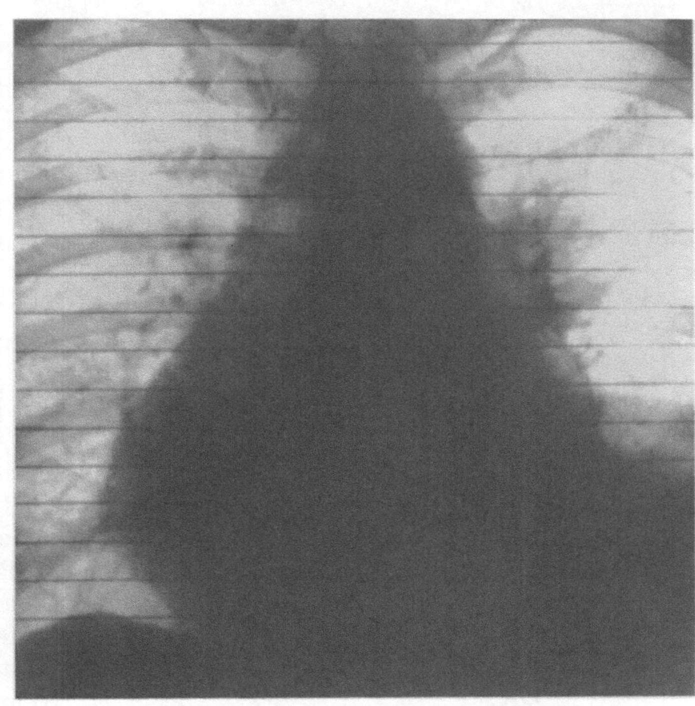

Abb. 172. Ansammlung des Perikardergusses vorwiegend rechts, infolge des in der linken Thoraxhälfte durch einen Pleuraerguß gesteigerten Druckes. Aufgehobene Randpulsation im Kymogramm

entzündlicher Genese des Ergusses sind sie von normaler Helligkeit und die Hili sind nicht verbreitert. Das ist bei der Myopathie nicht der Fall; hier ist in der Regel eine Lungenstauung zu erkennen. Wie wir bei der Besprechung der Anatomie des Herzbeutels gesehen haben, können die Lungenvenen durch den Erguß nicht komprimiert werden, da sie den Perikardialsack unmittelbar hinter dem linken Vorhof verlassen. Dagegen werden die Hohlvenen, die Lebervenen und der rechte Vorhof eingedrückt. Die Stauung erfolgt also vor dem Herzen und die Lungen erhalten eine verringerte Blutzufuhr. Dagegen ist die Lungenzeichnung bei Urämie (Lungenödem) und bei Stauungstranssudat im Herzbeutel infolge einer Herzinsuffizienz meist verstärkt.

Die Beobachtung des Valsalvaschen und Müllerschen Versuches beim Perikarderguß kann diagnostische Hinweise geben (HECKMANN). Wir beobachten dabei zwar keine Größenveränderungen des Herzschattens, da die Flüssigkeit ihr Volumen nicht ändert; andererseits sind auch bei dilatierten Herzen die Größenänderungen oft gering. Beruht aber die Herzvergrößerung auf gesteigertem diastolischen Blutzufluß, so treten erhebliche Größenänderungen auf. Wir können dann einen reinen Perikarderguß ausschließen.

Die Angiokardiographie ergibt zwischen der Kontrastfüllung der Herzhöhlen und der Oberfläche des Herzschattens eine durch die Perikardflüssigkeit erhöhte Distanz. Die Anwendung dieses Verfahrens dürfte aber nur in den wenigsten Fällen indiziert sein.

Die früher viel erörterte Frage, ob das Herz als „Kernschatten" innerhalb der Herzbeutelflüssigkeit sichtbar sei, kann wohl zu den Akten gelegt werden. Sie wurde bereits von Assmann, Groedel u. v. a. abgelehnt. Es ist niemals möglich gewesen, einen derartigen Befund festzulegen, was mit der modernen Aufnahmetechnik möglich sein müßte. Ein solcher Befund entspricht auch nicht unseren physikalischen Vorstellungen. Dagegen soll es mitunter möglich sein, auf kurzzeitigen Tomogrammen die Herzoberfläche innerhalb des Ergusses zu erkennen, weil das epikardiale Fettgewebe als schmaler Aufhellungsstreifen sichtbar werde; eine Bestätigung dieses interessanten Befundes liegt meines Wissen noch nicht vor.

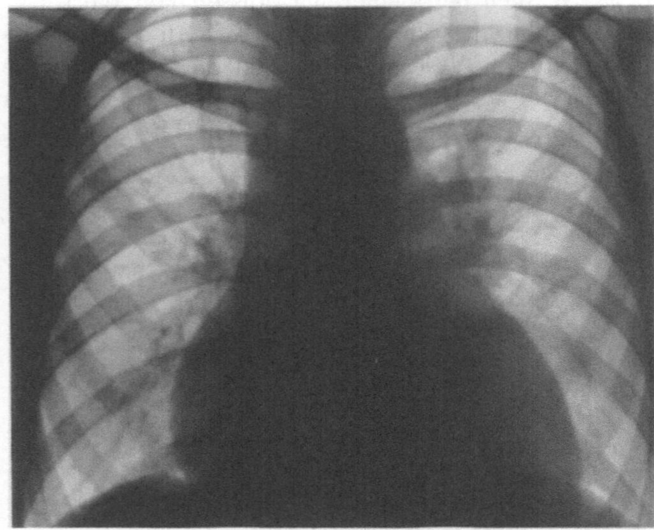

Abb. 173. Pralle Form des Perikardergusses. Annäherung an die Kugelform. Tiefer Ebsteinscher Winkel. Vorwölbung des Pulmonalsegmentes

Kleinere Ergüsse entziehen sich meist dem Nachweis. Sie sollen sich zunächst an der diaphragmalen Fläche der linken Kammer, an der Herzspitze und in den Sulcus der Herzbasis ansammeln, so daß bei tiefer Inspiration der oft zwischen Herzunterfläche und Zwerchfellschatten sichtbare helle Streifen verschwindet.

Für die Lokalisation des Ergusses sind die Druckverhältnisse in der Umgebung des Herzens entscheidend (Heckmann). Ein Beispiel dafür ist der Fall von Pericarditis exsudativa der Abb. 172. Hier besteht gleichzeitig ein linksseitiger Pleuraerguß, der zu einer Druckerhöhung in der linken Thoraxhälfte führt. Infolgedessen sammelt sich die Perikardflüssigkeit über der rechten Herzhälfte an und wölbt sich halbkugelig nach rechts vor. Der rechte Herz-Zwerchfell-Winkel ist daher vertieft und sehr spitz.

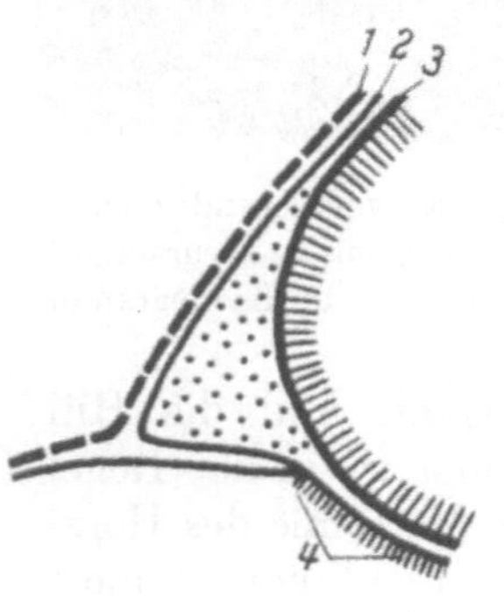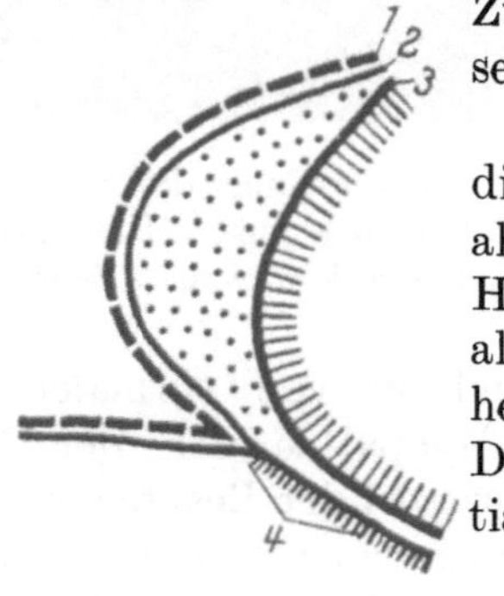

a   b

Abb. 174a u. b. Ebsteinscher Winkel, a bei der schlaffen Form des Ergusses, b bei der prallen Form (1 Pleura, 2 Perikard, 3 Herzoberfläche, 4 am Zwerchfell fixierter Abschnitt des parietalen Perikards)

Wenn das Herz innerhalb des Ergusses dilatiert und abnorm konfiguriert ist, so ahmt das Perikardexsudat die Form des Herzens nach (Zdansky). Wir bekommen also mitunter etwa die Form eines Mitralherzens, obwohl ein großer Erguß besteht. Dies kann natürlich zu großen differentialdiagnostischen Schwierigkeiten führen.

Bei tuberkulöser Perikarditis findet man oft gleichzeitig ein- oder beidseitige Pleuraergüsse (Polyserositis), wodurch die Diagnose ebenfalls erschwert wird. Zu einem linksseitigen Pleuraerguß kommt es mitunter im Anschluß an eine Punktion des Perikardergusses, weil das Exsudat durch die Stichverletzung des Herzbeutels in die Pleura ausläuft oder aussickert. Abb. 170 c zeigt dieses Ergebnis im Anschluß an die Punktion.

Die Beobachtung der Pulsationsvorgänge beim Perikarderguß ist für die Diagnose von großer Bedeutung; sie sollen im folgenden Abschnitt besprochen werden.

β) Die pralle Form des Perikardergusses

Sie kommt dadurch zustande, daß bei rasch zunehmender Exsudation die Herzbeutelflüssigkeit unter stärkerem Druck steht. Die Zeichen der Stauung im großen Kreislauf sind infolge Kompression der Hohlvenen, der Lebervenen und wohl auch des rechten Vorhofes daher sehr ausgeprägt. Eine stärkere Lungenstauung fehlt auch hier, sofern es sich um einen entzündlichen Erguß handelt. Es wird nicht selten ein prästernales Ödem beobachtet, und es tritt ein schweres Oppressionsgefühl auf.

Röntgenologisch nähert sich der Herzschatten zunehmend der Kugelform, die auch mit einem Beutel, Flaschenkürbis oder Bocksbeutel verglichen worden ist. Abb. 173 zeigt die typische Form des prallen Ergusses. Der rechte Herzzwerchfellwinkel ist tief und spitz (Ebsteinscher Winkel). Dies widerspricht dem klinischen Befund, weil die Perkussion

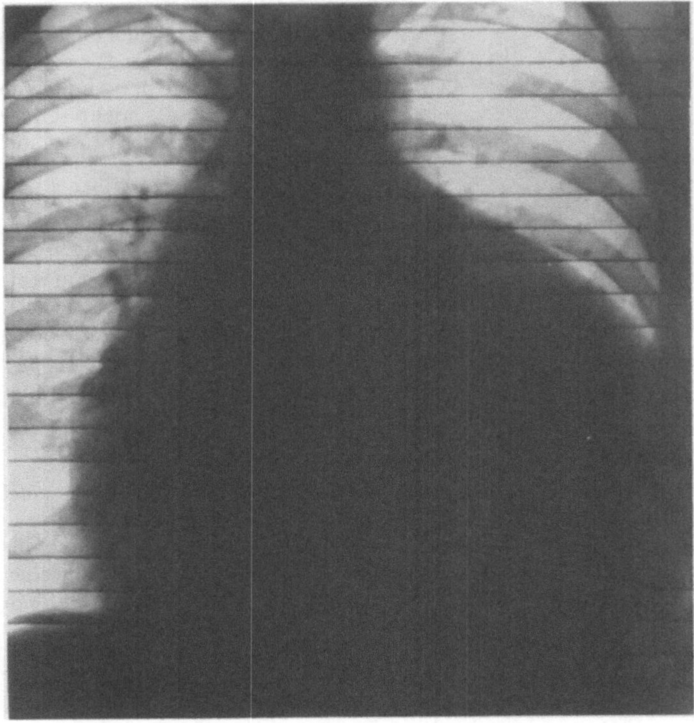

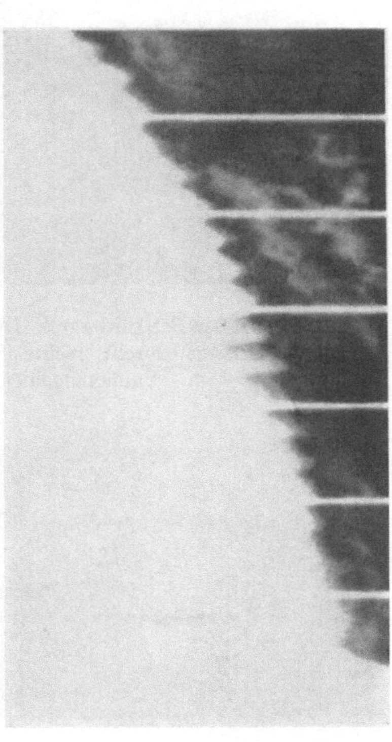

Abb. 175. Völliges Aufhören der Randbewegung bei großem Erguß (außer am Aortenbogen)

Abb. 176. Uniforme Randbewegung beim Perikarderguß. Relativ große Amplitude

es nicht ermöglicht, eine so schmale Zone von Lungengewebe — das außerdem oft atelektatisch ist — herauszuperkutieren. Abb. 174 soll den häufig zu beobachtenden Unterschied des Ebsteinschen Winkels beim schlaffen (a) und prallen (b) Erguß illustrieren. Das schlaffe Perikard füllt den Winkel aus, während der angespannte Herzbeutel sich kuglig vorwölbt und sich dadurch vom Zwerchfell abhebt. Auffallend ist auch eine Vorwölbung der Pulmonalisgegend unterhalb des Aortenbogens. Sie ist nicht selten zu beobachten und damit zu erklären, daß der Perikardsack zwar den Stamm der Pulmonalis noch überzieht, nicht dagegen den Aortenbogen (HECKMANN). Der Erguß kann sich daher über dem Pulmonalsegment ansammeln und dieses vorwölben (Abb. 173); besonders deutlich wird dies in Abb. 168.

Bei Lageänderung des Kranken (Rücken- und Seitenlage) ändert dies Herz seine Form nur wenig; häufig wird es darin vom dilatierten, myopathischen Herzen übertroffen.

Bei fortlaufender Beobachtung können diese beiden Typen des Perikardergusses ineinander übergehen, und es gibt natürlich auch von vornherein Übergangsformen. Die Form des Herzbeutels bei Pneumoperikard entspricht im allgemeinen der des prallen Ergusses.

Die *Pulsationsvorgänge* an der Perikardoberfläche sind oft erheblich verändert. Bereits DIETLEN beschrieb die bei der Durchleuchtung sichtbare Reduktion der

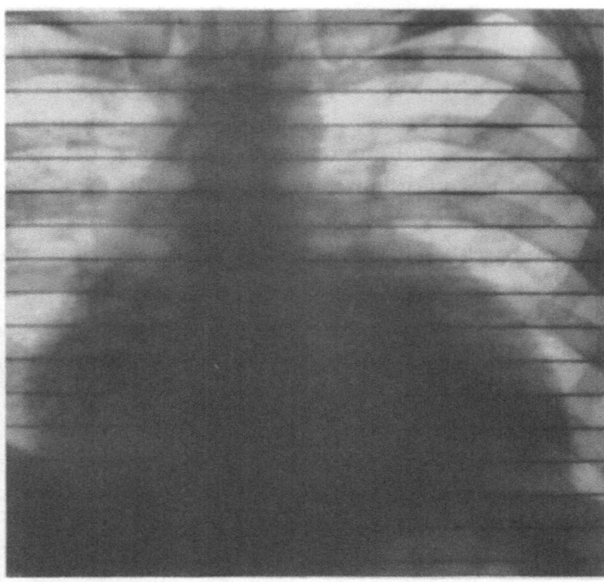

Abb. 177. Großer Perikarderguß. Die Pulsation des linken Ventrikels schlägt durch; rechts Auslöschung der Vorhofbewegung, im Pulmonalgebiet Bewegungsstillstand

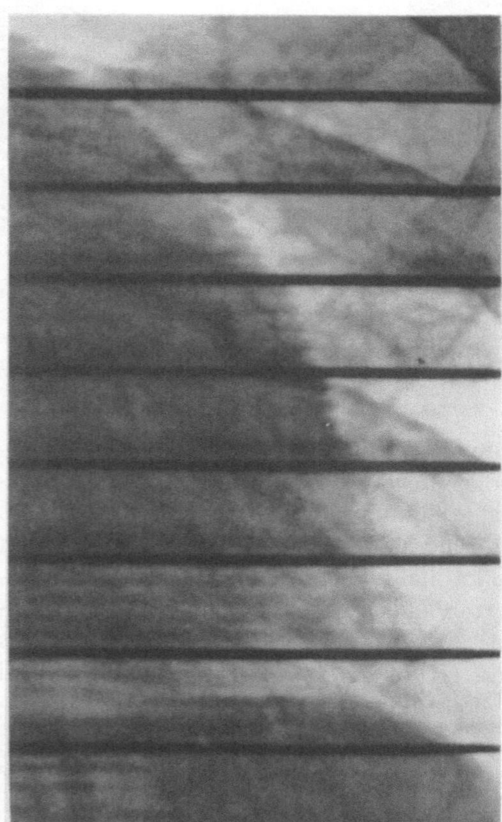

Abb. 178. Aufspaltung der Randzacken; Undulationsbewegung in der Perikardflüssigkeit?

Randbewegungen. Daher sah man früher bei der ziemlich langen Belichtungszeit scharfrandige Herzkonturen als ein für Perikarderguß sprechendes Zeichen an; bei den jetzigen Aufnahmezeiten spielt das keine Rolle mehr.

Im Flächenkymogramm können wir folgendes beobachten:

1. Verkleinerung der Ausschläge bis zum völligen Verschwinden der Randbewegung (Abb. 175). Diese Abnahme der Amplitude geht der Größe des Ergusses nicht immer parallel. Es gibt sehr große Ergüsse mit erhaltener Randpulsation.

2. Die Form der Randkurven wird uniform (Abb. 176), weil die Vorhofswellen völlig ausgelöscht werden, und weil die Variabilität der Ventrikelbewegung aufhört, welche zum Teil durch die Lokomotionsbewegung des Herzens (Pendeln) verursacht ist; diese wird im Ergußmantel des Herzens ausgelöscht. Die Randbewegung entspricht dann der reinen Volumänderung und systolischer und diastolischer Schenkel verlaufen geradlinig.

3. Am Pulmonalsegment herrscht auch bei sonst noch erhaltener Randpulsation Stillstand der Bewegung. Man darf sich allerdings durch den oft noch lebhaft pulsierenden linken Hilus nicht täuschen lassen (Abb. 177). Dies dürfte damit zu erklären sein, daß die Pulsation des Pulmonalisstammes der Ventrikelpulsation entgegengesetzt gerichtet ist. Diese wird aber durch die Perikardflüssigkeit auf die Herzbeutelumhüllung der Pulmonalis übertragen und löscht deren Bewegung aus.

4. Am Aortenbogen, der außerhalb des Perikards gelegen ist, bleiben die pulsatorischen Ausschläge normal groß (Abb. 175 und 177).

5. Im Bereich des linken Ventrikelbogens beobachten wir mitunter eine Aufspaltung der Randzacken, die auf eine Undulationsbewegung der Perikardflüssigkeit zurückzuführen ist (HECKMANN) (Abb. 178). Gegenüber der Aufspaltung der Randzacken beim myokardgeschädigtem Herzen („Kamelrücken"-Kymogramm) ist sie dadurch charakterisiert, daß sie in Seitenlage deutlicher wird oder überhaupt erst auftritt. Es muß die Frage aufgeworfen werden, ob nicht ein Teil dieser Befunde bei Myopathie ebenfalls auf die Ansammlung von Stauungstranssudat im Perikard zurückzuführen ist. Eine Verkleinerung der Ausschläge an der Perikardoberfläche ist ohne weiteres verständlich und zum Teil bereits durch die Vergrößerung der Oberfläche im Verhältnis zur Herzoberfläche bedingt. Hierzu kommt, daß die großen Gefäße an ihren Abgängen noch innerhalb des Perikardsackes liegen. Da die Pulsation der Bewegung der Ventrikel entgegengesetzt gerichtet ist, subtrahiert sich der Einfluß ihrer Volumänderungen von dem der Ventrikel auf die Bewegung der Perikardoberfläche. Diese Faktoren können jedoch einen völligen Bewegungsstillstand der Perikardoberfläche nicht erklären. Wir müssen daher annehmen, daß im Augenblick der Ventrikelsystole die Vorhöfe eine hydraulische

Ansaugung und während der Diastole eine Eindrückung durch die Perikardflüssigkeit erfahren (Abb. 179). Dann ist es verständlich, daß die Oberflächenpulsation gänzlich aufhört. Diese hydrodynamischen Vorgänge müßten eine kreislauffördernde Wirkung haben.

Bei stärkerer Drucksteigerung in der Perikardflüssigkeit werden offenbar die Hohlvenen und vielleicht auch die Vorhöfe eingedrückt, so daß es nunmehr zu einer starken venösen Rückstauung kommt. Vielleicht wird dann die hydraulische Ansaugung und Auspressung der Vorhöfe wieder unwirksam, so daß die Herzpulsation wieder auf die Perikardoberfläche durchschlägt. So wäre verständlich, daß gerade bei großen und prallen Ergüssen mitunter wieder deutliche Oberflächenpulsationen auftreten.

Die Entstehung des „Perikarditisphänomens" (Auftreten der Doppelzacken) soll Abb. 180 klarmachen. In der Systole kommt es zu einer Flüssigkeitsverschiebung im Herzbeutel, indem sich dieser in seinen caudalen Abschnitten, infolge des Gewichtes des Exsudates, verbreitert (bei Untersuchung im Stehen). In der Diastole wird das Perikard stärker angespannt und die Perikardflüssigkeit gleichmäßiger über die ganze Herzoberfläche verteilt. Diese Umformung des Perikards hat eine Strömung in der Perikardflüssigkeit zur Voraussetzung, die eine hinter der Pulsationsbewegung des

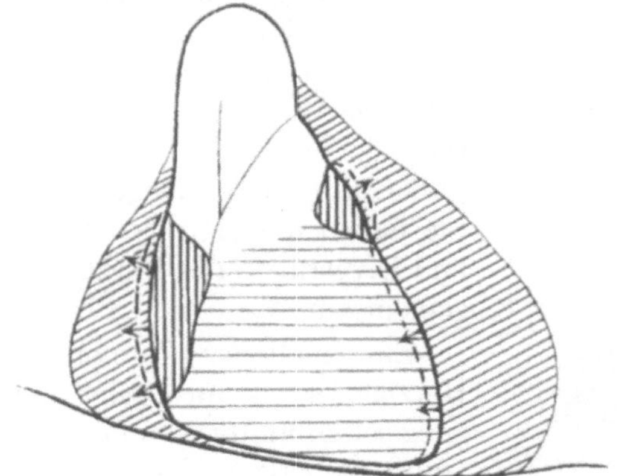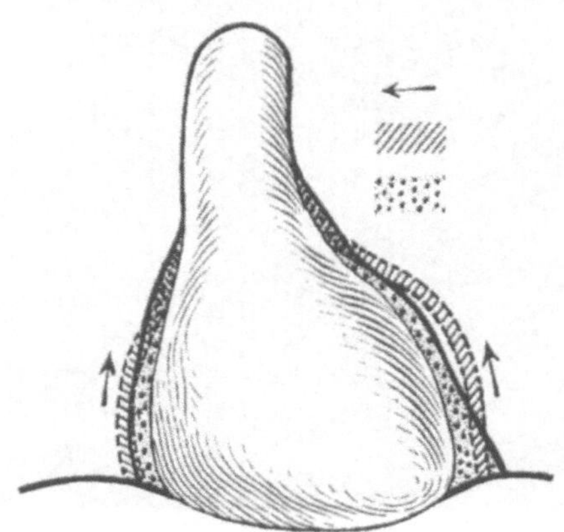

Abb. 179. Bei völligem Aufhören der Oberflächenpulsation erfolgt eine systolische Ansaugung der Vorhöfe

Abb. 180. Entstehung der Undulationsbewegung beim Perikarderguß

Herzens nachhinkende Wellenbewegung zur Folge hat. Diese kommt in der Aufspaltung der Randzacken zum Ausdruck. Läßt man den Kranken sich stark nach links beugen, so können in den caudalen Abschnitten des linken Herzrandes vorher nicht vorhandene Doppelzacken auftreten, die wohl mit der geschilderten Undulationsbewegung der Perikardflüssigkeit und einer Linksrotation des Herzens zusammenhängen, weil das Herz dann in Berührung mit dem Herzbeutel kommt.

γ) Der gekammerte Perikarderguß (Pericarditis adhaesivo-exsudativa)

Beim gekammerten Perikarderguß handelt es sich um einen Resterguß nach einer Pericarditis exsudativa bei gleichzeitiger Obliteration der übrigen Perikardabschnitte. Der früher gebräuchliche Ausdruck „entzündliches Perikarddivertikel" ist eigentlich unrichtig und am besten zu vermeiden. Abb. 181 zeigt einen solchen Fall. Das Herz ist nach rechts verbreitert, der rechte Rand ist deformiert, der obere Cava-Vorhof-Winkel ist ausgefüllt. Die Rechtsverbreiterung erstreckt sich soweit nach oben, wie etwa das Perikard auf die Cava superior hinaufreicht. Am rechten Rand besteht völliger Bewegungsstillstand, während links ziemlich große Randbewegungen auftreten, welche die für Perikardobliteration charakteristische laterale Plateaubildung aufweisen. Nach Anlage eines diagnostischen Pneumoperitoneums ergab sich in linker vorderer Schrägstellung auf einer Hartstrahlaufnahme (vgl. Abb. 603) der Befund eines die Ventrikel einschließenden Kalkringes. Es handelt sich demnach um ein Panzerherz mit perikardialem Resterguß.

Die Unterscheidung des abgesackten Ergusses des Herzbeutels von Cysten oder echten Divertikeln desselben ist nur möglich, wenn die Perikardobliteration der übrigen Herzbeutelabschnitte im Kymogramm oder EKy oder an einer Kalkeinlagerung nachweisbar wird. Respiratorische Formänderung (Jonssonsches Zeichen), sowie Form- und Größenänderung beim Müller- und Valsalvaschen Versuch sind meist nachweisbar; sie

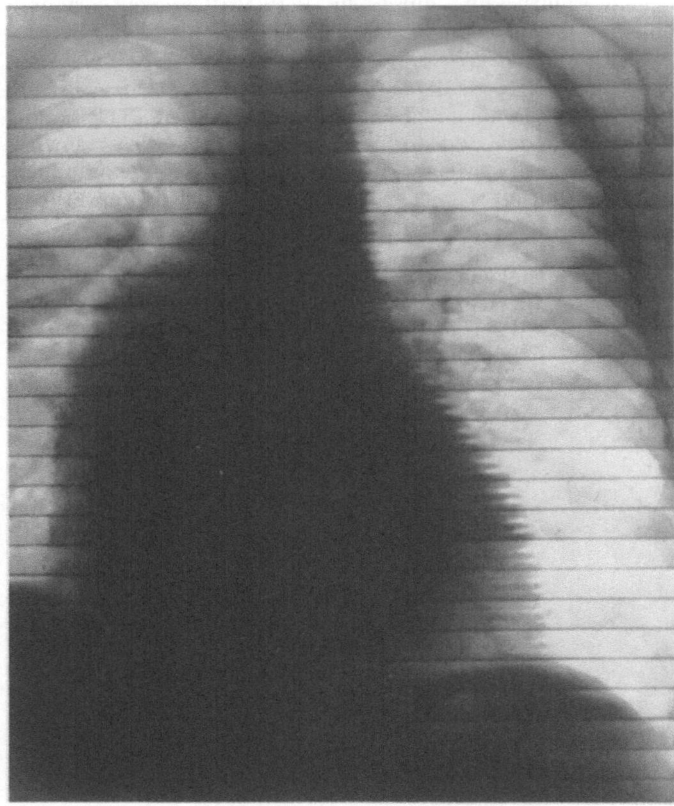

Abb. 181. Gekammerter Perikarderguß, der rechts über den Cava-
Vorhofwinkel hinaufreicht und die Randpulsation auslöscht. Am
linken Herzrand große Ausschläge mit lateralen Plateaus als Ausdruck der Perikardobliteration. Außerdem Interlobärerguß rechts

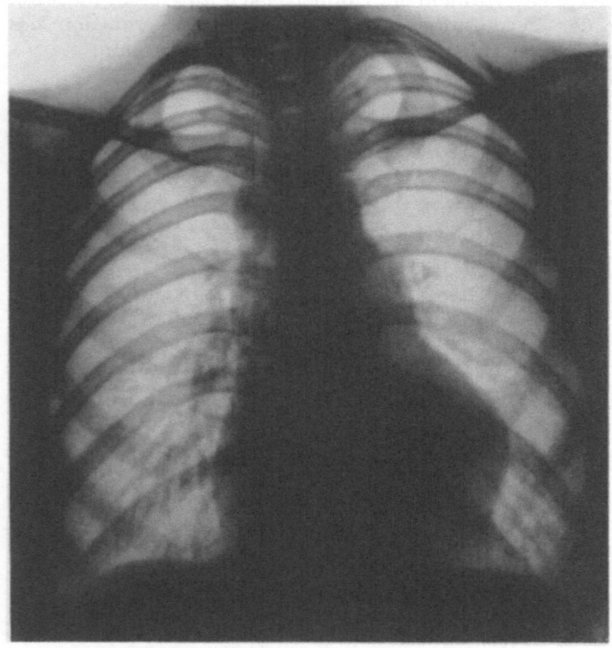

Abb. 182. Gekammerter Perikarderguß bei Lymphogranulomatose des Herzbeutels (HAUBRICH). Symptom des
„überzähligen Herzbogens"

kommen aber allen dünnwandigen cystischen Gebilden zu.

Abgesackte Ergüsse können des öfteren im Gefolge einer lymphogranulomatösen Serositis beobachtet werden (HAUBRICH). Einen derartigen Fall gibt Abb. 182 wieder. Hier handelte es sich um eine histologisch nachgewiesene Lymphogranulomatose des Herzbeutels, die nach zunächst mehr diffuser „Herzvergrößerung" zu einer abgegrenzten Flüssigkeitsansammlung am linken Herzrand geführt hatte. Restexsudate treten oft unter dem Bild eines „überzähligen Herzbogens" auf. Sie haben dies mit den Cysten und Divertikeln des Herzbeutels gemeinsam.

Ein maligner Tumor des Herzbeutels kann sich nicht ganz selten hinter dem Perikarderguß verbergen, der dann immer hämorrhagisch sein dürfte. Die Unterscheidung von einem abgekammerten, mediastinalen Pleuraerguß kann schwierig oder unmöglich sein. Eventuell kann dann ein diagnostischer Pneumothorax weiterhelfen oder auch das Pneumomediastinum herangezogen werden.

3. Perikardcysten

Die Perikardcysten werden auf embryonale, mesenchymale Lacunen zurückgeführt und dann als Cölomcysten bezeichnet; von anderen werden sie als cystische Lymphangiome angesehen. Die Mesothelcysten sowie die sog. Quellwassercysten (springwater-cysts) gehören ebenfalls hierher.

Sie machen erst Beschwerden, wenn sie infolge ihrer Größe zu Verdrängungen führen. Meist stellen sie daher einen Zufallsbefund dar. Im Laufe langjähriger Beobachtung ändern sie sich nicht. Abb. 183a und b zeigt ein solches Gebilde in der Inspiration und Exspiration im rechten Herzzwerchfellwinkel, welches dem

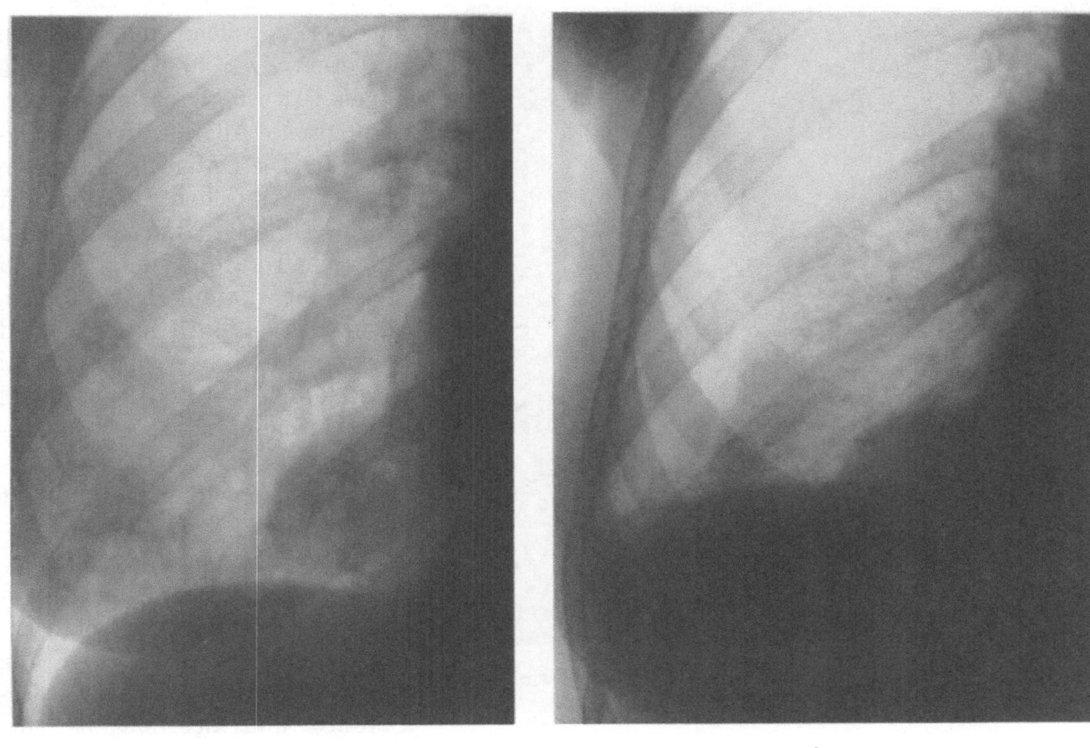

a   b

Abb. 183a u. b. a Perikardcyste im rechten Herz-Zwerchfellwinkel (in Inspiration). — b Die Cyste ändert
in der Exspiration ihre Form und bewegt sich gegenüber dem Herzrand (Rotation um den Stiel)

vorderen Mediastinum angehört und sich an die vordere Thoraxwand „anmodelliert". Die kugelige Form ist trotz breiter Verbindung mit dem Herzschatten gut erkennbar und das Jonssonsche Zeichen (respiratorische Formänderung) deutlich positiv. Die respiratorischen Exkursionen sind größer als die des Herzens, so daß sich die Cyste bei der Atmung gegenüber dem Herzen verschiebt. In Abb. 183c ist die Cyste innerhalb des Herzschattens ventral erkennbar.

Die Cysten sind rechts häufiger als links und liegen meist ventral. Verkalkungen der Wand sind beschrieben worden. Genaueren Aufschluß über die Form ergibt meist erst die Schichtaufnahme. Die Abgrenzung der Cysten gegenüber den abgesackten Perikardexsudaten ist oft möglich, wenn sie rundliche Form aufweisen. Letztere sind mit dem Herzschatten meist breit verschmolzen, und oft ist die Obliteration der übrigen Perikardabschnitte nachweisbar, wie bereits ausgeführt wurde. Die Cysten zeigen mitunter Verschiebung gegenüber dem Herzrand, was bei Perikardrestexsudaten nicht möglich ist.

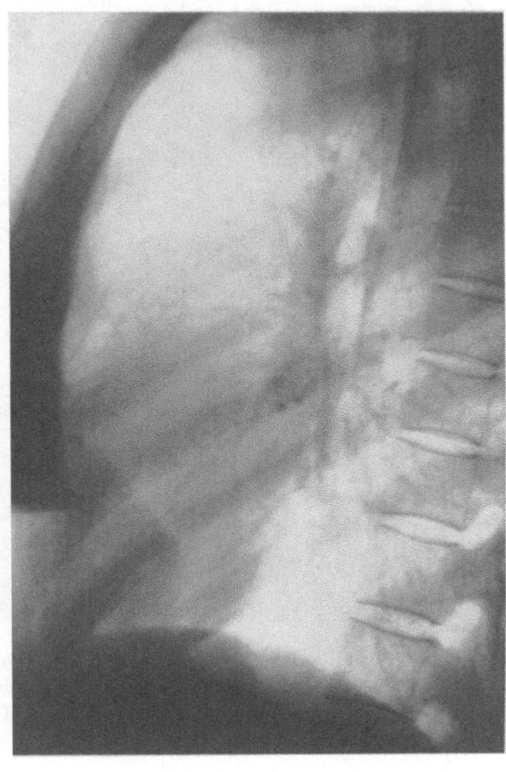

Abb. 183c. Die Perikardcyste modelliert sich an
die vordere Thoraxwand an

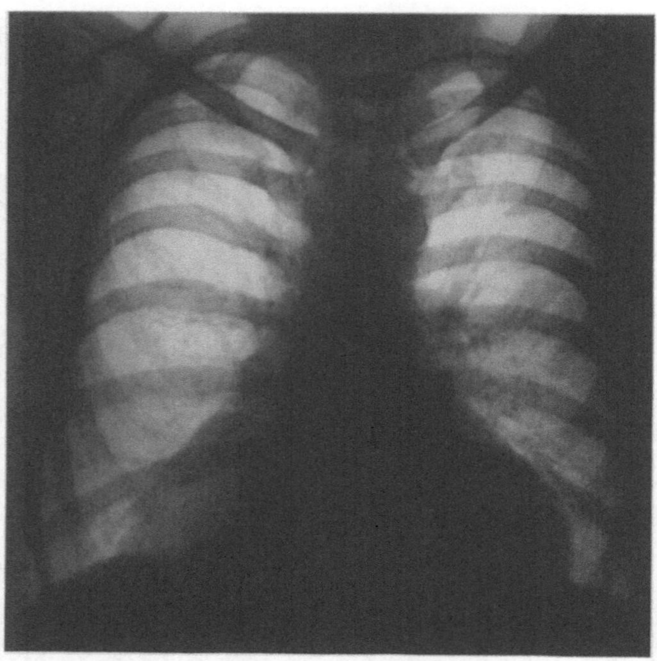

Abb. 184. Perikardcyste im rechten Herz-Zwerchfellwinkel mit breiter Verschmelzung am Herzen

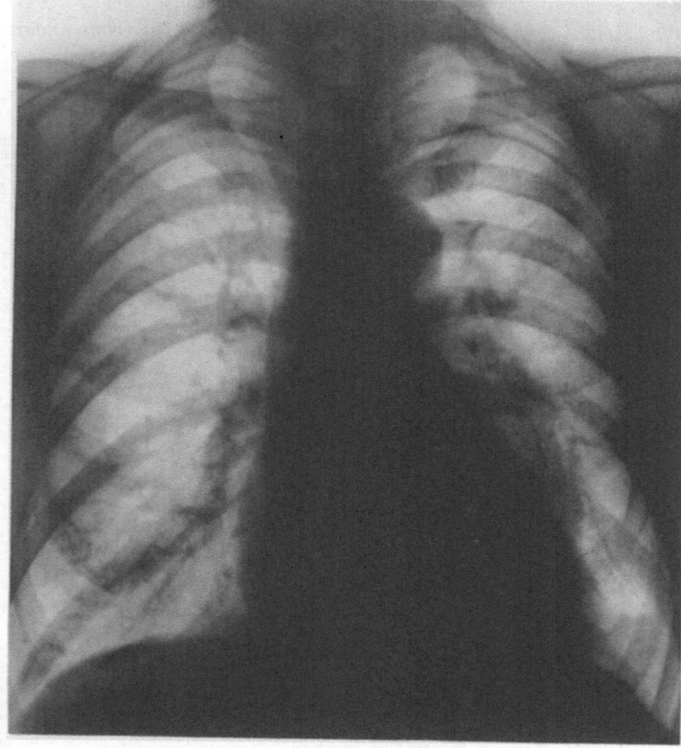

Abb. 185a u. b. Perikardiale Echinococcuscyste, 48jähriger Mann, „signe de decollement" (a). — In linker Schrägstellung abgrenzbare und kalkdicht gesäumte Cyste (b)

Abb. 184 zeigt jedoch eine Perikardcyste, welche dem Herzen und dem Zwerchfell breitflächig angelagert ist, so daß eine morphologische Abgrenzung unmöglich war. Die Unterscheidung von anderen cystischen Gebilden ist sehr schwierig. Dermoide und cystische Teratome (letztere sind meist mehrkammerig) können, wenn auch selten, in dieser Gegend vorkommen. Sie weisen manchmal Verkalkungen auf. Mitunter soll in ihnen eine Schichtung erkennbar sein, indem das strahlendurchlässigere Fett sich oben ansammelt (ZUPPINGER). Cystische Lymphangiome und Hämangiome sollen infolge Verwachsung mit der Umgebung unscharf begrenzt sein. Intrathorakale Enterocystome, die aus Abschnürungen der Speiseröhre und des Magens entstehen, liegen meist im hinteren Mediastinum. Echinokokkencysten lassen, abgesehen von ihrer bekannten klinischen Symptomatologie (Weinbergsche Reaktion, Eosinophilie u. a.), mitunter das „signe de décollement" erkennen, d. h. eine sichelförmige Aufhellung im Rande des kugelförmigen Schattens. Sie sind oft schalenförmig verkalkt, wie das Beispiel von Abb. 185 wiedergibt.

Von der Lunge ausgehende Cysten können dem Perikard so eng anliegen, daß ihre Abgrenzung große Schwierigkeiten macht. Es sind dies alveoläre Lungencysten, Bronchuscysten und Nebenlungen. Hier kann eventuell eine Bronchographie Verdrängungserscheinungen benachbarter Bronchialäste ergeben. Ein diagnostischer Pneumothorax kann natürlich die Diagnose klären, dürfte aber nur selten indiziert sein.

Aneurysmen der Aorta ascendens bzw. der Sinus Valsalvae sind im Kymogramm nur dann zu unterscheiden, wenn sie Gefäßpulsation zeigen. Sie lassen im übrigen respiratorische Formänderung vermissen; außerdem sind die Lues-Reaktionen meist positiv. Das Herzwand-Aneurysma macht EKG-Veränderungen, welche die Diagnose ermög-

lichen. Im Kymogramm weist es systolische Expansionsbewegungen oder eine „stumme Zone" auf (vgl. S. 112). Die Abgrenzung von Oesophagusdivertikeln oder Hiatushernien ist mit einer Kontrastfüllung der Speiseröhre sofort zu erreichen.

Die Perikardcysten zeigen im Kymogramm mitgeteilte Pulsationen, die eine geringe Verspätung gegenüber der Ventrikelpulsation erkennen lassen. Dichteänderungen sind dabei nicht zu erkennen. Bei sehr großen Cysten fehlt auch die passive Mitbewegung.

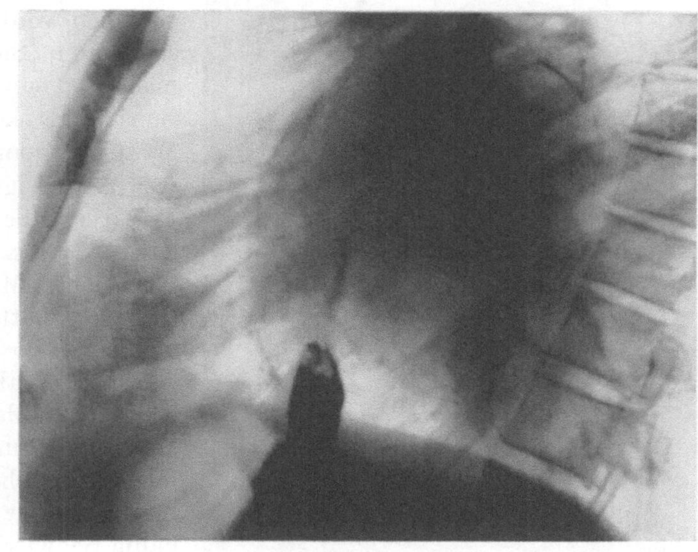

Abb. 185b

4. Perikarddivertikel

Die Perikarddivertikel sind in der Mehrzahl der Fälle angeboren, können aber auch im Laufe des Lebens erworben werden. Dies soll bei Vermehrung der Perikardflüssigkeit und Zunahme des Perikarddruckes vorkommen. Man unterscheidet „echte" Divertikel, bei denen die Wand aus allen Schichten besteht, von „falschen", bei denen es zu

einer Ausstülpung der Serosa durch Lücken im bindegewebigen Teil des Perikard in Form einer Hernie kommt. Sie stehen durch einen mehr oder minder breiten Stiel mit dem Herzbeutel in Verbindung und sitzen fast stets am rechten Herzrand.

Die Abb. 186 stellt ein Divertikel dar, das zu einer Vorwölbung am rechten Herzrand geführt hatte („überzähliger Herzbogen") und den Vorhof-Cava-Winkel ausfüllte, jedoch die obere Umschlagslinie des Perikards nicht überschritt; es zeigte mitgeteilte Pulsationen. Auch sonst bot es keine sicheren Merkmale, die eine Unterscheidung von einer Perikardcyste ermöglichten. Ein vergrößerter linker Vorhof ließ sich mit transversaler

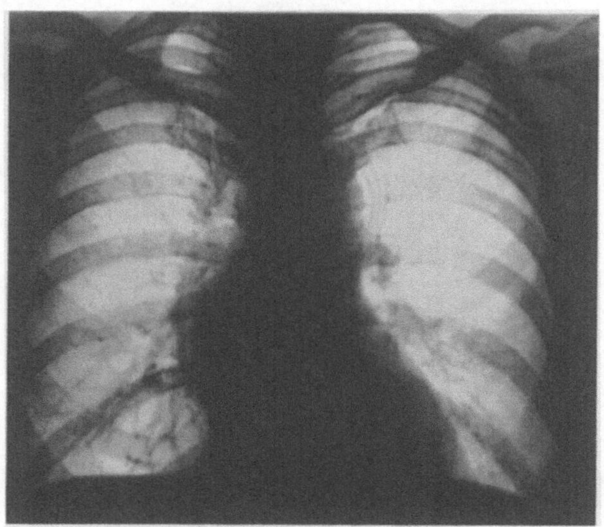

Abb. 186. Perikarddivertikel

Durchleuchtung ausschließen, ferner durch Kontrastfüllung des Oesophagus, der keine Einbuchtung im Vorhofsbereich erkennen ließ; im Kymogramm fehlte Vorhofsbewegung.

Die Divertikel des Perikards sollen bis doppelfaustgroß werden; die kleinsten sind erbsengroß. Sie machen kaum Beschwerde. Daß sie ohne Autopsie oft von den Perikardcysten nicht getrennt werden können, dürfte in praxi keine Bedeutung haben. Eingreifende diagnostische Maßnahmen wie Punktion oder Probethorakotomie dürften kaum je indiziert sein.

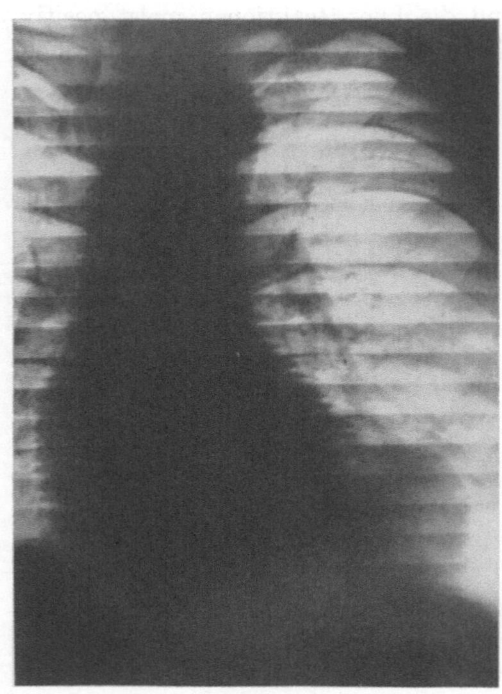

Abb. 187. Benigner Perikardtumor (autoptisch Myom)

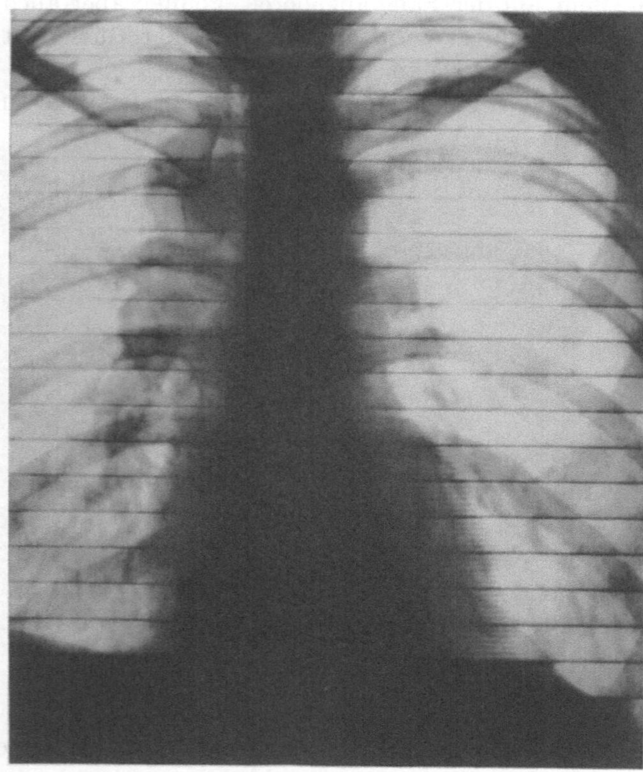

Abb. 188. Lymphogranulomatose des Herzbeutels mit welligen Konturen am linken Herzrand und erhaltener Randpulsation; 32jährige Frau

5. Tumoren des Perikards

Die cystischen Tumoren sind bereits besprochen worden. *Gutartige primäre Geschwülste* sind selten. Sie werden meist zufällig entdeckt, machen wenig Beschwerden und bleiben stationär. Es kommen Fibrome, Hämangiome, Myxome, Lipome, Teratome und Rhabdomyome vor. Sie zeigen im Kymogramm mitgeteilte Pulsation, die meist stärker gedämpft ist als die der cystischen Gebilde. Abb. 187 stammt von einem Myom der Herzspitze, das vom äußeren Blatt des Herzbeutels ausging. Es handelte sich um multiple Tumoren, wie die Autopsie ergab, doch ist in der Abbildung nur der Tumor der Herzspitze sichtbar. Er ließ keine Bewegung erkennen, wahrscheinlich infolge Verwachsung mit dem Zwerchfell. Die Abgrenzung von Herzwandaneurysmen bietet kaum Schwierigkeiten.

Die *malignen Tumoren* sind meist sekundär (metastatisch oder von der Nachbarschaft übergreifend). Es sind häufig Sarkome, ferner Endotheliome und Carcinome; schließlich kommen leukämische und lymphogranulomatöse Infiltrationen des Herzbeutels vor. Sie führen zu uni- oder multizentrischen Vorwölbungen des Herzschattens. Mitunter resultiert eine allseitige Ummauerung des Herzens mit enormer Vergrößerung des Herzschattens.

Nicht selten treten die malignen Tumoren unter dem Bild eines Perikardergusses auf. Daher sollte stets bei Punktion desselben Luft nachgefüllt werden (100—150 cm³). Man kann dann durch Umlagerung des Kranken das Perikard gewissermaßen von innen abtasten und umschriebene oder knotige Verdickungen desselben feststellen.

Im Kymogramm findet man oft die Randbewegung stark gedämpft oder völlig aufgehoben. In anderen Fällen ist die Randpulsation gut erhalten. Abb. 188 stammt von einer Kranken mit lymphogranulomatösen, mediastinalen und hilären Drüsenveränderungen, die nach einer Röntgenbestrahlung weitgehend zurückgegangen waren. Es kam aber zu einer flachbogigen Vorwölbung der oberen Hälfte des linken Ventrikelbogens infolge lymphogranulomatöser Infiltration des Perikards. Im weiteren Verlauf zeigte die ganze linke Ventrikelwand einen welligen Verlauf. Auffallend war die erhaltengebliebene Amplitude der Randpulsation.

6. Hydropneumoperikard

Das Hydropneumoperikard entsteht durch Einbruch entzündlicher, gangränöser und tumoröser Veränderungen der Nachbarschaft in den Herzbeutel (Lungenkaverne, Bronchialcarcinom, Speiseröhrendivertikel, Zwerchfellbruch, Magengeschwür). Ferner durch Traumen, Einbruch eines Fremdkörpers vom Oesophagus, bei Pleurapunktionen. Ferner soll es durch gasbildende Keime entstehen können, die in das Perikard eingedrungen sind. Stets findet sich neben der Gasansammlung Flüssigkeit von wechselnder Beschaffenheit.

Bei Punktion des Perikardergusses wird man zweckmäßigerweise Luft nachfüllen, also ein diagnostisches Pneumoperikard anlegen, um durch Umlegen und Seitenlage des Kranken eventuell Adhäsionen aufzudecken und um das äußere Blatt des Herzbeutels direkt sichtbar zu machen. Man sieht dann zwischen der Luftansammlung im Herzbeutel und dem Lungenfeld einen etwa 1 mm dicken glattrandigen Streifen und kann so die Umschlagslinie des Perikards an den großen Gefäßen feststellen. Verdickungen dieses Streifens sind entzündlicher Natur oder durch Fibrin- und Eiterauflagerungen bedingt. Tumoren machen unregelmäßige oder knotige Verdickungen.

Die Herzoberfläche zeigt schleudernde, enthemmte Pulsationen. In der Flüssigkeit des Herzbeutels beobachtet man lebhafte Wellenbewegung. Handelt es sich um eingedickten Eiter, so ist diese Undulation träge.

Läßt sich der Gasinhalt nicht über alle Herzabschnitte durch Umlagerung verschieben oder stehen die beiden Niveaus rechts und links des Herzschattens ungleich hoch, so liegen partielle Obliterationen des Herzbeutels vor.

7. Schwielige Perikarditis

Die Perikardverschwielung gehört zu den klinisch und röntgenologisch am schwersten erkennbaren Herzbeutelerkrankungen. Das geht daraus hervor, daß nach WITHE in 5—10% aller Autopsien eine schwielige Perikarditis mit völliger Verlötung des Perikardraumes (Perikardsynechie) zu finden ist, von denen wieder nur jeder zehnte Fall intra vitam erkannt wurde. Das liegt zum Teil daran, daß eine große Anzahl dieser Fälle symptomlos bleibt. Es mögen hierher aber auch viele Fälle auffallend wenig leistungsfähiger Herzen gehören. Diese Erkrankung entwickelt sich im Anschluß an eine Pericarditis sicca oder exsudativa, die offenbar sehr oft schleichend, vom Kranken unbemerkt verläuft oder jedenfalls nicht diagnostiziert wird. Mitunter können die dabei entstandenen Bindegewebsmassen erst nach Jahren zu einer Umklammerung des Herzens führen und dann subjektive und klinische Erscheinungen verursachen. Die leichteste Form sind die häufigen Sehnenflecken des Perikards (maculae tendineae), die symptomlos bleiben.

Von WESTERMANN wird folgende ätiologische Verteilung angegeben: 20% Rheumatismus, 16% Tuberkulose, 14% Pneumokokken-Erkrankungen, 17% septische Erkrankungen; der Rest ist unklarer Genese (Lues, Trauma?).

Nach VOLHARD unterscheidet man die innere und äußere Spielart der Obliteration, je nachdem ob nur die beiden Herzbeutelblätter verwachsen sind (Concretio) oder auch ein Übergreifen vom äußeren Perikard durch Narbenstränge auf die Umgebung erfolgt ist (Accretio).

a) Accretio cordis (Mediastinoperikarditis)

Recht häufig beobachtet man zipfelige, strangförmige oder flächenhafte Ausziehungen der Herzkontur (Abb. 189 und 190). Sie werden als pleuroperikardiale Adhäsionen bezeichnet und auf vom Perikard ausgehende Stränge bezogen. Das ist jedoch zum mindestens in einem Teil der Fälle nicht zutreffend. Dazu muß man sich die anatomischen Verhältnisse klar machen. Von der Herzoberfläche nach lateral fortschreitend trifft man auf folgende

Gebilde: 1. das viscerale Perikard, 2. der Perikardraum, 3. das parietale Perikard, 4. eine schmale Bindegewebszone, 5. die Pleura mediastinalis (pericardiaca), 6. den Pleuraraum,

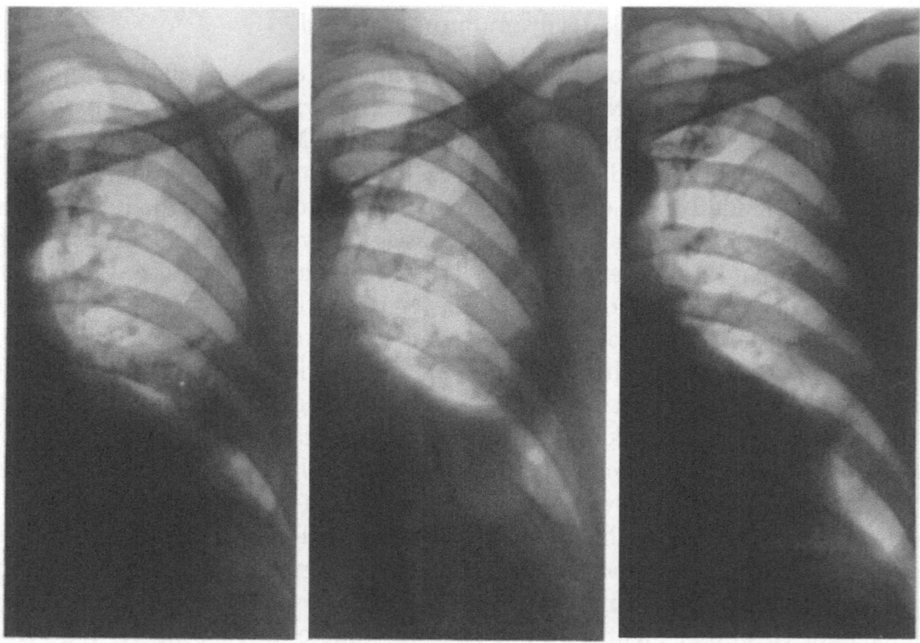

Abb. 189. Entwicklung einer strangartigen pleuroperikardialen Adhäsion am linken Herzrand (nach Interlobärerguß

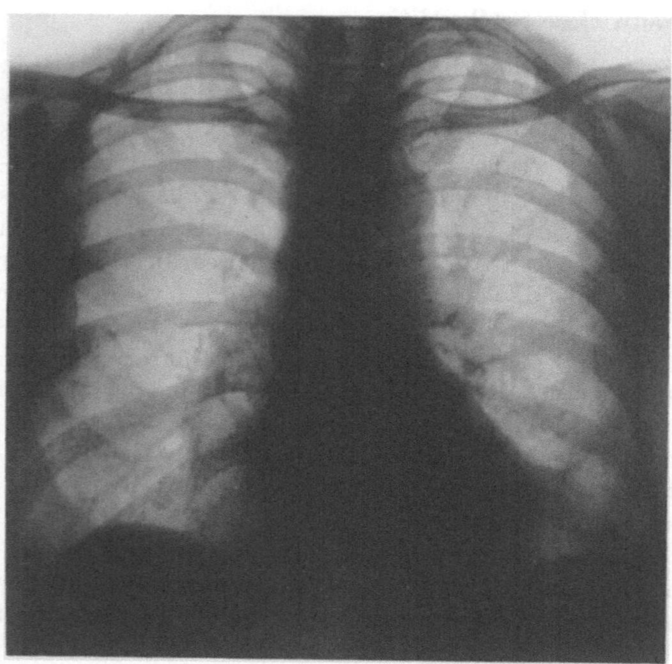

Abb. 190. Flächenhafte pleuroperikardiale Adhäsion am linken unteren Herzrand

7. die Pleura pulmonalis. Es kann nun eine Adhäsion des Pleuraraumes bestehen, obwohl der darunter gelegene Perikardraum frei ist. Ja, auch der betreffende Pleuraraum kann frei sein und nur eine kegelförmige Einsenkung der angrenzenden Lunge vorliegen, die dann von Pleuraflüssigkeit ausgefüllt ist (Abb. 191, Heckmann). Solche Einziehungen sind bei angrenzenden Schrumpfungen oder Atelektasen des Lungenparenchyms bekannt. Dies läßt sich mittels eines Pneumothorax nachweisen, in dem die Ausziehung der Herzkontur verschwindet. Wir kennen ähnliches an der Zwerchfellkontur. Es ist verständlich, daß solche Befunde meist symptomlos sind. Man kann der Adhäsion nicht ansehen, ob der Perikardraum an dieser Stelle verlötet ist.

Ein häufiger Befund ist die *Ausfüllung des phreniko-kardialen Winkels*. Wir haben bereits früher gesehen, daß er durch die Vermehrung des Fett-Bindegewebes verursacht sein kann, welches hier dem Perikard an der Außenfläche angelagert ist. Er kann aber auch durch Verschwielungen verursacht sein oder dadurch, daß das Zwerchfell hier durch schwielige Veränderungen an die Seitenfläche des Herzens herangezogen wird (Abb. 192), was sich mittels eines Pneumoperitoneums gut erkennen läßt.

Die Herzkonturen sind oft hochgradig polygonal deformiert. Mitunter sind die Herzränder gestreckt (ZDANSKY). Bei der Atmung sind Verziehungen oder Deformierungen des Herzens zu beobachten. In der Inspiration streckt sich mitunter der linke Herzrand. Die beim Gesunden zu beobachtende inspiratorische Einwärtsrotation ist aufgehoben. Das Herz kann an die vordere Brustwand herangezogen sein, die inspiratorische Verbreiterung des Retrosternalraumes bleibt dann aus. Man sieht hier oder im retrokardialen Raum mitunter Strangbildungen (ASSMANN). Auch der obere Retrokardialraum ist mitunter durch Narbenstränge verschattet (EDENS). Herz und angrenzende Zwerchfellabschnitte können sich inspiratorisch heben. Abb. 193 zeigt die Transversalaufnahme eines Herzens, welches kranial fixiert ist; die linke Zwerchfellhälfte ist mit ihm hochgezogen und steht wesentlich höher als die rechte.

Es ist verständlich, daß es dabei leicht zu einer Abknickung der oberen oder unteren Hohlvene oder der Lungenvenen kommt. Es können dann isolierte Stauungen in einzelnen Venengebieten auftreten, während andere frei bleiben (Stauung der Hohlvenen; Picksche Pseudocirrhose der Leber; Lungenstauung).

Das Herz selbst ist nur in der Minderzahl der Fälle abnorm konfiguriert oder vergrößert, nämlich bei Beteiligung des Myokards oder bei einer Kombination mit einem Perikarderguß, also beim Bestehen einer Pericarditis adhaesivo-exsudativa. In der Regel bleibt das Herz klein, und es ist gerade der Befund eines kleinen Herzens bei ausgeprägter Einflußstauung, der unseren Verdacht auf das Bestehen einer schwieligen Perikarditis lenken muß.

Den Verziehungen und Deformierungen des Herzens, ebenso wie den von ihm ausgehenden Narbensträngen und Schwarten kann man jedoch niemals ansehen, ob der Perikardraum einbezogen ist. Die

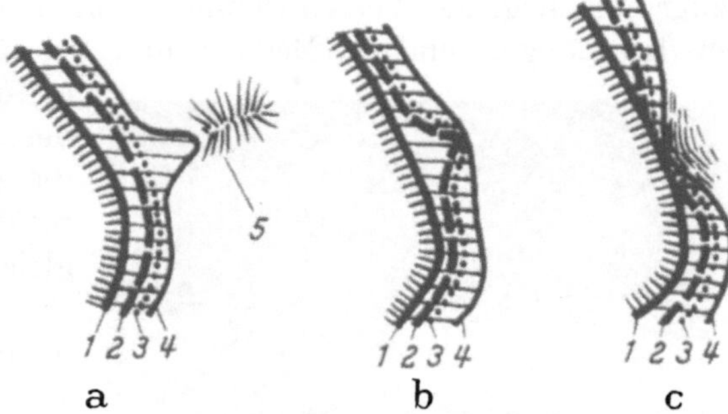

Abb. 191 a—c. Verschiedene Formen der pleuraperikardialen Adhäsion (Schema). *1* Epikard, *2* parietales Perikard, *3* Pleura mediastinalis, *4* Pleura visceralis, *5* Schrumpfungsherd in der Lunge. In *a* ist der Perikard- und Pleuraraum nicht obliteriert, in *b* ist der Perikardraum frei, der Pleuraraum obliteriert, in *c* besteht eine Adhärenz im Perikard- und Pleuraraum

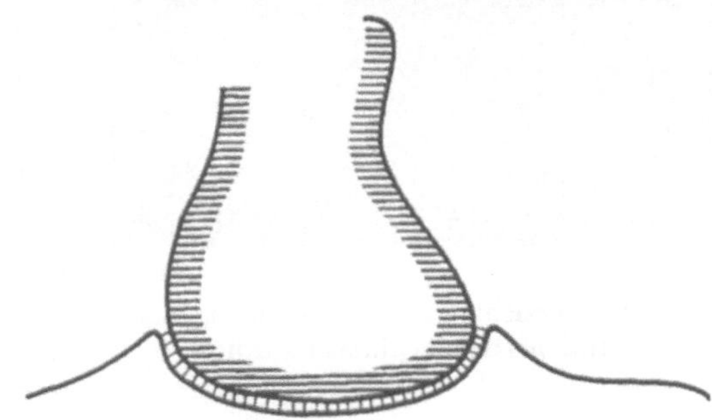

Abb. 192. Schema der Ausfüllung des phrenikokardialen Winkels durch das an die Seitenflächen des Herzens stärker herangezogene Zwerchfell

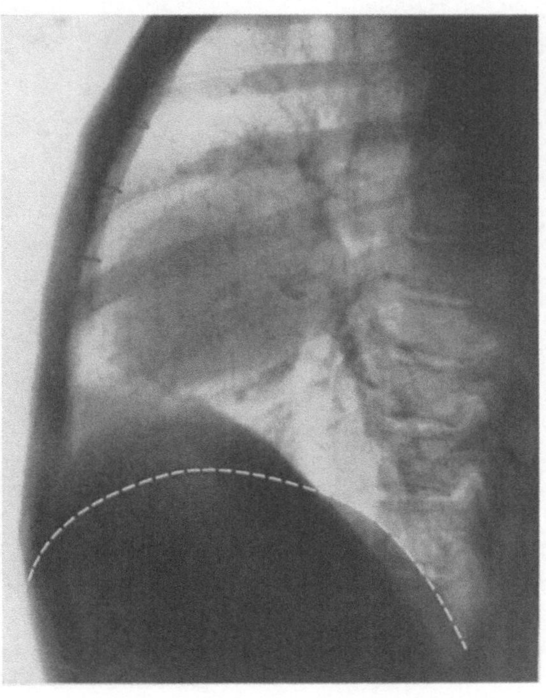

Abb. 193. Transversalaufnahme eines Herzens, welches durch eine Accretio kranial fixiert ist. Infolgedessen steht die linke Zwerchfellhälfte erheblich höher als die rechte (gestrichelt)

zugrunde liegende Verschwielung kann in der mediastinalen und interlobären Pleura, in den Lungen und im Mediastinum bei erhaltenem Perikardspalt liegen. So kommt

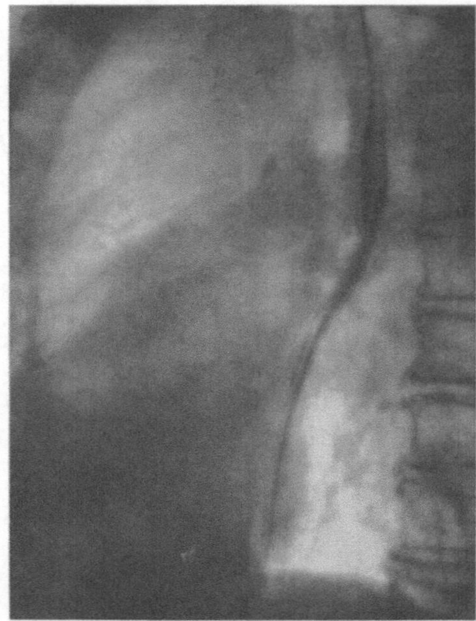

es, daß — allerdings nur in Ausnahmefällen — der Kreislauf wenig beeinträchtigt ist. Wenn die extrakardialen Stränge in der Gegend des rechten Vorhofes am Herzen inserieren und gleichzeitig eine Rhythmus- oder Überleitungs-Störung zu beobachten ist, so ist ein Zusammenhang wahrscheinlich und ein Übergreifen auf das Perikard des Vorhofes kann vermutet werden.

Auch die Umgebung des Herzens kann beeinträchtigt werden. So erkennt man mitunter bei frontalem Strahlengang eine inspiratorische Einziehung des unteren Brustbeins. Die konkave Deformierung des Zwerchfells ist bereits beschrieben worden. Am Oesophagus, dessen Kontrastfüllung nicht unterlassen werden darf, findet man gelegentlich sog. Haftdivertikel (FLEISCHNER). Ferner kommen Verziehungen und durch narbige Ummauerung verursachte Stenosen vor. Abb. 194 zeigt eine Verziehung der Speiseröhre in der unteren Hälfte nach ventral bei Mediastinoperikar-ditis, die um so auffallender ist, als man bei Herz-erkrankungen eine Dorsalverlagerung erwartet.

Abb. 194. Verziehung des Oesophagus nach ventral bei Mediastinoperikarditis

Eine Einbeziehung des Perikards kann auch in denjenigen Fällen fast mit Sicherheit angenommen werden, in denen sich eine Kalkeinlagerung im Herzbeutel nachweisen läßt; jedenfalls sind Fälle, in denen bei Pericarditis calculosa ein offener Perikardspalt

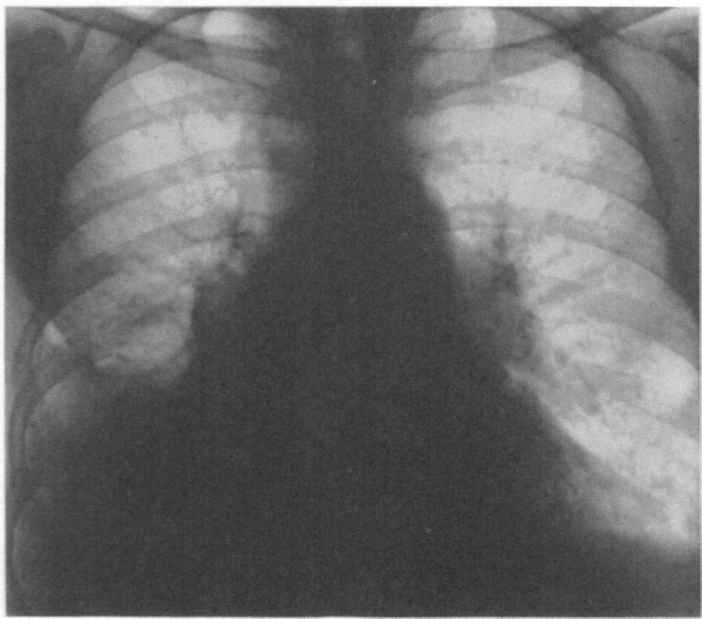
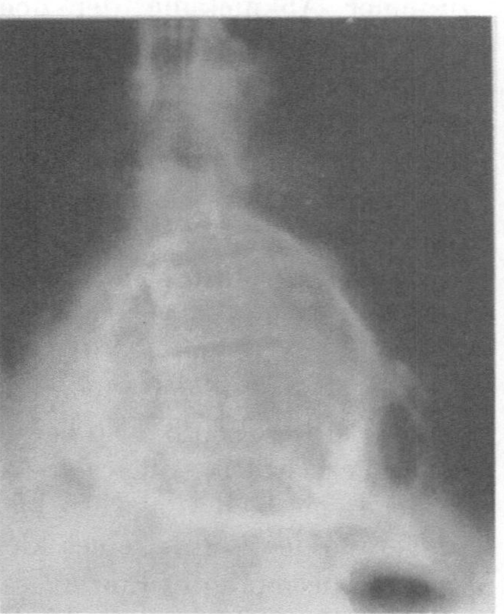

a   b

Abb. 195a u. b. Ausgedehnte Schwartenbildungen bei Mediastinoperikarditis (a). — Hartstrahlaufnahme des gleichen Falles. Kalkring im Perikard (b)

beobachtet wird, extrem selten. Die Abb. 195a zeigt einen Fall einer Mediastina-perikarditis mit massiven extraperikardialen Schwarten. Eine Durchbelichtung des

Herzschattens mit Hartstrahltechnik ergab dann (Abb. 195b) einen ausgedehnten Kalkmantel der Herzoberfläche (Panzerherz).

b) Concretio cordis

Sie ist häufiger als die Accretio und führt ebenfalls in vielen Fällen zur Kreislaufinsuffizienz. Ihre Diagnose ist besonders schwierig. Wahrscheinlich ist sie in der

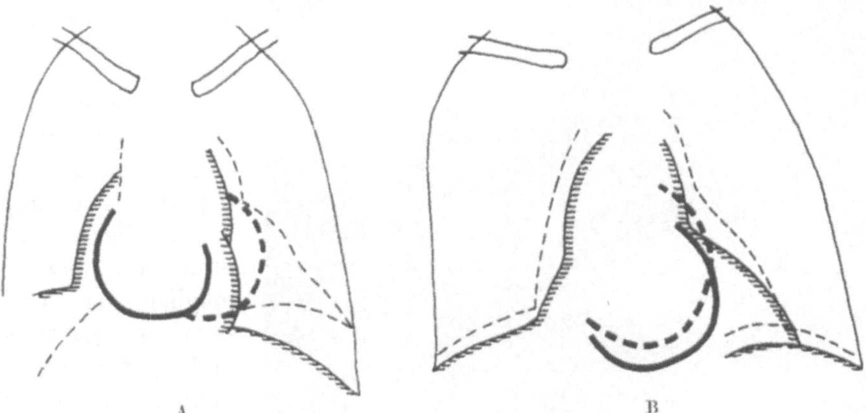

Abb. 195c. Gleicher Fall. — Verschiebung des Kalkringes; A in rechter und linker Seitenlage, B im Stehen und in Rückenlage. Trotz Accretio und Syncretio cordis kommt eine ausgiebige Verschiebung des Herzens zustande. Konturen des Herzens und des Kalkringes in rechter Seitenlage und im Stehen (ausgezogen) und in linker Seitenlage und in Rückenlage (gestrichelt) übereinandergepaust

Mehrzahl der Fälle von Accretio mit dieser verbunden, ohne daß eine sichere Aussage darüber möglich ist.

Früher versuchte man den Verlust der Perikardfunktion bei dieser Erkrankung nachzuweisen, indem man die Verringerung der Verschieblichkeit im Thorax bei Lageänderung des Kranken vor dem Durchleuchtungsschirm prüfte. Man stellte sich vor, daß dazu ein Gleiten des Herzens im Perikard nötig sei und daß dies bei der Obliteration unmöglich würde. Beim Gesunden beträgt die Seitwärtsverschiebung durchschnittlich 2,5 cm, die Vertikalverschiebung etwa 3,0 cm. VAQUEZ und BORDET schlugen vor, die Verringerung der Herzverschiebung in Seitenlage zur Diagnose heranzuziehen. Dagegen wurden unter anderem von ZDANSKY Bedenken im Hinblick auf die Fixation der Herzspitze erhoben. Nach anderen sollte die Untersuchung im Stehen und in Rückenlage diagnostische Hinweise vermitteln.

Diese Verfahren sind meines Erachtens für die Diagnose der Obliteration nicht mehr von Bedeutung. Einmal ist bekannt, daß vergrößerte Herzen, sowie das Herz beim Lungenemphysem nur ganz geringe Verschiebungen aufweisen. Zum anderen ließ sich nachweisen, daß trotz Vorliegens einer Concretio und Accretio cordis noch ausgiebige Verschiebungen des Herzens möglich sind (HECKMANN). Der Fall der Abb. 195 wurde in rechter und linker Seitenlage sowie im

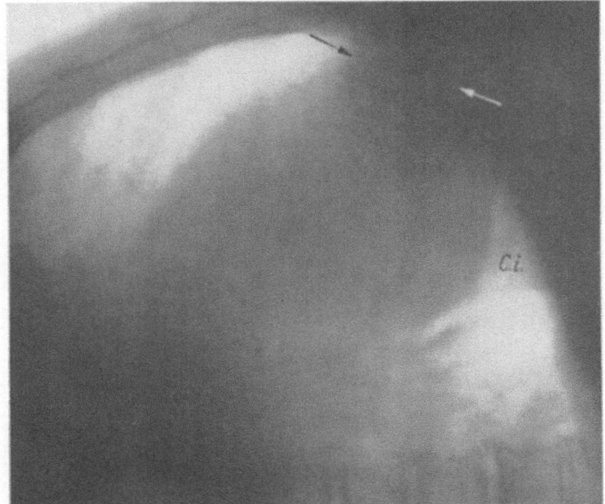

Abb. 196. Transversalaufnahme in Rückenlage bei Perikardobliteration. Das Dorsalgleiten des Herzens mit Verkleinerung des RCR und die Verbreiterung des Retrosternalraumes bis zum Zwerchfell herab bleibt aus. Die Cava inferior ($C.i.$) tritt stärker aus dem Zwerchfellschatten heraus

Stehen und in Rückenlage untersucht und die nach Aufnahmen angefertigten Skizzen übereinander gepaust (Abb. 195c). Sie zeigen an der Verschiebung des Kalkringes sehr klar die noch erhaltene gute Verschieblichkeit des Herzens in seitlicher und vertikaler Richtung.

Diese Verschiebung trotz Synechie ist nicht weiter erstaunlich, da sie nicht — wie man früher glaubte — durch ein Gleiten auf dem Zwerchfell zustande kommt (dieses würde durch die Obliteration aufgehoben), sondern durch eine Verschiebung des Herzbettes des Zwerchfells nach seitwärts und in senkrechter Richtung. Diese wird solange nicht beeinträchtigt, als keine Mediastinoperikarditis hinzukommt, und kann im übrigen auch bei dieser erhalten bleiben, wie wir gesehen haben. Es ist daher verständlich, daß bei der Perikardobliteration die Herzverschiebung innerhalb des Thorax in seitlicher und vertikaler Richtung nicht aufgehoben sein muß.

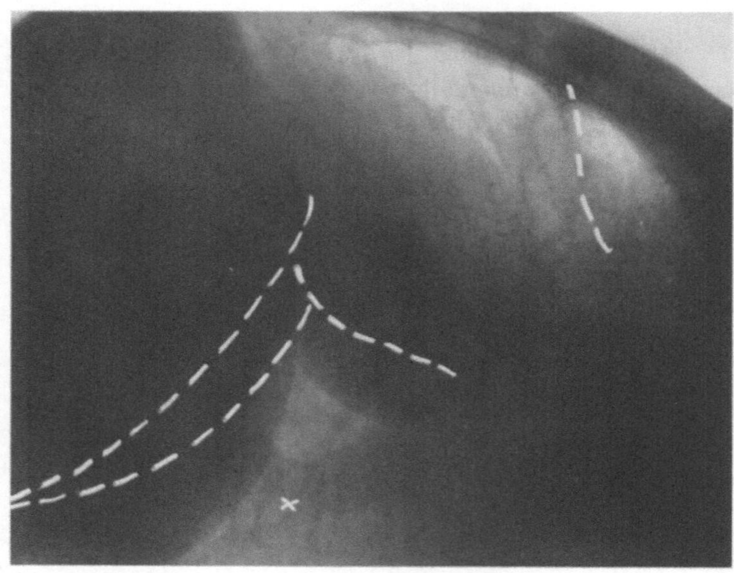

Abb. 197. Herz in Rückenlage beim intakten Herzbeutel. (Gestrichelt = Herz- und Zwerchfellkonturen in Bauchlage.) Man sieht die Verkleinerung des Retrokardialraumes und die Verbreiterung des Retrosternalraumes

Anders verhält es sich mit der Beobachtung der Verschieblichkeit des Herzens in *sagittaler* Richtung (Heckmann). Hier ist eine Verschiebung des Herzbettes nicht möglich, da das Herzbett — wie an anatomischen Abbildungen ersichtlich ist — unmittelbar an die vordere Thoraxwand heranreicht. Die Herzbewegung muß hier also durch Gleiten auf dem Zwerchfell erfolgen und ist demnach bei Obliteration *aufgehoben*.

Abb. 196 ist die Transversalaufnahme eines Herzens mit Perikardobliteration in Rückenlage. Hier bleibt das Dorsalgleiten des Herzens, das beim gesunden und dilatierten Herzen zu beobachten ist, aus. Der retrokardiale Raum verkleinert sich daher nicht, und ebenso fehlt oder ist unvollständig die Verbreiterung des Retrosternalraumes bis zum Zwerchfell herab. Es treten infolge der Verwachsung der Herzunterfläche mit dem Zwerchfell Zugwirkungen am Herzen auf, die zu einer paradoxen Verbreiterung des Retrokardialraumes und zu einem stärkeren Hervortreten des Schattens der V. cava inf. führen können. Das unterschiedliche Verhalten des Herzgesunden geht aus der Abb. 197 hervor. Hier sieht man die ausgiebige Verengung des retrokardialen Raumes und die breite Entfaltung des Retrosternalraumes in Rückenlage. Bei Untersuchung in Rückenlage sieht man mitunter die Strangbildungen zwischen dem Herzen und dem Sternum bei der Mediastinoperikarditis stärker in Er-

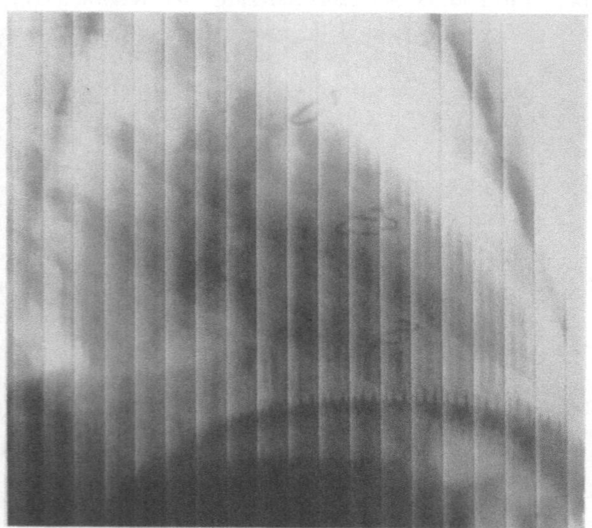

Abb. 198. „Systolisches Zwerchfellzucken" bei postoperativer Rest-Synechie. (Senkrechte Rasterstellung.) Die Volumabnahme der Kammern (Aufhellungslinien) fällt zusammen mit der Aufwärtsbewegung des Zwerchfells

scheinung treten. In Bauchlage fehlt bei der Obliteration die Verbreiterung des Retrokardialraumes und die Verkleinerung des Retrosternalraumes.

Verdachtsmomente für das Vorliegen einer Perikardobliteration kann bereits die einfache Durchleuchtung ergeben. Man beobachtet dabei das Ausbleiben der respiratori-

schen Formänderung des Herzschattens. Ferner wird empfohlen, in Rechts- und Links-
seitenlage bei tiefer Atmung zu untersuchen (ZDANSKY; BUTLER und DONA). Die normalerweise zu beobachtende Formänderung des Herzens fehlt bei der Obliteration.

Häufig beobachtet man bei der Obliteration ein systolisches Aufwärtszucken der
linken Zwerchfellhälfte (SCHWARZ; DIETLEN). Da auch bei Herzgesunden dieser Befund
gar nicht selten ist, kann ihm ein nur geringer diagnosti-
scher Rang zugesprochen werden (HEUCK). Wahrscheinlich
ist dies Zeichen bei der Perikardsynechie häufiger und stärker
ausgeprägt, weil hier die Systole ohne Dämpfung durch das
freie Perikard auf das Zwerchfell übertragen wird. Das systolische Aufwärtszucken ist am besten im Flächenkymogramm mit senkrecht gestelltem Raster (und gegebenenfalls
bei transversalem Strahlengang) nachzuweisen (Abb. 198).
Im übrigen ist die *Kymographie* von großer Bedeutung für
die Diagnose. Es gibt nur wenige Fälle, die keine Änderung
der Randbewegung zeigen; diese Kranken lassen in der
Regel auch Kreislaufstörun-
gen vermissen. Sehr häufig
findet man im Ventrikelgebiet
laterale Plateaus (Abb. 181
und 199a). In anderen Fällen
ist die Randbewegung stark
gedämpft oder es treten mediale Plateaus auf (Abb. 200).
Diese Befunde sind offenbar
damit zu erklären, daß im
ersten Fall (laterale Plateaus)
die Diastole durch den umgebenden Bindegewebsman-
tel des Herzens vorzeitig gehemmt wird. Im Beginn ist
die Diastole durch die Zug-
kräfte der Perikardschwiele
beschleunigt, dann kommt
sie völlig zum Stillstand. Umgekehrt scheint bei den Fällen
mit medialem Plateau gerade
eine Behinderung der Systole
vorzuliegen. Allerdings reicht
die Flächenkymographie für
die Diagnose nicht immer aus,
weil die Feststellung lateraler
Plateaus vieldeutig ist; sie
werden auch bei allen Arten
von Kontraktionsinsuffizienz

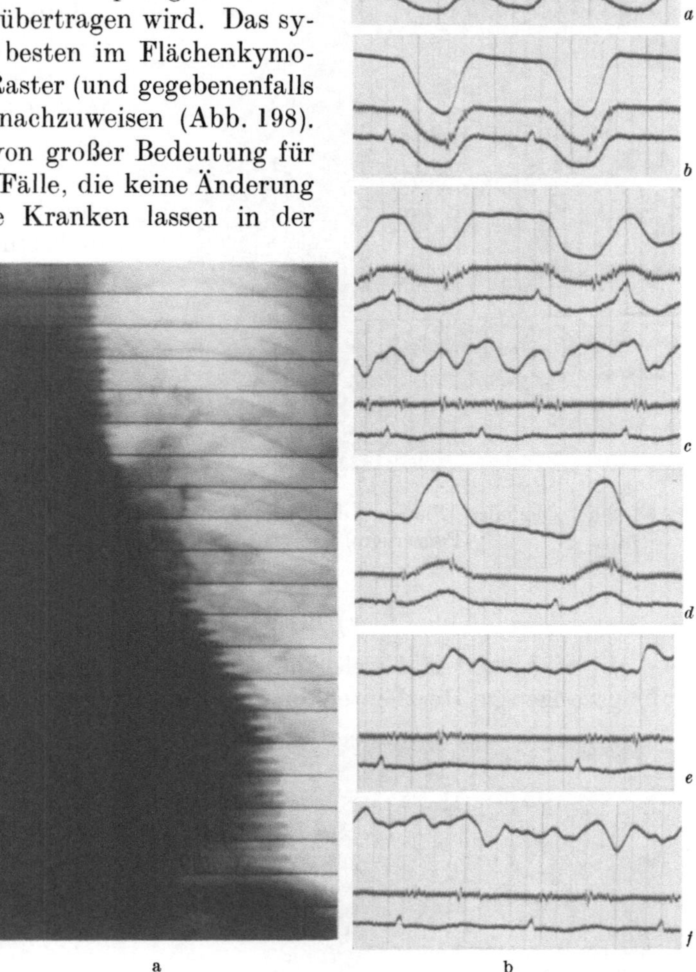

Abb. 199a u. b. a Perikardconstriction. Diastolisches Lateralplateau
der Ventrikelbewegung (Ausschnitt linker Herzrand). — b Constrictions-
typischer flach-systolischer Abstieg und steil-diastolischer Anstieg des
diastolischen Lateralplateaus in den Ventrikel-*Elektrokymogrammen*
(obere Kurven, *a—c*), systolisches Medialplateau in Abgriff *c*,
diastolisches Medialplateau an der Aorta *d*. (Nach HAUBRICH)

der Ventrikel beobachtet. Die *Elektrokymographie* (Abb. 199b) ermöglicht aber die
Differenzierung: Bei der Perikardsynechie erfolgt der diastolische Kurvenanstieg abnorm rasch, der systolische Abstieg verlangsamt; die Latenzzeit (R-Zacke des EKGs
bis zum Kurvenabstieg) ist verlängert, und an den großen Gefäßen beobachtet man eine
mediale Plateaubildung in der Diastole (HAUBRICH).

Bei der Nachuntersuchung nach der Operation einer Perikardverschwielung (Perikardektomie) kann man im Elektrokymogramm das Verschwinden des diastolischen Plateaus
nachweisen oder es läßt sich mitunter die Gegend unzulänglicher Beseitigung der Schwielen

am Bestehenbleiben des Plateaus erkennen (Haubrich). In allen Fällen von Perikard-obliteration hören die mannigfaltigen Lokomotionsbewegungen (Pendeln) des Herzens völlig auf, so daß der Nachweis etwa einer systolischen Linksbewegung am linken Herzrand unbedingt gegen diese Diagnose spricht.

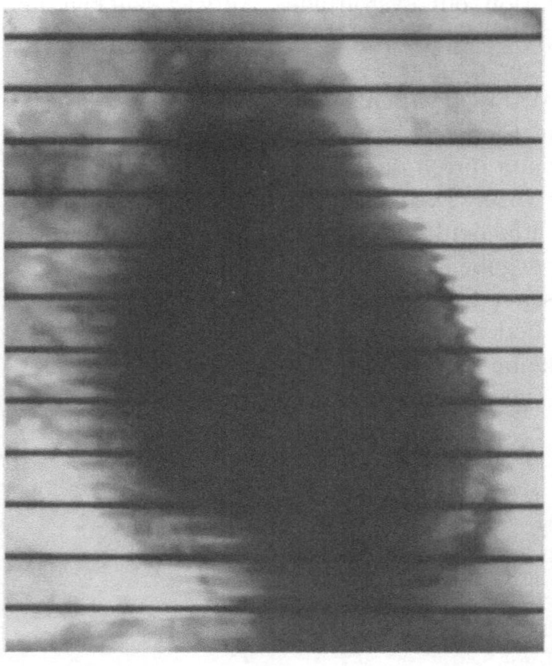

Abb. 200. Mediales Plateau der Randbewegung (Panzerherz)

Bei der sog. *chronisch-constrictiven Perikarditis* handelt es sich um mehr oder weniger ausgedehnte, flächen- oder ringförmige innere Perikardverwachsungen mit Schrumpfung und klinisch auffälliger Funktionsstörung. Die narbige Umscheidung der Herzkammern oder der perikardialen Vorhof-Kammer-Grenze kann zur Rückstauung des Blutes und Vergrößerung eines oder beider Vorhöfe führen. Die ohnedies schwierige Differentialdiagnose zu bestimmten Formen der Herzvergrößerung bei Mitralvitien wird dadurch mitunter erheblich erschwert. Hier gewinnt der röntgenologische Nachweis einer Lungenstauung besonderes Gewicht, die bei der Perikarditis fehlt, sofern nicht gleichzeitig eine Herzmuskelschädigung vorliegt. Um eine derartige Kombination handelt es sich oft bei der toxisch-urämischen Perikarditis.

c) Pericarditis calculosa (Panzerherz)

Mit Sicherheit läßt sich eine abgelaufene Perikarditis nachweisen, wenn es zu Kalkablagerungen im Herzbeutel kommt. Oft ist den Kranken dann von einer vorausgehenden

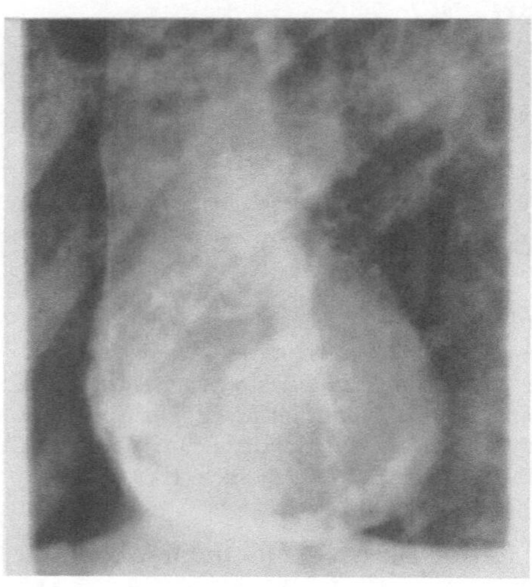
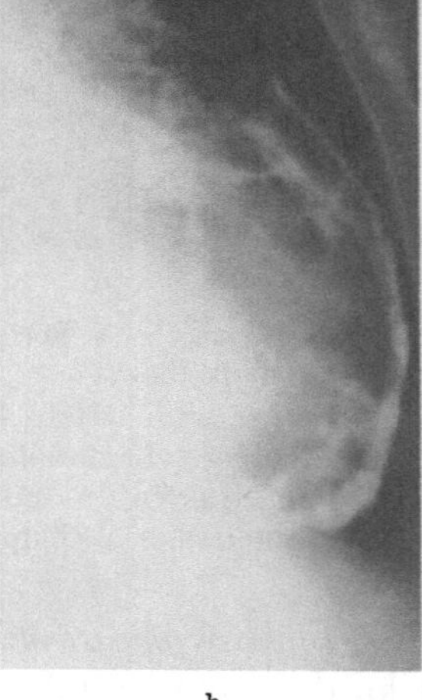

a   b

Abb. 201a u. b. Kalkplatten und inselförmige Verkalkungen in beiden schrägen Durchmessern bei Panzerherz

Perikarditis nichts bekannt; diese Krankheit ist also latent verlaufen. Mitunter kann man das Wachsen der Verkalkung im Laufe von Jahren beobachten. Die Kalkeinlagerungen sind bald mehr spangen- oder leistenförmig, bald mehr flächenhaft, landkartenartig und können beträchtliche Dicke erreichen (Abb. 195b, 201—204). Sie liegen sowohl im visceralen, als auch im parietalen Blatt des Herzbeutels. Mitunter sind die getrennten Verkalkungen beider Blätter

gleichzeitig als Doppelschicht nachweisbar (Abb. 201). Gelegentlich ist die Perikardschicht, welche der Kalkzone außen aufgelagert ist auf bis 0,5 cm Breite verdickt. In vielen Fällen handelt es sich nicht um ein eigentliches „Panzerherz", sondern um

kleinste insel- oder stippchenartig in die Perikardschwiele eingestreute Verkalkungs-
zonen, wie man aus der chirurgischen Exploration der chronischen constrictiven Perikarditis ohne auffällige Verkalkung weiß. Die Häufigkeit der Schwielenverkalkung wird
daher jetzt als sehr hoch angesehen (40—50%).

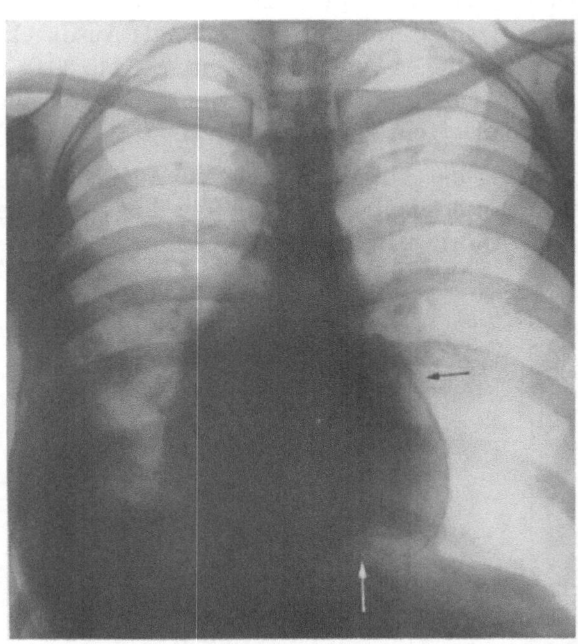
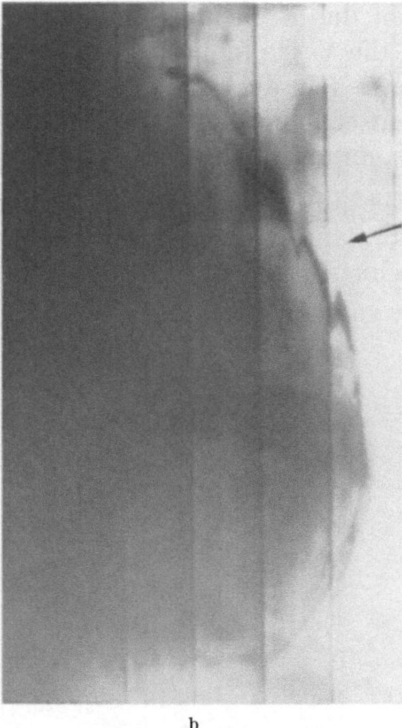

Abb. 202a u. b. Scheinbar zusammenhängende Kalkplatte über der linken Kammer (a). — Pulsatorische
Verschiebung der Kalkplatten gegeneinander (b)

Bevorzugt sollen die Herzabschnitte sein, welche weniger stark pulsieren, also der
Sulcus coronarius und der Sulcus interventricularius. Andererseits findet man aber
auch gerade im Kammerbereich zusammenhängende Kalkplatten. Auch die Facies
diaphragmatica ist oft ergriffen.
Auf der Übersichtsaufnahme verschwinden die Kalkeinlagerungen
oft völlig im Herzschatten; bei auf-
merksamer Durchleuchtung und
auf Hartstrahlaufnahmen sind sie
aber immer zu sehen. Besonders
gut sieht man sie oft in linker
vorderer Schrägstellung als Ringschatten (Abb. 201). In einzelnen
Fällen können sie als völlig zusammenhängende Kalkplatten die
Ventrikeloberfläche in toto ein-
hüllen. Trotzdem bleibt auch in
diesen Fällen der Kreislauf mitunter gut erhalten. Offenbar genügt trotz Unterdrückung der

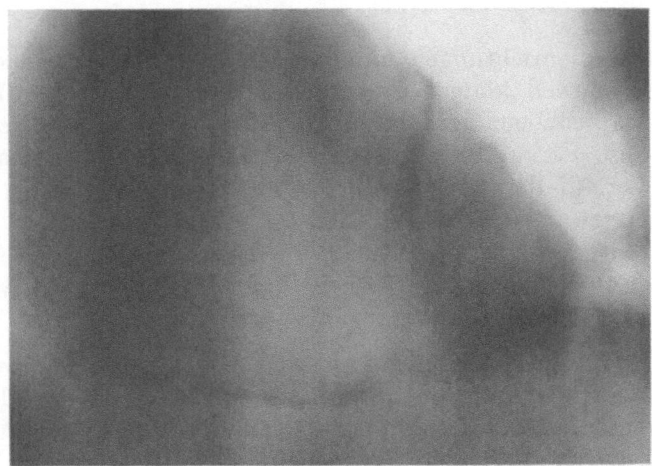

Abb. 203. Nachweis von Kalkspangen im Tomogramm

äußeren Pulsation die sog. innere Pulsation bzw. die Stempelbewegung der Atrio-
Ventricular-Trichters (LAURELL; BÖHME) zur Aufrechterhaltung des Kreislaufs. In
anderen Fällen sind allerdings die Kalkplatten ausgiebig segmentiert, und man beobachtet eine Verschiebung der Kalkplatten gegeneinander bei der Pulsation (Abb. 202a
und b). Man hat auch angenommen, daß die Kalkplatten einer weiteren Einschnürung

des Herzens (constrictive Perikarditis) entgegenwirken. In vielen Fällen bleibt die Herzspitze frei, so daß man eine lochförmige Aussparung der Spitzenregion sieht. Die Coronargefäße werden nie eingeschnürt oder abgeknickt. Es wird empfohlen, die Tomographie zur Darstellung der Verkalkung heranzuziehen, was zur genaueren Lokalisation der Kalkeinlagerungen von Nutzen sein kann (Abb. 203). Vereinzelt erstrecken sich die Verkalkungen auch septen- oder streifenförmig in die Tiefe, als Ausdruck eines Übergreifens der Entzündung auf die oberflächlichen Myokardschichten. Abb. 204a und b zeigen eine Perikardverkalkung vor und nach Perikardektomie. Postoperativ sind nur Einlagerungen an der Zwerchfellfläche des Herzens zurückgeblieben.

Die differentialdiagnostische Abgrenzung der übrigen am Herzen zu beobachtenden Verkalkungen bietet eigentlich selten Schwierigkeiten. Es ist allerdings eine genaue Durchleuchtung mit „fließender Rotation" nötig. Die Perikardverkalkung muß in allen

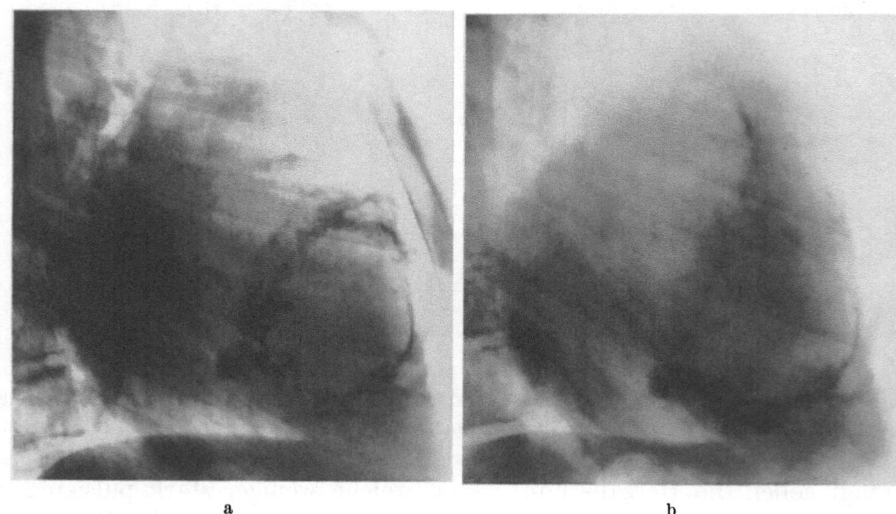

a   b

Abb. 204a u. b. Kalkeinlagerungen vor und nach Perikardektomie (Haubrich)

Strahlenrichtungen unmittelbar unter der Oberfläche des Herzschattens gelegen sein (eventuell können Zielaufnahmen dies nachweisen). Damit scheiden verkalkte Herzklappen, ein verkalkter Anulus fibrosus sowie Herzthromben mit Kalkeinlagerungen aus. Verkalkte Coronargefäße geben keine flächenhaften Schatten und entsprechen dem Verlauf der Kranzgefäße. Die seltenen verkalkten Myokardschwielen und verkalkten Herzwandaneurysmen sind oft schon durch ihre charakteristischen, klinischen und röntgenologischen Zeichen zu erkennen. Zur Unterscheidung muß ferner das Kymogramm herangezogen werden (vgl. S. 113 und 203). Wie erwähnt, kommen aber Myokard- und Perikardverkalkungen zusammen vor.

Zu sehr vernachlässigt wurde bisher der Nachweis kleinster, oft nur spritzerartiger Kalkeinlagerungen im Perikard. Sie sind wichtig, da sie zum mindesten beweisen, daß einmal eine Perikarditis stattgefunden hat und die Wahrscheinlichkeit einer Obliteration besteht. Hier sind Zielaufnahmen mit harter Strahlung und kürzester Belichtung in mehreren Richtungen notwendig. Sieht man auf allen Aufnahmen Kalkstippchen unmittelbar unter der Herzoberfläche, so hat man das Vorliegen einer alten Perikarditis nachgewiesen und es ist dann zu prüfen, ob eine Syncretio cordis besteht (Untersuchung in Rückenlage, Kymographie). Verwechslungen mit den oben erwähnten, zu Verkalkungen führenden Prozessen, besonders Coronarsklerosen müssen natürlich ausgeschlossen werden.

E. Erkrankungen der Aorta

Von

R. Haubrich

1. Aortenisthmusstenose

Die Isthmusstenose (Coarctatio) der Aorta macht etwa 8 % der angeborenen Herzfehler aus; vom Operationsgut der kongenitalen Vitien stellt sie zur Zeit rund 20 % (DERRA; KARNELL, CRAFOORD u. BRODÉN). Beim männlichen Geschlecht ist sie wesentlich häufiger als beim weiblichen. Pathologisch-anatomisch handelt es sich um eine Stenose der Aorta an einer embryonal bereits physiologisch verengten Stelle. Dieser Isthmus liegt im absteigenden, distalen Schenkel des Aortenbogens zwischen dem Abgang der A. subclavia sin. und der Mündung des Ductus arteriosus. Im allgemeinen unterscheidet man nach BONNET zwei Typen: Die sog. Erwachsenenform und die sog. infantile Form. Differenziertere Einteilungen berücksichtigen Variationen in Sitz und Länge der Stenose, die Kombination mit einer Stenose der A. subclavia sin., Hypoplasie und Dilatation ober- und unterhalb der Stenose und Variationen des Kollateralkreislaufs (EDWARDS), sind aber klinisch im allgemeinen entbehrlich.

Der „*Erwachsenen-Typ*" bildet 90 % aller Isthmusstenosen. Hier findet sich die Stenose direkt an oder distal der Mündung des meist obliterierten Ductus arteriosus. An der Stelle der stärksten, fast immer gut begrenzten und sanduhrförmigen Einziehung ist das Lumen der Aorta durch eine diaphragmaähnliche Intimamembran bis auf eine oft winzig kleine und exzentrische Öffnung verschlossen. Fibröse Verdickung der Intima und Elastizitätsverlust der Media werden als Folgen der Strudelbildung und Preßstrahlwirkung des Blutes nach dem Passieren der Stenose angesehen, sind oft mit einer Arteriosklerose verbunden und können zu poststenotischen Aneurysmen führen. Die Stenose wird durch einen kräftigen Kollateralkreislauf zwischen dem prä- und poststenotischen Teil der Aorta umgangen, der von der A. subclavia über die A. mammaria interna und andere Subclaviaäste und über die Intercostalarterien zur Aorta descendens verläuft und die untere Körperhälfte mit Blut versorgt. Bei etwa jedem dritten Fall wird der Ductus art. offen angetroffen, was einen Links-Rechts-Shunt von der Aorta zur Pulmonalis bedingt; das Blutvolumen im kleinen Kreislauf ist hier vermehrt, und im Laufe der Zeit kann es zur pulmonalen Hypertonie mit entsprechenden Veränderungen an den kleinen Lungenarterien kommen.

Das *wichtigste klinische* und quasi *pathognomonische Symptom* der Aortenisthmusstenose vom Erwachsenentyp ist die Blutdruckdifferenz zwischen der oberen und der unteren Extremität. Bei Kindern ist zwar der Blutdruck an den Armen solange noch normal, als Hyalinisierung, Sklerose und Elastizitätsverlust der Kollateralgefäße noch fehlen; der Blutdruck an den Beinen ist aber trotzdem erniedrigt oder gar nicht meßbar. In den anderen Fällen ist der Blutdruck an der oberen Extremität systolisch stark erhöht, während er an der unteren Extremität normal, meist sogar wesentlich erniedrigt ist. Schon ein gleicher Druck beweist die Aortenisthmusstenose, weil bei der unblutigen Messung normalerweise der Blutdruck an den Beinen 20—30 mm Hg höher ist als an den Armen. Des weiteren ist der Radialispuls gut gefüllt und schwer unterdrückbar, während Femoralis- und Fußpuls kaum oder nicht tastbar sind. Die arteriellen Gefäßkollateralen sind im Bereich des Schulterblattes und der paravertebralen Intercostalräume oft sicht- und tastbar ausgebildet und geben phonokardiographisch nachweisbare diastolische bzw. spätsystolische Geräusche (HOLLDACK). Sie bilden mit den schleuderartigen Gefäßpulsationen im Halsbereich, den elektrokardiographischen Zeichen einer Linksschädigung und den röntgenologischen Zeichen nur die diagnostische Begleitmusik (GROSSE-BROCKHOFF) zum Tastbefund. Bei der Auskultation des Herzens fehlt ein typischer Geräuschbefund, da die fast immer anzutreffenden systolischen Geräusche nach Stärke und

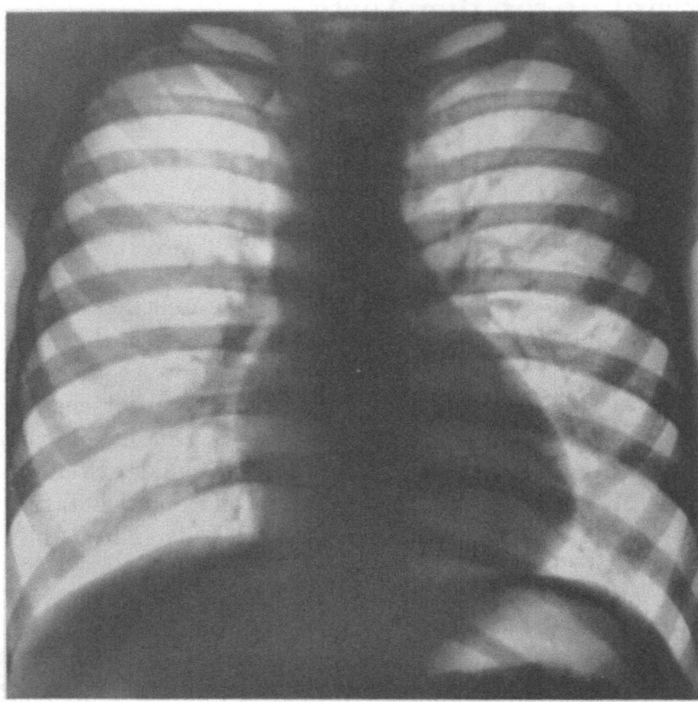

Abb. 205. Aortenisthmusstenose, 6jähriges Mädchen. — Annähernd normale Herzkonfiguration, noch keine Rippenusuren (s. Text)

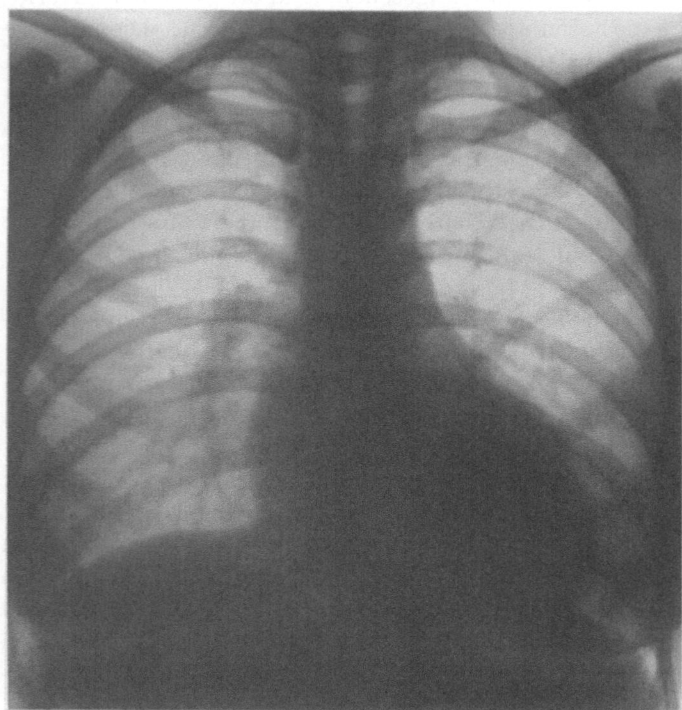

Abb. 206a. Aortenisthmusstenose mit „aortaler" Herzform und Rippenusuren, 15jähriges Mädchen (RR an beiden Armen 180/100, an den Beinen nicht meßbar; systolisches Herz- und Gefäßgeräusch)

Prädilektionsort wechseln. Die körperliche Entwicklung ist im allgemeinen gut; selten bleibt die Entwicklung des Unterkörpers zurück, und selten sind auch Thoraxdeformierungen mit Vortreibungen der Rippenansätze. Die Leistungsfähigkeit ist bei der Mehrzahl der Kranken in der frühen Kindheit und Jugend nicht eingeschränkt, bis im frühen Erwachsenenalter das körperliche Versagen unter den Zeichen einer raschen Linksdekompensation des Herzens auftritt.

Der *Röntgenbefund* bei der Aortenisthmusstenose ist zwar in den meisten Fällen schon ohne Kontrastblutuntersuchung charakteristisch, kann aber mitunter so weitgehend negativ sein, daß die Prävalenz der klinischen Diagnostik besonders augenfällig wird. Ein Beispiel dafür ist Abb. 205. Hier war der Blutdruck am rechten Arm 180/100, am linken 190/110 mm Hg, an den Beinen nicht meßbar; Fußpulse nicht tastbar; links paravertebral tastbare Pulsation und Gefäßgeräusche. Die intravasale Druckmessung ergab in der prästenotischen Aorta 170/102, poststenotisch 84/50 mm Hg, und die Angiokardiographie zeigte eine ringförmige Stenose der Aorta kurz nach dem Abgang der linken A. subclavia. Im Übersichtsbild fehlten Rippenusuren und das Herz war nur mäßig nach links verbreitert.

Die Linksverbreiterung des Herzens kann in Fällen von reiner Hypertrophie des linken Ventrikels fehlen oder nur gerade mit abgerundeter Herzspitze angedeutet sein. In den meisten Fällen ist sie als hämodynamische Folge der Widerstandsbelastung durch die Blutdruckerhöhung im proximalen Aortenteil — in Abhängigkeit von den

Gefäßwandverhältnissen im Kollateralkreislauf, weniger vom Grad der Stenose — etwas deutlicher ausgeprägt, so daß ganz ähnlich wie bei der Aortenklappenstenose eine „aortale" Konfiguration mit betonter Taille resultiert (Abb. 206a). Die Kammervergrößerung ist hier noch ein kompensatorischer Vorgang. Eine merkliche Linksverbreiterung des Herzens weist auf eine zusätzliche Anomalie oder eine myogene Dilatation hin. Eine solche linksdekompensierte Form muß vor allem dann angenommen werden, wenn die Lungenzeichnung verstärkt ist; allerdings muß in diesen Fällen ein

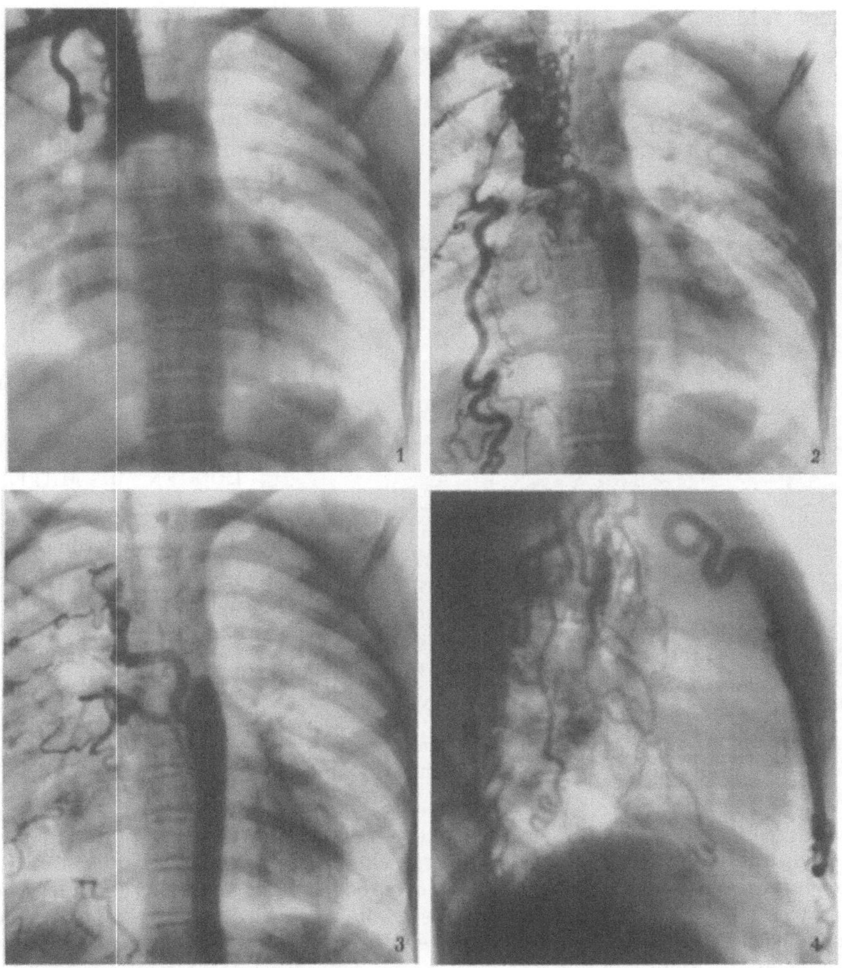

Abb. 206b.   Gleicher Fall. — Retrogrades Aortogramm mit Darstellung der Isthmusstenose und Kollateralgefäße (s. Text)

offener Ductus Botalli mit vermehrtem Lungendurchflußvolumen auszuschließen sein (THURN). Dann lädt auch die linke Herzkammer in linker vorderer Schrägstellung stärker nach hinten aus, und der linke Vorhof kann vergrößert sein. Auch wenn unter der klinischen Beobachtung sich das Herz merklich vergrößert, liegt so gut wie immer eine myogene Schädigung vor. Abb. 207 ist ein Beispiel für die dekompensierte Aortenisthmusstenose mit stärkerer Linksverbreiterung des Herzens und Lungenstauung.

    Weitere Röntgenzeichen sind bestimmte Veränderungen des mediastinalen Gefäßbandes. Die Aorta ascendens kann erweitert und der Aortenknopf schmal sein oder fehlen. Die linke A. subclavia kann dilatiert, die Aorta unterhalb des Bogens verengt, aber auch manchmal erweitert sein. Die Isthmusstenose selbst ist im d.v.-Übersichtsbild meist nicht eindeutig zu erkennen und wird gelegentlich im linken vorderen Schrägbild, besser tomographisch, am besten mittels retrograder Aortographie darstellbar. Im

Kymogramm pflegt die Aorta ascendens verstärkte, die Aorta descendens keine oder abgeschwächte Randpulsationen zu zeigen. Die Speiseröhre kann bei der Bariumuntersuchung in linker Schrägstellung unterhalb des Aortenbogens durch eine poststenotisch erweiterte Aorta descendens nach vorn ausgebuchtet werden, was ein sehr wichtiges Symptom bedeutet. Das bekannteste Röntgenzeichen sind die *Usuren am unteren Rand der hinteren Rippen,* die durch die erweiterten und pulsierenden Intercostalarterien verursacht werden. Sie betreffen meist die 4.—8. Rippe, sind aber selten vor dem 12. bis 14. Lebensjahr deutlich ausgeprägt (vgl. Abb. 205, 206, 207) und können auch beim Erwachsenen fehlen, wenn die Stenose gering und der Kollateralkreislauf wenig entwickelt ist. Andererseits kann die Schlängelung der erweiterten Intercostalarterien ein

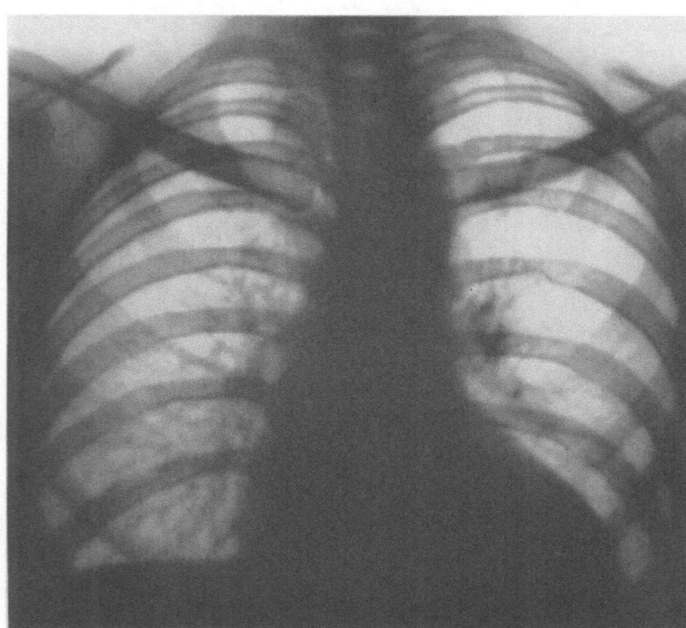

erhebliches Ausmaß annehmen, so daß sehr tiefe Usuren entstehen und besonders eindrucksvolle Füllungsbilder bei der Kontrastblutuntersuchung zustande kommen (Abb. 206, 207). Sind nur auf der rechten Seite Rippenusuren vorhanden, so kann das ein Zeichen dafür sein, daß die linke A. subclavia in den stenosierten Bezirk einbezogen ist (Hagen; Thurn; Loogen u. Mitarb.; Longin u. a.).

Die Sicherung der klinischen Diagnose und die genaue Darstellung der anatomischen Verhältnisse mit einem Urteil über Sitz, Grad und Ausdehnung der Stenose, über den Abgang der großen Halsgefäße, den Kollateralkreislauf und eventuelle Aneurysmen erfolgt mittels der *Aortographie.* Methode der Wahl ist die retrograde thorakale Aortographie, die alle zur Operationsindi-

Abb. 207a. Aortenisthmusstenose, dekompensiert, 32jährige Frau. — Aortale Herzform, Rippenusuren, beginnende Lungenstauung

kation notwendigen Daten liefert. Dabei wird Kontrastmittel unter Druck retrograd in die A. brachialis injiziert oder ein Spezialkatheter in die Aorta vorgeschoben und dann das Kontrastmittel appliziert. Im allgemeinen wird die Katheterspitze in den Aortenbogen bzw. die Aorta ascendens gelegt. Wenn der Katheter von hier aus durch die Stenose bis in die Aorta descendens vorgeführt und während der Injektion zurückgezogen werden kann, vermeidet man, daß zuviel Kontrastmittel in die kopfnahen Gefäße gelangt. Auch von der A. femoralis aus kann der Katheter bis zur Stenose vorgeführt werden oder durch diese eine ausreichende Darstellung möglich sein (abdominale Aortographie). Aufnahmen in zwei senkrecht zueinander stehenden Ebenen mit relativ hoher Aufnahmefrequenz sind erforderlich, die bei gleichzeitig offenem Ductus arteriosus durch Schrägaufnahmen zu ergänzen sind. Die retrograde Füllung der A. pulmonalis durch den offenen Ductus kann sonst die Isthmusstenose und den Ductus art. überdecken. Beispiele für die retrograde thorakale Aortographie sind mit Abb. 206b und 207b wiedergegeben.

Im ersten Fall handelt es sich um ein 15jähriges Mädchen, das bis auf eine geringe Belastungsdyspnoe in den letzten Jahren beschwerdefrei war. Im Rücken sicht- und tastbar pulsierende Kollateralgefäße mit systolischen Gefäßgeräuschen; Blutdruck an beiden Armen 180/100, nach Belastung 220/110 mm Hg; an den Beinen nicht meßbar, Beinpulse nicht tastbar. Das Übersichtsbild (Abb. 206a) zeigt eine Linksverbreiterung des Herzens mit leicht vertiefter Bucht und schmalem Gefäßband; der Aortenknopf fehlt. An einzelnen Rippen sind mäßig tiefe Usuren sichtbar. Bei der retrograden Aortographie (Abb. 206b) wird von der A. brach. dextra aus zunächst nur der Aortenbogen dargestellt; die Füllung bricht im Isthmusbereich ab (1). Anschließend füllen sich rechts zahlreiche dicke Kollateralgefäße, links nur vereinzelte Kollateralen; die Descendens ist schwach angefärbt (2). Im dritten Bild ist die hypoplastische Descendens über mehrere kräftige rechtsseitige Kollateralen von Isthmushöhe ab gut dargestellt (3). Das Seitenbild (4) zeigt außerdem die hochgradig erweiterte und geschlängelte A. mammaria int. Anatomisch fand sich die Stenose für dünne Sonde gerade durchgängig und lag hinter der Einmündung des (geschlossenen) Ductus art. und im Bereich des Abgangs der A. subclavia.

Im zweiten Fall handelte es sich um eine 32jährige Frau, bis vor 1 Jahr beschwerdefrei (Mutter von 5 Kindern!), dann zunehmend Kopfschmerz, Schwindel, Herzklopfen, Dyspnoe bei geringster

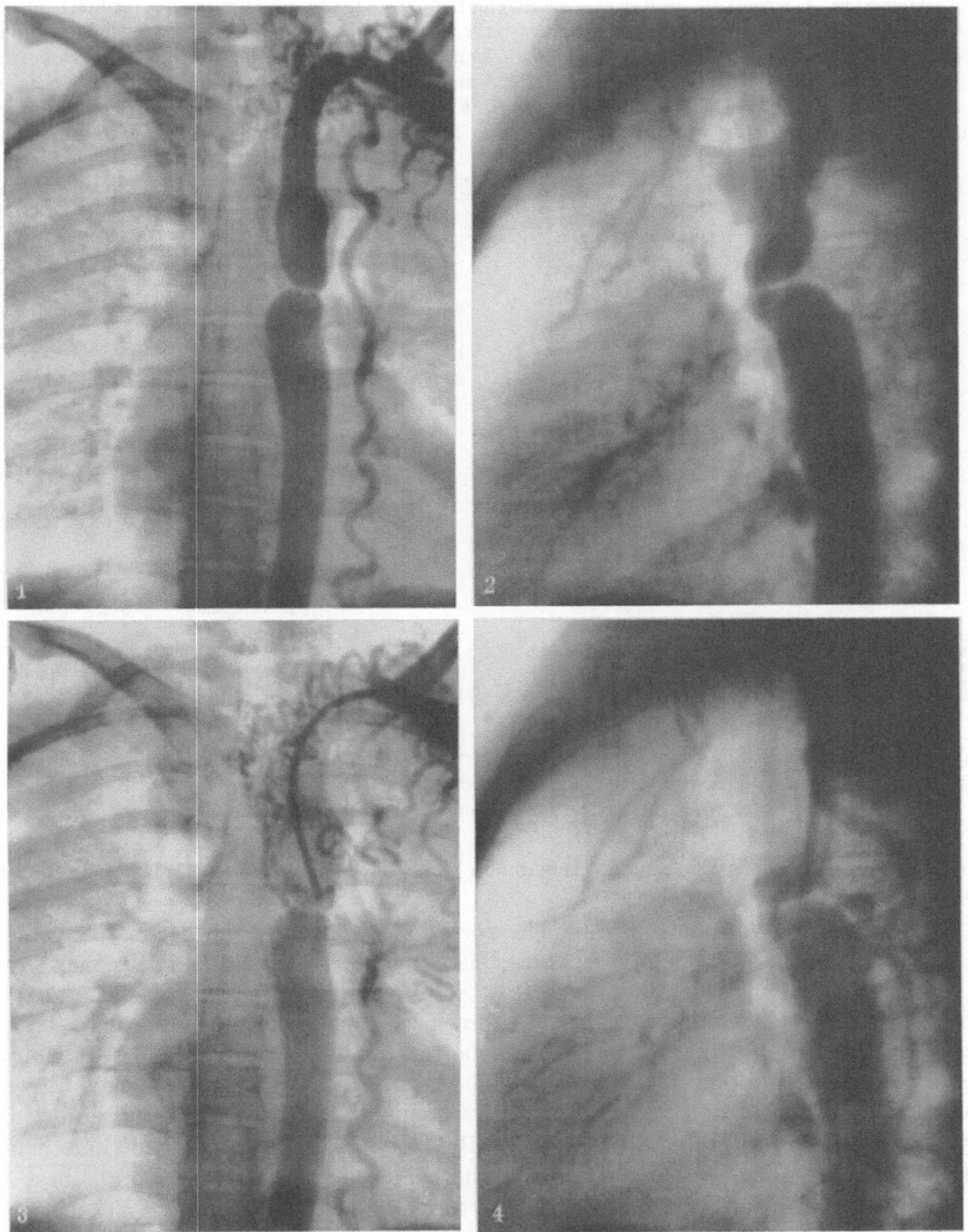

Abb. 207b. Gleicher Fall. — Retrograde Aortographie mit Darstellung der Stenose an typischer Stelle; im Simultan-Seitenbild Verbindung zwischen distalem und proximalem Aortenteil ventral sichtbar

Anstrengung. Sicht- und tastbare Kollateralgefäße im Rücken; Blutdruck am rechten Arm 270/130, am linken Arm 300/200 mm Hg, an den Beinen nicht meßbar, Beinpulse nicht tastbar. Das Übersichtsbild (Abb. 207a) zeigt eine erhebliche aortale Linksvergrößerung des Herzens, Aortenknopf kaum ausgeprägt, beginnende Lungenstauung und deutliche Rippenusuren. Die klinisch und röntgenologisch damit schon sichere Isthmusstenose selbst ist nicht abgrenzbar. Daher wurde zur Operationsvorbereitung des dekompensierten Vitium eine retrograde Aortographie durchgeführt, bei der das

Kontrastmittel durch einen von der linken A. brachialis aus eingeführten und unmittelbar bis zur
Isthmusstenose vorgeschobenen Katheter injiziert wurde. Die hochgradige, fast komplette Ein-
schnürung der Aorta ist nun an typischer Stelle sichtbar (Abb. 207b). Distaler und proximaler
Aortenanteil sind an der Ventralseite noch verbunden, wie sich auf den gleichzeitig aufgenommenen
Seitenbildern zeigt. Bei der Operation fand sich die Stenose $1^{1}/_{2}$ Querfinger unterhalb des Abgangs
der erweiterten A. subclavia und war für Streichholz durchgängig. Der (aortographisch stumme)
Ductus arteriosus war für $^{1}/_{2}$ Bleistift durchgängig. Obwohl hier also ein poststenotisch einmündender
offener Ductus art. bestand, handelt es sich *nicht* um eine sog. infantile Aortenisthmusstenose: Die
poststenotische Aorta wurde nicht über den Ductus mit venösem Blut, sondern über Kollateralen
aus der prästenotischen Aorta mit arteriellem Blut versorgt. Ausweislich des niedrigen Pulmonalis-
druckes von 20/8 mm Hg war der kleine Ductus funktionell bedeutungslos. Drei Jahre nach der

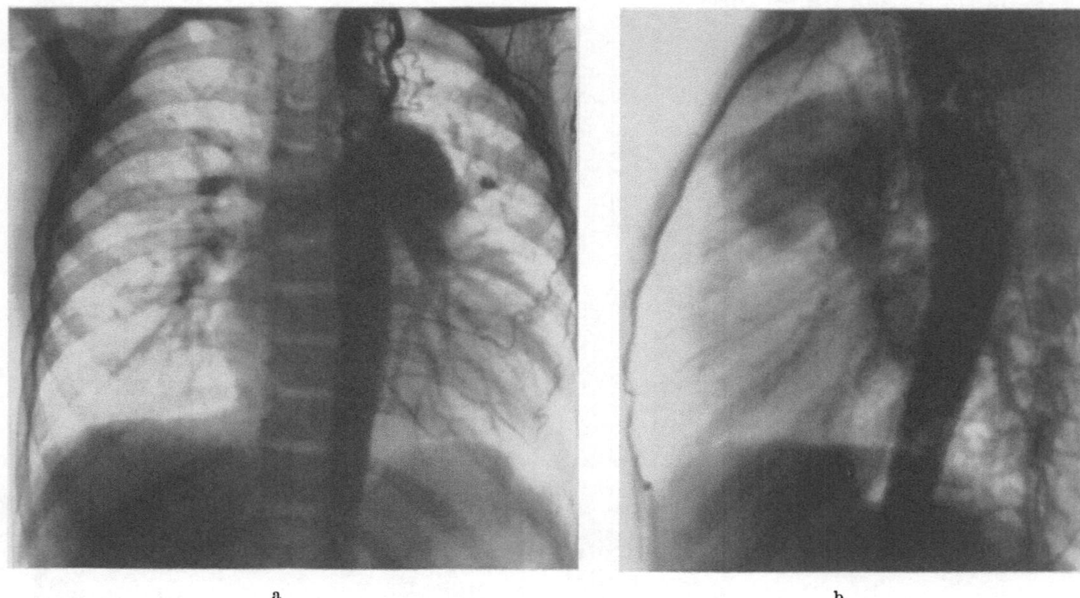

Abb. 208a u. b. Aortenisthmusstenose und offener Ductus art., Herzbucht ausgefüllt, 9jähriger Junge. — Im
retrograden Aortogramm gleichzeitige Füllung von Aorta und A. pulmonalis (a); Kontrastmittelübertritt in
Höhe der Isthmusstenose (b)

Operation (Resektion mit End-zu-End-Anastomose) war die Patientin beschwerdefrei und der Blutdruck mit 140/80 mm Hg normalisiert.

Die Herzkonfiguration ist nicht mehr aortal, sondern wird von der erweiterten Pulmonalarterie bestimmt, wenn die Isthmusstenose der Aorta mit einem funktionell wesentlichen, offenen Ductus art. kombiniert ist (30% der Fälle). Ein Beispiel dafür gibt
Abb. 208 wieder. Bei diesem 9jährigen Jungen mit schneller Ermüdbarkeit, Dyspnoe
beim Treppensteigen, aber ohne Cyanose bestand klinisch ein systolisch-diastolisches
Decrescendo-Geräusch mit laut klappendem 2. Ton, sichtbaren Pulsationen über dem
linkssternalen Präcordium, tastbarem Schwirren im 2. ICR parasternal links, Blutdruck am linken Arm 140/60, linken Bein 105/95 mm Hg. Die aus den klinischen Befunden gestellte Diagnose einer Isthmusstenose mit offenem Ductus Botalli bestätigte
sich im retrograden Aortogramm, wo die Aorta an typischer Stelle verengt ist, aber gleichzeitig der Hauptteil der A. pulmonalis und ihre Seitenäste gefüllt werden; der Übertritt
des Kontrastmittels erfolgt in Höhe der Isthmusstenose. Der Nachweis eines offenen
Ductus arteriosus proximal der Aortenisthmusstenose ist natürlich auch durch die
Katheterisierung des rechten Herzens zu führen. Läßt sich der Katheter vom rechten
Ventrikel aus über die A. pulmonalis in die Aorta schieben und ergibt sich zwischen
proximalem und distalem Aortenabschnitt eine Druckdifferenz, so ist die Diagnose der
kombinierten Mißbildung gesichert. Diese Fälle müssen früh erkannt werden, weil wegen
des hohen Druckgradienten zwischen Aorta und Pulmonalis früh die Gefahr der Entstehung einer Pulmonalsklerose droht. Die hochgradige Dyspnoe ist als erster klinischer,

die stark vermehrte Lungenzeichnung als erster röntgenologischer Hinweis daher besonders wichtig (GROSSE-BROCKHOFF).

Daß sich auch mit dem venösen Angiokardiogramm bei der Aortenisthmusstenose diagnostisch ein durchaus zufriedenstellendes Ergebnis erzielen läßt, veranschaulicht Abb. 209 von einem 9jährigen, normal entwickelten Mädchen ohne Cyanose, Dyspnoe oder Leistungsminderung, mit Kopfschmerzen seit kurzer Zeit. Die Blutdruckwerte betrugen 70/50 am linken, 120/70 am rechten Arm und 80/55 mm Hg an den Beinen. Die venöse Angiographie ergab ein unauffälliges Dextrogramm (a), während sich im Lävogramm eine Isthmusstenose an typischer Stelle zeigte (b). Dieser Fall legt es nahe,

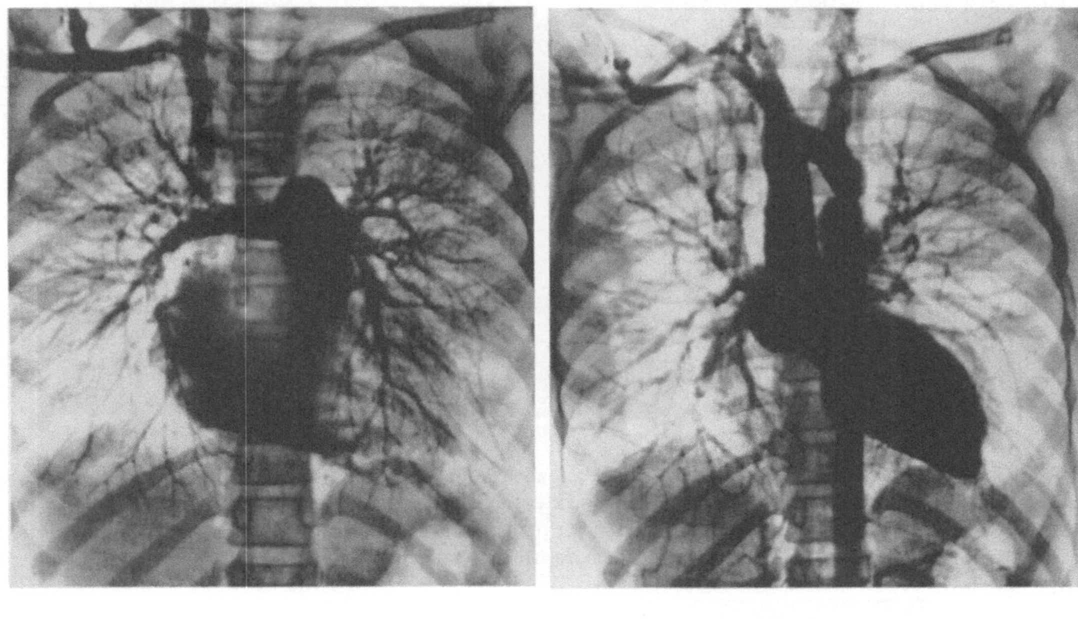

a   b

Abb. 209a u. b. I.v.-Angiokardiogramm bei Aortenisthmusstenose, 9jähriges Mädchen. Normales Dextrogramm (a), Darstellung der Stenose im Lävogramm (b)

vor der retrograden Aortographie zunächst sein Auslangen mit der venösen Angiokardiographie zu suchen.

Der *infantile (juvenile) Typ der Aortenisthmusstenose* findet sich nur selten außerhalb des Säuglings- oder frühesten Kindesalters; er macht knapp 10 % der Isthmusstenosen aus. In seiner echten Form besteht eine komplette Stenose der Aorta in Höhe des Isthmus oder wenig höher, und die untere Körperhälfte wird — da nennenswerte Kollateralen fehlen — nur mit venösem Blut aus der Pulmonalarterie über einen offenen Ductus arteriosus versorgt. So besteht ein praktisch getrennter Kreislauf für die obere und untere Körperhälfte. Während die obere Körperhälfte ganz normal arterialisiertes Blut erhält, bleibt die untere auf die Zufuhr rein venösen Blutes beschränkt. Daraus resultiert eine getrennte Cyanose nur der unteren Körperhälfte. Voraussetzung für die Versorgung der Körperperipherie aus der Pulmonalarterie ist, daß eine pulmonale Hypertonie besteht, also in der Pulmonalarterie der gleiche oder ein höherer Druck als in der Aorta vorliegt und auch der diastolische Druck gleich hoch wie im großen Kreislauf ist. Das ist nur bei einem recht weitgehenden Umbau der kleinen Gefäße der Lungenstrombahn mit stark erhöhtem Gefäßwiderstand denkbar. Dieser Herzfehler kann auch mit anderen Mißbildungen kombiniert sein.

Die Diagnose der infantilen Aortenisthmusstenose kann meist nur in mehreren Untersuchungsgängen gestellt werden. Die Kombination einer für die Isthmusstenose signifikanten Blutdruckdifferenz zwischen oberer und unterer Extremität mit einer für den offenen Ductus arteriosus typischen Dilatation der Pulmonalarterie allein ist noch nicht beweisend (vgl. Abb. 208). Es muß röntgenanatomisch und -hämodynamisch sichergestellt sein, daß eine komplette Isthmusstenose besteht, ein offener Ductus arteriosus distal davon vorliegt, der Druck in der Pulmonalarterie höher als in der Aorta descendens ist und deren Füllung aus dem rechten Herzen über die Pulmonalarterie und den Ductus arteriosus erfolgt. Wenn zusätzliche Mißbildungen vorliegen, ist das klinische Bild sehr kompliziert und die endgültige diagnostische Klärung erfordert den Einsatz aller Spezialmethoden.

So war bei dem 9jährigen Jungen mit zurückgebliebener Entwicklung, Cyanose, Dyspnoe, systolisch-diastolischem Herzgeräusch, Lebervergrößerung und pathologischem Rechtstyp im EKG im Über-

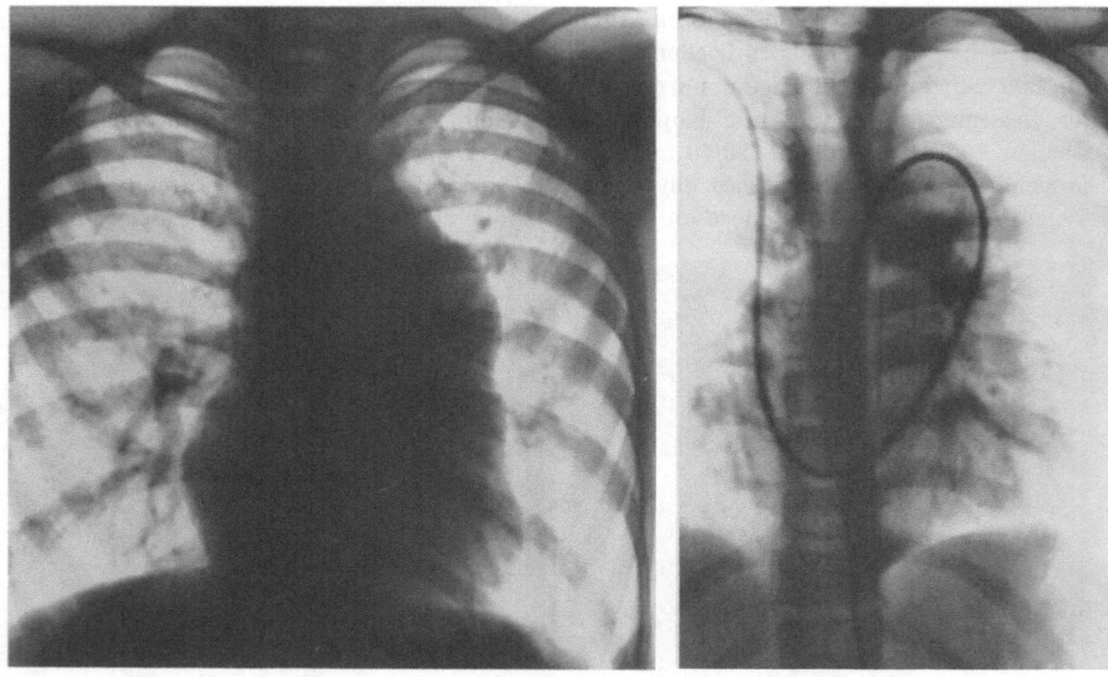

a   b

Abb. 210a u. b. Infantile Aortenisthmusstenose, zusätzlich doppelte obere Hohlvene. Plumpe Herzform mit stark prominentem Pulmonalisbogen, leicht verstärkte Lungenzeichnung, 9jähriger Junge (a). — Bei der Herzkatherisierung wird die Aorta descendens über einen offenen Ductus art. von der stark dilatierten Pulmonalisarterie aus dem rechten Herzen her sondiert (b)

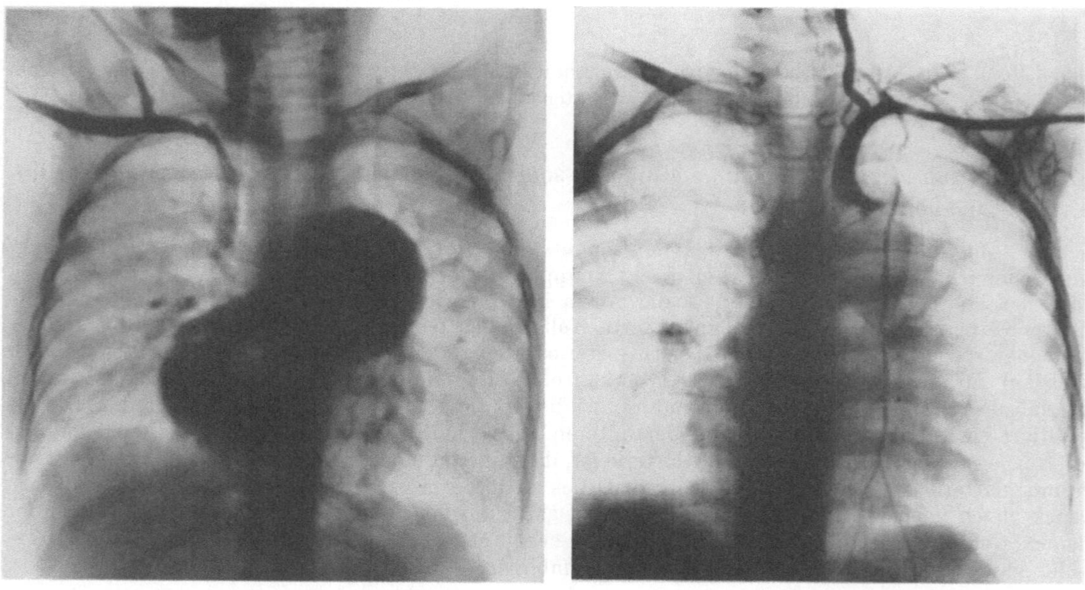

c   d

Abb. 210c u. d. Gleicher Fall. — Bei der venösen Angiokardiographie (c) füllt sich die Bauchaorta direkt aus der A. pulm., während die Ascendens frei bleibt (Isthmusstenose proximal der Mündung des Ductus art.). — Direkte Darstellung der Isthmusstenose im retrograden Aortogramm (d)

sichtsbild der Abb. 210a die Prominenz des stark erweiterten Pulmonalisbogens Leitsymptom für die Erstdiagnose eines offenen Ductus arteriosus. Das Fehlen der Aortenrandbögen trat demgegenüber ganz zurück. Bei der Herzkatheterisierung ließ sich der Katheter über die A. pulmonalis durch den weit offenen Ductus Botalli in die Aorta abdominalis vorschieben (Abb. 210b). Die Drucke betrugen hierbei 140/2 im rechten Ventrikel, 140/90 in der A. pulmonalis und 110/65 mm Hg in der Aorta descendens; die Sauerstoffsättigung war mit 70% in Aorta und A. pulmonalis gleich. Bei der wenige Tage später durchgeführten venösen Angiokardiographie (Abb. 210c) füllte sich die Bauchaorta direkt aus der stark dilatierten Pulmonalarterie, während die Aorta ascendens ohne sichtbare Füllung blieb — Zeichen für eine Isthmusstenose der Aorta proximal der Mündung des Ductus Botalli. Diese Stenose ließ sich dann schließlich bei der retrograden Aortographie nach einigen Monaten noch direkt darstellen (Abb. 210d). Hier füllt sich nur die Aorta ascendens; im Arcusbereich ist die Füllung abrupt abgebrochen. Kollateralen zur poststenotischen Aorta finden sich aber nicht. Damit ist in Übereinstimmung mit den Druckwerten in Aorta und A. pulmonalis eine klassische infantile Aortenisthmusstenose nachgewiesen, bei der die prästenotische Aorta aus dem linken Herzen, die poststenotische ausschließlich über einen offenen Ductus arteriosus aus dem rechten Herzen versorgt wird.

2. Anomalien des Aortenbogens

Lageanomalien des Aortenbogens und der von ihm abgehenden Gefäße sind durch die Persistenz einzelner Anteile der 6 fetalen, paarig angelegten Aortenbögen bedingt und finden sich in rund 1% des Sektionsmaterials (DOERR). Sie bleiben vielfach funktionell bedeutungslos; nur in Einzelfällen verursachen sie eine Dysphagie oder Trachealstenose.

Daher werden sie klinisch kaum je diagnostiziert, können aber bei der Röntgenuntersuchung typische Befunde ergeben. In ihrer Besprechung folgen wir der Darstellung von EKSTRÖM; THURN.

Die häufigste Anomalie bei *linksseitigem Aortenbogen* (vorderer Typ mit normaler Lage des Bogens vor der Speiseröhre) ist ein Ursprung der A. subclavia dextra aus dem unteren Bogen- oder oberen Descendensabschnitt der Aorta, also distal des Abgangs der A. subclavia sinistra. Dabei kreuzt das atypisch entspringende Gefäß vor oder hinter der Speiseröhre auf die rechte Seite hinüber. Ein Beispiel für die retrooesophageal kreuzende A. subclavia ·dextra gibt Abb. 211 wieder. Hier wird bei der Kontrastmitteluntersuchung die Speiseröhre durch das Gefäß derart in typischer Weise imprimiert, daß im d.v.-Strahlengang eine bandartige Aussparung von links unten nach rechts oben und im Schrägbild eine bogige Impression von hinten nach vorn resultiert. Bei der anteoesophageal kreuzenden A. subclavia dextra ergibt sich im sagittalen Strahlengang das gleiche Bild, während auf der Schräg- oder Seitenaufnahme die Impression von vorn nach hinten gerichtet ist.

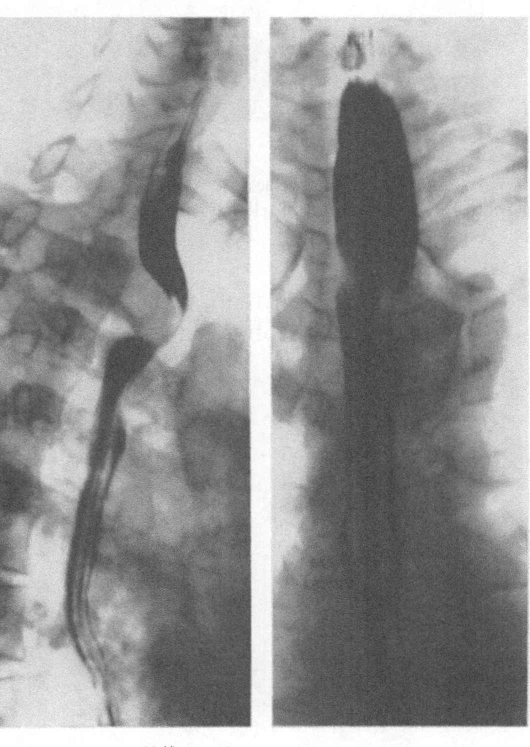

a   b

Abb. 211a u. b. Retrooesophageal kreuzende A. subclavia dextra (Ursprung aus dem unteren Arcus- oder oberen Descendensanteil der Aorta) mit Impression der Speiseröhre von hinten (a) und von links unten nach rechts oben (b)

Andere Anomalien des linksseitigen Aortenbogens sind zu selten, als daß eine eigene Besprechung gerechtfertigt wäre (Arcus aortae sinister circumflexus — „hinterer" Typ — mit normalem oder distal verlagertem Ursprung der A. subclavia dextra; links ascendierende Aorta).

Beim *rechtsseitigen Aortenbogen* kann man gleichfalls zwei Typen unterscheiden. Die Aorta verläuft über dem rechten Hauptbronchus nach hinten und steigt beim sog. „vorderen Typ" rechts und vor der Speiseröhre ab. Im Übersichtsbild fehlt der normale linksseitige

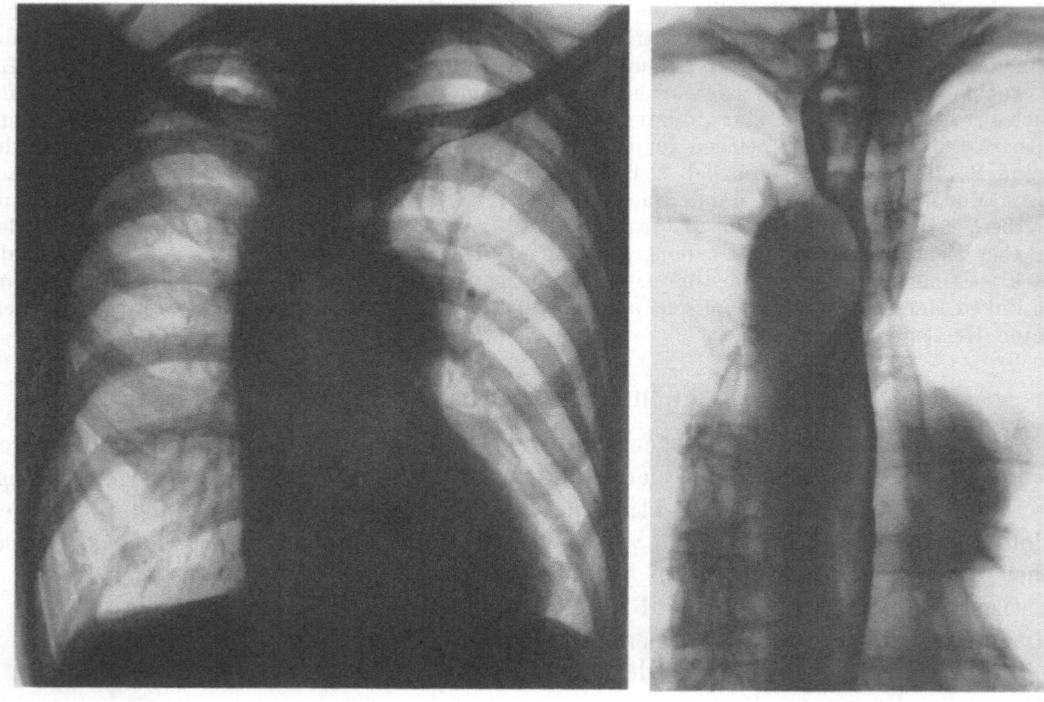

a   b

Abb. 212a u. b. Rechtsseitiger Aortenbogen — vorderer Typ — mit Verlagerung der V. cava superior nach rechts (oberhalb der stark dilatierten Pulmonalis fehlt der normale Aortenknopf), 56jähriger Mann (a). — Speiseröhre in Arcushöhe von rechts her imprimiert (b)

„Aortenknopf‘‘; der rechts gelegene Aortenbogen pflegt die V. cava sup. weiter nach rechts zu verlagern, wie Abb. 212a zeigt (hier ist der prominente Bogen in der oberen Herzbucht

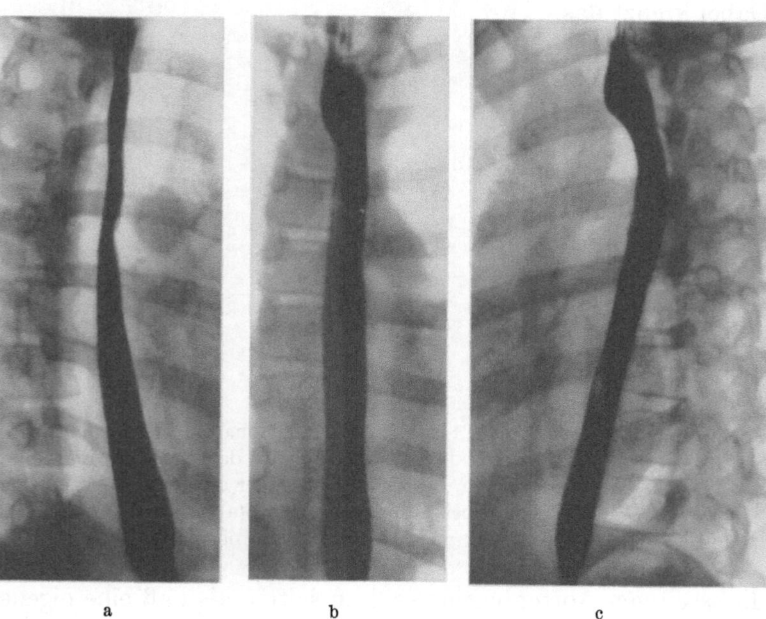

durch eine Pulmonalisdilatation bedingt). Im Oesophagogramm ist die Speiseröhre in Arcushöhe von rechts her imprimiert (Abb. 212b). Anomalien der Halsgefäße sind nicht selten. Meist kreuzen die linksseitigen Gefäße vor der Trachea nach links und bleiben damit röntgenologisch unauffällig. Mitunter verlaufen sie retrooesophageal und bedingen dann bei der Kontrastmittelfüllung zusätzliche Impressionen der Speiseröhre. Klinisch ist bei diesem Typ eine „Dysphagia lusoria‘‘ fast obligat (BAYFORD 1789, HOLZAPFEL 1899).

a   b   c

Abb. 213a—c. Rechtsseitiger Aortenbogen (bei Fallotscher Trilogie, vgl. Abb. 157) im Oesophagogramm

In der Mehrzahl der Fälle ist der rechtsseitige Aortenbogen mit angeborenen Herzfehlern kombiniert. Als Beispiel dafür ist Abb. 213 wiedergegeben, die zu der Fallotschen Trilogie von Abb. 157 gehört.

Beim „hinteren Typ" des rechtsseitigen Aortenbogens (Arcus aortae dexter circumflexus) verläuft die Aorta zunächst auch über dem rechten Hauptbronchus nach dorsal,

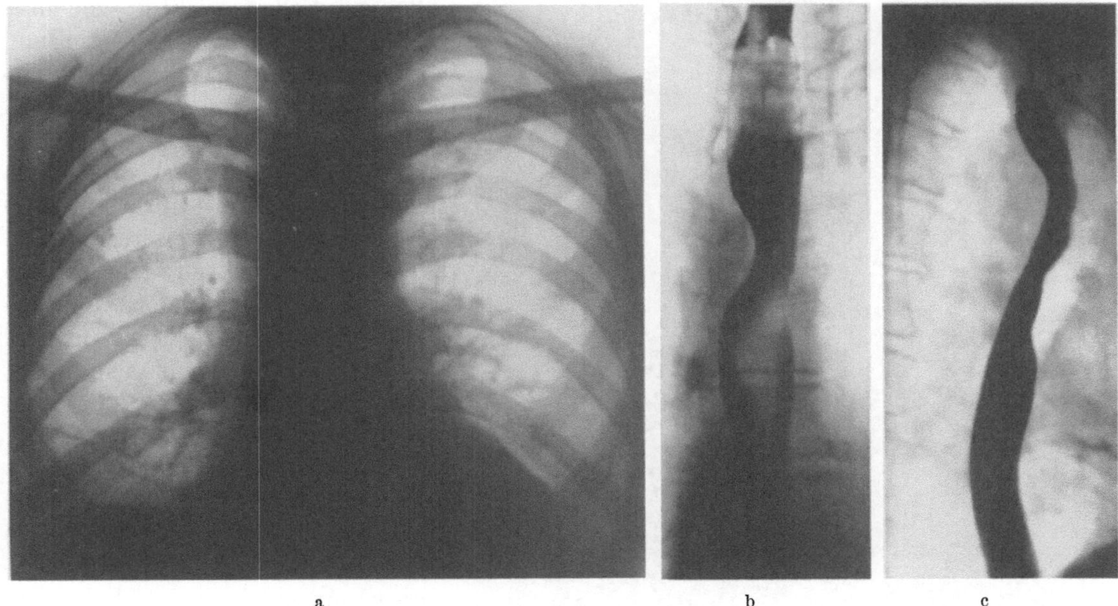

Abb. 214a—c. Rechtsseitiger Aortenbogen, hinterer Typ (Arcus aortae dexter circumflexus). Verdrängung
der oberen Hohlvene nach rechts (a). — (b) Speise- und Luftröhre in Arcushöhe von rechts her imprimiert.
(c) In rechter Schrägstellung werden Luft- und Speiseröhre durch den retrooesophageal kreuzenden Aortenbogen
nach vorne ausgebogen

biegt aber hinter der Speiseröhre scharf nach links und steigt auch links der Wirbelsäule
ab. Auch hier ist im Übersichtsbild die obere Hohlvene nach rechts verdrängt (Abb. 214a).
Im Oesophagogramm ist die
Speiseröhre in Bogenhöhe rechts
eingedellt (d.v.-Position) und
zeigt sich in rechter Schrägstellung durch den retrooesophageal
kreuzenden Aortenbogen auffällig
stark von hinten imprimiert und
nach ventral ausgebogen; die
Trachea erfährt die gleiche Verlagerung (Abb. 214c). Zusätzliche Anomalien der Halsgefäße
sind nicht selten.

Der *doppelte Aortenbogen* ist
Folge einer beidseitigen Persistenz des vierten fetalen Aortenbogens. Der rechte Bogen ist
meist stärker als der linke entwickelt. Beide Bögen entspringen
aus einer kurzen Aorta ascendens, bilden einen Gefäßring um
die Speise- und Luftröhre und
vereinigen sich dann wieder zu
einer median oder rechts des-

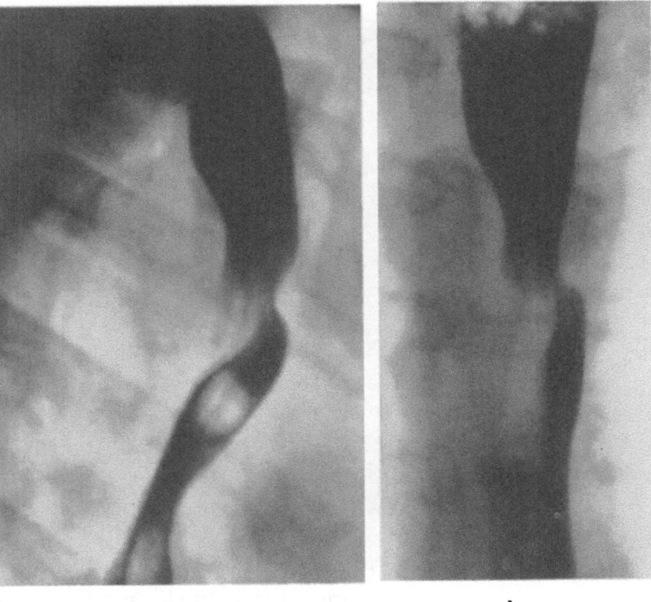

Abb. 215a u. b. Doppelter Aortenbogen mit zirkulärer Impression
der Speiseröhre im schrägen und sagittalen Strahlengang

cendierenden Aorta. Die Anomalie ist sehr selten und kommt isoliert oder in
Kombination mit anderen kongenitalen Fehlern vor.

Klinisch kann der doppelte Aortenbogen völlig stumm bleiben (Grosse-Brockhoff u. Mitarb.). In anderen Fällen resultiert eine tracheo-oesophageale Kompression ver-

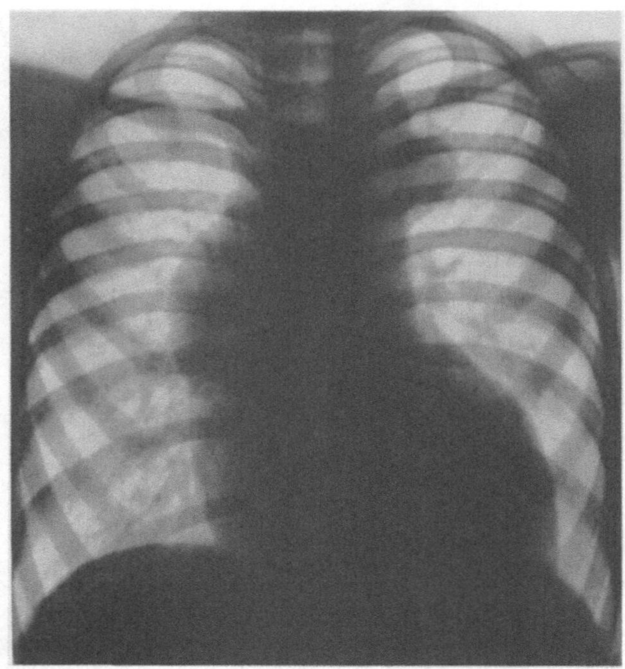

schiedensten Grades, die nur in seltenen Fällen richtig gedeutet wird und der operativen Behandlung — Durchtrennung des minderentwickelten Bogens — zugeführt werden kann (Ekström).

Röntgenologisch ist im Übersichtsbild wohl meist nur der rechtsseitige Bogen ohne weiteres erkennbar, während der schwächere linke Bogen unsichtbar bleibt. Charakteristisch ist auch hier wieder das Ergebnis der Oesophaguspassage, bei der sich in allen Strahlengängen die Speiseröhrenkonturen von zwei Seiten her, d. h. zirkulär imprimiert zeigen (Abb. 215). Dabei ist die Impression meist rechts (d.v.-Bild) und rechts hinten (1. schräger Durchmesser) am stärksten. Gelegentlich ist auch wie in unserem Beispiel die Passage temporär behindert, so daß eine leichte prästenotische Dilatation der Speiseröhre dargestellt werden kann, ohne daß subjektiv eine Dys-

Abb. 216a. Doppelter Aortenbogen (bei hohem Ventrikelseptumdefekt) bei 7jährigem Jungen

phagie zu bestehen braucht. Thurn hat darauf hingewiesen, daß der Aortenring sich des öfteren tomographisch gut darstellen läßt. Am sichersten gelingt der Nachweis eines

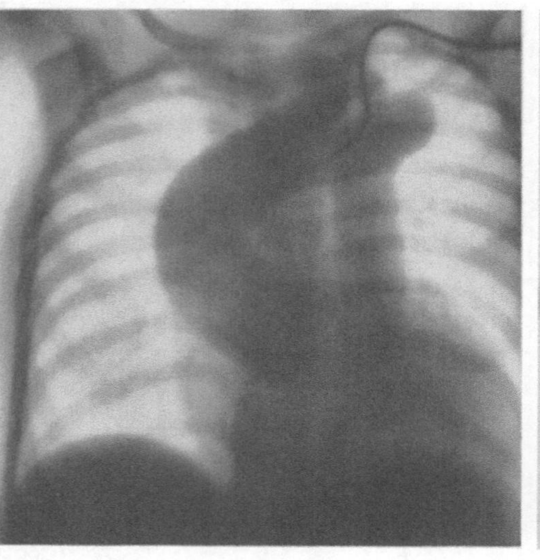
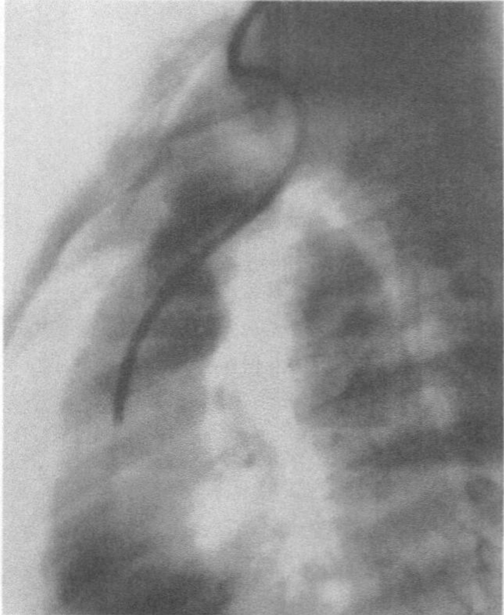

a   b

Abb. 216b u. c. Gleicher Fall. — Im retrograden Aortogramm rechtsausladender Ascendensteil, doppelter Bogen- und linksgelegener Dessendensteil dargestellt

doppelten Aortenbogens natürlich mit der venösen Angiokardiographie oder im retrograden Aortogramm. Ein Beispiel dafür gibt Abb. 216 wieder. Bei diesem 7jährigen Jungen ohne klinische Symptome wurde anläßlich der Einschulungsuntersuchung eine auffällige Herzkonfiguration festgestellt (Abb. 216a), die mittels der speziellen Untersuchungsmethoden als hochsitzender Ventrikelseptumdefekt mit doppeltem Aortenbogen geklärt werden konnte. Hier stellen sich im Aortogramm der doppelte Bogen, ein atypisch ausladender Ascendensteil und ein atypisch linksgelegener Descendensabschnitt übersichtlich dar (Abb. 216b u. c).

Unter der Bezeichnung *Aortenbogensyndrom* werden nach FRÖVIG; MARTORELL Erkrankungen zusammengefaßt, die durch mehr oder weniger komplette Obliterationen der brachiocephalen Äste bedingt sind und auf angeborenen, entzündlichen, degenerativen, luischen oder thrombotischen Veränderungen beruhen. Das klinische Bild ist durch eine Ischämie der Arme und des Gehirns bestimmt und weist Hyp- bzw. Paraesthesien in den Fingern und Schwindel, Kopfschmerzen, epilepti- und apoplexieforme Anfälle und Sehstörungen bis zur Erblindung auf. Für die präoperative Diagnostik wird die gezielte Angiographie der supraaortalen Äste bevorzugt (PORSTMANN; BANGE u. Mitarb.).

3. Dilatation und Elongation der Aorta

Die Mehrzahl der sonstigen krankhaften Aortenveränderungen ist klinisch uncharakteristisch oder stumm, so daß die Röntgenuntersuchung sehr viel aufschlußreicher wird als das klinische Bild. Form-, Weite- und Lageänderungen der Aorta sind in meist komplexer Art von anatomischen Wandveränderungen mit Elastizitätsverlust einerseits und hämodynamischen Faktoren andererseits abhängig, können die ganze thorakale Aorta betreffen oder auf bestimmte Abschnitte beschränkt sein.

Umschriebene Dilatationen der Aorta sind — wenn von den Aneurysmen vorerst abgesehen wird — vornehmlich an der Ascendens zu beobachten. Die poststenotische Dilatation des Anfangsteil der Aorta bei der Aortenklappenstenose ist schon früher erwähnt, desgleichen die bei den Anfangsstadien der Hypertonie. Bei der Aortenisthmusstenose kann außer der Ascendens auch der Aortenbogen erweitert sein, tiefere Aortenabschnitte nur bei den seltenen atypischen Stenosen. Auch bei der Aortensklerose kommt recht häufig eine vorwiegend auf den Ascendensteil beschränkte Dilatation vor, die auch als „flaches arteriosklerotisches Aneurysma" bezeichnet wird. Desgleichen kann die luische Aortitis auf eine Dilatation der Ascendens beschränkt sein.

Die *diffuse Dilatation* der Aorta ist sehr viel häufiger. Bei Herzfehlern mit vermehrter Volumenbelastung (z. B. Aorteninsuffizienz, offener Ductus arteriosus) und erhöhter Druckbelastung (Hypertonie) ist sie zwar hämodynamisch bedingt, in ihrem Ausmaß aber stark von der Elastizität der Gefäßwand bestimmt. Wandalterationen durch eine Atheromatose, Sklerose oder Lues und der physiologische Elastizitätsverlust im Senium sind daher in erster Linie für die diffuse Dilatation verantwortlich. Sie ist praktisch bei normalen Druckverhältnissen immer mit einer mehr oder minder deutlich ausgeprägten *Elongation der Aorta* verbunden. Die erweiterte und verlängerte Aorta ist röntgenologisch nicht zu verkennen. Im Übersichtsbild springt der Ascendensteil mit einem stärker konvexen Bogen am rechten Herzrand vor, der Aortenbogen wird angehoben und bildet im hinteren Abschnitt einen dichteren, weil mehr orthograd getroffenen „Aortenknopf", der Descendensteil erscheint in der Herzbucht als weit ausladender konvexer Bogen (Abb. 217a). Die ganze thorakale Aorta vom Ursprung an der Herzvorderwand bis zum Fußpunkt am diaphragmalen Hiatus erfährt eine Rotation aus der mehr sagittalen in eine schräg dextroventral-sinistrodorsale Verlaufsrichtung. Auf- und absteigender Aortenschenkel werden gespreizt, so daß sie in linker vorderer Schrägstellung ein vergrößertes Aortenfenster freigeben (Abb. 217b). Ist die Elongation noch stärker, dann reicht der Aortenknopf im Übersichtsbild über die Clavikelhöhe hinauf (Abb. 218a) und erscheint auch in rechter Schrägstellung in Henkelform mit weitem Bogen vom Herzschatten abgesetzt (Abb. 218b). Die gewissermaßen unter Raumnot stehende, verlängerte und erweiterte Aorta scheint so an das Sternum, nach oben und paravertebral an die Thoraxhinterwand anzudrängen und mit ihren Ansatzpunkten das Herz nach unten zu stauchen und quer auf das Zwerchfell zu lagern. So entsteht eine typische

Form des Herzgefäßschattens, die seit alters mit einer phrygischen Mütze verglichen wird. Wieweit im Einzelfall Querlagerung und Linksverbreiterung des Herzens durch diesen Hebelmechanismus bedingt sind, kann nur schwer abgeschätzt werden; in den allermeisten Fällen liegt wohl doch eine echte Herzverbreiterung durch einen dilatierten linken Ventrikel vor (Hypertonie).

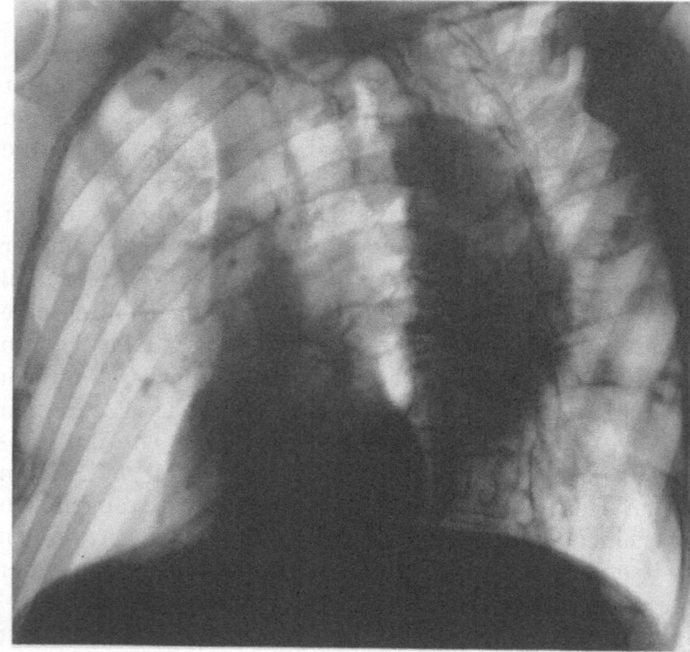

Obschon Dilatation und Elongation der Aorta Hand in Hand zu gehen pflegen, kann im Einzelfall die Elongation besonders stark ausgesprochen sein. Dann resultieren mehrfache Bogenbildungen auch an der Descendens, die im Übersichtsbild aneurysmatische Aussackungen in der Herzbucht vortäuschen (Abb. 219a und 220a). Im schrägen Durchmesser können dann bajonettartige Abknickungen des Gefäßes bei diffuser Dilatation zutage treten (Abb. 219b). Sie sind gelegentlich sogar Ursache dysphagischer Beschwerden, weil die Speiseröhre durch eine derart verlängerte und erweiterte Aorta mannigfache Impressionen und Deviationen erfährt (Holzmann). Ein Beispiel dafür gibt Abb. 220b wieder. In solchen Fällen folgt der Oesophagus dem gewundenen Verlauf der verlängerten Aorta, deren Wand er eng anliegt (Fleischner), und kann bajonettartig oder S-förmig verlaufen, nach rechts oder links, vorne und hinten abgebogen oder auch im Wechsel gleitend zur rechten oder linken Seite verlagert werden; hier gibt es zahllose Varianten. Sie mit der Breipassage festzustellen, ist nicht nur diagnostisch wichtig, sondern auch für die Durchführbarkeit oesophago- und gastroskopischer Untersuchungen ausschlagge-

Abb 217a u. b. Dilatation und Elongation der Aorta, 55jähriger Mann. Ascendens rechts konvexbogig, Descendens in der Herzbucht (a). In linker Schrägstellung erscheint das Aortenfenster vergrößert (b, s. Text)

bend. Eine Verwechslung mit einer mitralen Oesophagusimpression durch einen vergrößerten linken Vorhof ist kaum möglich, wenn man die schon am Aortenbogen einsetzende aortale Verlagerung und die Weite des Aortenfensters beachtet. In extremen Fällen reicht die elongierte (und dilatierte) Aorta descendens sogar weit nach rechts hinüber und überlagert hier im d.v.-Strahlengang den rechten Herzrand; früher pflegte man diese Situation als „tiefe Rechtslage der Aorta" zu bezeichnen (vgl. ZDANSKY).

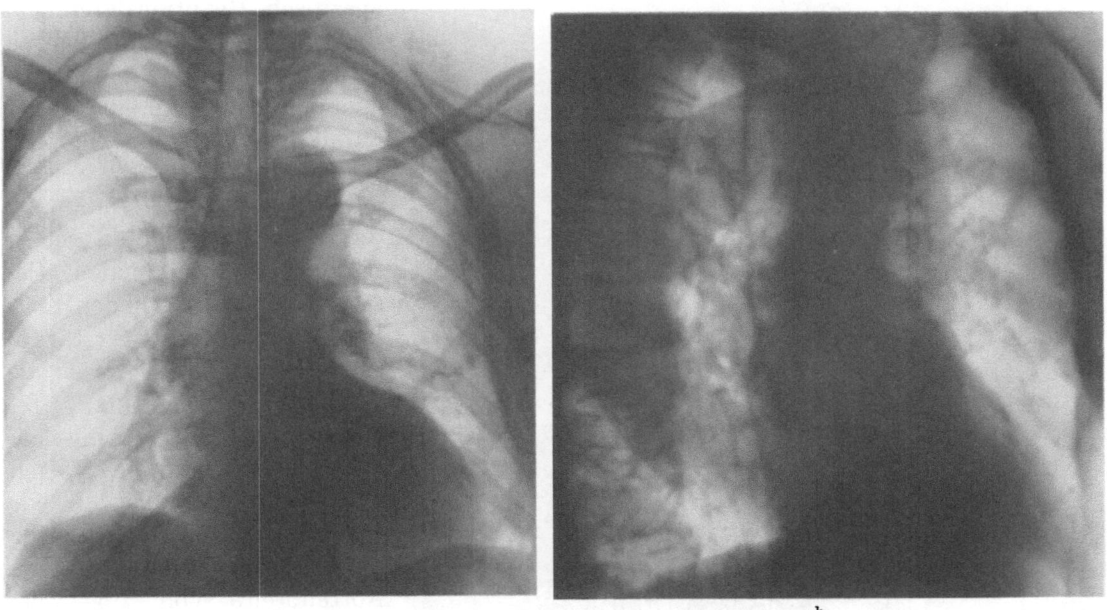

Abb. 218a u. b. Starke Elongation der Aorta, Bogen über Clavikelhöhe; 70jähriger Mann (a). — Im Schrägbild Henkelform der erweiterten und verlängerten Aorta (b)

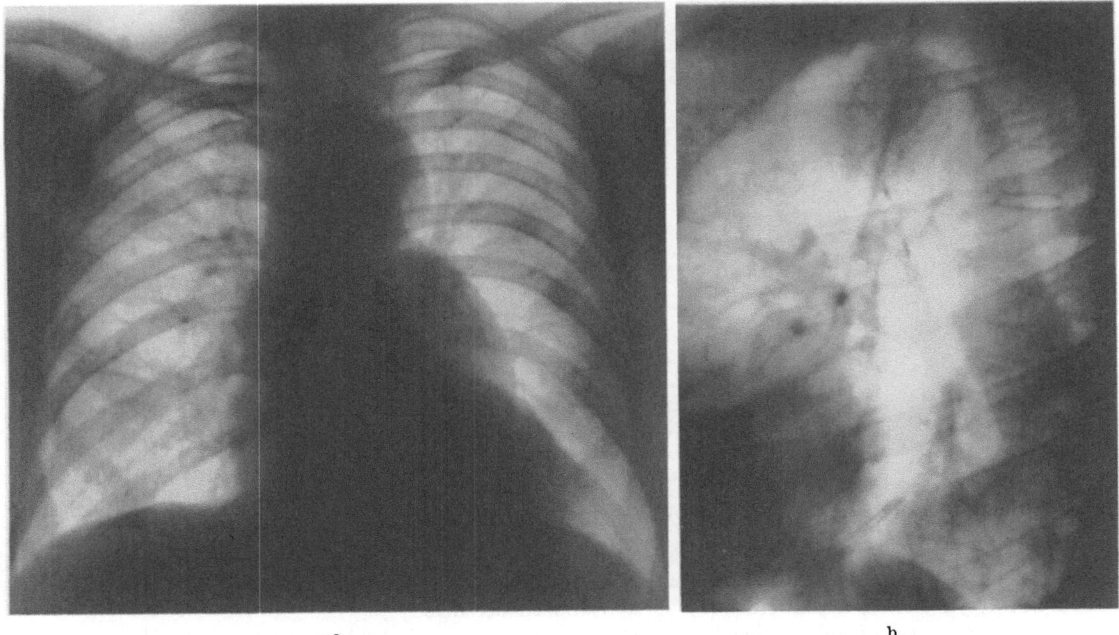

Abb. 219a u. b. Starke Elongation (und Dilatation) der Aorta; Descendens lädt in der Herzbucht fast aneurysmatisch nach lateral aus (a). — In linker Schrägstellung bajonettartige Abknickung der Descendens (b)

Geringere Grade der Aortendilatation und -elongation sind im höheren Alter physiologisch. Es ist daher schwer, Kriterien für den Beginn pathologischer Prozesse anzugeben. Die gleichen röntgen-anatomischen Veränderungen in Weite und Länge der Aorta sind bei Menschen mittleren Alters schwerer zu bewerten als bei Patienten jenseits des 60. Lebensjahres. Dazu kommt, daß Dilatation und Elongation durch den senilen Elastizitätsverlust der Aortenwand, durch eine Arteriosklerose, Aortenlues oder Hypertonie jeweils allein oder in Kombination dieser Faktoren auftreten, also eine recht unspezifische Reaktion darstellen, die im Einzelfall ätiologisch schwer zu klären sein kann. Vielfach muß man sich daher damit begnügen, eine betonte Randkonvexität des Ascendensabschnitts, die Anhebung des Aortenbogens und · Sichtbarkeit des proximalen Descendensabschnitts in der Herzbucht, d. h. eine verstärkte Abwinkelung der Aorta als Zeichen der Elongation zu registrieren. Geringe und mittlere Grade der Dilatation pflegen gleichzeitig vorzuliegen, wie sich durch eine Weitemessung besser objektivieren läßt. Eine Aortenbreite von 2,5—3 cm nach Kreuzfuchs gilt als normal, bei Individuen über 60 Jahre sogar bis 3,5—4 cm.

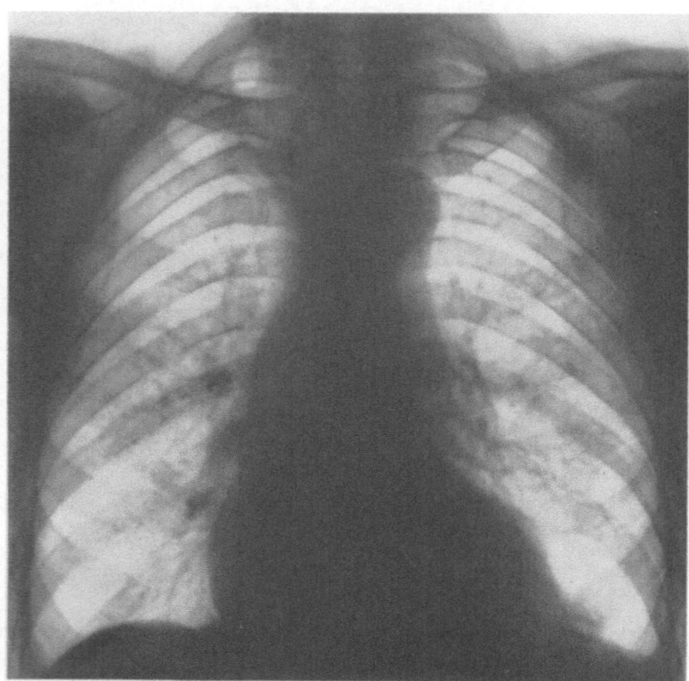

a

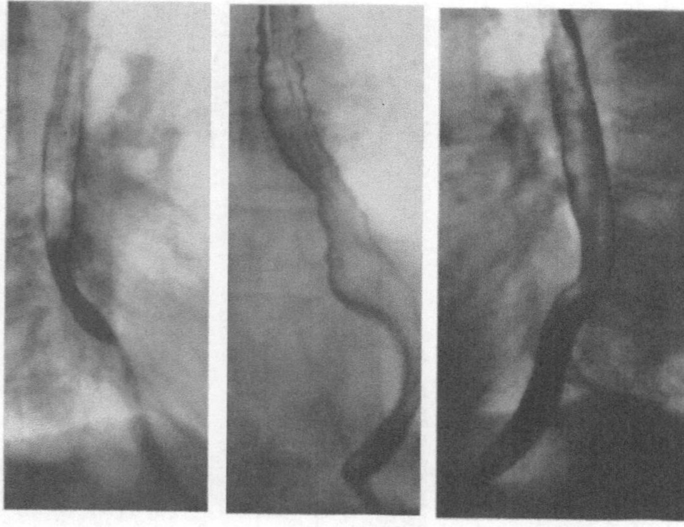

b   c   d

Abb. 220a—d. Elongation und Dilatation der Aorta, 65jähriger Mann mit dysphagischen Beschwerden (a). — Deviationen der dem Aortenverlauf anliegenden Speiseröhre (b—d)

4. Aortensklerose

Die Sklerose der Aorta ist praktisch immer mit einer Elongation verbunden. Eine Dilatation tritt erst hinzu, wenn auch eine Hypertonie besteht. Da im höheren Alter alle diese Faktoren in wechselnder Prävalenz vorliegen und die senile Aorta röntgenologisch nicht scharf von einer beginnenden Aortensklerose zu unterscheiden ist, kann kaum einmal zu Recht von einer reinen Aortensklerose gesprochen werden. Je jünger der Untersuchte bei einer elongierten, verdichteten und auch erweiterten Aorta ist, desto mehr steht ceteris paribus eine Aortensklerose ätiologisch im Vordergrund. Diese Überlegung ist klinisch z. B. dort bedeutsam, wo der pathologische Aortenbefund bei einem jüngeren Patienten mit den Zeichen einer frühen Cerebralsklerose parallel geht.

Wenn im fortgeschrittenen Stadium der Aortensklerose makroskopische Kalkeinlagerungen in der Gefäßwand vorliegen, ist die Röntgendiagnose leicht. Derartige Wandverkalkungen in der Intima und Media werden am häufigsten am Aortenbogen beob-

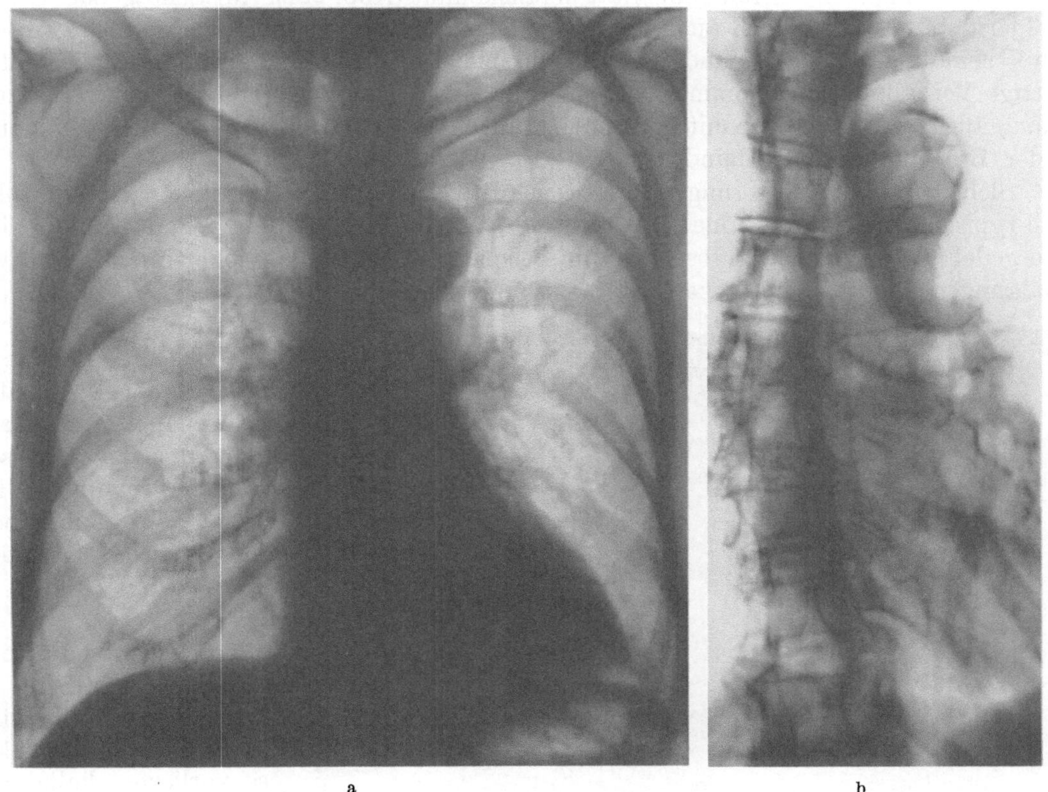

Abb. 221a u. b. Elongation und Sklerose der Aorta, 80jährige Frau (a). — Bei harter Technik Darstellung
der Kalkeinlagerungen im Aortenbogen (und in den Bronchialwänden, b)

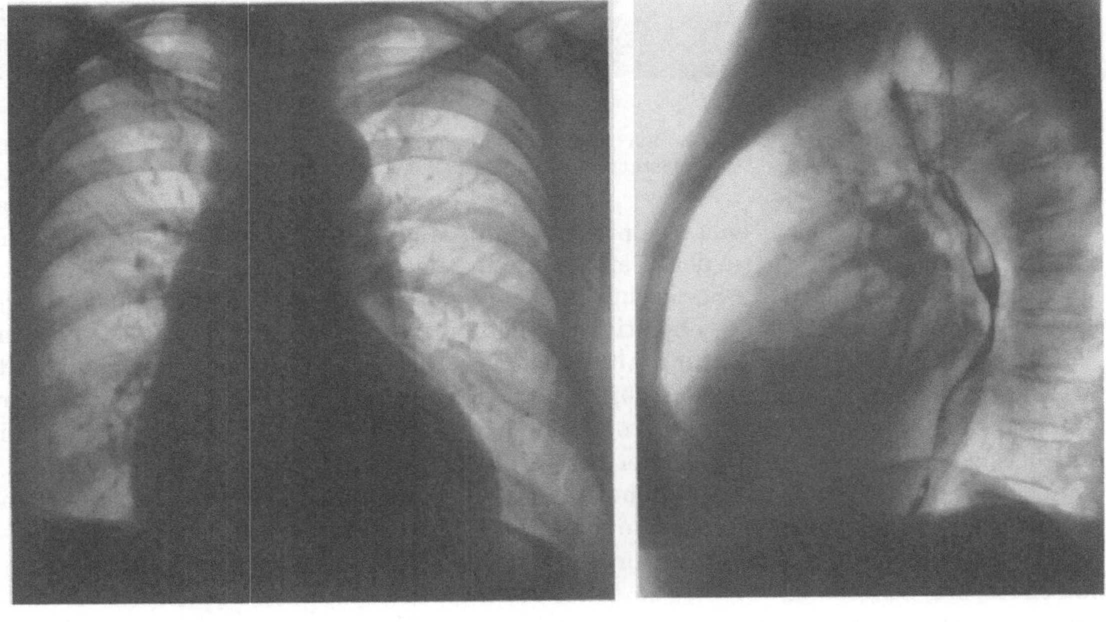

Abb. 222a u. b. Sklerose, Elongation und Dilatation der Aorta, 66jährige Frau (a). — Im Seitenbild
Kalkschale im oberen Bogenrand, diffuse Sklerose der Descendens (b)

achtet. Im Übersichtsbild findet sich dann ein sichelförmiger, meist senkrecht gestellter
Kalkstreifen, der vielfach schon bei normaler Aufnahmetechnik sichtbar ist, mitunter

aber erst bei härterer Strahlenqualität herauskommt (Abb. 221). Auf Schräg- oder Seitenbildern stellt sich vielfach auch der obere Bogenrand schalenartig verkalkt dar, so daß
in Verbindung mit dem Befund des Übersichtsbildes hier eine mehr zirkuläre, manschetten-
artige Verkalkung angenommen werden kann (Abb. 222a und b). Die Bogenverkalkung
kann allein auftreten oder mit Kalkeinlagerungen anderer Organe, z.B. in Rippenknorpel
oder Bronchialwand, verbunden sein.

Sichtbare Kalkeinlagerungen im Ascendensteil der Aorta sind seltener; isoliert sollen
sie typisch für eine Aortenlues sein (SCHATZKI). Meist sind sie nur Teilerscheinung einer
ausgedehnteren Aortensklerose wie im Beispiel der Abb. 223. Isolierte Descendensver-
kalkungen sind uns nicht bekannt. In Verbindung mit einer Sklerose der Ascendens und

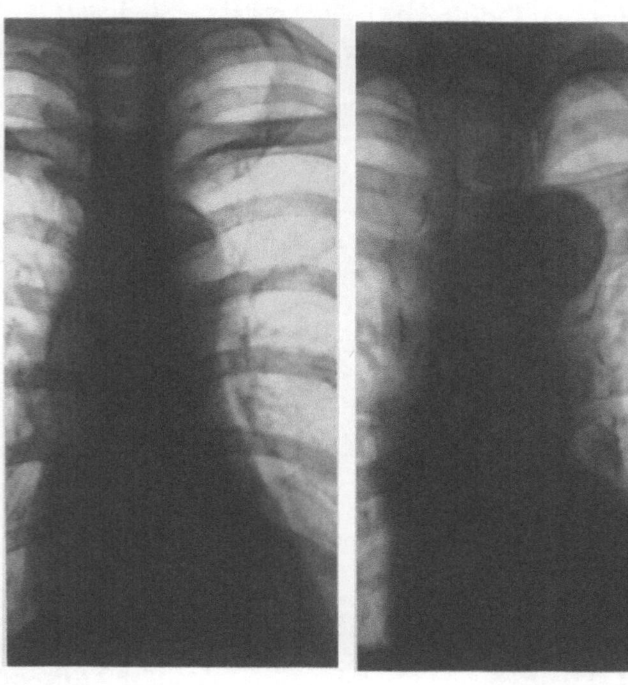

des Arcus kann aber die
absteigende Aorta bis in
Zwerchfellhöhe streifige
oder schalenartige Kalk-
einlagerungen aufweisen,
was mit Aufnahmen in lin-
ker Schrägstellung oder
tomographisch besonders
eindrucksvolle Bilder er-
gibt.

Schwieriger ist die Rönt-
gendiagnose, wenn die
Atheromatose überwiegt
oder Frühstadien der Sklerose vorliegen, kalkdichte
umschriebene Wandeinla-
gerungen also sich nicht
darstellen. Hier muß die
Diagnose indirekt aus der
begleitenden Elongation
und aus qualitativen Ver-
änderungen gestellt wer-

a   b

Abb. 223a u. b. Sklerose im Ascendens- und Arcusabschnitt der Aorta
(63jährige Frau, a) im Arcus- und Descendensabschnitt (66jährige Frau, b)

den. Als solche gelten die
Zunahme der Schatten-
tiefe und die Abnahme

der Pulsationen. Was die Schattenintensität anbelangt, so ist klar, daß bei gleicher
Projektion außer der Weite des Gefäßes auch seine Wanddichte für die Strahlenabsorption maßgeblich ist. So leicht sich eine Aortendilatation röntgenologisch erkennen und durch Messung objektivieren läßt (vgl. S. 24), so schwer ist es, den
Faktor der Gefäßwandverdichtung abzuschätzen. Die Faustregel, daß der annähernd
orthograd getroffene Aortenbogen normalerweise nicht dichter erscheinen soll als der
Herzschatten selbst, ist eine sehr grobe und kaum anwendbare Konvention. Wo bei
nur geringer Dilatation die Dichte der verlängerten Aorta auffällig groß ist (Abb. 222b),
kann eine diffuse submakroskopische Wandverkalkung ohne weiteres angenommen
werden; sie ist hier nur graduell von der makroskopisch sichtbaren Arcussklerose unterschieden. Die Schattendichte der Aorta hängt aber auch von den Absorptionsverhält-
nissen in der Umgebung ab, ist also in Relation zu den „situations-optischen" Bedingungen zu setzen. So können Thoraxdeformierungen, Pleuraergüsse und Lungeninfiltrationen eine verdichtete, umgekehrt das Lungenemphysem eine normale Aortenwand
vortäuschen. Hier kann mitunter eine verringerte Pulsation auf die sklerotische Wand-
starre des Gefäßes hinweisen. Aber auch damit ist nur ein relatives Indiz gegeben, weil
die Sklerose zwar die pulsatorische Eigenbewegung der Aorta einschränkt, aber auch
eine Dilatation der Aorta allein die pulsatorischen Weiteänderungen reduziert. Deut-

licher sind manchmal die passiven pulsatorischen Verschiebungen der sklerosierten Aorta, die am Aortenbogen in Form einer ruckartigen protosystolischen Streckung oder „paradoxen" Abwärtsbewegung (HECKMANN) auftreten und mit einer verstärkten Anhebung des Aortenknopfes beim Schluckakt verbunden sein können (DIETLEN; VAQUEZ u. BORDET).

Manchmal läßt sich bei einer diffusen Aortensklerose ohne umschriebene, makroskopisch sichtbare Wandverkalkungen ein scheinbarer Abbruch des intensiven Descendensschattens in halber Höhe bei linker vorderer Schrägstellung erkennen. In Abb. 224 ist die Aorta descendens oberhalb der Pfeile diffus erweitert und verdichtet, um dann mit relativ scharfer Grenze fast unsichtbar zu werden. Die plötzliche Abnahme der Dilatation und Sklerose hängt vielleicht mit einem Druckabfall in dieser Höhe der Descendens zusammen (HECKMANN), oder sie stellt das Vorstadium eines Descendensaneurysma auf sklerotischer Grundlage dar. Diese Annahme wird gestützt durch das Beispiel der Abb. 225. Hier ist im Übersichtsbild die Dilatation des in

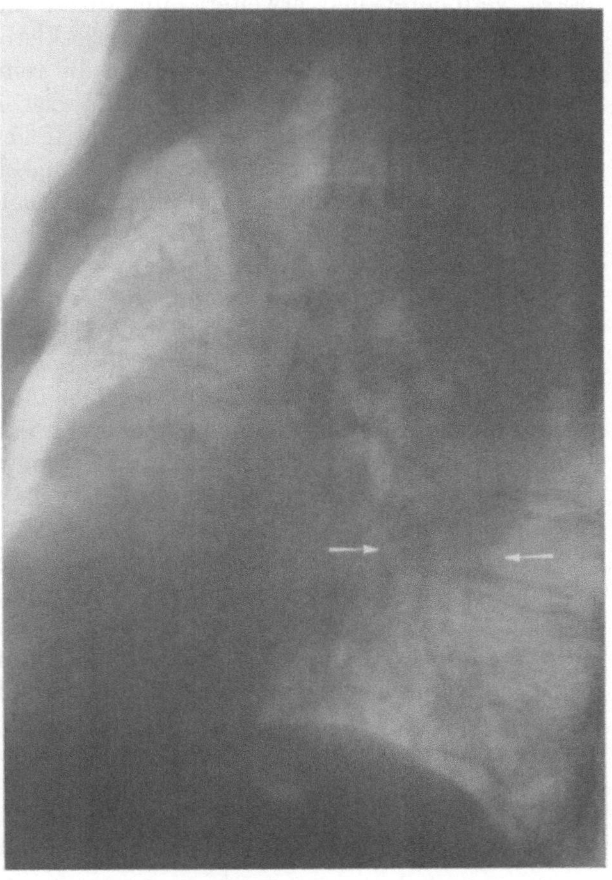

Abb. 224. Diffuse Dilatation und Sklerose der Aorta in der oberen Descendenshälfte (sklerotisches Aneurysma?), darunter (Pfeile) scheinbarer Abbruch, siehe Text

der Herzbucht sichtbaren Descendensabschnitts schon sehr viel deutlicher als an der Ascendens und dem Aortenbogen. Im Seitenbild findet sich der obere Descendensteil

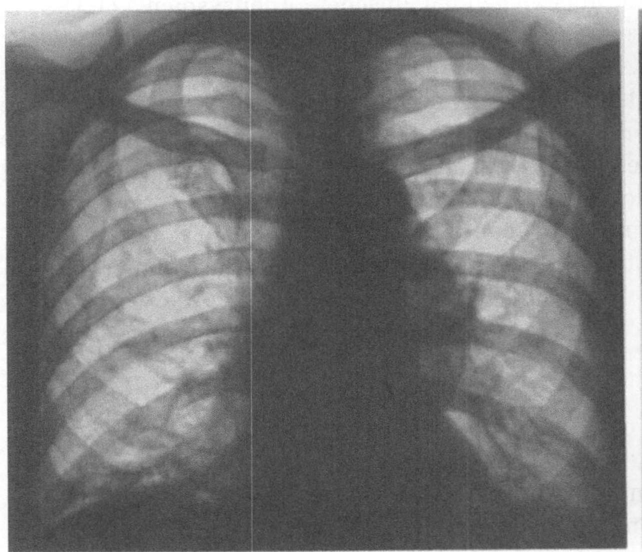
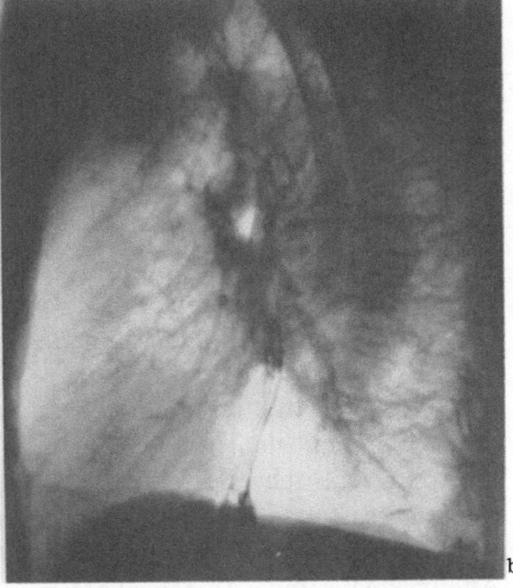

Abb. 225a u. b. Sklerotisches Descendensaneurysma (autoptisch bestätigt) in der Herzbucht prominent, 63jähriger Mann (a). — Im Seitenbild aneurysmatische Dilatation des oberen Descendensabschnitts, darunter scheinbarer Abbruch (b)

stark verdichtet und erweitert, um distal ähnlich abrupt abzubrechen (Abb. 225b). Hier lag ein autoptisch gesichertes arteriosklerotisches Descendensaneurysma vor.

Herzform und -größe werden durch die reine Aortensklerose nicht beeinflußt, es sei denn, daß die Sklerose auf die Aortenklappen übergreift und durch einen Klappenfehler eine hämodynamische Mehrbelastung des linken Ventrikels resultiert (Thurn). In den meisten Fällen allerdings ist eine Hypertonie die Ursache einer Linksverbreiterung des Herzens, die in Kombination mit einer Aortenelongation und -dilatation noch durch eine Querlagerung unterstrichen wird.

Die *Aortenlues*, der früher stets ein eigenes Kapitel gewidmet wurde, hat hierzulande ihre klinische Bedeutung verloren. Es sei daher nur darauf hingewiesen, daß röntgenologisch typische Aortenveränderungen fehlen. Weder die umschriebene, mehr kolbige Dilatation der Aorta ascendens und des Bogens noch eine diffuse Dilatation ohne Verkalkung allein erlaubt die Diagnose einer Aortitis luica. Nur bei einem Alter unter 50 Jahren ist die umschriebene Ascendensdilatation oder die diffuse Aortendilatation (von 3—3,4 cm Weite) suspekt, zumal wenn gleichzeitig eine Linkshypertrophie des Herzens ausgeschlossen werden kann (Zdansky). Da aber auch bei jüngeren Individuen mit familiärer Belastung schwere Arteriosklerosen vorkommen können, ist die Wahrscheinlichkeitsdiagnose einer Aortenlues an den positiven Ausfall der Serumreaktion gebunden. Das gilt auch für das Bild des sog. *Aortenbogensyndroms*, das in einer meist luischen Stenosierung oder einem Verschluß der Ostien des Truncus brachiocephalicus besteht, die durch einen Kollateralkreislauf zum Kopf und Arm teilweise kompensiert wird und klinisch eine Hypertonie der unteren Körperhälfte verursachen kann, also eine Umkehrung der Verhältnisse bei der Aortenisthmusstenose bedeutet (Kremer; Dubost; Bange u. Mitarb.). Andere klinische Formen des Syndroms sind schon früher erwähnt (vgl. S. 219).

5. Aortenaneurysma

Das thorakale Aortenaneurysma ist für die Röntgendiagnostik und Klinik ein seltener Befund geworden, dem man kaum einmal im Jahr begegnet; vor einigen Jahrzehnten noch war im Beobachtungsgut eines großen Instituts fast wöchentlich ein neuer Fall zu verzeichnen. Während Jores (1924) in einer großen pathologisch-anatomischen Sammelstatistik 85% aller Aneurysmen am Brustteil der Aorta fand, dürfte heute das abdominale Aortenaneurysma gleich häufig sein. Auch ätiologisch ist ein Wandel eingetreten, da die früher mit 90% weit überwiegenden luischen Aneurysmen (Zdansky) nicht mehr die erste Rolle spielen, sondern traumatische, mykotische und sklerotische Formen häufiger angetroffen werden. Im Beobachtungsgut einiger Autoren steht allerdings auch jetzt noch bei den thorakalen Aortenaneurysmen die Lues an erster Stelle (Dubost u. a.). Männer sind etwa viermal so oft betroffen wie Frauen. Obwohl fließende Übergänge zwischen der umschriebenen flachen oder leicht zylindrischen Ausweitung eines Aortenabschnitts (Lues, Arteriosklerose) und der unverkennbaren, stark prominenten Ausbuchtung durch ein spindeliges oder sackförmiges Aneurysma bestehen, wird im folgenden nur von ausgeprägten Aneurysmen die Rede sein. Sie können klinisch stumm bleiben oder je nach Sitz und Beziehung zu den Nachbarorganen die verschiedensten Symptome bedingen und dadurch heute zur Diskussion der Operabilität zwingen (Dubost).

Die Röntgenuntersuchung ist für die Diagnose entscheidend. Dabei ist die Durchleuchtung am wichtigsten. Sie muß fließend in allen Strahlenrichtungen erfolgen, um die topographische Beziehung des fraglichen Schattengebildes zur Aorta zu klären, durch günstigste Zielaufnahmen zu fixieren und die Weite der Aorta selbst zu bestimmen. Röntgendiagnostische Grundregeln sind dabei nach Lenk, Kienböck und Thoma, daß Aneurysma- und Aortenschatten in jeder Strahlenrichtung miteinander verbunden bleiben müssen, und daß die Aorta im ganzen oder wenigstens in den Nachbarabschnitten erweitert ist. Die erste Regel kann wegen der Seltenheit der gestielten und in bestimmter

Strahlenrichtung daher vom Aortenschatten abtrennbaren Aneurysmen ohne Einschränkung gelten, während die letzte Regel vornehmlich die luischen Aneurysmen betrifft und für die anderen Aneurysmen nur beschränkte Gültigkeit hat. Die Herzkonfiguration kann völlig normal oder durch eine begleitende Aortenklappeninsuffizienz oder Hypertonie aortal geändert sein. Durch ein großes Aneurysma kann auch das Herz gekippt und quergelagert, d. h. pseudo-aortal geformt sein.

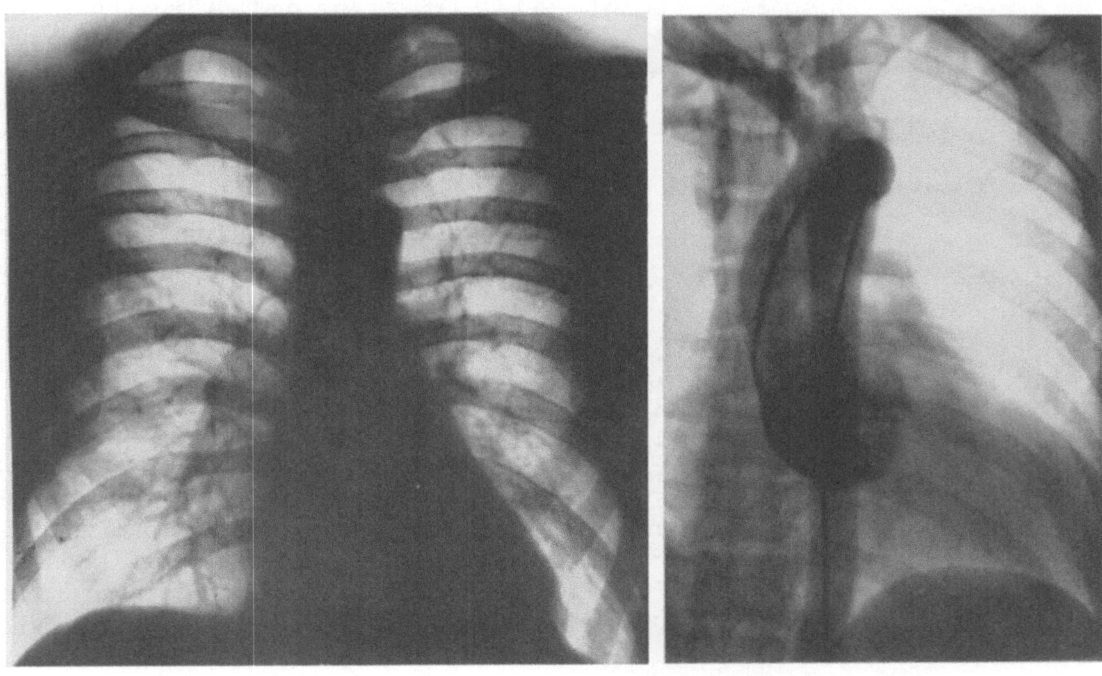

a   b

Abb. 226a u. b. Aneurysma des Sinus Valsalvae bei 25jährigem Mann mit Marfan-Syndrom, siehe Text (Links-Rechts-Shunt von 2,3 l/min; Druck im rechten Ventrikel 54/2, A. pulm. 31/16 mm Hg; O_2-Gehalt des Blutes der A. pulm. um 1,6 Vol.-% höher als im Blut des rechten Vorhofs). — Linksvergrößertes Herz, *Aorta unauffällig*, verstärkte Lungenarterienzeichnung (a). — Im retrograden Aortogramm Erweiterung des Bulbus aortae; Perforation nicht dargestellt (b)

Für die *Differentialdiagnose* gegenüber anderen mediastinalen Prozessen sind nach ZDANSKY folgende Qualitätskriterien wichtig: 1. Form und Begrenzung, 2. Schattendichte und Innenstruktur, 3. pulsatorische Eigenschaften (4. Wachstumstendenz und 5. Strahlenresistenz). Die *Form* der meisten Aneurysmen ist bogig zylindrisch oder kugelig, nur selten durch asymmetrische Ausweitung oder Tochteraneurysmen buckelig und polycyclisch. Die *Begrenzung* ist im allgemeinen glatt. Unscharfe Konturen sind meist durch pneumonische Nachbarprozesse, nur gelegentlich durch eine beginnende Perforationsblutung bedingt. Die *Schattendichte* der Aneurysmen ist von ihrer Größe und den Projektionsbedingungen abhängig; summative Abbildung multipler Aneurysmen täuscht eine tumoröse Inhomogenität vor. Besonders wichtig ist der Befund einer schalen- oder ringförmigen *Verkalkung* der Wand, meist konzentrisch und einige Millimeter innerhalb der äußeren Begrenzung. Dabei handelt es sich um eine begleitende Atheromatose oder einen wandständig verkalkten Thrombus; nur Dermoidcysten zeigen ähnliche Kalkschalen. Die *pulsatorische Randbewegung* der Aneurysmen kann *nur mit großer Kritik* zur Diagnose herangezogen werden. Eine systolisch-expansive Pulsation ist zwar praktisch beweisend für das Aneurysma, wird aber nach unserer Erfahrung nur in den wenigsten Fällen einmal beobachtet. Sie darf auch nur dann angenommen werden, wenn tatsächlich der rechte und linke bzw. vordere und hintere Rand gleichzeitig systolisch zentrifugal, also gegensinnig pulsieren; eine Mitbewegung muß sicher ausgeschlossen werden können. In den meisten Fällen ist aber das Aneurysma durch Schwielenbildung oder Thrombusmassen nicht oder nur passiv beweglich, verhält sich also bei der Durchleuchtung und im Kymogramm nicht anders als ein mediastinaler Erguß oder Tumor. Das Aneurysma kann jahrelang gleiche *Größe* behalten, langsam wachsen oder sich schnell vergrößern, so daß kein differentialdiagnostisch brauchbarer Unterschied gegenüber den Mediastinaltumoren insgesamt besteht. Das gilt auch für den negativen Ausfall einer *probatorischen Röntgenbestrahlung*. Nur eine merkliche Verkleinerung nach der Bestrahlung spricht eindeutig gegen ein Aneurysma. Arrosionen der knöchernen Nachbarschaft an

15*

Brustbein, Rippen oder Wirbelsäule, durch sichtbar oder unmerklich pulsierende Aneurysmen sind nicht selten. Sie lassen sich differentialdiagnostisch meist ohne weiteres von tumorösen Destruktionen abgrenzen. Im übrigen sei für die Differentialdiagnostik auf den Abschnitt über Mediastinaltumoren verwiesen (vgl. S. 602) und erwähnt, daß die präoperative Röntgendiagnostik durch die Angiokardiographie sehr gewinnen kann (Ekström; Dubost).

Am häufigsten sind die Aneurysmen des Ascendensabschnitts der Aorta, am seltensten die der Sinus Valsalvae. Multiple Aneurysmen werden zumeist an Ascendens und Arcus beobachtet, am seltensten an Arcus und Descendens (Haubrich). Die topographische Prävalenz des Ascendensabschnitts für die solitären wie auch die multiplen Aneurysmen dürfte jetzt aber unter dem Rückgang der Aortenlues aufgehoben sein, sofern von den kleinen arteriosklerotischen Aneurysmen abgesehen wird. Die klinisch symptomreichsten Aneurysmen betreffen den Bogenteil der Aorta; sie sind wie die Aneurysmen der Ascendens auch bei der Röntgenuntersuchung am auffälligsten. Röntgenologisch unerkannt bleiben meist die kleinen Aneurysmen gegen die A. pulmonalis und V. cava superior zu und an der Konvexität des Aortenbogens zwischen den abgehenden Halsgefäßen, obwohl gerade sie klinisch schwere oder sogar deletäre Erscheinungen verursachen können (Holzmann).

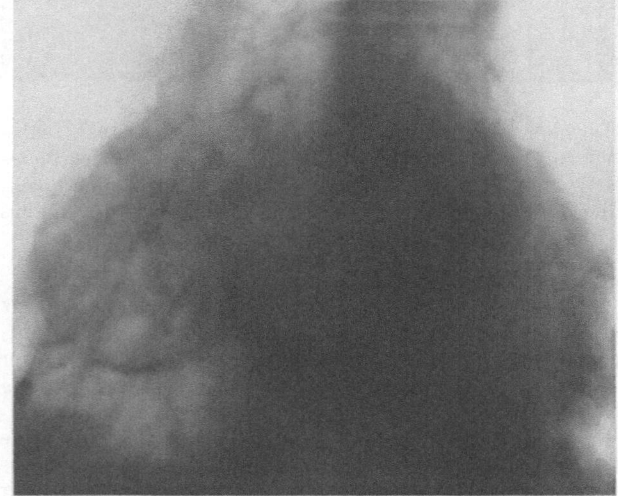

Abb. 227 a u. b. Aneurysma des Sinus Valsalvae (oder der Aortenwurzel ?), pilzförmig und zum Teil verkalkt; zweites Aneurysma am Aortenbogen, siehe Text

a) Aneurysmen der Sinus Valsalvae

Das erworbene Aneurysma eines Sinus Valsalvae aortae — auf Grund einer Arteriosklerose, Aortenlues oder übergreifenden Endokarditis — ist selten. Bei kongenitalen Kardiopathien ist es in rund 1% zu finden (Abbot). Die Topographie des Aortenostium bzw. der Sinus macht verständlich, daß sich ein hier entwickeltes Aneurysma dem röntgenologischen Nachweis im allgemeinen entzieht; bis vor kurzem sind daher nur Einzelfälle beschrieben worden. Etwas häufiger scheinen die von der Aortenwurzel ausgehenden und einen Sinus einbeziehenden Aneurymen zu sein.

Klinisch treten erst Symptome auf, wenn das (meist vom rechten Sinus ausgehende) Aneurysma in die Pulmonalarterie oder eine Herzhöhle durchgebrochen ist. Ein systolisches oder kontinuierliches Geräusch links parasternal oder über Herzbasis und -spitze, Schwirren und faßbare Pulsation verbinden sich mit anderen Zeichen eines Shunts zwischen Aorta und rechtem Herzen oder A. pulmonalis (Grosse-Brockhoff, Loogen u. Schaede). Im übrigen kann ein sehr dramatisches klinisches Bild resultieren (Herrmann u. Schofield).

So bleibt im Beispiel der Abb. 226a bei einem 25jährigen Mann mit *Marfan*-Syndrom die Aorta im Übersichtsbild und bei der Durchleuchtung unauffällig. Das Herz ist nach links verbreitert, das Pulmonalissegment wölbt sich in der flachen Herztaille etwas vor. Die verstärkte Zeichnung der Lappenarterien deutet bereits auf ein erhöhtes Lungendurchflußvolumen hin, das sich bei der Herzkatheterisierung mit dem Nachweis eines Links-Rechts-Shunts von 2,3 l/min bestätigte. Bei der retrograden Aortographie stellt sich eine aneurysmatische Erweiterung des Bulbus aortae dar (Abb. 226b). Eine Perforation des Aneurysma in das rechte Herz oder die A. pulmonalis konnte nicht dargestellt werden.

Es sei hinzugefügt, daß nach STEINBERG uniforme oder aneurysmatische Erweiterungen der Aorten-Sinus beim Marfan-Syndrom relativ häufig sind; sie scheinen oft mit einer Herzverbreiterung einherzugehen. Ihre Diagnose setzt eine Angiokardiographie voraus. Methode der Wahl ist die Aortographie oder selektive Lävokardiographie (DÜX u. Mitarb.).

Wo die modernen Spezialmethoden nicht eingesetzt werden können, darf das Aneurysma des (rechten) Sinus Valsalvae nur mit annähernder Wahrscheinlichkeit röntgenologisch diagnostiziert werden. Unter diesem Vorbehalt sei der Fall der Abb. 227a wiedergegeben, wo sich bei beiderseits verbreitertem Herzschatten und diffuser Aortendilatation außer einem teilverkalkten Bogenaneurysma ein schalenartig verkalktes zweites Aneurysma am rechten unteren Anteil der Herzvorderfläche erkennen läßt (Abb. 227b). Bei dem 69jährigen Patienten mit sicherer Aortenlues (Infektion vor 23 Jahren, vielfach Kuren; Diastolicum über der Aorta, 2. A.T. akzentuiert, RR 210/80, Wa.R.++) ließ sich außerdem am unteren Sternumende eine Arrosion erkennen. Hier kommen differentialdiagnostisch andere als aneurysmatische Prozesse zwar nicht in Frage, doch muß mangels autoptischer Kontrolle grundsätzlich offen bleiben, ob nicht das tiefsitzende Aneurysma von der Aortenwurzel ausgeht und den Sinus Valsalvae nur mitergriffen hat. Wandverkalkung und Pilzform entsprechen im übrigen den diagnostischen Forderungen für das echte Sinus-Aneurysma (ZDANSKY).

b) Ascendensaneurysma

Das Aneurysma der Aorta ascendens ist relativ häufig und bietet je nach Form, Größe und Ursprung röntgenologisch sehr verschiedene Aspekte. Die vom unteren und

mittleren Ascendensabschnitt ausgehenden kleinen Aneurysmen bleiben unsichtbar, wenn sie sich dorsalwärts entwickeln. Das von der Vorderwand ausgehende Aneurysma der Aortenwurzel liegt hinter der Pulmonalarterie und bleibt gleichfalls unsichtbar, manifestiert sich aber indirekt dadurch, daß es die Pulmonalis verlagert oder komprimiert und so eine konsekutive Dilatation des rechten Ventrikels bedingen kann; auch ein Durchbruch in das komprimierte Gefäß ist mehrfach beobachtet (ZDANSKY).

Die Aneurysmen am mittleren und oberen Ascendensabschnitt sind meist nach rechts vorn gerichtet und wie die nach links vorn und hinten entwickelten Aneurysmen im allgemeinen röntgenologisch nicht zu verkennen. Ein Beispiel gibt Abb. 228 wieder. Hier handelt es sich um eine Doppelbildung; das weiter dorsal gelegene Aneurysma ist

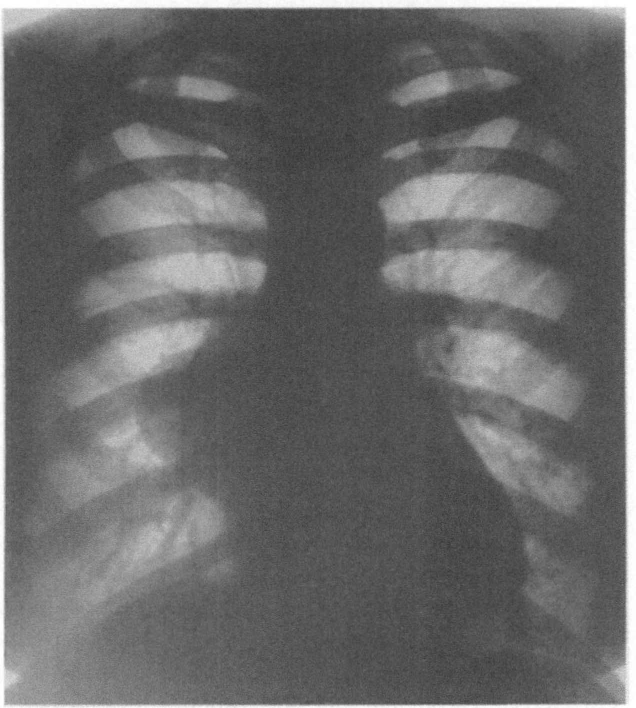

Abb. 228. Doppelaneurysma der Aorta ascendens, siehe Text

kugelig, das rechts vorn gelegene mehr spindelig und kalkdicht gesäumt. Bei dieser Größe und vor allem bei derartiger Wandverkalkung fehlt regelmäßig eine Eigenpulsation. Bei größeren Aneurysmen fehlt auch die passive Mitbewegung, ob sie nun verkalkt sind wie in Abb. 229 u. 230 oder nicht. Gerade im Ascendensbereich kommen häufig

arteriosklerotische Aneurysmen vor, die partielle oder große zusammenhängende Kalkschalen aufweisen können (Abb. 229b und 230).

Vielfach reichen die ventralwärts gerichteten größeren Ascendensaneurysmen bis zur
Brustwand und verursachen Arrosionen der Rippen oder des Brustbeins. Große rechtsseitige Aneurysmen können bis zum Zwerchfell hinabreichen. Entwicklung nach hinten
kann zur Kompression des rechten Hauptbronchus mit inspiratorischem Mediastinalwandern, selten auch zur Lappenatelektase führen. Trachea und Bifurkation können
nach links, der Oesophagus nach hinten und links verlagert und komprimiert werden.

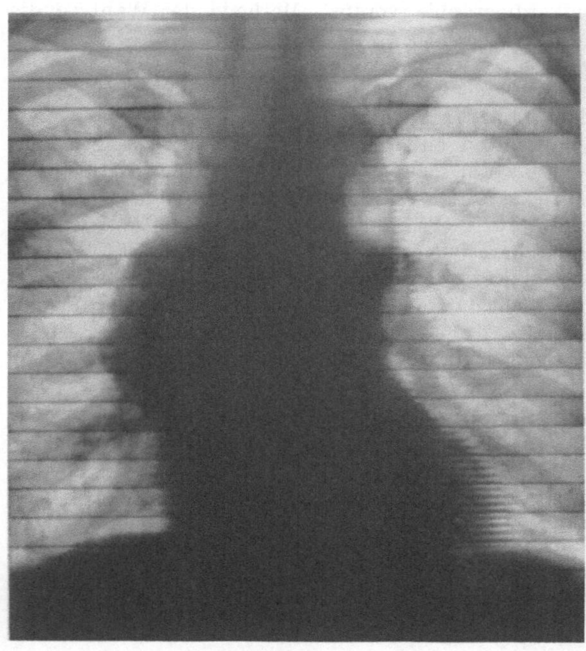 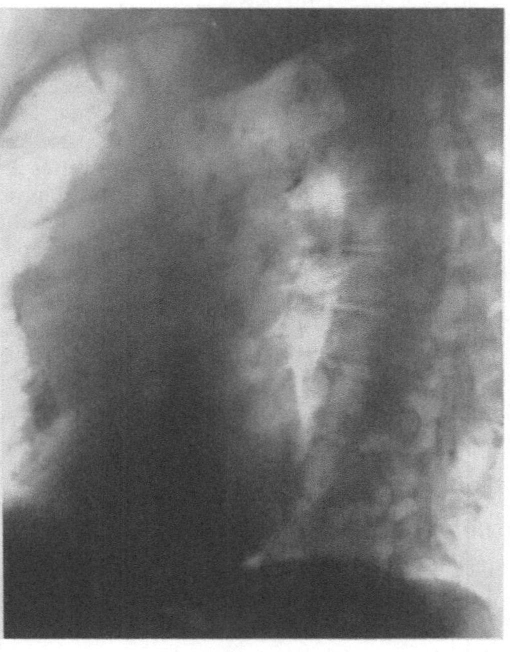

a   b

Abb. 229a u. b. Großes Ascendensaneurysma (arteriosklerotisch ?) ohne Eigen- oder Mitbewegung im Kymogramm, 76jähriger Mann, Seroreaktionen luesnegativ (a). Im Schrägbild Teilverkalkung des auch nach vorn
und hinten ausladenden Aneurysmas (b)

Auch eine rechtsseitige Phrenicuslähmung ist nicht selten, und schließlich wurden
früher Stauungen der V. cava sup. oder V. azygos häufig beobachtet.

c) Arcusaneurysma

Die Aneurysmen des Aortenbogens sind meist nach vorne links entwickelt, so daß
sie an Stelle des Aortenknopfes spindelig oder kugelig in das linke Lungenoberfeld hinein-
ragen (Zdansky). In linker vorderer Schrägstellung ist ihre Ausdehnung nach vorn und
hinten am besten zu beurteilen. Dabei findet sich das Aortenfenster eingeengt. Meist
wird der linke Hauptbronchus in diesem Strahlengang als untere vordere und bogenförmig imprimierte Grenze sichtbar; vielfach ist er auch verlängert und verengt, und
bei stärkerer Kompression resultieren eine Dystelektase des linken Oberlappens und ein
inspiratorisches Mediastinalwandern. Sehr häufig ist auch die Trachea nach rechts oder
rechts hinten verlagert, nicht selten komprimiert und malacisch verändert (Sgalitzer-
Versuch!). Dabei ist der Halsteil der Luftröhre im Gegensatz zu den Verhältnissen bei
einer großen substernalen Struma meist unverändert, wie auch dort die Verschieblichkeit
beim Husten und Schlucken größer ist als beim Bogenaneurysma (Kienböck). Die
Bifurkation der Trachea wird oft nach rechts unten verlagert. Die pulsatorische Randbewegung ist von der Größe und Wandbeschaffenheit des Aneurysma abhängig; Aussackungen wie in Beispiel der Abb. 231 und 232 werden meist nur passiv und gedämpft
mitbewegt.

Die klinische Symptomatik ist beim Bogenaneurysma besonders vielgestaltig. Außer den genannten Alterationen des Tracheobronchialbaums können Verlagerungen der Speiseröhre nach rechts mit Kompression und gelegentlicher Dysphagie, linksseitige

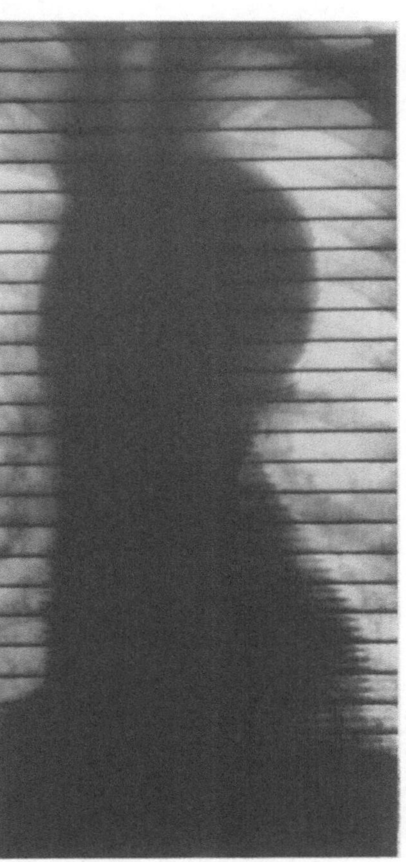

Abb. 230. Großes arteriosklerotisches Ascendensaneurysma mit ausgedehnten Kalkschalen, Schrägbild, 65jähriger Mann, Seroreaktionen negativ

Abb. 231. Bogenaneurysma, geringe passive Mitbewegung im Kymogramm, 53jähriger Mann

Recurrens- und Phrenicuslähmungen und Druckusuren der Wirbelsäule das klinische und röntgenologische Bild vervollständigen. Auch Alterationen der vom Bogen abgehenden Gefäße sind möglich (vgl. Abb. 232).

d) Descendensaneurysma

Kleine Aneurysmen der Aorta descendens verbergen sich so hinter dem Herzschatten, daß sie auf dem Übersichtsbild nicht sichtbar werden. Meist sind die Aneurysmen aber so groß, daß wenigstens ihr linker Rand in der Herzbucht prominent wird. Am besten ist auch hier die Untersuchung in linker vorderer Schrägstellung, wobei sich außerdem die Weite der Aorta im ganzen am leichtesten beurteilen läßt. Harte Sagittalaufnahmen machen das Aneurysma der distalen Descendensabschnitte innerhalb des Herzschattens gut sichtbar. Bei Sitz weiter proximal können sich in den Schrägaufnahmen durch die projektive Summation mit anderen Querschnitten der mehr oder minder diffus erweiterten und verlängerten Aorta massive Rundschatten abbilden. Sie werden zum Teil von den Aufhellungsbändern der Trachea und Hauptbronchien begrenzt. Abb. 232 zeigt außer einem großen kugeligen, nach links hinten oben entwickelten Bogenaneurysma ein zweites großes, spindeliges Aneurysma im proximalen Descendensabschnitt. Es ist auf der Sagittalaufnahme und den beiden Schrägaufnahmen mit seinen Begrenzungen durch den kontrastmittelgefüllten Oesophagus und die Trachea und ihre Äste gut vom Bogenaneurysma abgesetzt (Abb. 232a—c). Bei diesem 42jährigen Patienten bestand das Aneurysma der Descendens, wie sich aus der Arrosion von drei Brustwirbeln schließen läßt (Abb. 232b), schon lange Zeit, ohne subjektiv oder klinisch deutlich in Erscheinung zu treten. Das andere Aneurysma dagegen dürfte in dieser Größe jüngeren Datums sein, da erst 4 Monate vorher plötzlich stechende Schmerzen zwischen den Schulterblättern mit Schweißausbruch und Brechreiz aufgetreten waren. Klinisch fanden sich eine Entrundung der rechten Pupille bei träger Reaktion, Strabismus und Konvergenzschwäche links; serologische Reaktionen negativ; Systolicum über allen Ostien, AT 2 akzentuiert; RR 130/70 am rechten, 90/60 am linken Arm, Venendruck 140 rechts, 240 links. Der klinische Befund der arteriellen und venösen Blutdruckdifferenzen von rechts und links spricht für eine Kompression der linken A. subclavia durch das Bogen-

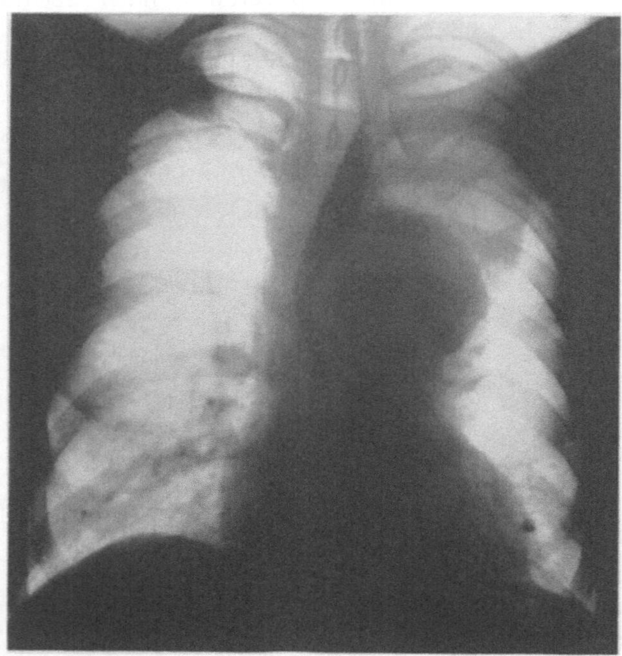

Abb. 232a. Doppelaneurysma am Bogen- und Descendensabschnitt der Aorta, *siehe Text*. — Bogenaneurysma nach links hinten oben entwickelt (a)

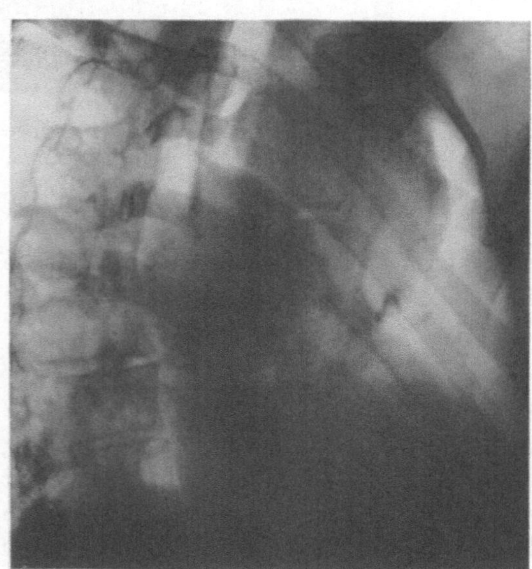

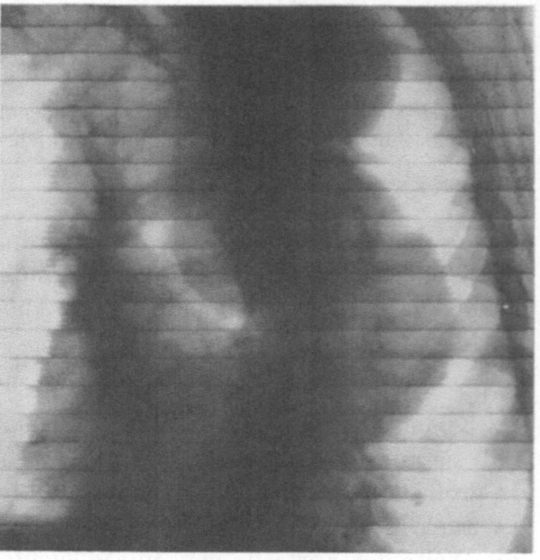

b   c

Abb. 232b u. c. Gleicher Fall. — In rechter Schrägstellung Arrosion von drei Brustwirbeln durch das Descendensaneurysma (b). — In linker Schrägstellung beide Aneurysmen sichtbar, Tracheobronchialbaum verlagert (c)

aneurysma. Angesichts der Vorgeschichte mit dem dramatischen Auftreten schwerster subjektiver Erscheinungen kann es sich hier um ein Aneurysma dissecans handeln.

Differentialdiagnostisch muß das Descendensaneurysma vor allem gegenüber dem Neurofibrom des linken Grenzstrangs und dem Senkungsabsceß abgegrenzt werden (ZDANSKY). Wie in unserem Beispiel ist die Unterscheidung bei diffuser Aortendilatation und nachweisbaren Wirbel- oder Rippenarrosionen aber relativ leicht, zumal beim spondylitischen Absceß die cariösen Wirbelveränderungen nicht genau in gleicher Höhe liegen und nicht auf die ventralen Anteile der Wirkelkörper beschränkt zu sein pflegen. Was die Spezialdiagnose des *Aneurysma dissecans* („intramurales Aortenhämatom", WOLLHEIM u. ZISSLER) betrifft, so ist klinisch die dramatische Vorgeschichte das Hauptkriterium. Röntgenologisch ist die rasche Größenzunahme kaum einmal durch Kontrolluntersuchungen festzustellen; sichere röntgenanatomische Kriterien fehlen (HOLZMANN; ZDANSKY). Ein arteriosklerotisches Descendensaneurysma ist früher wiedergegeben (Abb. 225).

Literatur

ABBOT, M. E.: Atlas of congenital heart disease. New York: Amer. Heart Assoc. 1936.

ASSMANN, H.: Klinische Röntgendiagnostik der inneren Erkrankungen, 6. Aufl. Berlin-Göttingen-Heidelberg 1949.

BAILEY, C. P., D. P. MORSE and F. C. MASSEY: Tumors of the heart and pericardium. In Handbuch der Thoraxchirurgie, Bd. 2/I, S. 995. Berlin-Göttingen-Heidelberg 1959.

BANGE, F., A. DÜX, J. LANGE u. P. THURN: Zum Verschlußsyndrom der supraaortalen Gefäße (sog. Aortenbogensyndrom). Fortschr. Röntgenstr. **96**, 597 (1962).

BAYER, O., F. LOOGEN u. H. WOLTER: Der Herzkatheterismus bei angeborenen und erworbenen Herzfehlern. Stuttgart 1954.

BECK, C. S.: Surgical operations for coronary artery disease. In Handbuch der Thoraxchirurgie, Bd. II, S. 779—833. Berlin-Göttingen-Heidelberg: 1959.

BLALOCK, A., and H. B. TAUSSIG: The surgical treatment of malformations of the heart in which there is pulmonary stenosis or pulmonary atresia. J. Amer. med. Ass. **128**, 189 (1954).

BÖHMIG, R., u. P. KLEIN: Bakteriologie und Pathologie der Endocarditis. Heidelberg 1954.

BOLLINGER: Zit. nach ZDANSKY.

BONNET, L. M.: Zit. nach THURN.

BRAUER, L.: Erkrankungen des Pericards. In F. M. GROEDELs Atlas und Grundriß der Röntgendiagnostik. München 1921.

—, u. H. FISCHER: Herzbeutelfunktion und Herzbeutelerkrankungen unter Berücksichtigung der Rückwirkungen auf die physiologische Funktion. In Handbuch der normalen und pathologischen Physiologie, Bd. VII/2, S. 1836. Berlin 1929.

BRUGSCH, TH., u. H. H. HENNEMANN: Akute benigne Pericarditis. Z. ges. inn. Med. u. Grenzgeb. 1952.

BÜCHNER, H.: Das Röntgentiefenlot. Fortschr. Röntgenstr. **77**, 350 (1952).

— Das Röntgentopogramm. Fortschr. Röntgenstr. **91**, 252 (1959).

BÜRGER, M.: Der Wert des Valsalvaschen Versuches als Kreislaufbelastungsprobe. Verh. 37. Kongr. Dtsch. Ges. Inn. Med. 1925.

— Einführung in die Pathologische Physiologie. Leipzig 1949.

BUTLER, A., and G. DONA: Diaphragm. excurs., norm. and pathol. Amer. J. med. Sci. **176** (1928).

CIGNOLINI, P.: Semeiotica del cuore e dei grandi vasi con la roentgenchimografia. Roma 1955.

COURNAND, A.: Some aspects of the pulmonary circulation in normal man and in chronic cardiopulmonary disease. Circulation **2**, 641 (1950).

— I. S. BALDWIN and A. HIMMELSTEIN: Cardiac catheterisation in congenital heart disease. New York 1949.

CRAFOORD, C., and V. O. BJÖRK: Surgical treatment of atrical septal defects. In Handbuch der Thoraxchirurgie, Bd. II, S. 298—324. Berlin-Göttingen-Heidelberg 1959.

— — Surgical treatment of ventricular septal defects. In Handbuch der Thoraxchirurgie, Bd. II, S. 351—364. Berlin-Göttingen-Heidelberg 1959.

DERRA, E.: Handbuch der Thoraxchirurgie. Berlin-Göttingen-Heidelberg 1958/59.

— Zit. nach GROSSE-BROCKHOFF.

— F. LOOGEN u. H. VIETEN: Röntgendiagnostik raumfordernder Prozesse der Vorhöfe des Herzens. Fortschr. Röntgenstr. **90**, 308 (1959).

DESTOT: Zit. nach ZDANSKY.

DIETLEN, H.: Herz und Gefäße im Röntgenbild. Leipzig 1923.

DOERR, W.: In E. KAUFMANN, Lehrbuch der speziellen pathologischen Anatomie. Berlin 1955.

— Pathologische Anatomie der angeborenen Herzfehler. In Handbuch der inneren Medizin, Bd. IX/3, S. 1—104. Berlin-Göttingen-Heidelberg 1960.

DOTTER, CH. T., and J. STEINBERG: Angiocardiography. Ann. Roentgenol. **20** (1951).

DRESSLER, W., u. H. RÖSLER: Über Tricuspidalstenose. Klin. Wschr. **1929**, 1267, 1316.

DUBOST, CH.: Chirurgie des affections acquises de l'aorte, de l'artère pulmonaire et de la veine cave. In Handbuch der Thoraxchirurgie, Bd. II, S. 516—592. Berlin-Göttingen-Heidelberg 1959.

DÜX, A., H. H. HILGER, A. SCHAEDE u. P. THURN: Zur Coronarographie. Fortschr. Röntgenstr. **95**, 1 (1961).

— — — — Das Aneurysma des Sinus Valsalvae. Fortschr. Röntgenstr. **96**, 319 (1962).

EDWARDS, J. E.: Primary endocardial sclerosis; congenital malformations of the heart and great vessels. In S. E. GOULD, Pathology of the heart. Springfield, Ill. 1953.

EKSTRÖM, G.: Patent ductus arteriosus. In Handbuch der Thoraxchirurgie, Bd. II, S. 439—488. Berlin-Göttingen-Heidelberg 1959.

— Anomalies of the aortic arch with compression of the trachea or esophagus. In Handbuch der Thoraxchirurgie, Bd. II, S. 497—515. Berlin-Göttingen-Heidelberg 1959.

FETZER, H.: Die Röntgenkymographie in der Kreislaufdiagnostik. Ergebn. inn. Med. Kinderheilk. **45**, 485 (1933).

FLEISCHNER, F.: Lagebeziehungen von Ösophagus und Aorta bei höhergradiger Erweiterung der Aorta. Fortschr. Röntgenstr. **41**, 289 (1930).

FRIEDBERG, CH. K.: Erkrankungen des Herzens. Deutsche Übersetzung von E. GILL. Stuttgart 1959.

FRÖVIG, A. G., u. A. C. LOKEN: Zit. nach PORSTMANN.

GEBAUER, A., u. A. SCHANEN: Das transversale Schichtverfahren. Stuttgart 1955.

GÖTT, TH.: Über ein Verfahren zur Darstellung der Herzbewegung mittels Röntgenstrahlen (Röntgenkymographie). Münch. med. Wschr. **38**, 2033 (1912).

—, u. J. ROSENTHAL: Röntgenkymographie. Münch. med. Wschr. **1912** I.

GOWING, N. F. C.: J. Path. Bact. **65**, 13 (1953). Zit. nach SCHAEDE u. Mitarb.

GREMMEL, H.: Die Transversalschichtuntersuchung des Herzens und der großen Gefäße. Fortschr. Röntgenstr. **96**, 3 (1962).

GROEDEL, F. M.: Die Röntgenuntersuchung des Herzens. In Lehrbuch und Atlas der Röntgendiagnostik. München 1938.

GROSSE-BROCKHOFF, F.: Haemodynamik der Lungen-Kreislaufstörungen. Verh. dtsch. Ges. Kreisl.-Forsch. **17**, 34 (1951).

— Möglichkeiten und Grenzen der Diagnostik der wichtigsten operablen Herzfehler mit Hilfe klinischer Untersuchungsmethoden. Dtsch. med. Wschr. **85**, I, 1, 93 (1960).

— R. JANKER, H. NEUHAUS u. A. SCHAEDE: Zur Diagnostik der angeborenen Herzfehler. Ärztl. Wschr. **6**, 38 (1951).

— K. KAISER u. F. LOOGEN: Erworbene Herzklappenfehler. In Handbuch der inneren Medizin, Bd. IX/2, S. 1288—1550. Berlin-Göttingen-Heidelberg 1960.

— F. LOOGEN u. A. SCHAEDE: Angeborene Herz- und Gefäßmißbildungen. In Handbuch der inneren Medizin, Bd. IX/3, S. 105—652. Berlin-Göttingen-Heidelberg 1960.

— — — Spezielle Untersuchungsmethoden bei angeborenen und erworbenen Herzfehlern. In Handbuch der inneren Medizin, Bd. IX/2, S. 1242—1287. Berlin-Göttingen-Heidelberg 1960.

— H. LOTZKES u. A. SCHAEDE: Die Transposition der großen Gefäße. Dtsch. Arch. klin. Med. **201**, 305 (1954).

— — — u. P. THURN: Verlaufsanomalien des Aortenbogens und der Arcusgefäße. Fortschr. Röntgenstr. **80**, 314 (1954).

— G. NEUHAUS u. A. SCHAEDE: Diagnostik und Differentialdiagnostik der angeborenen Herzfehler. Dtsch. Arch. klin. Med. **197**, 621—677 (1950).

— — — Herzbelastung bei arteriovenösen Anastomosen im großen und kleinen Kreislauf. Z. Kreisl.-Forsch. **43**, 388 (1954).

—, u. W. SCHOEDEL: Physiologie und Pathophysiologie des Kreislaufs. In Handbuch der Thoraxchirurgie, Bd. I. Berlin-Göttingen-Heidelberg 1959.

HAGEN, R.: Isthmusstenose der Aorta. Röntgenpraxis **14**, 309 (1941).

HALLERBACH, H., u. A. SCHAEDE: Die Diagnostik der kompletten Lungenvenentransposition. Fortschr. Röntgenstr. **89**, 152—171 (1958).

HAMMER, G.: Die röntgenologischen Methoden der Herzgrößenbestimmung. Fortschr. Röntgenstr. **25**, 510 (1918).

HAUBRICH, R.: Über multiple Aortenaneurysmen mit seltener Lokalisation. Fortschr. Röntgenstr. **74**, 137 (1951).

— Zur Differentialdiagnose atypischer Aortenaneurysmen. Fortschr. Röntgenstr. **74**, 142 (1951).

— Über die Herzveränderungen bei der Silicose. Fortschr. Röntgenstr. **75**, 303 (1951).

— Über Häufigkeit und Nachweis der Pericardobliteration. Dtsch. Arch. klin. Med. **199**, 79 (1951).

— Röntgenkymographische Studie an operierten Panzenherzen. Acta radiol. (Stockh.) **37**, 543 (1952).

— Zur Klinik und Theorie der plattenförmigen Lungenatelektase. Fortschr. Röntgenstr. **79**, 32 (1953).

— Über die miliare Lungenhämosiderose mit partieller Verknöcherung. II. Fortschr. Röntgenstr. **81**, 440 (1954).

— Durchführung, bisherige Ergebnisse und Aussichten der Elektrokymographie. In: Die Röntgenuntersuchung des Herzens und der großen Gefäße von JANKER, GROSSE-BROCKHOFF, HAUBRICH, LOTZKES, SCHAEDE, HALLERBACH, S. 93—142. Wuppertal 1955.

HAUBRICH, R.: Der heutige Stand der Elektrokymographie. Ergebn. inn. Med. Kinderheilk., N.F. 6, 640—694 (1955).
—, u. K. HECKMANN: Kymographie. In Handbuch der gesamten Radiologie, Bd. III, Röntgendiagnostische Methoden. (Im Druck.)
—, u. ODENTHAL: Der Herzinfarkt im Flächenkymogramm und Elektrokymogramm. Cardiologia (Basel) 24, 225 (1954).
—, u. P. THURN: Zur Röntgendiagnostik der valvulären Herzkonfigurationen. Dtsch. med. Wschr. 75, 147 (1950).
— — Zur Röntgensymptomatologie der Pericardverschwielung. Fortschr. Röntgenstr. 73, 288 (1950).
— — Über das Elektrokymogramm der Pericardobliteration. Fortschr. Röntgenstr. 80, 355 (1954).
— u. VERSEN: Über die miliare Lungenhämosiderose im Röntgenbild. I. Fortschr. Röntgenstr. 81, 346 (1954).
HECKMANN, K.: Kymographische Untersuchungen normaler und pathologischer Aktionsformen der Ventrikel. Klin. Wschr. 20, 700—703 (1935).
— Moderne Methoden zur Untersuchung der Herzpulsationen mittels Röntgenstrahlen. Ergebn. inn. Med. Kinderheilk. 52, 543 (1935).
— Ein Verfahren zur Untersuchung der Pulsation des Herzens und anderer Organe mittels Röntgenstrahlen. Klin. Wschr. 1936, 1, 13—16.
— Zur Frage der Doppelgipfeligkeit der Randzacken im Flächenkymogramm. Klin. Wschr. 1936, 18.
— Die Lageänderungen des Herzens während der Pulsation und ihr Ausdruck im Flächenkymogramm. Fortschr. Röntgenstr. 55, 139 (1937).
— Die Symptome des Pericardergusses. Münch. med. Wschr. 2, 60 (1937).
— Die pulsatorischen Bewegungen im Pulmonalisgebiet. Klin. Wschr. 16, 733 (1937).
— Über ein Pericardphänomen bei linksseitigem Pneumothorax und durch Flüssigkeitsbewegung im Herzbeutel verursachte kymographische Befunde. Klin. Wschr. 40, 1422—1425 (1953).
— Elektrokymographie. Berlin-Göttingen-Heidelberg 1959.
—, u. R. HAUBRICH: Der Vorhof-Septum-Defekt im Elektrokymogramm. Fortschr. Röntgenstr. 91, 172 (1959).
— — Röntgenkymographie des Herzens und der großen Gefäße. In Handbuch der gesamten medizinischen Radiologie, Bd. VII. Krankheiten des Herzens und der großen Gefäße. (Im Druck.)
HERRMANN, G. R., and N. D. SCHOFIELD: The syndrome of rupture of aortic root or sinus of Valsalva aneurysm into the right atrium. Amer. Heart. J. 34, 87 (1947).
HEUCK, F., u. E. FISCHER: Zur Röntgenologie der Pericardverschwielungen unter besonderer Berücksichtigung der Zwerchfellbewegungen. Fortschr. Röntgenstr. 82, 767 (1955).
HILGER, H. H., D. BEHRENBECK u. A. SCHAEDE: Ohroxymetrische und farbphotometrische Untersuchungsergebnisse bei den Klappenfehlern des Herzens. Arch. Kreisl.-Forsch. 36, 77 (1961).
— A. SCHAEDE, A. DÜX u. P. THURN: Zur Diagnose, Differentialdiagnose und Haemodynamik der Pericarditis constrictiva, der sog. idiopathischen Myokardhypertrophie und der Endokardfibrosen. Arch. Kreisl.-Forsch. 38, 260 (1962).
HOCHREIN, M.: Herzkrankheiten. Dresden 1942/43.
HOEFFKEN, W.: Die Angiokardiographie mit Kohlendioxyd. Fortschr. Röntgenstr. 91, 1 (1959).
HOLLDACK, K., u. D. WOLF: Atlas und kurzgefaßtes Lehrbuch der Phonocardiographie und verwandter Untersuchungsmethoden, 2. Aufl. Stuttgart 1958.
HOLZMANN, M.: Erkrankungen des Herzens und der Gefäße. In SCHINZ-BAENSCH-FRIEDL-UEHLINGER, Lehrbuch der Röntgendiagnostik, 5. Aufl., Bd. III, S. 2679—2933. Stuttgart 1952.
JANKER, R.: Apparatur und Technik der Röntgenkinematographie zur Darstellung der Herzinnenräume und der großen Gefäße (Angiokardio-Kinematographie). Fortschr. Röntgenstr. 72, 513 (1949).
— Ein röntgenkinematographischer Film über die Kontrastdarstellung der Herzinnenräume und der großen Gefäße bei angeborenen Herzfehlern. Langenbecks Arch. klin. Chir. 266, 322 (1950).
— Der offene Ductus Botalli im Röntgenkinofilm. Fortschr. Röntgenstr. 75, 79 (1951).
— Die Angiokardiographie der kongenitalen Anomalien des Herzens und der großen Gefäße mit Rechts-Links-Shunt. In: Röntgendiagnostik-Ergebnisse 1952—1956. Stuttgart 1957.
— F. GROSSE-BROCKHOFF, R. HAUBRICH, H. LOTZKES, A. SCHAEDE u. H. HALLERBACH: Die Röntgen-Untersuchung des Herzens und der großen Gefäße. Wuppertal-Elberfeld 1955.
— R., u. H. HALLERBACH: Die Angiocardiokinematographie als Mittel zur Bestimmung der Lungenkreislaufzeit. Fortschr. Röntgenstr. 75, 290, 393 (1951).
JONSSON, G.: Beitrag zur Röntgendiagnostik beim Pericarddivertikel. Acta radiol. (Stockh.) 12, 50 (1931).
JORES, L.: Aneurysmen. In HENKE-LUBARSCH' Handbuch der speziellen pathologischen Anatomie und Histologie, Bd. II, S. 732—758. Berlin 1924.
KAHLSTORF, A.: Möglichkeiten und Ergebnisse röntgenologischer Herzvolumenbestimmungen. Klin. Wschr. 17, 223 (1938).
KARNELL, J., C. CRAFOORD and B. BRODÉN: Coarctation of the aorta. In Handbuch der Thoraxchirurgie, Bd. II, S. 365—438. Berlin-Göttingen-Heidelberg 1959.

Kienböck, R.: Zur röntgenologischen Differentialdiagnose von Aortenaneurysmen und Medialstinaltumoren. Fortschr. Röntgenstr. **34**, 849 (1926); **59**, 494 (1939).

Kirch, E.: Pathologie des Herzens. Ergebn. allg. Path. path. Anat. **22**, 1 (1927).

— Über Größen- und Massenveränderungen des Herzens bei Herzklappenfehlern, insbesondere bei Mitralstenosen und Aortenstenosen. Verh. dtsch. Ges. inn. Med. **41**, 324 (1929).

— Dilatation und Hypertrophie des Herzens. Klin. Wschr. **9**, 769 (1930).

Kjellberg, S. R., E. Mannheimer, U. Rudhe and B. Jonsson: Diagnosis of congenital heart disease, 2. Aufl. Stockholm u. Chicago 1959.

Krehl, L.: Zit. nach Zdansky.

Kremer, K.: Klinik und operative Behandlung des Aortenbogensyndroms. Thoraxchirurgie **7**, 334 (1959).

— Die chirurgische Behandlung der angeborenen Fehlbildungen. Stuttgart 1961.

Kreuzfuchs, S.: Die Brustaorta im Röntgenbild. Wien. klin. Wschr. **29**, 701 (1916). Zit. nach Zdansky.

Künzler, R., u. N. Schad: Atlas der Angiographie angeborener Herzfehler. Stuttgart 1960.

Lenk, R.: Die Röntgendiagnose der intrathorakalen Tumoren. Berlin 1929.

Löffler, W.: Schweiz. med. Wschr. **66**, 817 (1936). Zit. nach Schaede u. Mitarb.

Longin, F.: Zur Erkennung der Aortenisthmusstenose im Röntgennativbild. Fortschr. Röntgenstr. **94**, 324 (1961).

Loogen, F., J. Karytsiotis u. H. Gremmel: Zur Röntgensymptomatik der Aortenisthmusstenose. Radiologe **2**, 38 (1962).

Ludwig, H.: Röntgenologische Beurteilung der Herzgröße. Fortschr. Röntgenstr. **59**, 1, 250 (1939).

Lutembacher, R.: Sténose mitrale avec communication interauriculaire. Arch. Mal. Coeur **9**, 327 (1916).

— Le rétrécissement mitral. Paris 1950.

Mannheimer, E.: Morbus caeruleus. Basel 1949.

Martosell, F.: Angiologia **11**, 301 (1959). Zit. nach Porstmann.

McGuire, J., u. R. A. Helm: Die Pericarditis. Forum cardiolog. 2. Mannheim 1961.

Moritz, F.: Zur Beurteilung der Herzgröße. Fortschr. Röntgenstr. **38**, 993 (1928).

Palmieri, G.: Orthodiagrafia e cardiovolumetria. G. Clin. med. **1**, 146 (1920). — Acta radiol. (Stockh.) **10**, 127 (1929).

Porstmann, W.: Die gezielte Angiographie der supraaortischen Äste beim Aortenbogensyndrom. Fortschr. Röntgenstr. **93**, 735 (1960).

—, u. W. Geissler: Die retrograde Katheterisierung des linken Ventrikels von der Arteria femoralis und der Arteria carotis c. d. Fortschr. Röntgenstr. **91**, 14 (1959).

— — Über die arteriovenösen Fisteln der Koronararterien. Fortschr. Röntgenstr. **93**, 143 (1960).

Rautmann, H.: Untersuchung und Beurteilung der röntgenologischen Herzgröße. Kreislaufbücherei Bd. 9. Darmstadt 1951.

Reindell, H.: Größe, Form und Bewegungsbild des Sportherzens. Arch. Kreisl.-Forsch. **7**, 117 (1940).

— Diagnostik der Kreislauffrühschäden. Stuttgart 1949.

—, H. Klepzig u. K. Musshoff: Das Sportherz. In Handbuch der inneren Medizin, Bd. IX/1, S. 913—951. Berlin-Göttingen-Heidelberg 1959.

Roesler, H.: Rechtsseitige, mitgeteilte Hiluspulsation bei aneurysmatischer Erweiterung des linken Vorhofs. Fortschr. Röntgenstr. **40**, 1017 (1929).

— Clinical roentgenology of the cardio-vascular-System. London 1936.

—, u. K. Weiss: Über die Veränderungen des Oesophagusverlaufs durch den vergrößerten linken Vorhof. Fortschr. Röntgenstr. **33**, 717 (1925).

Rohrer, F.: Volumenbestimmung von Körperhöhlen und Organen auf orthodiagraphischem Wege. Fortschr. Röntgenstr. **24**, 285 (1916).

Romberg: Z. nach Zdansky.

Sabat, B.: Über ein Verfahren der röntgenographischen Darstellung der Bewegung innerer Organe. Fortschr. Röntgenstr. **20**, 42 (1913).

— Zur Geschichte der Röntgenkymographie und Ausarbeitung der Modifikation der Methode. Fortschr. Röntgenstr. **50**, 309 (1934).

Salinger, H.: Die Knochenbildungen in der Lunge mit besonderer Berücksichtigung der tuberösen Form. Fortschr. Röntgenstr. **46**, 269 (1932).

Schaede, A.: Zur Diagnostik des Ebsteins-Syndroms. Dtsch. Arch. klin. Med. **198**, 137—151 (1951).

— Die Tricuspidalatresie. Dtsch. Arch. klin. Med. **199**, 102—120 (1952).

— Die kongenitalen Mißbildungen am venösen Anteil des Herzens. Ergebn. inn. Med. Kinderheilk. N.F. **4**, 519—564 (1953).

— Klinik und Symptomatologie des Kammer-Septumdefektes. Thoraxchirurgie **7**, 477 (1960).

—, u. P. Thurn: Zur röntgenologischen Diagnose der angeborenen Herzfehler mit vorspringendem Pulmonalisbogen. Fortschr. Röntgenstr. **76**, 306 (1952); **78**, 253 (1953).

— — Gewöhnliches Röntgenbild und Größenbeurteilung der Herzhöhlen bei angeborenen Herzfehlern. Verh. Dtsch. Ges. Kreislaufforsch. 23. Tagg 1957, S. 297.

SCHAEDE, A., P. THURN, H. H. HILGER u. A. DÜX: Zur Diagnostik und Therapie der Fibroelastosis endocardica. Dtsch. med. Wschr. 86 (I), 81 (1961).

SCHATZKI, R.: Das gestellte Aortenaneurysma. Fortschr. Röntgenstr. 44, 348 (1931).

SCHOENMAKERS, J.: Verh. dtsch. Ges. Kreisl.-Forsch. 16, 179 (1950).

—, u. H. VIETEN: Atlas postmortaler Angiogramme. Stuttgart 1954.

SCHWARZ, G.: Über einen typischen Röntgenbefund am Herzen Fettleibiger. Wien. klin. Wschr. 1910, 892.

SNELLEN, H. A., and F. H. ALBERS: The clinical diagnosis of anomalous pulmonary venous drainage. Circulation 6, 801 (1957).

STAEMMLER, M.: Lehrbuch der speziellen pathologischen Anatomie. Dresden 1932.

STECKEN, A.: Beitrag zur partiellen Lungenvenentransposition. Fortschr. Röntgenstr. 86, 710 (1957).

STEINBERG, J.: Dilatation of the aortic sinuses in the Marfan-syndrome: Roentgen findings in five new cases. Amer. J. Roentgenol. 83, 202 (1960).

—, C. T. DOTTER and F. GLENN: Myxoma of the heart. Dis. Chest 24, 509 (1953).

STEINHART, L., u. I. ENDRYS: Die transseptale Lävographie. Fortschr. Röntgenstr. 93, 753 (1960).

STUMPF, P., J. H. WEBER u. H. WELTZ: Röntgenkymographische Bewegungslehre innerer Organe. Leipzig 1936.

SWART, B.: Die Breite der V. azygos als röntgendiagnostisches Kriterium pathologischer Kollateral-Kreisläufe. Fortschr. Röntgenstr. 91, 415 (1959).

TAUSSIG, H.: Congenital malformation of the heart. New York 1947.

THURN, P.: Röntgenkymographische Befunde bei kongenitalen Herzfehlern. Fortschr. Röntgenstr. 74, 151 (1951).

— Haemodynamik des Herzens im Röntgenbild. Stuttgart 1956.

— Diagnose und Differentialdiagnose der Herzerkrankungen im Röntgenbild, S. 645—1023; Differentialdiagnose der Aortenerkrankungen, S. 1023—1035. In TESCHENDORF, Lehrbuch der röntgenologischen Differentialdiagnostik I. Erkrankungen der Brustorgane. Stuttgart 1957.

—, A. SCHAEDE, H. H. HILGER u. A. DÜX: Zur perkutanen, retrograden, thorakalen Aorto- und Lävokardiographie. Fortschr. Röntgenstr. 93, 393 (1960).

— — — — Der Ventrikelseptumdefekt im selektiven Lävokardiogramm. Fortschr. Röntgenstr. 94, 305 (1961).

— — — — Graduelle Beurteilung der Mitralklappeninsuffizienz im selektiven Lävokardiogramm. Fortschr. Röntgenstr. 96, 37 (1962).

VALLEBONA, A.: L'esplorazione stratigrafica tridemensionale. Radiol. sper. 2, 95 (1948).

VAQUEZ, H., et E. BORDET: Etude radiologique de la symphyse cardiaque et des adhérences partielles du péricarde. Arch. Mal. Coeur 1, 3 (1913).

— — Radiologie du cœur et des vaisseaux de la base. Paris 1928.

VOLHARD, F.: Die doppelseitigen hämatogenen Nierenerkrankungen. In Handbuch der inneren Medizin, 3. Aufl., Bd. 6. Berlin 1926.

—, u. SCHMIEDEN: Über Erkennung und Behandlung der Umklammerung des Herzens durch schwieliges Pericard. Klin. Wschr. 2, 1 (1923).

WEGELIUS, C.: Untersuchungen über die Möglichkeit einer dreidimensionalen röntgenographischen Abgrenzung innerer Organe. Helsingfors 1934.

WENCKEBACH, K. F.: Beobachtungen bei exsudativer und adhäsiver Pericarditis. Z. klin. Med. 71, 402 (1910).

WERKÖ, L.: Mitral stenosis. In Handbuch der Thoraxchirurgie, Bd. II, S. 647—698. Berlin-Göttingen-Heidelberg 1959.

—, and S. R. KJELLBERG: Heart catheterization and angiocardiographie. In Handbuch der Thoraxchirurgie, Bd. I, S. 615—650. Berlin-Göttingen-Heidelberg 1958.

WHITE, P. D.: Heart disease. New York 1951.

WOLLHEIM, E., u. J. ZISSLER: Krankheiten der Gefäße. In Handbuch der inneren Medizin, Bd. IX/6. S. 441. Berlin-Göttingen-Heidelberg 1960.

ZDANSKY, E.: Röntgendiagnostik des Herzens und der großen Gefäße, 2. Aufl. Wien 1949, 3. Aufl. Wien 1962.

— Was leistet die Röntgenuntersuchung für die Beurteilung der Herzfunktion des Erwachsenen? In: Röntgendiagnostik-Ergebnisse 1952—1956. Stuttgart 1957.

ZEH, E.: Die Endocardfibroelastose. Dtsch. med. Wschr. 85 (I), 34 (1960).

ZIMMERMANN, H., u. H. KLEMS: Arteriographischer Nachweis der Wirkung von durchblutungsfördernden Substanzen an den Koronargefäßen. Fortschr. Röntgenstr. 93 (746) (1960).

ZUPPINGER, A.: Erkrankungen des Mittelfells. In SCHINZ-BAENSCH-FRIEDL-UEHLINGER, Lehrbuch der Röntgendiagnostik, 5. Aufl., S. 2604—2666. Stuttgart 1952.

Krankheiten der Lunge

Von

H. Anacker und H. St. Stender

A. Allgemeines

I. Anatomie und normales Röntgenbild der Atmungsorgane

Die Vorstellung, daß das Röntgenbild seinem Wesen nach ein Durchscheinungs- und Schattenbild ist, muß besonders bei der Betrachtung des Thoraxröntgenbildes beständig gegenwärtig sein. Schatten summieren sich, Aufhellungen wirken als Subtraktion der Schattendichten. Bei dorso-ventralem Strahlengang durchdringen am Thorax die

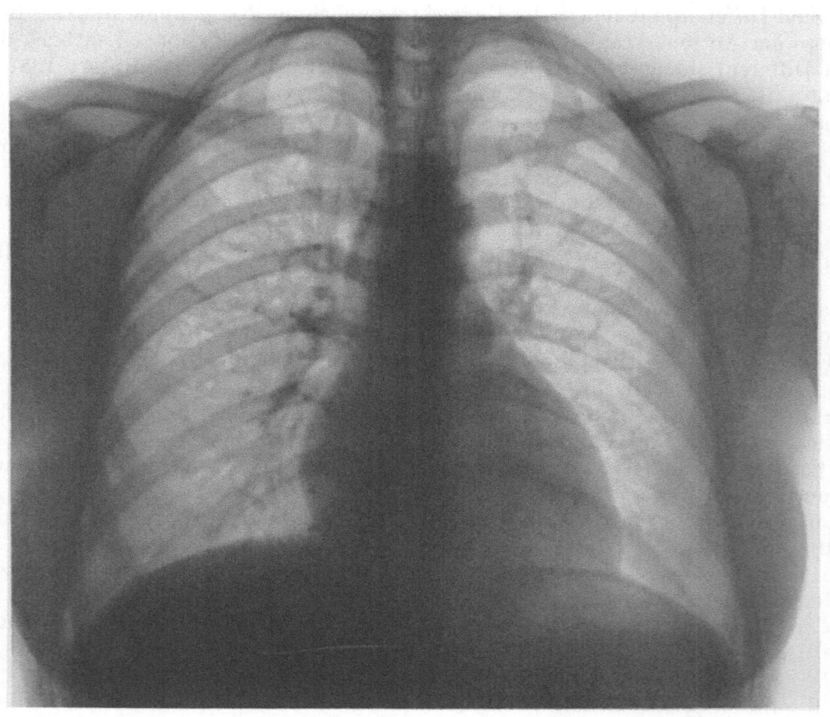

Abb. 233. Normale Lunge im sagittalen Strahlengang

Röntgenstrahlen der Reihenfolge nach: die Weichteile der hinteren Brustwand; die Wirbelsäule, hinteren Rippen und Schulterblätter; die Lunge und das Mediastinum mit seinen verschiedenen Organen; die knöchernen und knorpeligen Anteile der vorderen Rippen und schließlich die Weichteile der vorderen Brustwand (Abb. 233).

1. Brustwand

Die Weichteile der Brustwand bilden sich nur an den Stellen als homogener Schatten ab, an denen sie tangential getroffen werden. Bei sagittalem Strahlengang sind das die seitlichen Partien des Brustkorbes, bei frontalem Strahlengang die Vorderseite und

Rückseite. Auf dem Sagittalbild erscheinen von den Weichteilen in Projektion auf die Lungen der Musculus pectoralis und die Mamma, deren Schatten entsprechend ihrer Stärke dicht ist. Bei Handarbeitern ist der rechte Pectoralis bisweilen stärker. Gelegentlich bilden sich die Mamillen als runde Fleckschatten ab. An ihrer symmetrischen Lage sind sie von pathologischen Lungenprozessen zu unterscheiden. Von den Rippen sind nur die knöchernen Anteile zu sehen, während sich die Rippenknorpel entsprechend ihrer geringen Strahlenabsorption nicht abbilden. Verkalkungen in den Rippenknorpeln sind leicht an ihrem Verlauf zu erkennen. Nur wenn sie isoliert an den oberen Rippen

vorkommen, können sie auf Sagittalbildern verkalkte Hiluslymphknoten vortäuschen. Wirbelsäule und Brustbein projizieren sich in den Mediastinalschatten. In ihm sind auf Lungenbildern in Standardtechnik nur die oberen, in Hartstrahltechnik auch die unteren Brustwirbelkörper zu erkennen. Vom Brustbein bildet sich die rechte obere Kante ab. Die Schlüsselbeine teilen nach oben die „Lungenspitzen" ab. Die Schulterblätter werden zur Aufnahme durch Innenrotation der Arme möglichst aus dem Thorax herausgedreht. Der Margo vertebralis, der parallel zur Pleura parietalis verläuft, darf nicht mit einem Pleuraerguß verwechselt werden. Schmale, weichteildichte Säume verlaufen parallel zum Schlüsselbein, an dessen oberem Rand; sie entsprechen der Hautkontur am oberen Schlüsselbeinrand bei ausgeprägten oberen Schlüsselbeingruben. Nach medial gehen sie in die Kontur des Halses über, nach lateral verlieren sie sich am Rande der Schlüsselbeingrube über den Akromioclaviculargelenken. Ein zweiter inkonstanter, weichteil

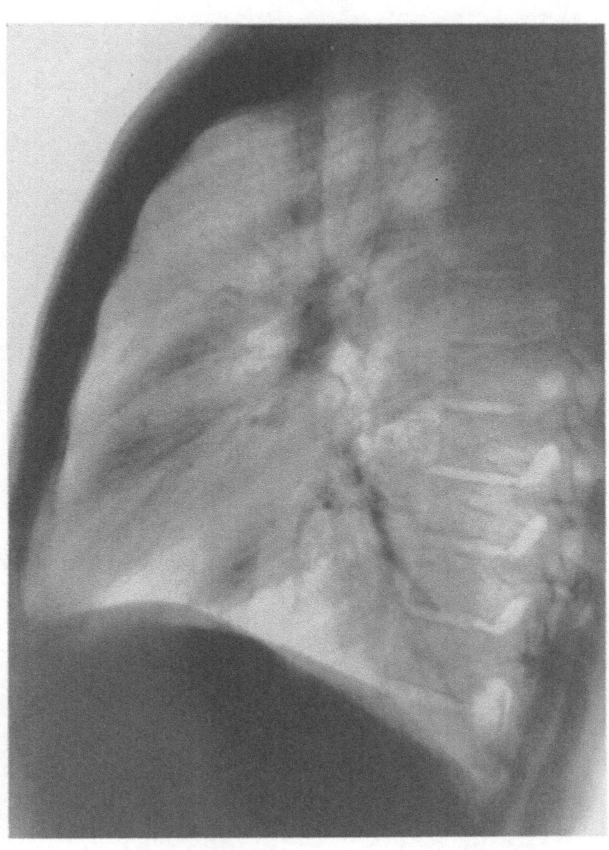

Abb. 234. Normale Lunge im frontalen Strahlengang

dichter Saum verläuft als „Begleitschatten" parallel zum unteren Rand des hinteren Abschnitts der zweiten Rippe. Er entspricht der A. subclavia. Von einer Kuppenschwiele unterscheidet er sich durch die Glätte und Regelmäßigkeit seiner Kontur, während die Pleuraschwarte in der Thoraxkuppel meist gezähnelt ist.

2. Lungen, Lungenlappen und Interlobärspalten

Die normalen Lungen stellen sich auf Grund ihres Luftgehaltes und ihrer geringen Strahlenabsorption im Röntgenbild als transparentes Organ dar. Den Hauptanteil dessen, was röntgenologisch zu sehen ist, die „Lungenzeichnung", bilden die Lungengefäße, also die Aa. und Vv. pulmonales und bronchiales. Vom Tracheobronchialbaum sind nur die Trachea und beide Hauptbronchien, auf Hartstrahlbildern gelegentlich auch die Anfangsteile des rechten Oberlappenbronchus und der Unterlappenbronchus als Aufhellungsbänder im Mediastinalschatten zu erkennen. Der gesamte feinere Aufbau des Bronchialsystems, die Endausläufer der Gefäße und der gesamte Lymphapparat stellen sich im Nativbild *nicht* dar.

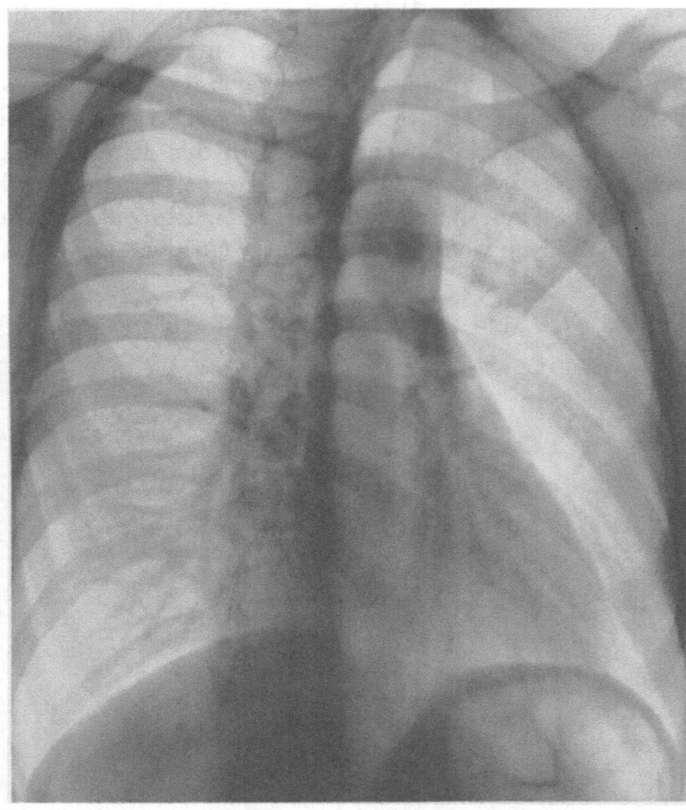

Abb. 235. Normale Lunge im 1. schrägen Durchmesser

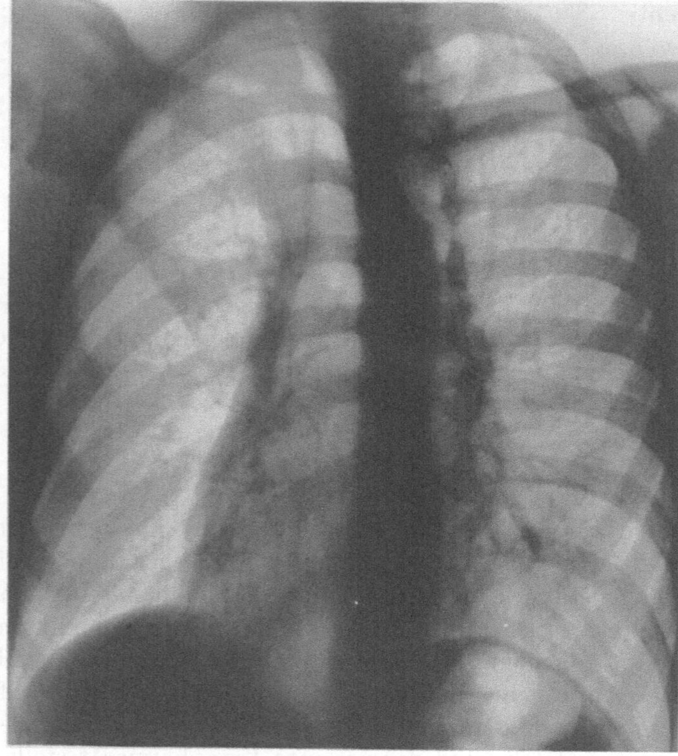

Abb. 236. Normale Lunge im 2. schrägen Durchmesser

Die *topographische Situation* der drei Lungenlappen im rechten Thoraxraum und der beiden Lappen im linken Thoraxraum bei sagittalem und frontalem Strahlengang sowie im ersten und zweiten schrägen Durchmesser vermitteln die Abbildungen 233—239. Der rechte Oberlappen nimmt den rechten oberen Thoraxraum ein und reicht hinten unten etwa bis zur Höhe des BW 4, vorn bis zum BW 5/6. Der Mittellappen schließt sich nach basal an, beschränkt sich aber auf die vordere Thoraxhälfte. Seine Basis liegt ebenso wie die des Unterlappens dem Zwerchfell auf und ist konkav gekrümmt. Der Unterlappen nimmt den hinteren unteren Thoraxraum ein. Die Spitze des Unterlappens reicht etwa bis zur Höhe des BW 4. Sein hinterer unterer Rand steht um ein bis zwei Wirbelkörper tiefer als der untere vordere Rand des Mittellappens. Auf der linken Seite entspricht die Lingula des Oberlappens entwicklungsgeschichtlich, funktionell und auch topographisch dem Mittellappen der rechten Lunge. Sie ist jedoch vom Oberlappen in der Regel nicht durch einen Interlobärspalt getrennt. Die Basis der linken Lunge reicht um etwa eine halbe bis eine Wirbelkörperhöhe weiter nach basal als die der rechten Lunge. Die Medialseiten beider Lungen umschließen das Herz und sind konkav gekrümmt. Dadurch, daß sich die Lungenlappen in der Frontalebene im Bereich der Mittel- und Untergeschosse überlagern, ist auf dem Sagittalbild eine Abgrenzung der einzelnen Lappen nicht möglich. Lediglich die Obermittellappengrenze läßt sich als haardünne, horizontale Linie erkennen. Diese Haarlinie entspricht der Pleuraduplikatur des Interlobärspaltes, der auf etwa jeder zweiten Aufnahme waagerecht verläuft und bei horizontalem Strahlengang

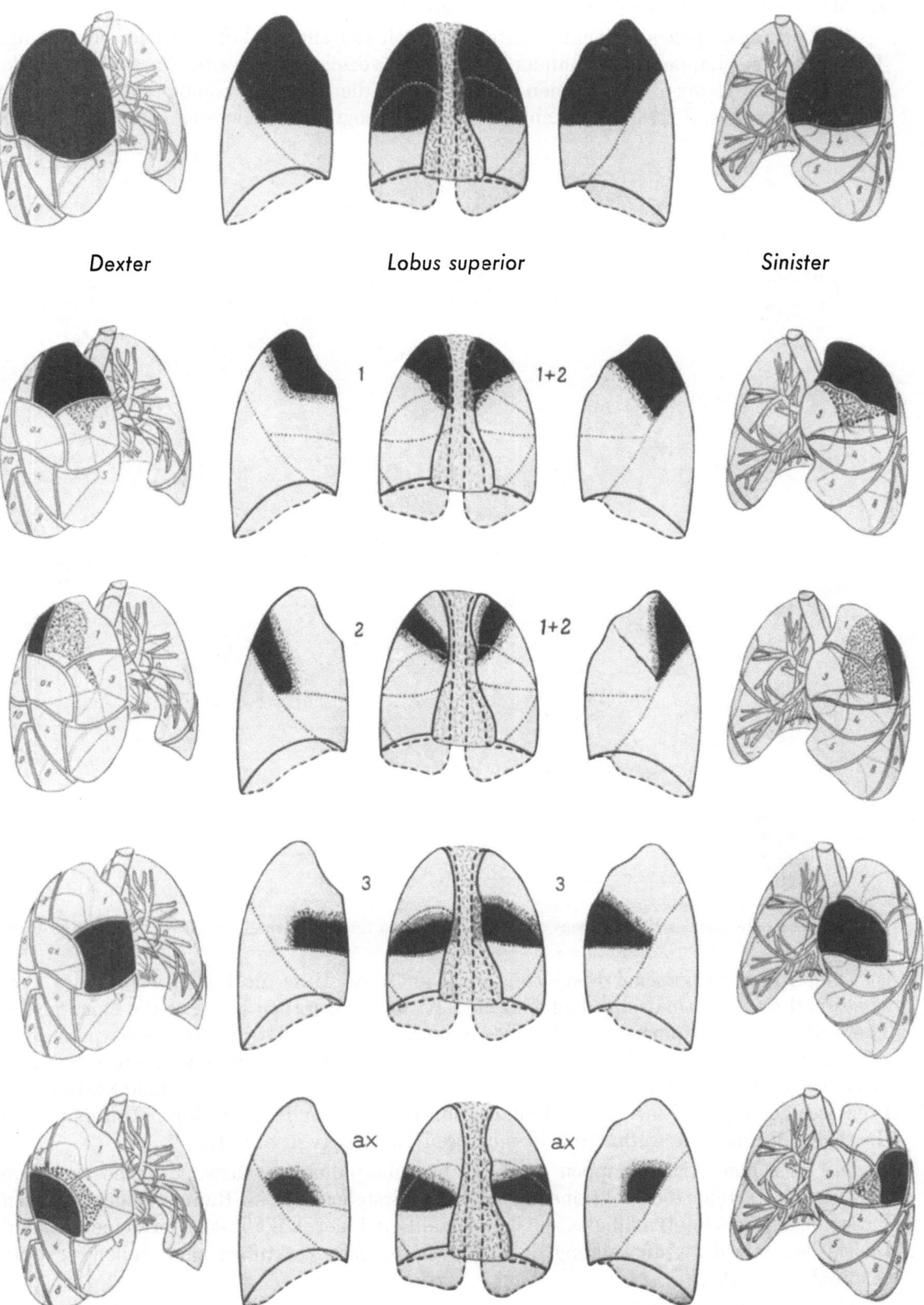

Abb. 237. Topographie des Oberlappens und seiner Segmente. (Nach KASSAY und KOVACZ)

abgebildet wird. Ober- und Unterlappen werden durch den großen Interlobärspalt getrennt, der schräg von dorsal-kranial nach ventral-basal bis zum Zwerchfell verläuft. Er bildet sich nur bei frontalem Strahlengang ab.

Die *Interlobärspalten* schneiden unterschiedlich tief ein, so daß entweder eine völlige Trennung der Lappen voneinander oder eine verschieden breite Parenchymbrücke zwischen den Lappen vorkommen kann. Über die patho-physiologische Bedeutung dieser Zustände s. S. 278. Die Kenntnis der Lappengrenzen bzw. der Interlobärspalten

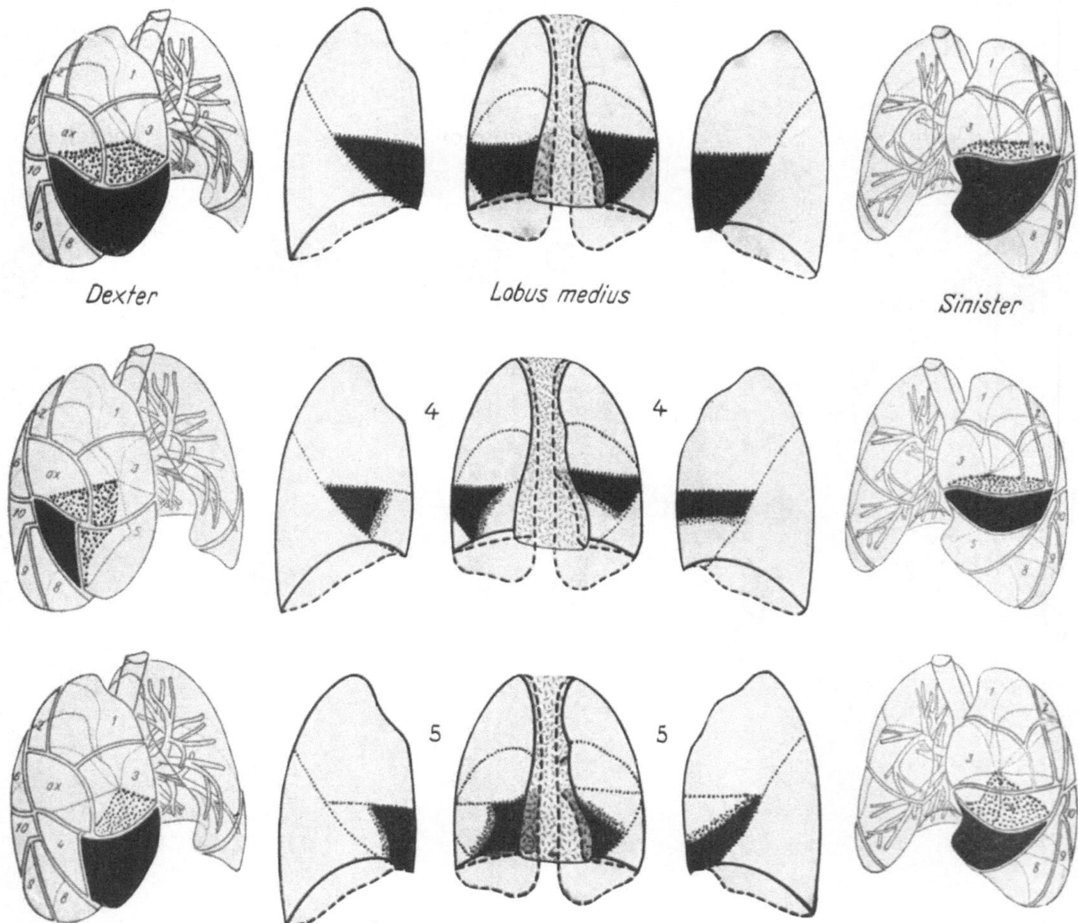

Abb. 238. Topographie des Mittellappens und der Lingula und ihrer Segmente. (Nach Kassay und Kovacz)

ist klinisch von praktischer Bedeutung, weil mit ihrer Hilfe die Lokalisation eines Prozesses und damit oftmals ein diagnostisches Kriterium gegeben ist. Für die chirurgische Therapie der Resektion ist sie ohnedies Voraussetzung. Auch bei Interlobärprozessen, z. B. bei abgekapselten Interlobärergüssen, die differentialdiagnostisch oft erhebliche Schwierigkeiten verursachen können, ist die Erkennung eng an die Lokalisation des Prozesses geknüpft. Eine exakte Lokalisation ist aber nur möglich durch Untersuchung (Durchleuchtung und Aufnahme) in mehreren Ebenen (vgl. S. 264).

Die einzelnen Lungenlappen sind in broncho-pulmonale bzw. broncho-vasculäre Segmente unterteilt, die funktionelle Einheiten darstellen und im Rahmen einer gewissen Variationsbreite Gesetzmäßigkeiten der Anzahl und der Lokalisation erkennen lassen. Da sie eng mit der Aufzweigung des Bronchialbaumes verknüpft sind, sollen sie dort besprochen werden.

Akzessorische und fehlende Lappen und Lappenspalten. Infolge Ausbleibens der embryonalen Verschmelzung der Bronchialknospen und ihres Mesodermmantels können

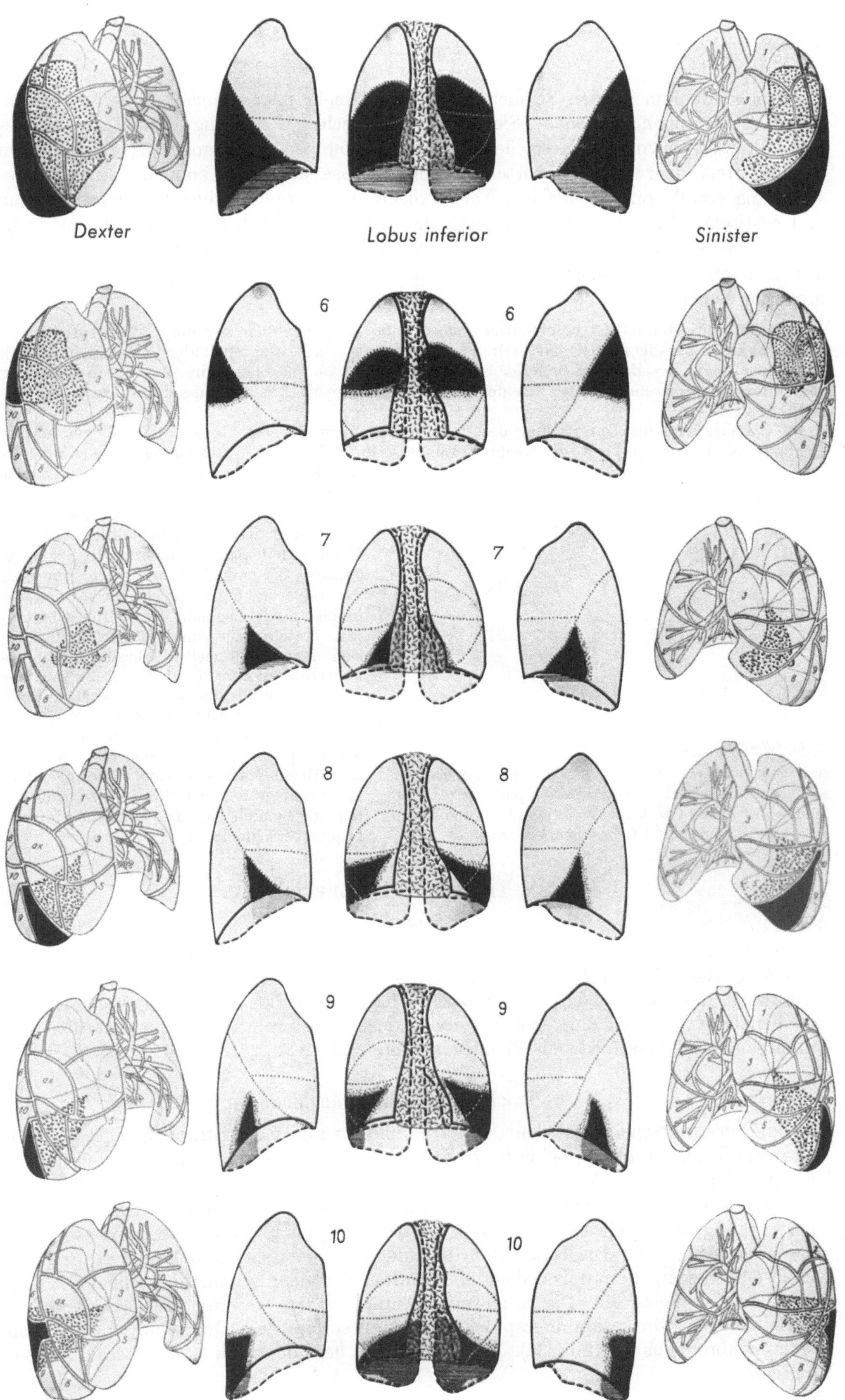

Abb. 239. Topographie des Unterlappens und seiner Segmente. (Nach KASSAY und KOVACZ)

16*

zusätzliche Spalten an den Segmentgrenzen und mehr oder weniger abgeteilte zusätzliche Lungenlappen entstehen. Sie sind von klinischer Bedeutung, einmal weil krankhafte Prozesse bevorzugt in solchen Lappen vorkommen, zum anderen weil in diesen Spalten freie oder abgekammerte Interlobärergüsse auftreten können. Eine Unterscheidung von dysontogenetischen Nebenlungen mit hypoplastischer Alveolarausbildung und cystischen Bronchiektasen ist gegen derartige entzündlich veränderte akzessorische Lappen weder klinisch noch röntgenologisch möglich, soweit es nicht gelingt, mit Hilfe der Aortographie die abnorme Arterie darzustellen und damit die Diagnose einer Nebenlunge zu sichern.

1. Am häufigsten ist der rechtsseitige *Lobus cardiacus oder inferior*, der dem S 7 entspricht und der durch einen parallel zum Mediastinalrand und vertikal verlaufenden Spalt abgeteilt ist (Abb. 240a).

2. *Der Lobus dorsalis oder posterior* entsteht rechts in 20—36%, links in 10% durch Abteilung des Unterlappenspitzensegmentes von der basalen Unterlappensegmentgruppe durch einen horizontalen Spalt.

3. Seltener sind die Unterteilung des linken Oberlappens in eine obere (S1, 2, 3) und untere Gruppe (S4, 5) entsprechend der rechten Lunge (Abb. 240c) und Unterteilungen innerhalb des rechten Oberlappens, Mittellappens oder Unterlappens.

4. *Der Lobus venae azygos* hat zwar ebenfalls eine entwicklungsgeschichtlich bedingte Ursache, hält sich aber nicht an die Segmentgrenzen. Er entsteht durch einen abnormen Lateralverlauf der V. azygos, die so von oben in das apikale Segment des rechten Oberlappens einschneidet. Auf der Sagittalaufnahme sieht man die doppelte Pleuraduplikatur (je zwei Blätter der Pleura visceralis und der Pleura parietalis) und an ihrem basalen Ende die orthograd getroffene Vene (Abb. 240d).

Ein Fehlen des normalerweise vorhandenen Spaltes zwischen dem rechten Ober- und Mittellappen bei normal entspringendem Mittellappenbronchus ist in 10% zu beobachten. Es handelt sich also um eine einfache Lappenverschmelzung.

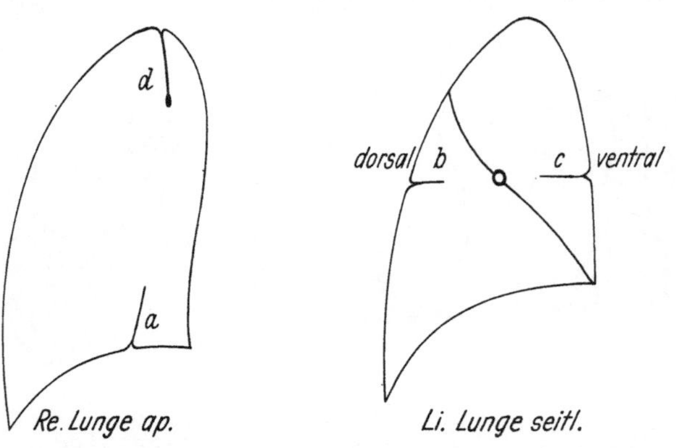

Abb. 240. Schema der akzessorischen Lungenlappen. a Lobus cardiacus. b Lobus dorsalis oder posterior. c Unterteilung des linken Oberlappens in eine obere und untere Division. d Lobus venae azygos

3. Larynx, Trachea und Bronchialbaum

a) Larynx

Der *Larynx* stellt sich auf dem seitlichen Röntgenbild des Halses als trapezförmige Aufhellung dar, die von dem zarten Schatten des Schild- und Stellknorpels überlagert wird. Beide Knorpel sind bei alten Menschen häufig verkalkt. Die Tomographie erlaubt eine genauere Untersuchung des Larynx und seiner einzelnen Teile, namentlich der Stimmbänder in verschiedenen Phonationsstellungen (Abb. 241—243).

b) Trachea und Hauptbronchien

Die *Trachea* erscheint auf dem Hartstrahlbild im sagittalen Strahlengang bei einem FF-Abstand von 3 m als ein bei mittlerer Inspiration in Höhe des Jugulums durchschnittlich etwa 17 mm breites Aufhellungsband im Schatten des Halses und des Mediastinums (Abb. 233). Auf dem Seitenbild liegt sie etwa 3 cm vor der Wirbelsäule. Zur genaueren Untersuchung der Trachea sind ebenfalls die Tomographie und auch die Bronchographie notwendig (Abb. 244). Die Bifurkation befindet sich bei stehendem Patienten in Höhe von Th 5/6 (Esser), 1 cm dorsal der Thoraxmitte. Auf dem Seitenbild ist sie manchmal nicht exakt abzugrenzen. Die ringförmige Aufhellung am unteren Ende der Trachea, die vielfach als Bifurkation angesprochen wird, entspricht dem Querschnitt des rechten Oberlappenbronchus (s. Abb. 234). Die Bifurkation liegt demnach etwas oberhalb dieser Ringfigur.

Bei tiefer Inspiration erweitert sich das Lumen der Trachea auf 18,2 mm; bei der Exspiration verengt es sich auf 16,9 mm (BRÜCKNER). Beim Husten ist die Einengung besonders stark. Sie kommt durch Einstülpung der membranösen Hinterwand zustande und erreicht bei Jugendlichen den zehnten Teil des normalen Lumens (STUTZ).

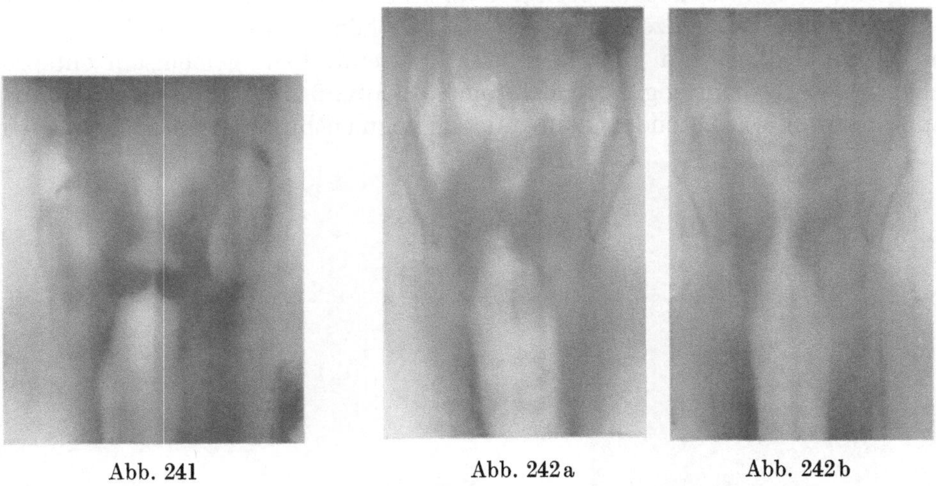

Abb. 241   Abb. 242 a   Abb. 242 b

Abb. 241. Tomogramm eines normalen Larynx in i-Phonation

Abb. 242 a u. b. Larynx-Carcinom. a In i-Phonation. b In Inspiration

Die Bifurkation der Trachea verlagert sich bei der Inspiration um etwa 2 cm nach unten und um etwa 3 cm nach ventral. Diese Maße sind bei der tomographischen Einstellung von praktischer Bedeutung.

Die Trachea gabelt sich in die beiden flachgekrümmt abgehenden *Hauptbronchien*, so daß sich der Teilungswinkel von 60° auf 70° verbreitert. Der rechte Hauptbronchus geht in einem Winkel von 29° (100 Abmessungen) ab und ist mit 1—2 cm kürzer und breiter als der linke. Der linke wird durch das Herz stärker (32° bei 100 Abmessungen) abgespreizt und ist mit 5 cm etwas länger und schmäler. Die inspiratorische Senkung der Trachea wird von den beiden Hauptbronchien nur im Anfangsteil mitgemacht, während die distalen Enden mehr oder weniger in der Lungenwurzel fixiert sind. Dadurch kommt eine Verbreiterung des Bifurkationswinkels oder genauer ausgedrückt, eine stärkere Krümmung der Hauptbronchien mit einer Aufrichtung ihrer distalen Abschnitte gegen die Horizontale zustande.

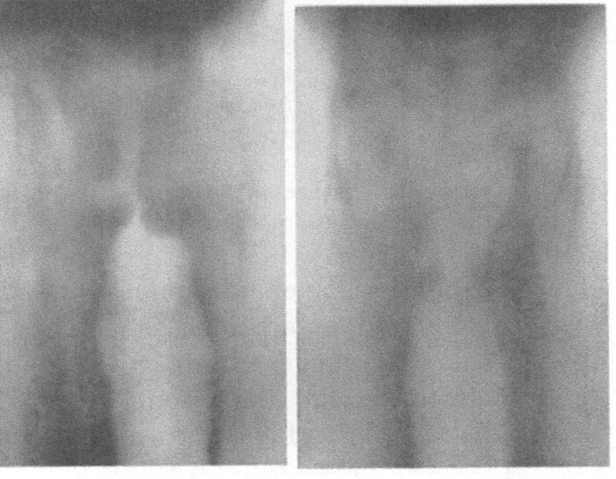

a   b

Abb. 243 a u. b. Recurrensparese links. a In Phonationsstellung. b In Inspiration

Die respiratorischen Bewegungen, die zu Kaliber- und Lageveränderungen führen, erstrecken sich auf den gesamten Tracheobronchialbaum, nach der Peripherie in abnehmendem Ausmaß. An den Segmentbronchien sind sie bei der Durchleuchtung während der Bronchographie kaum mehr wahrnehmbar. Die Lageveränderungen der Bronchien rufen Vergrößerungen und Verkleinerungen der Bronchialteilungswinkel hervor. Sie sind auf dem planen Röntgenbild schwer zu messen, da sie sich im dreidimensionalen Raum abspielen. Die Tatsache, daß das Kaliber sämtlicher Bronchien vom Hilus zur Peripherie kontinuierlich abnimmt, ist von besonderer Bedeutung. Sie ist gleichzeitig das Kriterium dafür, daß jede ausbleibende Kaliberverjüngung eine Bronchiektasie darstellt.

Die röntgenologische Darstellung der beiden Hauptbronchien erfolgt am besten im sagittalen Strahlengang. Distal der Hauptbronchien stellen sich die Bronchien nicht mehr auf dem Nativbild dar. Die Lappenbronchien und die Ostien der Segmentbronchien können noch tomographisch, und zwar im sagittalen oder frontalen Strahlengang, erfaßt werden. Die Bronchien distal der Segmentbronchien können in der normalen Lunge mit genügender Genauigkeit nur mehr bronchographisch dargestellt werden.

Der gesamte *Bronchialbaum* besitzt *zahlreiche Variationen* des Ursprungs, des Verlaufs und der Zahl der einzelnen Bronchien. Es können Gemeinsamkeit (Fusion) oder Trennung (Separation) von „normalerweise" getrennt bzw. gemeinsam entspringenden Bronchien, wie z. B. beim sog. Trachealbronchus (Abb. 245), vorkommen. Der Ursprungsort kann wechseln, was besonders häufig an den Segmentbronchien des linken Oberlappens

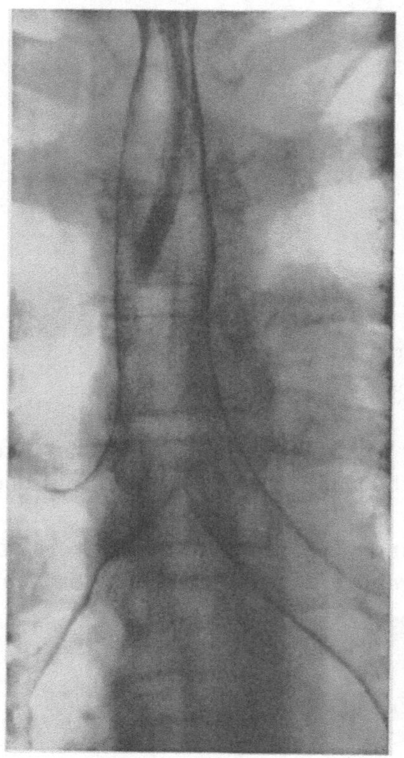

Abb. 244. Normale Trachea mit normaler Bifurkation im Tracheobronchogramm

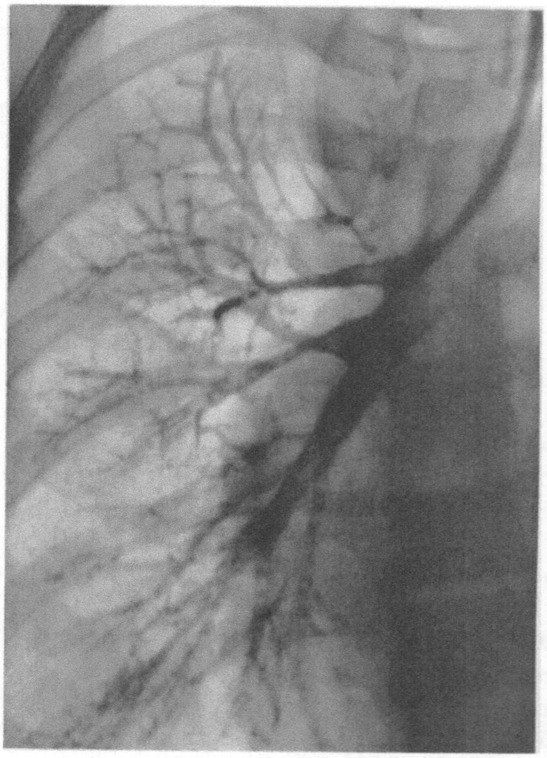

Abb. 245. Ursprung des B 1 und 2 aus der Trachea (Trachealbronchus); Lobus venae acygos

und beider Unterlappen vorkommt. Die Kenntnis der Varianten wird dann klinisch wichtig, wenn zu entscheiden ist, ob ein Bronchus fehlt bzw. verschlossen ist, oder ob nur eine Ursprungsvariante vorliegt.

Im folgenden wird der Bronchialbaum unter Zugrundelegung der internationalen Nomenklatur (London 1949) und seiner häufigsten Variationen geschildert (vgl. Schema und Abb. 246—249, 250a—d).

c) Rechter Bronchialbaum

Der rechte Hauptbronchus teilt sich in den Oberlappenbronchus und den Zwischenbronchus, aus dem der Mittellappenbronchus und der Unterlappenbronchus entspringen. Der *rechte Oberlappen, bronchus* ist etwa 1—2 cm lang, verläuft in der Frontalebene annähernd horizontal und verzweigt sich in Form einer Bi- oder Trifurkation in drei Segmentbronchien, den apikalen (B 1), den posterioren (B 2) und den anterioren Segmentbronchus (B 3). Der apikale Segmentbronchus, der auch gemeinsam mit dem posterioren Segmentbronchus entspringen kann, versorgt das Spitzensegment (S 1). Er teilt sich meist in einen apikalen (B 1a) und einen anterioren (B 1b) Subsegmentbronchus. B 2, der gemeinsam mit dem B 1 oder dem B 3 aus dem Oberlappenbronchus entspringen kann, zieht zum posterioren Segment (S 2), in dem sich die „infraclaviculären" tuberkulösen Prozesse abspielen. Auch Aspirationsmaterial gelangt gern in dieses Segment, so daß hier wie in den übrigen dorsal liegenden Segmenten (S 6, S 10) häufig Abscesse anzutreffen sind. Er teilt sich in einen apikalen (B 2a) und einen lateralen (B 2b) Subsegmentbronchus. B 3 versorgt das anteriore Segment (S 3). Er teilt sich

Tab. 2. *Schema und internationale Nomenklatur (London 1949) des Tracheobronchialbaumes.* Nomenklatur der Subsegmentbronchien in Anlehnung an BOYDEN, ESSER, ZENKER, HEBERER und LÖHR

Trachea

Hauptbronchus (Br. principalis)	Rechter Hauptbronchus			Linker Hauptbronchus	
	Zwischenbronchus (Br. intermedius)				
Lappenbronchus (Br. lobaris)	OB Br. lobi superioris	MB Br. lobi medii	UB Br. lobi inferioris	OB Br. lobi superioris	UB Br. lobi inferioris

Segmentbronchus und Subsegmentbronchus (Br. segmentalis und R. subsegmentalis)	1. B. apicalis
	  a) R. apicalis
	  b) R. anterior
	2. B. posterior
	  a) R. apicalis
	  b) R. lateralis
	3. B. anterior
	  a) R. posterior
	  b) R. anterior
		4. B. lateralis
		  a) R. posterior
		  b) R. anterior
		5. B. medialis
		  a) R. superior
		  b) R. inferior
			6. B. apicalis (superior)
			  a) R. medialis
			  b) R. superior
			  c) R. lateralis
			  Br. subapicalis
			7. B. basalis medialis
			    (cardiacus)
			  a) R. anterior
			  b) R. posterior
			8. B. basalis anterior
			  a) R. lateralis
			  b) R. basalis
			9. B. basalis lateralis
			  a) R. lateralis
			  b) R. basalis
			10. B. basalis posterior
			  a) R. laterobasalis
			  b) R. mediobasalis
				1. u. 2. B. apical-posterior
				  a) R. apicalis
				  b) R. posterior
				3. B. anterior
				  a) R. lateralis
				  b) R. anterior
				Lingulabronchus
				4. B. lingularis sup.
				  a) R. posterior
				  b) R. anterior
				5. B. lingularis inf.
				  a) R. superior
				  b) R. inferior
					6. B. apicalis (superior)
					  a) R. medialis
					  b) R. superior
					  c) R. lateralis
					  (B. subapicalis)
					7. B. basalis medialis
					  a) R. antero-lateralis
					  b) R. antero-medialis
					8. B. basalis anterior
					  a) R. lateralis
					  b) R. basalis
					9. B. basalis lateralis
					  a) R. lateralis
					  b) R. basalis
					10. B. basalis posterior
					  a) R. latero-basalis
					  b) R. medio-basalis

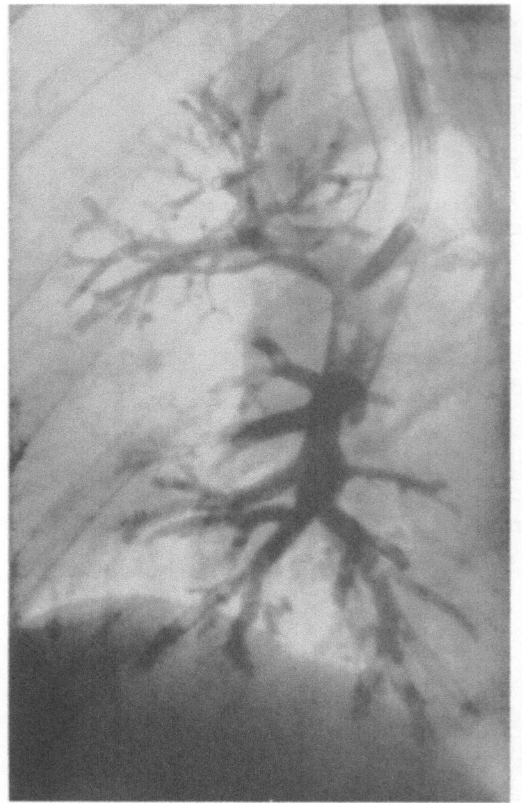

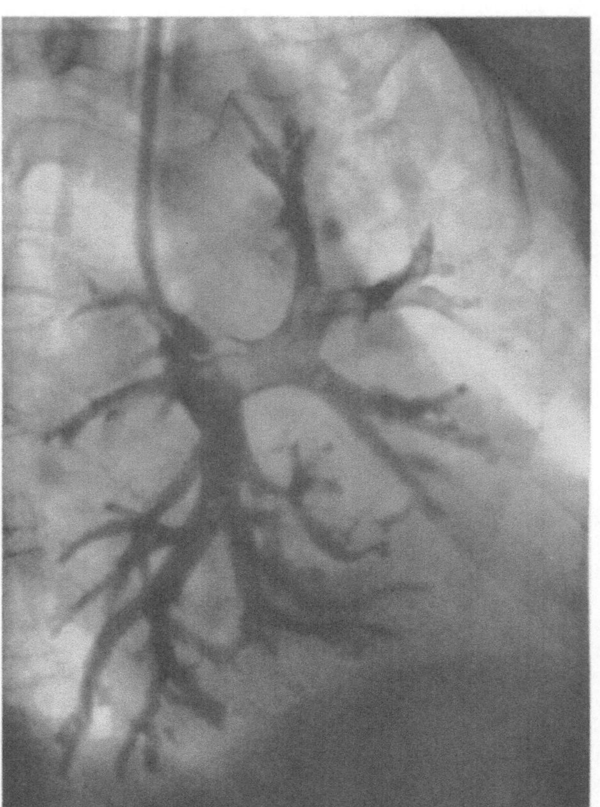

Abb. 246. Normaler rechter Bronchialbaum im 2. schrägen Durchmesser

Abb. 247. Normaler linker Bronchialbaum im 1. schrägen Durchmesser (Deviation der Endausläufer der Unterlappenbronchien durch Zwerchfellhochstand)

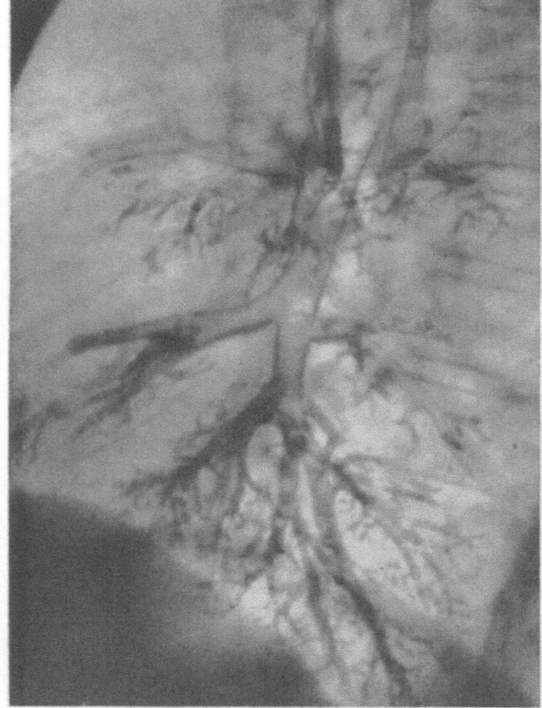

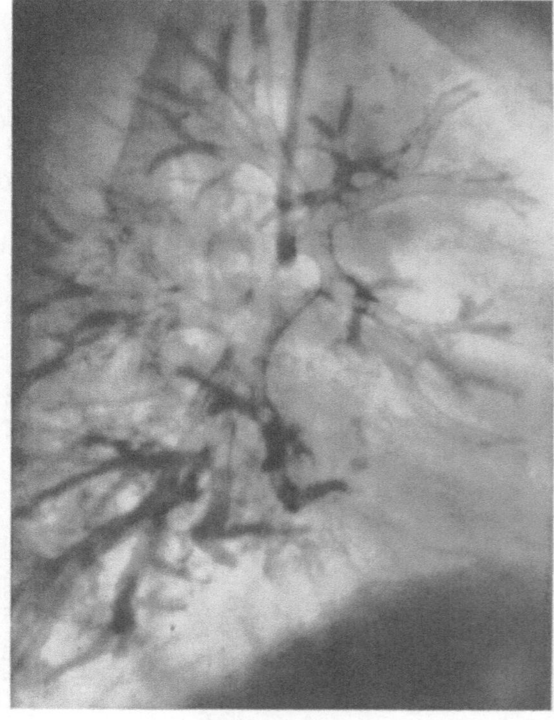

Abb. 248. Normaler rechter Bronchialbaum im frontalen Strahlengang

Abb. 249. Normaler linker Bronchialbaum im frontalen Strahlengang

in einen posterioren (B 3 a) und einen anterioren (B 3 b) Subsegmentbronchus. B 2 b und B 3 a versorgen mit Nebenästen die axillare Region, falls nicht ein selbständiger axillarer Segmentbronchus vorliegt. Bei sagittalem Strahlengang projizieren sich der bronchographisch dar- gestellte apikale und posteriore Segmentbronchus nahezu aufeinander, während vom anterioren Segmentbronchus der nach lateral verlaufende Subsegmentbronchus (B 3 a) gut zu übersehen ist. Am übersichtlichsten stellen sich alle drei Segmentbronchien des rechten Oberlappens, wie überhaupt alle Segmentbronchien der rechten und linken Lunge, im frontalen Strahlengang auf dem Seitenbild dar. Bei einiger Erfahrung lassen sie sich aber auch exakt auf dem Sagittalbild und vor allem im ersten schrägen Durchmesser (linker Bronchialbaum) bzw. im zweiten schrägen Durchmesser (rechter Bronchialbaum) identifizieren. Gerade bei der Drehung in die schrägen Durchmesser beginnen sich die apikalen und posterioren Oberlappensegmentbronchien voneinander frei zu projizieren. Die Segmentäste des Mittellappens und der Lingula erscheinen lateral vom Unterlappenbronchus, und die Spitzensegmentbronchien der Unterlappen gelangen aus der Projektion des Unterlappenbronchus nach medial.

Die genaue Kenntnis der Topographie der broncho-pulmonalen Segmente und der sie versorgenden Bronchien und Arterien ist für die exakte detaillierte Lokalisation eines Prozesses und für seine chirurgische Entfernung unentbehrlich.

Der *Zwischenbronchus* gibt nach einem Verlauf von etwa 3 cm von seiner Vorderwand den 1—2 cm langen Mittellappenbronchus ab, der schräg nach basal, ventral und lateral zieht. Dabei bildet er mit der Vertikalen einen Winkel von etwa 22°. Seine Darstellung im Tomogramm gelingt dementsprechend am besten in Rechtsseitenlage und bei Rückwärtsdrehung von 15—30°, 2—4 cm rechts paramedian (bei 73 Abmessungen durchschnittlich 3,2 cm). Die Tomographie ist wegen der häufigen Stenose durch die benachbarten Lymphknoten und des Mittellappensyndroms besonders wichtig. Bronchographisch ist er im zweiten schrägen Durchmesser und noch besser bei seitlicher Ansicht gut zu überblicken. Der Mittellappenbronchus teilt sich in den lateralen (B 4) und medialen (B 5) Segmentbronchus. B 4 verläuft nach lateral, basal und ventral in das laterale Segment (S 4) und teilt sich in einen posterioren (B 4 a) und einen anterioren (B 4 b) Subsegmentbronchus. B 5 verläuft nach medial, basal und ventral in das mediale Segment (S 5) und teilt sich in einen superioren (B 5 a) und einen inferioren (B 5 b) Subsegmentbronchus. Die röntgenologische Darstellung erfolgt wie beim Mittellappenbronchus.

Der *rechte Unterlappenbronchus* setzt die Basalrichtung des Zwischenbronchus fort und gibt in seinem Verlauf 5 bzw. mit dem R. subapicalis (subsuperior) 6 Segmentbronchien ab. Etwa in gleicher Höhe wie der Mittellappenbronchus geht nach dorsal der apikale (superiore) Segmentbronchus (B 6) vom Zwischenbronchus bzw. vom Unterlappenbronchus ab. Er versorgt das relativ große und klinisch wegen der dort häufig lokalisierten Abscesse nach Aspiration bedeutsame Spitzensegment des Unterlappens (S 6). Nach kurzem Verlauf teilt sich B 6 sternförmig in drei Subsegmentbronchien, den medialen (B 6 a), den superioren (B 6 b) und den lateralen (B 6 c). Im Bronchogramm und im Tomogramm stellt sich der kurze Unterlappenspitzensegmentbronchus am besten im frontalen Strahlengang dar. Sein medialer Ast erscheint im zweiten schrägen Durchmesser, der superiore im sagittalen Strahlengang. Doch wird er auf dem sagittalen Bronchogramm durch den stärkeren Unterlappenbronchus überlagert, so daß er übersichtlicher auf dem Seitenbild herauskommt. Der laterale Ast zeigt sich im ersten schrägen Durchmesser. Dicht unterhalb des B 6 entspringt in 61% der sog. Bronchus subapicalis (subsuperior), der ebenfalls nach dorsal verläuft. Er ist von der internationalen Nomenklatur nicht berücksichtigt. Etwa 1 cm unterhalb des B 6 entspringen die Bronchien der basalen Unterlappensegmente relativ dicht beieinander. Variationen des Ursprungs und der Zahl sind an ihnen besonders zahlreich. Das häufigste Vorkommen, dem auch die internationale Abmachung zugrunde liegt, ist das Folgende: Der erste Segmentbronchus ist der mediobasale (Bronchus cardiacus B 7), der das oft als Lobus cardiacus abgeteilte, rechts neben dem Herzen gelegene Segment (S 7) versorgt und sich in den anterioren (B 7 a) und den posterioren (B 7 b) Subsegmentbronchus teilt. Häufig besitzt er einen gemeinsamen Ursprung mit dem antero-basalen Segmentbronchus (B 8), der nach lateralventral und basal zieht und das gleichnamige dorsal vom lateralen Mittellappensegment gelegene Segment (S 8) versorgt. Er teilt sich in einen lateralen (B 8 a) und einen basalen (B 8 b) Subsegmentbronchus. Dicht darunter verzweigt sich der Unterlappenbronchus in den latero-basalen (B 9) und den postero-basalen Segmentbronchus (B 10), die die entsprechend gelegenen Segmente (S 9 und S 10) versorgen. B 9 verzweigt sich in einen lateralen (B 9 a) und einen basalen Subsegmentbronchus (B 9 b), B 10 in mehrere Subsegmentbronchien (B 10 a, b, c). B 10 a verläuft in der Achse des Unterlappenbronchus und stellt so seinen Endausläufer dar. Im S 10 sind die stärksten Bronchiektasen ausgebildet.

d) Linker Bronchialbaum

Der linke Hauptbronchus teilt sich nach einem Verlauf von etwa 5 cm in den Oberlappenbronchus und Unterlappenbronchus. Der *linke Oberlappenbronchus* ist etwa 1—1,5 cm lang und verläuft horizontal und leicht nach ventral. Daher stellt er sich in seiner ganzen Länge bei Drehung in den ersten schrägen Durchmesser dar. Er teilt sich in einen oberen und unteren Ast. Variationen dieser Teilung sind besonders häufig. Aus dem oberen Ast entspringen der apikale (B 1), der posteriore

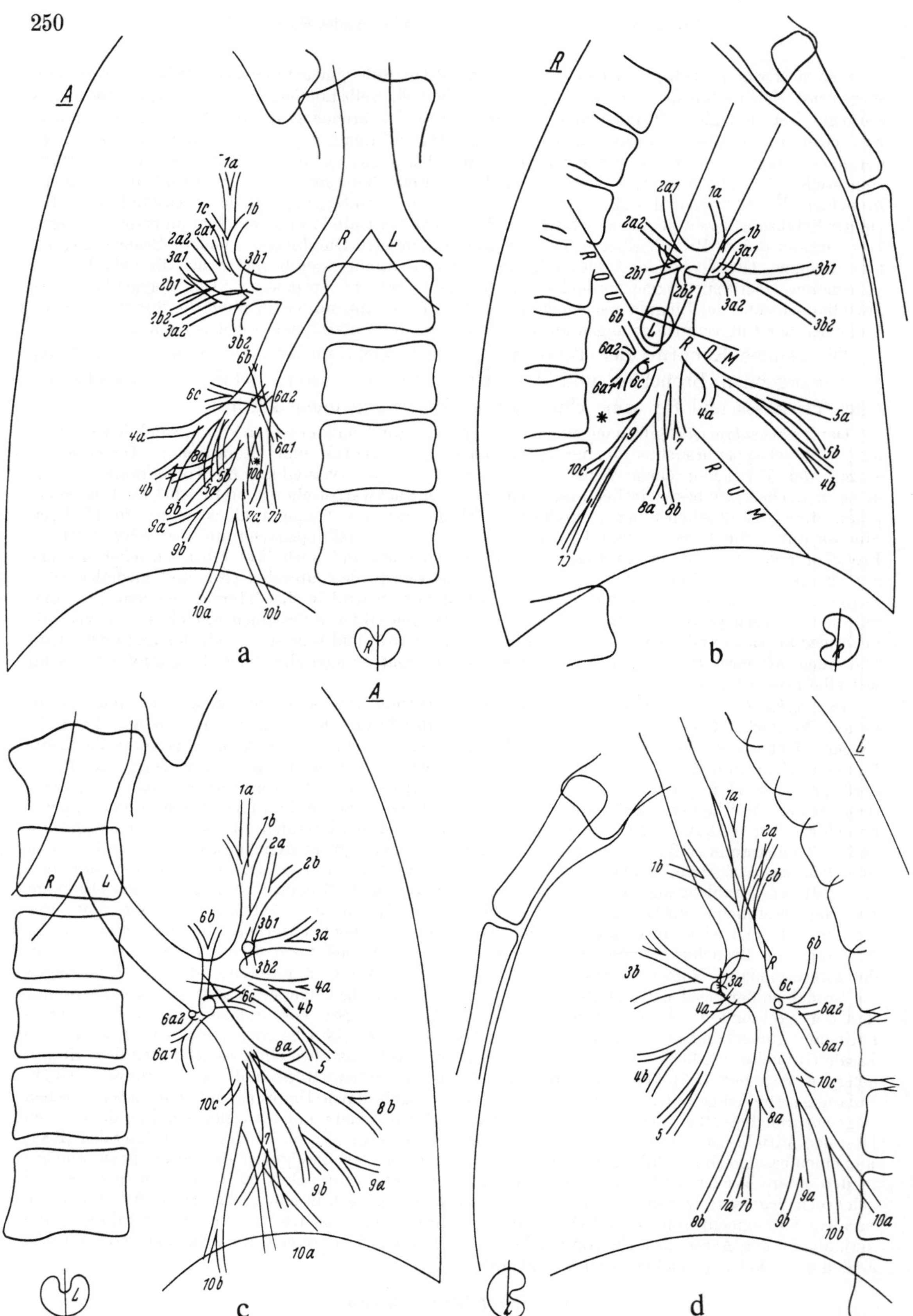

Abb. 250 a—d. Schema des Bronchialbaumes mit Numerierung der Segment- und Subsegmentäste (nach ESSER). a Rechter Bronchialbaum im sagittalen Strahlengang. b Rechter Bronchialbaum im frontalen Strahlengang. c Linker Bronchialbaum im sagittalen Strahlengang und d linker Bronchialbaum im frontalen Strahlengang

(B 2) und der anteriore Segmentbronchus (B 3). Die beiden ersten besitzen meist ein gemeinsames Anfangsstück von etwa 1—1,5 cm Länge. B 1 liegt am weitesten medial und versorgt das Spitzensegment (S 1) und teilt sich in einen apikalen (B 1a) und in einen anterioren (B 1b) Subsegmentbronchus. B 2 zieht zum posterioren Segment (S 2) und zweigt sich in einen apikalen (B 2a), der den hinteren Anteil der Lungenspitze versorgt und einen posterioren Subsegmentbronchus (B 2b). B 3 entspringt aus dem oberen Ast oder unter Bildung einer Trifurkation in 7% unmittelbar aus dem Oberlappenbronchus, seltener aus dem Lingulabronchus. Er verläuft horizontal nach ventral zum S 3 und stellt sich auf Sagittalbildern in typischerweise orthograd getroffen als Ringschatten dar. Er zweigt sich in einen lateralen (B 3a) und einen anterioren (B 3b) Subsegmentbronchus auf.

Der *Lingulabronchus* verhält sich bezüglich Verlauf und Teilung spiegelbildlich zum Mittellappenbronchus. Nur liegt sein Ursprung 3—5 cm höher, da ja der Mittellappenbronchus erst von dem Zwischenbronchus kommt. Der Lingulabronchus teilt sich nach 1—2 cm in den superioren (B 4) und den inferioren Lingulabronchus (B 5). Diese beiden Segmentbronchien verlaufen nicht wie die beiden Mittellappensegmentbronchien nebeneinander, sondern übereinander. B 4 versorgt das obere Lingulasegment (S 4) und teilt sich in einen posterioren (B 4a) und einen anterioren Subsegmentbronchus (B 4b). B 5 versorgt das untere Lingulasegment (S 5) und teilt sich in einen superioren (B 5a) und einen inferioren Subsegmentbronchus (B 5b).

Der *Unterlappenbronchus* ist gegenüber dem Hauptbronchus leicht nach medial und dorsal abgewinkelt, verläuft dann bogenförmig um den linken Herzrand und senkrecht nach basal. Auf diesem Wege gibt er vier Segmentbronchien ab. Der apikale Segmentbronchus (B 6) entspringt bereits nach 1 cm an der Hinterwand des Unterlappenbronchus und teilt sich nach einem Verlauf von etwa 0,5 bis 1 cm genau wie auf der rechten Seite in drei Subsegmentbronchien. Auf

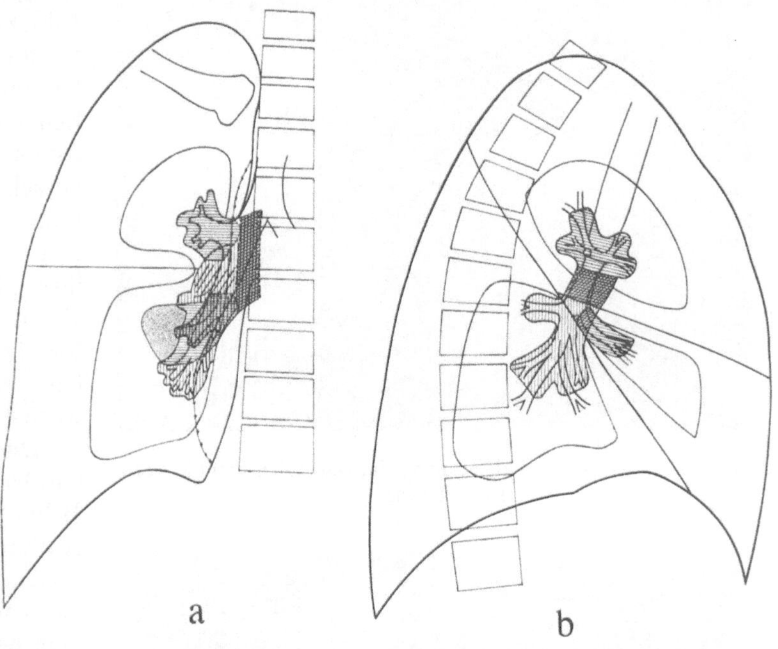

Abb. 251a u. b. Einteilung der Lunge in Lungenwurzel, Lungenkern und Lungenmantel nach Felix. (Aus Herrenheiser)

der linken Seite kommt ein subapikaler Bronchus viel seltener als rechts vor. Ferner teilt sich der nach basal ziehende Stamm in eine ventrale Gruppe (B 7 und 8) und eine dorsale Gruppe (B 9 und 10). Ein linksseitiger subapikaler und ein selbständiger B 7 werden von der internationalen Nomenklatur nicht anerkannt.

Bezüglich Verlauf, Aufteilung in Subsegmentbronchien, Namengebung und klinischer Bedeutung verhalten sich diese vier basalen Äste weitgehend wie auf der rechten Seite. Auch die röntgenologische Darstellung des linksseitigen Bronchialbaumes in Bronchographie und Tomographie geschieht in den gleichen Ebenen wie am rechten Bronchialbaum. Nur tritt hier an die Stelle des zweiten schrägen Durchmessers der erste schräge Durchmesser.

Für klinische Belange, insbesondere beim Bronchialcarcinom und Lungenödem, hat sich die Lungeneinteilung von Felix bewährt. Sie unterteilt in *Lungenwurzel, Lungenkern und Lungenmantel*. Zur Wurzel gehören der Hauptbronchus und die Lappenwurzeln, die sich aus Lappenbronchus und Segmentbronchien (Bronchi I. Ordnung) bis zur Abgangsstelle der Subsegmentbronchien (Bronchi II. Ordnung) zusammensetzen. Hinzu kommen die entsprechenden Arterien und Venen. Der Lungenkern wird von der Gesamtheit der Lappenkerne gebildet, die von der Zone der distalen Stücke der Bronchien II. Ordnung bis zu den Bronchien III.—IV. Ordnung reichen. Der Lungenmantel ist die Gesamtheit der Lappenmäntel, die sich von den Bronchien III.—IV. Ordnung bis zur Lungenoberfläche erstrecken, und die eine Mantelzone von 3—4 cm Dicke darstellen. Sie reicht mit einer dünneren Schicht bis in die Hilusregion, die sie ebenfalls einhüllt (Abb. 251).

4. Blutgefäßsystem

a) Allgemeiner Bau der Arterien und Venen

Die normale Zeichnung des Lungenbildes wird weitgehend durch die Lungengefäße hervorgerufen. Die Arterien ziehen von den kräftigen *Stämmen* der Lungenwurzeln zur Peripherie (Abb. 252, 254) und begleiten dabei die Bronchien. Sie teilen sich *dichotom* und verjüngen sich harmonisch bis in den Lungenmantel. Die kleineren Zweige sind bis 1 cm vor den Lungenrand im gut gezeichneten Bild zu verfolgen. Orthograd getroffene Gefäße treten als scharf begrenzte, runde oder ovale Schatten in Erscheinung, die bei Änderung der Projektionsebene verschwinden. Im Lungenmantel bilden sich die Aufzweigungen der kleinen Arterien und Venen infolge ihrer Projektion auf die Filmebene häufig als Y- oder sternförmige Gebilde ab, die mit pathologischen Herden nicht verwechselt werden dürfen.

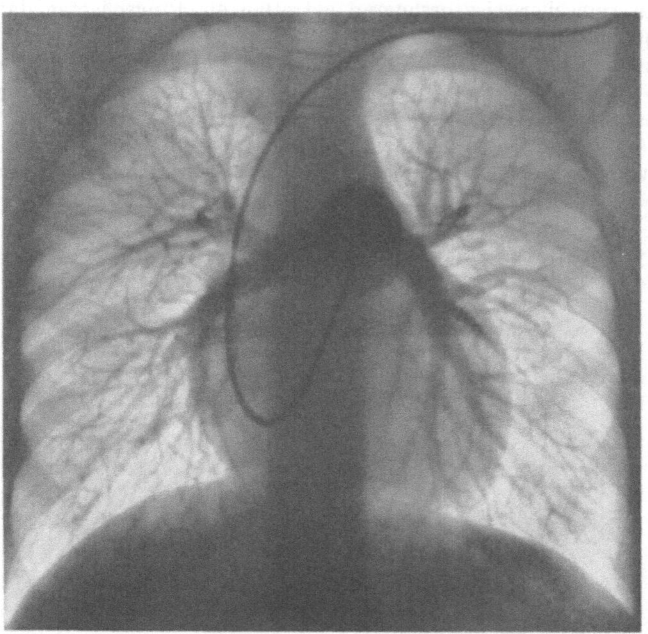

Abb. 252. Arteriogramm der Lungen im sagittalen Strahlengang (Prof. Thurn)

Die *Lungenvenen* ziehen strahlenförmig von der Peripherie zum Hilus und linken Vorhof. Ihr Aufbau ist in Höhe der einzelnen Zusammenflüsse nicht so harmonisch wie bei den Arterien. Peripher bestehen nicht selten stufenförmige Verjüngungen des Lumens. Während die Arterien stets einen Bronchus begleiten und zentral in den bronchovasculären Segmenten und Subsegmenten liegen, befinden sich die Venen im Lungenkern und -mantel von den Arterien getrennt in den intersegmentalen und interlobulären Ebenen (Abb. 253, 255). Der genauen Kenntnis der Lage der Lungenvenen kommt daher für die Festlegung der Segmentgrenzen im Röntgenbild eine große Bedeutung zu.

Die Gefäße des Hilus und Lungenkernes sind durch die *Schichtuntersuchung* und Angio-

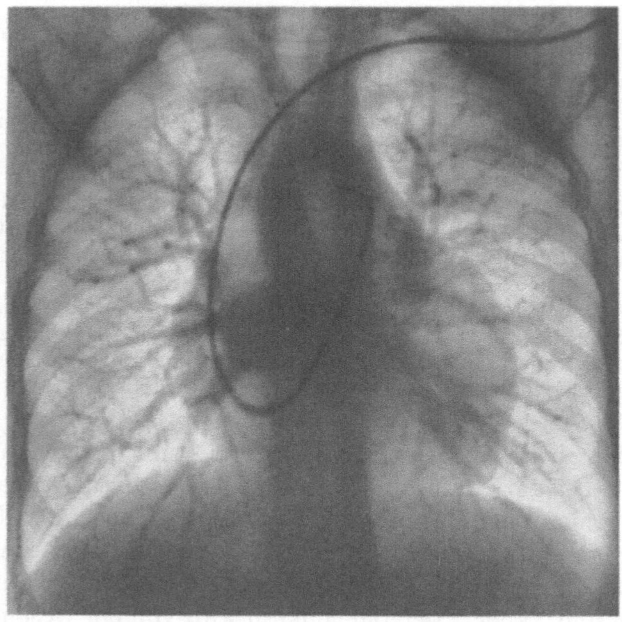

Abb. 253. Venogramm der Lungen im sagittalen Strahlengang

graphie im einzelnen darzustellen. Das reichgegliederte Netz des Lungenmantels gestaltet im ganzen die periphere Zeichnung. Die einzelnen Zweige dieses Gebietes sind nur angiographisch zu erfassen (Abb. 257). Die Subsegmentarterien teilen sich ungefähr am

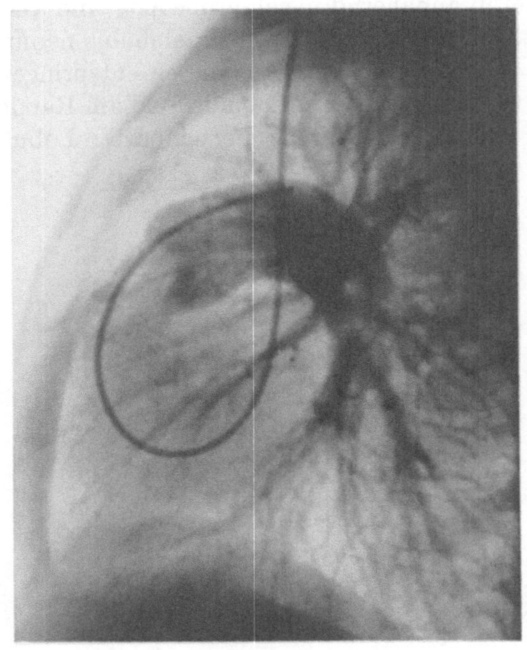

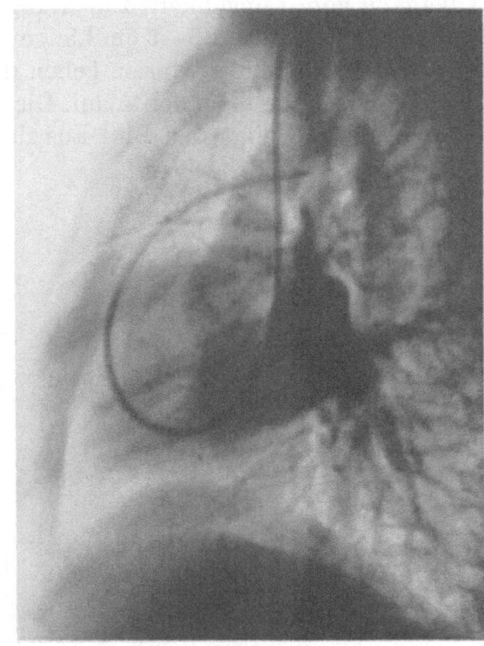

Abb. 254.   Abb. 255.

Abb. 254. Arteriogramm der Lungen im frontalen Strahlengang. (Überlagerung der rechten und linken Pulmonalarterienäste)

Abb. 255. Venogramm der Lungen im frontalen Strahlengang

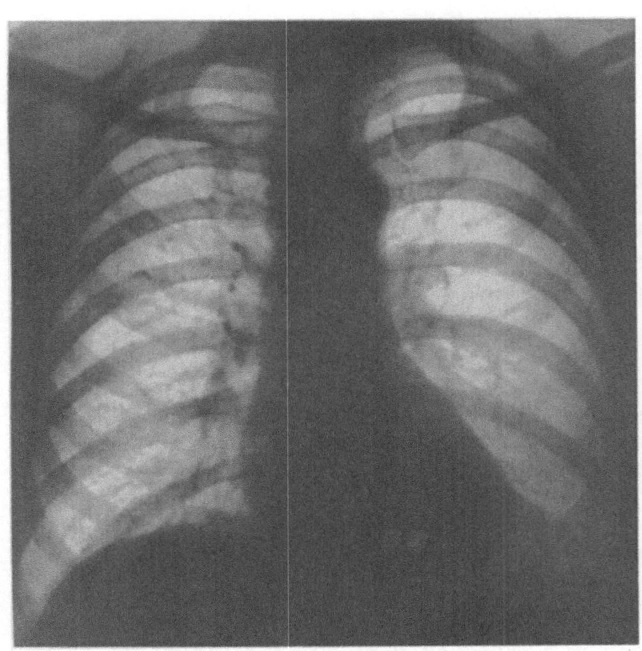

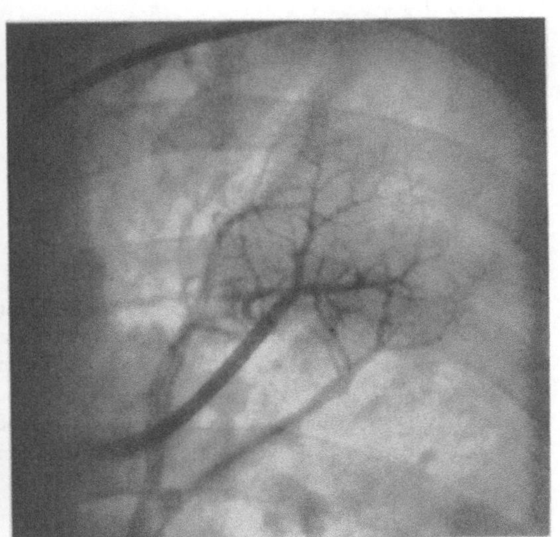

Abb. 256.   Abb. 257.

Abb. 256. Kleine orthograd getroffene Gefäße im rechten Oberlappen. Die kleinen Rundschatten liegen im Verlauf eines Gefäßes und sind nicht durch herdförmige Lungenveränderungen bedingt

Abb. 257. Arteriogramm einer Prälobulararterie mit zwei lobularen Zweigen und Terminalgefäßen sowie den abführenden Venen, die die Lobuli umfassen

Übergang vom Lungenkern zum Lungenmantel in annähernd gleich große Äste und versorgen ein Gebiet von 3—5 cm Länge und 1—3 cm Breite, das GIESE Praelobulus nennt. Von diesen Prälobulararterien gehen die Äste zu den Lobuli ab. Aus diesen entspringen die Terminalarterien zu den Acini. Die Arterie verläuft zentral im Lobulus, und am Rande sammeln zwei Venen das Blut aus der anliegenden Hälfte zweier benachbarter Lobuli (Abb. 257).

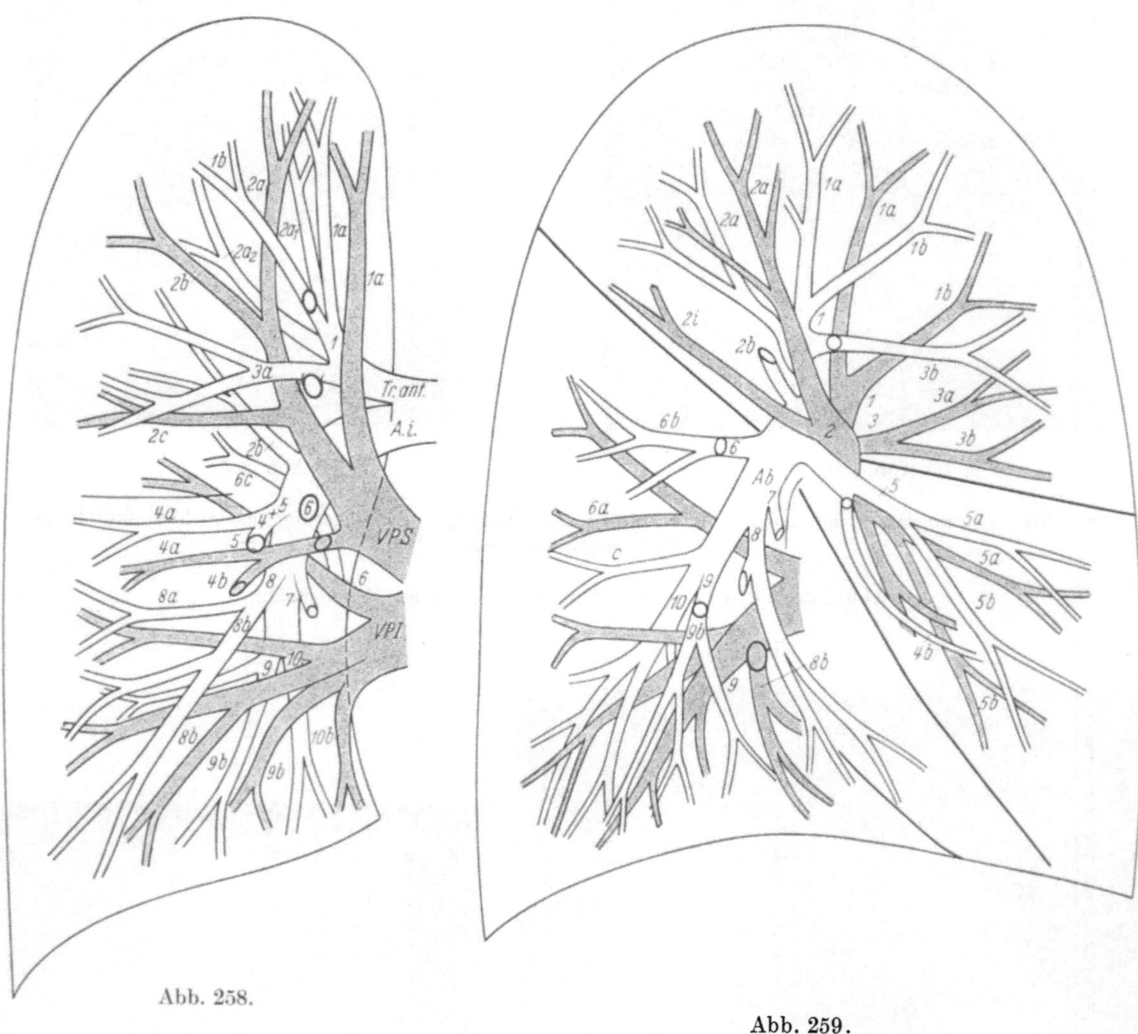

Abb. 258. Schematische Darstellung eines großen Teiles der Arterien und Venen der rechten Lungenseite in sagittalem Strahlengang (Rekonstruktion auf Grund von Schichtaufnahmen und Angiogrammen der hilusnahen Lungenebenen)

Abb. 259. Schematische Darstellung eines großen Teiles der Arterien und Venen der rechten Lungenseite in frontalem Strahlengang

Die *Bronchialarterien* und *-venen* liegen in peribronchialem Gewebe. Ihnen kommt bei der Gestaltung des normalen Röntgenbildes keine Bedeutung zu.

Da die einzelnen Arterien und Venen durch tomographische und angiographische Untersuchungen dargestellt und unterschieden werden können und ihrer Erfassung für die klinische Diagnostik eine große Bedeutung zukommt, werden Lage und Verlauf sowie ihre wichtigsten Aufzweigungen im folgenden besprochen.

b) A. pulmonalis und ihre Äste

α) Rechte A. pulmonalis

Nach ihrem Ursprung aus der A. pulmonalis communis verläuft die A. pulmonalis dexter unterhalb des Aortenbogens quer durch das hintere Mediastinum und gibt noch vor Eintritt in den rechten Hilus ein starkes Gefäß zum rechten Oberlappen hin ab, den Truncus anterior (s. Abb. 252). Die Fortsetzung der rechten Pulmonalarterie tritt dann als A. intermedia in den rechten Hilus, kreuzt unterhalb des Oberlappenbronchus ventral den Bronchus intermedius und legt sich dorsolateral an diesen.

Der Truncus anterior (Abb. 252, 258) versorgt den überwiegenden Teil des *rechten Oberlappens*, zusätzlich ziehen noch 1—3 Arterien zu diesem Lappen, die entweder an der Interlobärfläche der A. intermedia oder mediastinal bei einer Aufspaltung des Truncus anterior in einen superioren und inferioren Ast aus dem unteren Anteil entspringen. Die von der Interlobärfläche der A. intermedia zum Oberlappen kommenden Gefäße, die im Schichtbild gut darzustellen sind, werden rekurrierende (FELIX, v. HAYEK) oder ascendierende (BOYDEN) Äste genannt. Sie ziehen zum posterioren Segment, das sie ungefähr in 15% ganz versorgen, oder zum anterioren Segment.

Die einzelnen Oberlappensegmente werden nur in der Minderzahl von einem einzigen Segmentgefäße versorgt. Am häufigsten führt eine einzelne Arterie (A 1) das Blut zum apikalen Segment. Dieses Gefäß gibt häufig Äste zum posterioren Segment ab. Das posteriore Segment erhält nur in 40% das Blut aus einer Arterie (A 2), in den übrigen Fällen bestehen mehrere isolierte Äste verschiedenen Ursprungs. Dabei wird das S 2a meistens vom Truncus anterior oder von der A. apicalis und das laterale Subsegment (S 2b) von caudal her von einem ascendierenden Ast (75%) durchblutet. Das anteriore Segment wird in 60% allein vom Truncus anterior versorgt. Sonst erhält vor allem sein laterales Subsegment zusätzliche ascendierende Äste von der A. intermedia. Der nach vorn ver-

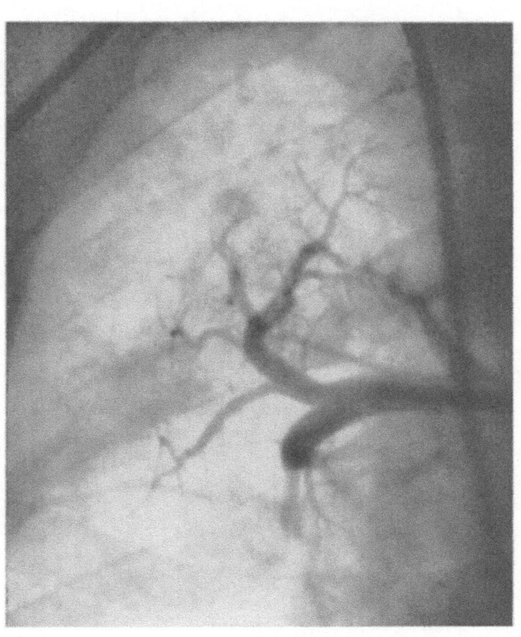

Abb. 260. Arteriogramm der A 3b rechts. Bogenförmiger Verlauf, der eine Ringschattenbildung vortäuschen kann

Segmentarterien der rechten Lunge

A 1. A. apicalis lob. sup. dextri
  1a. Ram. apicalis
  1b. Ram. anterior

A 6. A. apicalis seu superior lob. infer. dextri
  6a. Ram. medialis
  6b. Ram. superior
  6c. Ram. lateralis

A⁺. A. subapicalis seu subsuperior lob. infer. dextri

A 2. A. posterior lob. sup. dextri
  2a. Ram. apicalis
  2b. Ram. lateralis

A 7. A. medio-basalis lob. infer. dextri
  7a. Ram. anterior
  7b. Ram. posterior

A 3. A. anterior lob. sup. dextri
  3a. Ram. lateralis
  3b. Ram. anterior

A 8. A. antero-basalis lob. infer. dextri
  8a. Ram. lateralis
  8b. Ram. basalis

A 4. A. lateralis lob. med. dextri
  4a. Ram. posterior
  4b. Ram. anterior

A 9. A. latero-basalis lob. infer. dextri
  9a. Ram. lateralis
  9b. Ram. basalis

A 5. A. medialis lob. med. dextri
  5a. Ram. superior
  5b. Ram. inferior

A 10. A. postero-basalis lob. infer. dextri
  10a. Ram. laterobasalis
  10b. Ram. mediobasalis
  10c. Ram. dorsalis

laufende Ast (A 3b) wird im Röntgenbild oft orthograd getroffen. Er beschreibt im weiteren Verlauf einen nach lateral konvexen Bogen und kann durch diese Verlaufsweise eine Ringschattenbildung

vortäuschen (Abb. 260). Darüber hinaus können ascendierende Äste aus der superioren Unterlappenarterie (A 6) zu Teilen des S 2 und von der medialen Mittellappenarterie (A 5) zu kleinen Gebieten
des S 3 ziehen.

Die arterielle Versorgung des *rechten Mittellappens* geschieht durch eine oder zwei Arterien von
der A. intermedia aus, deren Fortsetzung zum Unterlappen hin nach Abgang des ersten Mittellappen-

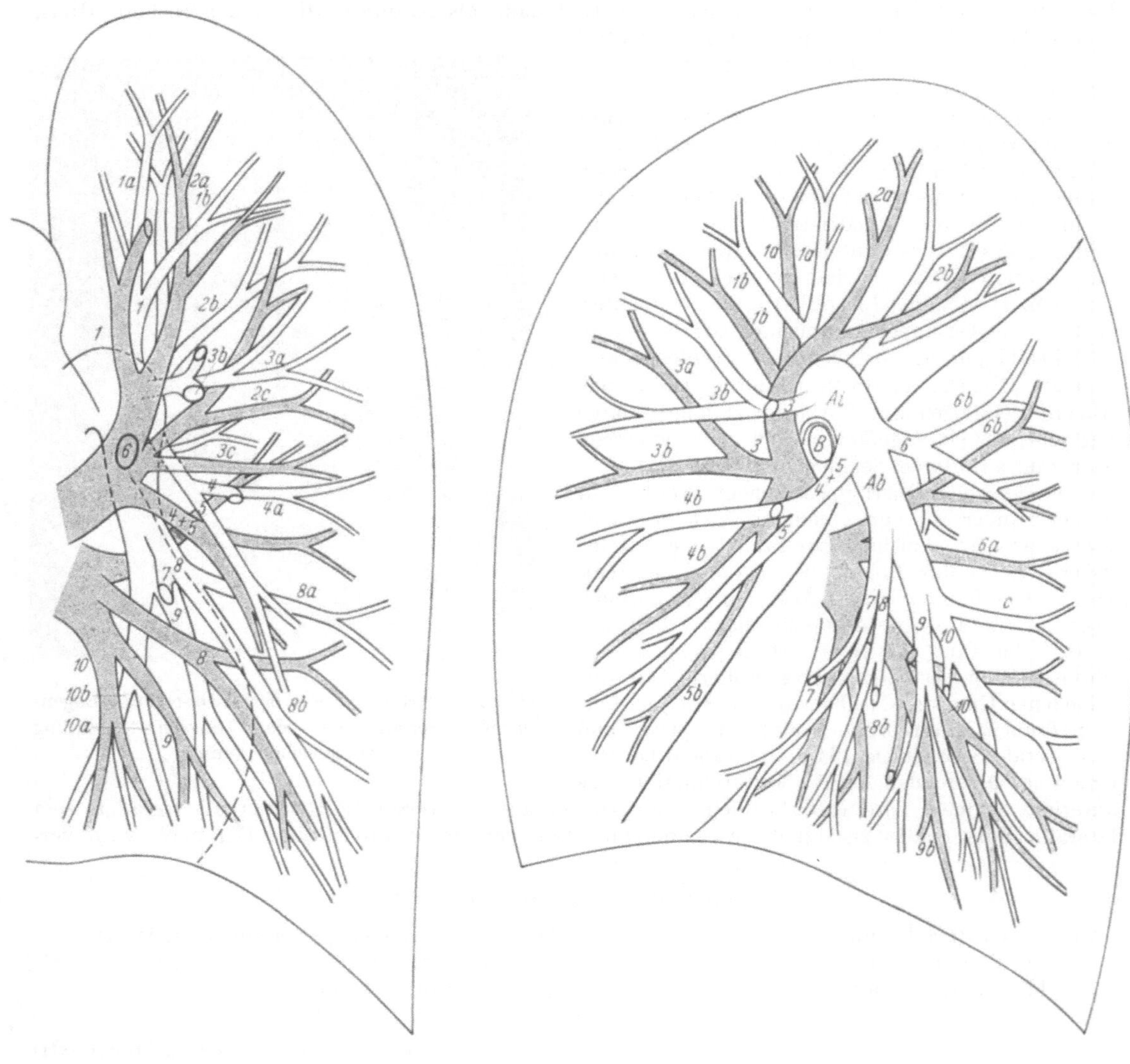

Abb. 261.   Abb. 262.

Abb. 261. Schematische Darstellung eines großen Teiles der Venen und Arterien der linken Lungenseite in
sagittalem Strahlengang

Abb. 262. Schematische Darstellung eines großen Teiles der Arterien und Venen der linken Seite in frontalem
Strahlengang

gefäßes A. basalis heißt. Der Abgang der Mittellappengefäße befindet sich in gleicher Höhe oder
etwas kranial von der dorsal gelegenen Arterie zum superioren Unterlappensegment.

Das erste Gefäß zum *rechten Unterlappen* ist die A. superior (Abb. 259); sie ist in 80 % als einzelne
Segmentarterie entwickelt. Wenig tiefer ist der Abgang der A. medio-basalis (A 7) an der ventro-
medialen Seite gelegen. Die A. medio-basalis (A 7) und antero-basalis (A 8) können ein gemeinsames Gefäß bilden, wenn B 7 und B 8 einen gemeinsamen Ursprung haben. Sonst liegt A 8 als
isolierte Arterie vor (50 %) oder entspringt in 12 % frühzeitig aus der A. latero-basalis (A 9). Die
A 9 stellt gewöhnlich die laterale Endaufzweigung der A. basalis dar und gibt häufig noch Zweige
zum antero-basalen und postero-basalen Segment ab. Der mediale Endast der Unterlappenarterie
ist die A. postero-basalis (A 10), die dorso-lateral vom Bronchus liegt.

β) Linke A. pulmonalis

Nach der Teilung der A. pulmonalis communis steigt die A. pulmonalis sinister schräg nach links hinten auf, zieht bogenförmig um den Bronchus sinister und kreuzt ihn dabei kranial vom Oberlappenbronchus (Abb. 252). Die Arterie liegt im weiteren Verlauf dem Bronchus nach dorsal an. Sie gibt im Bogenteil an der ventralen, dorsalen und interlobären Seite Arterien zum Oberlappen ab. 2—8 Äste können zum linken Oberlappen ziehen, am häufigsten liegen 4—6 Arterien vor. Nach Abgang der ersten Arterie heißt das Gefäß A. intermedia sinistra.

Die arterielle Versorgung des *linken Oberlappens* variiert noch stärker als rechts. Sehr selten liegt ein Truncus anterior für die Segmente 1, 2 und 3 vor. Häufiger ist ein gemeinsamer Stamm für die apikale und anteriore Arterie an der ventralen Seite zu finden. Im Gegensatz zum gemeinsamen Bronchus apico-posterior (B 1 + 2) haben die Arterien für diese beiden Segmente in fast 80% einen getrennten Ursprung. Die Arterien zum posterioren Segment entspringen häufig an der dorsalen Seite des Bogens. Hier hat auch die Arterie zum lateralen Subsegment des anterioren Segmentes (A 3 a) häufig ihren Ursprung. A 3 b und A 4 b verlaufen in lateral konvexem Bogen nach vorn und können daher leicht mit pathologischen Ringschatten verwechselt werden (Abb. 263).

Segmentarterien der linken Lunge

A 1. A. apicalis lob. sup. sinistri
    1 a. Ram. apicalis
    1 b. Ram. anterior

A 2. A. posterior lob. sup. sinistri
    2 a. Ram. apicalis
    2 b. Ram. lateralis

A 3. A. anterior lob. sup. sinistri
    3 a. Ram. lateralis
    3 b. Ram. anterior

A 4. A. lingularis super. lob. sup. sinistri
    4 a. Ram. posterior
    4 b. Ram. anterior

A 5. A. lingularis infer. lob. sup. sinistri
    5 a. Ram. superior
    5 b. Ram. inferior

A 6. A. apicalis seu superior lob. inf. sinistri
    6 a. Ram. medialis
    6 b. Ram. superior
    6 c. Ram. lateralis

A $^+$. A. subapicalis seu subsuperior lob. infer. sinistri

A 7. A. medio-basalis lob. infer. sinistri
    7 a. Ram. anterior
    7 b. Ram. posterior

A 8. A. antero-basalis lob. infer. sinistri
    8 a. Ram. lateralis
    8 b. Ram. basalis

A 9. A. latero-basalis lob. infer. sinistri
    9 a. Ram. lateralis
    9 b. Ram. basalis

A 10. A. postero-basalis lob. infer. sinistri
    10 a. Ram. laterobasalis
    10 b. Ram. mediobasalis
    10 c. Ram. dorsalis

Der gemeinsame Stamm zur *Lingula* (A 4 und 5 in 54%) geht meistens an der interlobären Seite der A. intermedia ab. Das Gefäß entspringt entweder in Höhe des Abgangs der Arterie zum superioren Unterlappensegment (A 6) oder mehr caudal. Die Arterien zum superioren (A 4) und inferioren Lingulasegment (A 5) können auch isoliert entspringen. A 4 oder einer ihrer Äste hat seinen Ursprung dann gewöhnlich an der ventralen Seite, während A 5 allein oder mit einem Ast von A 4 von der Interlobärseite abgeht. Von der superioren Segmentarterie (A 6) können Zweige zum S 2 ziehen.

Die A. basalis, wie die Fortsetzung der A. intermedia nach Abgang der Gefäße zur Lingula genannt wird, teilt sich im *Unterlappen* häufig in zwei größere Stämme. Die Aa. medio-basalis, antero-basalis und latero-basalis (A 7, A 8 und A 9) verlaufen dabei in 50% in dem einen, die A. postero-basalis (A 10) im anderen Stamm oder die Aa. medio-basalis und antero-basalis sowie die Aa. latero-basalis und postero-basalis sind zu je einem stärkeren Gefäß vereint. Die Ausbildung der A 7, d. h. der A. medio-basalis, ist starken Schwankungen unterworfen.

c) Die Lungenvenen

Die Venen verlaufen radiär in Richtung auf den linken Vorhof. Sie sind interlobulär, intersegmental und interlobär gelegen und führen das Blut aus zwei arteriellen Stromgebieten ab. Die Kenntnis ihrer Lage ist besonders wichtig, da sie die Grenzen der Lappen, Segmente und Subsegmente markieren. Trotz der großen Variabilität läßt sich ein orientierendes Lageschema (s. Abb. 258—262) herausstellen. Im allgemeinen sind oberflächlich angeordnete Venen, die nahe der mediastinalen und interlobären

Fläche verlaufen, von tiefen Venen zu unterscheiden. Im Bereich der Oberlappen sind im Einzelfall die oberflächlichen oder die tief im Lappen verlaufenden Venen stärker entwickelt. Der venöse Abfluß der zentralen Lappenteile geschieht so entweder durch eine kräftige tiefe Oberlappenvene, oder ein Teil der aus dem Lappenzentrum kommenden kleineren Venenäste fließt zu den oberflächlichen Venen hin ab, die hierdurch zu besonders kräftigen Stämmen anwachsen können. Das Verhalten der einzelnen Gefäße beim mehr zentral oder peripher orientierten Venenabfluß ist in Abb. 264 schematisch dargestellt.

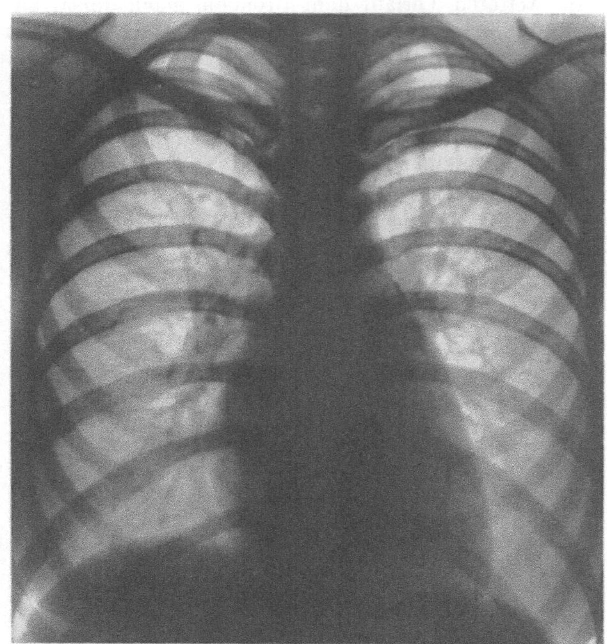

Abb. 263. Bogenförmig verlaufende A3b im Lungenkern links, die einen Ringschatten vortäuscht

α) Die Venen der rechten Lunge

An der mediastinalen Seite des *rechten Oberlappens* verlaufen drei kräftige Venen zur Lungenwurzel (s. Abb. 258, 259, 264). Der am höchsten gelegene Ast stellt die Grenze zwischen dem apikalen und anterioren Subsegment des S1 dar und wird Ramus apicalis (V1a) genannt. Er vereinigt sich im oberen Hilus mit dem Ramus anterior (V1b), der in der Intersegmentalebene zwischen dem apikalen und anterioren Segment verläuft. Beide bilden die V. apicalis (V1). Caudal in Nähe des kleinen Lappenspaltes verläuft die V. anterior (V3). Ihr unterer Ast, der Ramus inferior (V3b), zieht in der Nähe der Interlobärfläche und markiert so die Grenze zum Mittellappen. Der obere Ast kommt aus der mittleren Grenzfläche des anterioren Segmentes. Die V. anterior vereinigt sich mit der V. posterior (V2). Die tiefe, kräftig ausgebildete V. posterior (V2) verläuft zentral im Oberlappen im Grenzgebiet zwischen dem apikalen und posterioren Segment. Sie sammelt das Blut aus den hinteren Teilen des apikalen und aus dem posterioren Segment. Sie zieht lateral vom Bronchus apicalis und meistens unter dem anterioren Bronchus hindurch zum Hilus (Abb. 264a). Vor der Unterkreuzung des anterioren Bronchus nimmt sie einen wichtigen von lateral kommenden Venenast, den Ramus intermedius (V2c), auf, der aus der Grenzfläche zwischen dem posterioren und anterioren Segment kommt und für die Festlegung dieser sehr wechselnden Segmentgrenze im Röntgenbild wichtig ist. Nachdem die V2 den Bronchus anterior passiert hat, mündet noch der Ramus interlobaris (V2i) ein, der dorsal an der Interlobärfläche des posterioren Segmentes verläuft (s. Abb. 259). Die Ent-

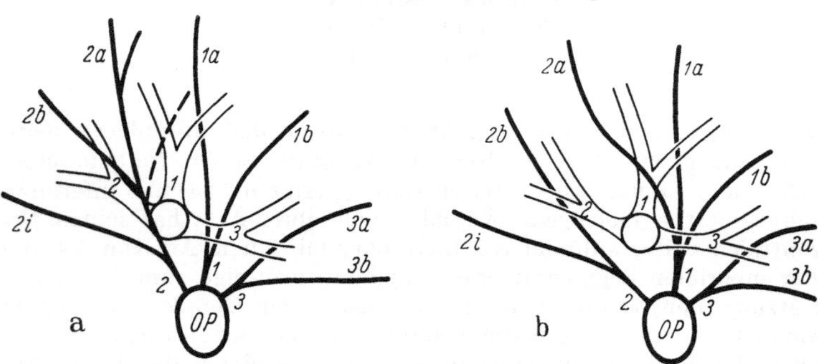

Abb. 264a u. b. Anordnung der Lungenvenen im rechten Oberlappen in Beziehung zu den Segmentbronchien. a Zentraler Typ. Kräftige Ausbildung der tiefen Oberlappenvene V2, in die Teile von V1 (V1a, gestrichelte Linie) einmünden können. V2 zieht unter B3 hindurch zur oberen Pulmonalvene (O.P.). b Peripherer Typ. Aufteilung der V2. V2a mündet frühzeitig in V1a bzw. V1, V2b verbindet sich mit V2i

wicklung dieses Astes unterliegt großen Schwankungen. Er ist besonders kräftig und nimmt den Ramus intermedius auf, wenn die tiefe V. posterior klein ist, über den anterioren Bronchus zur V. apicalis zieht (Abb. 264b) und ihr Blut vorzeitig in diese ableitet, wie es in 18% vorkommt. Die drei Oberlappenvenen vereinen sich in der Lungenwurzel zur oberen Pulmonalvene.

Ein gemeinsamer Truncus venosus medius, der V4 und V5 vereint, führt in der Mehrzahl das Blut zur oberen und nur ausnahmsweise zur unteren Pulmonalvene. Im *zentralen Mittellappen* verläuft eine tiefe Vene, der Ramus anterior (V4b) der lateralen Mittellappenvene, in der Grenzfläche zwischen dem lateralen und medialen Segment. Sie fließt mit dem Ramus posterior (V 4a) aus dem lateralen Teil dieses Segmentes zur V. lateralis (V 4) zusammen. Im Hilus vereinigt sich die V 4 mit der paramediastinal gelegenen V. medialis (V 5) oder mündet getrennt in die obere Pulmonalvene.

Venen der rechten Lunge

V 1. V. apicalis lob. sup. dextri
   1a Ram. apicalis (zw. S 1a u. S 1b)
   1b. anterior (zw. S 1b u. S 3b)

V 2. V. posterior lob. sup. dextri
   2a. Ram. apicalis (zw. S 1a u. S 2a)
   2b. Ram. posterior (zw. S 2a u. S 2b)
   2c. Ram. intermedius (zw. S 2b u. S 3a)
   2d. Ram. lateralis (zw. S 3a u. S 3b)
   2i. Ram. interlobaris (Nähe der Inter-
       lobärfläche von S 2a)

V 3. V. anterior lob. sup. dextri
   3a. Ram. superior (zw. S 3b 1 u. S 3b 2)
   3b. Ram. inferior (zw. S 3b 2 u. S 5a)

V 4. V. lateralis lob. med. dextri
   4a. Ram. posterior (zw. S 4a u. S 4b)
   4b. Ram. anterior (zw. S 4b u. S 5a)

V 5. V. medialis lob. med. dextri
   5a. Ram. superior (zw. S 5a u. S 5b)
   5b. Ram. inferior (nahe der Interlobär-
       fläche von S 5b)

V 6. V. apicalis seu superior lob. infer. dextri
   6a. Ram. medialis (zw. S 6a u. S 10)
   6b. Ram. superior (zw. S 6b u. S 6c
       sowie S 6b 1 u. S 6b 2)
   6c. Ram. lateralis (zw. S 6c u. S 8a)

V +. V. subapicalis seu subsuperior lob. infer. dextri

V 7. V. mediobasalis lob. infer. dextri
   7a. Ram. anterior (zw. S 7a u. S 7b)
   7b. Ram. posterior (zw. S 7b u. S 10b)

V 8. V. anterobasalis lob. infer. dextri
   8a. Ram. lateralis (zw. S 8a u. S 8b)
   8b. Ram. basalis (zw. S 8b, S 7a u. S 9b)

V 9. V. latero-basalis lob. infer. dextri
   9a. Ram. lateralis (zw. S 9a u. S 9b)
   9b. Ram. basalis (zw. S 9b u. S 10a)

V 10. V. postero-basalis lob. infer. dextri
   10a. Ram. lateralis (zw. S 10a u. S 10b)
   10b. Ram. medialis (zw. S 10b 1 u. S 10b 2)
   10c. Ram. dorsalis (zw. S 10c u. S 10b)

Der *rechte Unterlappen* wird von mehreren größeren Venenstämmen drainiert, die sich im Hilus über zwei oder drei Trunci basales zur unteren Pulmonalvene vereinen. Die V. superior (V 6) kommt aus dem superioren Unterlappensegment. Ihr unterer Ast, der Ramus medialis (V 6a), stellt die Grenze zum postero-basalen Segment bzw. zum subsuperioren Segment dar. Die kräftigste Vene des Unterlappens ist oft die V. antero-basalis (V 8). Sie entspringt mit ihren Zweigen im Grenzgebiet zwischen dem antero-basalen Segment ventral und dem latero-basalen Segment dorsal und vereinigt sich in nicht ganz 50% mit der latero-basalen Vene (V 9). Die V 9 zieht schräg durch den Unterlappen hinter dem Bronchus medio-basalis her zum Hilus. Die latero-basale Vene ist in ungefähr 40% der Fälle aufgesplittert. Ihr lateraler Ramus (V 9a) zieht dann oft zur kräftiger ausgebildeten V. antero-basalis, während der Ramus basalis (V 9b) sich mit der V. postero-basalis (V 10) vereinigt. Die großen Unterlappenvenen sind in den tiefen und medialen Lappengebieten konzentriert.

β) Die Venen der linken Lunge

Im *linken Oberlappen* ist die tiefe zentrale V. posterior (V 2) häufig nicht so stark ausgebildet wie auf der rechten Seite. Diese Vene verläuft zwischen dem apikalen und posterioren Segment. Sie liegt dorso-lateral vom apikalen Bronchus und nimmt die Grenzvene zwischen dem posterioren und anterioren Segment, den Ramus intermedius (V 2c), auf. Im Gegensatz zur rechten Seite zieht sie häufiger über den anterioren Bronchus (Abb. 262) zur paramediastinal gelegenen V. apicalis (V 1), deren Äste die gleiche Lage wie auf der rechten Seite haben. V 2 kann aber auch unter dem Bronchus anterior hindurchlaufen, sich mit der anterioren Vene (V 3) sowie der oberen Lingulavene vereinen und dann erst zur oberen Pulmonalvene ziehen. Der Ramus interlobaris (V 2i), der dorsal am großen Lappenspalt gelegen ist, fehlt links in vielen Fällen.

Die V. *lingularis* superior (V 4) besteht aus zwei Ästen, von denen der kräftige (V 4b) in der Grenzfläche zwischen dem superioren und inferioren Segment fließt. In diesen Ast mündet der Ramus lateralis (V 4a), der das obere laterale Subsegment drainiert. Die V. lingularis inferior (V 5) zieht pleuranahe caudal von der Arterie und vereinigt sich gewöhnlich mit der V 4. Beide führen ihr Blut dann zur oberen Pulmonalvene. Nur in 10% fließen sie zur unteren Pulmonalvene abwärts.

Der *linke Unterlappen* wird wie rechts von 2—3 Hauptvenen (Trunci basales) drainiert. V 6 zeigt die gleiche Gliederung wie rechts, liegt in der Regel aber wie die Arterie mäßig höher. Die antero-basale Vene (V 8) zieht in nicht ganz der Hälfte als kräftiges Gefäß isoliert zur unteren Pulmonalvene. Sie vereinigt sich in den übrigen Fällen in 40% mit V 9. Die latero-basale Vene nimmt in 55% schon frühzeitig die V. postero-basalis (V 10) auf. Die großen Unterlappenvenen liegen zentral im Unterlappen, werden ventral und dorsal von den Bronchien und Arterien eingefaßt.

17*

Venen der linken Lunge

V1. V. apicalis lob. sup. sinistri
    1a. Ram. apicalis (zw. S1a u. S1b)
    1b. Ram. anterior (zw. S1b u. S3b)

V2. V. posterior lob. sup. sinistri
    2a. Ram. apicalis (zw. S1a u. S2a)
    2b. Ram. posterior (zw. S2a u. S2b)
    2c. Ram. intermedius (zw. S2b u. S3a)
    2d. Ram. lateralis (zw. S3a u. S3b)
    2i. Ram. interlobaris (nahe der Inter-
        lobärfläche von S2a)

V3. V. anterior lob. sup. sinistri
    3a. Ram. superior (zw. S3b1 u. S3b2)
    3b. Ram. inferior (zw. S3b2 u. S4b)
    3c. Ram. lateralis (zw. S3a u. S4a)

V4. V. lingularis superior lob. sub. sinistri
    4a. Ram. posterior (zw. S4a u. S5)
    4b. Ram. anterior (zw. S4b u. S5)

V5. V. lingularis inferior lob. sub. sinistri
    5a. Ram. superior (zw. S5a u. 5b)
    5b. Ram. inferior (zw. S5b1 u. S5b2)

V6. V. apicalis seu superior lob. infer. sinistri
    6a. Ram. medialis (zw. S6a u. S10)
    6b. Ram. superior (zw. S6b u. S6c
        sowie S6b1 u. S6b2)
    6c. Ram. lateralis (zw. S6c u. S8a)

V+. V. subapicalis seu subsuperior lob. infer.
    sinistri

V7. V. mediobasalis lob. infern. sinistri
    7a. Ram. anterior (zw. S7a u. S7b)
    7b. Ram. posterior (zw. S7b u. S10b)

V8. V. anterobasalis lob. infer. sinistri
    8a. Ram. lateralis (zw. S8a u. S8b)
    8b. Ram. basalis (zw. S8b, S7a u. S9b)

V9. V. latero-basalis lob. infer. sinistri
    9a. Ram. lateralis (zw. S9a u. S9b)
    9b. Ram. basalis (zw. S9b u. S10a)

V10. V. postero-basalis lob. infer. sinistri
    10a. Ram. lateralis (zw. S10a u. S10b)
    10b. Ram. medialis (zw. S10b1 u. S10b2)
    10c. Ram. dorsalis (zw. S10c u. S10b)

d) Lagebeziehung der Bronchien, Arterien und Venen in Lungenkern und Lungenwurzel

Die Lungenwurzeln mit den großen Stämmen der Arterien, Venen und Bronchien und dem interstitiellen Gewebe prägen das Bild der Hili (Abb. 265, 266). Die *Hili*, die im sagittalen Röntgenbild infolge der Superposition als kompakte Gebilde in Erscheinung treten, lösen sich im frontalen Bild auf. Im rechten oberen Hilus befindet sich ventral die superiore Pulmonalvene. Ihr schließt sich nach dorsal zunächst die Pulmonalarterie und dann der Bronchus intermedius an. Während der Bronchus nach caudal und dorsal zieht, legt sich die Arterie ihm lateral an. Dorsal finden sich im unteren Hilus die Stämme der unteren Pulmonalvene. Auf der linken Seite befindet sich die V. pulmonalis superior am weitesten vorn im Hilus. Die A. pulmonalis steigt zunächst kranial über den linken Hauptbronchus und den Oberlappenbronchus, biegt dann nach caudal um und legt sich hinter den Bronchus. Im unteren Teil des Hilus erscheint der Bronchus vor der Arterie. Caudal ziehen die unteren Pulmonalvenen zum linken Vorhof.

Die Gefäße und Bronchien sind im Lungenkern in einer bestimmten Reihenfolge angeordnet. Im Oberlappen befinden sich mediastinumnahe die oberflächlichen Venen. In mäßiger Entfernung ziehen die Arterien und lateral von diesen Bronchien. Die große Oberlappenvene folgt mit Abstand weiter lateral. Im Unterlappen liegen Venen medial dem Herzen am nächsten (Abb. 258, 261). Ihnen folgen mit Abstand die Bronchien, denen die Arterien lateral direkt anliegen. Wenn man vom unteren Herzrand durch den Kern der einzelnen Lappen zum oberen Mediastinum, dem Uhrzeiger folgend (FELIX), aufsteigt, so sind die Gefäße und Bronchien in der Reihenfolge Vene-Bronchus-Arterie angeordnet, und abschließend findet sich mediastinumnahe die oberflächliche Venengruppe des Oberlappens.

Die vom Hilus aufsteigenden Arterien befinden sich medial und leicht dorsal vom Bronchus. In den mittleren Partien liegen die Arterien bei horizontalem Verlauf kranial und dorsal vom Bronchus. Ziehen die Arterien vom Hilus abwärts, so verlaufen sie lateral und dorsal vom Bronchus. Arterien und Bronchien sind von lockerem interstitiellem Bindegewebe zusammenhängend umgeben, in das die Bronchialgefäße und das tiefe Lymphsystem sowie lymphoides Gewebe eingelagert sind.

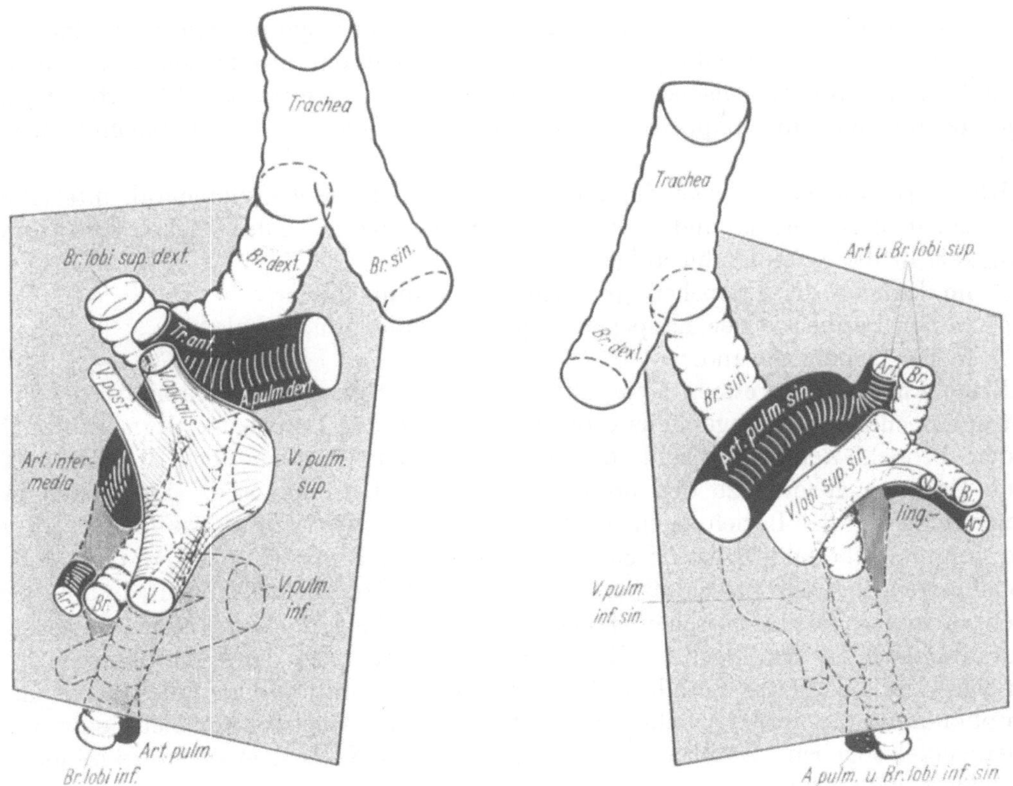

Abb. 265   Abb. 266

Abb. 265. Dreidimensionaler Situs der Stammgebilde rechts und ihr Verhältnis zur senkrechten, frontalen Ebene nach KOVATS und ZSEBÖCK

Abb. 266. Dreidimensionaler Situs der Stammgebilde links und ihr Verhältnis zur senkrechten, frontalen Ebene nach KOVATS und ZSEBÖCK

e) V. azygos

Die V. azygos stellt das oberste Gebilde des rechten Hilus dar. Sie zieht am Mediastinum in einem großen Bogen von dorsal nach ventral durch das Gebiet zwischen dem rechten Hauptbronchus und dem rechten Oberlappen. Sie verläuft durch das vordere obere Mediastinum, das sie nach unten begrenzt, zur V. cava superior. Die V. azygos erscheint im Röntgenbild besonders auf Schichtaufnahmen als kleinfingerdickes, spindelförmiges Gebilde, das dem rechten Hauptbronchus lateral aufsitzt (Abb. 267). Sie darf nicht mit einem vergrößerten Lymphknoten verwechselt werden. Bei venösen Stauungszuständen erscheint sie verbreitert. Anomalien s. S. 244.

5. Lymphgefäße und Lymphknoten

Da Erkrankungen der Lymphgefäße und Lymphknoten in der Lunge röntgenologisch erfaßt werden können, ist auch die Kenntnis des normalen Lymphwegesystems und vor allem seiner Topographie notwendig. Die *normalen* Lymphwege und Lymphknoten sind röntgenologisch *nicht* sichtbar.

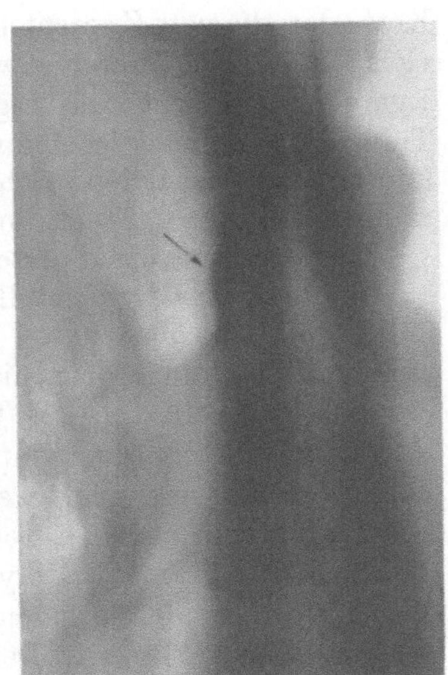

Abb. 267. V. azygos rechts im Trachebronchialwinkel, Schichtbild in 14 cm Tiefe

In der Lunge läßt sich ein oberflächliches, subpleural und interlobär gelegenes System von einem tiefen unterscheiden, das perivasculär, peribronchial und in der Bronchialwand gelegen ist. Das tiefe ist röntgenologisch von besonderer Bedeutung. Im Laufe einer in Resorption begriffenen Pneumonie oder bei einer Lymphangiosis carcinomatosa wird es in Form einer verstärkten, hilusradiär gerichteten Streifenzeichnung sichtbar. Es sind die mit Resorptionsmaterial angefüllten oder carcinomatös infiltrierten Lymphwege, die aus den Lungenläppchen entlang der Blutgefäße und der Bronchien zum Hilus ziehen.

Kleine Lymphgefäße liegen im interstitiellen Bindegewebe subpleural, interlobulär, perivasculär, peribronchial und in der Wand der Bronchien. An drei Stellen wird Gewebsflüssigkeit in die Lymphbahn aufgenommen:

α) im Inneren der Läppchen (periarteriell, peribronchiolär).

β) in der Peripherie der Läppchen (septa interlobularia, subpleural),

γ) in der Bronchialwand.

Lymphknoten. Die ersten Lymphknoten, die die Lymphe auf ihrem Weg von den Lungenläppchen zum Lungenhilus erreicht, liegen an den Ostien der Segmentbronchien in den Bronchialteilungswinkeln, die nächsten an den Ostien der Lappenbronchien. Beide Gruppen gehören zu den bronchopulmonalen Lymphknoten. Am Mittellappenbronchus sind die Beziehungen der Lymphknoten zum Bronchus besonders eng. Hier kommt es besonders häufig zu Kompression und Einbruch von Lymphknoten mit Bronchusstenose und Verschluß (vgl. S. 424). Die tracheobronchialen Lymphknoten liegen in den Winkeln zwischen Trachea und den beiden Hauptbronchien sowie im Bifurkationswinkel der Trachea. Zu ihnen lassen sich auch der Lymphknoten an der V. azygos und am Ductus Botalli rechnen. Die nächste Station bilden die paratrachealen Lymphknoten, die ihre Lymphe unmittelbar in den Ductus thoracicus oder in den Venenwinkel abgeben. Durch ihre Nachbarschaft zum N. recurrens sind sie klinisch von besonderer Bedeutung.

Alle diese Lymphknoten der Atmungsorgane im engeren Sinne stehen direkt oder indirekt miteinander durch ein Netz von Lymphgefäßen und Anastomosen in Verbindung. Auch zu den folgenden Lymphknotengruppen der übrigen Thoraxorgane besitzen sie zahlreiche Verbindungen: Die sternalen Lymphknoten liegen beiderseits vom Sternum längs der A. mammaria interna. Die vorderen mediastinalen Lymphknoten stellen eine Kette dar, die vom Zwerchfell bis zur oberen Thoraxapertur zieht, und die vor den großen Gefäßen im Herz-Zwerchfellwinkel und an dem Thymus liegt. Die hinteren mediastinalen Lymphknoten liegen im Ligamentum pulmonale, am Oesophagus und an der Aorta. Transdiaphragmale Verbindungen zu den retroperitonealen und den cöliakalen Lymphknoten sind vorhanden. Schließlich versorgen die Lnn. intercostales interni den Innenraum der hinteren Brustwand.

Eine schematische Darstellung der Lymphknoten gibt Abb. 268.

Der regionäre Lymphabfluß aus der Lunge erfolgt nach Engel in folgender Weise (Abb. 269): Die oberen zwei Drittel des rechten Oberlappens senden ihre Lymphe zu den rechtsseitigen tracheobronchialen Lymphknoten. Die Basis des rechten Oberlappens und der dorso-laterale Teil des Unterlappens haben ihre regionären Lymphknoten dorsolateral am Hilus. Die Lymphe aus dem Mittellappen fließt zu den Lymphknoten am Mittellappenbronchus und weiter in die der Trachealbifurkation. Die regionären Lymphknoten für den medialen Teil des rechten Unterlappens befinden sich ebenfalls in der Trachealbifurkation. Der Lymphabfluß aus der linken Lunge erfolgt in symmetrischer Weise. Nur aus dem Spitzengebiet fließt die Lymphe in die Lymphknoten in der Nähe des Ligamentum Botalli. Der Weitertransport der Lymphe von den linksseitigen Bifurkationslymphknoten kann sowohl zu den links- wie auch den rechtsseitigen paratrachealen Lymphknoten erfolgen. Andererseits bestehen Querverbindungen zwischen den links- und rechtsseitigen Bifurkationslymphknoten. Auf diese Weise kann bei neoplastischen oder entzündlichen Prozessen ein überkreuzter Befall der Lymphknoten (kontralaterale Metastase) zustande kommen.

Die röntgenologische Darstellung der *vergrößerten* Lymphknoten der Lunge und des Tracheobronchialbaumes gelingt gut, wenn sie sich vom Nachbargewebe absetzen. Bilden sie dagegen — z. B. mit einem Carcinom — einen einheitlichen Tumor, so ist eine Differenzierung nicht zu erwarten. Die tomographische Darstellung erfolgt genau wie die der Trachea, der Haupt- und Lappenbronchien, also im sagittalen Strahlengang, wobei man die Bifurkationsebene (1 cm dorsal der Thoraxmitte) als Mittelschnitt wählt und je zwei Schnitte in Zentimeterabständen davor und dahinter hinzunimmt. Zur Feststellung, ob ein Lymphknotenprozeß zu einer Bronchusstenose oder einem Verschluß geführt hat, kann auch die Bronchographie herangezogen werden. Eine etwaige Beteiligung der V. cava inferior, sei es durch Kompression oder Infiltration, wird mit der mediastinalen Phlebographie geprüft.

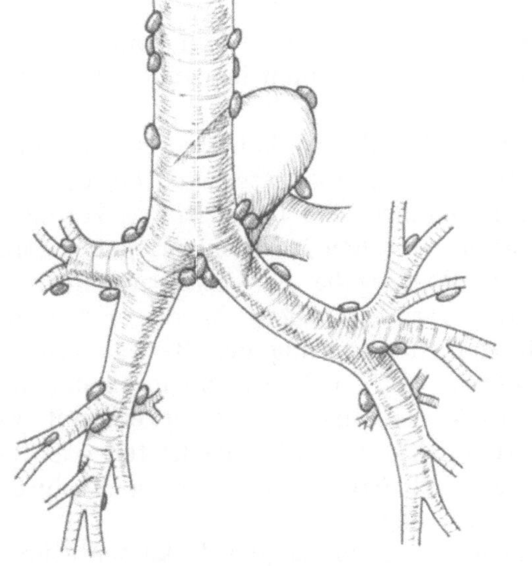

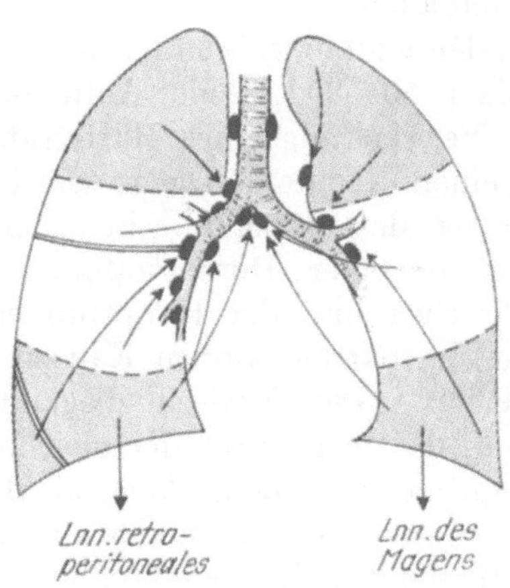

Abb. 268   Abb. 269

Abb. 268. Schema der Lymphknoten des Tracheobronchialbaumes

Abb. 269. Schema des Lymphabflusses (in Anlehnung an ENGEL und ROUVIÈRE)

II. Die röntgenologischen Untersuchungsmethoden der Lunge

Entsprechend dem anatomischen Aufbau der Lunge und der verschiedenen Funktion ihrer einzelnen Teilsysteme existiert heute eine Reihe von Untersuchungsmethoden, die im einzelnen ganz bestimmte Aufgaben haben, und die sich sämtlich sinnvoll ergänzen. Das gilt ebenso für die Übersichtsaufnahme und Durchleuchtung wie für die Spezialuntersuchungen, Tomographie, Bronchographie, Pulmonalisangiographie usw. Sie haben sich im Laufe der Jahre entwickelt, und da die Entwicklung noch im Fluß ist, ist mit weiterer Vervollständigung zu rechnen.

1. Übersichtsaufnahme und Durchleuchtung

Aus Gründen des Strahlenschutzes (s. weiter unten) und der besseren Detailerkennbarkeit beginnen wir heute die Röntgenuntersuchung der Lunge mit der *Aufnahme*. Bei Männern unter 60 Jahren und Frauen unter 45 Jahren sollte dies ohnehin eine obligate Forderung sein. Daß die Detailerkennbarkeit auf der Aufnahme besser als bei der Durchleuchtung ist, geht aus der folgenden Aufstellung von SCHOBER hervor:

Durchleuchtung: 1—5 Ringschlitze.
Durchleuchtung mit Bildverstärkung: 5—10 Ringschlitze.
Leuchtschirmphoto im Kleinformat: 10—18 Ringschlitze.
Leuchtschirmphoto im Mittelformat: 22—27 Ringschlitze.
Großaufnahme auf Papier: 20—25 Ringschlitze.
Großaufnahme auf Zweischichtfilm: 35—40 Ringschlitze.

Daraus ergibt sich, daß zur Erkennung von Feinheiten und Details immer die *Großaufnahme auf Film* heranzuziehen ist. Dabei geht eine weitere Forderung der heutigen

Zeit dahin, neben der a.p.-Aufnahme grundsätzlich auch eine *Seitenaufnahme* anzufertigen. An Hand der a.p.-Aufnahme allein ist man lediglich in der Lage, eine Einteilung des Bildes in Ober-, Mittel- und Untergeschoß vorzunehmen. Liegt aber auch eine Seitenaufnahme vor, so läßt sich ein Prozeß exakt in einen bestimmten Lungenlappen, ja sogar in ein Segment lokalisieren. Aus dieser exakteren Erfassung von Lage, Form und Größe des Prozesses lassen sich bereits wichtige Schlüsse auf die Art der Erkrankung ziehen. Falls erforderlich, können diese Aufnahmen in den Standardebenen durch Aufnahmen in den beiden schrägen Durchmessern ergänzt werden (Abb. 233—236).

Zur ausschließlichen Aufnahme der *Lungenspitzen* läßt man den dorso-ventral verlaufenden Strahl von oben in cranio-caudaler oder von unten in caudo-cranialer Richtung einfallen.

In den letzten Jahren hat sich neben der herkömmlichen Aufnahme mit Spannungen zwischen 50—80 kV die Aufnahme in *Hartstrahltechnik* zwischen 100 und 150 kV unter Verwendung eines Hartstrahlrasters eingeführt. Sie bietet einige Vorteile, aber auch einen Nachteil. Die wesentlichen Vorteile bestehen in einer geringeren Strahlenbelastung des Patienten, in einer besseren Wiedergabe der Strukturfeinheiten der Lunge, in einer Durchstrahlung intensiver Verschattungen, in der Erkennbarkeit der Trachea und der Hauptbronchien, in der Ausschaltung der Bewegungsunschärfe infolge der extrem kurzen Expositionszeiten von 0,01—0,03 sec und in einer Schonung der Röhre. Der Nachteil liegt darin, daß Verkalkungen schwerer erkannt werden können, da sie in etwa der gleichen Schattendichte wie Infiltratschatten oder Gefäße wiedergegeben werden. Auch an den Rippen sind Strukturveränderungen schwerer zu erkennen als auf Aufnahmen mit niederer Spannung.

Aufgabe der Lungenaufnahme ist es, neben der einmaligen Dokumentation eines Befundes auch die Möglichkeit zu einem Vergleich bei einer späteren Kontrolle oder Kontrollserie zu bieten. Um eine möglichst gleichbleibende Bildqualität und damit eine optimale Vergleichsmöglichkeit zu gewährleisten, ist die Verwendung eines Belichtungsautomaten möglichst in Kombination mit einer Entwicklungsmaschine von Vorteil. Bei der Beurteilung des Lungenbildes ist nicht nur auf den fraglichen Lungenprozeß, sondern auch auf etwaige Veränderungen an den Nachbarorganen, an Herz, Mediastinum, Rippen und Zwerchfell zu achten. Bei Fragwürdigkeit eines Befundes ist ebenso wie bei der Durchleuchtung die Gegenseite zum Vergleich heranzuziehen.

Zur Durchuntersuchung eines größeren Personenkreises oder einer Bevölkerungsgruppe dient die sog. *Reihenuntersuchung*. Sie hat die Aufgabe, eine krankhafte Veränderung der Lunge und der Thoraxorgane zunächst einmal aufzudecken. Die Art der Erkrankung festzustellen, obliegt dann der weiteren Untersuchung. Die Reihenuntersuchung kann entweder als Reihendurchleuchtung oder mittels des Röntgenreihenbildes erfolgen. Wiederum ist das Bild der Durchleuchtung überlegen. Wegen der höheren Strahlenbelastung sollten Reihendurchleuchtungen nicht mehr durchgeführt werden. Zur Kostenersparnis werden statt der Großaufnahme Schirmbilder im Format 45×45 mm oder 70×70 mm bzw. 100×100 mm angefertigt.

Mit der routinemäßigen Röntgenuntersuchung einer größeren Bevölkerungsgruppe ist die Frage nach der *Strahlengefährdung* aufgeworfen. Die Gonadendosis bei einer Durchleuchtung liegt nach einer Zusammenstellung von Lorenz für Männer zwischen 0,08 und 3 mr, für Frauen zwischen 0,19 und 3 mr, bei einem Schirmbild für Männer zwischen 0,05 und 2 mr, für Frauen zwischen 0,02 und 3 mr. Die Frage der Strahlengefährdung kann aber nicht nur einseitig mit der Strahlenexposition, sondern muß immer in Hinblick auf den Nutzen bzw. auf den verhüteten größeren Schaden beantwortet werden. Wenn bei einer Reihenuntersuchung nur ein geringer Prozentsatz als krank festgestellt und durch sofortige Behandlung geheilt wird, so ist für die Einzelperson und für die soziale Gemeinschaft der Nachteil der Strahlengefährdung geringer als der durch die nicht erkannte Krankheit entstandene Schaden.

Die Durchleuchtung hat heute hauptsächlich die Aufgabe, die Bewegungsvorgänge der Lunge und des Zwerchfells bei der In- und Exspiration, die Pulsationen des Herzens und der großen Gefäße und die auf der Aufnahme unübersichtlichen Regionen zur Darstellung zu bringen. Dazu ist es notwendig, den Patienten in alle Ebenen zu drehen. Von geeigneten Positionen werden während der Durchleuchtung oder am Lungenstativ Aufnahmen angefertigt. Störende Überlagerungen (Scapula, Mamma, M. pectoralis) werden herausgedreht oder vom Patienten selbst abgedrängt. Bei zweifelhaftem Befund soll die Gegenseite zum Vergleich herangezogen werden. Um ein kontrastreiches Bild zu erhalten und aus Gründen des Strahlenschutzes, ist das Durchleuchtungsfeld möglichst klein zu halten. Ist ein großes Feld notwendig, so muß immer der Blendenrand sichtbar bleiben.

Hat man eine krankhafte Veränderung gefunden und untersucht, so ist es immer notwendig, auch die übrigen Lungenabschnitte systematisch abzusuchen. Dazu beginnt man am besten bei den Lungenspitzen. Durch Innenrotation der Arme werden die Schulterblätter herausgedreht, und durch Vorwärtsbeugen des Oberkörpers stellen sich die Spitzenfelder übersichtlicher dar. Beim Husten hellen sich die normalen Lungenspitzen auf. Pleuraschwarten (Kuppenschwielen), Lungeninfiltrationen und Überlagerungen durch Strumen u. a. verhindern eine Aufhellung. In den Mittelfeldern beobachtet man neben dem Lungenparenchym auch die Pulsation des Herzens und der großen Gefäße. Bei herznahen Veränderungen interessiert, ob eine vom Herzen mitgeteilte oder eine eigene Pulsation, wie z. B. beim Aortenaneurysma, besteht. Eine exaktere Auskunft gibt hierüber das Kymogramm. Paramediastinal sieht man zahlreiche kleine, runde Fleckschatten. Lösen sie sich beim Drehen des Patienten auf, so handelt es sich um orthograd getroffene Gefäßquerschnitte (meist des dritten und sechsten Segmentastes der A. pulmonalis oder ihrer Subsegmentäste) und nicht um pathologische Herde. An der Lungenbasis werden die Größe der Zwerchfellexkursionen beim Atmen und etwaige Pleuraergüsse oder Schwarten in den seitlichen und hinteren Zwerchfellrippenwinkeln beobachtet. Bei der tiefen Inspiration dehnt sich die Lunge hauptsächlich in den basalen Partien aus und wird dort strahlendurchlässiger. Ein Erguß bewegt sich mit dem Zwerchfell atmungssynchron auf und ab, eine Pleuraschwarte führt zu einer Fixierung der randständigen Zwerchfellpartien an der Brustwand. Beim Husten und kurzen Aufschnupfen durch die Nase treten feinere Abweichungen der normalen Zwerchfellbewegungen besser in Erscheinung, insbesondere werden so partielle Paresen und partielle Relaxationen (im schrägen Durchmesser) deutlich. Beim Husten und Aufschnupfen läßt sich auch eine abnorme Mediastinalverlagerung bei bronchusverschließenden Prozessen nachweisen (s. dort).

Beim Drehen in den ersten schrägen Durchmesser werden von der linken Lunge besonders übersichtlich das anteriore Segment des Oberlappens und die Lingula. Hinter dem Herzen wird der sog. Retrokardialraum zwischen Hinterwand des Herzens und Wirbelsäule frei. Bei Vergrößerungen des linken Vorhofes ist er eingeengt. Von der rechten Lunge erscheinen überlagerungsfrei der Unterlappen und das posteriore Segment des Oberlappens. Im ersten schrägen Durchmesser läßt sich die Entfaltung des linken vorderen und des rechten hinteren Zwerchfell-Rippenwinkels prüfen (Abb. 235).

Bei Drehung in den zweiten schrägen Durchmesser werden von der linken Lunge der Unterlappen und das posteriore Segment des Oberlappens, von der rechten Lunge der Mittellappen und das anteriore Segment des Oberlappens ohne Überlagerung sichtbar. Im Mittelfeld erscheint der Aortenbogen und das Aortenfenster, der Raum innerhalb des Bogens, in den sich der linke Ast der A. pulmonalis projiziert. Es ist vergrößert bei sklerotischer Aortenelongation, eingeengt z. B. durch ein Aortenaneurysma. Von den Sinus lassen sich im zweiten schrägen Durchmesser der rechte vordere und der linke hintere überprüfen (Abb. 236).

Bei Drehung des Patienten in den frontalen Strahlengang kommen die Vorder- und Hinterwand des Herzens, das vordere und hintere Mediastinum sowie der vordere und hintere Zwerchfellsinus frei zur Darstellung. Besonders gut lassen sich in dieser Durchleuchtungsrichtung der vordere und hintere Anteil des Zwerchfelles unterscheiden (Abb. 234). Wertvoll ist auch die Durchleuchtung in Seiten- oder Rückenlage bei horizontalem Strahlengang (Zuppinger und Frank). Um diese Untersuchung technisch zu erleichtern, haben wir uns ein Zusatzgerät[1] anfertigen lassen, das auf bequeme Weise gestattet, den Patienten vor dem Durchleuchtungsschirm in die gewünschte Position zu bringen (Abb. 270). Untersuchungen in horizontalem Strahlengang sind auch am UGX[2] möglich. Auf diese Weise können Pleuraergüsse von Lungentumoren oder anderen Prozessen unterschieden werden, da Pleuraergüsse, wenn sie nicht abgekapselt sind, zum tiefsten Punkt auslaufen. Gelegentlich läßt sich das auch durch einfache Seitwärtsneigung des stehenden Patienten erreichen. Die Untersuchung im horizontalen Strahlengang bei Seitenlage des Patienten ist auch geeignet, um über Beweglichkeit oder Fixierung des Mediastinums eine Aussage zu machen. Normalerweise beträgt die seitliche Verlagerung des Mediastinums in Seitenlage etwa 2 cm (Zuppinger). Bei bösartigen, hilusnahen Lungentumoren und bei der Pericarditis adhaesiva mit Accretio cordis ist diese Beweglichkeit vermindert oder aufgehoben.

Die Durchleuchtung mit dem *Bildverstärker*, dessen Prinzip auf der Verstärkung von in Photoelektronen umgewandelten Lichtquanten mit Hilfe einer Photokathode beruht, bietet vor allem für die Durchleuchtung des Abdomens und während des Operierens viele Vorteile. Durch die größere Helligkeit des umgewandelten Schirmbildes sind eine Herabsetzung der elektrischen Werte und damit eine geringere Strahlenbelastung des Patienten und des Untersuchers sowie eine Durchleuchtung ohne größere Dunkeladaption möglich.

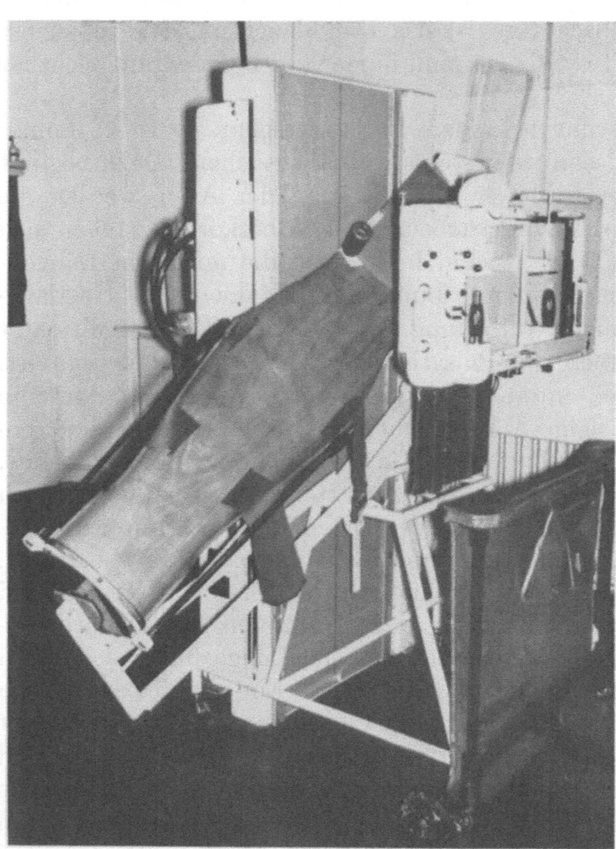

Abb. 270. Durchleuchtungszusatzgerät, das bei horizontalem Strahlengang eine Durchleuchtung in Rücken-, Rechts- und Linksseitenlage, und zwar planhorizontal, sowie in Kopf- und Beckenhochlagerung gestattet (hergestellt nach eigenen Angaben von der Firma Siemens-Reiniger, Erlangen)

Am Ende jeder Durchleuchtung empfiehlt es sich, den erhobenen Befund in Wort oder Skizze niederzulegen.

2. Tomographie

Mit der Schichtuntersuchung (Tomographie, Planigraphie, Stratigraphie, Laminographie) ist man in der Lage, bestimmte Regionen weitgehend frei von Überlagerungen darzustellen. Das wird erreicht durch Verwischung der darüber und darunter gelegenen Schichten. Zu diesem Zweck werden Röntgenröhre und Film gegenläufig entweder planparallel (Planigraphie) oder in flachem Kreisbogen (Tomographie) über einen bestimmten Sektor während der Exposition bewegt (s. Schema). Bei der Stratigraphie von Vallebona und Bozzetti werden Objekt und Film gleichsinnig um einen wählbaren Winkel

---

[1] Hergestellt von der Firma Siemens-Reiniger, Erlangen.
[2] Hergestellt von der Firma C. H. F. Müller, Hamburg.

gedreht. Bei allen Verfahren liegt die eingestellte Objektebene, die der gewünschten Schnittebene entspricht, im Drehpunkt der Gegenbewegungen von Röhre und Film und wird daher scharf abgebildet. Auf diese Weise werden Schichten dargestellt, die in der Längsachse des Körpers liegen (*longitudinale* Schichtuntersuchung).

Bei der *transversalen* Tomographie (DE ABREU, FRAIN und LACROIX, VALLEBONA, GEBAUER und WACHSMANN, WATSON) wird die Verwischung durch eine gleichsinnige und gleichzeitige Drehbewegung von Objekt und Film erzielt, während die Röhre feststeht. Bei den bisher gebräuchlichen Geräten befindet sich der Patient in aufrechter Körperhaltung. Der Strahlengang trifft in einem Winkel von 22,5° die Längsachse des Körpers. Auf diese Weise werden Schichten abgebildet, die Körperquerschnitten entsprechen (s. Schema). Durch die Einführung der transversalen Tomographie ist die röntgenologische Untersuchung in der dritten Ebene möglich geworden. Sie vermittelt besonders anschaulich die räumliche Vorstellung und die Lagebeziehung zu den Nachbarorganen. Technisch bedingte Nachteile sind die Unschärfe der Bilder, die starken Wischschatten und die Beschränkung auf eine aufrechte Haltung der Patienten (Abb. 271).

Es liegt im Wesen der Tomographie, daß in der Nähe der Schnittebene gelegene intensive Schatten oder Aufhellungen auch in die eingestellte Schicht durchschlagen.

Abb. 271 a—c. Schema der Planigraphie (a), der Tomographie (b) und der transversalen Tomographie (c). (Nach VIETEN)

Seit 1954 können durch Verwendung eines Folienbuches, in das die Filme in den gewünschten Abständen eingelegt werden, in einem Aufnahmevorgang mehrere Schichtbilder gleichzeitig abgefertigt werden (sog. *Simultan-Tomographie*, GAJEWSKI, LIESE, BAKLUND). Das bedeutet eine erhebliche Vereinfachung des Verfahrens, bei größerer Genauigkeit die gewünschten Schichtabstände (infolge der gleichen Atemphase) auch wirklich zu erhalten, eine bedeutende Verringerung der Strahlenbelastung des Patienten und eine Schonung der Röhre.

In der Lungendiagnostik wird die Tomographie hauptsächlich zur Darstellung bzw. zur Aufdeckung von pathologischen Hohlraumbildungen, tuberkulösen Kavernen, Abscessen, Tumorhöhlen, Cysten u. a. eingesetzt. Wenn die Luftansammlung in der

Höhle klein und die Sekretmenge groß ist, empfiehlt sich, die Schichtuntersuchung am aufgerichteten Patienten vorzunehmen, um einen Sekretspiegel nachzuweisen.

Bei soliden Gebilden leistet die Tomographie oft einen wertvollen Beitrag zur differantialdiagnostischen Abgrenzung.

Vom Tracheobronchialbaum lassen sich tomographisch gut darstellen: die Trachea, die Hauptbronchien und die Lappenbronchien. Die Segment- und Subsegmentbronchien sind häufig, namentlich wenn sie in homogen verschatteten Lungenabschnitten gelegen sind oder wenn ihre Wand krankhaft verdickt ist, auch auf Schichtbildern zu erkennen. Alle übrigen Bronchien niederer Ordnung entziehen sich einer genügend sicheren Erkennung. Detaillierte Zusammenstellungen darüber liegen von Esser, Kováts und Zsebök, Lodin vor. Entsprechend ihrem Verlauf werden Trachea, Hauptbronchien und Lappenbronchien in der Frontalebene im sagittalen Strahlengang etwa 1 cm dorsal der Thoraxmitte dargestellt. Der Mittellappenbronchus bildet sich am übersichtlichsten bei Rechtsseitenlage und Drehung des Patienten um 15—30° nach dorsal im seitlichen Strahlengang ab.

Verkalkte, vergrößerte und in den Bronchus eingebrochene Lymphknoten können tomographisch oft gut erfaßt werden, wodurch manche Krankheitsbilder schlagartig eine Klärung erfahren (vgl. S. 424). Treten die Bronchien aus der Schichtebene heraus, so endet der Bronchus spitz oder konisch zulaufend. Dieses Bild darf nicht als ein Bronchusverschluß ausgelegt werden.

Die Pulmonalarterien und Venen sind bis in den Lungenmantel der Schichtuntersuchung zugänglich. Ihre Darstellung erfolgt zweckmäßigerweise in den gleichen Ebenen wie die der entsprechenden Bronchien. Die Deutlichkeit der tomographischen Darstellung steht zwar hinter der bei der Kontrastmittelfüllung, der selektiven Pulmonalisangiographie zurück, aber die Beziehungen zwischen Gefäßen und Bronchien innerhalb eines erkrankten Areals treten im Schichtbild deutlicher in Erscheinung, und die Zuordnung wird dadurch wesentlich erleichtert.

3. Bronchographie

Die Bronchographie, d. h. die Füllung der Bronchien mit Kontrastmittel, ist die wichtigste röntgenologische Untersuchung der Bronchien. Sie vermittelt eindeutige und übersichtliche Bilder von der Trachea bis zu den Ästen der Subsegmentbronchien und erlaubt ein eingehendes Studium auch von feineren Befunden. Da aber nur die Bronchien selbst bzw. ihr Lumen dargestellt werden, sind die Bronchogramme stets in Verbindung mit den Übersichtsbildern zu betrachten, und zur Erfassung von Nachbarschaftsveränderungen sind oft ergänzende Tomogramme zweckmäßig. Umgekehrt kann aber auch von den Veränderungen an den Bronchien ein Rückschluß auf eine selbständige Erkrankung oder eine Mitbeteiligung des Lungenparenchyms gezogen werden, da Brochialsystem und Lungenparenchym eine funktionelle Einheit bilden und nur sehr selten getrennt für sich erkranken.

Technik der Bronchographie

Zur Vorbereitung erhält der Patient am Abend vor der Untersuchung eine Tablette Luminal 0,1, anderntags nüchtern 1 Std vor Untersuchungsbeginn nochmals eine Tablette Luminal 0,1—0,2 und $^{1}/_{2}$ Std vorher Dicodid 0,015 und Atropin 0,0005 subcutan. Als Schleimhautanaestheticum für Rachen und Luftwege hat sich Salicain in 2%iger Konzentration am besten bewährt. Es ist dreimal weniger toxisch als Pantocain. Auf 10 cm³ Salicain werden 2—3 Tropfen Suprarenin 1:1000 gegeben, um einem Bronchusspasmus zu begegnen. Zunächst wird der Rachen mit dem Larynxspray anaesthesiert. Der Patient atmet bei den einzelnen Spraystößen tief ein. Dann werden zweimal 1 cm³ des Anaestheticums durch die Larynxspritze in den Larynx instilliert. Auch dabei läßt man tief einatmen. Einen Anhalt über den Wirkungsgrad der verabfolgten Anaesthesie geben der ausbleibende oder noch vorhandene Schluckreflex und der Hustenreiz. Wichtig ist der beruhigende Einfluß des

Arztes während der Anaesthesie und der nachfolgenden Untersuchung. Eine gute Anaesthesie ist eine unerläßliche Voraussetzung für das Gelingen der Untersuchung. Nach der Anaesthesie wird der Katheter in den Bronchialbaum eingeführt. Die Metraskatheter besitzen an ihrer Spitze verschieden starke Krümmungen. Der am stärksten gekrümmte Katheter wird zur Sondierung der Oberlappenbronchien benutzt, der schwach gekrümmte für den Mittellappen- und Unterlappenbronchus und der gestreckte Katheter nur für den Unterlappenbronchus. Bei der Sonde von Strnad und Beutel wird die Spitze durch einen Seidenfaden oder einen Stahldraht von außen beliebig gekrümmt. Die Katheter werden entweder mit Hilfe des Spiegels unter direkter Sicht des Auges oder hinter dem Durchleuchtungsschirm in den Larynx eingeführt. Von diesem Zeitpunkt an wird die weitere Untersuchung unter Durchleuchtung vorgenommen. Zunächst werden 2 cm³ Anaestheticum durch den Katheter auf die Carina der Trachea und in den zu untersuchenden Hauptbronchus und nach Horizontallagerung des Patienten zwei weitere Kubikzentimeter in den Oberlappenbronchus gespritzt. Bis zum vollen Wirkungseintritt der Schleimhautanaesthesie soll jeweils etwa 2—3 min gewartet werden. Die gesamte Anaesthesie nimmt etwa 15—20 min in Anspruch.

Als Kontrastmittel stehen wasserlösliche und ölige Mittel zur Verfügung. Die öligen (Jodipin, Lipjodol) geben kontrastreichere und konturschärfere Bilder, können aber Fremdkörpergranulome hervorrufen. Mit einem Zusatz von etwa 8 g eines pulverisierten Sulfanilamids läßt sich ein Beschlag an der Bronchialwand erzielen, der einen plastischen Eindruck vermittelt. Die alten wasserlöslichen Kontrastmittel (X-Umbradil, Joduron B, Perabrodil B) reizen die Bronchialschleimhaut auf Grund ihrer Hypertonie sehr stark, geben kontrastärmere und konturweichere Bilder, führen aber nur sehr selten zu Granulomen. Die neuen Mittel (Propyliodon — Cilag und Bayer 1238*) sind isotonisch und reizen daher die Schleimhaut weniger. Ihre Resorption bzw. ihr Abbau erfolgt weniger rasch, so daß die Untersuchung genügend Zeit in Anspruch nehmen kann.

Die Untersuchung der Oberlappenbronchialäste erfolgt am besten im Liegen, die des Mittel- und Unterlappenbronchus in halb aufrechter Position oder im Stehen. In einem Untersuchungsgang kann immer nur eine Seite gefüllt werden. Bisweilen ist die direkte Sondierung eines Segmentbronchus notwendig. Von typischen Bildern werden in den verschiedenen Ebenen Aufnahmen angefertigt. Die wichtigsten Ebenen sind der erste schräge Durchmesser für die linke Lunge bzw. der zweite schräge Durchmesser für die rechte Lunge und die Seitenaufnahme.

Nach Beendigung der Untersuchung soll in gedämpften Hustenstößen soviel Kontrastmittel wie möglich abgehustet werden. Während 2 Std darf der Patient nichts essen und trinken, bis die Anaesthesiewirkung verschwunden ist. Eine leichte Temperaturerhöhung am Abend ist ohne Bedeutung.

Bei Patienten mit eingeschränkter Lungenfunktion, bei Asthmatikern, bei Kindern und bei Frauen empfiehlt es sich, die Bronchographie in Intratrachealnarkose durchzuführen. Dabei wird in Inaktinnarkose und unter einem Muskelrelaxans der Metraskatheter durch den Trachealtubus in den Bronchus vorgeschoben und die Untersuchung auf diese Weise unter völliger Ausschaltung des Hustenreizes und jeglicher psychischen Alteration durchgeführt. Der Nachteil liegt in der fehlenden Mitwirkung des Patienten z. B. bei der tiefen Inspiration oder beim Abhusten zur Erzielung eines Beschlagbildes und zur Beurteilung der Ventilation. Auch die Unmöglichkeit, den Patienten aufzurichten, bedeutet eine Einschränkung der Möglichkeiten.

Die *Gefahren und Komplikationen* der Bronchographie liegen in der Hauptsache in der Überdosierung des Schleimhautanaestheticums. Mit einer Menge von 10—20 cm³ Salicain 2%ig haben wir unter Ausnutzung der entgiftenden Wirkung von Luminal bei über 1000 Bronchographien in Lokalanaesthesie keinen Zwischenfall erlebt. Zu berücksichtigen ist, daß bei entzündlichen Prozessen im Tracheobronchialbaum der Hustenreiz stärker ist, dementsprechend sorgfältiger anaesthesiert werden muß, daß aber gleichzeitig die Resorption des Anaestheticums rascher vor sich geht. Hier empfiehlt sich, die gesamte Anaesthesie auf etwa 20—30 min in die Länge zu ziehen.

Eine Pantocain- (Salicain-)Überdosierung macht sich in tonisch-klonischen Krämpfen, Bewußtlosigkeit und zentraler Atemlähmung bemerkbar. Als sofortige Maßnahme muß Evipan bis zum Eintritt einer tiefen Narkose intravenös injiziert werden. Bei Atemlähmung muß intubiert und passiv mit Sauerstoff beatmet werden. Zentrale Analeptica sind kontraindiziert, da sie die Krampfbereitschaft erhöhen. Um die Gefahr einer Anaesthesieüberdosierung jederzeit bannen zu können, gehören die Evipanspritze und das Sauerstoffbeatmungsgerät immer zum Bronchographiebesteck.

Zwischenfälle können ferner durch Verdünnung (Lungenödem) und Eindickung (Bronchus- bzw. Tracheablockade) des Kontrastmittels eintreten.

4. Pulmonalisangiographie

Ausgehend von dem Selbstversuch Forssmanns über die Herzkatheterisierung und die gleichzeitige Kontrastmittelinjektion ins Herz ist die Darstellung der Lungenarterien zu einer Untersuchungsmethode der Lunge ausgebaut worden, die heute bei zahlreichen Erkrankungen aufschlußreiche Befunde vermittelt. Ihre Hauptindikation hat sie naturgemäß in Erkrankungen der Lungengefäße selbst, bei Aneurysmen, Angiomen, Ektasie der A. pulmonalis, Venentransposition u. a. Bei chronisch entzündlichen Lungenerkrankungen wie bei der Tuberkulose und Silikose und bei Neoplasmen deckt sie interessante Begleitveränderungen morphologischer und funktioneller Art an den Gefäßen auf. Schließlich kann sie zur Feststellung der sekundären Pulmonalsklerose herangezogen werden.

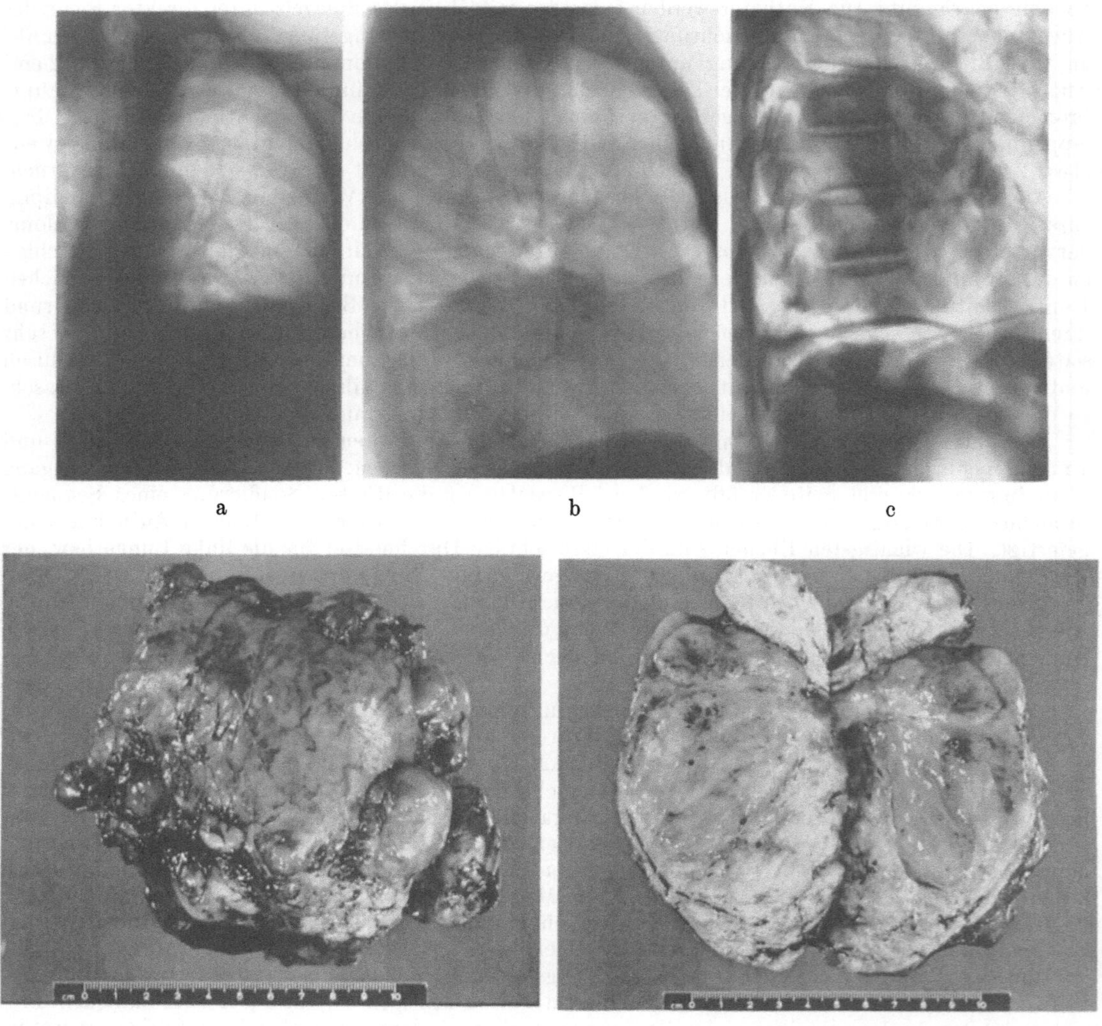

Abb. 272a—d. Feststellung der Organzugehörigkeit eines Prozesses durch diagnostischen Pneumothorax. a und b Homogene, oben scharf und unregelmäßig begrenzte Verschattung im linken Thoraxuntergeschoß. c Diagnostischer Pneu: Der umgebende Pleuraerguß ist ausgelaufen, es zeigt sich ein großer rundlicher Tumor im hinteren unteren Thoraxraum. d Operationspräparat. Histol.: Zellreiches Fibrom, nach 9 Monaten reichlich Pleurametastasen im Röntgenbild

　　Pulmonalisangiogramme erhält man durch die Angiokardiographie oder durch die selektive Pulmonalisangiographie (s. S. 289). Die mit der letzteren Methode erhaltenen Bilder sind deutlicher. Bei ihr wird ein Herzkatheter in die Cubitalvene eingeführt und unter Durchleuchtungskontrolle durch den rechten Vorhof und den rechten Ventrikel in die einzelnen Äste der rechten oder linken A. pulmonalis gelenkt. Diese Sondierung erfordert etwas Geschick, einige Übung und Geduld. Als Kontrastmittel haben sich die hochprozentigen trijodierten Mittel am besten bewährt, z. B. Urografin 60%ig oder 76%ig. Es werden entweder Einzelaufnahmen oder besser Serienaufnahmen von der arteriellen, der Capillar- oder Parenchymphase und der venösen Phase angefertigt. Zur Serienangiographie sind Geräte erforderlich, die Aufnahmen in schneller Bildfolge gestatten, wie z. B. die Odelca-Kamera mit Rapidixkassette von Philips, das Elemagerät von Schönander oder andere.

5. Diagnostischer Pneumothorax

Bei allen umschriebenen Prozessen, die am Lungenrand gelegen, von der vorderen Brustwand, vom Zwerchfell oder seltener vom Mediastinum nicht abzugrenzen sind, ist der diagnostische Pneumothorax angezeigt. Nach Retraktion der Lunge ist die Organzugehörigkeit oder der Ausgangspunkt des fraglichen Prozesses meist leicht zu ermitteln. Bei Verwachsungen und krebsigen Infiltrationen ist diese Entscheidung schwieriger. Zum Indikationsgebiet des Pneumothorax gehören in erster Linien die Pleuratumoren, die Brustwandtumoren, Herz- und Zwerchfelltumoren und in zweiter Linie alle umschriebenen Prozesse in der äußersten Peripherie des Lungenmantels. Auch bei abgekammerten Pleuraergüssen, die differentialdiagnostisch oft schwer von Tumoren zu unterscheiden sind, und bei Prozessen, die sich hinter großen Pleuraergüssen verbergen, bringt der Pneumothorax oft schlagartig eine Klärung: Der abgekammerte Erguß läuft durch Einreißen

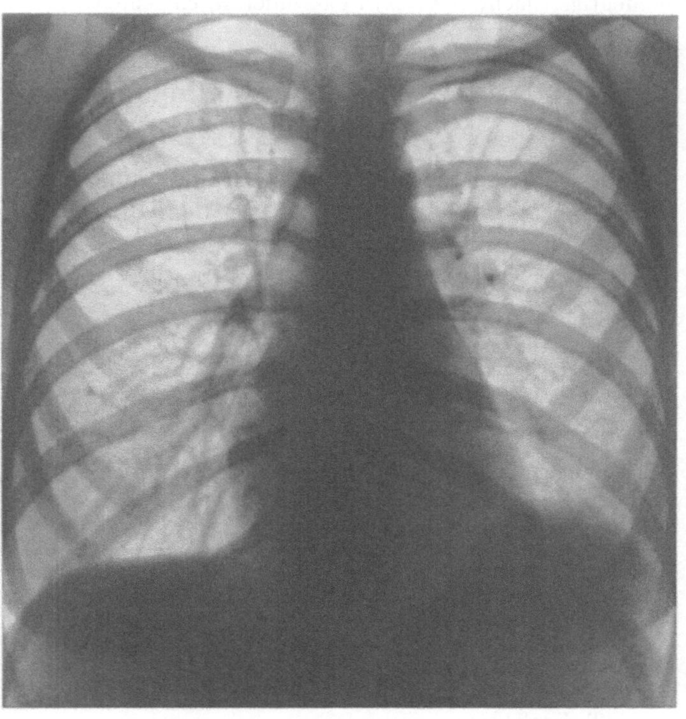
a

der Verklebung aus und gibt sich auf diese Weise zu erkennen (Abb. 272a—d). Im anderen Falle sackt der überlagernde Pleuraerguß nach basal ab, und der eigentliche Krankheitsherd wird sichtbar (Abb. 273a und b). In solchen Fällen empfiehlt sich die gleichzeitige Punktion des Ergusses mit nachfolgender Untersuchung des Punktats.

Es verdient darauf hingewiesen zu werden, daß die mit dem Pneuapparat eingelassene Gas- oder Luftmenge nicht zu klein zu bemessen ist. Meist sind 1000 cm³ oder mehr erforderlich. Die direkte Punktion von Lungenprozessen, namentlich von Lungentumoren ist wegen der damit verbundenen Komplikationsgefahr nicht empfehlenswert.

6. Kymographie

Über das Prinzip und die Einzelheiten der kymographischen Technik siehe S. 4 und 24. Die Kymographie ist eine Untersuchung zur Registrierung der Bewegungsvorgänge. Ihr Hauptindikationsfeld sind das Herz und die großen Gefäße. In der Diagnostik der Atmungsorgane erlaubt das Kymogramm eine detaillierte Analyse der Atembewegungen, des Zwerchfells, der basalen Lungenabschnitte und der Rippen. Dazu ist es notwendig, den Raster parallel zur Bewegungsrichtung, also vertikal zu stellen. Im Atmungskymogramm läßt sich gut erkennen, daß die basalen

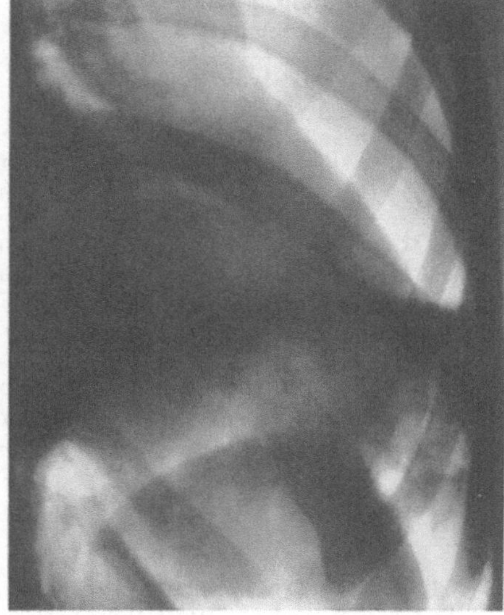
b

Abb. 273a u. b. Auslaufen eines abgekammerten Pleuraergusses bei diagnostischem Pneumothorax. a Vor Pneumothorax. b Nach Pneumothorax und Pneumoperitoneum

Lungenabschnitte bei der Atmung viel stärker als die apikalen bewegt werden, was als Ausdruck einer stärkeren Belüftung der basalen Lungenpartien zu werten ist.

Bei paramediastinalen Prozessen bringt das Kymogramm mit der Entscheidung, ob das fragliche Gebilde eine Eigenpulsation oder eine mitgeteilte Pulsation besitzt, oft eine wichtige differentialdiagnostische Klärung. Allerdings hat die Kymographie viel von ihrer früheren Bedeutung durch die modernen Methoden der Angiographie, die die Zugehörigkeit zum Herz- und Gefäßsystem viel eindeutiger nachweisen bzw. ausschließen, eingebüßt.

III. Allgemeine Pathologie und Pathophysiologie der Atmungsorgane im Röntgenbild

Die Lunge ist ein Organ, das seine Funktion des Gasaustausches mit Hilfe eines doppelten Wegesystems erfüllt: mit dem Bronchialtrakt, der die sauerstoffhaltige Luft heranführt, und mit dem Blutgefäßsystem, das mit seinem arteriellen Schenkel kohlensäurereiches Blut heran- und mit seinem venösen Schenkel sauerstoffangereichertes Blut abführt. Dazwischen liegt das eigentliche Funktionsorgan, die Alveole mit den Gefäßcapillaren, in ihrer Gesamtheit das Lungenparenchym. Ist eines dieser Systeme in seiner Funktion gestört, so werden konsekutiv die anderen in Mitleidenschaft gezogen.

Tabelle 3. *Systematik der Röntgenuntersuchung der Atmungsorgane*

Befund bei Durchleuchtung und Übersichtsbild	Indizierte Spezialuntersuchung
Aufhellungen in Flächen- und Rundschatten, Ringschatten, Höhlenbildungen	Tomographie, eventuell Bronchographie
Wabige Lungenstruktur, Lungencysten	Tomographie
Mit anatomischer Lungengrenze abschließende Verschattung, Atelektase, Teilatelektase	Bronchographie
Verkalkung der Hiluslymphknoten mit Segment- oder Lappenverschattung	Tomographie der Bronchien, Bronchographie
Hilusradiäre Streifenschatten	Bronchographie
Solitärer Rundschatten	Tomographie, Bronchographie, Pulmonalisangiographie
Von Brustwand und Zwerchfell nicht abzugrenzende Prozesse	Diagnostischer Pneumothorax, Pneumoperitoneum, Tomographie der Foramina intervertebralia der BWS, Costovenographie
Vom Mediastinum nicht abzugrenzende Prozesse	Kymographie, Oesophagusbreipassage, Pulmonalisangiographie, Angiokardiographie, Tomographie der Foramina intervertebralia der BWS

1. Störungen des Luftweges

Als Störung des Luftweges kann eine Bronchusstenose, ein Bronchusverschluß und eine Bronchiektasie wirken.

a) Die Bronchusstenose

Eine Behinderung der Luftwege, eine Bronchusstenose oder ein vollständiger Verschluß des Bronchus kann 1. von außen, 2. durch die Bronchialwand selbst und 3. von innen her verursacht sein.

1. *Von außen* können vergrößerte Lymphknoten und gutartige sowie bösartige Tumoren eine Kompression auf den Bronchus hervorrufen. Die Stenose des Mittellappenbronchus durch entzündlich vergrößerte, meist tuberkulöse Lymphknoten ist wegen ihrer Häufigkeit am bekanntesten. Auch durch eine Abknickung des Bronchus bei starker Verziehung infolge eines schrumpfenden Prozesses kann eine Einengung der Bronchiallichtung entstehen.

2. Die bei weitem häufigste Ursache einer Bronchusstenose ist der stenosierende Prozeß, der *von der Bronchialwand selbst* seinen Ausgang nimmt. Dazu gehören die benignen und malignen Bronchustumoren, vor allem das Bronchialcarcinom sowie die sekundär die Bronchialwand infiltrierenden Geschwülste oder der Einbruch tuberkulöser Lymphknoten in das Bronchuslumen. Ferner entzündliche Proliferationen der Bronchialschleimhaut bei Tuberkulose und bei Fremdkörpern.

Durch narbige Schrumpfung nach einem tuberkulösen Ulcus in der Bronchialwand oder nach einer Lymphknotenperforation entstehen umschriebene Stenosen oder Verschlüsse an typischen Stellen. Schließlich gehören hierher auch die spastischen Bronchuseinengungen, die entweder an den Bronchusostien sitzen oder auf längere Strecken ausgedehnt sind.

3. Zu einer Verlegung der Lichtung *von innen* her kommt es durch Aspiration von Fremdkörpern, durch Blutkoagula oder durch eingedickte Schleimpfröpfe, die meist mehrere Bronchien kleineren Kalibers verschließen.

Bei der Beurteilung der pathophysiologischen Vorgänge (Abb. 274) einer gestörten Ventilation muß man sich bewußt bleiben, daß die Belüftung in einen abgeschlossenen Raum hinein erfolgt, und daß Luftzutritt und Luftaustritt auf dem gleichen Wege geschehen. Ist dieser Weg eingeengt, so werden grundsätzlich Luftzutritt *und* -austritt beeinträchtigt. Welche Beeinträchtigung von beiden stärker ist, hängt von dem Zustand des stenosierten Bronchus ab. Handelt es sich um eine *starre Bronchusstenose*, wie z. B. bei einem den Bronchus ummauernden oder die Wand zirkulär infiltrierenden Carcinom, bei dem die physiologische Bronchuserweiterung während der Inspiration und die Verengerung während der Exspiration nicht mehr möglich sind, dann sind Luftzutritt und -austritt in gleichem Maße behindert. Der betroffene Lungenabschnitt wird vermindert belüftet. Im *Röntgenbild* ist dieser Lungenabschnitt verkleinert und weniger strahlendurchlässig. Er wird von Streifenschatten, die zusammengedrängten Bronchien und Gefäßen entsprechen, durchzogen. Dazwischen liegen kleine Areale eines vikariierenden Emphysems, die als fleckige Aufhellungen imponieren. Bei der Bronchographie dringt das Kontrastmittel erschwert ein. Der reduzierte Aspirationssog kann die Stenose nur ungenügend überwinden.

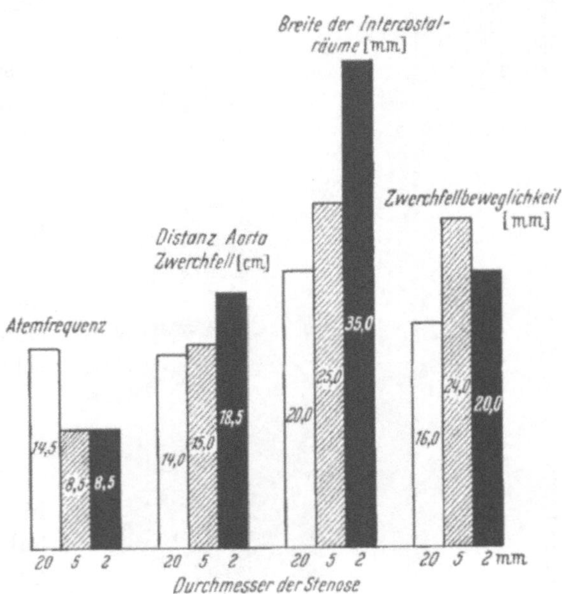

Abb. 274. Einfluß einer künstlichen Stenose auf Atemfrequenz, Distanz zwischen Aortenknopf und Zwerchfellkuppe, Weite der Intercostalräume und respiratorische Verschiebung des Zwerchfells. (Nach ROSSIER, BÜHLMANN und WIESINGER)

Anders verhält es sich bei der *elastischen Bronchusstenose*, bei der die in- und exspiratorischen Schwankungen des Bronchuslumens noch erhalten sind, wie z. B. bei der spastischen Bronchusstenose. Hierbei wird das an sich bereits verengte Lumen während der Exspiration noch weiter eingeengt, eventuell bis zum völligen (temporären) Verschluß. Es überwiegt bei einer derartigen *Ventilstenose* das inspiratorische Luftvolumen, und es kommt zur Überblähung der Alveolen, wie es beim Asthma bronchiale und beim Lungenemphysem (s. dort) der Fall ist.

Auch ein intrabronchial sitzender kleiner Tumor kann über eine derartige Ventilstenosenwirkung zu einer Überblähung des betreffenden Lungenabschnittes führen, wenn ein Teil der Bronchialwand noch frei ist und die respiratorischen Lumenschwankungen mitmachen kann. Sitzt der Tumor im Segmentbronchus, wie es beim Bronchialcarcinom zu Beginn der Fall ist, so kommt es aber meist sehr bald zu einem völligen Verschluß des engen Segmentbronchuslumens, und die dann entstehende Atelektase ist als Hinweis viel deutlicher.

Bei der Stenoseatmung hat ROSSIER proportional zum Grad der künstlichen Stenose eine Vergrößerung der Distanz zwischen Aortenknopf und Zwerchfellkuppe, also ein Tiefertreten des Zwerchfelles, eine Verbreiterung der Intercostalräume und eine verstärkte respiratorische Zwerchfellbeweglichkeit festgestellt.

Bei einer Stenose des Hauptbronchus kommt es zu einem *Mediastinalpendeln*. Bei der Inspiration dehnt sich die Lunge infolge der Bronchusstenose nur langsam aus, der intrathorakale Sog bleibt länger bestehen und zieht das Mediastinum in die kranke Seite. Bei der Exspiration wirkt sich die Verzögerung des Druckausgleiches in umgekehrter Richtung aus. Die Luft entweicht durch die Stenose nur langsam, der intrathorakale Druck hält länger an und wirkt auf das Mediastinum, das nach der gesunden Seite verlagert wird. Bei der vorwiegend exspiratorischen Ventilstenose ist die exspiratorische Mediastinalverlagerung in die gesunde Seite größer als die umgekehrte inspiratorische Verlagerung, und die befallene Lunge ist stärker überbläht, was sich im Röntgenbild in einer vermehrten Strahlendurchlässigkeit zeigt.

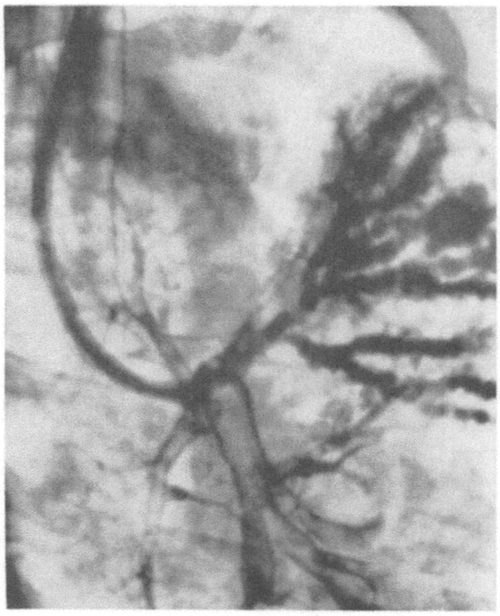

Eine vorwiegend inspiratorische Ventilstenose mit einer stärkeren inspiratorischen Mediastinalverlagerung in die kranke Seite kommt seltener vor.

Diese Vorgänge der Mediastinalverlagerung lassen sich forcieren und dadurch beim Durchleuchten besser beobachten, wenn der Patient anstelle des ruhigen Ein- und Ausatmens kräftig durch die Nase aufschnupft bzw. hustet. Man sieht dann, wie das Mediastinum hin- und herschnellt *(Mediastinalschnellen)*.

b) Der Bronchusverschluß

Während die Bronchusstenose, wie erwähnt, für die Belüftung sehr unterschiedliche Folgen haben kann, führt der Bronchusverschluß, gleichgültig aus welcher Ursache, regelmäßig zu einem klinisch und röntgenologisch wohl umschriebenen Bild, das in seiner Gesamtheit ein exakt definiertes Syndrom, das *Bronchusverschlußsyndrom* (Tabelle 4), darstellt. Um die einzelnen klinischen und röntgenologischen Symptome dieses Syndroms besser verstehen zu können, ist es notwendig, sich die patho-anatomischen und patho-physiologischen Vorgänge beim Bronchusverschluß vor Augen zu führen:

Abb. 275. Zusammendrängung der Bronchien und Verkleinerung der Bronchialteilungswinkel in atelektatischem Lungenbezirk infolge Bronchusstenose durch Plattenepithelcarcinom

Tabelle 4. *Pathologisch-anatomische, klinische und röntgenologische Merkmale des Bronchusverschluß-syndroms*

Pathologisch-anatomische Veränderungen	Klinisches Symptom	Röntgenbefund		
		Übersichtsbild	Bronchographie (Tomographie)	Angiographie
Bronchusstenosierender Prozeß Atelektase	Husten Dyspnoe	Atelektase, Verlagerung des Mediastinums, Mediastinal-schnellen	Bronchusstenose bzw. Bronchusverschluß	
Sekretstauung und Sekretinfektion	Fieber, Sputum		Bronchiektasie distal der Stenose	
Erosion des Bronchialepithels bzw. des endobronchialen Tumors Einbruch in Gefäße	Hämoptoe			Stenose oder Verschluß der V. cava superior, der V. anonyma und der Aa. pulmonales

Ist ein Haupt-, Lappen-, Segment- oder Subsegmentbronchus verschlossen, so wird innerhalb von Minuten bis mehreren Stunden die Luft aus dem zugehörigen Versorgungsgebiet resorbiert (Ausnahmen s. weiter unten). Es tritt eine *Atelektase* mit einer Volumenverminderung des betreffenden Lungenabschnittes ein. In die luftleeren Alveolen und in das interstitielle Gewebe treten flüssige und zellige Bestandteile über. Es kommt zu einem intraalveolären und interstitiellen Ödem.

Im Bronchus wird das Sekret hinter der Stenose gestaut. Bleibt der Bronchusverschluß bestehen, so kommt es in der Regel in den nächsten Tagen und Wochen zu einer Infektion des Sekretes, die über die Bronchialwand hinausgreift und sich in Form einer Pneumonie auf das ganze, von der Ventilation abgeschlossene Gebiet ausbreitet. Im chronischen Zustand schließlich wird die Lunge durch Schrumpfung verkleinert und verhärtet. Es treten Bronchiektasen, rezidivierende Pneumonien und Abscesse auf. Es entsteht ein Bild, das mit dem Ausdruck „Obstruktionspneumonitis" gekennzeichnet ist (LÜDEKE). Sowohl die Atelektase unmittelbar nach der Unterbrechung der Luftzufuhr als auch die chronische Obstruktionspneumonitis verkleinern also den betroffenen Lungenabschnitt und führen zu einem Volumen pulmonum diminutum. Der dadurch innerhalb des Thorax freigewordene Raum wird durch die kompensatorische Überblähung der benachbarten Lungenabschnitte eingenommen.

Daraus ergeben sich die *klinischen Merkmale* des Bronchusverschlußsyndroms. Der bronchusstenosierende Prozeß ruft Husten und Sputum hervor. Die Sekretstauung und die Sekretinfektion führen zu Fieber und Pneumonie. Die Verhinderung der Luftzufuhr in

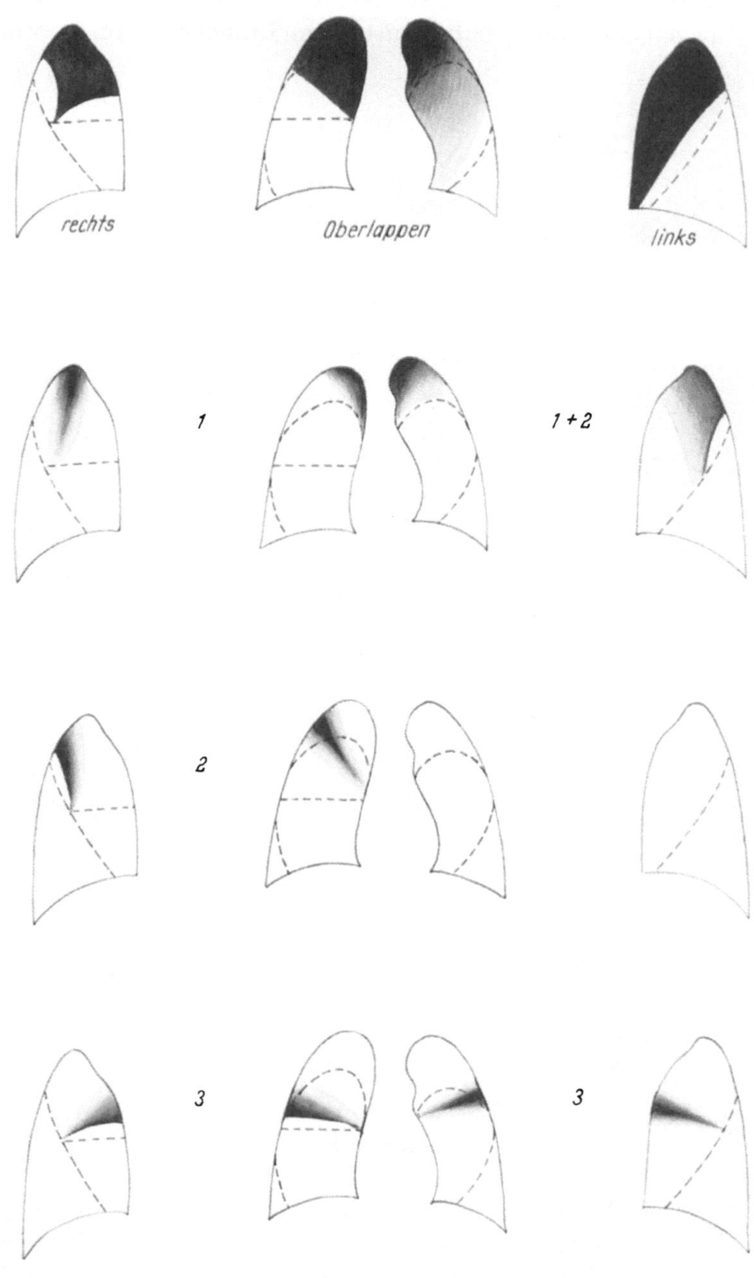

Abb. 276a

einen Lungenflügel, in einen Lungenlappen oder in mehrere Segmente verursacht eine Dyspnoe. Ist nur ein einzelner Segmentbronchus verschlossen, so kommt es nach unseren Feststellungen nicht zu einer Dyspnoe. Die klinischen Symptome des Bronchusverschlusses werden durch die Symptome der jeweiligen primären Lungen- oder Bronchialerkrankung, die den Verschluß verursacht, also z. B. durch das Carcinom, die Tuberkulose oder die Fremdkörperaspiration oder anderes, weitgehend überlagert.

Röntgenologisch werden folgende Merkmale gefunden: Die durch den Bronchusverschluß verursachte Apneumatose und Atelektase rufen auf dem Übersichtsbild eine glasige transparente Verschattung hervor, die sich exakt an den von der Ventilation ausgeschlossenen Lungenabschnitt hält (Abb. 532a). Das Volumen pulmonum diminutum äußert sich auf dem Übersichtsbild in einer Retraktion der Grenzen des betroffenen und verschatteten Lungenabschnittes, im Bronchogramm — wenn nur eine Bronchusstenose

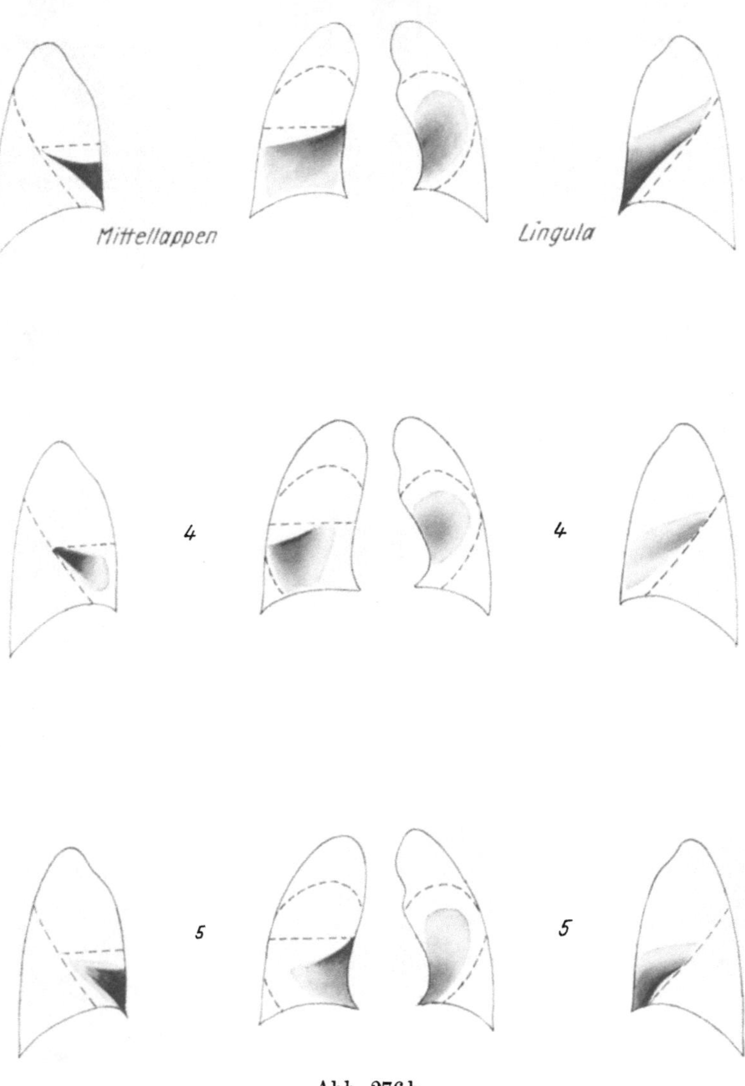

Abb. 276 b

besteht und die Bronchien noch durchgängig sind — an einer Zusammendrängung der Bronchien mit einer Verkleinerung ihrer Teilungswinkel (Abb. 275). Die Atelektase der einzelnen Lappen und Segmente folgt dabei ganz bestimmten Gesetzen und führt zu immer gleichbleibenden Bildern (Abb. 276), die sich von denen beim Lungenkollaps im Pneumothorax wesentlich unterscheiden. Der geschrumpfte rechte Oberlappen z. B. weist auf dem Seitenbild eine pinienartige Konfiguration auf. Bei besonders starker Schrumpfung des Oberlappens kann sich das Spitzensegment des Unterlappens bis in die Thoraxkuppel ausdehnen, wodurch oberhalb des verschatteten Oberlappens ein wieder normal strahlendurchlässiger Lungenabschnitt erscheint. Bei starker Verkleinerung des Mittellappens wird aus der dreieckigen eine bandartige

Form, das S 3 erstreckt sich nach basal, und seine Bronchien verlaufen schräg nach unten. Die Grenzen der atelektatischen Lappen sind glatt und scharf, die der Segmente unscharf und verwaschen; nur wo die Segmentgrenze gleichzeitig mit der Lappengrenze zusammenfällt, ist die Grenze scharf. Die Überblähung der benachbarten Lungenabschnitte äußert sich in einer vermehrten Strahlendurchlässigkeit und in einer stärkeren Spreizung der Bronchien und Gefäße. Bei Atelektase größerer Lungenabschnitte, eines Lungenlappens oder eines ganzen Lungenflügels, nicht dagegen eines einzelnen Segmentes wird infolge des Druck- und Raumausgleiches der benachbarte Teil des Mediastinums oder das gesamte Mediastinum in die kranke Seite verlagert. Das Zwerchfell der stenosierten Seite steht hoch. Der Bronchusverschluß oder die Bronchusstenose lassen sich im Bronchogramm und bei größeren Bronchien auch im Tomogramm direkt nachweisen. Die Bronchiektasen distal der Stenose oder des Verschlusses verschwinden auf dem Übersichtsbild entweder vollständig innerhalb des Atelektaseschattens oder sie zeigen sich als besonders dichte Stränge oder als fleckig-streifige Aufhellungen.

Bei ein- oder beidseitigem Zwerchfellhochstand, bei Herzdekompensation, bei adipösen Patienten und im Liegen sowie bei entzündlichen Oberbaucherkrankungen beobachtet man ein- bzw. doppelseitige Streifen im Unterlappen, die parallel zur Zwerchfellkuppe verlaufen oder nach lateral ansteigen (Abb. 277). Es handelt sich dabei um schmale atelektatische Zonen in der sonst normal belüfteten Lunge, die durch Abknickung der entsprechenden kleinen Bronchien zustande kommen. Sobald das Zwerchfell wieder seinen normalen Stand einnimmt oder bei forcierter intratrachealer Belüftung, verschwindet die *Streifenatelektase.*

Die Bedeutung des Atelektaseschattens für die klinisch röntgenologische Praxis liegt darin, daß er einen ersten Hinweis auf einen vorliegenden Bronchusverschluß gibt, der auf dem Übersichtsbild meistens nicht und auf dem Hartstrahlbild nur innerhalb des Mediastinal- und Hilusschattens zu erkennen ist. So wertvoll dieser Hinweis auch ist, sein Fehlen erlaubt nicht den umgekehrten Rückschluß, daß kein Bronchusverschluß vorhanden ist. Der anatomische Bau der Lunge

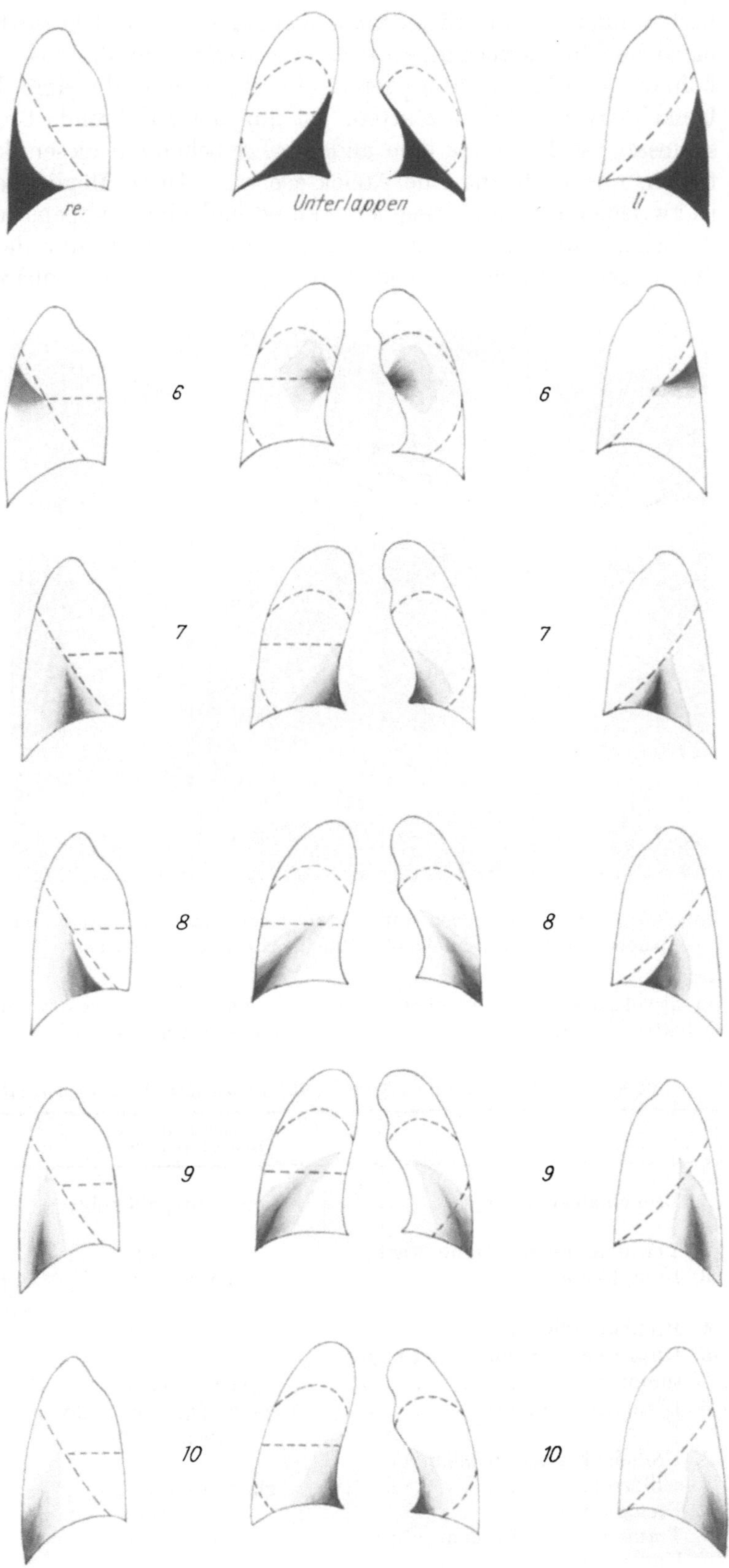

Abb. 276 c

Abb. 276 a—c. Schema der Lappen- und Segmentatelektasen im sagittalen und frontalen Strahlengang. a Oberlappen. b Mittellappen und Lingula. c Unterlappen

besitzt nämlich eine Eigentümlichkeit, die eine Atelektase trotz des vorhandenen Bronchusverschlusses verhindern kann: *die Kollateralventilation.* In den Wänden der Alveolen befinden sich kleine Öffnungen (Kohnsche Poren), die einen Luftaustausch zwischen zwei benachbarten Lobuli gestatten. Ist nun der zuführende Bronchus eines Läppchens verschlossen, so kann aus dem anderen Läppchen auf diesem kollateralen Wege Luft übertreten, und es bleibt eine Atelektase aus. Diese Möglichkeit der Kollateralventilation ist zwischen den Lungensegmenten innerhalb eines Lappens normalerweise immer gegeben. Zwischen zwei benachbarten Lungenlappen ist sie nur dann möglich, wenn zwischen ihnen eine Parenchymbrücke besteht, d. h., wenn die lobäre Unterteilung unvollständig geblieben ist, was als anatomische Variante vorkommt. Für den so wertvollen Hinweis auf einen Bronchusverschluß, für die Atelektase und ihr Zustandekommen ist nun wichtig, daß die Kollateralventilation häufig ausbleibt, sei es, daß die Kohnschen Poren durch Entzündungen verklebt sind, sei es, daß die Druckverhältnisse einen Luftübertritt in das von der normalen Luftzufuhr abgeschlossene Segment verhindern.

Als Ausdruck der wechselseitigen Funktionsbeeinträchtigung zwischen den Wegesystemen der Lunge bleibt beim Bronchusverschluß der Kohlensäure-Sauerstoff-Austausch

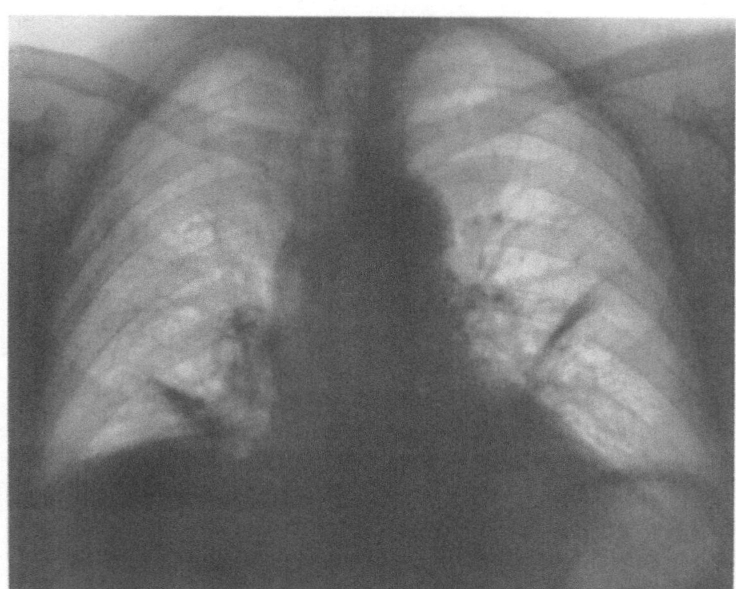

Abb. 277. Schräg nach oben außen ansteigende Plattenatelektasen in beiden Unterlappen infolge Zwerchfellhochstandes beiderseits

im atelektatischen Lungenbereich aus. Je nach der Größe des atelektatischen Bereiches ist die O_2-Sättigung des Blutes vermindert. Um dieser ungünstigen Situation zu begegnen, benutzt die

Tabelle 5. *Ursache und Differentialdiagnose des Bronchusverschlußsyndroms bei 342 Fällen*

Ursache	Konfiguration des Bronchusverschlusses	Lokalisation des Bronchusverschlusses	Häufigkeit %
1. Bronchialcarcinom	meist unregelmäßig	zuerst SB, dann LpB, dann HB	84
2. Tbc oder unspezifische Narbe .	meist glatt	LpB, HB	5,8
3. Lymphknoten	meist glatt	entsprechend der Lokalisation der Lymphknoten	3,2
4. Bronchusadenom	höckerig, knollig	LpB, HB	1,2
5. Gutartige Bronchus- und Lungentumoren	glatt, höckerig	ubiquitär	0,9
6. Lymphogranulomatose	unregelmäßig, von außen vorwachsend	LpB und HB	0,9
7. Bronchiektasen (Schleimverschlüsse)	glatt, verwaschen	SB, SSB	0,58
8. Fremdkörper	meist glatt	vorw. UB und ZB	0,29
9. Traumatischer Bronchusabriß .	unregelmäßig	HB	0,29
10. Ungeklärt			2,9

Zeichenerklärung: HB = Hauptbronchus; LpB = Lappenbronchus; SB = Segmentbronchus; SSB = Subsegmentbronchus; ZB = Zwischenbronchus; UB = Unterlappenbronchus.

Natur zwei Wege, einmal, indem sie die Blutzufuhr zu den betroffenen Gebieten drosselt und dadurch den Zustrom eines Blutes, das ungenügend arterialisiert wird, verhindert, zum anderen, indem die normalen Lungengebiete hyperventiliert werden (GROSSE-BROCKHOFF). Die Drosselung der Blutzufuhr läßt sich im Pulmonalisarteriogramm gut erkennen. Die Pulmonaläste sind innerhalb einer Atelektase eng, und die Durchströmung ist verlangsamt (BOLT, FORSSMANN, RINK).

c) Die Bronchiektasie

Die Auswirkung der Bronchiektasie auf die Atemfunktion besteht einmal in einer Vermehrung des ventilatorischen Totraumes, vor allem aber in den begleitenden entzündlichen Prozessen in den Bronchien und besonders im Lungenparenchym. Diese führen zu einer verminderten Belüftung des Lungenparenchyms, die im folgenden Abschnitt besprochen wird.

2. Störungen des Luftgehaltes im Lungenparenchym

Der Luftgehalt im Lungenparenchym kann pathologischerweise vermindert oder vermehrt sein.

a) Die Verminderung des Luftgehaltes

Eine Form der Verminderung des Luftgehaltes, die Atelektase durch Drosselung der Luftzufuhr und Resorption aus den Alveolen, haben wir bereits kennengelernt.

Die zweite Form, durch Verdrängung der Luft aus den Alveolen, wird durch eine Reihe verschiedenartiger Erkrankungen gebildet. Zu ihnen gehören alle entzündlichen und neoplastischen Infiltrationen, die kardial bedingten Extravasate und Anschoppungen sowie die Aspiration. Im Gegensatz zur Resorptionsatelektase gehen sie nicht mit einer Volumenverkleinerung des betroffenen Lungenabschnittes, sondern mit einem gleichbleibenden oder sogar mit einem vergrößerten Volumen einher. Letzteres bleibt jedoch immer so geringgradig, daß keine Verdrängung des Mediastinums oder des Zwerchfelles, sondern höchstens des benachbarten Lungenabschnittes zustande kommt. Die lobäre Pneumonie unterscheidet sich so z. B. von der Lappenatelektase im Röntgenbild nur durch die fehlende Retraktion der Lappenränder. Findet man beim Bronchialcarcinom anstelle oder neben einer Atelektase eine leichte Vorbuchtung des Randes des betroffenen Lappens, so läßt sich daraus schließen, daß das Carcinom nicht mehr auf seien endobronchialen Entstehungsort beschränkt ist, sondern das Lungenparenchym an dieser Stelle infiltriert hat, daß also ein fortgeschritteneres Stadium des Carcinoms vorliegt. Im Gegensatz zur Atelektase sind bei der Pneumonie, insbesondere bei der lobären Pneumonie im Stadium der roten Hepatisation die Pulmonalgefäße nicht gedrosselt, sondern strotzend prall gefüllt. Gerade das ist ja der Grund für die Cyanose, weil die in den infiltrierten Gebieten nicht genügend arterialisierte Blutmenge so reichlich ist, daß sie die Gesamt-O_2-Sättigung erheblich beeinträchtigt. Bei einer Infiltration von mehr als der Hälfte der Lunge sinkt die O_2-Sättigung unter 70 %, und die Hypoxämie erreicht ein lebensbedrohliches Ausmaß. In diesem Hinblick läßt sich schon an Hand des Röntgenbildes eine grobe Aussage über Schweregrad und Prognose des jeweiligen pneumonischen Prozesses machen.

b) Vermehrung des Luftgehaltes

α) In der gesamten Lunge

Dieselben pathophysiologischen Vorgänge, die wir bei der *vorwiegend exspiratorischen Ventilstenose* eines Hauptbronchus kennengelernt haben, liegen auch beim *Asthma bronchiale* und bei der *Bronchitis spastica* vor. Nur daß hier nicht eine einzelne Stenose, sondern spastische Einziehungen an vielen kleinen Bronchien und Bronchiolen bestehen. Ob nun dabei „diaphragmatisch" angeordnete Muskelringe an den Bronchioli respiratorii oder die exspiratorische Lumenverkleinerung des Bronchus wirksam werden, immer kommt es zu einer Ventilwirkung, die die Luft exspiratorisch erschwert austreten läßt. Das Resultat ist eine Überblähung der Lunge mit einem Volumen pulmonum auctum. Die gleiche Überblähung finden wir auch beim sog. *funktionellen Lungenemphysem* nach akuten oder chronischen Atemstörungen, beim *Effort-Syndrom*, einer krankhaften zentralen Hyperventilation mit Alkalose und Tetanie (ROSSIER, BÜHLMANN und WIESINGER) und beim vikariierenden Emphysem, das z. B. nach Pneumonektomie in der verbliebenen Lunge auftritt. Beim *substantiellen Emphysem* kommt zu der Überblähung ein Substanzverlust von Lungengewebe hinzu.

Im Verlauf der Entwicklung aus der akuten reversiblen Überblähung zum chronisch substantiellen Emphysem mit irreversiblem Gewebeschwund werden alle Stadien von der kaum erkennbaren Überdehnung der Acini bis zur großen Blasenbildung und Umwandlung der gesamten Lungenstruktur durchlaufen. Unter dem ständig erhöhten Überblähungsdruck erleidet die Alveolarwand eine Atrophie und schließlich einen Schwund. Die Alveolen konfluieren zu immer größer werdenden Blasen. Gleichzeitig erliegen die Capillaren einer zunehmenden Druckatrophie, wodurch wiederum der allgemeine Gewebsschwund der Alveolarstruktur begünstigt wird.

Das *Röntgenbild* zeigt bei diesen Zuständen eine vermehrte Strahlendurchlässigkeit der Lunge und eine Verarmung der Struktur. Diese ist zum Teil reell auf den Parenchymschwund zurückzuführen, zum Teil ist sie aber auch vorgetäuscht, weil die feineren Struktureinheiten in den hellen Lungenfeldern weggeleuchtet werden, oder weil in den überdehnten Lungen die Gefäße und Bronchien auseinandergespreizt sind. Das Zwerchfell steht wegen des Volumen pulmonum auctum und auch wegen der krankhaften Inspirationsstellung, z. B. beim Asthma bronchiale, tief und ist abgeflacht. Seine Exkursionen sind reduziert. Der Phrenicocostalwinkel ist verbreitert. Man findet gehäuft thoraxkonkave und thoraxkonvexe Faltungen der Zwerchfellansätze.

β) In Teilen der Lunge

Zu einem auf einen umschriebenen Lungenabschnitt beschränkten Emphysem kommt es aus den verschiedensten Ursachen. Das *kompensatorische Emphysem* in der Nachbarschaft von Atelektasen haben wir bereits kennengelernt. Es handelt sich um einen Raumausgleich und eine kompensatorische Funktionsübernahme für einen ausgefallenen Bereich. Auf ähnlicher Grundlage beruht das *vikariierende Emphysem* in der näheren oder weiteren Umgebung von broncho-pneumonischen Infiltraten unspezifischer und spezifischer Ätiologie, bei der Bronchiolitis und bei Pilzerkrankungen. Dabei kann ein größerer Lungenabschnitt eventuell sogar in der anderen Lunge überbläht sein, oder aber es sind mehrere Läppchen innerhalb des infiltrierten Lungenabschnittes an verschiedenen Stellen emphysematös gebläht. Das *Röntgenbild* zeigt dementsprechend entweder ein zusammenhängendes größeres Areal, in dem die Lunge aufgehellt ist (Abb. 278), oder man sieht multiple fleckige Aufhellungen, die dicht neben den fleckigen Verschattungen der Infiltration liegen, und die dem Ganzen ein unruhiges, wechselhaftes Aussehen geben.

Ist bei einer einseitigen Lungenschrumpfung das vikariierende Emphysem auf einen ganzen Lungenflügel ausgedehnt, so kann es zu dem Bild der *Mediastinalhernie* kommen, d. h. zu einer Verlagerung der überblähten Lunge meist über das vordere Mediastinum retrosternal und antekardial in die Thoraxhälfte der geschrumpften Lungen. Die Raumverhältnisse bei derartigen Zuständen werden anschaulich durch das transversale Tomogramm wiedergegeben.

Andere Ursachen für ein disseminiertes Emphysem sind die Schrumpfungen und Verziehungen der Lunge wie z. B. bei der cirrhotischen Tuberkulose, bei der chronischen indurierenden Pneumonie, in den fortgeschrittenen Stadien der Pneumokoniosen und unter Pleuraschwarten. Hier kommt die Überdehnung mehr auf passivem Wege durch den Zug der benachbarten Narbe oder der bindegewebigen Induration zustande (*Narbenemphysem*, Abb. 279). Dementsprechend finden sich die fleckigen, manchmal kleeblattförmigen und unregelmäßig konfluierenden, verwaschen begrenzten Aufhellungen in unmittelbarer

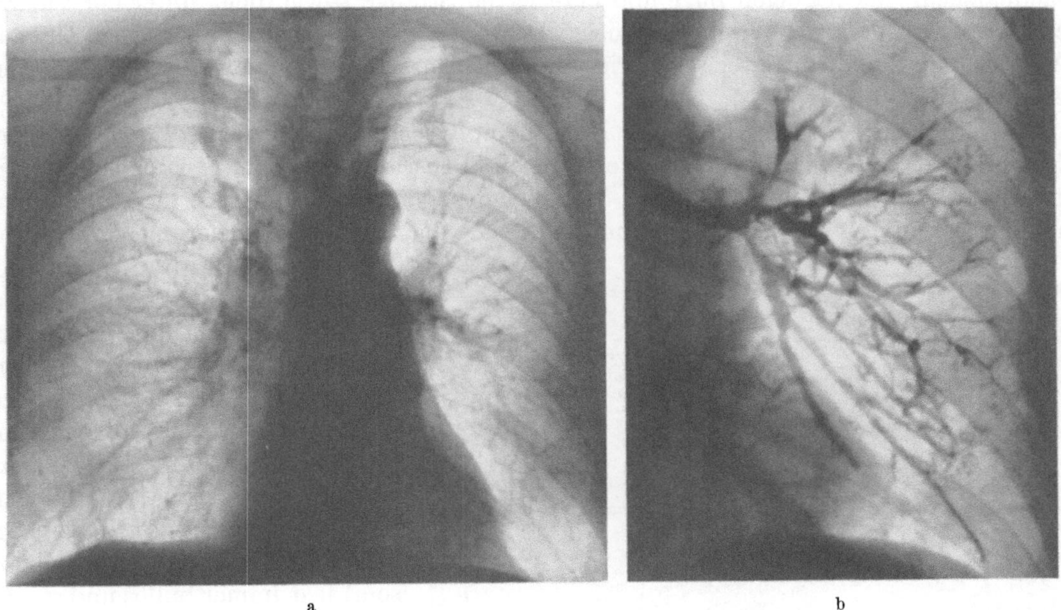

a   b

Abb. 278a u. b. Kompensatorisches Lungenemphysem des linken Oberlappens bei Atelektase des Unterlappens infolge Verschluß des Unterlappenbronchus durch Bronchialcarcinom. a Im Übersichtsbild vermehrte Strahlendurchlässigkeit des linken Oberlappens und Linksverlagerung des Mediastinums infolge der Unterlappenatelektase. b Im Bronchogramm Verschluß des linken Unterlappenbronchus

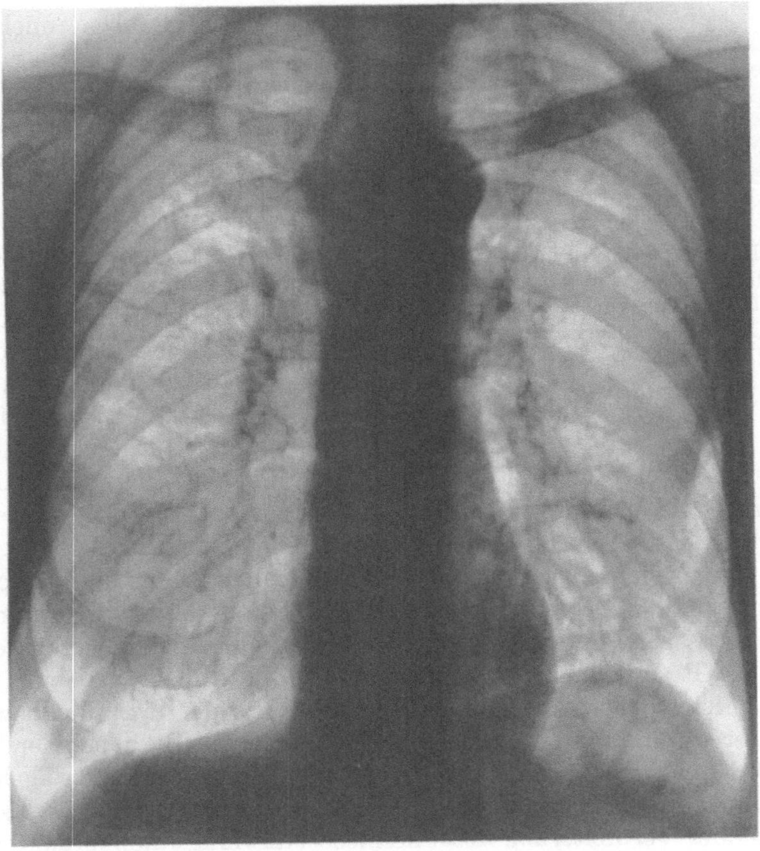

Abb. 279. Narbenemphysem in beiden Lungen bei chronisch indurierender Lungentuberkulose in beiden Oberlappen

Nachbarschaft der narbigen Züge und indurierten Stränge sowie dicht unter der Pleuraschwarte, vor allem der Kuppenschwiele. Dort erscheinen sie häufig als blasige Gebilde
(Abb. 290) und sind mitunter schwierig von multiplen kleinen Spitzenkavernen zu unterscheiden.

Ein ähnlicher Vorgang wie beim Narbenemphysem liegt bei dem *lokalisierten* Emphysem vor, das wir bei einer verstärkten Brustkyphose oder an den Rändern
vor allem der Lungenbasis finden. Anstelle des Narbenzuges wirkt hier eine über
mäßige Dehnung *(Dehnungsemphysem)*, die bei der Thoraxdeformierung kontinuier-
lich, bei dem Randemphysem periodisch mit der Inspiration zur Geltung kommt und an ihrem Ansatzpunkt zu lokalisierter Überblähung führt. Umgekehrt wird auch angenommen, daß das Emphysem seinerseits eine Thorax-deformierung nach sich ziehen kann. Da das *Randemphysem* (im Gegensatz zum Kyphoseemphysem) fast immer bullös und strukturarm ist, und da wir keine anderen als — allenfalls gesteigerte — physiologische Bedingungen kennen, müssen wir für sein Zustandekommen wohl eine Minderwertigkeit des Lungenge-rüstgewebes annehmen. Röntgenologisch ist das bullöse Randemphysem manchmal sehr schwer von einer Wabenlunge oder von einem Pneumothorax zu unter-scheiden.

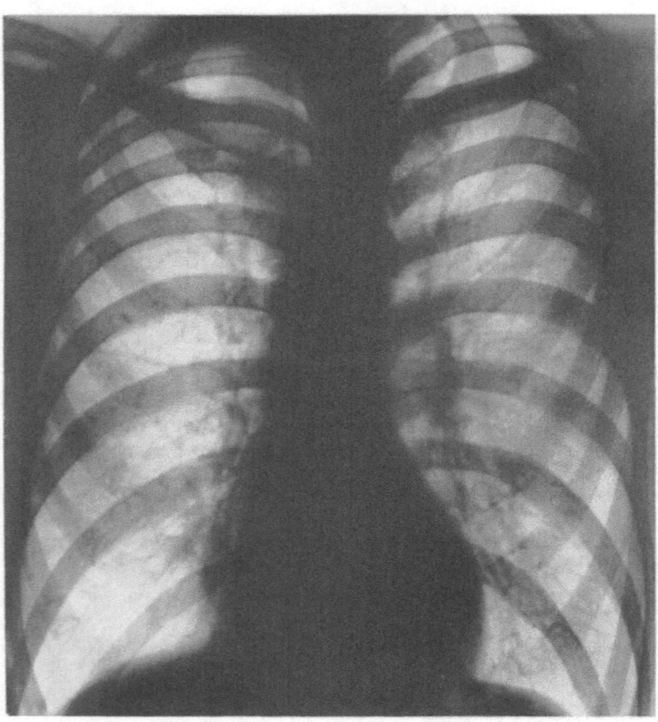

Abb. 280a

Abb. 280a—c. Hypoplasie der rechten A. pulmonalis. a Aufnahme im Stehen. Rechts nur feine Gefäße, links vermehrte
Gefäßfüllung. b Aufnahme in Bauchlage. Weitere Volumenzunahme der Gefäße der linken Seite. Rechts: engbleibende
Arterien, aber deutliche Ausweitung der Oberlappenvenen.
c Aufnahme im Valsalva. Abnahme der Gefäßfüllung beiderseits,
Verkleinerung des Herzschattens

Bei allen Formen eines ausge-dehnteren Emphysems mit einem Gewebsschwund kommt es zu Rückwirkungen auf die ventila-torische Leistung der Lunge und auf den pulmonalen Kreislauf, die im Röntgenbild ihren Nie-derschlag finden. Das wichtigste Phänomen ist die Vergrößerung der Residualluft mit Verlängerung und Behinderung
des Exspiriums. Die Vitalkapazität (VK) ist anfangs noch normal, später jedoch redu-
ziert. Die Werte des Tiffeneau-Testes und des Pneumometerstoßes nach Hadorn sind
vermindert. Der Atemgrenzwert (AGW) wird zunehmend, in den späten Stadien bis
zu 20%, eingeschränkt. Frik, Hesse und Zeilhofer haben Beziehungen zwischen
diesen spirometrischen Befunden und den Röntgenbefunden herausgearbeitet. Sie
fanden, daß die Residualluftvermehrung von 50% und mehr und eine Verminderung
des Tiffeneau-Testes auf 43% mit einer Einschränkung der Zwerchfellbeweglichkeit auf
eine halbe Intercostalraumbreite und weniger einhergehen. Die zunehmende Vermehrung
der Residualluft und die Erniedrigung des Atemstoßtestes verlaufen auch mit der Verminderung der Zwerchfellhöhe parallel, während die Erniedrigung des Atemgrenzwertes
am besten mit der Verbreiterung des Phrenicocostalwinkels konkordant verläuft. Und
zwar findet man bei einer Verbreiterung des Phrenicocostalwinkels von über 45° eine
Einschränkung des AGW von 61,6% und bei einer Verbreiterung des Phrenicocostalwinkels unter 45° eine Einschränkung des AGW von 22,4%.

In den verschiedenen Regionen der reduzierten Ventilation ist die O_2-Sättigung vermindert (Partialinsuffizienz). Im weiteren Verlauf des fortschreitenden Emphysems, wenn der größte Teil des Alveolarraumes hypoventiliert wird, kommt es zum weiteren Abfall der O_2-Sättigung und zum weiteren Anstieg der CO_2-Spannung (Globalinsuffizienz: AGW weniger als 25—35%). Durch diesen CO_2-Anstieg wird der Tonus der Arteriolen gesteigert und das Lumen verengt. Das bedingt eine Widerstanderhöhung in der Peripherie des Lungenkreislaufes und damit eine Überlastung des rechten Herzens. Bei chronischem Emphysem erfahren die Pulmonalgefäße eine Hyperplasie ihrer elastischen Elemente, eine Hypertrophie der Muscularis und schließlich echte sklerotische Veränderungen. Es erfolgt ein Umbau des Herzens zum Cor pulmonale. Die typische Form des Cor pulmonale verliert aber durch den tiefen Zwerchfellstand, der eine Rechtstorsion und damit eine in a.p.-Richtung schmalere Abbildung hervorruft, viel von ihrem charakteristischen Aussehen. Nach COURNAND kommt es nur bei manifester Globalinsuffizienz mit einer Einschränkung der Blutstrombahn um mehr als die Hälfte des normalen Gefäßquerschnittes in etwa 15—30% aller Emphyseme zum Cor pulmonale (vgl. S. 114).

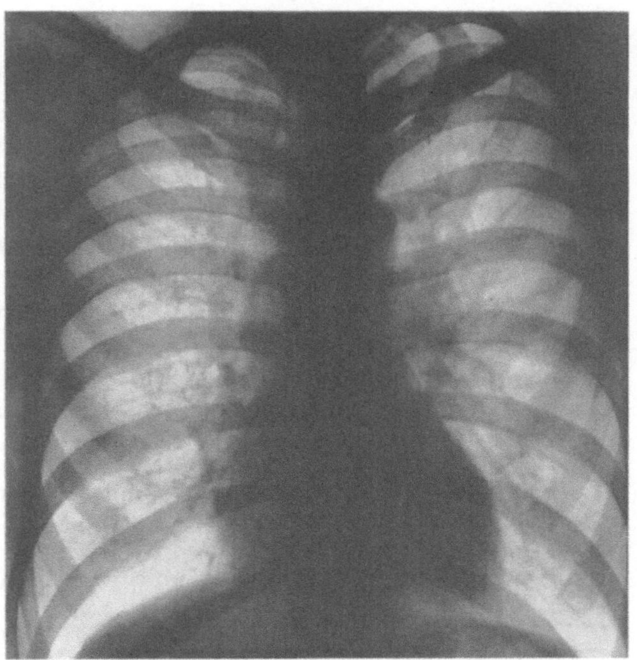

Abb. 280 b

3. Änderungen der Lungengefäße

Das Bild der Lungengefäße, d. h. die Strukturzeichnung der Lungenfelder, wird bestimmt durch die Gestalt der Arterien und Venen, die Stärke der Blutfüllung, die Abweichung des Luftgehaltes einzelner Abschnitte oder des Gesamtorgans und die intrathorakalen Druckverhältnisse.

a) Einfluß der Körperlage auf die Gefäße

Änderungen der Körperlage beeinflussen die Gefäßfüllung der oberen und unteren Lungenteile. Im Liegen sind die Gefäße der oberen Lungenhälfte stärker und praller gefüllt als im Stehen und erscheinen weitlumiger (Abb. 280a und b), da ihre Durchblutung verstärkt ist.

b) Einfluß der Atmung auf die Gefäße

Im tiefen In- und Exspirium treten Füllungsunterschiede der

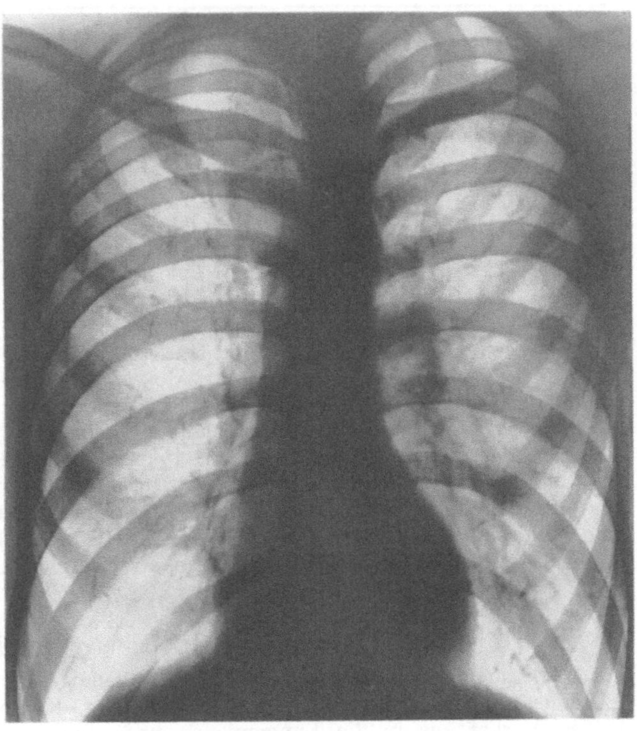

Abb. 280 c

Gefäße in Erscheinung. Eine längere Zeit durchgeführte forcierte Atmung führt zu einer stärkeren Auffüllung der Lungengefäße im Sinne einer aktiven Lungenhyperämie. Im Müllerschen Versuch mit Herabsetzung des intrathorakalen Druckes wird die Lungenzeichnung infolge besserer Füllung verstärkt, und die Hili treten deutlicher hervor.

Im Gegensatz dazu vermindert die Steigerung des intrathorakalen Druckes im Valsalva-
Versuch die Gefäßfüllung. Die Strukturelemente im Röntgenbild erscheinen verschmälert,
und auch der Hilus tritt weniger deutlich hervor. Der Herzschattenist infolge des
verminderten Blutzuflusses kleiner (Abb. 280a—c).

c) Einfluß verschieden starker Blutfüllung

Beim Ausfall größerer Lungenteile oder einer ganzen Lungenseite infolge Erkrankung
oder Operation werden die erhaltenen Lungenabschnitte stärker durchblutet. Im
Röntgenbild ist die Zeichnung durch weite Gefäße deutlich vermehrt. Ein gesteigerter
Blutgehalt beider Lungenflügel besteht bei der Polycythaemia vera. Die Gefäßschatten
treten bis in die feinsten im Röntgenbild faßbaren Strukturen deutlicher hervor. Bei
der aktiven entzündlichen Hyperämie sind die peripheren kleinen Zweige in ähnlicher
Weise betont, zum Teil bestehen dabei eine etwas verstärkte netzförmige Zeichnung
und eine leichte Trübung.

Eine bessere Blutfüllung der Lungen ist im Röntgenbild bei stark verminderter
Hautdurchblutung und allgemeiner Vasoconstriction zu beobachten. Im Gegensatz dazu
nimmt die Gefäßzeichnung in Narkose deutlich ab.

d) Einfluß des veränderten Zirkulationsvolumens

Änderungen des Zirkulationsvolumens im kleinen Kreislauf lassen sich zwar nicht direkt aus dem
Gefäßverhalten im Röntgenbild ablesen, eine größere Zu- und Abnahme geht aber einer deutlichen Änderung der Blutfüllung und Verbreiterung der Gefäßschatten parallel, die unter bestimmten

Tabelle 6. *Das Lungenbild bei veränderter pulmonaler Hämodynamik*

Änderungen im Pulmonalkreislauf	Gefäßverhalten im Röntgenbild		
	Arterien	Struktur der Lungenperipherie	Venen
Vergrößertes Zirkulationsvolumen	verbreitert	vermehrt	verbreitert
Vermindertes Zirkulationsvolumen	verschmälert	vermindert	verschmälert
Steigerung des arteriellen Druckes	zentral verbreitert	vermindert	normal
Rückstauung mit erhöhtem Venendruck und geringer arterieller Druckerhöhung	normal oder gering verbreitert	netzförmig verstärkt und vermehrt	verbreitert
Chronische Rückstauung mit Gefäßumbau bei über viele Jahre bestehender venöser und arterieller Druckerhöhung	zentral verbreitert, im *Unterfeld* verengert	verstärkt	im *Oberfeld* verbreitert, im *Unterfeld* verengert

Bedingungen Rückschlüsse auf die Durchblutungsgröße gestatten. Ist das Zirkulationsvolumen
um einige Liter vermehrt, wie es bei arterio-venösen Fisteln, bei Vorhof- und Kammerseptumdefekten
und beim offenen Ductus Botalli der Fall sein kann, so zeigt das Röntgenbild eine Erweiterung der
Pulmonalarterie bis in den Lungenmantel hinein (Abb. 324). Die Arterien sind dabei infolge der
Dilatation weiter als normal in der Peripherie zu verfolgen und die Lungenvenen bis zum Vorhof
hin breiter. Eine Verminderung des Durchflußvolumens, wie sie z. B. bei Pulmonalstenosen
und Anomalien der Tricuspidalklappe besteht, ist von einer deutlichen Verschmälerung der arteriellen
und venösen Gefäßstrukturen begleitet. Die Hili sind klein und schmal. Das Gefäßverhalten bei
Änderungen der Hämodynamik im Pulmonalkreislauf ist in Tabelle 6 orientierend skizziert; im übrigen
wird auf die Darstellung im Kapitel *Herz und große Gefäße* verwiesen.

e) Einfluß der Drucksteigerung in den Lungenvenen

Die Blutfüllung der Lungen ist auch abhängig von der Funktion des linken Herzens und den
Passageverhältnissen im Bereich der Mitralklappe. Kommt es zu einer Rückstauung des Blutes vom
linken Vorhof aus in die Lungenvenen und einer postcapillaren Drucksteigerung, so treten im
Röntgenbild (Abb. 281) die Venen besonders des Oberlappens stärker hervor. Ihre vermehrte Auffüllung ist schon frühzeitig auf den im Stehen angefertigten Aufnahmen zu erkennen. Nach
kurzer Zeit erfolgt bei Fortbestehen der venösen Stauung auch eine Zunahme der Blutfüllung der
Arterien mit mäßiger Erweiterung. Die erweiterten Gefäße treten im Röntgenbild allgemein deutlicher
hervor (Abb. 281). Die Besonderheiten der chronischen Lungenstauung sollen in einem späteren
Kapitel über die Zirkulationsstörungen im einzelnen noch dargestellt werden.

f) Einfluß der Drucksteigerung in den Lungenarterien

Die Einengung der arteriellen Strombahn infolge funktioneller und morphologischer Prozesse führt zu einer arteriellen Hypertonie im kleinen Kreislauf. Die zugrunde liegenden Ursachen sind im folgenden Schema dargestellt.

*Die Ursachen der primären Widerstands-
erhöhungen im Lungenkreislauf*
(Nach GROSSE-BROCKHOFF.)

A. Akute Widerstandserhöhung.

  1. Massive Lungenembolie.
  2. Große Lungenresektionen, beson-
     ders Pneumektomie, akute Über-
     blähung der verbliebenen Lunge.
  3. Akute Kompressionsatelektasen
     größerer Ausdehnung.
  4. Ventilpneumothorax.
  5. Lungenödem.

B. Subakute Widerstandserhöhung.

  1. Miliartuberkulose.
  2. Hämatogene Lungenkarzinose.
  3. Atelektasen größerer Ausdehnung.

C. Chronische Widerstandserhöhung.

  I. Gruppe: Verkleinerung der Lun-
    genstrombahn bei normaler alveo-
    larer Belüftung.

    1. Ohne arterielle Hypoxämie.
    2. Mit arterieller Hypoxämie in-
      folge Diffusionsstörungen (Ver-
      dickung der Diffusionsmem-
      branen, zu hohe Strömungs-
      geschwindigkeit des Blutes).
      Zur Gruppe I gehören haupt-
      sächlich folgende Erkrankun-
      gen:
      a) Primäre Pulmonalsklerose.
      b) Angiitiden verschiedener
        Genese.
      c) Thrombosen der Lungen-
        gefäße und rezidivierende
        Embolien.
      d) Fibrosen und Granuloma-
        tosen (Silikose und andere
        Staublungen, produktiv
        cirrhotische Lungentuber-
        kulose, Boecksches, Sarkoid
        chronische Fibrosen).
      e) Verkleinerung der Lungen-
        strombahn nach thorax-
        chirurgischen Eingriffen,
        besonders Pneumektomie.

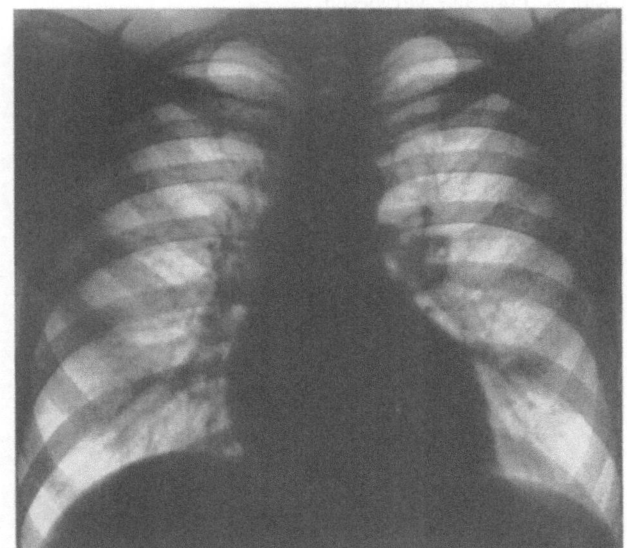

Abb. 281. Allgemein vermehrte Lungengefäßfüllung bei Dekompensation des linken Ventrikels infolge arteriellen Hochdrucks

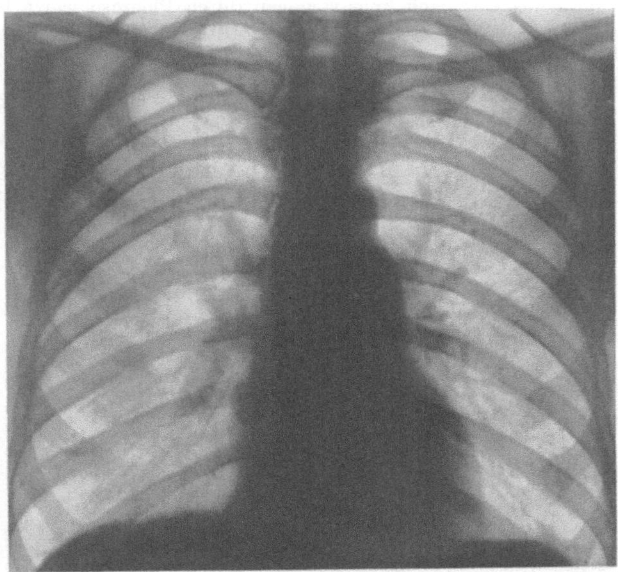

Abb. 282. Pulmonaler Hochdruck. Cor pulmonale. Erweiterung der zentralen Pulmonalarterien. Verminderte periphere Gefäßzeichnung

  II. Gruppe: Mangelhafte alveolare Belüftung mit arterieller Hypoxämie. Emphysem. Multiple kleine Obstruktionsatelektasen bei Bronchiolitis, Kyphoskoliose mit Emphysem.
    Vielfach sind Gruppe I und II miteinander kombiniert.

  III. Gruppe: Funktionelle idiopathische pulmonale Hypertonie?

Die Steigerung des intravasalen Druckes bedingt eine Dehnung und Erweiterung der Arterien in der Lungenwurzel und im zentralen Lungenkern und eine zunehmende Engstellung in der Peripherie (Abb. 282). Die Lungenvenen haben dabei ein normal weites Kaliber. Bei längerem Bestehen des arteriellen Hochdruckes nimmt infolge der sekundären Wandveränderung der Pulmonalsklerose die Weite der zentralen Abschnitte stärker zu, während die peripheren Zweige enger werden. Hierdurch entsteht das typische Bild der *Pulmonalsklerose* mit erweiterten Hilusgefäßen und einer aufgehellten Lungenperipherie (Abb. 283a und b).). Die einzelnen Arterienäste selbst zeigen dabei an den einzelnen Aufzweigungsetagen deutliche Kalibersprünge. Der Arterienbaum bekommt ein knorriges Aussehen. Das Herz nimmt die typische Form des Cor pulmonale chronicum an. Im übrigen wird auf S. 114, 333 verwiesen.

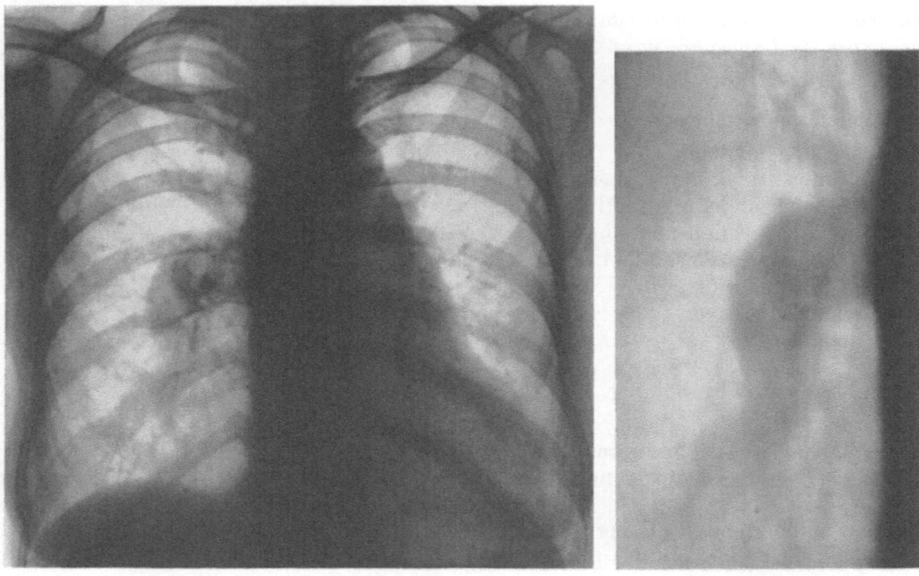

a   b

Abb. 283a u. b. a Pulmonalsklerose bei pulmonalem Hochdruck. Starke Ektasie des rechten Pulmonalisastes im Hilus. Cor nach links verzogen durch Pleuraschwarte bei Unterlappenschrumpfung. b Schichtaufnahme des rechten Hilus im sagittalen Strahlengang in 12 cm Tiefe

g) Einfluß primärer Änderungen des Gefäßlumens

Morphologische Abweichungen der Gefäße selbst können die Lungenzeichnung im Röntgenbild ebenfalls ändern. Eine Rarefizierung der Gefäßzeichnung in einer umschriebenen hellen Lungenpartie (Lappen, Segment, Subsegment) (Abb. 284a und b) wird durch

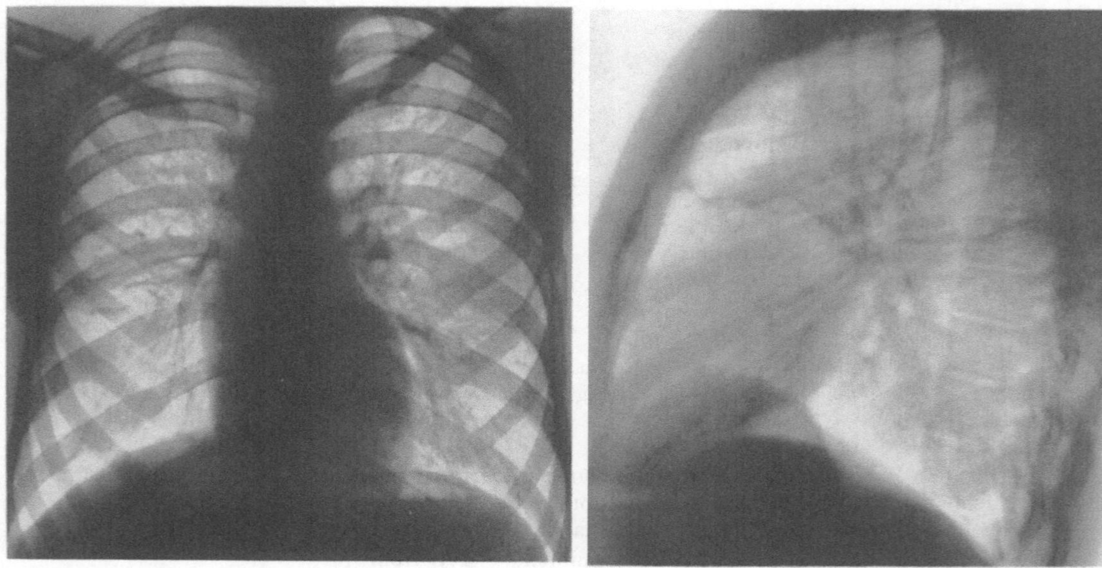

a   b

Abb. 284a u. b. a Hypoplasie der Gefäße im rechten Mittel- und Unterlappen. Vermehrte Füllung und mäßige Erweiterung der Gefäße im rechten Oberlappen und auf der linken Lungenseite. b Seitenbild. Enge Gefäße in Mittel- und Unterlappen bei nur geringer Volumenverkleinerung der betroffenen Lappen. Interlobäre Schwarte

eine begrenzte Hypoplasie, durch zentrale Gefäßkompression, Embolie oder Thrombose sowie durch angeborene arterielle Stenosen und die sog. Lungendystrophie hervorgerufen. Betrifft die Verminderung der Gefäßschatten eine ganze Lungenseite, so spricht man von einer *einseitig hellen Lunge* (KRÖKER) (Abb. 285a und b). Arterien und Venen sind nicht immer in gleichem Ausmaß betroffen (Abb. 280). Eine Struktur-verarmung kann sekundär auch die Folge eines Parenchympro-zesses sein, z. B. eines lokalen Emphysems, isolierter oder mul-tipler Cysten und alter Gewebs-zerstörungen (s. dort).

h) Einfluß der Belüftung

Die Stärke der Gefäßzeichnung im Röntgenbild hängt allgemein mit vom Luftgehalt der Lungen ab. Die Herabsetzung der Belüftung eines um-schriebenen Bezirkes infolge einer be-ginnenden Bronchusstenose oder einer Ventilstenose führt zu einer umschrie-benen Minderung der Blutfüllung und Verschmälerung der Gefäße dieses Lungenbezirkes (STRNAD). Die ein-zelnen Äste rücken im atelektatischen Gebiete zusammen, während sie bei lokalem Emphysem auseinanderge-drängt werden. Eine stärkere allge-meine Lungenblähung bedingt eine Streckung und Verschmälerung der Lungenarterien und Venen mit einer Vergrößerung ihrer Verzweigungs-winkel. Ähnlich ist das Bild des substantiellen Emphysems mit dem Schwund funktionierenden Paren-chyms und peripheren Gefäßunter-gängen (Abb. 286). Jedoch ist die Harmonie des Gefäßbildes hierbei stärker gestört durch die ungleich-mäßige Entwicklung des Parenchym-unterganges und umschriebene Em-physemblasen. Eine hinzutretende pulmonale Hypertonie führt zu einer zusätzlichen Dilatation der Arterien. Eine Erweiterung der Gefäße ist beim Emphysem teilweise bis in die Lungen-peripherie hinein entwickelt, wenn das Zirkulationsvolumen vermehrt ist.

i) Bestimmung der Gefäßweite

Viele der angeführten allgemeinen pathophysiologischen und pathologi-schen Vorgänge zeichnen sich in Än-

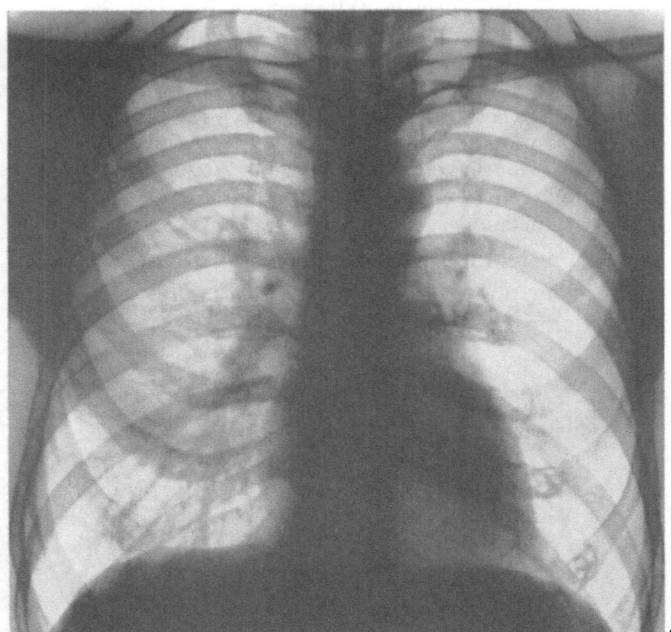

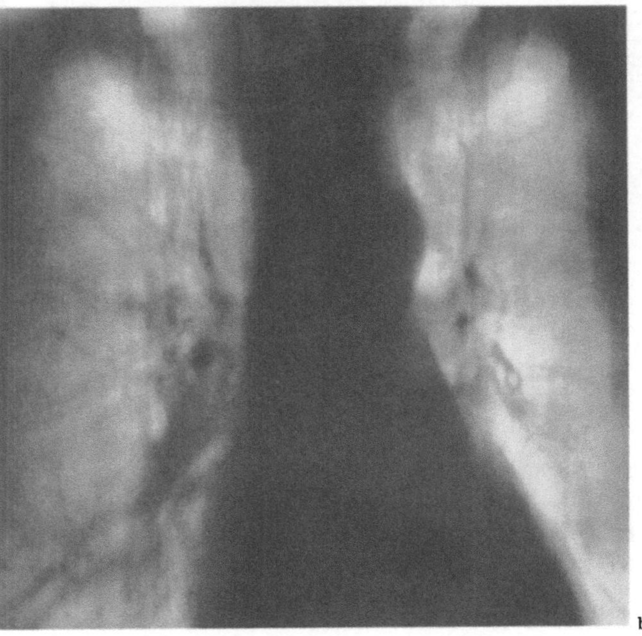

Abb. 285a u. b. a Einseitig helle Lunge bei Gefäßhypoplasie links. Erweiterte Gefäße der rechten Lungenseite. b Schichtaufnahme im sagittalen Strahlengang in 11 cm Tiefe

derungen der Weite der Arterien und Venen ab. Die allgemeine Kaliberzunahme findet im Röntgenbild ihren Ausdruck in der Verbreiterung der Gefäßstrukturen. In der Lungenperipherie sind die kleinen Gefäße dann weiter zum Rand hin zu verfolgen. Die Erweiterung der peripheren Zweige, die sich als einzelne Gefäße im Röntgenbild nicht mehr abzeichnen, führt infolge der Superposition und Summation zu einer verstärkten grobnetzförmigen Strukturzeichnung des Lungenmantels.

Eine Möglichkeit, die Arterienkaliber im Lungenkern zu beurteilen, bietet der Vergleich der Arterie mit dem begleitenden Bronchus. Hierbei soll im zentralen Lungenkern der Durchmesser des Arterienastes die Lichtung des Bronchus im allgemeinen nicht mehr als 2,0 mm überschreiten. Ein gutes Maß für die Weite der zentralen Arterien stellt der Durchmesser der A. intermedia oberhalb des Abganges der Mittellappenarterie im rechten Hilus dar, wo sie dem Zwischenbronchus anliegt (Abb. 287). Der normale Durchmesser des Gefäßes in dieser Höhe beträgt bei dem in 1,50 m Abstand angefertigten Röntgenbild 10—15 mm. Bei pulmonaler Hypertonie und Sklerose, aber auch bei Vermehrung des Zirkulationsvolumens im kleinen Kreislauf kann der Wert bis auf 30 mm und mehr vergrößert sein. Exakt läßt sich die Weite der Arterien und Venen im Angiogramm und im Schichtbild bestimmen.

Die mit Änderungen der Gefäßstrukturen in der Peripherie verbundenen Lungenkrankheiten sind in Tabelle 7 aufgeführt.

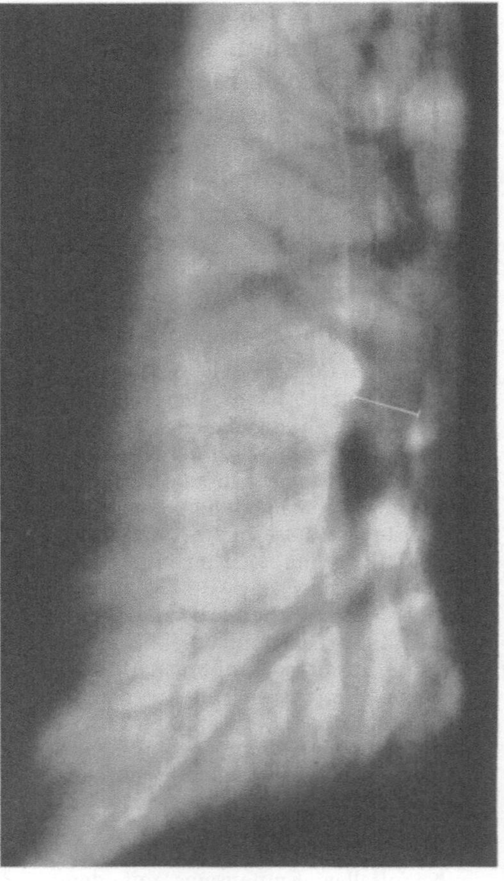

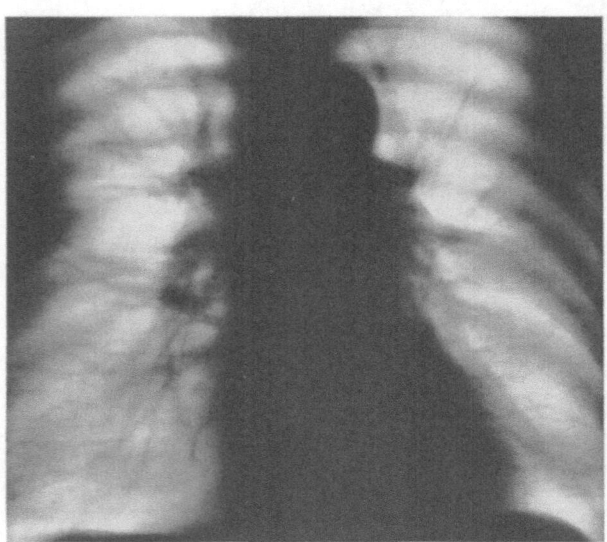

<table>
<tr><td align="center">Abb. 286</td><td align="center">Abb. 287</td></tr>
</table>

Abb. 286. Schichtaufnahme im sagittalen Strahlengang in 9 und 10 cm Tiefe. Lungenemphysem beiderseits. Auf der linken Seite schwere Gefäßveränderungen, Gefäßuntergänge. Verschmälerung und Verlagerung der Äste vor allem im linken Oberlappen

Abb. 287. Schichtbild in 9 cm Tiefe. Bestimmung des Durchmessers der Pars intermedia im rechten Hilus

Tabelle 7. *Erkrankungen, die zu Veränderungen der Gefäßstrukturen des Lungenmantels im Röntgenbild führen*

1. *Vermehrte Gefäßfüllung mit ihren Folgen.*
   Venöse Stauung bei Mitralvitien, Dekompensation des linken Ventrikels, Tumoren des linken Vorhofs und Perikardschwiele; kongenitale Herzanomalien mit vermehrtem Lungendurchfluß; Polycythaemia vera.

2. *Gefäßverschlüsse.*
   Embolie, Thrombose, Tumoren, Leukämie, Polycythaemia vera, Parasiten. Angeborene Stenose und Hypoplasie.

3. *Gefäßwanderkrankungen.*
   Panarteriitis, Endarteriitis obliterans, hyperergische Angitis, Pulmonalsklerose, rheumatische Pneumonie, Lupus erythematodes, Lues, essentielle Lungenhämosiderose.

4. *Gefäßobliterationen bei Lungenerkrankungen.*
   Emphysem, Tuberkulose, Silikose, interstitielle Fibrose, Sklerodermie, Morbus Boeck, Tumoren, chronische Pneumonie, Lungenabsceß.

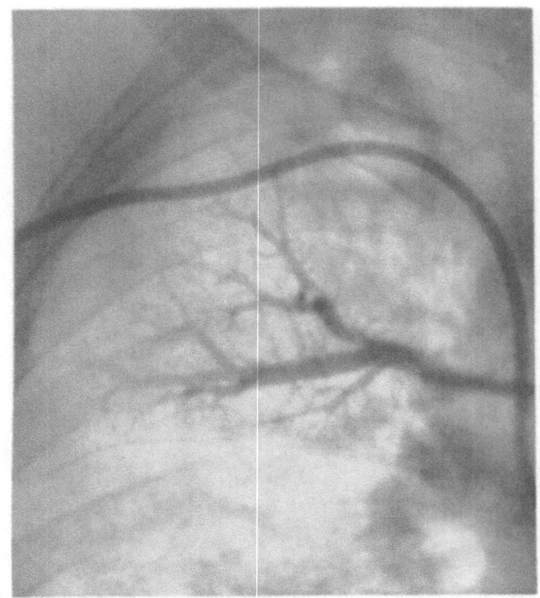

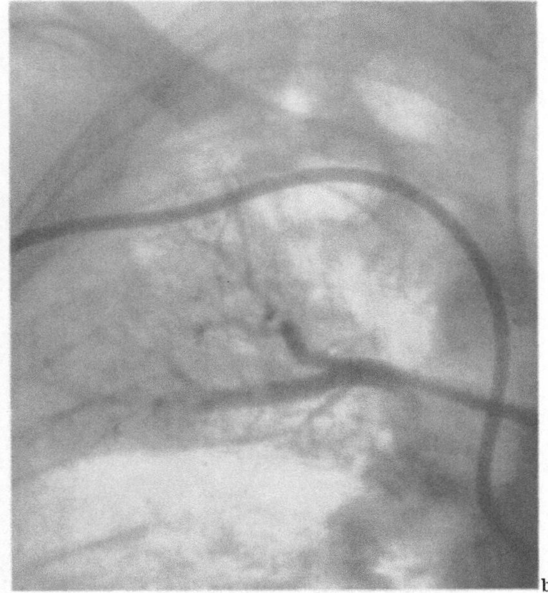

a · b

Abb. 288a u. b. a Angiogramm der A2b. Arterielle Füllungsphase. b Capillare Füllungsphase. Normale Gefäßverzweigung und Auffüllung. Kein Anhalt für pathologische Gefäß- oder Parenchymveränderungen im dargestellten Gebiet. Im S1 liegt eine Kaverne

k) Änderungen der Angioarchitektonik im Angiogramm

Die Darstellung der Lungengefäße mit Kontrastmittel bei der Angiopneumographie oder der selektiven Angiographie mittels Herzkatheter nach BOLT, FORSSMANN und RINK gibt ein gutes Bild der einzelnen Äste und gestattet wichtige Rückschlüsse auf die Funktion der kleinen Gefäßzweige und den Zustand des Parenchyms. Im Segment- und Subsegmentangiogramm (Abb. 288a und b) verjüngt sich normalerweise die Arterie harmonisch zur Peripherie. Das reichgegliederte Netzwerk kleiner Arterien bildet sich feingezeichnet ab. Die Kontrastmittelpassage des Capillargebietes erscheint im Bild als zarter flüchtiger Schleier. Der Rückfluß in den Venen schließt sich an.

Der Verschluß oder die Zerstörung einer Arterie durch Entzündung oder Tumor erscheint im Angiogramm als Abbruch. Chronische Parenchymprozesse führen zum Untergang kleiner Gefäße (Abb. 289). Hierdurch ist der periphere Gefäßbaum rarefiziert. Die größeren Äste sind verschmälert. Durch die bindegewebige Organisation der Alveolen und den starken Schwund der kleinen Gefäße wird der Kontrastmitteldurchfluß verzögert, und der Capillarschleier ist nur dünn oder fehlt. Zusätzliche Schrumpfungen verziehen die Zweige. Es treten erhebliche Störungen in der Gefäßbesetzung der einzelnen

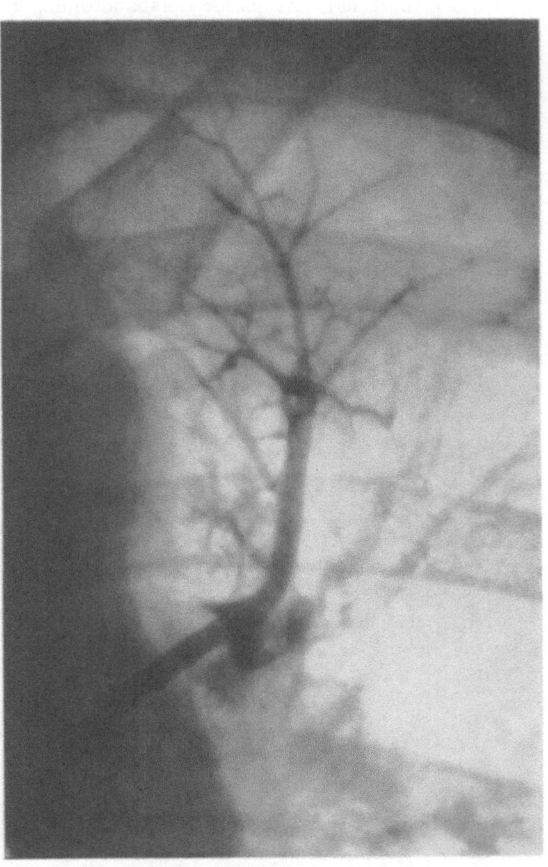

Abb. 289. Angiogramm. Schwere Gefäßveränderungen im Versorgungsgebiet der dargestellten Arterie. Einengung der größeren Zweige. Weitgehendes Fehlen der kleinen Arterien bei alter fibröser Tuberkulose

19

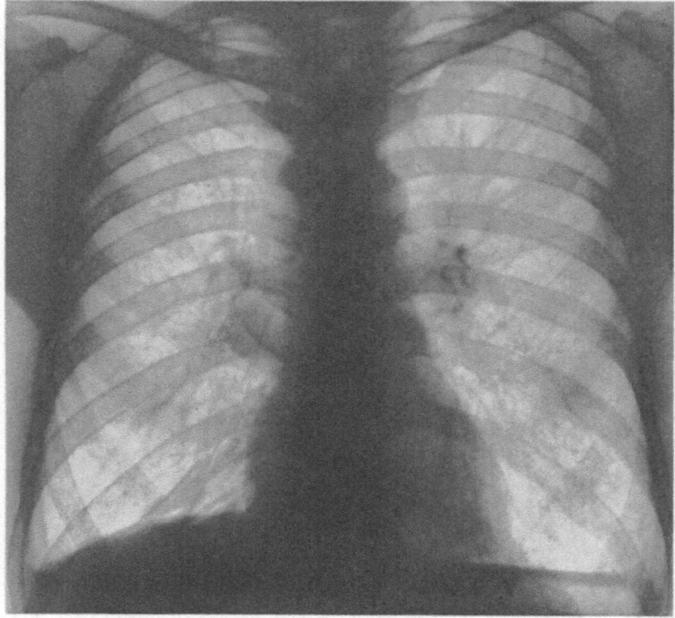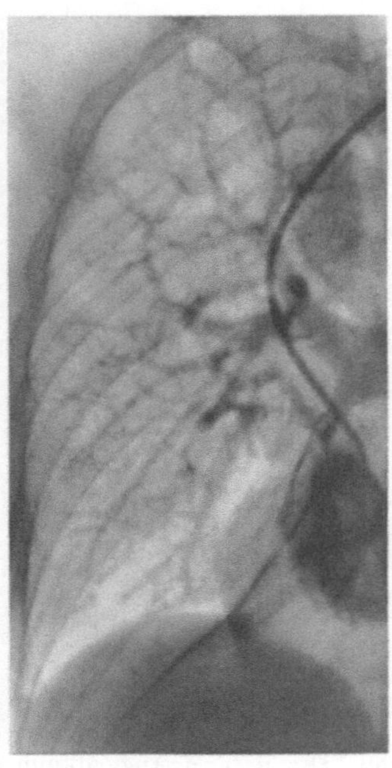

a   b

Abb. 290a u. b. a Starke Schrumpfung des rechten Unter- und Mittellappens bei hühnereigroßem Tumor im rechten Hilus, der zur weitgehenden Einengung der A. intermedia und zum partiellen Verschluß des Zwischenbronchus geführt hat. Atypische Gefäßanordnung auf der rechten Lungenseite. b Angiogramm vom rechten Herzen aus. Starke Einengung der rechten Pulmonalarterie nach Abgang des Truncus anterior zum rechten Oberlappen. Von der eingeengten A. intermedia geht noch ein ascendierender Ast zum rechten Oberlappen. Das Angiogramm zeigt, daß der überblähte rechte Oberlappen den rechten Thoraxraum bis auf ein schmales Gebiet parakardial, in dem der geschrumpfte Mittel- und Oberlappen liegen, ausfüllt

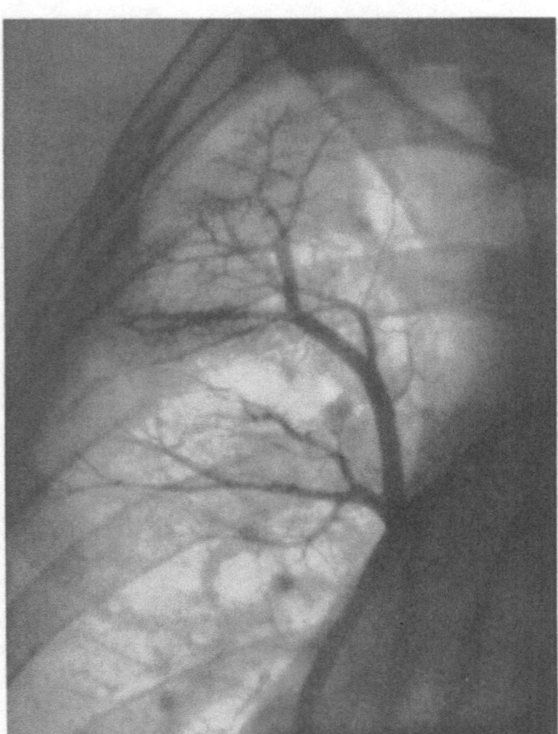

Lungenabschnitte auf, und die harmonische Gliederung ist stark gestört.

Die starke Schrumpfung eines oder mehrerer Lappen führt zu einer atypischen Konfiguration des Hilus und zu einer stark veränderten Anordnung der Gefäße (Abb. 290a u. b).

In Atelektasen sind die Arterien eng gestellt und zusammengerückt. Die Verzweigungswinkel sind verkleinert. Bei fibröser Narbenbildung in der Atelektase oder bei Gefäßverödung fallen die feinen Zweige aus, und der Capillarschleier fehlt (Abb. 291).

Im Bild des Emphysems sind die Gefäße gestreckt und die Kaliber verengt. Die Verzweigungswinkel werden verbreitert. Das periphere Gefäßnetz ist infolge der Atrophie des Parenchyms verarmt, die Capillarphase erscheint daher dünn oder fällt ganz aus. Ihr Fehlen ist der Ausdruck eines irreversiblen Funktionsverlustes des Parenchyms. Der gesamte arterielle Gefäßquerschnitt ist beim Em-

Abb. 291. Angiogramm. Schwere Gefäßveränderungen im Versorgungsgebiet des unteren Astes mit Zusammenrücken der Zweige sowie Einengung und Untergang der kleinen Gefäße als Folge einer alten Atelektase. Im Aufzweigungsgebiet des oberen Astes umschriebene Störungen des Gefäßbildes als Folgen alter Herde. Im oberen Teil sind die feinen Arterien gut erhalten, und die capillare Füllungsphase stellt sich gut dar. Hier liegen keine gröberen Parenchymveränderungen vor

physem verkleinert. Die sekundäre Pulmonalsklerose zeigt bei Engstellung der peripheren Arterien die bekannte Ausweitung der zentralen Äste mit erheblichen Kalibersprüngen an den einzelnen Aufzweigungsetagen. Bei der Festlegung der Operationsindikation kommt der angiographischen Funktionsanalyse eine entscheidende Bedeutung zu.

B. Erkrankungen der Lunge
I. Mißbildungen

Die Mißbildungen der Bronchien und der Lunge sind entweder Hemmungsmißbildungen, deren Form und Ausmaß davon abhängen, zu welchem Zeitpunkt der bronchopulmonalen Aussprossung die Hemmung einsetzt, oder es sind hyperplastische Fehlbildungen wie das fetale Lungenadenom und die Nebenlunge bzw. die intralobäre Sequestration.

Die normale Entwicklung der Lunge beginnt mit der Ausbuchtung des Endoderms nach ventral, die nach caudal vorwächst und sich in ein rechtes und linkes Säckchen gabelt. Aus dieser primitiven Anlage der Trachea und der beiden Hauptbronchien entwickeln sich die Epithelschläuche für die weiteren Lappenbronchien bzw. Lungenlappen. Vom sechsten embryonalen Monat ab sprossen aus den Endknospen dieses primären Bronchialbaumes die Alveolarsäckchen ins umgebende Mesenchym vor.

Bleibt die Entwicklung auf dem Stande der Primäranlage der Hauptbronchien stehen, so resultiert eine *Agenesie* des Lungenflügels, zu einem späteren Zeitpunkt eine Agenesie eines Lungenlappens. Setzt die Hemmung während der Sprossung der Segmentbronchien, Subsegmentbronchien oder der Bronchien noch niederer Ordnung ein, so entwickeln sich distal der blind endenden oder stenosierten Bronchien *Cysten*, die mit dem Bronchialbaum in Verbindung stehen oder von ihm getrennt sein können. Bleibt schließlich nur die letzte Alveolaraussprossung aus, so kommt es zu den sog. *cystischen Bronchiektasen.*

Die entstehenden Cysten sind um so größer, je früher die Hemmung der embryonalen Entwicklung einsetzt. Großcystische *Sack*lungen entstehen zu einem frühen, *Waben*lungen zu einem späten Zeitpunkt.

1. Agenesie und Hypoplasie der Lunge

Agenesie beider Lungen ist mit dem Leben nicht vereinbar. Bei Agenesie einer Lunge endet der Hauptbronchus blind in einer total verschatteten und geschrumpften Thoraxhälfte. Kompensatorisch ist die andere Lunge überbläht, wodurch das Mediastinum in die kranke Seite verlagert wird. Der Befund wird meist zufällig erhoben, da klinisch keine oder nur geringe uncharakteristische Symptome wie Bronchitis oder Pleuritis bestehen. Differentialdiagnostisch sind die Totalatelektase, das Pleuraempyem (Normalstand des Mediastinums oder Verlagerung in die *gesunde* Seite) und der Zustand nach Hauptbronchusabriß mit nachfolgender cystischer Umwandlung der abgetrennten Lunge abzugrenzen.

Die Fehlbildung kann auch als Hypoplasie auf einen Lungenlappen beschränkt sein.

Diagnostisch sind Tomographie und Bronchographie einzusetzen, die das blinde Bronchialende und eventuell die cystische Degeneration des Lungenparenchyms nachweisen. Die Angiographie zeigt das vollständige Fehlen der zugehörigen Pulmonalarterien.

2. Die kongenitale Cystenbildung in der Lunge

Die distal der entwicklungsgehemmten Bronchien sich bildenden Cysten besitzen ein flimmerndes oder kubisches Epithel. Sie enthalten einen fadenziehenden Schleim, oder — wenn sie mit dem Bronchialbaum in Verbindung treten — ganz oder teilweise Luft.

a) Lungencysten und Waben

Von Lungen*cysten* spricht man, wenn eine einzelne oder mehrere größere Cysten vorliegen. Je nach ihrem Inhalt zeigen sie sich auf dem Röntgenbild entweder als solides, einen homogenen Schatten gebendes Gebilde (Abb. 292) oder als luftgefüllte Blase mit einem Ringschatten. Enthalten sie noch eine kleine Menge Flüssigkeit, so bilden sie einen Halbmondschatten, wobei sich der Sekretspiegel bei Lagewechsel immer horizontal einstellt. Ihre Größe ist unterschiedlich, auch innerhalb einer Lunge; meist schwankt sie zwischen Kirsch- und Apfelgröße. Es treten auch luft- und flüssigkeitsgefüllte Cysten gleichzeitig auf.

Die Darstellung gelingt im Tomogramm oft besser als auf dem Übersichtsbild.

Sind die Cysten klein, in Vielzahl vorhanden und vollständig lufthaltig, so spricht man von *Waben* (Abb. 299). Meist liegen sie innerhalb eines Lappens dicht beieinander, wobei sie ihre runde Form einbüßen und polygonal werden können.

Bei der Bronchographie füllen sich die Cysten sehr selten, und zwar nur dann, wenn die Bronchialverbindung weit genug für den Kontrastmitteldurchtritt ist. In kontrastiertem Zustand läßt sich an den offenen Cysten auch besser das Escudero-

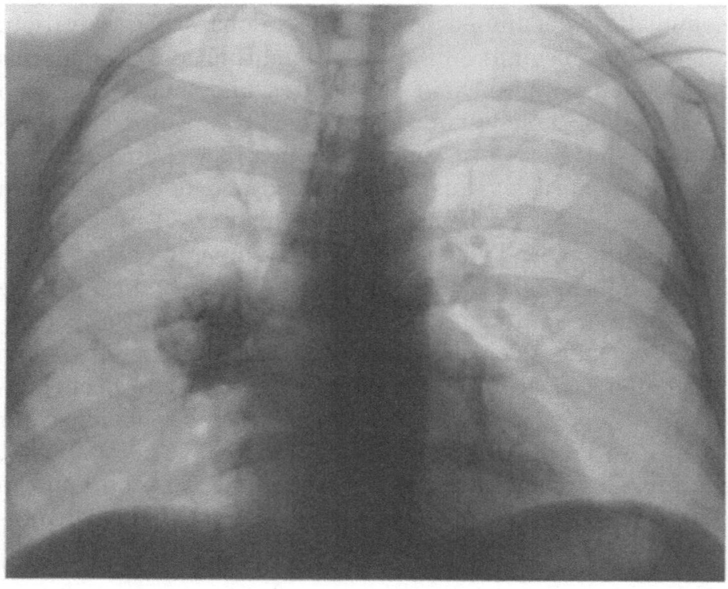
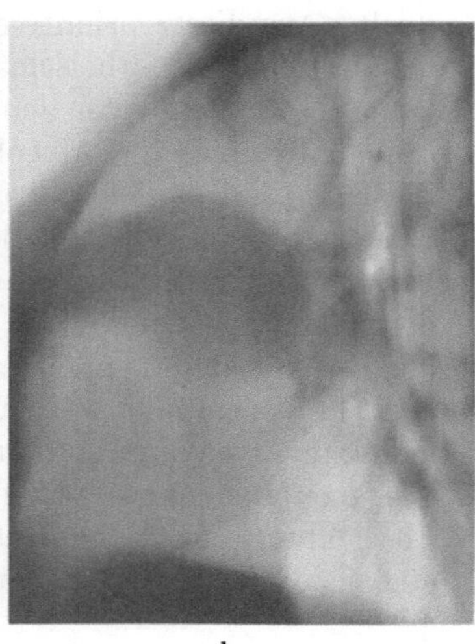

Abb. 292a u. b. Flüssigkeitsgefüllte Lungencyste im rechten Oberlappen. a Sagittales Übersichtsbild. b Seitliches Tomogramm

Nemenowsche Zeichen (Größenzunahme bei der Inspiration und Verkleinerung bei der Exspiration) beobachten (Abb. 295).

Klinisch rufen die Cysten meist keine Erscheinungen hervor. Sie werden daher meist zufällig entdeckt. Allerdings sind Komplikationen recht häufig. Früher oder später kommt es zur Infektion mit dem klinischen und röntgenologischen Bild eines Abscesses oder einer kollateralen pneumonischen Infiltration. Oft sind es diese entzündlichen Komplikationen, die erst zur Entdeckung der Cysten führen. Die Cystenmembran, die normalerweise 1—2 mm stark ist, wird dann durch die benachbarte Infiltration dicker. Es kommt zur Pleuritis und später zu Adhäsionen.

Eine zweite Komplikationsmöglichkeit liegt in der exspiratorischen Ventilwirkung an den Verbindungswegen zum Bronchialtrakt, die entweder von einem oder mehreren Bronchien oder durch die Alveolarporen gebildet werden. Dadurch kann es zu einer Aufblähung der Cyste mit Verdrängungserscheinungen der Nachbarschaft kommen. Das umgebende Lungenparenchym wird in einer Randzone atelektatisch, die Bronchien und Gefäße werden zur Seite gedrängt und eventuell eingeengt. Auf diese Weise können *Riesencysten* entstehen, die eine ganze Thoraxhälfte einnehmen und zur Mediastinalverlagerung führen (Abb. 296). Sie sind sehr schwer von einem Pneumothorax zu unterscheiden. Im Bronchogramm spricht der Nachweis von (hochgradig verdrängten) Bronchien gegen den Pneumothorax, im Tomogramm lassen sich manchmal schmal ausgezogene Gefäße und Lungenstruktur erkennen.

Die Wand einer derartigen „*Spannungs*cyste" kann schließlich einreißen, und es tritt ein Spontanpneumothorax auf (Abb. 297). Aber auch bei nicht unter Spannung

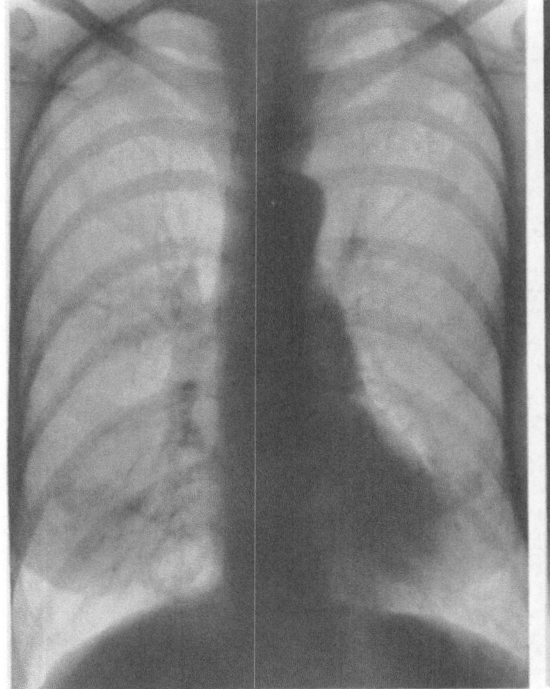

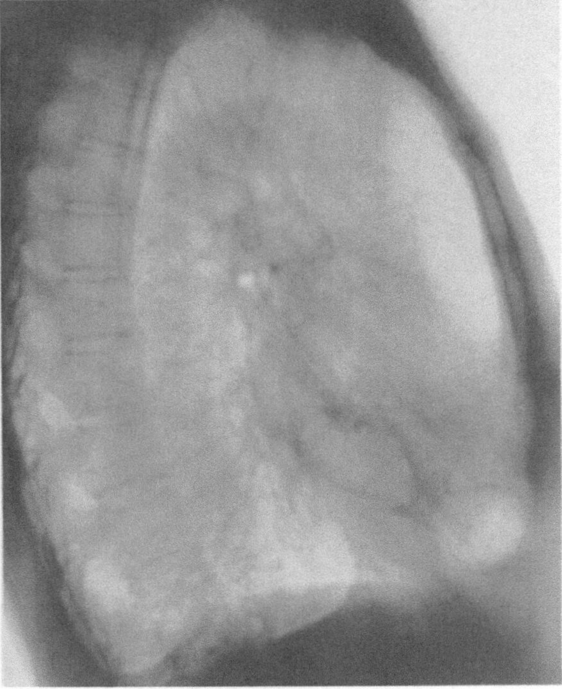

a

b

stehenden Cysten und Waben kann es durch einen Hustenstoß oder schon durch forcierte Atmung zu einem Einriß der Wand und zu einem Pneumothorax kommen, wie denn überhaupt Cysten und Waben und weit weniger tuberkulöse Kavernen als häufigste Ursache für einen Spontanpneumothorax anzusehen sind. War die Cyste infiziert, so entsteht ein Pleuraempyem oder ein Pyopneumothorax.

Differentialdiagnostisch sind die lufthaltigen Cysten von allen Höhlenbildungen in der Lunge, vor allem von tuberkulösen Kavernen, von Lungenabscessen und von einer Carcinomhöhle zu unterscheiden. Die Differenzierung gegenüber den sog. Pneumatocelen, unter denen man Hohlraumbildungen im Verlauf akuter, entzündlicher Lungenerkrankungen besonders bei Kindern

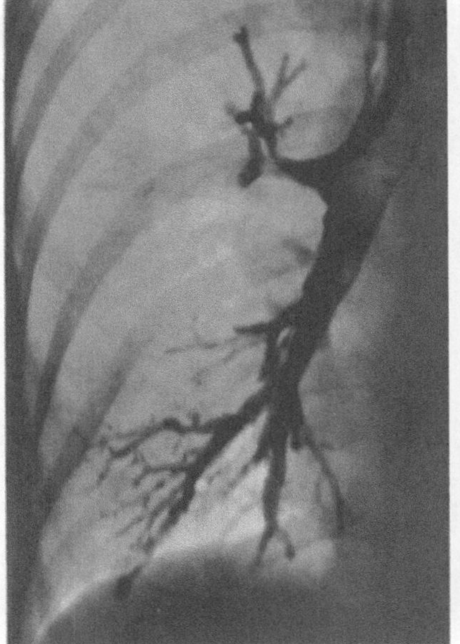

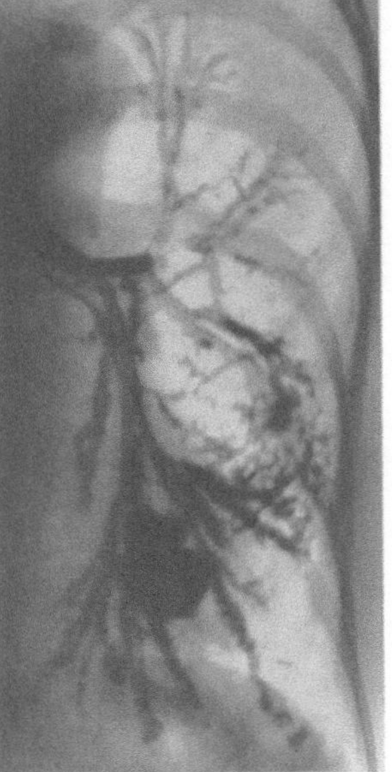

c

d

Abb. 293a—d. Luftgefüllte Lungencysten im rechten Mittellappen und im linken Unterlappen mit gleichzeitiger linksseitiger Bronchiektasie. a Sagittales, b seitliches Übersichtsbild. c Rechtsseitiges Bronchogramm, kein Kontrastmittel in den Cysten. d Linksseitiges Bronchogramm, Cysten kontrastmittelgefüllt

versteht (Abb. 298), ist klinisch und röntgenologisch nahezu unmöglich, zumal verwandte pathologische Vorgänge vorzuliegen scheinen. Nur im Ausheilungszustand unterscheiden sie sich. Die Pneumatocelen verschwinden restlos, während bei den infizierten Cysten die genannten Residuen zurückbleiben.

Das Röntgenbild der *Waben* gleicht dem des bullösen Emphysems weitgehend, allerdings befinden sich die Emphysemblasen bevorzugt am Lungenrand. Die geschlossenen Cysten sind gegen alle Prozesse, die einen Rundschatten hervorrufen, insbesondere gut- und bösartige Tumoren des Lungenmantels, Lungenmetastasen, Echinococcuscysten u. a. abzugrenzen.

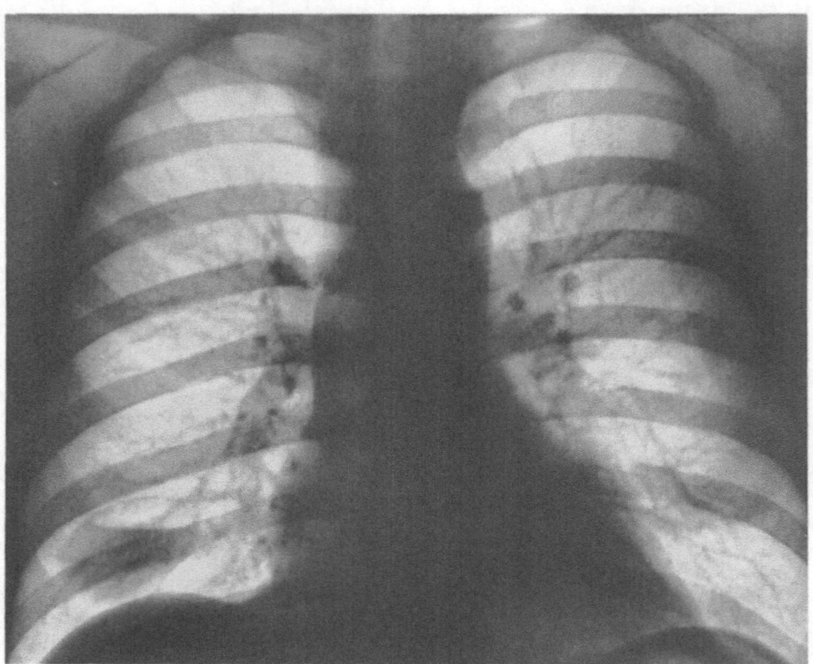

Abb. 294. Lungencyste mit Luft und Flüssigkeit gefüllt

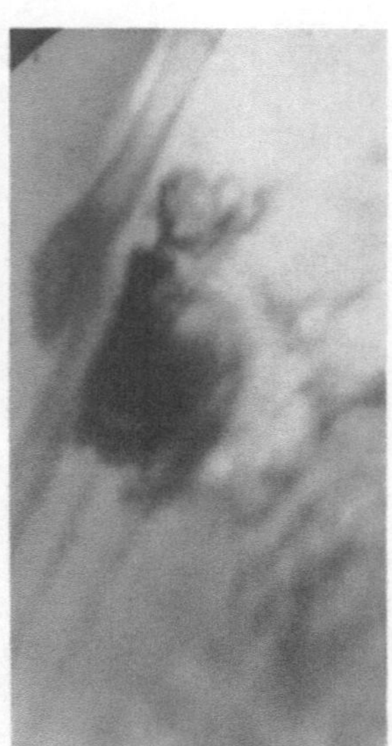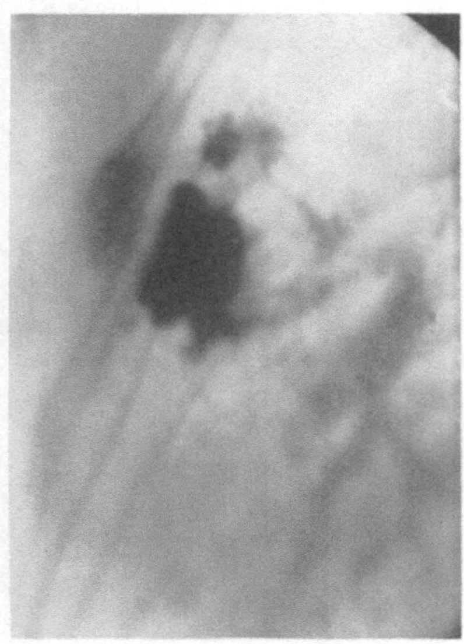

Abb. 295. Exspiratorische Verkleinerung einer mit Kontrastmittel gefüllten Lungencyste

b) Cystenlunge, Wabenlunge

Ist ein Lungenlappen oder die gesamte Lunge in ein ganzes System von Cysten oder Waben umgewandelt, so spricht man von Cystenlunge bzw. Wabenlunge. Es handelt sich also prinzipiell um die gleiche pathologische Veränderung einer Entwicklungsstörung, nur in einem besonders starken Grad der Ausbreitung. Das wirkt sich vor allem im klinischen Endzustand einer respiratorischen Insuffizienz und eines Cor pulmonale aus.

Im Übersichtsbild fällt meist nur eine wabige Zeichnung auf (Abb. 299a), während die beweisenden Ringfiguren erst im Tomogramm herauskommen (Abb. 299b). Die meisten Waben sind offen, nur selten findet man einmal unter ihnen eine geschlossene, flüssigkeitsgefüllte Wabe, die sich dann als etwa walnußgroßer Rundschatten darstellt. Die hilusnahen Waben sind kleiner als die subpleural gelegenen. Ein- und doppelseitiger Befall kommt vor; bevorzugt sind der Häufigkeit nach der rechte Oberlappen, der linke Oberlappen, der rechte Unterlappen, der Mittellappen und der linke Unterlappen. Die Bronchien in Wabenlungen zeigen zylindrische Ektasien und Deformierungen. Die

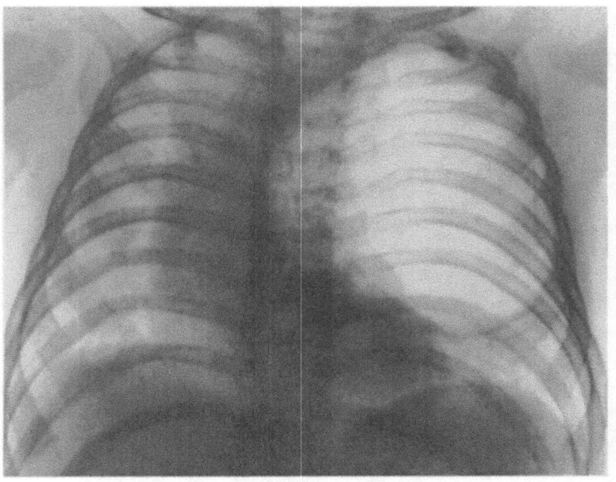

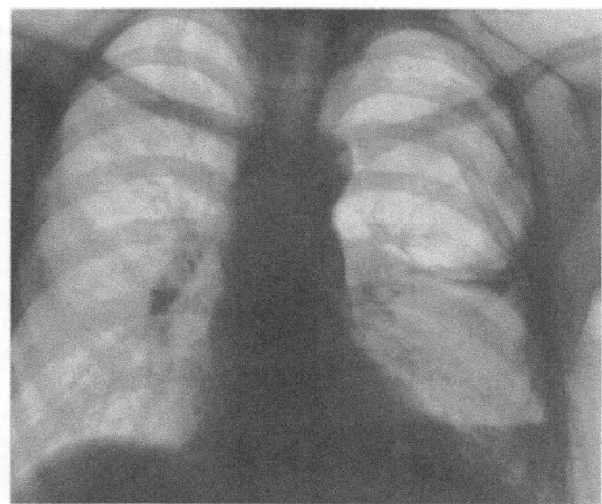

Abb. 296. Riesen- oder Spannungscyste mit Mediastinalverlagerung nach der gesunden Seite

Abb. 297. Pneumothorax bei Spannungscysten im linken Oberlappen, Pleuraerguß links basal

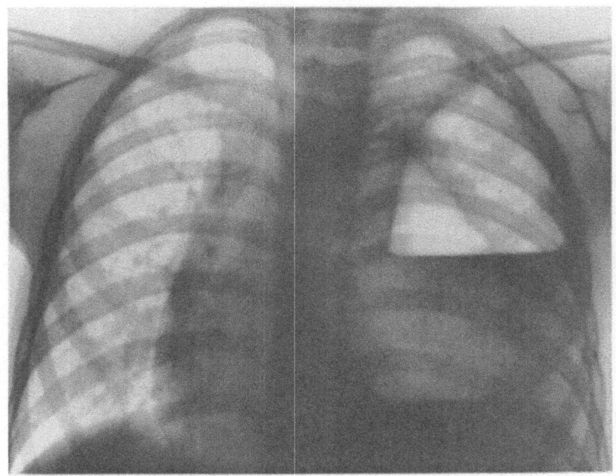

a

b

Abb. 298a u. b. Pneumatocelen im linken Ober- und Unterlappen nach mehrfacher Drainage und mehrfacher Entleerung und Wiederaufblähung im Anschluß an eine Hirnoperation. a In geblähtem Zustand. b In entspanntem Zustand

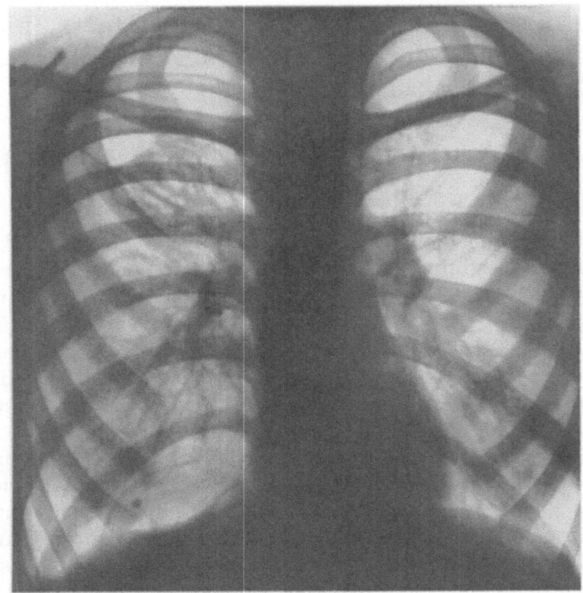

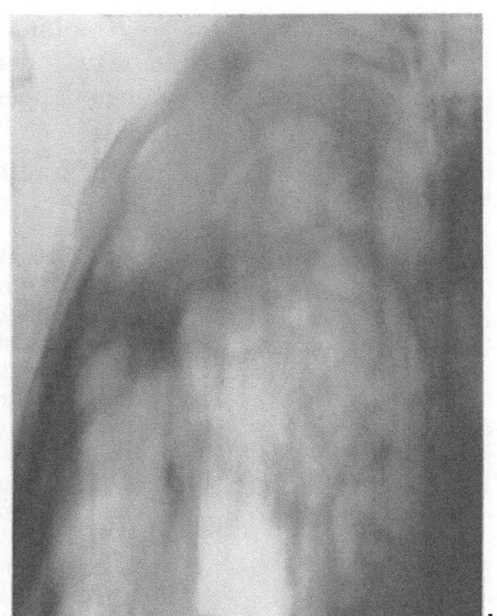

a

b

Abb. 299a u. b. Wabenlunge. a Übersichtsbild. b Tomogramm, entzündliche Lungenveränderungen in der Nachbarschaft der Waben

Waben selbst füllen sich oft nicht mit Kontrastmittel. Kommt es zur Füllung, dann ist das Bild mit seinen multiplen, fast gleichförmigen Säckchen, in denen sich das Kontrastmittel am Grunde ansammelt und einen horizontalen Spiegel bildet, sehr charakteristisch und nicht zu verwechseln (Abb. 300).

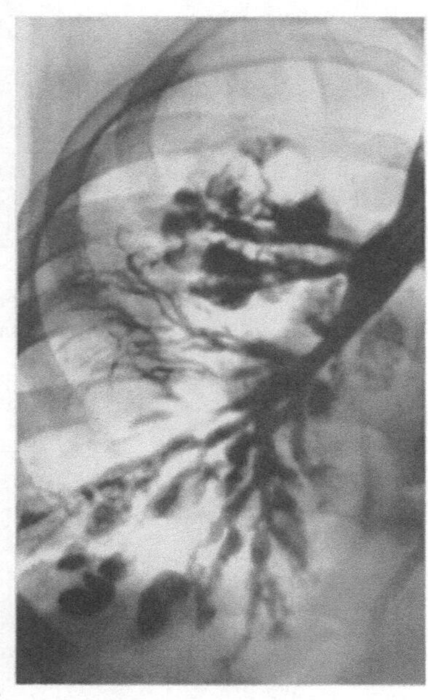
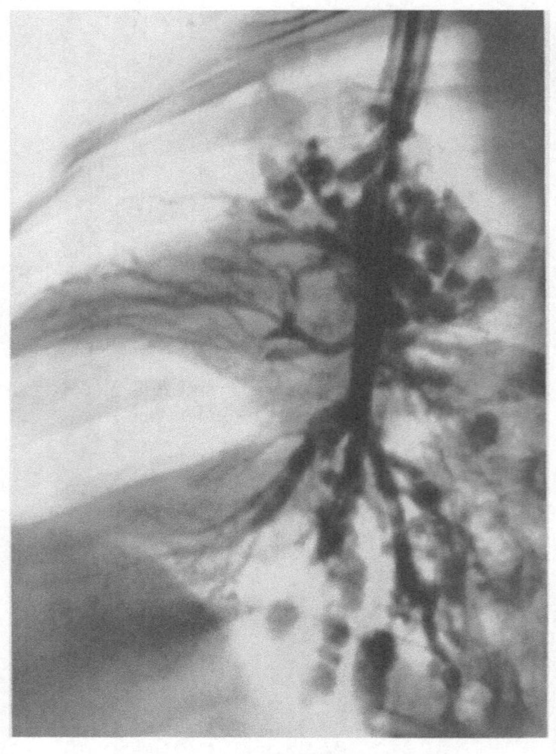

a　　　　　　　　　　　　　　　　　　　　　　　　　　　　　　　　　　　b

Abb. 300 a—c. Rechtsseitige Wabenlunge, linksseitige Bronchiektasie. Dieser Befund ist häufiger zu erheben. a Bronchogramm im sagittalen Strahlengang, Waben mit Kontrastmittel gefüllt. b Bronchogramm im frontalen Strahlengang, große luftgeblähte Cyste zwischen Mittel- und Unterlappen. c Linksseitige Bronchiektasie im Bronchogramm

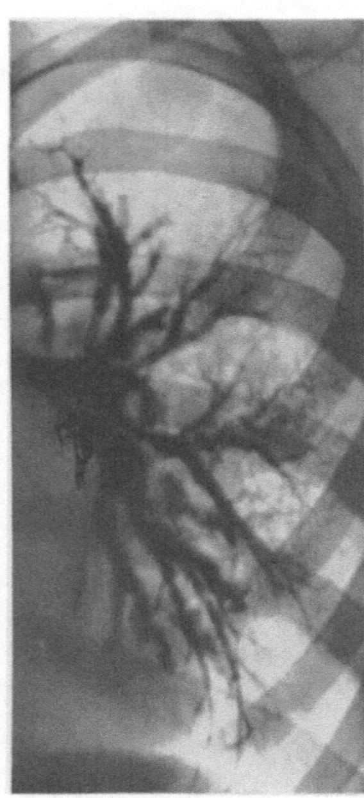

Abb. 300 c

Komplikationen und insbesondere Infektionen treten ebenso gern wie bei den solitären Cysten auf. Allerdings ist die Ausheilung oft verzögert, da die Multiplizität und die enge Nachbarschaft der Waben immer wieder zu Rezidiven Anlaß gibt.

Kombinationen mit anderen Fehlbildungen, z. B. dem Situs inversus, der Hypoplasie der Stirnhöhlen und überzähligen Lungenlappen, werden beobachtet (Abb. 313).

3. Die fetale atelektatische Bronchiektasie und das fetale Lungenadenom

Die atelektatische Bronchiektasie unterscheidet sich pathologisch-anatomisch von der Wabenlunge dadurch, daß die befallenen Lungenteile ein solides Gewebe darstellen, in dem das Mesenchym stärker entwickelt ist, und das Fetteinlagerungen, Knorpelwucherungen und glatte Muskulatur enthält (Giese). Es liegt eine Agenesie des respiratorischen Parenchyms vor, so daß die Bronchien nicht letztlich in die Alveolarsäckchen münden, sondern in unfertig ausgesproßten Knospen blind enden.

Das Röntgenbild zeigt dementsprechend in den befallenen, in ihrem Volumen verkleinerten Lappen eine homogene oder inhomogene Verschattung. Die Bronchien, die in einen solchen Lappen ziehen, sind zylindrisch erweitert und durch sekundäre entzündliche Prozesse an ihrer Kontur und ihrem Verlauf deformiert. Das Krankheitsbild ist von einer erworbenen Bronchiektasie mit begleitender entzündlicher Infiltration des Lungenparenchyms nicht zu unterscheiden.

Beim fetalen Lungenadenom handelt es sich um ein teils solides, teils mit Cysten durchsetztes Hamartom, in dem die Bronchien tumorartig proliferiert sind (GIESE). Die betreffenden Lappen sind im Gegensatz zur fetalen atelektatischen Bronchiektasie vergrößert. Ähnlich sind dagegen die blinde Endigung und Ektasie der Bronchien (Abb. 301).

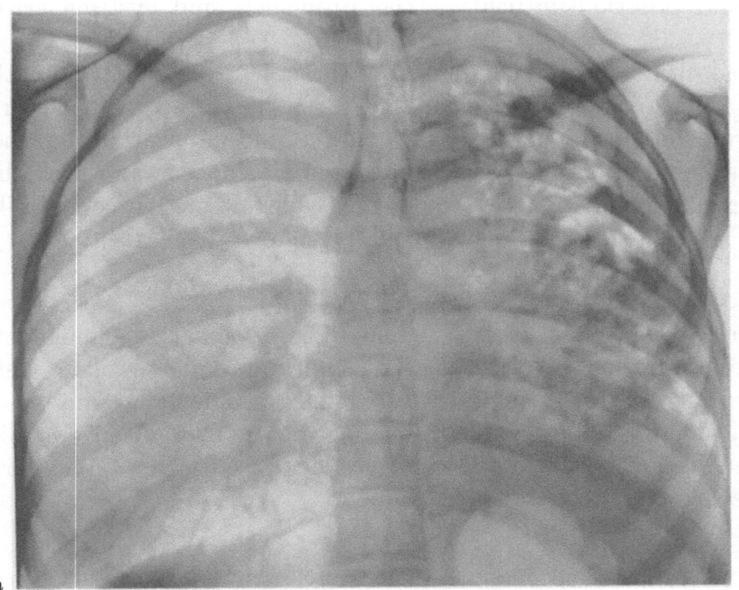

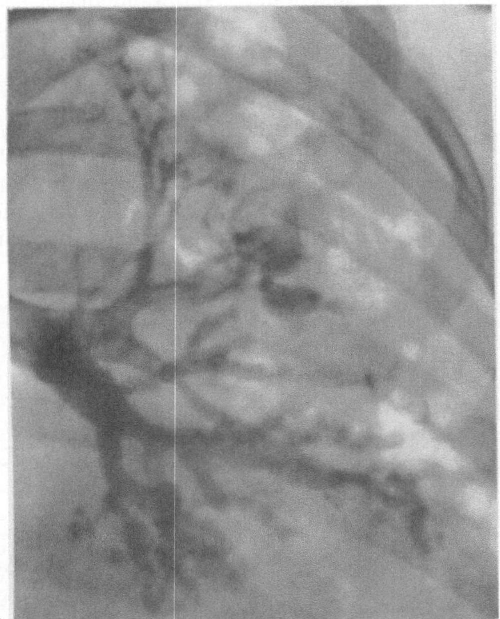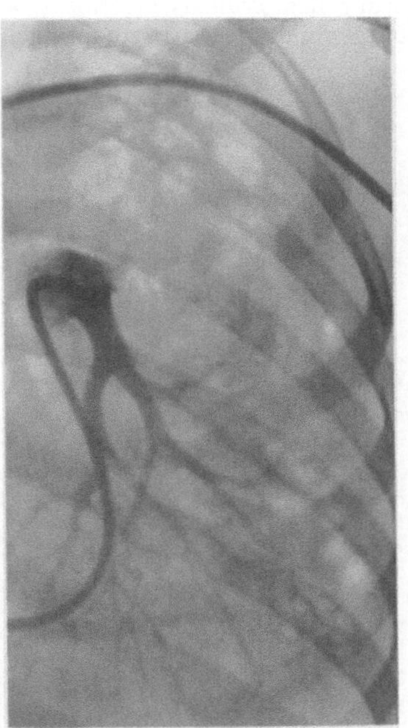

Abb. 301a—c. Fetales Lungenadenom. Histol.: Sklerosierte Lunge mit multiplen kleinen Cysten und einem enteneigroßen Teratom, das Talg, Haare, Knochen- und Knorpelspangen, Muskulatur und Hirn- sowie Nervengewebe enthält. a Übersichtsbild. b Bronchogramm: Nur ein Teil der Waben hat sich mit Kontrastmittel gefüllt. Die Bronchien weisen eine Deformierung und einen unregelmäßigen Verlauf auf. c Pulmonalisangiogramm: keine krankhaften Veränderungen an den Gefäßen

4. Nebenlungen

Hierbei handelt es sich um überzählig angelegte Lungenlappen bzw. Teile mit dysplastischem Lungenparenchym und Bronchialbaum (vgl. auch *Intralobäre Sequestration*,

S. 301). Die Nebenlunge ist ein selbständiger Lappen mit eigener arterieller Versorgung (aus der Aorta), mit einem Pleuraüberzug und mit einem mit dem Hilus in Verbindung stehendem Stiel. Am häufigsten liegt er links paravertebral zwischen Zwerchfell und Unterlappen, seltener intraabdominell und intraperikardial. Das Lungenparenchym ist atelektatisch und funktionsuntüchtig. Die Bronchien sind cystisch erweitert und mit Sekret gefüllt.

Röntgenologisch findet man bei den intrathorakalen Nebenlungen unscharf begrenzte, dreieckige oder ovaläre Verschattungen mit Bronchiektasen. Die Unterscheidung von erworbenen Bronchiektasen mit einem infiltrierten und indurierten umgebenden Lungenparenchym geschieht mit Hilfe der Bronchographie, und zwar durch die Feststellung eines vollzähligen Bronchialbaumes und einer vollzähligen Lappenaufteilung.

5. Mißbildungen der Lungengefäße

Die Gliederung der Arterien und Venen führt zu einer regelmäßigen Struktur der Lungenperipherie und zu einer typischen Anordnung der großen Gefäßstämme im zentralen Gebiet. Das Strukturbild, das durch den normalen anatomischen Bau bestimmt ist, wird durch Gefäßmißbildungen verändert. Die angeborenen Anomalien sind häufig auf bestimmte Abschnitte des Gefäßbaumes oder umschriebene Teile der Arterien bzw. der Venen beschränkt.

a) Ektasien und Hypoplasien der Arterien und Venen

Die *angeborene oder idiopathische Ektasie des Pulmonalisstammes*, deren Ursache in einer ungleichen Septierung des Truncus arteriosus oder in einer Minderwertigkeit der Gefäßwand liegen soll, zeigt im Röntgenbild ein stark vorspringendes pulmonalarterielles Segment, während die Hauptäste nach ihrem Ursprung aus dem Stamm kaum noch vergrößert sind. Der Druck in der rechten Herzkammer und in der Pulmonalarterie ist im Gegensatz zur Dilatation dieses Gefäßteiles bei pulmonaler Hypertonie nicht erhöht. Während die erworbenen Pulmonaliserweiterungen und Aneurysmen mit der Zeit an Größe zunehmen, bleibt die idiopathische Ektasie über Jahrzehnte unverändert (vgl. auch S. 128).

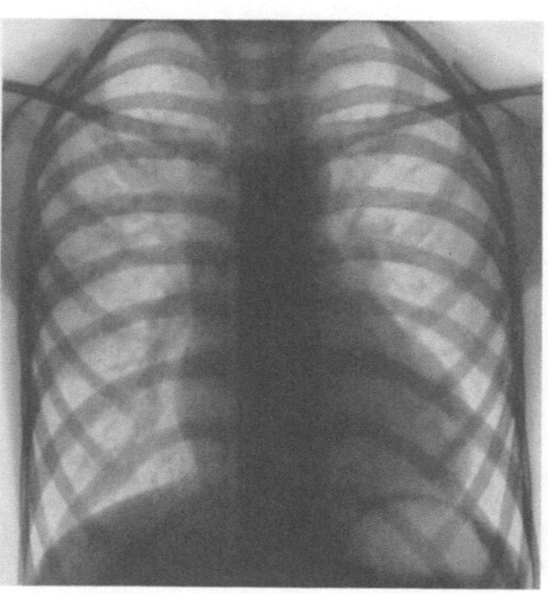
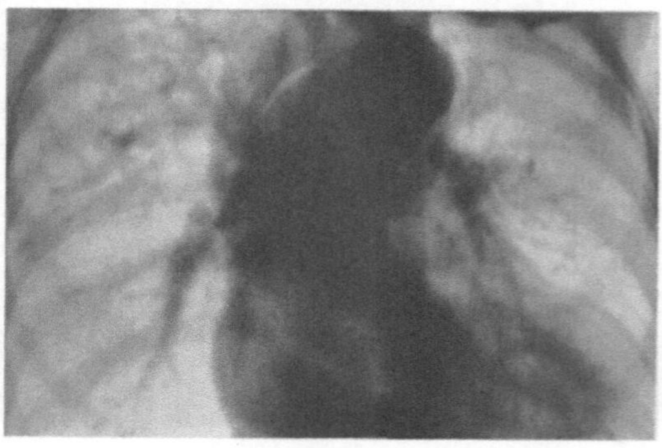

a   b

Abb. 302a u. b. a Übersichtsbild. Fallotsche Tetralogie. Äste der Pulmonalarterie im rechten Oberlappen erweitert, in der übrigen Lunge schmale Pulmonalarterien. b Angiokardiogramm. Dilatation der Pulmonalarterienäste im rechten Oberlappen bei sonst schmalen Gefäßen

Diffuse angeborene Erweiterungen der gesamten A. pulmonalis kommen auch in Verbindung mit kongenitalen Herzanomalien nur sehr selten vor. Umschriebene Arteriendilatationen bestehen zum Teil isoliert oder hinter im Lungenkern gelegenen Stenosen bei Fallotscher Tetralogie und anderen Kardiopathien (Abb. 302a u. b). Eine Hypoplasie des gesamten Arterienbaumes kann bei angeborenen Vitien mit infundibulärer Pulmonalstenose vorliegen. Sie ist durch eine Verminderung der Gefäßzeichnung im Röntgenbild charakterisiert (vgl. S. 127).

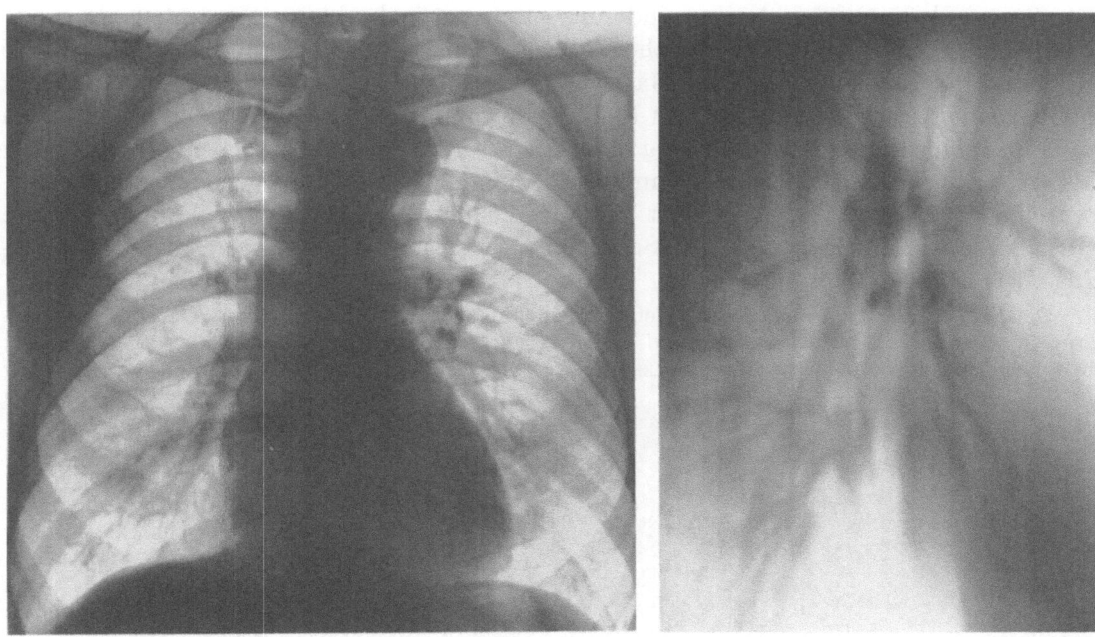

a   b

Abb. 303a u. b. a Übersichtsbild. Umschriebene Ektasie der A3b links, die orthograd getroffen als Rund-schatten parahilär erscheint und lateral vom orthograd getroffenen Bronchus liegt. b Schichtbild im frontalen Strahlengang, Tiefe 12 cm. Die dilatierte A3b ist scharf angeschnitten, die Erweiterung ist im Vergleich mit den anderen Ästen gleicher Ordnung gut zu erkennen

Einseitige Asymmetrien der Gefäßentwicklung rufen das Bild des *einseitig hellen Lungen*feldes (s. Abb. 285) mit nur zarten und engen Gefäßen hervor (KRÖKER). Die

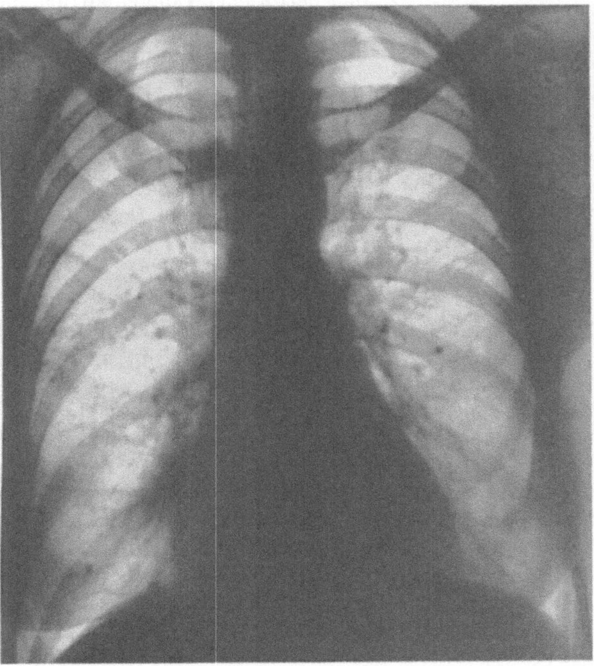

Arterien und Venen der einen Seite sind grazil und schmal, während sie auf der anderen Seite in der Regel breiter sind und stärker gefüllt wer-den. Umschriebene Erweiterungen einzelner Arterienstämme in einer

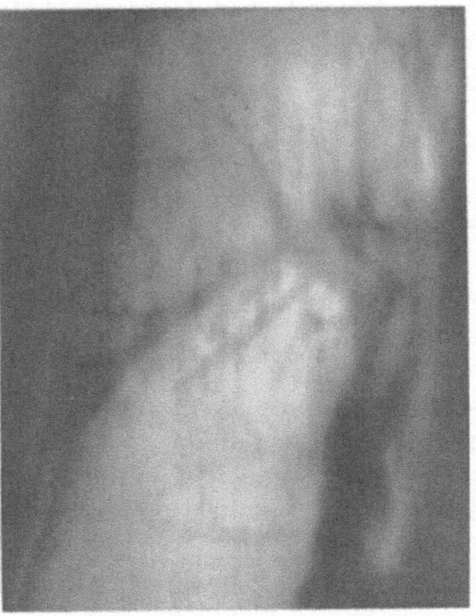

a   b

Abb. 304a u. b. a Übersichtsbild. Fleckförmige Schatten in den lateralen Abschnitten des rechten Ober-lappens nahe der Lappenbasis. Außerdem Verdichtung am rechten Herzrand durch geschrumpften rechten Mittellappen (S5). b Schichtaufnahme im sagittalem Strahlengang in Tiefe von 11 cm: Dilatation der peri-pheren Zweige von A3a und der zugehörigen Venen. Die orthograd und schräg projizierten erweiterten Gefäße rufen im Übersichtsbild die „Fleckschatten" hervor

sonst normal gestalteten Lunge sind nur selten zu beobachten. Sie treten als breite bandförmige oder — wenn sie orthograd getroffen sind — als rundliche bzw. ovale Schatten in Erscheinung (Abb. 303a u. b). Im Schichtbild zeigen die plumpen Enden häufig feine Ausläufer, die sich zum Lungenrand hin schnell verjüngen. Zum Teil lassen sie Pulsation erkennen. Auf Grund ihrer Lage und ihres Verlaufs sind sie eindeutig als Arterien zu identifizieren. Wenn die kleineren Arterien und Venen in einem umschriebenen Lungenbezirk erweitert sind, treten im Röntgenbild fleckige und streifige Strukturen in Erscheinung. Im Schichtbild sind die veränderten Gefäße gut darzustellen (Abb. 304a u. b).

Die *Ektasien der Lungenvenen* betreffen gern einen oder mehrere Äste in einem Ober- oder Unterlappen. Sie sind aber auch auf einzelne Venen beschränkt. Im Röntgenbild haben sie spindelige, bandförmige oder ovale Gestalt (Stecken). Sie erscheinen plump, verlaufen auffallend geradlinig oder in geschwungenem Bogen. Teils haben sie ein knäuelförmiges Bild oder erscheinen als ein oder mehrere beieinander gelegene Rundherde. Ihr Durchmesser kann im Lungenkern bis zu 2 cm vergrößert sein. Zur Abgrenzung von Parenchymveränderungen ist die Feststellung wichtig, daß sich die erweiterten Venen im Vasalvaschen Preßversuch gering verschmälern, soweit sie nicht thrombosiert sind. Das gleiche Bild der umschriebenen Venenerweiterung kann auch vor einer Venenstenose durch Narbenbildung oder durch einen Tumor auftreten.

Bei *Lungenvenentransposition* werden Dilatationen der fehl einmündenden Gefäße beobachtet. Die veränderte Lage der Venenstämme in den betroffenen Lungenpartien, die im Schichtbild zu erfassen ist, weist auf die anormale Einmündung in den rechten Vorhof, in die V. cava superior und inferior, die V. anonyma, subclavia bzw. azygos oder den Coronarvenensinus hin. Eine Untersuchung mit dem Herzkatheter kann die Anomalie endgültig aufklären (vgl. S. 155).

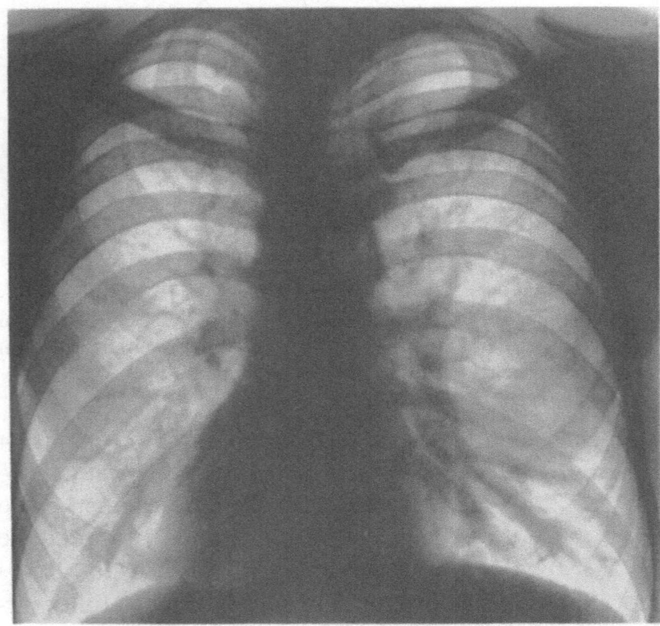

Abb. 305. Übersichtsbild. Situs inversus thoracalis. Ektasie der Arterien und Venen im linken basalen Unterlappen, die breite bandförmige Schatten hervorrufen

b) Arterio-venöse Lungenaneurysmen und Fisteln

Dem arterio-venösen Aneurysma der Lunge liegt eine kongenitale Fehlbildung zugrunde. Präcapillar gelegene Anastomosen sind ausgeweitet und leiten nichtarterialisiertes Blut in den großen Kreislauf zurück. Die Mißbildungen treten einzeln oder multipel auf. Meistens sind eine zuführende Arterie und eine abführende Vene vorhanden, die beide mäßig erweitert sind und geschlängelt verlaufen. Aber auch mehrere Arterien und Venen können mit dem arterio-venösen Aneurysma in Verbindung stehen oder eine arterio-venöse Fistel darstellen. Unter den klinischen Erscheinungen beobachtet man vor allem in Abhängigkeit vom Ausmaß des Kurzschlusses eine Cyanose und Polyglobulie. Hämoptysen weisen auf Blutungen im Bereich der Fehlbildung oder auf gleichzeitige Störungen der Bronchialdurchblutung hin. Bei den chronisch-cyanotischen Formen liegen Trommelschlegelfinger vor. In einem hohen Prozentsatz finden sich auch Teleangiektasien und Angiome an der Haut und in anderen Organen und weisen auf eine allgemeine Gefäßdysplasie hin.

Im Röntgenbild liegen rundliche, dichte Verschattungen, deren Größe zwischen Fingernagel- und Faustgröße schwankt, bevorzugt im Unterlappen (s. Abb. 87). Im rechten Unterlappen sind sie häufiger zu finden als links, bei multiplem Auftreten meist auf beiden Seiten. Außer den rundlichen Verdichtungen können die arterio-venösen Aneurysmen auch ein traubenförmiges oder knäuelartiges Bild ergeben. Sie liegen in der Lungenperipherie meist pleuranahe. Die zum ektasierten Bezirk ziehende Arterie ist wie die zum Vorhof verlaufende Vene mäßig erweitert und leicht geschlängelt. Das Aneurysma und die zugehörigen Gefäße zeigen im Müllerschen und Valsalvaschen Versuch oft Größenänderungen. Im Schichtbild sind die Gefäßverhältnisse gut aufzuklären, so daß ein

Angiogramm nur in besonders gelagerten Fällen notwendig ist. Das Herz wird in Abhängigkeit von der Größe des extrakardialen Shunt-Volumens vergrößert (vgl. S. 94).

c) Intralobäre Sequestration der Lunge

Bei dieser Anomalie handelt es sich um eine bronchopulmonale Dissoziation eines Unterlappenbezirkes mit anormaler Arterienversorgung. Die Arterie entspringt meistens aus der Aorta thoracalis oder abdominalis, seltener kommt sie aus einer Intercostalarterie, der Carotis oder einem Gefäß des Bauchraumes. Vor allem auf der rechten Seite dringt sie häufiger von der Aorta abdominalis her durch das Zwerchfell. Der Abfluß erfolgt über die V. azygos bzw. hemiazygos oder die Pulmonalvenen. Der isolierte Lungenteil liegt gewöhnlich paravertebral und betrifft das posterobasale oder mediobasale bzw. kardiale Segment. Die Anomalie wird links häufiger als rechts beobachtet. Die sequestrierte Lunge ist oft cystisch bzw. polycystisch umgebildet oder atelektatisch. Der Bronchus des abgetrennten Gebietes kann mit dem übrigen Bronchialbaum in Verbindung stehen, häufiger fehlt jedoch ein Zusammenhang.

Im *Röntgenbild* stellt sich eine dichte rundliche Verschattung im paravertebralen Unterfeld dar. Wenn der abgetrennte Teil cystisch umgebaut ist, so sind ringförmige Aufhellungen mit teils verdichtetem Rand festzustellen. Bei einer Verbindung zum Bronchialbaum kommt es gern zur Infektion. Die Cysten zeigen oft eine Spiegelbildung. Im Bronchogramm wird der zuführende Bronchus meist nur unvollständig dargestellt. Es fällt häufig eine Verlagerung der Bronchien der Umgebung auf. Zur Sicherung der Diagnose ist eine Aortographie nach Katheterismus notwendig, die die versorgende Arterie darstellt. Die Erkennung der Anomalie ist vor einer Lungenoperation wegen der Blutungsgefahr sehr wichtig.

6. Enterogenetische Lungencysten und Fisteln

Durch Keimversprengung können in der Lunge, vor allem aber im Mediastinum, Cysten mit einer gastro-intestinalen Schleimhautauskleidung entstehen. Im Röntgenbild unterscheiden sie sich von den bronchogenen Cysten nicht. Da es zu echten Schleimhautulcera kommen kann, geben sie sich mitunter an Hämopthysen zu erkennen.

Auf dysontogenetischer Grundlage entwickeln sich Fistelgänge zwischen Oesophagus und Trachea, die durch eine Speiseröhrenbreipassage mit dünnflüssigem, resorbierbarem Kontrastmittel dargestellt werden können. Wie alle Fisteln sind sie aber zeitweise geschlossen und entziehen sich manchmal dem Nachweis. In die gleiche Gruppe gehören die Oesophagusdysplasie und Oesophagusatresie, die oft eine Fistelverbindung zur Trachea besitzen. Schließlich kommen Flimmerepithelcysten mit breiter Kommunikation mit der Speiseröhre und schmaler Fistel zum Bronchialtrakt vor (Abb. 668). Sie sind leicht mit Oesophagusdivertikeln zu verwechseln, wenn sich der Fistelkanal nicht darstellt. Die Gefahr der pulmonalen Infektion durch Aspiration ist zwar immer gegeben, tritt jedoch wegen des temporären Fistelverschlusses nicht regelmäßig auf. In einer eigenen Beobachtung war bis zum 36. Lebensjahr keine ernsthafte Pulmonalinfektion beobachtet worden.

II. Bronchitis und Bronchiektasie
1. Die akute Bronchitis

Die *akute Bronchitis* ist im Röntgenbild *nicht* zu erkennen. Ebensowenig wie die normalen Bronchien bilden sich die entzündlich veränderten Schleimhäute der Bronchien im Nativbild der Lunge ab. Auch bei der *chronischen Bronchitis* ist das Nativbild relativ symptomarm. Gelegentlich können einmal eine stärkere Verdickung der Bronchialwand, eine Sekretfüllung oder begleitende Veränderungen der peribronchialen Lymphbahnen die Lungenzeichnung verstärken oder streifig werden lassen. Aufschlußreich und entscheidend ist dagegen der Befund der Bronchographie, die für die Erkrankungen der Bronchien die röntgenologische Untersuchungsmethode der Wahl darstellt.

2. Die deformierende Bronchitis

Die chronische **deformierende Bronchitis** kommt primär als unspezifische oder spezifische, vor allem tuberkulöse Bronchitis vor. Viel häufiger ist sie sekundär als Begleiterscheinung bei chronischen indurierenden und schrumpfenden Lungenprozessen wie bei der chronischen Pneumonie (Abb. 306), bei der chronischen tuberkulösen Phthise (s. S. 444), vor allem bei der Cirrhose, bei der Lungenfibrose und bei den fortgeschrittenen Stadien der Pneumokoniosen anzutreffen. Auch die Bronchusveränderungen hinter Bronchusstenosen und -verschlüssen, bei Abknickungen und Verdrängungen durch raumfordernde Prozesse der verschiedensten Art sind hier einzureihen. Dabei ist zu betonen, daß sich die Veränderungen bei der unspezifischen Bronchitis in keiner Weise von denen bei der spezifischen, insbesondere bei der

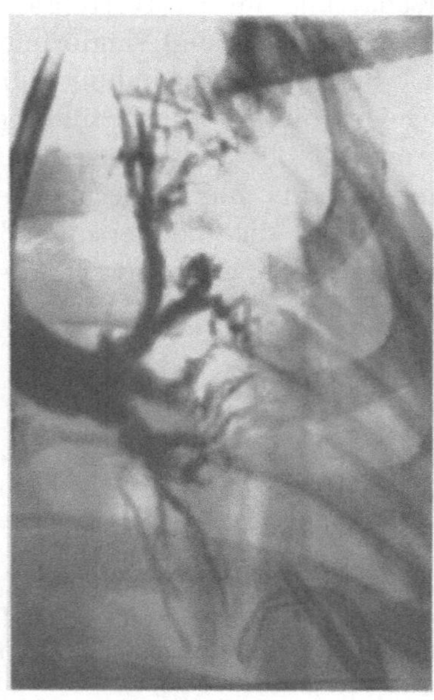

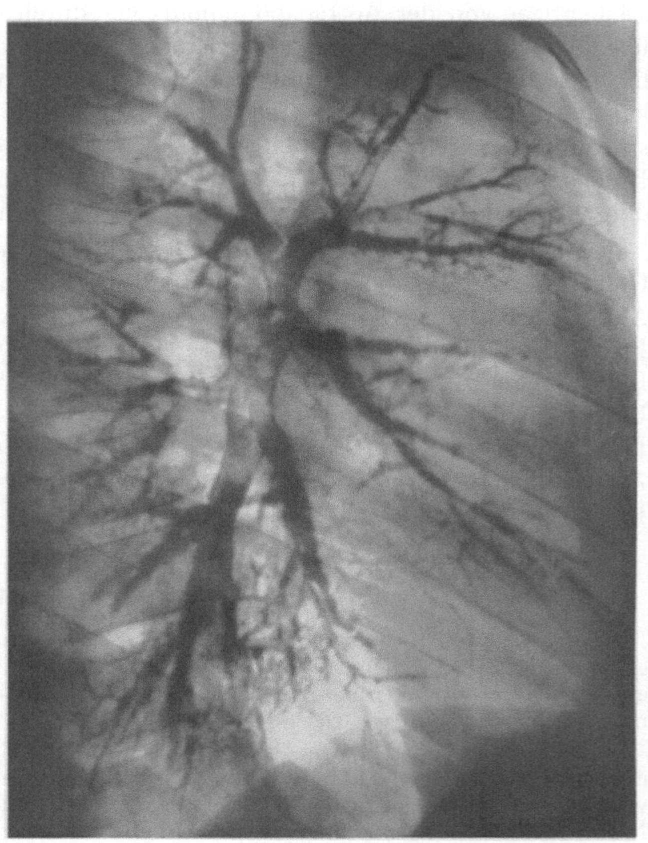

Abb. 306. Deformierende Bronchitis bei pneumonie pleuriatique

Abb. 307. Spastische Bronchitis mit regionärer Einengung der Bronchialendigungen

tuberkulösen Bronchitis unterscheiden. Im *Bronchogramm* werden folgende Veränderungen gefunden:

Spastische Bronchuseinengungen. Bei der sog. *Bronchitis spastica* sind einzelne Bronchusabschnitte wahllos in verschiedenen Segmenten oder Lappen, auf längerer oder seltener kürzerer Strecke bis auf Stricknadeldicke eingeengt (Abb. 307). Es kommt in den Versorgungsgebieten der spastisch verengten Bronchien unter der Einwirkung einer exspiratorischen Ventilstenose zu einem Emphysem oder bei völligem Verschluß zu umschriebenen Atelektasen.

Unregelmäßige Bronchuskonturen, Stenosen und Bronchiektasen. Die Konturen der Bronchien sind unregelmäßig. Ist das im stärkeren Grade der Fall, so resultiert daraus eine wechselnde Weite des Lumens. Mitunter erfolgt der Wechsel so dicht aufeinander, daß ein perlschnurartiges Bild entsteht. Dabei ist auffallend, daß die Ostien der Bronchien in der Regel enggestellt sind. Die Spornknorpel der Bronchialostien sind kräftiger als die Knorpelringe im übrigen Bronchusverlauf angelegt und werden daher erst viel später von dem chronisch entzündlichen Prozeß destruiert (Abb. 308).

Stenosen können bei Verziehungen und bei narbiger Abheilung nach Lymphknotenperforationen entstehen. Von SCHMORL wurde die Bronchitis anthracotica deformans beschrieben. Aber auch nach Perforation *tuberkulöser* Lymphknoten kommt es zu solchen Stenosen (vgl. S. 422).

Bei der chronischen Bronchitis sieht man fast immer Gebiete, in denen *Bronchien erweitert* sind. Es gibt fließende Übergänge zu den voll ausgebildeten Bronchiektasien (s. S. 305).

Vermehrung des Sekretgehaltes. Im Bronchogramm ruft der Schleim ein fleckiges, geschummertes Füllungsbild hervor. Sitzt er der Bronchialwand auf, so entsteht ebenfalls eine unregelmäßige oder auch eine verwaschene Kontur, deren Nischen Ulcera vortäuschen können. Echte Ulcera sind kaum je darstellbar. Massive Ansammlungen und vor allem Eindickungen von Sekret *(Mucoid impaction)* können zu Bronchusverschlüssen führen (Abb. 309).

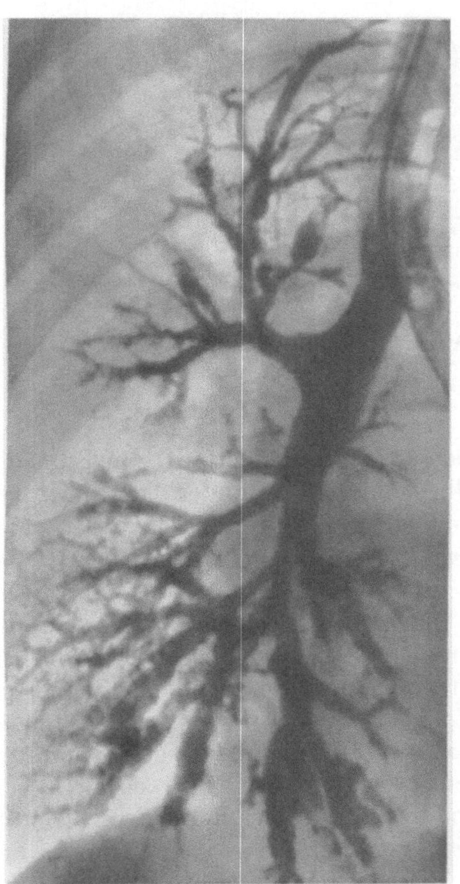

Abb. 308. Deformierende Bronchitis mit Bronchiektasie

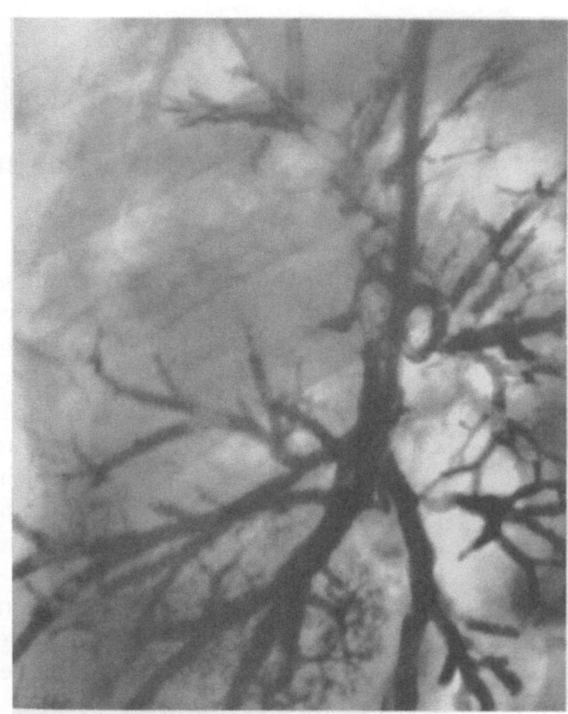

Abb. 309. Verschluß des B 3 rechts durch Mucoidimpaktion

Erweiterung der Schleimdrüsenausführungsgänge und Schleimhautdivertikel. Bei schweren Wandveränderungen der Trachea und der großen Bronchien füllen sich im Bronchogramm kleine divertikelartige Säckchen, die die Bronchialwand nach außen überragen. Sie sitzen meist an der Unterseite der Haupt- und Lappenbronchien, gelegentlich auch am Lingulabronchus (Abb. 310). Es handelt sich dabei um die erweiterten Ausführungsgänge der Schleimdrüsen (STUTZ), zum Teil aber auch um echte Schleimhautdivertikel (DI RIENZO).

Schleimhautatrophie. Bei der chronischen Bronchitis kommt es zu einer Atrophie der Schleimhaut, die ähnlich wie bei der chronischen Gastritis universell ausgebildet ist oder partiell mit Arealen einer Hypertrophie abwechseln kann. Durch Verdünnung der Schleimhaut treten die daruntergelegenen längs- und querverlaufenden Muskelbündel

deutlicher hervor. Man erkennt sie bei der Bronchographie im Beschlagbild an einer
längs- oder querverlaufenden Kontraststreifenzeichnung (Abb. 311).

Abrundung der Bronchialteilungswinkel. Wenn die Wanddestruktion sehr stark wird,
wie es häufig an Bronchien in chronisch infiltrierten Lungenabschnitten der Fall ist,

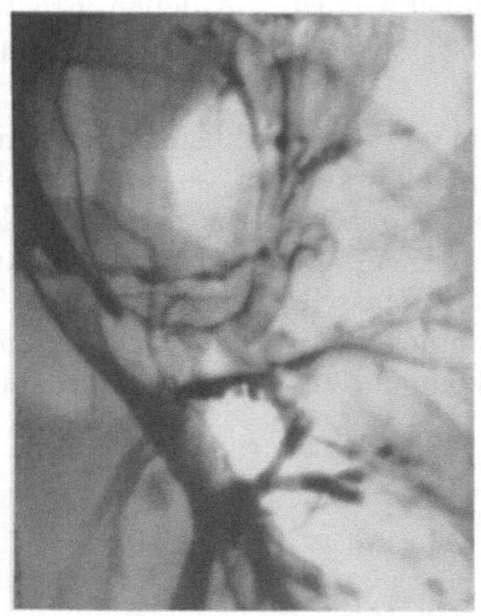

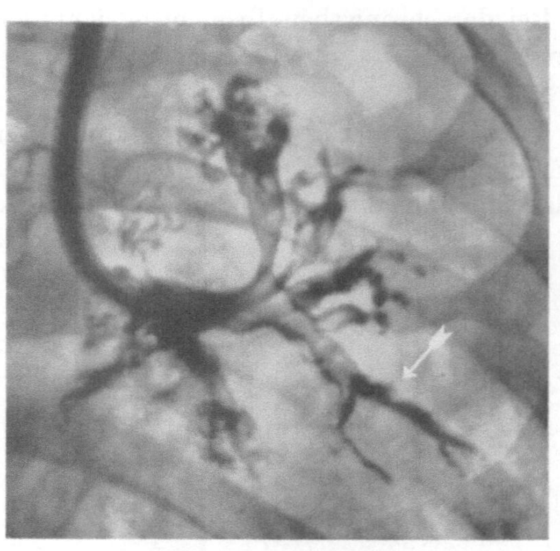

Abb. 310. Divertikelartige Erweiterung der   Abb. 311. Atrophie der Bronchialschleimhaut bei tuber-
Schleimdrüsenausführungsgänge   kulöser Lungenphthise

werden auch die Spornknorpel an den Teilungsstellen der Bronchien erfaßt. Im Bronchogramm stellen sie sich dann nicht mehr spitzwinkelig, sondern abgerundet dar (Abb. 308).
Das Bronchialrohr ist mehr in einen nachgiebigen Schlauch umgewandelt.

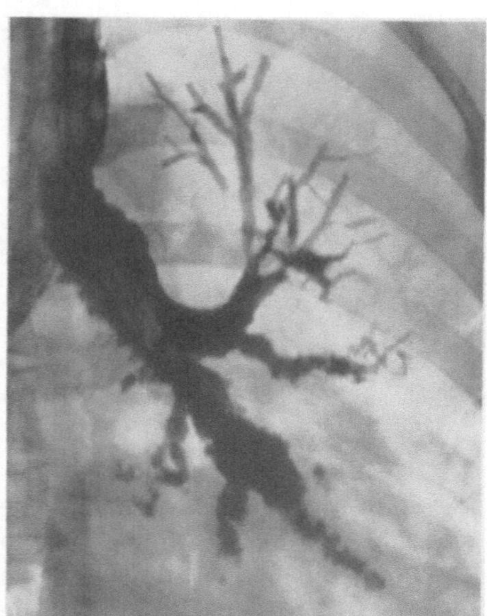

Abb. 312. Bronchusmalacie (Sektion)

*Verlagerungen und unregelmäßiger Verlauf der
Bronchien.* Bei schrumpfenden Lungenprozessen
und unter dicken Pleuraschwarten werden die
Bronchien in mehr oder weniger umschriebenen
Abschnitten verlagert und unregelmäßig verzogen.
Sie werden dabei stellenweise gespreizt, stellen-
weise — so vor allem in den geschrumpften
Lungenabschnitten selbst — liegen sie dicht bei-
einander, und ihre Teilungswinkel sind verkleinert.

Alle diese Veränderungen kommen bei der
chronischen deformierenden Bronchitis entweder
einzeln oder kombiniert und in wechselnder
Stärke vor.

3. Bronchusmalacie

Der stärkste Grad der Wanddestruktion liegt bei der
Bronchusmalacie vor. In einem Fall unserer Beobachtung,
bei dem seit Jugend immer wieder Erkältungskrank-
heiten, Pneumonien und Pleuritiden auftraten, der zu-
letzt fast ununterbrochen krank war, eine Sputummenge
von 30—50 cm³ pro Tag und eine Ruhedyspnoe hatte,
zeigte die Bronchographie der linken Lunge eine völlig
irreguläre Bronchialkontur im Bereich des Hauptbronchus,
der Lingula und des Unterlappens. Das Bronchogramm (Abb. 312) vermittelt den Eindruck einer
weitgehenden Zerstörung der Bronchialwand. Gleichzeitig ist das Lumen wechselnd weit und insgesamt erheblich erweitert. Die peripheren Abschnitte der Unterlappenbronchien ließen sich nicht
mit Kontrastmittel auffüllen. Bei der Operation zeigte sich, daß der linke Hauptbronchus malacisch
erweicht war, und daß nurmehr vereinzelt Reste des Bronchialknorpels vorhanden waren.

4. Bronchiolitis

Bei der Bronchiolitis oder Bronchitis capillaris, die beim Asthma bronchiale auf allergischer Basis, beim Keuchhusten und bei Masern auftritt, handelt es sich grundsätzlich um die gleichen pathologisch-anatomischen Erscheinungen wie bei der gewöhnlichen Bronchitis. Die Schleimhautschwellung, die Hypersekretion und die peribronchiale Infiltration sowie der Befall eines kleinen Bronchus mit einem sehr engen Lumen führen aber sehr bald zum kompletten Verschluß. Dadurch kommt es klinisch zu hochgradiger Atemnot, der die bevorzugt befallenen Kleinkinder häufig erliegen. Bereits im Nativbild der Lunge sind Veränderungen, und zwar in Form einer feinfleckigen Verschattung mit einem vikariierenden Emphysem zu sehen (ASSMANN). Bleiben die peribronchialen Infiltrate länger bestehen, so kommt es durch bindegewebigen Narbenzug zu Verschlüssen der befallenen Bronchiolen (Bronchiolitis obliterans — MATTHES). Beide Formen sind im Röntgenbild von einer miliaren Lungentuberkulose schwer zu unterscheiden. Sehr selten führt eine Bronchiolitis zu einer muskulären Lungencirrhose (vgl. S. 381).

5. Bronchiektasie

Bronchuserweiterungen bei der chronischen deformierenden Bronchitis, hinter Stenosen und Verschlüssen und bei schrumpfenden und indurierenden Lungenprozessen haben wir bereits kennengelernt. Hier soll die eigentliche Bronchiektasie, bei der also das Symptom der Bronchialerweiterung im Vordergrund steht und das klinische und röntgenologische Bild beherrscht, besprochen werden. Man unterscheidet angeborene und erworbene Bronchiektasen. Bei den angeborenen Bronchiektasen ist die Sprossung des Bronchialbaumes auf einer späten Stufe stehengeblieben (Hemmungsmißbildung). Die feineren Bronchialaufzweigungen und die Alveolen fehlen. Häufig sind die kongenitalen Bronchiektasen mit anderen Mißbildungen, einem Situs inversus und einer Aplasie oder Hypoplasie der Nasennebenhöhlen vergesellschaftet (Syndrom von KARTAGENER, Abb. 313).

Neben diesen auf einer Mißbildung beruhenden Bronchiektasen gibt es wohl Fälle, die mehr auf einer angeborenen Minderwertigkeit der Bronchialwand beruhen. Derartige Bronchiektasen entwickeln sich erst im Laufe der Kindheit oder des jugendlichen Alters. Die Annahme einer solchen angeborenen Bronchialwandschwäche wird durch die Beobachtung operierter Bronchiektasenkranker unterstützt. Nach Resektion beispielsweise eines bronchiektatischen Unterlappens und Mittellappens kommt es in zunehmendem Maße an den restlichen Bronchialästen, wenn sie vorher nur eine geringe deformierende Bronchitis aufwiesen, langsam zur Entwicklung von regelrechten Bronchiektasen, und zwar hauptsächlich an den absteigenden Ästen (Abb. 314). Diese Beobachtung beweist ferner, daß es fließende Übergänge von der chronischen Bronchitis zur Bronchiektasie gibt, und sie zeigt schließlich, daß die bevorzugte Lokalisation der Bronchiektasen in den abhängigen Partien der Lunge im Unterlappen (wobei manchmal sehr exakt die nach kranial verlaufenden Äste von B 6 verschont bleiben), im Mittellappen, in der Lingula und geringer auch in den schräg nach basal verlaufenden Ästen von B 3 kein Zufall ist, sondern wohl auf die mechanische Ausweitung der minderwertigen Bronchialwand durch das angesammelte Sekret zurückzuführen ist.

Formal unterscheidet man zwischen *zylindrischen, sackförmigen* und *spindelförmigen Bronchiektasen*. Die zylindrischen sind die häufigsten (Abb. 315). Als sackförmige Bronchiektasen bezeichnen wir diejenigen, die am Ende sackförmig ausgeweitet sind (Abb. 300). Bei ihnen handelt es sich in den meisten Fällen um kongenitale Bronchiektasen. Die spindelförmigen sind sehr selten. Sie sind dadurch gekennzeichnet, daß nur ein umschriebener Bronchusabschnitt spindelförmig erweitert ist, während proximal und distal das Lumen normal weit ist. Sie sind auch bei Wabenlungen zu beobachten (Abb. 300).

Das *Röntgennativbild* der Lunge zeigt bei Bronchiektasen ähnlich wenig wie bei der chronischen Bronchitis. Manchmal sieht man bei zylindrischen Bronchiektasen eine ver-

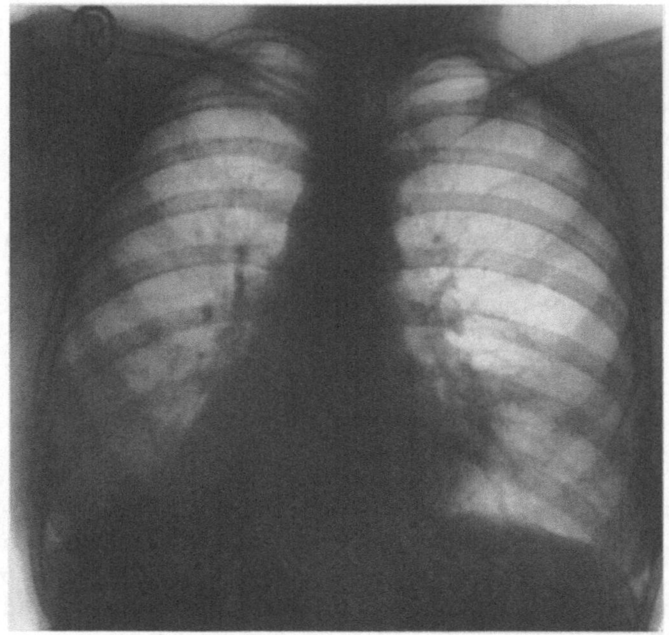

mehrte Streifenzeichnung, hauptsächlich in den Unter- und Mittellappen. Bei hochgradiger zylindrischer Bronchiektasie mit massiver Eiter- und Schleimfüllung der erweiterten Bronchien treten dicke Schattenstreifen auf, die sich stellenweise voneinander abgrenzen lassen, stellenweise jedoch konfluieren (Abb. 316). Bei sackförmigen Bronchiektasen findet man Ringschatten mit Sekretspiegeln. Entscheidend ist jedoch die Bronchographie, die nicht nur die Diagnose sofort klärt, sondern sehr exakt die Ausdehnung in den einzelnen Lappen und Segmenten angibt.

Da die Bronchiektasie immer mit entzündlichen Erscheinungen einhergeht, ist die Lokalanaesthesie bei der Bronchographie erschwert und erfor-

a

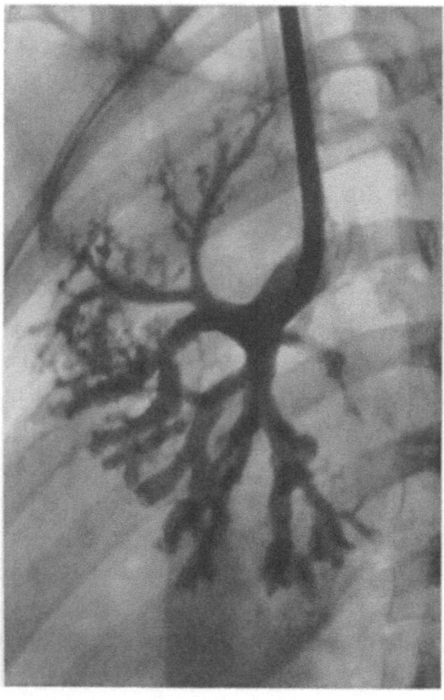

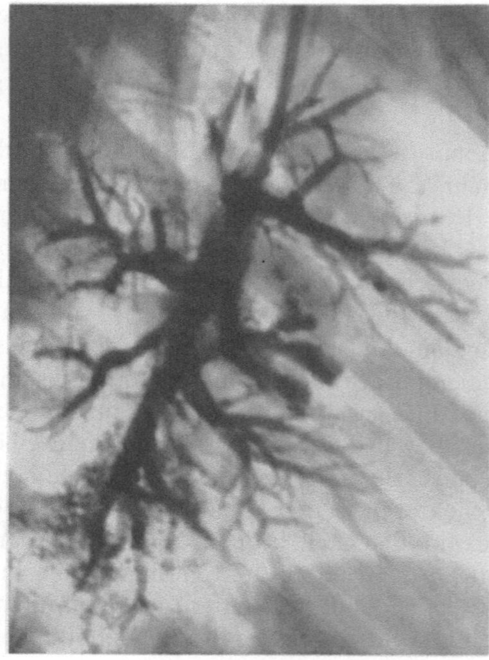

b

c

Abb. 313a—c. Kartagener Syndrom. a Situs inversus der Brustorgane. b und c Bronchiektasie der rechtsseitigen Lingula und des rechten Unterlappens sowie des linksseitigen Mittellappens

dert eine Menge von Anaestheticum, die bis an die toxische Grenze reichen kann. Wir führen daher die Bronchographie bei Bronchiektasen grundsätzlich in Intratrachealnarkose durch.

Bei längerem Bestehen treten häufig Komplikationen auf. Es kommt zu redizivierenden Bronchopneumonien, die sich schließlich auf den ganzen Lappen, meist den

Unterlappen, ausdehnen können. Im chronischen Zustand setzen Induration und Schrumpfung ein. Diese führen wiederum zu einer zusätzlichen Erweiterung der Bronchien, so daß ein Circulus vitiosus entsteht. Da der geschrumpfte Unterlappen auf dem p.a.-Bild

dicht neben dem Herzen liegt, wird er häufig fälschlicherweise als Lobus cardiacus angesprochen. Das Seitenbild klärt die Situation sofort. Schmilzt das pneumonische Infiltrat ein, so kommt es zu Abscessen, die mit den erweiterten Bronchien in Verbindung stehen können *(bronchiektatische Abscesse)*. Oft sind sie von großen sackförmigen Bronchiektasen nicht zu unterscheiden.

In verdichteten Lungenpartien sind die Bronchiektasen auch

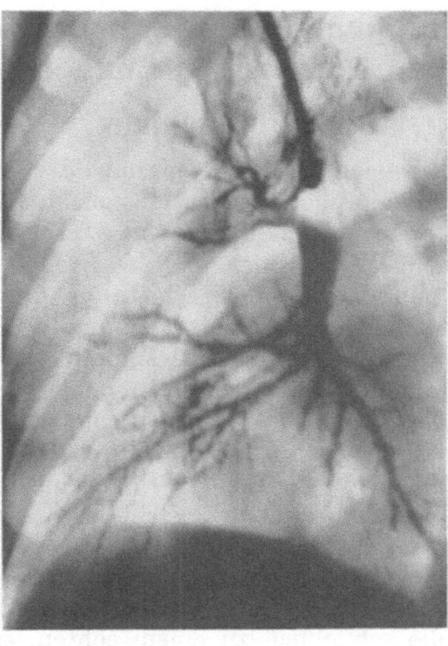
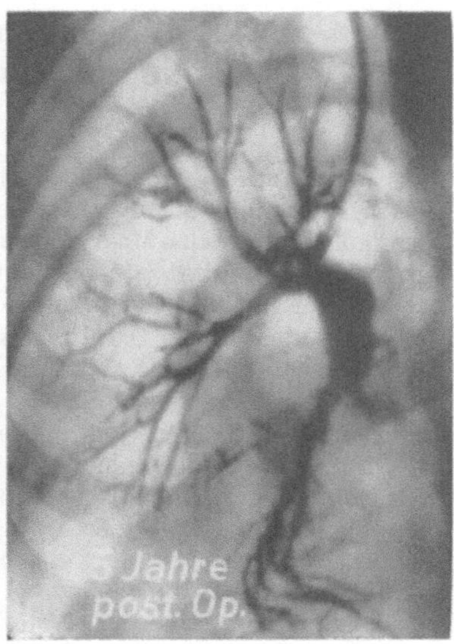

Abb. 314a u. b. Entwicklung eines Bronchiektasenrezidivs. a Bronchiektasie des rechten Unterlappens, Mittellappen frei. b 5 Jahre nach Ektomie des rechten Unterlappens, deformierende Bronchitis bzw. Bronchiektasie im rechten Mittellappen

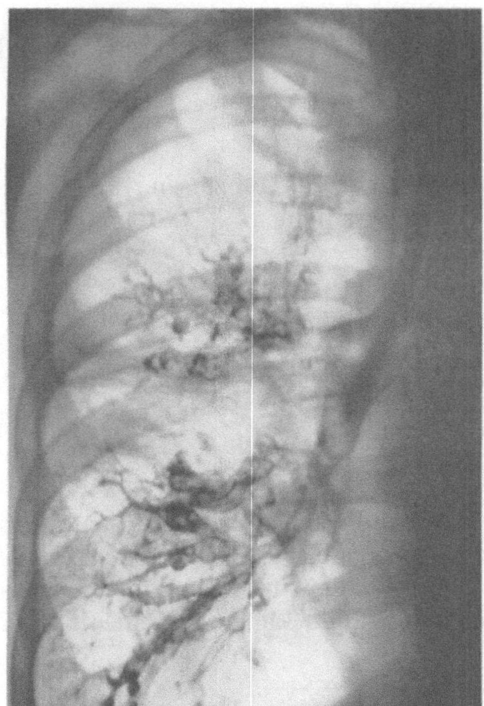
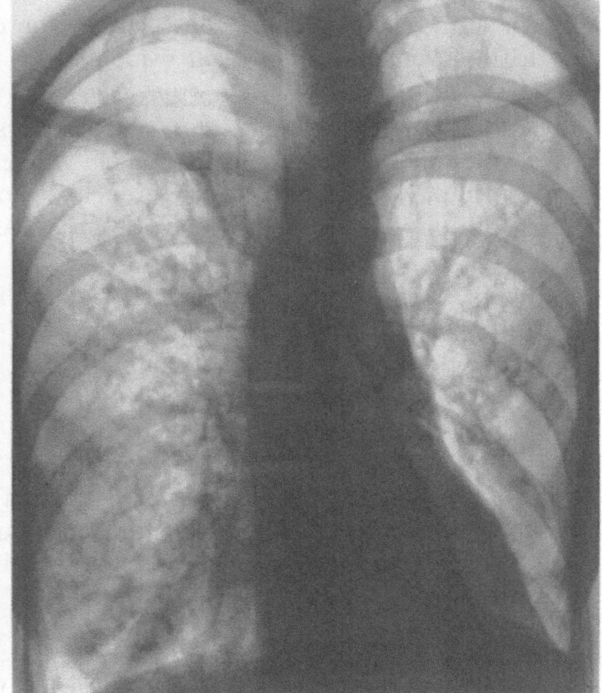

Abb. 315   Abb. 316

Abb. 315. Zylindrische Bronchiektasen im rechten Mittel- und Unterlappen bei Wabenlunge

Abb. 316. Übersichtsbild bei Bronchiektasie, fingerdicke Schattenstreifen im rechten Unterlappen, hochgradige Schrumpfung und wabige Umwandlung des linken Unterlappens

tomographisch zu erkennen, allerdings nur dann, wenn das Sekret vollständig oder teilweise entleert ist. Auch sackförmige Bronchiektasen und bronchiektatische Abscesse

stellen sich bei Luftgehalt wie alle Höhlenbildungen im Tomogramm (bei stehendem
Patienten) mit erkennbarem Sekretspiegel dar.

III. Asthma bronchiale und Lungenemphysem
(einschl. der sog. progressiven Lungendystrophie)
1. Asthma bronchiale

Beim Asthma bronchiale handelt es sich um einen Spasmus der Bronchialmuskulatur auf allergischer Grundlage und um einen Krampf der Inspirationsmuskulatur, wodurch die Exspiration
behindert wird. Der Mechanismus, der zur Lungenüberblähung führt, ist im wesentlichen der gleiche
wie bei der exspiratorischen Ventilstenose. Die Einengung des Bronchuslumens wird aber noch verstärkt durch eine Schleimhautschwellung und eine Vermehrung des Bronchialsekretes, die beide
ebenfalls allergischen Ursprungs sind. Stellenweise kann es zum völligen Verschluß kleiner Bronchien
mit kleinen atelektatischen Bezirken distal des Verschlusses kommen. Das Sekret wird in Form von
langen, dünnen glasigen Fäden, die dem Ausguß kleiner Bronchien entsprechen, expektoriert. Sie
sind für das Giemen und Pfeifen der Atmung verantwortlich. Die Allergie ist entweder exogen
bedingt, wie bei der Inhalation von Pollen, oder endogen durch Keime, wie z. B. bei der Bronchiektasie, bei der Sinusitis oder bei allgemeiner Allergie. Endogene und exogene Ursachen können
kombiniert sein, wobei eine augenblickliche äußere Ursache bei bestehender allgemeiner Allergie
einen Anfall von Atemnot auslösen kann.

Im akuten Anfall kommt es infolge des Exspirationshindernisses zu einer allgemeinen Lungenüberblähung, zu einem *Volumen pulmonum auctum*. Im weiteren Verlauf des Leidens entwickelt
sich eine chronische Überblähung, die schließlich zu einem echten, substantiellen Emphysem mit
allen seinen Folgen und mit den gleichen spirometrischen und röntgenologischen Befunden wird
(s. dort).

2. Lungenemphysem

Zur Pathophysiologie des Lungenemphysems wird auf S. 279 verwiesen.

Wir unterscheiden das nonobstruktive von dem obstruktiven Lungenemphysem und
als dritte Form das interstitielle Emphysem.

Zum *nonobstruktiven Emphysem* gehören:

    das funktionelle, kompensatorische Emphysem,

    das Volumen pulmonum auctum bei bronchusstenosierenden Prozessen,

    das Emphysem beim Asthma bronchiale im Anfangsstadium,

    das Emphysem bei der Bronchitis spastica.

Zum *obstruktiven Emphysem* gehören:

    alle Formen des nonobstruktiven Emphysem, wenn sie längere Zeit bestehen,

    das genuine primäre Lungenemphysem,

    das senile oder Altersemphysem,

    das bullöse Emphysem,

    das Narbenemphysem,

    die progressive Lungendystrophie.

Jedes nonobstruktive Emphysem kann bei längerem Bestehen in ein obstruktives
substantielles Emphysem übergehen. Sowohl unter den nonobstruktiven als auch unter
dem obstruktiven Emphysem gibt es Formen, die partiell auf einen bestimmten Lungenabschnitt beschränkt und solche, die universell auf die gesamte Lunge ausgedehnt sind.

a) Das nonobstruktive Emphysem

Beim nonobstruktiven Emphysem haben wir es mit einem zeitlich begrenzten funktionellen Zustand der Lungenüberblähung zu tun. Wenn die Ursache der Überblähung
verschwindet, kehrt die Lunge wieder in einen völlig normalen Zustand ohne Zurücklassung von Residuen zurück.

α) Ein funtionelles, vikariierendes Emphysem tritt bei der Bronchopneumonie oder
bei tuberkulösen Infiltraten und bei Pneumokoniosen entweder innerhalb des Infiltrates

oder in seiner Nachbarschaft auf (perifokales Emphysem). An umschriebenen Stellen werden Alveolarräume überbläht. Im Röntgenbild entstehen kleeblattförmige oder diffus fleckige Aufhellungen in unmittelbarer Nähe der infiltrativen Verschattungen.

Zu einem kompensatorischen Emphysem in der erhaltenen Restlunge kommt es auch nach Lobektomie und Pneumonektomie, bei Atelektasen eines oder mehrerer Lungenlappen oder bei Agenesie eines Lungenflügels (Abb. 538).

β) Das **Volumen pulmonum auctum,** das distal einer exspiratorischen Ventilstenose entsteht, ist auf S. 280 besprochen.

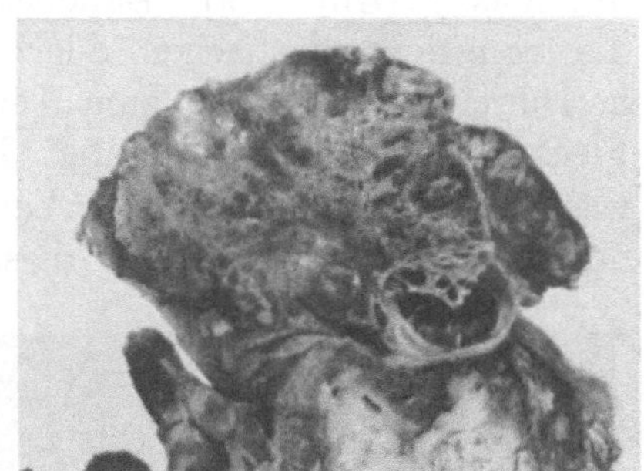

Abb. 317. Substantielles Lungenemphysem im Oberlappen bei Bronchialcarcinom im Unterlappen

b) Das obstruktive Emphysem

Das obstruktive Emphysem ist durch eine Lungenüberblähung mit gleichzeitigem irreversibelem Substanzverlust von Lungenstruktureinheiten gekennzeichnet (Abb. 317). Wie erwähnt, kann aus jeder funktionellen und zeitlich begrenzten Lungenüberblähung ein obstruktives Emphysem entstehen.

Physiologischerweise tritt dieser allgemeine Schwund der Elastizität und der Alveolarstruktur im Senium, und zwar regelmäßig bei über 90jährigen auf *(seniles* oder *Altersemphysem).* Von der kongenitalen oder genuinen Form des Emphysems spricht man, wenn die Erkrankung im 3. Lebensjahrzehnt manifest wird.

Bei jedem universell ausgebreiteten Emphysem, manchmal bereits bei Befall eines Lungenflügels, finden wir dem Ausbreitungsgrad entsprechende spirometrische Veränderungen. Der Luftaustausch, insbesondere die alveoläre Ventilation ist vermindert (Vitalkapazität herabgesetzt). Dem zu begegnen, werden die Atemfrequenz erhöht und das Atemminutenvolumen (AMV) vermehrt. Die Residualluft ist vergrößert. Als Ausdruck der exspiratorischen Insuffizienz ist der Tiffeneau-Test verkleinert. Infolge des vergrößerten Totraumes und der verkleinerten Capillaroberfläche sind die O_2-Sättigung vermindert und der CO_2-Gehalt im Blutplasma erhöht.

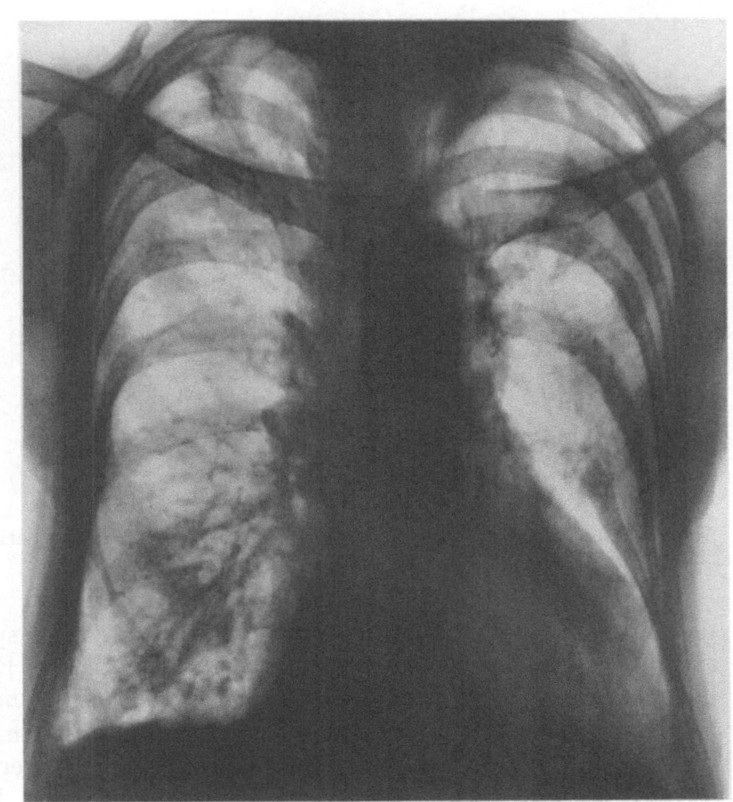

Abb. 318. Hochgradiges Asthma bronchiale mit Überblähung der Lungen. Zwerchfelltiefstand beiderseits mit chronischer Bronchitis in den Unterlappen und mit Hustenfrakturen der Rippen

Röntgenologisch werden folgende Veränderungen gefunden:

Veränderungen des knöchernen Thorax. Eine für das Emphysem typische Thoraxform gibt es zwar nicht, doch werden der faßförmige und der glockenförmige Thorax mit einer taillenartigen Einziehung und mit horizontal stehenden hinteren und steil abfallenden vorderen Rippenanteilen sehr häufig beobachtet. Die Intercostalräume sind verbreitert (Abb. 318).

Lungenveränderungen. Die Lungen sind infolge ihrer Überblähung vermehrt strahlendurchlässig (Abb. 319). Daneben finden sich gelegentlich kleine atelektatische Zonen, die von den spastischen oder den sekretbedingten Verschlüssen kleiner Bronchien herrühren. Sie werden zum Teil weggeleuchtet, zum Teil treten sie als verwaschene Fleckschatten in Erscheinung. In der Peripherie sind die zarten Gefäße ebenfalls oft weggeleuchtet, wodurch eine Verarmung der Lungenstruktur vorgetäuscht wird. Beim obstruktiven Emphysem ist diese Verarmung der Lungenzeichnung reell. Eine Unterscheidung beider Formen nur mit Hilfe des einfachen Röntgenbildes ist nicht möglich. Der zentrale Pulmonalisstamm ist dagegen infolge einer stärkeren Füllung betont. Seine Äste sind durch die Lungenüberdehnung in die Länge gezogen, eingeengt und gespreizt. Das gleiche geschieht mit den Bronchien. Ihre Teilungswinkel sind vergrößert. Bei der Bronchographie sieht man, wie das Kontrastmittel infolge des verminderten Sogs verlangsamt in die peripheren Bronchialäste eintritt. Abschnittsweise unterbleibt die alveoläre und azinäre Füllung vollständig (Di Rienzo). Sämtliche Bronchien sind eng und schmal ausgezogen. Beim Asthma bronchiale und bei der spastischen Bronchitis finden

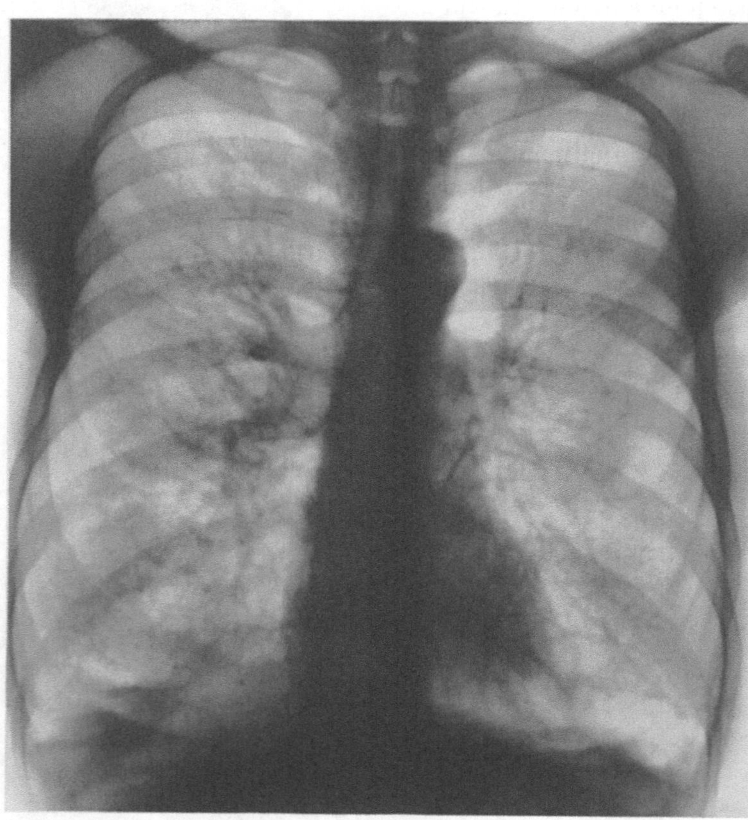

Abb. 319. Lungenemphysem mit Faßthorax, Zwerchfelltiefstand, Sichtbarkeit der Insertionsfalten und mit Überblähung beider Lungen

sich an den Ostien und im Verlauf der Bronchien spindelförmige spastische Einziehungen. Die Sekretvermehrung und -auskleidung der Bronchien rufen unregelmäßige Bronchialkonturen und stellenweise Schleimverschlüsse hervor (Abb. 320a—d).

Zwerchfellveränderungen. Das Zwerchfell steht tief in Inspirationsstellung, und der Phrenicocostalwinkel ist vergrößert (Abb. 319). Bei der Inspiration kann daher das Zwerchfell nicht noch wesentlich tiefer treten, und die Atemexkursionen sind in ihrer Höhe eingeschränkt. Die Zwerchfelloberfläche ist gebuckelt, und an den Rändern sieht man die Insertionsfalten als fingerförmige Ausläufer. Im schweren asthmatischen Anfall ist gelegentlich im Kymogramm eine paradoxe Inspirationsbewegung eines der Zwerchfellbuckel zu beobachten; im übrigen wird auf S. 634 verwiesen.

Veränderungen von Herz und Kreislauf. Beim akuten Volumen pulmonum acutum ist das Herz klein, mittelständig und tropfenförmig. Beim obstruktiven Emphysem kommt es dann infolge der beständigen Überblähung und infolge des Mißverhältnisses von O_2- und CO_2-Spannung zu manifesten Rückwirkungen auf den pulmonalen Kreislauf und auf das rechte Herz. Es entwickelt sich ein *Cor pulmonale.* Seine typische Konfiguration erleidet allerdings durch den Zwerchfelltiefstand und die damit verbundene Rechtsdrehung des Herzens eine Einbuße. Ein im a.p.-Bild normal groß erscheinendes Herz ist daher

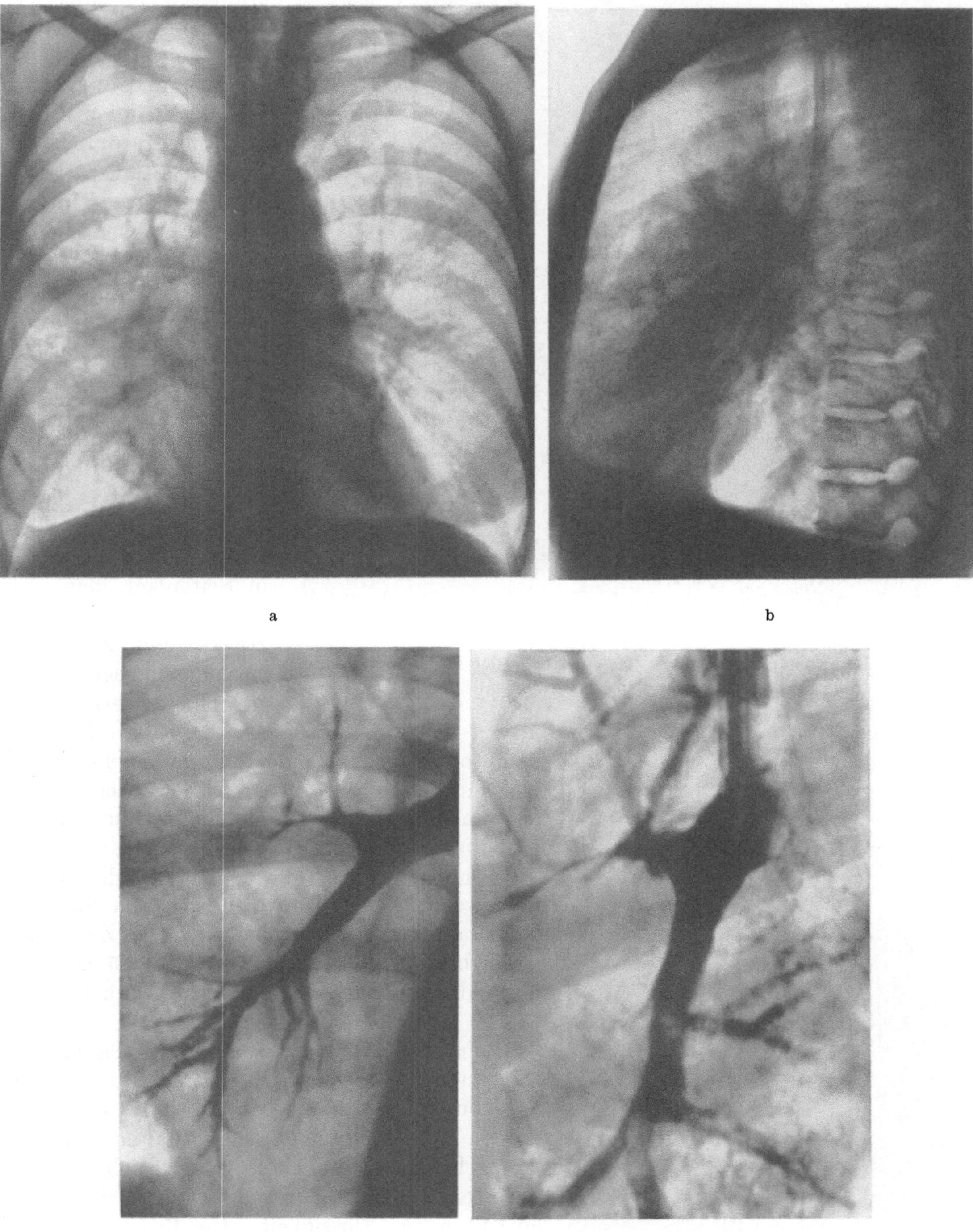

Abb. 320a—d. Chronisches Asthma bronchiale mit Schleimverschlüssen der Mittellappenbronchien. AV = 170 cm³, Atemfrequenz = 20/min, Vitalkapizität = 70%, Atemgrenzwert = 48%, Atemstoß pro Sekunde = 63,4%. a DV-Aufnahme. b Seitenaufnahme mit vermehrter Strahlendurchlässigkeit der retrosternalen Lungenanteile. c und d Spastischer Verschluß des Mittellappenbronchus, spastische Stenose der Oberlappenbronchien

fast immer in Wirklichkeit vergrößert. Das wirkliche Ausmaß bzw. das wirkliche Größenverhältnis zeigt das transversale Tomogramm besser. Die Rarefizierung der kleinen Pulmonalgefäße (Abb. 321) und der Capillaren läßt sich tomographisch als

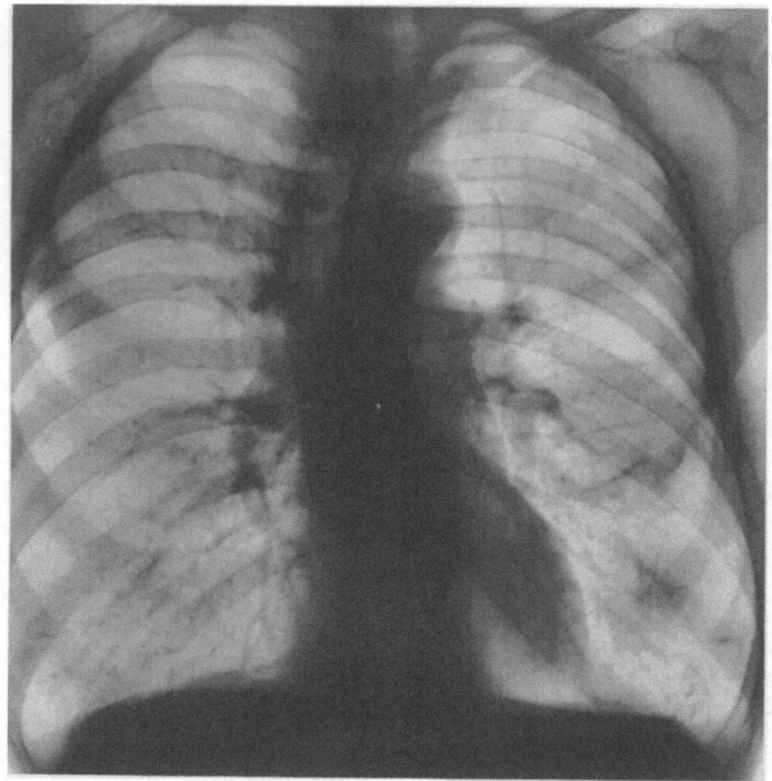

Abb. 321. Lungenemphysem mit zentraler Ektasie der Pulmonalisstämme
und Engstellung der peripheren Pulmonalisanteile

Gefäßverschmälerung im Lungenkern und angiographisch in einer Verlängerung der Durchströmungszeit nachweisen.

Teschendorf unterscheidet beim obstruktiven Emphysem im Röntgenbild 3 Stadien: 1. Aufhellung der Untergeschosse; Zwerchfelltiefstand (in Höhe C10), 2. Herz schlank, mittelständig; Zwerchfell noch tiefer (C11) und fast unbeweglich. 3. Herzinsuffizienz; Cor pulmonale.

Das Symptom der Aufhellung der Untergeschosse wird unterstrichen, wenn auch beim Höhertreten des Zwerchfelles in Seitenlage keine Verdichtung auftritt. Frik, Hesse und Zeilhofer erkennen dagegen als einzig objektivierbare und exakt meßbare Röntgensymptome des Lungenemphysems lediglich die Einschränkung der Zwerchfellbeweglichkeit, die Verminderung der Zwerchfellhöhe und die Vergrößerung des Phrenicocostalwinkels an: Bei 100 Emphysemkranken war im Mittel die Zwerchfellbeweglichkeit auf etwas über eine halbe Intercostalraumbreite eingeschränkt. Die Zwerchfellhöhe betrug 4,05 cm gegenüber 5,25 cm beim Gesunden, und der Phreniscuscostalwinkel war bei 38,6% auf über 45° verbreitert.

Beim *bullösen Emphysem* ist der Parenchymschwund auf einen umschriebenen Raum, meist auf den Lungenrand beschränkt. Es kommt zu großen Blasenbildungen, deren Wand verhärtet und gebuckelt ist, und die gelegentlich von obliterierten Gefäßen durchzogen sind. Manchmal enthalten sie Flüssigkeit. Im Röntgenbild imponieren sie als strukturlose Räume, zum Teil mit verdicktem Rand bzw. mit verdickten Septen (Abb. 322). Sie sind von einem Pneu oft schwer

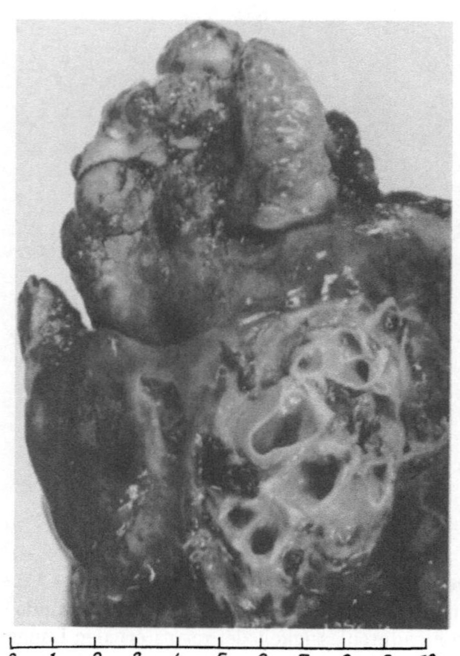

Abb. 322. Bullöses Randemphysem

zu unterscheiden. Gegenüber Cysten geben sie sich durch ihre fehlende respiratorische Größenschwankung zu erkennen. Randständige Emphysemblasen finden sich auch häufig unter dicken Pleuraschwarten. Da es sich meist um umschriebene Räume handelt, fehlen Rückwirkungen auf Pulmonalkreislauf und

Herz. Selten können auch einmal Blasenbildungen, die den größeren Teil einer Thoraxhälfte einnehmen, auftreten.

Ein *Narbenemphysem* entsteht im Lungenparenchym in unmittelbarer Nähe einer Narbe, z. B. einer chronischen tuberkulösen Cirrhose oder einer silikotischen Schwiele. Die durch den Zug überdehnten Lungenläppchen sind im Röntgenbild aufgehellt, sie sind unscharf und unregelmäßig begrenzt. Die Aufhellungen werden dabei stellenweise von den Narbensträngen überlagert und verdeckt. Es entsteht das Bild einer feinwabigen Lungenstruktur. Bei großer Ausdehnung des Emphysems kommt es im Zusammenwirken mit dem schrumpfenden Lungenprozeß im Endzustand zu pulmonaler Hypertonie und Rechtsinsuffizienz des Herzens.

c) Vanishing lung, einseitig helle Lunge, progressive Lungendystrophie

Im Formenkreis des obstruktiven Emphysems wird von einigen Autoren eine eigene Gruppe abgegrenzt, die gewisse formale und genetische Eigentümlichkeiten besitzt, aber in allen Einzelheiten — vor allem in ihrem pathologisch-anatomischen Erscheinungsbild — noch nicht genügend bekannt ist, um schon jetzt als ein festumrissenes selbständiges Krankheitsbild gelten zu können. Derartige Fälle zeichnen sich vor allem durch die asymmetrische Lokalisation und Stärke des Emphysems und durch schmale Pulmonalgefäße aus, wobei nicht nur das Gefäß-

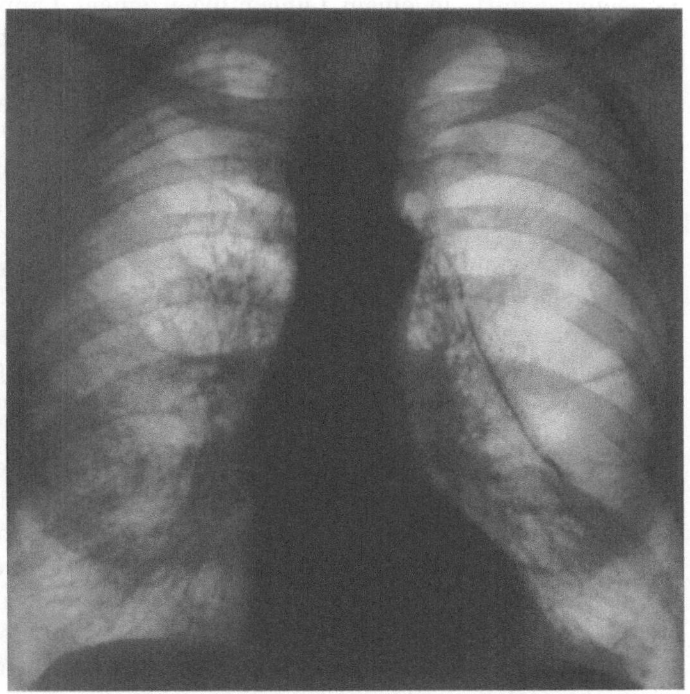

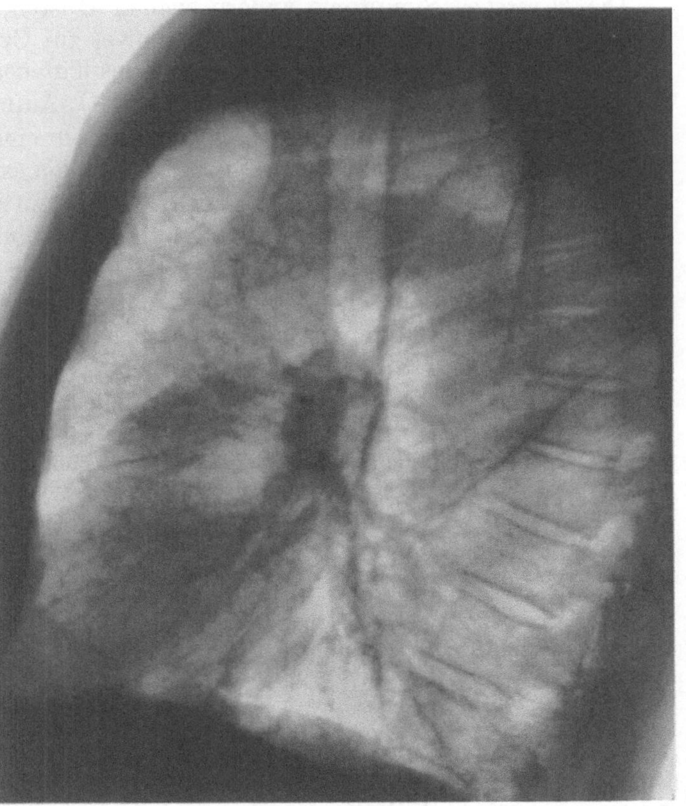

Abb. 323 a u. b. Vanishing lung

kaliber in der Peripherie, sondern auch am Stamm enger als auf der Gegenseite ist. Die häufig anzutreffende Einseitigkeit des Emphysems hat zu der Bezeichnung „*einseitig helle Lunge*" (KRÖKER; LAUR und WEDLER) geführt. In einem umschriebenen

Lungenabschnitt, in einem Lungenflügel, einem Lappen oder einem Lappenabschnitt, meist der linken Seite, ist die Lungenstruktur hochgradig rarefiziert und vermehrt strahlendurchlässig (Abb. 323a u. b). Die Obstruktion ist stärker als beim Emphysem, und man sieht nur mehr einzelne zarte Strukturelemente oder auf weite Strecken überhaupt keine Lungenzeichnung („vanishing lung"). Die Verwechslung mit einem Spontanpneu liegt nahe, kann aber durch die fehlende Mediastinalverlagerung, den fehlenden Lungenrand als Begrenzungslinie des Pneumothorax und durch eventuell vorhandene spärliche Strukturreste ausgeschlossen werden. Die reelle Strukturarmut und Gefäßreduktion wird im Röntgenbild noch durch die Überstrahlung infolge des Emphysems verstärkt. Liegt gleichzeitig eine lokalisierte Überblähung vor, so kommt es zu Kompressionserscheinungen in der Nachbarschaft, wobei Bronchien und Gefäße an den Rand verlagert, elongiert und zusätzlich eingeengt werden. Steht die Überblähung im Vordergrund, so ist differentialdiagnostisch auch eine lufthaltige Cyste in Betracht zu ziehen.

Nach den wenigen bis jetzt bei solchen Fällen vorliegenden *Bronchographien* sind die Bronchialäste im betroffenen Bereich rarefiziert, wobei zu berücksichtigen ist, daß eine Nichtfüllung infolge Kompression und mangelnden Sogs einen Bronchialschwund vortäuschen kann. Häufig ist gleichzeitig eine mehr oder weniger ausgedehnte deformierende Bronchitis anzutreffen, seltener voll ausgebildete Bronchiektasen.

Im *Angiogramm* fehlen die Pulmonalgefäße im betroffenen Abschnitt weitgehend, und auch am Hilus ist der Gefäßstamm enger als auf der Gegenseite, die eine kompensatorische Gefäßerweiterung zeigen kann.

Die *klinischen* Symptome äußern sich in Husten, gelegentlichem hämorrhagischem Sputum und einer Dyspnoe. Später kommt es zur Cyanose und zur Ruhedyspnoe. Die Vitalkapazität ist herabgesetzt, die Werte des Tiffeneau-Testes und der Atemgrenzwert sind reduziert. Die Residualluft ist vermehrt, O_2-Aufnahme und -sättigung sind normal.

Als Ursache wird von den meisten Autoren eine anlagebedingte Hypoplasie der Pulmonalgefäße angenommen. In manchen Fällen ist eine deutliche Progression, und zwar in apico-caudaler und hilipetaler Richtung, zu beobachten („*progressive Lungendystrophie*", Heilmeyer und Schmid), wobei als ätiologische Faktoren Infektionen und Nicotinabusus auf dem Wege über eine fortschreitende Obliteration der Bronchialarterien als wirksame Agentien angenommen werden. — Der Ausgang ist ein Cor pulmonale mit Hypertonie der A. pulmonalis und schließlich eine Atem- und Herzinsuffizienz.

d) Das interstitielle Emphysem

Unter einem interstitiellen Emphysem versteht man eine Luftansammlung im Zwischengewebe der Lunge. Sie entsteht nach Zerreißung der Alveolen oder der Bronchien bei Brustkorbquetschungen und Explosionen, bei Tracheal- und Bronchialperforation, bei forcierter Beatmung während der Intratrachealnarkose, bei der Bronchiolitis der Kleinkinder, bei der eitrig-schleimigen Bronchitis und beim Glottisödem, wenn diese mit krampfhaften Inspirationen einhergehen.

Vom Interstitium aus wandert die Luft in Form von kleinen Blasen entlang des Bronchial- und Gefäßweges ins Mediastinum, führt hier zum Mediastinalemphysem und kann subcutan bis zum Hals aufsteigen oder sich in der Haut des Thorax und des Abdomens ausbreiten. Andererseits kann es zu einer subpleuralen Ansammlung und nach Einreißen der Pleura zum Spontanpneumothorax kommen.

Klinisch stehen Dyspnoe und pektanginöse Erscheinungen im Vordergrund.

Im *Röntgenbild* ist das interstitielle Emphysem entweder überhaupt nicht zu erkennen, oder man sieht im Verlauf des Bronchial-Gefäßweges perlschnurartige Aufhellungen. Die Diagnose wird durch den gleichzeitigen Nachweis eines Mediastinalemphysems oder eines Pneumothorax erleichtert, kann andererseits durch die Aufhellungsstreifen eines überlagernden Brustwandemphysems erschwert sein.

IV. Zirkulationsstörungen der Lunge

Das röntgenologische Bild der Lungen und ihres Gefäßsystems wird durch das zentrale Blutvolumen, die Durchflußmenge, den arteriellen und venösen Blutdruck und den peripheren Strömungswiderstand geprägt. Bei der Gestaltung der einzelnen Formen der pulmonalen Zirkulationsstörungen sind die genannten Kreislaufgrößen in verschiedener Weise beteiligt und rufen charakteristische Veränderungen hervor.

Das Verhalten der einzelnen Gefäßabschnitte ist auf dem *Übersichtsbild* in zwei Ebenen allgemein dargestellt Die Aufschlüsselung der einzelnen Abschnitte der Arterien und Venen im Hilus, Lungenkern und proximalen Teil des Lungenmantels ermöglicht die *Schichtuntersuchung* (HORNYKIEWYTSCH und STENDER). Detaillierte Kenntnisse der peripheren Gefäßstrukturen des Lungenmantels liefert die *selektive Angiographie*. (Eine Übersicht über das gesamte pulmonale Gefäßsystem gibt die Angiokardiographie, die jedoch nur in seltenen Fällen indiziert ist.)

Ein großer Teil aller hierher gehörigen röntgenologischen Veränderungen ist bereits im Kapitel *Herz und große Gefäße* dargestellt. Im folgenden wird dieser Teil aus differentialdiagnostischen Gründen kurz rekapituliert und den bislang nicht besprochenen Störungen im Lungenkreislauf gegenübergestellt.

1. Hyperämie und Oligämie der Lungen bei angeborenen Kardiopathien

Die angeborenen Herzanomalien sind zum großen Teil mit einer vermehrten oder verminderten Blutfüllung des Lungenkreislaufes verbunden. Das Durchflußvolumen ist bei den Vitien mit Links-Rechts-Shunts vergrößert. Eine sekundäre Pulmonalsklerose führt zur arteriellen Drucksteigerung und setzt das pulmonale Kreislaufvolumen herab.

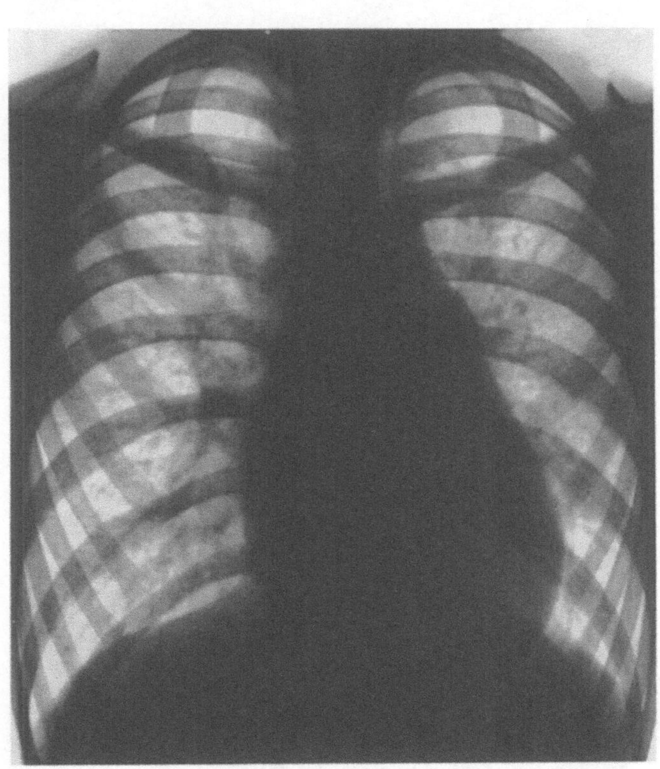

Abb. 324. Offener Ductus Botalli mit stark vermehrtem Zirkulationsvolumen im Pulmonalkreislauf. Gefäße in allen Zonen erweitert und dabei scharf begrenzt

Die Größe des Zirkulationsvolumens im kleinen Kreislauf und die sekundären Veränderungen im Bereich der Arteriolen, die eine Widerstandserhöhung bedingen, bestimmen bei den Herzanomalien die Blutfüllung und das Strukturbild des Gefäße. Vier Formen der Kardiopathien lassen sich auf Grund des röntgenologisch faßbaren Verhaltens unterscheiden:

a) Kardiopathien mit Erweiterung der Arterien und Venen (Vorhofseptumdefekt, Ventrikelseptumdefekt, offener Duct. Botalli, Lungenvenentransposition, Lutembacher-Syndrom).

b) Kardiopathien mit Erweiterung der Arterien, aber normal weiten Venen (Transposition der großen Gefäße, Eisenmenger-Syndrom und die Spätschäden der unter a) angeführten Anomalien, bei denen sekundäre morphologische Veränderungen der Arteriolen aufgetreten sind und eine pulmonale Hypertonie mit Shuntumkehr besteht).

c) Kardiopathien mit engen Arterien und Venen (Pulmonalstenose, Fallotsche Tetralogie und Trilogie, Pseudotruncus, Tricuspidalatresie und -stenose, Ebstein-Anomalie).

d) Kardiopathien mit normal weiten Arterien und Venen.

Zu a). Das Lungenbild der angeborenen Kardiopathien mit stark vergrößertem Stromvolumen infolge eines Links-Rechts-Shunts ist charakterisiert durch eine diffuse Dilatation der Arterien und Venen. Charakteristisch ist, daß die Lungenfelder erheblich vermehrt gezeichnet sind (Abb. 324). Das pulmonalarterielle Segment ist in der Herzbucht vorgewölbt. In den Lungenwurzeln sind die Arterien stark erweitert. Als breite Bänder ziehen die Äste vom vergrößerten, stark pulsierenden Hilus zur Peripherie. Im Lungenmantel sind die peripheren Arterien- und Venenäste bis nahe an den

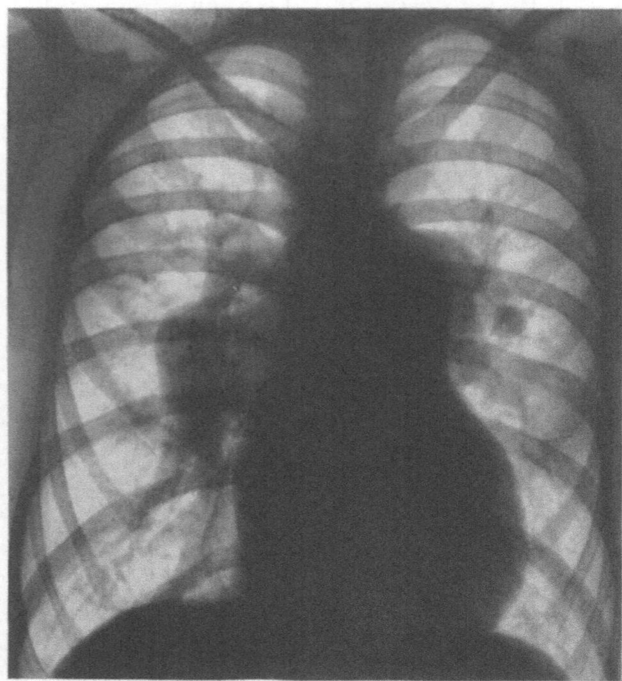

Abb. 325. Vorhofseptumdefekt mit pulmonaler Hypertonie und Sklerose. Extreme Ausweitung der zentralen Pulmonalarterien, starker Kaliberminderung an den Aufzweigungsstellen. Venenweite normal

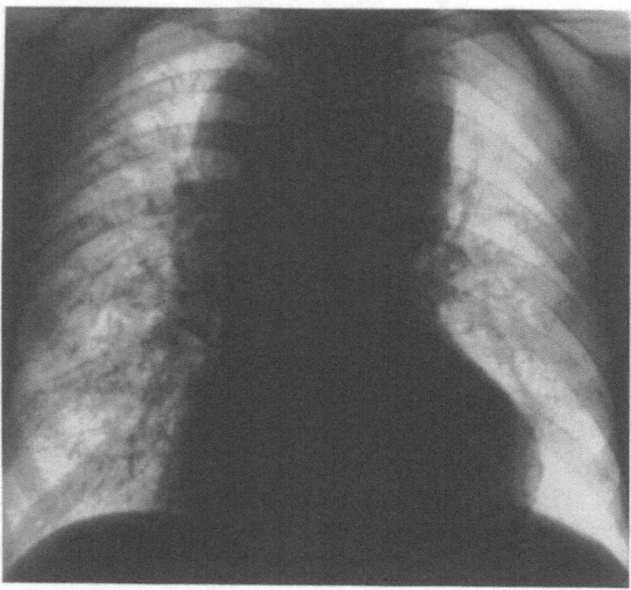

Abb. 326. Truncus communis. Großes Aneurysma des Truncus brachiocephalicus, das zu der Mediastinalverbreiterung geführt hat. Die Verdichtung im rechten oberen Hilusgebiet ist durch eine Blutung aus dem rupturierten Aneurysma bedingt. Die Gefäßstrukturen im Lungenkern und -mantel entsprechen den stark erweiterten Ästen der A. bronchialis bei weitgehender Dysplasie der A. pulmonalis. Die Pulmonalvenen sind ausgebildet

Lungenrand dargestellt. Sie zeigen zum Teil einen leicht geschlängelten Verlauf, sind aber im Gegensatz zu vielen Bildern bei der Lungenstauung scharf gezeichnet. Die Lungenperipherie selbst ist nicht getrübt. Die weiten Venen durchziehen als kräftige Schatten den Lungenkern und treten durch den verbreiterten Hilus zum linken Vorhof. Die Venenweite gestattet grobe Rückschlüsse auf das Kurzschlußvolumen. Wenn das Kurzschlußvolumen nur mäßig vergrößert ist, weicht die Lungengefäßzeichnung nur gering oder nicht von der Norm ab.

Zu b). Die starke Steigerung des Durchflußvolumens im Lungenkreislauf ruft nach vielen Jahren im Spätstadium sekundäre morphologische Veränderungen an den Arteriolen mit Querschnittsverminderung hervor, wodurch eine Erhöhung des peripheren Widerstandes und des arteriellen Druckes bedingt wird (sekundäre Pulmonalsklerose). Das Zirkulationsvolumen geht dann zurück. Die Änderungen der hämodynamischen Verhältnisse finden im Röntgenbild ihren Ausdruck. Die zentralen Arterien werals Folge der starken arteriellen Druckerhöhung noch deutlicher ausgeweitet, während der Durchmesser der kleinen Äste in der Peripherie abnimmt (Abb. 325). Diese periphere Engstellung, die zunächst funktioneller Art ist, dann aber in eine anatomische Verengerung übergeht, ist in den Ober- und Unterlappen gleichmäßig ausgeprägt und nicht wie bei Mitralstenosen vorwiegend im Unterlappen entwickelt. An den einzelnen Aufzweigungsetagen der Arterien sind an Stelle der kontinuierlichen harmonischen Kaliberabnahme jetzt *Kalibersprünge* nachzuweisen. Eine leichte Schlängelung besteht auch in diesem Stadium fort. Der Venendurchmesser nimmt insgesamt ab. Ein gleichartiges Gefäßbild zeigen die pulmonalen Hypertonien bei Transposition der großen Gefäße und beim Eisenmenger-Syndrom.

Zu c). Der vermehrten Blutfüllung des Lungengefäßsystems bei Herzanomalien mit einem Links-Rechts-Shunt steht die Oligämie der Kardiopathien mit valvulärer und infundibulärer Pulmonalstenose sowie angeborenen Veränderungen im Bereich der Tricuspidalklappe gegenüber. Bei der valvulären Pulmonalstenose sind der Pulmonalisstamm und ein Teil der linken Arterienäste in der Lungenwurzel poststenotisch erweitert. Bei der infundibulären Stenose sind dagegen schon die Ausfluß-

bahn und die A. pulmonalis communis stark eingeengt (s. Abb. 120). Auch die übrigen Arterien und Venen bleiben auffallend eng und schmal. Zum Teil liegt hierbei eine angeborene Hypoplasie vor. In der Peripherie sind die Gefäße früher als normal nicht mehr zu erkennen. Die Endaufzweigungen sind manchmal pinselförmig (SCHÖNMAKERS und VIETEN). Bei der Trilogie, beim Pseudotruncus und bei Kardiopathien mit ähnlicher Fehlerkombination kann eine Rückstauung in die Pulmonalvenen zu ihrer stärkeren Auffüllung führen. Die Venen erscheinen dann gegenüber den schmalen Arterien deutlich weiter. Dieser Unterschied des Gefäßlumens der Arterien und Venen stellt sich im Schichtbild, besonders im frontalen Strahlengang gut dar. Vor allem bei der Fallotschen Tetralogie sind nicht selten in umschriebenen Zonen begrenzte Arterien- oder Venendilatationen (s. Abb. 302) bzw. -stenosen zu beobachten. Beim einem Teil der Kardiopathien werden die Lungen von den vergrößerten Bronchialarterien versorgt (z. B. Truncus communis). Das Bild der Hili weicht dann stark vom normalen Bau ab, da die das Bild prägenden großen Hilusäste der Pulmalarterie fehlen (Abb. 326). Das gesamte Lungenbild der Gruppe der Kardiopathien mit pulmonaler Oligämie ist durch eine allgemeine Strukturarmut gekennzeichnet.

2. Formen der Lungenstauung bei erworbenen Herzerkrankungen

Die Gestalt und Blutfüllung der Lungengefäße sind bei den erworbenen Herzfehlern, der Insuffizienz des linken Herzens, der Myokarditis und Myokardinsuffizienz starken Änderungen unterworfen. Es entstehen dabei verschiedene Bildformen, die für bestimmte pulmonale Kreislaufsituationen typisch sind und wichtige Rückschlüsse auf den Leistungszustand des Herzens und die Druckverhältnisse im kleinen Kreislauf zulassen.

Das Bild der kardialen Stauungslunge weist mehrere charakteristische Phänomene auf (Abb. 327, 328a u. b).

1. Die Hili sind vergrößert, verdichtet und unscharf konturiert. Dabei erscheinen die Arterien und Venen stärker gefüllt und erweitert. Das Lymphgefäßsystem ist stark ausgeweitet. Das Interstitium ist mit Flüssigkeit angereichert.

2. Die Gefäßzeichnung ist im Lungenkern verstärkt infolge vermehrter Auffüllung und mäßiger

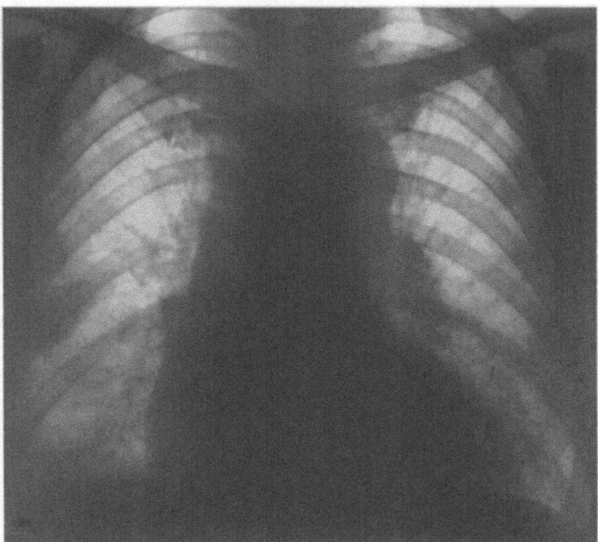

Abb. 327. Linksdekompensation bei kombiniertem Aortenfehler. Stauungslunge, verbreiterte Hili. Erweiterte Arterien und Venen im Lungenkern. Vermehrte Gefäßfüllung in der Lungenperipherie mit Trübung der Unterfelder. Stauungserguß rechts costal und abgekapselter Erguß im kleinen Lappenspalt rechts

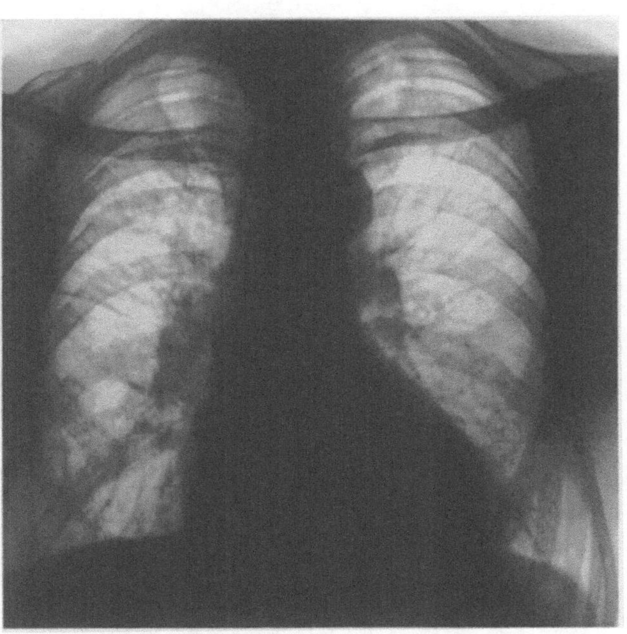

Abb. 328a. Mäßige Lungenstauung bei Linksversagen infolge arterieller Hypertonie. Gefäße stärker aufgefüllt und periphere Strukturen verstärkt. Hili vergrößert. Initialer Interlobärerguß rechts

Erweiterung der Arterien und Venen. Die Begrenzung der Gefäßstruktur ist durch Überfüllung der Lymphgefäße und perivasculäre und peribronchiale Transsudate unscharf.

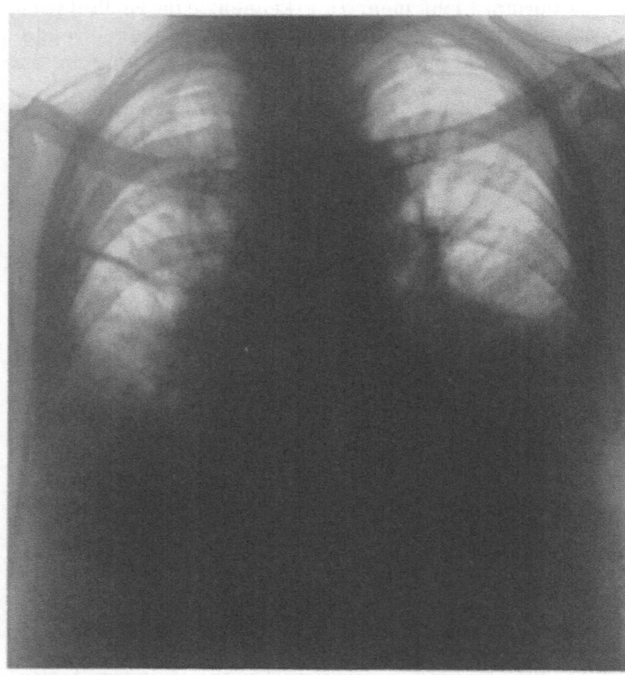

Abb. 328b. 2 Monate später. Schwere Dekompensation. Stauungsergüsse beiderseits mit Erguß im kleinen Lappenspalt. Hili verbreitert mit perihilärem Ödem. Gefäße allgemein dilatiert

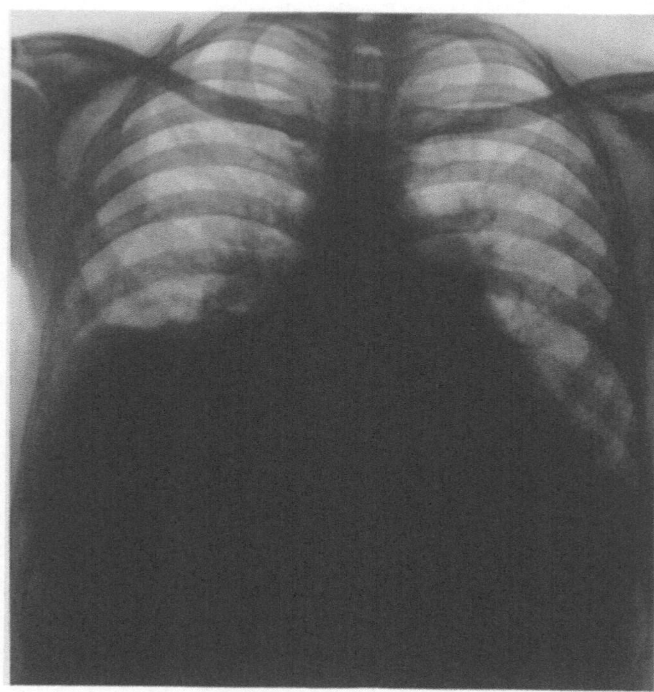

Abb. 329. Herzdilatation bei Mitralstenose mit Tricuspidalinsuffizienz. Stauungslunge. Zwerchfellhochstand rechts infolge starker Lebervergrößerung. Kleine Stauungsergüsse

3. Die Lungenperipherie zeigt weit zum Rand hin zu verfolgende Gefäße. Die Netzzeichnung ist verdichtet und verstärkt. Die Lungenfelder sind im ganzen getrübt, da die überfüllten Capillaren die lufthaltigen Alveolen einengen. Der Zwerchfellhochstand verstärkt durch weitere Minderung des Luftgehaltes die Abnahme der Transparenz vor allem der unteren Hälfte. In größerem Umfang auftretende Transsudate in den Alveolen führen zu fleckförmigen Verdichtungen.

4. Das Herz ist in Form und Größe verändert. Eine starke oder im Verlauf zunehmende Rechtsdilatation weist auf eine Tricuspidalinsuffizienz hin. Diese ist bei einem Teil mit einer Abnahme der Gefäßfüllung der Lungen verbunden.

5. Ein oder beidseitige Pleuraergüsse sind Folge der Stauung. Rechts ist der Erguß meist größer.

Das rechte Zwerchfell kann zusätzlich durch eine Leberstauung hochgedrängt werden (Abb. 329).

a) Lungenstauung bei Linksherzen

Eine stärkere Rückstauung im Pulmonalkreislauf tritt durch eine Dekompensation des linken Ventrikels bei Aortenfehlern und dekompensierter Hypertonie sowie myokardgeschädigtem Herzen in einem verhältnismäßig kurzen Zeitraum ein. Die Aufstauung des Blutes über den linken Vorhof in die Lungenvenen und Capillaren führt zu einer Drucksteigerung und Ausweitung der Gefäße. Die Venen sind zunächst im Lungenkern und -mantel als leicht verbreiterte Schatten zu sehen. Die Venenerweiterung ist schon frühzeitig im Oberfeld zu erkennen. Diese Zone verdient daher besondere Beachtung, wenn geringe Stauungsgrade erfaßt werden sollen (Abb. 51). Die stärkere Auffüllung der kleinen Gefäße und Capillaren führt zu einer vermehrten peripheren Netzzeichnung. Die stark erweiterten Capillaren engen dabei zum Teil das Alveolarlumen ein und bedingen dadurch eine Verschleierung (Abb. 44, 327). Steigt der Druck in den Capillaren weiter an, so tritt eine Transsudation vor allem in den abhängigen Partien ein und ruft eine diffuse Trübung der unteren zwei Drittel der Lunge hervor. Auch die perivasculären Lymphbahnen sind stark gefüllt, und das interstitielle Gewebe ist flüssigkeitsreich (ZDANSKY). Hierdurch werden die Gefäßschatten unscharf zur Umgebung abgesetzt. Die Stauung und Druckerhöhung im Bereich der Lungenvenen greift schon frühzeitig infolge des geringen Druckgefälles zwischen arteriellem und venösem Schenkel auf die Arterien über und bewirkt ihre stärkere Blutauffüllung und mäßige Erweiterung. Hierdurch werden die Hili zunehmend betont, und die Zeichnung in Lungenkern und Peripherie nimmt weiter zu. Bei länger bestehender Stauung infolge Linksinsuffizienz können im Gegensatz zu den Venen des Oberlappens die Venen und Arterien des Unterlappens verengert werden, wie es bei Mitralstenose öfter beobachtet wird (Abb. 330).

b) Die verschiedenen Stadien der Stauungslunge bei Mitralvitium

Der Lungenkreislauf ist bei Mitralvitien schon frühzeitig in das Geschehen einbezogen. Die Entwicklung der Stauungslunge zieht sich meistens über einen längeren Zeitraum hin und durchläuft mehrere Phasen, die durch typische Röntgenbilder gekennzeichnet sind (vgl. auch S. 57).

Zwei Stauungszustände treten im Röntgenbild besonders hervor:

a) Stauungslunge mit vermehrter Blutfüllung bei mäßig erhöhtem Druck in Venen und Arterien. Der Druckgradient zwischen arteriellem und venösem Schenkel ist hierbei nicht oder nur gering erhöht.

b) Stauungslunge mit Gefäßumbau und abnehmender Blutfüllung. Der Druckgradient ist deutlich erhöht. Der arterielle Mitteldruck liegt über 40 mm Hg.

Wenn vermehrt Blut vor dem linken Vorhof in den Lungenvenen aufgestaut wird, steigt der Venendruck an. Das Ausmaß der Veränderungen im Röntgenbild und die Zunahme der Blutfüllung hängen von der Stärke der Aufstauung und der Größe des Zirkulationsvolumens ab. Bei geringeren Graden heben sich die Gefäße im Lungenbild deutlicher ab. Vor allem werden frühzeitig die Oberlappenvenen und später auch die Arterien mäßig erweitert und treten durch stärkere Auffüllung kräftiger hervor (Abb. 331). Zunehmende Venendruckerhöhung führt zu vermehrter Transsudation und zum Bild der ausgeprägten

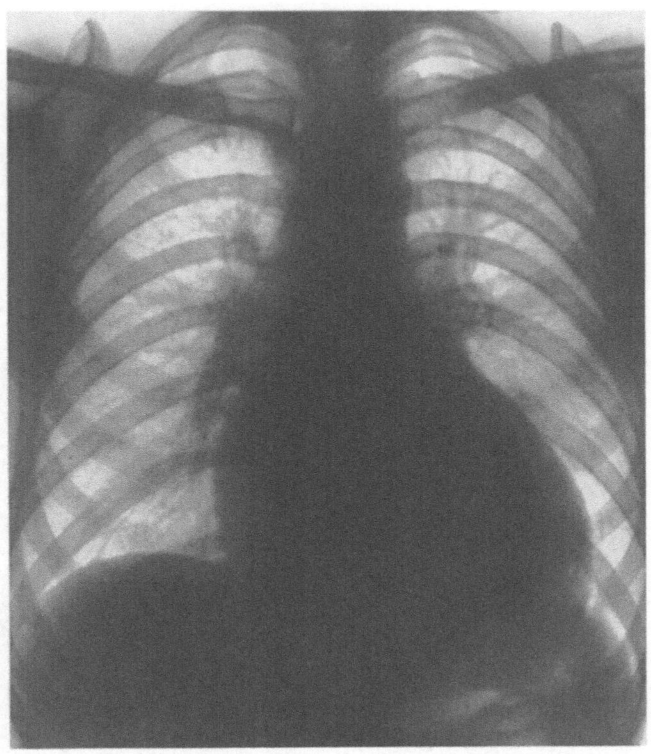

Abb. 330. Aorteninsuffizienz und -stenose seit 20 Jahren. Chronische Stauungslunge mit Gefäßumbau. Erweiterung der Arterien und Venen im Oberlappen bei Verengerung der Gefäße im basalen Unterlappen

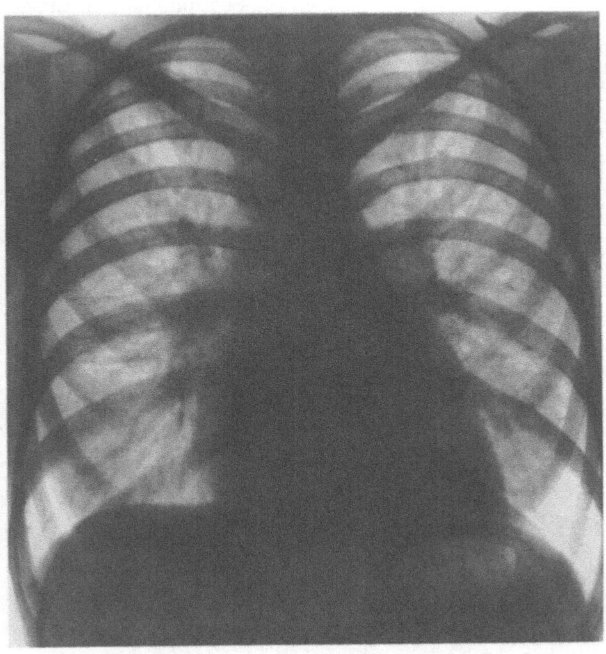

Abb. 331. Mitralstenose. Lungenstauung. Venen und Arterien aller Lungenzonen, besonders im Oberlappen, erweitert, verwaschene Gefäßkonturen. Vergrößerte, unscharf abgesetzte Hili

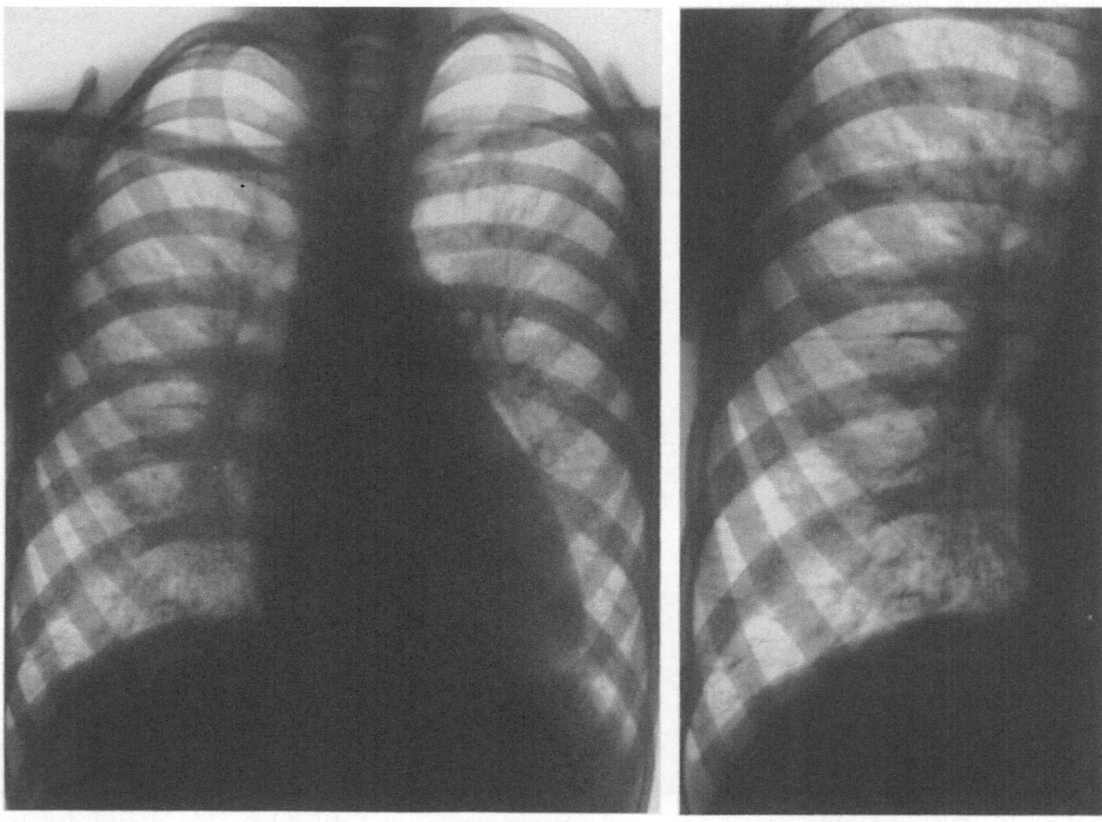

a   b

Abb. 332. a Mitralstenose, interstitielles Lungenödem, PCm 32 mm. Perihiläre diffuse Trübungen. Erweiterte unscharf begrenzte Gefäße. Costodiaphragmale Septumlinien. Ödem des subpleuralen Gewebes am kleinen Lappenspalt mit kleinem interlobärem Erguß. b Ausschnitt rechtes Unterfeld. Costodiaphragmale Septumlinien (B-Linien nach KERLEY)

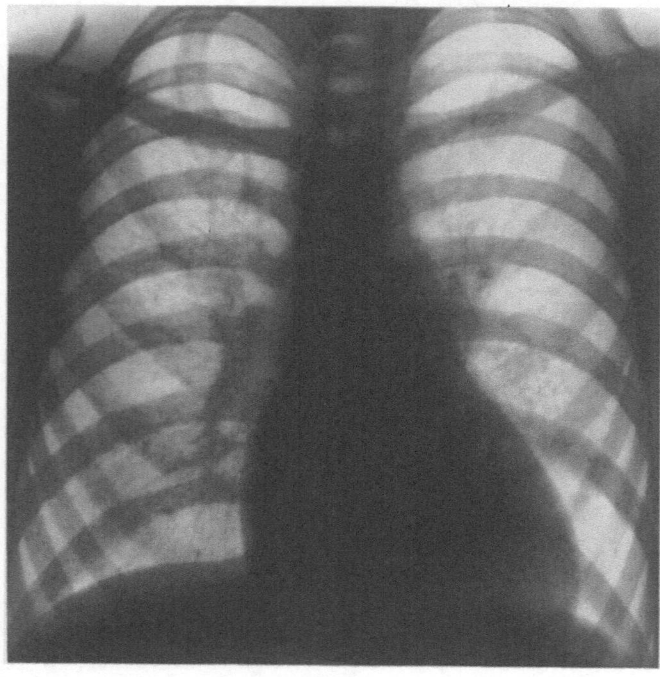

Abb. 332c. Rückbildung des Ödems nach Kommissurotomie

Stauung, wie es bei Linksdekompensation beschrieben wurde. Massive Venendrucksteigerungen über 25 bis 30 mm Hg rufen ein interstitielles Ödem hervor. Im Röntgenbild sind dabei die hilusnahen Partien getrübt (Abb. 332a—c). Die Gefäße haben unscharfe Konturen. In den unteren Randpartien, besonders in den costodiaphragmalen Winkeln oder im Seitenbild in den anterioren Teilen des Mittellappens und der Lingula, stellen sich horizontal verlaufende, gut abgesetzte Streifenschatten dar, die multipel auftreten und zum Teil stufenförmig übereinandergeschichtet sind. Diese Strichschatten sind von KERLEY als „B-Linien" beschrieben und werden heute costo-diaphragmale *Septumlinien* (SHORT) genannt. Im Oberlappen sind die Septen zum Hilus ausgerichtet, ihre Verdickung tritt hier seltener als feine zarte Linien hervor (A-Linien nach KERLEY). Pathologischanatomisch liegt ihnen eine ödematöse Verdickung der interlobulären Septen mit einer Schwellung der in

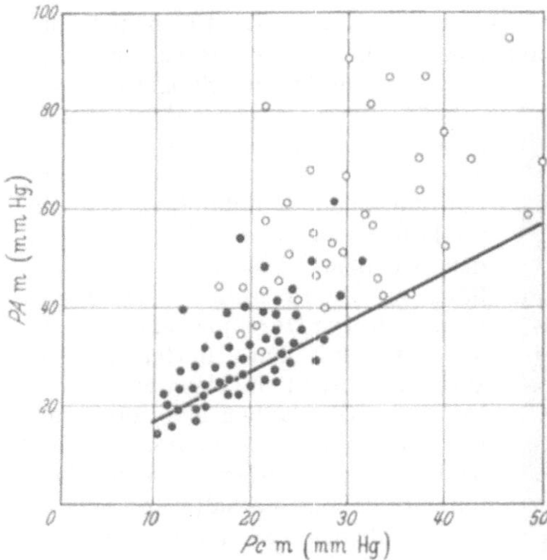

Abb. 333. Verteilung der Mitralstenosen mit verengerten Gefäßen im Unterlappen bei Zugrundelegung des Verhältnisses des Mitteldruckes in der A. pulmonalis zum Pulmonalcapillardruck. ● unauffällige oder erweiterte Unterlappengefäße; ○ verschmälerte Arterien und Venen im Unterlappen

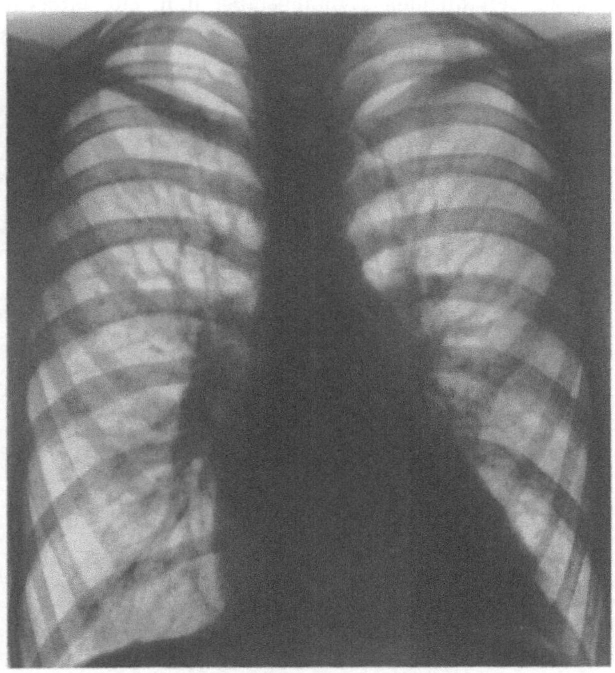

Abb. 334a

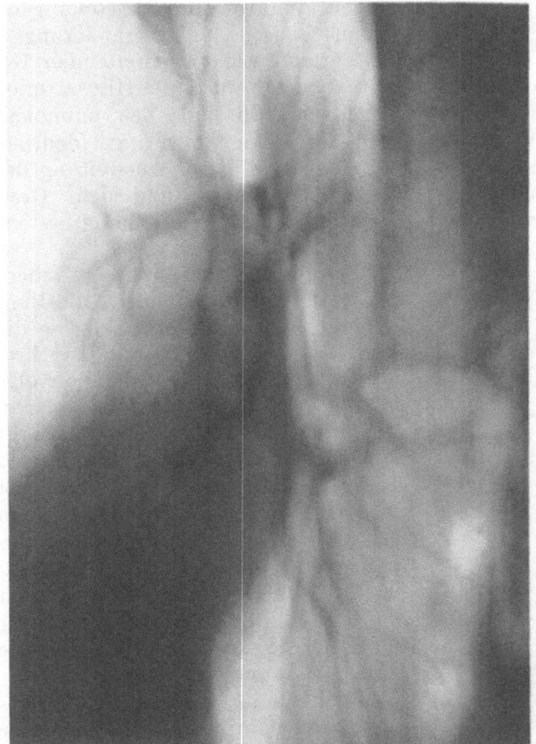

b

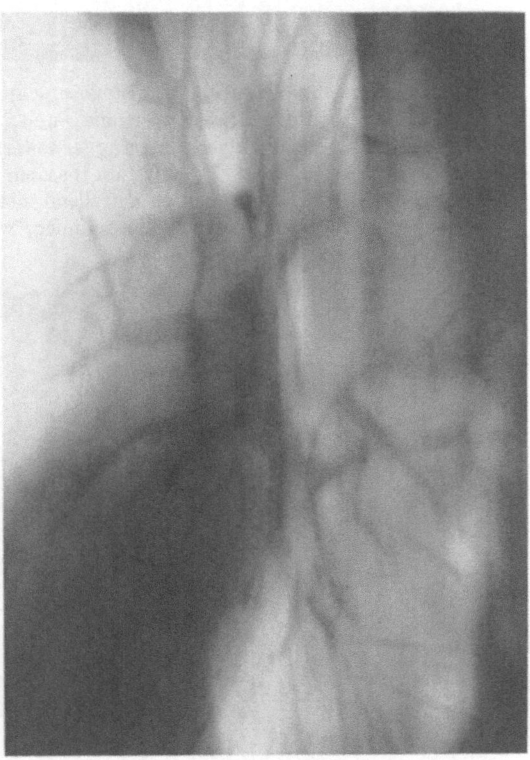

c

Abb. 334a—c. a Mitralstenose, chronische Stauungslunge mit pulmonalem Hochdruck und Gefäßumbau, PA 90/38 mm Hg. Dilatation der zentralen Pulmonalisäste. Erweiterte Venen und Arterien im Oberlappen. Verengerung der basalen Gefäße. Scharfe Gefäßkonturen. b Schichtaufnahme der rechten Seite im frontalen Strahlengang in 13 cm Tiefe. Unterschiedliches Gefäßbild der oberen und basalen Partien. Scharf angeschnittene erweiterte Arterien im Lungenkern des Oberlappens (A3b, A2a). Diese Arterien verengern sich peripher stärker. Auch die Arterie zum apikalen Unterlappen (A6) ist im zentralen Teil dilatiert. Die basalen Unterlappenarterien und -venen sind demgegenüber stark eingeengt. c Schichtaufnahme im frontalen Strahlengang in 12 cm Tiefe. Zusätzlich erweiterte Oberlappenvenen (V3 und V2i) und mehrere verengte basale Unterlappenvenen

ihnen verlaufenden Lymphgefäße, d. h. ein interstitielles Ödem, zugrunde. Das Erscheinen der Septumlinien ist ein wichtiger diagnostischer Hinweis auf eine starke venöse Drucksteigerung.

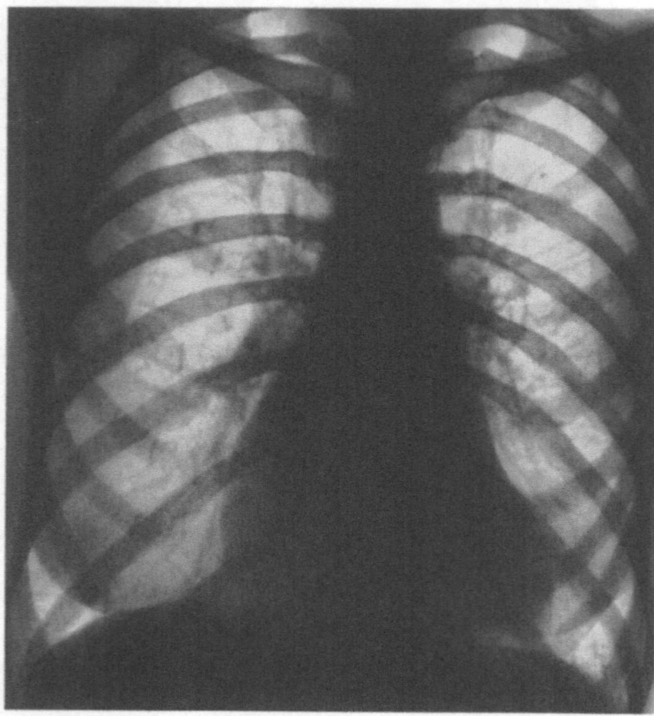

Abb. 335. Übersichtsbild p.a. Mitralstenose, chronische Stauungslunge mit pulmonaler Hypertonie und Gefäßumbau (PAm 68 mm). Zentrale Arterien gering erweitert. Venen im Oberlappen mäßig dilatiert. Gefäße im basalen Unterlappen stark verschmälert. Lungenmantel auffallend hell und strukturarm. Rechts mehrere schmale Septumlinien, wahrscheinlich fibrös induriert

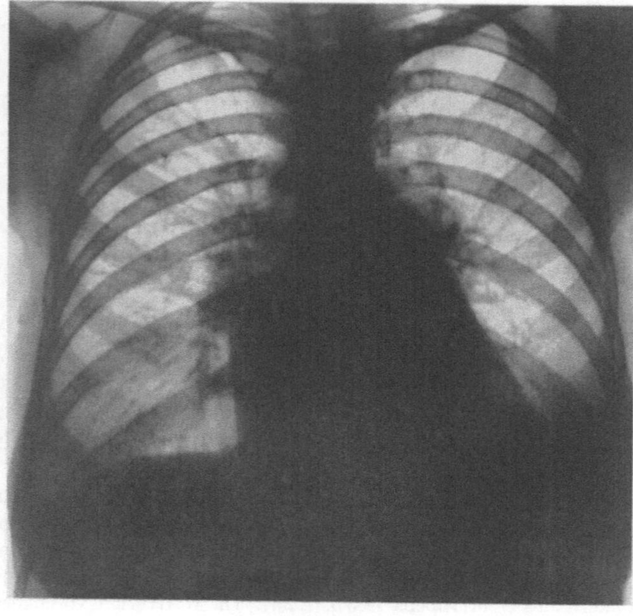

Abb. 336

Die langjährige Steigerung des Druckes im venösen und arteriellen Schenkel des Pulmonalkreislaufes führt zu einer Erhöhung des Druckgradienten und einem Gefäßumbau, der sich im Röntgenbild zum Teil deutlich an den Gefäßen abzeichnet (Abb. 333, 334a—c). Die Blutfüllung der Lungen nimmt ab. Der Durchmesser der Venen und Arterien in den Unterfeldern geht zurück, während die Ausweitung der Venen im Oberlappen eher zunimmt. Die vorhofnahen Venenanteile können beutelförmig ektasiert werden. Das unterschiedliche Verhalten der Venen in den oberen und unteren Lungenpartien wird durch die zusätzliche hydrostatische Druckkomponente oder eine stärkere Hypoxämie infolge Diffusionsstörungen in den abhängigen Partien erklärt. Während die Arterien im Lungenkern des Oberlappens gering verbreitert sind oder eine normale Weite haben, werden die Unterlappenarterien wie die Venen verengert. Der zunächst funktionellen Engstellung folgen anatomische Wandveränderungen. Im Verlauf des fortschreitenden Gefäßumbaues werden die Hilusarterien zunehmend dilatiert, das pulmonalarterielle Segment springt deutlich vor. Zwischen dieser Ausweitung des Pulmonalisstammes und dem Grad der arteriellen Druckerhöhung besteht eine grobe Relation.

Bei der über viele Jahre bestehenden Stauung können durch die Lungeninduration und Gerüstsklerose die Austritte von Plasma und Erythrocyten vermindert werden. Die Folge ist, daß im Röntgenbild die Netzzeichnung nur noch mäßig verstärkt ist oder die Lungenperipherie trotz stärker erhöhten Venendruckes fast unauffällig erscheint. In diesen Fällen weist aber die Erweiterung der Oberlappenvenen auf die venöse Rückstauung hin, und die mehr oder minder deutlich dilatierten Arterien im Hilus und im Oberlappen zeigen die arterielle Drucksteigerung an.

Bei besonders chronisch verlaufenden Stauungsformen der Mitralstenose mit interkurrenten Dekompensationen entwickelt sich die sog. sekundäre, miliare Lungenhämosiderose, für deren Röntgenologie auf die Darstellung von Haubrich und Schaede (S. 59) verwiesen sei.

Während zur Zeit der Umbauvorgänge an den Pulmonalgefäßen und ihrer Verengerung in der Phase der arteriellen Widerstandserhöhung schon eine teilweise Blutverlagerung vom kleinen Kreislauf in den großen stattfindet, wird dieser Vorgang durch die zunehmende

Dekompensation des rechten Herzens noch verstärkt. Im Endzustand des Umbaues der Lunge bei Mitralstenose, der nur von einem Teil der Kranken erreicht wird, nimmt auch die Blutfüllung der oberen Lungenabschnitte ab, und die Gefäße werden in den Ober- und Mittelfeldern ebenfalls schmal (Abb. 335, 336). Während die Lungenfelder jetzt auffallend arm an Gefäßzeichnung sind, springt das pulmonal-arterielle Segment als Zeichen für die extreme Drucksteigerung stärker vor. Die Pleuratranssudate nehmen in dieser Phase oft zu.

Die Aufschlüsselung des Röntgenbildes bei den einzelnen Stauungszuständen gibt für die klinische Diagnostik und Therapie wichtige Hinweise auf die besondere Situation des Pulmonalkreislaufes und den Leistungszustand der einzelnen Herzabschnitte (siehe Tabelle 8).

Tabelle 8

	Lungenwurzel	Lungenkern		Lungenmantel
	Große Arterienstämme	Arterien	Venen	Gefäßstrukturen
I. Dekompensation des linken Ventrikels	normal oder gering erweitert	gering erweitert	erweitert z. T. *Unterfeld:* enger	netzförmig vermehrt
II. Mitralstenose 1. Frühphase	normal bis gering erweitert	gering erweitert	erweitert	netzförmig vermehrt
2. Spätphase mit Gefäßumbau	erweitert	*Oberfeld:* normal, gering verbreitert, *Unterfeld:* verengert	*Oberfeld:* erweitert, *Unterfeld:* verengert	vermehrt, eventuell Septumlinien
III. Pulmonaler Hochdruck	erweitert	normal oder verengert	normal	vermindert
IV. Pulmonale Arteriitis.	erweitert	verengert	normal	vermindert
V. Multiple pulmonale Embolien	erweitert	normal oder verengert	normal	vermindert
VI. Kongenitaler Herzfehler mit vermehrtem Zirkulationsvolumen	erweitert	erweitert	erweitert	vermehrt
VII. Kongenitaler Herzfehler mit pulmonaler Hypertonie	erweitert	peripher verengert	normal	vermindert

3. Lungenödeme

a) Kardial bedingtes Lungenödem

Akut einsetzende Stauungszustände im kleinen Kreislauf führen zum Lungenödem. Die massive Capillardrucksteigerung über 25—30 mm Hg bewirkt einen stärkeren Flüssigkeitsaustritt aus den Capillaren in das Interstitium und in das Alveolen. Die Permeabilität wird dabei durch eine Hypoxie und veränderte Plasmazusammensetzung (Hypalbuminämie) gesteigert. Eine nervös reflektorische Dysregulation spielt wahrscheinlich auch bei den kardialen Ödemen mit. Die Verteilung der Flüssigkeit folgt nicht allein den hydrostatischen Bedingungen, sondern wird mitbestimmt durch den anatomischen und funktionellen Zustand der Gefäße in den einzelnen Lungenzonen.

Bei der akut auftretenden Form des Ödems kommt es vor allem zu Flüssigkeitsaustritten in den zentralen Lungenpartien, dem Lungenkern. Die chronisch verlaufenden Formen zeigen eine Bevorzugung der basalen Abschnitte. Die Flüssigkeit ist nicht immer bilateral und symmetrisch verteilt. Die rechte Lunge zeigt oft eine Bevorzugung. Der verschiedenen Beatmungsgröße kommt für die Anordnung des Ödems in Peripherie oder Zentrum Bedeutung zu.

21*

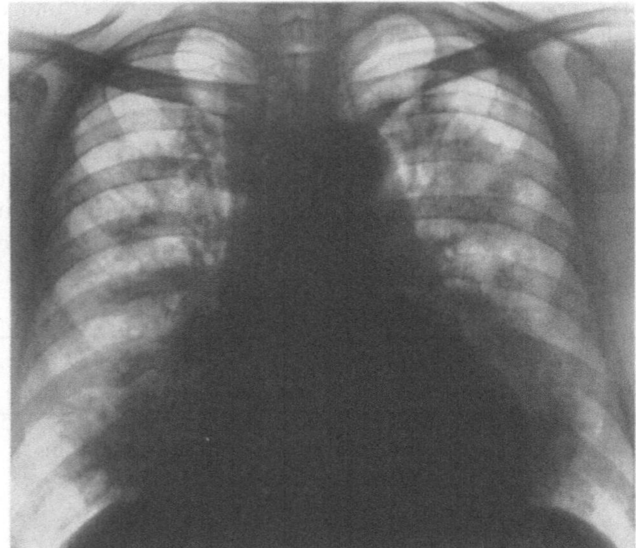

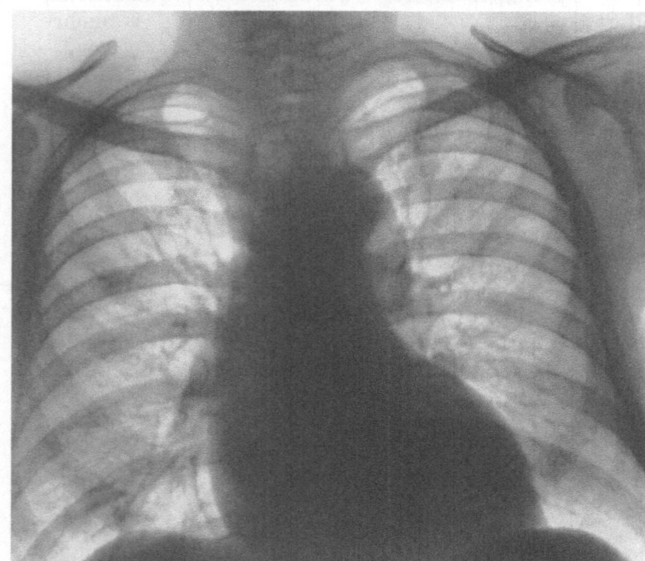

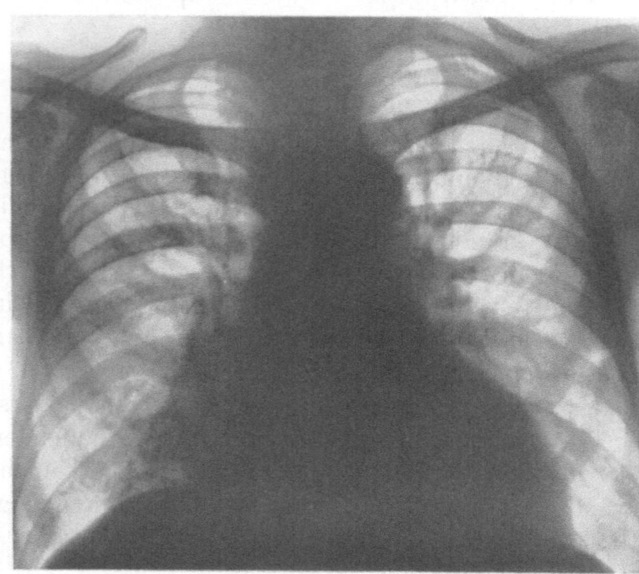

Das *akute Ödem* schreitet von der Lungenwurzel zur Peripherie fort. Die Spitzen und Phrenicocostalwinkel bleiben frei. Der Bildcharakter hängt von der im einzelnen erfaßten Phase ab. Anfangs kann das Ödem auf das interstitielle Gewebe beschränkt bleiben und tritt als perihiläre streifige Verschattung in Erscheinung. In der Regel bilden sich alveoläre Transsudate und führen zu dichten Verschattungen (Abb. 337 a—c). Zwischen grobfleckig verdichteten Bezirken findet sich zunächst noch lufthaltiges Gewebe. Die Verdichtungen können im weiteren Verlauf zu wolkigen und flächenhaften Trübungen konfluieren. Die Bronchialverzweigungen scheinen auf Bildern härterer Technik durch und sind auf Schichtaufnahmen frei. In der Rückbildungsphase treten streifige Strukturen stärker hervor, die durch Resttranssudate in der Nachbarschaft größerer Gefäße und Bronchien und im Interstitium bedingt sind. Größere Ergüsse sind beim akuten Ödem selten; ihr Vorhandensein weist auf einen gleichzeitig bestehenden Lungeninfarkt hin.

Bei *chronischer* Entwicklung des Ödems ist die Verschattung der basalen Lungenpartien stärker ausgeprägt. Die Einschränkung der Zwerchfellbeweglichkeit und Pleuraergüsse, die bei chronischem Ödem oft bestehen, begünstigen vor allem die Transsudation in die basalen Abschnitte.

Abb. 337 a—c. a Akutes Lungenödem, allseits dilatiertes Herz bei arteriellem Hochdruck. Flächenhaft wolkige Verschattungen der Lungenkerne beiderseits, Lungenmantel frei. b 14 Tage später. Rückbildung des Lungenödems, Verkleinerung des linksbetonten Herzens, Rekompensation. c 6 Monate später. Chronisches basales Lungenödem mit flächenhaften Verdichtungen vorwiegend in den medialen Unterfeldern, Stauungslunge. Wieder Größenzunahme des Herzens

Außer diesen allgemeinen Erscheinungen des Lungenödems treten bei den verschiedenen Herzerkrankungen noch Besonderheiten hervor. Bei der akuten Dekompensation des linken Herzens auf dem Boden eines *benignen oder malignen Hochdruckes* zeigt die Verteilung der Ödemflüssigkeit oft „Schmetterlingsform" (ZDANSKY und HERRNHEISER). Der Lungenkern ist verschattet, der Lungenmantel erscheint frei und stellt sich im ganzen Umfang

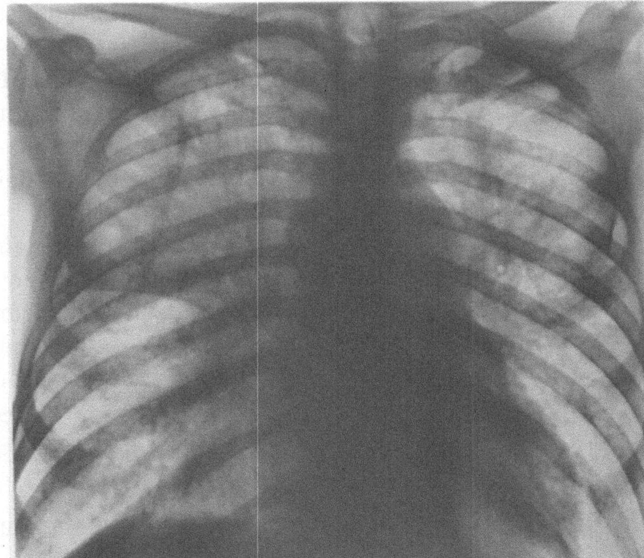

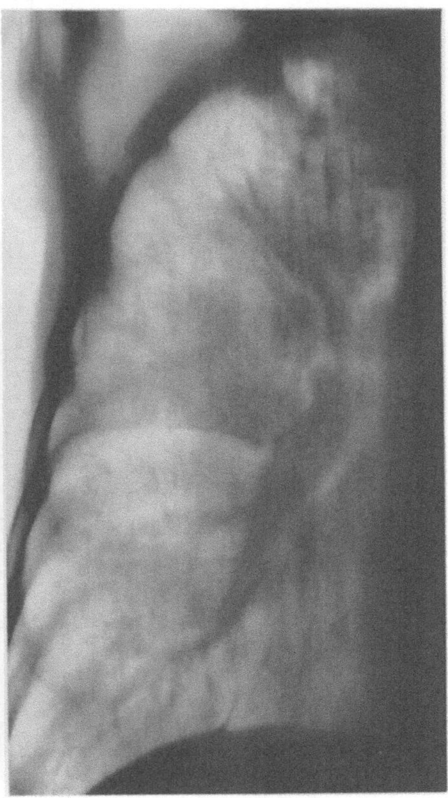

a   b

Abb. 338a u. b. a Akutes Lungenödem von Schmetterlingsflügelform bei Periarteriitis nodosa mit Nierenbeteiligung. Diffuse Verschattungen des Lungenkerns, rechts ausgedehnter als links. b Schichtaufnahme der rechten Seite in 9 cm Tiefe. Diffuse Verdichtungen des Lungenkerns im Ober- und Unterlappen, nur die lappenrandnahen Teile der Mantelzone des anterioren Oberlappens sind mit befallen. Paramediastinal schmale nicht ergriffene Mantelzone

als helle Randzone dar (Abb. 338a u. b). Er wird nur in Ausnahmefällen mit ergriffen. In den interlobiumnahen Partien der Oberlappen besteht infolge der ödemfreien Randzone eine taillenförmige Einschnürung. Darüber hinaus kann auch das paramediastinale Randgebiet des Parenchyms aufgehellt sein (Abb. 338b). Die Eigenart der Flüssigkeitsverteilung erklärt sich durch die Verschiedenheit der arteriellen Gefäßaufzweigung und Läppchenausbildung im Lungenmantel und -kern (HERRNHEISER und HINSON) und das im Lungenkern stärkere Capillarnetz (ODERR).

Das Lungenödem der akuten Nephritis und der Urämie ist ebenfalls vorwiegend im Lungenkern gelegen. Kardiale und toxische Faktoren wirken mit einer stärkeren Flüssigkeitsretension bei seiner Entstehung zusammen, so daß man von einer „fluid lung" spricht.

Wenn bei der *Mitralstenose* die Lungengefäße infolge der chronischen Stauung schon umgebaut sind, zeigt die Anordnung

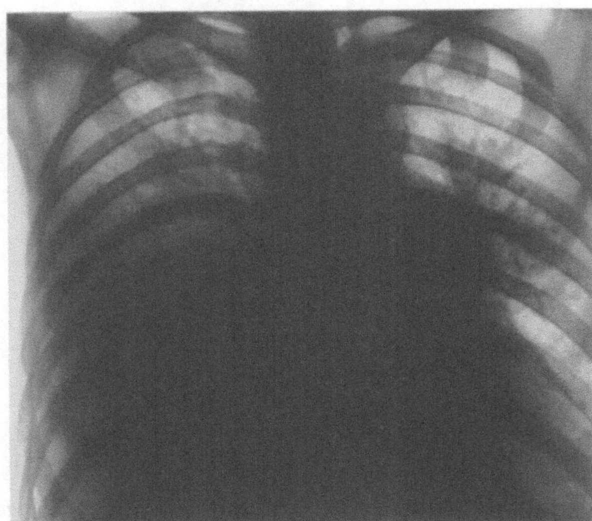

Abb. 339. Akutes zentrales Lungenödem bei Mitralstenose. Rechts durch Stauungserguß weitgehend überlagert, links dichte ödembedingte Verschattung im Lungenkern des Oberlappens

des akuten Ödems eine Bevorzugung der zentralen und oberen Lungenpartien, so daß ein Bild entsteht, das der typischen Schmetterlingsform ähnlich ist. Selten tritt die ödematöse Transsudation nur einseitig auf. Das akute Lungenödem der Mitralstenose wird auffallenderweise bei Frauen wesentlich häufiger beobachtet als bei Männern. In den ersten Schwangerschaftsmonaten tritt es besonders gern auf. Das akute alveoläre Ödem ist bei fortgeschrittener Mitralstenose wegen des Gefäßumbaues im ganzen aber selten.

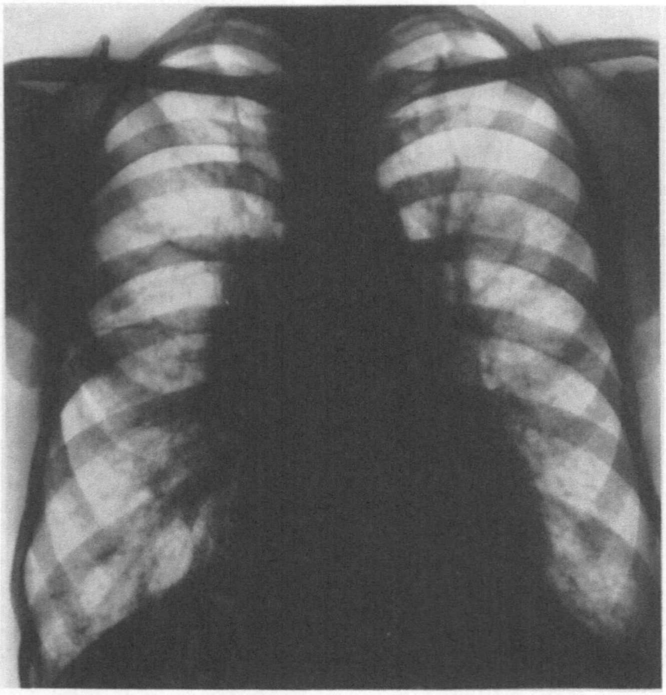

Zur Differenzierung des akuten kardialen Lungenödems von anderen akuten Ödemformen ist die *Beurteilung des Herzens* besonders wichtig. Die veränderte Herzform beim Mitralvitium mit der typischen Vorhofsvergrößerung ist leicht zu erkennen. Bei den verschiedenen Hochdruckformen findet man oft nur einen mäßig vergrößerten linken Ventrikel und Vorhof, neben dem erhöhten Blutdruck gibt die Linksbetonung der Herzform einen Hinweis auf die Pathogenese des Ödems.

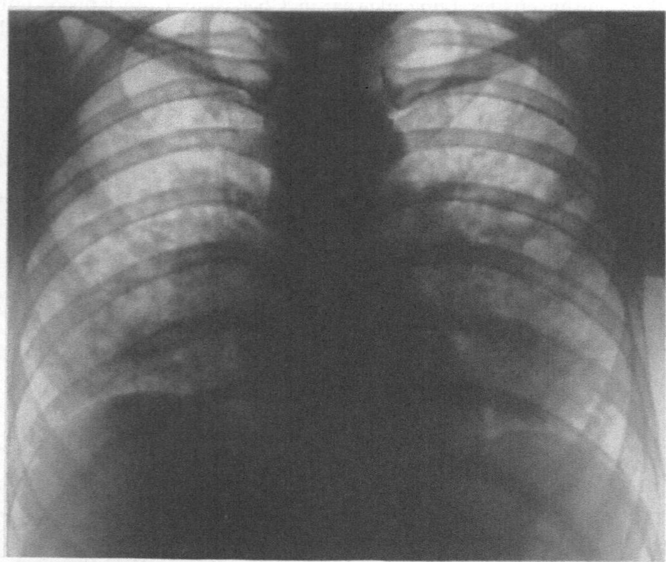

Abb. 340. Lungenödem bei Mitralstenose. Kombination von Zeichen eines alveolären Ödems mit denen eines interstitiellen Ödems (costodiaphragmale Septumlinien)

b) Lungenödeme anderer Genese

Ein Lungenödem tritt auch nach *toxischer* Capillarwandschädigung auf. Ebenso wird die Permeabilität der Capillaren und Arteriolen im sensibilisierten Zustand im Ablauf einer allergisch-hyperergischen Reaktion gesteigert. Die Permeabilitätssteigerung infolge einer *Sensibilisierung* kann auch auf parallergischem Wege durch unspezifische Faktoren ausgegelöst werden. Zunächst führen die Gefäßwandschädigungen zu vermehrter Flüssigkeitsausscheidung, der dann der Zellaustritt als Hämorrhagie folgen kann. Im weiteren Verlauf ist eine sekundäre bakterielle Infektion und die Entwicklung einer Pneumonie möglich.

Die Einatmung von Nitrosegasen, die in der Lunge mit dem Gewebswasser zu salpetriger und Salpetersäure werden, und von Phosgen sowie Tetrachlorkohlen-

Abb. 341. Lungenödem nach Einatmen von Nitrosegas (Fall Köster-Schermuly). Fleckig-wolkige Verschattungen im Lungenkern, dicht und konfluierend, zur Mantelzone hin nimmt die Intensität ab

stoff, die Salzsäure bilden, führen zu ausgedehnten Lungenödemen. Das gleiche Bild wird durch die Inhalation von Salzsäure-, Salpetersäure- und Schwefelsäuredämpfen hervorgerufen. Bei den Kranken bestehen starker Reizhusten, Atemnot, Tachypnoe,

Tachykardie und häufig Schwindelgefühl. Das Röntgenbild zeigt ausgedehnte, beiderseits fast symmetrisch entwickelte, grobfleckige Verschattungen, die vor allem im Lungenkern stark ausgebildet sind und in der Mantelzone weniger dicht stehen (Abb. 341). Wenn es nicht zu bleibenden Gefäßwandschädigungen kommt und eine sekundäre Infektion ausbleibt, bilden sich die Ödeme in wenigen Tagen oder in den ersten 2 Wochen zurück. Schwere Schädigungen führen häufig zum Tode.

Auch bei *anderen Erkrankungen* kann eine toxische Capillarschädigung zu Ödembildung und Hämorrhagien führen, die das Interstitium überschreiten und in die Alveolen eindringen. Bei Virusgrippe sind die Lungenveränderungen im Beginn durch die Steigerung der Capillarpermeabilität infolge toxischen Schadens bedingt. Die gleiche Ursache haben nach BARDEN und COOPER die meist flüchtigen beiderseitigen, diffus angeordneten, weichen Lungenverschattungen bei der Dermatitis exfoliativa.

Die *Panarteriitis nodosa* führt nicht nur zu den knötchenförmigen Gefäßveränderungen, sondern nicht selten finden sich flüchtige ödematöse Verdichtungen in den zentralen Lungenbezirken von Schmetterlingsform. Die Verschattungen sind meist auf den Lungenkern beschränkt und haben einen homogenen Charakter (s. Abb. 338a). Die Mantelzone selbst bleibt frei. Die Rückbildung erfolgt innerhalb weniger Tage. Ähnliche Befunde sind auch beim akuten Rheumatismus beobachtet. Beim Lupus erythematodes können nach BAR-

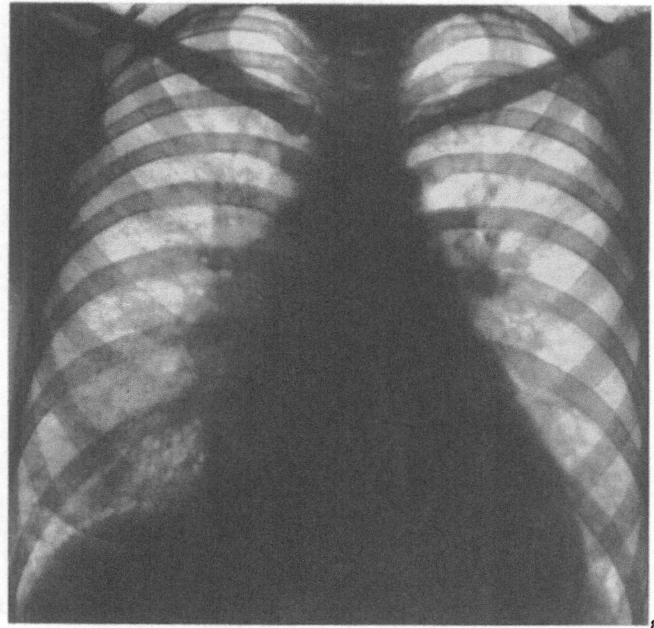

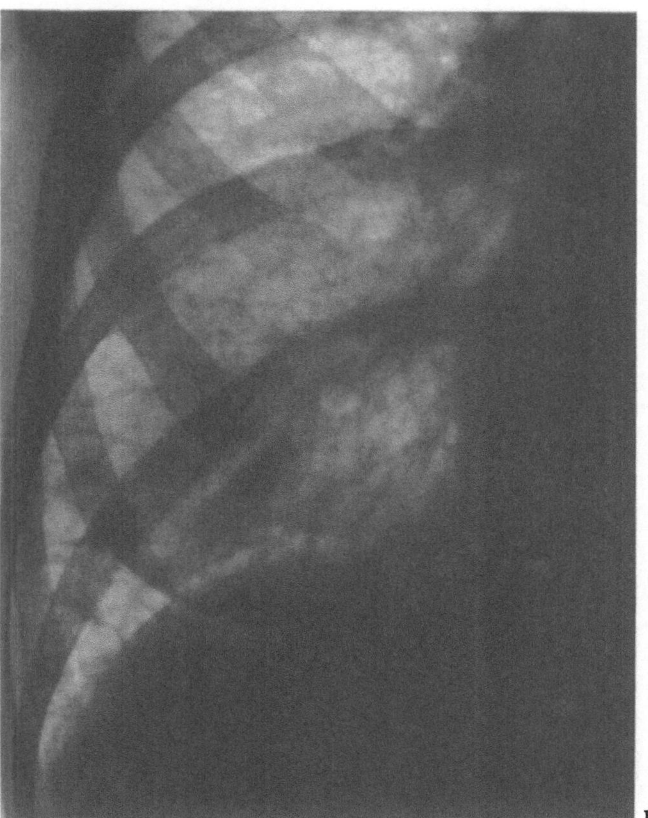

Abb. 342a u. b. a Interstitielles Ödem bei Mitralstenose (PCm 32 mm Hg). b Ausschnitte rechtes Unterfeld: Costodiaphragmale Septumlinien bei interstitiellem Ödem

DEN und COOPER neben fibrinoiden Degenerationen und nekrotisierenden Arteriitiden in der Lunge infolge einer Schädigung der Capillarpermeabilität auch diffuse flächenhafte Verschattungen auftreten.

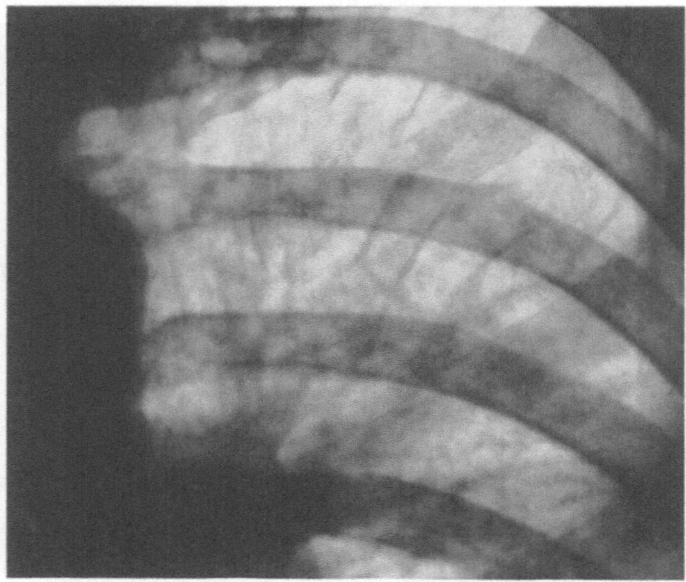

Abb. 343. Ausschnitt des linken Oberlappens. Feine hiloradiäre Septumlinien im Oberlappen (A-Linien nach Kerley)

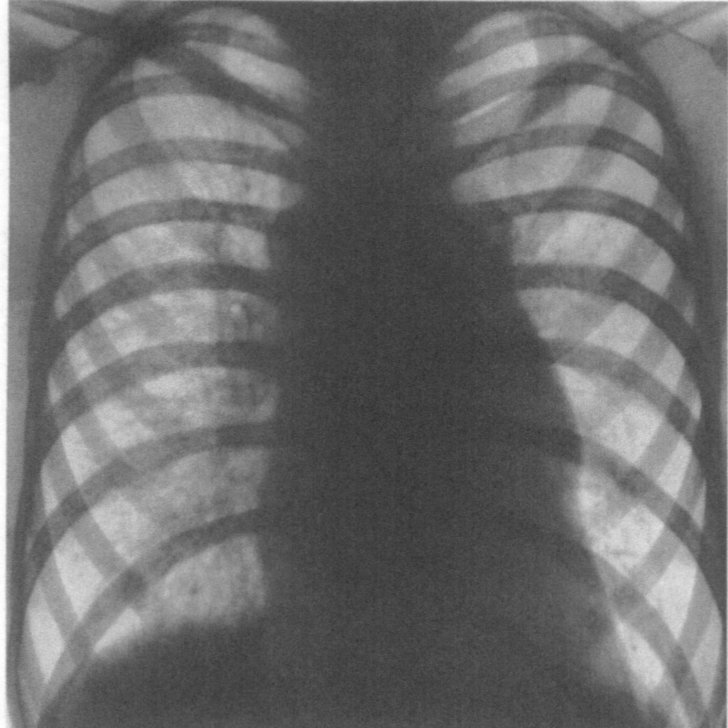

Abb. 344. Lymphstauung rechts mit Ödem im interstitiellen Gewebe bei Abflußbehinderung durch lymphogranulomatöse Lymphknotenpakete. Unscharfe Hilusstrukturen, Trübung der perihilären Zone, verwaschene, durch Ödem im perivasculären Gewebe verbreiterte Gefäßschatten. Links keine Lymphstauung

Während die hyperergische Genese des Gefäßschadens bei der Panarteriitis nodosa, dem akuten Rheumatismus und dem Lupus erythematodes nur wahrscheinlich ist, sind sensibilisierende Vorgänge sicher die Voraussetzung für die flüchtigen meist perihilären ödematösen Lungenveränderungen im Verlauf der Serumkrankheit, bei Arzneimittelallergien und im asthmatischen Anfall (Antigenpneumonie). Beim Löffler-Syndrom, dem flüchtigen eosinophilen Lungeninfiltrat, bleibt die allergische Gefäßschädigung meistens auf umschriebene Lungenbezirke beschränkt, kann aber auch einmal zu zentralen beiderseitigen Ödemen führen.

Flüchtige, diffuse Lungenödeme, die vorwiegend im Lungenkern lokalisiert sind und Schmetterlingsform besitzen, kommen auch im akuten schweren Anfall beim *Phäochromocytom* in Verbindung mit der plötzlichen massiven Nor-Adrenalinausscheidung und dem akuten Versagen des linken Ventrikels vor. Da diese Ödemattacken sich öfter wiederholen können, sollte man bei rezidivierenden Lungenödemen an das Vorliegen eines Phäochromocytoms denken. Gleiche Bilder treten auch bei der *Eklampsie* auf.

c) Das interstitielle Lungenödem

Das interstitielle extraalveoläre Ödem wird nicht nur infolge einer Steigerung des Venendruckes bei Herzerkrankungen beobachtet, sondern tritt immer dann auf, wenn die Lymphkapazität nicht ausreicht, capillare Transsudate fortzuschaffen oder die Lymphwege verlegt sind. Lungenvenenblockaden durch Thrombosen eines Stammes, eines größeren Astes oder multipler kleiner Zweige und durch Tumoren rufen umschriebene oder einseitige interstitielle Ödeme hervor. Eine Lymphblockade in Hilus oder Mediastinum führt zu einer Dilatation der Lymphbahnen und Stauung der Gewebsflüssigkeit im perivasculären Bindegewebe, in dem subpleuralen und septalen Zwischengewebe. Auch die erhöhte

Capillarpermeabilität auf toxischer oder allergischer Grundlage kann die Erscheinungen des interstitiellen Ödems verursachen.

Typische Zeichen des extraalveolären interstitiellen Ödems sind die horizontal gelegenen costodiaphragmalen Septumlinien (B-Linien) und die im Oberlappen mehr radiär zum Hilus gerichteten Verdickungen der interlobulären Septen (A-Linien) (Abb. 342a u. b, 343). Gleichzeitig besteht aber immer eine verwaschene Konturierung der Gefäße durch ein Ödem des perivasculären und peribronchialen Bindegewebes. Die peripheren Gefäßteile zeigen eine dickflüssige Zeichnung bei zum Teil leicht diffuser Verschleierung. Da das interstitielle Gewebe zum Hilus hin zunimmt, sind die zentralen Lungenpartien getrübt. Die Flüssigkeitsansammlung im subpleuralem Gewebe am kleinen Lappenspalt führt zur Verbreiterung des hier oft orthograd getroffenen Pleura. Bei Lymphblockaden ist zunächst nur das perivasculäre und peribronchiale Interstitium verändert (Abb. 344). Die Septumlinien folgen erst zu einem späteren Zeitpunkt.

4. Hypostasen und hypostatische Pneumonien

Eine passive Hyperämie tritt bei Herzkranken und älteren Patienten nach Operationen als Hypostase bevorzugt in den schlecht beatmeten basalen Lungenpartien auf und führt im *Röntgenbild* entweder zu inhomogenen fleckigen oder bei vorwiegend paravertebraler Anordnung zu mehr flächenhaften Trübungen. Die Veränderungen treten ein- oder beidseitig auf. In den gestauten Gebieten siedeln sich sehr leicht pulmonale Infektionen an und führen zu hypostatischen Pneumonien (Abb. 345). Diese sind allein auf Grund des Röntgenbildes von der reinen Hypostase, einer Bronchopneumonie oder oft auch von einem basalen Lungeninfarkt nicht abzutrennen. Häufig begleiten Pleuraergüsse die pulmonalen Veränderungen. Der Ergußschatten überlagert dann leicht den Lungenbefund und erschwert seine Erkennung und Differenzierung.

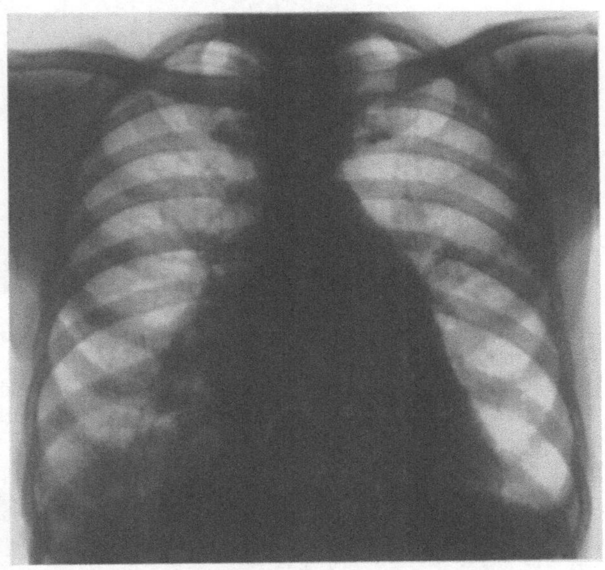

Abb. 345. Hypostatische Pneumonie rechts bei Mitralstenose mit Stauungslunge und kleinen Stauungsergüssen

5. Lungenembolie, Lungenthrombose und Lungeninfarkt

Die Verschleppung thrombotischen Materials in die Lunge führt einen arteriellen Verschluß herbei. Die Thromben stammen meistens aus den tiefen Bein- oder Beckenvenen bzw. aus dem rechten Herzen. Nicht selten geben sie einen Hinweis auf das Vorliegen eines Tumors. Die plötzliche Blockierung des Pulmonalisstammes oder eines seiner beiden Hauptäste bewirkt eine akute Drucksteigerung im rechten Herzen mit Ausbildung eines Cor pulmonale und einer starken Cavastauung. In dieser Situation tritt in der überwiegenden Zahl der akute Embolietod ein. Dringt der Embolus in einen größeren Ast der Lungenwurzel vor, d. h. in die A. intermedia oder basalis, so entsteht ein charakteristisches *Röntgenbild*. Der oberhalb der Verschlußstelle gelegene Gefäßteil im Hilus ist stärker vorgebuckelt und erweitert (Abb. 346). Im blockierten Gebiet ist die Gefäßzeichnung oft vermindert und die Transparenz gering erhöht (Abb. 346, 347). Wenn der Embolus in kleinere Äste des Lungenkerns vorgetrieben wird, so kann das Bild einer umschriebenen Lungenischämie auftreten, wie es von

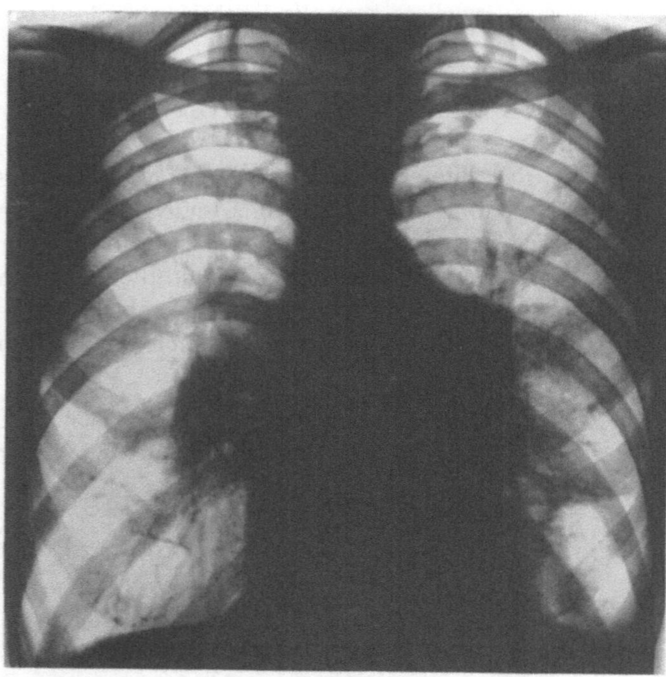

Abb. 346. Embolie der A. intermedia rechts mit sekundärer Thrombose. Stark reduzierte Gefäßstrukturen der rechten Lunge. Infarkt im Lingulagebiet paracardial. Pulmonaler Hochdruck. Cor pulmonale chronicum. Winkelergüsse beiderseits

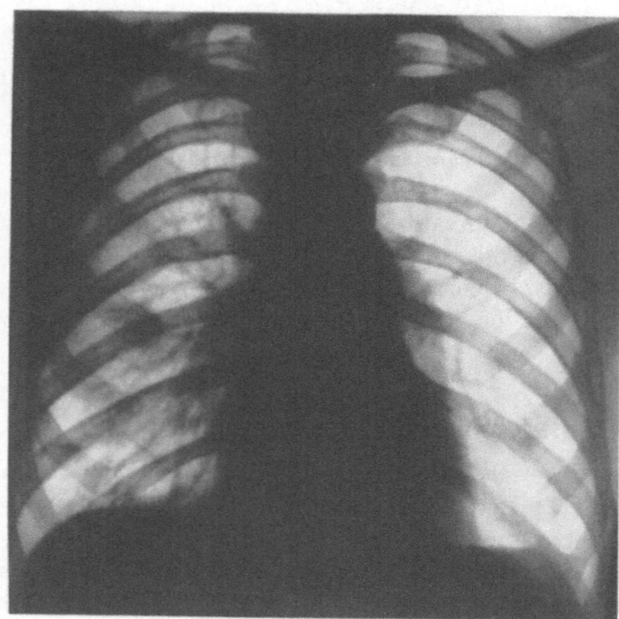

Abb. 347. Chronische multiple Lungenembolien ausgehend von einer Thrombose der Femoralvene. Sekundäre Thrombose mehrerer größerer Pulmonalarterienäste links. Linkes Lungenfeld zeigt eine verminderte Gefäßzeichnung. Pulmonalisast im Hilus betont. Streifige Infarktnarbe über dem linken Zwerchfell. Rechts im Mittelfeld pflaumengroße weiche Verdichtung, die nach wenigen Tagen verschwunden ist („unvollständiger Infarkt"). Erweiterung der zentralen Pulmonalisäste rechts. Cor pulmonale chronicum

Westermark sowie Shapiro und Rigler beschrieben ist. Die Zeichnung ist dann in dieser umschriebenen Lungenzone vermindert. Die Gefäße sind schmal, und das Gebiet selbst ist leicht aufgehellt. Im für die röntgenologische Beurteilung günstig gelagerten Fall ist hinter der Blockadestelle eine Kaliberverjüngung der Arterie festzustellen. Im verschlossenen Gefäß wird der Embolus organisiert. Es entsteht eine stenosierende Gefäßnarbe. Dem Embolus selbst kann sich eine sekundäre Thrombose anschließen und progressiv zur Verlegung größerer Arterien führen (Abb. 347).

Die Lungenembolie tritt als einmaliges Ereignis oder multipel auf. Die multiplen, in Schüben verlaufenden Lungenembolien führen infolge des Verschlusses größerer arterieller Stromgebiete möglicherweise unter Beteiligung reflektorisch funktioneller Faktoren zu einer pulmonalen Hypertonie mit Entwicklung eines Cor pulmonale chronicum. Die Lungenfelder werden dabei zunehmend aufgehellt, und die Peripherie verarmt an Gefäßzeichnung.

Wenn sich die Embolie in einem Gefäßgebiet ereignet, in dem der Venendruck infolge Stauung erhöht ist oder die Gefäßwand toxisch durch einen bakteriell infizierten Embolus oder hypoxämisch geschädigt ist, so kommt es zu einem *Lungeninfarkt*. Im Röntgenbild zeigen sich mehr oder weniger intensive flächenhafte Verschattungen, die sich bei einem Teil zum Hilus hin verjüngen. Je nach der Projektion hat die homogene Verdichtung des Lungengewebes eine runde, paraboloide oder keilförmige Gestalt (Abb. 348, 349). Ihre Breitseite steht der Pleura zugewandt. Zwischen der Verschattungszone im Lungenmantel und der Lungenwurzel liegt unter günstigen Projektionsbedingungen eine freie Zone. Um diese zu erkennen, sind oft Aufnahmen in verschiedenen Projektionen oder eine fließende Durchleuchtung erforderlich. Kleine Lungeninfarkte können unter dem Bild einer Streifenatelektase (FLEISCHNER) in Erscheinung treten. Die umgebende Zone wird mit zunehmender Schrumpfung emphysematös aufgehellt. In der Stauungslunge werden Infarkte leicht verdeckt und überlagert.

Die Größe der Infarkte unterliegt starken Schwankungen. Gut die Hälfte hat einen Durchmesser von ungefähr 4 cm, fast 40% sind 2—4 cm groß (HAMPTON und CASTLEMAN). Die Infarkte finden sich bevorzugt in den Unterlappen (70%), und zwar häufiger auf der rechten als auf der linken Seite. Oft manifestieren sie sich im Zwerchfell-Rippenwinkel. Zwei Lappen sind in einem Viertel der Fälle befallen.

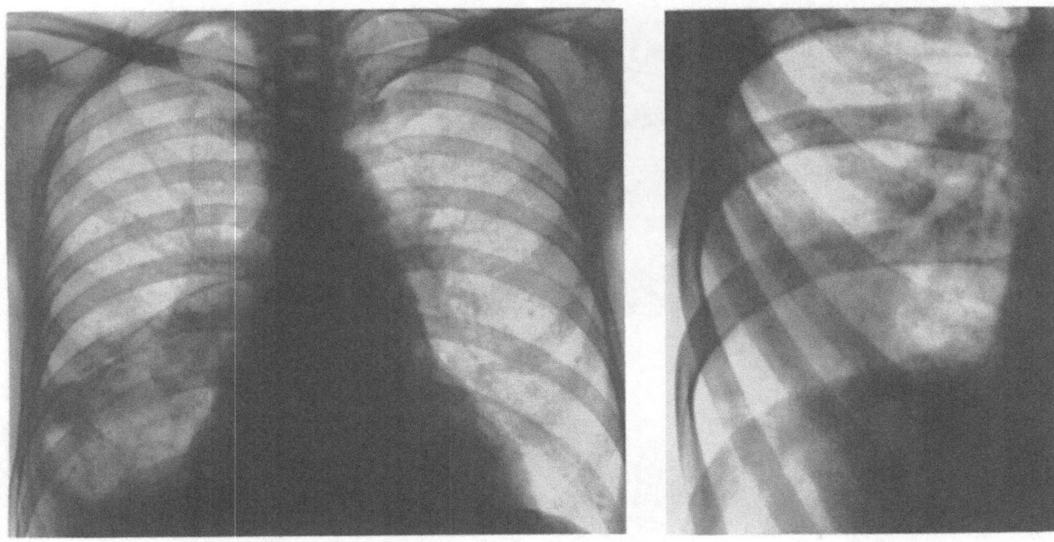

Abb. 348   Abb. 349

Abb. 348. Lungeninfarkt im rechten Mittellappen mit Pleuraerguß in einer chronischen Stauungslunge bei Mitralstenose. Außerdem besteht eine sekundäre Lungenhämosiderose mit Verkalkungen

Abb. 349. Ausschnitt. Infarkt im rechten Unterfeld mit Pleurabeteiligung (Keilform)

Die pleuranahe Lage führt in über der Hälfte der Infarkte zu einer Beteiligung der Pleura. Teils finden sich Ergüsse im Sinus phrenicocostalis, teils im Interlobium. Die Flüssigkeitsansammlungen werden meistens nicht groß und sind bei der Hälfte hämorrhagisch. Ein Zwerchfellhochstand liegt bei einem Drittel der Infarkte vor.

Je nach dem akuten Ereignis ist der Infarkt im Röntgenbild bei gut 30% der Kranken schon nach 24 Std festzustellen. In anderen Fällen dauert es bis zur Manifestation 4—6 Tage. Auch die Rückbildung unterliegt starken zeitlichen Schwankungen. Die nur flüchtigen inkompletten Infarkte können schon nach 3—4 Tagen wieder verschwunden sein (s. Abb. 347). Hier sind die anatomischen Lungenveränderungen nur gering. Dichtere Verschattungszonen im Röntgenbild benötigen zur Rückbildung häufig mehrere Wochen. Nach 1 Monat ist bei gut einem Drittel der Infarkte noch ein deutlicher Lungenbefund zu erheben. Die Rückbildung selbst geschieht bei längerem Bestehen häufig in Form einer streifigen Auflockerung. Narbige Reste streifiger Art bleiben über lange Zeit nachweisbar. Teils handelt es sich dabei um eine Fibrose oder Streifenatelektasen, teils um Pleuraschwarten. Im infarzierten Gebiet können Sekundärinfektionen auftreten und zur Infarktpneumonie führen. Kommt es zu einer Sequestrierung des Gewebes, so entwickelt sich eine Infarktkaverne. Auf diesen Vorgang weist oft eine plötzliche Vergrößerung der Infarktzone hin, die durch eine Auftreibung der Zerfallshöhle bei Verschluß des drainierenden Bronchus bedingt ist. Im übrigen erscheint es nicht unwichtig zu betonen, daß schon aus klinischen Gründen der akute Infarkt selten Objekt einer Röntgenuntersuchung ist, und daß andererseits bei späterer und klinisch tragbarer Röntgenuntersuchung viele Infarkte schon rückgebildet oder aber von Pleuraerguß überlagert sind.

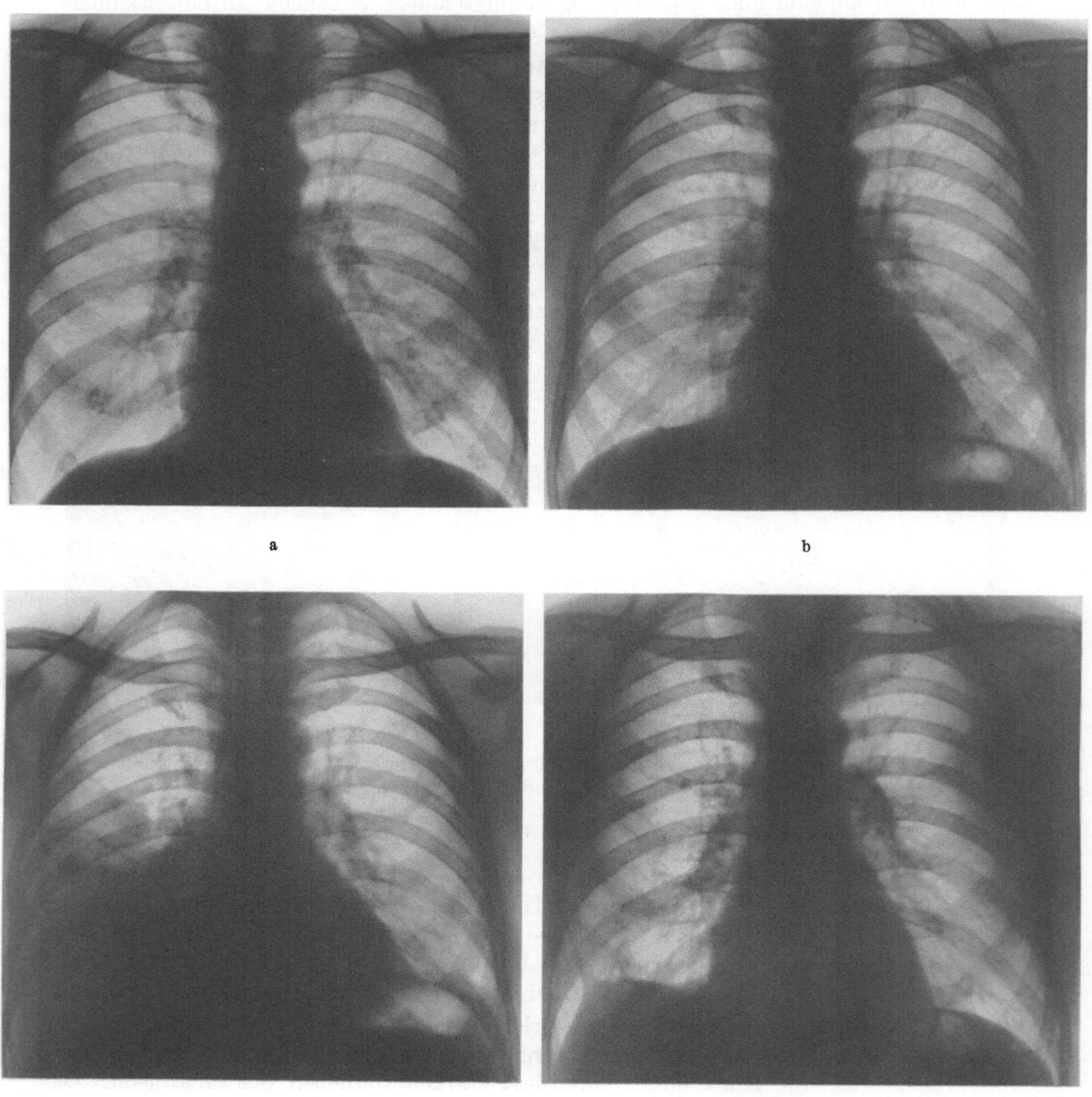

Abb. 350 a—d. Lungeninfarkt nach Nephrektomie wegen Hypernephrom. a 23. 7. Normaler Lungenbefund. Am Abend plötzlich Stiche in der rechten Seite und leicht sanguinolenter Auswurf. b 24. 7. Weiche pflaumengroße Verschattung im rechten Mittelfeld (Infarkt). Zarte keilförmige Verdichtung im linken Zwerchfell-Rippenwinkel (Infarkt). c 4. 8. Großer Pleuraerguß rechts, bei Infarkt. Kleiner Pleuraerguß im linken Zwerchfell-Rippenwinkel; dem Zwerchfell aufsitzend, zum Hilus hin gerichteter kleiner Infarktschatten. d 22. 10. Vollständige Rückbildung der Lungenveränderungen links. Pleuraschwarte mit zipfeliger Zwerchfellausziehung rechts

Massive *Luft-* und *Fettembolien* können zu einer Capillarschädigung und Blockade der Alveolen führen. Ödeme und Hämorrhagien in die Alveolen sind die Folge. Die multiplen kleinen Petechien rufen im Röntgenbild disseminierte feinfleckige Schatten hervor.

6. Primäre Erkrankungen der Lungengefäße

a) Pulmonalsklerose und pulmonaler Hochdruck

An den großen Pulmonalisästen kommt es mit zunehmendem Alter ähnlich wie an der Aorta zur senilen Pulmonalsklerose. Der Pulmonalisstamm ist dabei mäßig erweitert, und im Röntgenbild springt das pulmonal-arterielle Segment vor. Besonders deutlich tritt die sklerotisch bedingte Erweiterung am linken Hauptast in seinem Bogenteil in Erscheinung und wird hier leicht mit einem tumorösen Prozeß verwechselt. Eine Dilatation der im Hilus gelegenen Pulmonalisäste kann durch Verziehungen bei schrumpfenden Oberlappenprozessen vorgetäuscht werden (Abb. 351, 352a u. b).

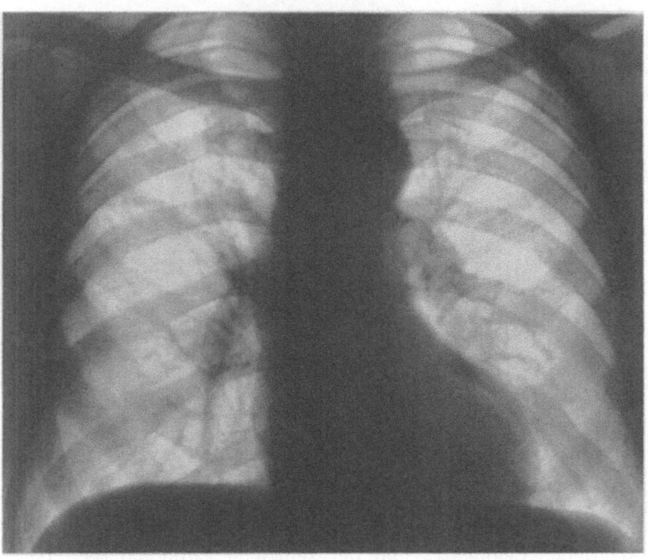

Abb. 351. Zentrale Pulmonalsklerose mit mäßig erweiterten Hilusästen vor allem links

Bei allen Erkrankungen, die zu einer arteriolären Widerstandserhöhung und arteriellen Drucksteigerung im kleinen Kreislauf führen, bildet sich eine Erweiterung der zentralen Pulmonalarterien aus, der eine sekundäre Pulmonalsklerose folgt. Von einer *primären Pulmonalsklerose* (AYERZA) spricht man heute dann, wenn eine morphologische Ursache für den pulmonalen Hochdruck, die sklerotischen Veränderungen der Lungenarteriolen und -arterien sowie für die Rechtshypertrophie des Herzens nicht faßbar ist und funktionelle Faktoren für die Druckerhöhung verantwortlich gemacht werden (STAEMMLER, DELIUS). —

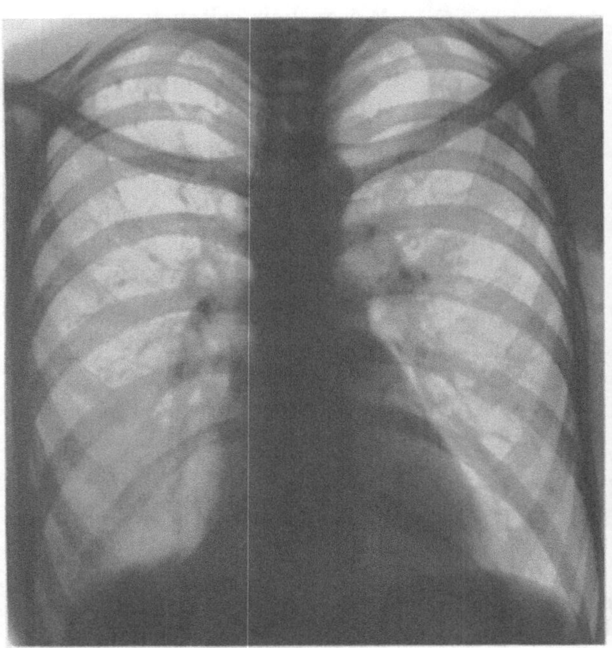

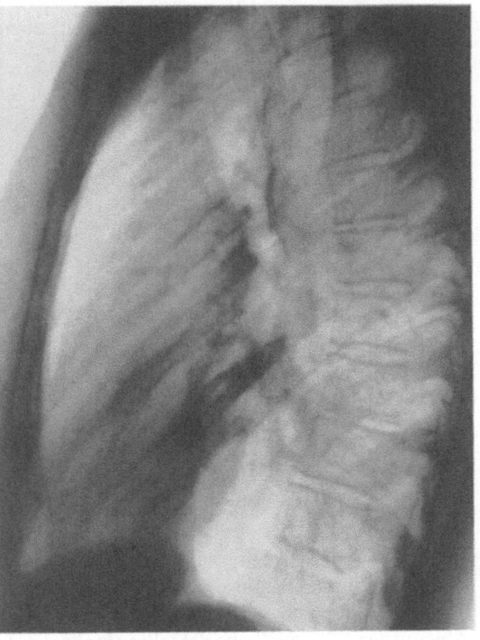

ab

Abb. 352a u. b. a Übersichtsbild p.a. Hochziehung des linken Pulmonalisastes infolge fibrotischer Schrumpfung im vorderen linken Oberlappen. Alte verkalkte tuberkulöse Herde rechts. b Seitenbild. Hochziehung des linken Pulmonalisastes bei fibrösen Strängen im linken vorderen Oberlappen

Ein über längere Zeit bestehender Hochdruck kann aber selbst zu anatomischen Veränderungen der Pulmonalarterie führen. Die dann pathologisch-anatomisch nachweisbaren Befunde an den kleinen Arterien, die als Folge der Drucksteigerung im Pulmonalkreislauf auftreten, sind denen sehr ähnlich, die sonst als Ursache für die Hypertonie beschrieben werden (Könn). Diese Tatsache erschwert eine Entscheidung der Frage sehr, ob eine primäre oder sekundäre pulmonale Hypertonie und Sklerose vorliegt.

Im *Röntgenbild* haben die primäre und sekundäre Pulmonalsklerose das gleiche Erscheinungsbild, soweit nicht die Lungenprozesse, die bei der sekundären Form die Verengerung des gesamten Gefäßquerschnittes der Lungen bedingen, in der Lungenperipherie zur Darstellung kommen oder Herzerkrankungen mit speziellen Gestaltungsfaktoren vorliegen. Besonders hervorstechend ist die Dilatation des Pulmonalisstammes und der zentralen Äste. Im übrigen kann auf S. 114 verwiesen werden.

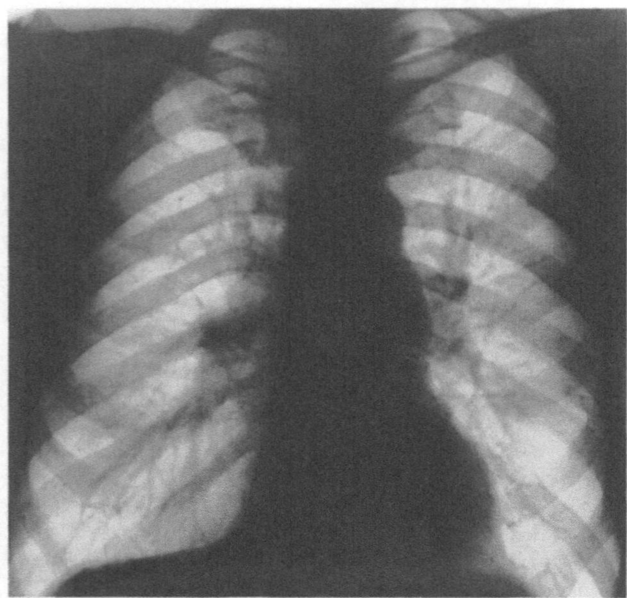

Abb. 353. Übersichtsbild p.a. Erweiterung des pulmonalarteriellen Segmentes und der zentralen Pulmonalisäste bei pulmonaler Hypertonie und Sklerose

b) Lokalisierte Erkrankungen der A. pulmonalis

Umschriebene Wanderkrankungen der Pulmonalarterien sind im Röntgenbild vor allem in den zentralen Abschnitten nachzuweisen. *Aneurysmen* bestehen in der ganz überwiegenden Zahl am Stamm der Pulmonalarterie. Wesentlich seltener sind sie an den Hauptästen zu finden (11%, Costa). Sie treten entweder als diffuse Erweiterung eines Gefäßabschnittes oder als umschriebene Aussackung in Erscheinung. Die Aussackung kann bis zu Hühnereigröße erreichen. Über Jahre hin brauchen die Aneurysmen keine Beschwerden zu machen. Als Komplikation bildet sich häufig eine sekundäre Thrombose, die zu einer Einengung des Lumens oft von tödlicher Wirkung führt. Außerdem besteht die Möglichkeit, daß thrombotisches Material in die Lungenperipherie verschleppt wird. Weiter droht die Gefahr der Ruptur mit tödlicher Blutung. Als Ursache liegen den Aneurysmen mykotisch-embo-

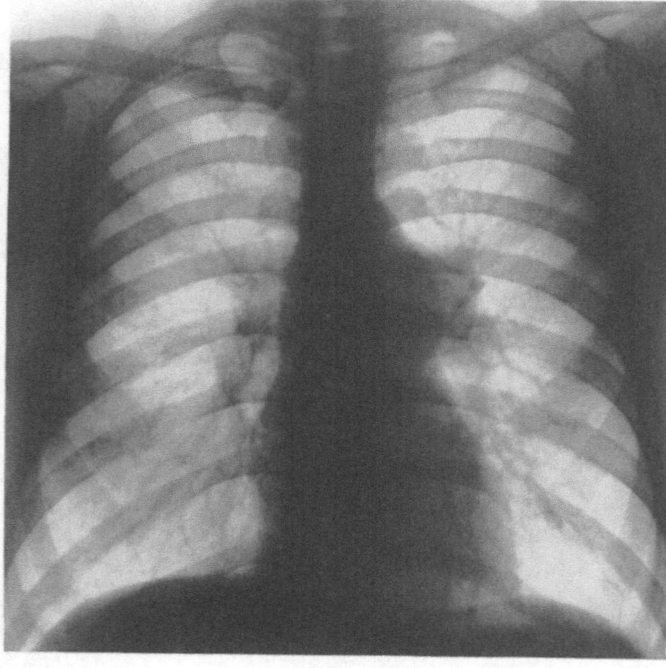

a

Abb. 354a—d. a Aneurysma des Stammes und des linken Hauptastes der Pulmonalarterie. b Schichtaufnahmen p.a. in 12 und 9 cm Tiefe: Erweiterung des Stammes und des linken Hauptastes bis zum Abgang der A 6. c Seitliche Schichtaufnahme in 10 cm Tiefe. d Das Kymogramm zeigt eine stärkere Bewegungsamplitude des Aneurysmas

lische Wandzerstörung, rheumatische und luische Mesarteriitis, Arteriosklerose oder eine angeborene Wandschwäche zugrunde. Häufiger sind sie beim offenen Ductus Botalli beobachtet worden. Mit den poststenotischen Erweiterungen bei Pulmonalstenosen dürfen sie nicht verwechselt werden.

Umschriebene Aneurysmen in der Peripherie erscheinen im Röntgenbild als rundliche Herde. Ein Teil von ihnen pulsiert.

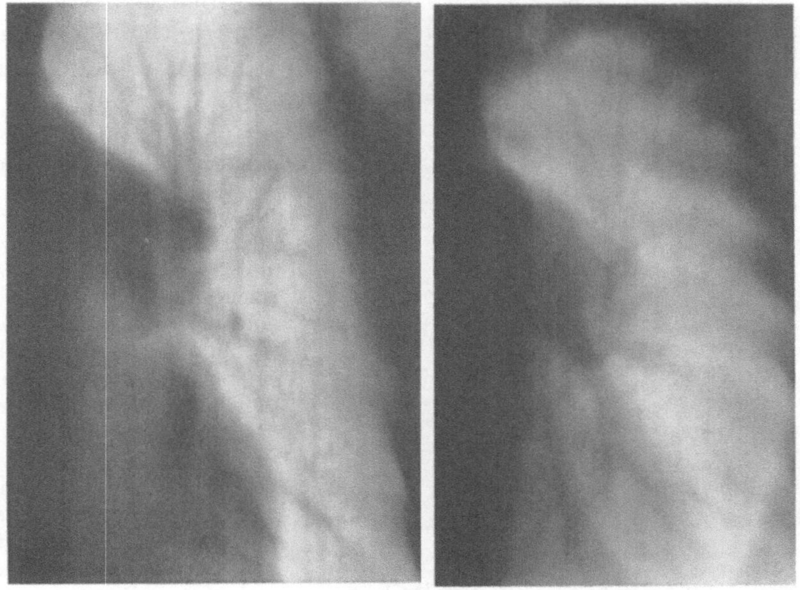

Abb. 354b

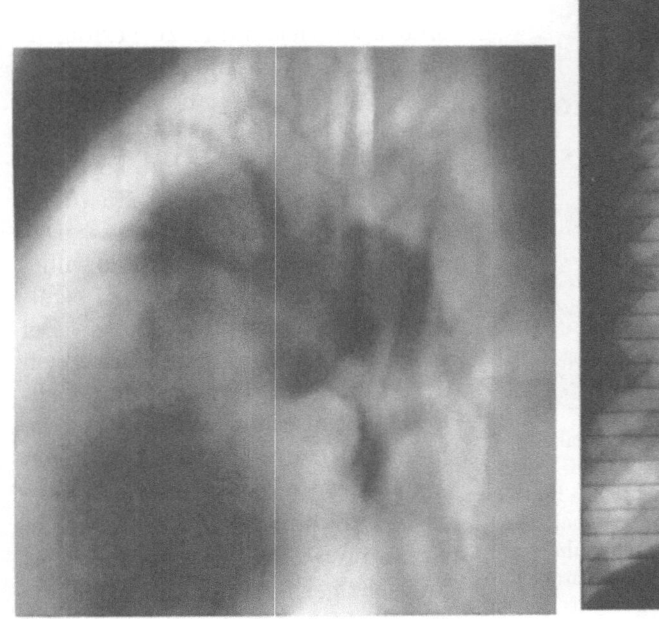

Abb. 354c

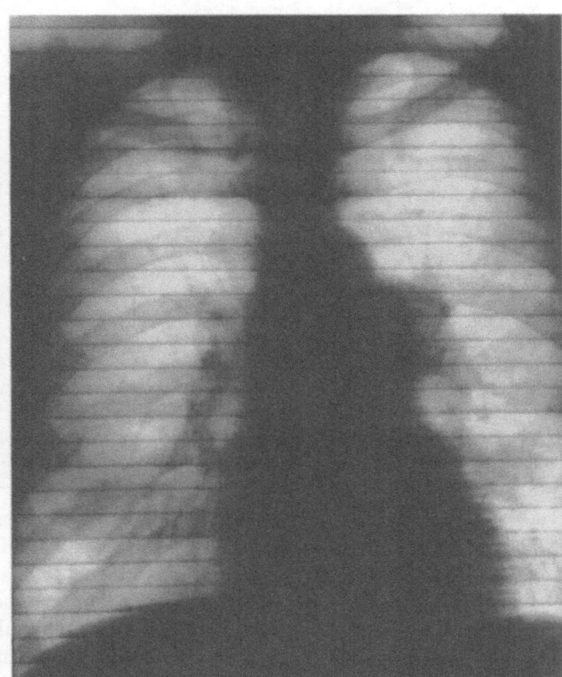

Abb. 354d

c) Generalisierte entzündliche Erkrankungen der A. pulmonalis

Die primär entzündlichen Erkrankungen der Lungenarterien treten vor allem in zwei Formen auf. Erstens als Panarteriitis nodosa (KUSSMAUL-MAYER) und zweitens als Endarteriitis obliterans (WINNIWARTER-BÜRGER). Die Gefäßprozesse der Lungen können dabei Teilerscheinung einer generalisierten Erkrankung sein oder isoliert auftreten.

α) *Panarteriitis nodosa*

Die Panarteriitis nodosa verläuft in Schüben und ergreift vor allem die Gefäße der Nieren, des Herzens, der Leber, des Mesenteriums, des Gehirns, der peripheren Nerven und in jedem vierten Falle auch die Lungenarterien. Die Erkrankung hat in den letzten Jahren zugenommen (Schölmerich).

Pathologisch-anatomisch finden sich im akuten Stadium umschriebene fibrinoide Ablagerungen und Wandnekrosen mit Infiltraten von Granulocyten, Eosinophilen, Lymphocyten und Plasmazellen in der Wand der Arterie. Hierdurch sind die kleinen Arterien knötchenförmig verdickt sowie aufgetrieben, und das perivasculäre Gewebe ist ödematös durchtränkt. Im subakuten Stadium tritt eine Sprossung von Mesenchymzellen (Könn) in den Vordergrund. Im weiteren Verlauf wird unspezifisches Narbengewebe gebildet, wodurch die Arterien eingeengt und stenosiert werden. Die Folge der narbig-stenosierenden Gefäßprozesse ist eine arterielle Druckerhöhung im kleinen Kreislauf, an die sich eine Sklerose der großen Arterien anschließt. Bei dem schubweisen Verlauf bestehen häufig frische neben älteren Veränderungen.

Die *Beschwerden* der Patienten sind über viele Jahre zu verfolgen. Da es sich bevorzugt um noch jüngere Individuen handelt, reichen sie teilweise bis in die Kindheit zurück. Im akuten Schub bestehen Fieber, asthmaähnliche Zustände und bronchitische Zeichen. Das Blutbild zeigt eine Eosinophilie. Die Diagnose ist oft durch Muskel- oder Leberbiopsie zu sichern. Bei gleichzeitig vorhandenen Prozessen der Nieren, des Herzens, der Hirn- und Mesenterialgefäße stehen die hierdurch bedingten Erscheinungen im Vordergrund. Wenn der akute Schub abklingt, sind die klinischen Symptome in der ersten Zeit nur sehr gering und uncharakteristisch. Mit Zunahme der Einengung der peripheren Lungenstrombahn durch die abklingenden entzündlichen und vernarbenden Veränderungen der kleinen Arterien treten von Schub zu Schub die

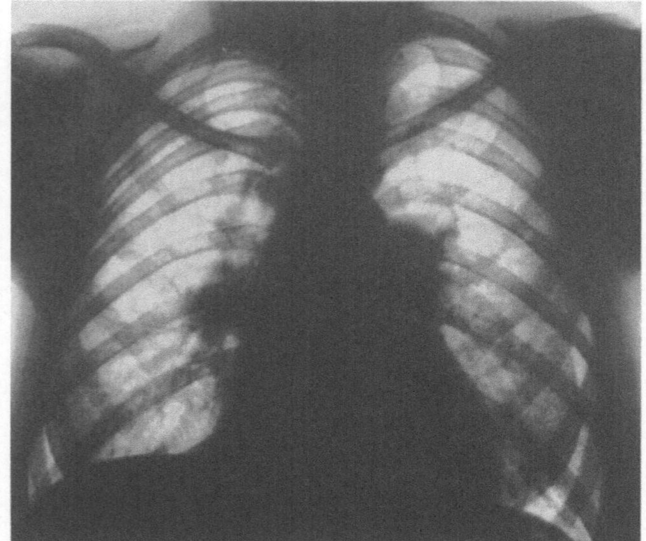

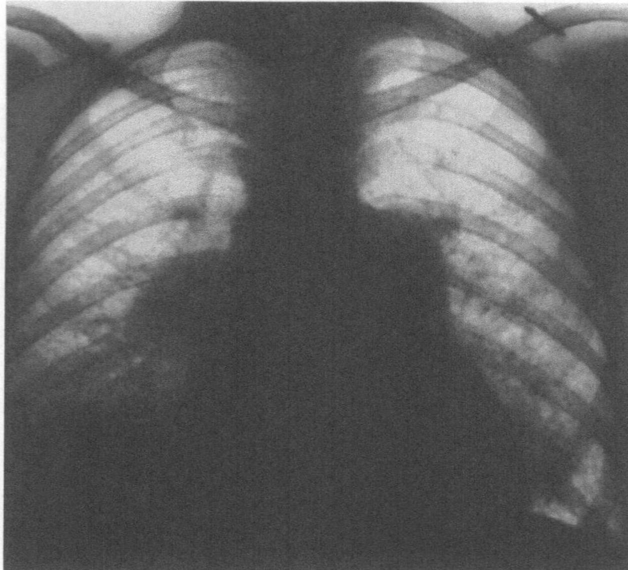

Abb. 355a—c. a Panarteriitis nodosa der A. pulmonalis. Seit vielen Jahren schubweiser Verlauf. Im Übersichtsbild, vergröberte Strukturzeichnung in den Untergeschossen, helle Lungenperipherie, Dilatation der zentralen Teile der Pulmonalarterie, starke Ausweitung des Pulmonalisstammes durch pulmonalen Hochdruck und Pulmonalsklerose. Cor pulmonale chronicum. b Frischer akuter Schub. Übersichtsbild: ausgedehnte weiche konfluierende Herdschatten in den Mittel- und Unterfeldern. Sehr starke Ausweitung der zentralen Pulmonalisäste und des Pulmonalisstammes. Vergrößerung des Cor pulmonale. c Ausschnitt aus dem linken Unterfeld. Weiche, teils herdförmige, teils perivasculär angeordnete Verschattungen, die parakardial konfluieren

Pulmonalsklerose und die Anpassungserscheinungen des Herzens im Sinne eines Cor pulmonale chronicum hervor. Klinisch wird das Bild zunehmend von einer starken

Cyanose bei relativ geringer Dyspnoe und peripheren Stauungserscheinungen mit Ödem und Ascites beherrscht.

Im *röntgenologischen Bild* müssen die Vorgänge, die primär durch die Lungengefäßveränderungen bedingt sind, von denen unterschieden werden, die sekundär durch das Herz hervorgerufen werden, wie ein akutes Lungenödem bei Herz- und Nierenversagen und andere Stauungserscheinungen. Im akuten Schub der Panarteriitis zeigt das Röntgenbild knötchenförmige Verschattungen von Stecknadelkopf- bis Erbsengröße (Abb. 355a—c). Ihre Begrenzung ist unscharf. Die Herde sind weich und zeigen eine Neigung zur Konfluenz. Einzelne der kleinen Rundschatten können durch kleine Aneurysmen bedingt sein (REPKE). Die Strukturzeichnung ist dabei insgesamt grobnetzförmigstreifig verstärkt. Die Prozesse bevorzugen die unteren zwei Drittel der Lungenfelder. Aber auch andere Zonen können im Vordergrund stehen. Außer diesen herdförmig verteilten Veränderungen treten perivasculäre Ödeme und flächenhafte Infiltrationen auf, die zu weichen, streifig durchzogenen Trübungen führen und mehr in den zentralen Lungenabschnitten liegen (Abb. 356a u. b). Auch akute wolkig-fleckige bis flächenhaft homogene Verschattungen des Lungenkerns bei weitgehendem Freibleiben des Lungenmantels werden beobachtet. Diese schmetterlingsförmig um den Hilus angeordneten Ödeme und Infiltrationen (s. Abb. 338) können einmal durch eine hyperergische Gefäßwandschädigung mit Permeabilitätssteigerung, zum anderen durch ein akutes Herzversagen bedingt sein. Die Prozesse bilden sich schnell zurück. Bei hyperergischer Genese bleiben zum Teil kleine, herdförmige Verdichtungen fortbestehen, die

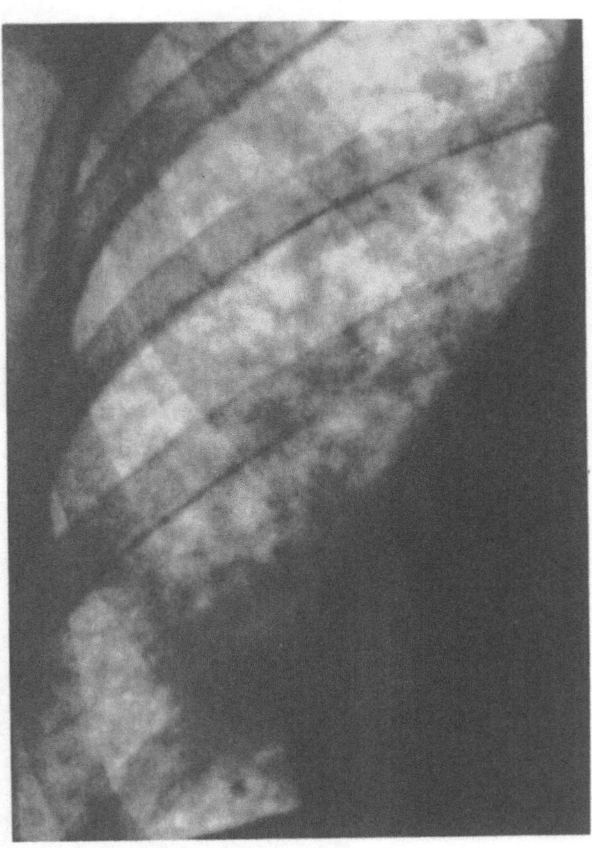

Abb. 355c

erst nach Gabe von Corticoiden zurückgehen. Je länger die Erkrankung läuft, und je weiter die Einengung der arteriellen Strombahn fortgeschritten ist, desto heller und strukturärmer wird die Lungenperipherie, und desto deutlicher treten die Folgen der arteriellen Hypertonie als Pulmonalsklerose mit Dilatation der Hilusgefäße und einem Cor pulmonale chronicum in Erscheinung (s. Abb. 355a). Als Komplikation sind Pleuraergüsse, Infarkte, karnifizierende Pneumonie, Spontanpneu oder Ruptur eines Aneurysmas beobachtet. Die häufig rundlichen Verschattungen der Infarkte und chronischen Pneumonien können sequestrieren und zeigen dann größere Hohlräume.

Ähnliche Gefäßwandprozesse wie bei der Panarteriitis nodosa werden auch beim sog. *Wegener-Syndrom* beobachtet. WEGENER beschrieb 1939 ausgedehnte angiitische Veränderungen bei Patienten, die gleichzeitig an nekrotisierenden granulomatösen Prozessen im oberen Respirationstrakt (destruktive granulomatöse Rhinitis und Sinusitis) in den Bronchien sowie Lungen und an herdförmiger Glomerulonephritis mit Niereninsuffizienz litten. Wegen der Ähnlichkeit mit der Panarteriitis nodosa sehen NICE, MENON und RIGLER in dem Syndrom nur eine renal-respiratorische Untergruppe dieser Erkrankung.

Die Patienten klagen über Luftnot, Dyspnoe und Hämoptysen. Im *Röntgenbild* der Lungen finden sich entweder kleine weiche, herdförmige oder infiltrative Verschattungen durch die

Gefäßprozesse. Außerdem treten solitär oder multipel schärfer begrenzte Knoten von 1—8 cm Durchmesser, durch Granulome bedingt, auf. Nach einiger Zeit können Hohlräume mit unregelmäßiger Begrenzung als Folge einer Destruktion eintreten. Auch herdförmige Pneumonien, Lungeninfarkte und Pleuraergüsse werden beobachtet. Die Erkrankung führt in den meisten Fällen zum Tode.

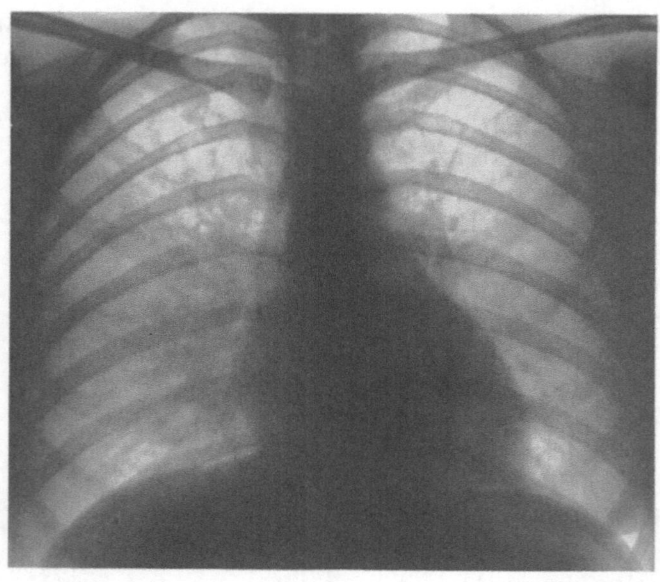

a

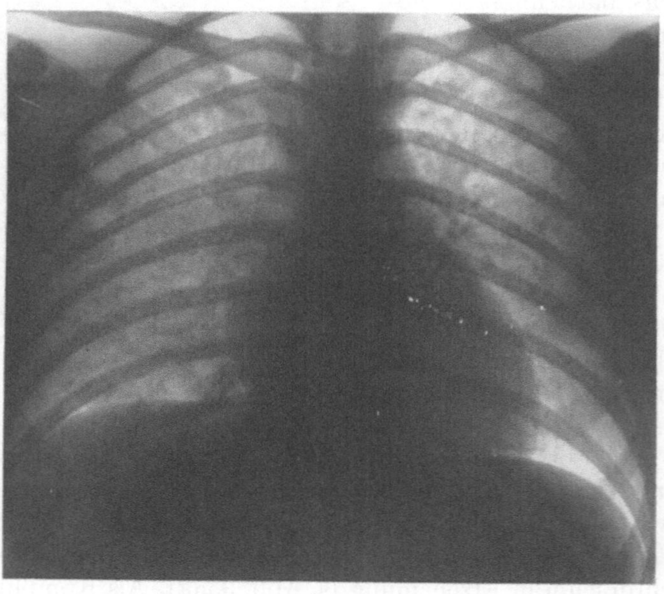

b

Abb. 356a u. b. a Panarteriitis nodosa. Weiche, teils perivasculäre, teils flächenhafte ödembedingte Verdichtungen, die vorwiegend im Lungenkern rechts in Erscheinung treten. b 6 Tage später. Ausgedehnte konfluierende herdförmige Schatten und vorwiegend paravasculär angeordnete Ödeme in beiden Lungen

β) Endarteriitis obliterans

Eine weitere Erkrankung der Pulmonalarterien stellt die Endarteriitis obliterans dar. Sie verläuft in Schüben.

Pathologisch-anatomisch bestehen am Beginn Intimawucherungen mit Thromben und eingestreuten Entzündungszellen. Die zur Vernarbung neigenden mesenchymalen Proliferationen führen zur Einengung und Stenosierung der Arterien. Ähnliche Veränderungen sind auch als Folge eines chronischen pulmonalen Hochdrucks (STAEMMLER) oder rezidivierender Mikroembolien im Pulmonalgefäßsystem (KÖNN) beschrieben. Es scheint aber gerechtfertigt, eine infektiös-entzündliche oder hyperergische Genese der Endarteriitis mindestens bei den Fällen anzunehmen, bei denen gleichzeitig ein Gelenkrheumatismus oder entzündliche Prozesse in anderen Organen bestehen.

Die Patienten klagen *klinisch* über anfallsweise Atembeschwerden und Atemnot, Husten ohne Auswurf und ein Spannungsgefühl über dem Thorax. Die Krankheitserscheinungen sind lange Zeit nur gering und erst, wenn als Folge der Hypertonie die Pulmonalsklerose stärker ausgeprägt ist, nehmen die klinischen Erscheinungen zu. Die Endarteriitis läuft in den kleinen Gefäßen ab, die sich im *Röntgenbild* selbst nicht darstellen. Begleitprozesse in der Lungenperipherie sind selten. Nur bei einem Teil der Fälle ist die periphere Netzzeichnung in den Anfangsstadien oder auch in der Spätphase der Erkrankung verstärkt. Erst nach einiger Zeit sehen wir die hämodynamischen Folgen an den

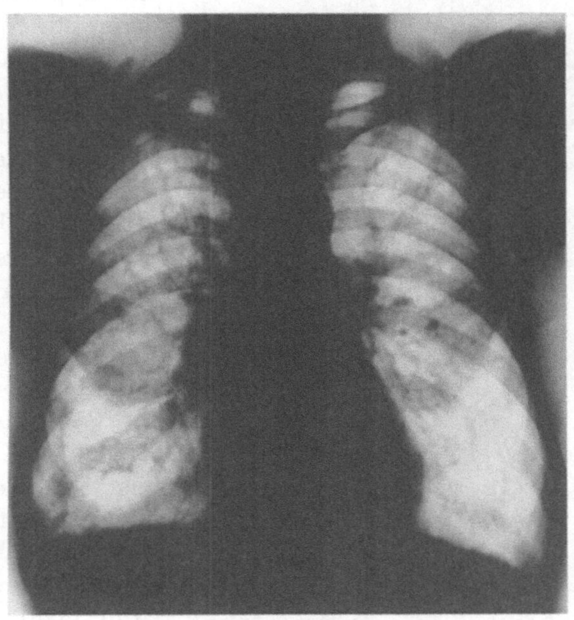

Abb. 357. Endarteriitis pulmonalis. Schweres substantielles Emphysem. Pleuraschwarte beiderseits. Keine charakteristischen Befunde im Röntgenbild. In den Mittelfeldern verstärkte Gefäßstrukturen. Erweiterung der zentralen Pulmonalarterien. Cor pulmonale chronicum

größeren Arterien als Pulmonalsklerose. Infarkte, umschriebene interstitielle Ödeme und herdförmige Verschattungen oder zentral gelegene perivasculäre Ödeme kommen nur in Ausnahmefällen vor (Abb. 357). Der Übergang der endarteriitischen Prozesse in eine Panarteriitis ist möglich, wenn dieser Vorgang bei isoliertem Lungenbefall auch die Frage diskutieren läßt, ob nicht eine sehr ähnlich aussehende nekrotisierende Arteriitis vorliegt und die Folge des chronischen pulmonalen Hochdrucks darstellt (KÖNN).

Arteriitische Veränderungen der Bronchialarterien mit nachfolgender Ischämie sollen nach ELLMAN und CUDKOWICZ zur interstitiellen Pneumonie und Fibrose führen, die im Röntgenbild als feinherdig-streifige Verschattungen erscheinen (s. S. 513).

d) Essentielle Lungenhämosiderose

Bei der idiopathischen Lungenhämosiderose führen rezidivierende Diapedesisblutungen der Lungencapillaren zu starken Hämosiderinablagerungen im Interstitium. Die Alveolarepithelien sind mit Blutpigment beladen. Die Eisendeponierung in der Lunge ist irreversibel.

Die Erkrankung beruht wahrscheinlich auf einer Fehlbildung im Bereich der kleinen Lungengefäße (CEELEN) oder einer erhöhten Zerreißbarkeit des elastischen Fasergewebes der Lunge (HIRRLE,

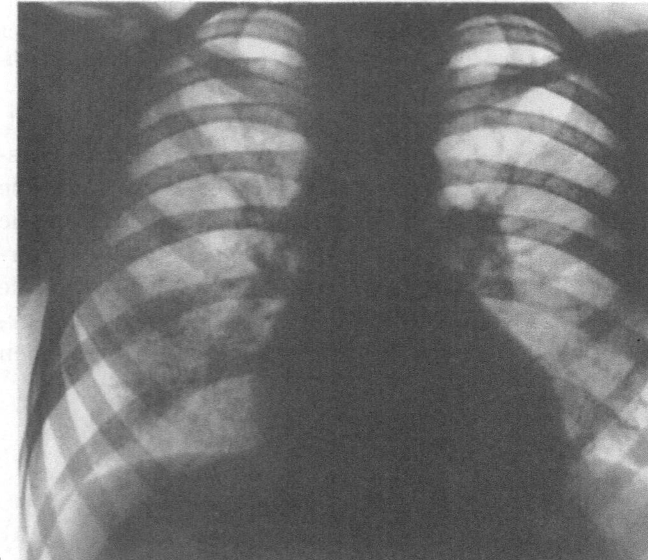

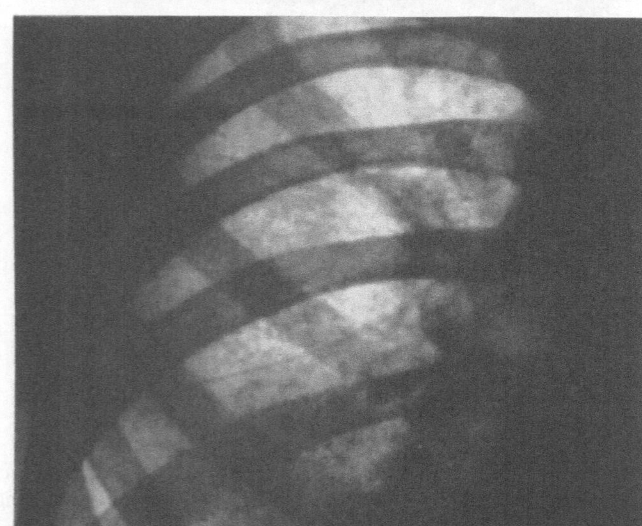

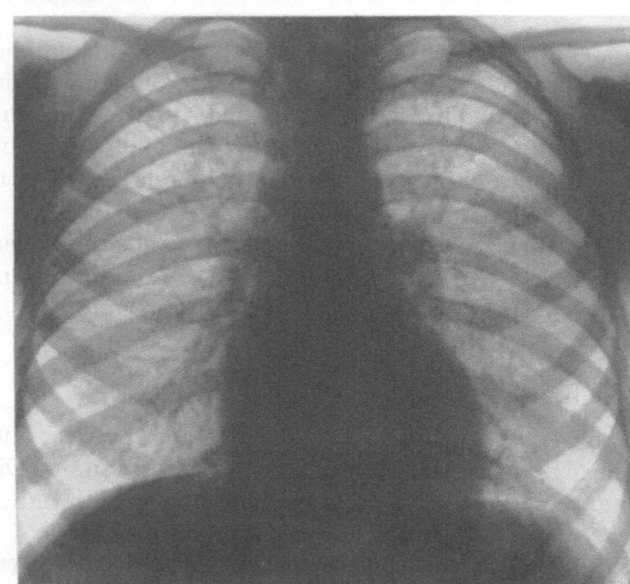

HARTL). Sie wird vor allem bei Kindern und Jugendlichen beobachtet. KÖNN hat das Erscheinungsbild der Lungenhämosiderose auch als Folge einer Endophlebitis der kleinen Venen bei älteren Patienten beschrieben, die zum Teil gleichzeitig an Nierenerkrankungen litten. Eine allergische Genese der rezidivierenden Lungenblutungen wird ebenfalls für möglich gehalten (WIESMANN, STEINER).

Im *klinischen* Bild stehen Anfälle von Bluthusten, Atemnot und eine hypochrome Anämie im Vordergrund. Während der einzelnen Schübe ist die Temperatur häufig erhöht. Im *Röntgenbild* sind während der anfallsweisen Blutungen vor allem die Unterfelder im ganzen mehr oder minder gleichmäßig getrübt (Abb. 358a u. b). Diese diffusen Verschleierungen können sich innerhalb weniger Tage zurückbilden. Durch nachfolgende Blutungen nehmen sie jedoch häufig an Intensität wieder zu. Nach der Resorption der frischen Hämorrhagien tritt zunehmend eine körnige, grob-netzförmige Zeichnung infolge der Hämosiderinablagerungen und der Vermehrung des interstitiellen Gewebes stärker hervor (Abb. 358c). Mit Fortschreiten der Veränderungen wird die Lungenstrombahn eingeengt und der Druck in der A. pulmonalis erhöht. Ein Cor pulmonale chronicum entwickelt sich.

Differentialdiagnostisch sind die Purpura bei Thrombopenie und Aspirationen bei Blutungen abzugrenzen. Bei beiden Erkrankungsformen stehen im Röntgenbild jedoch verstreute fein- bis grobfleckige Verdichtungen gegenüber den mehr diffusen Trübungen und der verstärkten netzförmigen Zeichnung der idiopathischen Lungenhämosiderose im Vordergrund.

Abb. 358a—c. a Essentielle Lungenhämosiderose. Trübung der Mittel- und Unterfelder mit grobmaschig verstärkter Struktur und feinknotigen Verdichtungen. b Ausschnitt aus rechtem Obergeschoß. c 3 Jahre später: grobnetzförmige Lungenstruktur mit körnigen Verdichtungen und verstärkter paravasculärer Zeichnung. Erweiterung der zentralen Pulmonalisäste

V. Pneumonische Lungenerkrankungen

1. Allgemeine Röntgensymptomatologie

a) Das Bild der alveolären und interstitiellen pneumonischen Prozesse

Das röntgenologische Bild der entzündlichen Veränderungen der Lungen zeigt viele
charakteristische Strukturen und mannigfache Besonderheiten, die oft bestimmte Rückschlüsse auf die Art der pathologischen Vorgänge gestatten. Die Entzündungen können

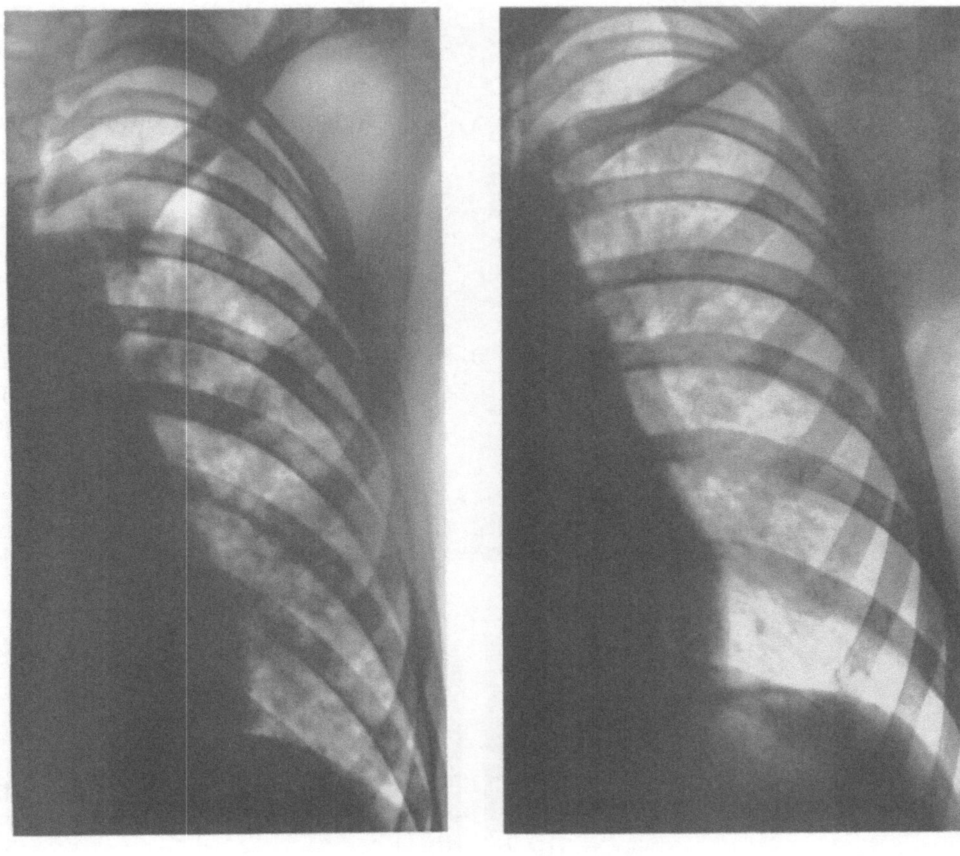

a   b

Abb. 359a u. b. a Multiple bronchopneumonische Herde in linker Lunge. Weiche, unscharf begrenzte und
konfluierende Herdschatten. b 8 Tage später: Rückbildung. Im Lungenkern weichstreifige Verdichtungen
mit kleinfleckigen Herden, unscharfe Gefäßbegrenzung

bevorzugt die Alveolen oder das Interstitium ergreifen oder beide betreffen. Der Verlust
des Luftgehalts der *Alveolen* durch die Anreicherung von Blut und Lymphe sowie das
Auftreten eines alveolären Exsudates rufen dichte Verschattungen der erkrankten
Lungenpartien hervor. Die Begrenzung der Einzelherde ist unscharf (Abb. 359a u. b).
Je nach der Ausdehnung des exsudativ-alveolären Prozesses findet man feinfleckige
Herde bis flächenhaft lobäre Verschattungen.

Entzündungen im *Interstitium* führen demgegenüber zu einer diffusen Verschleierung oder einer grob-verstärkten Netzzeichnung. Durch Verbreiterung des Zwischengewebes werden die Alveolen zwar eingeengt, sind aber zum guten Teil noch lufthaltig.
Hierdurch haben die Verdichtungen einen mehr transparenten Charakter (Abb. 360). In
den Verschleierungen heben sich im Summationsbild vor allem beim Rückgang des diffus-
interstitiellen Ödems oder Exsudates verbreiterte interalveoläre und interacinöse, peribronchiale und perivasculäre Strukturen als verdickte Netzzeichnung deutlicher ab
(Abb. 360a—c). Auf Grund der Anreicherung des Zwischengewebes peribronchial und

perihilär nehmen bei interstitiellen Prozessen die streifigen Schatten zum Hilus hin an
Dichte zu. Feine herdförmige Schatten können in der Lungenperipherie in die verdichtete
Netzzeichnung eingelagert sein. Sie
sind infolge Superposition durch
verdickte Knotenpunkte des Netz-
werkes, durch umschriebene interstitielle Infiltrate oder zusätzliche
alveoläre Herde hervorgerufen. Wenn
in den flächenhaft verschleierten
Bezirken der interstitiellen Entzündung gröbere dichte, fleckförmige
Verschattungen auftreten, die eine
Neigung zum Konfluieren zeigen,
so haben zusätzlich stärkere alveoläre Exsudationen stattgefunden.
Die Erkrankung hat vom Interstitium auf den Alveolarraum in größerem Umfang übergegriffen. Reine
interstitielle Prozesse sind selten.
Alveoläre und interstitielle Veränderungen sind meist kombiniert und
dann im Röntgenbild nur schwer
zu differenzieren.

Eine Bronchitis ergibt im Röntgenbild keinen auffälligen Befund;
höchstens ist die Gefäßzeichnung

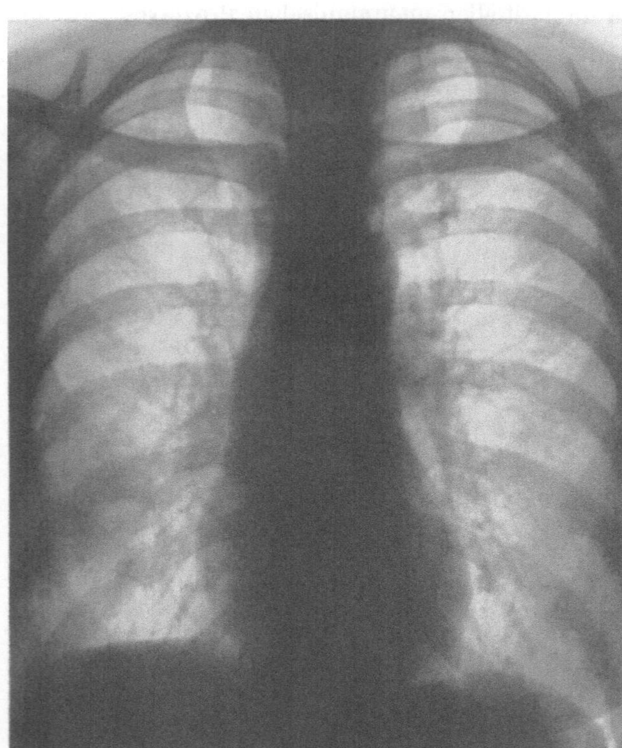

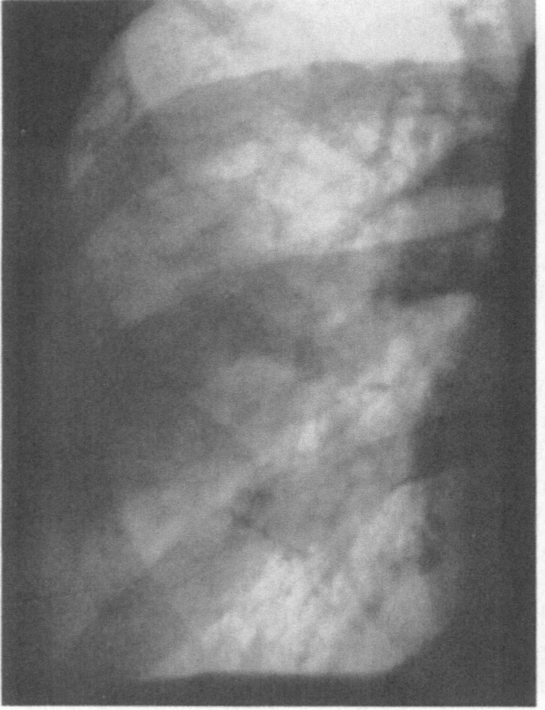

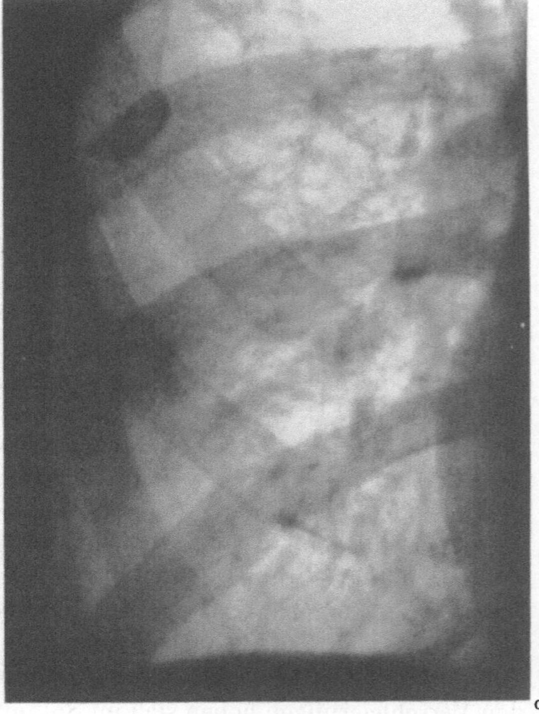

Abb. 360a—c. a Übersichtsbild, Ornithose-Pneumonie im rechten lateralen Unterfeld. b Ausschnitt. Diffuse
Verschleierung der erkrankten Zone. c Ausschnitt. 11 Tage später; Rückbildungsphase: feinstreifig-
grobnetzförmige Struktur

betont. Bei ihrer chronischen Form kann durch Verdickung der Bronchialwand, der peribronchialen und perivasculären Lymphgefäße und des Zwischengewebes die Struktur streifig verstärkt sein.

b) Räumliche Anordnung und Ausdehnung

Wenn die pneumonischen Parenchymprozesse mehrere Bronchioli alveolares befallen, so bestehen im Röntgenbild feinfleckige Herde. Sind Lungenteile von der Größe des Versorgungsgebietes eines Bronchiolus terminalis oder eines großen „Acinus" (ENGEL) befallen, so treten kleinfleckige Herde auf (4—6 mm Durchmesser). Durch Zusammenfließen der Herde im Gebiet eines Lobulus erhalten die Verdichtungen Kirsch- bis Walnußgröße (1—3 cm Durchmesser). Die Veränderung eines Subsegmentes entspricht einer gut mandarinengroßen Verschattung (4—6 cm Durchmesser).

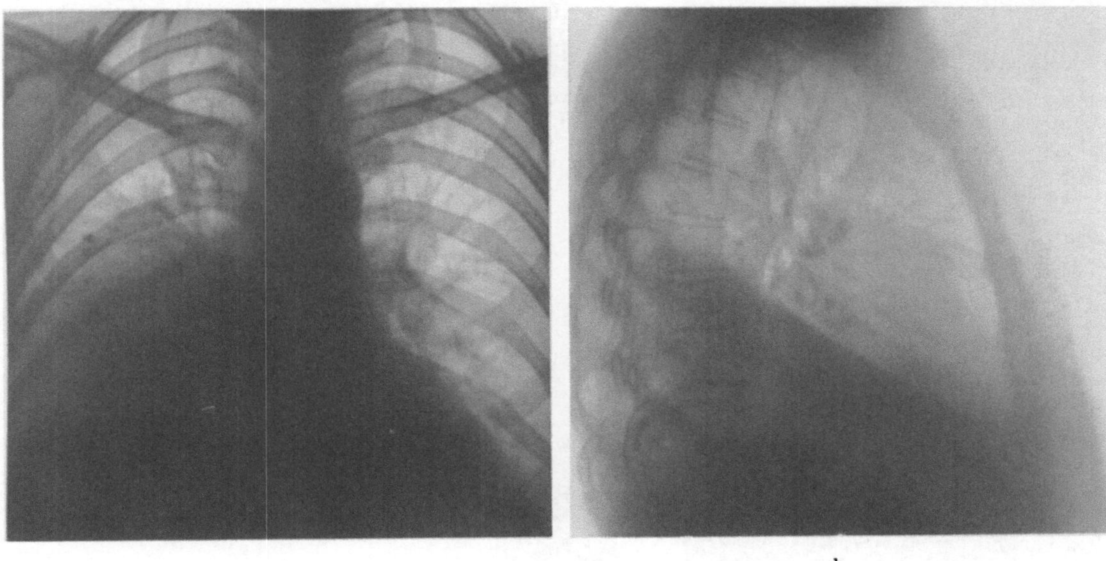

a   b

Abb. 361a u. b. a Übersichtsbild p.a. Unterlappenpneumonie rechts. b Seitenbild. Verschattung des gesamten rechten Unterlappens

α) Lappenpneumonie

Die pneumonischen Infiltrationen, die einen ganzen Lungenlappen ergreifen, zeigen eine typische Konfiguration und Ausdehnung im Röntgenbild, die der anatomischen Situation entsprechen (s. S. 241—243). Für die eindeutige Identifizierung und Lokalisation sind Aufnahmen in zwei Ebenen erforderlich. Die Verschattungen des *rechten Oberlappens* haben nach unten eine scharfe, horizontal verlaufende Begrenzung, die durch den kleinen Lappenspalt markiert wird. Im seitlichen Bild ragt dorsal die Spitze des Unterlappens hinter dem infiltrierten Oberlappen bis in Höhe des vierten bis fünften Intercostalraumes empor. Bei einem Teil der Oberlappeninfiltrationen bleibt die Spitze frei.

Die pneumonischen Prozesse des *rechten Mittellappens* sind nach oben durch den kleinen Lappenspalt scharf begrenzt; nach unten gehen sie im Bild bei sagittalem Strahlengang medial in den Zwerchfellschatten über. Lateral lassen sie das Gebiet des Sinus phrenicocostalis frei. Im Seitenbild haben sie die Form eines Dreiecks, das der vorderen Thoraxwand breit aufsitzt, und dessen hintere Spitze in Thoraxmitte, im sog. Lappenzwickel, gelegen ist.

Die Infiltrationen des *rechten Unterlappens* bedingen eine Verschattung der unteren zwei Drittel der rechten Lungenseite und reichen bis in Höhe des 4.—5. ICR. Nach kranial hellen sie leicht auf. Der obere Rand zeigt eine nach lateral und kranial konvexe Begrenzung. Hierdurch ist die Infiltration von einem ergußbedingten Schatten, der im

Stehen meist lateral ansteigt oder in Seiten- und Rückenlage nach kranial ausläuft, gut
zu unterscheiden.

Die Pneumonien des *linken Oberlappens* führen im Sagittalbild zu einer Verschattung
fast der ganzen linken Lungenseite. Medial am Herzrand reichen die Veränderungen
eben bis zum Zwerchfell. Nur die lateralen Partien des Unterfeldes sind mit dem Sinus
phrenicocostalis frei geblieben. Bei Befall des *linken Unterlappens* besteht eine Verschattung, die im p.a.-Bild vom Zwerchfell bis fast in Höhe der Clavicula reicht. Die Schattendichte nimmt dabei nach oben hin ab, und die Be-
grenzung ist wie auf der rechten Seite nach lateral
und oben konvex. Im seitlichen Bild liegen die

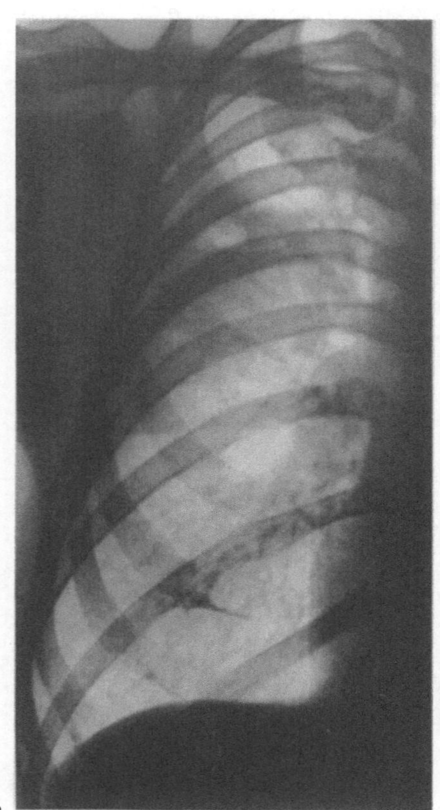
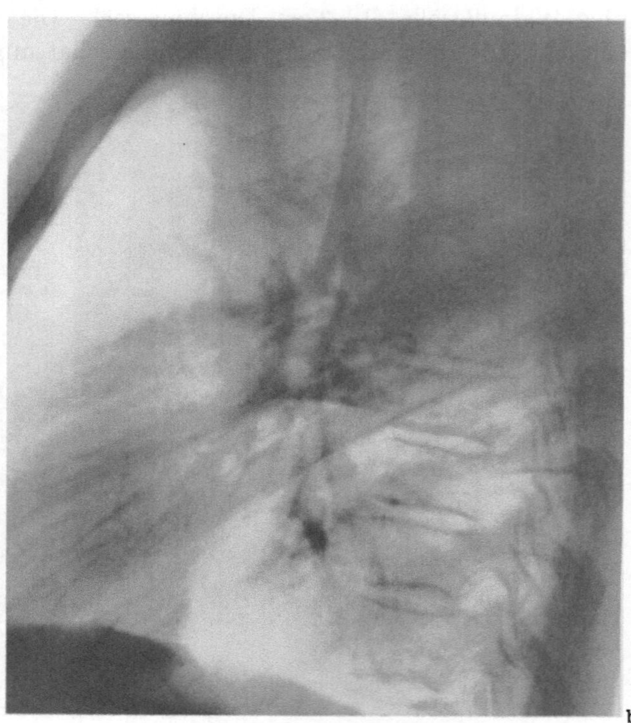

Abb. 362a u. b. a Übersichtsbild p.a. Abscedierende Pneumonie im S2b. b Seitenbild. Verschattung der
dorsalen und caudalen Partien des rechten Oberlappens, die nach vorn über den Lappenwinkel hinausreicht
und den Lappenspalt begrenzt wird

Prozesse des Oberlappens ventral und kranial, die des Unterlappen dorsal und caudal.
Beide werden durch den großen Lappenspalt getrennt, der in der Ebene der Verbindungslinie von der vierten Rippe hinten zum vorderen Zwerchfellwinkel reicht.

Die pneumonischen Infiltrationen bedingen nur bei einem Teil eine geringe Volumenzunahme der befallenen Abschnitte. Im weiteren Verlauf der Entzündung wird häufig
eine Volumenreduktion mit geringer Einziehung und Verlagerung des Interlobiums beobachtet. Der Bronchialbaum des befallenen Gebietes ist anfangs häufig mit Sekret gefüllt,
wird aber nach kurzer Zeit als lufthaltiges System in der Verschattung sichtbar. Die
Pneumonien machen nicht immer an der Lappengrenze halt, sondern greifen auf das
benachbarte Gewebe über. Dies ist vor allem dort der Fall, wo die interlobäre Pleura
infolge einer Entwicklungsanomalie fehlt oder Parenchymbrücken bestehen. Es kann
sich aber auch um neue Herde im Randgebiet des anschließenden Lappens handeln
(Esser).

β) Segmentpneumonien

Einzelne Segmente sind häufiger der Sitz pneumonischer Prozesse als ein ganzer
Lappen. Bevorzugt befallen sind die Segmente des Unterlappens und die am Lappen-

rand gelegenen Segmente 2 und 3 des rechten Oberlappens. Hierbei sind häufig nur die axillar gelegenen Subsegmente erkrankt. Das Schema S. 241 stellt die Lage der einzelnen infiltrierten Segmente dar. Jedes hat eine typische Lage und Ausdehnung und ist auf den Röntgenaufnahmen in zwei Ebenen gut zu erkennen. Von den sog. überzähligen Lappen, bei denen es sich um durch zusätzliche Pleuraspalten von der Nachbarschaft abgetrennte Segmente handelt, entspricht der Lobus inferior dem medio-basalen bzw. kardialen und der Lobus posterior dem superioren Unterlappensegment. Der Lobus venae azygos ist durch eine Entwicklungsanomalie bedingt. Er umfaßt Teile des apikalen Oberlappensegmentes. Häufig ist er atelektatisch. Sowohl der Lobus inferior als auch der Lobus venae azygos werden bevorzugt von entzünndlichen Lungenerkrankungen befallen.

Wenn ein *Segment* infiltriert ist, erscheint die Verschattung in entsprechender Projektion *keil*förmig (vgl. Schema S. 241). Die Spitze des Keiles steht dabei im Hilus, und die Basis sitzt breit der peripheren Pleura auf.

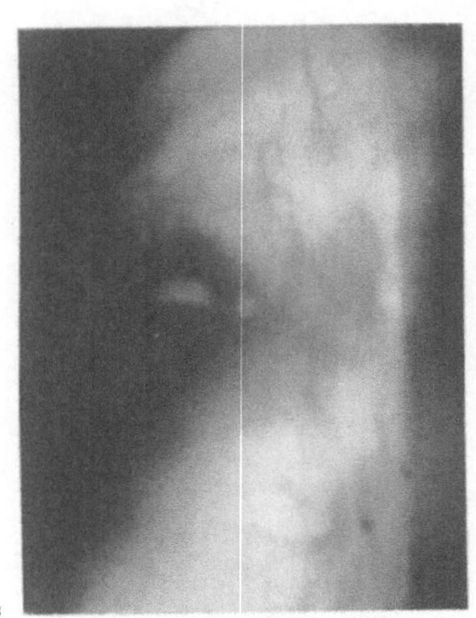

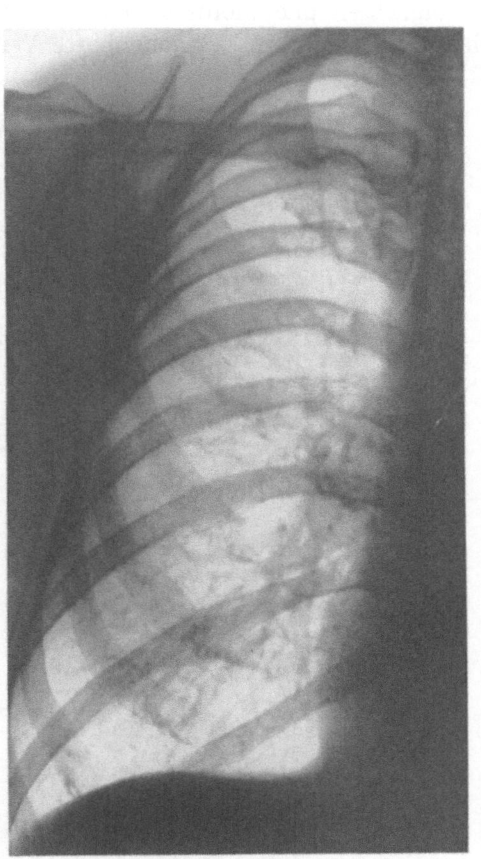

Abb. 362c u. d. c Rechte Seite, Schichtaufnahme im sagittalen Strahlengang; kleine Einschmelzungshöhle mit Spiegelbildung, medial davon weitere kleine Einschmelzung. d 5 Monate später vollständige Rückbildung

Häufig bestehen nur in der Mantelzone eines Segmentes pneumonische Veränderungen. Dann erkennt man zwischen dem verschatteten Lungenmantel und dem Hilus ein Gebiet, in dem bei längerem Bestehen der Infiltration die Gefäßzeichnung unter Beteiligung verdickter und verbreiteter Lymphbahnen betont ist (Abb. 365). Ein Teil der pneumonischen Erkrankungen kann vom Hilus oder dem perihilären Gebiet ausgehen. Dieser Befund der sog. zentralen Pneumonie wird aber häufig durch die besonderen Projektionen im dorso-ventralen Röntgenbild vorgetäuscht. In vielen Fällen projizieren sich Prozesse, die in Segmenten vor oder hinter dem Hilus liegen, in die Lungenwurzel oder deren direkte Umgebung. Hierbei handelt es sich meistens, wie das seitliche Bild zeigt, um Infiltrationen im medialen Teil des anterioren Oberlappensegmentes, des medialen Mittellappensegmentes bzw. der Lingulasegmente und des superioren Unterlappensegmentes.

γ) Multifokale Pneumonien

Die Parenchymprozesse kleinerer Lungenteile können auf einen Lappen, ein Segment oder Subsegment beschränkt bleiben, mehrere dieser Einheiten in verschiedenen Regionen ergreifen oder zu mehreren kleineren und größeren Herden in verschiedenen Gebieten führen. Neben den verstreuten umschriebenen Herdbildungen tritt auch eine Dissemination miliarer Schatten in beiden Lungen auf (Abb. 387). Hierbei kann es sich um feine alveoläre Entzündungen sowie um Veränderungen handeln, die nicht die Alveolarbezirke selbst betreffen, sondern vorwiegend im Interstitium liegen. Im Röntgenbild treten sie als feinfleckige Verdichtungen in einer oft netzförmigen Zeichnung in Erscheinung.

c) Art, Wachstum und Rückbildung

Die einzelnen pneumonisch bedingten Verschattungen haben im Röntgenbild einen verschiedenen Charakter. Flächenhafte Veränderungen größerer Bezirke sind bei alveo-

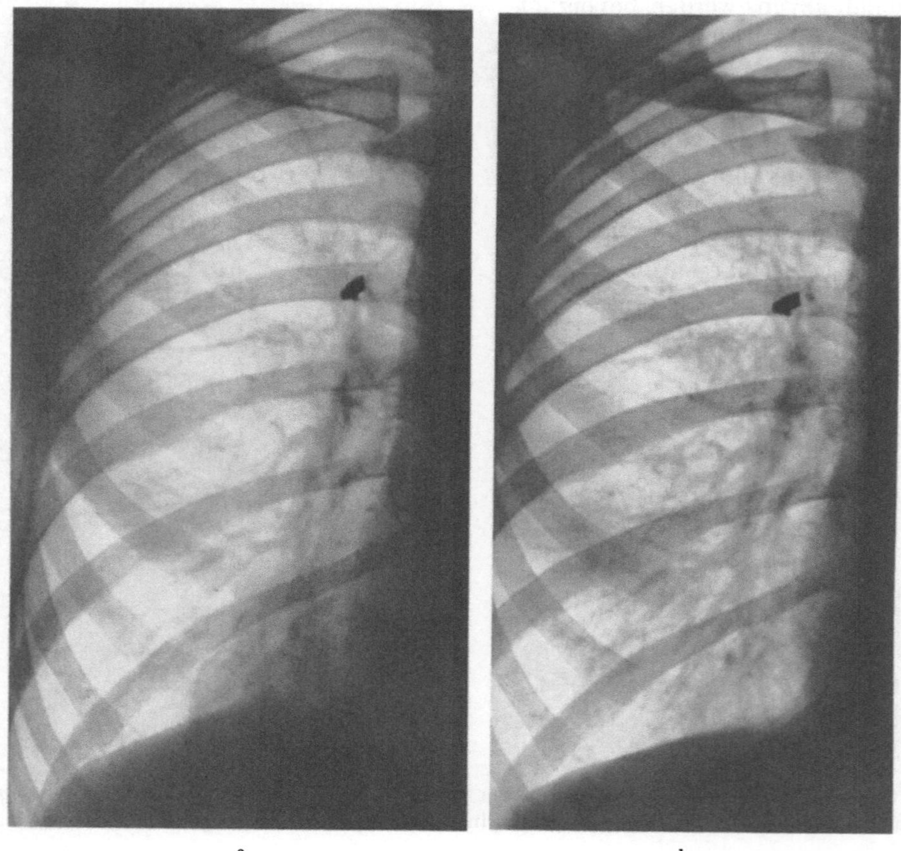

a   b

Abb. 363a u. b. a Pneumonischer Prozeß im S 7, Stecksplitter in Höhe des oberen Hiluspoles. b Nach 3 Wochen vollständige Rückbildung

lären Exsudaten kompakt und schattendicht und erscheinen bei vorwiegend interstitiell-ödematösen Prozessen transparent nach Art einer milchglasartigen Trübung. Herdförmige Prozesse wechseln nicht nur in der Größe, wie schon beschrieben, sondern auch in der Schattendichte je nach Ausdehnung und abhängig davon, ob alle Alveolen des erkrankten Gebietes ergriffen sind oder ein Teil noch lufthaltig ist. Für die Intensität des Schattens ist die Tiefenausdehnung eines Herdes dabei mitbestimmend. Die Herdbegrenzung ist bei Pneumonien unscharf und verwaschen. Der unscharfe Rand ruht vorwiegend auf der Überlagerung von exsudatgefüllten und lufthaltigen Alveolarbezirken.

Da Wachstum und Rückbildung der Lungenveränderungen im Röntgenbild bei den verschiedenen entzündlichen Prozessen sehr ähnlich verlaufen, beziehen sich die folgenden Ausführungen nicht nur auf die Pneumonien, sondern sind zum Teil auch bei der Tuberkulose und anderen Entzündungen zu beobachten.

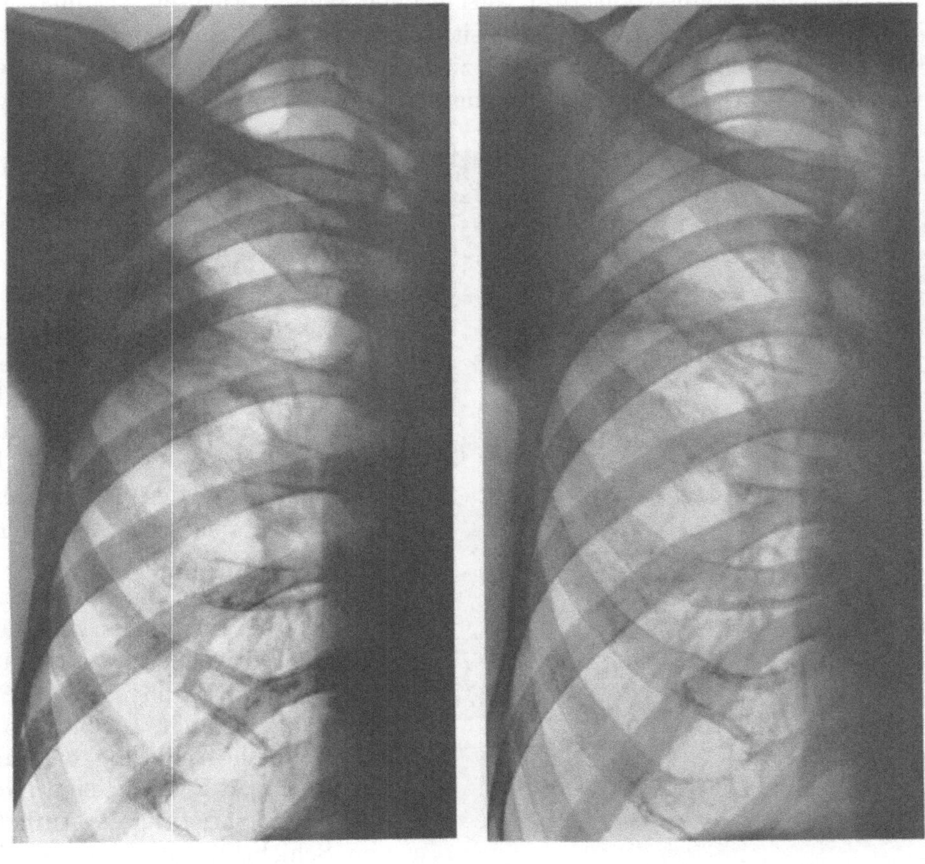

a   b

Abb. 364a u. b. a Pneumonie in S2b rechts. b 4 Wochen später mäßige Rückbildung und Schrumpfung, Restinfiltration mit zentral und peripher aufgehellten Zonen, die durch unterschiedliche Überlagerung und ungleiche Resorption bedingt sind

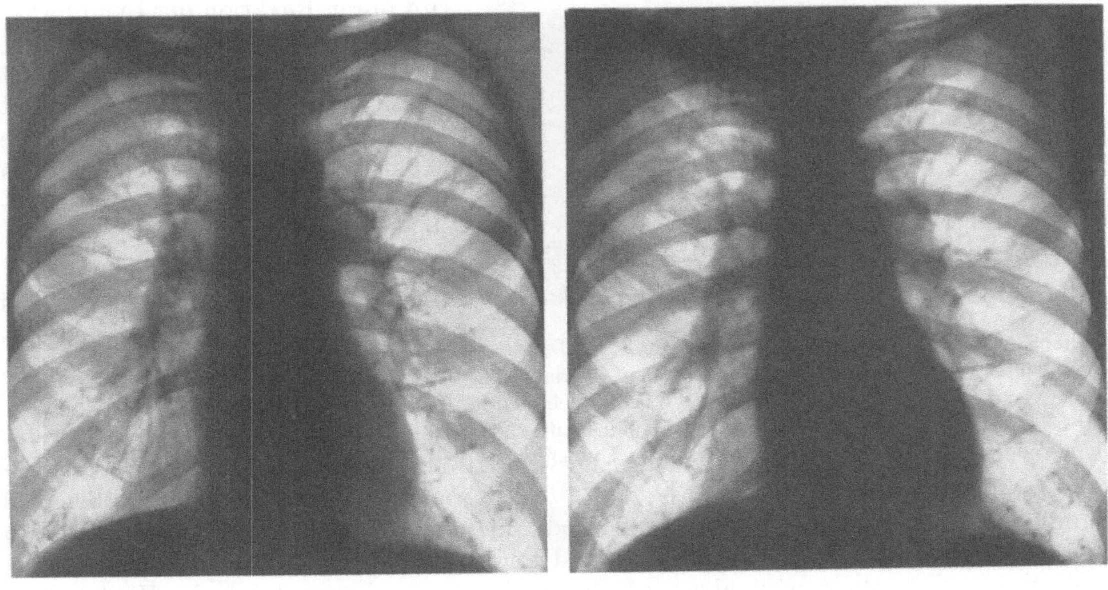

a   b

Abb. 365a u. b. a Pneumonische Infiltration in Teilen des rechten Oberlappens. b 4 Wochen später teilweise Resorption der Pneumonie, streifige Restinfiltration und verstärkte, unscharfe hiloradiäre Gefäßstrukturen

Die Herde selbst können auf zwei verschiedene Weisen wachsen. Einmal wird das erkrankte Gebiet durch periphere Apposition größer, zum anderen fließen mehrere kleinere Herde zu größeren Verdichtungen zusammen. Das Wachstum erfolgt aber nicht nur im Lungenmantel in die Breite, sondern schreitet vom Mantel zum Lungenkern oder umgekehrt fort. Bei vielen Erkrankungsformen ist der Hilus beteiligt. Teils zeigt er eine Verdichtung durch Hyperämie, teils Lymphknotenvergrößerungen.

Die *Rückbildungsvorgänge der Pneumonien* und ganz allgemein der entzündlichen Lungenprozesse verlaufen unter mannigfachen Bildern. Die homogene Verschattung wird zunächst aufgelockert und aufgehellt. Hierbei kommt es in den Randzonen, und zum Teil auch zentral zu einzelnen oder mehreren Aufhellungen, die an kleine Einschmelzungen denken lassen; diese Aufhellungen sind durch Zonen umschriebener Resorption, durch ein fokales Emphysem oder Überlagerung bedingt (Abb. 364a u. b). Die schnelle Änderung und die Zahl gleichartiger Figuren, eine nachweisbare Strukturierung der Aufhellungen im Schichtbild und der günstige klinische Befund gestatten meistens eine Differenzierung. Im weiteren Verlauf der Rückbildung nehmen die Infiltrationen einen fleckig-streifigen Charakter an. Ihre Verbindung zum Hilus wird durch Reaktion der Lymphwege und des peribronchialen Zwischengewebes verstärkt (Abb. 365a u. b). Mit fortschreitender Resorption kommt es über streifige und grobnetzförmige Strukturen zu einer weitgehenden Reinigung der Lungenfelder im Röntgenbild.

Der Rückbildung des röntgenologischen Befundes liegt aber nur bei einem Teil der Erkrankten eine Restitutio ad integrum zugrunde. Nicht immer wird die Gesamtheit der Alveolen wieder lufthaltig, sondern das Wiedereindringen der Luft in das Parenchym kann bei einem großen Teil

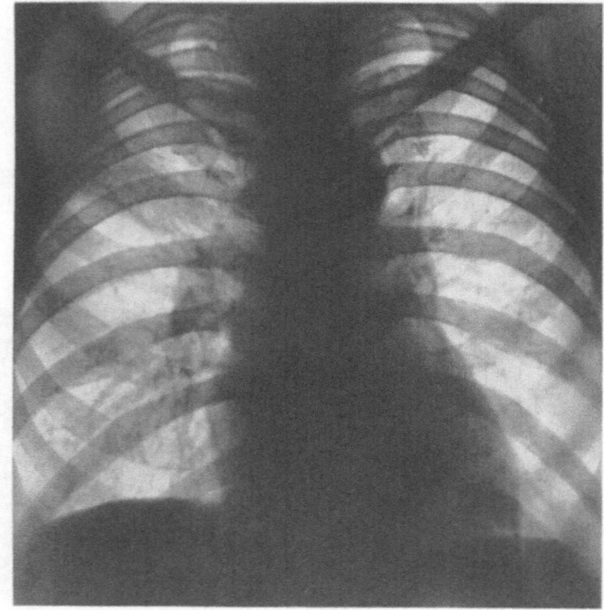

Abb. 366a u. b. a Bakterielle Pneumonie im S2b. Dichte, kompakte Verschattung im rechten lateralen Oberlappen mit verstärkter hiloradiärer Struktur und verdichteten Hilus. b Nach 3 Wochen. Deutliche Rückbildung mit unvollständiger Entfaltung und Hochrücken der Lappenbasis

infolge irreparabler Alveolarschädigungen oder kleiner bronchialer Verschlüsse ausbleiben (HECKMANN). Diese Alveolen veröden und verkleinern die erkrankten Lungenbezirke. Die Volumenabnahme wird aber auf Grund des Lungenbaues durch die Weitstellung der umgebenden Alveolen, durch ein Dehnungsemphysem, zum großen Teil ausgeglichen. Wenn der Ausfall der Alveolargebiete durch das Emphysem nicht voll kompensiert wird, resultiert eine Verkleinerung der ehemals erkrankten, jetzt normal transparenten Zone, die in einer Verlagerung des kleinen bzw. großen Lappenspaltes oder der Bronchien und Gefäße angezeigt wird. Bronchiektasen sind dann bei klinischem Verdacht durch Bronchographie oder Schichtuntersuchung auszuschließen (Abb. 366a u. b).

Wenn die irreversibel geschädigten Alveolargebiete einem weniger nachgiebigen Gebilde wie der Thoraxwand, dem Mediastinum und dem Zwerchfell, den Gefäßen und Bronchien anliegen, so erfolgt ihre Schrumpfung auf den unnachgiebigen Rand hin, da hier keine Alveolen vorhanden sind, die bei der Retraktion nachgeben oder sich erweitern können. HECKMANN nennt diesen Vorgang *Randretraktion* des Herdes, bei der es zu einer Verschmelzung der kollabierten und indurierten Alveolarzonen mit dem Rand kommt. Durch diese „*Sedimentierung*" auf den Rand kann das narbig veränderte Gewebe weitgehend aus dem Lungenfeld verschwinden und eine vollständige Resorption vortäuschen.

Die Schrumpfungsvorgänge bei unvollständiger Rückbildung und narbiger Umwandlung pneumonischer Prozesse sind an die Bauelemente der Lunge, die Lobuli, Subsegmente, Segmente und Lappen, und an die Durchlüftung der Bronchien gebunden (ESSER). Es ist dabei zu unterscheiden, ob nur umschriebene Bezirke des Lungenmantels oder ein ganzes Subsegment bzw. Segment betroffen sind. Die Schrumpfung peripherer Gebiete des Lungenmantels kann über keil- und kegelförmige Gebilde zu länglichen Strängen führen, die an der Brustwand münden (Abb. 367a—e) oder dem Zwerchfell als kleines Zeltdach (FLEISCHNER) oder Streifen aufsitzen. Die Mantelzone des apikalen und posterioren Segmentes schrumpft bevorzugt spitzenwärts, vor allem

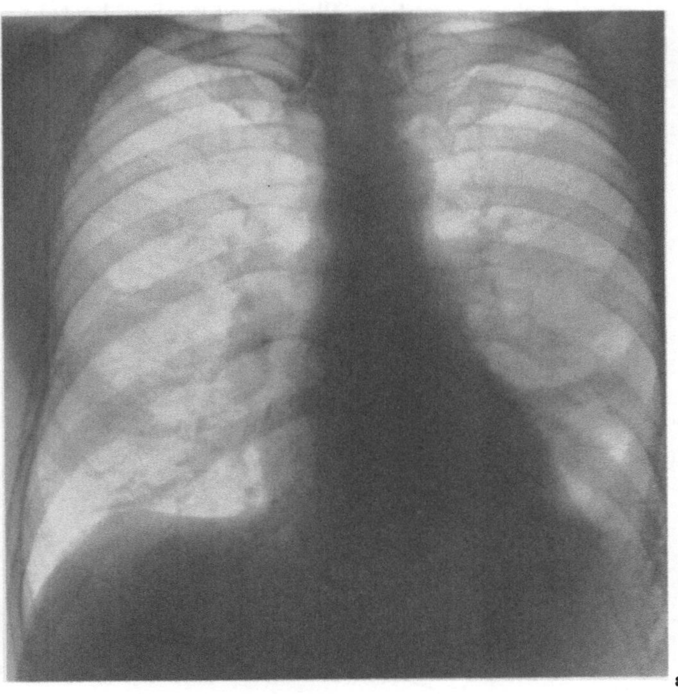

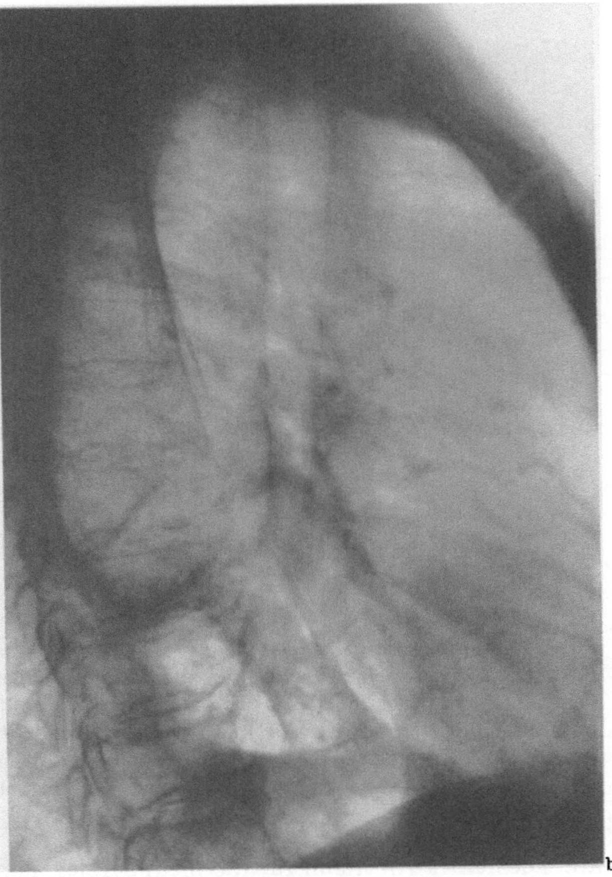

Abb. 367a u. b. a Übersichtsbild p.a. b Seitenbild. Bronchopneumonie im oberen Gebiet des S10 (S10c) bei gleichzeitiger Verkleinerung des ganzen Unterlappens, wie die Lage des Hauptspaltes zeigt. Pleuraerguß costal, diaphragmal und an der Basis des Hauptspaltes

dann, wenn eine apikale Pleuraverklebung besteht. Dieser Vorgang ist aber weniger
bei Pneumonien als bei der Tuberkulose zu beobachten. Retrahierte Subsegmente und
Segmente lagern sich bei entsprechender Position dem oberen oder unteren Mediastinum

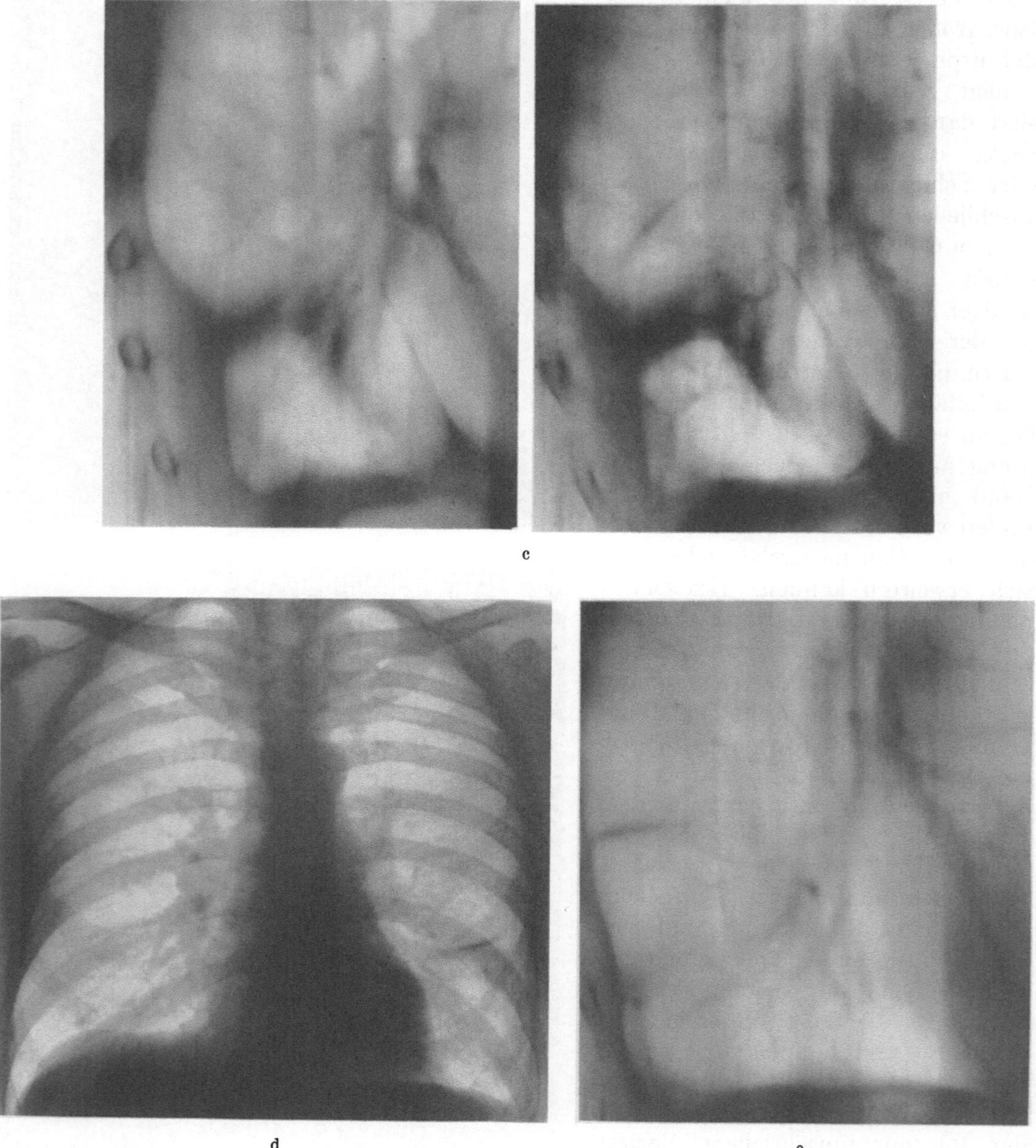

Abb. 367c—e. c Seitliche Schichtbilder in Tiefen von 10 und 12 cm. Verdichtung des Lungenparenchyms in
einem keilförmigen Gebiet, Ausrichtung der Veränderung zum Hilus, Verkleinerung des linken Unterlappens.
Pleuraerguß. d Übersichtsbild, 4 Wochen später. Horizontaler Streifenschatten und kleine Reste im alten
Infiltrationsgebiet, geschrumpftes Lungengewebe. Pleuraschwarte. e Seitliches Schichtbild. Wieder gut ent-
falteter linker Unterlappen. Umschrieben geschrumpftes Lungengewebe. Verziehung der Gefäße in Richtung
auf die Schrumpfzone. Wandständige Pleuraschwarte und im akzessorischen Spalt bei Lobus posterior

an. Dies trifft vor allem für die medial gelegenen Subsegmente von S 1, 2, 3, 5, 6 und 10,
sowie die ganzen Segmente S 1, 5, 7 und 10 zu (Abb. 368a—c).
   Die Unterscheidung der primären Parenchymschrumpfung von der sekundären, durch
einen Bronchusverschluß bedingten atelektatischen Gewebsverkleinerung, ist durch
Bronchographie und Schichtuntersuchung zu führen. Bei einem primären Parenchym-

prozeß sind die Bronchien bis weit in die Peripherie frei, wenn sie zum Teil auch deformiert erscheinen. Erfolgt im Verlauf der Pneumonie sekundär ein Bronchusverschluß, so treten typische bronchusabhängige Schrumpfungen ein, die auch das Bild der Plattenatelektase hervorrufen (Abb. 368a—c).

Die verkleinerten Gebiete verursachen eine Verlagerung der benachbarten Arterien und Bronchien. Der geschrumpfte Lungenteil läßt sich vor allem durch die Positionsänderung der angrenzenden, zwischen den Segmenten und Subsegmenten liegenden Venen gut bestimmen (s. Abb. 369). Bei randnaher Lage wandern die Gefäße zum Rand hin, in freiem Lungengewebe rücken sie aufeinander zu. Die Gefäße der gesunden, in der Umgebung liegenden Lungenpartien werden gespreizt; darüber hinaus zeigt die benachbarte Lunge ein Emphysem, das entweder auf einen Lappen beschränkt ist oder eine ganze Lungenseite betrifft. Die Verziehung des kleinen und großen Lappenspaltes folgt der Gewebsverkleinerung, soweit die interlobäre Pleura nicht durch Verwachsungen an einer unbeweglichen Randzone festhängt. Wenn dies der Fall ist, paßt sich das Interlobium den wirksamen Zugkräften an und wird in verschiedener Weise bogig deformiert (Abb. 370).

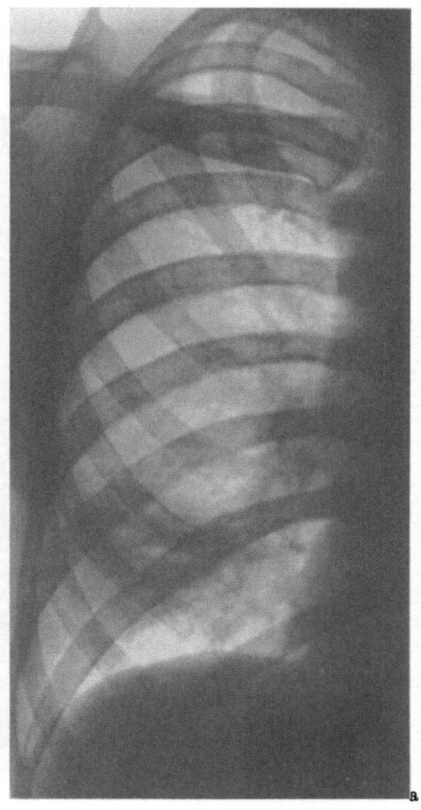

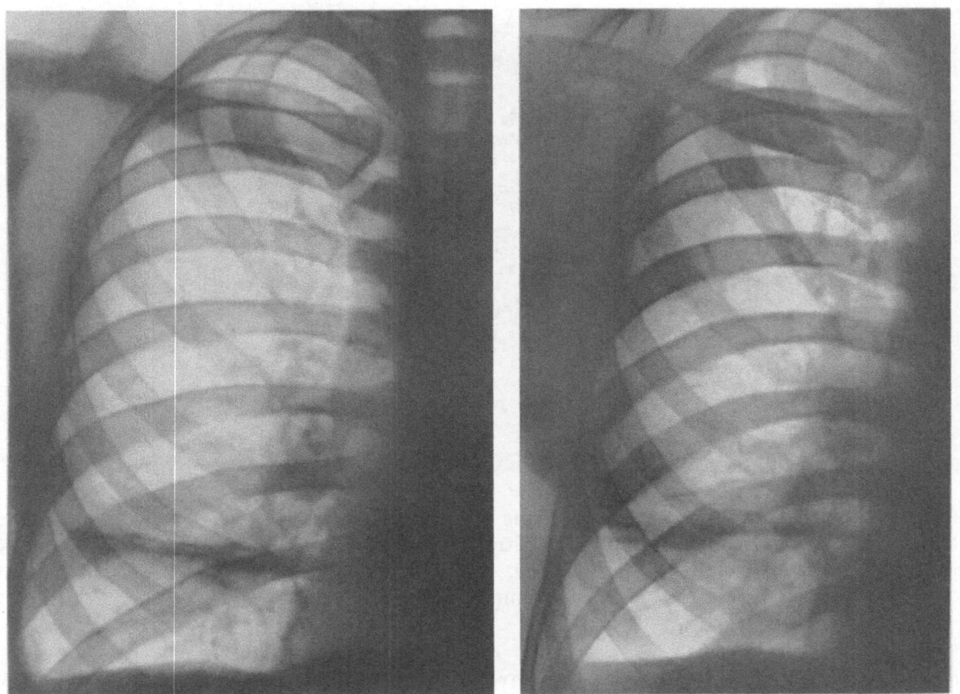

Abb. 368a—c. a Bronchopneumonie im rechten Unterfeld mit kleiner zentraler Aufhellung. b 2 Monate später: breite horizontale Streifenatelektase im Gebiet der Infiltration. Kleiner Pleuraerguß. c 18 Monate später weitere Verschmälerung der Streifenatelektasen durch Schrumpfung. Pleuraschwarte. In den weiteren 5 Beobachtungsjahren unveränderter Befund

Bei der Rückbildung einer pneumonischen Infiltration fällt häufig eine Verstärkung und Verbreiterung der Strukturen des Lungenkernes auf. Die Gefäßzeichnung ist vom peripheren Prozeß aus in hilusradiärer Richtung noch längere Zeit streifig verstärkt und zum Teil verwaschen konturiert. Diesen Veränderungen liegen nach Assmann *Restinfiltrate* zugrunde. Exsudatgefüllte, verdichtete, kollabierte oder indurierte Alveolarbezirke liegen um die Gefäße und Bronchien und bleiben in diesen weniger beweglichen Gebieten noch eine Zeitlang nach der Resorption der übrigen Infiltrationen fortbestehen. Bei orthograd getroffenem Bronchus erscheinen sie als breiter Ringwall. Heckmann nimmt an, daß die Restherde sich auf die weniger nachgiebigen Gefäße und Bronchien niederschlagen, und spricht daher von einer *pericanaliculären* Retraktion. Die Veränderungen gehen mit der Zeit weiter zurück. Die Alveolen werden

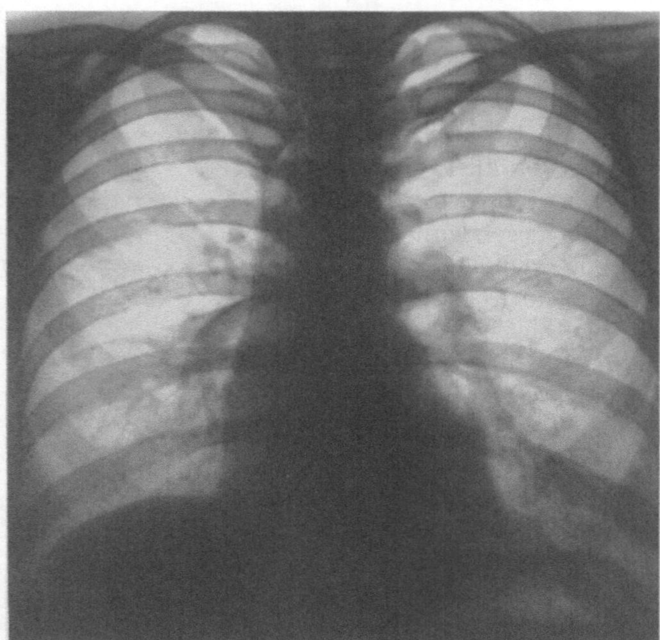

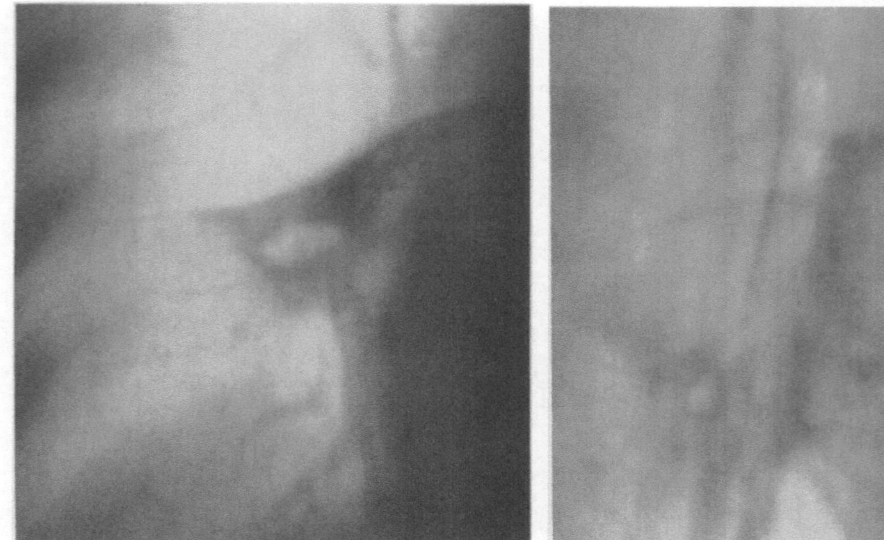

Abb. 369a—c. a Übersichtsbild p.a. Schrumpfung der Spitze des rechten Unterlappens, S6, bei kavernöser Tuberkulose. b Schichtaufnahme im sagittalen Strahlengang. Geschrumpftes infiltriertes S6 mit Kaverne. c Schichtaufnahme im frontalen Strahlengang, Verziehung der Grenzvene V2i nach caudal infolge Schrumpfung des S6

entweder wieder lufthaltig oder schrumpfen und verschmelzen mit den Gefäßen und Bronchien oder werden bindegewebig umgebaut und bestehen als Fibrose fort, die im Röntgenbild als verstärkte hilusradiäre Zeichnung erscheint. Die Verstärkung der peribronchialen Struktur kann darüber hinaus durch Veränderungen in den Lymphbahnen und dem peribronchialen Zwischengewebe hervorgerufen werden.

Ein Teil der pneumonischen Prozesse ergreift vorwiegend das interstitielle Gewebe, oder die Veränderungen in diesem Gewebe überdauern die in den Alveolen. Da dieses perihilär vermehrt und verdichtet angeordnet ist, wird die perihiläre Zeichnung in diesen Fällen deutlich betont und verstärkt (Abb. 365). In diesem Gewebe noch schwelende oder zur Fibrose fortschreitende Prozesse rufen auch eine streifige Strukturvermehrung um den Hilus hervor.

Wenn das Lungengewebe vor der pneumonischen Erkrankung schon verändert war, so beeinflussen diese präexistenten pathologischen Strukturen den Bildcharakter. Bronchiektasen und Cysten bleiben als Aufhellungen innerhalb der Infiltrationen bestehen (Abb. 371a u. b), soweit sie nicht im Verlauf der Entzündungen mit Sekret aufgefüllt werden. Ältere tuberkulöse Veränderungen, die gleichzeitig bestehen, machen es häufig unmöglich zu entscheiden, ob eine unspezifische Pneumonie oder eine Aktivierung des spezifischen Prozesses vorliegt. Alte Verziehungen und Schrumpfungen im frisch erkrankten Gebiet überlagern das Bild und bereiten erhebliche diagnostische Schwierigkeiten.

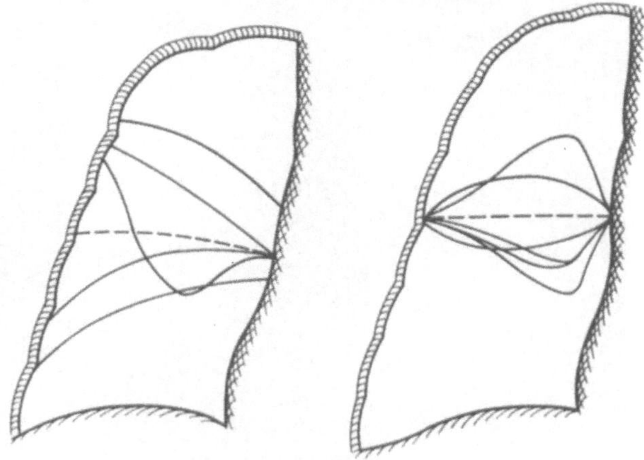

Abb. 370. Synoptische Darstellungen verschiedener Deformierungen des kleinen Lappenspaltes, die bei unverschatteten Lungenfeldern beobachtet wurden. Links bei freier peripherer Pleura, rechts bei Pleuraobliteration. (Nach HECKMANN)

Die *klinischen Erscheinungen*, die auf eine beginnende Pneumonie hinweisen, gehen den *röntgenologisch faßbaren Veränderungen oft voraus*. Ein in den ersten Tagen noch negativer Röntgenbefund sollte, soweit es der Gesamtzustand des Patienten erlaubt, nach einigen Tagen kontrolliert werden. Umgekehrt sind im Röntgenbild oft *noch Resorptionsprozesse* nachzuweisen, wenn *klinisch schon seit längerem eine Besserung* eingetreten ist.

d) Komplikationen

Als Komplikationen der Pneumonie kann es zur Abscedierung und zur Gangrän kommen (vgl. S. 414). Während der Abszeßbildung nimmt das Volumen der erkrankten Lungenzone häufig noch zu, vor allem, wenn der drainierende Bronchus verschlossen ist.

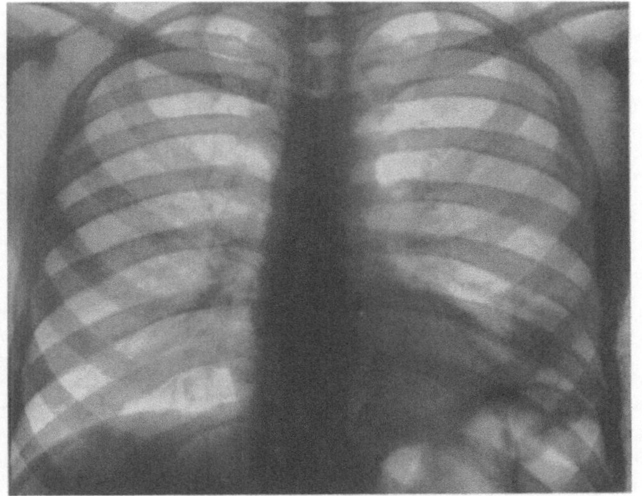

Abb. 371a. Pneumonisches Infiltrat im linken Unterfeld mit Zwerchfellhochstand

Im weiteren Verlauf treten dann meist unregelmäßig begrenzte Aufhellungen mit oder ohne Spiegelbildung auf. Wenn die Lösung des pneumonischen Prozesses ausbleibt, kommt es zur Karnifizierung. Dieser Vorgang ist in letzter Zeit vor allem nach Cortisongaben häufiger beobachtet.

Die *chronische Pneumonie* führt zur Schrumpfung des erkrankten Lungengebietes (Abb. 372a u. b). Im Schichtbild sind die größeren Bronchien nicht eingeengt, und nur zum Teil sind kleinere Destruktionen zu erkennen. Das Bronchialsystem weist im befallenen Bereich Zeichen einer deformierenden Bronchitis auf. Die Verkleinerung des Lungengewebes erfolgt in den anatomisch präexistenten Einheiten (Esser, Heckmann),

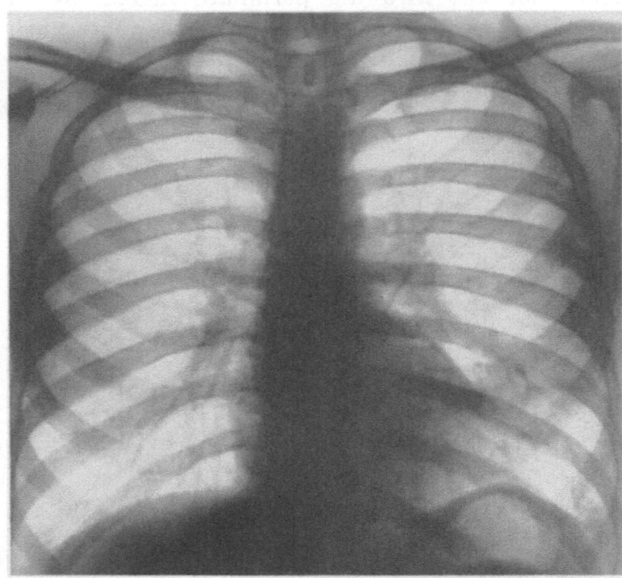

die abhängig von ihrer Beweglichkeit (Randlage, Pleuraverwachsung, Beziehung zum Hilus) verzogen werden. Die umgebenden Partien, Segmente oder Lappen, zeigen eine emphysematöse Blähung und eine Verlagerung der Gefäße und Bronchien. Da meistens schwartige Pleuraveränderungen zur Thoraxwand hin auftreten, werden die anliegenden Intercostalräume eingeengt. Auch Mediastinum, Trachea und Oesophagus können verzogen werden. Bei pneumonischen Infiltrationen, die sich stark verzögert zurückbilden, mehrfach rezidivieren oder das Bild einer chronischen Pneumonie bieten, muß stets durch weitere Untersuchungen (Tomographie, Bronchographie, Bronchoskopie und Thorakotomie, eventuell auch Lungenpunktion) ein tumoröser Prozeß ausgeschlossen werden. Untersu-

Abb. 371b. 7 Tage später teilweise Rückbildung. Parakardial in Restinfiltration eine bohnengroße und mehrere kleine Aufhellungen. Perikardausziehung. Präexistente Bronchiektasen treten mit Rückbildung der Infiltration deutlicher hervor

chungen des Sputums und des durch Absaugen gewonnenen Bronchialsekretes sind differentialdiagnostisch zum Ausschluß eines Tumors oder einer Pneumomykose

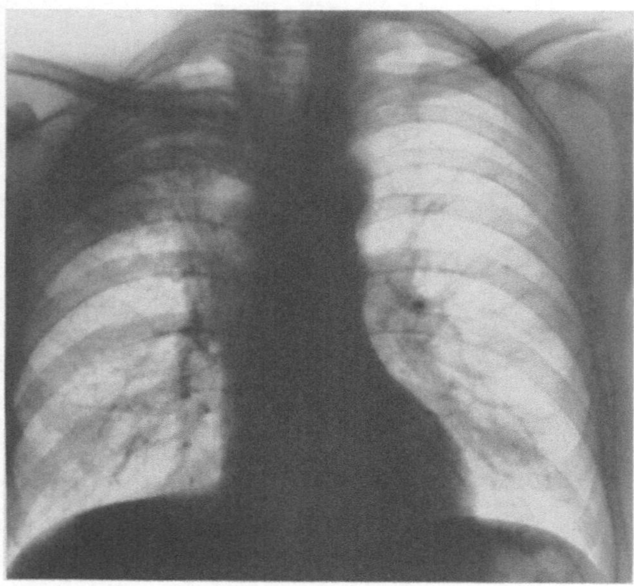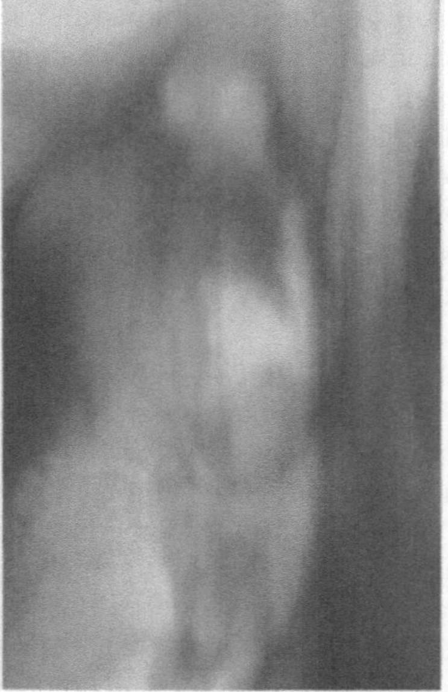

Abb. 372a u. b. a Chronische Pneumonie in S2 mit Hilusverziehung. b Schichtaufnahme 12 cm Tiefe: Oberlappenbronchus mit Segmentästen zentral frei. Schrumpfender infiltrativer Prozeß infolge chronisch karnifizierender Pneumonie

bedeutsam. Gar nicht selten liegen den sog. ungelösten Pneumonien Bronchiektasen (60%, Grier) oder, wenn die Verschattungen mehr streifigen Charakter haben, eine interstitielle Lungenfibrose zugrunde. Bei jungen Patienten soll auch an ein Antikörpermangelsyndrom, bei alten Leuten an eine Schluckpneumonie gedacht werden.

Ein *Pleuraexsudat* begleitet nicht selten den Parenchymprozeß. Bei Beteiligung der diaphragmalen Pleura ist die Zwerchfellbeweglichkeit eingeschränkt. Zum Teil liegt ein abgekapseltes Exsudat vor, das oft an der hinteren Thoraxwand oder in dem an die Infiltration grenzenden Interlobärspalt gelegen ist; ein Empyem kann sich durch bakterielle Invasion bilden (vgl. S. 532; 549; 560).

2. Die verschiedenen Arten der pneumonischen Lungenerkrankungen

Unter ätiologischen Gesichtspunkten lassen sich die pneumonischen Lungenerkrankungen in folgender Weise unterteilen (modifiziert nach HEGGLIN):

A. *Primäre Pneumonien.*
1. *Bakterielle Pneumonien.*
   Pneumokokken Typ 1—32
   Streptokokken,
   Staphylokokken,
   Bacterium influenzae Pfeiffer,
   Bacillus mucosus encapsulatus (FRIED-LÄNDER),
   Enterokokken und Coli,
   Rotz,
   Pasteurella pestis,
   Bacterium tularense,
   Listeria monocytogenes.
2. *Viruspneumonien.*
   Ornithose und Psittakose,
   pseudoluische Wassermann-positive Pneumonien (FANCONI-HEGGLIN),
   primäre atypische Pneumonien (Viruspneumonien im eigentlichen Sinne),
   Pneumonie bei Adenovirusinfektion,
   Grippe,
   Masern, Hepatitis epidemica, Choriomeningitis, Mononukleose,
   Febris monocytaria-eosinophilica (MAGRASSI).
3. *Rickettsienpneumonien.*
   Q-Fieber.
4. *Brucellenpneumonien.*
   Morbus Bang, Maltafieber.
5. *Spirochätenpneumonien.*
   Spirochaeta pallida (Lues)
   Spirochaeta bronchialis Castellani.
6. *Pneumonie durch Protozoen.*
   Toxoplasma gondii.
7. *Allergische Pneumonien.*
   Eosinophiles Infiltrat (LOEFFLER), Infiltrat bei Asthma, tropische eosinophile Lunge,
   Rheumatische Pneumonien.
8. *Pneumonien durch Pilze verursacht (Pneumomykosen).*
   Aktinomykose, Nokardiose, Torulose, Aspergillose, Kandida-Mykose, Coccidioidomykose, Streptotrichose, Leptotrichose, Histoplasmose, Oosporose, Oidiomykose.

B. *Sekundäre Pneumonien.*
1. *Folge von Kreislaufstörungen:*
   Hypostatische Pneumonie, Stauungspneumonie, Infarktpneumonie, Lungenödem.
2. *Folge von Bronchusveränderungen* bei Bronchiektasen, Bronchusstenose, Bronchusadenom, Bronchuscarcinom.
3. *Nach toxischen Einflüssen*
   durch Gase (Nitrose, Kohlenoxyd, Phosgen),
   durch Dämpfe von Salpetersäure, Salzsäure und Schwefelsäure,
   durch Ingestion von aromatischen und aliphatischen Kohlenwasserstoffverbindungen,
   bei Urämie.
4. *Bakterielle Superinfektion bei verschiedenen Erkrankungen*
   Pertussis, Grippe, Typhus, Paratyphus, Leptospirosen, Malaria,
   als Folge von Aspirationen (Aspirationspneumonie) und von stumpfen Brusttraumen (Kontusionspneumonie).
5. *Nach Einatmen von Thomasschlackenmehl, Mangan-, Cadmium- und Berylliumstaub.*
6. *Lipoidpneumonien.*

Die Röntgenbildanalyse erlaubt allein im allgemeinen keine ätiologische Diagnose. Die Registrierung der einzelnen Phänomene liefert in vielen Fällen aber wichtige Hinweise auf die Art der pneumonischen Erkrankung.

a) Bakterielle Pneumonien

α) Pneumokokkenpneumonie

Pneumokokken verursachen einen großen Teil der bakteriellen Pneumonien. In den letzten Jahren scheint ihr Anteil zugunsten von Streptokokken, Bacterium coli, Straphylokokken, Klebsiella und Bacterium proteus erheblich zurückzugehen (SYLLA, HEYMER). Ob es zu einer lobären oder herdförmigen Entzündung kommt, hängt vor allem von der Reaktion des erkrankten Organismus ab. Die Erkrankung setzt mit akuten Erscheinungen, Schüttelfrost, Fieber bis 40⁰, Beschleunigung von Atmung und Puls sowie Seitenstechen durch pleurale Reizung ein. Die Leukocyten sind bis auf 30 000 mit starker Linksverschiebung vermehrt. Der Auswurf ist rostfarben und enthält reichlich Pneumokokken. Perkussions- und Auskultationsbefund hängen von der Entwicklungsphase des Lungenprozesses ab. Die größte Zahl der Pneumonien ist durch den Pneumokokkentyp I hervorgerufen. Die Prognose der Pneumokokken III-Pneumonie ist besonders schlecht. Nach HEGGLIN kann ein schleimiger, fadenziehender Auswurf auf eine Infektion mit Typ III hinweisen, die dann durch bakteriologische Untersuchung zu sichern ist.

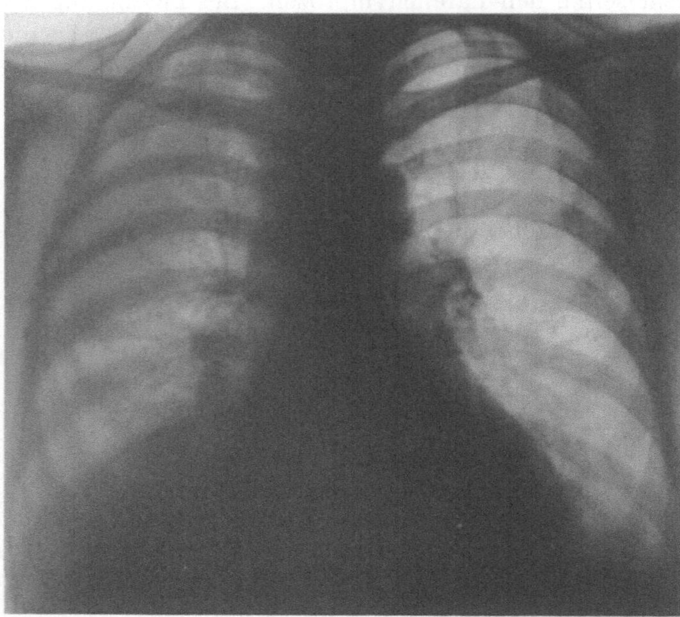

Abb. 373. Pneumokokken-Pneumonie im rechten Oberlappen, in Teilen des rechten Unterlappens und links oberhalb des Zwerchfells. Pleuraerguß beiderseits, rechts größer als links

Bei der *lobären Form* findet sich im *Röntgenbild* frühzeitig eine mehr oder minder vollständige Verschattung des befallenen Lungenlappens. Die Verschattung ist dicht, und die Bronchien können als feine Aufhellungsstreifen durchscheinen. Schrumpfungs-

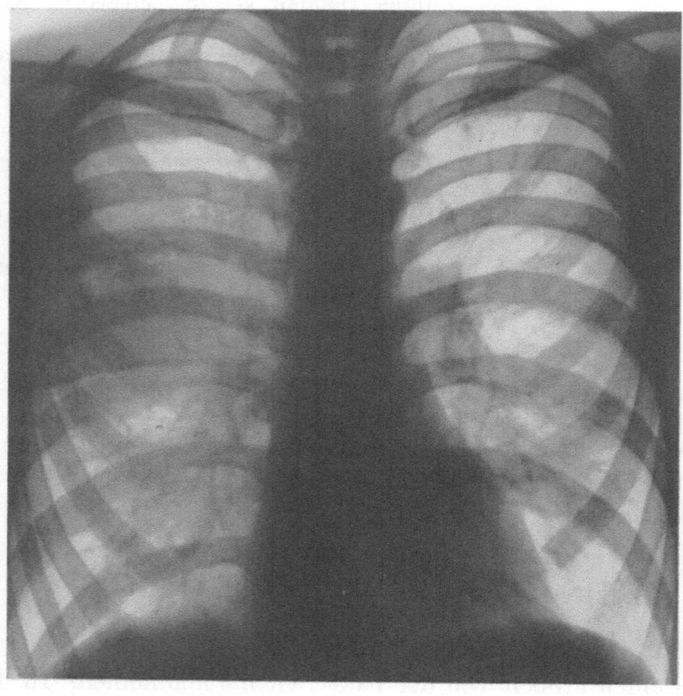
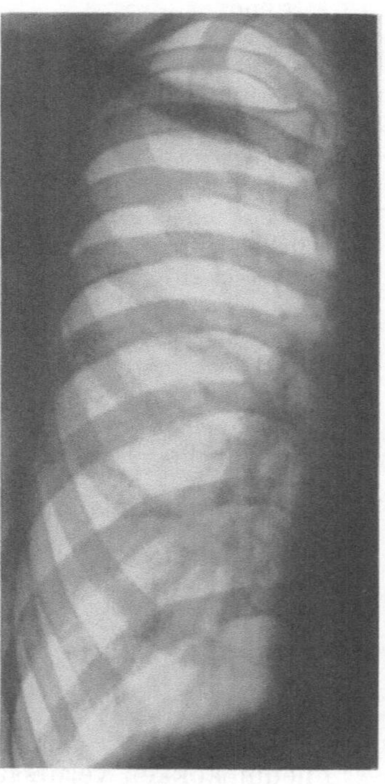

a   b

Abb. 374a u. b. a Pneumonische Infiltration im S3. b Rückbildung

und Verdrängungszeichen fehlen. Im Untersuchungsgut von CECIL, BALDWIN und LARSEN waren der rechte Unterlappen in 23,2%, der rechte Mittellappen in 1,5%, der rechte Oberlappen in 6,2%, zwei Lappen der rechten Seite in 8,1% und alle drei Lappen in 3,8% befallen; auf der linken Seite erkrankten der Unterlappen in 26,6%, der linke Oberlappen in 3,6%, zwei linke Lappen in 4,9%. Pneumonien in beiden Unterlappen bestanden in 16,3%; bei doppelseitiger Erkrankung waren drei Lappen in 4,3% und vier Lappen in 1,5% verändert. Die Unterlappen werden eindeutig bevorzugt. Die Rückbildung der lobären Prozesse erfolgt häufig schnell. Die homogene Verschattung erscheint im Röntgenbild aufgelockert und bekommt einen fleckig-streifigen Charakter. Über einige Zeit bleibt dann die zum Hilus gerichtete Zeichnung verstärkt, vor allen Dingen infolge

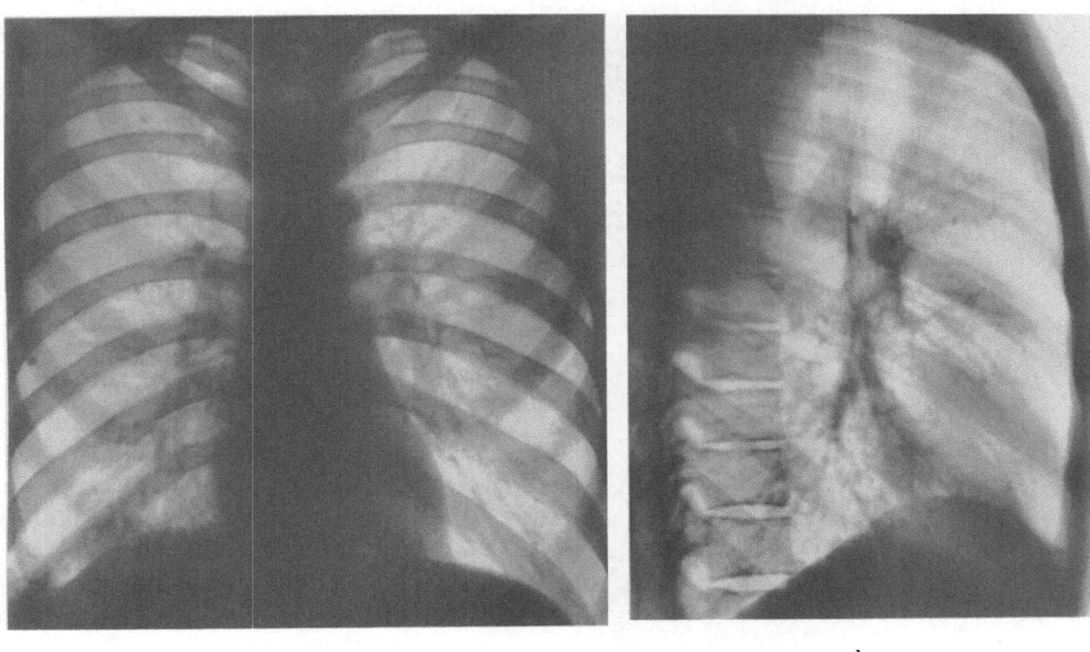

a   b

Abb. 375a u. b. a Übersichtsbild p.a. Bronchopneumonische Herde im S8 und 9. Alte Kalkherde nach Tuberkulose in beiden Lungen. b Seitliches Bild. Verteilung der bronchopneumonischen Herde auf S8 und 9

perivasculärer und peribronchialer Restinfiltrate und der pericanaliculären Retraktion (HECKMANN). Während der Rückbildung ist besonders auf das Verhalten eines begleitenden Pleuraergusses zu achten, da es nicht selten in der Gegend der Lungenveränderungen zu einer Abkapselung des Ergusses mit Empyembildung kommt. Durch fließende Durchleuchtung oder Übersichtsaufnahmen in zwei Ebenen sowie Zielaufnahmen und Schichtuntersuchung können die pleuralen von den pulmonalen Veränderungen differenziert und die Einstichstelle für die erforderliche gezielte Pleurapunktion festgelegt werden.

Die *herdförmigen* Pneumokokkenpneumonien haben in den letzten Jahrzehnten gegenüber den Lappenerkrankungen deutlich zugenommen. Die Herde können auf ein Gebiet beschränkt sein oder in mehreren Zonen auftreten. Zum Teil steht dabei ein erkrankter Abschnitt im Vordergrund, und die in den anderen Lungenteilen verstreuten Herde bleiben wesentlich kleiner. Der herdförmige Prozeß ergreift einzelne Segmente oder umschriebene Lobuli. Eine diffuse Dissemination als miliare Bronchopneumonie tritt als schweres Krankheitsbild auf.

Die Verschattungen sind im Röntgenbild im allgemeinen dicht und entweder homogen oder grobfleckig-wolkig (Abb. 359). Sie liegen peripher, und der Hilus ist häufig verdichtet. Bei zentraler Lage gehen sie in den Hilus über und sind dabei in der Randzone aufgelockert. In der Mehrzahl liegen die Prozesse im Unterlappen. Ein weiterhin bevorzugter Ort ist der axillare Abschnitt des anterioren und posterioren Oberlappensegmentes, und zwar auf der rechten Seite häufiger als links. Diese Infiltrationen entgehen der auskultatorischen Untersuchung oft. Unter *antibiotischer* Behandlung klingen die toxischen Allgemeinerscheinungen schnell ab, während der Röntgenbefund noch mehrere Tage unverändert bestehen bleibt. Die Rückbildung erfolgt in 2—3 Wochen. Ein Fortbestehen der Veränderungen über diese Zeit rechtfertigt den Verdacht auf eine Pneumonie anderer Ätiologie, eine Tuberkulose oder einen Tumor. Bei geschwächter Abwehrlage kann die vollständige Resorption jedoch auch 2—3 Monate in Anspruch nehmen.

β) Staphylokokken- und Streptokokkenpneumonien

Die Staphylokokken- und Streptokokkenpneumonien beginnen oft akut wie die Pneumokokkenprozesse; aber auch ein schleichender Beginn kommt vor Der Auswurf ist schleimig-eitrig, teils blutig, aber nicht rostbraun. Im Sputum wird eine Reinkultur der Kokken gefunden. Die primären Staphylokokkenpneumonien haben in den letzten Jahren deutlich zugenommen. Häufig erkranken Kleinkinder, besonders dann, wenn eine Mucoviscidose besteht. Schwere, oft letale Krankheitsbilder mit Septicämie werden nach Grippe beobachtet. Die Prognose ist seit der Behandlungsmöglichkeit mit Antibiotica und Sulfonamiden wesentlich besser geworden. Bei der Infektion mit resistenten Staphylokokkenstämmen liegt die Mortalität noch sehr hoch.

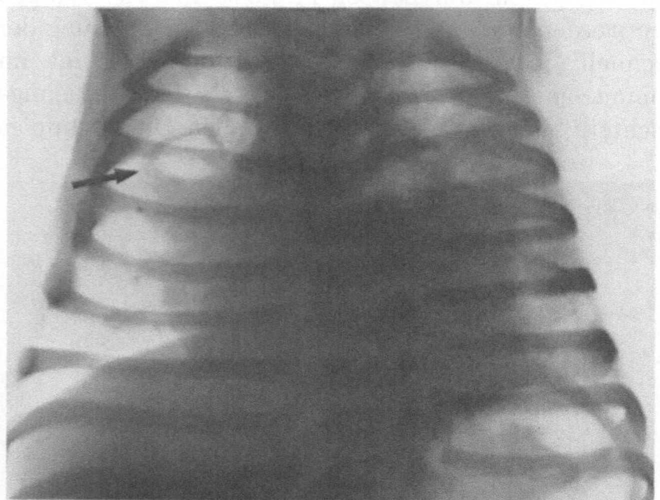

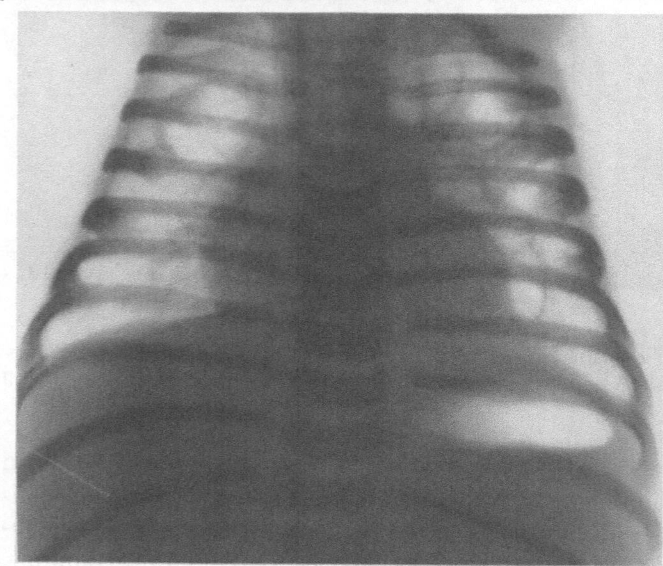

Abb. 376a u. b. a Staphylokokken-Pneumonie beim Säugling, Übersichtsbild p.a.: In linker mittlerer Lunge dichte, konfluierende Verschattungen, rechts im Oberfeld pflaumengroße Verdichtung mit großer Aufhellung im oberen Teil. b 3 Wochen später: in linker Lunge anstelle der früheren pneumonischen Herde jetzt große, zart begrenzte Ringschatten, rechts pflaumengroßer Ringschatten (Pseudocyten)

Im *Röntgenbild* bestehen grobfleckige Herde, die über eine oder beide Seiten verteilt sind und schnell zu größeren Verdichtungen konfluieren. Oft bilden sich multiple Hohlräume mit dem Bilde von Ringschatten. Auffällig sind die Aufblähung und der zarte Ringwall der Höhlen, die vor allem bei Kindern zu beobachten sind (Abb. 376a u. b). Die Höhlen können längere Zeit als Pseudocysten bestehenbleiben. Schon frühzeitig entwickelt sich ein Pleuraerguß oder Empyem. Die Rückbildung der Lungenveränderungen, vor allem der Einschmelzungen, erstreckt sich über mehrere Wochen und ist teils von kurzen Fieberattacken begleitet.

Außer der abscedierenden Form der Staphylokokkenpneumonie kommen interstitielle Formen vor, die im Röntgenbild als grobnetzförmig-streifige Verdichtungen mit Trübung der erkrankten Partien und feinen Fleckschatten in Erschei-
nung treten. Neben den primären Staphylokokken- und
Streptokokkenpneumonien treten auch sekundär metastatische Formen auf. Metasta-
tische Streptokokkeninfiltrate
sind in den Lungen nach Ton-
sillektomien zu beobachten.

γ) Friedländer-Pneumonie

Die Lungeninfektionen mit
der Gruppe des Bacillus mucosus encapsulatus oder der
Klebsiella pneumoniae rufen
schwere Krankheitsbilder hervor, die den durch den Pneumokokkentyp III bedingten sehr
ähnlich sind (HEGGLIN). Das
Durchschnittsalter der Patienten liegt zwischen dem 40. und
65. Lebensjahr. Die Pneumonie
setzt zum Teil akut ein, beim

Abb. 376c. Vorwiegend interstitielle Staphylokokken-Pneumonie beiderseits. Weichstreifige Zeichnung beider Lungenseiten mit basalen Trübungen und kleineren Verdichtungen

anderen Teil beginnt sie schleichend, zieht sich dann über Wochen hin und geht in eine chronische Pneumonie über. Metastasen kommen in den Meningen und Knochen vor. Die Mortalität beträgt auch heute
noch 10—20%. Die Diagnose ist durch
den Bacillennachweis im Blut und
Sputum zu stellen.

Im *Röntgenbild* bestehen fast lobäre,
seltener segmentale Verschattungen von
auffallender Dichte. Der Umfang des
erkrankten Lappens nimmt deutlich zu.
Hierdurch kann die caudale Begrenzung
des Oberlappens durchhängen. Oft sind
mehrere Bezirke ergriffen. Schon in den
ersten Tagen können sich zartwandige
Einschmelzungshöhlen bilden, die meistens multipel auftreten. Die Resorption läuft über 1—3 Monate. Häufig
besteht eine Penicillin- und Sulfonamid-
resistenz.

δ) Pneumonie bei Tularämie

Die Tularämie wird durch die Pasteurella
tularense hervorgerufen und durch Nagetiere

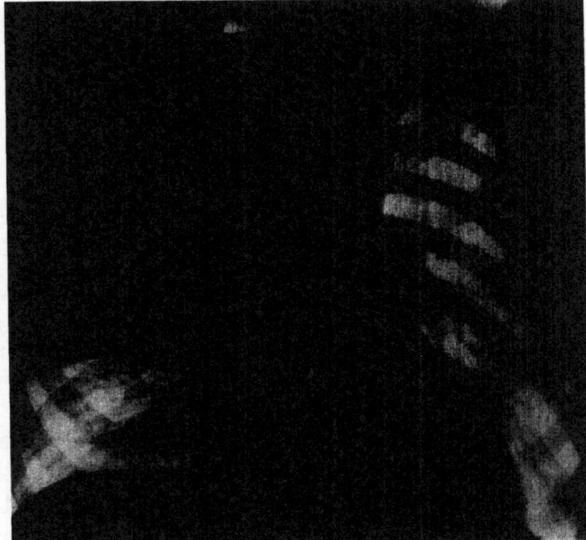

Abb. 377 Friedländer-Pneumonie im rechten Oberlappen

sowie größere Säugetiere, blutsaugende Zecken und andere Insekten übertragen. Die Inkubationszeit liegt zwischen wenigen Stunden und 14 Tagen. Die Eintrittspforte sind Haut, Augen, Tonsillen, Magen und Darm sowie Lungen. Die seltene primäre Lungeninfektion wird dabei durch Staub und Tröpfchen bedingt. Die regionären Lymphknoten erkranken stets mit, so daß sich ein sog. Primärkomplex bildet. Anschließend kommt es durch Bakteriämie zur lympho-hämatogenen Generalisation.

Die *klinischen* Erscheinungen bestehen in Fieber, Kopf- und Gliederschmerzen, allgemeiner Abgeschlagenheit und starkem Schwitzen. Das Fieber hält meistens 2—3 Wochen an. Die Leukocytose
ist nicht sehr ausgeprägt. Die Diagnose ist durch Backteriennachweis im Sputum, durch Agglutina-
tionstiter, der über 1:80 liegt, Komplementablenkung und Intradermoreaktion mit Tularin „Bayer"
zu sichern. Metastasen können in den Hirnhäuten, der Leber, Milz und Lunge auftreten.

Der *Röntgenbefund* der Lungen zeigt herdförmige Verschattungen, die vor allem in den Unterfeldern liegen und ein- oder beidseitig angeordnet sind. Auffallend ist eine meist starke Hilusbeteiligung in Form scharf abgesetzter Lymphknotenvergrößerungen oder einer mehr unscharf begrenzten
allgemeinen Hilusverbreiterung. Ein Teil der Lungenveränderungen ist perihilär angeordnet. Diese
perihilären Verschattungen haben einen homogenen oder mehr streifigen Charakter. Nach Schulten
können sie sich über größere Lungengebiete ausdehnen. Die Rückbildung der Parenchymprozesse
kann schon frühzeitig einsetzen. Häufig zieht sie sich über 1—3 Monate und länger hin. Pleuritiden
treten nicht vor dem 14. Krankheitstag auf. Sie bestehen über mehrere Monate. Nur selten bilden
sich Lungenabscesse. Die Mortalität der Erkrankung liegt unter 5%.

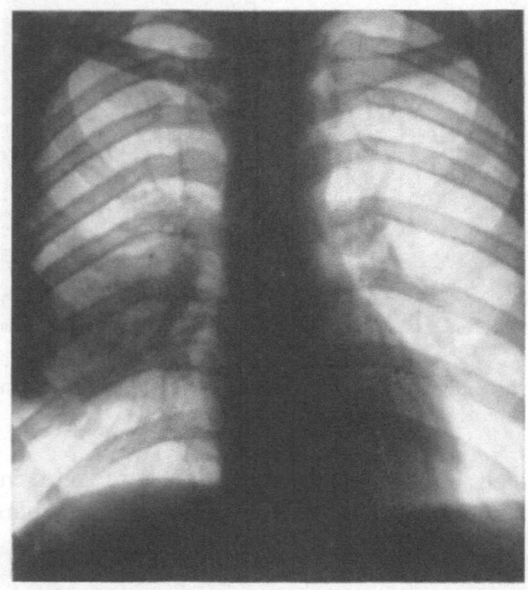 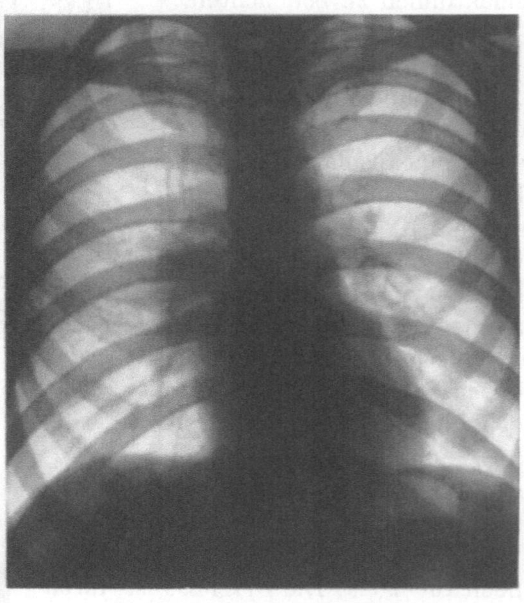

Abb. 378. Pneumonische Verdichtung mit Hilus-   Abb. 379. Vergrößerung der Hiluslymphknoten mit
lymphknotenvergrößerung rechts bei Tularämie   perihilärer Infiltration bei Tularämie
(Prof. Schulten)   (Prof. Schulten)

b) Viruspneumonien

α) Pneumonie bei Ornithose und Psittakose

Die Ornithose ist eine virusbedingte Erkrankung, die durch Wellensittiche, Papageien, Tauben,
Finken, Zeisige, Hühner und andere Vögel übertragen wird. Bei Vogelzüchtern und Taubenhaltern
kann es zu akut auftretenden Hausepidemien kommen. Die Diagnose ist gegen Ende der 2. Krankheitswoche durch den Komplementfixationstest mit Anstieg des Titers während des folgenden Krankheitsverlaufes zu stellen. Zur Sicherung dient der Virusnachweis im Sputum oder beim Überträger-
tier. Die Inkubationszeit beträgt 7—18 Tage. Die Wassermannsche Reaktion fällt bei einem Viertel
der Erkrankten positiv aus

Der Schweregrad der Erkrankungen unterliegt einem großen Wechsel. Bei der
schweren Verlaufsform, die meist durch Psittaciden übertragen und daher Psittakose
genannt wird, besteht schon zu Beginn ein starkes Krankheitsgefühl mit auffallenden
Kopf- und Gliederschmerzen sowie Reizhusten. Nasenbluten findet sich häufig. Die
Temperatur steigt bis auf 40⁰ an, kann vorübergehend abfallen, um nach 4—6 Tagen
erneut die alte Höhe zu erreichen. Die Entfieberung erfolgt je nach Krankheitsdauer
in der 2.—6. Woche lytisch. Abdominalerscheinungen können als Dyspepsie und Obstipation auftreten. Meistens besteht eine mäßige Leukopenie. Eine Leukocytose weist auf
Komplikationen hin.

Die mitigierte Form der Ornithose verläuft wesentlich symptomärmer. Der Beginn
ist schleichend. Das führende Symptom ist ein starker Husten, der Auswurf ist schleimig,

aber meist nicht blutig. Die Temperatur ist nur mäßig erhöht, zeigt aber oft eine Zweigipflichkeit.

Die Lungenprozesse beginnen entweder zentral im hilusnahen Gebiet und breiten sich von hier zur Peripherie hin aus oder sitzen schon anfangs im Lungenmantel. Die

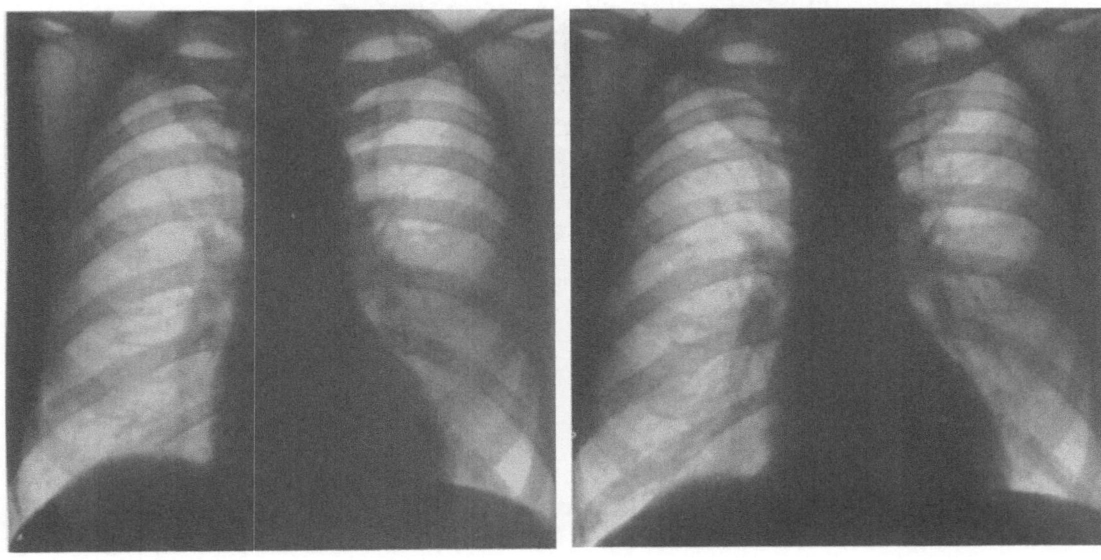

a   b

Abb. 380a u. b. a Ornithose-Pneumonie links. Transparente Trübung des linken Mittelfeldes, linker Hilus verdichtet. b 7 Tage später leichte Aufhellung der diffusen Trübung mit Hervortreten einer netzförmigen Struktur

Verschattungen sind in der Regel gleichmäßig transparent und nicht sehr dicht, zum Teil haben sie einen *milchglas*artigen Charakter (Abb. 380a—c). Netzförmig-streifige Strukturverdichtungen treten mit Rückgang der diffusen Trübungen in den Vordergrund und bleiben längere Zeit bestehen (Abb. 381a—d). Die Hili sind häufig verdichtet oder auch knotig verbreitert. Fleckig-wolkige Veränderungen, die oft Ausdruck einer Sekundärinfektion sind, finden sich bei der Ornithose selten. Die Rückbildung der Lungeninfiltrate setzt nach 2—3 Wochen ein. In entfernten oder benachbarten Lungenteilen können neue Infiltrationen auftreten, die die zunächst bestehenden Verdichtungen überdauern. Der Wechsel der Bilder erscheint als Wandern der Infiltrate, das bei frühzeitig eingeleiteter antibiotischer Behandlung (Tetracycline) fehlt. Kleinere Pleuraexsudate werden in verschiedener Häufigkeit beobachtet.

β Wassermannpositive, pseudoluische Pneumonie (FANCONI-HEGGLIN)

Bei dieser Pneumonieform liegt sehr wahrscheinlich auch eine Infektion mit Ornithosevirus vor. Die Frage nach dem Erreger ist jedoch noch nicht endgültig geklärt. Deshalb werden die pseudoluischen Pneumonien hier noch gesondert aufgeführt. HEGGLIN, der diese Art der Lungenveränderungen erstmals bei Erwachsenen beschrieb, nimmt jetzt an, daß es sich um eine Form der Ornithose oder vielleicht auch um eine Doppelinfektion mit Ornithose- und Adenovirus handelt.

Abb. 380c. 3 Wochen nach Beginn weitgehende Rückbildung. Netzförmig streifige Struktur im erkrankten Gebiet noch verstärkt. Hilus nicht mehr vergrößert

Die Erkrankung zeigt gewöhnlich einen schleichenden Beginn. Am Anfang stehen tracheitische und bronchitische Erscheinungen mit starkem Reizhusten wie bei der Ornithose. Auskultatorisch finden sich über beiden Lungen großblasige, meist nicht

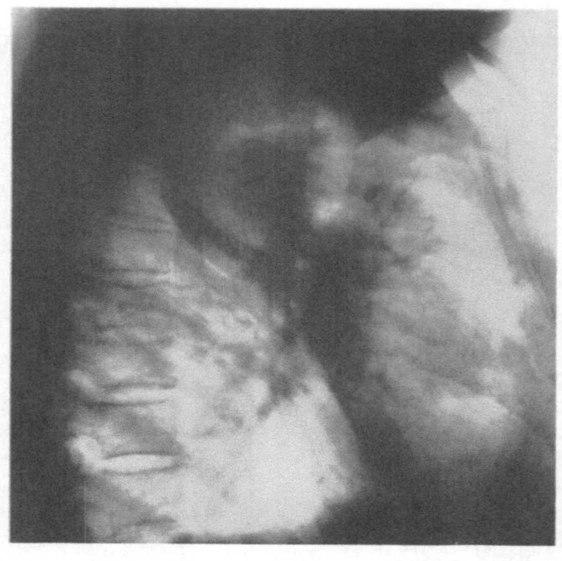

a

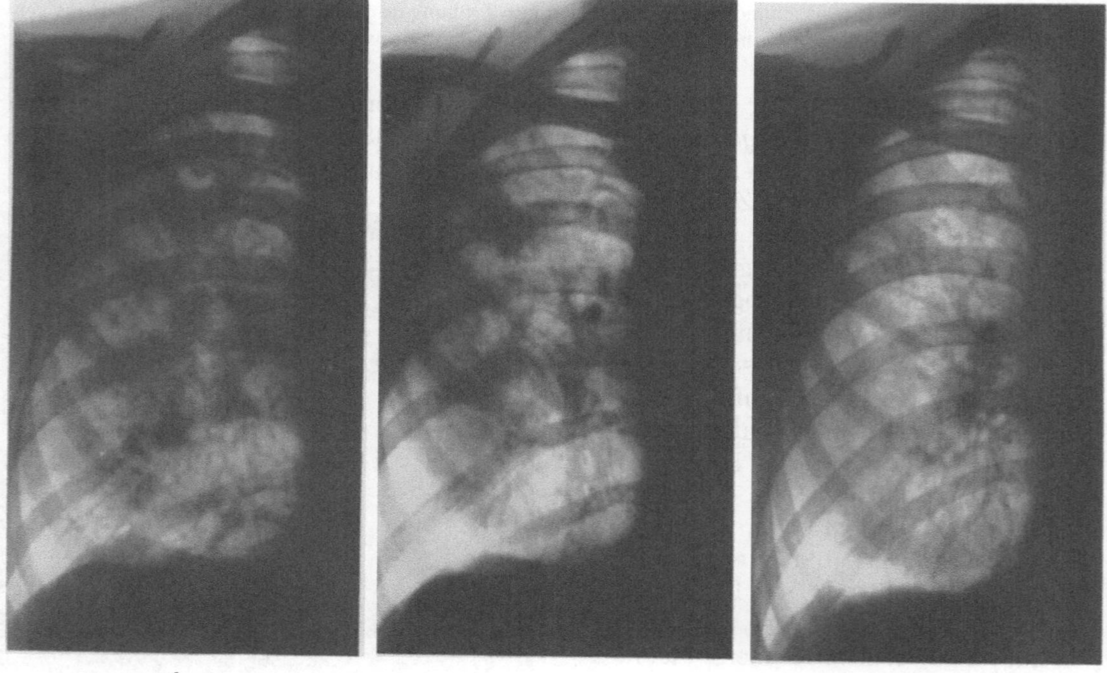

b   c   d

Abb. 381a—d. Psittakose-Pneumonie. Dichte flächenhafte und teils großfleckig konfluierende Verschattungen im rechten Ober- und Mittellappen. Hilus verdichtet (b). Die Veränderungen liegen im Ober- und Mittellappen (a). c 14 Tage später: mäßige Aufhellung der diffusen Verschattungen, Hervortreten dichter, großfleckiger Herde und streifiger Strukturen. d 3 Monate später: streifige Verdichtungen, noch unscharfe Gefäßkonturen mit teilweiser Verziehung der Gefäße infolge Schrumpfung, Interlobärschwarte

klingende Rasselgeräusche. Die Temperaturen sind subfebril. Die Wassermannsche Reaktion sowie die Nebenreaktionen werden einige Tage nach Infiltratbeginn positiv. Die Meineckesche Trübungsreaktion kann negativ bleiben (Forster). Der lues-spezifische

Nelson-Test ist stets negativ. Die Serumreaktionen überdauern das Lungeninfiltrat häufig. Der spontane Rückgang der Luesreaktionen, der teils erst nach Monaten eintritt, zeigt die Richtigkeit der Diagnose an.

Im *Röntgenbild* bestehen die Veränderungen in transparenten Trübungen mit streifigen und netzförmigen Verdichtungen. Die Befunde sind vor allem bei Kindern und Jugendlichen perihilär angeordnet, der Hilus selbst ist dabei verdichtet und verbreitert. Bei Erwachsenen ist die Hilusbeteiligung weniger stark ausgeprägt oder kann fehlen. Die flächigen Trübungen oder fleckig-streifigen Verdichtungen liegen hier meist peripher und bevorzugen die Unterfelder. Ein Pleuraerguß bildet sich nur selten. In einigen Krankheitsfällen fehlen eindeutige Lungeninfiltrate ganz. Es besteht nur eine stärkere

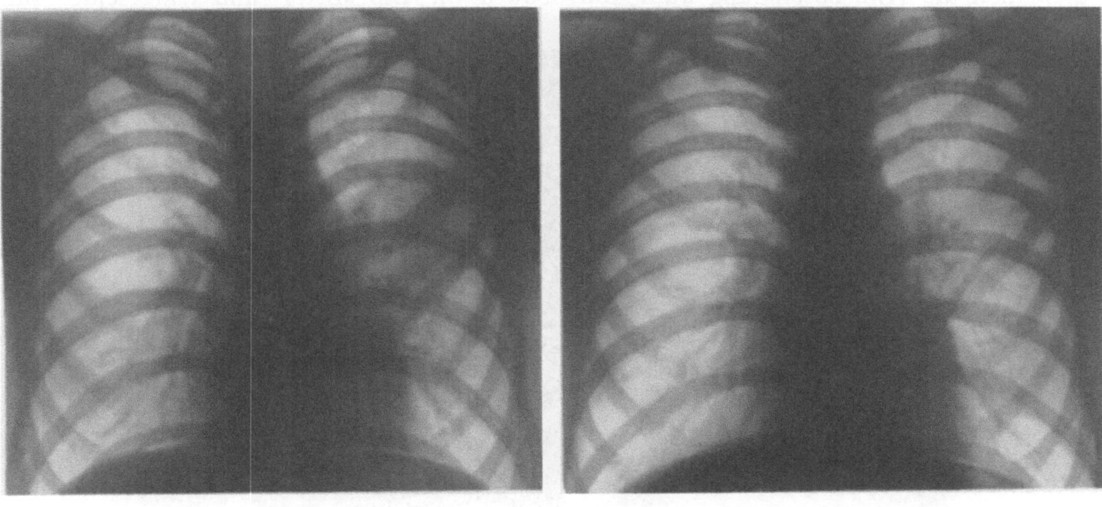

a   b

Abb. 382a u. b. a Pneumonie mit positiver Kälteagglutination. Homogene Verschattung der Lingula, die zur Umgebung hin streifig aufgelockert ist. Hilus verdichtet. b 4 Wochen später: weitgehende Rückbildung der Infiltration, streifige Reste, Interlobärschwarte. Hilus noch verdichtet

Bronchitis, die von einer längerdauernden Laryngitis stärkeren Grades begleitet wird (HEGGLIN). Die Prognose der pseudoluischen Lungeninfiltrate ist wie bei der mitigierten Form der Ornithose günstig.

γ) *Primär atypische Pneumonie* (Viruspneumonie im engeren Sinn)

In dieser Gruppe werden pneumonische Krankheitsbilder zusammengefaßt, die durch verschiedene, meist noch nicht eindeutig differenzierte Viren verursacht sind. Sie unterscheiden sich in Erscheinungsbild und Verlauf von der bakteriellen Lungenentzündung und von anderen Viruspneumonien. Das Krankheitsbild entwickelt sich akut oder innerhalb mehrerer Tage mit Temperaturanstieg, Halsschmerzen, starkem Kopfschmerz, Husten und geringem Auswurf. Die Leukocytose ist nur wenig ausgeprägt oder fehlt ganz. In der 2. Krankheitswoche tritt eine lymphocytäre Reaktion auf. Auffallend ist die starke *Diskrepanz* zwischen dem geringen Auskultationsbefund über den Lungen und den eindeutigen, oft ausgedehnten Veränderungen im Röntgenbild. Die Kälteagglutination wird in ungefähr der Hälfte der Fälle positiv. Beweisend ist ein Titer über 1:256 (HEGGLIN). Niedrigere Titer sind auch bei Hepatitis epidemica und Mononukleose beobachtet. Ein im Krankheitsverlauf auftretender Schüttelfrost weist auf eine bakterielle Sekundärinfektion hin.

Pathologisch-anatomisch bestehen im Interstitium und peribronchialem Gewebe Exsudate und mononucleäre Infiltrate. In den Alveolen sind Ansammlungen eines granulocytenarmen Exsudates nachzuweisen.

Im *Röntgenbild* finden sich Zeichen interstitieller und peribronchialer Infiltrationen in Form einer verstärkten streifig-maschigen Zeichnung mit feinen Fleckherden. Die infiltrativen Prozesse erscheinen entweder als homogene *milchglas*artige Trübungen oder mehr als streifige Verschattungen mit glasigem Untergrund (Glauner) (Abb. 382a u. b). Diese Verdichtungen finden sich oft hilusnahe oder sitzen dem Hilus auf. Liegen sie im Lungenmantel, so stehen sie mit dem Hilus meist in Verbindung. Eine feinherdige, umschriebene Fleckelung kann nach Rückbildung diffuser Trübungen bestehenbleiben. Daneben kommen aber auch durch Alveolarexsudate multiple dichtere, wolkig-fleckige Verschattungen vor. Die verstreuten Herde selbst sind unscharf begrenzt und zeigen wenig Tendenz zum Konfluieren. Bei der primär atypischen Pneumonie fällt im allgemeinen die Hilusbeteiligung auf (Abb. 383a u. b). Die Mittel- und Unterfelder sind

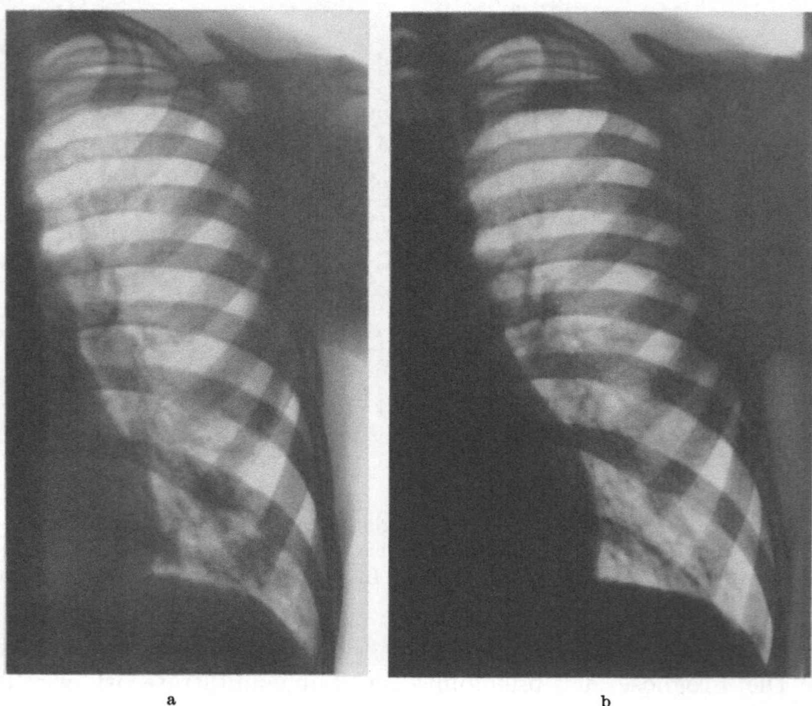

a   b

Abb. 383a u. b. a Pneumonie mit positiver Kälteagglutination. Streifig-netzförmige Verschattung im linken Unterfeld mit diffuser Trübung. Hiluslymphknoten vergrößert. b 6 Wochen später: feinfleckige Restherde bei verstärkter netzförmig streifiger Struktur. Rückbildung der Hiluslymphknotenvergrößerungen

bevorzugt befallen. Pleuraergüsse kommen äußerst selten vor. Pleurareizungen mit Schmerzen in den Seiten beim Atmen werden jedoch oft angegeben. Die Rückbildung der Lungenveränderungen, bei der pseudokavernöse Schatten auftreten können (Gsell), setzt frühzeitig in der 2. Krankheitswoche ein. Bis zur völligen Resorption vergeht aber oft eine längere Zeit (6—10 Wochen). Im Röntgenbild gestattet die allgemein vermehrte Zeichnung die transparente Art der flächenhaften Verdichtungen und die fehlende Konfluenz der einzelnen Herde häufig eine Unterscheidung von den bakteriellen Pneumonieformen mit ihren kompakteren Verschattungen. Gegenüber dem Q-Fieber fällt die stärkere Hilusbeteiligung bei den primär atypischen Pneumonien auf.

δ) Andere virusbedingte Pneumonien

Verschiedene Typen der *Adenovirusgruppe* lassen sich bei einem Teil der virusbedingten Pneumonien durch serologische Befunde, Komplementbindungs- und Neutralisationstest nachweisen. Lungeninfiltrate sind beim Typ 4, 7 und 14 beobachtet. Ein Lungenprozeß gehört jedoch nur selten zum Krankheitsbild der Adenovirusinfektion. In der Regel treten bei diesen Erkrankungen Lymphknotenschwellungen auf. In den oberen Luftwegen bestehen katarrhalische Erscheinungen. Eine

Conjunctivitis und anfangs eine Pharyngitis bereiten oft erhebliche Beschwerden. Darmstörungen und ein vorübergehender Meningismus sind beobachtet. Die Lungeninfiltrationen machen meist wenig Erscheinungen und sind nur in umschriebenen Bezirken nachzuweisen. Sie stellen sich als zarte Trübungen oder weiche Verschleierungen dar. Der Hilus ist verdichtet und häufig vergrößert.

Zum Teil sind um den Hilus peripher streifige Verdichtungen interstitiellen Ursprungs nachzuweisen. Bakterielle Sekundärinfektionen scheinen selten vorzukommen. Bei einem Teil der Adenovirusinfektion mit Lungenveränderungen war auffallenderweise zusätzlich der Komplementfixationstest auf Ornithose positiv, ohne daß eine Infektionsquelle mit Psittaciden ausgemacht werden konnte.

Die Lungeninfiltrate bei *Febris monocytaria-eosinophilica* (MAGRASSI), bei denen eine Virusätiologie angenommen wird, sind dem Bild der primära typischen Pneumonie sehr ähnlich. Die Unterscheidung ist durch das Blutbild möglich, in dem eine geringe Leukocytose mit starker Vermehrung der Eosinophilen (bis zu 30%) und der Monocyten besteht.

In Ausnahmefällen kann auch bei der *Mononucleosis infectiosa* ein Lungeninfiltrat auftreten. Im Röntgenbild erscheint es als zarte Trübung oder als im Lungenkern gelegene streifige Verdichtung. Häufiger sind beim Pfeifferschen Drüsenfieber die Lymphknoten im Hilus und paratracheal vergrößert. Die Veränderungen bestehen stets beiderseits. Die knotigen Verdichtungen haben keine sehr große Schattendichte. Sie bilden sich schnell zurück. Außer dem Lungenbefund bestehen stets allgemeine Lymphknotenschwellungen, eine Angina tonsillaris, eine monocytoide Leukocytose und ein positiver Paul-Bunell-Test.

ε) *Grippe-Pneumonie*

Die Grippe beruht auf einer Infektion mit Influenza-Virus A und B. Die Lungeninfiltrationen können durch das Virus allein hervorgerufen werden, sind aber sehr häufig durch Begleitbakterien bedingt (Bacterium influenzae, Pneumokokken, Staphylokokken, Streptokokken, Friedländer-Bacillen). Die Krankheit setzt akut mit Abgeschlagenheit, Kopf- und Gliederschmerzen, Schwindel und Kollapsneigung ein. Im Vordergrund der *klinischen* Symptome stehen starke tracheobronchiale Reizerscheinungen. Oft treten als Begleiterscheinungen Conjunctivitis, Pharyngitis und Herpes labialis auf. Die Temperatur steigt schnell an. Als Begleiterkrankungen kommen vor allem eine toxische Myokarditis und eine Otitis vor.

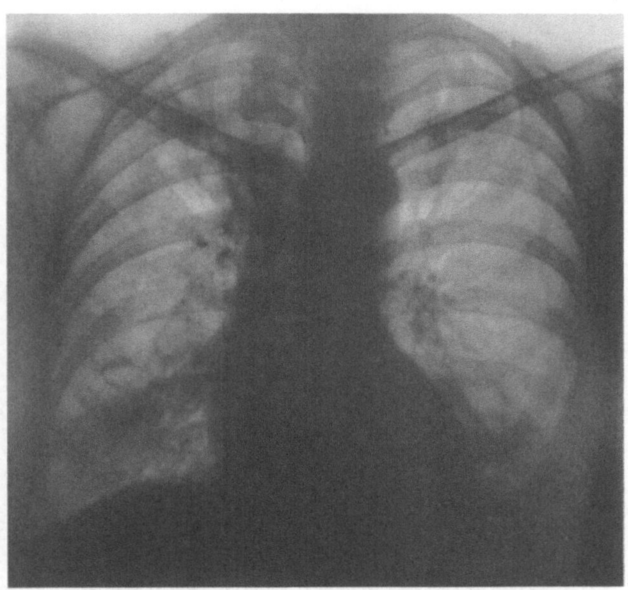

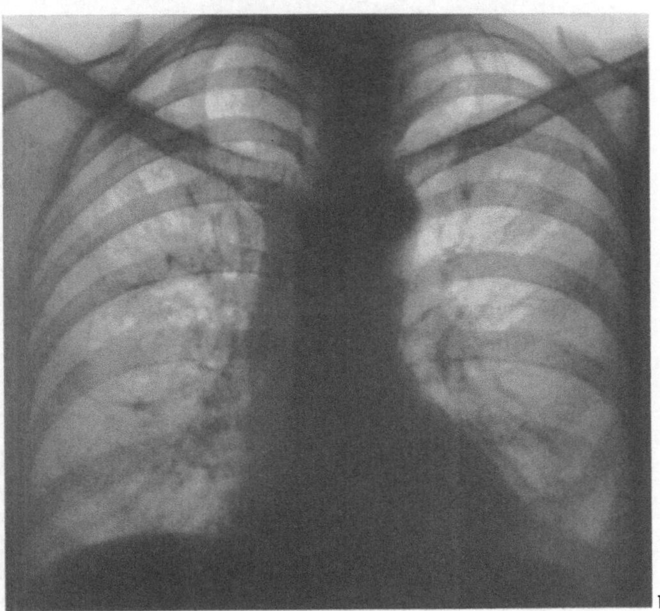

Abb. 384a u. b. a Ausgedehnte Grippe-Pneumonie in beiden Lungen, schweres, hochfieberhaftes Krankheitsbild. Weiche, streifig durchzogene Trübungen verstreut in allen Lappen, besonders in den kranialen und caudalen Partien, mit einzelnen fleckig konfluierenden Herden in den Unterlappen. b 8 Tage später: streifig netzförmige Veränderungen in beiden Lungen bei deutlicher Aufhellung der Trübungen, deutliche Rückbildung der fleckigen Herde

Die Diagnose ist in den ersten Tagen durch den Virusnachweis im Sputum und nach 8 Tagen serologisch durch die Komplementbindungsreaktion mit ansteigendem Titer zu stellen.

Pathologisch-anatomisch tritt im interstitiellen Gewebe eine fibrinreiche seröse Flüssigkeit mit leukocytären und hämorrhagischen Infiltraten auf. Die Alveolen zeigen leukocytäre hämorrhagische Exsudate zum Teil mit kleinen Nekrosen, die Bronchien eine hämorrhagische Entzündung. Die Gefäßwände sind schwer geschädigt und häufig stellen sich Blutungen und Thrombosen ein.

Im bunten Erscheinungsbild der Grippe-Pneumonie lassen sich auf Grund der *klinischen und röntgenologischen* Phänomene verschiedene Formen unterscheiden. Wenn sie auch untereinander zahlreiche Übergänge zeigen, so erlauben die hervorstechenden Erscheinungen eine orientierende Unterteilung. Bei den verschiedenen Epidemien können einzelne Formen in den Vordergrund treten.

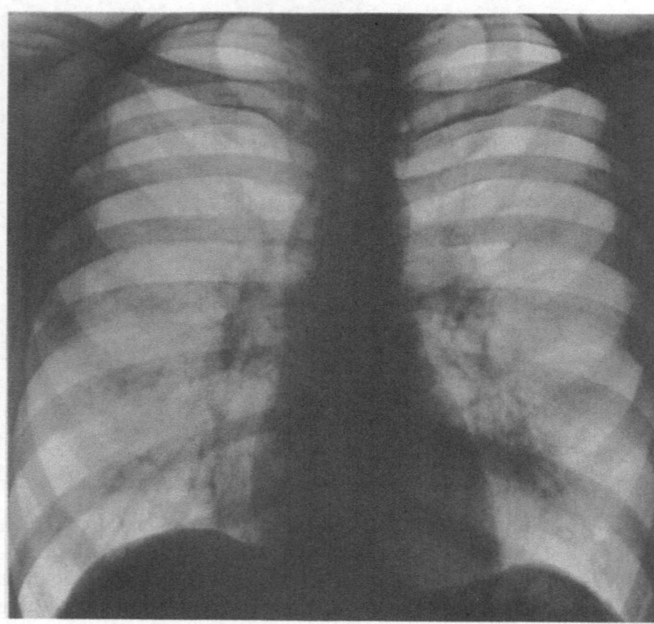

Abb. 384c. Nach weiteren 10 Tagen. Nur noch verstärkte Netzzeichnung, sonst wieder normales Bild

Abb. 385. Grippe-Pneumonie mit Herden rechts und links parakardial. Verdichtung beider Hili

Die vorwiegend interstitielle Grippe-Pneumonie. Die Lungenprozesse treten im interstitiellen Gewebe und weniger im Parenchym auf. Sie sind vorwiegend virusbedingt. Die Infiltrationen stellen sich als flächige Trübungen und hilusnahe streifige Verdichtungen dar. Sie erscheinen häufig als zentrale Pneumonien; meist finden sich Verschattungszonen in mehreren Lungenpartien (Abb. 384a—c). Dichte kompakte Herde weisen auf eine durch Sekundärinfektion bedingte Bronchopneumonie hin. Die Veränderungen liegen perihilär oder vorwiegend in den Unterfeldern und füllen gern den Herz-Zwerchfellwinkel, das sog. Grippedreieck, aus. Sie sind aber auch im Oberlappen zu finden. Die Hili selbst erscheinen verdichtet, verbreitert und zur Umgebung hin schlechter abgrenzbar. Pleuraergüsse begleiten manchmal den Lungenprozeß. Die Rückbildung der Infiltrationen schreitet teils nur langsam fort und folgt den klinischen Symptomen erst einige Zeit nach. Streifige Reste können über Monate fortbestehen. Sie sind durch Restinfiltrate, abklingende interstitielle Prozesse oder nur durch Verdickungen der interlobären Pleura bedingt.

Konfluierende Bronchopneumonie. Konfluierende Lungeninfiltrationen bestehen oft bei den schweren Krankheitsformen. Hämorrhagien und bakterielle Mischinfektionen bestimmen die Lungenveränderungen. Die Verdichtungen im Röntgenbild können anfangs schleierartig sein, werden dann aber dicht und bekommen fleckig-konfluierenden Charakter (Abb. 386). Sie treten häufig in mehreren Lungenpartien auf und liegen vorwiegend in den Mittel- und Unterfeldern. Auch bei dieser Form sind die interstitiellen Strukturen meist verbreitert, und die perihiläre und hiläre Zeichnung ist verstärkt. Ein Pleuraerguß wird nur selten beobachtet.

Pseudolobäre Grippe-Pneumonie. Den pseudolobären Pneumonien der Infektion mit Influenzavirus liegt in der Regel eine zusätzliche bakterielle Infektion zugrunde. Ein Schüttelfrost kündigt sie häufig an. Die Infiltrationen ergreifen größere Lappenpartien oder mehrere Segmente und sind dicht und fast homogen. Die Rückbildung dieser Veränderung geht nur langsam vonstatten.

Das perakute hämorrhagische Lungenödem. Eine besonders gefährliche Erscheinungsform der Grippe stellt das perakute hämorrhagische Lungenödem auf dem Boden einer toxischen Capillarschädigung dar. In den ersten Krankheitstagen bildet sich schnell einsetzend ein entzündlich-toxisches Ödem und führt häufig zum Tode. Die Verschattungen im Röntgenbild sind zunächst meist beidseitig im Lungenkern gelegen und schreiten von hier zur Peripherie fort. Anfangs ist der Prozeß auf das Interstitium beschränkt und zeigt streifig-netzförmige Verdichtungen mit einer diffusen Trübung des Lungenkerns. Anschließend kommt es in vielen Fällen zu massiven alveolären Exsudaten mit dichten fleckigen und wolkigen Verschattungen. Das Bild ähnelt anderen toxischen Ödemen.

Miliare Grippe-Pneumonie. Feine weiche Herdschatten sind über beide Lungen verstreut. Seltener sind sie nur auf eine Seite oder umschriebene Zonen beider Lungenfelder beschränkt. Die Netzzeichnung ist dabei verdichtet

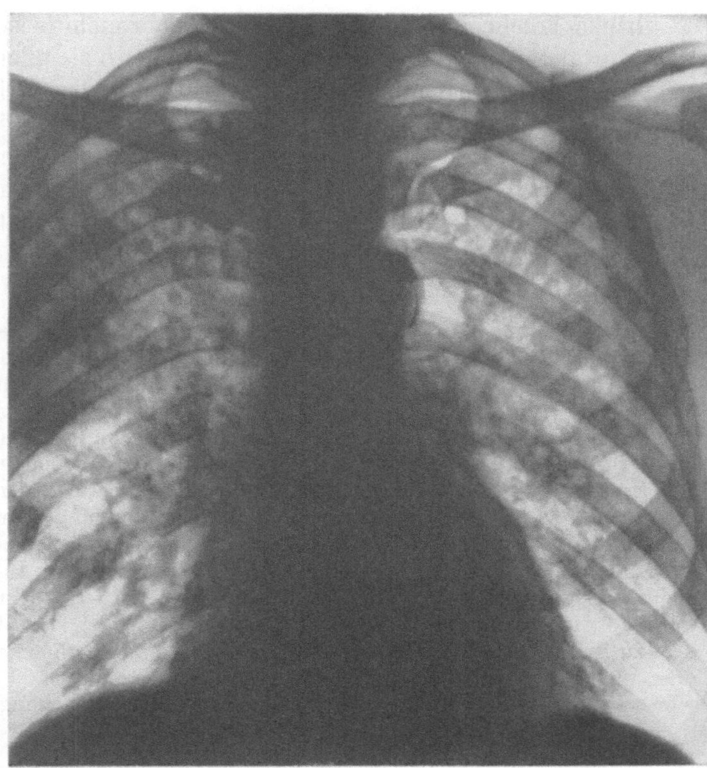

Abb. 386. Konfluierende Grippe-Pneumonie

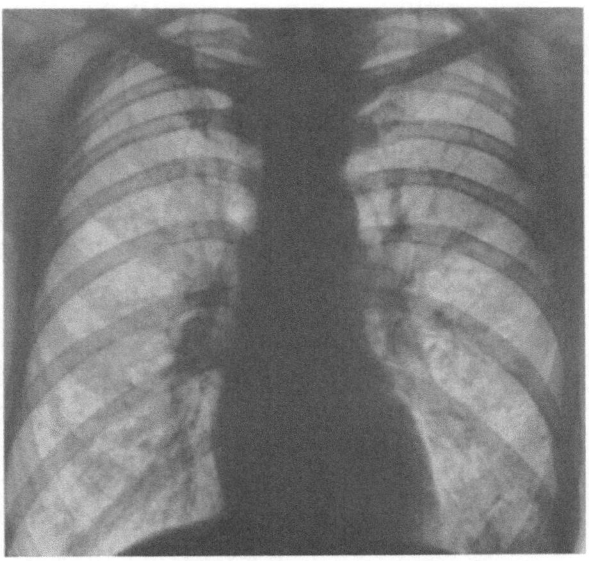

Abb. 387. Miliare Grippe-Pneumonie, feinfleckige Herde in beiden Lungen, die in eine grobe Netzzeichnung eingelagert sind, keine deutliche Konfluenz zeigen und in den Unterfeldern dichter stehen. Hili verdichtet

und verstärkt infolge der Entzündung des interstitiellen Gewebes. Die Herde stehen in den Unterfeldern stets dichter und sind oft unscharf konturiert, neigen aber nur teilweise zum Konfluieren (Abb. 387). Die Spitzen bleiben frei, die Hili sind verdichtet und verbreitert. Die perihiläre Zeichnung ist vermehrt. Übergänge der miliaren Pneumonien zu anderen Formen werden häufig beobachtet.

Grippe-Tracheobronchitis. Eine Tracheobronchitis besteht bei jeder Grippeinfektion. Wenn größere Lungeninfiltrationen fehlen, kann sie allein dazuführen, daß die Strukturzeichnung der Lunge allgemein verstärkt und die peribronchiale Zeichnung vermehrt ist. Multiple bronchopneumonische Herde und herdförmige Atelektasen können sich sekundär aus einer diffusen nekrotisierenden Bronchitis bilden. Wenn eine *Bronchiolitis* in den Vordergrund tritt, entwickelt sich häufig ein allgemeines Emphysem, in das kleine fokale Atelektasen eingestreut sind. Zusätzlich auftretende multiple bronchopneumonische Herde machen das Röntgenbild dem der miliaren Bronchopneumonie sehr ähnlich.

Differentialdiagnostisch sind die verstreuten und miliaren Herde der Grippe von der Tuberkulose abzutrennen. Bei der Grippe besteht eine deutliche Zunahme der Fleckschatten in den Unterfeldern, und die Einzelherde wechseln in der Größe, ihre Verteilung ist unregelmäßiger. Die hilären und perihilären Strukturen sind in der überwiegenden Zahl verstärkt. Die seltenen umschriebenen Infiltrationen im Oberlappen müssen von tuberkulösen Frühinfiltraten unterschieden werden. Sehr oft ist diese Differenzierung rein röntgenphämenologisch nicht möglich, und nur der klinische Befund, das Ergebnis der Sputumuntersuchungen und der weitere Verlauf bringen Klärung. Die Grippe-Pneumonie ist meist ausgedehnter und ihr Verschattungscharakter weniger dicht. Während der Rückbildung tritt oft eine Verbreiterung der interstitiellen Netzzeichnung hervor. Gegenüber den transparenten Trübungen der Grippe sind die tuberkulösen Infiltrate dichter und haben oft einen mehr wolkigen Charakter. Im allgemeinen liegen die Grippe-Pneumonien im axillären Teil des S 2, während die spezifischen Infiltrate häufiger apikal oder subapikal in den Subsegmenten S 2a und S 1a zu finden sind. Da die Rückbildung der Grippe-Pneumonie oder anderer Viruspneumonien sich über mehrere Wochen erstreckt, kann die röntgenologische Unterscheidung von der Tuberkulose sehr schwierig sein. Umfangreiche neuere Kontrolluntersuchungen haben ergeben, daß eine Lungentuberkulose nur selten nach Grippeinfektion neu auftritt oder aktiviert wird.

c) Q-Fieber

Beim Q-Fieber handelt es sich um die einzige Rickettsienerkrankung mit Lungeninfiltraten, die in Mitteleuropa beobachtet wird. 1935 war das Fieber zuerst in Australien bei Schlachthausarbeitern festgestellt. Burnet isolierte 1937 die für die Krankheit verantwortlichen Rickettsien (Rickettsia burneti). Die Erreger sind bei Kühen, Schafen, Ziegen, aber auch Gänsen, Enten und Nagetieren gefunden worden. Sie werden übertragen durch Zecken, Milben und Inhalation von rickettsienhaltigen Stauben (Wolle, Stroh und Mehl). Auch durch den Genuß roher Milch kranker Tiere ist die Infektion möglich. Männer erkranken häufiger als Frauen.

Die Krankheit beginnt akut mit Abgeschlagenheit, frontalen und retroorbitalen Kopfschmerzen, Gliederschmerzen und Fieber. Die hohen Temperaturen können bei schwerer Verlaufsform über Wochen anhalten. Dabei besteht eine relative Bradykardie. Im Blutbild zeigt sich bei annähernd normalem Leukocytengehalt eine Linksverschiebung. Der Auswurf ist gering und selten blutig. In der Mitte der ersten Krankheitswoche treten die Lungeninfiltrate auf. Als Komplikation kommen Pleuritiden, Phlebitiden, Orchitiden, Encephalitiden und Perikarditiden sowie Hepatitiden vor. Die Diagnose wird durch den ansteigenden Komplementfixationstest gesichert.

Im *Röntgenbild* bestehen flächenhafte Verschattungen von wechselnder Intensität, die lobuläre bis lobäre Bezirke umfassen (Abb. 388). Teils liegen mehr diffuse glasige Trübungen, teils homogene Verdichtungen vor. Kleinfleckige herdförmige Schatten finden sich selten. Die einzelnen Verschattungsbezirke wachsen appositionell. Die Netzzeichnung ist nicht immer verstärkt. Die Befunde liegen bevorzugt in den Mittel- und Unterfeldern. Bei einem Drittel finden sich mehrere Herde. Die perihiläre Zone ist gegenüber der Lungenperipherie seltener ergriffen. Die Hili sind meist nur wenig oder nicht verbreitert. Die Rückbildung der Infiltrate setzt in der 2.—3. Woche ein. Sie hinkt den klinischen Erscheinungen oft nach. Differentialdiagnostisch fällt gegenüber den primären Viruspneumonien vor allem eine geringere Hilusbeteiligung auf.

d) Pneumonie bei Brucellose

Morbus Bang (Brucella abortus) und Maltafieber (Brucella melitensis) können zu Krankheitserscheinungen in den Lungen führen. Die Übertragung der Erkrankung geschieht vom infizierten Vieh oder durch Milch, Butter und Käse. Besonders gefährdet sind Tierärzte, Melker, Metzger und Landwirte. Am Anfang der Krankheit stehen katarrhalische Erscheinungen der Luftwege und intestinale Störungen. Die Temperaturen sind teils vom undulierenden Typ, teils nur subfebril. Der Allgemeinzustand ist dabei auffallend gut. Im Blutbild findet sich eine Leukopenie mit Lymphocytose. Der schweren septischen Verlaufsform mit tödlichem Ausgang steht eine gutartige Form gegenüber, die nach 2—3 Monaten ausheilt. Organprozesse können in Leber, Milz, Lungen, Skelet, Schilddrüsen, Parotis und Hoden auftreten. Die Diagnose läßt sich durch die Agglutinationsreaktion sichern (pos. bei Titer 1:40). Auch der Cutantest ist diagnostisch wertvoll.

Die Lungenveränderungen bei Brucellosen haben im *Röntgenbild* vier verschiedene Erscheinungsformen:

1. Hiluslymphknotenprozesse ohne oder mit perihilärem Infiltrat,
2. Bronchopneumonie,
3. miliare Pneumonie,
4. Pleuritis (Empyem).

Bei den Hilusprozessen bestehen beiderseitige Lymphknotenvergrößerungen, die eine gekerbte Kontur bedingen. Im Schichtbild sieht man, wie die Knoten den Gefäßen und Bronchi aufsitzen. Tritt ein perihiläres Infiltrat hinzu, so finden sich um den Hilus vorwiegend streifige Verdichtungen. Diese Form kommt am häufigsten vor (MARKOFF). Die Bronchopneumonie bei Brucellose liegt oft im Lappenkern, d. h. in Hilusnähe (Abb. 389). Auch peripher gelegene weiche lobuläre Herde kommen vor.

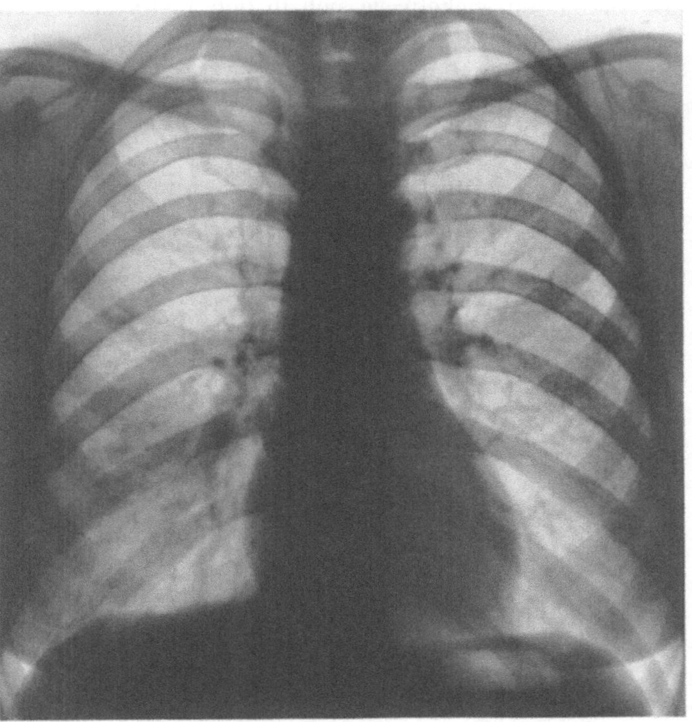

Abb. 388. Q-Fieber. Glasige Trübung im rechten lateralen Unterfeld ohne deutliche Hilusbeteiligung

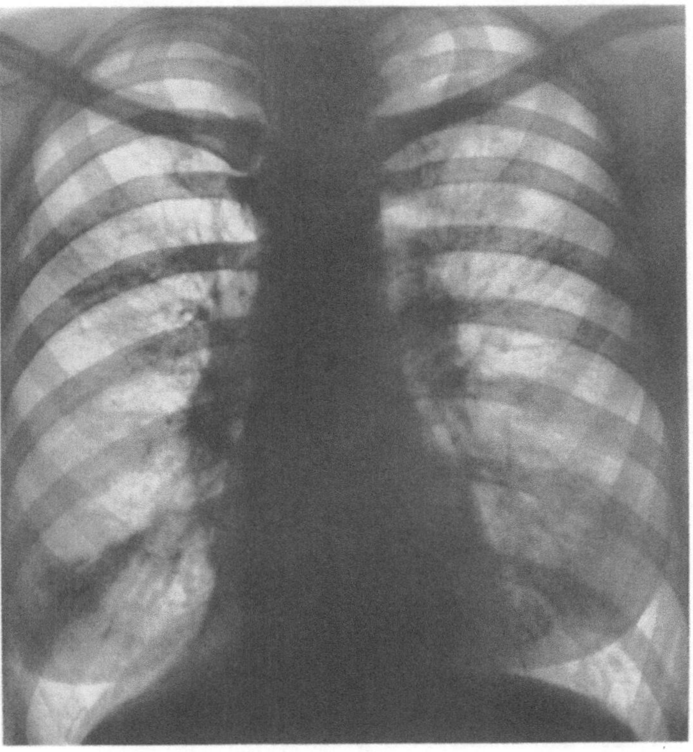

Abb. 389. Brucellose-Pneumonie. Hiluslymphknotenvergrößerung mit perihilärer Infiltration im linken Oberlappen und bronchopneumonischem Herd im rechten Unterfeld

Bevorzugt entwickeln sie sich in den Mittel- und Unterfeldern. Diese Infiltrate können rezidivieren. Die Rückbildung der perihilären und bronchopneumonischen Prozesse zieht sich über Wochen hin.

Bei den miliaren Bronchopneumonien handelt es sich um multiple Granulome. Sie führen zu stecknadelkopfgroßen Verdichtungen, die diffus verteilt sind und zentral häufig dichter stehen. Die Netzzeichnung ist dabei mäßig verstärkt. Die Hili sind verdichtet und gering vergrößert. Für die Abgrenzung der Lungenveränderungen bei den Brucellosen von Prozessen anderer Ätiologie sind vor allem die Beteiligung der Hiluslymphknoten und die perihiläre Anordnung der Infiltrationen wichtig.

e) Lungenveränderungen bei Pertussis und Masern

Beim *Keuchhusten* liegt eine Endobronchitis vor, die über eine intramurale Entzündung häufig auf das peribronchiale Gewebe übergreift. Zum Teil schließt sich eine interstitielle Entzündung an, die dann vom peribronchiolären Gewebe auf die Septen der Acini und Alveolen übergreift und von peribronchialen und perivasculären Infiltraten begleitet ist. Die interstitiellen Infiltrate engen die Alveolen deutlich ein. Der entzündliche Prozeß der Bronchiolen kann meist durch Sekundärinfektion zu multiplen bronchopneumonischen Herden oder zu kleinen Atelektasen führen.

Die *Röntgen*symptome beginnen nach Görgenyi-Göttche mit einer beidseitigen Schwellung der Hiluslymphknoten. In den medialen Unterfeldern bestehen weiche streifige und grobmaschige Ver-

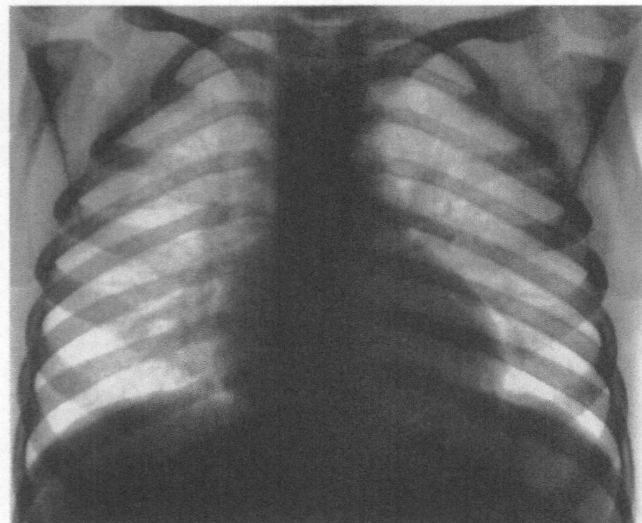

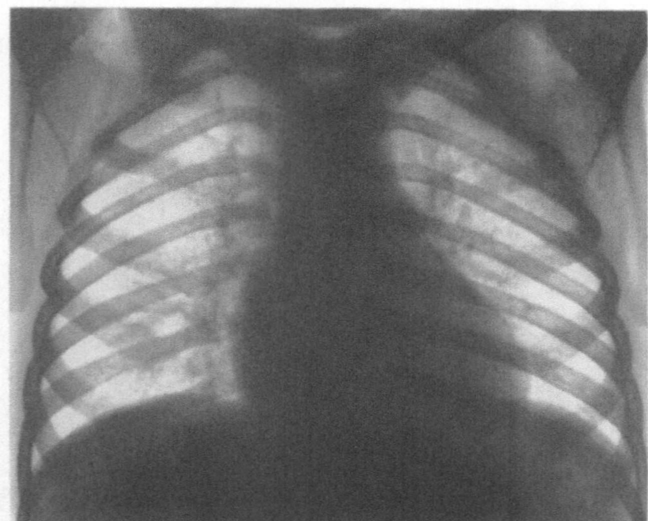

Abb. 390a u. b. a Keuchhusten-Lunge mit verstreuten kleinsten Herden, deutlich verstärkter Lungenstruktur und peribronchialen Infiltrationen bei vergrößerten Hili. b 10 Tage später: deutliche Rückbildung mit peribronchialen Restinfiltraten

schattungen mit kleineren Fleckherden (Abb. 390a u. b). Diese Veränderungen sind durch interstitielle Entzündungen und Bronchopneumonien sowie fokale Atelektasen bedingt. Die Intensität der Prozesse wechselt stark. Da die Verschattungen dem Zwerchfell häufig ventral und dorsal breit aufsitzen und sich spitz zum Hilus hin verjüngen, spricht man von einem *„basalen Dreieck"*, das für die Keuchhustenlunge typisch ist. Außerdem können auch Atelektasen in den Mittel- und Unterfeldern auftreten (Kohn, Micholson), die durch einen Bronchusverschluß infolge Schwellung der Bronchialschleimhaut und Ansammlung eines zäh haftenden Sekretes bedingt sind. Unter 4313 an Keuchhusten erkrankten Kindern sahen Augusztin und Binder in

8,4% Atelektasen, die sich vor allem im Mittellappen, in der Lingula und im anterobasalen Segment fanden. Die Folgen der Atelektasen sind nicht selten Fibrosen und Bronchiektasen.

Bei einer schweren allgemeinen Keuchhustenbronchiolitis wird die Exspiration behindert; hierdurch bestehen emphysematös geblähte Lungen mit einer deutlich erhöhten Transparenz im Röntgenbild.

Schwere Bronchiolitiden treten auch bei *Masern* auf. Sie greifen über eine Peribronchiolitis auf die Septen der Alveolen und Acini über und führen zur miliaren interstitiellen Pneumonie. Die Röntgenbilder zeigen miliare Herde über beide Lungen verstreut, die bei den Masern ebenfalls vorwiegend in den Mittel- und Unterfeldern angeordnet sind. Die sekundär auftretenden kleinen Bronchopneumonien sind oft ähnlich verteilt. Die Einzelherde sind aber nicht so gleichmäßig und neigen zur Konfluenz. Für einen günstigeren Verlauf spricht das Vorliegen von nur streifigen peribronchialen Infiltrationen im perihilären Gebiet der Unterfelder.

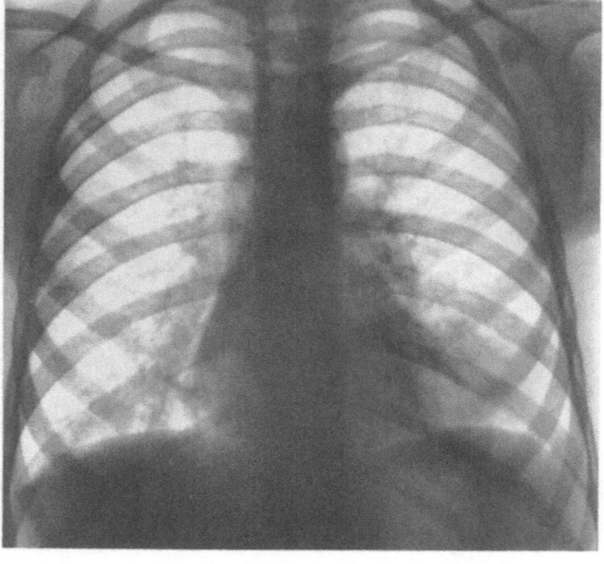

Abb. 391. Lungenveränderungen bei Keuchhusten. Vergrößerung der Hiluslymphknoten, streifig-fleckige Verdichtungen des rechten medialen Unterfeldes und homogene Verschattung links parakardial (Atelektase?), kleiner Winkelerguß

Die Hiluslymphknoten sind auch bei weniger schwerem Verlauf geschwollen. Mehr umschriebene großfleckige pneumonische Herde, Infiltrationen im Lungenkern und Atelektasen (OSWALD und GANS) treten als weitere Komplikationen auf. Nach Rückbildung der Herdschatten bleibt die Zeichnung im perihilären Gebiet noch längere Zeit verstärkt, und auch die Lymphknotenschwellung im Hilus geht nur langsam zurück.

Die Bronchiolitiden bei Masern und Keuchhusten müssen von der Miliartuberkulose und dichten hämatogenen Lungenstreuungen abgegrenzt werden. Die herdförmigen Schatten sind bei der Tuberkulose gleichmäßig verteilt, eine Anreicherung zentral und in den unteren Partien besteht bei der Tuberkulose nur in Ausnahmefällen. Die Einzelschatten wechseln bei Masern und Keuchhusten stärker in Form und Größe und neigen im Gegensatz zur Tuberkulose eher zur Konfluenz.

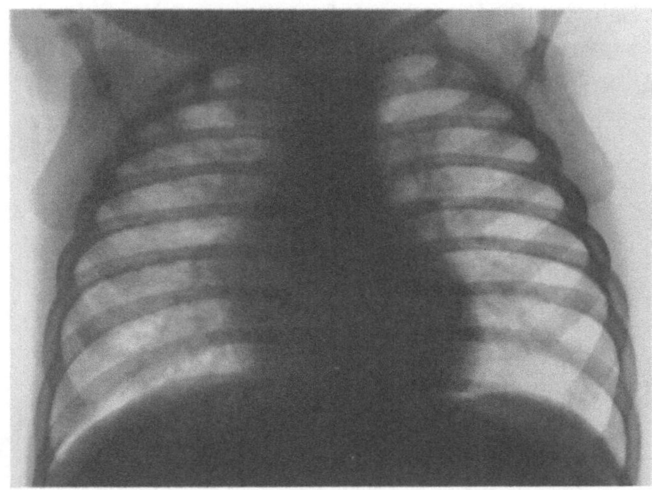

Abb. 392. Lunge bei Masern. Infiltrationen in beiden Oberlappen. Verstärkte Lungenstruktur mit kleinen Bronchopneumonien im rechten Mittel- und Untergeschoß. Vergrößerte Hili

f) Lungenveränderungen bei Toxoplasmose

Zwei Krankheitsformen werden durch Toxoplasma gondii hervorgerufen. Die kongenitale Form ist gekennzeichnet durch die Trias Chorioretinopathie, Hydrocephalus und cerebrale Verkalkungsherde. Außerdem können Augenmuskellähmungen, Nystagmus, Leber- und Milzvergrößerungen bestehen. Bei der erworbenen Form treten encephalo-myelitische Symptome in den Vordergrund. Die Erreger sind im Liquor nachzuweisen. Der Sabin-Feldman-Test wird positiv. Lungeninfiltrationen können zum Bild der erworbenen Toxoplasmose gehören. Sie sind zum Teil mit Miltzumor und Exanthemen verbunden. Die Temperatur steigt zur Zeit der pneumonischen Prozesse an. Die Übertragung erfolgt durch Haustiere, Hasen, Kaninchen und Tauben.

Im *Röntgenbild* sind fein- bis grobfleckige bronchopneumonische Herde zu erkennen. Die Netzzeichnung ist deutlich verstärkt. Seltener treten weiche, zarte und homogene Trübungen auf. Die Pneumonien, die allgemein keine charakteristischen Strukturen besitzen, rezidivieren bei der Toxoplasmose gern.

g) Eosinophile Infiltrate
(Allergische Pneumonien)

Verschiedene Formen von Lungeninfiltraten sind mit einer Bluteosinophilie verbunden:

1. flüchtige eosinophile Infiltrate (Löffler), 2. Lungeninfiltrate bei Asthma bronchiale, 3. das chronische eosinophile Infiltrat, 4. Infiltrate bei tropischer Eosinophilie.

Abb. 393a. Übersichtsbild p.a. Eosinophiles Infiltrat im S 3a

Die flüchtigen eosinophilen Infiltrate Löfflers verlaufen klinisch fast symptomlos. Schmerzen durch eine pleuritische Reizung und leichter Reizhusten sind oft die einzigen Erscheinungen. Bei nur wenig erhöhter Gesamtleukocytenzahl betragen die Eosinophilen 6—60 %. Der Höhepunkt des eosinophilen Anstieges folgt der maximalen Ausdehnung des Infiltrates nach. Sehr häufig liegt den Infiltraten eine Ascaridiasis zugrunde. Die ausgeschlüpften Ascaridenlarven durchdringen die Darmwand und gelangen mit

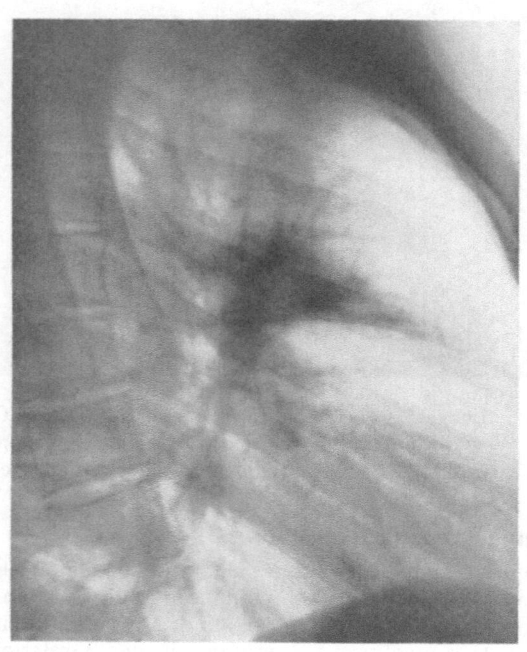

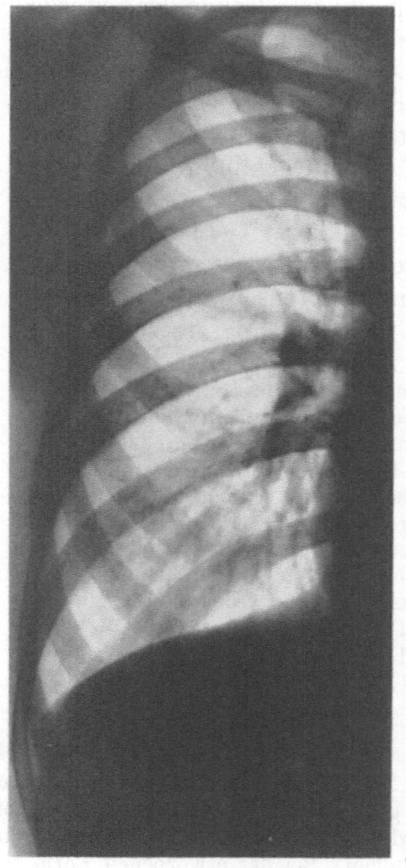

Abb. 393b u. c. b Seitenbild. Verdichtung im S3a. c 10 Tage später: vollständige Rückbildung

dem Blut über die Leber und das rechte Herz in die Lunge. Hier rufen sie die Infiltrate hervor. Über Trachea und Speiseröhre kommen die Larven in den Darm zurück, wo sie ausreifen. 9—12 Wochen später sind dann Ascarideneier im Stuhl nachzuweisen.

Eosinophile Infiltrate können aber auch bei sensibilisierten Patienten durch Kontakt mit bakteriellen und pflanzlichen Allergenen auftreten.

Im *Röntgenbild* finden sich weiche flächenhafte Verschattungen von mäßiger Dichte und unscharfer Begrenzung (Abb. 393a—c), oder es bestehen kleinere Herde, die zur Konfluenz neigen. Das Überwiegen streifiger Strukturen spricht dafür, daß der infiltrative Prozeß schon in der Rückbildung ist. Lungenverschattungen treten oft an mehreren Stellen gleichzeitig oder nacheinander auf (Abb. 394a—c, 395). Die Veränderungen können in allen Lungenpartien, selbst in den Spitzen

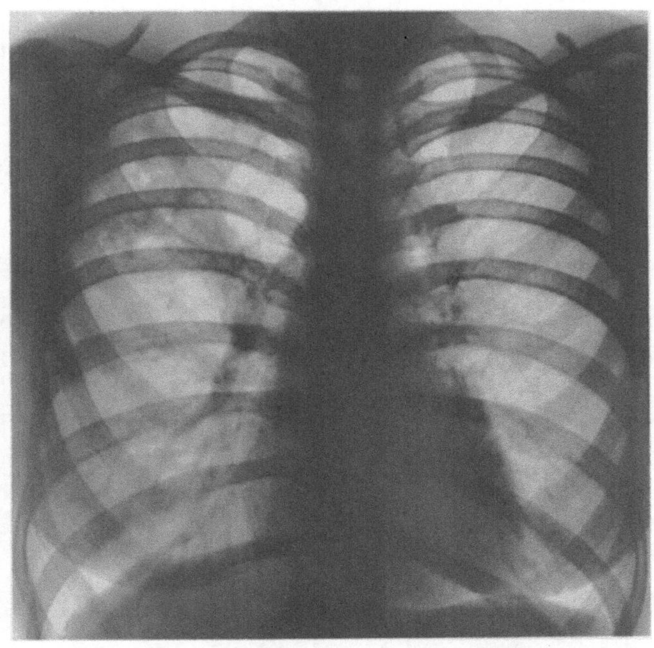

Abb. 394a. Eosinophiles Infiltrat. Aufgelockerte inhomogene Verschattung im rechten lateralen Oberlappen und im linken medialen Oberlappen. Eosinophilie von 28%

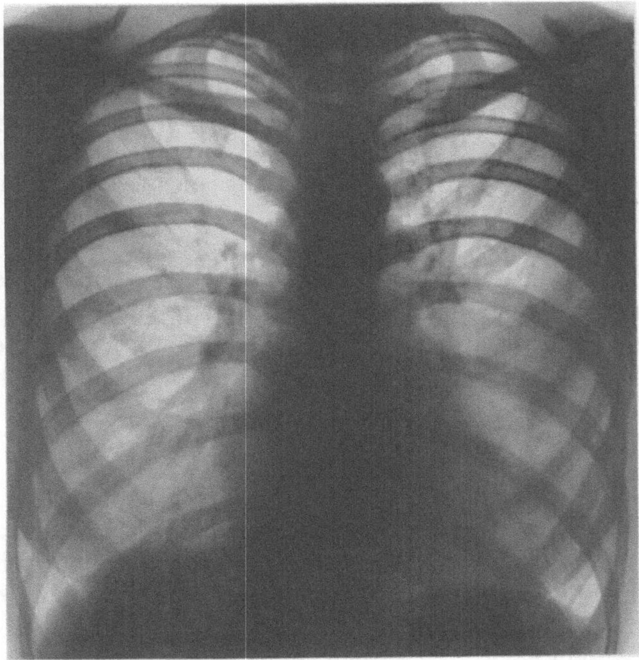

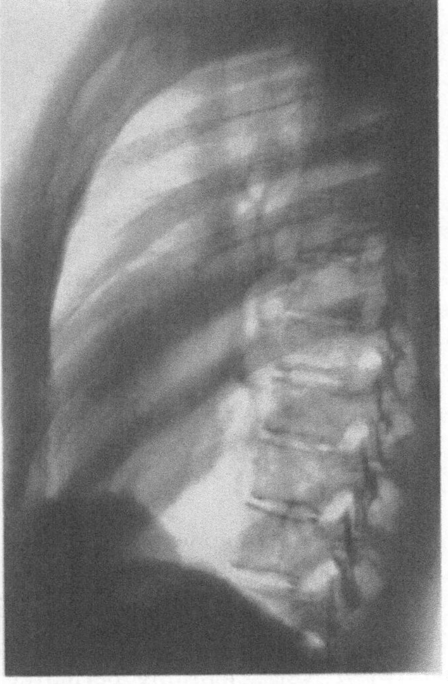

b   c

Abb. 394b u. c. b 4 Monate später; Übersichtsbild: Infiltration in der Lingula. Eosinophilie von 19%. c Seitenbild. Verdichtung liegt in der Lingula

vorkommen. Pathologisch-anatomisch liegt ihnen eine eosinophile Pneumonie (V. MEYENBURG) zugrunde. Pleuraergüsse sind sehr selten. Typisch für die Lungenbefunde ist ihre ausgesprochene Flüchtigkeit. Nach 10 Tagen sind sie gewöhnlich nicht mehr nachzuweisen.

Die flüchtigen Lungenprozesse beim Asthma bronchiale besitzen die gleichen röntgenologischen Charakteristika wie die Löffler-Infiltrate.

Außer den flüchtigen eosinophilen Infiltraten gibt es chronische Verlaufsformen, bei denen die Lungenveränderungen und die Eosinophilie über Monate bestehenbleiben. Auch in diesen Fällen ist der Ausgang günstig. Chronische Lungenverdichtungen sind manchmal beim eosinophilen Knochengranulom zu finden. Hier fehlt aber die Eosinophilie im Blute.

Dem Lungeninfiltrat bei „tropischer Eosinophilie" liegt oft eine Wurminfektion mit Filiarien, Fasciola hepatica, Bilharzia, Hakenwurm und eine Paragonimiasis zugrunde. Eine akute und eine chronisch-rezidivierende Form lassen sich unterscheiden. Im Blutbild besteht eine Leukocytose mit oft sehr hohen Eosinophilenzahlen. Gleichzeitig können Lymphknotenschwellungen und ein Milztumor vorliegen. Kälteagglutinationstiter und Wassermannsche Reaktion können positiv sein (HEGGLIN). Die Lungenveränderungen bestehen in flächenhaften Verschattungen oder mehr herdförmig konfluierenden Prozessen. Sie zeigen nicht die gleiche schnelle Rückbildungstendenz wie die Löffler-Infiltrate. Außer den flüchtigen Infiltraten kommen bei den verschiedenen Wurmerkrankungen chronische Herdbildungen meist in Form einzelner oder multipler Rundherde seltener als feinherdige Dissemination vor.

Eine Bluteosinophile mäßigen Grades kann auch *tuberkulöse Prozesse* hyperergischen Charakters begleiten. Häufig handelt es sich um eine Infiltration, die sich um kleine umschriebene alte Herde gebildet hat. Man spricht in diesen Fällen auch von tuberkulösen Sekundärinfiltrierungen. Im Röntgen-

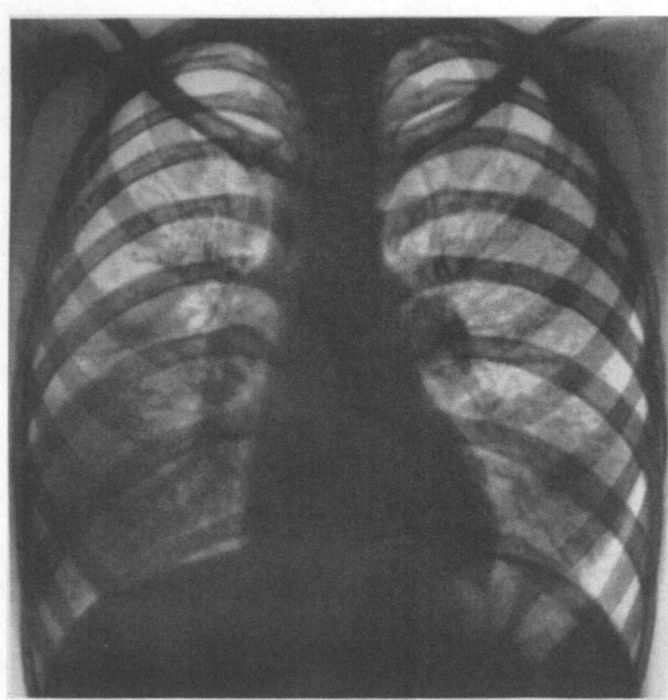

Abb. 395. Multiple ausgedehnte eosinophile Infiltrate bei Asthma bronchiale

bild liegen weiche, wenig dichte Verschattungen vor, die sich zwar nicht so schnell wie die eigentlichen eosinophilen Lungeninfiltrate zurückbilden, aber gutartig sind und fast nie einschmelzen. Nach Rückbildung der infiltrativen Komponente sind häufig die alten Herde zu erkennen. Gleichzeitig mit den Lungenveränderungen können auch flüchtige Gelenkerscheinungen auftreten (Poncet-Rheumatoid).

h) Lungenlues

Luische Lungenerkrankungen sind selten. Für die konnatale Syphilis der Lungen sind interstitielle Pneumonien und eine Pneumonia alba typisch, seltener finden sich Gummen. Das Vorkommen von eindeutigen Lungenveränderungen im Sekundärstadium erscheint noch fraglich. Über miliare Prozesse mit feinfleckigen Herden in einer verstärkten Netzzeichnung berichtet GAEDECKE.

Bei der tertiären Lungenlues stehen zwei Erkrankungsformen im Vordergrund:
1. die interstitielle luische Pneumonie und
2. isolierte oder multiple Gummen.

Die interstitiell-pneumonischen Infiltrate entwickeln sich im perivasculären und peribronchialen Gewebe sowie in den Alveolarsepten. Sie wachsen teils diffus, teils knotig und können von Atelektasen und chronisch karnifizierenden Alveolarinfiltraten begleitet sein. In ihrer Folge entstehen bei Rückbildung und Schrumpfung Bronchiektasen und perifokale Emphyseme. Häufig wird die Pleura in den Prozeß mit einbezogen.

Im *Röntgenbild* zeigen die luischen interstitiellen Pneumonien und Fibrosen vom Hilus ausgehende streifige Verschattungen, die zentral dicht angeordnet sind. In der Peripherie gehen die Streifenstrukturen in eine deutlich verstärkte grobmaschige Netzzeichnung über. Teilweise sind auch hier grobfleckige Einlagerungen vorhanden. Die Veränderungen sind vorwiegend im Mittel- und Unterfeld ausgebildet (Abb. 397).

Die gummöse Form ist im Vergleich zu den interstitiellen Entzündungen selten. Isolierte Gummen bestehen als rundliche Herde von Linsen- bis Faustgröße. Sie sind schattendicht und zeigen zur Umgebung hin oft kurze streifige Ausläufer. Mit zunehmender Schrumpfung werden die Herde unregelmäßiger, und die strangförmigen Strukturen der Umgebung nehmen zu. Wenn die Gummen einschmelzen, bilden sich Kavernen; dieser Vorgang tritt jedoch nur sehr selten ein. Liegen multiple Gummen in beiden Lungen vor, so bestehen vorwiegend in der Nähe der Gefäße kleine rundliche

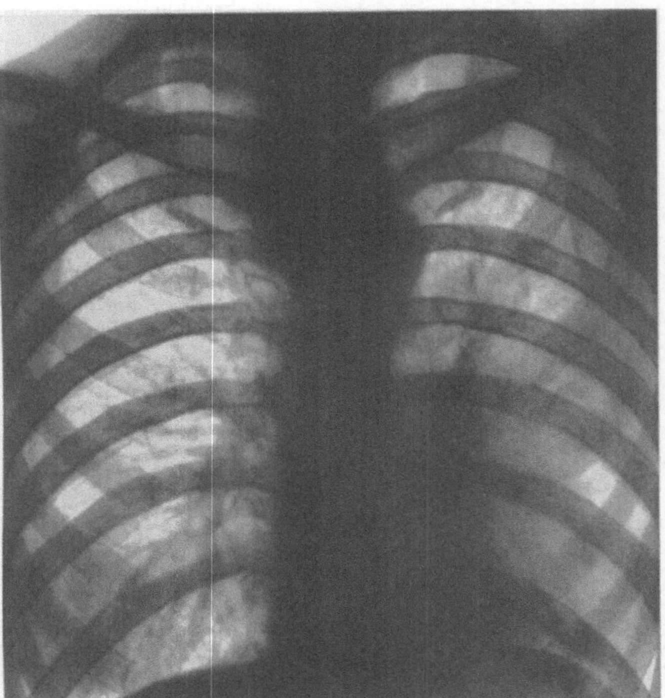

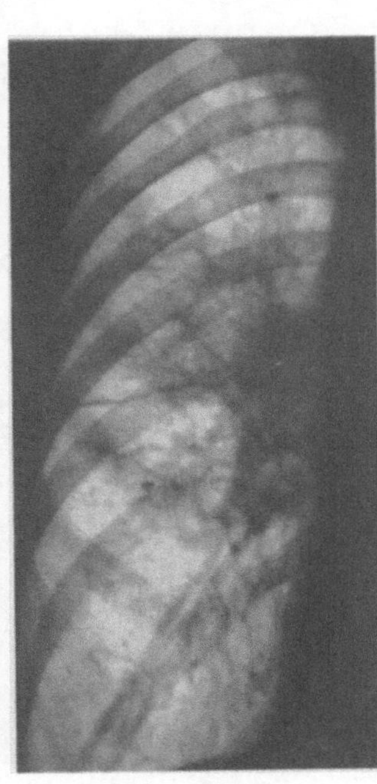

Abb. 396 Abb. 397

Abb. 396. Verschattung infolge gummöser Infiltration im linken mittleren und unteren Lungenfeld

Abb. 397. Ausschnitt rechte Lunge. Interstitielle perihiläre streifige Verschattungen mit grobmaschigen Strukturen

bis eckige knotenförmige Schatten, die bis zu 2 cm Durchmesser erreichen. Dabei ist die Zeichnung vor allem perihilär deutlich verstärkt. Mit zunehmender Vernarbung treten streifig-strahlige Strukturen stärker hervor, und die Knoten nehmen eine Stechapfelform an. Die Abgrenzung der Gummen von karnifizierenden pneumonischen Herden kann im Röntgenbild sehr schwierig sein. Ausgedehntere pneumonische Prozesse im Sinne von karnifizierenden, chronisch schwieligen Pneumonien sind selten. Häufiger ist die Pleura von der syphilitischen Erkrankung mit ergriffen. Schwarten finden sich dabei vor allem am Zwerchfell und am Mediastinum. Da die Lues auch die großen und mittelgroßen Bronchen ergreift, können die Gummen der Bronchialschleimhaut zu Stenosen, Atelektasen und Ventilemphysem führen.

Die Diagnose der luischen Lungenveränderung ist schwer zu sichern, besonders in den Fällen, in denen pulmonale Prozesse anderer Genese mit einer Lues verbunden sind. Für die Diagnose ist von Bedeutung: 1. der bronchoskopische Nachweis syphilitischer Veränderungen an der Trachea und den Bronchien, 2. die Aufdeckung anderer luischer Organprozesse, 3. positive Luesreaktionen und der Spirochätennachweis, 4. der röntgenologische Befund einer interstitiellen Pneumonie oder Fibrose und isolierte bzw. multiple Knoten, 5. der Behandlungserfolg einer antiluischen Kur.

Die *Differentialdiagnose* hat vor allem interstitielle Prozesse anderer Genese zu berücksichtigen: Morbus Boeck, Tuberkulose, diffuse progressive Lungenfibrose Hamman-Rich, Lymphangiosis carcinomatosa. Pilzerkrankungen rufen ebenfalls ähnliche Lungenbilder hervor. Auch an Pneumokoniosen und Asbestose muß gedacht werden. Bei umschriebenen chronisch-pneumonischen Prozessen mit oder ohne Einschmelzung sind Tuberkulose und Aktinomykose auszuschließen. Isolierte Gummen sind von peripheren Tumoren im Übersichtsbild nicht zu unterscheiden und wurden schon unter Tumorverdacht operiert. Multiple Gummen können mit Tumormetastasen verwechselt werden.

i) Lipoidpneumonie

Die Speicherung von Lipoiden (vor allem von Cholesterin) geschieht in den Lungen auf verschiedene Weise als 1. multiple, feinherdig verstreute Speicherung und 2. umschriebene pneumonische oder herdförmige Speicherung.

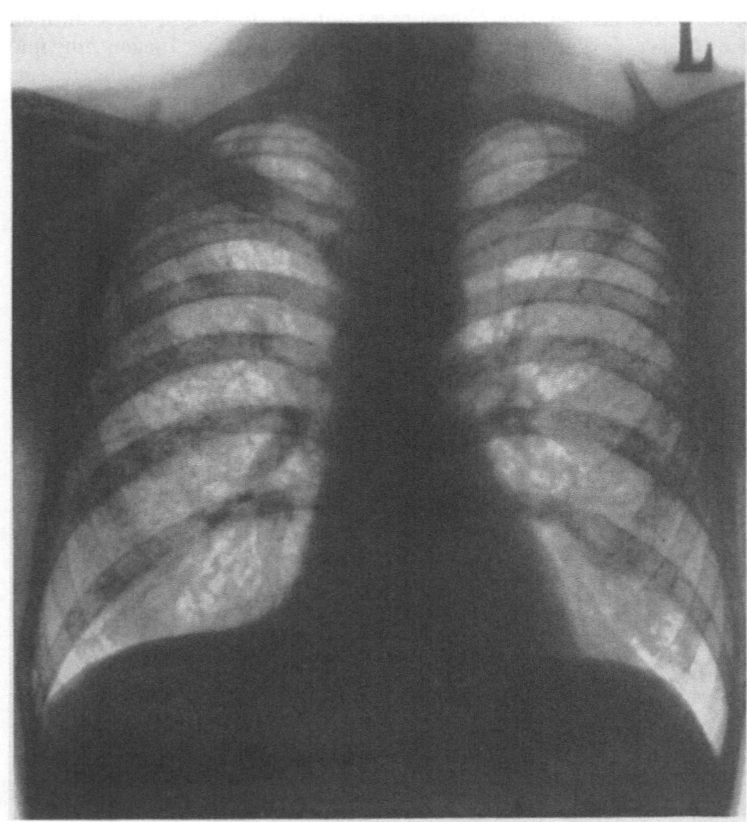

Bei den allgemeinen Speicherkrankheiten können in den Lungen multiple kleine Lipoidablagerungen auftreten. Bei der Hand-Schüller-Christianschen Erkrankung handelt es sich um Cholesterin, bei dem Morbus Gaucher um Kerasin und bei der Niemann-Pieckschen Erkrankung um Sphingomyelin und Kephalin.

Im *Röntgenbild* bestehen feinherdige knötchenförmige Verdichtungen, die diffus über beide Lungen verteilt sind. In den perihilären Bezirken und in den unteren Partien stehen sie im Gegensatz zur tuberkulösen Aussaat dichter. Die Hili sind breit und haben streifige Ausläufer. Bei längerem Bestehen tritt eine Behinderung der Zirkulation im kleinen Kreislauf mit pulmonaler Hypertonie und Bildung eines Cor pulmonale chronicum ein (Bürger).

Ganz ähnliche Lungenverschattungen können auch bei der *Amyloidose* zu beobachten sein. Amyloid- und Paramyloidablagerungen in den Lungen und ihren Gefäßen führen

Abb. 398. Lunge bei Schüller-Christianscher Erkrankung. Feinfleckige Tüpfelung der Lungenfelder (Fall Karthagener-Fischer)

außer zu kleinen herdförmigen Verdichtungen auch zu rundlichen Verschattungen von Walnußgröße und zu streifigen Strukturen in den Unterfeldern. Zum Teil sind dabei die Hili verbreitert. Sitzen amyloidotische Veränderungen im Segment- oder Lappenbronchus, können sie zur Atelektase führen.

Die pneumonische Form der Cholesterinablagerung, die fast ausschließlich bei Männern beobachtet wird, führt zu streifig-fleckigen Verschattungen, die meist perihilär angeordnet sind. Die größeren Bronchiallumina bleiben frei. Die Prozesse sind häufig am Lappenrand entwickelt und umfassen entweder größere Lappenteile oder sind auf Segmente und Subsegmente beschränkt. Im letzteren Fall haben sie häufig Keilform. Die Verdichtungen verschmelzen gern mit dem Hilus (Schinz). Bei der Rückbildung kommt es zur Fibrose und Schrumpfung. Differentialdiagnostisch ist vor allem ein Bronchialcarcinom auszuschließen.

Von den Lipoidspeicherkrankheiten ist die exogen bedingte Ölpneumonie, die *Lungensteatose*, zu trennen, die durch Aspiration von ölhaltigen Substanzen (Paraffin) oder Einatmen vernebelter ölhaltiger Arzneimittel hervorgerufen wird. Hierbei finden sich im Röntgenbild wolkig-streifige Verdichtungen in den Unterfeldern und eine peribronchiale derbe Zeichnung, die vom Hilus zur Basis verstärkt ist. Kleine umschriebene, scharf abgesetzte, runde, intensive Fleckherde von teils beerenförmiger Anordnung können auch über Jahre als Folge einer voraufgegangenen Bronchographie mit ölhaltigen Kontrastmitteln, z. B. Jodipin, in der Lunge bestehenbleiben.

k) Kontusionspneumonie

Ein stumpfes Trauma des Thorax kann zu einer Störung der Capillarpermeabilität mit einem Austritt von Flüssigkeit und Blutzellen oder auch einmal zur Ruptur kleiner Gefäße führen. Ein Bluthusten gibt einen Hinweis auf die Schwere des inneren Traumas. Das Ödem und die Hämorrhagie der Lunge erscheinen im Röntgenbild als weiche, grobfleckige oder flächige Verschattung, die sich schnell zurückbildet. Wenn es zu einer Infektion kommt, bleiben die Verdichtungen bestehen und können sich weiter ausdehnen. Der weitere Verlauf der Kontusionspneumonie hängt von der Art des Erregers der Lungenentzündung ab.

l) Aspirationspneumonie

Pneumonische Prozesse werden durch die Aspiration von Speichel, Blut, Speisen und Mageninhalt begünstigt. Sie treten besonders nach Operationen, schweren Unfällen mit Bewußtlosigkeit, Schlafmittelvergiftungen, Schluckstörungen bei Hypopharynxtumoren und hochsitzenden Oesophaguscarcinomen, sowie Schlucklähmungen und Blutungen im Bronchialbaum auf. Die dorsalen und basalen Segmente sind am häufigsten betroffen. Die röntgenologischen Veränderungen haben vorwiegend großfleckigen Charakter. Bei vorübergehender Verlegung größerer Bronchien bestehen Atelektasen von Subsegmenten oder Segmenten, die sekundär pneumonisch verändert werden. Wenn ein umschriebenes Lungengebiet (Subsegment bis Lappen) sich nach entsprechender Behandlung nicht wieder entfaltet, so muß durch Tomographie, Bronchographie und Bronchoskopie untersucht werden, ob ein Fremdkörper aspiriert wurde und den Bronchus verschlossen hält.

Anhang: Lungenverkalkungen

Verkalkungen in den Lungen treten bei verschiedenen Erkrankungen auf. Zwei Formen lassen sich unterscheiden:

1. multiple Kalkherde, die über beide Lungen verteilt sind,
2. umschriebene Verkalkungen.

Die sog. *Mikrolithiasis alveolaris pulmonum* ist durch feine intraalveoläre Kalkkörnchen gekennzeichnet, die vor allem in den unteren Partien dichter liegen. Die Ursache dieses Vorganges ist bisher ungeklärt. Bei essentieller Hypercalcämie entsteht — durch eine histiocytäre Fremdkörperreaktion auf Kalkniederschläge — in den Lungen und Lymphknoten eine *Lungencalcinose*. Im Röntgenbild sind die Hili breit und verdichtet. Die Zeichnung erscheint streifig bis netzförmig verstärkt mit zum Teil feinen dichten Fleckschatten.

Zahlreiche stecknadelkopf- bis erbsengroße Kalkherde finden sich häufig in Verbindung mit einer sekundären *Lungenhämosiderose* bei Mitralvitien (vgl. S. 59). Die Kalkherde sind rundlich und liegen in den Mittel- und Unterfeldern. Kleine *Bronchialsteine* sind ebenfalls meist in den Unterfeldern zu finden.

Die verkalkten Reste nach einer hämatogenen *tuberkulösen* Streuung bevorzugen die oberen Lungenpartien einschließlich der Spitze (Abb. 473) und fehlen in der Regel in den Unterfeldern. Die Einzelschatten sind hier meist unregelmäßiger konturiert. Diffus über die Lungen verstreute, meist ovale Verkalkungen bestehen bei *Cysticerken*. Verstreute Verkalkungen finden sich auch als Endzustand einer hämatogenen Dissemination bei *Histoplasmose* und *Aspergillose*. Auch hier liegen die Herde mehr in den unteren zwei Dritteln der Lunge.

Die kalkdichten Schatten der reinen *Silikose* der Steinmetze und Steinhauer sind durch Anordnung und Verteilung leicht von den anderen Prozessen zu trennen (Schrotkornlunge) (s. Abb. 430). Ähnliche Bilder können auch bei der Barytlunge entstehen, gegenüber der Quarzlunge sind die kalkdichten Schatten hierbei in den unteren Lungenpartien dichter angeordnet.

Die isolierten, umschrieben *verästelten* Lungenverkalkungen der Pneumopathia osteoplastica racemosa sind gewöhnlich die Folge einer chronischen Entzündung (JANKER). Sie sind bevorzugt in den Mittel- und Unterfeldern zu finden. Der Lungenbezirk, in dem sie liegen, ist meistens geschrumpft. Wenn Pleuraverwachsungen bestehen, sind die Intercostalräume eingeengt.

Streifige Verkalkungen finden sich in indurierten Lungengebieten und bei Schwarten im Bereich der interlobären und costalen Pleura (vgl. S. 569, 571). In der zentralen Zone sind sie häufig durch verkalkte Bronchialwände bedingt. Selten treten feine streifige Verkalkungen bei der Lungenfibrose der Sklerodermie auf.

VI. Erkrankungen des Lungengerüstes
1. Bau des Lungengerüstes

Das Zwischengewebe der Lunge, das Lungengerüst, setzt sich zusammen aus

a) dem periarteriellen und peribronchialen Bindegewebe, das vom Hilus in das Lungengewebe einstrahlt,

b) den Septen zwischen den Lobuli, den Subsegmenten und Segmenten, die vom subpleuralen Gewebe zum Hilus hin ausgerichtet sind, und in denen die Lungenvenen zur Lungenwurzel ziehen,

c) den intralobulären Septen der Alveolen und Acini, die mit dem Fasernetz der Bronchiolen und der kleinsten Gefäße eng verbunden sind und das Gerüst des Lungenparenchyms darstellen (v. Hayek).

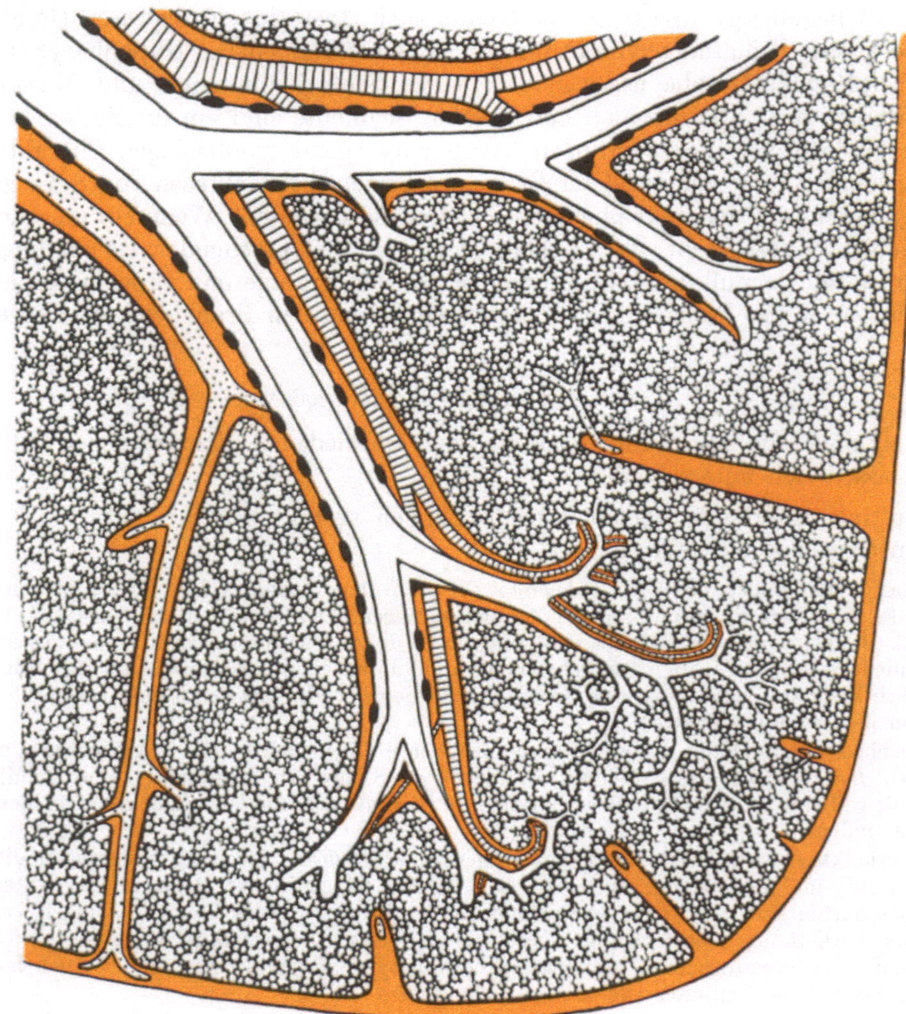

Abb. 399. Schematische Darstellung des interstitiellen Gewebes der Lunge und der Läppchengliederung nach v. Hayek (Orange: Interstitielles Gewebe)

Das periarterielle Bindegewebe dringt bis zu den Bronchioli alveolares, das peribronchiale nur bis in Höhe des Bronchiolus terminalis in den Lobulus vor. Im Peribronchium verlaufen die Lymphgefäße, die blind im Bereich der Bronchioli alveolares beginnen und dann im periarteriellen und peribronchialem Gewebe bis zum Hilus ziehen. Im peribronchialen Raum liegen außer den Lymphgefäßen die Bronchialarterien und -venen und lymphoides Gewebe.

Ein weiteres ausgedehntes Lymphgefäßnetz befindet sich subpleural und reicht von hier in die interlobulären Septen. Diese Septen bilden die Grenze von kleinen Lungenparenchym-Einheiten, die um die zentral gelegenen Bronchus und Arterie aufgebaut sind. In ihnen verlaufen die Venen und Lymphgefäße, die mit dem weitverzweigten subpleuralen Lymphgefäßsystem in Verbindung stehen und über die Venen teilweise Anschluß zur Lungenwurzel bekommen.

Die interlobulären Septen und das peribronchiale Bindegewebe sind vom eigentlichen Lungenparenchym und seinem Gerüst durch eine Grenzmembran getrennt (v. HAYEK). Sie stellen den extralobulären oder perilobulären Teil des Interstitiums dar. Das Gerüst der Alveolen und Acini, das auf die Wand des Bronchiolus ausgerichtet und mit ihm eng verbunden ist, bildet demgegenüber das intralobuläre Lungengerüst. Verschiedene Erkrankungen ergreifen bevorzugt den intra- oder den extralobulären Teil des Zwischengewebes (GIESE).

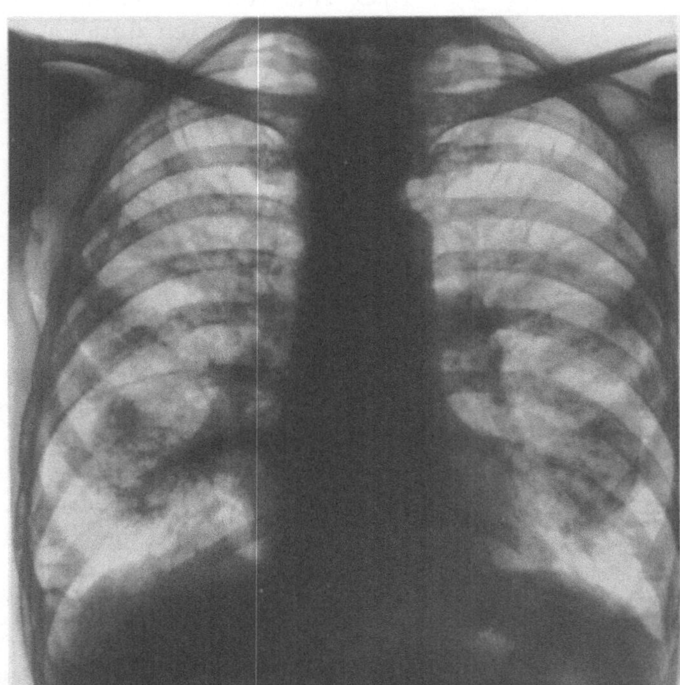
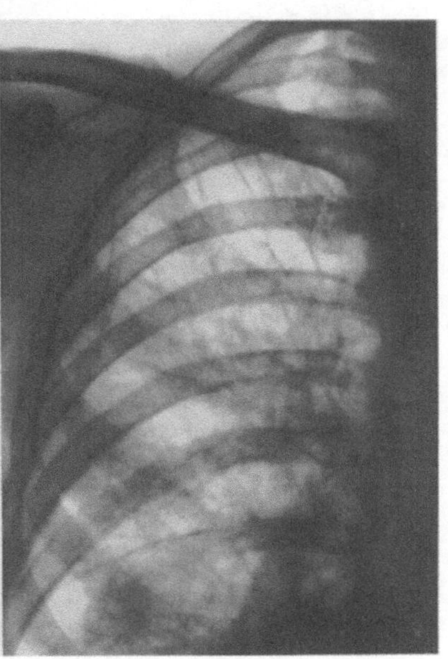

a   b

Abb. 400a u. b. a Interstitielles Lungenödem mit A- und B-Linien (KERLEY), peribronchialem und perivasculärem sowie subpleuralem Ödem. Kleine Winkelexsudate. b Ausschnitt rechtes Oberfeld. Feine, zum Hilus gerichtete Streifen im rechten Oberlappen durch verdickte interlobuläre Septen (A-Linien nach KERLEY), bei interstitiellem Lungenödem

2. Umschriebene Prozesse des extralobulären Interstitiums

Die pathologischen Prozesse im extralobulären Zwischengewebe betreffen häufig nur umschriebene Lungenpartien und stellen Begleiterscheinungen von Erkrankungen der Bronchien, des Lungenparenchyms, der Lymphgefäße, der Lungenvenen oder der Pleura dar.

Normalerweise sind die interlobulären *Septen* im Röntgenbild nicht zu erkennen. Erst ihre Verbreiterung führt zu strich- und streifenförmigen Verdichtungen (Abb. 400), die in den Unterlappen und vorderen Mittellappen vorwiegend horizontal angeordnet sind und von KERLEY als B-Lnien beschrieben sind. Heute werden sie allgemein wegen ihrer bevorzugten Darstellung im Zwerchfell-Rippenwinkel costo-diaphragmale Septumlinien (SHORT) genannt. In den Oberlappen haben sie die Gestalt feiner Streifenschatten und verlaufen von der Peripherie zum Hilus gerichtet. KERLEY nennt sie hier A-Linien (Abb. 400b). Sie sind wesentlich seltener als die B-Linien im Röntgenbild zu erfassen (vgl. auch S. 328).

Die interlobulären Septen sind oft mit Pigmentzellen angereichert. Ihre Verdickung und Verbreiterung tritt bei vasculären Ödemen, Lymphstauungen, Entzündungen, malignen Zellinfiltraten, Fibrosen, Venenerweiterungen und Hämosiderinablagerungen ein. Umschriebene Entzündungen können von der Pleura auf die Septen übergreifen

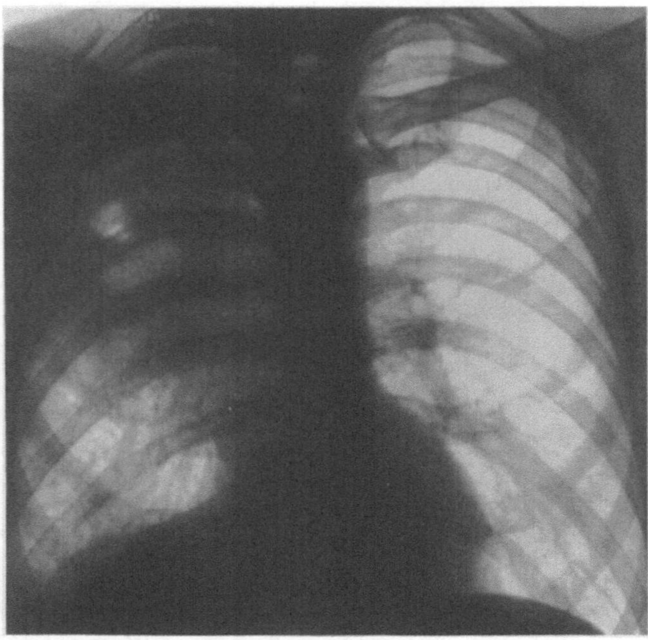

Abb. 401. Verdickte interlobuläre Septen im rechten lateralen Unterfeld durch ein interstitielles Ödem (B-Linien nach Kerley) infolge einer Lymphstauung bei ausgedehntem Bronchialcarcinom mit Metastasen in den tracheobronchialen und mediastinalen Lymphknoten. Atelektase des Ober- und Mittellappens mit Einschmelzung im Oberlappen

und celluläre Infiltrate hervorrufen. Die streifigen Verdichtungen dringen in die Lunge vor. Mit Abklingen der Entzündung werden sie schmäler und hinterlassen häufig fibröse Narben. Diese sind von Pleuraausziehungen oder Schwarten durch Aufnahmen in verschiedenen Projektionen abzutrennen. Ohne Verlaufskontrolle kann die Unterscheidung von kleinen, randständig geschrumpften lobulären oder sublobulären Atelektasen sehr schwierig sein.

Umschriebene Veränderungen des *peribronchialen Zwischengewebes* sind bei Lymphstauungen, Entzündungen der Bronchuswand, Bronchiektasen, interstitiellen Fibrosen, Mykosen oder Tumorinfiltraten zu beobachten. Sie können sich über den Hilus auf andere Bronchien ausbreiten. Dabei werden interlobuläre

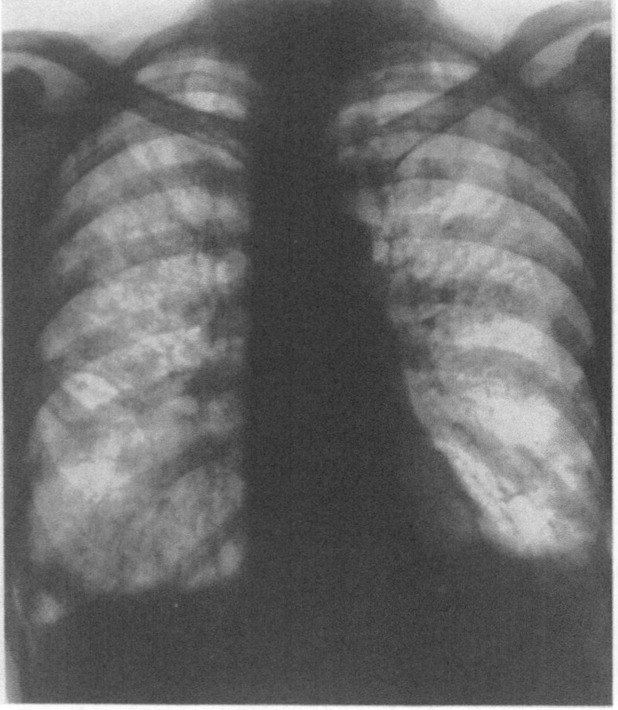

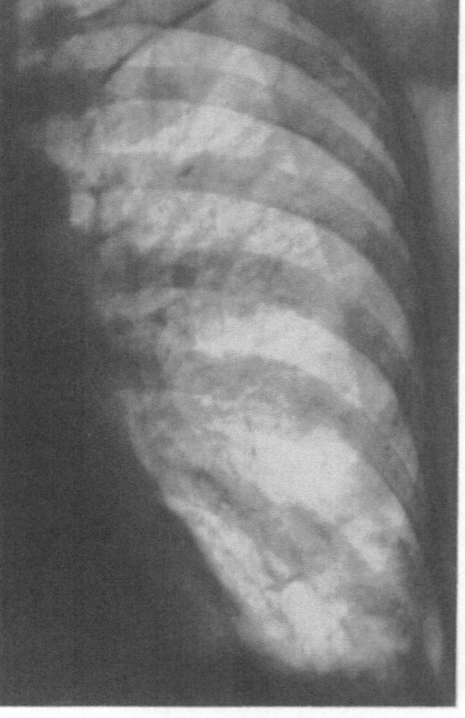

a   b

Abb. 402a u. b. a Lymphangiosis carcinomatosa beiderseits mit Pleuritis carcinomatosa. Tumorinfiltration der interlobulären Septen im linken lateralen Unterlappen. Peribronchiale und perivasculäre Tumorausbreitung. b Ausschnitt aus dem linken Unterfeld mit Tumorinfiltration der Septen

Septen und anliegende Alveolen verschiedentlich mit ergriffen. Im Röntgenbild ist der peribronchiale Raum verdichtet, verbreitert und häufig unscharf konturiert (Abb. 403). Die „perihiläre Streifenzeichnung ist verstärkt". Die Veränderungen sind nur zum Teil röntgenologisch zu erfassen. Häufig wird ein peribronchialer Prozeß irrtümlich bei einer kräftig entwickelten, aber noch normalen Gefäßzeichnung in den Unterfeldern angenommen. Bei der Diagnose peribronchialer Veränderungen ist größte Kritik geboten. Schichtuntersuchungen können die Erkennung und Differenzierung erleichtern.

3. Die Grundprozesse des Lungengerüstes

Die diffus ausgebreiteten Veränderungen im Lungengerüst lassen sich auf drei Grundprozesse zurückführen:

a) das interstitielle Ödem,
b) die interstitielle Entzündung,
c) die interstitielle Fibrose.

Das *interstitielle Ödem* wird hervorgerufen durch Lymphstauungen bei Abflußblockaden im Hilus oder Mediastinum, durch eine Druckerhöhung in den Lungenvenen und -capillaren bei Herzfehlern, bei Versagen des linken Ventrikels und bei mechanischen venösen Abflußhindernissen, z. B. durch Herztumoren oder Venenthrombosen und durch Störungen der Capillarpermeabilität.

Das Röntgenbild dieser Ödemform ist an anderer Stelle ausführlich beschrieben (s. S. 328). Charakteristische Zeichen sind die unscharfen Gefäßkonturen, die diffusen Trübungen der perihilären interstitiumreichen Bezirke und die Septumlinien (Abb. 332, 342, 400).

Die *Entzündungen des Lungengerüstes* ergreifen bei verschiedenen Erkrankungen neben dem extralobulären bevorzugt den intralobulären Teil des Interstitiums (plasmacelluläre Pneumonie, Virus- und Rickettsienpneumonie, rheumatische Pneumonie, Staphylokokkenpneumonie. Im Röntgenbild erscheinen sie als homogene, transparente Trübung oder als feine netzförmig-streifige Verschattung (Abb. 360, 405). Die Wucherung leukämischer Infiltrate im Lungengerüst ruft das gleiche Bild hervor (Abb. 404a u. b).

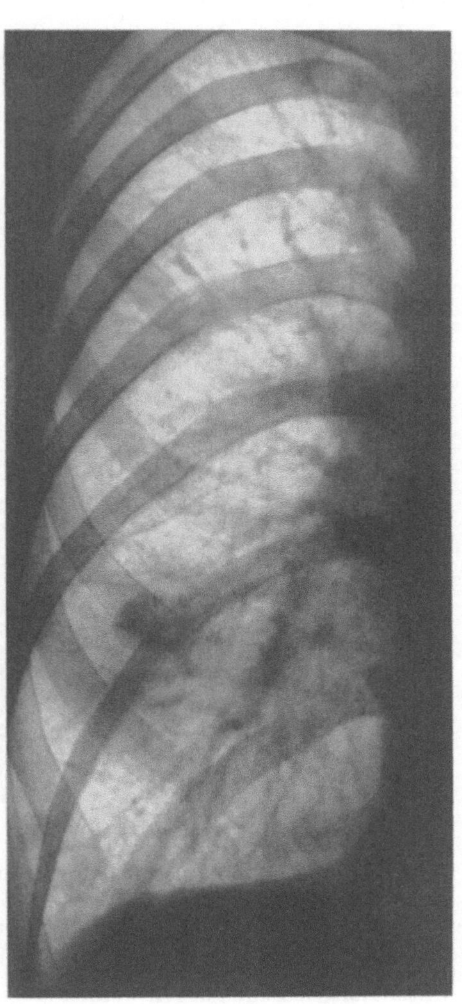

Abb. 403. Ausschnitt rechtes Mittel- und Untergeschoß. Entzündliche peribronchiale Infiltrate im basalen Unterlappen rechts. Rundschatten in Projektion auf 5. Rippe vorn durch Mamille

Die *Gerüstfibrose* entwickelt sich auf vorwiegend zwei Wegen: a) Sie kann sich einmal an eine Bronchiolitis teils im Rahmen einer Virusinfektion (Masern, Pertussis) anschließen. Die der Entzündung folgende Bindegewebsbildung setzt in der Wand des Bronchiolus und den angrenzenden Alveolarsepten ein. Teils werden die Alveolen verkleinert und schrumpfen, teils bildet sich infolge narbiger Obstruktion der Bronchiolen ein herdförmiges kleinblasiges Emphysem. Die Bronchialmuskulatur wird sekundär verstärkt (muskuläre Lungencirrhose, v. STÖSSEL, MEESEN). b) Bei einer anderen Krankheitsgruppe (Hamman-Rich-Syndrom, Strahlenfibrose) betrifft die Bindegewebsbildung primär die Alveolarsepten. Pathogenetisch stehen im Mittelpunkt dieser Gruppe wahrscheinlich eine vermehrte Transsudation und Exsudation aus den Capillaren in das

Lungengerüst bei erhöhter Permeabilität (Giese). Die Folge ist einerseits eine Bindegewebsbildung in den Alveolarsepten, Einengung und Untergang von Alveolen im Narbengewebe und andererseits eine Ausweitung von Bronchiolen, ein broncho-alveoläres
Emphysem und eine Vermehrung der Bronchialmuskulatur. Spätformen der Lungenfibrose stellen die sekundäre Wabenlunge (Uehlinger) oder die muskuläre Lungencirrhose (Meesen) dar.

Respiratorische Störungen treten bei den chronischen interstitiellen Entzündungen und Fibrosen
als Änderungen der Ventilation, Distribution und Diffusion auf. Die restriktiven Vorgänge stehen
im Vordergrund. Die Dehnbarkeit der Lungen ist herabgesetzt, vor allem die inspiratorische Entfaltung behindert. Die elastischen Atemwiderstände sind erhöht, die viscösen im Normbereich.

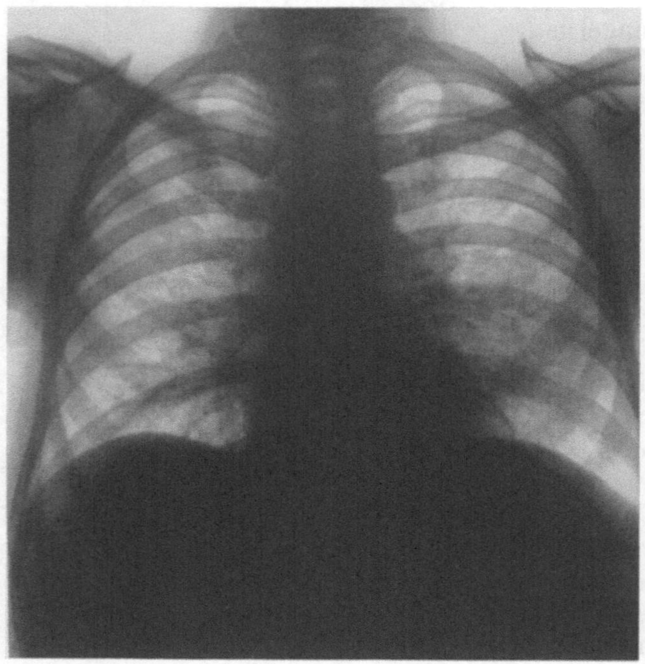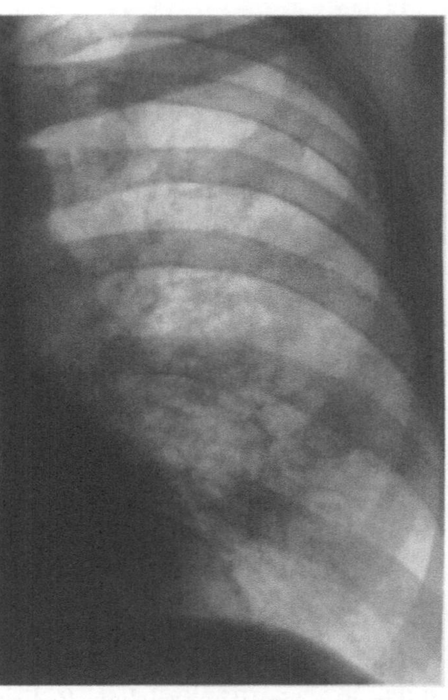

a   b

Abb. 404a u. b. a Diffuse Interstitielle leukämische Infiltration im peribronchialen und perivasculären
Zwischengewebe und intralobulären Gerüst vor allem im linken Mittel- und Untergeschoß. b Ausschnitt
aus der linken Seite

Unter ruhigen Bedingungen werden lange Zeit keine Atemfunktionsstörungen manifest, nur Arbeits-
dyspnoe und ein trockener Husten fallen auf. Vitalkapazität, Atemvolumen und Atemgrenzwert sind
bei im ganzen reduzierter Totalkapazität vermindert. Der Tiffeneau-Wert ist normal. Die Sauerstoffsättigung des Blutes ist zunächst bei Arbeit und später auch in Ruhe reduziert. Die Atmung
sauerstoffreicher Luftgemische hebt das Defizit auf. Die Erklärung dieser Störung haben Baldwin,
Cournand und Richards in einer Diffusionsstörung, einem „alveolo-capillären" Block gesucht.
Weiterhin ist von Bedeutung, daß größere Lungengebiete mit Fortschreiten der Fibrose für die
Atmung ausfallen, die Austauschfläche ganz erheblich verkleinert und durch den beschleunigten
Blutdurchfluß die Kontaktzeit verkürzt wird (Rossier und Bühlmann). Starke Einschränkungen
der Capillaroberfläche durch die Fibrose und möglicherweise auch die arterielle Hypoxämie führen
zu einer pulmonalen Hypertonie und einem Cor pulmonale chronicum.

Die wichtigsten, von Prozessen im Lungengerüst bestimmten Krankheitsbilder sind
in folgender Aufstellung zusammengefaßt:

I. Ödeme des Lungengerüstes.
 a) Interstitielles Ödem bei Lymphabflußbehinderung.
 b) Interstitielles Ödem bei Erhöhung des Lungenvenen- und Capillardruckes.
 c) Interstitielles Ödem bei erhöhter Capillarpermeabilität.

II. Entzündliche Lungengerüstprozesse.
 a) Interstitielle plasmacelluläre Pneumonie.
 b) Interstitielle Pneumonie bei Virus- und Rickettsienerkrankungen.

  c) Interstitielle Prozesse bei Tuberkulose, vor allem chronischer Miliartuberkulose.
  d) Morbus Boeck.
  e) Interstitielle Prozesse bei Lues.
  f) Diffuse progressive interstitielle Lungenfibrose (HAMMAN-RICH).
  g) Sekundäre Wabenlunge, muskuläre Lungencirrhose.
III. Kollagenkrankheiten des Lungengerüstes.
  a) Panarteriitis nodosa.
  b) Lungengerüstveränderungen bei Sklerodermie.
  c) Lungengerüstveränderungen bei Dermatomyositis.
  d) Lungengerüstveränderungen bei Lupus erythematodes.
  e) Rheumatische Pneumonie.
IV. Nicht entzündliche Lungengerüstprozesse.
  a) Staublungen (Silikose, Mischstaublunge, Berylliose, Asbestose, Aluminiose, Talkose).
  b) Strahlenpneumonitis und Strahlenfibrose.
  c) Speicherkrankheiten (Morbus Hand-Schüler-Christian, Morbus Abt-Letterer-Siewe).

Im folgenden werden insbesondere diejenigen Formen besprochen, die erst in letzter Zeit größeres klinisches Interesse gewonnen haben. Ein anderer Teil von Lungengerüsterkrankungen ist bereits an anderer Stelle abgehandelt. Die Pneumokoniosen schließlich werden wegen ihrer klinisch-radiologischen Sonderstellung in einem eigenen Abschnitt zusammengefaßt.

4. Spezielle entzündliche Lungengerüsterkrankungen
a) Interstitielle plasmacelluläre Pneumonie

Die interstitielle plasmacelluläre Pneumonie ist 1940 zuerst von NITSCHKE beschrieben worden. Sie tritt vorwiegend in Anstalten auf und befällt Säuglinge in den ersten Lebensmonaten. Am häufigsten erkranken Frühgeborene und schlecht ernährte Säuglinge im 2.—3. Monat. In den letzten Jahren wird diese Pneumonieform auch bei eutrophen Säuglingen, die außerhalb einer Klinik aufgezogen werden, beobachtet. Die Erkrankung hat eine schlechte Prognose. Ätiologisch wurde zunächst ein Virus vermutet. Heute denkt man mehr an Pneumocystis carinii (VANEK und JIROVEK), die in den Alveolen der erkrankten Kinder nachzuweisen ist. Pneumocystis carinii füllt auf dem Höhepunkt der Erkrankung einen großen Teil der Alveolen aus und führt zu schwerer Atemnot. Die Alveolarsepten sind mit Infiltraten von Plasmazellen und Histiocyten aufgefüllt und verbreitert. Hierdurch werden die Alveolen teilweise eingeengt.

Die Erkrankung beginnt nach einer 2—7monatigen Inkubationszeit mit zunehmender Atemnot und Verschlechterung des Allgemeinbefindens ohne Temperaturerhöhung. Im Röntgenbild sind zu dieser Zeit schon fleckige Trübungen oder Verschattungen bzw. eine grobe Netzzeichnung (Abb. 405) nachzuweisen, die vor allem in den oberen zwei Drit-

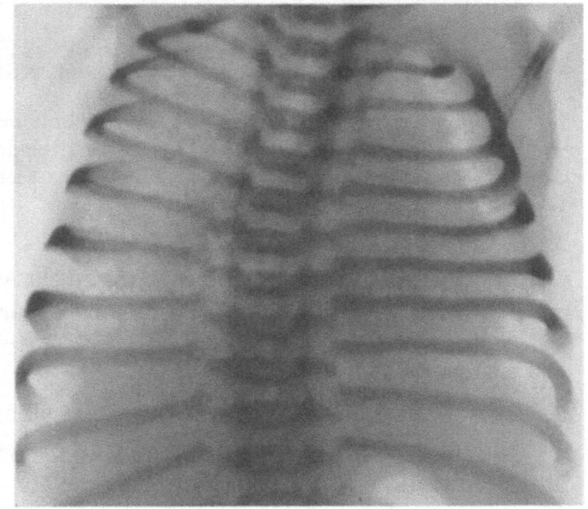

Abb. 405. Interstitielle plasmacelluläre Pneumonie bei einem Neugeborenen. Grobnetzförmige feinfleckige Verschattungen

teln der Lungenfelder bei Freibleiben der Spitzen und Unterfelder liegen. Das Bild wird durch verschiedene Betonung einzelner Lungenpartien oft asymmetrisch gestaltet. Die Herdschatten nehmen im weiteren Verlauf an Größe zu, und eine streifige Komponente kann stärker hervortreten. Die oft beschriebenen milchglasartigen Trübungen sind nach THOMAS vorwiegend durch unscharfe Bilder bei schlechter Aufnahmetechnik bedingt. Die Änderungen des Röntgenbildes werden im weiteren Verlauf entscheidend durch die Ausbreitung des *Emphysems* mitbestimmt (THOMAS). Mit fortschreitender Erkrankung nimmt das Emphysem in den Unterfeldern und restrosternal zu. Die Fleckschatten werden dadurch zum Teil fortgeleuchtet. Bullöse Emphysemblasen können vor allem paratracheal auftreten. Mit Ausdehnung des Emphysems steigt die Atemfrequenz noch erheblich und kann bis zu 150 Atemzüge pro Minute erreichen. Eine weitere meist tödliche Verschlechterung bedeutet das Auftreten eines Pneumothorax, Pneumomediastinums und eines Hautemphysems. Wenn die pulmonalen Prozesse zur Rückbildung kommen, ist die Lungenzeichnung noch lange Zeit verstärkt, und die Hili sind betont. Wie oft ein Übergang in eine Lungenfibrose erfolgt, ist bisher nicht bekannt.

b) Diffuse progressive interstitielle Lungenfibrose
(Hamman-Rich-Syndrom, Lungencirrhose)

Eine diffuse interstitielle Fibrose der Lungen wurde 1933 von Hamman und Rich beschrieben. Gleichartige pathologisch-anatomische Veränderungen waren aber schon 1897 von Rindfleisch als Lungencirrhose „Cirrhosis cystica pulmonum" und 1898 von v. Hansemann als Lymphangitis reticularis charakterisiert worden. Meesen (1944) und Grosse-Brockhoff (1958) weisen auf ein Krankheitsbild hin, bei dem eine Lungenschrumpfung mit ausgedehnter reticulärer Narbenbildung und eingelagerten erweiterten Alveolen bzw. gekammerten Emphysenblasen besteht. Als Komplikationen treten Bronchioliti-den, karnifizierende Pneumonien und eine sekundäre Pulmonalsklerose auf. Die Veränderungen haben im Aussehen und in der Entwicklung große Ähnlichkeit mit der Lebercirrhose, so daß den Autoren die Bezeichnung Lungencirrhose am geeignetsten erscheint. Lungencirrhose und Hamman-Rich-Syndrom sind identisch.

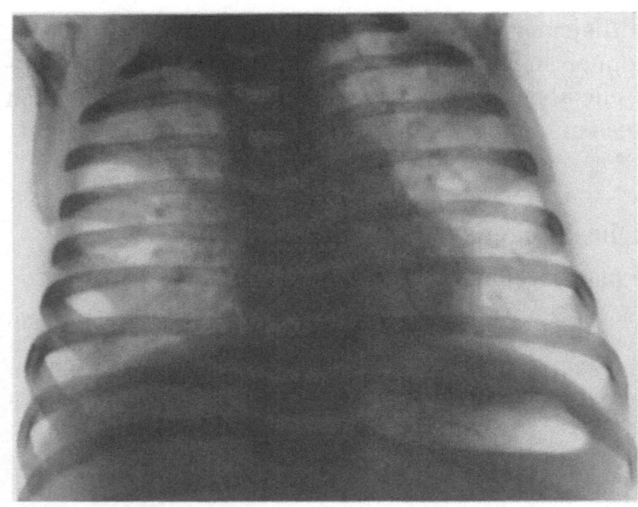

Abb. 406. Interstitielle plasmacelluläre Pneumonie bei einem Säugling. Trübungen und streifige Verschattung beider Oberlappen. Emphysem, vor allem des linken Untergeschosses und rechten lateralen Mittelfeld

Im *klinischen* Erscheinungsbild fallen ein trockener Reizhusten, Dyspnoe, und später Cyanose und zum Teil Trommelschlegelfinger auf. Es ist eine restriktive Ventilationsstörung mit Erhöhung des alveolarcapillaren O_2-Druckgradienten nachzuweisen (Grosse-Brockhoff). Auf Grund der bisherigen Beobachtungen lassen sich im schubförmigen Krankheitsablauf mehr akute und chronische Phasen unterscheiden. Rein akute Verlaufsformen sind sehr selten. Sie stellen meist nur die Endphase der bisher nicht erkannten Erkrankung dar (Haemmerli).

In den akuten Stadien besteht ein Ödem oder eine Entzündung der Alveolarsepten mit einem Exsudat, das Fibrin, Lymphocyten, Plasmazellen und zum Teil auch eosinophile Granulocyten enthält. Gleichzeitig kann ein eiweißreiches, selten fibrinreiches Alveolarexsudat mit Hämorrhagien auftreten (Uehlinger und Schoch). Die Bronchiolen, das peribronchiale und perivasculäre Bindegewebe sind zunächst nur in geringerem Umfang beteiligt. Das interstitielle Exsudat wird im weiteren Verlauf in Narbengewebe umgewandelt. Die Alveolarsepten werden bindegewebig verdickt, das Alveolarlumen eingeengt. Als Folge des netzartigen, narbigen Umbaus der Lunge tritt ein kleinblasiges Emphysem auf, das vorwiegend subpleural im Lungenmantel liegt. Die glatte Muskulatur wird in den geschrumpften und starren Gebieten vermehrt. Wenn die Lymphbahnen am Prozeß stärker beteiligt sind, spricht Hansemann von einer Lymphangitis reticularis.

Die Diagnose kann durch bioptische Untersuchung oder Thorakotomie gesichert werden. Die Ätiologie scheint nicht einheitlich zu sein. Eine Virusinfektion wird diskutiert.

Im *Röntgenbild* besteht anfangs oft nur eine verstärkte Netzzeichnung, vorwiegend in den mittleren Lungenpartien. In den mehr akuten Phasen treten durch alveoläre

Exsudate fein- bis mittelgroße Fleckschatten von unscharfer Begrenzung auf, die diffus verteilt in die grobe, netzförmig verstärkte Struktur eingelagert sind. Sie können in

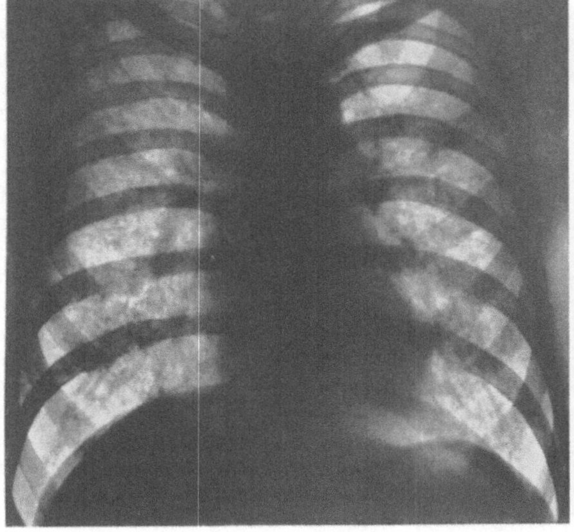

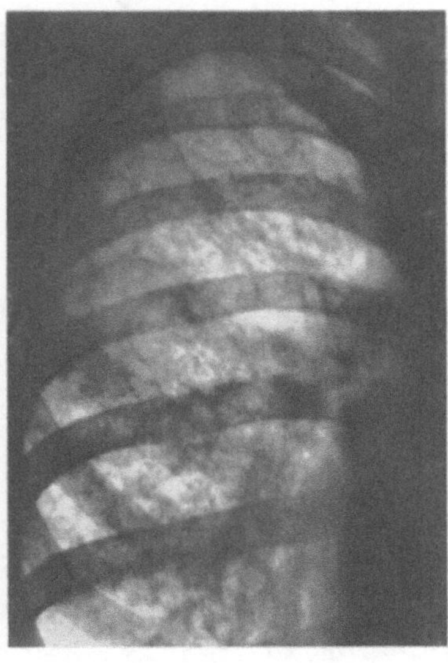

a   b

Abb. 407a u. b. a 27jähriger Patient mit interstitieller Lungenfibrose. Feinfleckig streifige und grobnetzförmige Lungenstruktur. Große fein begrenzte Aufhellung im linken Oberlappen (Prof. GROSSE-BROCKHOFF). b Ausschnitt aus dem rechten Obergeschoß

einzelnen Lungenpartien dichter stehen (Abb. 407a—c). Beide Seiten verhalten sich häufig gleichartig. Mit Abklingen der akuten Phase gehen die fleckförmigen Verschattungen zurück, und eine grob-netzförmige Zeichnung tritt stärker hervor, die besonders in den Ober- und Mittelfeldern weniger den basalen Partien ausgeprägt ist. Allgemein wird die Strukturzeichnung mit der Krankheitsdauer derber und dicker, die streifigen Strukturen im Lungenkern nehmen zu, und die Schrumpfungen kleiner oder größerer Lungenpartien treten deutlicher hervor (Abb. 408, 409). Darüber hinaus tritt in den oberen und mittleren Partien häufig ein System fein oder grob begrenzter Aufhellungen durch kleine Emphysemblasen oder cystischen Umbau in Erscheinung, die das Bild einer *sekundären Wabenlunge* hervorrufen können. Bei der Bronchographie tritt schnell eine periphere Füllung ein. Die Hili sind zunächst nur durch gering vergrößerte Lymphknoten verdichtet. Später werden sie durch die Schrumpfungen der

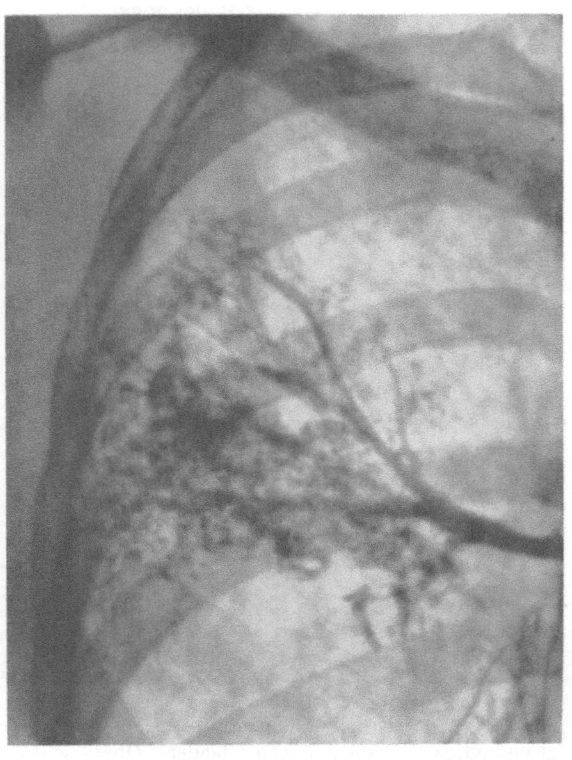

Abb. 407c. Bronchogramm. Schneller Übertritt des Kontrastmittels in die Lungenperipherie

Lungen verzogen. Mit fortschreitender Fibrose tritt eine Drucksteigerung im Pulmonalkreislauf ein, und die zentralen Pulmonalarterien werden erweitert. Es entwickelt sich ein Cor pulmonale chronicum.

Eine auffallend schnelle Entwicklung einer Lungenfibrose aus einem interstitiellen Ödem ist zuerst von MORRISON bei Patienten mit malignem Hochdruck beobachtet worden, die mit dem Ganglienblocker Hexamethonium behandelt wurden. Im Röntgenbild bestehen hierbei weiche Trübungen oder fleckig-konfluierende Verschattungen vorwiegend im Lungenkern der Ober- und Mittelfelder. Die streifigen Strukturen im Lungenkern sind verstärkt. Atemnot und Cyanose bestimmen das klinische Bild. Außer den Zeichen einer respiratorischen Insuffizienz finden sich keine auffallenden klinischen Befunde. Therapeutisch ist der Krankheitsablauf kaum zu beeinflussen.

Bei gleichen klinischen Erscheinungen der progressiven Lungenfibrose und der primären Pulmonalsklerose erlaubt das Röntgenbild eine sichere Unterscheidung. Die Lungenfelder sind bei der Pulmonalsklerose hell, nur die Hilusarterien sind erweitert. Demgegenüber zeigen die Lungenfibrosen eine grobnetzförmige und im Lungenkern streifig verstärkte Struktur. Die Abtrennung der Lungenfibrose von Bronchiektasen mit peribronchialen Infiltrationen ermöglicht die Bronchographie. Schwieriger kann die Unterscheidung vom fibrösen Stadium des Morbus Boeck sein.

Die *primäre Wabenlunge* mit ihren kleincystischen Strukturen auf dem Boden einer angeborenen Mißbildung ist von den durch wabigen Umbau entstandenen Veränderungen zu trennen. Bei den kongenitalen Cysten fehlen meist die Verdickungen der interstitiellen Strukturen und die Schrumpfungen, da das Zwischengewebe nicht fibrotisch umgewandelt wird. Nach SIEBERT und FISCHER kommt es bei der kleincystischen Wabenlunge, ausgehend von einer Unterentwicklung des alveolären Systems, zu einer Ausweitung der Bronchioli und rudimentären Alveolarbezirke. Die glatte Muskulatur wird dabei verstärkt, so daß BUHL hier auch von einer muskulären Lungencirrhose gesprochen hat. Wegen der charakteristischen Veränderungen ist der von LOESCHCKE gewählten Bezeichnung „bronchioläres Emphysem" der Vorzug zu geben (SIEBERT und FISCHER, GROSSE-BROCKHOFF).

Eine kleincystische Degeneration durch eine Fehlentwicklung der Lungen kann neben den cerebralen und ossalen Veränderungen auch bei der tuberösen Sklerose vorkommen.

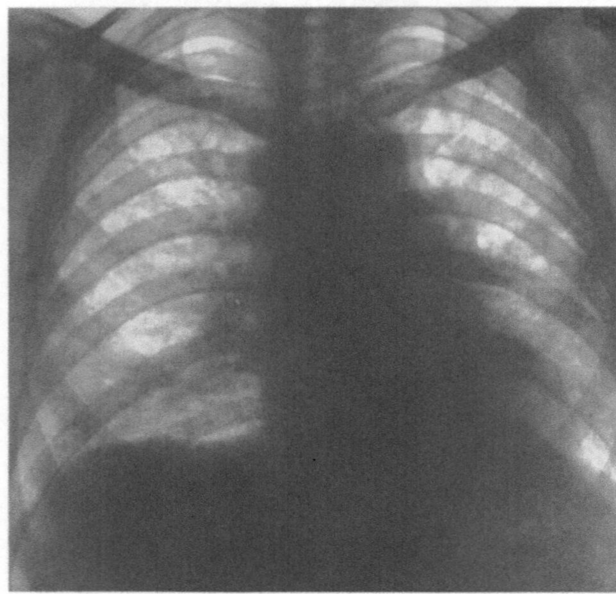

Abb. 408. Interstitielle Lungenfibrose. Dichte weichstreifige, teils fleckige Verschattungen über beiden Lungen verteilt (Prof. GROSSE-BROCKHOFF)

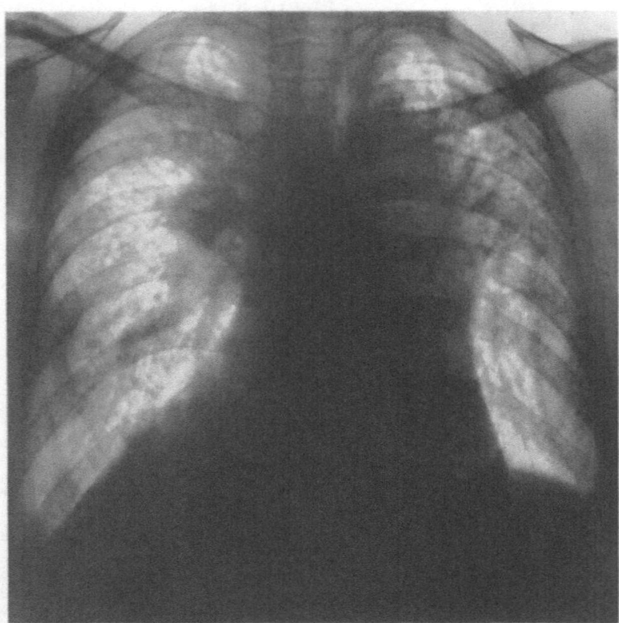

Abb. 409. Interstitielle Lungenfibrose. Ausgedehnte wabiggrobstreifige Verschattungen beider Obergeschosse mit Schrumpfung und Verziehung der Hili, des Mediastinums und des rechten Zwerchfells. Fleckige Verschattungen im rechten Untergeschoß. Cor pulmonale (Prof. GROSSE-BROCKHOFF)

5. Kollagenkrankheiten

KLEMPERER, POLLACK und BAEHR haben im Jahre 1941 eine Gruppe von Krankheiten, bei denen charakteristische Veränderungen des Bindegewebes, vor allem seiner extracellulären Anteile vorliegen, als Kollagenkrankheiten bezeichnet. Schon frühzeitig hat KLEMPERER auf den heuristischen Charakter der Namengebung dieser Systemkrankheit hingewiesen. Im Bindegewebe, das aus Zellen, Intercellulärsubstanz (Kollagenfibrillen und Grundsubstanz) und den Spaltsystemen aufgebaut ist, liegen die Veränderungen bei diesen Erkrankungen in der Grundsubstanz, die sich aus Mucopolysacchariden und Glykoproteiden zusammensetzt.

Am Anfang der Krankheitsentwicklung steht eine fibrinoide Nekrose, bei der fibrinähnliche Körper in der Grundsubstanz abgelagert werden (KLINGE). Die Ursache dieses Vorganges liegt nur bei einem Teil in einer Antigen-Antikörperreaktion. Zu den Kollagenkrankheiten werden die Panarteriitis nodosa, der Lupus erythematodes disseminatus, die Sklerodermie, die Dermatomyositis, der Gelenkrheumatismus mit und ohne viscerale Beteiligung gezählt. Die Gelenke, Gefäße, das Herz und die Haut sind bei diesen Systemerkrankungen häufig beteiligt. Die Lungenveränderungen werden nach UEHLINGER und SCHOCH dadurch charakterisiert, daß die Prozesse an den Gefäßwänden manifest werden und hierdurch einmal zu einer interstitiellen Entzündung führen und zum anderen eine allgemeine Permeabilitätssteigerung hervorrufen, der eine seröse Entzündung der Alveolen folgt. Im Laufe der Entwicklung geht die interstitielle Entzündung in eine Lungenfibrose über, wenn nicht im akuten Stadium der Tod eintritt.

Tabelle 9. Kombination der Röntgenbefunde bei Kollagenkrankheiten

	Thoraxbefunde	Röntgenbefunde anderer Organe
Kollagenkrankheiten allgemein	Interstitielle oder alveoläre Pneumonie, Pleuraerguß, Änderung von Herzform und Größe	Rheumatische Gelenkveränderungen
Panarteriitis nodosa	Einzelne oder multiple Lungenherde, zentrales Lungenödem. Erweiterung der zentralen Pulmonalarterien. Cor pulmonale chronicum	Dünndarmveränderungen
Lupus erythematodes disseminatus	Pleuraergüsse, Perikarderguß, Polyserositis, herdförmige Pneumonie, Atelektase	Dünndarmveränderungen
Sklerodermie	Interstitielle Fibrose, sekundäre Wabenlunge, Herzvergrößerung	Aperistaltischer Oesophagus, Osteolyse und Resorption der Phalangen, Gewebsverkalkungen, Dünn- und Dickdarmveränderungen
Dermatomyositis	Interstitielle Pneumonie, Herzvergrößerung	Muskelveränderungen mit breiten Muskelinterstitien und Abbruch der Muskelbündel, Gewebsverkalkungen, aperistaltischer Oesophagus, Dünndarmveränderungen
Rheumatische Pneumonie . .	Zentrale oder interstitielle Pneumonie, Herzfehlerform	Gelenkveränderungen

a) Lungenfibrose bei Sklerodermie und Dermatomyositis

Bei der progressiven *Sklerodermie* sind die Bindegewebsprozesse nicht auf die Haut beschränkt, sondern auch verschiedene innere Organe werden ergriffen. Am Anfang der Erkrankung stehen Raynaud-artige Durchblutungsstörungen und eine Sklerodaktylie, die zunächst Finger, Zehen und Gesicht befällt und dann auf Arme, Beine und Rumpf übergreifen kann. Im weiteren Verlauf treten Organfibrosen der Speiseröhre, der Lungen, des Herzens, des Darmes auf. Darüber hinaus finden sich periartikuläre Weichteilverkalkungen als Thibièrge-Weissenbach- Syndrom. Auch im Bauchraum (SCHAFF), der Leber und Milzkapsel, im Herzen (GEBAUER und HALTER, HARVIER und BONDUELLE) und in den Lungen sind Verkalkungen beschrieben. Gefäßveränderungen von der funktionellen Durchblutungsstörung (Raynaud-Syndrom) bis zur Polyarteriitis sind vor allem an den Händen, in den Lungen, im Pankreas und in den Nieren als maligne Sklerose nachzuweisen. Der Befall der einzelnen inneren Organe wird von PFISTER und NAEGELE mit folgender Häufigkeit angegeben: Speiseröhre 54%, Dünndarm 5%, Colon 1%,

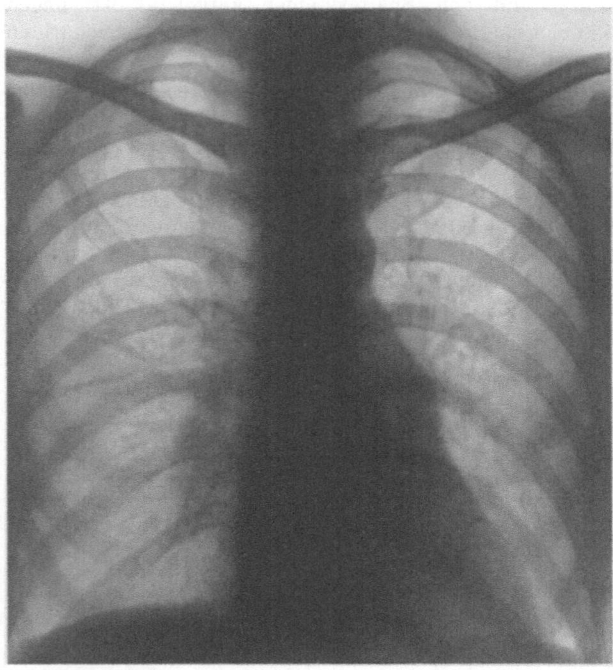

Abb. 410. Lungenfibrose bei Sklerodermie. Netzförmig fein-
streifig verstärkte Lungenstruktur in beiden Mittel- und
Untergeschossen. Interlobärschwarte rechts. Cor pulmonale
chronicum (Dr. Naegele)

Herz 21% und Lungen 20%. Bei Frauen sind viscerale Manifestationen 3—4mal häufiger als bei Männern festzustellen.

Die sklerodermischen Lungenveränderungen treten gewöhnlich erst in fortgeschrittenen Stadien auf und gehen nur sehr selten den Hautveränderungen voraus. Die Patienten klagen zunehmend über Atemnot, vor allem bei Anstrengungen, über Husten und geringen Auswurf. Im *Röntgenbild* fällt eine netzförmig verstärkte Lungenzeichnung (Abb. 410) mit zum Teil verdickten streifigen Strukturen auf. Die Veränderungen finden sich vor allem in den Mittel- und Unterfeldern und nehmen nach caudal hin zu. Die nur in den basalen Partien ergriffenen Oberlappen können im kranialen Teil emphysematös aufgehellt sein. Außer der allgemeinen Verstärkung der Lungenstruktur durch die interstitielle Fibrose bilden sich mit Fortschreiten der Prozesse wabig-cystische Strukturen aus, die bei größerer Ausdehnung zum Bild der sekundären Wabenlunge führen (Abb. 411a u. b).

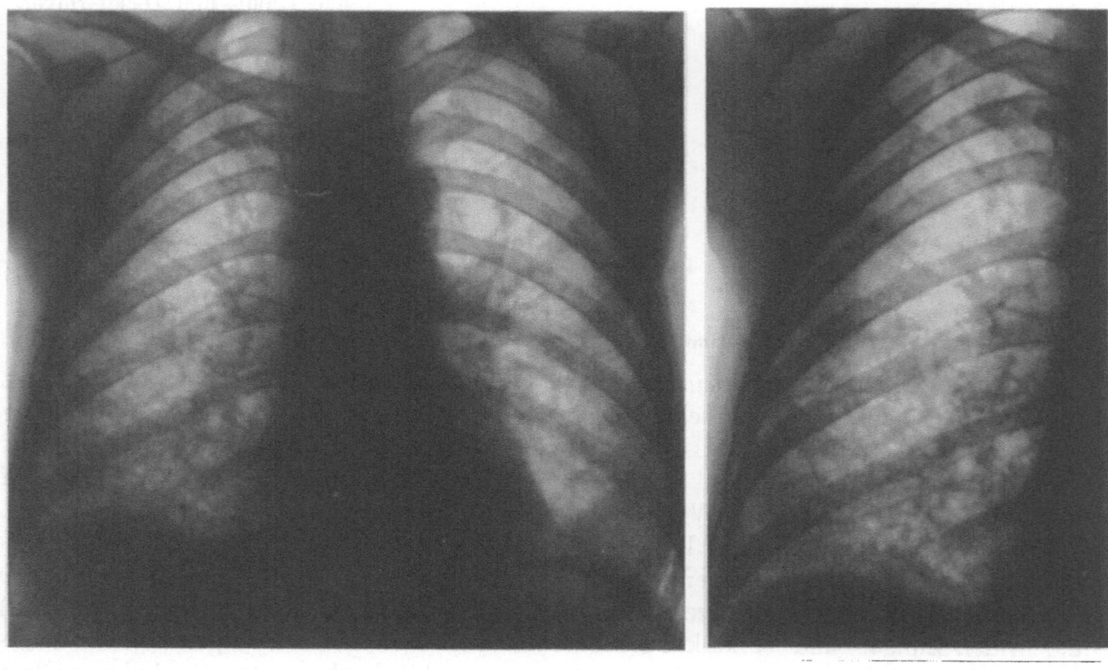

a   b

Abb. 411a u. b. a Lungenfibrose bei Sklerodermie. Grobe netzförmig fleckige Strukturen in beiden Mittel-
und Untergeschossen. Die Dichte der Veränderungen nimmt nach caudal zu. Die Oberlappen zeigen ein
Emphysem. b Ausschnitt aus dem rechten Mittel- und Untergeschoß

Nach GETZOWA läßt sich nach Art der pathologischen Veränderungen eine cystische von einer kompakten Lungenfibrose unterscheiden. In den entsprechenden Röntgenbildern stehen entweder wabige Strukturen (Abb. 412) oder eine derbstreifige und grobnetzförmige Zeichnung mit kleinen eingelagerten Fleckschatten (Abb. 411) im Vordergrund. Als Seltenheit berichten LEINWAND, DURYEE und RICHTER über Verkalkungen im Lungengerüst. Das Rippenfell ist häufig beteiligt. Die diaphragmale und perikardiale Pleura zeigen Ausziehungen und Schwarten. Die Phrenicocostalwinkel verkleben. Die Lymphknoten im Hilus sind nur selten vergrößert. Mit zunehmender Drucksteigerung im kleinen Kreislauf bildet sich ein Cor pulmonale chronicum, und die zentralen Lungenarterien werden erweitert. Zusätzliche Bronchopneumonien und ein Spontanpneumothorax beeinflussen die respiratorische Insuffizienz sehr ungünstig. Die Prognose der progressiven Sklerodermie verschlechtert sich bei Beteiligung der Lungen erheblich.

Bei der *Dermatomyositis* sind bisher erst wenige Beobachtungen mit Lungenbeteiligung mitgeteilt. Verstärkte Netzstruktur und Streifenzeichnung auf Grund interstitieller Pneumonien bestimmen das Röntgenbild, cystische Umwandlungen (wie bei der Sklerodermie) fehlen. Als Folge einer Dysphagie treten Aspirationspneumonien auf. Eine Herzbeteiligung mit Dilatation scheint häufiger vorzukommen. Auch Weichteilverkalkungen und myositische Veränderungen der Speiseröhre und des Dünndarms sind nicht selten.

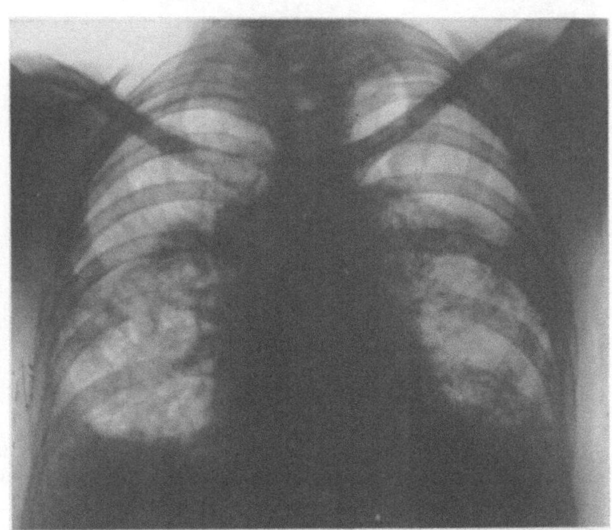

Abb. 412. Schwere Lungenfibrose bei Sklerodermie. Sekundäre Wabenlunge mit Pleuraveränderungen diaphragmal, perikardial und mediastinal (Dr. NAEGELE)

Eine progressive *Hautretikulose* kann ebenfalls mit einer interstitiellen, entzündlichen Lungenfibrose kombiniert sein, wie UEHLINGER und SCHOCH berichten.

b) Lungenveränderungen bei Lupus erythematodes

Bei der generalisierten Form des Lupus erythematodes sind in der überwiegenden Zahl die Haut und inneren Organe befallen. Hautveränderungen fehlen bei einem Drittel der Patienten. Gelenkerscheinungen sind meistens diskret (HEGGLIN). Endokarditis und „Lupusnephritis" treten schon frühzeitig auf. Weitere klinische Erscheinungen sind Fieber, eine stark beschleunigte Blutsenkung, Leukopenie, Anämie und seltener eine hämorrhagische Diathese. Fast immer bilden sich Ergüsse im Bereich des Rippenfells, Herzbeutels und Bauchfells (Polyserositis). Die Lungen werden erst sehr spät ergriffen. Diagnostisch kommt dem Nachweis der Lupus erythematodes-Zelle große Bedeutung zu. Es handelt sich bei ihr um polynucleäre Leukocyten, die phagocytierte basophile Einschlüsse im Plasma enthalten und deren Kern dadurch an den Rand gedrückt wird.

Bei dieser Erkrankung löst nach heutiger Anschauung ein unbekannter Faktor die Bildung von Autoantikörpern aus, die für die Ausprägung der weiteren Veränderungen verantwortlich sind (HEGGLIN). Pathologisch-anatomisch finden sich an den Lungengefäßen subendotheliale mucoide Ödeme oder fibrinoide Nekrosen, die mit Fibrin-Erythrocyten-Thromben überschichtet sind. Die fibrinösen Auflagerungen werden in der Folge in Endothelknötchen eingebaut oder führen zum thrombotischen Gefäßverschluß mit Lungenblutung, hämorrhagischem Infarkt und seinen Folgen (UEHLINGER und SCHOCH). Die Alveolen sind mit einem eiweißreichen Exsudat aufgefüllt. Die Alveolarsepten enthalten ein mucoides Ödem und fibrinoide Nekrosen. Die Capillaren sind oft durch Thromben verschlossen. Im Gewebsbild werden reaktive Vorgänge meistens vermißt (FRISCAY).

Die durch Prozesse des Lupus erythematodes selbst bedingten Veränderungen müssen bei den *röntgenologischen* Lungenbefunden von denen getrennt werden, welche die Folge der gleichzeitigen Herzerkrankung in Form von Stauungserscheinungen oder unabhängigen Pneumonien sind. Die pulmonalen Prozesse treten als Bronchopneumonie, interstitielle Pneumonie, Lungenödem und Atelektase auf. Die röntgenologischen Befunde sind nicht kennzeichnend für einen Lupus erythematodes. In zwei Dritteln der Fälle bestehen Pleuraergüsse (Abb. 413, 414). Außerdem sind Zeichen einer Lungenstauung bei rund der Hälfte der Kranken nachzuweisen. Zentral im Lungenkern gelegene Verdichtungen von teils schmetterlingsförmiger Figur sind entweder Ausdruck eines zentralen Lungenödems infolge akuten Herzversagens, wie es präfinal oft auftritt, oder aber die Folge einer hyperergisch bedingten Permeabilitätsstörung (Barden und Cooper, Sante und Wyatt). Die

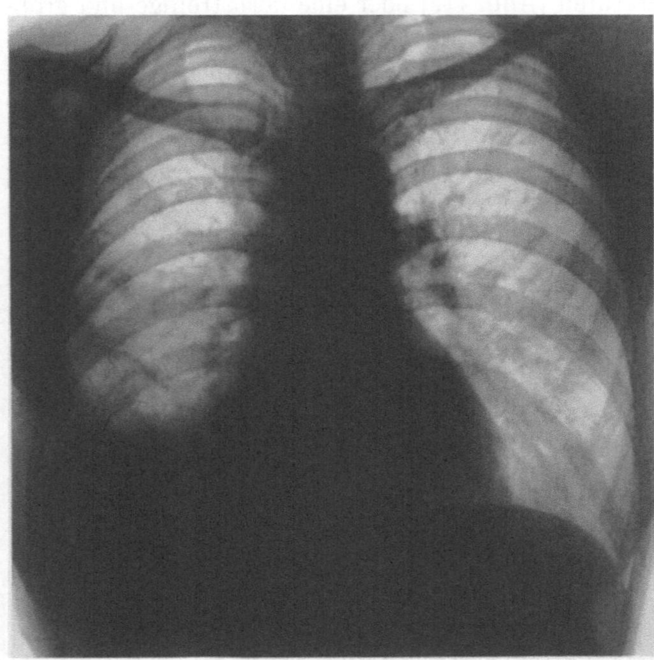

Abb. 413. Lunge bei Lupus erythematodes. Vorwiegend interstitielle Pneumonie im rechten Unterlappen. Weniger deutlich im linken Unterlappen. Pleuraerguß rechts

pneumonischen Prozesse liegen vor allem in den basalen Abschnitten oberhalb des Zwerchfells. Sie bestehen entweder aus weichen fleckig-streifigen Verschattungen oder mehr zarten, flächenhaften Trübungen, denen oft eine angeschoppte Atelektase zugrunde liegt. Streifig-netzförmige Verschattungen bleiben als Ausdruck interstitieller und peribronchialer Veränderungen lange Zeit bestehen. Über das Auftreten einer Pneumatocele berichten Nice, Menon und Rigler. Nach diesen Autoren weist das Zusammentreffen von pneumonischen und atelektatischen Veränderungen in Verbindung mit einem Pleura- oder Perikarderguß auf einen Lupus erythematodes hin. Die Lungenverschattungen sind oft flüchtig und ändern schnell ihre Form. Das Herz ist häufig infolge endo-myokardialer Prozesse oder eines Perikardergusses vergrößert. Die *klinischen* Erscheinungen sind bei den pulmonalen Prozessen mit Atemnot, Cyanose, Hämoptysen, Tachykardie und anfallsweise auftretenden Erstickungsanfällen oft bedrohlich. Häufig fällt eine psychische Benommenheit auf.

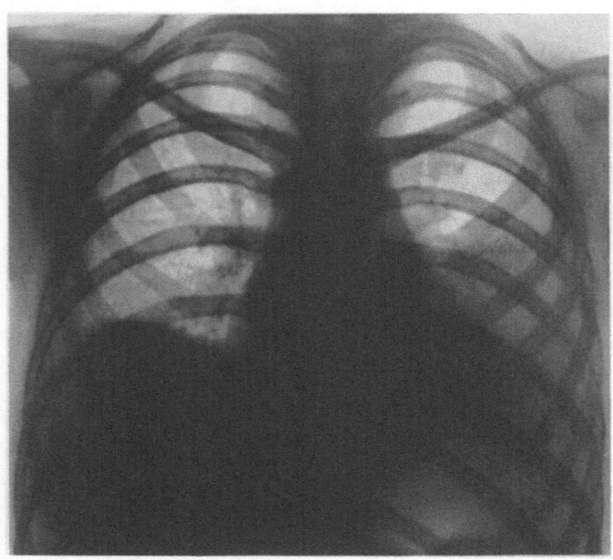

Abb. 414. Lupus erythematodes. Pleuraerguß beiderseits. Perikarderguß. Zwerchfellhochstand bei Peritonealerguß

c) Rheumatische Pneumonie

Eine der seltenen Erscheinungsformen des visceralen Rheumatismus stellt die rheumatische Pneumonie dar. Gelenkerkrankungen und endomyokardiale Affektionen (Vitien) gehen den pulmonalen Prozessen in der Regel voraus. Das Lungengewebe erkrankt gewöhnlich in Verbindung mit einem neuen Schub. Sein Befall bedeutet stets eine ernste Komplikation. Entscheidend für die Überwindung ist der Leistungszustand des Herzens. Nicht nur beim akuten Gelenkrheumatismus, sondern auch bei der primär-chronischen Polyarthritis können pulmonale Veränderungen auftreten.

Pathologisch-anatomisch treten an den Gefäßen fibrinoide Nekrosen und ödematöse Durchtränkung auf, denen celluläre Infiltrate und Gefäßthromben folgen. Infiltrate aus Plasmazellen und Histiocyten bilden sich im Interstitium. In den Alveolen findet sich ein fibrinreiches celluläres Exsudat oder eine seröse eiweißarme Flüssigkeit (MASSON, RIOPELLE und MARTIN). Das Exsudat wird in den Bronchioli zum Teil in hyaline Tapeten umgewandelt (UEHLINGER und SCHOCH). Im weiteren Verlauf kann es organisiert werden. Die Folge sind narbige Schrumpfung und perifokale Emphysembildung.

Der rheumatische Lungenprozeß führt meistens auffallend schnell zu starken *klinischen* Symptomen: Atembeschleunigung, Reizhusten, Cyanose und zum Teil Pleuraschmerzen. Der schleimige Auswurf enthält geringe Blutbeimischungen. Die plötzlich auftretenden Beschwerden lassen fast an einen Infarkt denken, zumal wenn Bruststiche hinzutreten. Die Temperatur ist nicht erhöht. Es entwickelt sich eine mäßige Leukocytose mit Linksverschiebung.

Im *Röntgenbild* werden die rheumatischen Lungenveränderungen der meist vorhandenen Stauungslunge aufgepfropft. Es treten vor allem wolkige Verdichtungen in den zentralen Lungenpartien auf, die teils schmetterlingsförmig, oft aber asymmetrisch entwickelt sind. Die zentralen Verschattungen sind am Rande stärker aufgelockert und transparent. Sie greifen nur selten auf den Lungenmantel über. Eine maschig-streifige Strukturierung scheint zum Teil durch die zentrale Trübung hindurch (UEHLINGER und SCHOCH). Die zentral gelegenen diffusen Verdichtungen sind häufig sehr flüchtig (hyperergisch bedingte Permeabilitätsstörung?, Antigenpneumonie?). Hinter diesem Erscheinungsbild kann sich auch ein akutes kardiales Lungenödem bei plötzlichem Herzversagen verbergen. Der oft weniger dichte Charakter der Verschattungen bei den rheumatischen Lungenprozessen gegenüber dem Lungenödem (s. Abb. 338) kann eine Differenzierung erleichtern. Auch der weitere Verlauf wird meistens Rückschlüsse auf die Genese gestatten. Mit der Rückbildung der Trübungen tritt bei der rheumatischen Pneumonie eine feintüpfelig-fleckige Struktur in einer maschig verstärkten Lungenzeichnung hervor, die durch die interstitiellen Infiltrate und die Organisation der alveolären Exsudate bedingt ist. Außer den diffusen flächenhaften Verdichtungen sind auch umschriebene weiche Infiltrationen zu beobachten. Wenn Pleuraergüsse bei den akuten Formen auftreten, sind sie häufig Ausdruck einer kardialen Dekompensation oder Begleiterscheinung eines zusätzlichen Lungeninfarktes.

Bei der primär-chronischen Polyarthritis bestehen in seltenen Fällen feinfleckige oder fleckig-streifige Verdichtungen, die bevorzugt in den Mittel- und Unterfeldern liegen. Diese sind nach ELLMAN und BALL vorwiegend durch interstitielle Pneumonien nichtspezifischer Natur hervorgerufen. Die Bilder wechseln zum Teil schnell, zum Teil gehen sie in eine interstitielle Fibrose über, die von schwieligen Pleuraveränderungen begleitet sein kann. Im Serum dieser Patienten ist der Rheumafaktor nachzuweisen.

d) Strahlenpneumonie und Strahlenfibrose

Bei der Bestrahlung von Tumoren der Lungen, des Mediastinums, des Oesophagus, der Mammae und der Thoraxwand liegt ein Teil des Lungengewebes mit im Strahlenkegel. Gewebsreaktionen treten in Abhängigkeit von der zur Wirkung kommenden Strahlenmenge auf. Sie durchlaufen bestimmte Stadien.

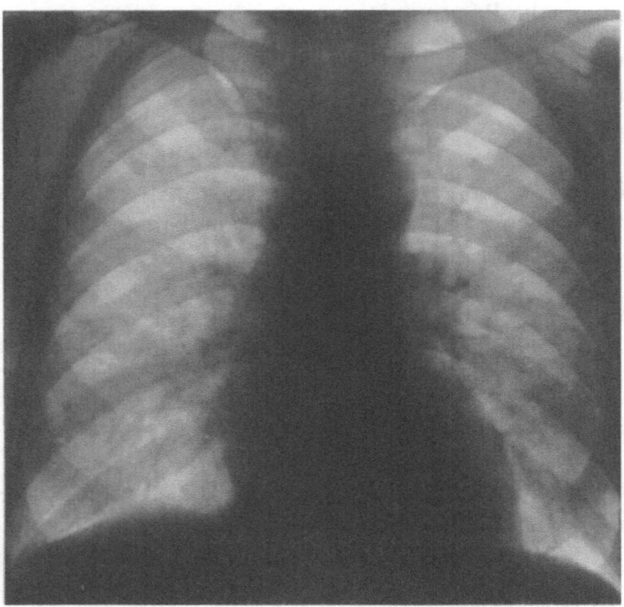

Abb. 415. Strahlenpneumonie nach Pendelbestrahlung eines Oesophaguscarcinoms mit einer Herddosis von 6000 r. Aufnahme 10 Wochen nach Beginn der Bestrahlung. Weiche perivasculäre Verdichtungen und diffuse Trübungen in den mittleren Lungenpartien beiderseits (li $>$ re) im Bereich des Pendelfeldes

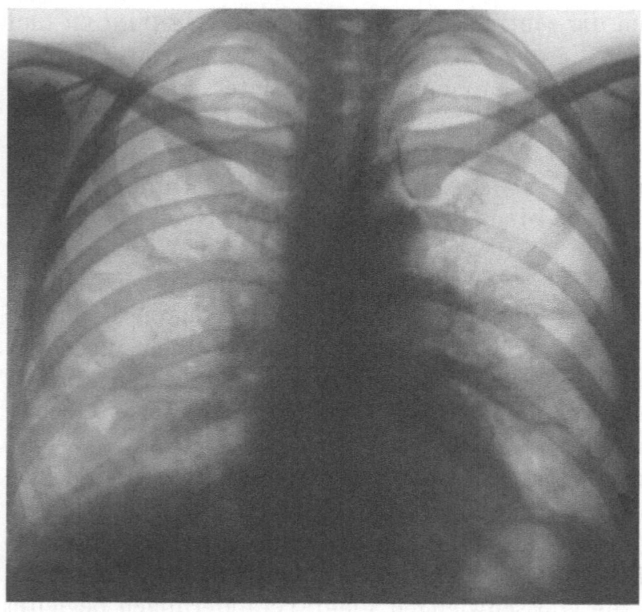

Abb. 416a. Strahlenpneumonie nach Behandlung eines Oesophaguscarcinoms mit einer Herddosis von 5600 r. Aufnahme 12 Wochen nach Beginn der Bestrahlung. Perivasculäre weiche und derbstreifige Verdichtungen, die an Intensität in Hilusnähe zunehmen. Lateral und oberhalb des Zwerchfells fleckförmige Schatten. Ausziehungen der perikardialen Pleura

In zahlreichen tierexperimentellen Untersuchungen sind die *pathologisch-anatomischen* Vorgänge aufgeklärt worden (DESJARDINS, LÜDIN und WERTHEMANN, ENGELSTAD, WAREN und GATES). Schon einige Stunden nach der Bestrahlung sind die intrapulmonalen Lymphfollikel zerfallen. Lungengewebe und Bronchuswand zeigen eine Hyperämie. In Abhängigkeit von der täglichen Einzeldosis und der verabreichten Gesamtmenge tritt nach 3 Wochen bis 3 Monaten eine stärkere Lungenreaktion als Strahlenpneumonie auf (Hauptphase nach ENGELSTAD). Eine serofibrinöse und celluläre Exsudation findet in das Zwischengewebe um die Gefäße und Bronchien und in die Alveolen statt. Lungenstroma und Bronchialepithel zeigen degenerative Veränderungen. Die exsudativen Prozesse klingen in der Folge langsam ab. Die intraalveolären Exsudate werden resorbiert oder in geringem Umfang organisiert. Im Lungengerüst, besonders im perivasculären Gewebe, setzt eine Bindegewebsneubildung ein. Die kleinen Gefäße zeigen im weiteren Verlauf eine Hyalinose oder Thrombose (UEHLINGER).

Die *klinischen* Erscheinungen beginnen bei der heute üblichen fraktionierten Bestrahlung der genannten Krankheiten gegen Ende der Behandlung, d. h. 3—6 Wochen nach der ersten Bestrahlung mit Reizhusten, geringem Auswurf und mäßiger Atemnot. Die volle Ausprägung der Strahlenpneumonie wird aber erst in den ersten 2 Monaten nach Abschluß der Strahlenbehandlung erreicht. Der Hustenreiz nimmt erheblich an Intensität zu, und die Atemnot steigt an, nur in seltenen Fällen kommt es jedoch zu einer respiratorischen Insuffizienz. Vorübergehend kann die Temperatur erhöht sein. Mit Abklingen der akuten Erscheinungen gehen die Beschwerden im Laufe des folgenden halben Jahres zurück. Wenn zusätzlich ein Emphysem besteht oder andere Prozesse vorliegen, die die Atemfunktion einschränken, kann in Verbindung mit der Strahlenfibrose in seltenen Fällen eine

respiratorische Insuffizienz bestehenbleiben. In der Regel ist der Funktionsausfall aber gering und führt zu keinen weiteren Beschwerden.

Ausmaß und Stärke der Veränderungen im *Röntgenbild* hängen von der Größe und der zeitlichen Verteilung der Strahlendosis ab, die im Lungengewebe wirksam wurde. Die

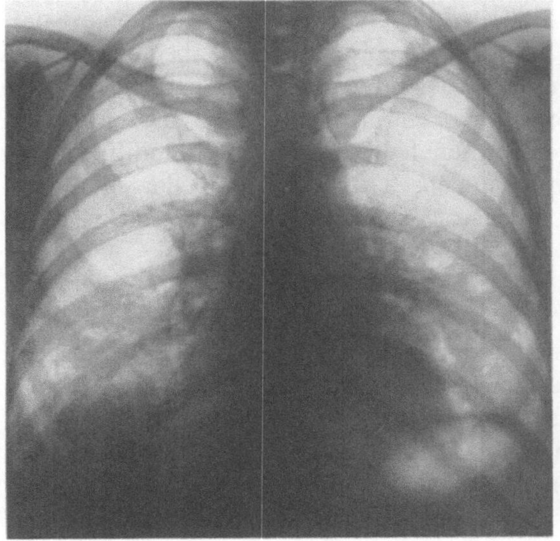
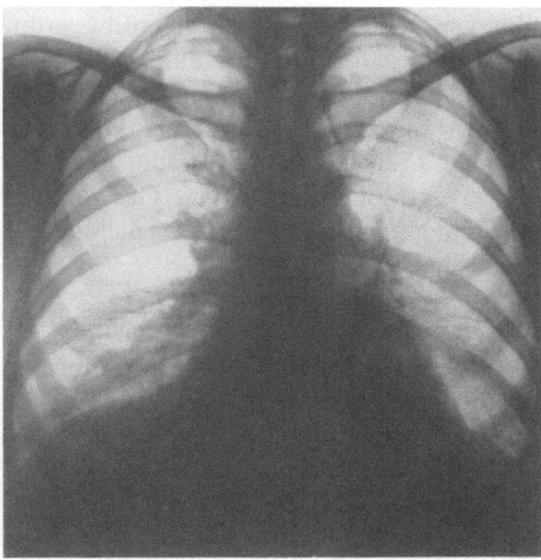

b   c

Abb. 416b u. c. b 4 Wochen später. Die Veränderungen sind im ganzen mäßig aufgehellt. Der streifige Charakter tritt deutlicher hervor. Die fleckigen Herde sind zurückgebildet. Pleurale Ausziehung am rechten Zwerchfell und parakardial. c 3 Monate später. Wesentliche Aufhellung der befallenen Lungenpartien. Derbe, zum Hilus gerichtete streifige Strukturen mit mäßiger Schrumpfung als Ausdruck einer Strahlenfibrose. Pleuro-perikardiale Schwarten mit Ausziehungen. Kompensatorisches Emphysem der Oberlappen

Strahlenpneumonie und -fibrose bleiben auf das bestrahlte Gebiet beschränkt. Die Veränderungen sind zur Umgebung hin abgesetzt. Im Frühstadium treten die Gefäßstrukturen durch die perivasculären Prozesse stärker hervor. Die Gefäßbegrenzung ist unscharf, und die betroffenen Lungenpartien werden zunehmend getrübt (Abb. 415). Die Netzzeichnung ist vergröbert. Je nach der Schwere der Schädigung bilden sich homogene Verdichtungen oder dichter stehende weiche, streifige Verschattungen (Abb. 416a—c), in denen später Fleckherde auftreten können. Diese zeigen zum Teil eine Neigung zum Konfluieren. Die akuten Veränderungen bleiben 1—2 Monate bestehen und sind therapeutisch kaum zu beeinflussen. Mit Rückbildung der pneumonischen Prozesse tritt eine dichtere streifig-verstärkte

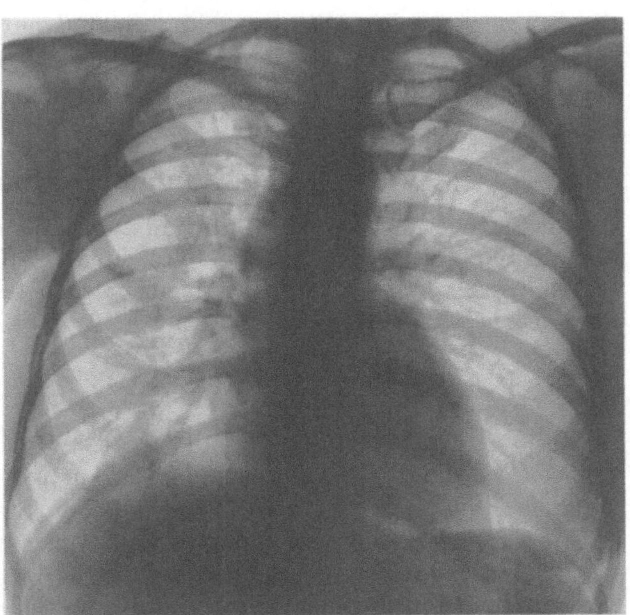

Abb. 417. Strahlenfibrose nach bestrahltem Mammacarcinom. Wabig-streifige Verdichtungen in der vorderen rechten Lunge mit Schwarte und Ausziehung der mediastinalen und diaphragmalen Pleura

Zeichnung hervor (Abb. 416). Das veränderte Lungengebiet bleibt leicht getrübt und schrumpft. Dabei rücken die Gefäße zusammen. Je nach Lage kann der Hilus verzogen werden (Abb. 417). In der Regel ist die Pleura in Form einer fibrinösen Entzündung mit ergriffen. Die nachfolgenden pleuralen Ausziehungen, vor allem am Mediastinum, Zwerchfell und Perikard, sind wichtige differentialdiagnostische Hinweise gegenüber einer zu diskutierenden Lymphangitis carcinomatosa. Nach der Mammabestrahlung liegen die Veränderungen der Lungenfibrose im vorderen Lungenmantel, und die mediastinale und diaphragmale Pleura sind ausgezogen (Abb. 417). Nach der Strahlenbehandlung des Oesophagus und Hilus sind sie perihilär angeordnet und verlieren sich zur Peripherie hin (Abb. 416). Den Bestrahlungen der Supraclaviculargrube können Spitzenfibrosen folgen. Die Kenntnis der radiogenen Lungenfibrosen hat zu vielfachen Modifikationen der Bestrahlungstechnik geführt, doch sind Lungenschädigungen bei der Tumorbestrahlung nicht immer zu vermeiden. Sie möglichst klein zu halten, ist eine wichtige klinische Forderung.

Anhang: *Alveolare Proteinose*

Das Krankheitsbild der Lungenproteinose ist erst in den letzten Jahren beschrieben worden. Vorwiegend in der unteren Hälfte der Lungen sind relativ normale Alveolen mit einer eiweißreichen PAS-positiven Masse und vereinzelt monocytoiden Zellen ausgefüllt. Die Septen enthalten keine Zellinfiltrate. Die Ätiologie ist unklar. Teils fallen in der Anamnese die Inhalation schädlicher chemischer Stoffe oder eine Beschäftigung in der Eisenindustrie auf. Bakterien und Pilze sind bisher nicht nachgewiesen. Die Mehrzahl der Erkrankungen führt in wenigen Jahren zum Tode.

Im *klinischen Bild* stehen Husten und weißlicher Auswurf und bei bronchopneumonischen Komplikationen Fieber im Vordergrund. Frühzeitig treten Atemfunktionsstörungen mit Cyanose auf. BSG, Blutbild und Serumeiweißbild sind in der Regel normal.

Das *Röntgenbild* zeigt in den unteren und zum Teil auch mittleren Lungenpartien entweder weiche, mehr homogene Verschattungen oder fleckige Herde, die unscharf begrenzt und nach caudal dichter angeordnet sind. Perihilär treten vermehrt streifige Strukturen auf. Die Hiluslymphknoten sind nur bei einem Teil vergrößert. Die Ausdehnung der Veränderungen nimmt im Lauf der Entwicklung meistens zu. Hierbei können jedoch Phasen weitgehender Rückbildung eingeschaltet sein.

VII. Staublungenerkrankungen

Die Speicherung von staubförmigen körperfremden Stoffen in der Lunge wird Pneumokoniose genannt. Die in der Luft suspendierten Teilchen dürfen eine bestimmte Größe nicht überschreiten, um in die Alveolen gelangen zu können. Partikeln von $0,1—10\ \mu$ werden in den Alveolen aufgenommen und gespeichert. Eine Teilchengröße von $1—5\ \mu$ erscheint besonders gefährlich.

1. Die Arten der Pneumokoniosen

Die Art und Stärke der Gewebsreaktion bei den verschiedenen Stauben sind sehr unterschiedlich. Die Wirkung anorganischer Staubteile auf das Gewebe hängt von ihrer chemischen Zusammensetzung und Konzentration ab. Staube mit freier Kieselsäure rufen starke fibroplastische Reaktionen in der Lunge hervor. Enthalten sie vorwiegend Quarz (SiO_2), entsteht das Bild einer reinen *Silikose*, wie sie bei den Steinbrucharbeitern, Steinmetzen, Steinhauern, Sandstrahlbläsern und Schleifern ausgeprägt ist. Für Art und Ausmaß der Bindegewebsreaktion der Kieselsäure werden die Löslichkeit und Oberflächenwirkung des Quarzstaubes, die Wasserstoffionenkonzentration im Lungengewebe, ein immunbiologischer Vorgang mit Si-Eiweißverbindungen als Antigen und die Art der begleitenden Mineralien verantwortlich gemacht, ohne daß es bisher für eine der Theorien einen schlüssigen Beweis gibt.

Die *Mischstaublungen* sind durch die Einatmung von Staubgemischen bedingt, die relativ arm an quarzhaltigen Anteilen sind. Die begleitenden Stoffe modifizieren hier die durch freie Kieselsäure hervorgerufene Gewebswirkung. Es handelt sich um Pneumokoniosen im Kohlen- und Eisenbergbau, in der Metall-, Glas- und keramischen Industrie, bei der Verarbeitung von Schamotte und Graphit.

Die Staubinhalation von Silikaten, die keine oder nur geringe Mengen von freier Kieselsäure enthalten, bedingen charakteristische Lungenveränderungen, die von der Silikose zu unterscheiden sind. Zu den *Silikatosen* zählen die Asbestose und die Talkumlunge.

Neben den malignen Formen der Quarzlunge, der Mischstaublunge und der Silikatose stehen die mehr benignen Pneumokoniosen, die durch bestimmte anorganische und organische Staube hervorgerufen sind. Unter der *anorganischen* Gruppe kommt vor allem den Lungenveränderungen des Aluminiums, Berylliums, des Eisens und Mangans eine Bedeutung zu.

Die *organischen* Staubarten rufen besonders Schleimhautreaktionen an den kleinen und großen Bronchien und seltener Entzündungen des Lungenparenchyms hervor. Ein Teil ihrer Wirkung beruht auf der Reaktion, welche die begleitenden Pilze und Sporen auslösen. Bei längerer Einwirkung kann es zu einer Allergisierung mit ihren Folgeerscheinungen kommen.

2. Allgemeine Röntgenologie der Silikose und Mischstaublunge
a) Grundlagen des Röntgenbildes der Silikosen und Mischstaublungen

Das röntgenologische Bild der Staublunge wird durch die Gewebsveränderungen gestaltet, die durch die eingeatmeten und gespeicherten Staube verursacht sind. Der Quarz wird von den Alveolarepithelien phagocytiert oder in das Interstitium resorbiert und hier von Staubzellen aufgenommen (GIESE). Die Staubzellen reichern sich im Bindegewebe um die Bronchioli alveolares und terminales und die begleitenden Gefäße an und bilden kleine Granulome. Ein Teil wandert in den peribronchialen und perivasculären Lymphwegen zu den bronchopulmonalen Lymphknoten, in die interstitiellen Septen und unter die Pleura. Im Innern eines Knötchens entsteht der fibroplastische Reaktionsherd. Dabei zerfallen die Staubzellen. Um einen zentralen hyalinen Kern liegt in der Außenzone ein verschieden breiter Mantel von staubzellreichem Bindegewebe, der durch Zuwandern von Staubzellen wächst. Die sog. äußere Wachstumszone ist in der reinen Quarzlunge schmal, bei der Mischstaublunge breit. Hierdurch wird vor allem bei der Mischstaublunge das Zusammenfließen der Knötchen zu Konglomeraten und Schwielen begünstigt. Bei der Schwielenbildung greifen die histiocytären Wucherungen in stärkerem Ausmaß auf die Gefäßwände über und führen zu schweren Destruktionen und Verschlüssen.

Den pathologisch-anatomischen Gewebsveränderungen entsprechen die charakteristischen Strukturen im *Röntgenbild*. Die zelligen Wucherungen und Fibrosen im Gewebe um die kleinen Bronchiolen, der peribron-

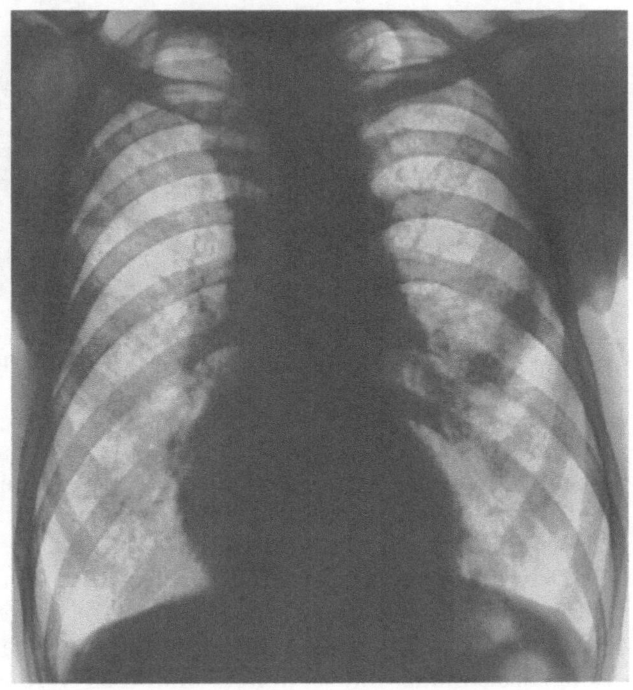

Abb. 418. Gittertüllunge. Feinste Fleckelung in verstärkter reticulärer Zeichnung. Kl. 3 p (Kyphoskoliose der BWS)

chialen und perivasculären Lymphwege führen zu einer Verstärkung und Vergröberung der netzförmig-streifigen Lungenzeichnung mit feinsten Verdichtungen an den kleinen Gefäßgabeln. Bilder, die durch eine feinste Körnelung in einer feinen reticulären Grundzeichnung charakterisiert sind, werden perivasculäre Silikose (REICHMANN) oder Gittertüllunge (PARISIUS) genannt (Abb. 418). Die silikotischen Knötchen rufen eine verschieden große und dichte Fleckelung und Körnelung hervor und scheinen in den seitlichen Partien der Mittelfelder besonders zahlreich. Diese charakteristische Anordnung erklärt sich aus röntgenoptischen Gründen mit der bevorzugt subpleuralen Lage der Silikoseknötchen. Die konfluierenden Knoten und Schwielen zeichnen sich in flächenhaften Verdichtungen und tumorartigen Ballungen mit mehr oder minder ausgedehntem Randemphysem ab.

b) Die röntgenologische Klassifizierung

Auf Grund der Art und Ausdehnung der Veränderungen im Röntgenbild wurden die Staublungen früher in drei Stadien (Johannisburg 1930) eingeteilt, während heute nach dem Vorschlag der 3. internationalen Pneumokoniosekonferenz in Sydney 1950 eine Klassifikation in zwei Hauptgruppen durchgeführt wird. Die Einordnung in ein bestimmtes Stadium

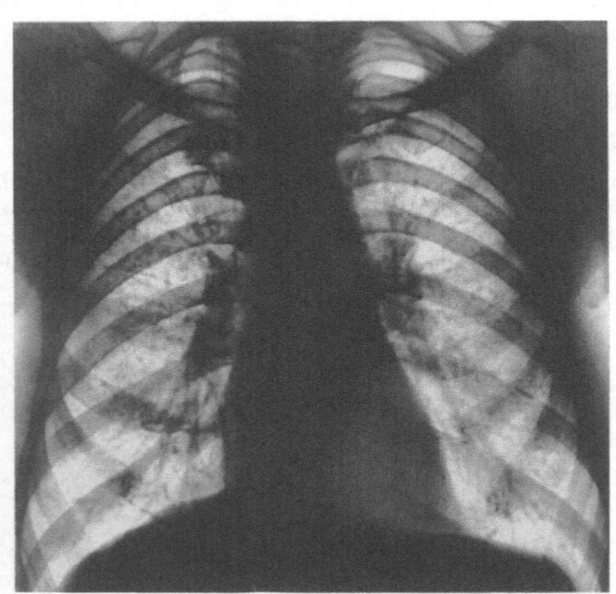

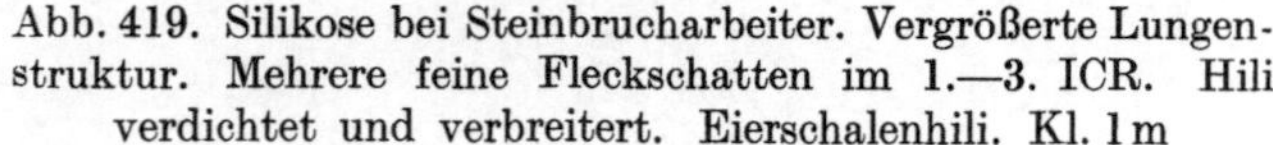

Abb. 419. Silikose bei Steinbrucharbeiter. Vergrößerte Lungenstruktur. Mehrere feine Fleckschatten im 1.—3. ICR. Hili verdichtet und verbreitert. Eierschalenhili. Kl. 1 m

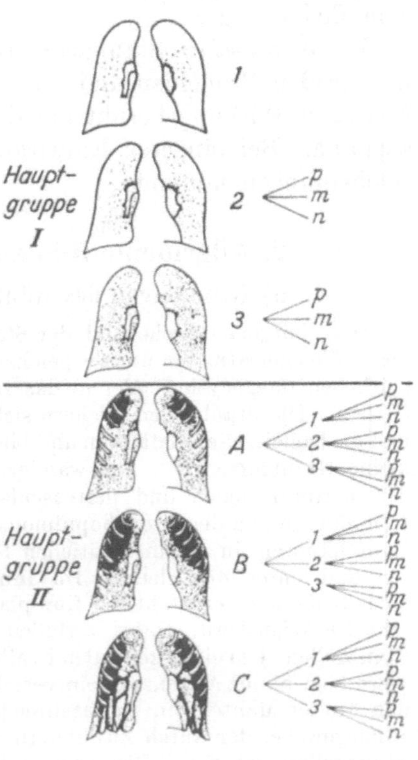

Abb. 420. Schematische Darstellung der Silikosebilder nach Worth

bezieht sich natürlich nur auf die charakteristischen Strukturen im Röntgenbild und macht keine allgemein verbindliche Aussage über den Gesamtzustand des Krankheitsbildes. Insbesondere geht der röntgenologische Schweregrad nicht immer parallel zur Einschränkung der Atemfunktion.

Den gut charakterisierten Formen wird ein Stadium 0—1 oder nach der internationalen Klassifikation das Stadium Z vorgeschaltet. Bei entsprechender Berufsanamnese besteht hierbei im Röntgenbild eine deutlich verstärkte und vergröberte Lungenzeichnung mit betonten und teils verdichteten Hilusschatten. Diese Befunde sind häufig bei Leuten in silikosegefährdeter Arbeit zu beobachten und gehen auch nicht selten in eine typische Staublunge über. Das Röntgenbild allein kann in dieser Phase aber nur eine Verdachtsdiagnose nahelegen.

Das Stadium I der alten Einteilung zeigt eine grobe, maschig-verstärkte Lungenstruktur mit einer Tüpfelung oder isolierten kleinen Herdchen von 1—3 mm Durchmesser, die sich besonders in den seitlichen und mittleren Lungenpartien finden (Abb. 419). Die Lungenwurzeln sind dabei verdichtet und oft verbreitert.

Im Stadium II findet sich diffus über den Lungen verteilt eine mehr oder minder schattendichte Fleckelung und Körnelung, wie sie als Schrotkorn- und Schneegestöberlunge bekannt ist. Die Fleckschatten erreichen einen Durchmesser bis zu 6 mm. Ihre Größe nimmt dabei häufig zur Basis hin ab. Die Spitzen bleiben frei (Abb. 430, 431). Die Lungenwurzeln erscheinen verdichtet, sind jedoch nur bei einem Teil verbreitert und treten häufig weniger hervor als im Stadium I.

Das Stadium III ist erreicht, wenn eine stärkere Konfluenz der fleckförmig angeordneten Herdschatten zu flächenhaften Verdichtungen, Ballungen und tumorösen Knoten mit Schrumpfung und Emphysembildung eintritt (Abb. 424, 433b). Die Lungenwurzeln können bei der massiven Fibrose und Schwielenbildung ebenso wie die Zwerchfelle, das Mediastinum und das Herz verzogen sein.

Tabelle 10. *Internationale Klassifikation persistierender röntgenologischer Verschattungen in den Lungenfeldern, verursacht durch die Inhalation von Mineralstauben einschließlich Kohlen- und Rußstauben* (Genf 1958, nach WORTH.)

Keine Pneumokoniose	O Keine röntgenologischen Zeichen einer Pneumokoniose
Verdächtige Schatten	Z Vermehrte Lungenzeichnung

Pneumokoniose

Lineare Schatten	L Lineare oder reticuläre Strukturen. Dabei kann die Lungengrundzeichnung normal, vermehrt oder abgeschwächt sein.

Kleine Schatten	Die kleinen Fleckschatten werden nach dem größten Durchmesser des vorherrschenden Schattentyps benannt: p Punktförmige Schatten. Durchmesser bis 1,5 mm. m Miliare oder mikronoduläre Schatten. Durchmesser zwischen 1,5 und 3 mm. n Noduläre Schatten. Durchmesser zwischen 3 und 10 mm.	Je nach Ausdehnung und Verteilung werden die kleinen Fleckschatten in folgende Kategorien eingeteilt: *Kategorie 1:* Eine kleine Anzahl von fleckförmigen Schatten in einem Gebiet, das wenigstens zwei vordere Zwischenrippenräume, aber nicht mehr als ein Drittel beider Lungen umfaßt. *Kategorie 2:* Zahlreichere und über größere Gebiete verteilte fleckförmige Schatten als in Kategorie 1. Sie erstrecken sich über den größten Teil beider Lungen. *Kategorie 3:* Sehr zahlreiche Fleckschatten in allen oder nahezu in allen Lungenabschnitten.

Große Schatten[1]	A Eine Verschattung, deren größter Durchmesser 1 bis maximal 5 cm beträgt, oder mehrere Schatten, von denen jeder im Durchmesser größer als 1 cm ist, und deren größte Durchmesser in summa 5 cm nicht überschreiten. B Eine oder mehrere Verschattungen, größer und eventuell auch zahlreicher als in der Gruppe A, deren Gesamtheit nicht mehr als ein Drittel eines Lungenfeldes bedeckt. C Eine oder mehrere Verschattungen, die sich zusammen über mehr als ein Drittel eines Lungenfeldes erstrecken.

Zusätzliche Symbole

Vorgeschlagene zusätzliche Symbole	(co) Anomalien des Herzschattens (cp) Chronisches Cor pulmonale (cv) Kavernen (di) Distorsionserscheinungen (em) Emphysem	(hi) Ungewöhnliche Hilusschatten (pl) Der Pleura zugehörige Schatten (px) Pneumothorax (tb) Auf aktive Tuberkulose verdächtige Schatten

[1] Die im Hintergrund vorhandenen kleinen Fleckschatten sollten soweit wie möglich zusätzlich beschrieben werden.

Die Klassifizierung der Pneumokoniosen, die in *Sydney* und *Genf* empfohlen wurde, unterscheidet gegenüber der alten Einteilung nur zwei Hauptgruppen (s. Tabelle 10):

I. Pneumokoniose mit kleinen disseminierten Herdschatten in beiden Lungen (disseminierte Form).

II. Pneumokoniose mit großen zusammenfließenden und massiven Verschattungen (verschwielende Form).

Die Vermehrung linearer und reticulärer Strukturen werden gesondert aufgeführt (L).

Die *eine Hauptgruppe (I)* mit kleinen disseminierten Herden wird nach Größe, Anzahl und Ausbreitung der Fleckschatten in drei Kategorien unterteilt.

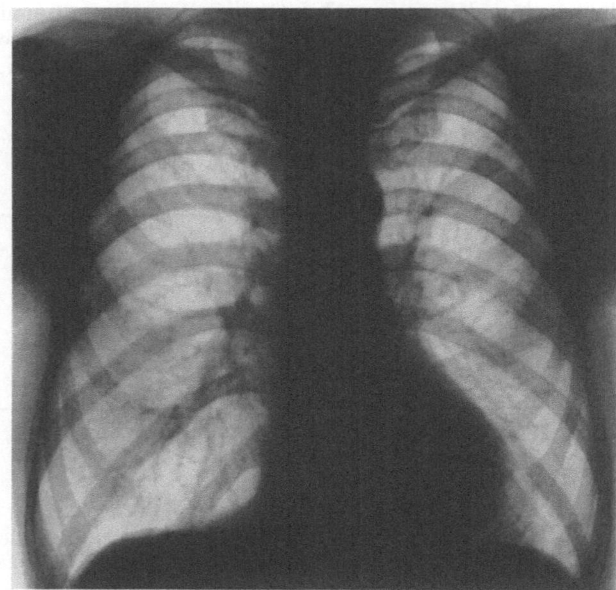

Abb. 421. Verdacht auf beginnende Staublunge. Verstärkte Zeichnung in beiden Mittel- und Unterfeldern. (Klassifikation: Z). Patient arbeitete 8 Jahre im Bergbau

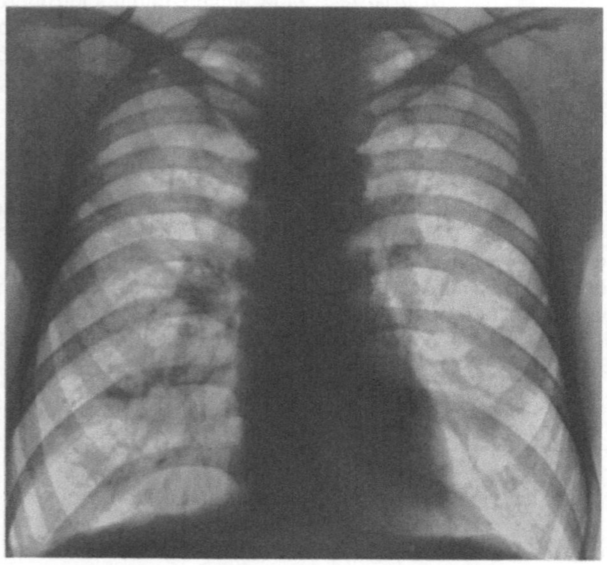

Abb. 422a. 1937. Mischstaublunge bei Schamottearbeiter. Weiche Fleckelung beider Lungen, die in den Oberfeldern dicht steht. Kl. 3 m

In der Kategorie 1 findet sich eine kleine Anzahl von fleckförmigen Schatten in einem Gebiet, das wenigstens zwei vordere Zwischenrippenräume, aber nicht mehr als ein Drittel beider Lungen umfaßt.

Die Kategorie 2 zeigt zahlreiche und über größere Gebiete verteilte fleckförmige Schatten als in Kategorie 1. Diese erstrecken sich über den größten Teil beider Lungen.

Kategorie 3 hat sehr zahlreiche Fleckschatten in allen oder nahezu in allen Lungenabschnitten.

Der Durchmesser der Herdschatten wird nach dem vorherrschenden Typ durch Buchstaben angeben:

p = punktförmig. Einzelherde bis 1,5 mm.

m = miliar. Einzelherdgröße zwischen 1,5 und 3 mm.

n = nodulär. Einzelherdgröße über 3 mm.

In der *anderen Hauptgruppe (II)* bestehen neben diesen diffus verstreuten Fleckschatten in umschriebenen Bezirken konfluierende und massive Verschattungen. Je nach der Ausdehnung der flächenhaften Schatten werden drei Kategorien (A—C) unterschieden. Zur Gesamtcharakterisierung gibt man zusätzlich noch die Art der Fleckschatten in den übrigen Lungenbezirken durch die oben genannten kleinen Buchstaben an.

Gruppe A ist charakterisiert durch eine Verschattung, deren größter Durchmesser 1 cm bis maximal 5 cm beträgt, oder mehrere Schatten, von denen jeder im Durchmesser größer als 1 cm ist und deren größte Durchmesser in summa 5 cm nicht überschreiten.

Bei Gruppe B bestehen eine oder mehrere Verschattungen, größer und eventuell auch zahlreicher als in Gruppe A, deren Gesamtheit aber nicht mehr als ein Drittel eines Lungenfeldes bedeckt.

In Gruppe C bestehen ein oder mehrere Verschattungen, die sich zusammen über mehr als ein Drittel eines Lungenfeldes erstrecken.

Zusätzliche Veränderungen an den Hili, der Pleura oder am Herzen können durch verschiedene Symbole mit angegeben werden (s. Tabelle 10).

c) Entwicklung der Silikose und Mischstaublunge

Die Zeit, die eine Staublunge bis zu ihrer ersten Manifestation im Röntgenbild benötigt, hängt von der Gesteinsart, der Expositionszeit und von individuellen Faktoren ab. Die akuten Silikosen der Arbeiter der Putzmittelindustrie, der Mineure, der Tunnelbauer im quarzreichen Gestein und der Freisandstrahlbläser treten schon nach einer sehr kurzen Exposition von einigen Monaten oder wenigen Jahren und einer Entwicklungs- bzw. Latenzzeit von 1—5 Jahren in Erscheinung und führen in Monaten oder wenigen Jahren zum Tode. Demgegenüber beträgt die Entwicklungszeit bei Metallschleifern 2—4 Jahre, bei den Steinhauern 5—10 Jahre (im Minimum 3 Jahre). Die Mischstaublungen der Kohlenbergarbeiter werden nach 5—15 Jahren manifest.

Ausmaß und Tempo des Fortschreitens vom Initialstadium bis zur schweren Fibrose mit oder ohne massive Schrumpfungen werden durch die Zusammensetzung des Staubes entscheidend mitbestimmt. Auch nach Ende der Exposition schreitet der Lungenprozeß in der Regel fort, zumal wenn bereits disseminierte Knötchen in den Lungen vorliegen. Bei der Fortentwicklung nehmen ganz allgemein die Zahl und die Größe der Verdichtungsherde im Röntgenbild zu. Darüber hinaus wird vor allem bei der reinen Silikose die Dichte der Einzelherde intensiver, und zum Teil treten Kalkeinlagerungen hinzu. Der Vorgang der Konfluenz der Einzelherde zu Knoten und Schwielen hängt nicht von der Größe der Herde selbst ab, denn auch kleine Knötchen können zu großen Verdichtungsherden zusammenfließen. Die Konfluenzneigung ist ganz allgemein bei den Misch-

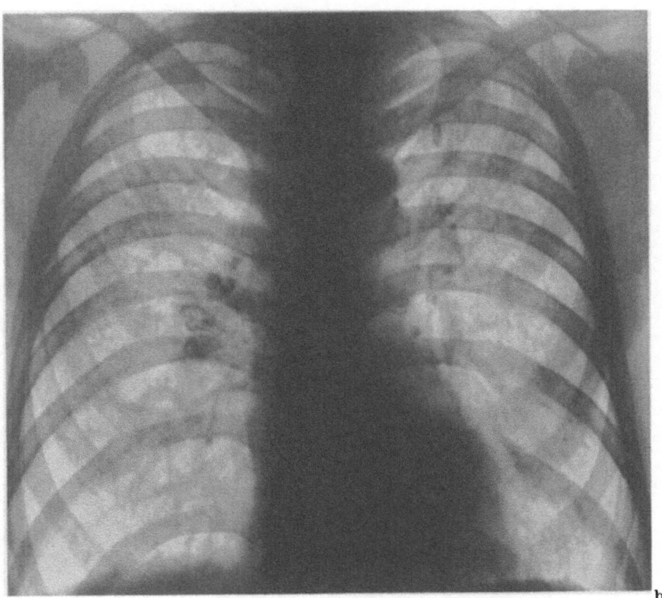

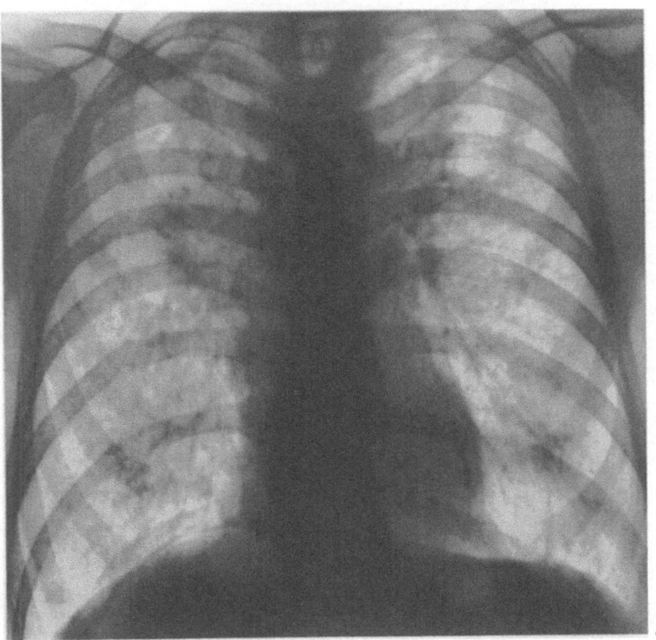

Abb. 422b u. c. b 1947. Konfluenz der feinen weichen Knötchen in beiden Obergeschossen zu größeren Verdichtungen, Hilusverziehungen und schalenförmige Verkalkung der Hiluslymphknoten. Kl. A3m (hi). c 1951. Fortschreitende Schwielenbildung und Schrumpfung nach medial mit Hochziehung der Hili. Großblasiges Emphysem um die geschrumpften Schwielen. Kl. B3n (hi, di)

staublungen mit ihren weichen Herdschatten größer als bei den dichten Fleckschatten der reinen Silikose. Das Zusammenfließen der Herde zu größeren Knoten hat sein Zentrum meistens in den lateralen und hinteren Partien des Ober- und Mittelfeldes (S2 und S6). Es ist mit einer Schrumpfung des Lungengewebes verbunden, die durch das Emphysem der Umgebung und der nicht schrumpfenden Lappen kompensiert wird. Die Vermehrung des Luftgehaltes durch das Emphysem leuchtet ein Teil der Herdschatten weg, so daß eine sog. Reinigung der Lungenfelder vorgetäuscht wird. Während bei der disseminierten Staublunge nur geringe Asymmetrien vorkommen, treten bei der Schwielenbildung häufiger Seitenunterschiede auf. Die rechte Lunge zeigt bevorzugt Verschwielungen. Schrumpfungen in den Unterfeldern sind funktionell besonders ungünstig (ZORN), zumal wenn sie die Zwerchfellbeweglichkeit stärker herabsetzen.

d) Formen des Emphysems

Unter den Folgen der silikotischen Lungenveränderung kommt vor allem dem Emphysem eine große funktionelle Bedeutung zu. Um jeden kleinen Herd bildet sich mit zunehmender Schrumpfung ein perifokales Emphysem. Durch diese

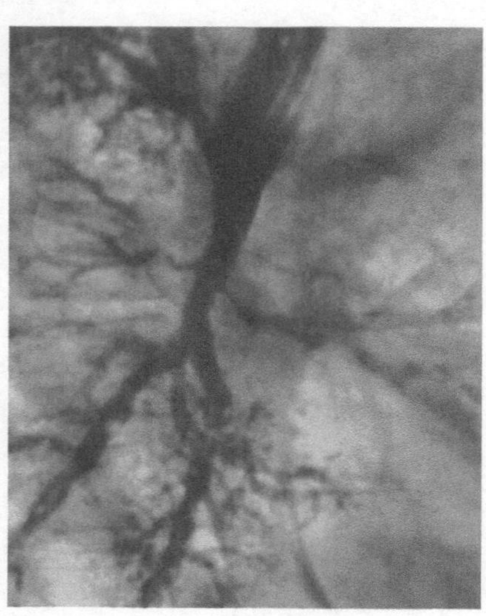

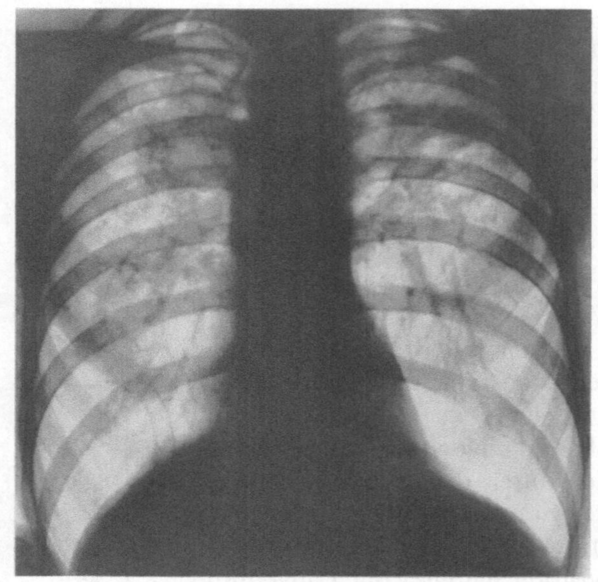

Abb. 423   Abb. 424

Abb. 423. Bronchogramm bei Silikose. Einengung des Mittellappenbronchus und des B6 sowie weitgehender Verschluß von B3 durch Lymphknotenvergrößerungen bei Silikose. Deformierung und Verziehung der übrigen Bronchien

Abb. 424. Schwere Mischstaublunge bei Schamottearbeiter mit Regenstraßenphänomen in beiden Untergeschossen durch verzogene Gefäße. Gleichzeitig Pleurastränge rechts. Kl. B2n (hi, di, em)

Aufhellung des Röntgenbildes kann sich der röntgenologische Charakter der Herde selbst ändern. Eine weiche Konturierung erscheint dann schärfer. Bei großen Schrumpfungen bilden sich, wie bereits erwähnt, klein- und großblasige Randemphyseme und ein kompensatorisches Emphysem der weniger befallenen Lungenpartien (Abb. 422c, 435). Darüber hinaus fördert die chronische Bronchitis eine allgemeine Lungenblähung und Lungenatrophie. Hinter inkompletten Bronchusstenosen kann ein Ventilemphysem auftreten. Das laterale Randemphysem um Oberlappenschwielen täuscht manchmal einen Spontanpneumothorax vor. Zur Differenzierung des Charakters der vorliegenden Veränderung ist die Schichtuntersuchung besonders geeignet.

e) Bronchusveränderungen

Die Bronchien lassen oft eine chronisch deformierende Bronchitis oder Bronchiektasen in stärker geschrumpften Zonen erkennen. Die Ausdehnung der Bronchialwandschädigung geht dabei allgemein mit dem Schweregrad der Staublunge parallel. Im Schichtbild und mit der Bronchographie sind die Bronchusveränderungen von der Wandverdickung über die Ektasien und Verziehungen bis zur Einengung und zum vollständigen Verschluß gut darzustellen (Abb. 423).

f) Pleuraveränderungen

Pleuraadhäsionen und Schwarten kommen vor allem nach sekundär entzündlichen Prozessen vor. Eine frische Pleuritis sollte bei Fehlen pneumonischer Prozesse stets an eine Tuberkulose denken lassen. Bei ausgedehnten pulmonalen Schwielenbildungen und Schrumpfungen wird bei den Misch-

staublungen der Ruhrbergleute die basale Pleura häufig ausgezogen, und Pleuraduplikaturen (DI BIASI) mit Faltung des Lungengewebes können auftreten. Die Pleuraveränderungen sind zum Teil das Substrat der „Regenstraßen" (REICHMANN) im Röntgenbild, zum anderen sind aber vor allem die Gefäße und auch Bronchien die Grundlage dieses Phänomens. In dem Lungengewebe unter Pleuraschwarten sind silikotische Veränderungen infolge eines herabgesetzten Lymphstromes oft stärker ausgebildet als in den übrigen Zonen. Im Gegensatz dazu vermindert eine einseitige Hypoplasie der A. pulmonalis die Entwicklung silikotischer Prozesse (KRÖKER).

g) Verkalkungen

Isolierte Verkalkungen in der Staublunge sind fast immer durch eine alte Tuberkulose bedingt. Auch verkalkte Narbenkerne in Schwielen weisen auf die gleiche Genese hin. Hierbei hat der zentrale alte tuberkulöse Herd wahrscheinlich als Kondensationszentrum für die silikotischen Prozesse gedient. Systematisch auftretende Verkalkungen von Knötchen oder Schwielen finden sich bei der reinen Silikose.

Schalenförmige Lymphknotenverkalkungen kommen in den Lungenwurzeln vor allem in der Quarzlunge vor (Abb. 425). Die sog. Eierschalenhili werden besonders bei reinen Silikosen beobachtet. Sie stellen oft die erste Manifestation der Silikose überhaupt dar. Dieser röntgenologische Befund wird in der ganz überwiegenden Zahl bei der Staublunge und nur äußerst selten bei der Lungentuberkulose beobachtet. Die tuberkulösen Verkalkungen haben demgegenüber einen mehr krümeligen Charakter. Die silikotisch vergrößerten Lymphknoten können zu Bronchusstenosen führen, auch einmal erweichen und in den Bronchus oder die Arterie durchbrechen. Lymphknotenvergrößerungen und -verkalkungen bestehen nicht nur in den Lungenwurzeln, sondern auch paratracheal, paraaortal und im oberen Mediastinum.

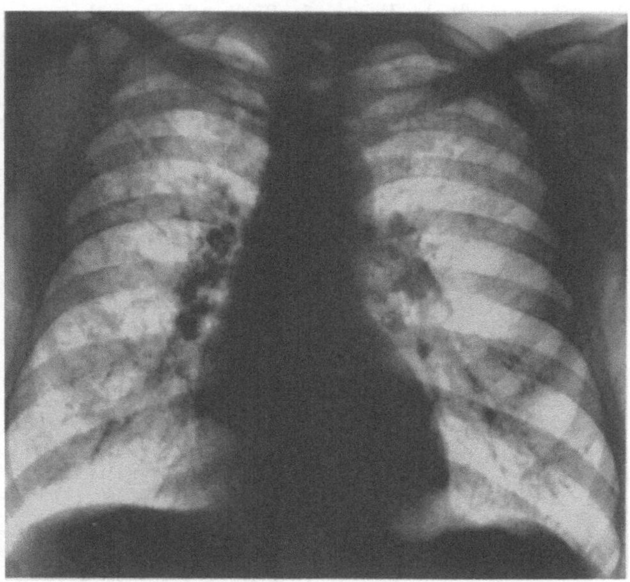

Abb. 425. Silikose bei Sandstrahlbläser. Eierschalenhili. Kl. 3n (hi)

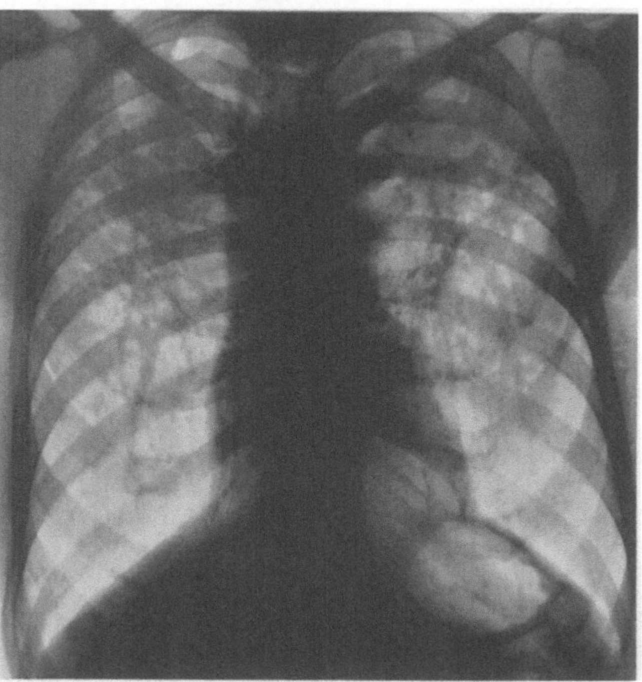

Abb. 426a. Schwere Mischstaublunge mit großer Destruktionshöhle in der Schwiele links

h) Hohlraumbildungen

Die pathologischen Hohlraumbildungen in den Staublungen haben mannigfache Ursachen. Auf die klein- und großblasigen Emphyseme vor allem in den Randzonen um Schrumpfungsgebiete sowie auf die Bronchiektasen und Bronchusverziehungen ist schon hingewiesen. In silikotischen Schwielen können Nekrosen auftreten und zu Destruktionshöhlen führen, die im Röntgenbild eine unregelmäßige

Begrenzung haben. Kleine Zerfallshöhlen und Mikrokavernen sind bevorzugt in den Schwielen der Mischstaublungen bei Arbeitern aus der keramischen Industrie zu beobachten. Die schwere Graphitlunge zeigt nicht selten cystische Hohlräume als Folge von Kolliquationsnekrosen. Dieser Gruppe der silikoseabhängigen Hohlraumbildungen stehen die tuberkulösen Kavernen gegenüber. Die spezifischen Kavernen haben bei den Staublungen mit fleckiger Dissemination die typisch glatt begrenzte rundliche Form mit Ringwall. Bei schweren Staublungen liegen sie häufig im schwielen-armen Gebiet. In der Schwiele selbst paßt sich auch die tuberkulöse Destruktion den Gewebsgegebenheiten an und kann daher von der silikotischen Höhle röntgenmorphologisch nicht zu trennen sein. Hier führen nur wiederholte Sputumuntersuchungen zur Klärung.

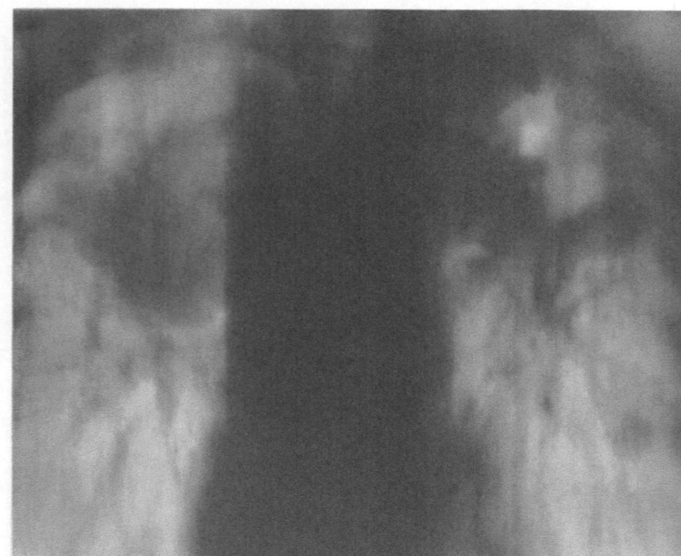

b

c

Abb. 426b u. c. Schichtaufnahmen. Große unregelmäßig gestaltete Zerfallshöhle links im Oberlappen, Verziehung und Einengung des Bronchialbaumes und der Gefäße bei ausgedehnten schrumpfenden Schwielen beiderseits. Regenstraßenbildung durch verzogene Gefäße

i) Lungentuberkulose bei Silikose und Mischstaublunge

Die Lungentuberkulose stellt eine häufige Komplikation einer Pneumokoniose dar. Je weiter fortgeschritten die Silikose ist, desto öfter besteht eine aktive Tuberkulose. Die Kombination beider Erkrankungen schwankt in den einzelnen Stadien bei den verschiedenen Staublungen stark. Das gemeinsame Vorliegen beider Prozesse wird in durchschnittlich 50% angenommen. Drei Möglichkeiten der Kombination gibt es:

1. die Zusatzstaublunge, bei der zu einer Tuberkulose eine Silikose hinzutritt,

2. der gleichzeitige Befall von Silikose und Tuberkulose,

3. die Zusatztuberkulose, die nach UEHLINGER am häufigsten vorkommt.

Die Staublunge begünstigt im allgemeinen das Fortschreiten des tuberkulösen Prozesses. Die Erkennung spezifischer Herde und ihre Differenzierung von silikotischen Veränderungen stößt bei allen Formen auf erhebliche Schwierigkeiten. Trotzdem gestatten der Charakter, die Lokalisation und Verteilung der Herde sowie der Wechsel der Bilder im Verlauf einer längeren Beobachtung oft eine Zuordnung. Die frischeren tuberkulösen Herde erscheinen mehr rundlich und oval, während die silikotischen Knötchen nicht selten feine Ausläufer zeigen. Die Größe der spezifischen Herde wechselt mit Ausnahme der frischen miliaren und feinherdigen Streuung untereinander stärker. Besonders schwierig kann eine Unterscheidung bei den weichen Herden der Mischstaublunge sein. Die tuberkulösen Prozesse sind, abgesehen von der hämatogenen Streuung, asymmetrisch verteilt und können auch hilusnahe im Lungenkern liegen. Während die Silikose die Lungenspitzen kaum befällt, finden sich tuberkulöse Herde bevorzugt in der Zone oberhalb der Clavicula, wobei sie eine Seite häufig bevorzugen (Abb. 427). Die spezifischen Prozesse haben in der silikotisch veränderten Lunge oft einen cirrhotischen Charakter. Auf der von der Tuberkulose befallenen Lungenseite entwickelt sich bald eine hiloradiäre Ausrichtung der Veränderungen mit einer strangförmigen Zeichnung vom Lungenmantel zur Lungenwurzel (Abb. 428). Schon vorhandene tuberkulöse Veränderungen eines Gebietes fördern die Entwicklung und das Fortschreiten silikotischer Prozesse, wodurch ebenfalls asymmetrische Bilder entstehen, die jedoch auch bei der verschwielenden Staublunge ohne Verbindung mit einer Tuberkulose vorkommen. Während die silikosebedingten Bildelemente nur geringe Wandlungen in kurzen Zeiträumen zeigen, können vor allem unter der Chemotherapie die spezifischen Herde ihre Gestalt schnell ändern und sich zurückbilden. Frische exsudative Pleuritiden sind stets auf einen aktiven tuberkulösen Prozeß verdächtig.

k) Sekundäre Veränderungen an Herz und Pulmonalgefäßen

Die Staublungen führen zu verschiedenen sekundären Veränderungen des Herzens (vgl. auch S. 118). Durch das häufig bestehende Emphysem mit Zwerchfelltiefstand wird das Herz median gestellt und erscheint schlank (Abb. 114, 424). Die schweren schrumpfenden Lungenprozesse können eine Widerstandserhöhung im kleinen Kreislauf verursachen und so durch eine pulmonale Hypertonie zu einer stärkeren Belastung des rechten Herzens führen. Der Herzschatten selbst erscheint dabei nur selten vergrößert. Im zweiten schrägen Durchmesser lädt der rechte Ventrikel jedoch als Ausdruck einer Rechtshypertrophie stärker nach vorn aus. Im Röntgenbild wird das pulmonalarterielle Segment deutlich betont und wölbt sich vor. Ebenso werden die zentralen Äste der Pulmonalarterie in den Lungenwurzeln erweitert (s. Abb. 432). Ihre Dilatation ist von Lymphknotenvergrößerungen

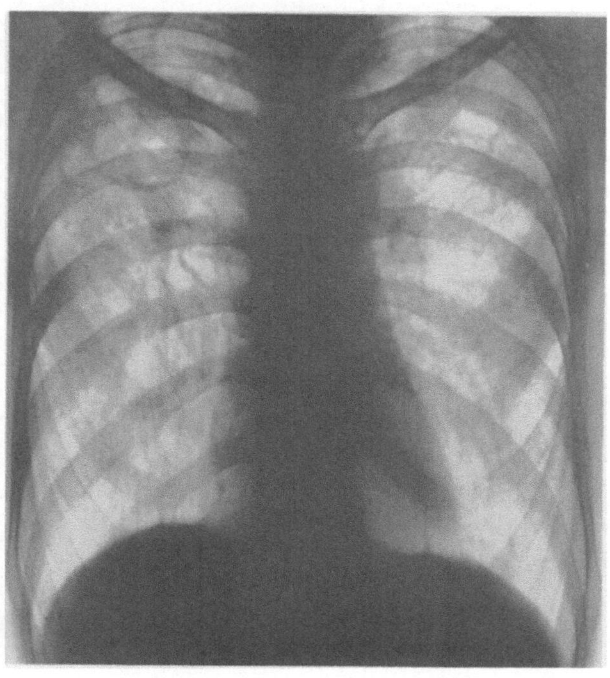

Abb. 427. Mischstaublunge bei Former mit kavernöser Tuberkulose im rechten Oberlappen und wahrscheinlichen Streuherden links im Mittelgeschoß. Kl. A3n (cv, hi)

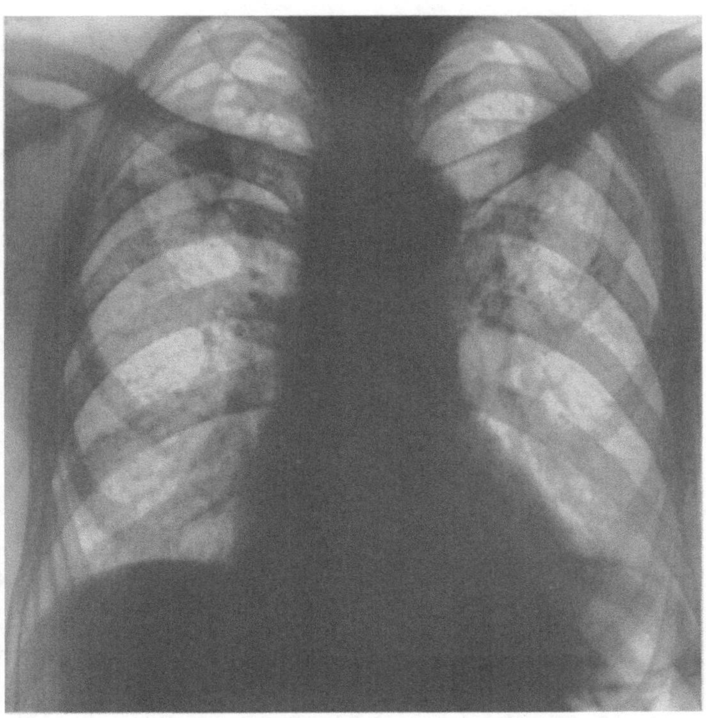

Abb. 428. Mischstaublunge und cirrhotische Tuberkulose im rechten Oberlappen und linker Spitze. Kl. 3m (Tb)

26*

eindeutig zu unterscheiden. Durch ausgedehnte pulmonale Schrumpfungen wird das Herz zum Teil verzogen. Außerdem können schwere pleuro-perikardiale Verwachsungen bestehen, die vor allem bei der Schamottelunge häufig beobachtet werden.

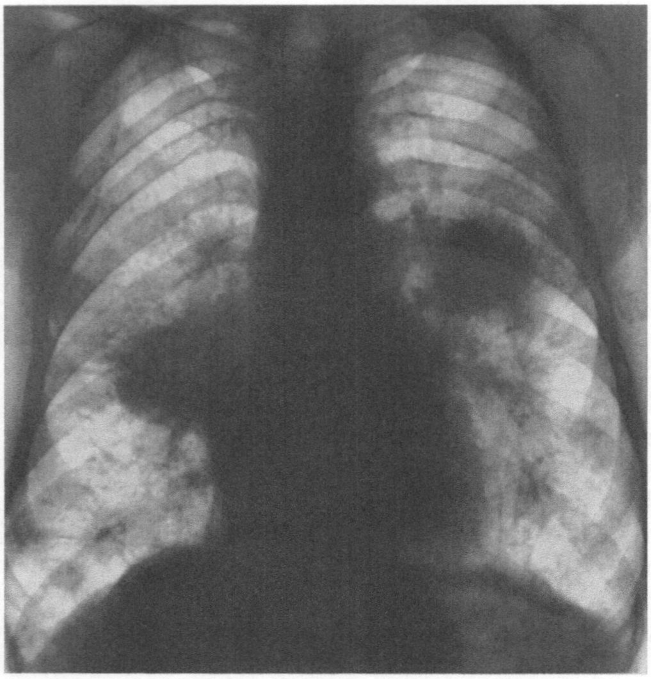

Auch das Gefäßbild in Lungenwurzel und Lungenkern ist in den schweren Stadien der Staublunge verändert (Abb. 426). Eine pulmonalarterielle Druckerhöhung kann zu einer Dilatation der zentralen Arterienäste führen. Flächenhafte pulmonale Schrumpfungen verziehen die Gefäße und bewirken eine erhebliche Störung der normalen Gefäßgliederung. Die Analyse der Verlagerung der einzelnen Äste läßt die Größe der schrumpfenden Zone abgrenzen. Infolge der peripheren Gefäßverschlüsse und des Emphysems sind die Arterien im Lungenkern verengert und auffallend schlank, dabei häufig verlagert und verzogen (Abb. 424). Der Erweiterung der Pulmonalarterie in der Lungenwurzel steht die Einengung im Lungenkern gegenüber. Die Veränderungen in den Gefäßstrukturen, die besonders im Schichtbild und mit der selektiven Angiographie darzustellen sind, gestatten Rückschlüsse auf die Schwere der Staublunge und die durch sie bedingten funktionellen Ausfälle.

Abb. 429. Mischstaublunge bei Patienten mit Polyarthritis. Zwei größere und mehrere kleinere Rundherde bei allgemeiner mittelgrober Körnelung

l) Silikose und Polyarthritis (Caplan-Syndrom)

Caplan berichtet 1953 über das Zusammentreffen von Mischstaublungen und Polyarthritis bei Arbeitern im Kohlenbergbau. Die Stauberkrankungen verlaufen auffallend häufig schwer. Im Röntgenbild der Patienten mit dieser Krankheitskombination sind in 25% multiple Rundschatten von 0,5—5 cm Durchmesser nachzuweisen (Abb. 429). Pathologisch-anatomisch bestehen die Rundherde aus Staubgemischen, Granulationsgewebe und Atelektasen. Gough vermutet Beziehungen dieser Veränderungen zum visceralen Rheumatismus, auch ein Zusammenhang mit der Tuberkulose ist diskutiert. Endgültig sind Pathogenese und Bedeutung der Rundherde noch nicht geklärt.

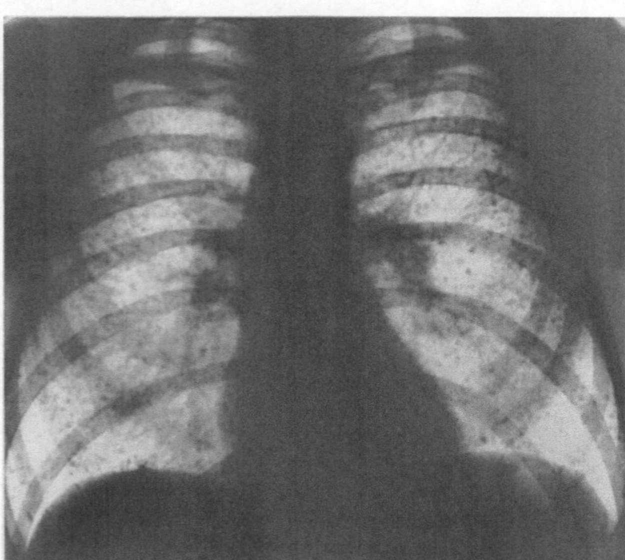

Abb. 430. Schrotkornlunge. 25 Jahre Steinhauer. Feine mittelgrobe Fleckung mit teilweiser Kalkeinlagerung. Kl. 3 m

3. Röntgencharakteristik der reinen Silikose und der Mischstaublungen nach Staubberufen

Bei vergleichenden Untersuchungen der Staubberufe lassen sich verschiedene röntgenologische Symptome herausstellen, die vom Quarzgehalt und von der Menge sowie der Zusammensetzung des eingeatmeten Staubes bestimmt sind und eine röntgenologische Charakteristik gerechtfertigt erscheinen lassen (Lochtkemper, Haubrich, Worth und Schiller). Die initialen silikotischen

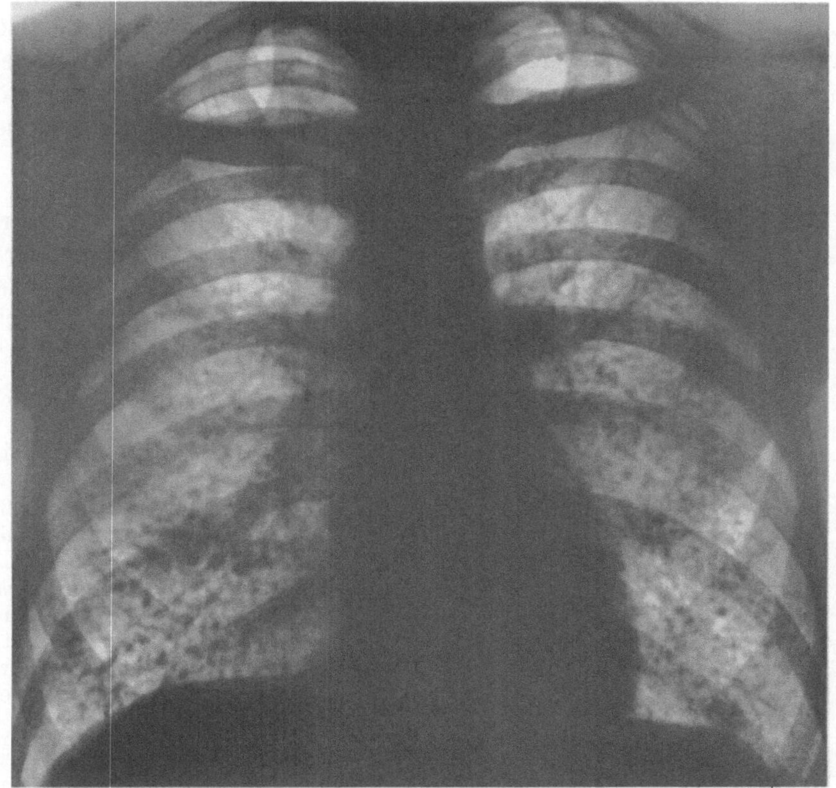

Abb. 431. Schleiferlunge. 16 Jahre Schleifer. Kl. 3n

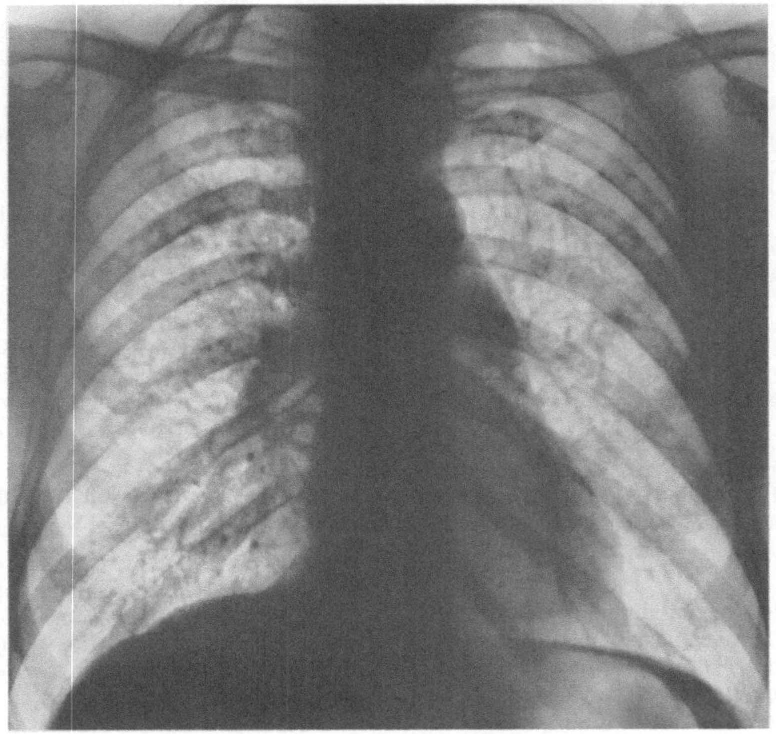

Abb. 432. Mischstaublunge. 21 Jahre Bergmann im Steinkohlenbergbau. Gröbere wenig dichte Tüpfelung.
Kl. 2n

Veränderungen sind bei den einzelnen Berufsgruppen uncharakteristisch; im Stadium der allgemeinen Fleckelung und der Schwielenbildung bekommen die Röntgenbilder aber Merkmale, die auf die Art des eingeatmeten Staubes rückschließen lassen. Unter Verzicht auf Vollständigkeit sollen kurz die Charakteristika der Röntgenbilder einzelner Berufsgruppen skizziert werden.

a) Steinmetze, Steinbrucharbeiter, Steinhauer

Die eingeatmeten Staube enthalten bei diesen Berufsgruppen in hohem Prozentsatz (80—90%) kristallinische Kieselsäure. Diffus über beide Lungenseiten verteilt finden sich scharf begrenzte, harte Herde, die in eine grobmaschige Zeichnung eingelagert sind (Abb. 430). Die Knötchen sind stecknadelkopf- bis erbsengroß. Die Dichte der Einzelherde nimmt mit der Zeit zu. Teils lagern sie Kalk ein. Es entsteht das Röntgenbild der *Schrotkorn*lunge. Flächenhafte Verschwielungen sind selten und treten sehr spät auf. Häufig bilden sich schon sehr frühzeitig eierschalenartige Verkalkungen in den Hiluslymphknoten.

b) Sandstrahlbläser und Schleifer

Die Lungenbilder ähneln denen der Steinmetze sehr (Abb. 431). Die Sandstrahlbläser sind durch den fast nur reine Kieselsäure enthaltenden Staub sehr gefährdet. Bei Freistrahlern, die am Sandstrahlgebläse ohne Schutzhelm arbeiten, kann schon wenige Jahre nach einer 2—3jährigen Exposition eine schwere Silikose nachzuweisen sein. Die Schleiferlunge zeigt eine derbe Fibrose und diffus verstreut klein- bis mittelgroße Herde wechselnder Dichte. Im Stadium der feinherdigen Fleckelung ist das Bild dem der Miliartuberkulose ähnlich. Schwielenbildungen sind selten und haben in der Regel keinen tumorartigen Charakter. Bei Schleifern können akute Silikosen beobachtet werden. Im übrigen scheinen schwere Zusatztuberkulosen relativ häufig zu sein.

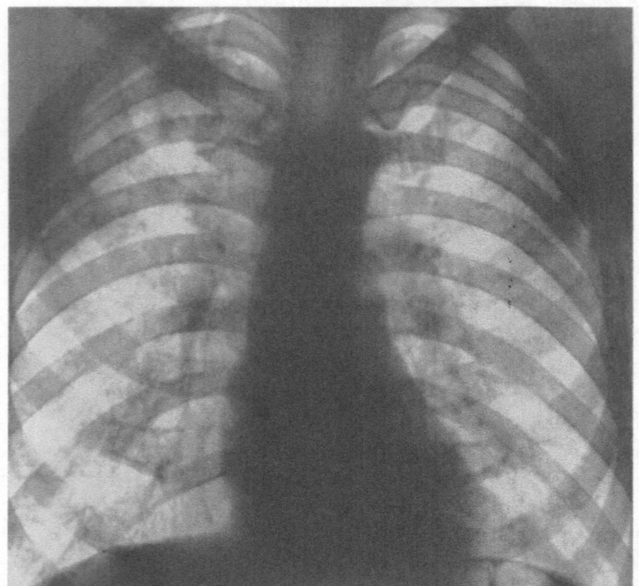

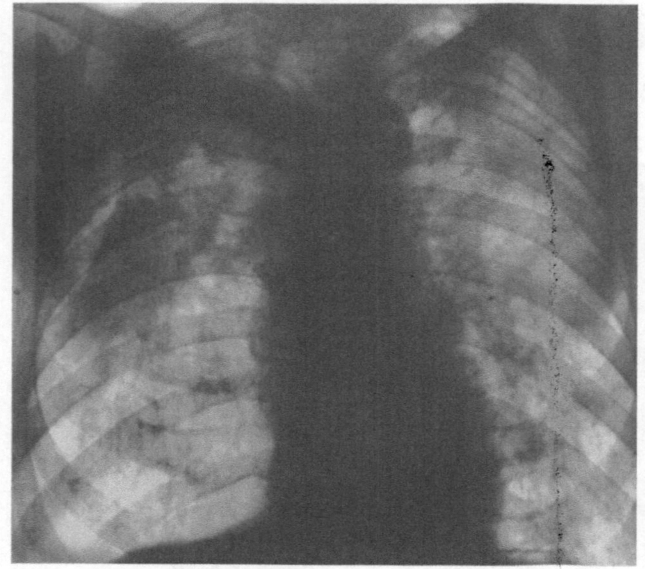

Abb. 433a u. b. a Mischstaublunge mit produktiver Tuberkulose im rechten Oberlappen. 20 Jahre Hauer im Ruhrbergbau. Kl. 3m (tb). b 7 Jahre später. Mischstaublunge mit ausgedehnter Schwielenbildung und offener Tuberkulose. Kl. C3n (cv, hi, di)

c) Mischstaublungen im Kohlenbergbau

Die Staube enthalten weniger freie Kieselsäure. Das anatomische Substrat wird durch die beigemischten Staubarten mit gestaltet. Bei den *Gesteinshauern* besteht zunächst eine diffuse Fleckelung klein- bis mittelherdiger Art. Die Einzelherde sind im Gegensatz zur reinen Silikose unscharf konturiert und weniger dicht. Sie zeigen schon frühzeitig die Tendenz zum Zusammenfließen. Ballungen und massive Schwielen kommen häufiger vor (Abb. 432, 433a u. b). Sie sind scharf abgesetzt und von der lateralen Thoraxwand durch einen Saum emphysematösen Lungengewebes getrennt. Bei stärkerer Schrumpfung der Oberlappen werden die Hili verzogen, und in den Mittel- und Unterfeldern entsteht das Bild der sog. Regenstraßen (Reichmann), das, wie bereits erwähnt (s. S. 401), durch verzogene Gefäße und Bronchien sowie Faltenbildungen in Lunge und

Pleura bedingt ist. Bei den *Kohlenhauern* zeigen die Lungen nur eine geringe Fibrose. Das Stadium der allgemeinen Körnelung wird nur selten erreicht (s. Anthrakose).

d) Mischstaublungen im Eisenbergbau des Siegerlandes

Im Gegensatz zu den Veränderungen bei Gesteinshauern an der Ruhr hat das Lungenbild der Arbeiter im Eisenbergbau des Siegerlandes einen ganz anderen Charakter. Die disseminierten Herde sind auffallend fein und erscheinen als Tüpfelung in einer reticulären Grundzeichnung. Große Schwielen und Ballungen treten nur sehr selten auf. Das Gesamtbild der feinknotigen Dissemination hat große Ähnlichkeit mit der Ockerstaublunge (HAGEN, HAUBRICH).

e) Mischstaublunge der Arbeiter in der Metallindustrie

Die Staublungen der Gießer, Former und Putzer erreichen nur selten schwerste Grade. Im Stadium der Fleckelung sind die Einzelherde klein bis mittelgroß und verhältnismäßig dicht (Abb. 434a u. b). Sie stehen in den Oberfeldern enger als in den übrigen Lungen. Schwielenbildungen sind nicht häufig zu beobachten. Wenn sie auftreten, führen sie zu starken Schrumpfungen mit Verziehungen der Lungenwurzeln.

f) Mischstaublunge der Arbeiter in der keramischen Industrie

Das in der keramischen Industrie verarbeitete Material enthält Quarz, Feldspat und Kaolin. Der Gehalt an freier Kieselsäure liegt zwischen 15 und 30%. Die Expositions- und Entwicklungszeiten sind bei den Porzellinern und Steingutarbeitern lang. Im Stadium der reinen Dissemination sind die klein- bis großfleckigen Herde weich und unscharf begrenzt. Sie liegen in einer stark vergröberten Zeichnung und reichen bis in die Spitzen. Später treten großwabige und streifige Strukturen hinzu, die als Emphysemblasen gedeutet werden. Flächenhafte Schwielenbildungen werden häufiger beobachtet (KIRCH) (Abb. 435a u. b). Die Begrenzung der Schwielen ist im Gegensatz zu denen bei den Ruhrbergarbeitern häufiger unscharf. Die Schwielen selbst liegen bevorzugt in Oberlappen und Spitzen. Sie neigen zu Einschmelzungen (Mikrokavernen). Das kompensatorische Emphysem

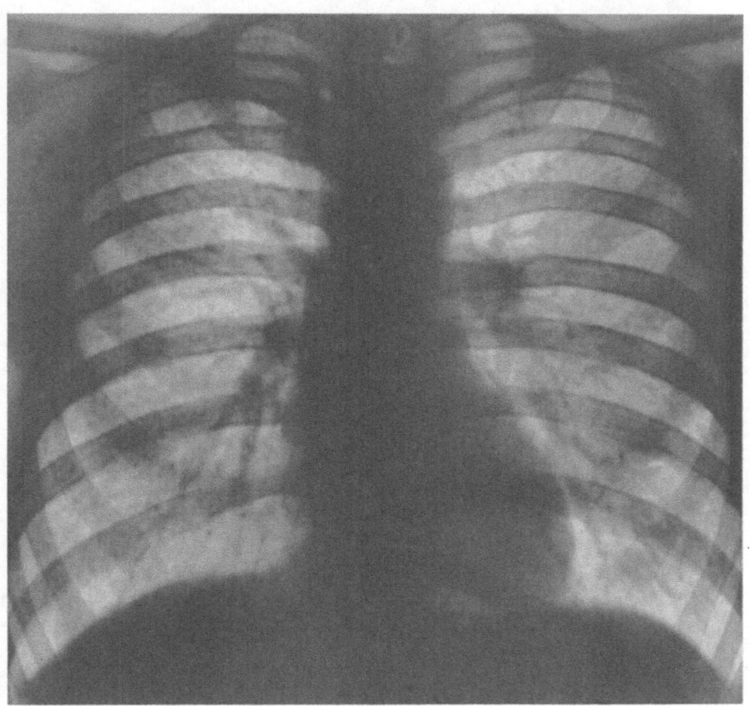

a

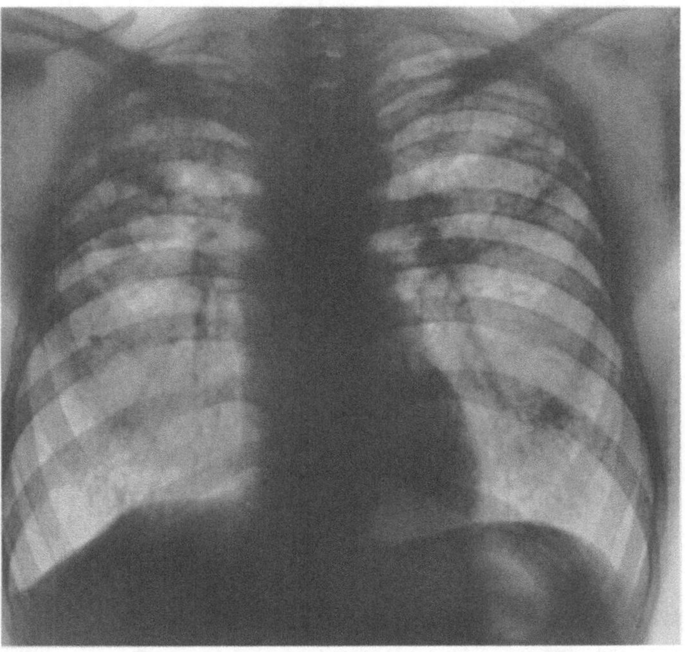

b

Abb. 434a u. b. a 18 Jahre Former. Feine Körner in beiden Lungen. Dichtere Anordnung in den lateralen Obergeschossen. Kl. 2m. b 4 Jahre später. Größenzunahme der Einzelherde, Konfluenz in beiden Obergeschossen, rechts mit tuberkulösem Infiltrat. Sputum: Tbc: positiv. Kl. B3n (tb)

leuchtet einen Teil der Herde im Mittel- und Unterfeld fort. Ein Spontanpneu tritt nicht selten auf. Infolge der oft vorhandenen Pleuraschwarten ist er jedoch meist umschrieben. Eine Tuberkulose tritt häufig im früheren Stadium auf. Ihre röntgenologische Abgrenzung bereitet beim Gesamtcharakter des Bildes oft große Schwierigkeiten. Es empfiehlt sich daher, öfter Sputumuntersuchungen durchzuführen.

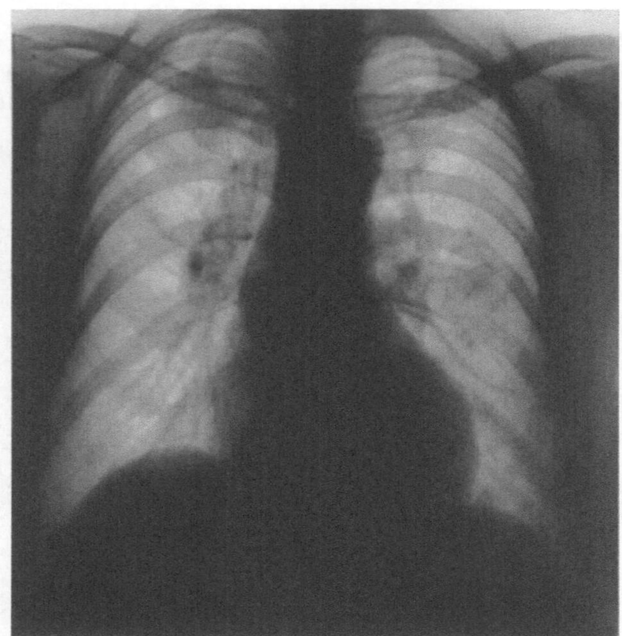
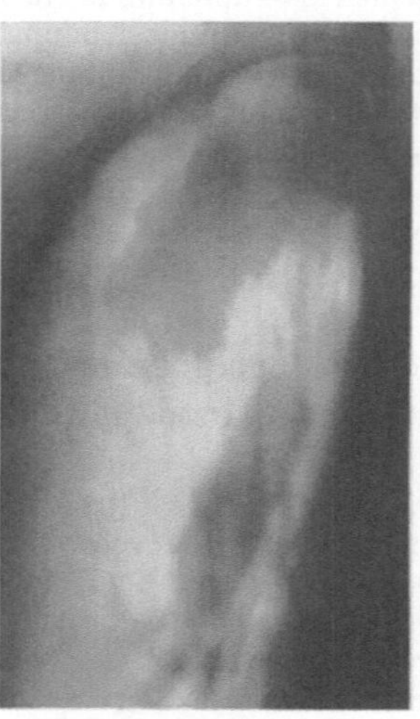

a   b

Abb. 435a u. b. a Mischstaublunge bei Porzellanarbeiterin (25 Jahre). Große Schwiele im rechten Oberlappen, kleine im linken apikalen Unterlappen. Kl. B2m. b Schichtaufnahme rechter Oberlappen in Tiefe von 10 cm. Große Schwiele mit umgebendem Emphysem. Verziehung des Hilus

g) Mischstaublunge der Arbeiter in der Industrie feuerfester Steine

Die verschiedenen Tone, Schamotte, Silika und Dinas, die verarbeitet werden, haben einen sehr verschiedenen Kieselsäuregehalt. Der Schweregrad der auftretenden Staublunge geht allgemein mit dem Quarzgehalt des Arbeitsmaterials parallel. Dem Ton kommt nur eine begrenzt modifizierende Wirkung zu (HAUBRICH).

Je höher der Quarzgehalt des verarbeiteten Materials ist, desto mehr ähnelt die Struktur der Herde denen der reinen Silikose, und desto schneller werden schwerere Stadien erreicht, wie es bei den Arbeitern, die mit der Herstellung der Silikasteine beschäftigt sind, der Fall ist. In der Tonindustrie sind demgegenüber die Expositionszeiten sehr lang, und nur in Ausnahmefällen treten Verschwielungen auf, die dann eine unscharfe Begrenzung haben. In den meisten Fällen der Tonarbeiter findet man nur in einer groben Netzzeichnung feinverstreute Herde mäßiger Dichte (Abb. 436). Die Häufigkeit und Schwere der Pneumokoniose bei der Verarbeitung von Schamotte hängt ebenfalls von ihrem sehr unterschiedlichen Quarzgehalt ab. Wenn der Quarzgehalt der Schamotte niedrig ist, wird das Stadium der Fleckelung mit weichen, teils unregelmäßig verteilten Herden nicht überschritten. Bei der Einwirkung von quarzreichen Schamottestauben bilden sich aber gern großflächige

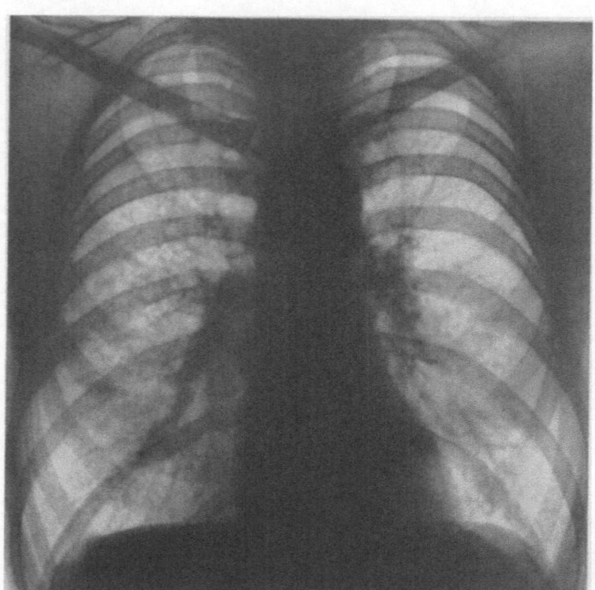

Abb. 436. Mischstaublunge bei Schamottearbeiter (Exposition: 22 Jahre). Kl. 2m. Eine Fleckelung der Mittelgefäße, rechts stärker, links dichte Hili

Schwielen mit verwaschener Kontur. Als besonderes Zeichen sind bei der Schamotte-Staublunge oft pleuro-perikardiale Verschwielungen mit Ausziehungen festzustellen.

h) Mischstaublunge in der Erdfarben- und Ockerfarbenindustrie

Die Erdfarben und die Ockererde enthalten in verschiedenem Ausmaß Kieselsäure, die für die Lungenveränderungen verantwortlich ist (HAGEN; EHRHARDT und GÜTHERT). Die Ockerstaublunge entwickelt sich sehr langsam und erreicht nur in wenigen Fällen das verschwielende Stadium. Im Röntgenbild steht eine tüpfelig-netzartige Struktur im Vordergrund, die stets einen feinkörnigen Charakter behält. Die feine Körnelung erscheint in der Lungenperipherie dichter. Die Hili sind voluminöser. Die sehr seltenen Schwielen treten in der oberen Lungenhälfte auf, sind scharf begrenzt und haben eine geringe Schrumpfungsneigung (HAUBRICH Abb. 437).

i) Akute Silikose

Bei der *akuten* Silikose handelt es sich um eine Pneumokoniose, die nach einer relativ kurzen Expositionszeit von einigen Monaten bis Jahren zu schweren progredienten Lungenveränderungen mit hoher Sterblichkeit führt. Sie ist vor allem bei dem Tunnelbau im quarzreichen Gestein beobachtet. UEHLINGER gibt eine Charakterisierung dieser Form. Es lassen sich zwei Verlaufsphasen unterscheiden. In der ersten Phase, die schon nach kurzer Expositionszeit auftritt, besteht eine Belastungsdyspnoe und Tachykardie. Infolge einer diffusen Quarzspeicherung in den Lungen ist im Röntgenbild die Netzzeichnung in den unteren und lateralen Lungenpartien vergröbert und streifig verstärkt. Die Hiluslymphknoten sind vergrößert. Nach Monaten oder wenigen Jahren tritt dann plötzlich und auch nach Ende der Staubexposition eine akute Verschlechterung mit respiratorischer Insuffizienz ein. Im Röntgenbild findet man jetzt große flächenhafte Verschattungen in Form von Ballungen, die in den Mittel- und *Unter*feldern liegen. In der Spätphase kann der gesamte Unterlappen pathologisch umgeformt sein. Anatomisch sind die flächenhaften Verdichtungen durch massive „interstitielle und intraalveoläre Staubspeicherung mit anschließender diffuser Sklerosierung" bedingt. Die akuten Silikosen kommen auch bei

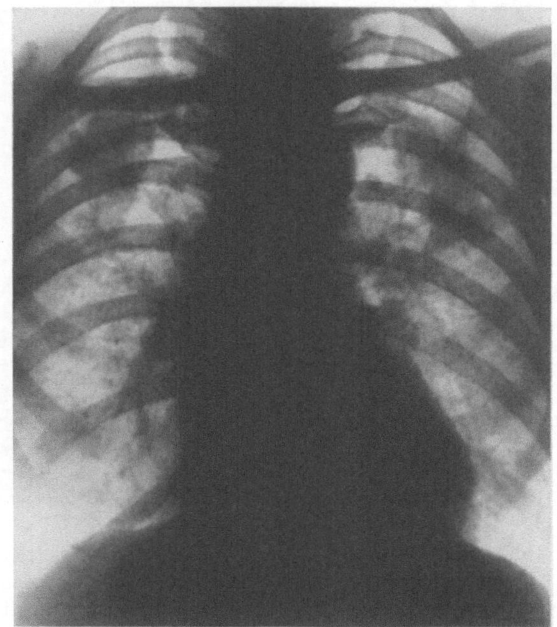

Abb. 437. Mischstaublunge bei Erdfarbenmüller (44 Jahre Exposition). Große Schwielen bei feiner Fleckelung. Kl. B3s

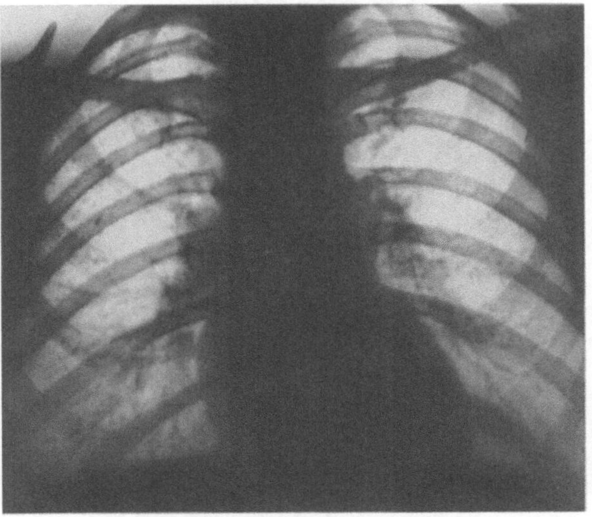

Abb. 438. „Akute Silikose". 5 Jahre Mischerin in einem Scheuerpulverbetrieb (Fall Prof. HAUBRICH)

Sandstrahlbläsern, Schleifern und bei Arbeitern in Seifen- und Scheuerpulverfabriken vor (Abb. 438); die Veränderungen in den Unterfeldern überwiegen bei dieser Gruppe aber nicht.

4. Silikatosen

a) Asbestose

Beim Asbest handelt es sich um Silikate verschiedener Zusammensetzung, die längliche, biegsame Fasern bilden. Frühzeitig bestehen durch die Reizwirkung des Asbeststaubes und der Asbestnadeln auf die Atemwege Husten und Kurzatmigkeit. Die spitzen, länglichen Asbestnadeln, die als Ursache der Lungenveränderungen angesehen werden, dringen mechanisch in das Lungengewebe ein. In den Lymphgefäßen können sie nicht transportiert werden. Die Lymphnotenveränderungen sind daher bei der Asbestose nur gering. Im Auswurf sind Asbestosekörperchen schon nach einer Exposition von wenigen Monaten nachzuweisen.

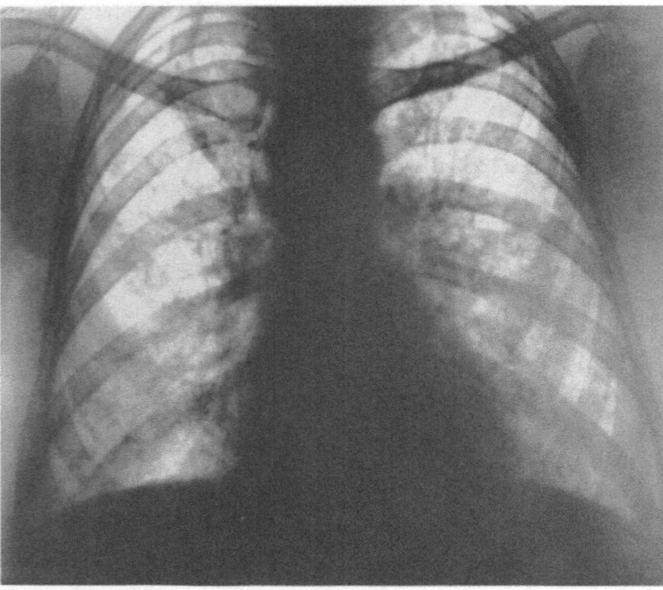

Abb. 439. Asbestose II/III. 21 Jahre im Asbestbetrieb gearbeitet. Netzförmig-streifige Trübung mit feinen Fleckherden in beiden Unter- und Mittelfeldern. Dichte breite Hili.

Die Veränderungen im *Röntgenbild* finden sich in den Mittel- und Unterfeldern. Sie sind von der Silikose gut abzutrennen. Knötchen- und Schwielenbildung fehlt. Im Anfangsstadium ist die feine Netzzeichnung der Mittel- und Unterfelder verstärkt, und in sie eingelagert sind einige feine, zarte Fleckchen (SAUPE). Im zweiten Stadium zeigen die unteren Lungenpartien eine leichte Trübung. Die Zeichnung dieser Abschnitte ist engmaschig verdichtet, und die kleinen herdförmigen Schatten haben zugenommen (Abb. 439).

Die oberen Lungenfelder können durch das beginnende Emphysem aufgehellt sein. Im Stadium 3 wird die Verschleierung der Unter- und Mittelfelder mit netzförmigstreifigen Strukturen zunehmend dichter. Die Herde wirken weich und verwaschen. Das kompensatorische Emphysem der Oberfelder nimmt zu. Infolge der ausgedehnten Lungenfibrose auf dem Boden der „interstitiell-chronisch-indurierten Pneumonie" (WORTH) kommt es zu einer stärkeren Rechtsbelastung des Herzens und Rechtsdilatation, der bald eine Insuffizienz folgt. Eine Kombination der Asbestose mit einer Tuberkulose ist nach WEDLER bei den Beobachtungen in Deutschland selten. Auffallend häufig ist jedoch das Auftreten des Lungenkrebses.

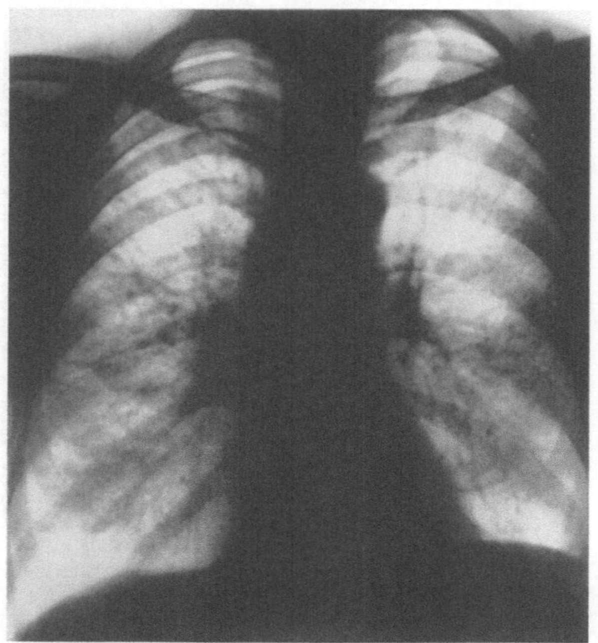

Abb. 440. Asbeststaublunge bei einem Talkumarbeiter (Dr. SCHNEIDER, München)

b) Talkumlunge

Talkum ist ein hydriertes Magnesium-Silicat. Eine Verbindung mit freier Kieselsäure ist selten. In Talkgruben und -mühlen wird es bearbeitet und in der Gummi-, Seifen-, Papier- und pharmazeutischen Industrie sowie in Akkummulatorenfabriken verwendet. Pathologisch-anatomisch finden sich in der Talkumlunge in den Interstitien eine diffuse Fibrose und Anhäufungen von Staubzellen um Gefäße und Bronchien sowie unter der Pleura.

Die im Röntgenbild nachweisbaren Strukturen sind zum großen Teil durch den in den Lungen vorhandenen Staub selbst bedingt (BAADER). Zunächst findet sich nur eine feine unscharfe maschig-

streifige Zeichnung mit kleinen schattendichten Herdchen, die vor allem in den unteren zwei Dritteln
der Lungenfelder verstreut liegen (Abb. 441). Im Laufe der Weiterentwicklung nehmen die Fleckchen in den unteren Abschnitten der Lunge an Dichte zu. Ihre Neigung zur Konfluenz ist nicht
groß. Verdichtungen schwartenartigen Charakters in der Lungenperipherie und an der Pleura treten
als „Talkkalkplatten" auf. Nicht selten findet man eine Pleurabeteiligung mit flächenhaften Schwarten

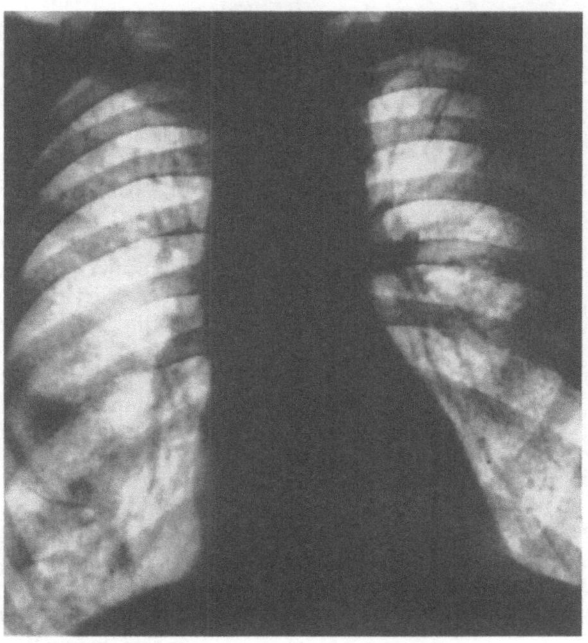

Abb. 441. Talkumstaublunge bei Gummiarbeiter (Dr. SCHNEIDER, München)

und feinen Ausziehungen. Zusätzliche Tuberkulosen sind häufiger beobachtet. Das minderwertiger
Asbest teils zu Puder verarbeitet und als Talkum verwandt wird, können bei Arbeitern in der Gummi-
industrie auch Asbestlungen oder Asbesttalkumlungen vor (Abb. 440).

5. Lungenveränderungen durch nicht-silikogene Staube, vor allem durch Metallstaub

a) Rußlunge

Die Lungenanthrakose ist gekennzeichnet durch eine Kohlenspeicherung ohne Bindegewebsreaktion. Ihr kommt gewöhnlich keine pathologische Bedeutung zu. Auch die Inhalation großer
Mengen reinen Kohlenstaubes als Ruß führt nicht zu schweren Lungenbefunden. Nach mehr als
zehnjähriger Tätigkeit sind meistens nur initiale Lungenveränderungen nachzuweisen (GÄRTNER und
BRAUSS; HAUBRICH und SCHULER). Röntgenologisch ist die periphere Netzzeichnung verstärkt,
im Lungenkern die streifige Komponente betont. Später treten feine, wenig dichte Fleckherde
in den Ober- und Mittelfeldern hinzu. Flächige Verdichtungen fehlen. Bei schweren Lungenveränderungen ist stets nach einer Anthrako-Silikose zu fahnden.

b) Aluminiumlunge

Das Einatmen von reinem Aluminiumstaub bei der Aluminiumpulverherstellung und beim
Aluminiumbronzespritzen führt zu Lungenveränderungen, die sich von den übrigen Staublungen
deutlich unterscheiden. Besonders gefährlich ist der Aluminiumstaub, wenn beim Vermahlungs-
vorgang der Aluminiumbronze der Stearinzusatz fehlt. Stearin wirkt als Schutzschicht des Aluminiums gegenüber den Gewebssäften und verhindert die Bildung der zellschädigenden kolloidalen
Systeme. Nach einer Expositionszeit von einem halben bis mehreren Jahren zeichnen sich im *Röntgenbild* die Veränderungen der Aluminiumlunge ab. Die Lungenstrukturen sind zunächst netzförmig-
maschig verstärkt. In den Ober- und Mittelfeldern liegen feine, weiche, teils auch gröbere Fleckschatten verstreut. Die Lungenwurzeln sind verdichtet. Bei Fortschreiten nehmen die Herde zu
und konfluieren zu wolkigen Verdichtungen, deren Verteilung asymmetrisch ist. Die Hili werden

infolge der Schrumpfungen verzogen. An der Pleura finden sich nicht selten Ausziehungen. Ein Spontanpneumothorax wird bei Platzen kleiner peripherer Emphysemblasen häufiger beobachtet. Eine Komplikation durch Lungentuberkulose ist selten.

c) Berylliumlunge

Beryllium wird bei der Herstellung von Leuchtstoffröhren und Fluorescenzlampen verwandt. Nur ein kleiner Teil der Arbeiter erkrankt. Zwei Erkrankungsformen sind beobachtet. Eine *akute Pneumonie* mit mehr oder minder schweren katarrhalischen Erscheinungen im gesamten Respirationssystem tritt nach Einatmen von konzentrierten Berylliumdämpfen der gut löslichen Verbindungen von Berylliumfluorid, -oxyfluorid und -sulfat auf. Die Krankheitserscheinungen setzen wenige Stunden oder Tage nach der Exposition mit Husten, Fieber und Atemnot ein. Im Röntgenbild entwickeln sich in beiden Lungen, bevorzugt in den mittleren Partien, weiche konfluierende Verdichtungen. Die Rückbildung setzt oft erst nach Monaten ein. Der Röntgenbefund kann die klinischen Erscheinungen längere Zeit überdauern. In einem Fünftel der Fälle ist der Verlauf tödlich.

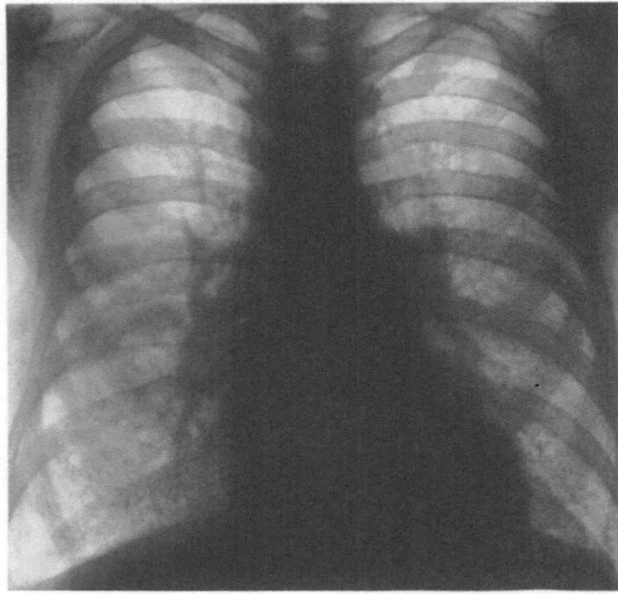

Abb. 442. Berylliumlunge bei Arbeiter in einer Fluorescenzlampenfabrik. Netzförmig verstärkte Struktur mit zahlreichen feinen hiluswärts dichter stehenden Fleckschatten. Cor pulmonale chronicum. (Prof. Ranniger, Chikago)

Die *chronische Berylliose* tritt nach mehrjähriger Exposition bei Arbeitern der Leuchtstoffindustrie auf, die phosphorhaltige Berylliumstaube einatmen. Es bildet sich eine Lungengranulomatose, seltener eine karnifizierende Pneumonie (Polikard). Röntgenologisch zeigen die Lungenfelder zunächst eine netzförmig verstärkte Struktur mit einer feinen Fleckelung, die wie eine feine Marmorierung erscheint (Abb. 442 und 443). Im weiteren Verlauf wachsen die kleinen Fleckherde zu knötchenförmigen Schatten bis zum Durchmesser von 5 mm an. Sie nehmen mit einer Verdichtung der Netz- und Streifenzeichnung nach caudal hin zu. Infolge der sich entwickelnden Fibrose und des begleitenden Emphysems kommt es zu einer Widerstandserhöhung im kleinen Kreislauf und zur Bildung eines Cor pulmonale chronicum. Die Mortalität der chronischen Lungenberylliose wird mit 35% angegeben. Eine komplizierende Lungentuberkulose scheint selten zu sein. Häufiger werden Berylliumdermatitiden und Hautgranulomatosen beobachtet.

d) Barytlunge

Das Einatmen von Barytstaub ($BaSO_4$) führt zu Lungenveränderungen, die nach Beendigung der Staubexposition sich wieder zurückbilden können. Im Röntgenbild bestehen schattendichte, gut abgesetzte, diffus verteilte Herdschatten von Stecknadelkopf- bis Reiskorngröße.

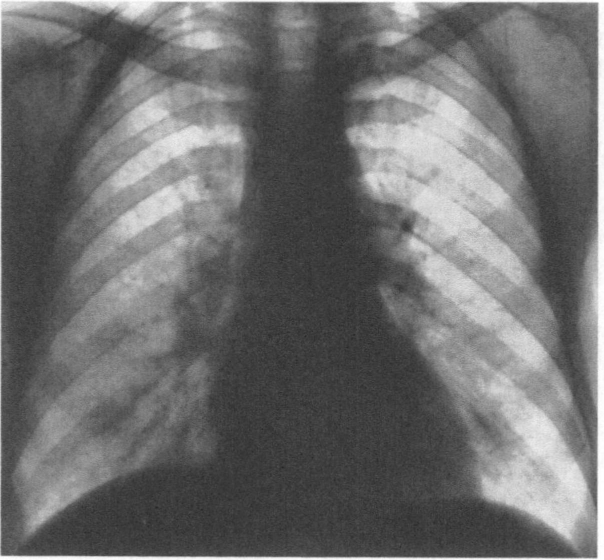

Abb. 443. Berylliumlunge. Netzstruktur in den Mittel- und Unterfeldern rechts mehr als links verstärkt mit feiner Körnelung. Hili verbreitert und verdichtet. (Prof. Ranniger, Chikago)

Die Verschattungen sind durch phagocytiertes, interstitiell deponiertes Bariumsulfat bedingt. Die vollständige Rückbildung zeigt, daß es zu keiner bindegewebigen Reaktion oder Entzündung gekommen ist. Wenn neben Baryt auch Quarz, wie es bei der Bariumgewinnung und Zerkleinerung der Fall ist, aufgenommen wird, so bildet sich eine Mischstaublunge.

Röntgenologisch findet sich dann eine feinfleckige Dissemination in beiden Lungen mit kalkdichten Herden und dichten Hiluseinlagerungen. Die subjektiven Beschwerden sind, außer mäßigem Reizhusten und Auswurf gering. Eine Komplikation durch Tuberkulose ist selten.

e) Lungensiderose

Eine Lungensiderose kann auftreten bei Elektroschweißern, Schneidbrennern, bei der Eisenoxydgewinnung, in den Schleifereien und Drehereien. Der bei den einzelnen Arbeitsvorgängen entstehende Staub enthält Eisenoxyd, das in der Lunge von Phagocyten aufgenommen und perivasculär, peribronchial oder interstitiell abgelagert wird, ohne daß fibrotische Reaktionen eintreten. Im Röntgenbild fällt nur eine mäßige Verstärkung der Netzzeichnung auf, in der verstreut feine fleckige Herde hervortreten können (Abb. 444). Die Lungenwurzeln sind verdichtet. Die Veränderungen zeigen meistens keine Progredienz und scheinen sogar in Einzelfällen reversibel zu sein. Fortschreitende Befunde erscheinen immer auf eine Kombination mit Silikose oder Asbestose verdächtig.

f) Lungenveränderungen durch andere Metallstaube

Unter den Lungenschädigungen durch Metallstaub sind ferner das gehäufte Auftreten schwerer Pneumonien nach Einwirkung von *Thomasschlackenmehl* und *Manganstaub* zu beachten. Nach dem Einatmen von *Chrom oder Alkalichromaten* sind Lungenkrebse gehäuft beobachtet. Im Schneeberger und Joachimsthaler Bergbau treten durch die Einatmung von *Radon* und die Deponierung seiner weiteren Abbauprodukte in der Lunge vermehrt Lungencarcinome auf.

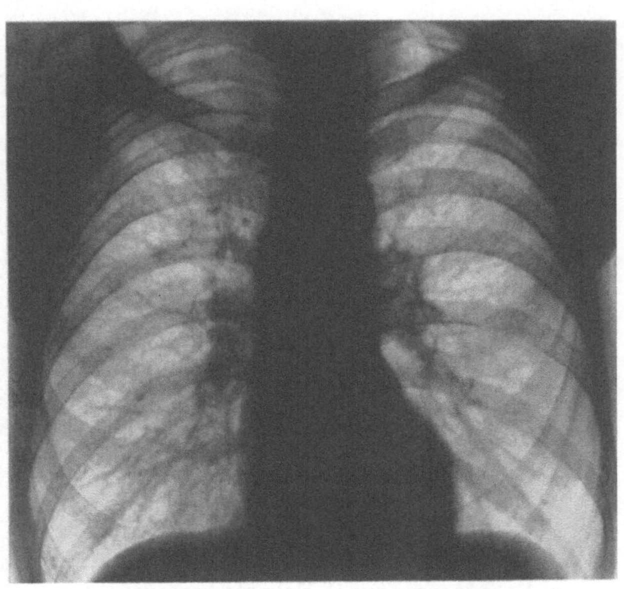

Abb. 444. Siderose. Verstärkte netzförmige Zeichnung mit feinsten Flecken. Verdichtete, verbreiterte Hili

6. Lungenveränderungen durch organische Staubarten

Die organischen Staube führen meistens zu erheblichen Reizerscheinungen an den größeren und kleineren Bronchien. Über eine chronische Bronchitis oder Bronchiolitis rufen sie teilweise ein Emphysem hervor. Auch interstitielle Ödeme, Entzündungen und Fibrosen sind beobachtet. Außer der direkten Reizwirkung der Staube haben Pilzinfektionen und allergische Reaktionen für die Krankheitserscheinungen ursächliche Bedeutung.

Der *Mehlstaub* kann eine chronisch-allergische Bronchitis hervorrufen, deren Folgen im Röntgenbild als Verstärkung der Lungenstruktur oder Emphysem in Erscheinung treten.

Wenn dem Getreidestaub kieselsäurehaltiger Mühlenstaub beigemischt ist, kann sich in Ausnahmefällen nach Jahrzehnten das Bild der Mischstaublunge mit charakteristischem Röntgenbild entwickeln.

Die *Drescherkrankheit* beginnt akut und geht mit Fieber, starkem Reizhusten und geringem dunklem Auswurf einher. Wahrscheinlich liegt eine Pilzerkrankung vor (Candidamykose, TÖRNELL). Im Röntgenbild ist ein Volumen pulmonum auctum nachzuweisen. Herdförmige Infiltrationen fehlen meistens.

Die *Farmerlunge* tritt bei Erntearbeitern auf, vor allem wenn in einem regenreichen Sommer der Staub von schimmelndem Getreide oder Heu eingeatmet wird (BAADER). Wahrscheinlich handelt es sich auch hierbei um eine Pilzerkrankung. Das Röntgenbild ist uncharakteristisch. Es reicht von einer vermehrten peribronchialen Zeichnung mit Hilusverbreitung bis zum typischen Bild der ausgedehnten Pneumomykose. In anderen Fällen führt der massive Kontakt mit organischem Staub zu einer granulomatösen Reaktion der Lunge mit nachfolgender interstitieller Fibrose (FRANK). Das Röntgenbild zeigt dann feinfleckige Schatten oft unterschiedlicher Größe, die in eine netzförmig-streifige Struktur eingelagert und über beide Lungen verstreut sind.

Die Lungenerkrankungen der Baumwollmühlenarbeiter *(Byssinosis)*, der Zuckerrohrarbeiter *(Bagassosis)* und der Paprikaspalter verlaufen unter den Bildern der chronischen Bronchitis, des fortschreitenden Emphysems und gehen selten auch in eine Lungenfibrose über. Auch hier scheinen Pilzinfektionen die Krankheitserscheinungen wesentlich zu bestimmen.

VIII. Lungenabsceß und Lungengangrän

Der Lungen*absceß* ist die eitrige Einschmelzung einer entzündlichen Infiltration unter Einwirkung von aeroben Mikroorganismen, die *Gangrän* die faulige Zersetzung unter Einwirkung von Anaerobiern. Im Röntgenbild sind beide nicht zu unterscheiden.

Der Lungenabsceß stellt in vollentwickeltem Zustand eine eitergefüllte Höhle dar, deren Wand von infiltriertem Lungengewebe und bei längerem Bestehen von einer bindegewebigen Kapsel gebildet wird. Er entsteht nach einer Pneumonie, vor allem nach einer Herdpneumonie, nach einer Bronchitis und bei Bronchiektasen, bei infiziertem Lungeninfarkt, sowie auf hämatogenem und traumatischem Wege. Solange die Eiterhöhle noch keine Verbindung zum Bronchialbaum besitzt, stellt sie sich im Röntgenbild als *Rundschatten* mit verwaschenen Konturen dar (Abb. 445).

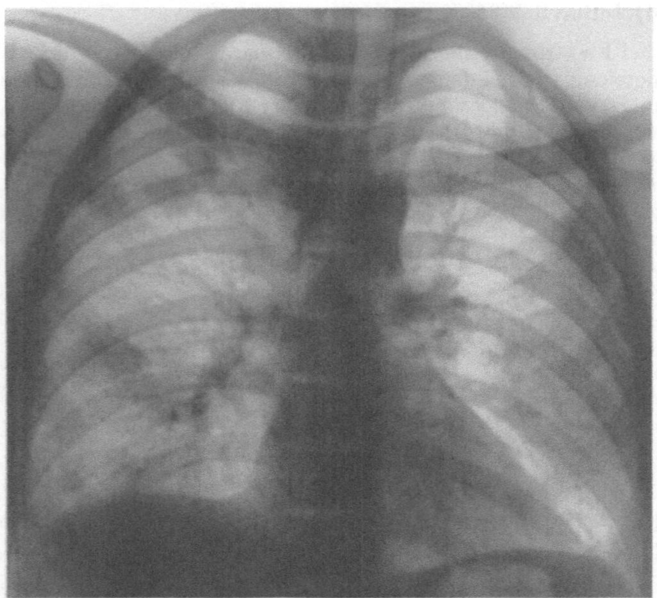

Abb. 445. Multiple hämatogene Lungenabscesse bei Osteomyelitis des linken Oberarms

Die Verbindung und der Eintritt von Luft erfolgt aber sehr bald, und es kommt zu dem typischen „Halbmondschatten", einem Schattenring mit Sekretansammlung am Grunde (Abb. 446a u. b). Der Schatten-

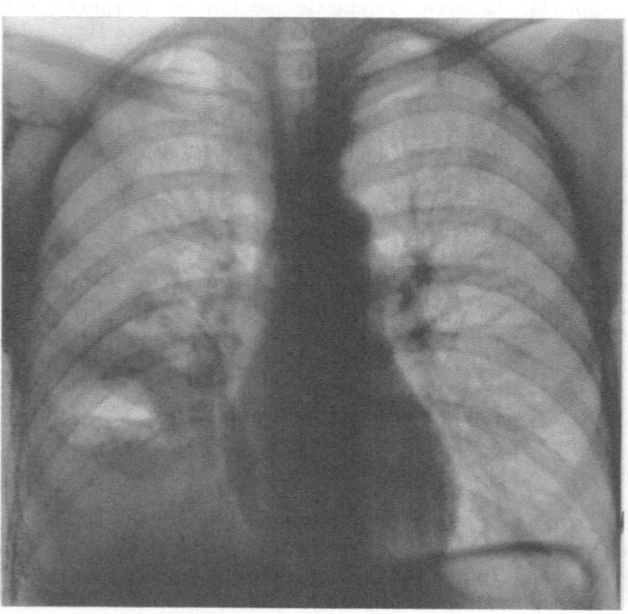

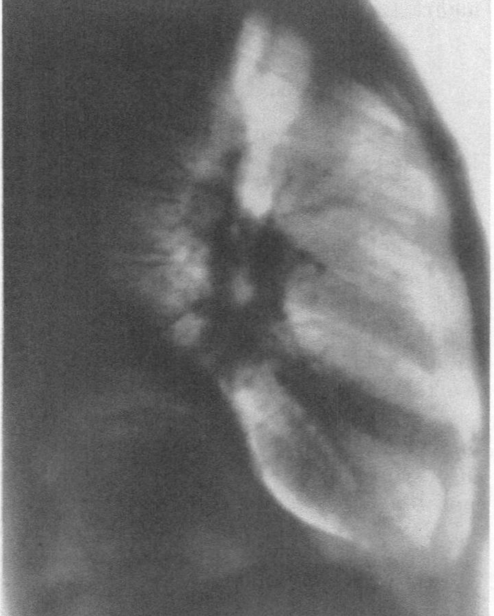

a   b

Abb. 446a u. b. Abscedierende Pneumonie im rechten Unterlappen

ring entspricht der Absceßwand, das Sekret bildet einen in jeder Lage horizontalen Spiegel, was bei der Durchleuchtung durch Seitwärtsneigen des Patienten geprüft werden kann. In Horizontallagerung des Patienten verschwindet beim Durchleuchten

im sagittalen Strahlengang der Spiegel. In dieser Position und noch besser in Kopftieflagerung kann der Boden der Absceßmembran beurteilt werden.

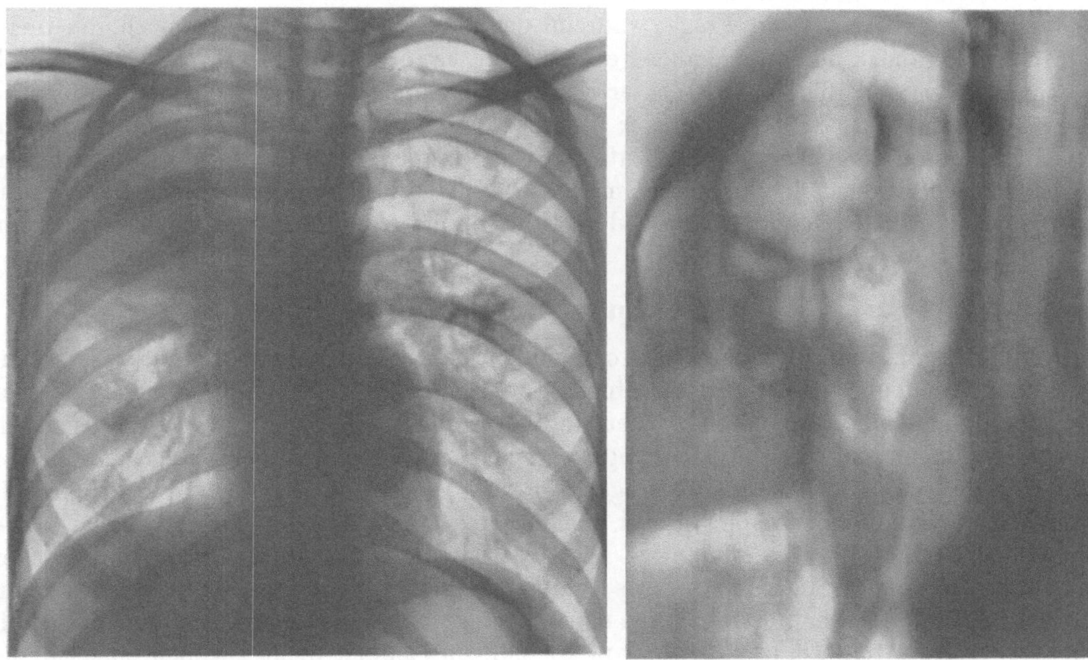

a   b

Abb. 447a u. b. Multiple Einschmelzungshöhlen in einem pneumonischen Infiltrat des rechten Oberlappens.
a Übersichtsbild. b Tomogramm

Absceß- und Gangränhöhlen kommen solitär und multipel vor. Bei beginnender
Einschmelzung ist die Wand unregelmäßig, bei fortschreitender Reinigung wird sie glatt,
dünn und schattendicht. Während die große Höhle
mit dem typischen Sekretspiegel meist bereits auf
dem Nativbild gut zu erkennen ist, erfordert die
Erkennung der multiplen kleinen und beginnenden
Einschmelzungen (Abb. 447a u. b), wie sie häufig
bei der Gangrän auftreten, eine tomographische Untersuchung, die zur Erfassung eines Sekretspiegels
zweckmäßigerweise in aufrechter Körperhaltung
durchgeführt wird. Hierbei gelingt dann auch gelegentlich einmal die Darstellung eines Lungense-
questers und der manchmal in der Einschmelzungshöhle stehenbleibenden Bronchien und Gefäße.

Abscesse und Gangränhöhlen können in allen
Lungenlappen auftreten. Nach Aspirationspneumonien, nach Fremdkörperaspiration und nach
Perforation eines Oesophaguscarcinoms in den
Tracheobronchialbaum sind sie jedoch bevorzugt
in den Unterlappen, vor allen in ihren Spitzensegmenten anzutreffen. Gerade nach dem letzteren Ereignis kommt es leicht zum völligen Zerfall des gesamten Unterlappens mit großen konfluierenden Einschmelzungshöhlen. Die bronchographische Kontrastmittelfüllung von Absceß-

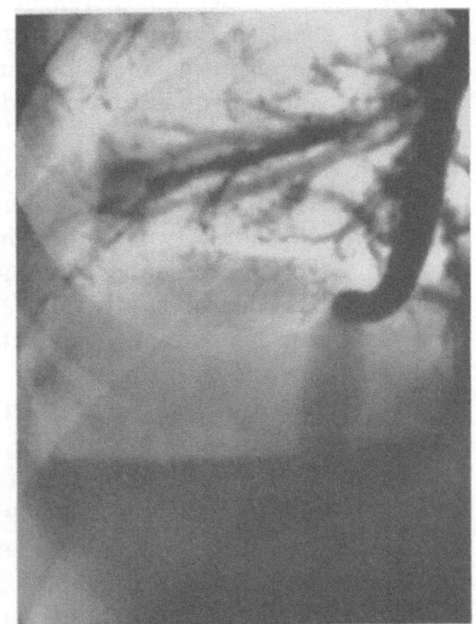

Abb. 448. Bronchographische Kontrastmittelfüllung einer Absceßhöhle. Der Katheter
ist durch den drainierenden Bronchus
unmittelbar in die Absceßhöhle eingeführt

höhlen ist unzuverlässig, da sie nur bei breiter Kommunikation mit dem Bronchialbaum
und nach direkter Einführung der Sonde in die Höhle gelingt (Abb. 448).

Als Komplikation kann es zur Perforation eines Abscesses in die Pleurahöhle (Pleura-empyem, Pyopneumothorax) und in das Mediastinum kommen.

Differentialdiagnostisch kommt hauptsächlich die tuberkulöse Kaverne und das ein-geschmolzene Carcinom in Frage, während der abgekammerte Pyopneumothorax meist durch seine randständige Lage abgegrenzt werden kann; allerdings kann die Differential-diagnose zwischen abgesacktem Interlobärempyem und Lungenabsceß außerordentlich schwierig sein (vgl. S. 560). Bei der Tuberkulose entscheidet der positive Bakterien-nachweis und die bevorzugte Lokalisation im Oberlappen, beim Carcinom ist die Höhlen-wand in der Regel dick und unregelmäßig. Enthält die Absceßhöhle noch keine Luft, so stehen sämtliche Gebilde, die auf dem Röntgenbild einen Rundschatten hervorrufen, zur Diskussion.

IX. Lungentuberkulose

Die Lungentuberkulose besitzt trotz eindeutiger Senkung ihrer Letalität seit Ein-führung von Tuberkulostatica, Antibiotica und operativer Behandlung nach wie vor eine erhebliche epidemiologische Bedeutung, da ihre Morbiditätsziffern nur unwesentlich zurückgegangen sind. Als Ansteckungsweg spielt die aerogene Infektion gegenüber der entero- und lymphogenen eine überragende Rolle. Die Lunge ist daher für die Tuberkel-bacillen die Haupteintrittspforte und zugleich das am häufigsten von der Tuberkulose befallene Organ. Für die eindeutige Diagnose ist allein der Erregernachweis oder der positive Tierversuch beweisend. Das setzt allerdings voraus, daß Tuberkuloseformen vorliegen und Umstände bestehen, die einen Austritt bzw. eine Gewinnung von Tuberkel-bakterien gestatten. Da aber diese Voraussetzungen vielfach nicht gegeben sind, ist die Röntgenuntersuchung die wichtigste Untersuchung. Sie entdeckt Befunde, die mit den physikalisch-klinischen Untersuchungsmethoden nicht festzustellen sind, sie erlaubt in vielen Fällen eine Zuordnung zu den entsprechenden anatomischen Substraten und gestattet darüber hinaus eine Verlaufs- und Vergleichsbeobachtung an Hand objektiver Bilddokumente.

Die Aufgabe der *Röntgenuntersuchung* besteht

1. in der Erfassung verdächtig Kranker,

2. in der eigentlichen Erkennung mit Feststellung der Lokalisation und der Aus-dehnung, sowie in qualitativer und prognostischer Bewertung der vorliegenden Erschei-nungsform und

3. in der Kontrolle des Verlaufs.

Zur Erfassung dient das Reihenschirmbildverfahren. Zur Erkennung werden die Übersichtsaufnahme, wenn nötig in zwei Ebenen, die Durchleuchtung und sehr häufig auch die Tomographie herangezogen. Die Verlaufskontrolle geschieht mit Hilfe des Schirmbildes oder ebenfalls der Großaufnahme. Zur Beurteilung der *Wertigkeit* eines Prozesses, zur Feststellung der Aktivität, der eventuellen Mitbeteiligung von Bronchien und Gefäßen und zur Ermittlung der Funktionstüchtigkeit bestimmter Areale sind oft Spezialuntersuchungen wie Bronchographie und selektive Angiographie notwendig.

Die vielen Erscheinungsformen der Lungentuberkulose sind zu verschiedenen Zeiten nach verschiedenen Gesichtspunkten eingeteilt worden, z. B. nach der Reaktionslage, dem Ausbreitungsstadium oder der Verlaufsgeschwindigkeit. Allen diesen Versuchen haftet ein gewisser Zwang an, oder sie beruhen auf nicht erwiesenen Annahmen. Die klassische Einteilung von Ranke in eine Primärperiode mit dem ersten Infekt, einer Sekundärperiode mit dem Stadium der Generalisation und der Tertiärperiode mit dem Stadium der Organtuberkulose, der endgültigen Absiedlung in der Lunge, hat sich dem-gegenüber in ihrer Grundkonzeption bis heute bewährt. Nur zieht man heute die Grenzen zwischen den einzelnen Perioden, vor allem zwischen der Sekundär- und der Tertiär-periode weniger scharf und faßt beide als Postprimärperiode zusammen. Es sind Formen bekannt, die ein Bindeglied zwischen den einzelnen Perioden darstellen, und es gibt immer wieder Fälle, deren Verlauf keine scharfe zeitliche Unterteilung erkennen

läßt. Hier sollen daher die einzelnen Erscheinungsformen nacheinander für sich besprochen, dabei aber jeweils die verschiedenen Gesichtspunkte der zeitlichen Einordnung
in den Gesamtablauf und ihrer klinischen Wertigkeit berücksichtigt werden.

Der erste tuberkulöse Infekt in der Lunge, der also den Beginn der *Primärperiode*
darstellt, führt jedesmal zu einem ganz bestimmten Bild, dem Primärkomplex. Jeder
folgende Infekt oder Befall in der *Postprimärperiode* kann die verschiedensten Formen
und Bilder zeigen. Die Ursachen, die zur Entstehung dieser postprimären Erkrankung
führen, sind:

1. Das unmittelbare Fortschreiten bei Nichtausheilen oder die Reaktivierung eines
Primärkomplexes.

2. Die aerogene Reinfektion.

Der vorhandene tuberkulöse Herd benützt zur weiteren Ausbreitung folgende drei
Wege (Schema):

a) Lymphogen: Von den Hiluslymphknoten des Primärkomplexes greift der Prozeß
auf dem Lymphwege auf die tracheobronchialen, die paratrachealen und die cervicalen
Lymphknoten über.

b) Hämatogen: Tuberkulöse Lymphknoten oder Lungenherde brechen in die Gefäße
ein und senden ihr Infektionsmaterial auf dem Blutwege in die übrigen Lungenabschnitte.

c) Bronchogen: Zerfallende Lungenherde verstreuen auf dem Bronchialwege Tuberkelbakterien in die Lunge.

1. Der Primärkomplex

Der Primärkomplex besteht aus dem *Primärherd* und der *Affektion der regionären
Lymphknoten*. Die Primärinfektion, die den Primärherd setzt, erfolgt in der Regel im
Kindesalter. In den letzten Jahrzehnten hat sich im Zuge des allgemeinen Morbiditäts-
rückganges der Tuberkulose unter der Einwirkung der besseren Hygiene die Ersterkrankung immer mehr in das Jugendlichenalter verschoben. Selbst bei Erwachsenen werden
heute häufiger Primärinfekte beobachtet. HAEFLIGER fand im Kanton Zürich, daß bis
zum 7. Lebensjahr 9,5 %, bis zum 15. Lebensjahr 26,5 %, bis zum 25. Lebensjahr 58,5 %
und bis zum 40. Lebensjahr 80 % der Untersuchten die Erstinfektion hinter sich hatten.

Pathologisch-anatomisch handelt es sich beim Primärherd um einen kleinen bronchopneumonischen Herd oder um einen Konglomerattuberkel, der zentral eine Verkäsung
aufweist. Perifokal befindet sich ein unterschiedlich großer Saum einer unspezifischen
entzündlichen Infiltration Auf dem Lymphwege kommt es zum Befall der regionären
bronchopulmonalen und tracheobronchialen Lymphknoten, die vergrößert sind und histologisch die gleichen Veränderungen wie der Lungenherd erkennen lassen: Zentrale Verkäsung und perifokale Entzündung.

Im *Röntgenbild* wie auch klinisch entzieht sich der Primärherd in vielen Fällen völlig
dem Nachweis. Erst wenn er Erbsgröße erreicht hat, stellt er sich als ein verwaschen
begrenzter Rundschatten dar. Meist ist er 1 cm im Durchmesser groß, selten größer
(Abb. 449a—c). Seine Identifizierung ist aber erst an Hand der Bipolarität des Primärkomplexes, also durch die gleichzeitige Beteiligung der Hiluslymphknoten möglich.
Der Hilus der betroffenen Seite, seltener auch einmal der Gegenseite oder beider
Seiten ist vergrößert und verwaschen begrenzt. Wenn der Lymphweg zwischen Primärherd und Lymphknoten als streifiger Schatten sichtbar ist, kommt eine sog. Hantelform
zustande. Auch bei kleinen, röntgenologisch nicht sichtbaren Primärherden kann der
vergrößerte Lymphknoten zumal im Tomogramm zu erkennen sein, so daß bei Kindern
mit einer einseitigen Hilusverbreiterung immer an einen tuberkulösen Primärinfekt zu
denken ist. Röntgenologisch sind also alle Möglichkeiten der Darstellung, bzw. der Nicht-
darstellung gegeben: Entweder stellen sich beide, Primärherd und regionäre Lymphknoten oder nur einer von beiden oder gar keiner dar. Der Primärherd, der selten auch
multipel auftritt, sitzt bevorzugt im Oberlappen, und zwar rechts etwas häufiger als links.

Eine umfangreiche Zusammenstellung der Ergebnisse auf Grund pathologisch-anatomischer Untersuchungen von GHON und KUDLICH (1919), UEHLINGER und BLANGLEY (1937) und MEDLAR (1948) und röntgenologischer Auszählungen von FROSTAD (1944) und GÖRGENYI-GÖTTCHE (1955)

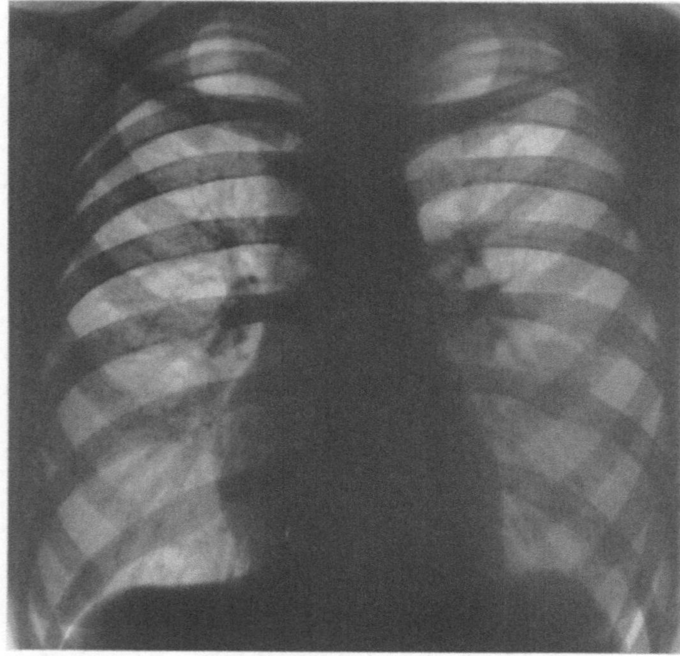

zeigt folgende Häufigkeit: Rechter Oberlappen etwa 30%, linker Oberlappen etwa 25%, rechter Unterlappen etwa 20%, linker Unterlappen etwa 16% und rechter Mittellappen etwa 8%. GÖRGENYI-GÖTTCHE schlüsselt die Verteilung der Herde in die einzelnen Lungensegmente auf. Hierbei findet er verkalkte Primärherde in

S 1	rechts	4,5%,	links 0,5%
S 2	rechts	2,0%,	links 3,5%
S 2 b	rechts	12,5%,	links 7,5%
S 3	rechts	12,0%,	links 8,5%
S 4	rechts	7,0%,	links 5,0%
S 5	rechts	7,0%,	links 1,4%
S 6	rechts	5,5%,	links 3,0%
S 7	rechts	0,0%,	links 0,0%
S 8	rechts	8,0%,	links 2,5%
S 9	rechts	4,0%,	links 2,5%
S 10	rechts	3,5%,	links 0,5%

Es zeigt sich, daß das axillare Subsegment (S2b) und die anterioren Segmente die meisten verkalkten Primärherde enthalten und die ventralen Lungenpartien gegenüber

a

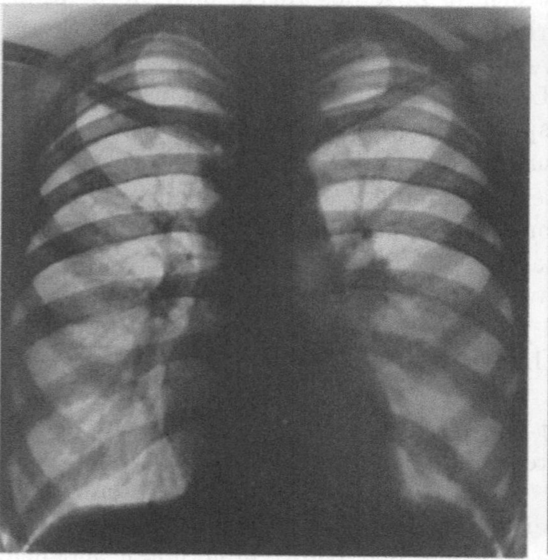

b

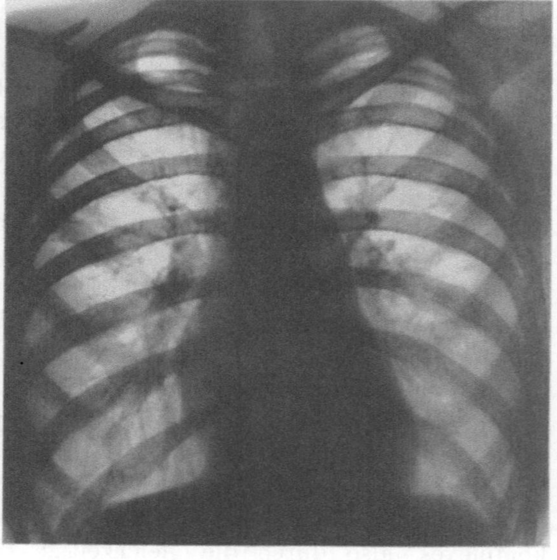

c

Abb. 449a—c. Primärherd im linken Mittelgeschoß mit Affektion des regionären Hiluslymphknotens. Die Verlaufsserie über 3 Jahre zeigt die Rückbildung. a 6. 3. 47, b 9. 4. 47 beginnende Resorption. c 5. 6. 50 vollständige Resorption des Primärherdes, linker Hilus noch vergrößert

den dorsalen etwas häufiger befallen sind. Die angeführten Verteilungen der verkalkten Primärherde sind in der überwiegenden Zahl die Folge einer Primärinfektion im Kindesalter. Die frischen Primärherde bei Erwachsenen, wie sie MEDLAR bei 41 Sektionen beobachtet, haben demgegenüber eine andere Anordnung. Sie liegen ganz überwiegend in den oberen dorsalen Segmenten (S1a, S2, S6) wie die beginnenden Lungenprozesse vom Erwachsenen-Typ. Weitere Beobachtungen werden ergeben, ob diese unterschiedliche Lage der Primärherde im Kindes- und Erwachsenenalter allgemeine Bedeutung besitzt.

Bei der fast regelmäßigen subpleuralen Lokalisation des Primärherdes kommt es zu einer umschriebenen, meist fibrinösen Pleuritis, die nur ausnahmsweise zu einer größeren Ergußansammlung führt.

Die Schwellung der Lymphknoten kann ein solches Ausmaß erreichen, daß ein Bronchus, meist ein Segment- oder Lappenbronchus, komprimiert und obturiert wird, was im Kindesalter naturgemäß leichter als beim Erwachsenen möglich ist. Die Komplikation, die daraus entsteht, ist das Bronchusverschlußsyndrom (s. S. 274) mit einer auf den Versorgungsbereich des betroffenen Bronchus ausgedehnten homogenen Atelektase, in welcher der Primärherd verschwindet. Dieser Atelektaseschatten wurde früher fälschlich als eine tuberkulöse Infiltration angesehen (sog. Epituberkulose). Pathogenetisch handelt es sich um die gleichen Vorgänge wie beim sog. Mittellappensyndrom, das ja auch nur den Spezialfall eines Bronchusverschlußsyndroms darstellt.

Der Primärkomplex kann ausheilen oder er kann Ausgangspunkt einer fortschreitenden Tuberkulose werden. Bei der Heilung werden die Infiltrate im pulmonalen Herd und im Lymphknoten resorbiert. Es tritt entweder eine weitgehende restitutio ad integrum ein, und im Röntgenbild ist kein Befund mehr zu erheben, oder aber die käsigen Nekrosen im Herd und im Lyphknoten verkalken bzw. verknöchern (Abb. 450). Dann bleibt der abgeheilte Primärkomplex röntgenologisch immer nachweisbar, falls er nicht zufällig ausgehustet wird. Die Ver-

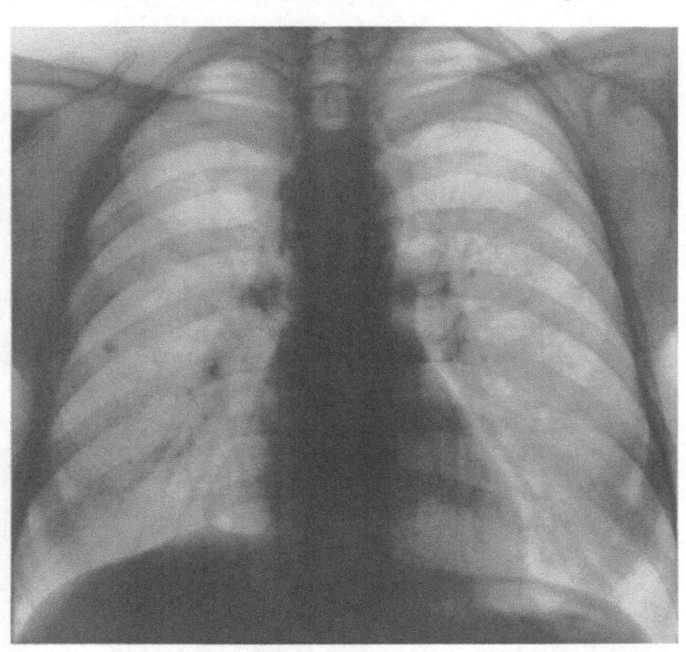

Abb. 450. Verkalkter Primärkomplex rechts. Nebenbefund: Lobus cardiacus

kalkungen sagen nichts darüber aus, ob noch virulente Tuberkelbacillen vorhanden sind oder nicht. Spätere Aktivierungen oder späte Lymphknotendurchbrüche sowie bakteriologische Untersuchungen des Sektionsmaterials zeigen, daß auch in verkalkten Herden in Lunge und Hilus noch über Jahrzehnte Tuberkelbacillen enthalten sein können.

In einem kleinen Prozentsatz bleibt die Heilung aus, die Erkrankung schreitet fort und erreicht unmittelbar die Postprimärperiode. Im Primärherd kommt es zu ausgedehnter Einschmelzung. Es entsteht eine echte tuberkulöse Kaverne. Von hier aus kann es auf dem Bronchialweg zur Streuung in die übrigen Partien beider Lungen kommen. Da schon das Zustandekommen einer solchen *Primärherdphthise* besonders ungünstige Bedingungen voraussetzt, ist auch der Ausgang oft letal.

Die Entwicklungsmöglichkeiten der Lungentuberkulose sind schematisch orientierend in Abb. 460 aufgezeigt.

2. Die progressive Bronchiallymphknotentuberkulose

Bleibt die Heilung des primär befallenen Lymphknotens aus, so kann unmittelbar danach oder auch nach einem mehrjährigen Intervall einer scheinbaren Heilung der tuberkulöse Prozeß wieder aufflackern und auf lymphogenem Weg auf weitere Lymphknoten übergreifen. Auch dieses Stadium der tuberkulösen Erkrankung spielt sich wie der Primärinfekt vorwiegend im Kindesalter ab, doch wird das Erwachsenenalter heute in zunehmendem Maße betroffen. Befallen werden ascendierend die tracheobronchialen, paratrachealen und die cervicalen Lymphknoten (Lymphomata colli tuberculosa) sowie descendierend die abdominalen Lymphknoten (vgl. Abb. 269).

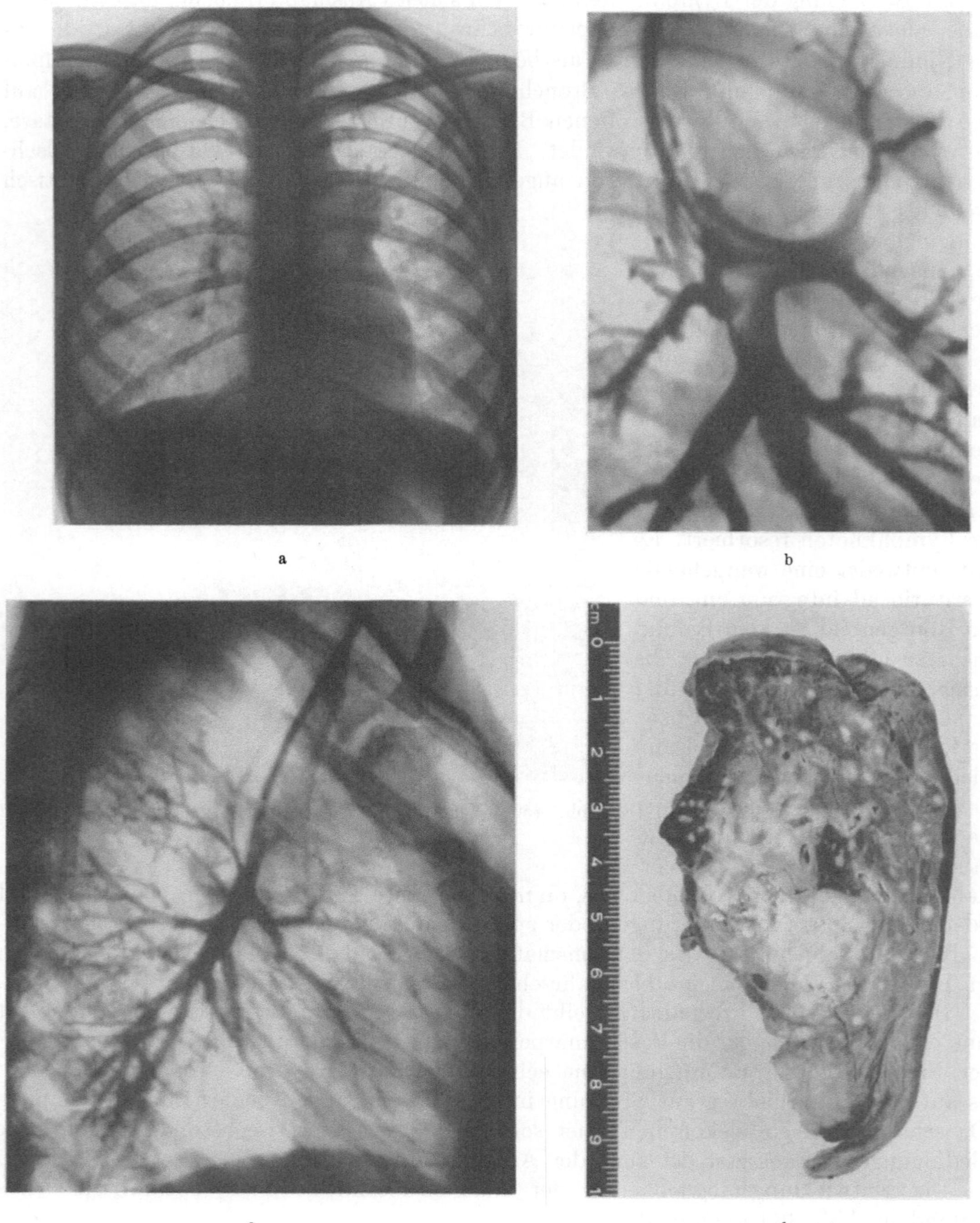

Abb. 451a—d. Vergrößerung der linksseitigen Hiluslymphknoten mit Einbruch in den Bronchialbaum. a DV-Übersichtsbild. b und c Im Bronchogramm Stenose des B1/2 und Verschluß des B3. d Operationspräparat mit großen verkästen Lymphknoten und multiplen Herden nach bronchogener Aussaat

Auf dem *Übersichtsbild* erscheinen die vergrößerten Lymphknoten nur dann, wenn sie den Rand des Herzens und des oberen Gefäßbandes überragen, d. h. also, daß die Schwellungen ein erhebliches Ausmaß erreichen müssen. Die tracheobronchialen Lymphknoten, die an den Ostien der Hauptbronchien liegen, sind schon bei geringerer Vergrößerung zu sehen. Im Sagittalbild resultiert eine Mediastinalverbreiterung mit einer gradlinigen, oder einer ein- bzw. mehrbogigen Begrenzung (Abb. 451a—d). Besteht

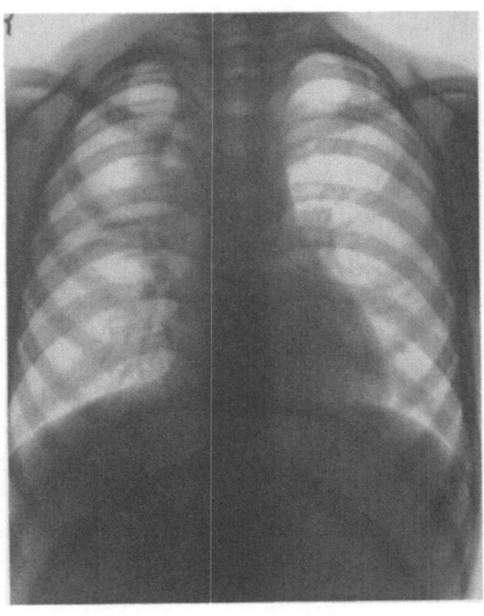

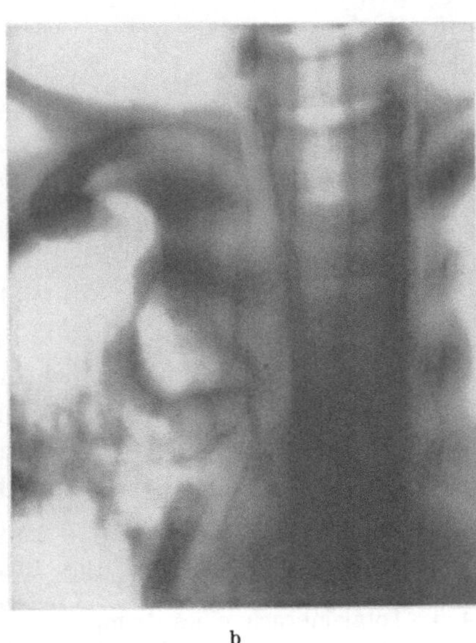

Abb. 452a u. b. Kavernisierung eines tuberkulösen paratrachealen Lymphknotens. a DV-Übersichtsbild. b Im Tomogramm erkennt man den Einbruch in den rechten Hauptbronchus

gleichzeitig ein Infiltrat um die Lymphknoten, so ist die Begrenzung verwaschen. Im Tomogramm gelingt es gelegentlich, die Lymphknoten schon bei geringerer Vergrößerung darzustellen, aber auch das nicht regelmäßig. Zur Unterscheidung zwischen einem im rechten Tracheobronchialwinkel gelegenen vergrößerten Lymphknoten und einer vergrößerten V. azygos, empfiehlt sich eine Untersuchung mit Lagewechsel des Patienten. Die V. azygos wird im Liegen größer, der Lymphknoten behält seine Größe bei.

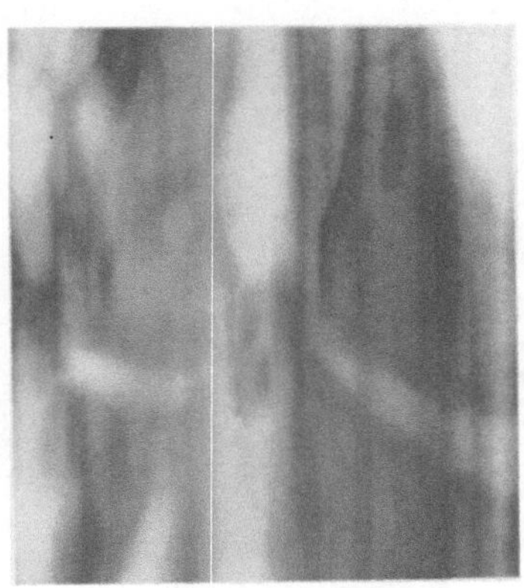

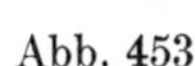

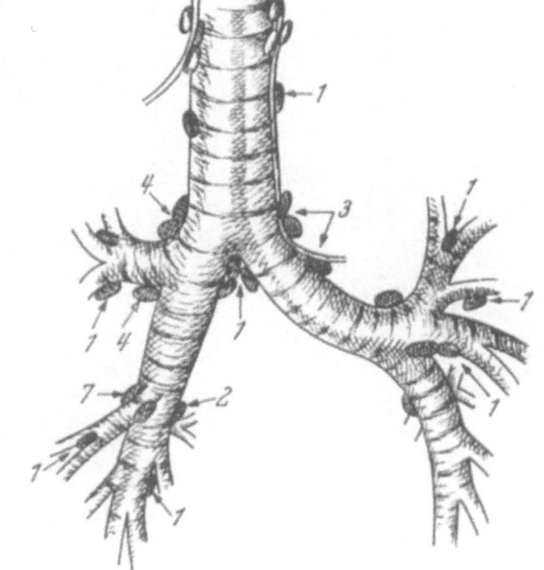

Abb. 453   Abb. 454

Abb. 453. Einbruch verkalkter Lymphknoten in die Bifurkationsgegend der Trachea. Die Tomographie konnte wegen Erstickungsgefahr nur in aufrechter Körperhaltung vorgenommen werden. Bei der Operation konnten wegen des bedrohlichen Zustandes nur die stenosierenden peritrachealen Lymphknotenmassen entfernt werden. Die intratrachealen Lymphknoten mußten belassen werden. Postoperativer Exitus in Asphyxie

Abb. 454. Verteilung von 28 Lymphknotenperforationen auf die einzelnen Bronchialabschnitte

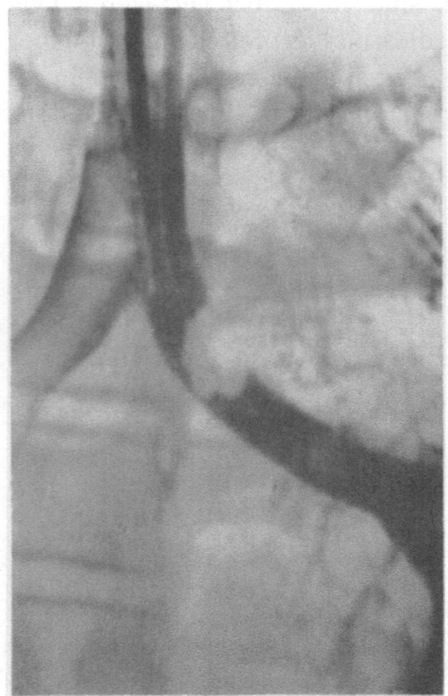

Abb. 455. Totaleinbruch eines Lymphknotens in den linken Hauptbronchus
im Bronchogramm, 8jähriges Mädchen

Gelegentlich kann es zu einer Einschmelzung in einem vergrößerten Lymphknoten kommen, die dann erkennbar wird, wenn sie mit dem Tracheobronchialbaum in Verbindung tritt. Eine solche *Lymphknotenkaverne* oder Hiluskaverne, die auch multipel auftreten kann, ist im Gegensatz zur Kaverne in einem tuberkulösen Lungeninfiltrat dickwandig (Abb. 452a u. b).

Lymphknotenkompression und Lymphknoteneinbruch in den Bronchus

Eine schwerwiegende Komplikation der Bronchiallymphknotentuberkulose ist der Einbruch der befallenen Lymphknoten in den Bronchus, und zwar einmal wegen der sofort gegebenen Möglichkeit einer bronchogenen Aussaat, ein andermal wegen der Gefahr einer mechanischen Verlegung des Atemweges. Diese Gefahr ist naturgemäß um so größer, je größer der eingebrochene Lymphknoten ist, und je zentraler die Perforation erfolgt. Der massive Durchbruch in die Trachea kann so zum plötzlichen Erstickungstod führen (Abb. 453). Neben dem Einbruch des gesamten Lymphknotens gibt es auch die langsame Penetration

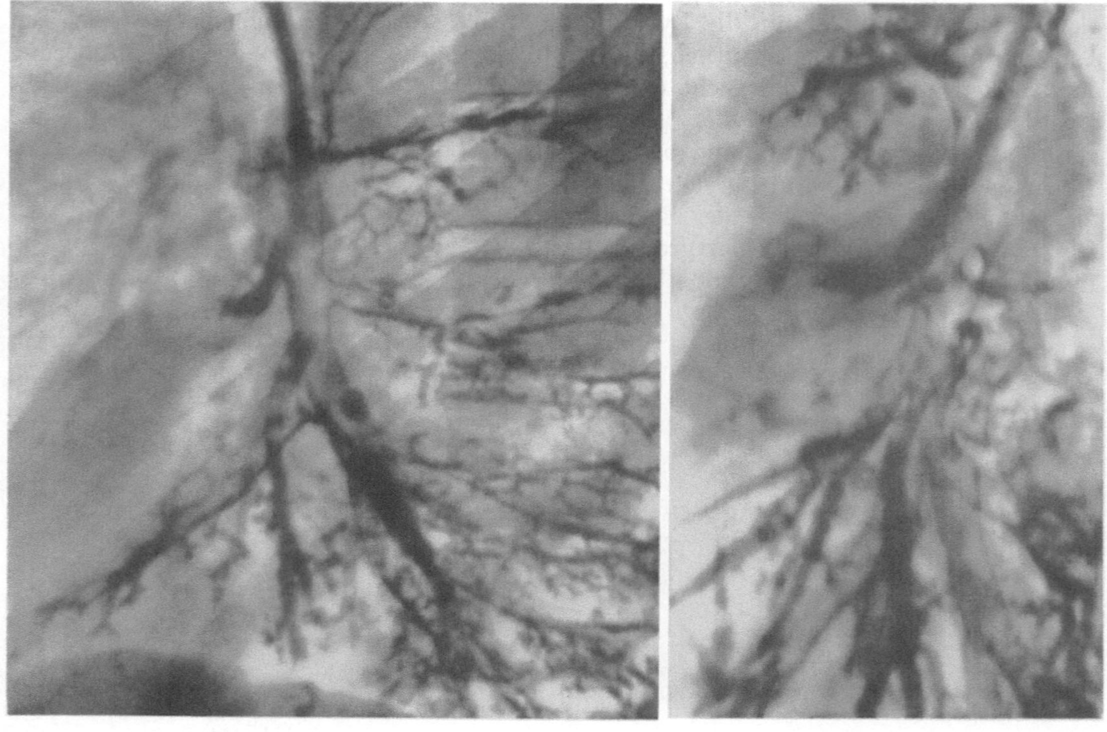

a   b

Abb. 456a u. b. Lymphknotenfistel im Bronchogramm. a Verschluß des Mittellappenbronchus. b Nach direkter Sondierung des Mittellappenbronchus und erneuter Kontrastmittelinstillation gelingt es, die Fistel und die Lymphknotenkaverne darzustellen. Bei der Operation gelangt man während der Präparation des Mittellappenbronchus auf einen Kalkkörper, der in einer kleinen Höhle steckt. Diese Höhle, die der Kaverne einer Lymphdrüse entspricht, steht durch eine Fistel mit dem Bronchus in Verbindung

mit einer chronischen Fistel zwischen verkästen Lymphknoten und Bronchus. Ein Lymphknoteneinbruch findet in der rechten Lunge etwas häufiger als links statt. Die Verteilung auf die einzelnen Bronchien zeigt Abb. 454. Der Einbruch eines vollständigen Lymphknotens in einen größeren Bronchus ist im Tomogramm und im Bronchogramm als höckeriger Tumor gut zu erkennen (Abb. 455). Eine Lymphknotenfistel läßt sich außer im Bronchoskop nur bronchographisch und dann nur selten nachweisen (Abb. 456 a u. b). Das häufigste röntgenologische Symptom des beginnenden und vollständigen Lymphknoteneinbruches ist die Bronchusstenose bzw. der Bronchusverschluß, die auf dem Übersichtsbild das typische *Bronchus-*

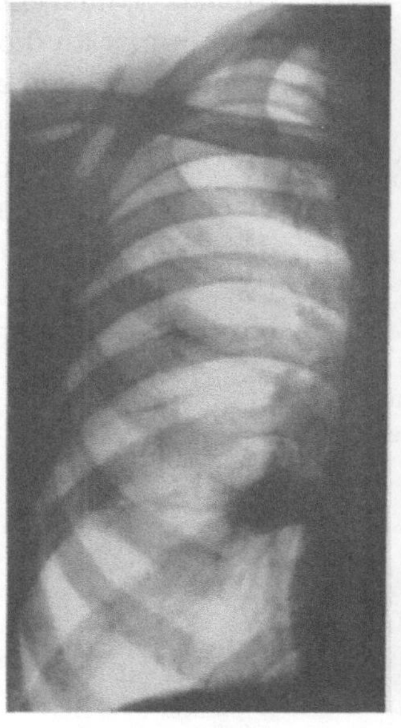
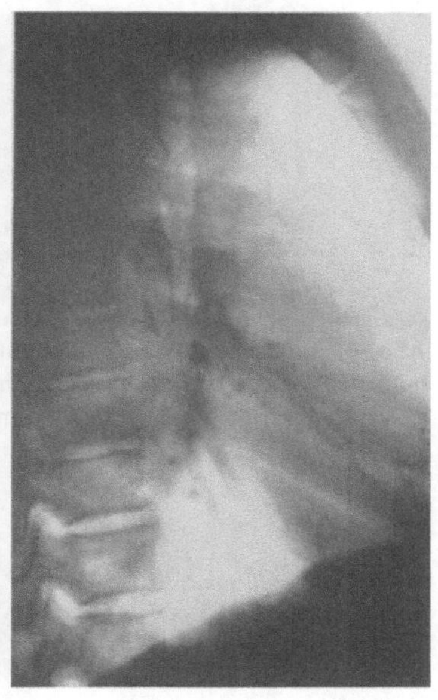

a   b

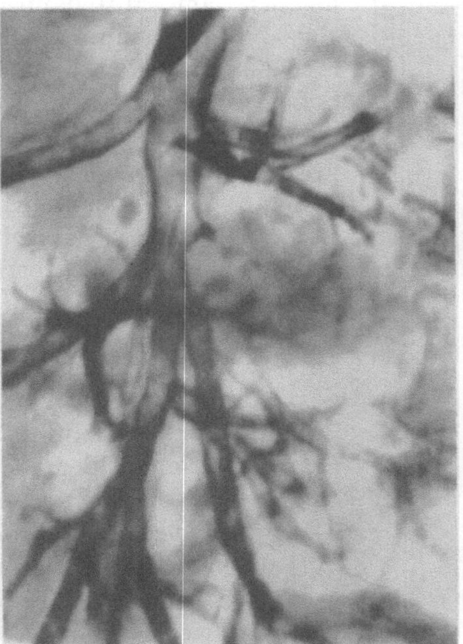
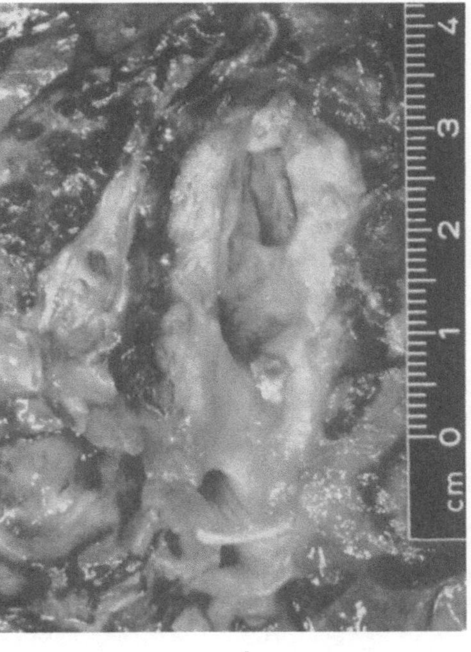

c   d

Abb. 457 a—d. Perforation eines verkalkten Lymphknotens in den B 7 rechts. a und b Atelektase im S 7 rechts, multiple verkalkte Lymphknoten im Bereich des Tracheobronchialbaumes. c Im Bronchogramm Verschluß des B 7, distal des Verschlusses kleine Verkalkungen innerhalb des atelektatischen S 7, Impression der gegenüberliegenden Bronchialwand durch vergrößerten Lymphknoten mit zentraler Verkalkung. d Präparat: Verkalkung im Ostium von B 7

verschlußsyndrom mit Atelektase hervorrufen und in dem Atelektaseschatten Streuungen mit käsigen Herden verbergen. An kleineren Bronchien sind Stenosen und Verschlüsse nur bronchographisch nachzuweisen (Abb. 457 a—d). Gelegentlich sind auch mehrere Bronchien beteiligt, und man findet multiple Stenosen bzw. Verschlüsse. Liegt

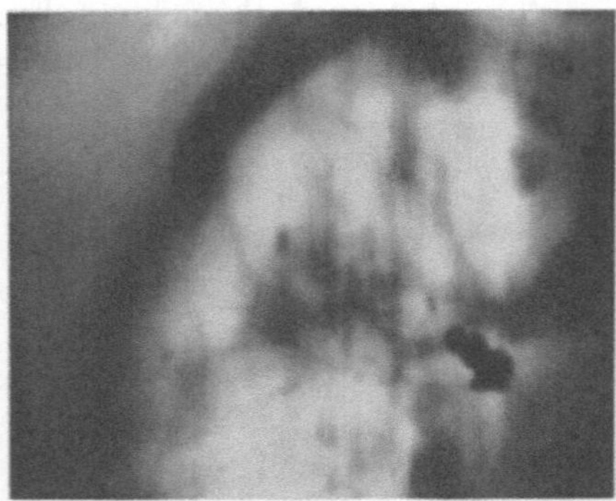

Abb. 458. Verkalkte Lymphknoten inner-
halb des rechten Oberlappenbronchus mit
Streuung in die zugehörigen Segmente
(Tomogramm)

in der Nähe einer solchen Stenose oder eines Verschlusses eine Verkalkung, oder sind an anderen
Stellen Hilusverkalkungen zu erkennen, so soll
man immer an die Möglichkeit eines Lymphknoteneinbruches denken. Allerdings handelt es sich
dabei nicht immer um florid erkrankte, sondern
manchmal auch um alte verkalkte Lymphknoten.
Nach dem Einbruch in die Bronchien können
derartige Verkalkungen als „Broncholithen" spon-
tan ausgehustet werden. Liegen die Lymphknotenverkalkungen in Lappenbronchien, so lassen sie sich auch tomographisch oft gut erfassen
(Abb. 458). Floride tuberkulöse Lymphknoten können auch in den Oesophagus, in die Pleura, ins
Perikard oder in ein größeres
Gefäß perforieren.

Mittellappensyndrom

An einer Stelle des Bronchialbaumes kommt es ganz besonders häufig zur Stenosierung des
Bronchus durch Lymphknoten,
nämlich am Mittellappenbronchus. Der Stamm des Mittellappenbronchus wird zu beiden
Seiten von je einem Lymphknoten flankiert und ist dadurch
bei Vergrößerung der Lymphknoten besonders anfällig (vgl.
Abb. 268). In der Regel handelt es sich um tuberkulöse
Lymphknoten, seltener um
eine Vergrößerung durch
eine unspezifische Entzündung oder eine Tumorme-
tastase. Das Mittellappensyndrom ist demnach nur
ein spezieller, allerdings
besonders häufig vorkom-
mender Fall des Verschluß-
syndroms. Das Übersichts-
bild zeigt die typische Verschattung, die auf den-
jenigen Lungenabschnitt
beschränkt ist, der dem
befallenen Bronchus ent-
spricht, d. h. auf den Mittellappen (Abb. 459a u. b).
Im Tomogramm, das in
Rechtsseitenlage bei 15°
Rückwärtsdrehung ange-
fertigt wird, sieht man
den Verschluß des Mittel-

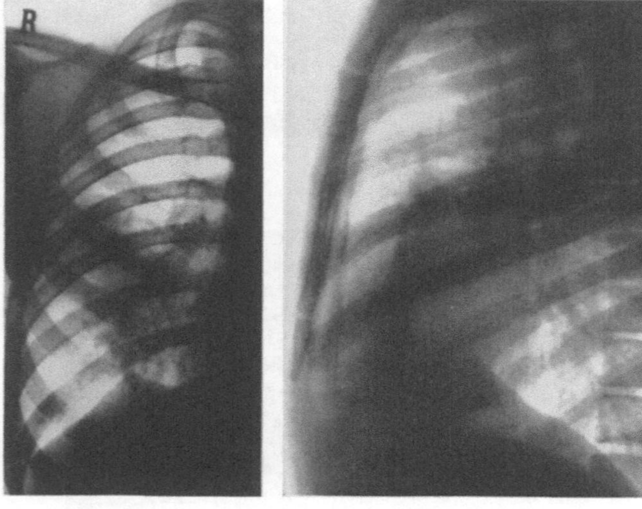

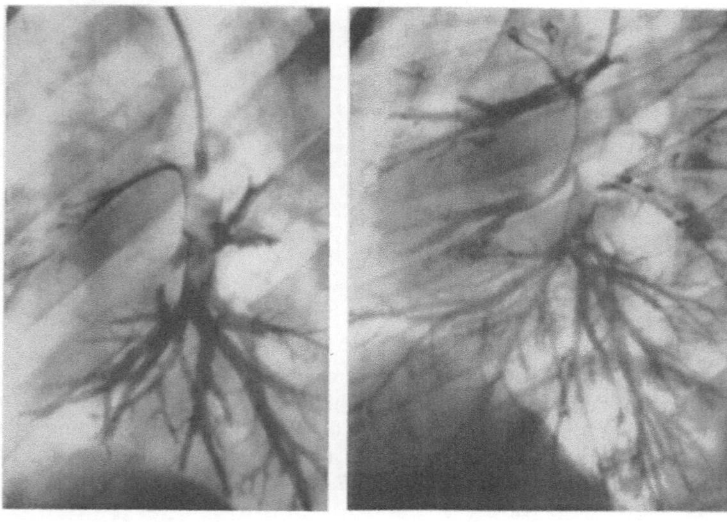

Abb. 459a—d. Mittellappensyndrom. a und b Atelektase des Mittellappens. c und d Im Bronchogramm zunächst Verschluß des Mittellappenbronchus. Nach direkter Sondierung des Mittellappenbronchus und
erneuter Instillation zeigt sich eine glatte Stenosierung des Mittellappenbronchus und distal der Stenose eine Ektasie der Segmentäste B4 und 5

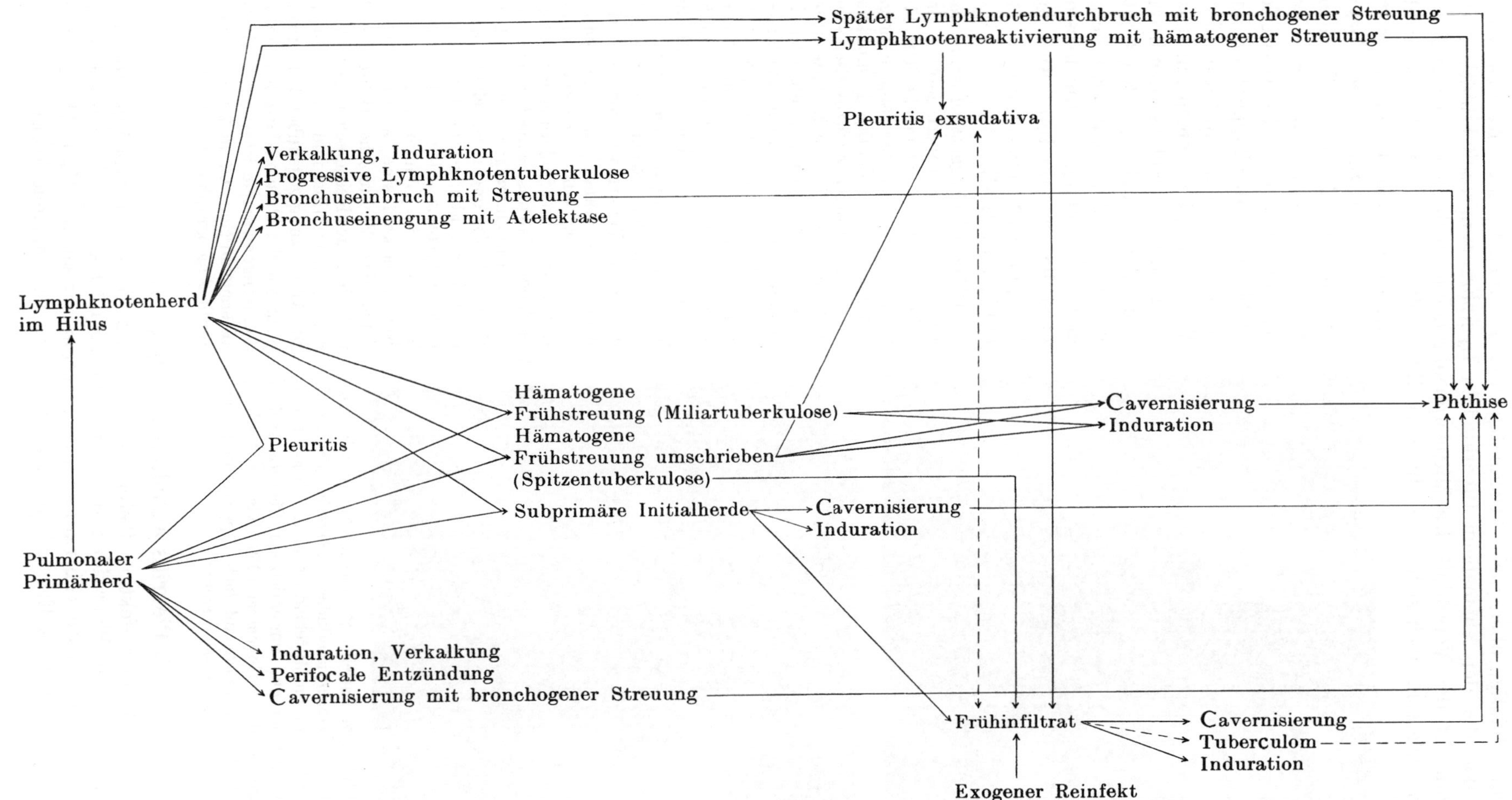

Abb. 460. Schematische Darstellung der Entwicklungsmöglichkeiten der Lungentuberkulose

lappenbronchus häufig, aber nicht regelmäßig und in unmittelbarer Nachbarschaft die Verkalkung, die den ehemaligen tuberkulösen Lymphknotenprozeß bestätigt. Im Bronchogramm ist der Verschluß des Mittellappenbronchus noch deutlicher und zuverlässiger zu erfassen, doch sieht man die Verkalkung oft weniger gut. Es empfiehlt sich daher, beide Untersuchungen — und zwar zuerst die Tomographie und dann die Bronchographie — durchzuführen. Bei der Bronchographie ist es zweckmäßig, den Mittellappenbronchus direkt zu sondieren. Auf diese Weise gelingt es, einen zunächst vermeintlich verschlossenen Bronchus doch noch mit Kontrastmittel zu füllen; man sieht jetzt eine glattrandige Bronchusstenose, die durch die Impression der Lymphknoten hervorgerufen ist (Abb. 459c u. d).

Differentialdiagnostisch sollte eine Hiluslymphknotentuberkulose im Röntgenbild bei entsprechendem klinischen Befund nur dann angenommen werden, wenn eindeutige Lymphknotenvergrößerungen nachzuweisen sind und außerdem die Tuberkulinreaktion positiv ist. Schwierig ist die Abgrenzung der tuberkulösen von den bilateralen Hiluslymphknotenvergrößerungen des Morbus Boeck. Bei der Tuberkulose sind zunächst nur die Lymphknoten einer Seite befallen und die Tuberkulinempfindlichkeit ist im Vergleich mit der Sarkoidose erheblich gesteigert. Weiterhin weisen umschriebene Veränderungen des Lungenparenchyms auf eine Tuberkulose hin. Lymphknotenvergrößerungen kommen auch bei vielen unspezifischen pneumonischen Entzündungen vor. Knollige Hilusverbreiterungen bestehen vor allem bei Erkrankungen des lymphoreticulären Systems. Eine Lymphogranulomatose, ein Lymphosarkom oder Reticulosarkom sind auszuschließen. Auch das Pfeiffersche Drüsenfieber und die Brucellose machen gern Adenopathien in Hilus und Mediastinum. Die Abgrenzung gegenüber den Erweiterungen der Pulmonalarterienäste in den Lungenwurzeln ist durch Schichtuntersuchungen und in Zweifelsfällen durch Angiographie gut möglich.

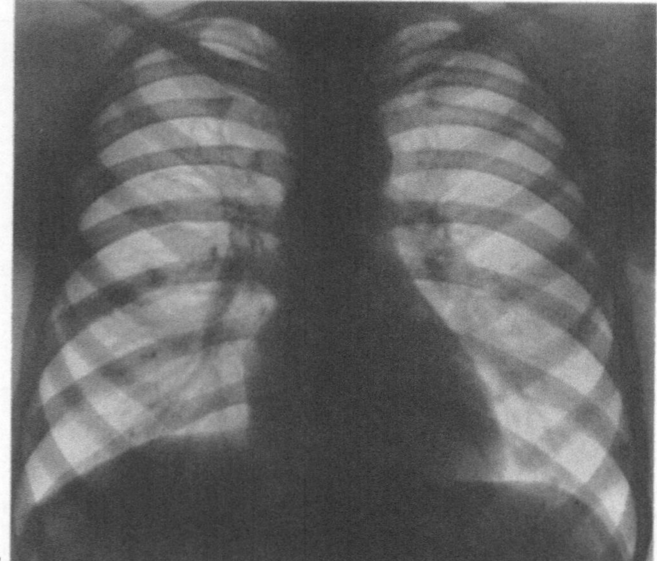

Abb. 461a—e. 16jähriger Patient. Primärtuberkulose mit Pleuritis und Übergang in Lungentuberkulose. a Oktober 1949. Walnußgroßes Infiltrat rechts im Mittelfeld (Primärherd) mit Streuherden in der Umgebung und umschriebener Pleuritis rechts. Hilusverbreiterung rechts. b November 1950. Kleiner Restherd im rechten Mittelfeld in Projektion auf die 8. Rippe rechts hinten. Pleuraadhäsion rechts

3. Pleuritis exsudativa tuberculosa

Im Ablauf der Primärinfektion treten besonders im Nachpubertätsalter und bei jugendlichen Erwachsenen Pleuritiden auf. Ein Pleuraerguß bei Jugendlichen soll stets den Verdacht auf eine späte tuberkulöse Erstinfektion erwecken. Nach Uehlinger erfolgt die frühe tuberkulöse Erkrankung der Pleura auf verschiedene Weise:

1. durch Kontaktinfektion vom Primärinfiltrat,
2. durch lymphogene Infektion vom Primärherd,
3. durch lymphogene Infektion von tracheobronchialen Lymphknoten und
4. durch hämatogene Streuungen.

Die rein hämatogene Entstehung wird von GIESE und RICH abgelehnt. Diese Autoren nehmen stets eine Kontaktinfektion der Pleura an. Bei der exsudativen Pleurareaktion auf die Berührung mit Tuberkelbakterien können eine spezifische Sensibilisierung und Antigen-Antikörperreaktion eine Rolle spielen. Im hohen Alter kann ein über Jahrzehnte ruhender Lymphknotenherd im Hilus wieder aufflackern und eine Pleuritis induzieren.

Der Kontakt der Pleura mit Tuberkelbacillen wird durch Lymphverbindungen, die vom peripher im Lungenmantel gelegenen Primärherd zur Pleura ziehen, begünstigt. Die Lymphknoten in den Lungenwurzeln sind von einem blut- und lymphgefäßreichen Gewebe umgeben, das ein Fortschreiten der Infektion zur Pleura erleichtert.

Die durch Kontakt mit einer der Komponenten des Primärkomplexes ausgelösten Pleuritiden liegen auf der gleichen Seite, auf der auch die Primärinfektion abläuft. Da das Exsudat im Röntgenbild häufig den Lungenherd überlagert

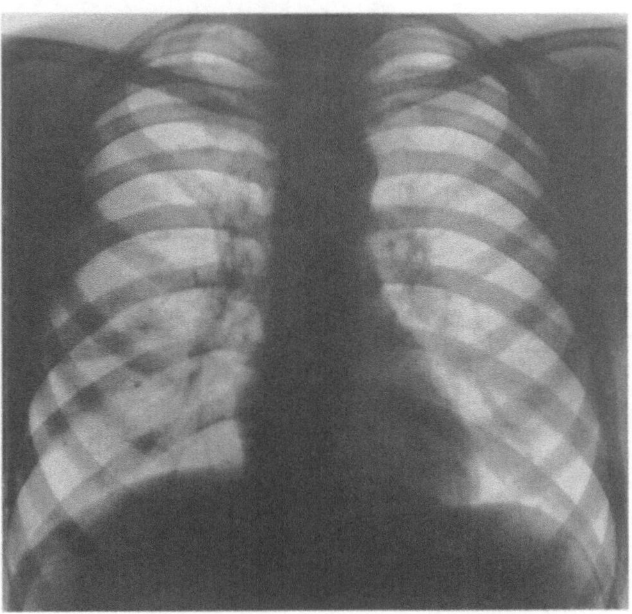

c

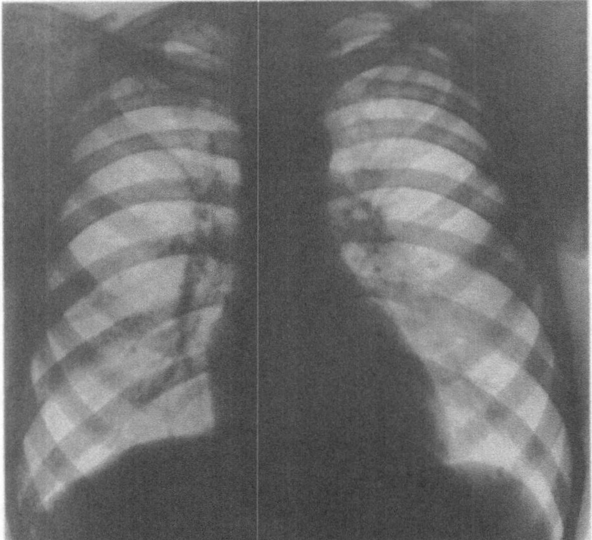

d

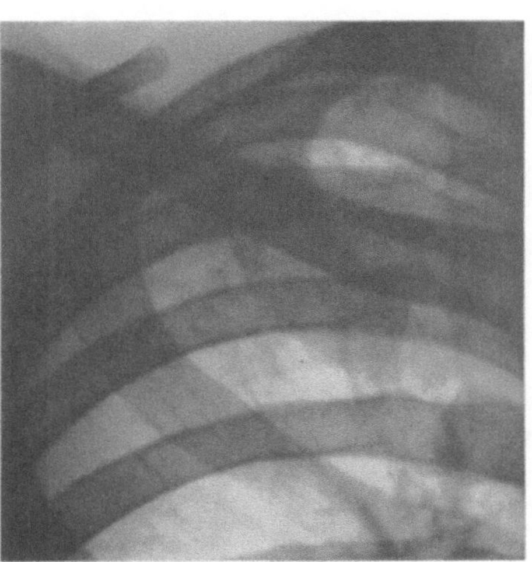

e

Abb. 461 c—e. c August 1951. Perifokales Infiltrat um den Herd im rechten Mittelfeld (Sekundärinfiltrierung, Rückbildung nach 3 Wochen). d April 1955. Kleine Kalkherde und Fibrose als Reste des Primärherdes mit der perifokalen Streuung. Verkalkte Lymphknoten im Hilus. Kleine frische weiche Herde rechts infraclaviculär und in der rechten Spitze. e Ausschnitt rechtes Oberfeld

und auch den Hilusprozeß nicht eindeutig erkennen läßt, treten die spezifischen Veränderungen, die den Pleuraerguß bedingen, oft erst bei oder nach Rückbildung des Exsudates in Erscheinung. Durch Schichtuntersuchung können Lungen- und Hilusherd schon früher festgestellt werden, soweit nicht beide Anteile des Primärkomplexes so klein sind, daß sie unterhalb der röntgenologischen Darstellbarkeit liegen. Gleichzeitig

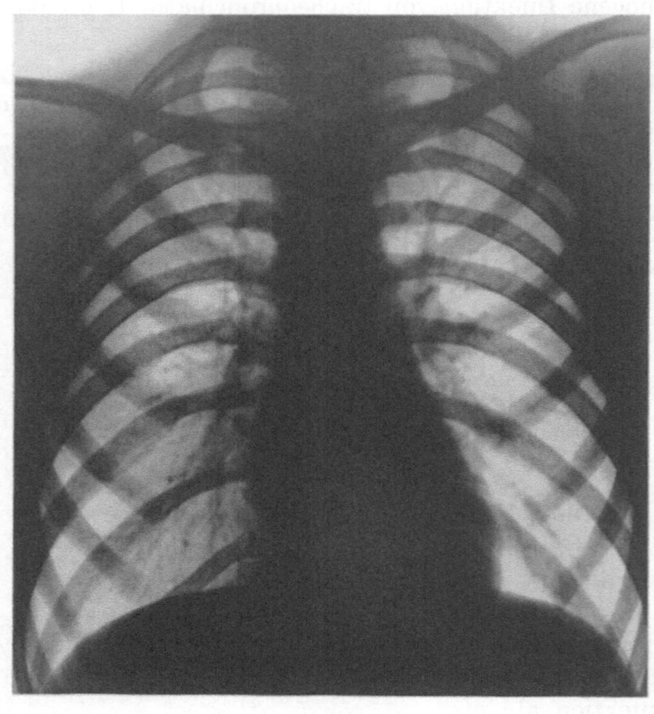

a

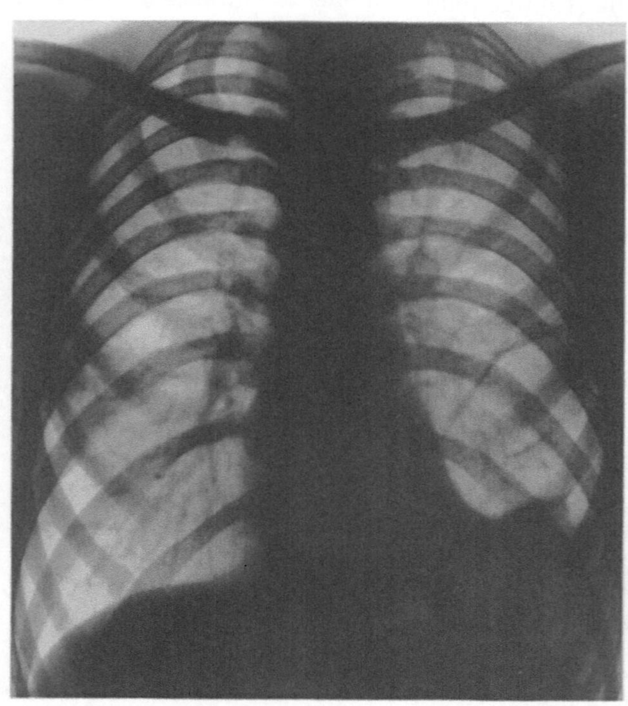

b

Abb. 462a—c. Primärtuberkulose mit doppelseitiger Pleuritis. a Mai 1939. Lungenbefund normal. Tuberkulinreaktion noch negativ. b Juni 1940. Pleuraerguß links, gering vergrößerte Hiluslymphknoten rechts. Weiches inhomogenes Infiltrat rechts im Mittelfeld (Primärherd). Tuberkulinreaktion: positiv

sind die übrigen Lungenfelder, vor allem die Spitzen, auf hämatogene Streuherde abzusuchen. Häufig treten bei apikalen Prozessen nur umschriebene Spitzenpleuritiden auf, deren Residuen später als Kuppenschwielen nachzuweisen sind. Von den erkrankten Hiluslymphknoten aus bildet sich teils nur ein interlobäres Exsudat, während der laterale Pleuraspalt vom Erguß frei bleibt. Im übrigen wird zur Röntgenologie des Pleuraergusses auf S. 527ff. verwiesen.

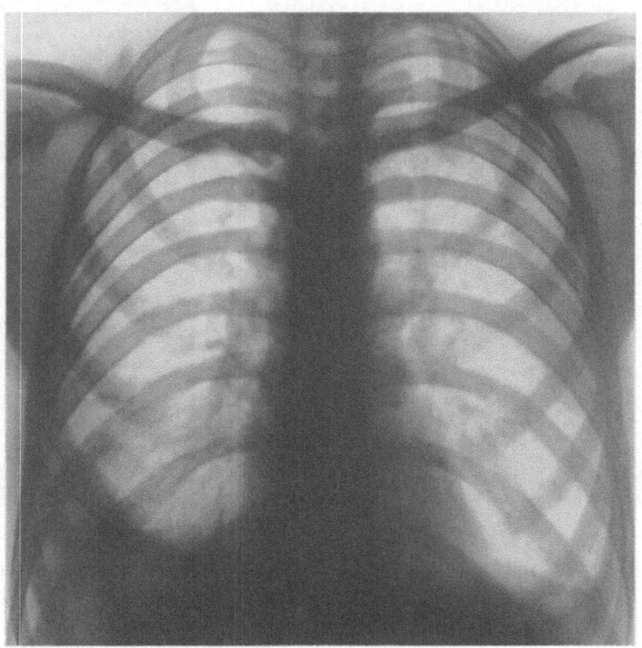

Abb. 462c. August 1940. Rückbildung des Ergusses links und Verkleinerung des Infiltrates rechts. Frischer Erguß rechts

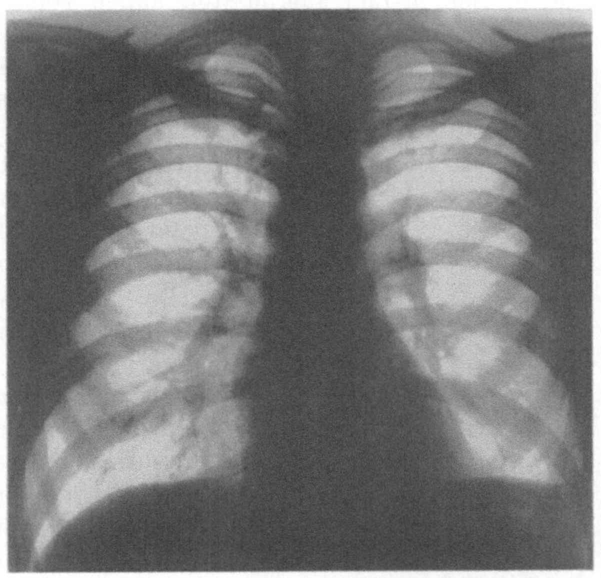

Abb. 463a—c. 21jähriger Patient. Pleuritis tuberculosa links, nach $1^1/_2$ Jahren infiltrativ kavernöse Oberlappentuberkulose rechts. a August 1957. Kleiner randständiger Pleuraerguß links

Die Ergüsse sind gewöhnlich sero-fibrinös. In 50—90% lassen sich in ihnen Tuberkelbacillen nachweisen. Verkäsungen des Exsudates kommen selten vor. Eine stark verzögerte Resorption ist prognostisch ungünstig, ebenso das Auftreten eines Exsudates auf der herdfreien Seite, dem dann häufig eine hämatogene Streuung zugrunde liegt. In einem großen Prozentsatz folgen der Pleuritis nach einem Intervall spezifische Lungenprozesse. Die Anzahl der phthisischen Nacherkrankungen ist erheblich erhöht, wenn

Herde in den Spitzen- und Obergeschossen als Folge einer Frühstreuung schon während des Ablaufs der Pleuritis oder in den ersten 2 Jahren danach auftreten. Klinische und röntgenologische Kontrolluntersuchungen sind über 5—10 Jahre unbedingt erforderlich.

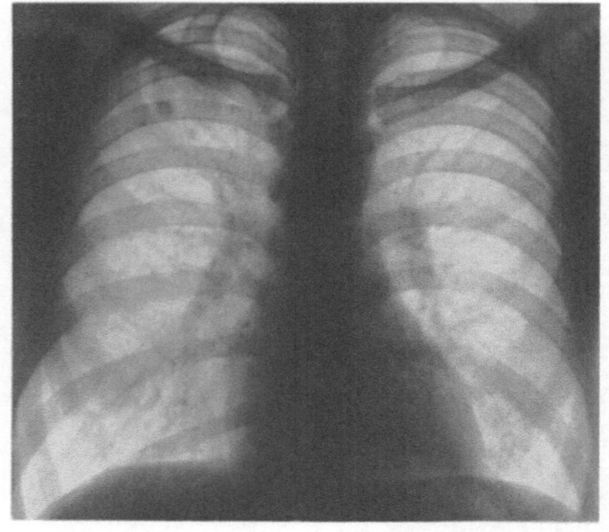

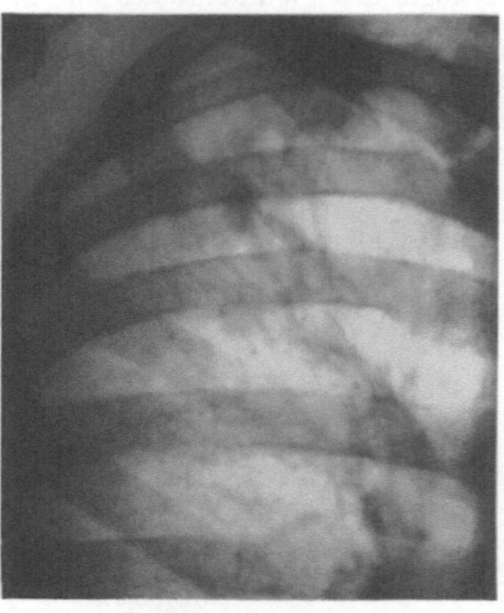

b   c

Abb. 463b u. c. b Februar 1959. Spitzenherde beiderseits, frisches eingeschmolzenes Infiltrat rechts infraclaviculär. c Ausschnitt rechtes Oberfeld. Haselnußgroße Kaverne rechts infraclaviculär

4. Primärphthise

Der Primärherd bildet sich in den allermeisten Fällen völlig zurück, wird narbig umgewandelt oder verkalkt. Bei einem sehr kleinen Teil wird der verkäste Herd zur Umgebung hin durch eine bindegewebige Kapsel abgesetzt und bleibt über Jahre unverändert als Rundherd (sog. Tuberkulom) bestehen. Der als Tuberkulom persistierende Primärherd kann später sequestrieren und einen fortschreitenden Lungenprozeß einleiten.

Der Primärherd kavernisiert nur sehr selten im akuten Stadium der Primärinfektion (Abb. 464a—c). Er führt dann über eine bronchogene Streuung zu einer Lungenphthise (Primärherdphthise). Dieser Vorgang tritt vor allem im Kleinkindesalter, in der Pubertätszeit oder im 3. Dezennium ein. Im Röntgenbild weist die starke Beteiligung der Hiluslymphknoten auf einen Zusammenhang des phthisischen Prozesses mit der Primärtuberkulose hin. Eine Kombination bronchogener und hämatogener Streuung bestärkt den Verdacht auf eine Primärphthise. Verkalkungen werden in Lungen und Hilus

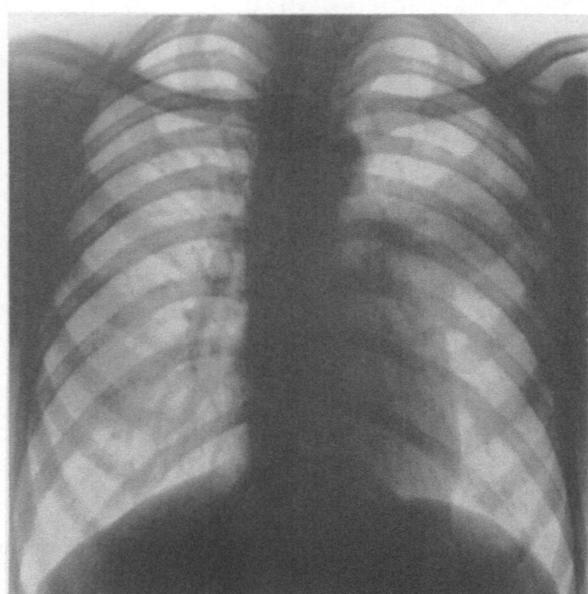

Abb. 464a. 18jähriger Patient. Mai 1951. Perihiläre Atelektase in Teilen des anterioren Segmentes links mit Infiltration bei tuberkulösen Bronchusveränderungen, die von einem Lymphknotenherd bei Primärtuberkulose ausgehen

vermißt. Sicherheit gibt der Diagnose das erst kurzfristige Positivwerden der Tuberkulinreaktion. Die bronchogenen Streuherde kommen bei der Primärphthise häufig doppelseitig vor, während sie nach einem Bronchialeinbruch infolge Lymphknotenperforation meist einseitig und häufig segmentär oder lobär gebunden sind.

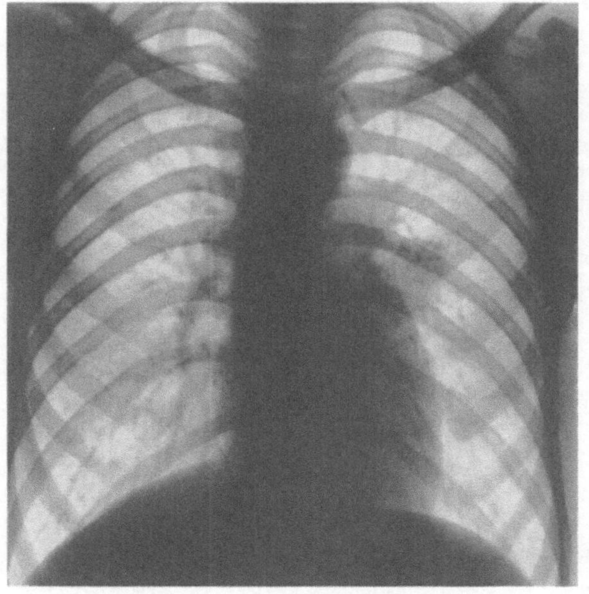

b

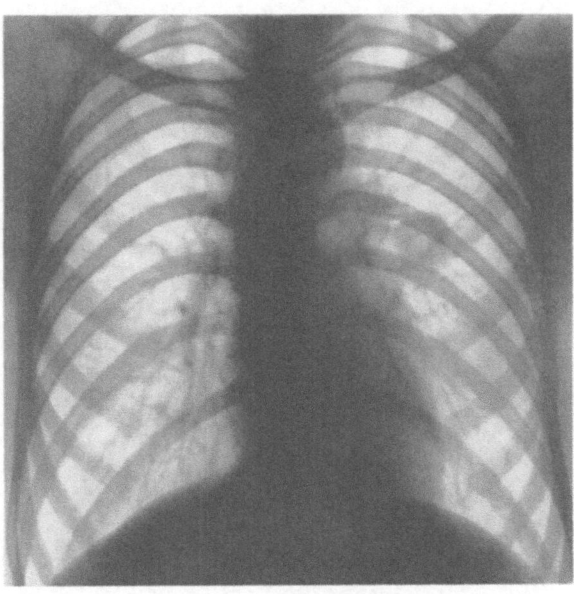

c

Abb. 464b u. c. b September 1952. Rückbildung der Atelektase. Rundherd vor dem linken Hilus, bei dem es sich um den persistierenden Primärherd handelt. c November 1952. Der Rundherd ist zentral sequestriert. Sputum: Tbc positiv

5. Subprimäre Initialherde

Beobachtungen von MALMROS und HEDVALL haben bei jugendlichen Erwachsenen ·gezeigt, daß ein fortschreitender Lungenprozeß bei einer Spätprimärinfektion nicht nur vom Primärherd selbst oder von einem Lymphknoteneinbruch in einen Bronchus, sondern auch von kleinen im apikalen und subapikalen Oberlappen gelegenen fleckförmigen Herden, den sog. subprimären Initialherden, seinen Anfang nehmen kann. Diese Initialherde erscheinen im Röntgenbild als kleine, weiche, dicht beieinander liegende Fleckschatten, die sich vor allem in der unteren Spitze und im ersten Intercostalraum (im S1 und S2) ein- oder doppelseitig finden (Abb. 465a u. b). Durch perifokale Reaktionen können sie zusammenfließen und entsprechen dann dem Bild eines Frühinfiltrates. Sie schmelzen gern ein und wirken so als bronchogene Streuquelle. Die Entstehung dieser Initialherde ist bisher nicht eindeutig geklärt. Wahrscheinlich können sie als

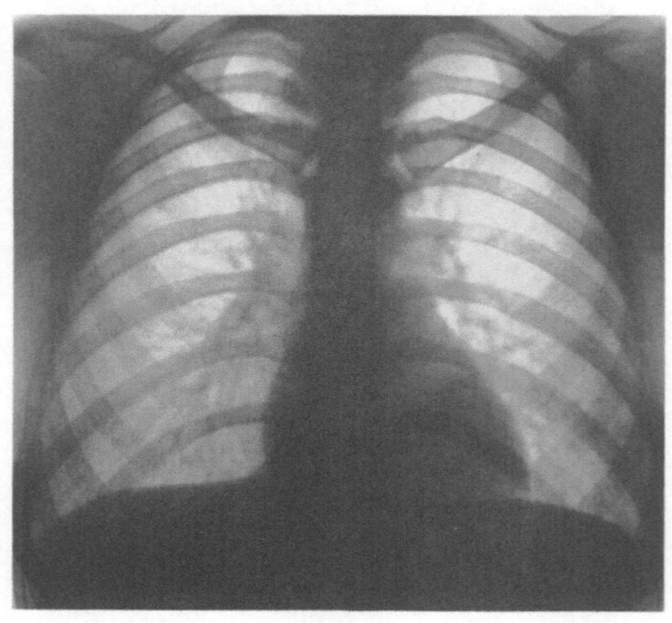

a

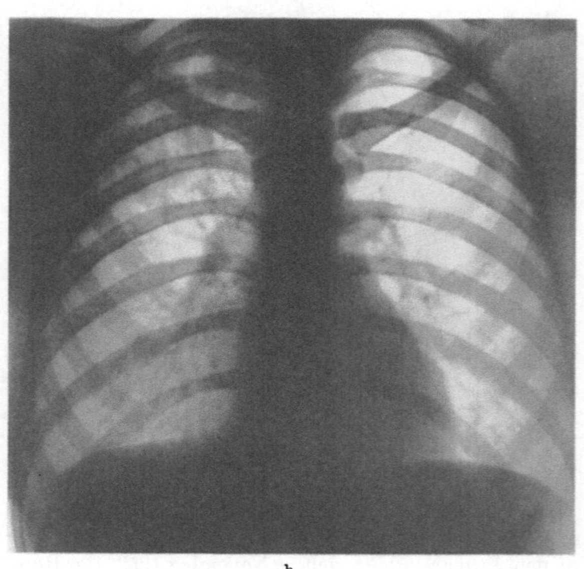

b

Abb. 465a u. b. 17jährige Patientin. Subprimäre Initialherde mit Übergang in Phthise. a Februar 1941 einzelne kleine weiche Herde rechts infraclaviculär. b November 1941. Ausgedehnte exsudative Oberlappentuberkulose rechts

hämatogene Streuherde oder auf bronchogenem Wege von Bronchialeinbrüchen aus entstehen; zum Teil sind sie mit den Simonschen Spitzenherden identisch. Auffallend ist, daß die Initialherde gern die erste Manifestation einer Lungentuberkulose nach dem Positivwerden der Tuberkulinreaktion sind, ohne daß irgendwelche primäre Veränderungen zwischenzeitlich nachweisbar waren. Der Zeitraum zwischen dem Umschlag der Tuberkulinreaktion und dem Erscheinen der Initialherde beträgt ungefähr 12—14 Monate.

6. Hämatogene Lungentuberkulose

Die Verschleppung von Tuberkelbacillen in die Blutbahn erfolgt durch den direkten Einbruch eines tuberkulösen Herdes in ein Gefäß oder über die Lymphwege und den Venenwinkel. Die Aussaat geschieht als Frühstreuung von einem noch nicht ruhenden Primärkomplex aus oder als Spätstreuung vor allem von alten Lymphknoten- oder Lungenherden aus. Die schubweisen hämatogenen Streuungen gehen bevorzugt in den Lungen, Meningen, Knochen, Geschlechtsorganen und Nieren an. Das Ausmaß der eingeleiteten Prozesse hängt außer von der Zahl der Bakterien, von der erblichen Disposition, dem Immunitäts- und Allergiezustand und der allgemeinen Reaktionslage ab. Die Disseminationen werden besonders im Kleinkindesalter, bei jugendlichen Erwachsenen und im Greisenalter manifest.

In den Lungen lassen sich drei Gruppen der hämatogenen Streuung unterscheiden:

a) die miliaren Lungenstreuungen,

b) die groben hämatogenen Streuungen und

c) die hämatogenen Spitzenstreuungen.

Die Herde bei den hämatogenen Streuungen sind in der Regel im Röntgenbild seitengleich und symmetrisch verteilt. Anfangs haben sie meist die gleiche Größe, mit der Zeit nehmen Durchmesser und Anzahl der Herde jedoch in kraniocaudaler Richtung ab, und die Fleckelung in den oberen Partien erscheinen dichter. Form und Größe der einzelnen Flecken und Knötchen wechseln nach Alter und Form der Streuung. Das Fehlen von Kavernen und nachfolgende extrapulmonale Tuberkulosen sind wichtige Hinweise auf die hämatogene Entstehung des Lungenprozesses.

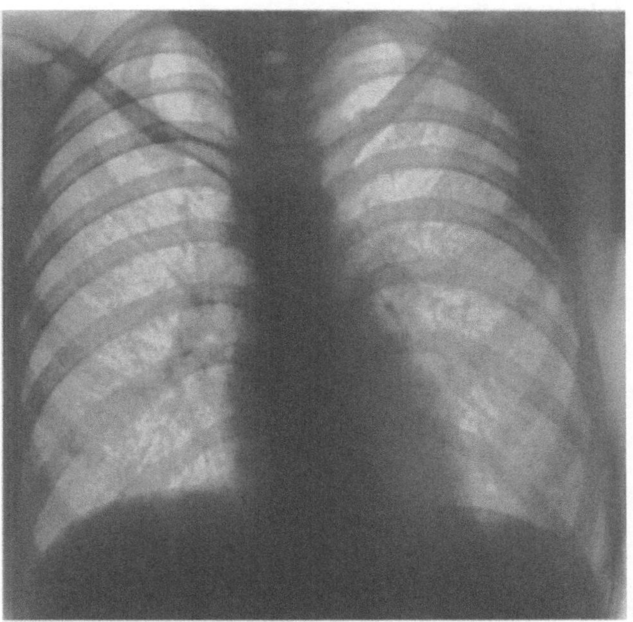

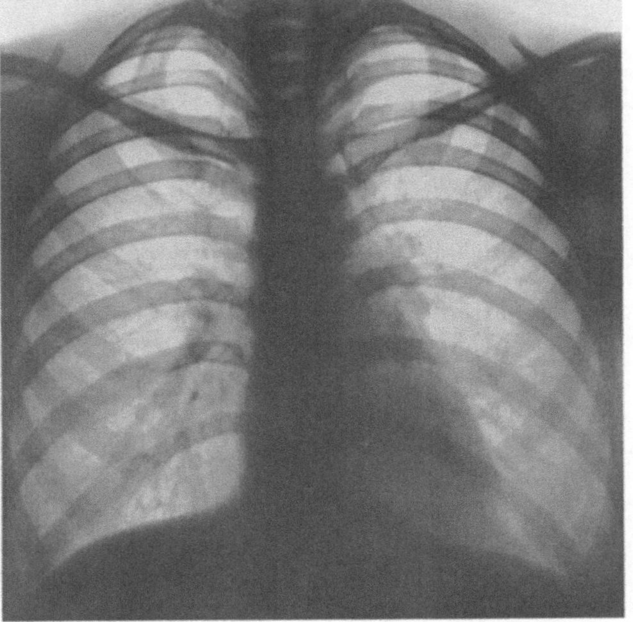

Abb. 466a u. b. a Miliare Streuung in beiden Lungen. Lymphknotenvergrößerung im linken Hilus und im rechten oberen Mediastinum. b. Vollständige Rückbildung nach Streptomycinbehandlung

a) Miliare Lungenstreuungen

Die miliare Lungenstreuung ist entweder Teil einer allgemeinen akuten Miliartuberkulose oder Ausdruck eines bevorzugten Organbefalls. Das klinische Bild der allgemeinen Miliartuberkulose wird häufig von der frühzeitig auftretenden Meningitis tuberculosa mitbestimmt. Der massive Einbruch von Tuberkelbakterien erfolgt beim Kleinkind und beim jugendlichen Erwachsenen vom Primärkomplex oder von frühen Streuherden aus. Von dieser akuten allgemeinen Form ist die *miliare Aussaat* zu trennen, die zunächst vorwiegend auf die Lungen beschränkt erscheint, aber häufig mit Streuherden in Leber und Milz verbunden ist und der auch eine Tuberkulose in anderen Organen folgen kann.

Diese pulmonalen miliaren Streuungen verlaufen oft schubweise protrahiert ohne deutliche *klinische* Symptome. Sie werden zufällig oder spät durch die Einschränkung der Lungenfunktion als Folge der Vernarbungsvorgänge oder im Zusammenhang mit der Manifestation der Organtuberkulosen erkannt. Bei chronischem Verlauf der miliaren Aussaat ist mit einer proliferativen Umwandlung der Einzelherde oder selten mit ihrer weitgehenden Resorption zu rechnen. Die Rückbildung der akuten und chronischen Miliartuberkulose wird heute durch die Behandlung mit Streptomycin und Tuberkulostatica gefördert (Abb. 466a u. b).

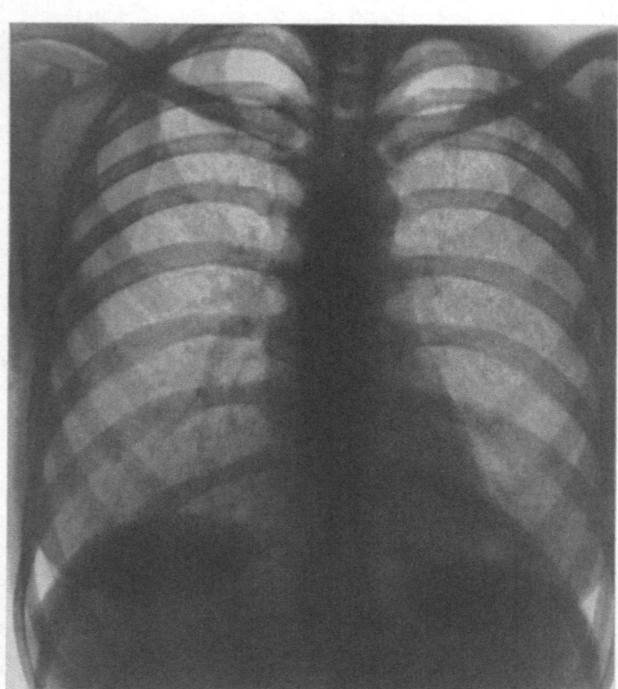
Abb. 467. Frische Miliartuberkulose

Im *Röntgenbild* ist eine Unterscheidung der miliaren Lungenherde bei einer allgemeinen akuten Miliartuberkulose von einer zunächst auf die Lungen beschränkten Aussaat nicht möglich. Das röntgenologische Urteil kann auf Grund des Bildes daher nur auf eine miliare Lungenstreuung lauten. „Miliartuberkulose" ist eine klinische Diagnose. Das Röntgenbild zeigt beide Lungenfelder gleichmäßig von einer dichtstehenden Fleckelung besetzt. Auch die Spitzen sind in gleicher Weise gezeichnet. Die Hirsekorngröße der Einzelschatten unterliegt im akuten Stadium keinen großen Schwankungen (Abb. 467). Bei der subakuten oder chronischen Form nimmt die Herdgröße in apikocaudaler Richtung ab. Bei der exsudativen Form ist die Zeichnung der Einzelschatten infolge eines perifokalen Ödems unscharf. Im Laufe der Entwicklung wird die Abrenzung durch die produktive und proliferative Umbildung und die Entwicklung eines perifokalen Retraktionsemphysems schärfer. Da die miliare Aussaat häufig zur Zeit oder kurz nach der Primärerkrankung auftritt, kann in den Lungen der Primärherd zu erkennen sein oder die Lymphknoten im Hilus sowie paratracheal können vergrößert hervortreten. Im Lungenbild der alten Leute, bei denen die Streuung von einer lymphoglandulären Reaktivierung ausgeht, bestehen zum Teil auch ältere Spitzen- und Oberfeldveränderungen mit oder ohne Kavernen. Das Zwerchfell steht bei der miliaren Streuung meist tief und ist schlecht beweglich. Im Sinus phrenicocostalis kann ein kleiner Erguß auftreten.

Wenn der miliare Lungenprozeß über einen größeren Zeitraum läuft, so kann sich das Bild in verschiedener Weise ändern. Bei sehr günstig wirkender Therapie werden die Herde schnell kleiner und verschwinden ganz (Abb. 466). Spontane Rückbildungen sind in einigen seltenen Fällen beobachtet. Als Restbefund ist eine Verstärkung der interstitiellen, perivasculären und peribronchialen Zeichnung zu beobachten (Abb. 468). Je nach Art der pathologischen Vorgänge wird die Aufhellung des Lungenbildes durch die Ausbildung eines Emphysems begünstigt.

Bei anderen Fällen nehmen die Herde in den oberen Lungenpartien an Größe zu, werden in den Unterfeldern aber kleiner (Abb. 469). Die Verteilung wird dabei unregelmäßiger und die Größe nebeneinanderliegender Fleckchen wechselt. An einzelnen Stellen konfluieren die Herde zu kleineren homogenen Verschattungen. Im Rahmen einer proliferativen Umbildung beobachtet man einerseits eine Verkleinerung und einen Rückgang der peripheren Streuherde, andererseits in den zentralen Mittel- und Unterfeldern aber eine Dichtesteigerung in der Herdbesetzung, die von einer Zunahme der Knötchen in den Lymphabflußwegen, auf einer Lymphangitis reticularis (SCHÜRMANN), beruht. Neue hämatogene Schübe können bei allen Formen das Bild verändern und ein Nebeneinander von frischen und älteren Prozessen bewirken. Der Übergang einer chronischen Miliartuberkulose in eine Phthise erfolgt durch solitären oder multiplen kleinkavernösen Zerfall oder eine Endobronchitis caseosa.

Eine besonders ungünstige Verlaufsart der hämatogenen Streuung stellt die *Tuberkulosepsis* von LANDOUZY dar. Bei ihr bestimmen Nekrosen ohne wesentliche Gewebsreaktion das Geschehen. Diese können im Röntgenbild mehr oder minder ausgedehnte kleine, weiche, fleckförmige Verschattungen hervorrufen. Die Krankheit führt meist binnen kurzer Zeit zum Tode.

Differentialdiagnose. Bei den differentialdiagnostischen Erwägungen der feinfleckigen Lungenverschattungen sind neben der Morphologie ganz besonders Anamnese, klinischer Befund, Sputumbefund und Verlaufskontrollen entscheidend. Das an sich recht typische Bild der miliaren Lungenaussaat hat vor allem im chronischen Stadium eine Ähnlichkeit mit anderen disseminierten, feinfleckigen Lungenveränderungen. Eine voraufgehende Pleuritis, einseitige Hilusveränderungen und eine im Lauf der Erkrankung positiv werdende Mantoux-Reaktion weisen auf eine Tuberkulose hin. Die Herdanordnung im apikalen Gebiet ist bei der *Sarkoidose* meist nicht so dicht wie in den übrigen Abschnitten. Bestehen Narbenzüge, so sind diese bei der Boeckschen Erkrankung perivasculär und peribronchial

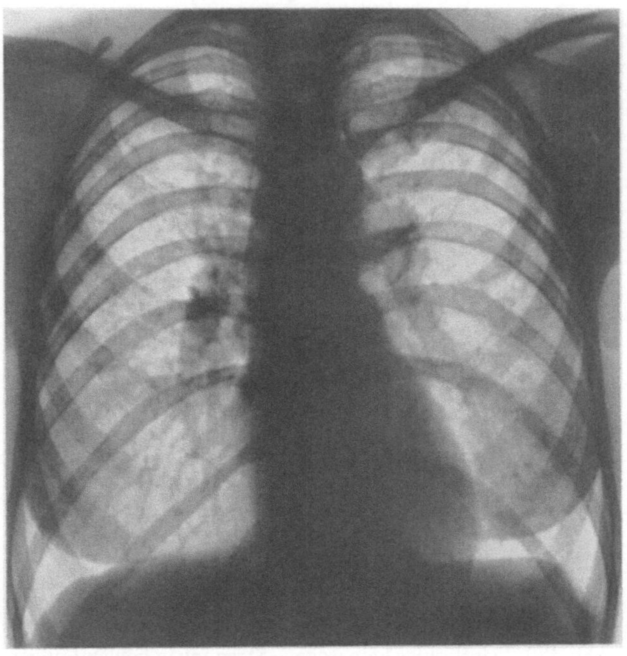

Abb. 468. Zustand nach miliarer Lungenstreuung. Dichtere Herdanordnung in den Obergeschossen, fibröse Umbildung mit unregelmäßig verstärkter Netzzeichnung und mit Schrumpfung der Oberlappen

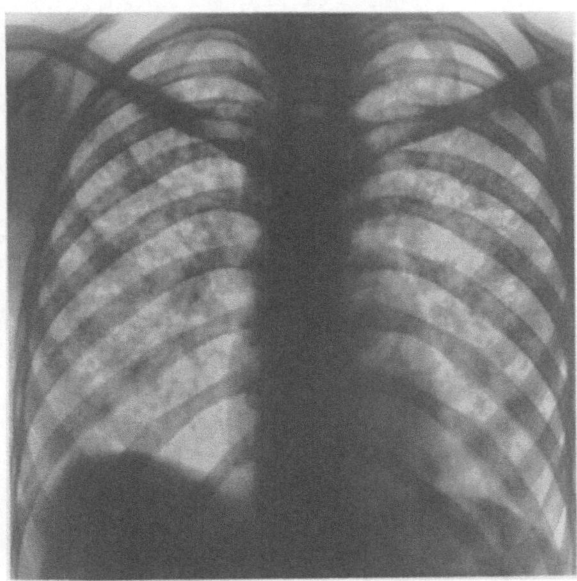

Abb. 469. Schon länger bestehende miliare Lungenstreuung mit teilweise fortschreitenden konfluierenden Herden in beiden Obergeschossen und Schrumpfung in den Oberlappen. Vergrößerte mediastinale Lymphknoten. Zustand nach Pleuritis beiderseits

entwickelt. Beidseitige Lymphknotenvergrößerungen kommen sowohl beim Morbus Boeck als auch bei der Miliartuberkulose vor. Bei der Sarkoidose gehen die Lymphknotenvergrößerungen mit Auftreten der Lungenveränderungen häufig zurück. Bestimmte *Pneumokoniose*formen, vor allem das Stadium der feinfleckigen Dissemination der reinen Silikose, die Gittertüllunge und die Berylliose sind von feinen hämatogenen Streuherden abzugrenzen. Wichtig ist, daß die Staublungen die Spitzen im Gegensatz zur Tuberkulose freilassen. Da die miliaren Herde infolge einer Überbelichtung der Spitzenfelder oder eines Spitzenemphysems im Übersichtsbild oft weggeleuchtet werden, müssen Spezialaufnahmen dieser Zone zur Ausnutzung dieses differentialdiagnostischen Kriteriums angefertigt werden. Auf Vergrößerungsaufnahmen umschriebener Lungenpartien tritt bei Staublungen außerdem eine allgemeine Verstärkung der Netzzeichnung in Erscheinung und die Einzelschatten zeigen öfter feine Ausläufer, die bei tuberkulöser Genese der Herdschatten in der Regel nicht vorhanden sind. Die Verteilung der Fleckchen ist bei der Silikose nicht so gleichmäßig wie bei der Tuberkulose. Größendifferenzen der Einzelschatten in den Ober- und Unterfeldern können bei beiden Erkrankungen vorkommen. Auch eine *Bronchiolitis* bei Grippe und Masern ruft ähnliche Bilder hervor. Die Herde sind dabei meist weicher und verwaschen, in der Größe wechselnd und neigen mehr zur Konfluenz. Schwieriger kann die Unterscheidung zwischen einer Bronchiolitis obliterans und einer ins Narbenstadium eintretenden Miliartuberkulose sein. Hier muß die Bronchographie zur Unterscheidung herangezogen werden. Bei der *miliaren Carcinose* bleiben gewöhnlich die Spitzen frei. Größe und Zahl der malignen Herde nehmen nach caudal hin zu. Bei einem Teil tritt eine ungleichmäßige Verstärkung der Netzzeichnung durch Beteiligung der kleinen Lymphbahnen im Sinne einer gleichzeitigen Lymphangiosis carcinomatosa hinzu. Die *sekundäre Hämosiderose* zeigt ebenfalls im Bild eine feine Fleckelung. Zusätzlich bestehen aber charakteristische Veränderungen der Lungengefäße, und zum Teil sind costodiaphragmale Septumlinien ausgebildet; weitere Hinweise sind die Herzform mit der Vergrößerung des linken Vorhofs und die mehr zentrale Häufung der Hämosideroseknötchen. Die disseminierten *Lipoidosen* und die *Amyloidose* zeigen eine Zunahme der Veränderungen in den Unterfeldern und darüber hinaus eine verstärkte streifige Komponente. Die disseminierten Herde bei *Leukämien, Lymphogranulomatose, Lues* sowie bei einer feinfleckigen *Purpura* sind selten so gleichmäßig in Größe und Verteilung wie bei der miliaren tuberkulösen Aussaat. Die Spitzen bleiben bei diesen Erkrankungen gewöhnlich frei.

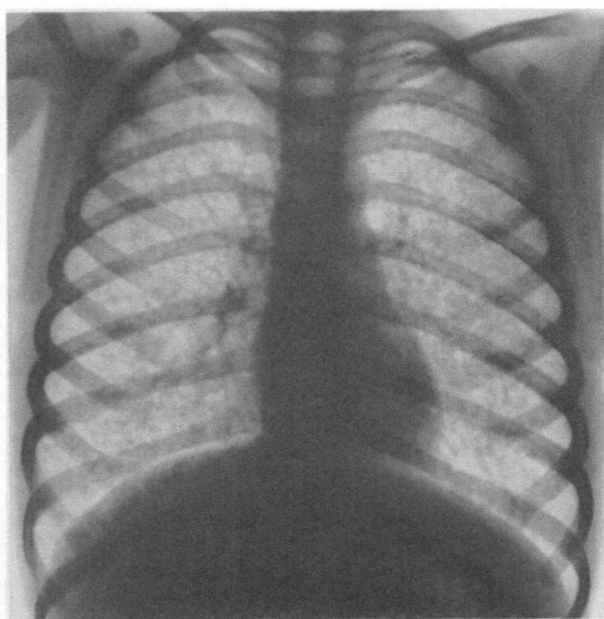

Abb. 470. Feinfleckige hämatogene Streuung in beiden Lungen

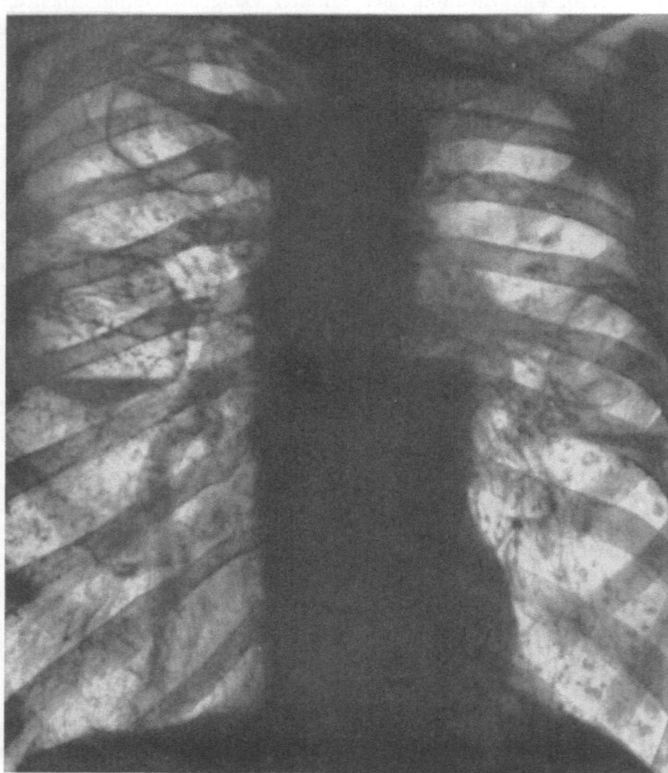

Abb. 471. Feinfleckige hämatogene Lungentuberkulose mit mehreren „Lochkavernen". Die Kavernen im Mittelfeld zeigen kleine Spiegelbildungen

Bei allen feinfleckigen Lungenveränderungen empfiehlt es sich, feingezeichnete *Ausschnittsbilder* und *Vergrößerungsaufnahmen* zur weiteren Differenzierung der Lungenfeinstruktur anzufertigen.

b) Die grobe hämatogene Lungenstreuung

Bei der groben hämatogenen Lungenstreuung stehen die Herde in beiden Lungen weniger dicht. Ihre Größe beträgt im allgemeinen 3—5 mm. Die Verteilung ist nicht so gleichmäßig wie bei der miliaren Aussaat. Dichte und Ausdehnung der Streuung im Röntgenbild reichen von der diffusen Verteilung der Herde über beide Lungenseiten bis zu wenigen Einzelherden in den Spitzen, Ober- und Mittelfeldern. Die Herde können auch nur einseitig aufschießen. In den oberen Partien nehmen die Fleckschatten in der Entwicklung an Umfang zu und neigen zur Konfluenz. Wenn nur wenige Herde vorwiegend in den Ober- und Mittelfeldern verstreut liegen, können einzelne von ihnen zu kleineren Infiltraten anwachsen. In der ersten Zeit besteht allgemein eine Tendenz zur Größenzunahme der Einzelschatten. Im weiteren Verlauf wird, wie bei den miliaren Herden, die Begrenzung schärfer und die Herde verkleinern sich langsam. Sie werden schließlich resorbiert, vernarbt oder verkalkt. Ein Teil der Herde bleibt häufig in den Spitzenfeldern und in den lateralen Oberfeldern noch lange Zeit nachweisbar. Zum Teil verhalten sich die Streuherde in den einzelnen Zonen der beiden Lungenseiten unterschiedlich. Während sie in dem einen Abschnitt zurückgehen, wachsen sie in dem anderen, ohne daß ein Anhaltspunkt für eine zusätzliche bronchogene Streuung besteht. Die schon beschriebenen Infiltrate, die durch Konfluenz von Einzelherden, durch appositionelles Wachstum oder durch perifokale Reaktion entstehen, können im weiteren Verlauf einschmelzen und in eine Lungenphthise überleiten. Die Kavernen treten dann häufig an mehreren Stellen gleichzeitig auf (Abb. 471). Sie haben eine auffallend feine Wand und liegen als zarte Ringschatten zwischen den Streuherden.

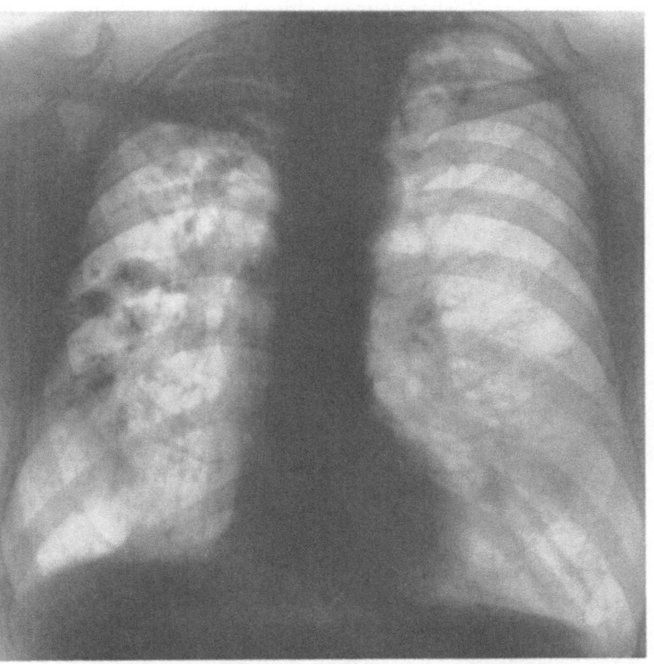

Abb. 472. Zustand nach alter hämatogener Streuung. Grobknotige bis walnußgroße Herde in der rechten Lunge sowie in der linken Spitze und im linken Unterfeld. Schrumpfender Oberlappenprozeß rechts (Prof. Arold)

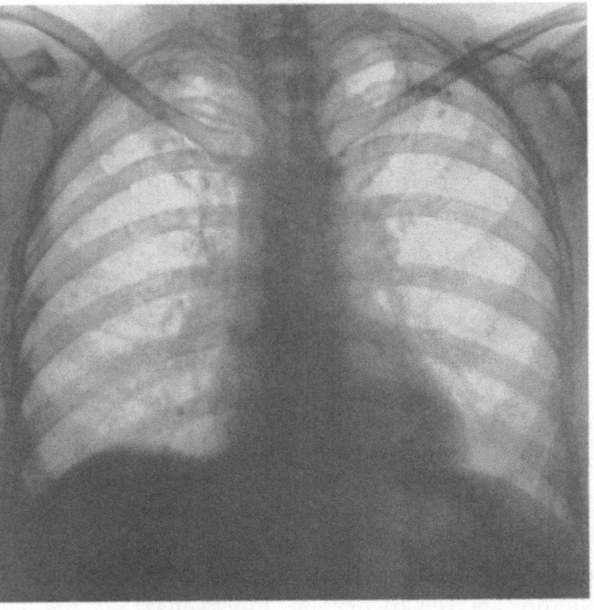

Abb. 473. Verkalkte Reste einer hämatogenen Streuung. Größere Kalkschatten in Spitzen und Oberfeld. Kleine Kalkherde über beide Lungen verstreut

Einem ersten Streuschub folgen häufig weitere. Auch alte Restherde können wieder aufflackern. Eine frühzeitig auftretende Meningitis tuberculosa und später nachfolgende

Prozesse der Knochen, Nieren und Genitalorgane zeigen den hämatogenen Ursprung dieser Lungenprozesse an.

Bei der **differentialdiagnostischen** Trennung der groben hämatogenen von der rein bronchogenen Streuung weisen die unregelmäßige Verteilung, die oft wechselnde Herdgröße, die Betonung einer Seite und das Vorhandensein einer Kaverne auf den bronchogenen Ursprung hin. Bei den diffusen Formen der hämatogenen Streuung ist eine Abtrennung von der reinen Silikose und den anderen bei der miliaren Lungenstreuung schon aufgeführten Erkrankungen notwendig. Bei den feinherdigen disseminierten Bronchopneumonien nimmt die Dichte der Herdanordnung in den Unterfeldern im Gegensatz zur Tuberkulose deutlich zu. Auch die klinischen Erscheinungen sind hierbei wesentlich stärker.

c) Spitzentuberkulose

Die Spitzentuberkulose ist in der ganz überwiegenden Zahl der Fälle die Folge einer hämatogenen Streuung. Zum Teil handelt es sich um die Reste einer umfangreicheren Aussaat, zum Teil um isolierte Spitzenstreuungen. Die apikalen Prozesse folgen oft einer vorausgegangenen Pleuritis. Viel seltener tritt ein Befall der Spitzen als Folge eines Lymphknotendurchbruches mit bronchogener Aspiration auf. In diesen Fällen ist der Prozeß einseitig und meistens nicht auf die Spitze allein beschränkt.

Als Spitzengebiet wird röntgenologisch „die Gegend oberhalb des Schlüsselbeines" bezeichnet. Da bei der Anfertigung der Aufnahme die Schlüsselbeine in verschiedenem Ausmaß über die Horizontallinie hinaus nach unten projiziert werden, wird das anatomische Spitzengebiet im Projektionsfeld des Röntgenbildes überschritten. Hierdurch treten vor allem Veränderungen, die im dorsalen Gebiet subapikal liegen, in die Spitzen hinein. Die tuberkulösen Spitzenherde sind häufig doppelseitig, wenn sie auch nicht immer in gleicher Intensität auf beiden Seiten in Erscheinung treten (Abb. 474a und b). Teils eilen die Veränderungen der einen Spitze der anderen voraus. Größtenteils handelt es sich um kleine bis reiskorngroße Fleckschatten, die isoliert oder zu kleinen Gruppen vereint stehen und eine Neigung zum Konfluieren zeigen können. Ein Teil der Herdbildungen ist im Röntgenbild sehr flüchtig. Manchmal werden die Spitzenveränderungen erst bei zunehmender Kalkeinlagerung oder auf Schichtaufnahmen sichtbar. Die Herde wandeln sich in der überwiegenden Zahl narbig um und bilden dabei häufig kleine Emphysemblasen und Bronchiektasen. Wird im Verlauf des Prozesses ein kleiner Bronchus verschlossen,

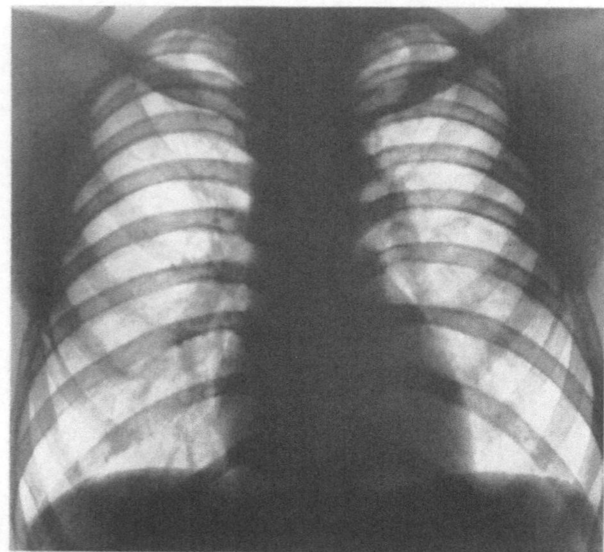

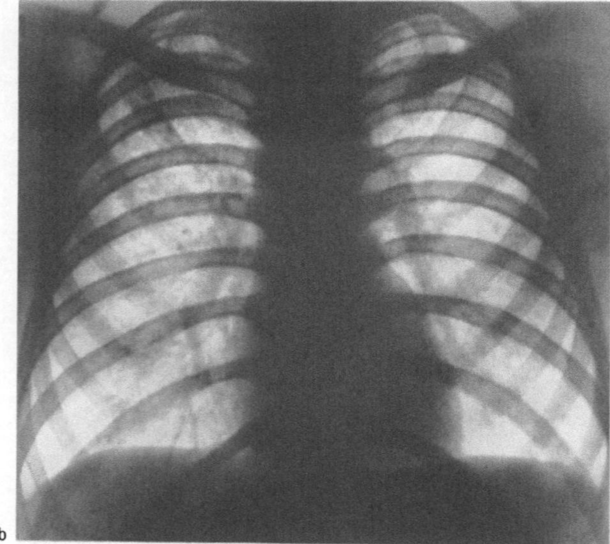

Abb. 474a u. b. a März 1950. Ältere Spitzentuberkulose beiderseits, links stärker als rechts. b November 1950. Exacerbation des rechtsseitigen Spitzenprozesses mit Einschmelzung und exsudativer Streuung im rechten Oberlappen

so entwickelt sich eine kleine Atelektase und der schrumpfende Bezirk stellt sich als kleiner Dreiecksschatten dar, dessen Basis der Pleura aufsitzt. Mit fortschreitender Schrumpfung nimmt er einen feinstreifigen Charakter an. Als Rest bleibt nach einiger Zeit nur noch ein feiner Strangschatten übrig. Eine umschriebene Spitzenpleuritis begleitet oft die apikalen Herde und führt zu einer Kuppenschwiele. Über Jahrzehnte können die Folgen einer hämatogenen Streuung als verkalkte und derbe Spitzenherde (SIMON) fortbestehen.

Umfassende Kontrollen haben ergeben, daß von den alten Veränderungen in den Spitzen, die nach der Primärtuberkulose in der Kindheit aufgetreten sind, nur selten eine fortschreitende Tuberkulose ausgeht (BRAEUNING und KAYSER-PETERSEN). Größere Beachtung verdienen die Spitzenstreuungen, wenn sie sich im Rahmen einer Spätprimärtuberkulose entwickeln (MALMROS und HEDVALL). Bei diesen Fällen bestehen aber oft noch weitere Herde in den subapikalen Gebieten. Bei der Reaktivierung alter apikaler Herde kann es von einer käsigen Bronchitis aus zur bronchogenen Streuung in das subapikale Gebiet mit der Bildung eines Frühinfiltrates kommen (LOESCHKE). Die Schichtaufnahmen der Spitzen lassen dann teils feine Verdickungen der kleinen Bronchien erkennen.

Bei der **Differentialdiagnose** muß man daran denken, daß kleine Narben in den Spitzen und apikale Schwielen auch bei siliko-anthrakotischen Prozessen auftreten können. Die Gefäßzeichnung mit ihren Y-förmigen Aufzweigungen darf mit kleinen Herden nicht verwechselt werden. Zur Differenzierung der meist multiplen Bronchiektasen und kleinen Emphysemblasen von einer Kaverne sind Schichtaufnahmen erforderlich, die unter Berücksichtigung der Zahl der kleinen Ringschatten, der Wanddicke und des Bronchusverhaltens häufig, aber nicht immer, eine Unterscheidung gestatten. Wichtig sind Sputumuntersuchungen.

7. Frühinfiltrat

ASSMANN hat im Jahre 1922 erstmals sog. infraclaviculäre Herde in einer sonst tuberkulosefreien Lunge beschrieben. SIMON nannte diese Veränderungen Frühinfiltrate. Sie

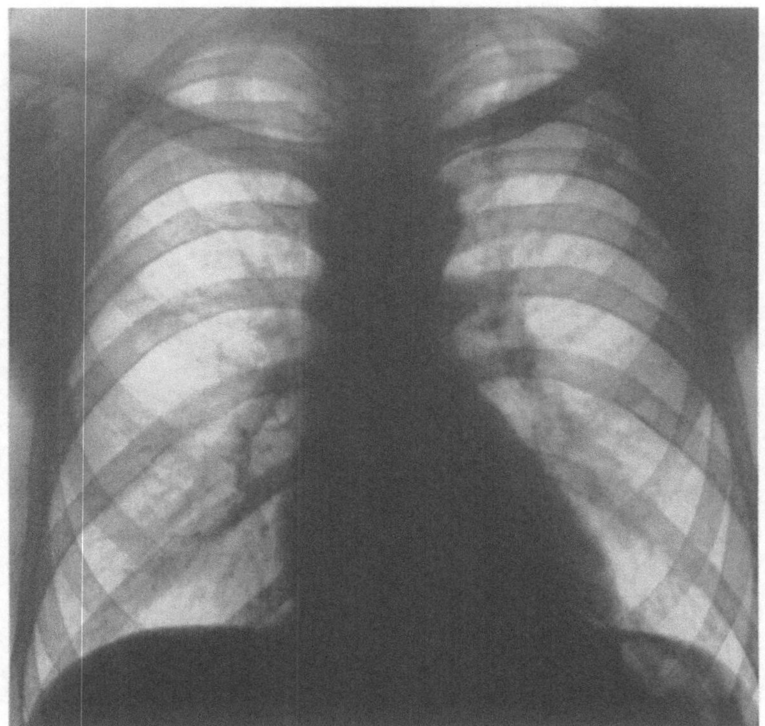

Abb. 475a. Februar 1947. Zartes Frühinfiltrat links infraclaviculär

werden vor allem bei Leuten im Alter von 20—30 Jahren beobachtet, die häufig starken Infektionsmöglichkeiten ausgesetzt sind. Der weitere Verlauf zeigt, daß diese Infiltrate

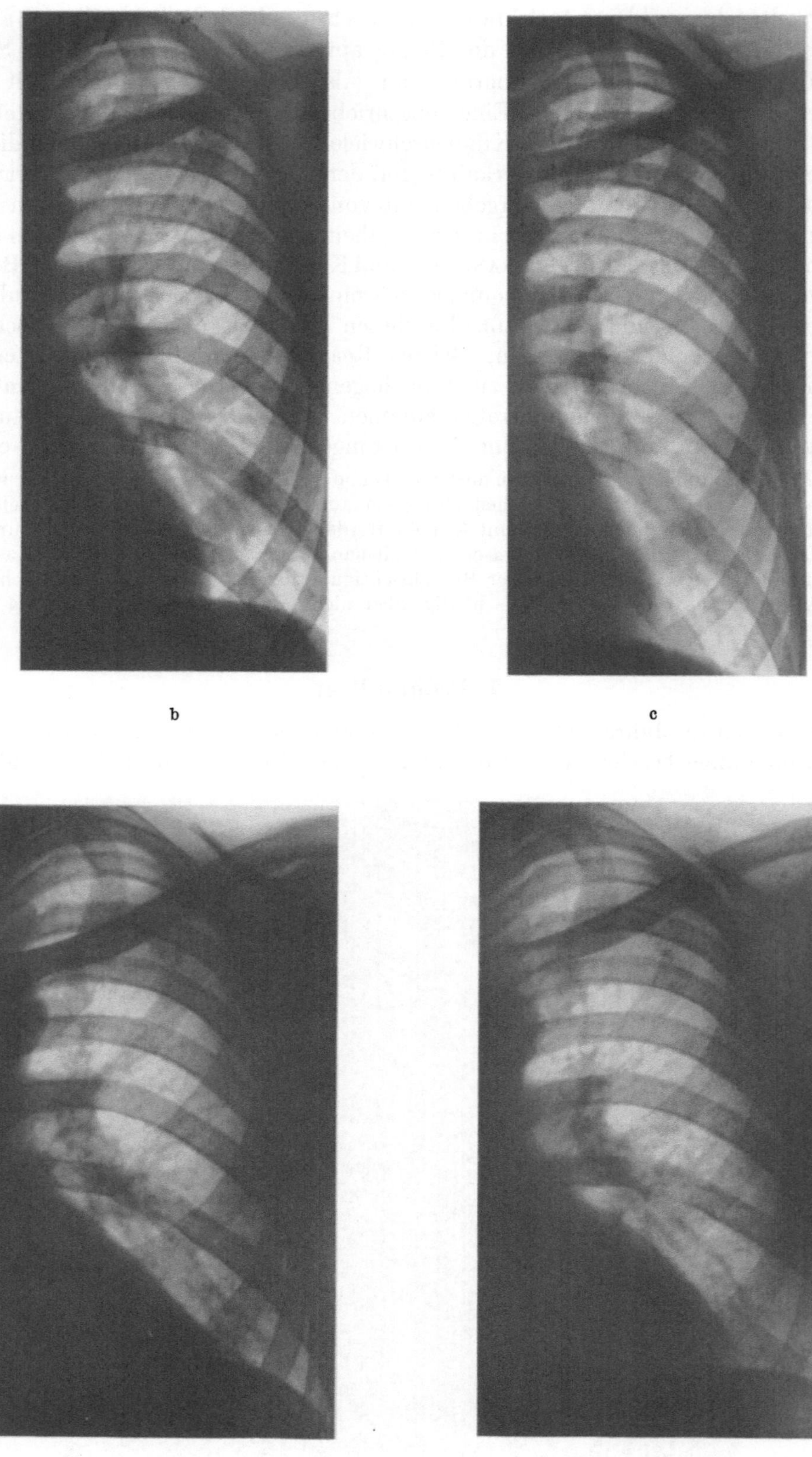

Abb. 475b—e. b Juni 1947. Zentrale Einschmelzung und Streuung im linken Oberlappen (Sputum: Tbc positiv). c Januar 1948. Rückbildung der Streuung und der Kaverne. d 1951. Umschriebene Reaktivierung links infraclaviculär. e 1954. Weitgehende Rückbildung des infraclaviculären Prozesses mit kleinem Indurationsherd

schnell einschmelzen können und über bronchogene Streuungen eine fortschreitende Lungentuberkulose einleiten.

Die Verschattungen haben meist rundliche Form. Sie sind in sich homogen und fünfpfennig- bis fünfmarkstückgroß. Kleine Infiltrate können durch die erste Rippe oder die Clavicula überlagert werden. Die Schichtaufnahmen decken dann erst ihre wahre Ausdehnung auf. Zur Umgebung hin sind sie teils deutlich abgesetzt, teils haben sie eine unscharfe Begrenzung (Abb. 475a—e). ASSMANN sieht das anatomische Substrat in einer tuberkulösen pneumonischen Infiltration, also einem exsudativen Prozeß, der im Zentrum oft eine deutliche Neigung zur Verkäsung zeigt. Die zum Teil sehr ausgedehnten diffusen Trübungen mit unscharfer Begrenzung sowie der schnelle Wechsel des Befundes sprechen nach REDECKER, ROMBERG und LYDTIN aber auch für das Vorliegen von perifokalen Entzündungen, die sich um begrenzte kleine Herde bilden und teils bis zum Lappenrand reichen. Die Infiltrate neigen zu schneller Einschmelzung und zur Bildung von zart begrenzten „Frühkavernen" (Abb. 476). Der Vorgang der Destruktion ist klinisch oft mit kleinen Lungenblutungen verbunden.

Die Frühinfiltrate projizieren sich auf dem Bild im sagittalem Strahlengang in das infraclaviculäre Gebiet. Anatomisch liegen sie im posterioren Segment (S2), zum Teil aber auch im apikalen S1a oder im lateralen S1c. Darüber hinaus kommen sie in der Spitze des Unterlappens vor (Abb. 478a—c). Im sagittalen Strahlengang projizieren sich die so gelegenen Veränderungen gern in den Hilus selbst oder in dessen unmittelbare Umgebung und werden leicht mit perihilären Prozessen verwechselt. Im seitlichen Bild stellen sie sich

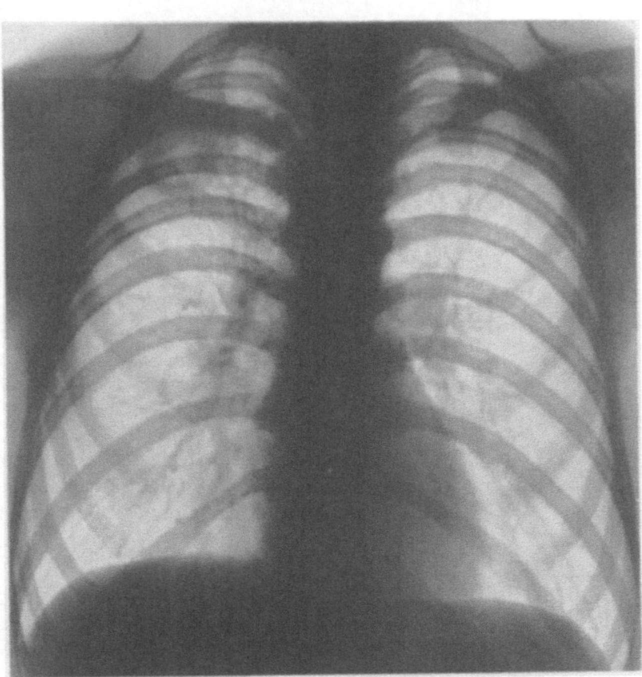

Abb. 476. Frühinfiltrat rechts infraclaviculär (S2). Zarte Verschattung mit zentraler markstückgroßer Einschmelzung

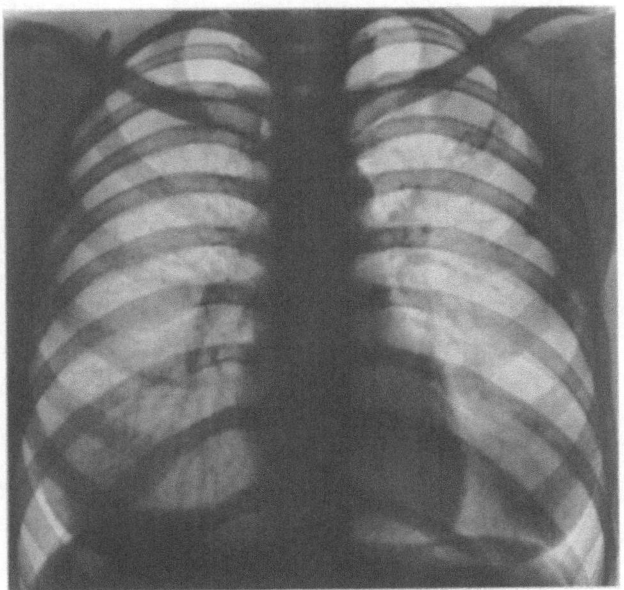

Abb. 477a. Übersichtsbild p.a. Älteres Frühinfiltrat links im S2

aber eindeutig dorsal in der Spitze des Unterlappens dar. Der Hilus ist bei den Frühinfiltraten, wenn überhaupt, dann nur gering betont.

Die Ausbreitung des tuberkulösen Prozesses erfolgt entweder nach einer Einschmelzung des Infiltrates auf bronchogenem Wege oder in den Lymphbahnen in die unmittelbare

Umgebung. Bei lymphogenem Fortschreiten bilden sich in der Umgebung kleine knötchenförmige Herde. Die zum Hilus ziehenden peribronchialen und perivasculären

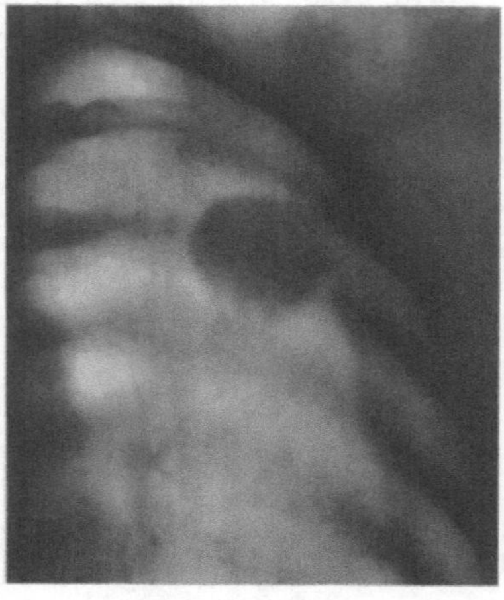

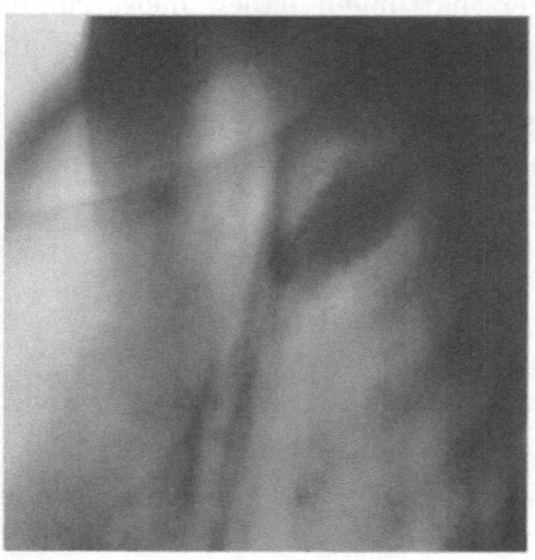

b   c

Abb. 477 b u. c.   b Schicht im sagittalen Strahlengang in 6 cm Tiefe. Scharf abgesetzter Rundherd mit feinen Ausläufern. c Schichtaufnahmen im frontalen Strahlengang. Tiefe 9 cm. Länglicher scharf begrenzter homogener Herd ohne Anhalt für zentrale Destruktion

Lymphgefäße sind häufig verdickt, was im Röntgenbild als „streifige Verbindung zum Hilus" in Erscheinung tritt. Die bronchogene Aussaat läßt gröbere Fleckschatten in

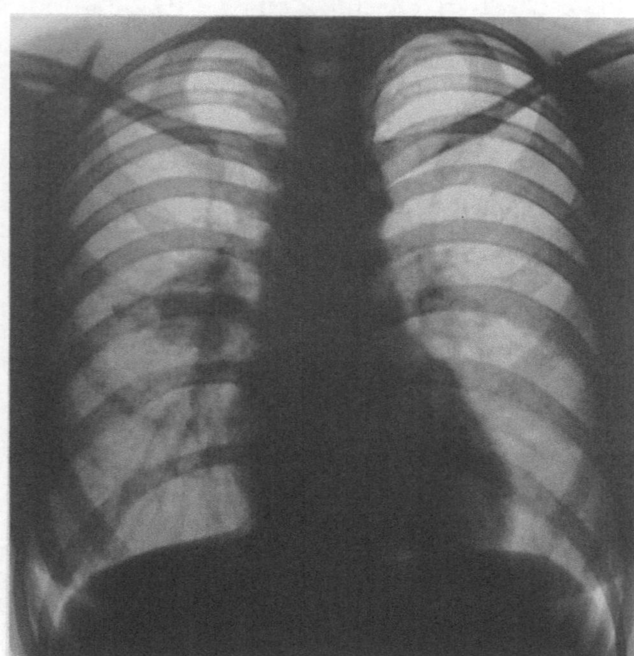

der Umgebung oder Metastasen in entfernteren Lungenpartien entstehen, wobei die frühen Streuungen häufig auf der entgegengesetzten Seite angehen. Die bronchogenen Absiedlungen treten nicht nur in Form von zahlreichen herdförmigen Verschattungen auf, sondern auch größere homogen gestaltete Tochterinfiltrate können entstehen.

Ein Teil der Frühinfiltrate bildet sich verhältnismäßig schnell zurück. Die Infiltrationen werden resorbiert und nur kleinere fleckförmig-streifige Narbenherde bleiben bestehen, die dann gern infolge Narbenschrumpfung spitzenwärts verzogen werden. Auch nach größerer zentraler Verkäsung kann der Prozeß zum Stillstand oder zur bindegewebigen Abkapselung kommen. Auf diese Weise entsteht dann ein tuberkulöser Rundherd, ein sog. *Tuberkulom* (vgl. S. 451). Dieses

Abb. 478 a. Älteres Frühinfiltrat in der Spitze des Unterlappens rechts. Großer Rundherd (Tuberkulom) mit zentraler Sequestrierung

kann über Jahre unverändert bestehen bleiben oder ein geringes appositionelles Wachstum zeigen, bis es dann plötzlich zur Sequestrierung und Hohlraumbildung mit teilweise bronchogener Streuung kommt (Abb. 478). Die Tuberkulome werden heute mit gutem Erfolg operativ angegangen.

Die Entstehung der Frühinfiltrate ist nicht einheitlich:

a) Kleine Spitzenherde, im Röntgenbild nur schwer oder gar nicht feststellbar, können über eine bronchogene Streuung die Entwicklung eines im subapikalen Oberlappen gelegenen Infiltrates verursachen.

b) Auf hämatogenem Wege kann sich eine isolierte infiltrative Metastase bilden.

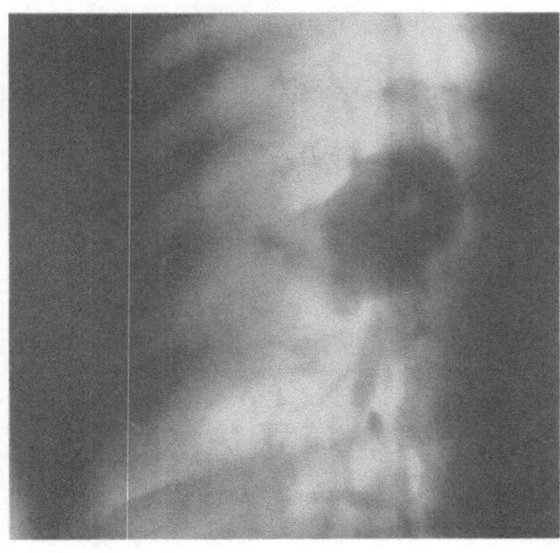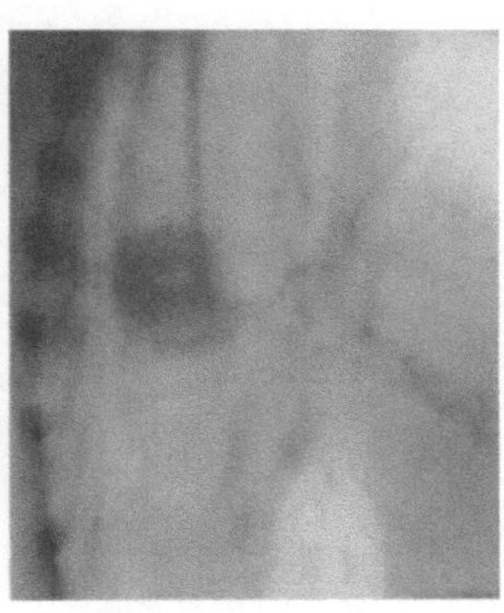

b   c

Abb. 478b u. c. b Schichtaufnahme der rechten Lunge im sagittalen Strahlengang. c Schichtaufnahme der rechten Lunge im frontalen Strahlengang. Der Rundherd liegt im S6 mit zentraler Aufhellung

c) Ein Teil der Frühinfiltrate dürfte mit den Initialherden von MALMROS und HEDVALL, die durch interfokale Entzündung zusammengeflossen sind, identisch sein.

d) Auch exogene Re- oder Superinfektionen führen zu infraclaviculären Herden.

e) Ein Infiltrat kann nach einem Lymphknotendurchbruch mit Aspiration entstehen.

f) Außerdem verbergen sich unter dem Mantel des Frühinfiltrates auch Spätprimärinfektionen, deren Lungenherd durch perifokale Reaktion stärker betont ist und deren Hiluslymphknotenerkrankung nur gering in Erscheinung tritt, wie es bei den späten Primärinfekten öfter der Fall ist.

Differentialdiagnose. Das Frühinfiltrat kann mit einer *Sekundärinfiltrierung* verwechselt werden. Dieser liegt eine perifokale Entzündung um einen alten Lungenherd zugrunde. Sie tritt meist infolge plötzlicher Änderung der Reaktionslage auf. Die Veränderungen sind meistens sehr flüchtig und führen nur selten zu fortschreitenden Prozessen. Sicher zu diagnostizieren sind sie durch den Vergleich mit früheren Röntgenbildern (s. Abb. 461).

Von den Aspirationsherden nach einem Lymphknoteneinbruch in einen Bronchus unterscheiden sich die Frühinfiltrate einmal durch ihre Lage und zum anderen durch die Herdanordnung. Die bronchogenen Streuungen nach einem Bronchialeinbruch liegen vorwiegend in der mittleren Lungenetage,

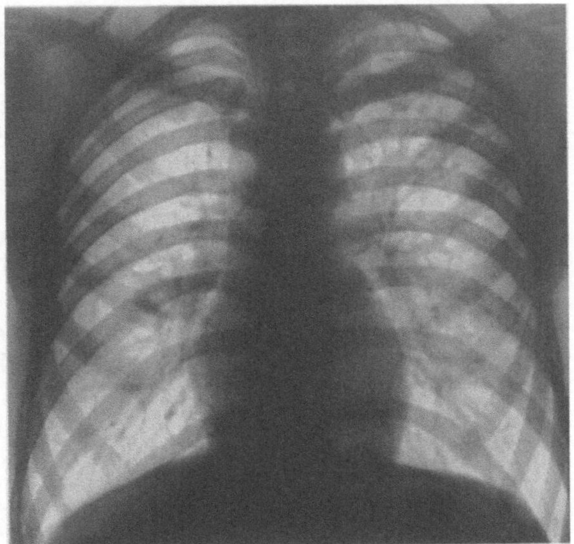

Abb. 479. Älteres kavernisiertes Frühinfiltrat in der Spitze des rechten Unterlappens rechts (S6). Frische Streuherde im linken Oberlappen

während die Assmannschen Infiltrate sich in den oberen Partien entwickeln (Segment 1 und 2). In der Spitze der Unterlappen können beide Prozesse ablaufen. Die Frühinfiltrate liegen stets in der Lungenperipherie, während nach Lymphknoteneinbrüchen häufig auch Herde im Lungenkern perihilär zu finden sind. Die sichere Abgrenzung des Frühinfiltrates von Prozessen nicht tuberkulöser Genese bringt der Nachweis von Tuberkelbakterien. Pneumonien verschiedener Ätiologie, Infarkte und isolierte Metastasen müssen differentialdiagnostisch erwogen werden.

8. Bronchustuberkulose und Bronchusveränderungen bei Lungentuberkulose

Zu einer Bronchustuberkulose kann es auf hämatogenem Wege oder per continuitatem, von einem tuberkulösen Lymphknoten oder in infiltrierten Lungenabschnitten kommen.

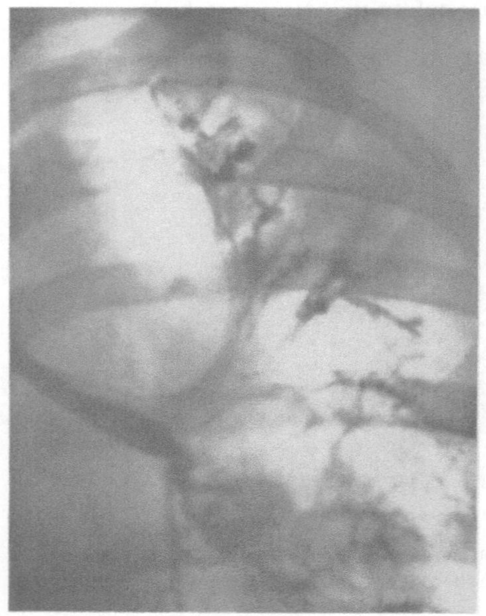

Abb. 480. Endobronchitis caseosa mit Verschluß der in das Infiltrat reichenden Bronchialäste

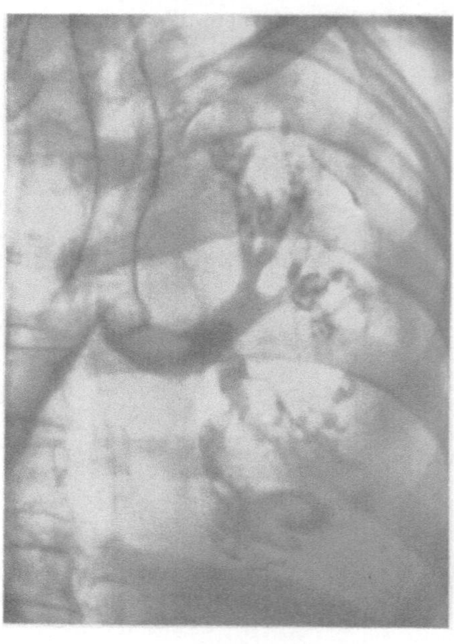

Abb. 481. Ausgedehnte Deformierungen des gesamten Bronchialbraumes bei linksseitiger Lungentuberkulose

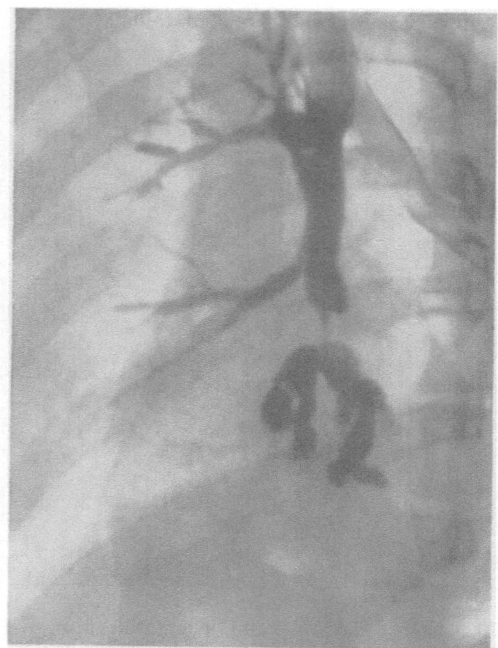

Abb. 482. Tuberkulöse Stenose des rechten Unterlappenbronchus mit Schrumpfung des Unterlappens und Ektasie der Unterlappenbronchien

Die spezifischen Veränderungen an den Bronchien sind kleine tuberkulöse Granulationen oder Ulcera an der Schleimhaut. Sie sind mit der Bronchographie wegen ihrer Größenordnung nicht nachweisbar. Bei der Endobronchitis caseosa, die man in infiltrierten und verkästen Lungenarealen findet, sieht man im Bronchogramm multiple kleine Bronchien in ihren Endabschnitten verschlossen (Abb. 480). Ulcera an größeren Bronchien können narbig ausheilen und zu Bronchusstenosen führen, die dann bronchographisch oder tomographisch nachweisbar werden. In ihren klinischen und röntgenologischen Folgeerscheinungen unterscheiden sie sich in keiner Weise von dem Bronchusverschlußsyndrom irgendeiner anderen Ätiologie.

Bei der chronischen Lungentuberkulose mit ihren einerseits geschrumpften, andererseits überdehnten Lungenabschnitten, mit ihrem ständigen Reiz auf die Bronchialschleimhaut und mit ihrer destruierenden Infiltration der Bronchuswand weisen aber die Bronchien fast universell die gleichen Veränderungen auf, wie wir sie bei der chronischen deformierenden Bronchitis finden (s. S. 302), allerdings in einem viel ausgesprocheneren Maße. In diesem vielgestaltigen Bild (Abb. 481) lassen sich die Veränderungen, die auf eine spezifische Ätiologie zurückzuführen sind, nicht von den unspezifischen Veränderungen abgrenzen. Die Betrachtung derartiger Bilder, die durch das Bronchogramm am anschaulichsten wieder-gegeben werden, vermitteln einen anschaulichen Eindruck von den begrenzten Möglichkeiten einer konservativen Therapie. Selbst wenn der tuberkulöse Prozeß zur Ausheilung gebracht werden kann, so bleiben in solchen Fällen immer die schweren Deformierungen des Bronchialbaumes mit ihrer gesamten klinischen Symptomatik und ihren Möglichkeiten späterer Komplikationen (Bronchusstenosen, Bronchiektasen u. a.) zurück (Abb. 482).

9. Lungenphthise

Die Lungenphthise ist die dauerhafte Etablierung und fortschreitende Ausbreitung

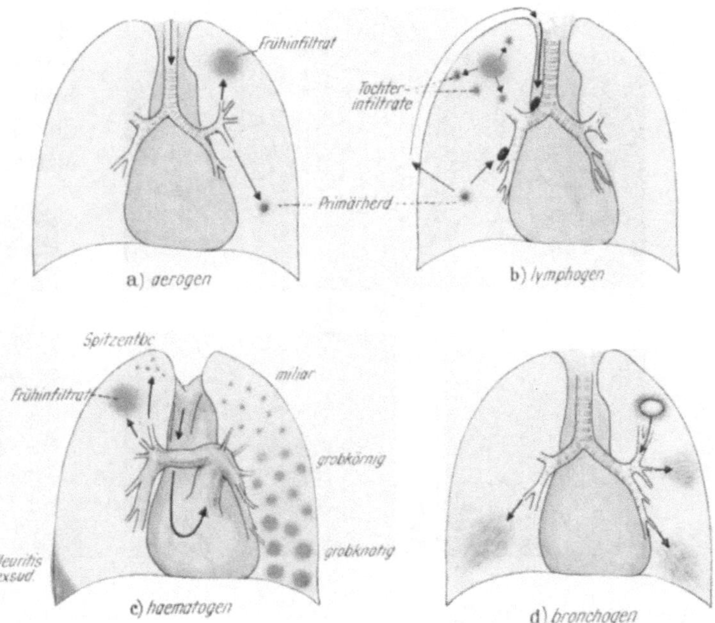

Abb. 483. Schema der Tuberkuloseinfektions- und Ausbreitungswege. (In Anlehnung an Schinz-Baensch-Friedl-Uehlinger)

eines tuberkulösen Prozesses in der Lunge. Sie stellt in der Einteilung von Ranke das tertiäre Stadium, die Phase der Organtuberkulose dar. Der hämatogen oder aerogen, durch eine erneute Infektion in die Lunge gelangte Herd zerfällt und setzt auf bronchogenem Wege neue Herde. Daneben ist natürlich die Möglichkeit des hämatogenen Weges für die Ausbreitung in andere Organe und auch wieder zurück in die Lunge (Abb. 483) jederzeit gegeben. Grundsätzlich kann die Phthise von jedem tuberkulösen Lungenherd ausgehen, also vom Primärherd, von jeglichem hämatogenem Herd und auch von einem eingebrochenen Lymphknoten. Meist nimmt sie jedoch ihren Ausgangspunkt von einem Frühinfiltrat bzw. von einer Frühkaverne.

Das *pathologisch-anatomische* Bild der Lungenphthise ist außerordentlich vielgestaltig und die Kombination von verschiedenen Einzelprozessen, die sich zudem in

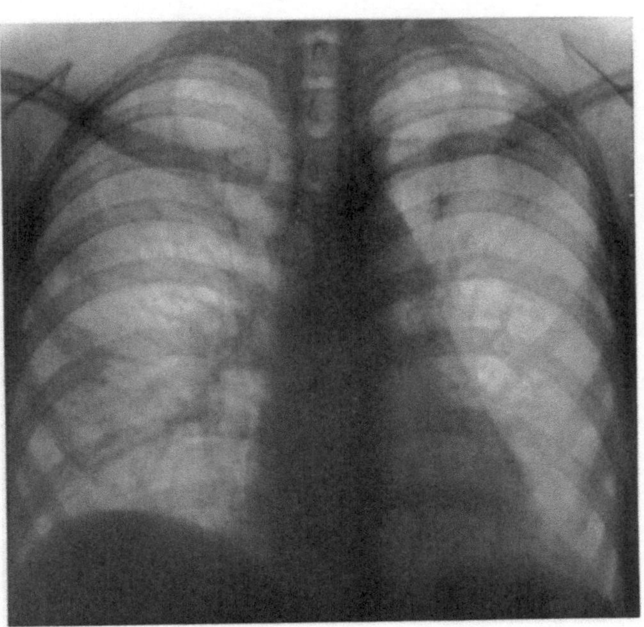

Abb. 484. Exsudative Lungenherde beiderseits

verschiedenen Alters- und Entwicklungsstadien befinden, ist die Regel. Im folgenden werden die Einzelprozesse, die bei der Phthise vorkommen, aufgezählt. Unter ihnen sind die exsudativen und die produktiven Herde nicht immer exakt voneinander abzugrenzen, und zwar weder im pathologisch-anatomischen Präparat, noch und erst recht nicht im

Röntgenbild, das sich ja seiner Natur nach aus der Summation von mehreren Schatten (Herden) und der Subtraktion durch Aufhellungen (Emphysem) zusammensetzt. Trotz dieser Einschränkung muß der Wert eines ständigen Vergleiches von anatomischem Präparat mit dem Röntgenbild unterstrichen werden. Gerade bei der Phthise ist er wie kein anderes Mittel geeignet, sei es durch Korrektur,

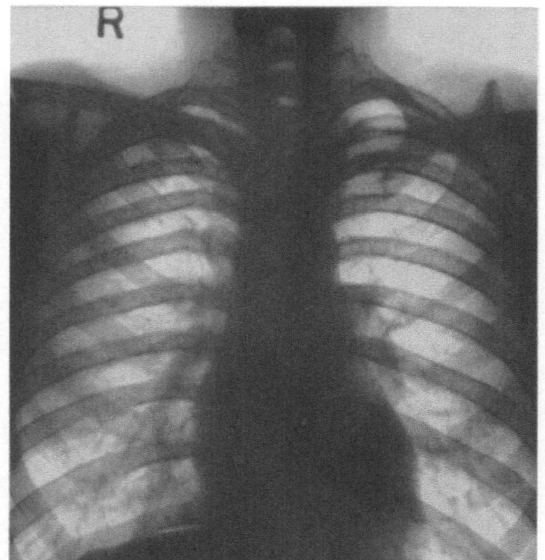

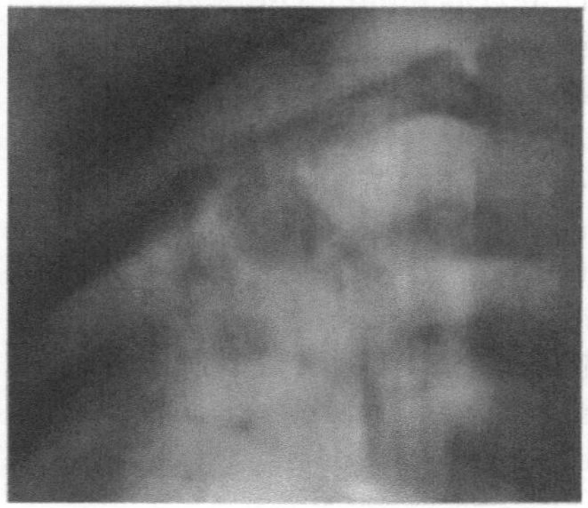

Abb. 485a u. b. Produktive Lungenherde im rechten Oberlappen. a DV-Übersichtsbild. b Tomogramm. Histol.: Epitheloidtuberkel

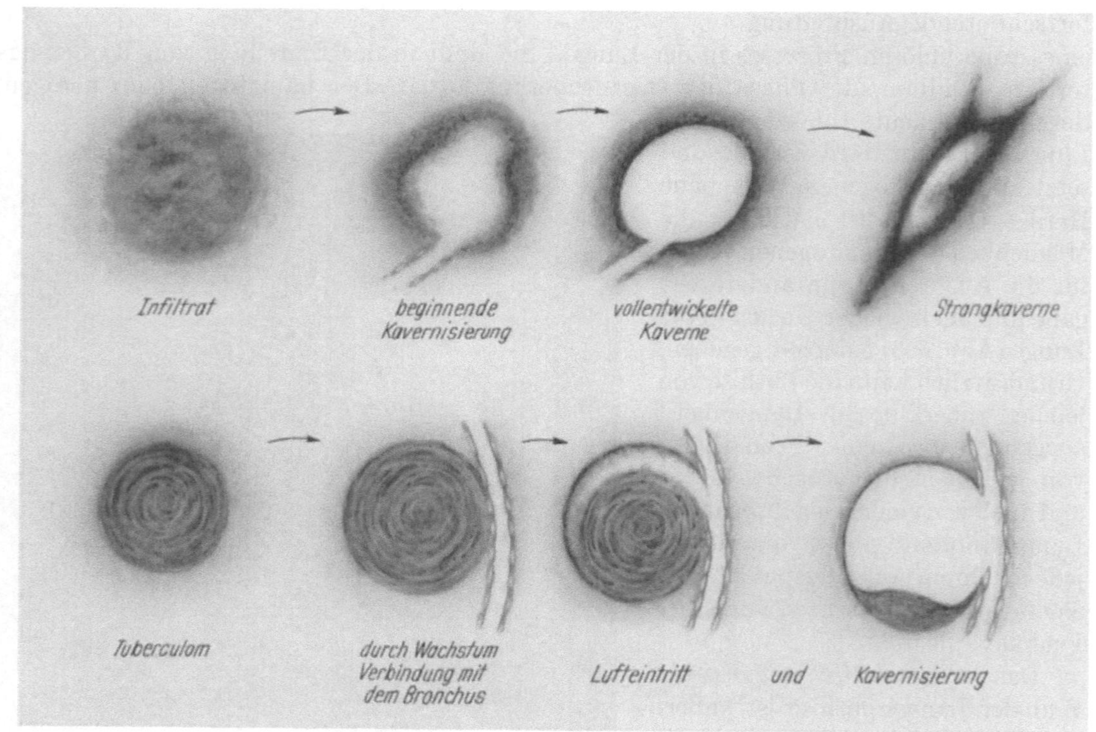

Abb. 486. Schema der Kavernenentstehung

oder sei es durch Bestätigung des erhobenen Röntgenbefundes, die Grundlage des Wissens ständig zu unterbauen und die Erfahrung laufend zu erweitern. Diese Möglichkeit ist seit der Einführung der Lungenresektion tuberkulöser Lungenprozesse noch vergrößert worden. Es können jetzt auch Prozesse und frühere Stadien mit nicht notwendigerweise letalem Ausgang mit dem unmittelbar vor der Operation angefertigtem Röntgenbild verglichen werden. Auf den praktischen Gewinn solcher vergleichenden Studien werden wir noch zu sprechen kommen.

An Einzelprozessen kennen wir

a) Exsudative Herde

Pathologisch-anatomisch handelt es sich um spezifische Bronchopneumonien. Im Röntgenbild stellen sie sich als weichteildichte Fleckschatten dar, die stark zur Konfluenz neigen und daher fast nie als rundliche Einzelflecken abzugrenzen sind, sondern mehr rosettenförmig in Summation und Superposition erscheinen (Abb. 484). Ihre Grenzen sind verwaschen und durch ein umgebendes vikariierendes Emphysem über-

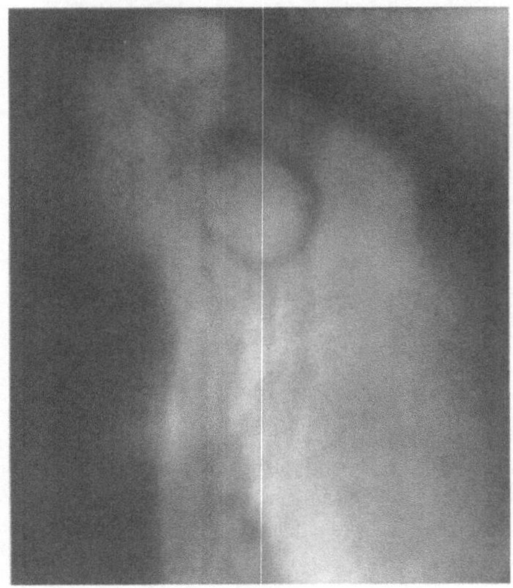

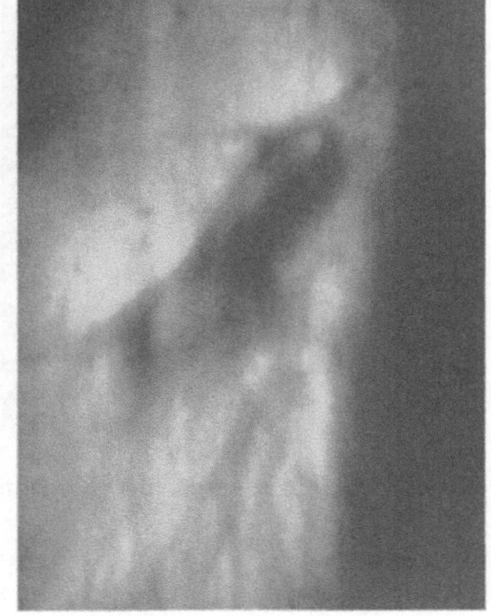

Abb. 487. Typische gereinigte Kaverne im linken Oberlappen mit älteren Herden in der Nachbarschaft

Abb. 488. Entrundete Kaverne mit verdickter Wand

strahlt. Im allgemeinen ist der exsudative Herd einem größeren Formenwandel als der produktive Herd oder die Cirrhose unterworfen. Wenn der Prozeß auf einen größeren Lungenbereich, auf ein Segment oder einen Lungenlappen ausgedehnt ist, und die Infiltration einheitlich ist, liegt das Bild der *käsigen Pneumonie* mit einem homogenen unter Umständen mit der Lappengrenze abschließenden Schatten vor. Zu einer solchen käsigen Pneumonie kommt es bei sehr ungünstiger Reaktionslage oder bei massiver bronchogener Aussaat bzw. Aspiration. Das Infiltrat schmilzt oft rasch und ausgedehnt ein, so daß der gesamte Lappen bald zerfallen ist. Das Krankheitsbild verläuft im Gegensatz zu den meisten Formen der Phthise ausgesprochen foudroyant und hat ihm dadurch den Namen „galoppierende Schwindsucht" eingebracht.

b) Produktive Herde

Pathologisch-anatomisch sind es Epitheloidtuberkel oder Knötchen aus Riesenzellen mit einem lymphocytären Randwall. Im Röntgenbild weisen sie etwa die gleiche Form und Größe wie die exsudativen Herde auf und sind kaum von ihnen zu unterscheiden. Lediglich ihr Kontur ist etwas schärfer und ihr Schatten ist weniger weich und flockig, sondern mehr strukturiert (Abb. 485a u. b). Durch Superposition ergeben sie die gleichen Figuren. Auch das umgebende vikariierende Emphysem haben sie mit dem exsudativen Herd gemeinsam. Ihre Unterscheidung kann also ebenso wie für den Pathologen auch für den Röntgenologen äußerst schwierig und oft unmöglich sein. Das ist um so bedauerlicher, als beide Formen eine unterschiedliche Reaktionslage des Körpers anzeigen. Der produktive Herd ist der Ausdruck einer günstigeren Abwehrlage, während exsudative

Herde in einer hyperergischen Phase und beim Darniederliegen der Abwehrkräfte aufzutreten pflegen. Oft genug sind aber beide Formen nebeneinander zu beobachten.

c) Kavernen

Erhält die zentrale Einschmelzung, die in exsudativen Herden regelmäßiger als in produktiven Herden eintritt, Verbindung mit dem Bronchialsystem, so entsteht eine

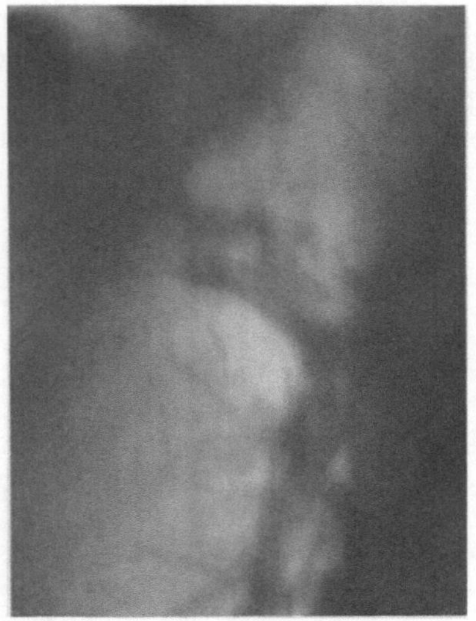

Abb. 489. Strangkaverne im S3 rechts

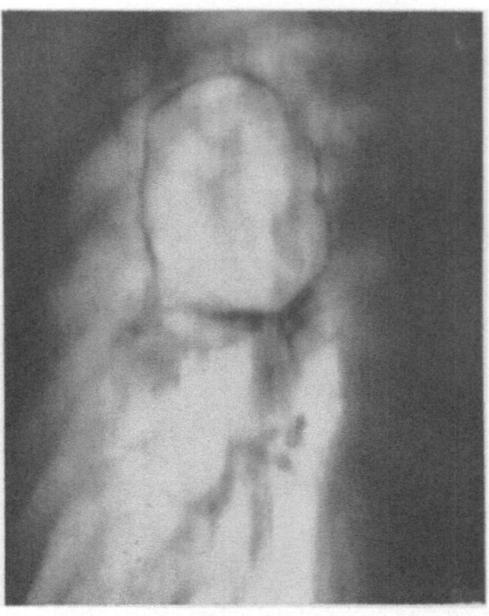

Abb. 490. Blähkaverne mit geringem Sekretgehalt am Grunde

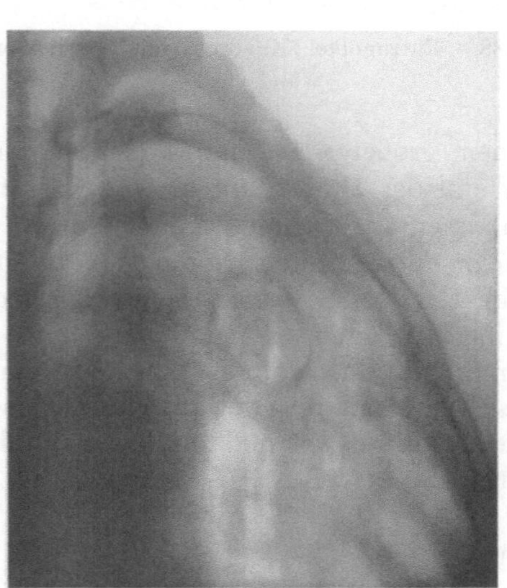

Abb. 491. Multiple subpleurale Kavernen. Differentialdiagnose: Randemphysem

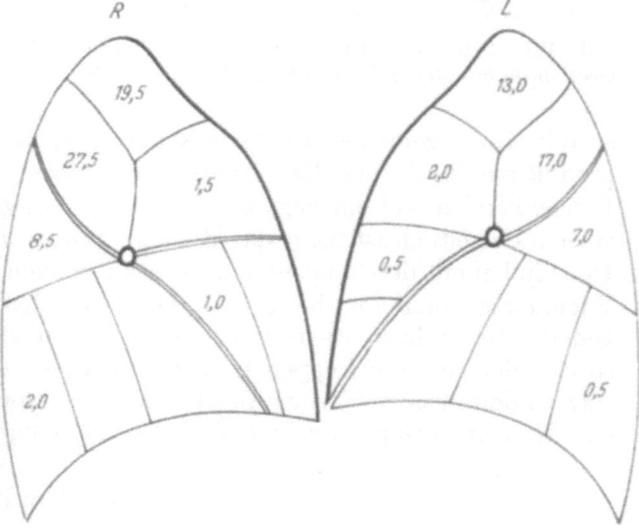

Abb. 492. Verteilung der Kavernen auf die einzelnen Lungensegmente in Prozent

Kaverne. Aus dieser Entstehung läßt sich zwanglos das Röntgenbild verstehen und das unterschiedliche Alter der Kaverne ableiten. Frische Kavernen stellen sich lediglich als Defekt im Infiltrat, als umschriebene Aufhellung im Infiltratschatten dar. Die Grenzen der Höhle können vorübergehend unregelmäßig sein. Eine eigentliche Kavernenwand hat sich noch nicht gebildet. Diese beginnende Einschmelzung ist daher fast nur im Tomogramm zu sehen (Abb. 486, Schema). Wird die Höhle älter, so reinigt sie sich, und ihr Rand wird glatt und rund. Die Kavernenwand besteht aus dem restlichen Infiltrat und einem schmalen Atelektasesaum (Abb. 487). Sie ist dünn, elastisch und unterliegt respiratorischen Größenschwankungen. Bei ihr ist eine Kollapstherapie noch erfolgversprechend. Setzen Heilungs- und Schrumpfungsvorgänge ein, so wird die Kaverne kleiner. Sie entrundet sich und ihre Wand wird durch Bindegewebsentwicklung dicker und starr (Abb. 488). Oft liegt sie innerhalb eines derben narbigen Stranges (Strangkaverne, Abb. 489 und Schema). Ihre Größe ändert sich bei der Atmung nicht mehr, eine Kollapstherapie ist kaum mehr erfolgversprechend.

Die Kaverne ist die wichtigste Streuquelle für die Ausbreitung der Lungentuberkulose. Sie kann in allen deren Stadien vorkommen, am häufigsten jedoch bei der Phthise. Durch sie wird eine bislang geschlossene Tuberkulose zu einer offenen und ein Kavernenträger zu einer Ansteckungsquelle für seine Umgebung.

Das typische Röntgenbild der Kaverne ist der Ringschatten, oder wenn gleichzeitig noch Sekret vorhanden ist und die Untersuchung im Stehen vorgenommen wird, der Halbrundschatten (Abb. 490). Kavernen kommen in unterschiedlicher Größe, solitär und multipel vor. Bei einer Vielzahl von kleinen Kavernen ist eine Verwechslung mit einer Wabenlunge möglich. Liegen sie subpleural vor allem unter einer Kuppenschwiele, so sind sie von einem Randemphysem oft nicht zu unterscheiden (Abb. 491). Durch Konfluenz mehrerer Kavernen entstehen unregelmäßige, teilweise gekammerte Höhlen. Die

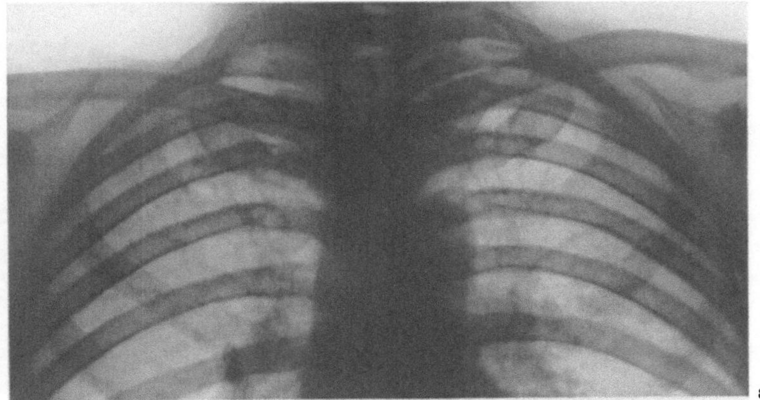

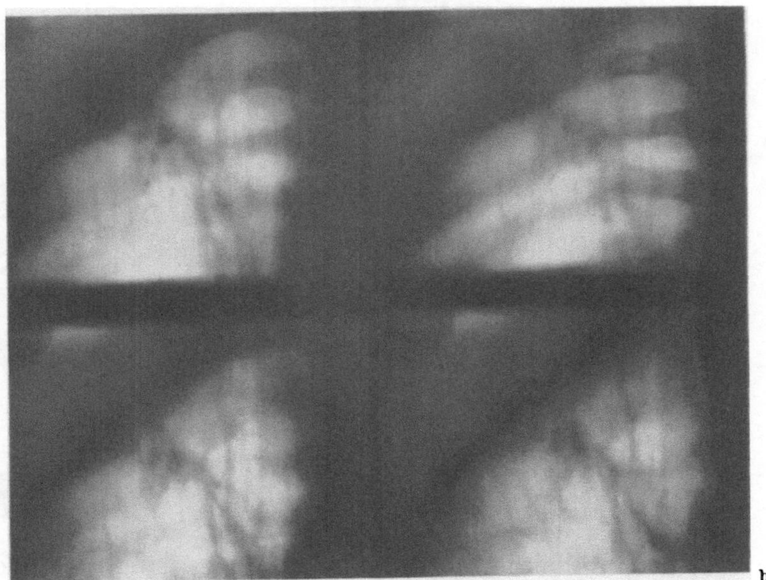

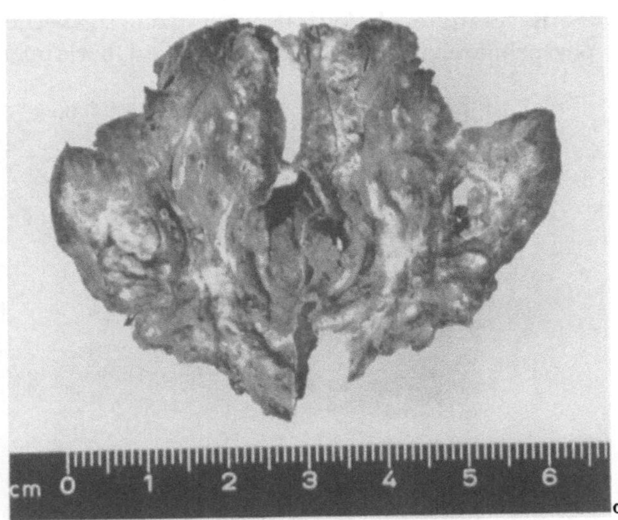

Abb. 493 a—c. Tuberkulöse Käseherde in der rechten Lungenspitze. a DV-Übersichtsbild. b Tomogramme. c Präparat

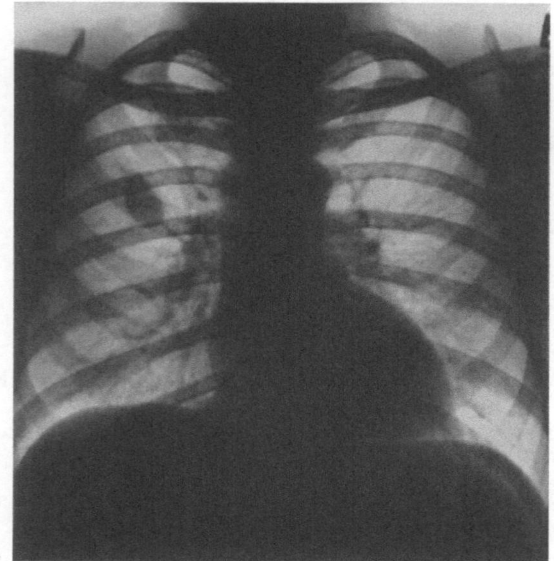

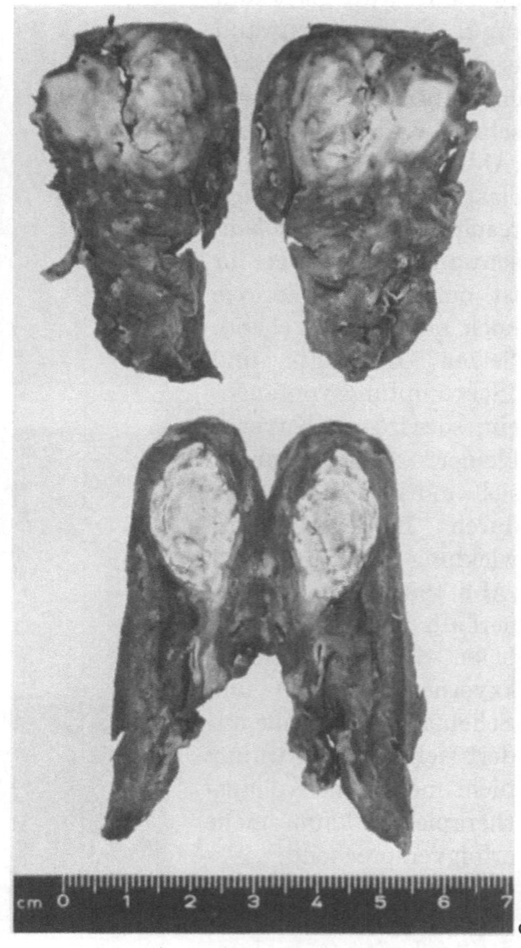

Kavernenbildung und der Luftgehalt in der Kaverne sind notwendigerweise an einen Drainagebronchus gebunden. Entsteht in ihm eine Ventilwirkung, so wird die Kaverne ballonartig aufgebläht (Blähkaverne, Riesenkaverne, Abb. 490). Bei völligem Verschluß des Ableitungsbronchus, wie er durch tuberkulöse Granulationen zustande kommt, kann ein Kavernenkollaps mit der Möglichkeit der narbigen Heilung eintreten, oder die Kaverne füllt sich mit Sekret, und es kann unter bindegewebiger Abkapselung zur Bildung eines „Tuberkuloms" und eventuell weiter zur Induration und Abheilung kommen.

Bevorzugte Lokalisationen von Kavernen sind entsprechend dem Hauptsitz postprimärer tuberkulöser Herde die Oberlappen, speziell das posteriore und das apikale

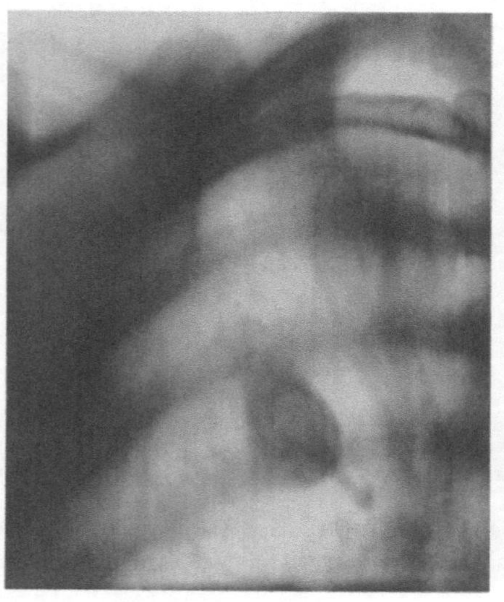

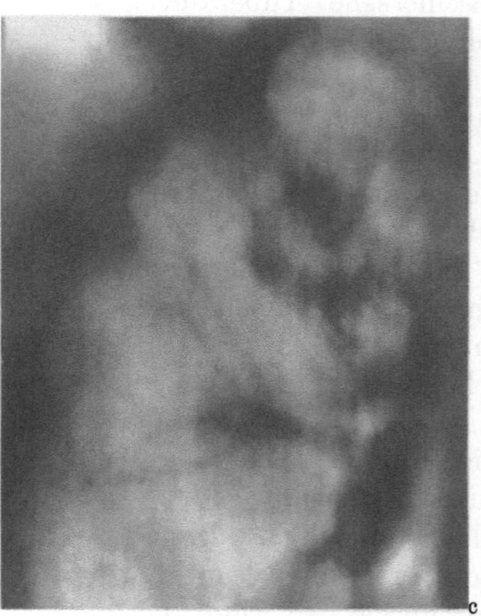

Abb. 494a—d. Tuberkulom. a DV-Übersichtsbild. b und c Tomogramme: Solides Tuberkulom (in 5 cm Tiefe), einschmelzendes Tuberkulom (in 9 cm Tiefe). d Präparat

Segment, weniger häufig das Spitzensegment des Unterlappens (Abb. 492).

In vielen Fällen ist die Kaverne bereits auf dem Übersichtsbild, vor allem auf dem Hartstrahlbild zu erkennen. Bei starker Überlagerung durch andere Prozesse und zur Feststellung der Wanddicke ist aber oft die Tomographie unentbehrlich. Der Nachweis jeglicher Höhlenbildung verschiedenster Genese und Ätiologie ist die Domäne der Tomographie.

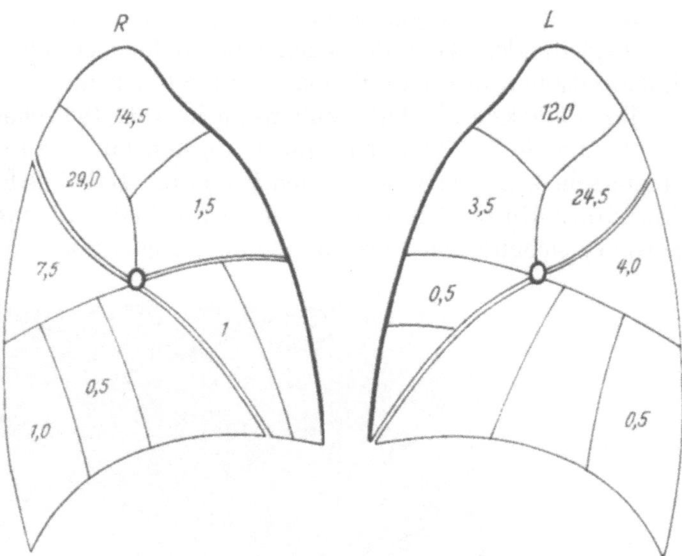

Abb. 495. Verteilung der Tuberkulome auf die einzelnen Lungensegmente in Prozent

d) Käseherde und Tuberkulome

Nach der Verkäsung von größeren exsudativen oder produktiven Herden und nach Resorption des restlichen Infiltratsaumes bleiben die *Käseherde* allein und häufig gut abgrenzbar zurück (Abb. 493c). Manchmal sind sie in narbige Stränge eingelagert. Sie sind rundlich, nicht ganz regelmäßig, oder oval. Werden sie größer und kapseln sie sich durch eine bindegewebige Membran ab, so entstehen die sog. *Tuberkulome*. Eine zweite, bereits erwähnte Entstehungsart ist die Auffüllung einer Kaverne nach Verschluß des Drainagebronchus. Das Tuberkulom wächst durch schichtweise Apposition von perifokalen Exsudaten, die immer wieder abgekapselt werden. Es enthält gelegentlich Verkalkungen und Knorpelreste.

Röntgenologisch ist es charakterisiert als runder oder ovalärer Herd von 1—2, seltener bis 5 cm Größe, der durch seine scharfe Grenze (bindegewebige Kapsel) auffällt (Abb. 493a u. b, 494a—d). Manchmal, zumal im Tomogramm, sind Schichtung und Verkalkung

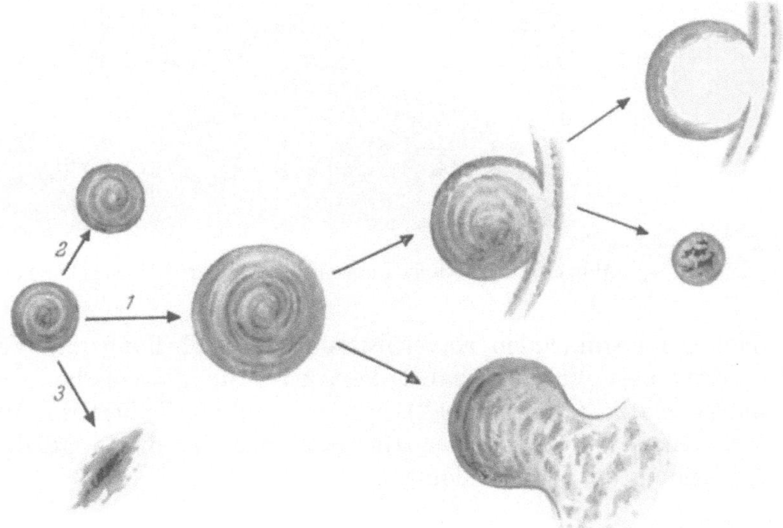

Abb. 496. Schematische Darstellung des Schicksals des Tuberkuloms (vereinfacht nach SOMMER). *1* Aktivierung (46%), *2* stationär (41%), *3* narbige Ausheilung (13%). Das aktivierte Tuberkulom kann einschmelzen, kann platzen oder abheilen. Das eingeschmolzene Tuberkulom kann vollständig kavernisieren oder auch wieder unter Verkalkung abheilen. (Prozentzahlen nach RÜTTIMANN und SUTER)

nachzuweisen. Sein mitunter verdrängendes Wachstum wird im Bronchogramm erkennbar: Die Bronchien werden durch den „entzündlichen Tumor" abgedrängt und umlaufen den Rundherd.

Zur differentialdiagnostischen Abgrenzung gegen einen neoplastischen Tumor sind die begleitenden Veränderungen einer deformierenden Bronchitis wichtig. Bevorzugte Lokalisationen des Tuberkuloms sind S1, S2 und S6 (Abb. 495).

Das Schicksal des Tuberkuloms ist in Abb. 496 schematisch dargestellt. Nach Rüttimann und Suter kommt es am häufigsten (46%) zu einer Aktivierung, und zwar nach einem sehr unterschiedlich langen Intervall. Dabei bedeutet bereits das Größenwachstum Aktivität. Durch Anschluß an den Bronchialbaum sammelt sich entweder zentral oder peripher sichelförmig Luft an, und der käsige Inhalt wird entleert. Es kann aber auch noch

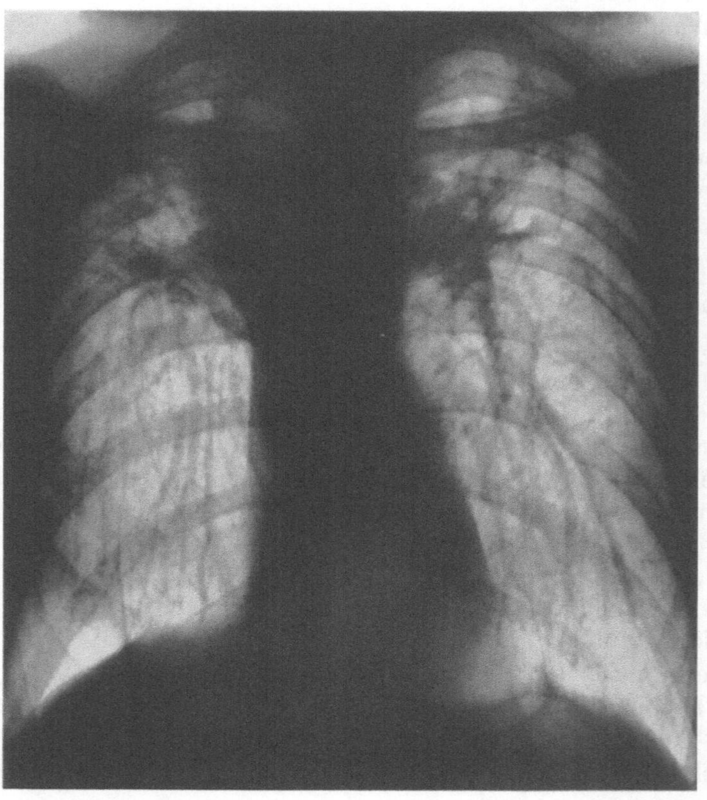

Abb. 497. Cirrhotische Lungentuberkulose mit Hochziehung des Hilus beiderseits

nach der beginnenden Kavernisierung zur Abheilung und Verkalkung kommen. Einen foudroyanten Verlauf erfährt die Aktivierung, wenn die Kapsel zu irgendeinem Zeitpunkt platzt („Zeitbombe") und massenhaft Tuberkelbacillen ausstreut. Die zweite Möglichkeit (41%) ist der Ruhezustand, die dritte Möglichkeit (13%) die narbige Ausheilung des Tuberkuloms.

e) Cirrhotische Phthise und Vernarbungsvorgänge

Es handelt sich dabei um Prozesse und Vernarbungsvorgänge, die mit reichlicher Bindegewebsentwicklung einhergehen, und die zu Sklerosierung und Induration des Lungengewebes führen. Sie bestimmen entweder primär das Bild jener Phthise, die außerordentlich langsam fortschreitet und die als relativ gutartige Form zu betrachten ist. Oder sie stellen den narbigen Endzustand anderer Phthiseformen dar. In diesem Fall finden sich gleichzeitig auch andere Prozesse bzw. andere Stadien der Lungentuberkulose. Sowohl die primär cirrhotische Lungentuberkulose als auch der cirrhotische Narbenzustand kann jederzeit seinen gutartigen Charakter verlieren und wieder in ein akutes florides Krankheitsbild mit Infiltrationen und Kavernenbildung überwechseln.

Im *Röntgenbild* zeigt sich die Cirrhose zunächst in einer vermehrten Streifenzeichnung, die eine hilusradiäre Anordnung besitzt. An einzelnen Stellen verdichten sie sich zu derben Strängen (Abb. 497). Daneben finden sich immer wieder meist produktive Herde oder die Reste von früheren exsudativen Prozessen, eventuell sogar Kavernen (Strangkavernen), die natürlich die Prognose beeinträchtigen. Hinzu kommt ein vikariierendes Emphysem zwischen den Indurationsstreifen. Nicht minder sind aber die Folgeerscheinungen der narbigen Verziehungen an der Bildgebung beteiligt. Durch die Schrumpfung der Parenchymprozesse in den bevorzugten Oberlappen werden die Hili nach oben gezogen und die Hauptbronchien horizontal gestellt. Die Oberlappen selbst können bis zu schmalen Streifen zusammenschrumpfen. Der rechte Oberlappen gibt sich dabei an sei-

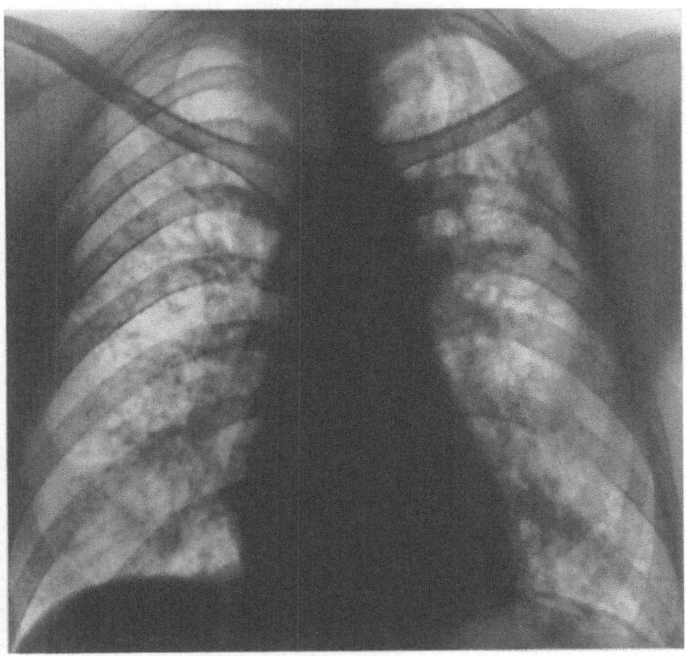

Abb. 498. Kavernöse Lungentuberkulose des linken Oberlappens mit Streuherden in beiden Lungen

nem scharfen verdichteten Rand an der Ober-Mittellappengrenze durch eine gleichzeitige interlobäre Pleuraschwarte auf dem Sagittalbild, der linke Oberlappen an dem nach vorn retrahierten und verdichteten Hinterrand auf dem Seitenbild zu erkennen.

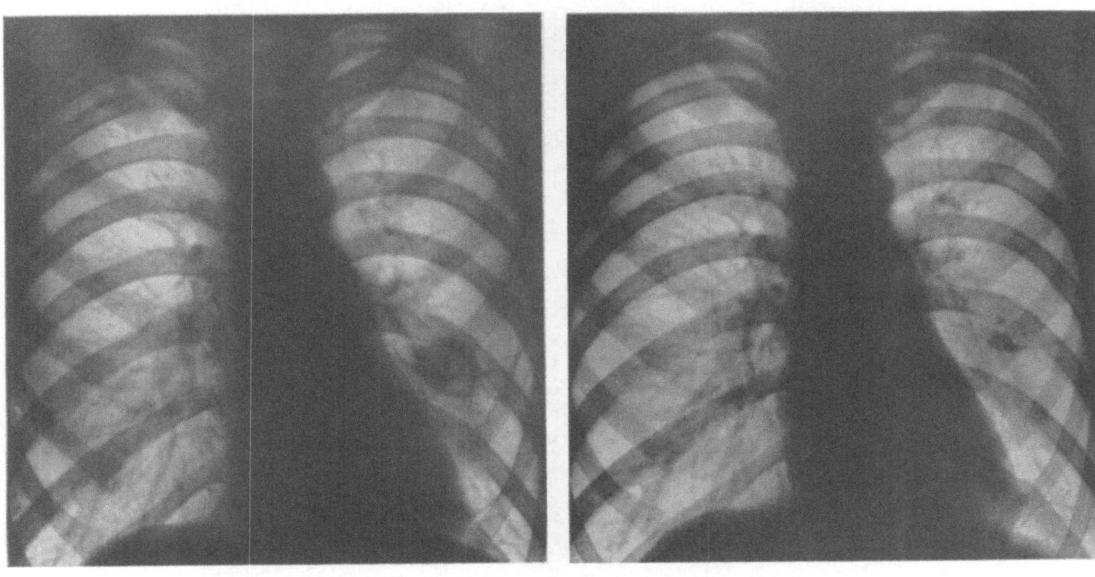

a   b.

Abb. 499 a—d. Entwicklung einer Phthise nach Verkalkung des Primärherdes. a 30. 4. 47 verkalkter Primärherd im linken Mittelgeschoß. b 9.2.50 Aussaat von exsudativen Herden in die linke Lungenspitze und infraclaviculär. c 22. 3. 50 Induration der Spitzen- und infraclaviculären Herde. d 6. 6. 51 Kavernisierung des infraclaviculären Infiltrates, Atelektase des linken Unterlappens mit Linksverziehung des Mediastinums und Verschmälerung der linksseitigen ICR. Dicke Pleuraschwarte links, Aussaat in den rechten Oberlappen

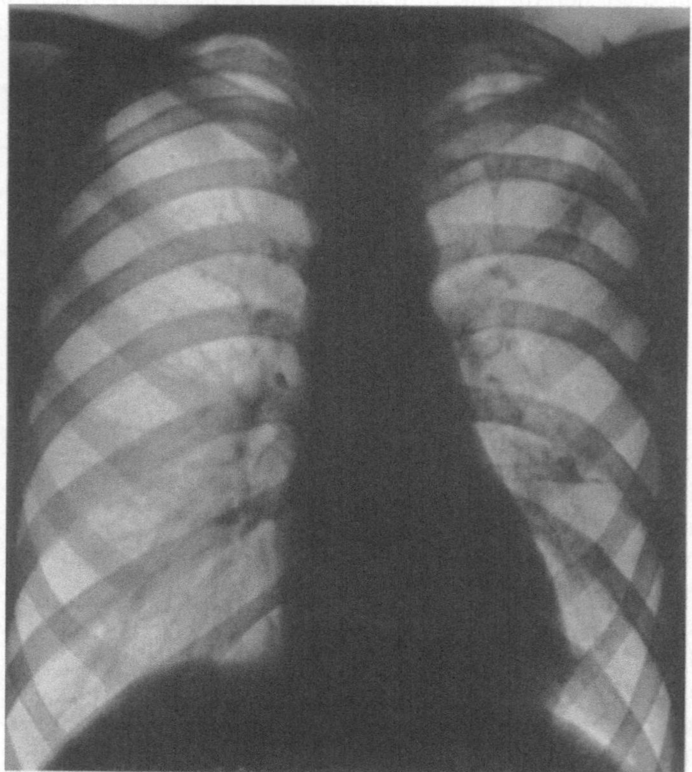

Abb. 499c

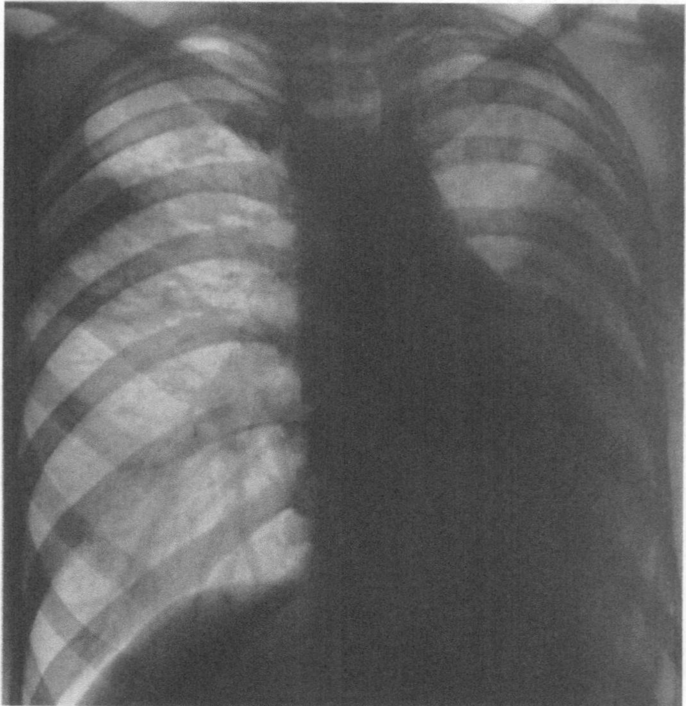

Abb. 499d

Die cirrhotische Schrumpfung der einzelnen Lappen und Segmente erfolgt in der gleichen
Weise wie bei der Atelektase. Die Bronchien und Gefäße erleiden in den geschrumpften

Lungenabschnitten zum Teil erhebliche Veränderungen ihrer Verlaufsrichtung, ihrer Konturen und ihres Lumens (cirrhotische Bronchiektasen, oft bakterienhaltig!). Für

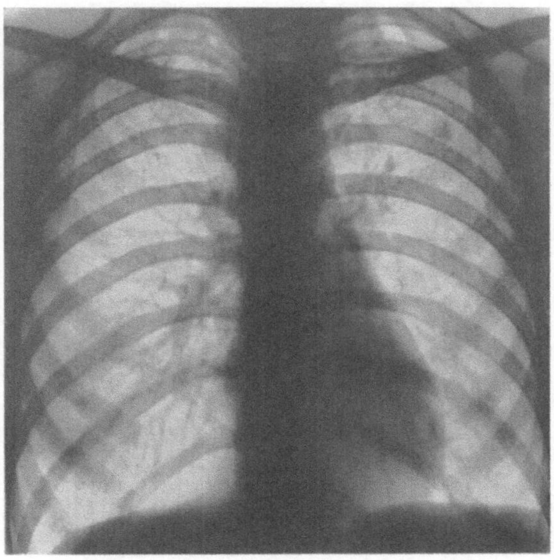

Abb. 500a

Abb. 500a—e. Verlauf einer doppelseitigen Phthise. a 28. 7. 37 verkalkte und indurierte Herde in beiden Lungenspitzen und infraclaviculär. b 5. 5. 43 Sekundärinfiltrierung der infraclaviculären Herde beiderseits. c 8. 5. 46 Kavernisierung des rechtsseitigen infraclaviculären Prozesses, der infolge cirrhotischer Schrumpfung in die Lungenspitze gewandert ist. d 3. 3. 48 Kavernisierung des linksseitigen infraclaviculären Prozesses. e 18. 7. 50 kavernöser Zerfall des linken Oberlappens mit cirrhotischer Schrumpfung und Linksverziehung des Mediastinums, grobknotige Aussaat in die rechte Lunge. Exitus 1953

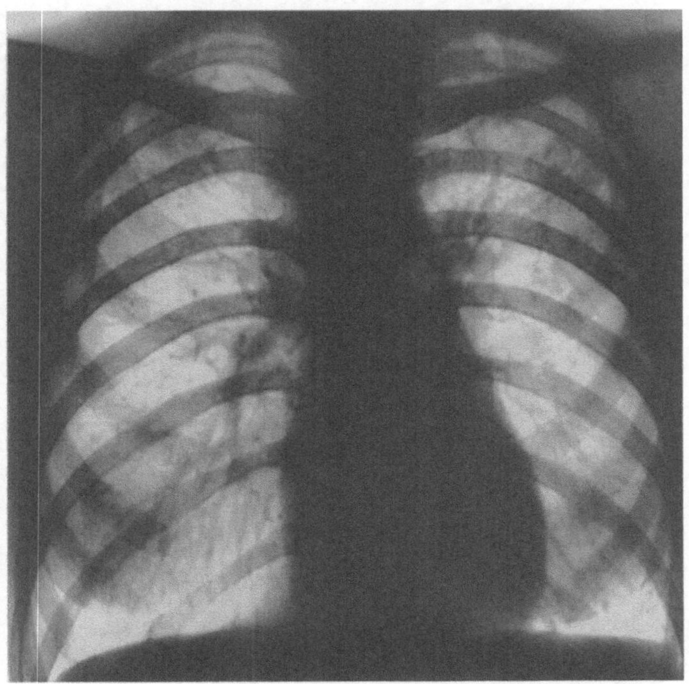

Abb. 500b

die Bronchien gilt das auf S. 302ff. Gesagte. Die meist nicht von der Cirrhose befallenen Unterlappen sind kompensatorisch überbläht. Ihre Gefäße und Bronchien verlaufen infolge der Hochziehung des Hilus gestreckt nach unten (Abb. 497). Bei einseitigem

Befall und vor allem bei mediastinaler Pleuraschwarte ist das Mediastinum vollständig
oder meist nur in seinem oberen Abschnitt, also mit Trachea, oberem Gefäßband und

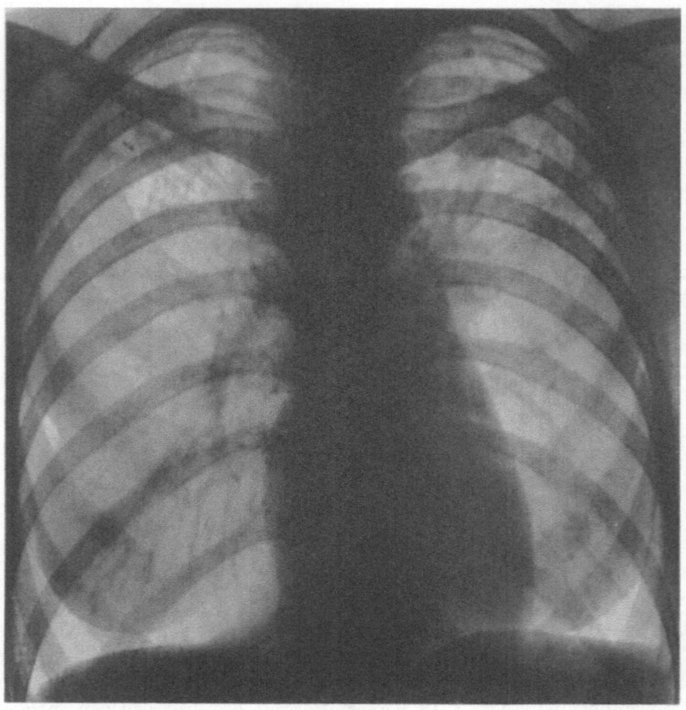

Abb. 500 c

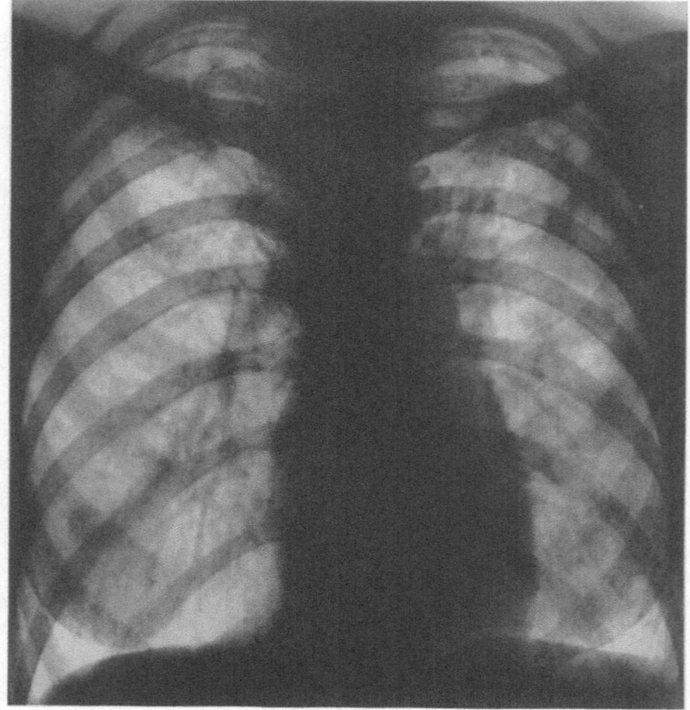

Abb. 500 d

oberem Oesophagusdrittel nach der kranken Seite verzogen. Bei Verlagerung des gesamten Mediastinums folgt die andere Lunge nach und wird überbläht.

Die klinischen Folgen hochgradiger Schrumpfungen und Verlagerungen äußern sich in einer Verminderung der Lungenfunktion und in kardio-vasculären Störungen (Pulmonalsklerose, Cor pulmonale).

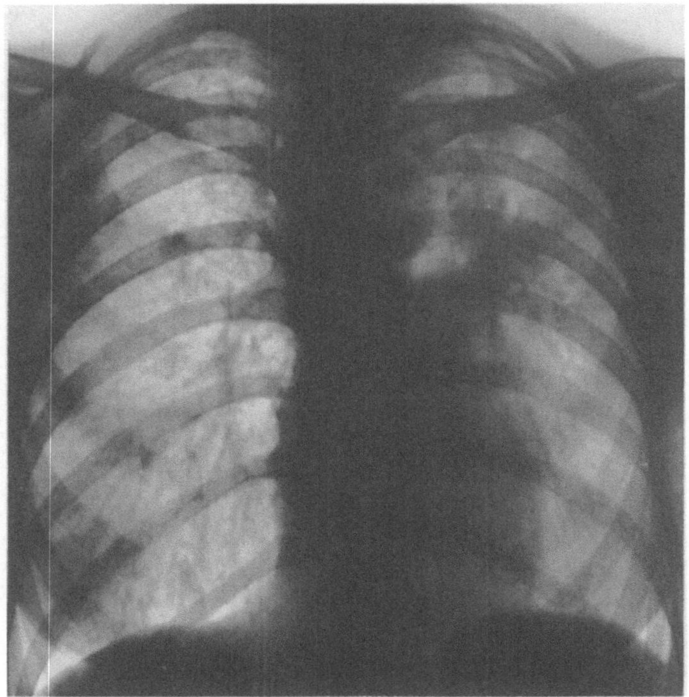

Abb. 500e

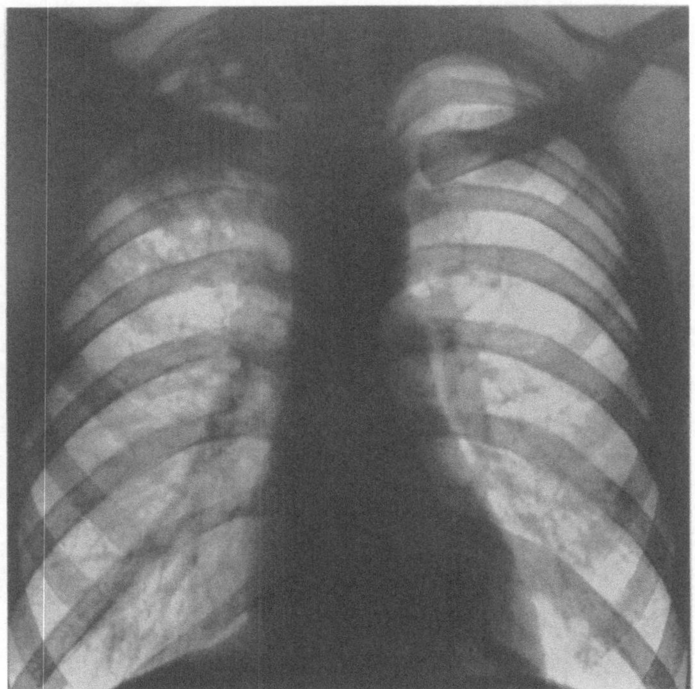

Abb. 501a

Abb. 501a—c. Ausheilung einer rechtsseitigen Oberlappentuberkulose. a 15. 4. 43 Infiltrat in den Spitzensegmenten des rechten Oberlappens. b 15. 7. 43 beginnende Resorption. c 22. 3. 48 verkalkte Reste im rechten Oberlappen

f) Das Gesamtbild der Phthise

Das Gesamtbild der Phthise kann sich im fortgeschrittenen Stadium aus allen diesen Einzelprozessen zusammensetzen, oder man findet Kombinationen der verschiedenen

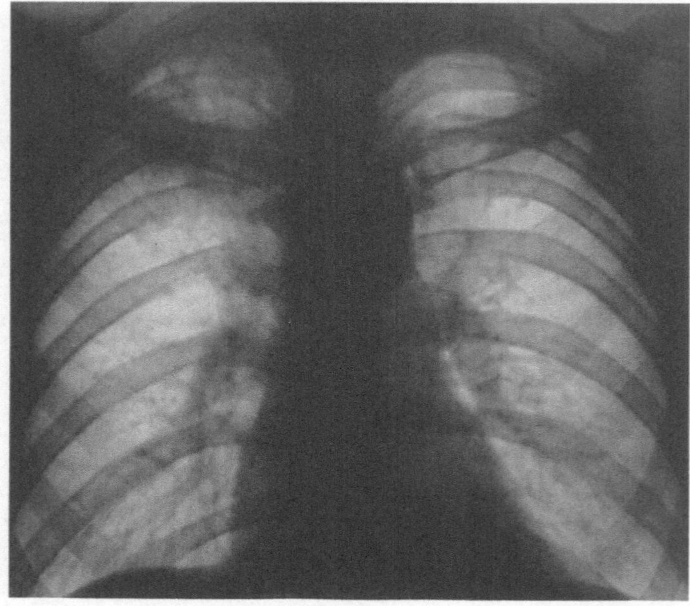

Abb. 501 b

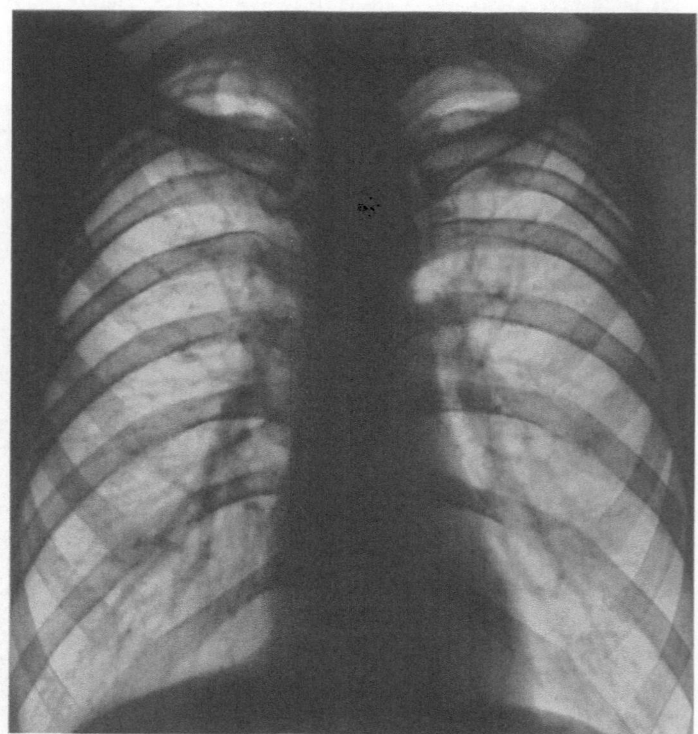

Abb. 501 c

Elemente. Entsprechend der allgemeinen Abwehrlage des Körpers treten dabei bestimmte Kombinationen besonders gern auf, z. B. die vorwiegend produktiv-cirrhotische oder die vorwiegend exsudativ-kavernöse Form. Mit dem Ausdruck „vorwiegend" ist angedeutet, daß fast niemals die betreffenden Kombinationsprozesse ausschließlich, sondern vermischt mit weiteren, jedoch weniger ins Gewicht fallenden Einzelprozessen vorkommen. Das Bild wird weiterhin vielgestaltig durch den Wechsel der Lokalisation und durch den

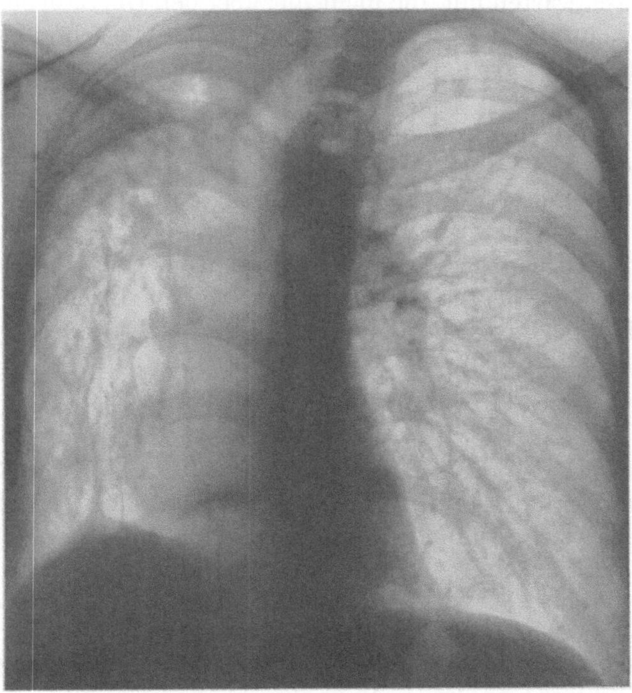

Abb. 502. Destroyed lung rechts mit cirrhotischer Hochziehung des rechten Hilus und Rechtsverlagerung des Mediastinums bei apikaler Pleuraschwarte, die nach mediastinal übergreift

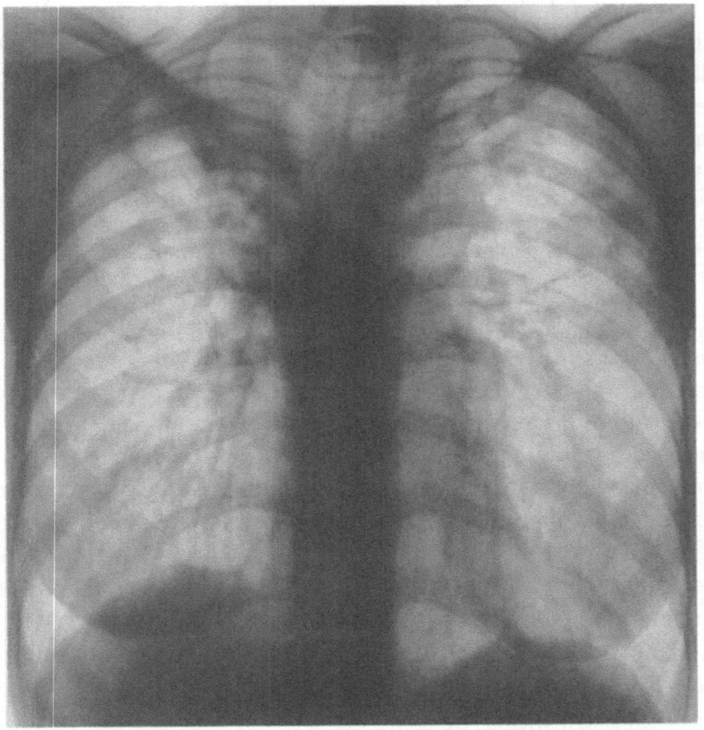

Abb. 503. Doppelseitige kavernös-cirrhotische Lungentuberkulose mit starker Schrumpfung beider Oberlappen und Hochziehung beider Hili, dicke Kuppenschwielen beiderseits

schubweisen Verlauf; er bringt es mit sich, daß verschiedene Stadien und Formen gleichzeitig in einem Bild zusammentreffen, z. B. cirrhotische Narben im Oberlappen und ein frisches Infiltrat im Unterlappen, oder indurierte grobkörnige hämatogene Streuherde disseminiert in beiden Lungen und ein Infiltrat infraclaviculär. An der Bildgestaltung wirken ferner Pleuraschwarten mit, die nicht nur über den Oberlappen, sondern besonders in den abhängigen Partien des Thorax und interlobär ausgebreitet sind, und die in extremen Fällen zu taillenförmiger Einschnürung des Thorax und zu Wirbelsäulenskoliosen führen können.

Während die hämatogenen Streuherde in beiden Lungen symmetrisch angeordnet sind, ist die Phthise *asymmetrisch* auf eine oder beide Seiten oder auf einen bestimmten Lungenabschnitt ausgebreitet. Infolge der bevorzugten Lokalisation aller tuberkulösen Lungenprozesse in den Oberlappen und der vorwiegend bronchogenen Streuung bei der Phthise, die im wesentlichen der Schwere folgend nach caudal gerichtet ist, schreitet die Phthise bei ihren einzelnen Schüben in apiko-caudaler Richtung fort.

Die folgenden Beispiele verschiedener Phthisetypen erläutern das Gesagte (Abb. 498, 499a—d, 500a—e, 501a—c, 502, 503).

X. Morbus Boeck

Beim Morbus Boeck, der *Sarkoidose*, liegt eine epitheloidzellige Granulomatose vor, die verschiedene Entwicklungsstadien durchläuft. Ihre Ätiologie ist bisher nicht geklärt. Im Erscheinungsbild spricht viel dafür, daß es sich um eine Reaktionskrankheit (Uehlinger) handelt. Verschiedene Antigene können dabei eine histiocytäre Hyperergie (Heilmeyer) induzieren. Der typische Krankheitsverlauf mit verschiedenen Stadien soll jedoch überwiegend bei tuberkulöser Hyperergie vorkommen. Der Anfangsherd liegt in den mediastinalen und seltener in den visceralen Lymphknoten (Wurm, Reindell und Heilmeyer). Im weiteren Verlauf sind die Lungen und Lymphknoten am häufigsten befallen. Bevorzugt finden sich noch Veränderungen an der Haut, in der Milz, in Leber und Knochenmark. Augenerscheinungen treten als Iridocyclitis oder Chorioiditis auf. Auch die Tränen- und Speicheldrüsen sind häufig ergriffen. Beim *Heerfordt*schen Syndrom verbinden sich eine Parotitis und Augensymptome zur Uveoparotitis. Die Knochenveränderungen sind als *Ostitis cystoides multiplex* (Jüngling) bekannt. Außerdem können die Nieren und der Gastrointestinaltrakt befallen sein. In den Spätstadien stellen sich meningo-cerebrale und hypophysär bedingte Erscheinungen ein.

Eine starke Epitheloidzellwucherung bei Fehlen von stärkerer Exsudation und käsigen Nekrosen beherrscht das histologische Bild. Die Tuberkulinempfindlichkeit ist aufgehoben oder stark vermindert. Allgemein ist die Tuberkulinanergie vom Schweregrad und der Ausdehnung der Prozesse abhängig. Beim bilateralen Hiluslymphknotenbefall ist die Tuberkulinreaktion noch in ungefähr 50% positiv (Löffgren), während sie bei Vorliegen von Lungenveränderungen meist negativ ist. Tuberkelbacillen sind nicht nachzuweisen. Im Blutbild kann eine Eosinophilie bestehen. Die γ-Globuline sind im Elektrophoresdiagramm vermehrt. Gleichzeitig besteht häufig eine Hypercalcämie. Der Kveim-Test ist positiv.

Der Allgemeinzustand der Erkrankten ist gut, die Körpertemperatur normal, die BSG bei der Mehrzahl nur gering beschleunigt. Bei einem Teil finden sich eine leichte Gewichtsabnahme, Müdigkeit und Schlappheit. Nicht selten treten anfangs mit der bihilären Adenopathie rheumatische Beschwerden und ein Erythema nodosum auf.

Das Erscheinungsbild des Morbus Boeck im Bereich der Thoraxorgane läßt sich in verschiedene Formen unterteilen. Eine Primärphase wird vom Generalisationsstadium und von den nachfolgenden Progressions- und Regressionsformen unterschieden. Nach den voraufgegangenen Vorschlägen von Löffler, Gravesen, Hartweg, Longcope und Freiman geben Heilmeyer, Wurm und Reindell folgende Einteilung der Sarkoidose:

   I. Stadium: Bihiläre Adenopathie.

  II. Stadium: Miterkrankung der Lungen.

     a) Reticuläre Form. b) Miliare Form. c) Kleinfleckige Infiltrationen. d) Grobknotige Infiltrationen.

 III. Stadium: Spätstadium.

     a) Konglomeratform. b) Fibrose.

Die *Primärphase* ist durch die Schwellung der beiderseitigen Hiluslymphknoten und im weiteren Verlauf auch der paratrachealen Knoten charakterisiert. Im Röntgenbild sind die Hilusschatten verbreitert und zum Teil tumorartig vergrößert (Abb. 504a u. b,

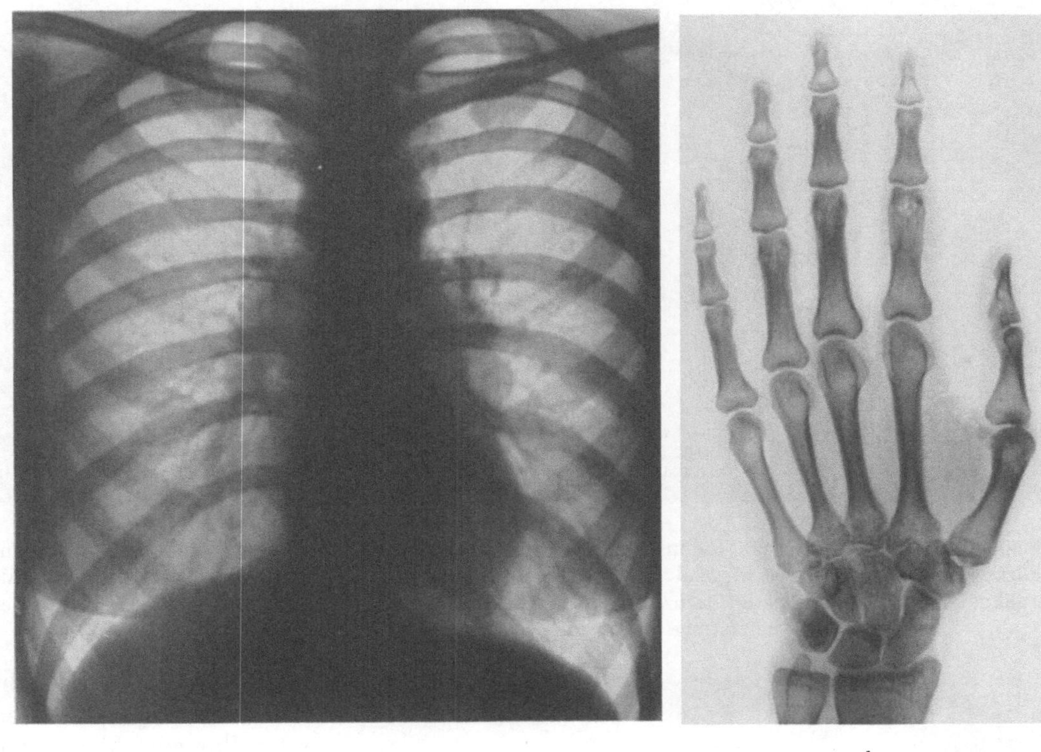

a   b

Abb. 504a u. b. a Morbus Boeck. Stadium I. Lymphknotenvergrößerungen in beiden Hili und im oberen Mediastinum. Lungenfelder frei. b Ostitis cystoides Jüngling. Cystische Veränderungen an der 2. Grundphalanx. Initiale Cystenbildungen auch an der 3. und 4. Grundphalanx

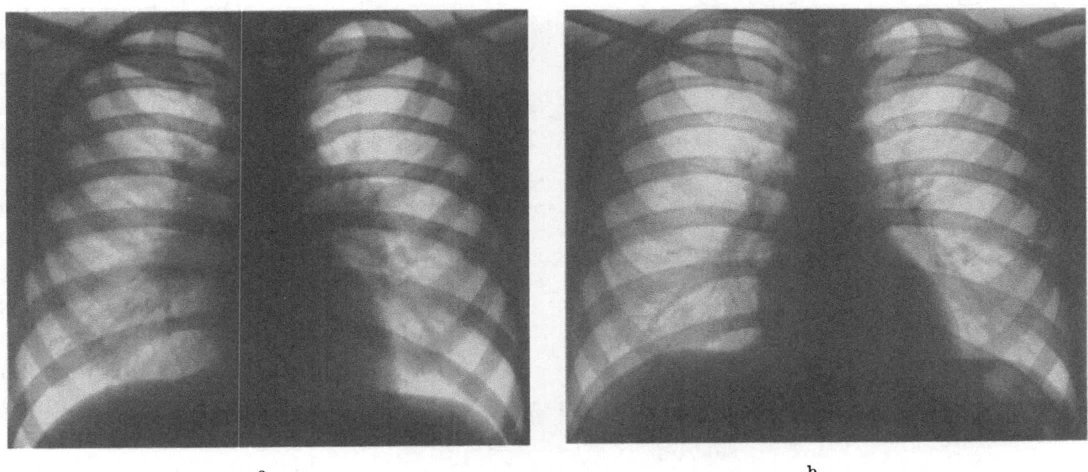

a   b

Abb. 505a u. b. a Morbus Boeck. Stadium I. Tumoröse Lymphknotenvergrößerung in beiden Hili, geringere Lymphknotenvergrößerung im oberen Mediastinum. Lymphstauung beiderseits. b 8 Monate später, nach Cortisonbehandlung. Vollständige Rückbildung der Lymphknotenvergrößerungen

505a u. b). Sie erscheinen dabei polycyclisch begrenzt. Die Vergrößerung des rechten Hilus ist in der Regel stärker ausgeprägt. Die Lungen können eine Lymphstauung zeigen, die zu einer Verstärkung und unscharfen Konturierung der Gefäßschatten bis in die

Peripherie hineinführt. Im klinischen Bild tritt nicht selten ein Erythema nodosum
(Löffgren) auf, das von Fieber und Gelenkbeschwerden begleitet wird. Die BSG ist

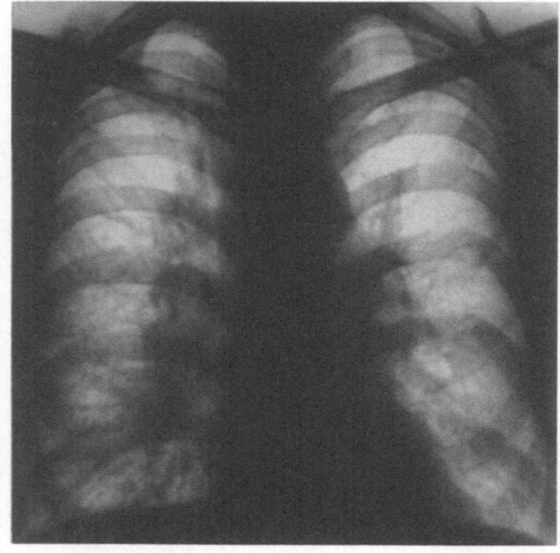

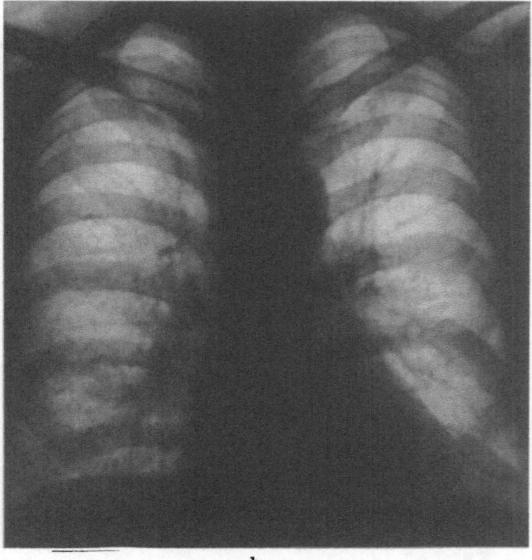

a   b

Abb. 506a u. b. a Morbus Boeck. Stadium IIa. Starke Hiluslymphknotenvergrößerung mit streifig-netzförmig
verstärkter Lungenstruktur vorwiegend in den unteren und mittleren Partien. Vergrößerung mediastinaler
Lymphknoten. b 5 Monate später, nach Cortisonbehandlung. Rückbildung der Lymphknotenvergrößerungen.
Streifig-netzförmig verstärkte Zeichnung in den Untergeschossen

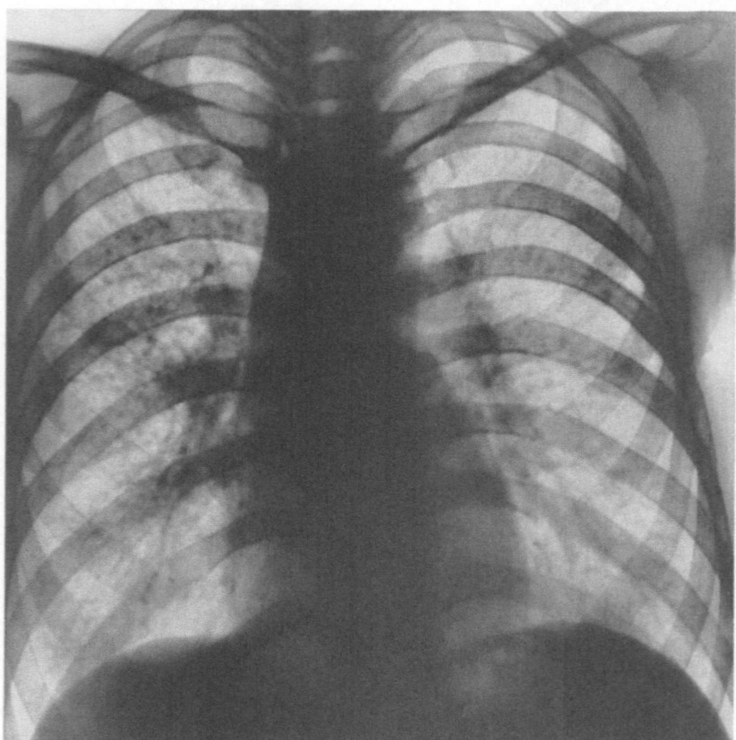

Abb. 507. Morbus Boeck, Stadium IIb. Feinfleckige Herde in beiden
Ober- und Mittelfeldern, rechts stärker als links. Gering vergrößerte
Hiluslymphknoten

in diesen Fällen erhöht. Periphere Lymphknotenschwellungen fehlen. Lediglich in der Supraclaviculargrube können schon frühzeitig gering vergrößerte Lymphknoten zu tasten sein. Die Erkrankungsformen, die mit einem Erythema nodosum einhergehen, zeigen einen auffallend günstigen Verlauf und eine schnelle Rückbildung.

Die Phase der *Lungenerkrankung* schließt sich an das Primärstadium an. Bei der reticulären Form schreitet der Prozeß vom Hilus in den Lymphbahnen zur Lunge hin fort. Anfangs bestehen im perihilären Gebiet streifige Verschattungen, die zur Peripherie hin netzförmig werden. Sie sind rechts gewöhnlich stärker als links ausgeprägt. Mit dem Weiterschreiten der Veränderungen zur Peripherie hin werden die Hiluslymphome in der Regel kleiner. Bei der hämatogenen Ausbreitung treten in den Lungen miliare Herde oder fein- bis grobfleckige Verschattungen auf. Die herdförmigen Verdichtungen sind über beide Lungen verstreut und stehen rechts dichter als links (KALKOFF). Die groben Knötchen können eine Größe bis zu 1 cm Durchmesser erreichen. Die Hilusvergrößerungen gehen zum Teil mit dem Auftreten der Herde in den Lungen zurück. Die geringen Allgemeinbeschwerden sind auch in dieser Phase trotz des ausgedehnten Lungenbefundes auffallend. Lediglich eine leichte Kurzatmigkeit und ein mäßiger Hustenreiz stellen sich ein. In den günstig verlaufenden Fällen bilden sich die diffus verteilten Herde und die hilären und paratrachealen Lymphome auch dann, wenn sie über mehrere Jahre unverändert bestanden haben, vollständig zurück (Abb. 508a—c). Nach Verschwinden der knötchenförmigen Schatten bleibt längere Zeit noch eine netzförmig verstärkte Strukturzeichnung bestehen.

Bei ungünstigem Verlauf schreitet der Lungenprozeß fort. Entweder konfluieren die Einzelherde dabei zu massiven Knoten oder es entwikkelt sich eine Lungenfibrose. Die herdförmigen Prozesse vereinigen sich zu großen *Konglomeraten* und erscheinen im Röntgenbild als dichte, flächenhafte Verschattungen, die oft annähernd symmetrisch in den mittleren Lungenpartien gelegen sind (Abb. 509a u. b). Teils erscheinen sie vom Hilus getrennt, teils gehen sie in die Lungenwurzel über. Auch in diesem Stadium kann noch eine geringe Rückbildung eintreten. Hierbei ist jedoch zu berücksichtigen, daß ein sekundäres Emphysem die Veränderungen im Röntgenbild zunehmend fortleuchtet.

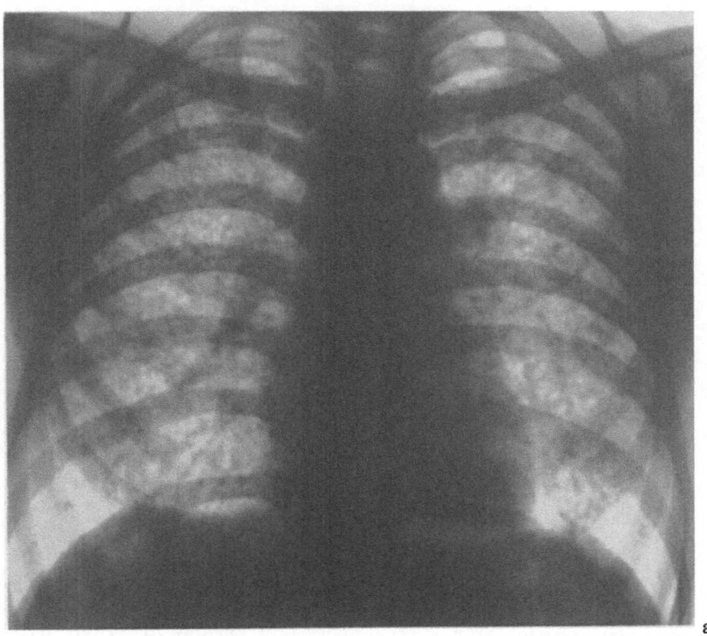

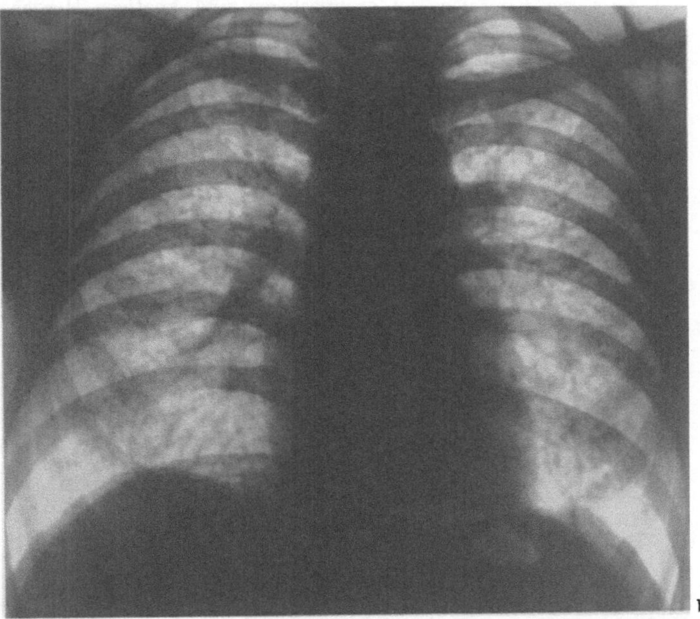

Abb. 508a u. b. a Morbus Boeck. Stadium II c. 1957. Kleinfleckige, dichtstehende Verschattung beider Lungen. Spitzen weitgehend frei. Mäßige Vergrößerung der Lymphknoten in den Hili und im Mediastinum. b 1958, nach Cortisonbehandlung. Verkleinerung der fleckigen Lungenverschattungen, die jetzt in eine grobnetzförmige Struktur eingelagert erscheinen

Die *fibröse Form* der Sarkoidose stellt im Gegensatz zur Konglomeratform ein Narbenstadium dar (Abb. 510). Bei ihr treten Schrumpfungen ein, die Bronchien und Gefäße werden ummauert, und im Röntgenbild erscheinen streifig-strähnige Verdichtungen, die von der Lungenwurzel zur Peripherie hinziehen und zum Teil von mehr flächigen

Verschleierungen begleitet sind. Infolge ausgedehnter Bronchiektasenbildung stellen sich wabige Strukturen im Lungenbild dar. Die Hili werden verzogen und gerafft. Die bindegewebig umgewandelten und schrumpfenden Partien betreffen meistens die mittleren Lungenabschnitte, so daß sich in den apikalen und basalen Teilen ein kompensatorisches oder bullöses Emphysem entwickelt. In den Randgebieten der Verdichtungen können umschriebene Emphysemblasen Kavernen vortäuschen. Wenn im Schwielengebiet die Bronchien stenosieren, treten umschriebene Atelaktasen auf. Darüber hinaus führen die Parenchymschrumpfungen zu ausgedehnten Bronchiektasen. Als Folge der Gefäßverschlüsse beobachtete ÜHLINGER vereinzelt Infarktkavernen. Pleuraverziehungen finden sich vor allem am Zwerchfell und am Mediastinum (Abb. 508c, 510).

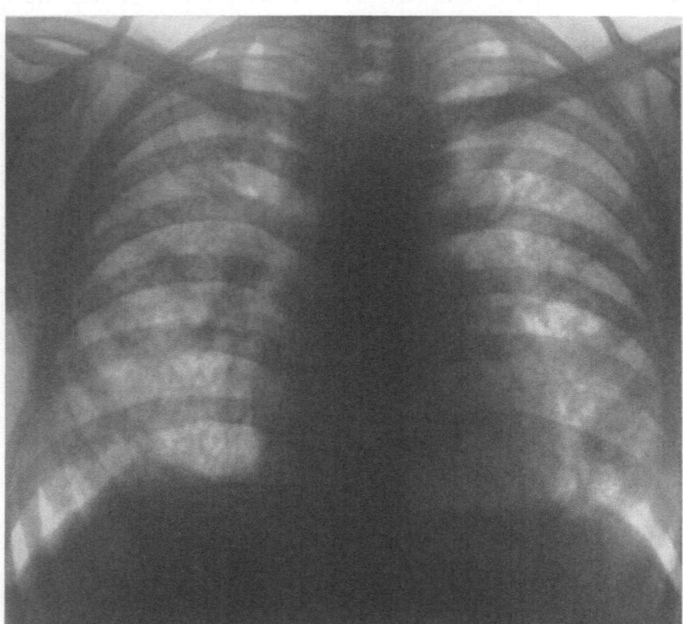

Abb. 508c. 1960. Mäßige Dichtezunahme der Herde beiderseits mit teilweiser Konfluenz zu grobfleckigen und knotigen Herden. Deutliche Schrumpfungen in beiden Oberlappen. Verziehung der Hili und basale Schrumpfung mit Zwerchfellausziehung. Übergang nach Stadium IIIa

Die ausgedehnte Lungenfibrose in ihrer interstitiellen, perivasculären und peribronchialen Anordnung und das sekundäre Lungenemphysem führen zu einer erheblichen funktionellen Rückwirkung auf die Atmung und das Herz. Die Folge ist eine respiratori-

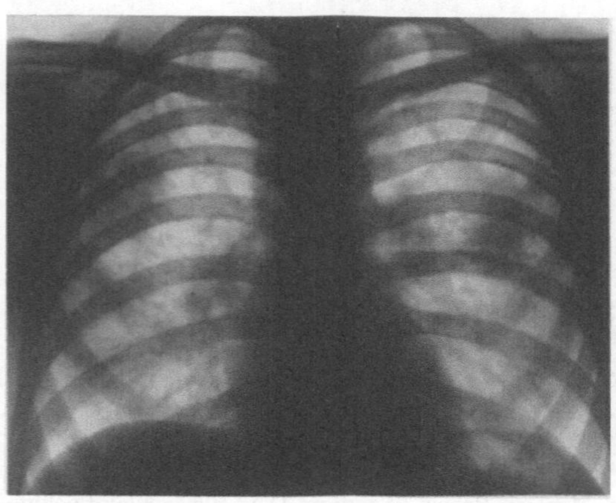

a

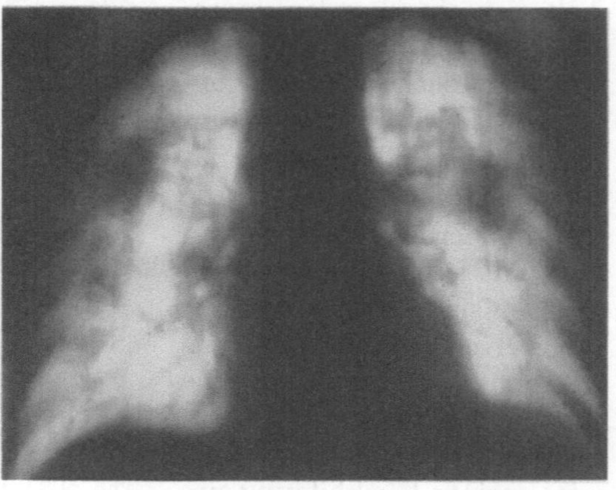

b

Abb. 509a u. b. a Morbus Boeck. Stadium IIIa. Kompakte Verdichtungen in beiden Ober- und Mittelgeschossen mit unregelmäßiger Begrenzung, Verziehung der Gefäße und der Hili. Grobfleckige Herdschatten und streifige Verdichtungen über beide Lungen verstreut. Vergrößerung mediastinaler Lymphknoten. b Schichtbild in 9,5 cm Tiefe

sche Insuffizienz mit verminderter Vitalkapazität und Residualluft sowie eine Herabsetzung des Atemgrenzwertes. Der Druck in der A. pulmonalis wird durch die Einengung der peripheren Lungenstrombahn und funktionelle Störungen erhöht, und es bildet sich ein Cor pulmonale chronicum. Neben der vollständigen Rückbildung oder dem Fortschreiten zur Lungenfibrose kommt bei der Sarkoidose in 5—10% der Übergang in eine floride Tuberkulose vor.

Differentialdiagnose. Die bilaterale Hiluslymphknotenvergrößerung der Sarkoidose, die häufig mit einer Verbreiterung des Mediastinums durch vergrößerte paratracheale Lymphknoten verbunden ist, muß von allen primären und sekundären Hiluslymphknotenvergrößerungen unterschieden werden. Die progressive Lymphknoten*tuberkulose* führt vorwiegend zu einseitigen Veränderungen. Die Lymphknotenbeteiligung ist bei der Spätprimärtuberkulose nur wenig ausgedehnt und erreicht nur selten großknotigen Charakter. Beim *Lymphogranulom* treten oft die Mediastinalveränderungen ganz in den Vordergrund, und die Symmetrie ist weniger ausgeprägt als beim Morbus Boeck. Die Lymphknotenvergrößerungen im Hilus und Mediastinum werden bei der Sarkoidose im Gegensatz zu fast allen anderen Erkrankungen meist mit Auftreten von Lungenherden kleiner.

Die netzförmig-streifigen Verdichtungen des II. Stadiums sind von *interstitiellen Pneumonien* und *Fibrosen* zu trennen (beginnende Silikose, progressive interstitielle Lungenfibrose (HAMMAN-RICH), Berylliose. Die Lymphknotenbeteiligung ist bei diesen Erkrankungen aber stets geringer als beim Morbus Boeck oder fehlt ganz. Die feinherdig disseminierte Form ist von der tuberkulösen Streuung nur schwer zu unterscheiden. Bei der Sarkoidose besteht eine Bevorzugung der mittleren Lungenpartien. Im Gegensatz zur *Miliartuberkulose* liegen die Herde in den Oberfeldern meist weniger dicht, und die Spitzen bleiben fast frei. Bei der tuberkulösen Aussaat geht gewöhnlich die Vergrößerung der Hiluslymphknoten nicht mit dem Auftreten der Lungenherde zurück, wie wir es beim Morbus Boeck beobachten. Sowohl die akute Miliartuberkulose als auch der Morbus Boeck haben eine negative Tuberkulinreaktion. Bei dem chronischen Verlauf der Miliartuberkulose wird die Mantoux-Reaktion aber wieder positiv. Die Unterscheidung von der chronischen Miliartuberkulose stößt

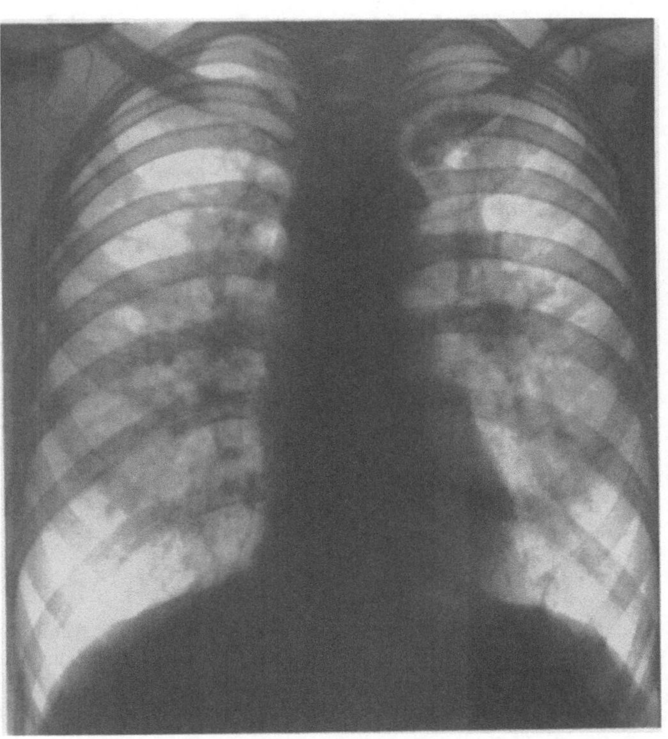

Abb. 510. Morbus Boeck. Stadium IIIb. Grobstreifige Verdichtung im linken Oberlappen mit stärkerer Hilusverziehung, Verdichtung im medialen rechten Oberlappen. Streifige Verschattungen im rechten Mittelgeschoß, die in den verzogenen Hilus übergehen. Einzelne fleckige Schatten über beide Lungen verstreut. Basales Emphysem

vor allem in den Fällen auf Schwierigkeiten, wo die parahilären Bezirke eine dichtere Herdanordnung erkennen lassen. Hier erhebt sich die Frage, ob nicht Übergänge zwischen beiden Erkrankungsformen vorliegen. Eine Unterscheidung vom Bild der *sekundären Lungenhämosiderose* ist durch das Verhalten der Lungengefäße und die Veränderung des Herzens im Sinne eines Mitralvitium möglich. Miliare *Bronchopneumonien* sind durch akute Krankheitserscheinungen ausgezeichnet und die Lungenherde unterliegen schnellen Änderungen. Das gleiche gilt auch für die mehr großfleckigen Formen der Herdpneumonien. Die disseminierte *Silikose* ist durch die Berufsanamnese und möglicherweise positive Tuberkulinreaktion auszuschließen. Im Röntgenbild sind die silikotischen Körner dichter, und die perihiläre Zone zeigt im Gegensatz zum Morbus Boeck im Schichtbild eine weniger dichte Besetzung. *Pilzerkrankungen* und eine *diffuse Carcinose* zeigen meist eine weniger gleichmäßige Verteilung und größere Schwankungen der Einzelherde in Form und Größe. Die konfluierenden Prozesse der Konglomeratform haben große Ähnlichkeit mit den Ballungen der Silikose. Bei der Sarkoidose liegen die massiven Verdichtungen meist dem Hilus näher, während die silikotischen Schwielen mehr vom Hilus distanziert wird. Die direkten Beziehungen zum Hilus sind vor allem im Tomogramm gut zu erfassen. Im Schichtbild stellt sich die Ummauerung der Bronchien und Gefäße gut dar. Eierschalenhili weisen auf eine Silikose hin. Verkalkungen fehlen beim Morbus Boeck.

Die fibröse Form der Sarkoidose kann mit einer *cirrhotischen Tuberkulose* verwechselt werden und ein Großteil dieses Spätstadiums der Sarkoidose läuft als Tuberkulose. Bei der fibrösen Tuberkulose sind stärkere Veränderungen in der Lungenperipherie und subpleural nachzuweisen, wie vor allem das Schichtbild zeigt. Bronchiektasen und Emphysemblasen bestehen bei beiden Erkrankungen. Eine Pleuritis exsudativa ist als Ausdruck einer Tuberkulose aufzufassen oder als Zeichen für einen Übergang der Sarkoidose in eine Tuberkulose zu deuten. Fibröse Pleuraveränderungen finden sich auch beim Morbus Boeck.

Trotz der angeführten Hinweise ist die Differentialdiagnose des Lungen-Boecks oft sehr schwierig, manchmal sogar unmöglich. Die Untersuchung peripherer Lymphknoten oder eine Leberpunktion (Bock) bringen oft Klärung. In vielen Fällen wird die Verfolgung des Verlaufs der Erscheinungen im Röntgenbild die diagnostische Entscheidung erleichtern. Typisch für den Morbus Boeck sind die Konstanz des Bildes über Monate und Jahre und das typische Krankheitsprofil mit seinem stadienförmigen Ablauf.

XI. Lungenveränderungen bei Lymphogranulomatose, beim Lymphosarkom und bei der Leukämie

1. Lymphogranulomatose

Bei der *Lymphogranulomatose* liegt eine Wucherung des reticulo-endothelialen Anteils des lymphatischen Gewebes mit Sternberg-Reedschen Riesenzellen und mit Bildung eines Granulationsgewebes aus Fibroblasten, Plasmazellen, Lymphocyten und eosino-

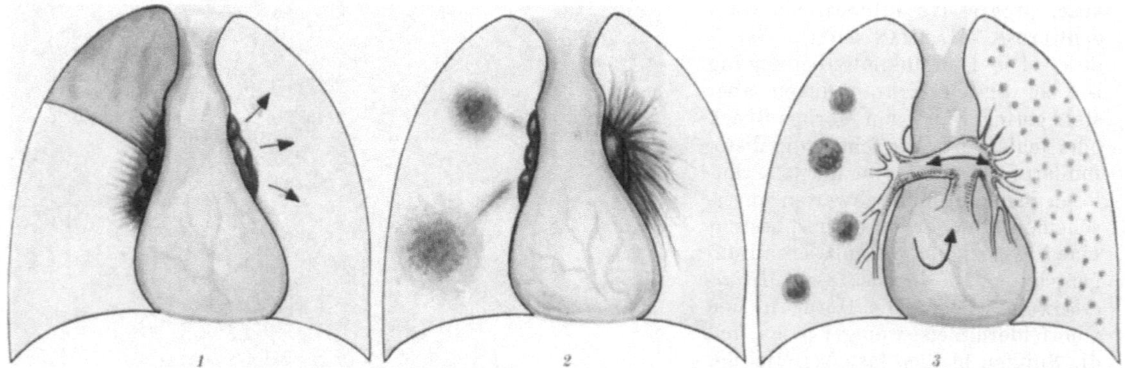

Abb. 511. Schematische Darstellung des Lungenbefalles durch Lymphogranulomatose. *1* per continuitatem: Direktes Übergreifen von den Lymphknoten auf die Lunge oder Einbruch von lymphogranulomatös veränderten Lymphknoten in den Bronchialbaum evtl. mit Atelektase; *2* lymphogene Ausbreitung in Form von Lungeninfiltraten oder einer Lymphangiosis lymphogranulomatosa; *3* hämatogene Aussaat entweder miliar oder großknotig

philen Leukocyten vor. Biologisch imponiert sie wegen der Fähigkeit, infiltrativ zu wachsen und zu metastasieren, als ein malignes Neoplasma.

Zu lymphogranulomatösen Lungenveränderungen kommt es auf drei Wegen (Abb. 511):

a) Durch direktes Einwachsen aus den primär befallenen mediastinalen und hilären Lymphknoten,

b) durch lymphogene Infiltration ebenfalls aus den mediastinalen und hilären Lymphknoten und

c) auf hämatogenem Wege.

Der Lungenbefall ist bei der Sektion in etwa 40% der Lymphogranulomatosefälle nachzuweisen, röntgenologisch jedoch nur in etwa ein Viertel der Fälle.

a) Direktes Einwachsen in die Nachbarschaft

Das Granulationsgewebe durchbricht die Kapsel der primär befallenen mediastinalen Lymphknoten und infiltriert das umgebende Lungengewebe. Der Durchbruch durch die Kapsel ist unabhängig von der Größe der Lymphknoten, d. h. also, von dem Entwicklungsstadium und kann schon bei noch wenig vergrößerten Lymphknoten erfolgen. Die Infiltration kann auf die perihiläre Region beschränkt bleiben oder rücksichtslos alle anatomischen Grenzen durchbrechen und in Bronchien, Gefäße, Pleura, Rippen, Wirbelsäule und Nerven eindringen.

Im *Röntgenbild* (Abb. 512) ist die Infiltration als weicher, verwaschen begrenzter Schatten kaum von irgendeinem anderen infiltrativen Lungenprozeß zu unterscheiden. Nur die gleichzeitige, tumorartige Hilusvergrößerung oder Mediastinalverbreiterung geben einen Hinweis. Differentialdiagnostisch läßt sich ein perifokales, tuberkulöses Infiltrat wohl meistens ausschließen. Sehr oft ist es möglich, die Diagnose histologisch nach Excision eines peripher liegenden, befallenen Lymphknoten zu sichern.

Bei der Kompression oder bei der Infiltration von Bronchien kommt es zum Bronchusverschlußsyndrom mit Segment-, Lappen- oder Lungenflügelatelektase (Abb. 513). Die Schatten solcher Atelektasen lagern sich der Mediastinalverbreiterung auf und verwandeln so den mono- oder polycyclischen Schattenrand in einen glatten, konkaven und konvexen Rand. Die Atelektase ist im Gegensatz zum Infiltrat oft scharf und glatt begrenzt. Die Bronchialbeteiligung ist im Bronchogramm und Tomogramm zu erfassen (Abb. 514a). Auf Röntgenbestrahlung, die bei den umschriebenen Formen der Lymphogranulomatose die Behandlungsmethode der Wahl ist, wird der Bronchus wieder durchgängig, und die Atelektase löst sich rasch (Abb. 514b). Eine Strahlenfibrose kann später dann eine Lungeninfiltration vortäuschen.

b) Lymphogene Infiltration

Von den befallenen Hiluslymphknotentumoren aus führt sie auf dem Lymphwege einmal zu einem flächenhaften, meist rundlich umschriebenen Lungeninfiltrat oder bei

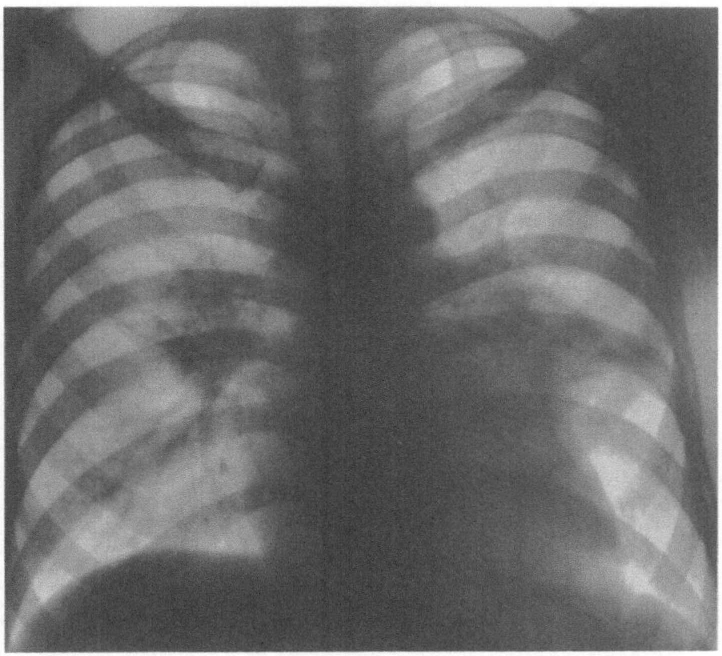

Abb. 512. Perihiläre Lungeninfiltration bei Lymphogranulomatose

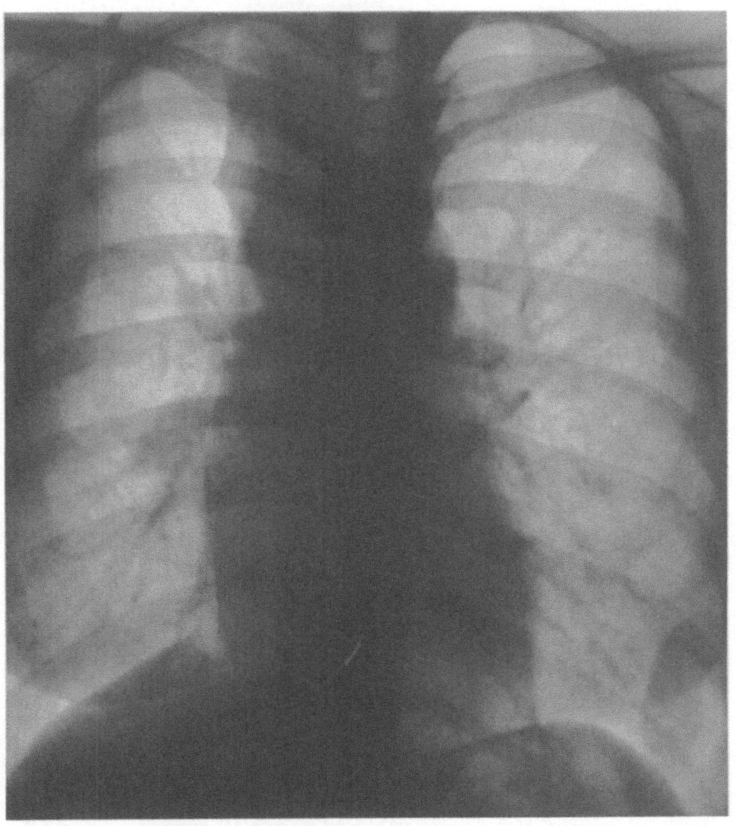

Abb. 513. Atelektase des rechten Oberlappens nach Einbruch lymphogranulomatöser Lymphknoten in den Bronchus. Gleichzeitig Zerstörung der 7. Rippe links mit Tumorbildung durch Lymphogranulomatose (Histol.)

Befall der peribronchialen Lymphwege zu einer Lymphangiosis lymphogranulomatosa (Abb. 515, 511). Letztere ist sehr selten und von einer Lymphangiosis carcinomatosa röntgenologisch nicht zu unterscheiden. Die umschriebenen Infiltrate sind meist multipel und liegen isoliert in der Lunge. Sie stellen sich als verwaschen begrenzte Rundschatten dar, oder sie nehmen einen ganzen

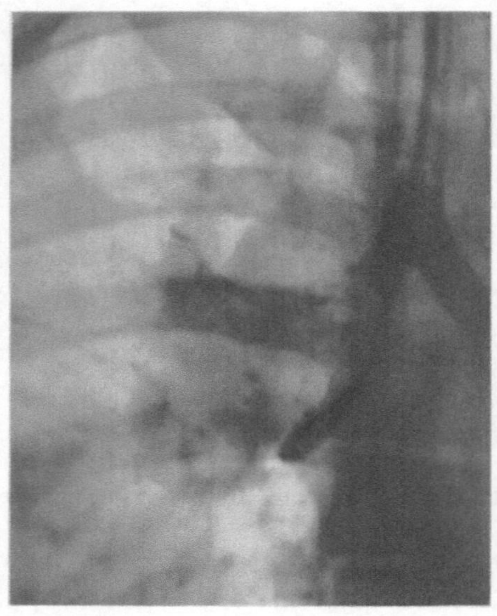

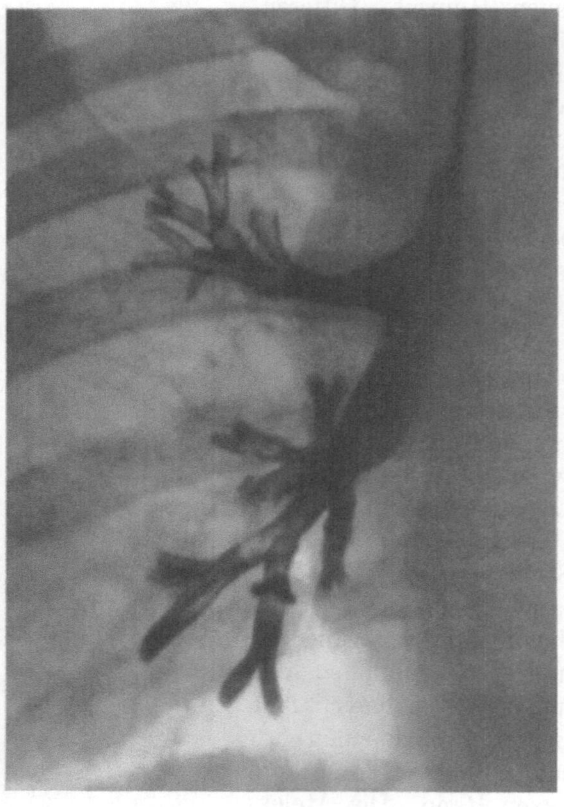

a   b

Abb. 514a u. b. Bronchusbefall bei Lymphogranulomatose. a Verschluß des rechten Oberlappenbronchus und hochgradige Stenose des Zwischenbronchus durch lymphogranulomatöse Lymphknoten. b Nach Röntgenbestrahlung Durchgängigkeit der verschlossenen und stenosierten Bronchien

Lungenlappen ein (lymphogranulomatöse Pneumonie). Eine Pleurabeteiligung in Form einer Pleuritis exsudativa ist bei größerer Ausdehnung der Infiltrate anzutreffen.

c) Hämatogene Lungenherde

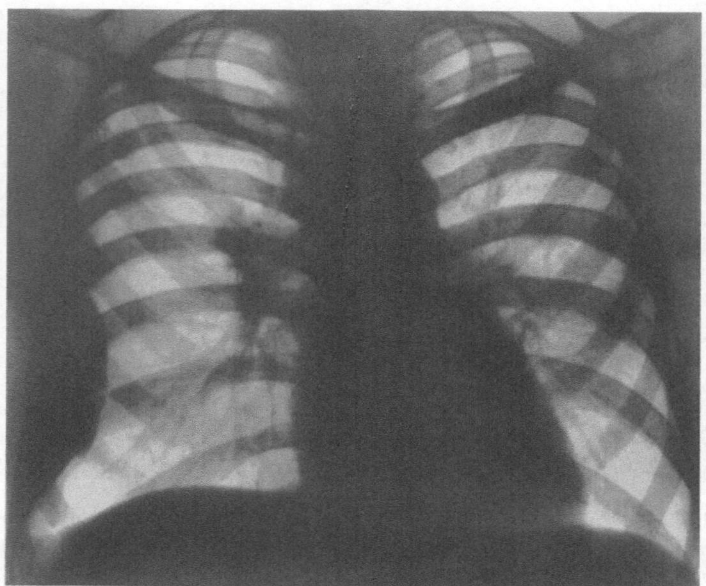

Nach Einbruch lymphogranulomatösen Gewebes in die Blutbahn kommt es zur Dissemination von kirsch- bis apfelgroßen (Abb. 511) oder seltener von miliaren Herden in beiden Lungen. Die Mittel- und Unterfelder sind bevorzugt. Die Rundschatten sind homogen und können scharf oder unscharf begrenzt sein (Abb. 515). Da es sich um echte hämatogene Metastasen handelt, sind meist auch gleichzeitig andere Organe, am häufigsten das Skelet und die Milz befallen.

Abb. 515. Lymphangiosis lymphogranulomatosa, Lungeninfiltrat rechts infraclaviculär, rechtsseitiger Pleurabefall

Bei allen lymphogranulomatösen Lungeninfiltraten,

gleichgültig ob durch direktes Einwachsen, lymphogen oder hämatogen entstanden, kann es zur *Kavernisierung* kommen. Dabei überwiegt die kleinkavernöse Einschmelzung, die nur tomographisch zu erfassen ist. Findet man große Kavernen bei nachgewiesener Lymphogranulomatose, so liegt der Verdacht auf eine gleichzeitige Tuberkulose nahe. Zu einer tuberkulösen Kavernisierung bei gleichzeitiger Lymphogranulomatose

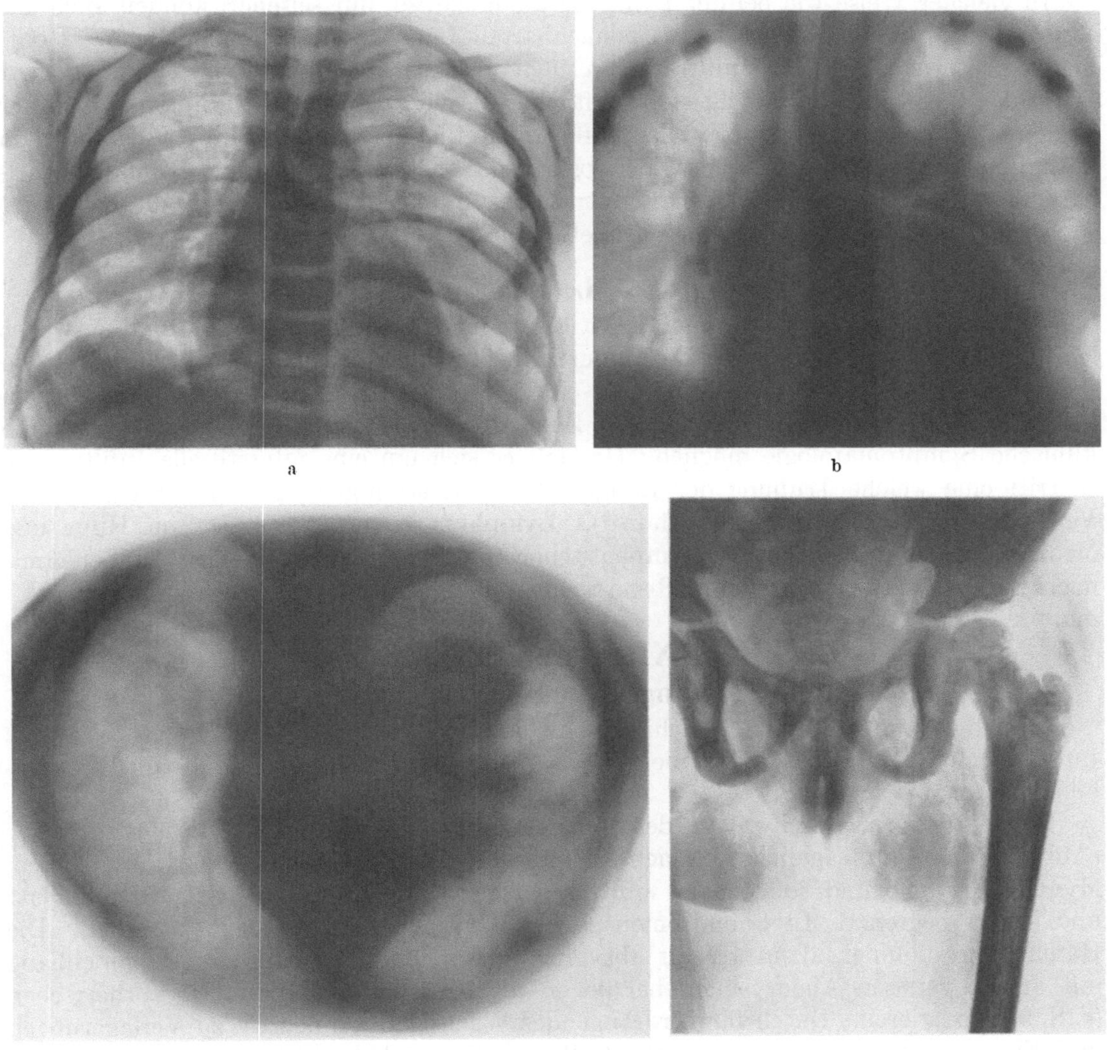

Abb. 516a—d. Leukämie bei 5jährigem Mädchen. a Knolliger, vorwiegend rechtsseitiger Mediastinaltumor, Infiltration der linken Lunge, Pleurabefall links, Druckusur an der 6. und 7. Rippe links. b Longitudinales Tomogramm. c Im transversalen Tomogramm erkennt man die ausgedehnten Tumoren im hinteren Mediastinum hauptsächlich links und die linksseitige perihiläre Lungeninfiltration. d Knocheninfiltration in das Becken und in den linken Oberschenkel

kommt es entweder, wenn die Lymphogranulomatose in eine alte Tuberkulose eindringt und diese reaktiviert, oder wenn die Abwehrkräfte gegen eine bestehende Tuberkulose infolge einer Kachexie darniederliegen. Das Wiederaufflackern oder das erstmalige klinisch symptomhafte Erscheinen einer Tuberkulose bei einer gleichzeitigen Lymphogranulomatose bedeutet daher immer eine ernste Trübung der Prognose.

d) Pleurabefall

Der lymphogranulomatöse Befall der Pleura ist selten. Das Rippenfell wird dabei in eine bis mehrere Zentimeter dicke Schwarte aus Granulationsgewebe umgewandelt. Von hier aus kann es zur Infiltration in die Lunge, in das Zwerchfell und in die Leber kommen. Klinisch gilt ein sanguinolentes Exsudat als präfinales Symptom. Röntgenologisch ist die Lymphogranulomatose der Pleura nicht von einer gewöhnlichen fibrösen Pleuraschwarte oder einem Pleuraempyem zu unterscheiden (Abb. 515). Differentialdiagnostisch kommt auch eine Aktinomykose in Betracht.

2. Lympho- und Retothelsarkom

In gleicher Weise wie bei der Lymphogranulomatose, nur seltener, können auch das *Retothel- und Lymphosarkom* in die benachbarten Lungenabschnitte eindringen. Röntgenologisch lassen sich die Infiltrationen nicht unterscheiden. Der Lymphknotentumor ist in der Regel größer und meist einheitlicher als bei der Lymphogranulomatose. Der begleitende Pleuraerguß, der bisweilen auftritt, kann hämorrhagisch sein und Tumorzellen enthalten, wodurch die Diagnose histologisch gesichert werden kann. Beim Retothelsarkom können auch umschriebene Infiltrationen in der Lunge auftreten, die bevorzugt im Lungenkern liegen und teilweise schnell wachsen.

3. Leukämie

Bei der *Leukämie* kann es ebenfalls zu Lungeninfiltraten kommen. Sie sind entweder solitär und bis zu handtellergroß, kommen aber auch multipel und in miliarer Größe vor. Als verwaschen begrenzte Rund- oder Fleckschatten unterscheiden sie sich in keiner Weise von anderen Infiltraten. Eine Differenzierung ist daher nur durch die klinische Symptomatologie möglich. Handelt es sich um eine interstitielle Infiltration, so tritt eine weiche Trübung der Lungenfelder mit streifigen, mehr zentral gelegenen Verdichtungen auf (Abb. 404, 516a—d). Lymphknotenvergrößerungen im Hilus und Mediastinum sind auch bei der lymphatischen und seltener der myeloischen Leukämie nachzuweisen, sie sind aber in der Regel weniger ausgedehnt als bei der Lymphogranulomatose.

XII. Geschwülste
1. Gutartige Lungen- und Bronchialgeschwülste

Gutartige Lungen- und Bronchialgeschwülste sind sehr viel seltener als bösartige Lungentumoren. Da sie klinisch meist stumm sind, werden sie nur zufällig im Röntgenbild entdeckt.

Die gutartigen Geschwülste des Lungenparenchyms rufen *Rundschatten* hervor (Abb. 517a). Hauptsächlich kommen Chondrome, Osteome, Adenome, Hämangiome, Myome, Fibrome und solide oder multiple Cysten vor. Die Rundschatten sind glatt und scharf begrenzt. In Chondromen sind stellenweise Verkalkungen zu sehen. Die Hämangiome können allein als gut abgegrenzte Neubildungen oder in Zusammenhang mit arterio venösen Aneurysmen, bei denen die Kreislaufveränderungen vorherrschen (s. S. 93), existieren. Durch ihr verdrängendes Wachstum können sie zu Verlagerungen und Einengungen von Bronchien und Gefäßen führen (Abb. 517b).

Differentialdiagnostisch kommen sämtliche Prozesse, die einen solitären Rundschatten hervorrufen, in Frage. Die glatte Kontur ist dabei zwar als ein Charakteristikum, nicht aber als ein ausschließliches Zeichen der gutartigen Neubildung anzusehen. Die Unterscheidung von einem Carcinom im Lungenmantel kann manchmal sehr schwierig sein.

Gehen die Geschwülste von der Bronchuswand aus, so führen sie genau wie ein Carcinom in der Lungenwurzel oder jeder andere bronchusobturierende Prozeß zum Bronchusverschlußsyndrom mit seinem typischen klinischen und röntgenologischen Bild (s. S. 274). Es kommen intrabronchiale Lipome (Abb. 518a u. b), Chondrome (Abb. 519a—d), Leiomyome und Hamartome (eventuell mit Verkalkungen) vor.

2. Semimaligne Lungen- und Bronchialgeschwülste

a) Das **Bronchusadenom** zeigt in seinem histologischen Aufbau meist einen gutartigen Charakter. Da es aber die Fähigkeit besitzt, zu metastasieren und zu rezidivieren, ist es als eine semimaligne Geschwulst aufzufassen. Je nach dem histologischen Typ ist sein Malignitätsgrad wechselnd. Manchmal tritt es multipel auf. Frauen werden fünfmal

so häufig wie Männer befallen (FRASER). Es wächst genau wie das Carcinom in der
Lungenwurzel entweder vorwiegend intrabronchial (75—90%), intramural oder vorwiegend extrabronchial. Beim intrabronchialen Wachstum sitzt der meist buckelige,
himbeerartige Tumor der Wand breitbasig oder gestielt auf. Blutungen sind wegen der
starken Vascularisation des Tumors häufig. Dagegen fehlen allgemeine Carcinomzeichen.

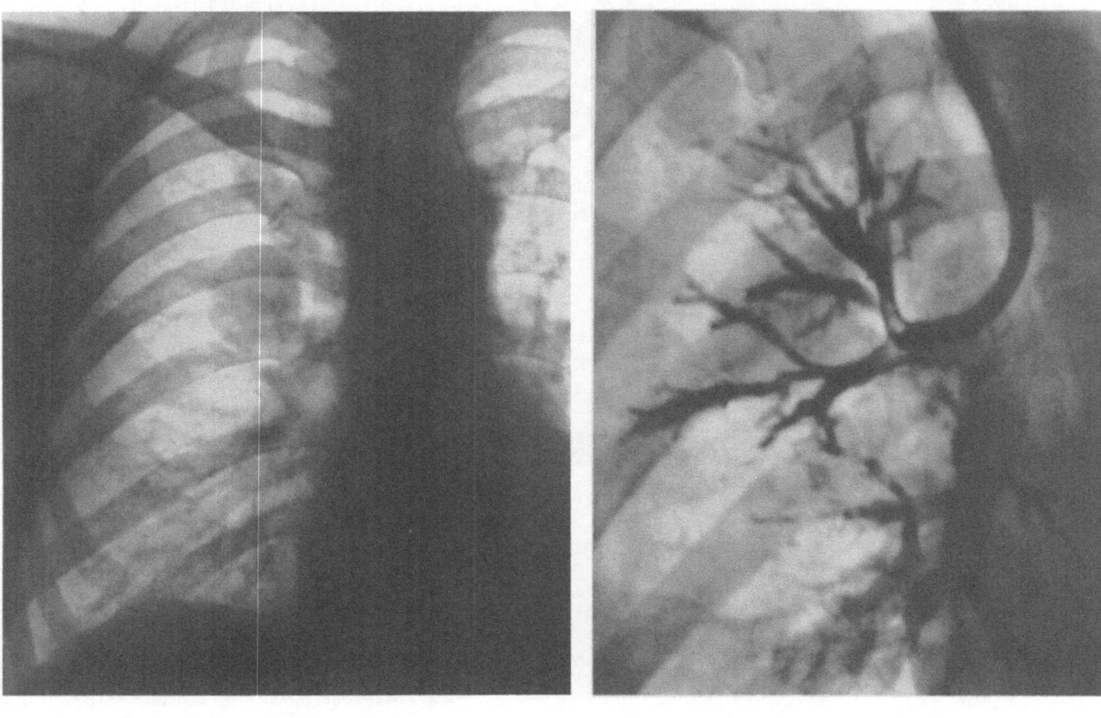

a   b

Abb. 517a u. b. Gutartiger Lungentumor. Histol.: Chondrom. a Glatter Rundschatten auf dem Übersichtsbild.
b Verdrängung der Bronchien durch den Rundtumor im Bronchogramm

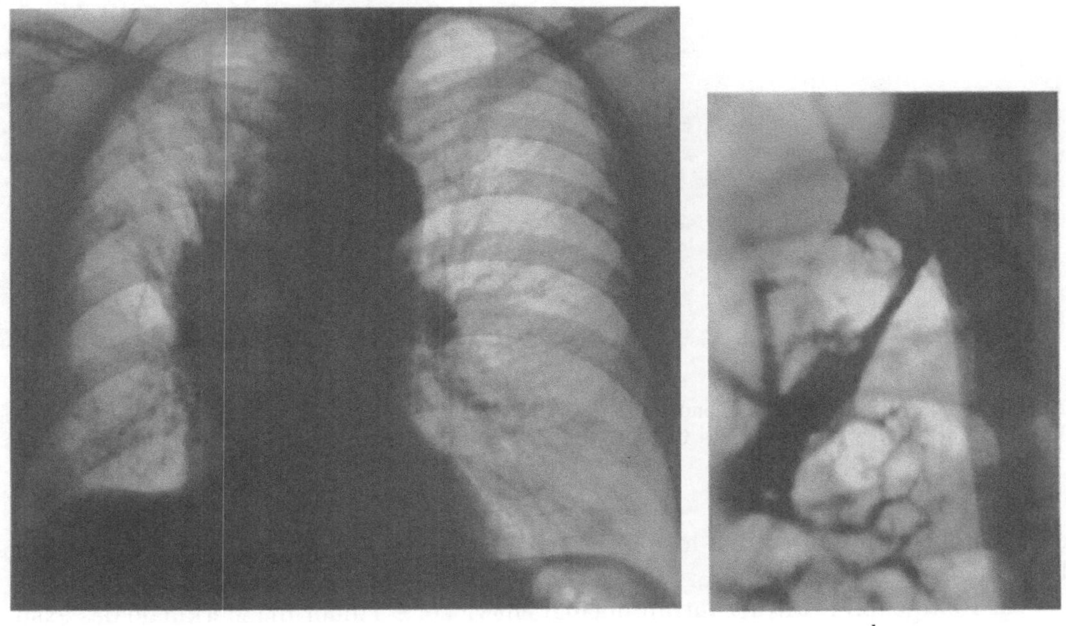

a   b

Abb. 518a u. b. Intrabronchiales Lipom (Histol.). a Teilatelektase des rechten Oberlappens mit Mediastinalverlagerung nach links. b Großer rundlicher Füllungsdefekt im rechten Hauptbronchus mit Verschluß des
Oberlappenbronchus

Die Anamnese geht meist über viele Jahre. Bevorzugte Lokalisationen sind die Haupt- und Lappenbronchien der rechten und linken Seite in gleicher Häufigkeit. Die Tumoren sind somit für die Bronchoskopie gut erreichbar, und da die Spiegelung mit der Probe-

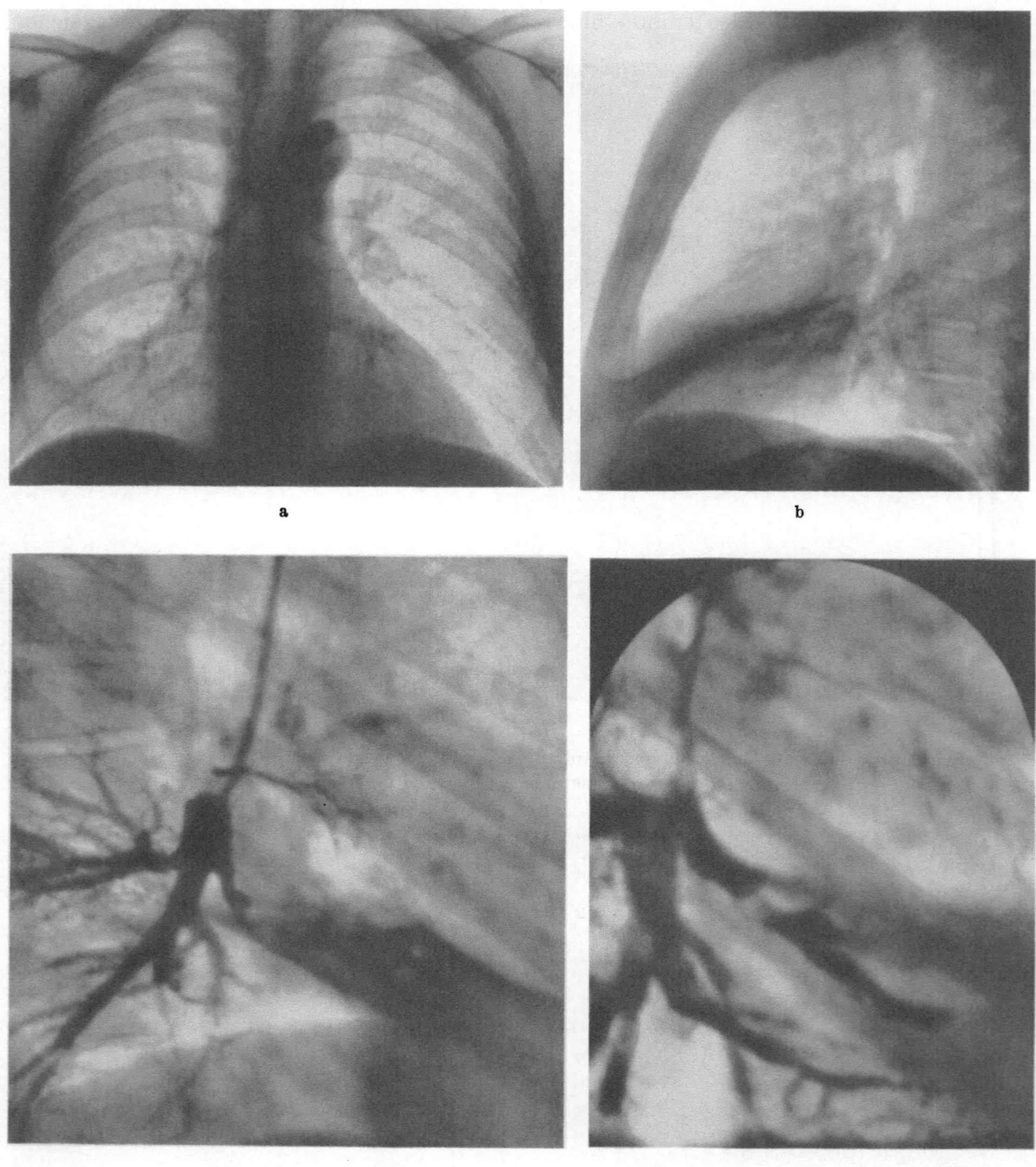

Abb. 519a—d. Intrabronchiales Chondrom (Histol.) im Mittellappen. a und b Mittellappenatelektase. c und d Verschluß des B4, Stenosierung des Ostiums von B5, der sich erst nach direkter Sondierung und direkter Kontrastmittelinstillation füllt

excision gleichzeitig über den histologischen Aufbau Aufschluß gibt, ist sie die wichtigste Untersuchung.

Im Röntgenbild ruft der intrabronchial entwickelte Tumor die Merkmale des exspiratorischen Ventilverschlusses (s. S. 273) oder ein Bronchusverschlußsyndrom hervor (s. S. 274). Im Bronchogramm sieht man glatte, knollige Kontrastaussparungen oder glatte, konkave Bronchusverschlüsse (Abb. 520a u. b).

Der vorwiegend extrabronchiale Tumor kann im Nativbild als Rundschatten imponieren. Doch ist das Bild meist durch die Bronchusstenose und die dadurch bedingten Veränderungen im Lungenparenchym kompliziert.

b) Das Alveolarzellcarcinom (Synonyma: Lungenadenomatose, primär multipler Alveolarzelltumor, multizentrische adenomatöse Pneumonie) ist eine sehr seltene Geschwulst. Histologisch stellt sie eindeutig einen Krebs mit adenomatösen zylinderzelligen Epithelproliferationen dar. Sie kann ausgesprochen maligne verlaufen, kann sich aber auch über mehrere Jahre erstrecken und besitzt nur eine geringe Neigung zur Metastasierung; sie zählt also ebenfalls zu den semimalignen Geschwülsten. Die Tumorzellen „tapezieren" die Alveolen aus und sezernieren gelegentlich massenhaft Schleim.

Klinisch steht in diesen Fällen die Bronchorrhoe eines dünnflüssigen, schleimigen

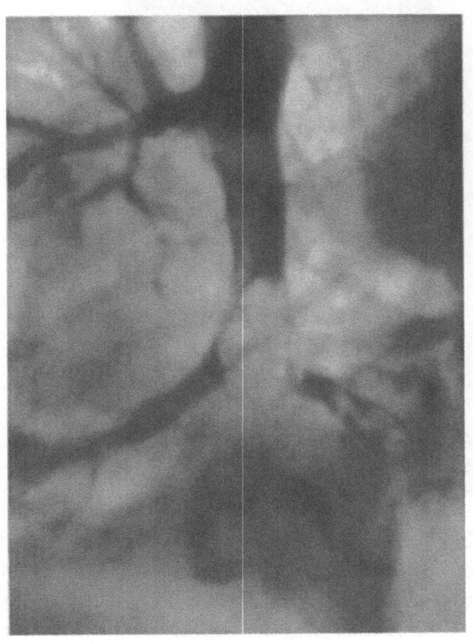

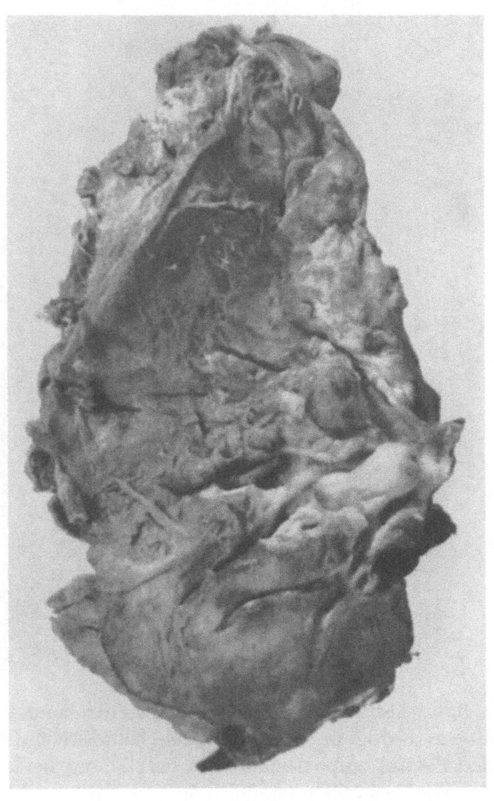

a   b

Abb. 520 a u. b. Bronchusadenom (Histol.) im Ostium des Mittel- und Unterlappenbronchus rechts. a Im Bronchogramm große rundliche Aussparung im Zwischenbronchus mit starker Stenosierung des Mittellappen- und Unterlappenbronchus, Bronchiektasen distal der Stenose im Unterlappen und Unterlappenschrumpfung. b Präparat: Der zapfenförmige knollige Tumor ist im Lumen des Mittel- und Unterlappenbronchus zu sehen

Sekretes im Vordergrund. Charakteristisch ist der schleichende Verlauf mit sehr langer Anamnese. Wie beim Bronchialcarcinom bestehen Husten, Sputum, Hämoptysen und bei ausgedehntem Befall auch eine Dyspnoe. In vielen Fällen sind die klinischen Zeichen völlig uncharakteristisch. Die Chancen für eine cytologische Diagnose sind in Anbetracht des reichlichen schleimigen Sekretes günstig: es werden die typischen Adenomatosezellen im Sputum gefunden. Eine Geschlechtsbevorzugung existiert nicht, der Häufigkeitsgipfel des Auftretens liegt zwischen dem 40. und 60. Lebensjahr.

Im *Röntgenbild* läßt sich eine knotige Form, eine diffuse pneumonieartige Ausbreitung und eine Kombination von beiden Formen unterscheiden. Die Knoten, die zum Teil scharf begrenzt sind, sind unterschiedlich groß und reichen von miliarer und Walnußgröße bis zu Apfelgröße (Abb. 521). Im Bronchogramm rufen sie Einengungen und Verdrängungen der Bronchien hervor. Bei der pneumonieartigen und bei der kombinierten Form sieht man diffuse, unregelmäßig und unscharf begrenzte Verschattungen, die sich nicht immer an die Grenzen anatomischer Lungeneinheiten halten. Bei der Bronchographie dringt das Kontrastmittel in die mit Sekret gefüllten Bronchien erschwert ein. Durch die fehlende Darstellung der kleineren Bronchien entsteht das Bild des entlaubten Baumes. Bei fortgeschrittenen Stadien sind die Bronchien sämtlicher Lungenlappen befallen. Man findet Einengungen und Verschlüsse der Bronchien sowie eine Kontrastverminderung infolge der Vermischung des Kontrastmittels mit dem schleimigen Sekret.

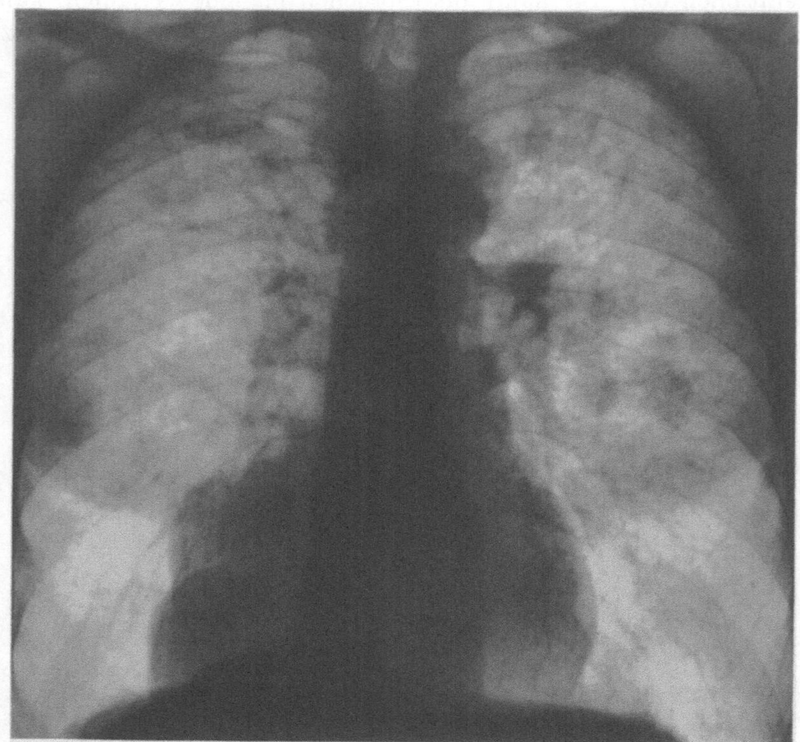

Abb. 521. Multizentrisches Alveolarzellcarcinom. Zwei große Tumorknoten rechts parakardial, multiple rundliche Herde in beiden Lungen, fibrotische Induration in beiden Obergeschossen, Zwerchfelltiefstand beiderseits mit emphysematöser Überblähung beider Lungenuntergeschosse. Die großen Tumorknoten rechts parakardial bestanden bereits 1950 und wurden bestrahlt. Seit 1955 Auftreten und Größerwerden der übrigen Knoten. Sektion 1959 (Doz. Dr. Höra, Hamm): Multizentrisches gallertiges Adenocarcinom in den Alveolen sämtlicher Lungenlappen ausgebreitet. Leichte Silikose in den Lungenspitzen

Differentialdiagnostisch ist das Alveolarzellcarcinom von einer multiplen kleinknotigen Lungencarcinosis oft sehr schwer zu unterscheiden.

3. Bösartige Lungengeschwülste

In den letzten Jahrzehnten ist eine erhebliche und reelle Zunahme des Lungenkrebses erfolgt. Bei den Männern ist er der häufigste Krebs überhaupt geworden. Bei den Frauen steht er hinter dem Carcinom der Mamma, der Genitalorgane und des Magen-Darmtraktes an vierter Stelle. Männer werden in unserem Material, das sich auf über 1000 Beobachtungen erstreckt, etwa 14mal so häufig wie Frauen befallen. Was die Altersverteilung anbelangt, so besteht ein Häufigkeitsgipfel zwischen dem 40. und 60. Lebensjahr. Der Lungenkrebs tritt also häufiger als die übrigen Organkrebse bei den jüngeren Jahrgängen auf.

Dieser Umstand deutet auf die ätiologische Sonderstellung des Lungenkrebses hin. Unter den zahlreichen carcinogenen Faktoren, die bei der Entstehung eines Krebses zusammenwirken, kommt den exogenen Faktoren beim Lungenkrebs wie wohl kaum bei einem anderen Malignom eine besondere Bedeutung zu.

Den Einfluß dieses exogenen Faktors sehen wir eindeutig beim Schneeberger Lungenkrebs, von dem die Bergleute der Schneeberger- und Joachimstaler Gruben befallen werden, dem Krebs der Asbestarbeiter und beim Chromatkrebs. Beim Schneeberger Krebs ist es die Radiumemanation, die nach 25jähriger Exposition bei 62% der Grubenarbeiter zu einem Carcinom führt. Beim Asbestkrebs ist es die Asbestfaser, die nach 16—25jähriger Einwirkung bei etwa 13—17% der Asbestosekranken einen Krebs entstehen läßt, und beim Krebs durch Chrom und Chromverbindungen beträgt die Einwirkungszeit durchschnittlich 15 Jahre (HUEPER). Wir sehen, daß in der unterschiedlichen Latenzzeit bei den verschiedenen Noxen, die durch Inhalation aufgenommen werden, gewisse Parallelen zu dem Dosiszeitgesetz der tierexperimentellen Krebsforschung zutage treten. Je stärker die cancerogene Noxe ist, desto kürzer ist die Entstehungszeit bis zum Auftreten eines Krebses, und desto höher liegt die Krebsrate (DRUCKREY, GRAFFI). Auch beim Krebs in alten tuberkulösen Narben (FRIEDRICH, ROESSLE) wird mit der chronischen Reizwirkung des Narbengewebes und des Proliferationsreizes ein mehr oder weniger exogener Faktor angeschuldigt.

Welches sind nun die möglichen Ursachen des gewöhnlichen, spontanen Lungenkrebses? Unter den vielen angeschuldigten Faktoren wie Industriegase, Großstadtluft, Straßenteer, endogene Disposition usw., wird die dominierende Rolle des Tabakrauchens aus folgenden Ermittlungen sichtbar: paralleler Anstieg von Lungenkrebs und Tabakkonsum in den letzten 20—30 Jahren; geringer Befall an Lungenkrebs in Ländern mit geringem Tabakkonsum, wie z. B. in Island (DUNGAL); langjährige und starke Zigarettenraucher, auch Raucherinnen werden in höherem Prozentsatz als schwache Raucher oder Nichtraucher befallen. An den Stellen, an denen das Carcinom in der Lungenwurzel bevorzugt entsteht, findet die stärkste Absetzung der am meisten Teer enthaltenden Rauchteilchen bei der Inhalation von Zigarettenrauch statt. Durch Pinselungen mit Teer, der aus Tabak gewonnen wurde, läßt sich tierexperimentell ein Krebs erzeugen (ROFFO).

Pathologisch-anatomisch verhalten sich die verschiedenen Formen des Lungenkrebses unterschiedlich (s. weiter unten). Histologisch lassen sich hauptsächlich drei Typen unterscheiden:

	Literatur %	Eigenes Material* %
1. Plattenepithelcarcinom	30—50	51
2. Adenocarcinom	30—60	9
3. Kleinzelliges Carcinom	20—40	16

* aus einer *chirurgischen* Klinik

Es ist auffällig, daß bei Frauen, bei denen der Lungenkrebs ja wesentlich weniger angestiegen ist als bei Männern, das Adenocarcinom überwiegt, das im Gegensatz zu dem Plattenepithelcarcinom keinen „Reizkrebs" darstellt. Auch darin sehen wir einen Hinweis auf die besondere Stellung eines äußeren cancerogenen Faktors, wie ihn der inhalierte Zigarettenrauch darstellt, bei der Entstehung des Lungenkrebses. Die bösartigsten Carcinome mit dem raschesten Wachstum und der größten Metastasierungsfähigkeit sind die kleinzelligen Carcinome, die gleichzeitig auch die radiosensibelsten sind. Bei ihnen findet man häufig einen noch kleinen Primärtumor, aber bereits ausgedehnte lymphogene Metastasen. Weniger bösartig ist das Adenocarcinom, das aber häufig hämatogene Metastasen setzt. Am wenigsten maligne ist das Plattenepithelcarcinom, das wegen seiner höheren Operabilitätsquote in den Statistiken des chirurgischen Schrifttums überwiegt.

Die *lymphogene Metastasierung* erfolgt der Reihenfolge nach in die bronchopulmonalen Lymphknoten, sodann in die tracheobronchialen und Bifurkationslymphknoten, weiter in die paratrachealen, paraaortalen und mediastinalen Lymphknoten und schließlich in die supraclaviculären Lymphknoten. Einzelne Lymphknotengruppen können dabei übersprungen werden, und ein Überkreuzen auf die kontralaterale Seite ist möglich. Die *hämatogene Metastasierung* erfolgt nach WEGELIN der Häufigkeit nach in folgende Organe:

1. Leber 46,2%
2. Knochen 44,8%
3. Niere 22,2%
4. Nebenniere 20,2%

5. Gehirn 15,4%
6. andere Lunge 15,0%
7. Schilddrüse 12,8%

Als Begleiterkrankung tritt sehr selten die *Osteoarthropathie hypertrophiante pneumique* auf, eine Knochengelenkerkrankung, die auch bei anderen chronischen Lungenleiden vorkommt, und die mit Schmerzen, Gelenkschwellung, Trommelschlägelfingern und einer periostalen Hyperostosis einhergeht (Abb. 522). Man findet sie nur bei sehr langsam fortschreitenden Fällen und dann bereits im Frühstadium. Ihre Pathogenese ist unbekannt.

Die bösartigen Lungengeschwülste werden eingeteilt in das Carcinom in der Lungenwurzel und das Carcinom im Lungenmantel. Diese *Einteilung* ist exakter als die alte

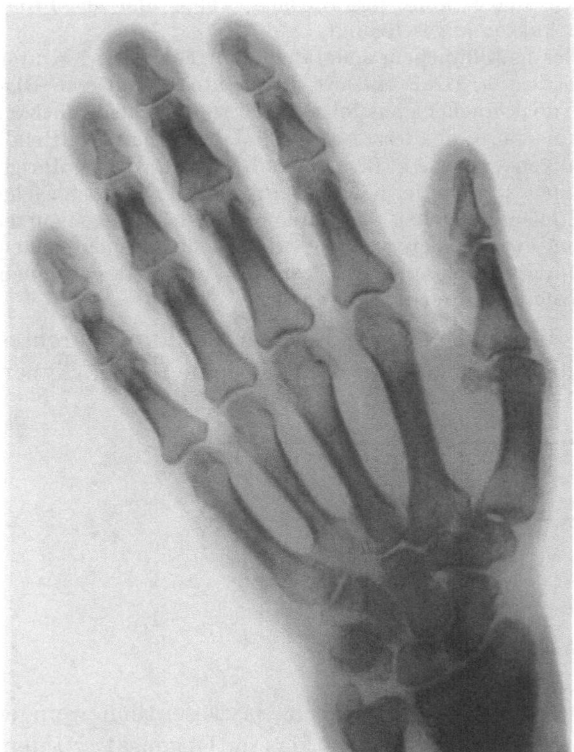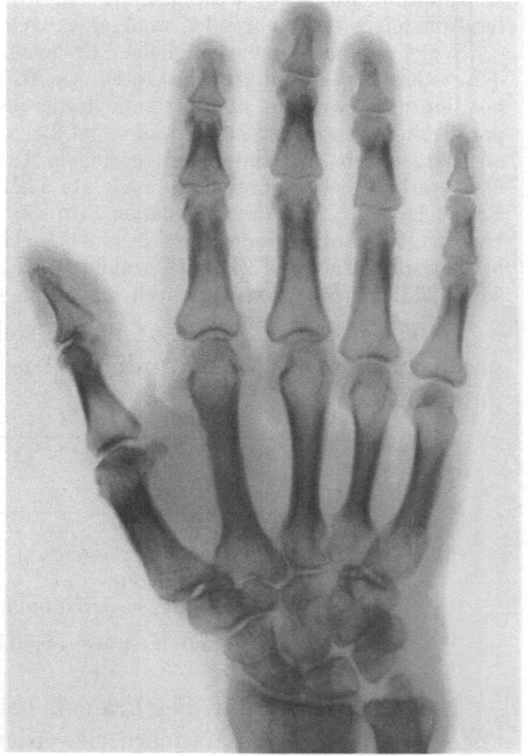

Abb. 522. Osteopathia hypertrophicans toxica bei Bronchialcarcinom. Krümelige und streifige Periostauflagerungen an den Metacarpalia, Sudecksches Syndrom des Handskeletes beiderseits

Einteilung in zentrale und periphere Carcinome, da ein sog. peripheres, im Lungenparenchym entstehendes Carcinom, zentraler (nämlich im Lungenparenchym um den Lungenhilus) liegen kann als ein sog. zentrales Carcinom, das beispielsweise im achten Segmentbronchus liegt. Zu den Carcinomen in der Lungenwurzel gehören alle Carcinome, die im Segmentbronchus, im Lappenbronchus und im Hauptbronchus angetroffen werden, wobei damit über ihren Entstehungsort (s. weiter unten) noch nichts ausgesagt ist. Zu den Carcinomen im Lungenmantel gehören alle übrigen Lungencarcinome, insbesondere der als runder kugeliger Herd im Lungenparenchym entstehende Tumor. Als besondere Form gehört zum Carcinom im Lungenmantel das Lungenspitzencarcinom, welches das sog. Pancoast-Syndrom hervorruft. Bei fortschreitendem Wachstum verwischen sich die Grenzen der Einteilung, da das Carcinom in der Lungenwurzel weit in das Lungenparenchym eindringt, und das Carcinom im Lungenmantel schließlich auch einen größeren Bronchus erreicht.

a) Das Carcinom in der Lungenwurzel

Die meisten Lungenkrebse (80%) nehmen von der Lungenwurzel ihren Ausgang. Das Carcinom entsteht innerhalb des Bronchus, und zwar in der Regel in der Nähe des Ostium eines Segmentbronchus (vgl. S. 484). Es wächst endobronchial, intrabronchial (intramural) und extrabronchial weiter. Durch das endobronchiale Wachstum wird das Lumen des befallenen Bronchus eingeengt und schließlich verschlossen. Es kommt zunächst zu einer Bronchusstenose eventuell mit Ventilwirkung und Obstruktionsemphysem, und schließlich kommt es zum Bronchusverschlußsyndrom mit seinem charakteristischen klinischen und röntgenologischen Bild. Zum Verständnis dieses Syndroms und vor allem seiner klinischen und röntgenologischen Erscheinungen empfiehlt es sich, die pathophysiologischen Vorgänge, die sich dabei abspielen und die auftretenden Symptome bedingen, sich zu vergegenwärtigen (s. S. 274). Das vorwiegend endobronchial wachsende Carcinom in der Lungenwurzel ist die häufigste Ursache

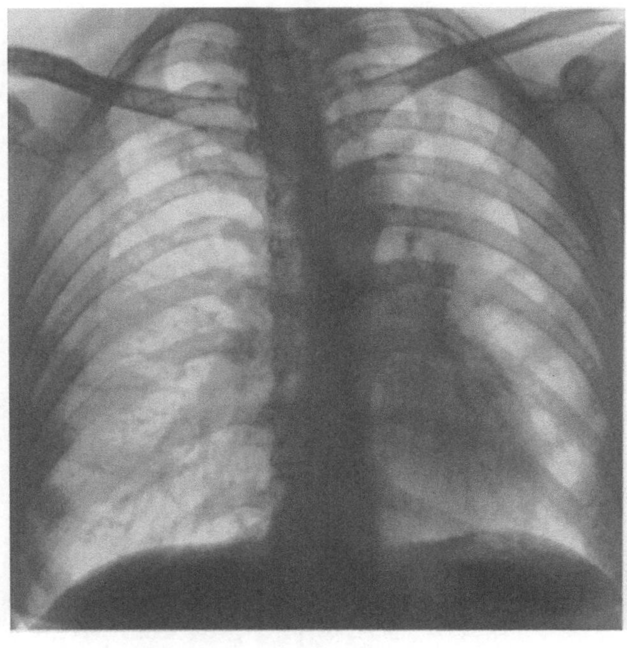

a

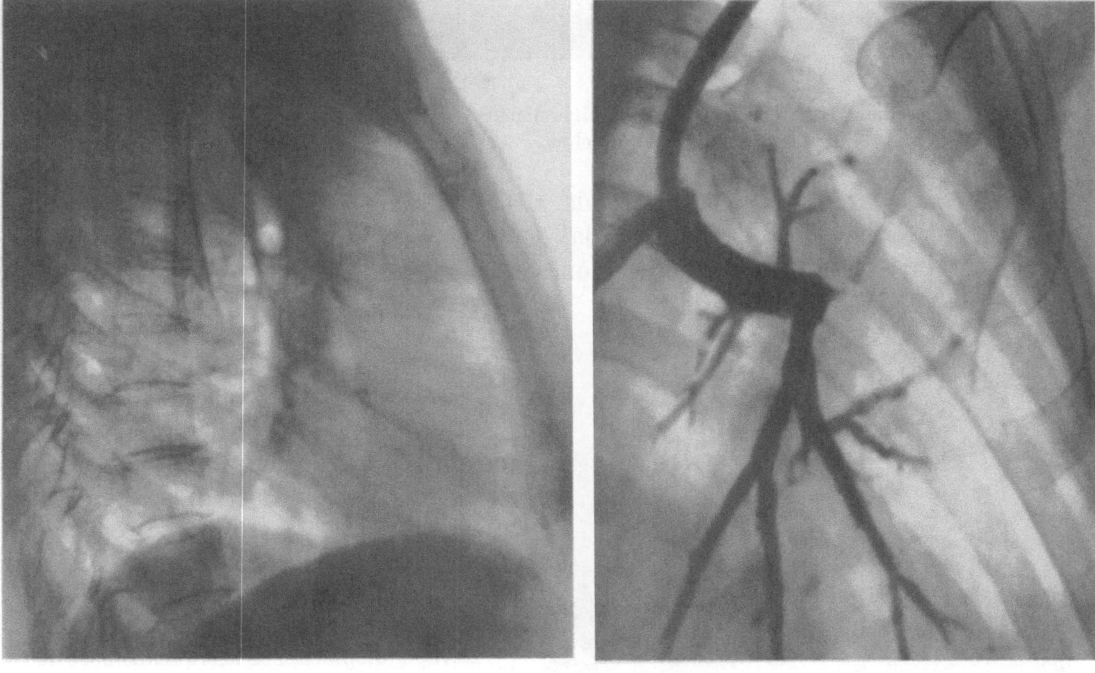

b   c

Abb. 523a—c. Komplette Atelektase des linken Oberlappens. a Transparente Verschleierung und Linksverlagerung des Mediastinums im DV-Übersichtsbild. b Seitenbild. c Verschluß des linken Oberlappenbronchus im Bronchogramm. Histol.: Carcinom

des Bronchusverschlußsyndroms. Bei vorwiegend peribronchial wachsenden Carcinomen wird das Bronchuslumen nur wenig eingeengt, und die Funktionsstörungen des Bronchusverschlusses mit ihren klinischen Folgen bleiben aus.

Die *klinischen Symptome* und die röntgenologischen Befunde lassen sich zwanglos aus den pathologisch-anatomischen Veränderungen ableiten: der Husten ist eine Folge des im Bronchuslumen sitzenden Tumors. Er ist mit 70% das häufigste Symptom. Wenn es zur Sekretstauung und Bronchiektasie kommt, tritt Auswurf auf (40%). Er fehlt, wenn der Bronchus vollständig verschlossen ist. Gleich häufig (40%) ist die Hämoptoe, die sowohl im Anfangsstadium als auch bei fortgeschrittenen Fällen vorhanden sein kann. Nach der Tuberkulose ist das Bronchialcarcinom die häufigste Ursache einer Hämoptoe. Infiziert sich das gestaute Bronchialsekret, und kommt es zu peribronchialer entzündlicher Infiltration, so tritt Fieber auf. Der fieberhafte Beginn („Erkältung", „Grippe", „Lungenentzündung"), unter dem das Bronchialcarcinom in 45%

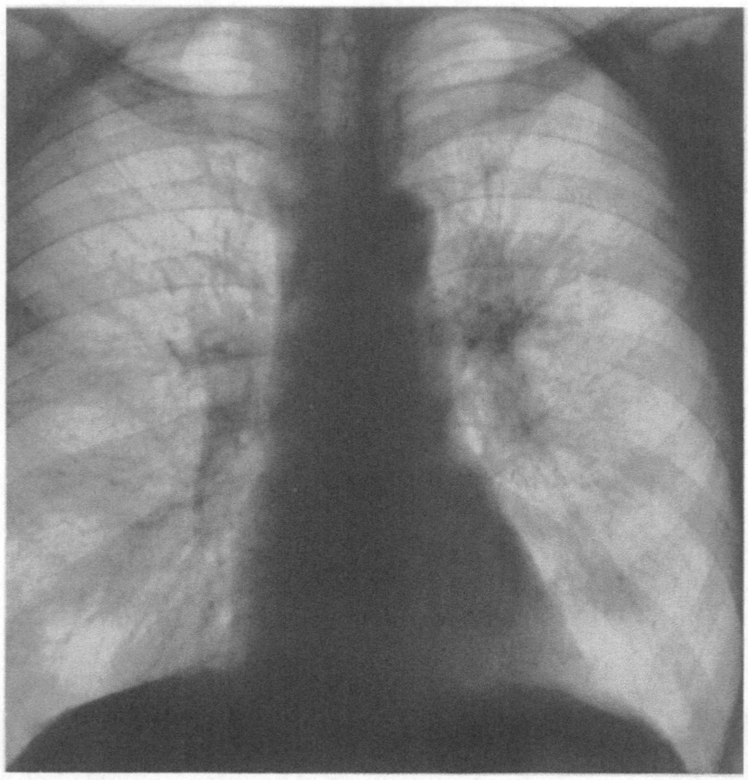

Abb. 524. Hilusradiäre Streifenzeichnung bei pflaumengroßem Carcinum im linken Oberlappenbronchus

der Fälle einsetzt, lenkt sehr leicht von der richtigen Diagnose ab. Darauf muß besonders hingewiesen werden. Es gilt der Satz, daß jeder chronische und gelegentlich fieberhafte Husten so lange für ein Bronchialcarcinom verdächtig ist, bis das Gegenteil erwiesen ist.

Etwa gleich häufig (72%) werden Schmerzen in der erkrankten Thoraxseite angegeben. Zu einer Dyspnoe kommt es, wenn durch den Verschluß eines größeren Bronchus ein größerer Lungenabschnitt für die Belüftung ausfällt (15%). So verläßlich diese Symptomatik im allgemeinen ist, so ist doch wichtig zu berücksichtigen, daß das Bronchialcarcinom namentlich zu Beginn vollständig symptomlos verlaufen kann.

Röntgenologischer Untersuchungsgang und Röntgenbefunde

Untersuchungsgang:

1. Lungenübersichtsaufnahme in sagittalem *und* frontalem Strahlengang,
2. Durchleuchtung,
3. Bronchographie,
4. Tomographie,
5. Oesophaguskymographie, Angiokardiographie, selektive Pulmonalisangiographie.

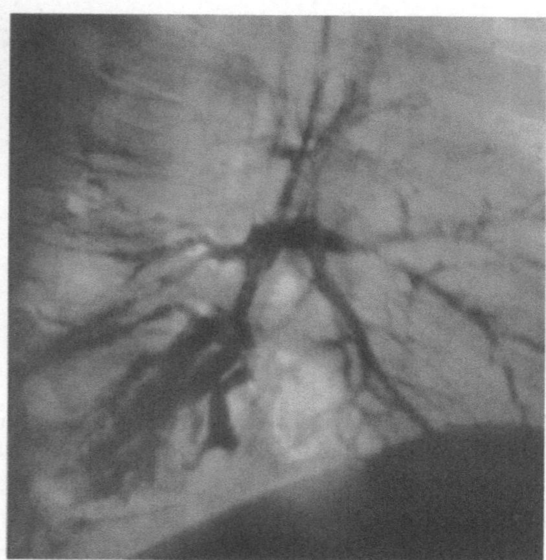

Abb. 525. Bronchiektasen distal der Bronchusstenose bei 3 zu 2 cm großem verhornendem Plattenepithelcarcinom

Die Röntgenuntersuchung beginnt mit der sagittalen und frontalen Übersichtsaufnahme. Wir setzen die Aufnahme bewußt vor die Durchleuchtung, weil die Aufnahmen bei geringerer Strahlenbelastung eine genaue Lokalisation, eine anatomische Abgrenzung und damit einen ersten Anhalt erlauben, ob ein Prozeß auf eine anatomische Einheit, auf ein oder mehrere Segmente, auf einen Lappen oder gar auf einen ganzen Lungenflügel ausgedehnt ist. Dadurch sind die differentialdiagnostischen Möglichkeiten bereits wesentlich eingeschränkt. Das führende Symptom beim Carcinom in der Lungenwurzel ist die *Atelektase* (Abb. 523a—c). Wir haben sie in unserem Material in 83% angetroffen. Sie stellt sich auf dem Röntgenbild als homogene Verschattung dar, die auf eine anatomische Einheit ausgedehnt ist. Ihre Kennzeichen sind auf S. 276 beschrieben. Gelegentlich sind innerhalb des Schattens die Aufhellungsbänder erweiterter Bronchien (poststenotische Bronchiektasen) zu sehen. Durch das Volumen pulmonum diminutum ist das Mediastinum in die kranke Seite verlagert. Ein Zwerchfellhochstand auf der kranken Seite kommt entweder ebenfalls durch das Volumen pulmonum diminutum oder durch eine Phrenicusparese zustande.

Seltener (11,7%) als eine Atelektase findet man eine hilusradiär gerichtete Streifenzeichnung (Abb. 524) oder das früher als charakteristisch bezeichnete Bild der sog. Krebsfüße. Auch hier hält sich die Streifenzeichnung entsprechend dem jeweiligen Befall an die anatomische Einheit, die nur durch die Aufnahme in beiden Ebenen zu erkennen ist. Auf dem

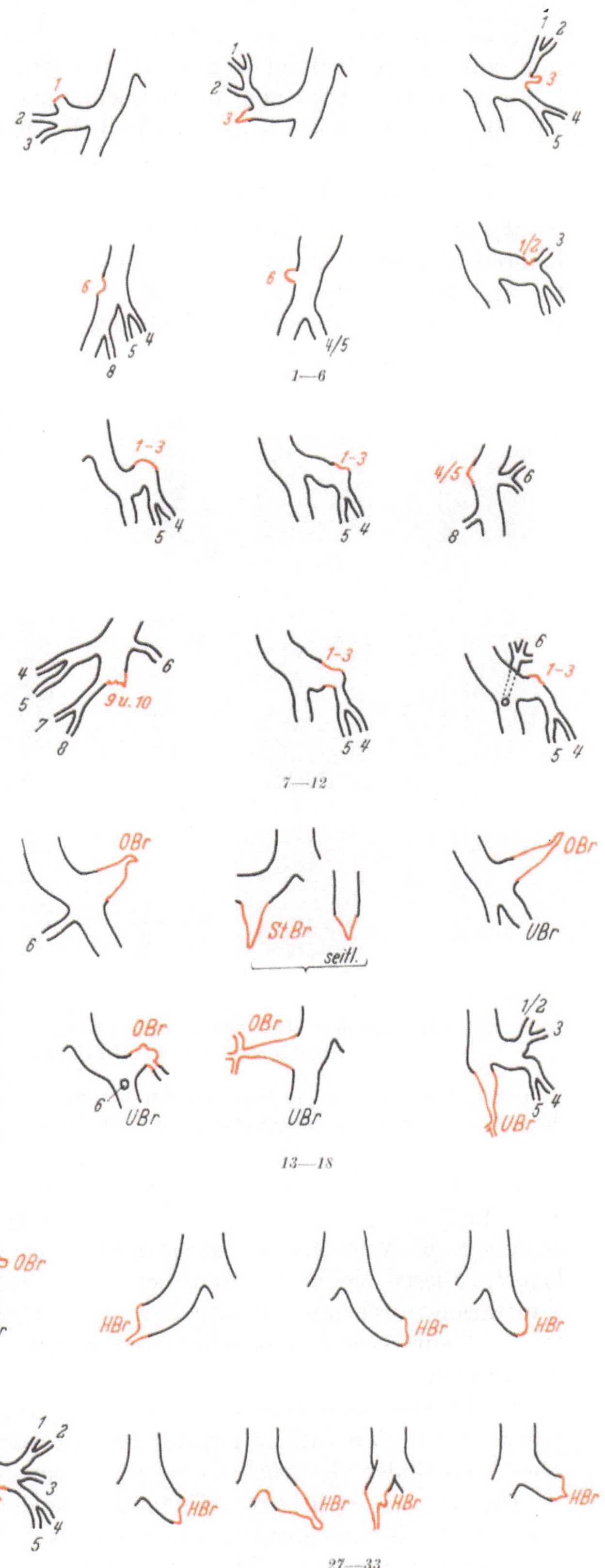

Abb. 526. Skizze *1—33*. Skizzen von Bronchogrammen bei Bronchialcarcinom. (Aus ANACKER, Lungenkrebs und Bronchographie)

Sagittalbild allein kann z. B. nicht unterschieden werden, ob ein Prozeß im 3. oder 6. Segment, ob er im Mittellappen oder im 8. Segment liegt. Noch seltener sind schleierartige (6,5%) und völlig regellose (1,3%) Verschattungen.

Innerhalb des Tumors oder distal der Bronchusstenose kann es zur Einschmelzung und zur Höhlenbildung kommen, und zwar beim Carcinom in der Lungenwurzel seltener als beim Carcinom im Lungenmantel. Bei ersterem handelt es sich dabei gern um bronchiektatische oder entzündliche Einschmelzungen, deren Höhlen entweder bereits auf den Übersichtsbildern oder besser auf Tomogrammen zu erkennen sind.

Ein gleichzeitig bestehender *Pleuraerguß*, oft auch in Form eines interlobären oder abgesackten Ergusses, deutet in den meisten Fällen auf ein weiter fortgeschrittenes Stadium des Carcinoms hin.

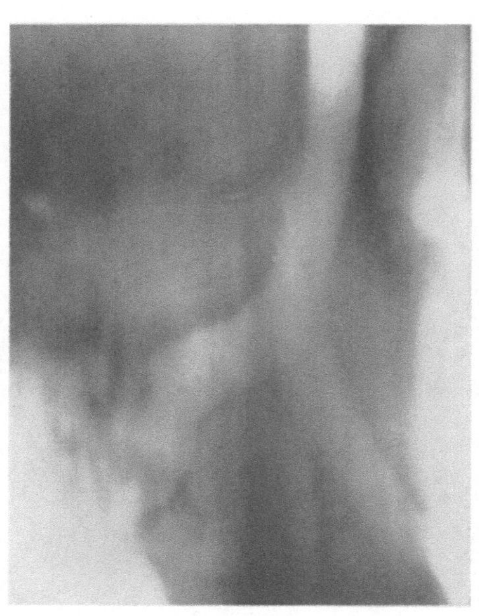

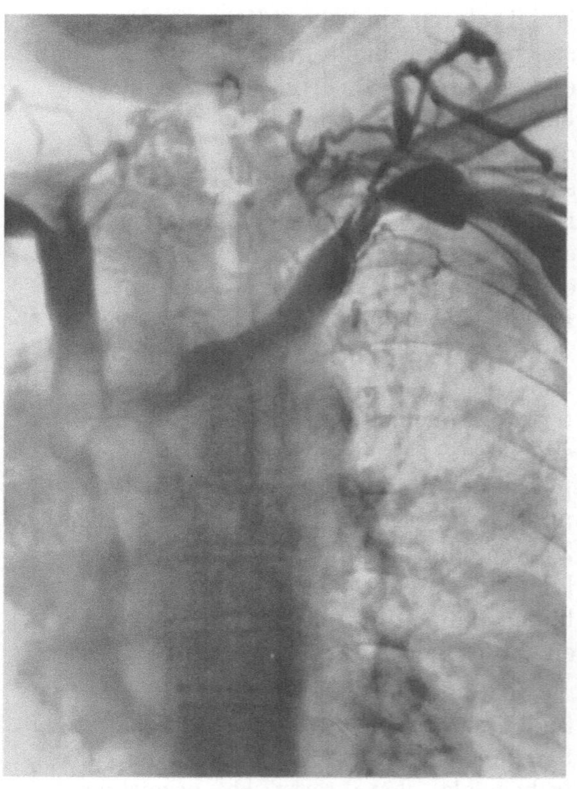

Abb. 527   Abb. 528

Abb. 527. Tomographie bei histologisch nachgewiesenem Bronchialcarcinom, Verschluß des rechten Oberlappenbronchus, Hochziehung des rechten Hauptbronchus

Abb. 528. Mediastinales Phlebogramm bei Bronchialcarcinom. Impression von Lymphknotenmetastasen in die rechte V. anonyma, Stenosierung der linken V. anonyma vor der Einmündung in die V. cava superior

Mit der *Durchleuchtung* werden die Bewegungsvorgänge am Mediastinum und am Zwerchfell überprüft. Liegt ein bronchusstenosierender Prozeß vor, so wird das Mediastinum beim Aufschnupfen in die kranke, beim Husten in die gesunde Thoraxseite verlagert. Dieses Mediastinalschnellen bleibt aus, wenn das Mediastinum durch Tumorinfiltration durch ausgedehnte Lymphknotenmetastasen oder durch sehr starke mediastinale Pleuraschwarten in seiner Lage fixiert ist, also bei bereits fortgeschrittenen Krankheitsstadien.

Beobachtet man eine paradoxe Bewegung des Zwerchfells, so liegt eine Phrenicusparese durch eine Infiltration des Nerven durch den Tumor oder dessen Lymphknoten vor. Man findet also auch dieses Symptom nur in den Spätstadien.

Die weitaus wichtigste Röntgenuntersuchung zur Feststellung eines Bronchialcarcinoms ist die *Bronchographie*. In 82% erlaubt sie eine sichere Aussage, in 16% eine Wahrscheinlichkeitsdiagnose. Die Bronchoskopie kann zwar die Tumoren im Haupt- und Lappenbronchus, also die Stadien II und III erkennen und durch Probeexcision die

histologische Diagnose sichern, das so wichtige Frühstadium, den Krebs im Segmentbronchus, kann sie jedoch in den allermeisten Fällen nicht erfassen. Die Bronchographie
muß, wenn ihre Möglichkeiten ausgeschöpft werden sollen, gezielt unter Durchleuchtungskontrolle durchgeführt werden. Das Kardinalsymptom des Bronchialcarcinoms, die
Bronchusstenose oder der Bronchusverschluß, ist bronchographisch direkt nachweisbar
und möglichst schon bei der Durchleuchtung in mehreren Ebenen herauszuarbeiten.
Der Nachweis eines Bronchusverschlusses ist erst dann erbracht, wenn sich bei direkter
Sondierung der betreffende Bronchus nicht mit Kontrastmittel auffüllt. Die Stenose
oder der Verschluß ist charakteristischerweise, aber nicht spezifischerweise unregelmäßig
konturiert (Abb. 523 c, 526, 532 c, 533 b, 534 c, 536 c, 537 c). Ist der Bronchus nicht

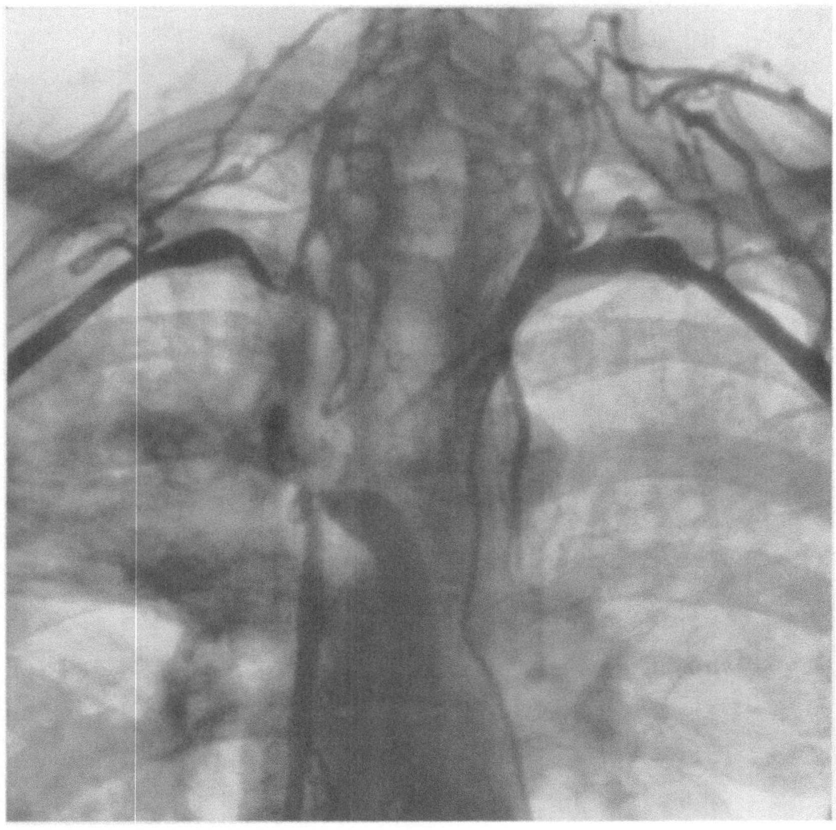

Abb. 529. Verschluß der rechten und linken V. anonyma sowie der V. cava superior bei Bronchialcarcinom.
Ausgedehnter Kollateralkreislauf über die V. coronaria juguli, über beide Vv. mammariae internae und über
die V. azygos

vollständig verschlossen, und gelangt das Kontrastmittel durch die Stenose nach
distal, so sieht man dort ektatische und mit Sekret gefüllte Bronchien. Sind Lymphknotenvergrößerungen vorhanden, so sind diese gelegentlich im Bronchogramm an
Impressionen und unregelmäßigen Randdefekten in den Winkeln zwischen den Lappenbronchien, an der Carina der Trachea oder paratracheal zu erkennen. Der scharfe
Sporn der Trachealbifurkation ist dann abgerundet.

Man kann auch mit Hilfe der *Tomographie* den Nachweis der Bronchusstenose oder
des Bronchusverschlusses versuchen. Das gelingt auch regelmäßig an den großen Bronchien (Abb. 527), also in den fortgeschritteneren Carcinomstadien; an den Segmentbronchien ist das weit schwieriger und weniger überzeugend als mit der Bronchographie.
Man muß immer berücksichtigen, daß ein Bronchus, der aus der Schichtebene heraus-
tritt, im Tomogramm lanzettförmig ausläuft und „verschlossen" erscheint (LODIN).
Besser als zur Darstellung der Bronchien ist die Tomographie zur Erfassung der gesamten

Carcinomausdehnung geeignet. Gelegentlich hebt sich dabei der eigentliche Tumor von dem atelektatischen Lungenbezirk durch einen besonders intensiven Schatten (Kernschatten) ab. Lymphknotenvergrößerungen lassen sich manchmal im Tomogramm recht gut als ovaläre, glatt begrenzte Gebilde nachweisen. Häufig aber sind sie aus dem gesamten Carcinomkomplex nicht zu differenzieren, und der so wichtige Nachweis einer Lymphknotenbeteiligung gelingt nicht oder nur indirekt.

Zu diesem indirekten Nachweis einer Lymphknotenbeteiligung oder einer Infiltration des Tumors in das Mediastinum dient die *mediastinale Phlebographie* und die Oesophaguskymographie. An den kontrastgefüllten Vv. anonymae und an der V. cava superior rufen

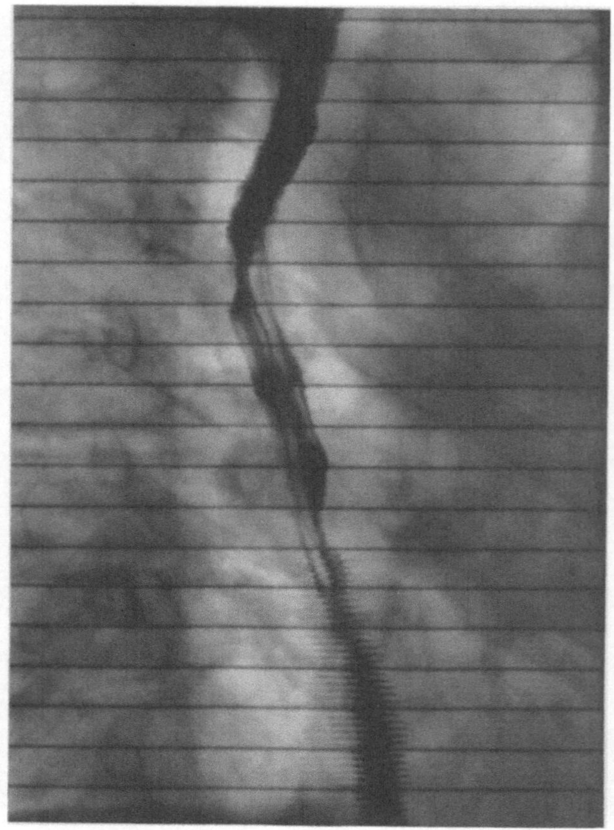

Abb. 530. Oesophaguskymogramm bei Bronchialcarcinom, das in das Mediastinum durchgebrochen ist. Abflachung der Bewegungszacken im mittleren Drittel durch Abschwächung der vom Herzen auf die Speiseröhre übertragenen Pulsationen

die vergrößerten Lymphknoten Impressionen und Einengungen des Gefäßlumens hervor Abb. 528). Sind die Konturen dieser Gefäßstenosen unregelmäßig, so spricht das für maligne Infiltration. Bei starker Einengung der Gefäßlichtung oder bei völligem Verschluß kommt es zu Rückstauung des aus der oberen Körperhälfte in die V. cava superior einströmenden Blutes und zur Ausbildung des sog. Obstruktionssyndroms der V. cava superior. Auf verschiedenen Kollateralwegen, von denen der wichtigste die Verbindung V. thoracica longitudinalis (V. azygos) — V. cava inferior ist, gelangt das Blut unter Umgehung des Hindernisses zum Herzen (Abb. 529). Klinisch findet sich bei diesem Syndrom eine Erhöhung des venösen Blutdrucks in der oberen Körperhälfte mit Venendilatation am Brustkorb (Caput medusae) mit aufgedunsenem Gesicht, Stokesschem Kragen, Dyspnoe und in besonders schweren Fällen Somnolenz und Bewußtlosigkeit.

Der *Oesophaguskymographie* liegt zugrunde, daß die Speiseröhre normalerweise von den Bewegungen des Herzens und der großen Gefäße mitbewegt wird. Im Kymogramm zeigt sich das an gleichmäßig durchlaufenden, in Höhe der Trachealbifurkation manchmal etwas abgeschwächten Bewegungszacken. Liegen Tumorinfiltrationen ins Mediastinum

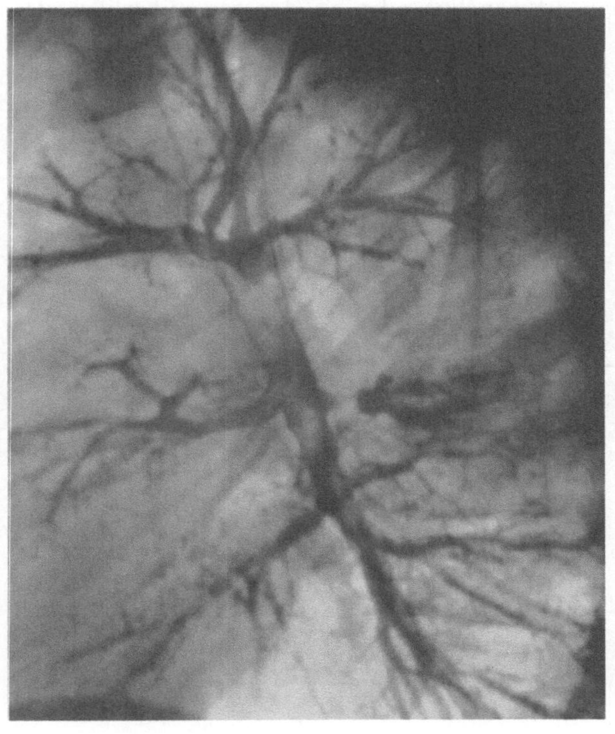

a

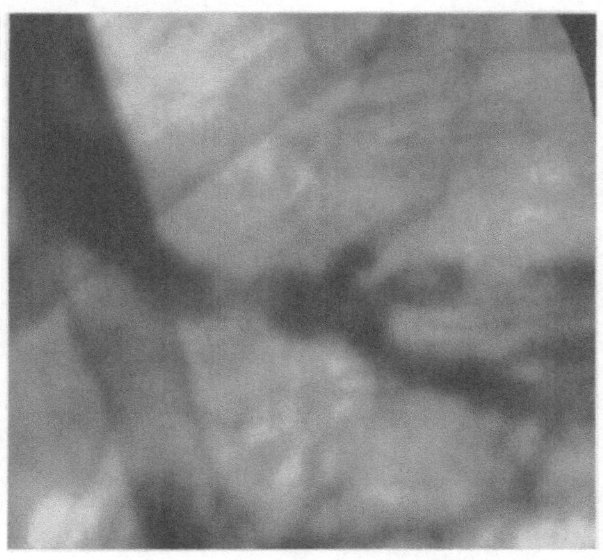

b

Abb. 531a u. b. Winziges Carcinom im B6. Im Operationspräparat fanden sich wärzchenartige Auflagerungen im Ostium des B6. Histol.: Nichtverhornendes Plattenepithelcarcinom, Mikrocarcinom. a Seitliches Übersichtsbronchogramm. b Seitliches Detailbronchogramm

oder Lymphknotenmetastasen vor, so sind die Bewegungszacken an örtlich umschriebener Stelle ausgelöscht (Abb. 530).

Die *selektive Pulmonalisangiographie* zeigt bisweilen die Stenose oder den Verschluß eines Pulmonalisastes, aber naturgemäß nur in fortgeschrittenen Fällen, wenn nämlich das Bronchialcarcinom weit auf das umgebende Lungenparenchym und die Gefäße übergegriffen hat.

Ursprung und Verlauf. Das Carcinom in der Lungenwurzel entsteht in der Regel im Ostium des Segmentbronchus oder an der gegenüberliegenden Stelle des Lappen-

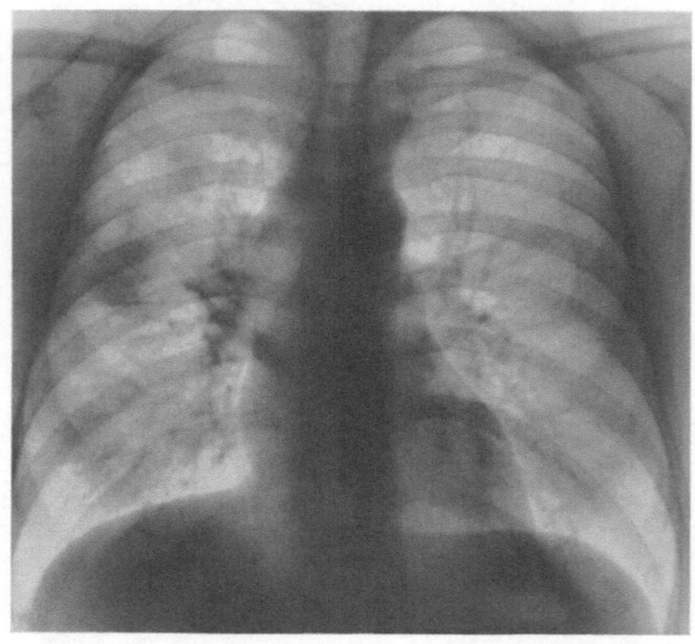

a

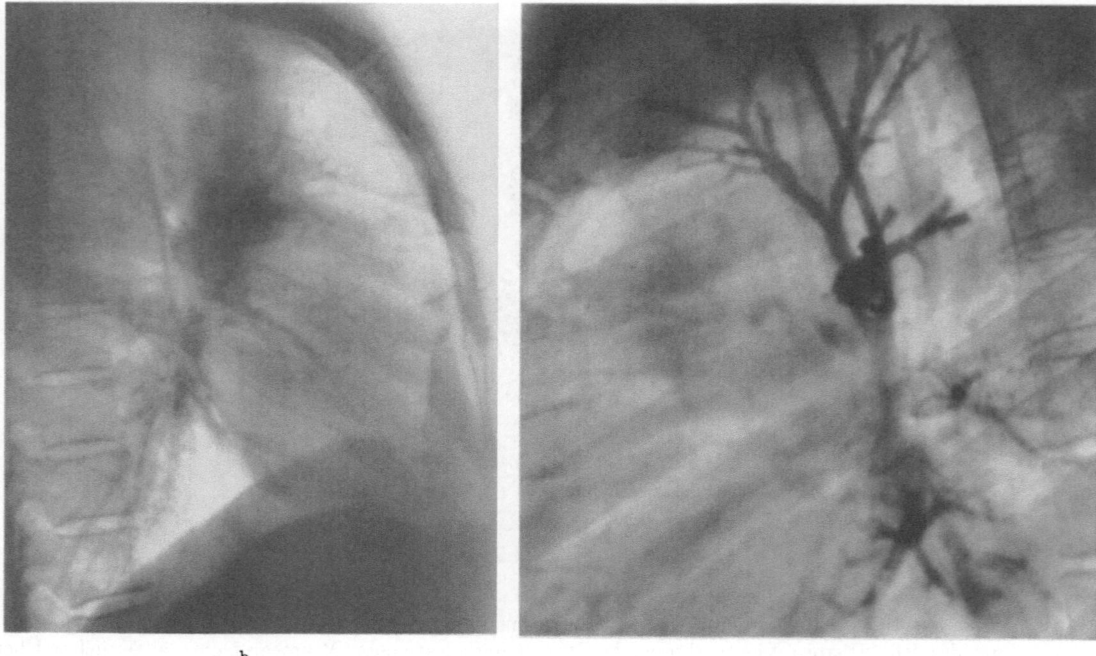

b   c

Abb. 532a—e. Bronchialcarcinom im Segmentbronchus. a und b 9. 5. 56 Segmentatelektase im S3 rechts, Hilusvergrößerung rechts. c Verschluß des B3 im seitlichen Bronchogramm

bronchus. Dort ist das normale Flimmerepithel in ein Plattenepithel umgewandelt, und dort findet der größte Niederschlag der am stärksten wirksamen, inhalierten Zigarettenrauchteilchen statt. Wesentlich seltener entsteht das Carcinom im Lappen- oder

Hauptbronchus. Es wächst endobronchial weiter und führt sehr bald zum Verschluß der Lichtung des Segmentbronchus. Dies ist das *Frühstadium*. Die Tumoren sind dabei

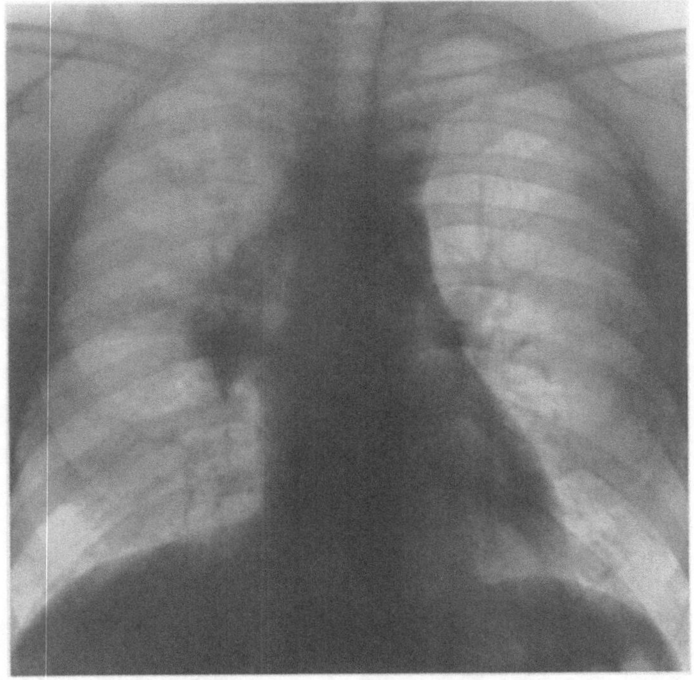

d

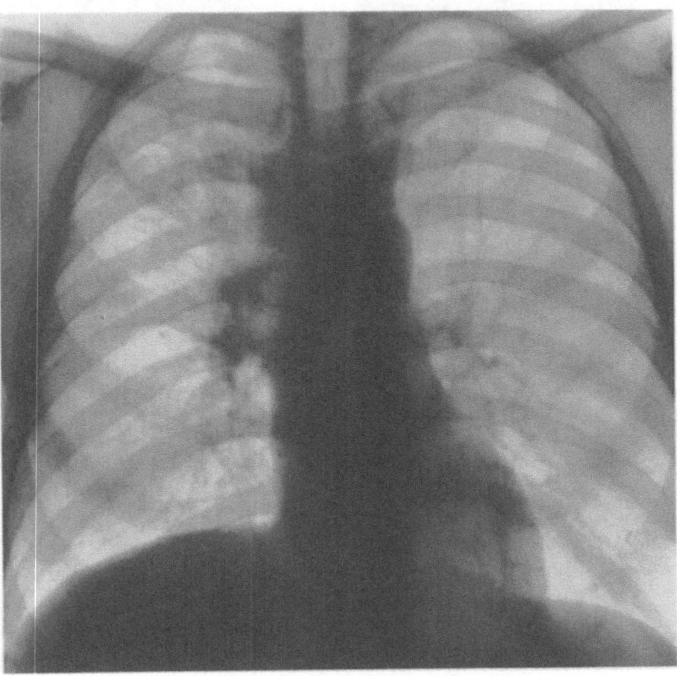

e

Abb. 532 d u. e. d 19. 6. 56 Zunahme der Hilusvergrößerung, beginnende Atelektase des rechten Oberlappens, zunehmender Zwerchfellhochstand rechts, Obstruktionssyndrom der V. cava superior. e 19. 9. 56 Rückgang der Hilusverbreiterung rechts nach Röntgenbestrahlung. Exitus am 1. 10. 56. Sektion: Walnußgroßes, kleinzelliges Bronchialcarcinom mit ausgedehnten Lymphknotenmetastasen, die die V. cava superior ummauern

nicht größer als 1—3 cm und sind fast ausschließlich auf den Bronchus beschränkt. Das kleinste bronchographisch nachgewiesene Carcinom in unserem Material, das operativ bestätigt und histologisch gesichert wurde, bestand in wärzchenartigen Auflagerungen im Lumen des B6 (Abb. 531a u. b). Klinisch findet sich mit Ausnahme der fehlenden Dyspnoe und der ausgesprochenen Spätkomplikationen, wie Einbruch in Oesophagus, V. cava superior u. a., die gleiche Symptomatik wie bei den späteren Stadien, nur

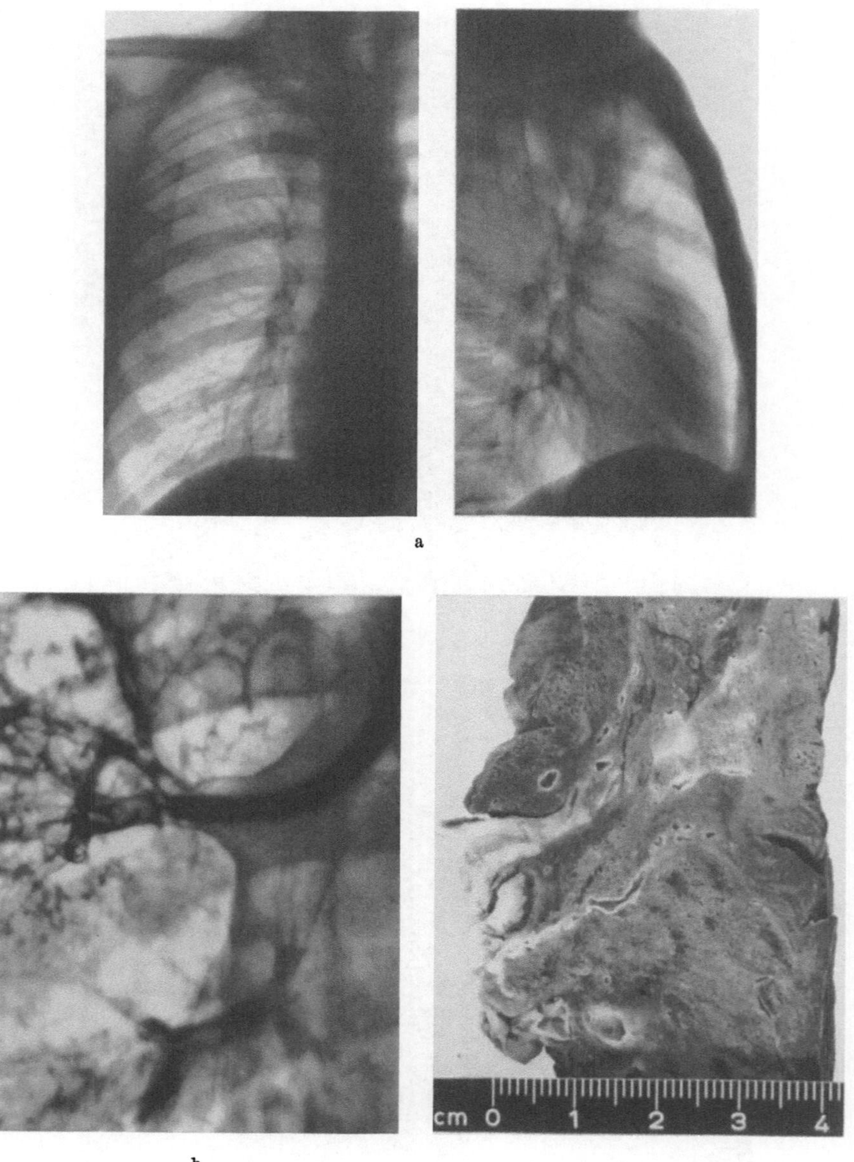

Abb. 533a—c. Bronchialcarcinom im Segmentbronchus. a Atelektase im S2 rechts. b Verschluß von B2 am Ostium mit unregelmäßigem Rand. c Operationspräparat

kommen die einzelnen Symptome in geringerer prozentualer Häufigkeit vor als bei den späteren Stadien:

Husten . . . . 44% Schmerzen 11%
Sputum . . . . 31% Fieber 22%
Hämoptoe 30%

Man findet also auch im Frühstadium blutiges Sputum, während man das Bluthusten früher als ausschließliches Spätsymptom aufgefaßt hatte. Daß es im Frühstadium nicht zu einer Dyspnoe kommt, ist damit erklärt, daß der Ausfall eines einzigen Segmentes von der restlichen Lunge respiratorisch ohne Schwierigkeiten kompensiert werden kann.

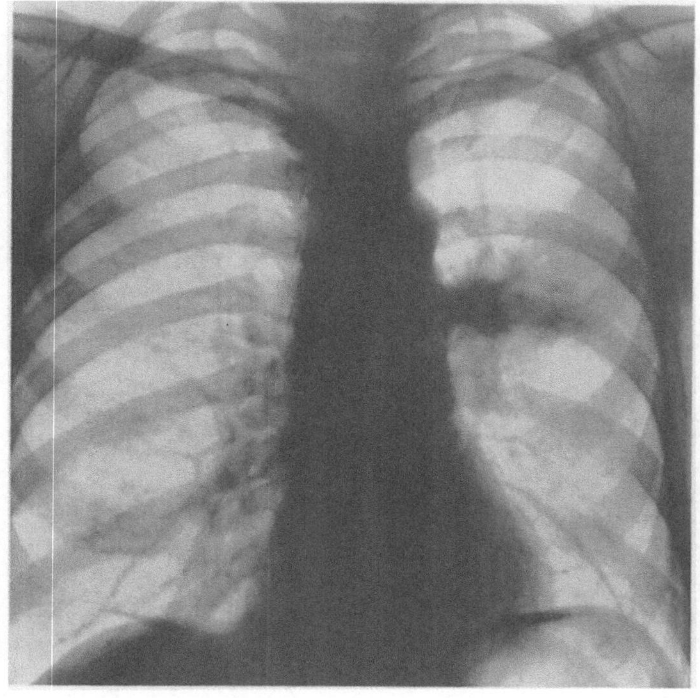

a

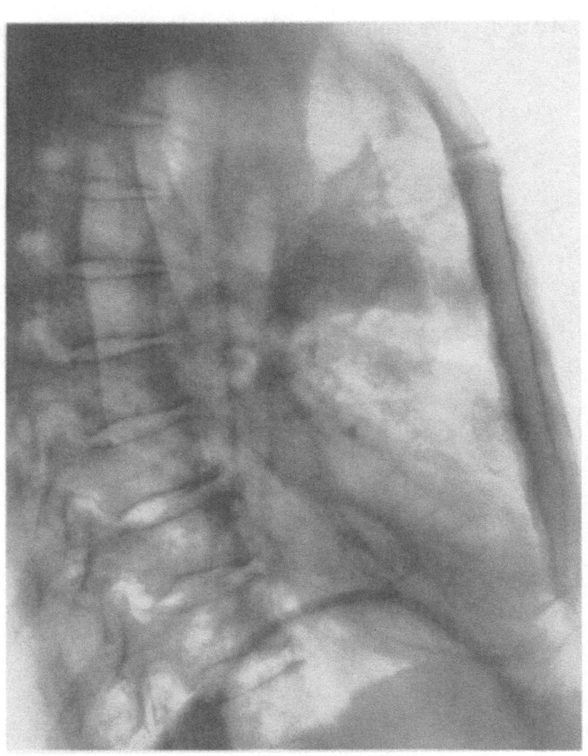

b

Abb. 534a—d. Bronchialcarcinom mit Verschluß mehrerer Segmentbronchien. a und b Atelektase im S3 links.

Röntgenologisch sieht man auf dem Übersichtsbild eine Segmentatelektase und im Bronchogramm den Verschluß eines Segmentbronchus (Abb. 532a—e, 533a—c). Wenn

keine Segmentatelektase (infolge Kollateralventilation oder bei unvollständigem Verschluß) vorhanden ist, fehlt der Wegweiser, und die Wahrscheinlichkeit, das Carcinom

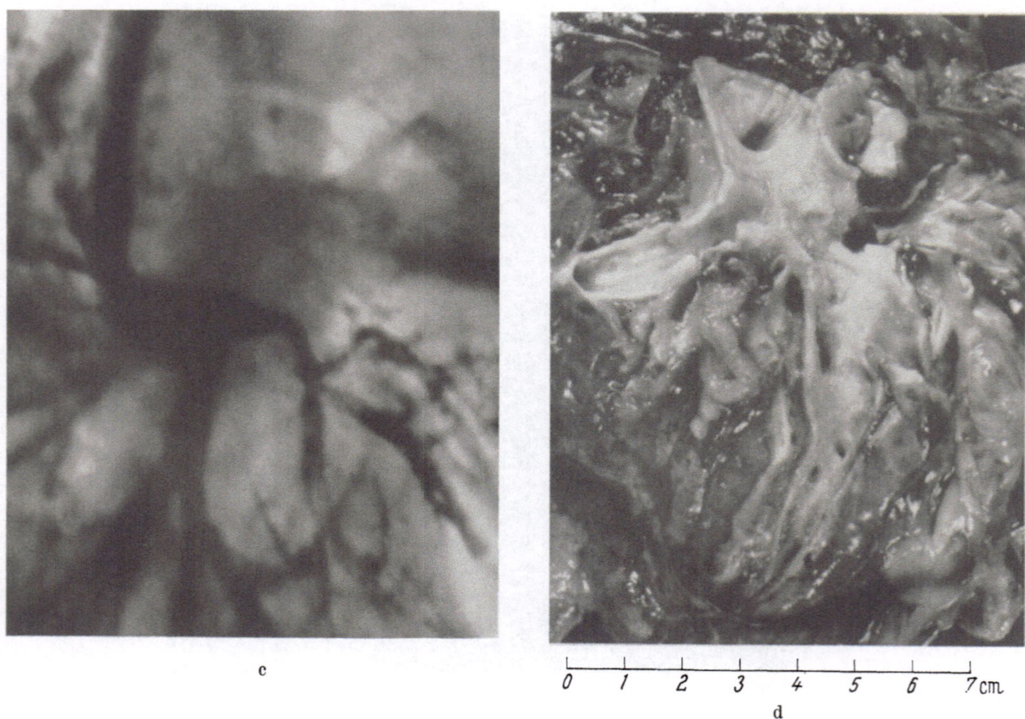

Abb. 534c u. d. c Verschluß von B1—3 links. d Operationspräparat

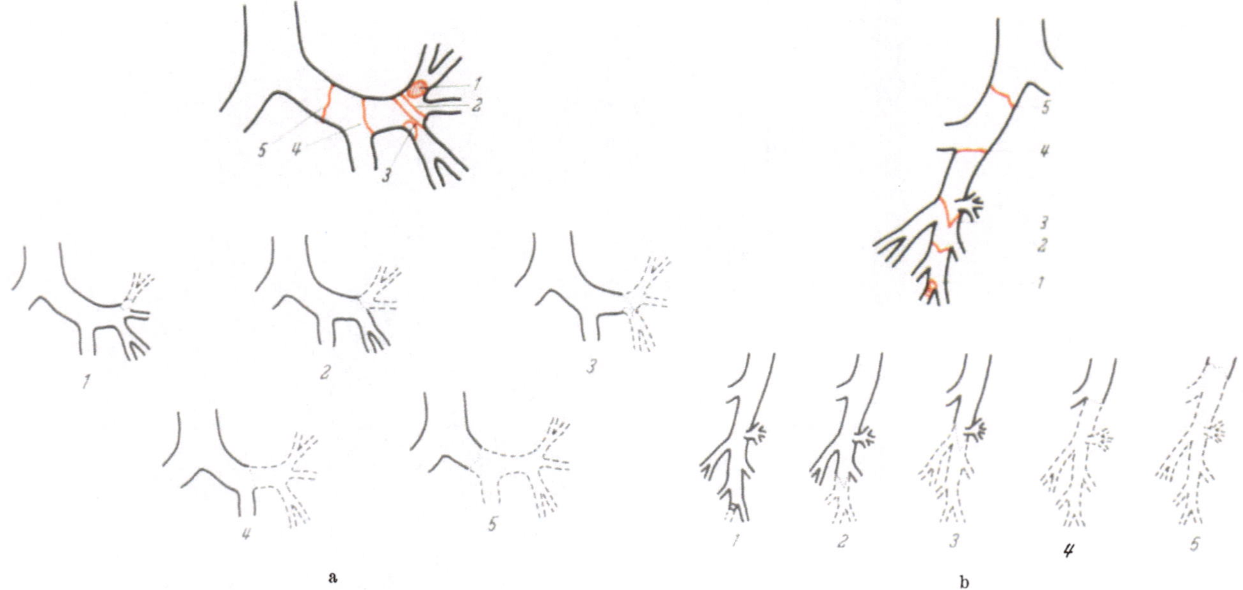

Abb. 535a u. b. Schema des endobronchialen Fortschreitens des Carcinoms. a Im Oberlappen. b Im Unterlappen

zu finden, ist gering. Das Bronchogramm muß dann beide Lungen erfassen, und man
muß den gesamten Bronchialtrakt nach einem fehlenden (verschlossenen) Segmentbronchus absuchen. Kommt der Verschluß nicht überzeugend zur Darstellung, was in

dieser Situation infolge des ungezielten Arbeitens bei der Bronchographie leicht der Fall sein kann, so muß die Bronchographie gezielt wiederholt werden.

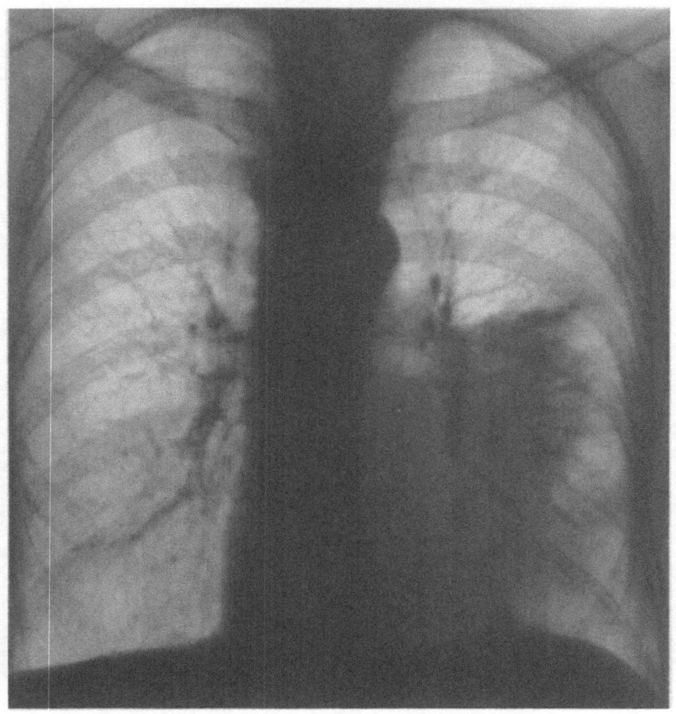

Abb. 536a—c. Bronchialcarcinom mit Verschluß des Lappenbronchus. Histol. (PE): Carcinoma solidum. a und b Intensive Verschattung der Lingula, angedeuteter Zwerchfellhochstand links. c Stenose des linken Oberlappenbronchus; durch die Stenose dringt Kontrastmittel in die Tumorzerfallshöhle

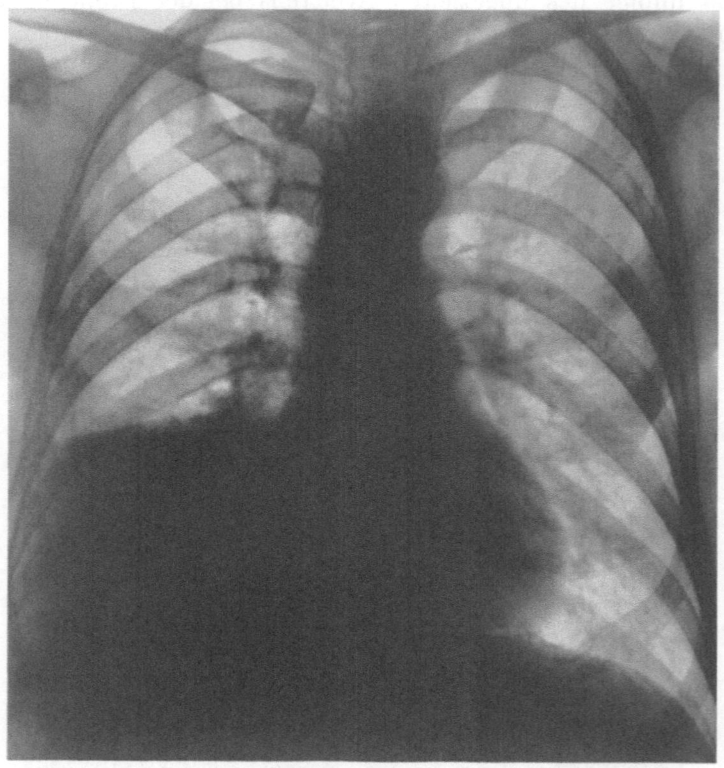

a

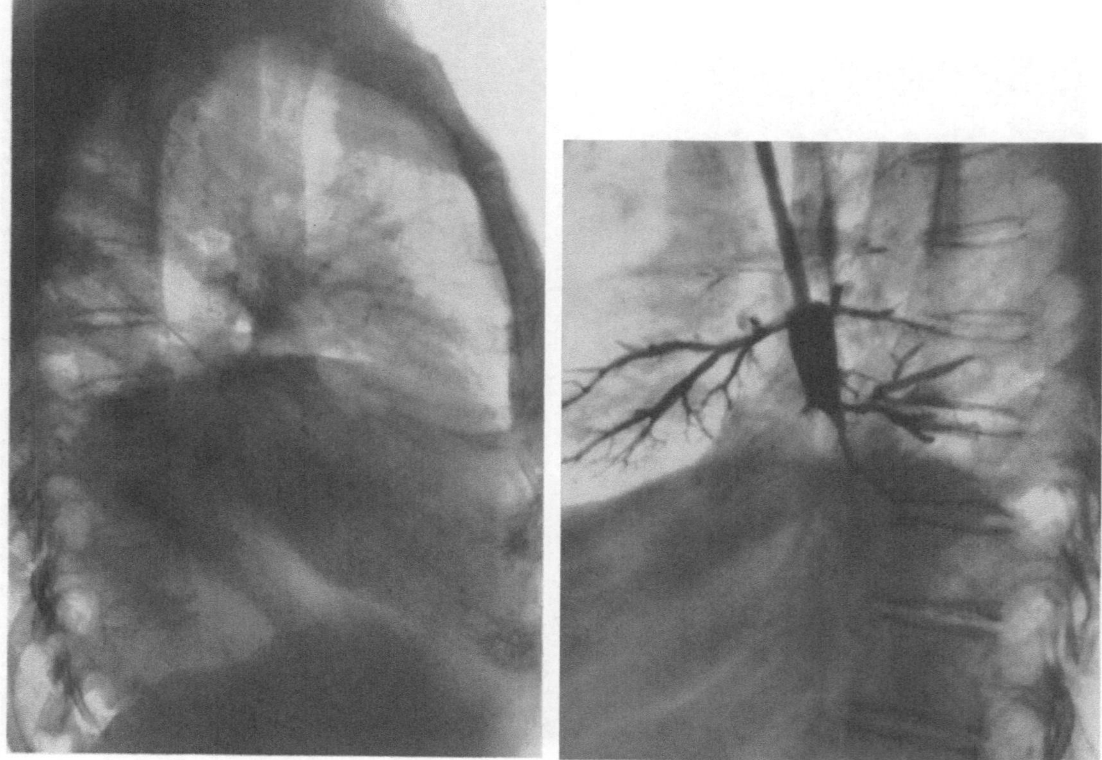

b   c

Abb. 537a—c. Bronchialcarcinom mit Verschluß des Mittel- und Unterlappenbronchus. Histol.: Platten-epithelcarcinom. a und b Atelektase des rechten Mittel- und Unterlappens mit Ausnahme des S6. c Verschluß des Mittellappenbronchus und des Unterlappenbronchus unterhalb des B6

Im weiteren Verlauf wächst der Tumor aus dem Segmentbronchus und erreicht entweder durch den Bronchus oder durch das Lungenparenchym den benachbarten Segmentbronchus. Er führt auch hier bald zum Verschluß des engen Bronchuskalibers. Es hängt mit den topographischen Verhältnissen des Bronchialbaumes zusammen, daß zuerst ein 2. oder 3. Segmentbronchus erfaßt wird, bevor der Lappenbronchus in größerer Ausdehnung infiltriert wird (Abb. 534a—d). Erst dann kommt es zum Verschluß des Lappenbronchus, und zwar am distalen Ende, also immer noch in der Nähe des ursprünglichen Entstehungsortes (Abb. 535a u. b, 536a—c). Der Tumor hat zu diesem Zeitpunkt auch im Parenchym bereits ein größeres Ausmaß erreicht. Seine weitere Wachstumsrichtung geht im Parenchym, wo er nicht auf gröbere Strukturen trifft, konzentrisch vor sich, im Bronchialtrakt dagegen entlang und

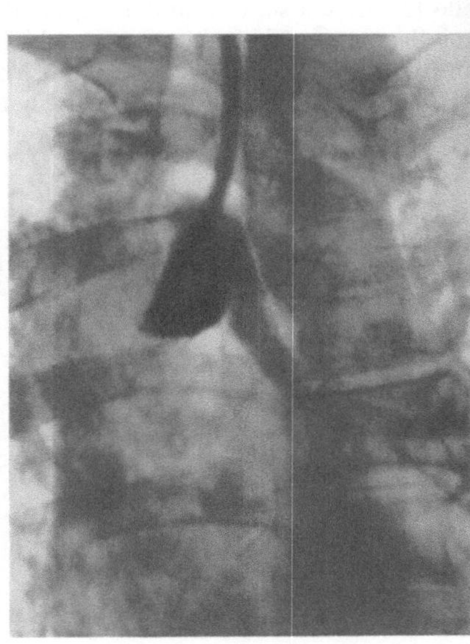
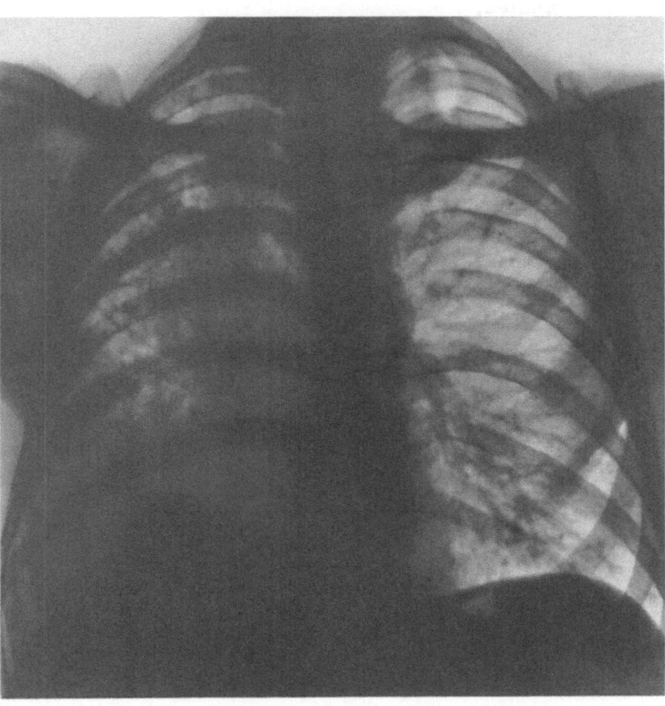

a   b

Abb. 538a u. b. Bronchialcarcinom mit Verschluß des rechten Hauptbronchus. Teilatelektase der rechten Lunge. Starke Rechtsverlagerung des Mediastinums, Hochstand des rechten Zwerchfelles, Überblähung der linken Lunge

innerhalb der Bronchien. Auf diesem Wege verschließt er dann den Lappenbronchus an seinem Ostium (Abb. 537a—c) und erreicht schließlich den Hauptbronchus (Abb. 538a u. b). Der Verschluß eines Hauptbronchus stellt ein weit fortgeschrittenes Carcinom dar, das fast immer mit den Zeichen der Infiltration in das Mediastinum, in die V. cava superior, in die Trachea oder in die Brustwand einhergeht. Häufig liegen bereits Lymphknotenmetastasen und ein Pleuraerguß vor, der oft sanguinolent ist und den Nachweis von Tumorzellen erlaubt. Die hämatogene Metastasenbildung stellt schließlich das Endstadium dar. Diese Spätstadien sind heute dank der besseren Kenntnis wesentlich seltener zu finden als noch vor 10 Jahren.

Klinische Stadieneinteilung

Stadium I: Primärtumor auf den Entstehungsort beschränkt (beim Carcinom in der Lungenwurzel vorzugsweise Befall eines Segmentbronchus). Keine Lymphknotenvergrößerung . . . . T1 + Na

Stadium II: Primärtumor hat den Entstehungsort, aber noch nicht die Lungengrenze überschritten. Befall mehrerer Segmentbronchien oder des Lappenbronchus. Lymphknotenvergrößerung nicht feststellbar . . . . T2 + Na

Stadium III: Primärtumor hat die Lungengrenze überschritten. Befall des Hauptbronchus oder tracheobronchiale, paratracheale oder paraoesophageale Lymphknoten vergrößert . . . . T3 + Na
T1 + Nc
T2 + Nc
T3 + Nc

Stadium IV: Primärtumor greift breit auf die Nachbarschaft über oder Fernmetastasen . T4 + Na
T4 + Nc
T1 bis T4 + M

T = Primärtumor verschiedener Größe,
Na = keine Lymphknotenschwellungen,
Nc = Vergrößerung der tracheobronchialen, der paratrachealen oder paraoesophagealen Lymphknoten,
M = Fernmetastasen.

Lokalisationsverteilung. Was nun die Häufigkeit des Befalls der einzelnen Lungenflügel und -lappen betrifft, so ist in unserem Material von über 1000 Fällen eine Bevorzugung der rechten oder linken Lunge nicht zu verzeichnen. Dagegen werden die Oberlappen ganz eindeutig bevorzugt. Auf sie entfallen allein mehr als die Hälfte aller Lungenkrebse (Tabelle 11), d. h. also, daß in den Segmentbronchien der beiden Oberlappen, und zwar in den ersten drei Segmenten die meisten Bronchialcarcinome entstehen. Die beiden Unterlappen sind zusammen in 31 % und der Mittellappen in 16,7 % betroffen. Interessant ist, daß bis 1950 noch zwei- bis dreimal so häufig Tumoren gefunden wurden, bei denen der Hauptbronchus mit befallen war, bei denen es sich also um weit fortgeschrittene Fälle handelte.

Tabelle 11. *Verteilung des Lungenkrebsbefalls in beiden Lungen.* Bei dem Befall der HB und Lp.B handelt es sich um einen Mitbefall, da bei diesen fortgeschrittenen Tumoren der primäre Ursprungsort nicht mehr feststellbar ist

Rechte Lunge.

HB (mitbefallen): 4 %
  (bis 1950: 10 %)
OL + OB (mitbefallen): 24,5 %
  davon (allein oder mit anderen
  SB befallen)
  B1: 3,3 %
  B2: 3,0 %
  B3: 3,9 %

ML + MB (mitbefallen): 3,7 %
  davon (allein) befallen
  B4: —
  B5: 0,2 %
UL + UB (mitbefallen): 17,8 %
  davon (allein oder mit anderen
  SB befallen)
  B6: 2,0 %
  B7: 0,4 %
  B8: 0,8 %
  B9: 1,0 %
  B10: 1,0 %

Linke Lunge.

HB (mitbefallen): 5,4 %
  (bis 1950: 17,0 %
OL + OB (mitbefallen): 30,7 %
  davon (allein oder mit anderen
  SB befallen)
  B1: 4,0 %
  B2: 4,0 %
  B3: 3,7 %
  B4: —
  B5: —

UL + UB (mitbefallen): 13,7 %
  davon (allein oder mit anderen
  SB befallen)
  B6: 3,0 %
  B6a: 0,2 %
  B8: 0,4 %
  B9: 0,8 %
  B10: 1,0 %

Zeichenerklärung: HB = Hauptbronchus; OL = Oberlappen; ML = Mittellappen; MB = Mittellappenbrocchus; UL = Unterlappen; UB = Unterlappenbronchus; SB = Segmentbronchus; LpB = Lappenbronchus.

Differentialdiagnose. Differentialdiagnostisch ist die carcinombedingte Atelektase gegen alle anderen Ursachen eines Bronchusverschlußsyndroms abzugrenzen (s. S. 274). Der Bronchusverschluß und die Bronchusstenose sind beim Carcinom fast immer unregelmäßig, beim Bronchusadenom höckerig oder glatt, bei den anderen Ursachen meist glatt. Die weitaus häufigste Ursache eines Bronchusverschlusses ist das Carcinom. Beim Carcinom sind Stenose und Verschluß auf einen engumschriebenen Bronchialabschnitt beschränkt. Beim Lymphknoteneinbruch können zwei entfernte Bronchialabschnitte befallen sein.

b) Das Carcinom im Lungenmantel

Das Carcinom im Lungenmantel, das etwa 20% aller Lungencarcinome ausmacht, geht von den kleinsten Bronchien bzw. von den Alveolen aus, entwickelt sich also im Parenchym. Da es durch keine gröberen anatomischen Strukturen gehemmt wird, wächst es konzentrisch und erreicht eine kugelige Form. Gelangt es an kleinere Bronchien, so verdrängt es diese zuerst und destruiert sie sodann (Abb. 539a u. b, 540a u. b). Histologisch findet man die kleinzelligen Carcinome im Lungenmantel seltener; sonst bestehen keine Unterschiede gegen über dem Carcinom in der Lungenwurzel. Auch die klinischen Symptome unterscheiden sich nicht wesentlich, jedoch bleibt häufig der Tumor im Lungenmantel, namentlich zu Beginn, völlig stumm.

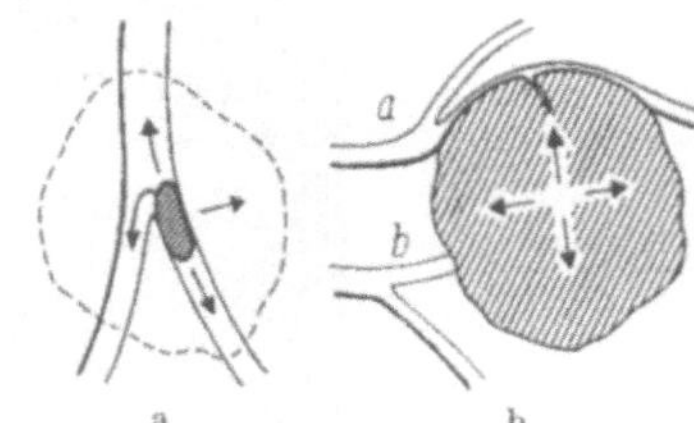

Abb. 539a u. b. Beziehung des Carcinoms in der Lungenwurzel und des Carcinoms im Lungenmantel zu den Bronchien. a Carcinom in der Lungenwurzel. b Carcinom im Lungenmantel. Einzelne Bronchien werden verdrängt und stenosiert, andere werden verschlossen

Das *Röntgenbild* zeigt anfangs entsprechend der Ausbreitungsform eine runde, scharf oder auch leicht unregelmäßig begrenzte Verschattung, die dem Ursprungsort entsprechend überall dort angetroffen werden kann, wo sich Lungenparenchym befindet, also hauptsächlich in den hilusfernen, gelegentlich aber auch in den hilusnahen Bezirken (Abb. 545). Manchmal besitzt sie kurze strahlige Ausläufer, etwa einer Stechapfelform vergleichbar. Einschmelzungen kommen in diesen Randtumoren häufiger vor als im Carcinom in der Lungenwurzel. Sie stellen sich auf dem Hartstrahlbild oder im Tomogramm

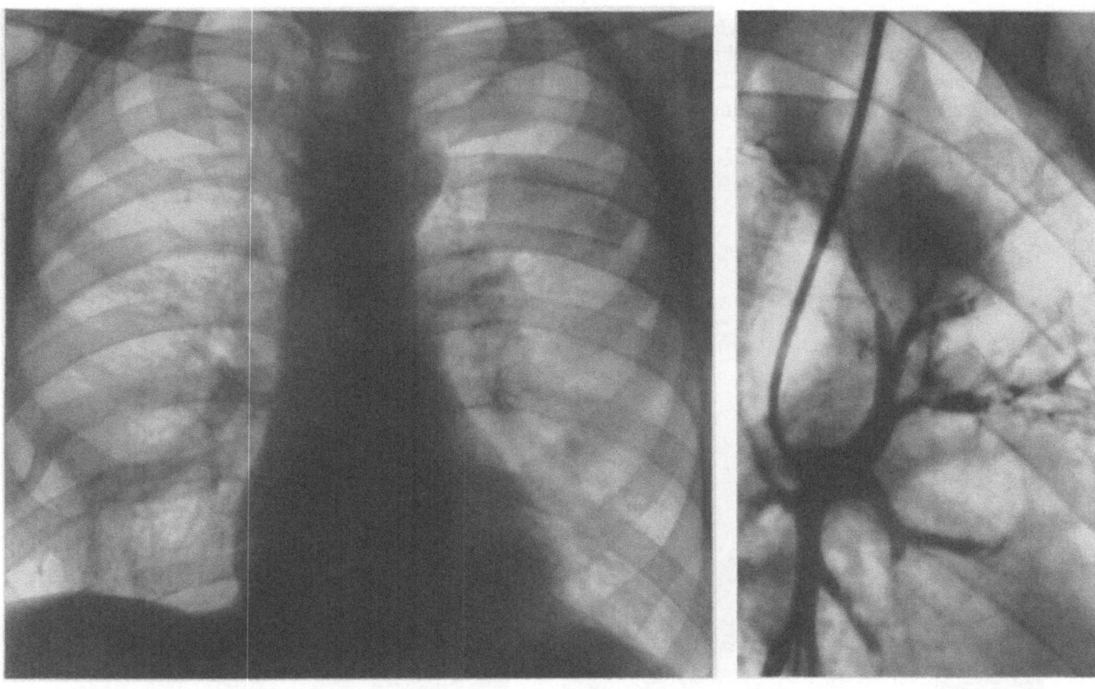

a   b

Abb. 540a u. b. Nichtverhornendes Plattenepithelcarcinom im Mantel von S1/2 links. a Rundschatten auf dem Übersichtsbild. b Verdrängung, unregelmäßige Stenosierung und Verschluß der benachbarten Bronchien

charakteristischerweise mit dicker unregelmäßiger Wand dar (Abb. 541a—d, 542a u. b.). Erreicht der Tumor unter zunehmendem Wachstum die Brustwand oder das Mediastinum, so geht seine runde Form verloren. Er ist in diesem Stadium nicht mehr vom fortgeschrittenen Carcinom in der Lungenwurzel zu unterscheiden. Es kann

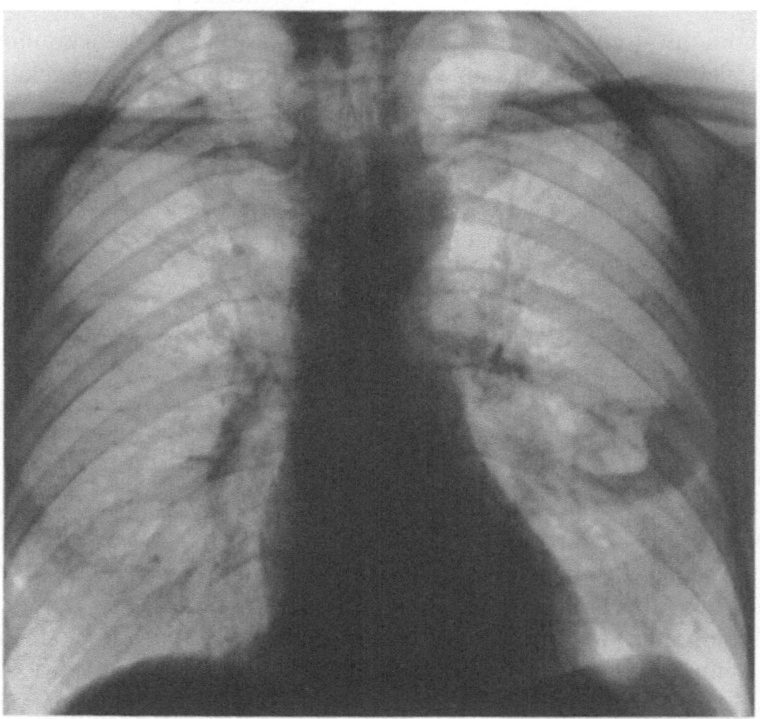

Abb. 541 a

Abb. 541a—d. Hühnereigroßes, zerfallendes, solides Carcinom im Mantel des S8 links. a Unregelmäßige
Wanddicke des Tumors. Die Einschmelzungshöhle enthält am Grunde Sekret. Bullöses Randemphysem in
beiden Lungenspitzen. b Unregelmäßige Stenosierung und Verschluß der dem zerfallenden Herd benachbarten
Bronchien. c Verdrängung der Pulmonalarterien A8 durch den zerfallenden Tumor. d Operationspräparat

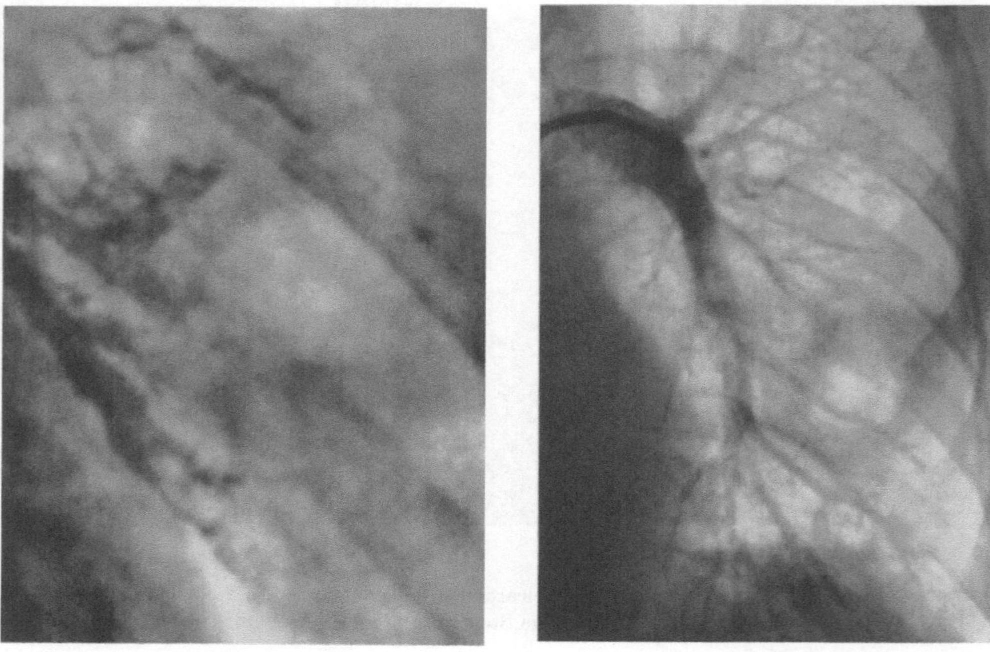

Abb. 541 b   Abb. 541 c

jetzt zur Zerstörung von Rippen und Wirbeln kommen. Derartige Formen können
sich pneumonieartig auf einen ganzen Lungenlappen ausbreiten und zu einer erheblichen
Volumenvergrößerung führen (Abb. 543a u. b).

Im Bronchogramm sieht man, wie der Tumor die kleineren Bronchien verdrängt und fast immer einige von ihnen gleichzeitig verschließt (Abb. 540b). Finden sich nur Verdrängungen, so ist die Unterscheidung gegenüber einem gutartigen Tumor nicht möglich. Bei größeren Tumoren kann der erreichte Rand eines größeren Bronchus einseitig infiltriert und arrodiert werden. Mitunter können sich die solitäre oder die multiplen Einschmelzungshöhlen mit Kontrastmittel füllen (Abb. 544). Im Pulmonalisangiogramm sieht man ebenfalls Verdrängungen und Einengungen der Gefäße bis zum völligen Verschluß (Abb. 541c).

Pancoastsyndrom. Beginnt das Carcinom in der Lungenspitze, so hat es sehr bald die knöcherne Begrenzung der Thoraxkuppel erreicht, und es kommt früh zur Arrosion der obersten Rippen und der benachbarten Wirbel. Durch Infiltration in den Plexus brachialis und in das Ganglion stellatum treten Plexusneuralgien und ein Hornerscher Symptomenkomplex auf. Die sog. Lungenspitzentumoren *(Pancoast)* bilden so eine charakteristische Symptomentrias: einseitige Verschattung in der Thoraxkuppel mit gelegentlich tastbarem Tumor in der oberen Schlüsselbeingrube, Rippenarrosionen und Horner. Histologisch liegt kein spezieller

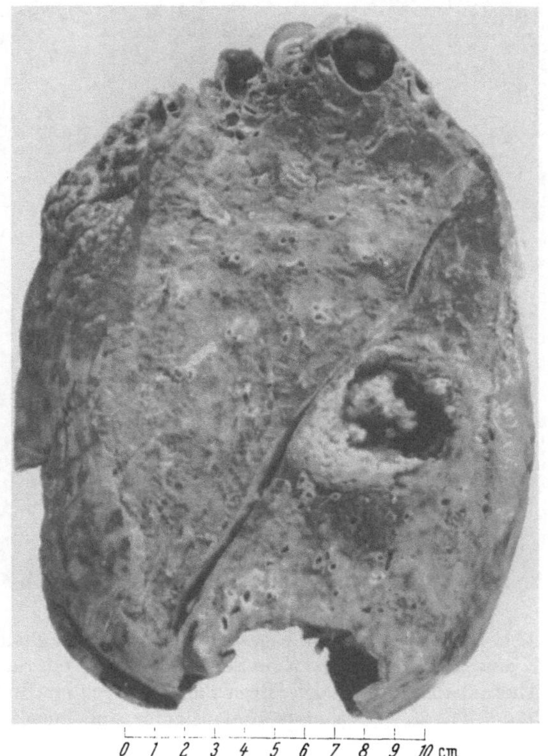

Abb. 541d

Carcinomtyp vor. Bei einer gewissen Bevorzugung des Adenocarcinoms sind vielmehr alle Formen, die auch bei den übrigen Lungenkrebsen vorkommen, zu beobachten. Auch Pleuratumoren, intrathorakale Strumen und neurogene Tumoren des Plexus brachialis können ein Pancoastsyndrom hervorrufen.

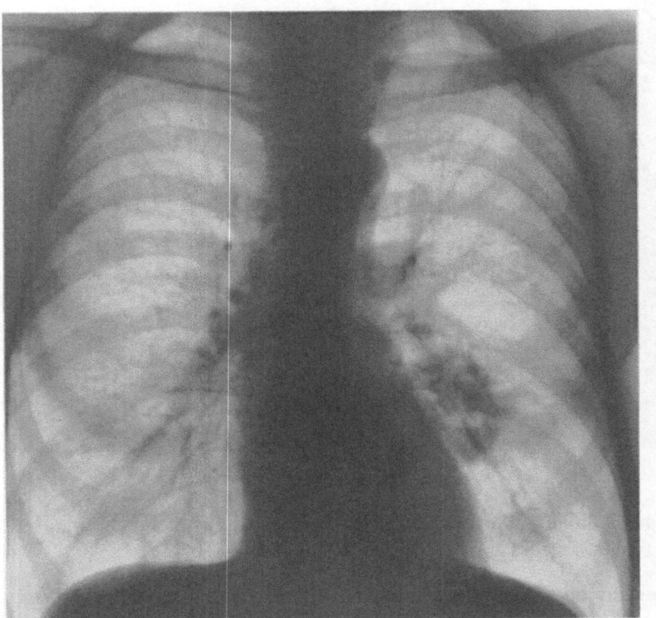

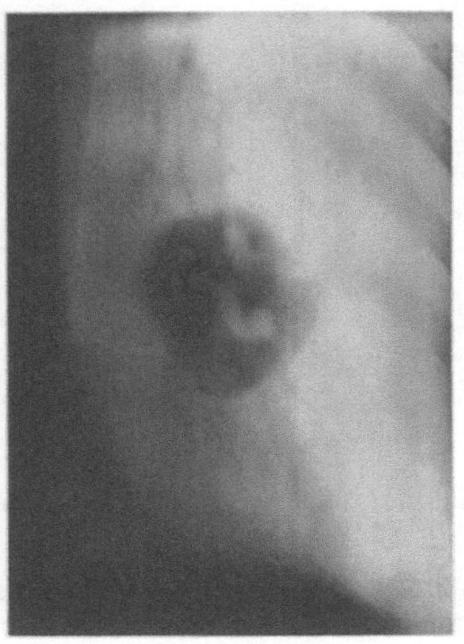

a   b

Abb. 542a u. b. Großzelliges Carcinom im Mantel von S6 links mit multiplen unregelmäßigen Einschmelzungshöhlen. a Übersichtsbild. b Tomogramm

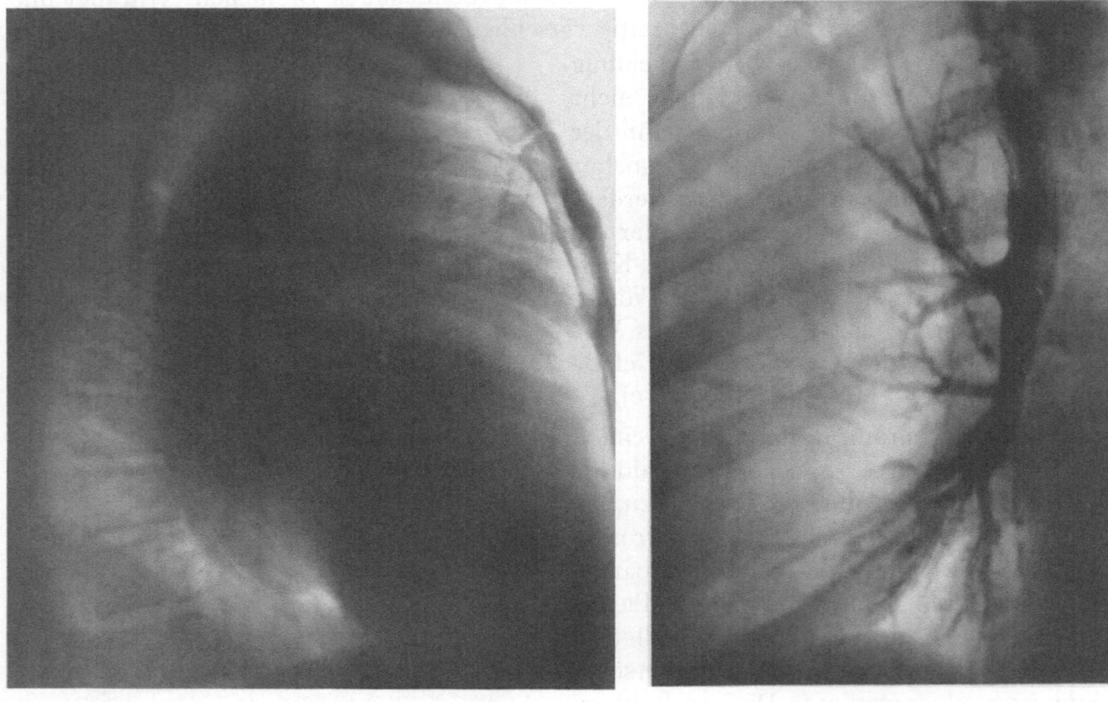

a   b

Abb. 543a u. b. Fast die gesamte rechte Thoraxhälfte einnehmendes Carcinom im Lungenmantel. Histol.: Kleinzelliges Carcinom. a Im Seitenbild nimmt der riesige Tumor den vorderen und mittleren Anteil der rechten Thoraxhälfte ein. b Die Bronchien des rechten Bronchialbaumes sind stark nach medial verdrängt. Ihre Endausläufer sind an einzelnen Stellen verschlossen

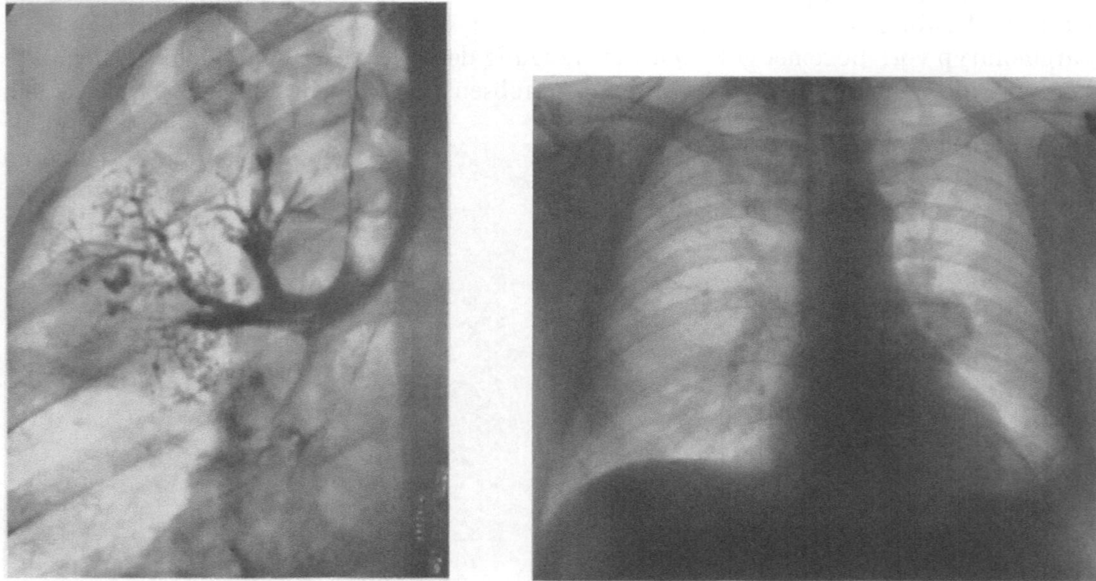

Abb. 544   Abb. 545a

Abb. 544. Füllung multipler unregelmäßiger Höhlen mit Kontrastmittel bei Carcinom im Lungenmantel des S3 rechts. Operation: Carcinom

Abb. 545a—c. Carcinom des Lungenmantels im linken Hilus. a Rundlicher Tumor am linken Hilus. b Lingulabronchus und Unterlappenbronchus sind auseinandergedrängt. Ihre einander zugekehrten Ränder sind eingedellt und unregelmäßig begrenzt. c Im Operationspräparat sieht man knollige Tumorvorwölbungen in beiden Bronchien im Nativzustand und im aufgeschnittenen Zustand, wobei der Schnitt durch beide Bronchien über ihre gemeinsame Carina gelegt ist. Histol.: Nußgroßes Plattenepithelcarcinom

Röntgenologisch ist die Geschwulst charakterisiert durch eine Verschattung in der Lungenspitze, die anfangs von einer dickeren Kuppenschwiele nicht zu unterscheiden ist.

Treten *Rippenarrosionen* auf, meist an der 2. oder 3. Rippe, so ist die Diagnose, zumal beim Vorhandensein der neurologischen Zeichen, gesichert (546a u. b). Das Bronchogramm ist meistens negativ, da es gerade in der Lungenspitze selten gelingt, eine ausreichende Füllung der peripheren Bronchialabschnitte zu erzielen (und zwar auch bei Verwendung des Spezialkatheters von FROMMHOLD und GAUL).

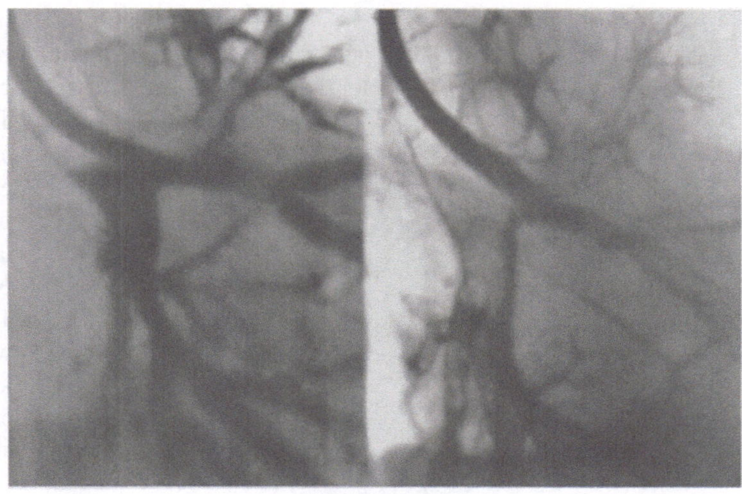

Abb. 545 b

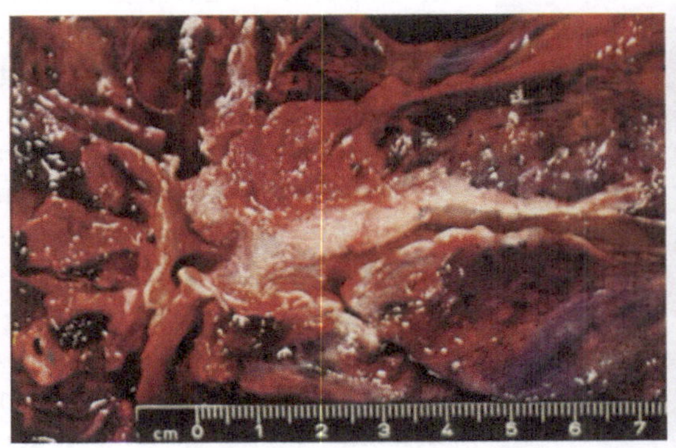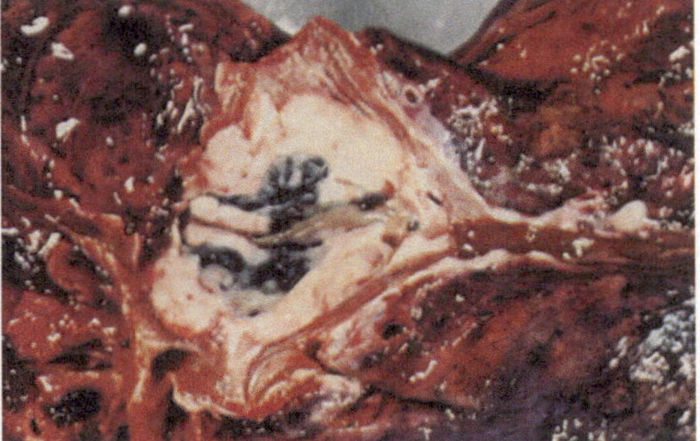

Abb. 545 c

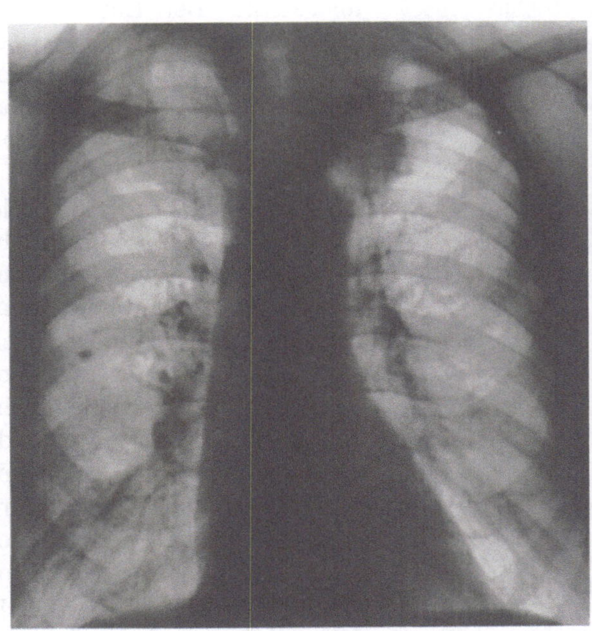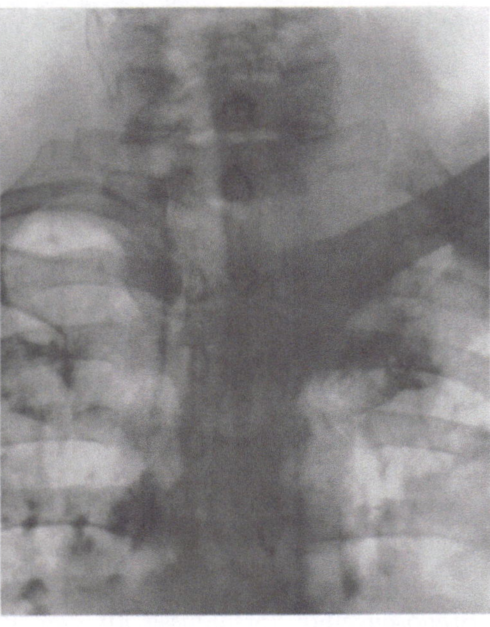

a   b

Abb. 546a u. b. Lungenspitzencarcinom mit Usur von Th 2 und der angrenzenden Partie der 2. Rippe links

Differentialdiagnose. Kuppenschwiele, apikales Pleuracarcinom, einseitige substernale Struma, Thymusgeschwulst.

c) Lungensarkom

Das Lungensarkom ist gegenüber dem Bronchialcarcinom ausgesprochen selten. *Pathologisch-anatomisch* handelt es sich beim Lungensarkom um scharf abgegrenzte Tumoren im Lungenparenchym, meist Fibrosarkome vom Spindelzelltyp, die vom peribronchialen und interalveolären Bindegewebe ausgehen. Natürlich können auch alle anderen mesenchymalen Gewebsanteile in der Lunge sarkomatös entarten. Intrabronchial sitzende Lungensarkome sind doch wesentlich seltener. Eine eindeutige Geschlechtsbevorzugung gibt es nicht. In unserem Material überwiegen Frauen. Das Durchschnittsalter der Kranken liegt zwischen 30 und 40 Jahren, also niedriger als beim Carcinom. Jugendliche können befallen werden: unser jüngster Patient war ein 16jähriger Junge.

Klinisch kann das Sarkom lange Zeit völlig stumm bleiben, namentlich solange das verdrängende Wachstum überwiegt. Bei Einbruch in das Bronchialsystem oder bei primärem Beginn im Bronchus ähnelt die Symptomatik der des Bronchialcarcinoms.

Röntgenologisch ist das Bild (Abb. 547a u. b, 548a u. b) nicht vom Carcinom im Lungenmantel zu unterscheiden. Solange der Tumor noch rund ist, kommen differentialdiagnostisch alle Möglichkeiten des isolierten Rundschattens in Frage. Im Bronchogramm und im Angiogramm sind die gleichen Zeichen der Destruktien wie bei jedem anderen bösartigen Lungentumor,

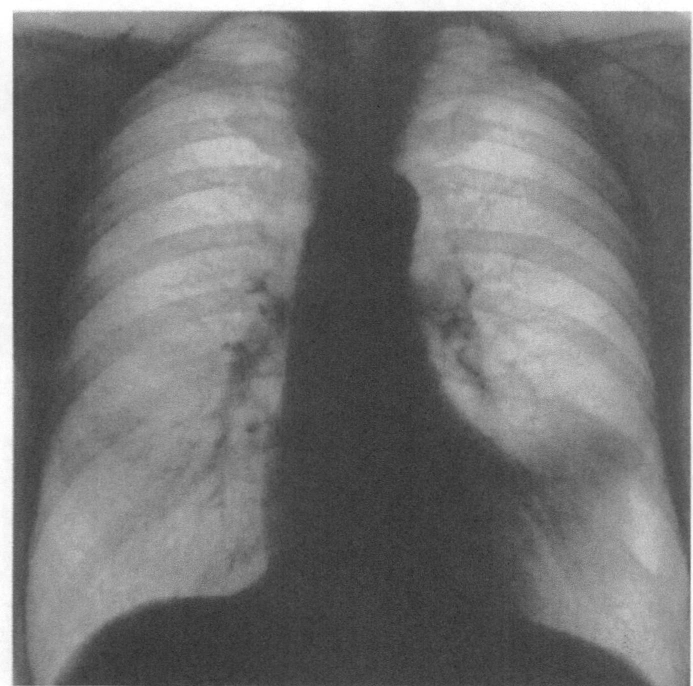

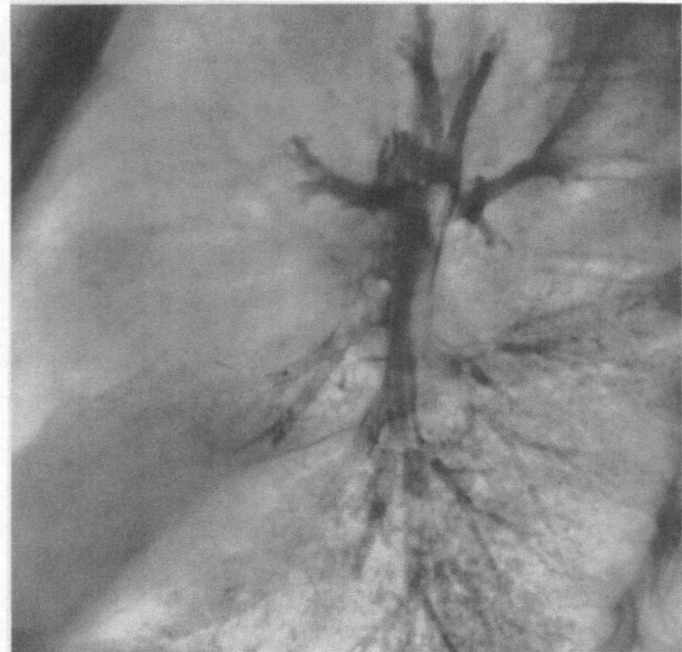

Abb. 547a u. b. Sarkom in der Lingula mit lanzettförmigem Verschluß der Bronchien. Histol.: Lymphoblastom

Stenosen und Verschlüsse an den Bronchien bzw. an den Ästen der A. pulmonalis zu erkennen (Abb. 547b u. 548b).

d) Sekundäre Lungengeschwülste

Zu den sekundären Lungengeschwülsten gehören die Lungenmetastasen, die Lymphangiosis carcinomatosa und die sekundär aus der Nachbarschaft in die Lunge einwachsenden Geschwülste.

α) Lungenmetastasen

Die Lunge ist für die Passage von Geschwulstkeimen das wichtigste Filter und damit der Ort der häufigsten Metastasenansiedlung. Das geschieht auf drei verschiedenen Wegen, die von WALTHER als 1. Cavatyp, 2. Portatyp und 3. Pulmonalistyp bezeichnet werden.

Nach dem *Cava*typ metastasieren alle Carcinome, die direkt oder indirekt in die Gefäßbahnen der V. cava superior und V. cava inferior einbrechen. Dazu gehören auch die Geschwülste, deren

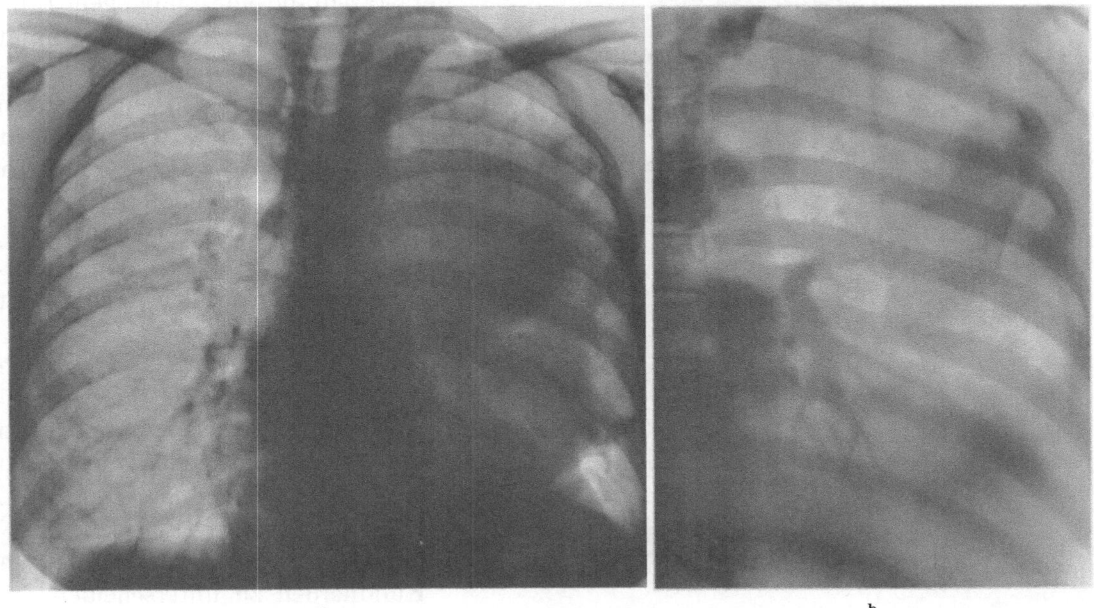

a   b

Abb. 548a u. b. Sarkom der linken Lunge mit Verschluß der Oberlappenpulmonalarterie links. Histol.: Fibrosarkom

Zellverbände lymphogen verschleppt werden und über den Ductus thoracicus in die V. cava superior gelangen. Nach der Passage des rechten Herzens werden die Geschwulstemboli in die Aa. pulmonales befördert und werden in deren Capillargebiet abgefangen. Es ist anzunehmen, daß jeweils nur ein Teil zu wirklichen Metastasen führt, ein Teil jedoch phagocytiert wird.

39% aller Lungenmetastasen sind nach dem Cavatyp entstanden (WALTHER).

Nach dem *Porta*typ metastasieren die Geschwülste des Intestinaltraktes. Ihre Geschwulstkeime gelangen aus den Blutbahnen des Pfordadereinzugsgebietes als erstes Filter in die Leber, und zwar in 49%, von dort über V. hepatica — rechtes Herz in die Lunge als zweites Filter (in 17%), entweder nach Passage der Pfortadercapillaren oder als Enkelmetastasen aus bereits entstandenen Lebermetastasen.

Nach dem *Pulmonalis*typ werden die Metastasen der Lungengeschwülste verschleppt. Nach ihrem Einbruch in die A. pulmonalis oder bronchialis werden ihre Zellverbände bis in das Capillarnetz verschleppt und siedeln sich hier an. Dieser Metastasierungsmodus ist relativ selten, er ist auch anatomisch schwierig von der lymphogenen und bronchogenen Aussaat und vom primär multizentrischen Lungencarcinom zu unterscheiden.

Etwa 20% aller Malignome setzen Lungenmetastasen. Unter ihnen sind am häufigsten das Osteosarkom, die Struma maligna, das Mammacarcinom und die Genitalcarcinome vertreten.

Lungenmetastasen können solitär und multipel auftreten. Bei multiplem Befall sind beide Lungen manchmal mit einer gewissen Symmetrie betroffen. Ihre Größe reicht von Hirsekorn- bis Faustgröße, wobei die Unterschiede ihrem Alter bzw. Wachstum entsprechen.

Ihre Entdeckung geschieht ausschließlich durch die Röntgenuntersuchung. Die miliare Lungencarcinosis zeigt sich als eine über die gesamte Lunge ausgesäte Fleckelung, die im Gegensatz zur miliaren Tuberkulose nach basal zunimmt (Abb. 549). Die größeren Lungenmetastasen rufen runde, homogene Schatten mit relativ scharfem, glattem Rand hervor (Abb. 550). Bei Größerwerden namentlich von Solitärmetastasen und beim Erreichen der Lungengrenzen geht die kugelige Form verloren. Besteht am Metastasenrand eine lymphogene Infiltration in die Umgebung, oder kommt es durch das verdrängende Wachstum zur Kompression des benachbarten Lungengewebes, so wird die Kontur des Rundherdes unscharf. Gemäß der Regel, daß die Lungenmetastasen an Zahl und Größe nach basal zunehmen, findet man sie zuerst in den Unterfeldern. Bei subpleuralem Sitz kommt es zum Pleuraerguß.

In sehr seltenen Fällen kann sich auch im Bronchus eine Metastase entwickeln. Sie unterscheidet sich dann weder klinisch noch röntgenologisch vom primären Bronchialcarcinom. Differentialdiagnostisch ist die Solitärmetastase von allen isolierten Rundherden zu unterscheiden.

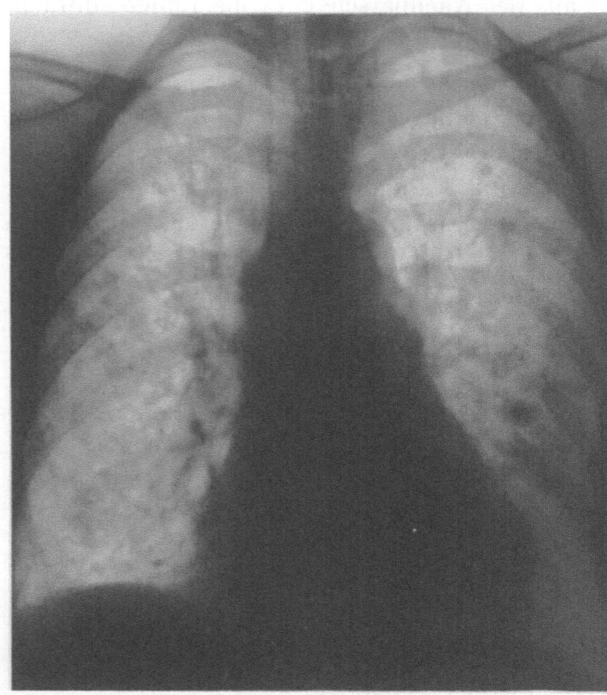

Abb. 549. Miliare Lungencarcinosis und einzelne grobknotige Lungenmetastasen bei amputiertem Mammacarcinom

β) Lymphangiosis carcinomatosa

Die Lymphangiosis carcinomatosa ist pathologisch-anatomisch häufiger vorhanden, als sie intravital diagnostiziert wird. Es handelt sich bei ihr um einen Ausguß der Lymphbahnen mit Tumorzellen, der sich in zentraler und peripherer Richtung vergrößert. Beim Einbruch in die Alveolen kommt es zu hämorrhagischem Sputum. Die Lymphangiosis carcinomatosa tritt beim primären Lungencarcinom und bei Lungenmetastasen in umschriebener oder in diffus symmetrischer Form auf.

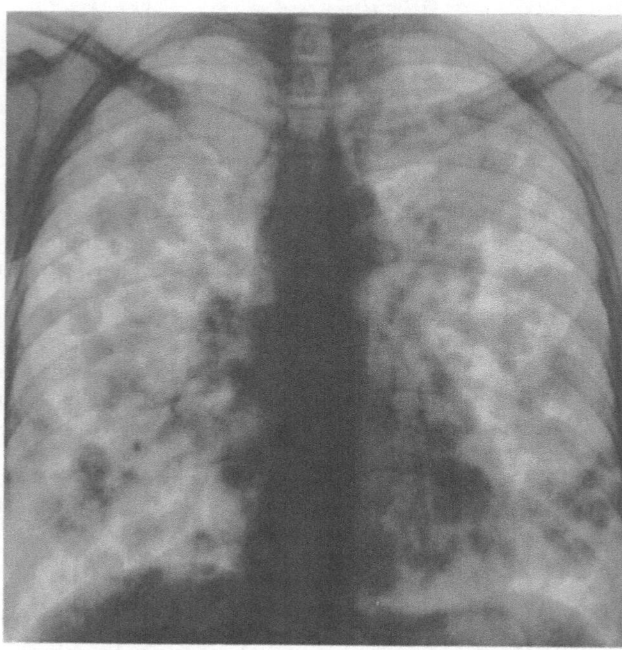

Abb. 550. Multiple Lungenmetastasen bei amputiertem Mammacarcinom rechts

Im *Röntgenbild* sieht man im ersten Falle vom primären Lungentumor eine zarte Streifenzeichnung in hilusradiärer Richtung in die Peripherie ausstrahlen (Abb. 551). Der Befund ist nicht allzu häufig, wobei zu berücksichtigen ist, daß nicht jede hilusradiäre Streifenzeichnung beim Lungencarcinom eine Lymphangiosis darstellt. Vielmehr kann es sich auch, wie bereits beschrieben, um poststenotische Bronchiektasen handeln. Eine Unterscheidung ist auf dem Übersichtsbild nicht möglich. Bei der diffusen symmetrischen Lymphangiosis carcinomatosa sieht man im Röntgenbild eine von beiden Hili symmetrisch in die Peripherie, und zwar in hilusradiärer Richtung ausstrahlende Streifenzeichnung (Abb. 402). Sie ist zentral intensiver und dichter und verliert sich in der Peripherie. Diese diffuse symmetrische Lymphangiosis kommt beim Lungencarcinom sehr selten vor. Häufiger findet man sie beim Brustdrüsen- und Magencarcinom.

γ) Direktes Einwachsen von Geschwülsten aus der Nachbarschaft

Daß ein *Pleuracarcinom* auf die benachbarten Teile der Lunge übergreift und dort zu einer umschriebenen Lymphangiosis carcinomatosa führt, ist ein häufiges Ereignis. Es liegt jedoch in der Eigenart des Wachstums des Pleuracarcinoms, daß es sich eher flächenhaft über die gesamte Pleurafläche als in die tieferen Regionen der Lunge ausbreitet.

Bei weit fortgeschrittenen *Mammacarcinomen* durchbricht der Tumor gelegentlich auch die Brustwand und greift auf die Pleura und — wiederum auf dem Wege einer Lymphangiosis carcinomatosa — auf die Lunge über. Aber auch hier ist der Lungenbefall niemals ausgedehnt, sondern bleibt vielmehr auf die angrenzenden oberflächlichen Lungenpartien beschränkt.

Im *Röntgenbild* macht sich der sekundäre Lungenbefall mit einer vermehrten Streifenzeichnung bemerkbar. Die Entdeckung des Befundes wird jedoch durch einen meist gleichzeitig vorhandenen carcinomatösen Pleuraerguß erschwert.

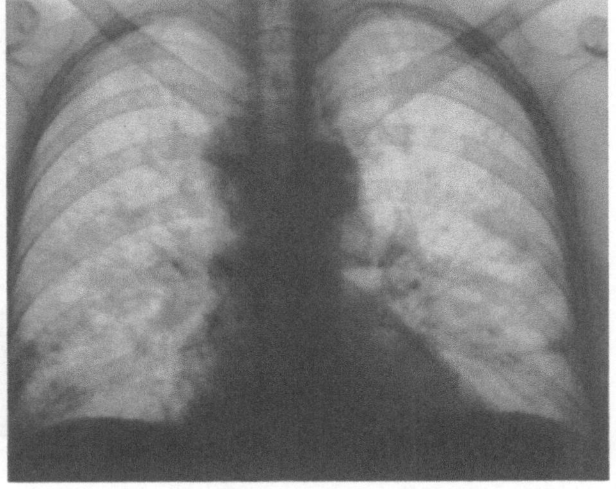

Abb. 551. Lymphangiosis carcinomatosa

In ähnlicher Weise können auch *Osteosarkome der Rippen* sekundär auf die Lunge übergreifen. Vom Mediastinum her kann ein *Oesophaguscarcinom* sowohl in das freie Mediastinum und sodann in die Lunge als auch direkt in den Tracheobronchialbaum einbrechen. Im ersten Fall resultiert eine unscharf begrenzte Verbreiterung des Mediastinum, im anderen Fall entstehen zumeist eine Bronchusfistel und im Anschluß daran ein Lungenabsceß bzw. eine Lungengangrän. In ähnlicher Weise können alle anderen *bösartigen Mediastinalgeschwülste*, insbesondere das *Lymphosarkom* und die *Lymphogranulomatose* (vgl. S. 610, 612) auf die benachbarten Lungenabschnitte übergreifen. Dabei ist daran zu denken, daß das infiltrative Wachstum nicht immer in beide Lungen, sondern auch einseitig erfolgen kann.

XIII. Parasitäre Lungenkrankheiten

1. Echinococcus

Die Erkrankung wird durch die Finne des Hundebandwurms hervorgerufen, die als Zwischenwirt nur ausnahmsweise den Menschen aufsucht. Die Eier gelangen nach direktem Kontakt mit einem befallenen Hund oder mit infizierter Nahrung in den Dünndarm, wo ihre Oncosphären frei werden. Deren Hüllen werden angedaut, die Häkchen werden frei und gelangen auf dem Blutwege in die Leber und von dort in die Lunge. Hier entwickeln sie sich zu den fertigen Echinococcusblasen. Zwei Formen sind zu unterscheiden, der Echinococcus cysticus und der Echinococcus alveolaris.

a) Der Echinococcus cysticus kommt wesentlich häufiger vor. Er bildet in der Lunge solitäre oder multiple, Flüssigkeit enthaltende Blasen, die Faustgröße und darüber erreichen können. Um diese Blasen, deren Wand die sog. Cuticula darstellt, bildet die

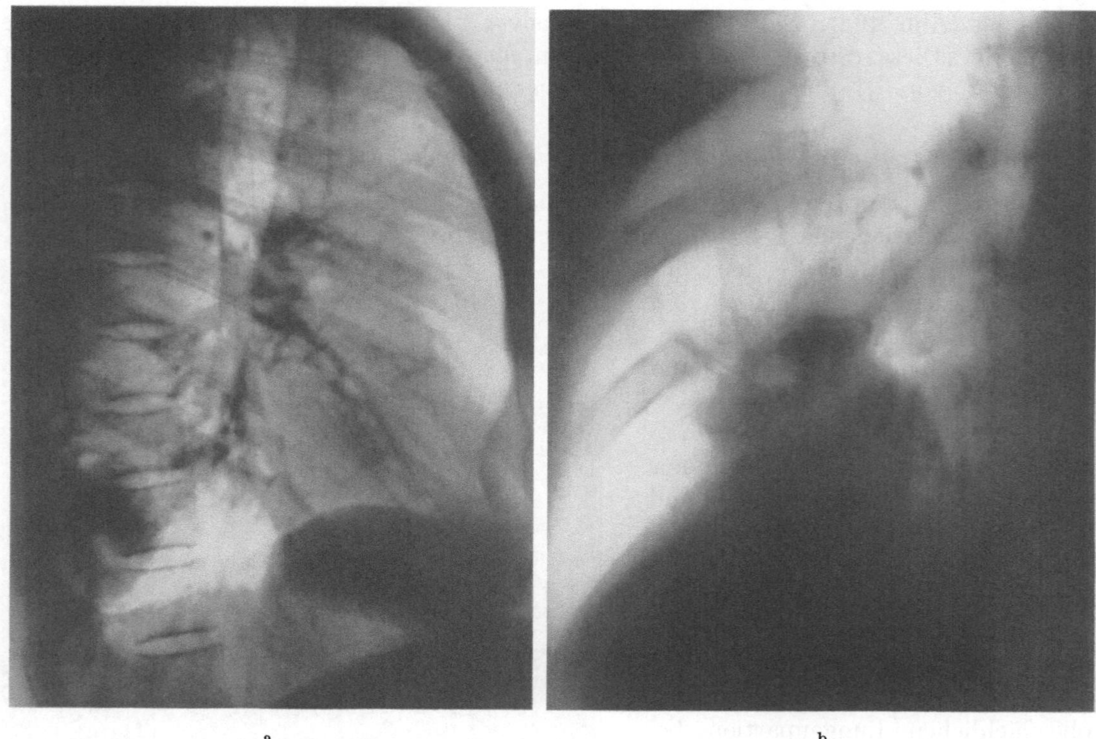

a   b

Abb. 552a u. b. Echinococcus im rechten Unterlappen. Schmale Luftsichel am oberen Rand zwischen Lunge und Parasit. Lufteintritt auch in die Cyste. Eosinophiles Lungeninfiltrat in der Umgebung

Lunge eine feine Membran. Solange die Blasenwand noch zart und elastisch ist, verändert sie, wie jede Cyste, bei der Atmung ihre Gestalt, und zwar nimmt sie bei der Inspiration eine längsovale Form an (Eskudero-Nemenowsches Zeichen). Befindet sich

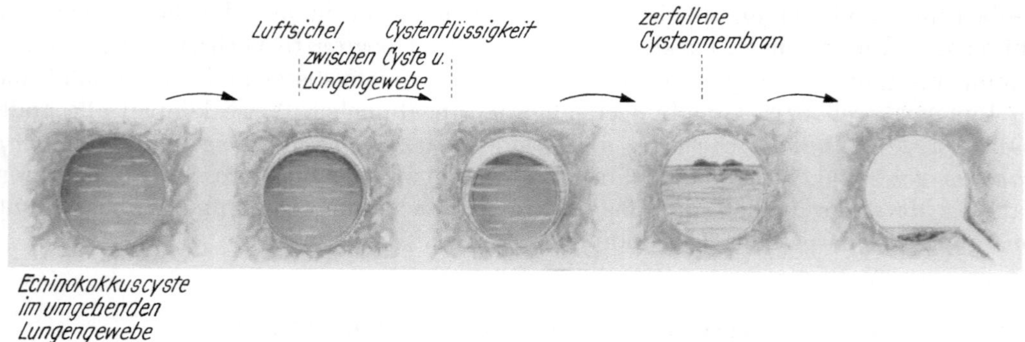

Abb. 553. Entwicklung bzw. Absterben einer Echinococcusblase. (Nach Evans)

zwischen dieser Membran und der Echinococcusblase Luft — was sehr häufig vorkommt —, so sieht man im Röntgennativbild oder besser im Tomogramm eine meist am oberen Pol der Blase gelegene sichelförmige oder ringförmige Aufhellung (Abb. 552a u. b). Andernfalls stellt sich der cystische Echinococcus als homogener, scharf begrenzter Rundschatten dar. Besteht gleichzeitig eine entzündliche bzw. eosinophile Reaktion des umgebenden Lungengewebes, so sind die Grenzen verwaschen. Wird die Luftansammlung zwischen Cuticula und pulmonaler Membran größer, so ist das ein Zeichen für ein Nachlassen der Spannung der Blase und ein baldiges Absterben des Echinococcus. Die Blase zerfällt schließlich vollständig, die Flüssigkeit entleert sich in den von der Lunge gebildeten Raum, und die Cuticula oder die frei gewordenen Tochterblasen schwimmen auf der Flüssigkeit. Wenn die Flüssigkeit durch einen Bronchus abgeflossen ist (Abb. 553), liegen sie auf dem Grunde der Höhle oder die Cuticula ist überhaupt nicht zu erkennen. Dann sieht man einen Halbmond- bzw. einen Ringschatten.

Der Echinococcus cysticus findet sich am häufigsten im rechten Unterlappen. Bei Kompression des Bronchus kommt es zum Verschlußsyndrom mit allen seinen klinischen und röntgenologischen Zeichen. Wenn er den Bronchus perforiert, kann die gesamte

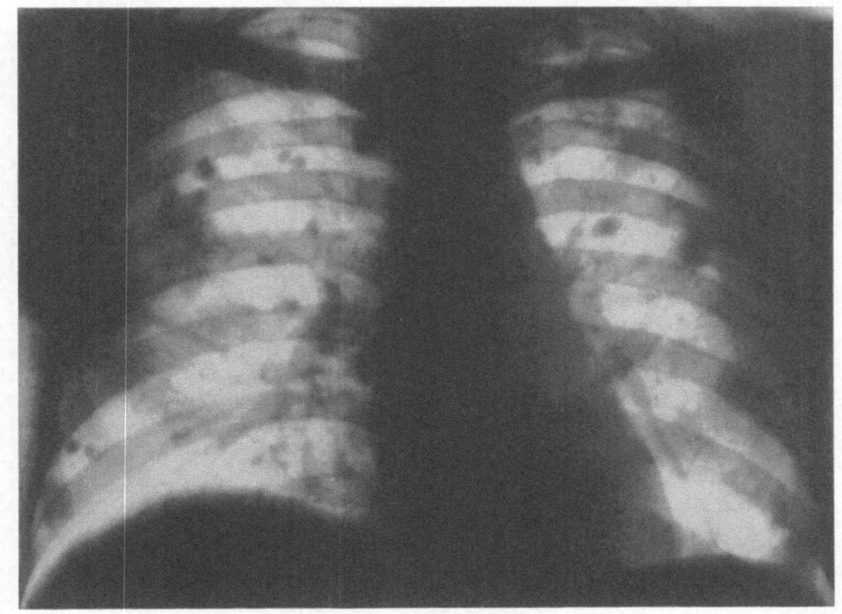

Abb. 554. Echinococcus alveolaris mit zentraler Verkalkung. (Aus SCHLIERBACH)

Blase unter krampfartigen Hustenanfällen mit Blutbeimengungen ausgehustet werden. Diese Spontanheilung ist nicht so selten. Bei Perforation in die Pleura entsteht ein Pleuraempyem oder wegen der fast immer bestehenden Bronchusverbindung ein Pyopneumothorax. Bei Ruptur der Blasenwand können Tochterblasen in die übrige Lunge ausgesät werden. Der abgestorbene Echinococcus gibt sich an einer Verkalkung zu erkennen. Verkalkungen finden sich aber auch in der Wand von größeren älteren Echinococcusblasen.

Differentialdiagnose. Sämtliche Gebilde, die einen Rund- oder Ringschatten hervorrufen. Bei Lokalisation am Hilus kommen Lymphknotenvergrößerungen und Mediastinaltumoren in Frage.

b) Der seltenere **Echinococcus alveolaris** bildet multiple bis erbsengroße Bläschen. Meist werden sie im verkalkten Zustand angetroffen, wobei die Verkalkungen zentral liegen, während peripher der Parasit noch weiter leben kann (Abb. 554). Da sie sich gerne in Pleuranähe befinden, kommt es häufig zur Begleitpleuritis.

Differentialdiagnose. Verkalkte hämatogene tuberkulöse Herde, Silikose, Cysticerkose, Histoplasmose und verkalkte Metastasen eines Chondrosarkoms.

2. Amöbenpneumonie und -absceß

Bei einer Amöbenruhr kommt es häufig zum Leberabsceß. Dieser Absceß perforiert in 8,3—13,5% der Fälle (OCHSNER und DE BAKEY) durch das Zwerchfell in die Lunge. Der rechte Unterlappen ist daher am häufigsten betroffen. Zwischen dem Leber- und dem Lungenabsceß kann eine Fistelverbindung zurückbleiben. Vor der Abszedierung besteht ein pneumonisches Vorstadium. Auf Grund der proteolytischen Fähigkeiten der Amöben kommt es sehr rasch zur Einschmelzung, entweder im Sinne eines umschriebenen solitären Abscesses oder zu einer mehr diffusen nekrotisierenden Pneumonie mit charakteristischem schokoladeartigem Auswurf. Die Absceßwand ist häufig unregelmäßig, und die Höhle wird von stehengebliebenen Gefäßsträngen durchzogen. In 7,5 %

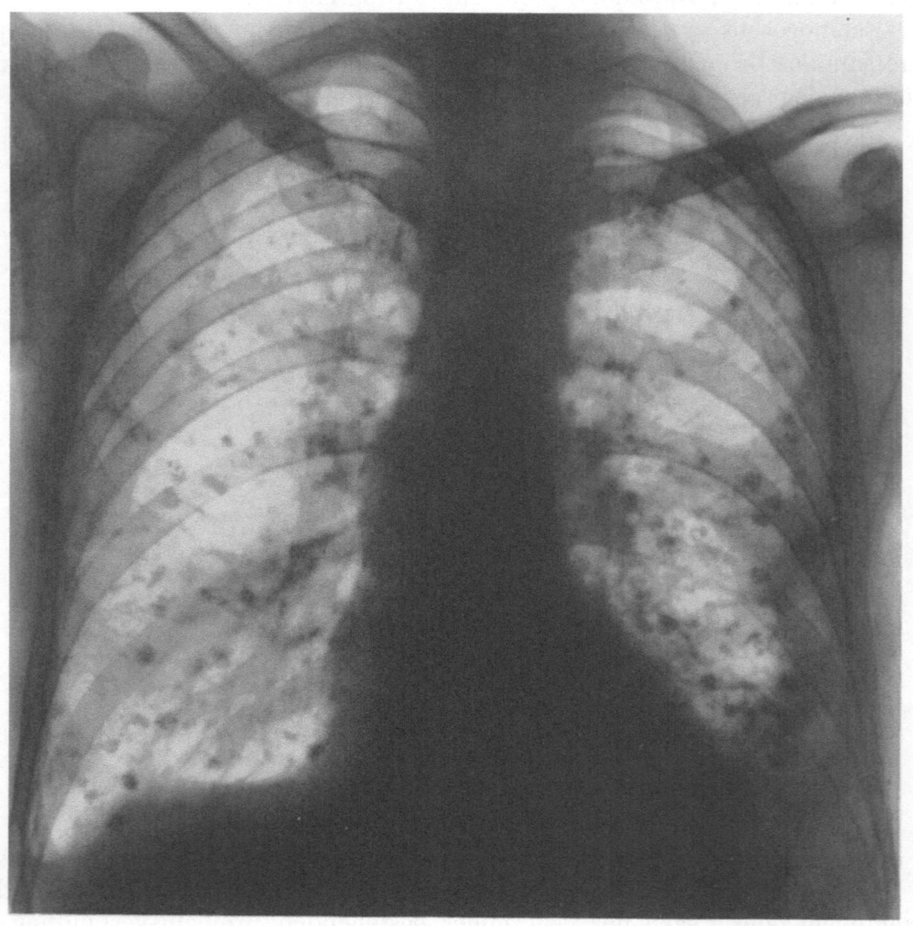

Abb. 555. Cysticerken der Lunge. (Aus Cocchi)

(Ochsner und de Bakey) ist die Pleura, meist in Form eines Pleuraempyems beteiligt (vgl. auch S. 633).

Röntgenologisch kündigt sich die bevorstehende Perforation des Leberabscesses mit einem Hochstand und einer Unbeweglichkeit des rechten Zwerchfells an. Manchmal sieht man auch unregelmäßige streifige Zwerchfellauflagerungen oder Streifenatelektasen. Das Pneumoniestadium unterscheidet sich röntgenologisch in keiner Weise von einer anderen Pneumonie. Bei der pathogenetisch bedingten Lokalisation im rechten Unterlappen ist eine zwischen Zwerchfell und Absceß gelegene mehr oder weniger freie Lungenzone typisch. Die Höhlen werden am besten tomographisch erfaßt.

3. Cysticerken

Die Eier des Schweinebandwurmes (Taenia solium) gelangen mit infizierten Nahrungsmitteln oder durch Selbstinfektion in den Darmtrakt des Menschen. Im Finnenstadium (Cysticercus) werden sie hämatogen verschleppt, wobei Leber und Lunge meist passiert werden, und die Absiedlung in den Augen, im Zentralnervensystem und in der

Muskulatur erfolgt. Der Lungenbefall ist also selten und in der Regel immer vom Befall anderer Organe begleitet.

Wenn die Cysticerken abgestorben sind, verkalken sie. In diesem Zustand werden sie im Röntgenbild disseminiert in der Lunge und in den anderen bevorzugten Organen, meist als Zufallsbefund erkannt. Sie kommen immer multipel vor, sind oft spindelig und erreichen eine Größe von 2—4 mm. Die Verkalkung sitzt schalenartig am Rande, während das Zentrum heller ist (Abb. 555).

Differentialdiagnose. Echinococcus alveolaris, Lungenmetastasen bei Chrondrosarkom (aber ohne Verkalkungen in anderen Organen) und Pentastomiasis.

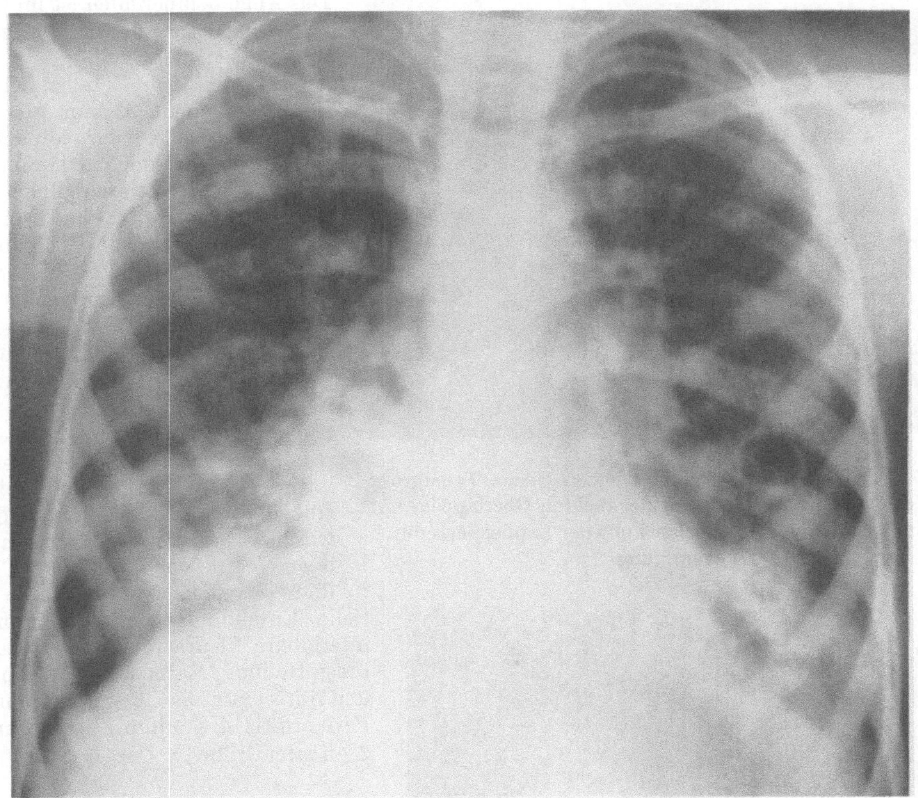

Abb. 556. Disseminierte Lungenparagonimiasis mit multiplen Cysten in beiden Lungen. (Aus KULKA und BARABAS)

4. Bilharziose

Die Krankheit kommt in Afrika, besonders in Ägypten und in Ostasien vor. Erreger ist das Schistosoma haematobium, japonicum oder mansoni. Seine Cercarien werden durch verschiedene Süßwasserschnecken ins Wasser entleert und dringen von dort durch die Haut in den menschlichen Körper ein. Die Lungenveränderungen werden durch Embolie der Parasiteneier in die Lungencapillaren hervorgerufen. Dort führt die toxische Wirkung der Stoffwechselprodukte des Embryos (Mirasidium) zu einer nekrotisierenden Arteriolitis. Beim Durchtritt der Eier in das Lungengewebe bildet sich ein kleines Granulom aus Leukocyten und Histiocyten.

Im *Röntgenbild* sieht man während der akuten Phase, die der Durchwanderung der Cercarien von der Haut bis zu ihrem endgültigen Sitz im Organismus entspricht, ein eosinophiles Lungeninfiltrat, das sich auf Fuadin rasch zurückbildet. In der chronischen Phase findet sich eine netzartige und streifig vermehrte Lungenzeichnung, die der Embolie der Eier und der Arteriitis entspricht. Es treten vor allem in den Unterfeldern miliare und größere Fleckschatten auf. Bei längerem Bestehen der Arteriitis kommt es zum Cor pulmonale.

5. Paragonimiasis

Die Erkrankung wird durch den Lungenegel Paragonimus Westermani hervorgerufen und kommt in Ostasien, hauptsächlich in Korea vor. Durch Soldaten, Krankenschwestern und Ärzte ist sie vereinzelt eingeschleppt worden. Die Infektion geschieht durch Genuß von ungenügend gekochten oder rohen Krebsen oder Krabben. Die Cercarien des Egels wandern aus dem Darm in das Peritoneum, durchbohren das Zwerchfell und gelangen in die Lunge, wo sie zu ausgewachsenen Würmern ausreifen. Diese bilden kleine Knoten oder Cysten, die häufig mit den Bronchien in Verbindung stehen.

Die *klinischen* Symptome bestehen in einem chronischen trockenen Husten mit rotbraunem Sputum, in dem bei Bronchialverbindung der Cysten Eier nachzuweisen sind, und einer Dyspnoe. Das Allgemeinbefinden ist im Gegensatz zu dem ausgedehnten Röntgenbefund wenig beeinträchtigt.

Im *Röntgenbild* stellen sie sich als 5—10, maximal 35 mm große Rund- oder Ringschatten dar, je nachdem, ob sie mit dem Bronchus kommunizieren (Abb. 556). Von Zwerchfellnähe schreitet der Befall nach apikal und von der Peripherie hilipetal fort. Bei subpleuraler Lokalisation kommt es zu Pleuraexsudaten bzw. zu Pleuraempyemen, in denen Parasiteneier nachzuweisen sind. Im fibrösen Heilungsstadium bleiben kleine Fleckschatten mit streifigen Ausläufern in die Umgebung zurück. In das Narbengewebe kann sich Kalk einlagern.

Nach Géher lassen sich vier Stadien unterscheiden: 1. Stadium: kleines Infiltrat epidiaphragmal, scharf oder verwaschen begrenzt. 2. Stadium: Cysten oder Noduli von 8—37 mm Größe, radiäre Streifenzeichnung durch interstitielle Entzündung, epidiaphragmale und interlobäre Pleuraergüsse. 3. Stadium: fibröse Heilung, Narben von 7—8 mm Größe und fibröse Stränge. Komplikation: Eitrige Perikarditis. 4. Stadium: Verkalkungen von 2—5 mm Größe.

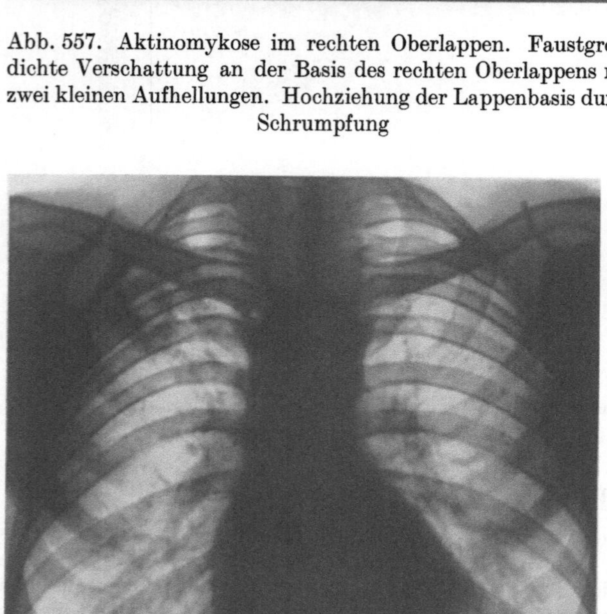

Abb. 557. Aktinomykose im rechten Oberlappen. Faustgroße dichte Verschattung an der Basis des rechten Oberlappens mit zwei kleinen Aufhellungen. Hochziehung der Lappenbasis durch Schrumpfung

Abb. 558. Aktinomykose. Pflaumengroße Verdichtung mit zentraler, unregelmäßig begrenzter Aufhellung rechts infraclaviculär

XIV. Pneumomykosen

1. Aktinomykose und Nokardiose

Die am häufigsten vorkommende Pilzerkrankung ist die Aktinomykose. Der Pilz gehört zur Streptothrix-Gruppe. Die anaerob wachsende Form ist Actinomyces bovi und die aerobe Nocardia asteriodes. Im klinischen Erscheinungsbild besteht zwischen beiden nur insofern ein Unterschied, als der Verlauf der Nokardiose schwerer und ungünstiger ist. Hauptsächlich folgende Organe werden befallen: Mundschleimhaut mit Kiefer- und Halslymphknoten, die Lungen mit Pleura und das Coecum. Außerdem gibt es eine hämatogene generalisierte Form mit cerebralen und meningealen Prozessen. Die Diagnose wird durch den Nachweis von Actinomycesdrusen im Eiter oder Auswurf gestellt. Die Aktinomykose der Lungen kann direkt durch die Einatmung von actinomyceshaltigen

Bestandteilen, von Getreidegrannen oder Gräsern hervorgerufen werden. Sekundär entsteht sie durch Fortleitung von abszedierenden Kieferwinkellymphknoten, von der Speiseröhre oder von Leberabscessen aus.

Die *aerogene* Aktinomykose der Lungen zeichnet sich durch kontinuierliches Fortschreiten in die Umgebung, Abszedierung, Fistelbildung und sekundäre Bindegewebsneubildung mit Schrumpfung aus. Sie greift schnell auf Pleura, Thoraxwand und Mediastinum über. Das *röntgenologische* Erscheinungsbild hat große Ähnlichkeit mit der Tuberkulose. Herdförmige, pneumonische, cirrhotische und disseminierte Prozesse sind zu unterscheiden. Die Veränderungen liegen bevorzugt in den mittleren Lungenpartien unter Einbeziehung der dorsalen Partien der Oberlappen (Abb. 557, 558). Die pneumonischen Infiltrate sind meistens dicht und nur in den Randpartien aufgelockert. Sie liegen teils im Lungenmantel, teils perihilär. LÜDIN und GAAL haben auch gut abgesetzte Rundherde bei Aktinomykose beschrieben. Bei längerem Bestehen finden sich kleinere Einschmelzungen, die im Schichtbild gut zu erfassen sind. Im Bronchogramm sieht man eine Aufrauhung, teilweise Zerstörung und Unterminierung der Bronchuswand oder einen Bronchusverschluß. Der Prozeß schreitet schnell zur Pleura fort und führt zu Verwachsungen und seltener Ergußbildung. An den Rippen treten nach einiger Zeit periostale Reaktionen in Form einer *Periostitis ossificans* auf (UEHLINGER). Nach längerem Bestehen schrumpfen die erkrankten Lungenpartien, es bildet sich eine Pleuraschwarte und die Intercostalräume werden eingeengt.

Bei der *hämatogenen Form* treten in beiden Lungenfeldern in

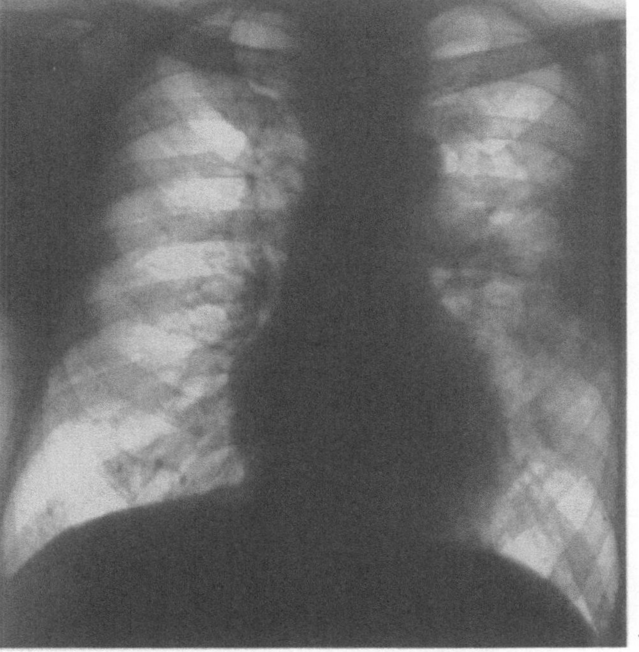

Abb. 559 a u. b. a Aktinomykose links. August 1957. Ausgedehnte dichte Verschattung mit unregelmäßiger Begrenzung in der linken lateralen Lunge. Verdichtung, Verbreiterung und Verziehung des linken Hilus. b Oktober 1957. Nach Antibiotica und Strahlentherapie, Aufhellung und Schrumpfung der Veränderungen, pleuro-perikardiale Ausziehungen

den mittleren und unteren Partien dichter stehende feine oder gröbere Fleckschatten auf. Ihre Größe unterliegt mäßigen Schwankungen. Die Begrenzung ist unscharf.

Ein beiderseitiger Befall der oberen, vorwiegend medial gelegenen Lungenpartien tritt besonders bei den Prozessen auf, die von den Kiefer- und Halslymphknoten zur Pleura und Lunge fortgeleitet werden. Beide Seiten sind dabei jedoch meistens nicht in gleicher Ausdehnung ergriffen.

Differentialdiagnose. Die Aktinomykose ist besonders von der *Tuberkulose* abzugrenzen. Bei der pneumonischen Form ist eine Differenzierung schwer. Auffallend sind bei der Aktinomykose das appositionelle Wachstum des Herdes, die Parenchymschrumpfung, das Fortkriechen an der Pleura, das erst sehr späte Auftreten intrapulmonaler Absiedlungen und das Übergreifen auf die Rippen mit einer Periostitis. Die perihilären Veränderungen müssen von einem *Tumor* abgegrenzt werden. Da das Bronchogramm bei beiden Prozessen Bronchusverschlüsse zeigen kann, muß Sekret zur Untersuchung aus dem erkrankten Bronchus abgesaugt werden. Auch im Pleurapunktat sichert der Nachweis von Drusen die Diagnose. Bei der hämatogenen Aussaat sind die Herde der Aktinomykose nur selten in der Spitze nachzuweisen. Die Größe der Einzelschatten wechselt stärker gegenüber der Tuberkulose. Schwieriger kann dabei die Abgrenzung von einer *Carcinose* sein.

2. Pulmonale Cryptococcosis (Torulose)

Cryptococcus neoformans (Torula histolytica) ist ein ubiquitär vorkommender Pilz mit Menschenpathogenität. Haut und Respirationstrakt gelten als Eintrittspforten in den Organismus. Bevorzugt werden die Lungen und das Zentralnervensystem befallen. Besonders gefährlich ist die Erkrankung der Meningen und des Gehirns, die stets zum Tode führt.

Bei der Beschränkung der Torulose auf die Lungen bestehen häufig keine Symptome. Im Gewebsbild tritt eine histiomonocytäre Reaktion auf. Anfangs findet sich im *Röntgenbild* ein umschriebener Herd von mäßiger Dichte, der meist in den Unterfeldern liegt. Selten treten dabei Destruktionen auf. Verkalkungen fehlen. Ein Rundherd kann sich bilden, der zur Umgebung scharf abgesetzt ist. Hierbei handelt es

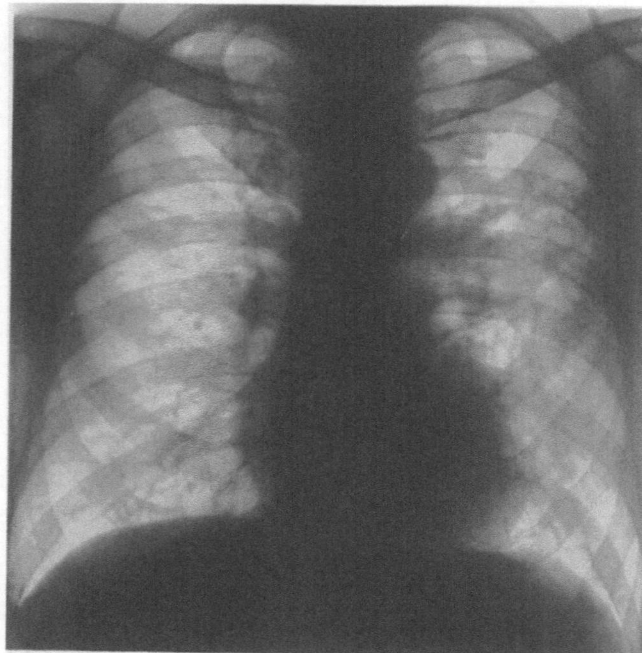

Abb. 559c u. d.   c Januar 1958. Weitere Rückbildung und Schrumpfung mit Verziehung des linken Hilus. d August 1959. Ausgedehnte fibrotische Schrumpfung des alten Erkrankungsgebietes mit Verziehung des linken Hilus und pleuro-perikardialer Schwarte

sich um eine Form pneumonischer Konsolidation oder um ein massives Granulom (Jacobs). Multiple Herde, die teils unter dem Bild einer bilateralen Bronchopneumonie, teils als scharf abgesetzte

Flecke erscheinen, finden sich seltener. Die Veränderungen zeigen eine langsame Progression. Stets besteht die Gefahr einer Metastasierung in das Gehirn und die Meningen. Die Diagnose soll nach Möglichkeit im Frühstadium gestellt werden, da isolierte Lungenherde durch Resektion beseitigt werden können.

3. Pulmonale Histoplasmose

Die Histoplasmosis, hervorgerufen durch Histoplasma capsulatum, wird vor allem in den Vereinigten Staaten, aber vereinzelt auch in Mitteleuropa und in Südostasien beobachtet. Krankheitserscheinungen an den Lungen stehen häufig im Vordergrund. Außerdem kommen Veränderungen an der Haut, im Nasenrachenraum, an den Lymphknoten sowie Leber- und Milzvergrößerungen vor. In bestimmten Gebieten Nordamerikas macht ein hoher Prozentsatz der Einwohner eine Histoplasmoseinfektion durch. So hatten in Cincinnati die Kinder mit 5 Jahren in 15% einen positiven Histoplasmintest, mit 18 Jahren waren es 80% (BRONSON und SCHWARZ). Die Diagnose wird gestellt durch den Hauttest, Komplementfixationstest und kulturelle sowie mikroskopische Darstellung von Histoplasma capsulatum aus Abstrichen oder Blut bzw. Leberpunktaten.

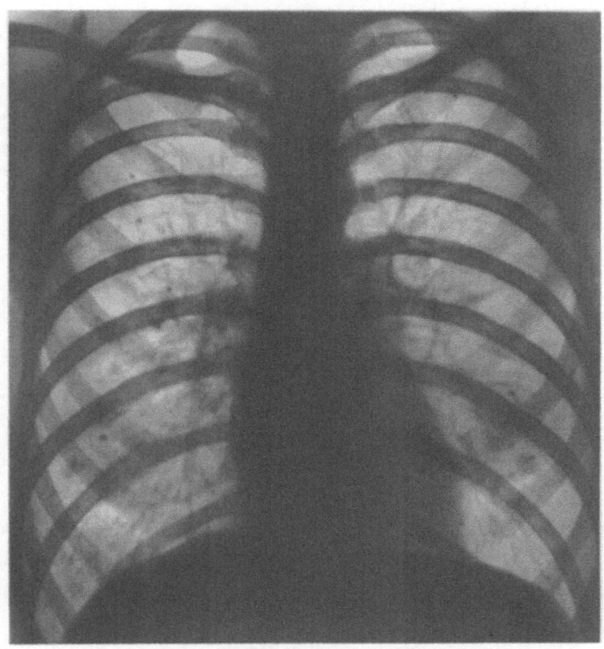

Abb. 560. Histoplasmose. Positive Histoplasmoseteste. Weiche Herde von Erbsen-Kirschgröße in den Mittel- und Unterfeldern neben alten Kalkherden

Die Lungenveränderungen haben im *Röntgenbild* große Ähnlichkeit mit der Tuberkulose. BRONSON und SCHWARZ unterscheiden vier verschiedene Typen der Röntgenveränderungen:

1. benigne aktive Histoplasmose,
2. akute disseminierte Histoplasmose,
3. chronische progressive Histoplasmose und
4. geheilte Formen.

Beim benignen Typ bestehen entweder periphere Lungeninfiltrate mit Vergrößerung der Hiluslymphknoten (Primärkomplex) oder in beiden Lungen disseminierte Herde. Die peripheren Infiltrate sind erbs- bis pflaumengroß (Abb. 560), können aber auch ein Segment oder einen ganzen Lappen ergreifen. Die kleinen Herde bilden sich vollständig zurück oder verkalken. Die größeren Infiltrationen werden nur sehr langsam resorbiert oder fibrös umgewandelt. Lymphknotenvergrößerungen im Hilus treten auch isoliert auf und müssen dann von einer Lymphknotentuberkulose oder einem Morbus Boeck bzw. einer Lymphogranulomatose unterschieden werden.

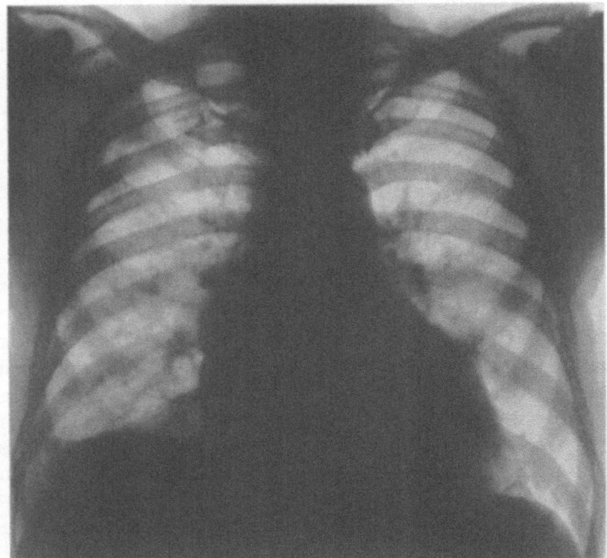

Abb. 561a. Candidamykose. Hilusvergrößerung beiderseits. Verstärkte streifige Strukturen perihilär, Verdichtungen im rechten Oberlappen lateral. (Prof. WOLLHEIM, Dr. BRAUN)

Die akute Aussaat der Histoplasmen führt häufig zu einem schweren, teils tödlichen Krankheitsbild. Leber und Milz sind dabei in der Regel vergrößert. Im *Röntgenbild* bestehen miliare, kleinknotige Herde, die bei einem Teil zusätzlich mit kleinen Infiltraten verbunden sind. Die zum Teil erhebliche Lebervergrößerung führt zum Hochstand des rechten Zwerchfells.

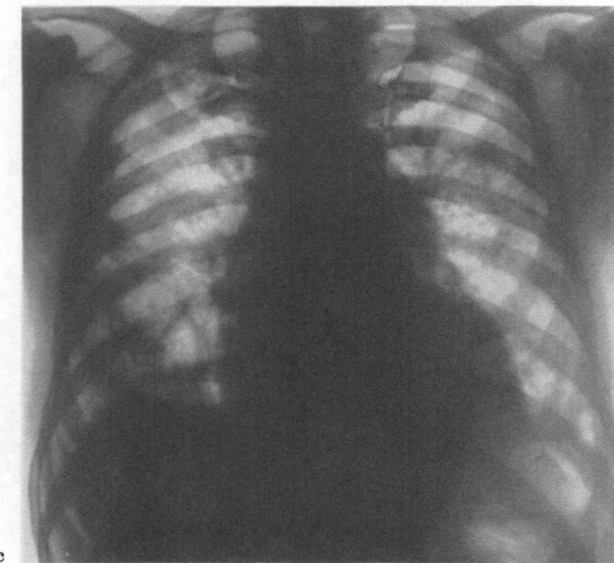

b

c

Abb. 561b u c. b Nach 2 Wochen. Aufgelockerte, streifig durchzogene Verschattungen, die im linken Mittelfeld liegen und in den Hilus übergehen. Pflaumengroße Verdichtung im rechten Mittelfeld, weichstreifig-fleckige Veränderungen im rechten Obergeschoß und feine Herde oberhalb des Zwerchfells. c Nach 5 Wochen. Rückgang der Infiltrationen in den Ober- und Mittelfeldern; aber frische, weiche, konfluierende Infiltrationen im rechten und weniger ausgedehnt auch im linken Unterfeld

Bei der chronisch progressiven Histoplasmose werden die Infiltrate streifig aufgelockert und teils fibrös umgewandelt. Dabei können sich Hohlräume bilden. Wenn sich isolierte Herde zur Umgebung hin abgrenzen, entsteht ein Rundherd oder ein Histoplasmom, das teils zentral verkalkt. Große Pleuraergüsse werden selten beobachtet. Als Folge der Histoplasmose finden sich in den Lungen und Hiluslymphknoten isolierte Kalkherde, disseminierte Kalkherde in beiden Lungenfeldern und außerdem Verkalkungen in Milz und Leber (Cristie und Palmers, Bronson und Schwarz).

4. Lungenmoniliasis (Candidamykose)

Die menschlichen *Soor*infektionen können durch die Candida albicans, Candida tropicalis und pseudotropicalis sowie andere Formen dieser Gruppe hervorgerufen werden. Diese Pilze sind normalerweise in der Mundhöhle und im Respirationstrakt vorhanden. Erst bei schwerkranken und marantischen Patienten wuchern sie stärker und bekommen pathogene Bedeutung. Nach antibiotischer Behandlung, welche die natürliche Bakterienflora weitgehend unterdrückt, werden sie gern als Krankheitserreger aktiv. Die Pilze wuchern zunächst stärker in den Bronchien und greifen erst dann auf das Lungenparenchym über. Das Krankheitsbild der Candidamykose ist vielgestaltig und uncharakteristisch. Reizhusten und große Mengen eines zähen glasigen Auswurfes fallen besonders auf. Der Auswurf ist dabei zum Teil hämorrhagisch.

Die Veränderungen im *Röntgenbild* beginnen in den zentralen Partien. Die Hili sind verdichtet und zum Teil verbreitert. Die perihiläre Streifenzeichnung wird verstärkt durch peribronchiale Verdichtungen, und in der Peripherie tritt mit der Zeit die Netzzeichnung deutlich hervor. Im weiteren Verlauf bilden sich bronchopneumonische Herde, die fleckförmig verstreut auftreten und vorwiegend in den mittleren Lungenpartien liegen (Abb. 561a—c). Die Einzelherde sind weich und konfluieren häufig. Ausgedehnte Infiltrationen, die fast einen ganzen Lappen umfassen, können ebenfalls auftreten. Die infiltrativen Lungenveränderungen rezidivieren gern, bilden sich aber bei einem Teil vollständig zurück oder werden fibrotisch umgewandelt. Einschmelzungen sind selten. Bei den fortschreitenden Lungenprozessen kann sich ein Cor pulmonale entwickeln (WOLLHEIM und BRAUN). Die Candidasepsis führt zu schweren Krankheitserscheinungen und meistens zum Tode.

Nach einer massiven Pilzexposition beim Dreschen des Getreides wird eine Lungenmoniliasis mit akutem Fieber und krampfartigem Husten *(Drescherkrankheit)* beobachtet (vgl. S. 413).

Die Diagnose stützt sich auf den Nachweis von Candida im Bronchialsekret, das mit dem Katheter abgesogen wird. Zur weiteren Sicherung kann der Fungistasetest (JANKE) verwandt werden.

5. Pulmonale Aspergillose

Schimmelpilzerkrankungen sind selten. Nach voraufgegangenen Allgemeinschädigungen können Aspergillus fumigatus und niger pathogen werden. Die Pilze wuchern dann im Gebiet der lokal geschädigten Lunge bei Bronchiektasen, angeborenen Cysten, chronischen Entzündungen und Tumoren. Die Infektion findet meistens auf bronchogenem Wege statt.

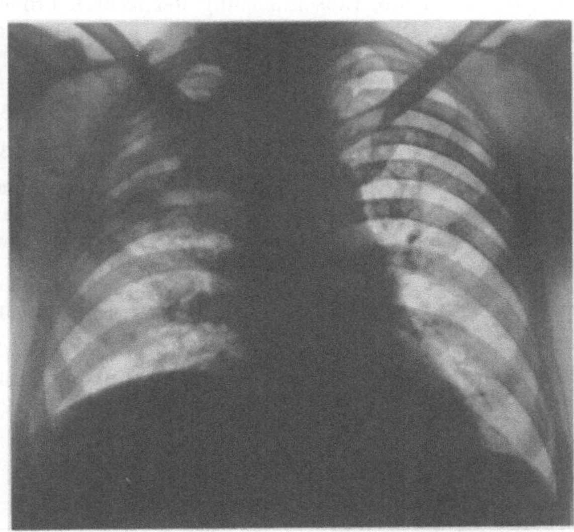

Abb. 562. Pneumomykose mit vorwiegend Aspergillus neben Candida albicans. Ausgedehnte inhomogene Verschattung im rechten Oberlappen mit Zerfall und fleckigen Herden im rechten medialen Unterfeld. Alter Zwerchfellhochstand (Prof. WOLLHEIM, Dr. BRAUN)

Bei der *akuten* Form entstehen in den Lungen Infiltrate oder herdförmig konfluierende Prozesse, die auffallend schnell zerfallen. Die Hiluslymphknoten sind vergrößert. Die Zeichnung erscheint vor allem perihilär verstärkt. Klinisch bestehen hohe Temperaturen, eitriger Auswurf und zum Teil eine Eosinophile.

Bei der *chronischen* Verlaufsform fehlen meistens größere bronchopneumonische Herde, nur die streifigen Strukturen sind im Lungenkern durch peribronchiale Infiltrate verstärkt (Abb. 562). Kleine verstreute Lungenherde können bei der Rückbildung verkalken.

Auf isolierte rundliche oder ovale Verschattungen, die durch Aspergillusveränderungen hervorgerufen werden, macht häufig eine kleine Lungenblutung aufmerksam. Diesen isolierten Rundherden können verschiedene pilzbedingte Prozesse zugrunde liegen. Entweder

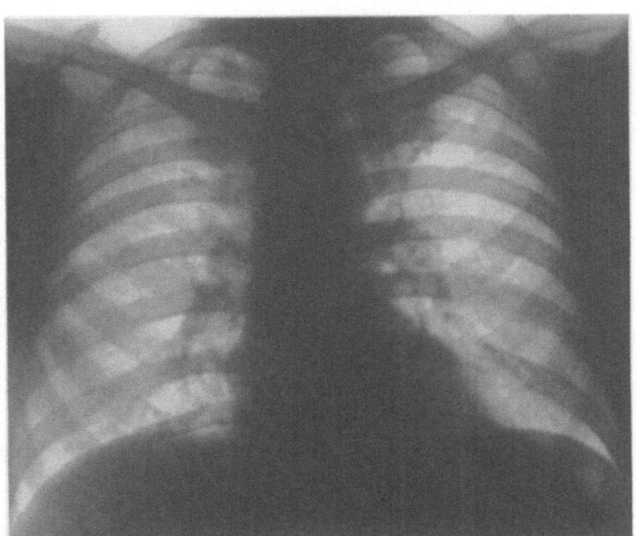

Abb. 563. Blastomykose. Weiche Verdichtungen in beiden medialen Oberfeldern und einzelne, grobfleckige Herde infraclaviculär. Verdichtete Hili. (Prof. RANNIGER, Chikago)

handelt es sich um ein dichtes pilzbedingtes Infiltrat, ein sog. Aspergillom, oder eine angeborene Cyste liegt vor, die sekundär durch Aspergillus besiedelt und gefüllt wurde (BRUNNER). In diesem Fall ist der massive, dichte Herd dann häufig von einem feinen Luftmantel umgeben (HÖFFKEN), oder eine Luftsichel sitzt ihm auf.

Die frühzeitige Erkennung dieser Rundherde als Pilzerkrankung ist wichtig, da eine Lungenoperation hier die Heilung bringen kann.

Die pulmonale Aspergillose hat im Röntgenbild große Ähnlichkeit mit der Tuberkulose. Wichtig sind zur Diagnosestellung außer dem entscheidenden Pilznachweis im Bronchialsekret drei Besonderheiten: Die frühe Einschmelzung der akuten bronchogenen Infiltrate, das weitgehende Fehlen einer feinherdigen Dissemination und eines Pleuraergusses.

6. Weitere pulmonale Pilzerkrankungen

a) Streptotrichose

Die Streptotrichose besitzt große Ähnlichkeit mit der Aktinomykose. Häufig treten Metastasen in den Meningen und im Gehirn auf. Im Röntgenbild der Lunge finden sich sowohl Infiltrate mit größeren Einschmelzungen als auch grobfleckig verstreute Herde.

b) Blastomykose

Bei der nord-amerikanischen Blastomykose (Blastomyces dermatidis), die auch in Europa beobachtet wird, bilden sich häufig Lungenherde, eiternde Hautgeschwüre sowie Gehirn- und

XV. Differential-

Tabelle 12. *Differentialdiagnose*

Erkrankung	Bevorzugte Lage	Größe cm	Dichte	Begrenzung
Tuberkulöses Früh-infiltrat	S 1, 2, 6	1,0— 5,0	weichteildicht, teils inhomogen	unscharf
Tuberkulöser Primärherd	alle Segmente	0,5— 3,0	weichteildicht	unscharf
Tuberkulom	S 1, 2, 6	1,0— 5,0	weichteildicht, teils zentral oder peripher kalkhaltig	scharf, teils mit kleinen Ausläufern
Herdpneumonie	S 2b, 3a, S 4—10	3,0— 6,0	weichteildicht	unscharf
Peripheres Lungencarcinom	jeder Lappen	1,0— 8,0	weichteildicht	scharf, unscharf, teils mit Ausläufern
Lungeninfarkt	S 8—10 (70%), S 2b, 4, 5	2,0— 5,0	weichteildicht, seltener schleierartig	unscharf
Gutartiger Lungentumor	alle Segmente	2,0—10,0	weichteildicht	scharf
Lungenmetastase	alle Segmente, kaudal > kranial	0,5— 5,0	weichteildicht	meist scharf
Geschlossene Lungencyste	alle Segmente	1,0—15,0	weichteildicht	scharf
Lungenaktinomykose	S 2, 6, 8—10	1,0— 6,0	weichteildicht	unscharf
Abgesackter Pleuraerguß	—	3,0—15,0	weichteildicht mit transparenterem Rand	abhängig von Projektion; tangential scharf
Aspergillom	alle Segmente	2,0—5,0	weichteildicht mit sichel- oder ringförmiger Aufhellung	scharf

Skeletmetastasen. Die Lungenveränderungen bestehen meistens in mehreren bronchogenen Herden oder ausgedehnten Infiltraten, die in den oberen oder unteren Lungenpartien häufig hilusnahe liegen (Abb. 563). Die Hiluslymphknoten selbst sind vergrößert.

c) Coccidioidmykose

Der Algenpilz Coccidioides immitis führt zu Lungenerkrankungen, die häufig mit Gelenkschmerzen und einem Erythema nodosum verbunden sind. Im Blut besteht nicht selten eine Eosinophilie. Metastasen entwickeln sich in Leber, Milz, Gehirn und Skelett. Die Diagnose wird durch den Nachweis im Sputum, den Hauttest und den Komplementfixationstest bei negativer Tuberkulinreaktion erhärtet. Die genannten Teste sind nicht voll spezifisch, sie können auch bei anderen Erkrankungen positiv ausfallen.

Im Röntgenbild bestehen vor allem in Hilusnähe konfluierende oder streifige Verschattungen bei gleichzeitig vergrößerten Lymphknoten im Hilus und Mediastinum. Seltener kommt es zu Einschmelzungen, die dann eine auffallend feine Begrenzung haben. Bei der Coccidioidmykose kommen im Gegensatz zu den meisten Pneumomykosen auch Pleuraergüsse vor. Die Lymphknoten können bei der nicht seltenen spontanen Heilung verkalken. Vor allem bei der bösartigen Verlaufsform kommen auch kleinfleckige Disseminationen in beide Lungen vor. Kombinationen mit einer Tuberkulose werden nicht selten erwähnt.

diagnostische Tabellen

der Rundherde

Zahl der Herde	Hilusveränderungen	Übrige Lunge	Differenzierende Untersuchung
solitär	keine	keine oder Streuung	Tomographie, Sputumuntersuchung
solitär, selten 2—3	Lymphknotenvergrößerung	Verbindung Lungenherd—Hilus	Sputumuntersuchung, Tuberkulinprobe
solitär, selten 2—3	keine	teils alte Spitzen- oder Oberlappenherde	Tomographie
1—3	nur teilweise verdichtet	unauffällig oder vermehrte Gefäßzeichnung	Sputum, Blutbild, serologische Untersuchung, Tomographie, Bronchographie
solitär	erst spät Hilusmetastasen	unauffällig	Tomographie, Bronchographie, *Thorakotomie!*
1—4	unauffällig oder Erweiterung der Arterien	teils Lungenstauung, oft Pleuraerguß	klinische Erscheinungen
solitär	keine	unauffällig, teils Verdrängung von Bronchien und Gefäßen	Tomographie, Bronchographie, Thorakotomie!
solitär, zahlreich	teils Hilusmetastasen	häufig Metastasen unterschiedlicher Größe	Suche nach Primärtumor
solitär	keine	unauffällig, teils Verdrängung von Bronchien und Gefäßen	Tomographie, Bronchographie, Thorakotomie
meist solitär	später Verziehung des Hilus	Nachbarschaft verzogen durch Schrumpfung	Tomographie, Bronchoskopie mit Absaugen von Sekret, mikrobiologische Untersuchung
umschrieben	keine	Verdrängung der anliegenden Lunge	Punktion! Tomographie, Bronchographie
solitär	keine	keine	Tomographie, Untersuchung des Bronchialsekretes

Tabelle 13. *Differentialdiagnose der*

Erkrankung	Bevorzugte Anordnung	Größe	Dichte
Miliare tuberkulöse Lungenstreuung	gleichmäßig über die Lunge	miliar, kranial > caudal	gleichmäßig weichteildicht
Lungenboeck Stadium II b	alle Lappen außer Spitze teils rechts dichter als links	miliar-feinfleckig, nach caudal zunehmend	weichteildicht
Miliare Bronchopneumonie	Mittel- und Unterfelder	feinfleckig, ungleichmäßig, nach caudal größer werdend	weichteildicht
Karzinose	Mittel- und Unterfelder	feinfleckig wechselnd, nach caudal zunehmend	weichteildicht
Silikose	alle Lappen außer Spitzen	feinfleckig, oft gering unregelmäßig	weichteildicht, teils kalkdicht
Bronchiolitis	Ober- bis Unterfelder	feinfleckig, unregelmäßig	weichteildicht
Lungenhämosiderose bei Stauungslunge	Mittel- und Unterfelder, hilusnahe	feinfleckig	weichteildicht, teils zusätzlich kleine Kalkherde
Miliare Pneumomykose	von den Oberfeldern zu den Unterfeldern zunehmend	fein-grobfleckig, unregelmäßig	weichteildicht
Feinherdige Veränderungen bei Speicherkrankheiten	Mittel- und Unterfelder	feinfleckig (+ streifige Strukturen)	weichteildicht
Miliare Leukämie	Ober- bis Unterfelder, stärker im Lungenkern	feinfleckig, netzförmig	dicht
Primäre Lungenhämosiderose	Mittel- und Unterfelder	feinfleckig, netzförmig	dicht
Panarteriitis nodosa	Mittel- und Unterfelder	feinfleckig	weichteildicht
Berylliose	Mittel- und Unterfelder	feinfleckig	dicht
Asbestose	Mittel- und Unterlappen	feinfleckig in verstärkter Netzzeichnung	weichteildicht
Lungenfibrose bei Sklerodermie	Unter- und Mittelfelder	feinfleckig-netzförmig	dicht
Progressive interstitielle Lungenfibrose	Mittelfelder und häufiger Ober- als Unterfelder	feinfleckig, netzförmig, unregelmäßig	dicht

feinfleckigen Lungenveränderungen

Begrenzung	Hilusveränderungen	Übrige Thoraxorgane	Differenzierende Untersuchung
unscharf-scharf je nach Art	häufig Lymphknotenvergrößerung	selten kleiner Pleuraerguß. Mediastinale Lymphknotenvergrößerung	Tuberkulintest, Liquoruntersuchung
meist scharf	Hiluslymphknotenvergrößerung, die mit Auftreten der Lungenherde teilweise zurückgeht	teils mediastinale Lymphknotenvergrößerungen	Tuberkulinprobe, periphere Lymphknoten, Augenveränderungen, Leberpunktion
unscharf, teils konfluierend	selten diffuse Hilusververdichtung		Sputumuntersuchung. Serologische Blutuntersuchung
unscharf, teils mit feinen Ausläufern	bei Lymphbahnbeteiligung auch Lymphknotenvergrößerung	teils Pleuraerguß	Primärtumor!
scharf, teils sternförmig	Hiluslymphknotenvergrößerung		Berufsanamnese!
unscharf mit Netzzeichnung	oft verdichtete Hili	rechtsbetontes Herz, teils Emphysem, teils herdförmige Atelektasen	Vorkrankheiten? Infektionskrankheit?
scharf, in Netzzeichnung eingelagert	Arterien zentral erweitert. Arterien und Venen im Oberlappen erweitert, im Unterlappen verengert	Mitralvitium	Herzbefund
unscharf, teils konfluierend	perihiläre Struktur verstärkt		Untersuchung des Bronchialsekretes
scharf, oft mit streifigen Fortsätzen	verdichtete Hili		Elektrophorese, übrige Organbefunde
unscharf, teils diffuse Trübung	Lymphknotenvergrößerung	mediastinale Lymphknotenvergrößerungen	Blutbild, Sternalpunktion
scharf, interkurrent diffuse Trübungen	gering verdichtet und vergrößert		Lungenbiopsie
unscharf konfluierend	Verdichtung, Erweiterung der zentralen Pulmonalarterienäste	Cor. pulmonale chron.	Muskelbiopsie, Leberpunktion
scharf in Netzzeichnung	Erweiterung der zentralen Arterienäste	Cor pulmonale chron.	Berufsanamnese
unregelmäßig, sternförmig	mäßige Verdichtung	teils Emphysem der Oberlappen	Berufsanamnese, Auswurfuntersuchung
unregelmäßig, sternförmig	unauffällig	schwartige Pleuraveränderungen	Veränderungen an Haut, Oesophagus
unscharf	nur gering vergrößert	Verziehungen durch bald auftretende Schrumpfungen. Rechtsbetontes Herz	Bronchographie, Lungenbiopsie

33*

Tabelle 14. *Differentialdiagnose*

Erkrankung	Bevorzugte Lage	Größe	Dichte	Begrenzung
Lappenpneumonie	alle Lappen	gering vergrößerter bis gering verkleinerter Lappen	weichteildicht	scharf durch Lappengrenze
Lappenatelektase	alle Lappen	Verkleinerung des Lappens	weichteildicht, überlagerte Ränder transparent	scharf
Segmentpneumonie	S 2—10	Segmentareal	weichteildicht	mehr oder minder unscharf, außer Lappenrand
Segmentatelektase	S 1—10	Segment verkleinert, Ränder eingezogen	transparant bis dicht	am Lappenrand scharf, sonst unscharf
Pleuraerguß	basal oder mantelförmig	wechselnd	weichteildicht, nach oben transparenter	mehr oder minder scharf, lateral meist ansteigend
Interlobärerguß a) kleiner Lappenspalt	In Höhe 4. ICR	0,2—3,0 cm hoch	weichteildicht	scharf
b) großer Lappenspalt	*dv:* Clavicula bis Zwerchfell *seitl.:* Verbindung von 4. Rippe hinten zum Herzzwerchfellwinkel vorn		flächenhafte Trübung	seitlich: scharf
Ornithosepneumonie (eine Form)	S 2—10	Subsegmente und Segmente	diffuse Trübung, Netzstruktur verstärkt	unscharf
Q-Fieber (eine Form)	alle Lungensegmente	Subsegmente und Segmente	transparente Trübung	unscharf
Aktinomykose	S 2, 6, 8—10	Subsegmente und Segmente	weichteildicht	unscharf, eingezogen
Staublunge mit Schwielen	S 2, S 6, peripher	5—15 cm	weichteildicht	wechselnd, meist scharf
Lungenboeck Stadium III a	Ober- und Mittelfelder, meist Verbindung zum Hilus	4—8 cm	weichteildicht	unregelmäßig
Zentrales Lungenödem	Lungenkern aller Lappen	Kernzone	weichteildicht	unscharf, Schmetterlingsform
Alveolare Proteinose	Unterfelder	Unter- und Mittellappen	weichteildicht, teils fleckig konfluierend	unscharf

der flächenhaften Lungenverdichtungen

Zahl der Verschattungen	Hilusveränderungen	Übrige Lunge	Differenzierende Untersuchung
ein oder mehrere Lappen	einseitige Hilusverdichtung		Tomographie, Bronchographie, Bronchoskopie, Sputumuntersuchung
eine Verschattung, auch bei Atelektase mehrerer Lappen	der zugehörige Hilus verdichtet oder verbreitert	Verlagerung der Nachbarlappen und des Mediastinums	Tomographie, Bronchoskopie. Stets Tumorverdacht!
solitär bis mehrere	einseitige Verdichtung		Tomographie, Bronchographie, Bronchoskopie
solitär	teils Verdichtung	Verlagerung der Nachbarsegmente	Stets Tumorverdacht! Tomographie, Bronchographie, Bronchoskopie
eine zusammenhängende Verdichtung. Bei abgekapseltem Erguß wechselnde Dichte	keine	verdrängt	Bilder in tangentialer Projektion, Pleurapunktion, Tomographie
solitär	keine		Seitenschichtung, Punktion
eine Verschattung, die im Seitenbild nach unten breiter wird	keine		Seitenschichtung, Punktion
solitär bis mehrere	Verdichtung		serologische Untersuchung
solitär bis mehrere	keine	unauffällig	serologische Untersuchung
meist solitär	keine oder Verziehung	anliegende Lunge verzogen, Pleura verdickt	Tomographie, Bronchoskopie, Untersuchung des Bronchialsekretes
beidseitig annähernd symmetrisch	Verdichtung und Verziehung	silikotische Herde, Emphysem, Verziehungen, „Regenstraßenphänomen"	Tomographie, Bronchographie
beidseitig, oft asymmetrische Anordnung	Verdichtung mit teils abgrenzbaren Lymphknotenvergrößerungen, Verziehung	fein-grobfleckige Verdichtungen	Tuberkulinprobe, Tomographie, Bronchographie, Bronchoskopie
beide Lungenseiten	in Verschattungen einbegriffen	Lungenmantel frei	Herzerkrankung, arterieller Hochdruck, Niereninsuffizienz, Phäochromocytom, rheumatische Pneumonie
beide Unterfelder	teils Verdichtung	Oberlappen fast immer frei	Lungenbiopsie

Tabelle 15. *Differentialdiagnose*

Erkrankung	Bevorzugte Lage	Größe cm	Dichte
Bronchopneumonie	Mittel- und Unterfelder un-gleichmäßig	0,5—2,0	weichteildicht
Hämatogene Lungentuber-kulose	alle Lungenlappen, kaudal<kranial	0,2—1,0	weichteildicht, später kalkhaltig
Bronchogene Lungentuber-kulose	Mittel- und Unterfelder un-gleichmäßig	0,2—1,0	weichteildicht
Lungenmetastasen	Mittel- und Unterfelder un-gleichmäßig	0,2—3,0	weichteildicht
Lungenboeck Stadium II d	Alle Lappen ohne Spitzen	0,5—1,0	weichteildicht
Lungenödem toxisch	Lungenkerne aller Lappen	0,3—1,5	weichteildicht
Alveolarzellcarcinom	Mittel- und Unterfelder	0,5—5,0	weichteildicht
Silikose	alle Lappen ohne Spitzen	0,2—0,8	weichteildicht, teils kalkhaltig
Mischstaublunge	alle Lappen ohne Spitzen (lateral teils dichter)	0,3—1,0	weichteildicht

Literatur

ALLISON, ST. T.: The vanishing lung: Report of case of advanced bullous emphysema. Ann. intern Med. 17, 139 (1942).

ANACKER, H.: Erfahrungen bei der Diagnostik des Lungenkrebses. Fortschr. Röntgenstr. 74, 2 (1951).

— Die Veränderungen des Bronchialsystems bei der Lungen- und Bronchialtuberkulose im Broncho-gramm. Fortschr. Röntgenstr. 78, 15 (1953).

— Lungenkrebs und Bronchographie. Stuttgart: Georg Thieme 1955.

— Das Frühstadium des Lungenkrebses. Strahlentherapie 104, 259 (1957).

— Die röntgenologischen Merkmale des Lymphknoteneinbruches in den Bronchus. Zugleich Mit-teilung über 2 Fälle von Bronchusperforation bei Lymphogranulomatose. Fortschr. Röntgenstr. 87, 588 (1957).

— Vorschlag der Kommission der DRG zur Stadieneinteilung des Lungenkrebses. Fortschr. Rönt-genstr. 89, 119 (1958).

ASSMANN, H.: Akute und chronische Miliartuberkulose der Lunge. Fortschr. Röntgenstr. 35, 1041 (1927).

— Das Frühinfiltrat. Ergebn. Tuberk.-Forsch. 1, 115 (1930).

— Die klinische Röntgendiagnostik der inneren Erkrankungen, Bd. I. Berlin: Springer 1949.

BAADER, E. W.: Die wichtigsten Berufserkrankungen, in Klinik der Gegenwart, Bd. 4. München 1957.

BACKLUND, V.: Simultaneous telefilm planigraphy. A preliminary report. Acta radiol. (Stockh.) 41, 425 (1954).

BAEHR, G., and A. D. POLLACK: Disseminated lupus erythematosus and diffuse scleroderma. J. Amer. med. Ass. 134, 1169 (1947).

BARDEN, R. P., and D. A. COOPER: The roentgen appearance of the chest in diseases affecting the peripheral vascular system of the lungs. Radiology 51, 44 (1948).

— Peripheral vascular diseases in the lungs. Amer. J. Roentgenol. 61, 1 (1949).

BAUER, H.: Beitrag zur Kenntnis der chronischen Pneumonie. Fortschr. Röntgenstr. 56, 443 (1937).

BAUER, R.: Zur Kenntnis der Strahlenschädigung der menschlichen Lunge. Strahlentherapie 64, 249 (1939).

BAYER, O., F. GROSSE-BROCKHOFF, K. LOOGEN u. H. MEESEN: Vergleichende klinische, patho-physiologische und pathologisch-anatomische Untersuchungen bei Mitralstenose. Arch. Kreisl.-Forsch. 26, 238 (1957).

—, u. F. LOOGEN: Zur Diagnostik angeborener Herz- und Gefäßmißbildungen. IV. Arch. Kreisl.-Forsch. 17, 350 (1951).

BEKKER, J. R., and J. W. PATTINSON: Hypoplasie of the lobar pulmonary arteries. J. thorac. Surg. 34, 357 (1957).

BERNARDI, E. DE: Pulmonary hydatid disease in man. Acta radiol. (Stockh.) 36, 234 (1951).

der grobfleckigen Lungenverdichtungen

Begrenzung	Zahl der Herde	Hilusveränderungen	Zusätzliche Thoraxveränderungen
unscharf, konfluierend	zahlreich	teils Verdichtungen	teils herdförmige Atelektasen
unscharf	zahlreich bis multipel	teils Lymphknotenvergrößerung	teils Pleuraerguß
unscharf	zahlreich	keine, teils einseitige Hilusveränderung	Kaverne in S 1, 2, 6. Lymphknotenfistel
scharf bis unscharf	zahlreich	teils Lymphknotenmetastasen	teils Pleuraerguß
unregelmäßig, unscharf	zahlreich	mäßige Hilusvergrößerung und Verziehung	mediastinale Lymphknoten (gering)
unscharf, konfluierend	multipel	verbreitert und verdichtet	teils Herzveränderungen
unscharf	zahlreich	meist keine	
scharf	multipel	gering vergrößert, Eierschalenhili	rechtsbetontes Herz
unscharf, Tendenz zur Konfluenz	zahlreich bis multipel	gering vergrößert	rechtsbetontes Herz, Pleuraausziehungen

BEUTEL, A., u. F. STRNAD: Zur bronchographischen Diagnostik des angeborenen Lungenmangels. Fortschr. Röntgenstr. **54**, 49 (1936).
— — Die Analyse und Differentialdiagnose der raumbeschränkenden Prozesse im Bronchogramm. Fortschr. Röntgenstr. **55**, 118 (1937).
BLAHA, H.: Schichtbilder von Bronchialveränderungen bei der Lungentuberkulose. Stuttgart: Georg Thieme 1954.
BOCK, H., H.-F. V. OLDERSHAUSEN u. R. V. OLDERSHAUSEN: Zur Klinik der sogenannten „Granulomatösen Hepatopathien". Klin. Wschr. **1955**, 985.
BOHLIG, H.: Zur Distorsion des Bronchialbaumes bei Silikose. Fortschr. Röntgenstr. **88**, 526 (1958).
— G. JAKOB u. H. MÜLLER: Die Asbestose der Lungen. Stuttgart: Georg Thieme 1960.
BOLT, W., W. FORSSMANN u. H. RINK: Selektive Lungenangiographie in der präoperativen Diagnostik und der inneren Klinik. Stuttgart: Georg Thieme 1957.
BOYDEN, E. A.: The intrahilar and related segmental anatomy of the lung. Surgery **18**, 706 (1945).
— Segmental anatomy of the lungs. New York: McGraw-Hill Book Comp. 1955.
— and J. G. SCANNELL: An analysis of variations in the bronchovascular pattern of the right upper lobe of fifty lungs. Amer. J. Anat. **82**, 27 (1948).
BRÄUNING, H.: Der Beginn der Lungentuberkulose. Leipzig 1938.
—, u. F. REDEKER: Die hämatogene Lungentuberkulose der Erwachsenen. Tuberk.-Bibl. Bd. 38/39 (1931).
BRAUNSTEINER, EGGHART und POTUSHEK: Primär chronische Polyarthritis mit chronischen pulmonalen Veränderungen. Dtsch. med. Wschr. **85**, 115 (1960).
BROCK, R. C.: The anatomy of the bronchial tree. Oxford medical Publications, Sec. impr. London 1947.
BRÜCKNER, H.: Bewegungen des Bronchialbaumes. Z. Anat. Entwickl.-Gesch. **116** (1952).
BRÜGGER, H.: Erscheinungsformen der tuberkulösen Ersterkrankung der Lunge im späteren Schul- und jugendlichen Alter. Tuberk.-Bibl. Bd. 66 (1938).
BRUNNER, A.: Zur Pathogenese des sogenannten Aspergilloms. Thoraxchirurgie **7**, 274 (1959).
BURKE, R. M.: Vanishing lungs: A case report of bullous emphyseme. Radiology **28**, 367 (1937).
CAPLAN, A.: Certain unusual radiological appearances in the chest of coalminers suffering from rheumatoid arthritis. Thorax **8**, 29 (1953).
CECIL, R. L., H. S. BALDWIN and N. P. LARSEN: Clinical and bacteriologic study of 2000 typed cases of lobar pneumonia. Trans. Ass. Amer. Phys. **41**, 208 (1926).
CHRISTIE, A. C.: Bronchiectasis—diagnosis and treatment. Radiology **26**, 138 (1936).
CHRISTOFFERSEN, J. C.: Intrathoracic gastric cyst. Acta chir. scand. (Stockh.) **96**, 12 (1948).
COCCHI, U.: Die Hartstrahltechnik in der Röntgendiagnostik. Fortschr. Röntgenstr. **81**, 24 (1954).
COSTA, A.: Morphologie und Pathogenese der Aneurysmen der Arteria pulmonalis. Zbl. allg. Path. path. Anat. **52**, 8 (1931).
COURNAND, A.: Some aspects of the pulmonary circulation in normal vean and in chronic cardiopulmonary diseases. Circulation **2**, 641 (1950).

CURRY, F. J., and J. A. WIER: Histoplasmosis. Amer. Rev. Tuberc. 77, 749 (1958).

DELIUS, L.: Über pulmonale Hypertonie. Verh. dtsch. Ges. Kreisl.-Forsch. 1951, 92.

DENARDI, J. M., H. S. VAN ORDSTRAND, G. H. CURTIS and J. ZIELINSKI: Berylliosis. A.M.A. Arch. industr. Hyg. 8, 1 (1953).

DI RIENZO, S.: Radiology exploration of the bronchus. Springfield: Ch. C. Thomas 1949.

DOTTER, C. T., and J. STEINBERG: Angiocardiographic study of pulmonary artery. J. Amer. med. Ass. 139, 566 (1949).

DREWES, J.: Die Pilzerkrankungen der Lunge. In Handbuch der Thoraxchirurgie, Bd. III/II. Heidelberg: Springer 1958.

DRUCKREY, H.: Experimentelle Grundlagen der Chemotherapie des Krebses. Dtsch. med. Wschr. 77, 1495 (1952).

DÜNNER, L.: Klinisch-röntgenologische Differentialdiagnostik der Lungenerkrankungen. Stuttgart: Ferdinand Enke 1958.

DU MESNIL DE ROCHEMONT, R., u. G. LAUTH: Beitrag zur Klinik und Therapie des solitären und metastasierenden Bronchialkarzinoids. Strahlentherapie 113, 1 (1960).

DUNGEL, N.: Lung carcinoma of the Iceland. Lancet 1950 12, 245.

EHRHARDT, W., u. H. GÜTHERT: Die Ockerstaublunge. Leipzig: Johann Ambrosius Barth 1947.

ELLMAN, P., and L. CUDKOWICZ: Pulmonary manifestations in the diffuse collagen diseases. Thorax 9, 46 (1954).

ELWARD, J. E.: Congenital aplasia of lung. Radiology 27, 667 (1936).

ENGEL, ST.: Die Lunge des Kindes. Stuttgart: Georg Thieme 1950.

ERFAN, M., H. ERFAN, A. H. MOURSA and A. A. DEEB: Chronic pulmonary schistosomiasis: A clinical and radiological study. Trans. roy. Soc. trop. Med. Hyg. 42, 477 (1949).

ESCH, D., u. P. THURN: Zur Diagnose der pulmonalen Hypertonie im gewöhnlichen Röntgenbild. Fortschr. Röntgenstr. 90, 434 (1959).

ESSER, CL.: Topographische Ausdeutung der Bronchien im Röntgenbild, 2. Aufl. Stuttgart: Georg Thieme 1957.

EVANS, W. A.: Echinococcus cyst of the lung. Radiology 40, 362 (1943).

FALCONER, E. H., and M. E. LEONARD: Hodgkin's disease of the lung. Amer. J. med. Sci. 191, 780 (1936).

FELIX, W.: Topographische Anatomie des Brustkorbes, der Lungen und der Pleura. In SAUERBRUCH, Chirurgie der Brustorgane, Bd. I. Berlin: Springer 1928.

FELSON, B., and H. BRAUNSTEIN: Noninfections necrotizing granulomatosis. Radiology 70, 326 (1958).

FISCHER, F. K.: Beitrag zur Kenntnis der Veränderungen im Bronchogramm bei chronischer Bronchitis. Fortschr. Röntgenstr. 72, 653 (1950).

— In SCHINZ-BAENSCH-FRIEDL-UEHLINGER, Lehrbuch der Röntgendiagnostik. Stuttgart: Georg Thieme 1952.

FORINAS, P. L.: Serien-Bronchographien zur Diagnose der Lungeneiterungen. Röntgenpraxis 6, 569 (1934).

FORSSMANN, W.: Die Sondierung des Herzens und der Lungenschlagader. Münch. med. Wschr. 78, 489 (1931).

FRANKE, K.: Lymphgefäße der Lunge. Dtsch. Z. Chir. 119, 107, 124 (1912).

FRASER, R.: The bronchusadenoma. Brit. J. Surg. 44, 570 (1957).

FRIEDRICH, G.: Periphere Lungenkrebse auf dem Boden pleuranaher Narben. Virchows Arch. path. Anat. 304, 230 (1939).

FRIEDRICH, H.: Die Diagnose des infiltrierend wachsenden Echinococcus (Echinococcus alveolaris), insbesondere seine Röntgendiagnose. Dtsch. Z. Chir. 254, 150 (1940).

FRIK, W., R. HESSE u. R. ZEILHOFER: Die Röntgendiagnostik des Lungenemphysems. Vergleiche mit spirometrischen und gasanalytischen Untersuchungen. Fortschr. Röntgenstr. 88, 125 (1958).

FROMMHOLD, W., u. K. E. GAUL: Selektive Bronchographie der apicalen Lungensegmente. Fortschr. Röntgenstr. 87, 307 (1957).

GÄRTNER, H., u. F. W. BRAUSS: Untersuchungen zur Frage der Rußlunge und zur Schädlichkeit des reinen Kohlenstaubanteiles im Staub der Kohlenbergwerke. Med. Welt 20, 252 (1951).

GAJEWSKI, H., u. E. LIESE: Das Simultan-Schichtverfahren. Aufnahmetechnische Grundlagen und medizinische Anwendung. Fortschr. Röntgenstr. 83, 562 (1955).

GEBAUER, A., E. MUNTEAN, E. STUTZ u. H. VIETEN: Das Röntgenschichtbild. Stuttgart: Georg Thieme 1959.

—, u. A. SCHANEN: Das transversale Schichtverfahren. Stuttgart: Georg Thieme 1955.

GÉHER, F.: Über Paragonimiase. Fortschr. Röntgenstr. 87, 313 (1957).

GETZOWA, S.: Cystic and compact pulmonary sclerosis in progressive scleroderma. Arch. Path. (Chicago) 40, 99 (1945).

GIESE, W.: Die morphologischen Grundlagen der Ventilationsstörungen bei Emphysem und Bronchitis und ihre Rückwirkungen auf den kleinen Kreislauf. Verh. dtsch. Ges. inn. Med. 1956, 12.

— Die Pneumokoniosen. In E. KAUFMANN, Lehrbuch der speziellen pathologischen Anatomie, Bd. II, S. 1851. Berlin: W. de Gruyter & Co. 1960.

GLAUNER, R.: Über Lungenverschattungen bei Q-Fieber. Fortschr. Röntgenstr. **74**, 411 (1951).

GÖRGÉNYI-GÖTTCHE, O.: Tuberkulose im Kindesalter. Wien 1951.

GÖRGÉNYI-GÖTTCHE, O., u. D. KASSAY: Zur Bedeutung der Bronchialdrüsenperforation bei der Tuberkulose der endothorakalen Lymphknoten. Schweiz. med. Wschr. **80**, 1213 (1950).

GOODWIN, J. F.: The nature of pulmonary hypertension. Brit. J. Radiol. **31**, 174 (1958).

GRAFFI, A.: Über den Mechanismus der Geschwulstbildung. Schweiz. med. Wschr. **83**, 865 (1953).

GRAINGER, R. G.: Interstitial pulmonary oedema and its radiological diagnosis. A sign of pulmonary venous and capillary hypertension. Brit. J. Roentgenol. **31**, 201 (1952).

GREINEDER, K.: Das Schichtbild der Lunge, des Tracheobronchialbaumes und des Kehlkopfes. Leipzig: Georg Thieme 1941.

GRIESENER, G.: Über Veränderungen der Atmungsorgane bei Bangscher Krankheit. Dtsch. Arch. klin. Med. **188**, 312 (1942).

GROSSE-BROCKHOFF, F.: Pathologische Physiologie. Stuttgart: Georg Thieme 1950.

— Hämodynamik der Lungenkreislaufstörungen. Verh. dtsch. Ges. Kreisl.-Forsch. **17**, 34 (1951).

— Pathophysiologie des Lungenkreislaufes. In: Lungen und kleiner Kreislauf. Berlin: Springer 1957.

— Die Lungenzirrhose. Dtsch. med. Wschr. **83**, 677 (1958).

GSELL, O.: Klinik und Epidermiologie des Q-Fiebers. Helv. med. Acta **17**, 279 (1950).

HAEFLIGER, E.: Spezielle Röntgenologie der Lungentbc. Basel: Benno Schwabe & Co. 1954.

— u. G. MARK: Segment und Tuberkulose. Berlin: Springer 1956.

HAEMMERLI, U.: Diffuse progressive interstitielle Lungenfibrose. Schweiz. med. Wschr. **85**, 597 (1955).

HAMMAN, L., and A. R. RICH: Fulminating diffuse interstitial fibrosis of the lungs. Trans. Amer. clin. climat. Ass. A **5**, 134 (1935).

HANTSCHMANN, L.: Über torpide sklerosierende Tuberkulosen mit eigenartigem großzelligem histologischem Befund. Ergebn. Tuberk.-Forsch. **9**, 1 (1939).

HARTWEG, H.: Über die Boecksche Krankheit der Lungen. Fortschr. Röntgenstr. **72**, 385 (1949).

HAUBRICH, R.: Über das Röntgenbild der Ockerstaublunge. Fortschr. Röntgenstr. **73**, 682 (1950).

— Über die Röntgencharakteristik der Silikosen nach Staubberufen. Fortschr. Röntgenstr. **74**, 385 (1951).

— Über die Lungenstruktur im Röntgenbild seltener Pneumokoniosen. Fortschr. Röntgenstr. **78**, 272 (1953).

— Über die miliare Lungenhämosiderose mit partieller Verknöcherung (II). Fortschr. Röntgenstr. **81**, 440 (1954).

—, u. E. VERSEN: Über die miliare Lungenhaemosiderose im Röntgenbild (I). Fortschr. Roentgenstr. **81**, 346 (1954).

HAUSER, R., u. A. GRIMMINGER: Über die Luftzystenerkrankung der Lunge. Fortschr. Röntgenstr. **87**, 283 (1957).

HAYEK, H. V.: Die menschliche Lunge. Berlin-Göttingen-Heidelberg: Springer 1933.

HECKER, J. V., u. F. KELLNER: Zur Diagnostik der Lungenzystizerkose beim Lebenden. Fortschr. Röntgenstr. **39**, 624 (1929).

HECKMANN, K.: Das Schicksal des Lungenherdes im Röntgenbild. Fortschr. Röntgenstr. **71**, 552 (1949).

HEGGLIN, R.: Das Wassermann-positive Lungeninfiltrat. Helv. med. Acta **7**, 497 (1941).

— Die Pneumonien. In Handbuch der inneren Medizin, Bd. IV/2, S. 1077. Berlin-Göttingen-Heidelberg: Springer 1956.

— Differentialdiagnostik innerer Erkrankungen. Stuttgart: Georg Thieme 1960.

HEILMEYER, L., u. F. SCHMID: Die progressive Lungendystrophie. Dtsch. med. Wschr. **81**, 1293 (1956).

HELD, A.: Die Hodgkinsche Krankheit der Lungen. Fortschr. Röntgenstr. **41**, 191 (1930).

HERRNHEISER, G.: Röntgenanatomie der Lunge. Fortschr. Röntgenstr. **74**, 623 (1951).

— Zur Röntgendiagnostik des Lungenoedems. Fortschr. Röntgenstr. **89**, 125 (1958).

HIRSCH, W.: Pneumonische Lungenerkrankungen. In: Lungenkrankheiten im Röntgenbild, Bd. I. Leipzig: VEB Georg Thieme 1957.

HOHN, M., u. H. VIETEN: Röntgenologische Studien über die Aufteilung des Bronchialbaumes. Fortschr. Röntgenstr. **73**, 669 (1950).

HORNYKIEWYTSCH, TH., u. H. ST. STENDER: Normale und pathologisch veränderte Lungengefäße im Schichtbild. Fortschr. Röntgenstr. **79**, 44, 639, 704 (1953); **80**, 458 (1954); **81**, 36, 134, 455, 642 (1954); **82**, 228, 331, 642 (1955); **83**, 26 (1955).

— — Die Gefäßveränderungen bei Emphysemen und Pulmonalsklerose. Fortschr. Röntgenstr. **82**, 642 (1955).

— — Das Verhalten der Lungengefäße bei angeborenen und erworbenen Herzfehlern. Fortschr. Röntgenstr. **83**, 26 (1955).

HOSSLI, G.: Seltene intrathorakale Zysten, die mit dem Verdauungstrakt in Verbindung stehen. Langenbecks Arch. klin. Chir. **265**, 551 (1950).

HUIZINGA, A., and G. J. SMELT: Bronchography. Van Corcum Assen 1949.

HUZLY, A., u. F. BÖHM: Bronchus und Tuberkulose. Stuttgart: Georg Thieme 1955.

Ibers, G., H. Vieten u. K. H. Willmann: Bronchographie bei Tuberkulose. Fortschr. Röntgenstr. 74, 667 (1951).

Ingram, M. D., G. W. Hudson and T. J. Davis: Aplasia of lung with angiocardiographic demonstration of anomalous pulmonary circulation. Amer. J. Roentgenol. 64, 409—413 (1950).

Jacchia, P.: Phlebektasie im Lungenparenchym. Acta radiol (Stockh.) 17, 74 (1936).

Janin, P.: Interêt de l'angiographie dans l'étude des malformations pulmonaires. J. Radiol. Électrol. 41, 437 (1960).

Kalkhoff, K. W.: Zur Ätiologie des Morbus Boeck. Beitr. klin. Tuberk. 114, 3 (1955).

Kartagener, M.: Das Problem der Kongenitalität und Heredität der Bronchiektasien. Ergebn. inn. Med. Kinderheilk. 49, 378 (1935).

—, u. A. Horlacher: Bronchiektasien bei Situs viscerum inversus. Schweiz. med. Wschr. 1935, 782.

Kerley, P.: In Shanks and P. Kerley, A testbook of x-ray diagnosis by British authors, 2. edit. London: H. K. Lewis 1951.

Kirklin, B. R.: Congenital cysts of the lung from the roentgenological view point. Amer. J. Roentgenol. 36, 19 (1936).

Koelsch, F.: Die Lungenerkrankung durch Aluminiumstaub. Beitr. klin. Tuberk. 97, 688 (1942).

Könn, G.: Die pathologische Morphologie der Lungengefäßerkrankungen und ihre Beziehungen zur pulmonalen Hypertonie. Ergebn. ges. Tuberk.-Forsch. 14, 101 (1958).

Kováts, F., u. Z. Zsebök: Röntgenanatomische Grundlagen der Lungenuntersuchung. Akadémiai Kiadó. Budapest 1953.

Kremer, W., u. L. Retzlaff: Die Deutung des Röntgenschichtbildes der Lungenspitzen bei Tuberkulose. Leipzig: Georg Thieme 1941.

Kröker, P.: Beobachtungen über einseitige Staublungen im Zusammenhang mit einseitigen Gefäßhypoplasien der Lungen. Röntgenpraxis 17, 127 (1948).

Kuenast, W.: Intralobäre Sequestration der Lunge. Fortschr. Röntgenstr. 87, 476 (1957).

Kuhlmann, F.: Wabenlunge. Fortschr. Röntgenstr. 52, 402 (1935).

Langer, E.: Zur Frage der multiplen Knochenbildung in den Lungen. Z. Allg. Path. 89, 33 (1952).

—, u. K. H. Willmann: Beitrag zum sog. Alveolarkarzinom. Fortschr. Röntgenstr. 82, 64 (1955).

Lauer, A., u. H. W. Wedler: Die einseitig helle Lunge im Röntgenbild. Fortschr. Röntgenstr. 82, 305 (1955).

Lenk, R.: Die Röntgendiagnostik der intrathoracalen Tumoren und ihre Differentialdiagnose. Wien: Springer 1929.

— Spontanpneumothorax bei Zystenlunge. Fortschr. Röntgenstr. 51, 434 (1935).

Lichtenstein, H.: Kavernenbildung in der Lunge bei atypischer pulmonaler und ossaler Lymphogranulomatose. Z. Tuberk. 64, 429 (1932).

Lickint, F.: Ätiologie und Prophylaxe des Lungenkrebses als ein Problem der Gewerbehygiene und des Tabakrauches. Leipzig: Theodor Steinkopff 1953.

Liess, G.: Ein beachtenswertes Zeichen für die Röntgendiagnose des chronischen Lungenabszesses. Fortschr. Röntgenstr. 79, 613 (1953).

Link, R., u. F. Strnad: Tumoren des Bronchialsystems. Berlin-Göttingen-Heidelberg: Springer 1956.

Lochtkemper, J.: Atlas der Staublungenkrankheiten. Arch. Gewerbepath. Gewerbehyg. 3, 153 (1932).

Lodge, T.: Pulmonary fibrosis and collagen diseases radiological aspect. Brit. J. Radiol. 29, 645 (1956).

Lodin, H.: The value of tomography in examinations of intrapulmonary bronchi. Acta radiol. (Stockh.) Suppl. 101 (1953).

Löffler, L.: Die Arteriographie der Lunge. Leipzig: VEB Georg Thieme 1955.

Löffler, W.: Die tuberkulöse Spät-Erstinfektion und ihre Entwicklungstendenz. Schweiz. med. Wschr. 1942, 686.

Löfgren, S.: Primary pulmonary sarcoidosis. Acta med. scand. 145, 465 (1953).

Lorenz, W.: Strahlenschutz in Klinik und ärztlicher Praxis. Stuttgart: Georg Thieme 1961.

Lüdeke, H.: Die Obstruktionspneumonitis. Langenbecks Arch. klin. Chir. 277, 36 (1953).

Malmros, H., u. E. Hedvall: Studien über die Entstehung und Entwicklung der Lungentuberkulose. Tuberk.-Bibl. Bd. 68 (1938).

Medlar, E. M.: Pathogenesis of minimal pulmonary tuberculosis. Amer. Rev. Tuberk. 58, 583 (1948).

Meesen, H.: Über Lungenzirrhose. Beitr. path. Anat. 110, 1 (1949).

Miller, W. S.: The lung. 2. Aufl. Springfield 1947.

Moeller, E.: Zur Differentialdiagnose von Lymphogranulomatose und Tuberkulose. Röntgenpraxis 4, 432 (1932).

Nägele, E.: Die viscerale Manifestation der progressiven Sklerodermie. Klin. Wschr. 37, 697 (1959).

Neuhof, H.: Acute putrid abscess of the lung. Surg. Gynec. Obstet. 80, 351 (1945).

Nice, C. A., N. K. Menon and L. G. Rigler: Pulmonary manifestations in collagen diseases. Amer. J. Roentgenol. 81, 264 (1959).

Ochsner, A., and M. de Bakey: Pleuropulmonary complications of amebiasis. An analysis of 153 collected and 15 personal cases. J. thorac. Surg. 5, 225 (1936).

Oelsner, W.: Der bestrahlte Thorax und seine röntgenologische Differentialdiagnose. In W. Hirsch, Lungenkrankheiten im Röntgenbild. Leipzig 1957.

Ott, A.: Die Epidemiologie in der Tuberkulose. In Handbuch der inneren Medizin. Berlin-Göttingen-Heidelberg: Springer 1956.

Pancoast, H. K.: Importance of careful Roentgen-ray investigations of apical chest tumors. J. Amer. med. Ass. **83**, 1407 (1924).

Petry, H.: Silikose und Polyarthritis. Arch. Gewerbepath. Gewerbehyg. **13**, 221 (1958).

Piekarski, G.: Lehrbuch der Parasitologie. Berlin-Göttingen-Heidelberg: Springer 1954.

Policard, A.: La granulomatose beryllique. Med. d. Lavoro **43**, 66 (1952).

Prévôt, R.: Zur röntgenologischen Diagnose der Lungenlues. Röntgenpraxis **7**, 686 (1935).

Ranke, E.: Primäreffekt, sekundäre und tertiäre Stadien der Lungentuberkulose. Dtsch. Arch. klin. Med. **119**, 202—297 (1916).

Redeker, F., u. O. Walter: Entstehung und Entwicklung der Lungenschwindsucht des Erwachsenen. Leipzig: Curt Kabitsch 1958.

Reichmann, V.: Über die Entwicklung der Silikosis, ihre Beziehung zur Tuberkulose nebst Bemerkungen über ihre Begutachtung an Hand von 2300 Fällen. Beitr. klin. Tuberk. **74**, 452 (1930).

— Über Talkumstaublunge. Arch. Gewerbepath. Gewerbehyg. **12**, 317 (1944).

Reinberg, S. A.: Zur Röntgendiagnostik der Lungenzystizerkose. Fortschr. Röntgenstr. **33**, 382 (1925).

Reindell, H., H. Begemann u. W. Berg: Zur Differentialdiagnose der intrathorakalen Lymphogranulomatose und Lymphknoten- und Lungentuberkulose. Med. Wschr. **5**, 682 (1951).

Roessle, R.: Die Narbenkrebse der Lunge. Schweiz. med. Wschr. **39**, 1200 (1943).

Rötter, W., and F. Staib: Candida tropicalis-Pneumonie. Dtsch. med. Wschr. **83**, 2285 (1958).

Roffo, A. H.: Krebserzeugende Eigenschaften der verschiedenen Tabakteere. Dtsch. med. Wschr. **64**, 963 (1939).

Ross, J. A., W. E. Kershaw and A. C. Kurowski: The radiological diagnosis of paragonimiasis with report of a case. Brit. J. Radiol. **25**, 579 (1952).

Rossier, P., A. Bühlmann, W. Schaub u. P. Luchsinger: Pulmonale Hypertonie und chronisches Cor pulmonale. Ergebn. inn. Med. Kinderheilk. (N.F.) **6**, 580 (1955).

Rossier, P. H., A. Bühlmann u. K. Wiesinger: Physiologie und Pathophysiologie der Atmung. Berlin-Göttingen-Heidelberg: Springer 1956.

Rüttimann, A., u. F. Suter: Das Tuberkulom der Lunge. Schweiz. med. Wschr. **1953**, 591.

Salzer, G., R. Wenzl, R. H. Jenny, u. A. Stangel: Das Bronchuskarzinom. Wien: Springer 1952.

Sante, L. R.: The anatomy and physiology of the lesser circulation. Amer. J. Roentgenol. **61**, 1 (1949).

—, and J. P. Wyatt: Roentgenological and pathological observations in antigenic pneumonitis; its relationship to collagen diseases. Amer. J. Roentgenol. **66**, 527 (1951).

Saupe, E.: Röntgenatlas der Asbestosis der Lungen. Leipzig: Georg Thieme 1938.

Schinz, H. R., W. E. Baensch, E. Friedl u. E. Uehlinger: Lehrbuch der Röntgendiagnostik, Bd. III. Stuttgart: Georg Thieme 1952.

—, u. U. Cocchi: Das Bronchogramm bei Silikose. Vjschr. naturforsch. Ges. Zürich **1950**, Beih. 2/3, 26.

Schmitz, H., u. P. Thurn: Zur Asymmetrie der Lungenarterien. Fortschr. Röntgenstr. **88**, 133 (1958).

Schmorl, G.: Über die Beziehungen anthrakochalikotischer bronchialer Lymphknoten zu Bronchialerkrankungen und über Bronchitis deformans. Münch. med. Wschr. **1925**, 757.

Schober, H.: Die Detailerkennbarkeit bei der Schirmbildaufnahme im Vergleich zur Großaufnahme und Durchleuchtung. Röntgenblätter **7**, 368 (1954).

Schölmerich, P.: Handbuch der inneren Medizin, Bd. IX. Heidelberg: Springer 1960.

Schoenmakers, J., u. H. Vieten: Atlas postmortaler Angiogramme. Stuttgart: Georg Thieme 1954.

— — Vergleichende pathologisch-anatomische und postmortal-angiographische Betrachtungen der Lunge. Ergebn. Tuberk.-Forsch. **14**, 347 (1958).

Schubert, R., u. G. Jahn: Der Lungenabszeß. Stuttgart: Ferdinand Enke 1955.

Schwartz, Ph.: Einbrüche tuberkulöser Lymphknoten in das Bronchialsystem und ihre pathogenetische Bedeutung. Beitr. Klin. Tuberk. **103**, 182 (1950).

Shapiro, R., and L. G. Rigler: Pulmonary embolism without infarction. Amer. J. Roentgenol. **60**, 480 (1948).

Siegal, W., A. R. Smith and L. Greenburg: Dust hazard in termolite tale mining including roentgenological findings in tale workers. Amer. J. Roentgenol. **49**, 11 (1943).

Simon, G.: Die offene Lungentuberkulose des Schulalters. Tuberk.-Bibl. Bd. 31 (1928).

Staemmler, M.: Die Hypertonie im kleinen Kreislauf. In E. Kaufmann, Lehrbuch der speziellen pathologischen Anatomie, Bd. I/1, S. 254. Berlin 1955.

Stecken, A.: Gefäßanomalien der Lunge. In W. Hirsch, Lungenkrankheiten im Röntgenbild, Bd. II. Leipzig: VEB Georg Thieme 1957.

Steinberg, J., and W. Finley: Clinical and angiographic features of congenital anomalies of the pulmonary circulation: a classification and review. Angiology **7**, 378 (1956).

Steiner, R. E.: Radiological appearances of the pulmonary vessels in pulmonary hypertension. Brit. J. Radiol. 31, 188 (1958).

Stender, H. St.: Die Röntgensymptomatologie der Arteriitis pulmonalis und ihrer Folgezustände. Fortschr. Röntgenstr. 76, 316 (1952).

—, u. W. Schermuly: Das interstitielle Lungenödem im Röntgenbild. Fortschr. Röntgenstr. 95, 461 (1961).

Stieve, F. E.: Über Indikation und Leistung des Röntgenverfahrens. Dtsch. med. Wschr. 1952, 129.

Stiller, H.: Die Bronchographie mit besonderer Berücksichtigung ihrer Anwendung in der Thoraxchirurgie. Ergebn. Chir. Orthop. 37, 93 (1952).

Straube, W., W. Hahn u. H. Seeliger: Zur Klinik und Therapie von Soormykosen der Lunge. Dtsch. med. Wschr. 80, 753 (1955).

Strnad, F.: Zur Frage der Mitbeteiligung des Mediastinums beim Bronchialkarzinom. Fortschr. Röntgenstr. 80, 427 (1954).

—, u. A. Beutel: Die gesteuerte Bronchographie mittels einer im Bronchialsystem lenkbaren Bronchialsonde. Röntgenpraxis 9, 484 (1937).

Sturm, A.: Die klinische Pathologie der Lunge. Stuttgart: Wissenschaftliche Verlagsgesellschaft 1948.

Stutz, E.: Ein neuartiger bronchographischer Befund bei der chronischen eitrigen Bronchitis. Röntgenpraxis 17, 91 (1948).

— Bronchographische Beiträge zur normalen und pathologischen Physiologie der Lungen. Fortschr. Röntgenstr. 72, 129, 309, 447 (1950).

—, u. H. Vieten: Die Bronchographie. Stuttgart: Georg Thieme 1955.

Tanner, E.: Die Tracheobronchialtuberkulose des Erwachsenen. Berlin-Göttingen-Heidelberg: Springer 1957.

Teall, C. G.: Radiological aspects of bronchiectasis in children. Brit. J. Radiol. 10, 637 (1937).

Teschendorf, W.: Über Bronchitis. Dtsch. med. Wschr. 1953, 1009.

— Lehrbuch der röntgenologischen Differentialdiagnostik. Stuttgart: Georg Thieme 1958.

Thomas, H.: Frühkindliche Lungenerkrankungen. In W. Hirsch, Lungenkrankheiten im Röntgenbild. Leipzig 1957.

Töndury, G.: Handbuch der inneren Medizin. Berlin-Göttingen-Heidelberg: Springer 1956.

Törnell, E.: Thresher's lung. Acta med. scand. 125, 191 (1946).

Uehlinger, E.: Die akute Silikose. In Jötten-Gärtner, Die Staublungenerkrankungen. Darmstadt 1950.

— Pathologische Anatomie der tuberkulösen Spätinfektion. Ergebn. ges. Tuberk.-Forsch. 11, 1 (1953).

— Die pathologische Anatomie des Morbus Boeck. Beitr. Klin. Tuberk. 114, 17 (1955).

— Zirkulationsstörungen der Lunge. In Handbuch der inneren Medizin, Bd. IV. Berlin: Springer 1956.

— In Schinz-Glauner-Uehlinger, Röntgendiagnostik, Ergebnisse 1952—1956. Stuttgart: Georg Thieme 1957.

—, u. G. Schoch: Zur Diagnose und Differentialdiagnose der Lungengerüsterkrankungen. Entzündungen und Dystrophien. In: Röntgendiagnostik, Ergebnisse 1952—1956. Stuttgart: Georg Thieme 1957.

Uthgenannt, H., u. K. Glawatz: Zur klinisch-röntgenologischen Differentialdiagnose der Viruspneumonien. Fortschr. Röntgenstr. 92, 282 (1959).

Valle, A. R.: Lung abscess, analysis of 244 cases. Surg. Gynec. Obstet. 81, 278 (1945).

Vallebona, A.: La stratigrafie axiale transversale au point de vue pratique. J. Radiol. Électrol. 31, 460 (1950).

Verse, M.: Die Lymphogranulomatose der Lunge und des Brustfelles. In Handbuch der speziellen pathologischen Anatomie und Histologie. Berlin-Göttingen-Heidelberg: Springer 1931.

Vieten, H.: Probleme der bronchographischen Tumordiagnostik. Chirurg 24, 101 (1953).

Vogler, E.: Syphilis der Lunge. Fortschr. Röntgenstr. 74, 107 (1951).

Waddell, W. R., R. C. Sniffen and R. H. Sweet: Chronic pneumonitis. J. thorac. Surg. 18, 707 (1949).

Walther, H. E.: Krebsmetastasen. Basel: Benno Schwabe & Co. 1948.

Warembourg, H., et A. P. Graux: Pathologie et structure pulmonaires. Paris: Masson & Cie. 1953.

Watson, W.: Pulmonary arteriovenous aneurysme. Surgery 22, 919 (1947).

Weber, H. W.: Untersuchungen über die Bedeutung der Lungensegmente. Frankfurt. Z. Path. 62, 499 (1951).

Wegelin, C.: Der Bronchial- und Lungenkrebs. Schweiz. med. Wschr. 72, 1053 (1942).

Wegmann, T.: Handbuch der inneren Medizin, Bd. 4. 1956.

Weingärtner, L.: Idiopathische Lungenhämosiderose. Fortschr. Röntgenstr. 87, 482 (1957).

Weyman, S. M., and W. R. Eyler: Anomalous pulmonary artery from aorta associated with intrapulmonary cysts (intralobar sequestration of lung); its roentgenologie recognition and clinical significance. Radiology 59, 685—667 (1952).

Wollheim, E., u. H. Braun: Pilzinfektionen der Lunge mit septischem Verlauf. Dtsch. med. Wschr. 82, 1397 (1957).

WOLPAR, S. E., C. S. HIGLEY and H. HAUSER: Intrathoracic Hodgkin's disease. Amer. J. Roentgenol. **52**, 374 (1944).

WORTH, G., u. E. SCHILLER: Die Pneumokoniosen. Köln: Staufenverlag 1954.

WURM, H.: Der Ablauf der tuberkulösen Infektion des Menschen. In Handbuch der allgemeinen Pathologie und pathologischen Anatomie des Menschen. Leipzig: Georg Thieme 1943.

WURM, K., H. REINDELL u. L. HEILMEYER: Der Lungenboeck im Röntgenbild. Stuttgart: Georg Thieme 1958.

WYMANN, A. C.: Primary atypical pneumonia: roentgenographic course, complications, recovery rate and end results. Dis. Chest **14**, 568 (1948).

ZDANSKY, E.: Die Entwicklung der Lungentuberkulose im Röntgenbild. Wien: Springer 1949.

— Röntgendiagnostik der Herzens und der großen Gefäße. Wien: Springer 1962.

— Röntgenologie des Lungenkreislaufs. Verh. dtsch. Ges. Kreisl.-Forsch. **17**, 139 (1951).

ZIMMER, E. A.: Die Durchleuchtungstechnik der Thoraxorgane, 2. Aufl. Basel: Benno Schwabe & Co. 1949.

—, u. W. GÜNTERT: Das typische Röntgenbild des Thorax und der Lunge. Neue med. Welt **1950**, 969, 1160, 1232, 1533.

ZORN, O., u. G. WORTH: Staublungen im Röntgenbild. Köln: Staufenverlag 1952.

ZSCHIESCHE, H.: Über das sogenannte Alveolarzellk arzinom. Fortschr. Röntgenstr. **85**, 577 (1956).

ZUPPINGER, A., u. L. FRANK: Neueres zur Thorax-Röntgenuntersuchung. Fortschr. Röntgenstr. **86**, 419 (1957).

ZUR, G.: Zystizerkosis der Lungen und Leber. Fortschr. Röntgenstr. **75**, 186 (1951).

Krankheiten der Pleura

Von

R. Haubrich

Die Röntgenuntersuchung der Pleura hat in erster Linie mit Flüssigkeitsansammlungen im Pleuraraum und schwartigen Obliterationen des Pleuraspaltes zu tun. Wird ein diffus verteilter oder lokalisierter Erguß nachgewiesen, kann zunächst und im allgemeinen mit röntgenologischen Methoden nicht entschieden werden, ob ein entzündliches Exsudat, ein kardiales oder nephrisches Transsudat oder ein tumoröser Erguß vorliegt. Die Feststellung gleichzeitiger Parenchymprozesse der Lunge, krankhafter Veränderungen der Bronchien, des Herzens und Mittelfelles und benachbarter Erkrankungen des Bauchraumes trägt zur ätiologischen Klärung bei. Entscheidend bleibt jedoch, klinische Befunde heranzuziehen und die gezielte Röntgenuntersuchung durch gerichtete Maßnahmen zu ergänzen, unter denen die Probe- und Entlastungspunktion mit chemischer, bakteriologischer und cytologischer Untersuchung, der diagnostische Pneumothorax und die Endoskopie an erster Stelle rangieren.

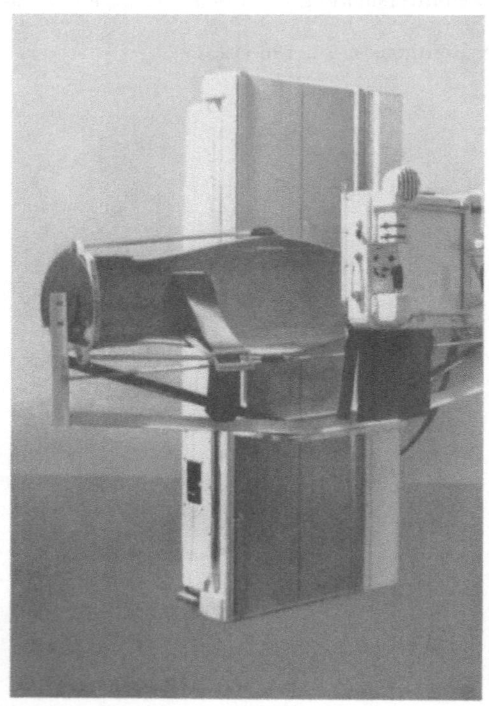

Abb. 564. Drehbarer Lagerungstisch zur Untersuchung in Seiten- und Rückenlage (nach ANACKER)

Wenn von den Sonderfällen der trockenen, fibrinösen Pleuritis und des umschriebenen Pleuratumors abgesehen wird, so ist das pathologisch-anatomische Substrat der röntgenologisch nachweisbaren Pleuraerkrankungen ganz allgemein im Erguß oder in der Schwarte gegeben. Die Ausdrucksfähigkeit der Pleura unter krankhaften Verhältnissen ist zwar dem nach stark beschränkt, jedoch bedingen ihre Lage und Ausdehnung eine reiche Vielfalt der Röntgenbefunde und deren primären und sekundären Entstehungsmöglichkeiten.

Für den diagnostischen Wert der Röntgenuntersuchung ist die angewandte Untersuchungstechnik entscheidend. Dabei steht die *Durchleuchtung an erster Stelle*. Sie wird ergänzt durch die Übersichtsaufnahmen des Thorax und durch jeweils der Situation gerecht werdende Zielaufnahmen. Das gilt für ältere Patienten ohne Einschränkung. Wo aus Gründen des Strahlenschutzes zunächst Übersichtsaufnahmen angezeigt sind, muß bei Verdacht auf eine Pleuraerkrankung die Durchleuchtung stets angeschlossen werden. Von ausschlaggebender Wichtigkeit ist dabei, daß Durchleuchtung und Aufnahme nicht nur in aufrechter Stellung vorgenommen werden, sondern daß immer Umlagerungen des Kranken in Seiten- und Rückenlage, Kipp- und Kreuzhohlstellung erfolgen. Das ist auch bei älteren und einfachen Untersuchungsgeräten leicht möglich, wenn man sich eines zusätzlichen Lagerungstisches bedient (Abb. 564, vgl. auch Abb. 270). Gegebenenfalls muß diese obligate Untersuchungstechnik ergänzt werden durch Hartstrahlaufnahme, Atmungskymogramm, Tomogramm und Bronchogramm; stereoskopische Aufnahmen sind praktisch immer entbehrlich. Natürlich ist es unmöglich und in der Mehrzahl der Fälle unnötig, jedesmal diese ganze Untersuchungsserie durchzuführen: Die röntgenologische Exploration der Pleura (wie der Lunge) muß gerichtet sein, indem sie je nach Fragestellung modifiziert wird (ZUPPINGER).

I. Pleuraerguß

1. Pleuritis diaphragmatica

Daß die früher für selten gehaltene Pleuritis diaphragmatica tatsächlich recht häufig vorkommt, ist eine röntgenologische Erfahrung der letzten Jahrzehnte. Es hat sich

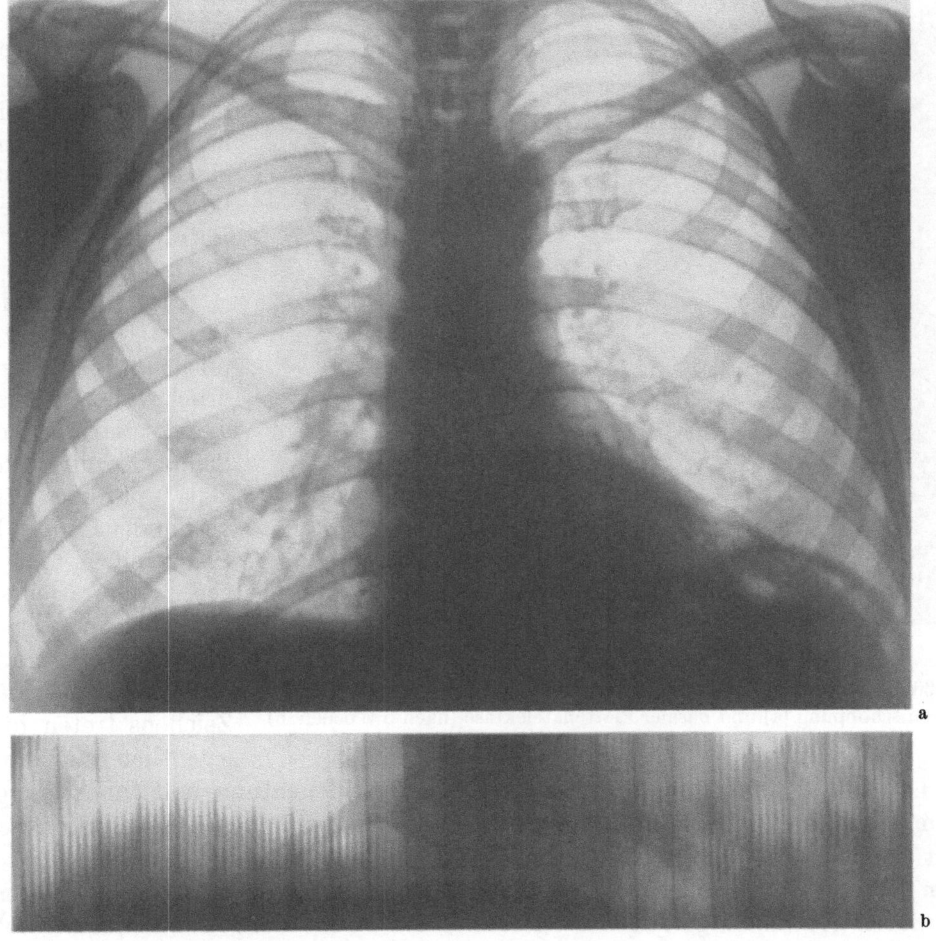

Abb. 565a u. b. Vorwiegend fibrinöse Pleuritis diaphragm. mit Konturaufrauhung, Hochstand (a) und Bewegungseinschränkung der li. Zwerchfellhälfte im Schnupfkymogramm (b)

nämlich gezeigt, daß die Anfangsstadien einer Ergußbildung oft dem klinisch-physikalischen Nachweis entgehen, weil sich die meisten Transsudate und viele Exsudate zunächst lamellär unter der Lungenbasis über dem Zwerchfell ansammeln. Sie treten erst in die costodiaphragmalen Randsinus über, wenn sie eine bestimmte Größe überschritten haben, und steigen bei weiterer Ausdehnung dann an der Thoraxwand hoch. In diesem Augenblick sind sie perkussorisch faßbar und entsprechen nun auch dem sog. klassischen Röntgenbefund des costalen Ergusses, wie er später beschrieben wird. Der auf den basalen Anteil des Pleuraraumes beschränkte Erguß kann eine Größe von mehreren 100 cm³ erreichen, bevor erstmals eine geringe Dämpfung des Klopfschalls an der lumbocostalen

Brustwand anzeigt, daß der Erguß in den Zwerchfellsinus übergetreten ist. Das klinische
Anfangsstadium des Pleuraergusses ist in diesen Fällen daher mit dem röntgenologisch
frühzeitiger erkennbaren Stadium des diaphragmal lokalisierten Ergusses nicht identisch.
Das ist der eine Grund, warum zunächst die diaphragmale Pleuritis besprochen wird.

Zum andern lassen sich aus röntgenoptischen Gründen gerade an der diaphragmalen
Pleura am leichtesten die geringen Veränderungen darstellen, welche die *trockene fibrinöse Pleuritis* für eine Röntgenuntersuchung bietet. Die alte Regel, daß das Röntgenbild
für die klinische Diagnose der trockenen Pleuritis ohne Belang ist, hat zwar nach wie
vor Gültigkeit. Gelegentlich gelingt es jedoch, den klinischen Verdacht einer Basispleuritis röntgenologisch zu bestätigen, auch ohne daß ein merklicher Erguß vorhanden ist. Die Frage, ob eine rein trockene Pleuritis im strengen Sinne überhaupt vorkommt, bleibt hier außer Betracht (KRAUS; MÜLLY; SPÜHLER).

Die trockene, fibrinöse Pleuritis diaphragmatica pflegt klinisch viel eindrucksvoller zu sein als die exsudative Form. Das Schmerzsyndrom der Neuralgia phrenica ist hier verbunden mit basalem Pleurareiben und einseitiger Respirationsstörung; der Nachweis der *Mussy*schen Druckpunkte und das Fehlen des *Litten*schen Zeichens treten hinzu, gelegentlich auch ein Singul-

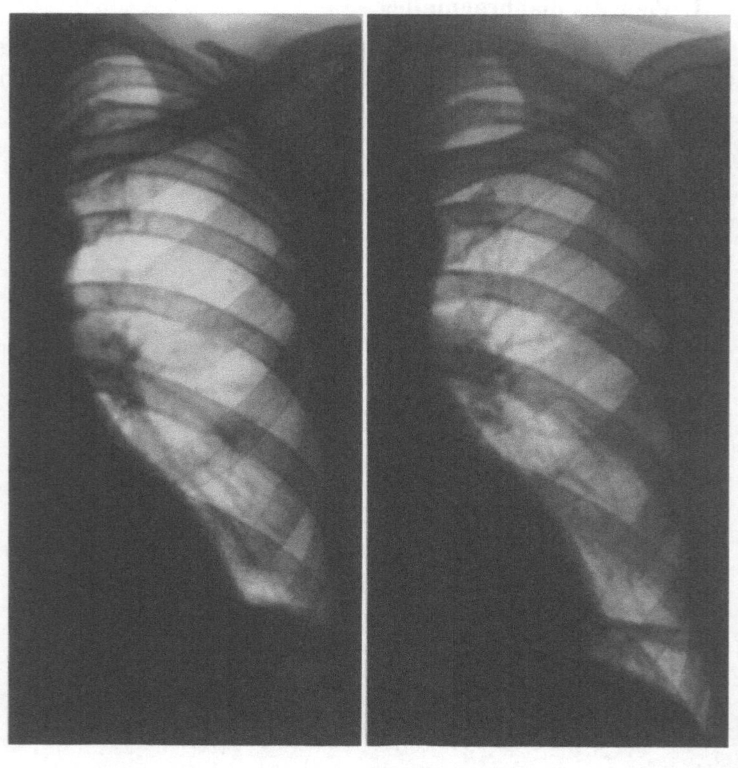

a   b

Abb. 566a u. b. Vorwiegend fibrinöse Pleuritis diaphragm. mit kollateraler
Lungenanschoppung (a) und basaler Plattenatelektase (nach 5 Wochen, b)

tus. Die Röntgenuntersuchung zeigt bei der Durchleuchtung und im Atmungskymogramm die Zwerchfellbewegung vermindert, während die costale Respirationsbewegung
intakt bleibt.

Im Röntgenbild erscheint in typischen Fällen die Zwerchfellkontur der betroffenen
Seite durch Fibrinauflagerungen aufgerauht, und in der Lungenbasis werden kollaterale
Entzündungen und lokalisierte Lungenatelektasen als indirekte Symptome sichtbar
(ZUPPINGER). Abb. 565a u. b zeigt die direkten Zeichen der fibrinösen Konturaufrauhung
und der Respirationsbehinderung an der linken Zwerchfellhälfte, Abb. 566a u. b außerdem
die indirekten Symptome der kollateralen Lungenanschoppung und später der lokalisierten
Basisatelektase. Wenn die basale Pleuritis auf den Zwerchfellmuskel übergreift, wird
das klinische Bild durch starke Schmerzen dramatisiert. Röntgenologisch läßt sich die
entzündliche Begleitinfiltration des Zwerchfells naturgemäß nicht erfassen, da die obligate
diaphragmale Bewegungsstörung in Form verringerter Amplituden und abgestufter,
pseudoparadoxer oder paradoxer Bewegungsausschläge auch durch die Basispleuritis
allein hervorgerufen werden kann. Ob es neben der ,,primären" Pleuritis diaphragmatica
mit Beteiligung des Zwerchfellmuskels auch eine echte ,,primäre Diaphragmatitis"
etwa im Rahmen der sog. Bornholmschen Krankheit oder der *Pleurodynie* gibt, ist

umstritten (Jaccard; Spühler); auch die sog. chronisch-rezidivierende trockene Pleuritis (Caldwell) gehört mit sehr geringfügigen Röntgensymptomen wohl in diesen Zusammenhang.

Entwickelt sich die trockene Basispleuritis zur exsudativen Form, oder handelt es sich von vornherein um eine *exsudative Pleuritis diaphragmatica*, so ist das klinische Bild weniger eindrucksvoll. Nicht nur die isolierte diaphragmale Pleuritis, etwa vor Ausbildung einer Pneumonie oder bei hämatogener Streuung einer Tuberkulose, sondern auch die viel häufigere sog. sekundäre Pleuritis diaphragmatica — als Begleit- oder Folge-

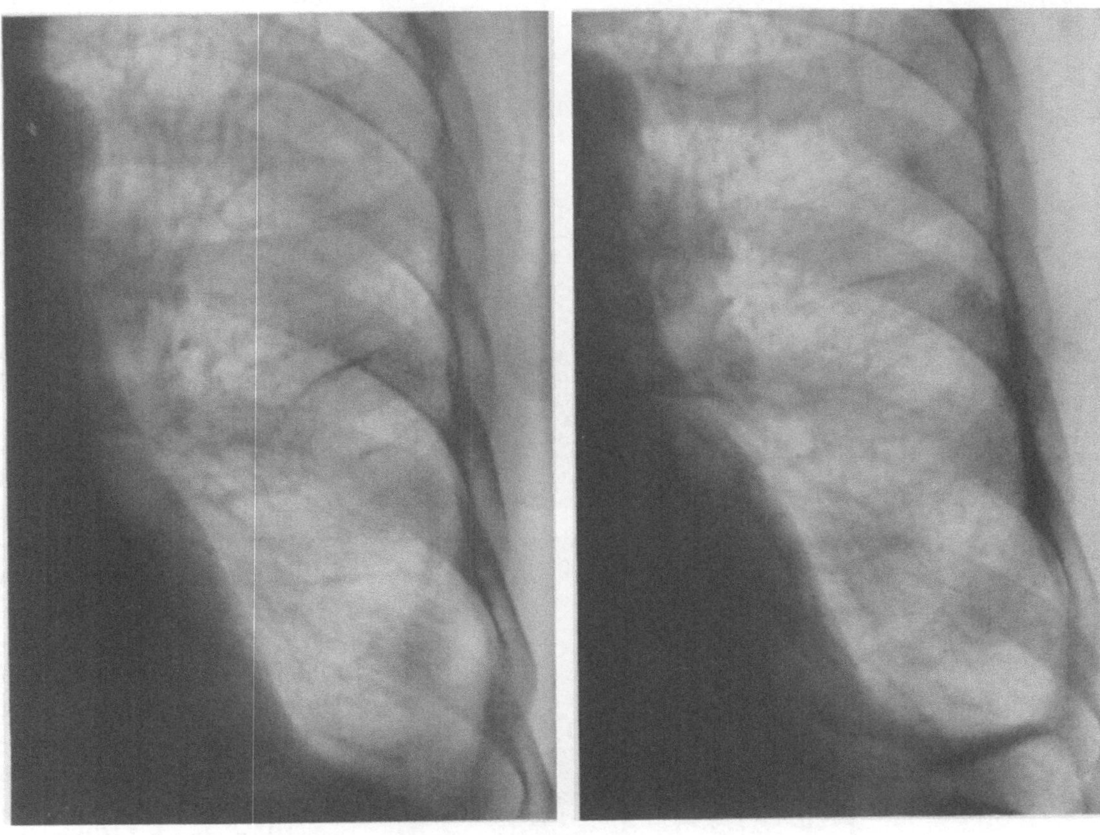

a   b

Abb. 567a u. b. Exsudative Pleuritis diaphragm. mit konsekutiven plattenförmigen Lungenatelektasen, beginnender costaler Austritt, im Stehen (a) und im Liegen (b)

prozeß paraphrenischer Erkrankungen wie bei einem Lungeninfarkt, einer Pneumonie, einer Lungentuberkulose oder bei einem „durchgewanderten" entzündlichen Bauchprozeß — kann daher klinisch lange Zeit verborgen bleiben. Immer wieder werden Fälle beobachtet, wo nur in der Vorgeschichte Schmerzen nach Art einer Neuralgia phrenica angegeben werden, das subjektive Befinden aber wenig alteriert ist. Hier wie auch bei vielen Kranken mit einer von Anfang an exsudativen Pleuritis diaphragmatica wird der über dem Zwerchfell liegende Erguß nie erkannt, wie man aus der großen Zahl von entzündlichen Verschwartungen der Lungenunterfläche ohne entsprechenden anamnestischen Anhalt im Sektionsgut der Pathologen schließen muß. In anderen Fällen wird die basale Exsudation mehr zufällig bei der Untersuchung wegen entzündlicher Krankheitsprozesse im Brust- oder Bauchraum entdeckt. Es sollte daher bei derartigen Erkrankungen immer eine gezielte Röntgenuntersuchung vorgenommen werden.

Wenn der Zwerchfellrippenwinkel bereits verschleiert ist wie in Abb. 567a u. b und der Erguß beginnt, in Form eines Thoraxwand-Begleitschattens emporzusteigen, ist der basale Erguß natürlich nicht mehr zu übersehen. Dann deuten nur wie hier die im Unter- und

Mittelfeld der Lunge sichtbaren Atelektasestreifen darauf hin, daß der Entzündungsprozeß sich primär an der diaphragmalen Pleura abgespielt hat; im übrigen könnte es

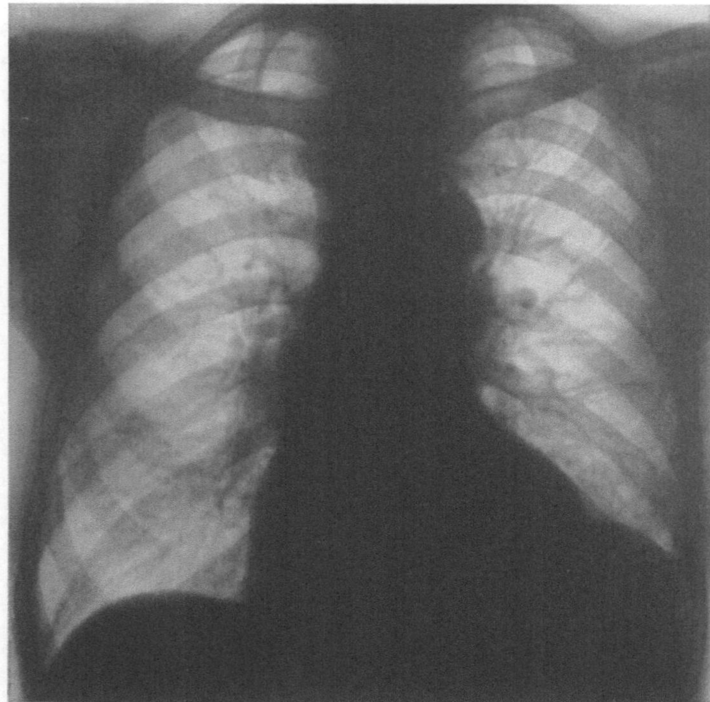

sich um eine banale costoparietale Pleuritis handeln. Wenn aber eine Zwerchfellhälfte höher zu stehen scheint als normal und zudem weniger beweglich ist, muß man stets an ein basales Pleuraexsudat denken. Entscheidend für die Diagnose ist, daß sich bei Umlagerung des Kranken in Kippstellung, Seiten- oder Rückenlage der Erguß direkt nachweisen läßt, weil er in den Randsinus und den costalen Pleuraraum ausläuft. So läßt sich der Pseudohochstand der linken Zwerchfellhälfte im Beispiel der Abb. 568a u. b in Rükkenlage beseitigen. Der Erguß läuft ganz aus, so daß der wahre Zwerchfellstand sichtbar und die vorher unauffällige linke Lunge durch den bis zur Spitze ausgetretenen Erguß im ganzen verschleiert wird. Im seitlichen Unterfeld zeigt der dreieckig verbreiterte Wandbegleitschatten an, daß hier die Retraktilität der Lunge umschrieben durch Infiltration oder Dystelektase gestört ist. Dieser Pseudohochstand des Zwerchfells kann wochenlang vor Ausbildung des typischen klinisch-röntgenologischen Bildes eines größeren Pleuraergusses unverändert bestehen. Verabsäumt man bei der Untersuchung, durch Lagewechsel den Erguß auslaufen zu lassen, so zeigt erst die Verlaufsbeobachtung solcher Fälle, daß es sich um eine lokalisierte exsudative Pleuritis diaphragmatica und

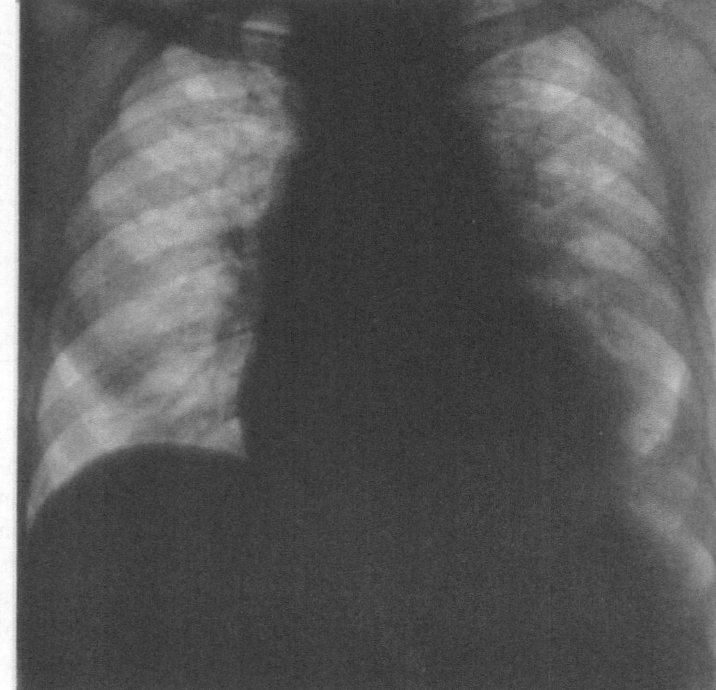

Abb. 568a u. b. Pseudohochstand der li. Zwerchfellhälfte durch großen diaphragmalen Pleuraerguß, im Stehen (a) und im Liegen (b)

nicht um eine „transitorische Zwerchfellähmung" gehandelt hat, wie man sie früher als präpleuritisches oder präpneumonisches Symptom anzunehmen leicht geneigt war. Auch als Initialstadium der Lungentuberkulose (sog. *Kaestle*sches Zeichen) sollte oft eine vorübergehende einseitige Zwerchfellähmung vorkommen. Es ist sicher, daß auch dabei in der Regel ein Hochstand des Zwerchfells mit entzündlicher Bewegungseinschränkung nur durch die basale Pleuraexsudation vorgetäuscht worden ist. Im Beispiel der Abb. 569a u. b ist dieser Nachweis leicht zu führen. Bei einer kindlichen Hilustuberkulose ist hier der Pseudohochstand der linken Zwerchfellhälfte ohne weiteres daran ablesbar, daß die Magenblase im linken Teilbild den wahren, normalen Zwerchfellstand angibt: Die Verbreiterung des sog. Zwerchfellbandes zwischen Magenblase und Lungenbasis kann nur durch ein diaphragmal lokalisiertes Pleuraexsudat bedingt sein; 5 Wochen später ist mit Abheilung des Hilusinfiltrates auch die exsudative Pleuritis diaphragmatica abgeheilt.

Solange das Basisexsudat in freier Kommunikation mit dem costalen oder mediastinalen Anteil des Pleuraraumes steht, also Verklebungen noch fehlen, ist es mittels Umlagerung und Auslaufenlassen leicht nachweisbar. Sind Rand- oder Teilverklebungen des fibrinreichen Exsudats eingetreten, wird die Diagnose schwierig oder auch unmöglich. Vor allem auf der rechten Seite sind entsprechende Veränderungen wesentlich schwerer zu erkennen, weil hier die Markierung der Zwerchfellunterfläche durch die Magenblase fehlt. Es gibt aber außer der Bewegungsstörung weitere indirekte

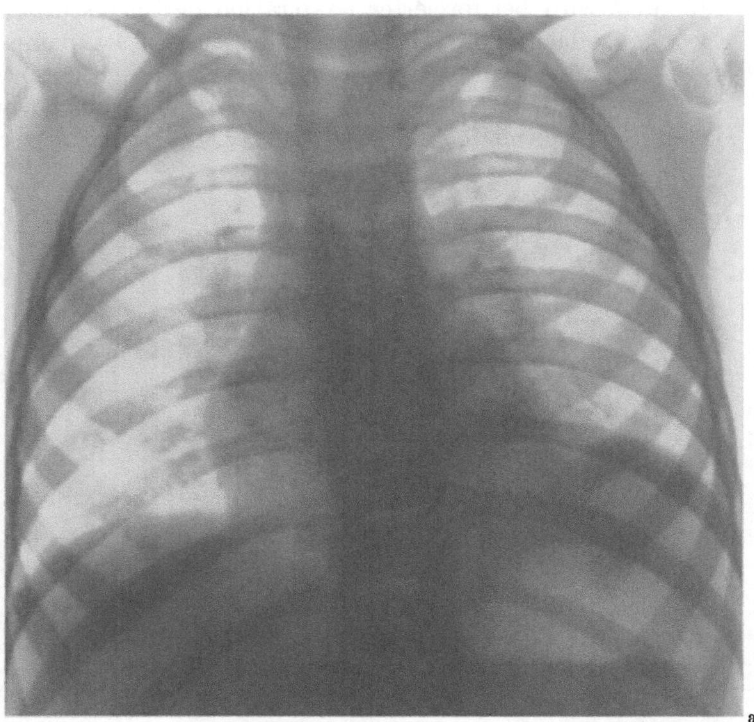
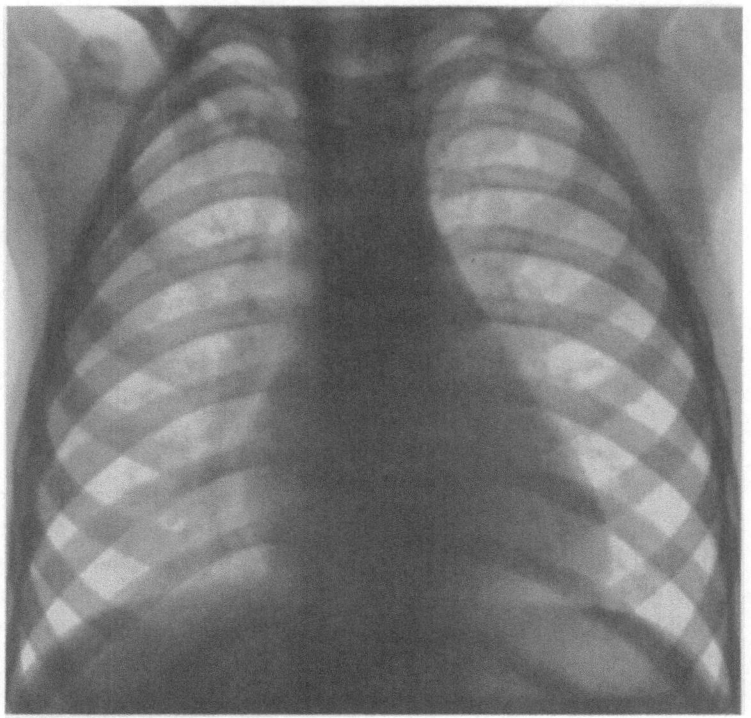

Abb. 569a u. b. Pleuritis diaphragm. tbc. exs. bei kindlicher Hilus-Tbc. (a), nach 5 Wochen abgeheilt (b)

Zeichen dafür, daß es sich dann nicht um einen Hochstand oder eine Buckelung des Zwerchfells handelt, sondern um ein diaphragmales Pleuraexsudat. Bei ruhiger Respiration ist

34*

nämlich die Kuppe des basalen Ergusses weiter nach lateral verschoben, als es der Zwerchfellkuppe darunter entspricht, wie Abb. 570a u. b bei einer basalen Infarktpleuritis zeigt.
Außerdem wird bei forcierter Exspiration der meniscusartig supradiaphragmal gelegene
Erguß abgeflacht und tritt gelegentlich in den Randsinus über. Auf der linken Seite
lassen sich auch recht kleine Ergüsse daneben noch dadurch leichter erkennen, daß der
sog. Zwerchfellschatten sich über der Magenblase nicht nur verbreitert, sondern auch
sichelartig verformt darstellt (Daniello). Das normalerweise an der Peripherie breitere

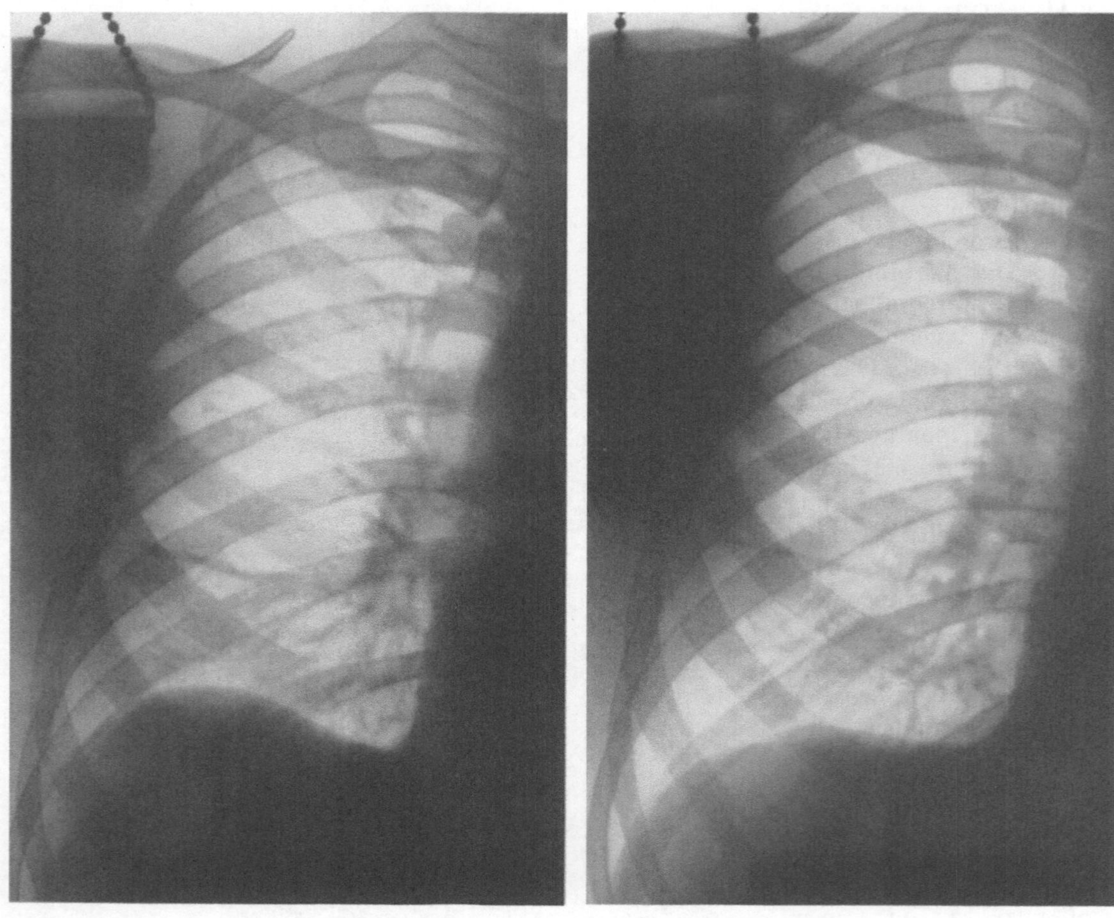

a   b

Abb. 570a u. b. Basale Infarktpleuritis, Kuppe des „Zwerchfells" durch Erguß nach lateral verschoben (a),
nach 4 Wochen abgeheilt (b)

Schattenband des Zwerchfells wird durch den fixierten Erguß in der Kuppe verbreitert,
am Rand relativ verschmälert. Die Diagnose wird sicher, wenn diese Sichelform inspiratorisch stärker ausgeprägt ist als im Exspirium; das ist durch die Flüssigkeitsverteilung über der inspiratorisch kleineren Zwerchfelloberfläche bedingt. Differentialdiagnostisch ist wichtig, daß sich umgekehrt beim Ascites das „Zwerchfellband" in
der Inspiration verschmälert (Zuppinger).

Wenn das diaphragmale Exsudat trotz Größenzunahme nicht in die Randsinus und
den costo- oder mediastinoparietalen Pleuraraum übertritt, sondern infolge Verklebung
oder Teilverschwartung basal aufgelagert bleibt, spricht man von einem abgesackten
bzw. *umschriebenen diaphragmalen Pleuraexsudat*. Vor allem beim Empyem können
exzessiv große, umschriebene Basisergüsse beobachtet werden, wie das Beispiel eines
abgeklebten tuberkulösen Basisempyems der Abb. 571a u. b wiedergibt. Hier wird die
Lungenunterfläche durch das zur Kugelform tendierende Empyem stark eingebuchtet, so

daß ein Pseudohochstand des tatsächlich flachen oder sogar nach unten durchgewölbten Zwerchfells resultiert. Diese Kontureinstülpung ist die Ursache für die pseudoparalytische Bewegungsumkehr der Erguß- und Zwerchfellkontur bei solch großen Basisergüssen,

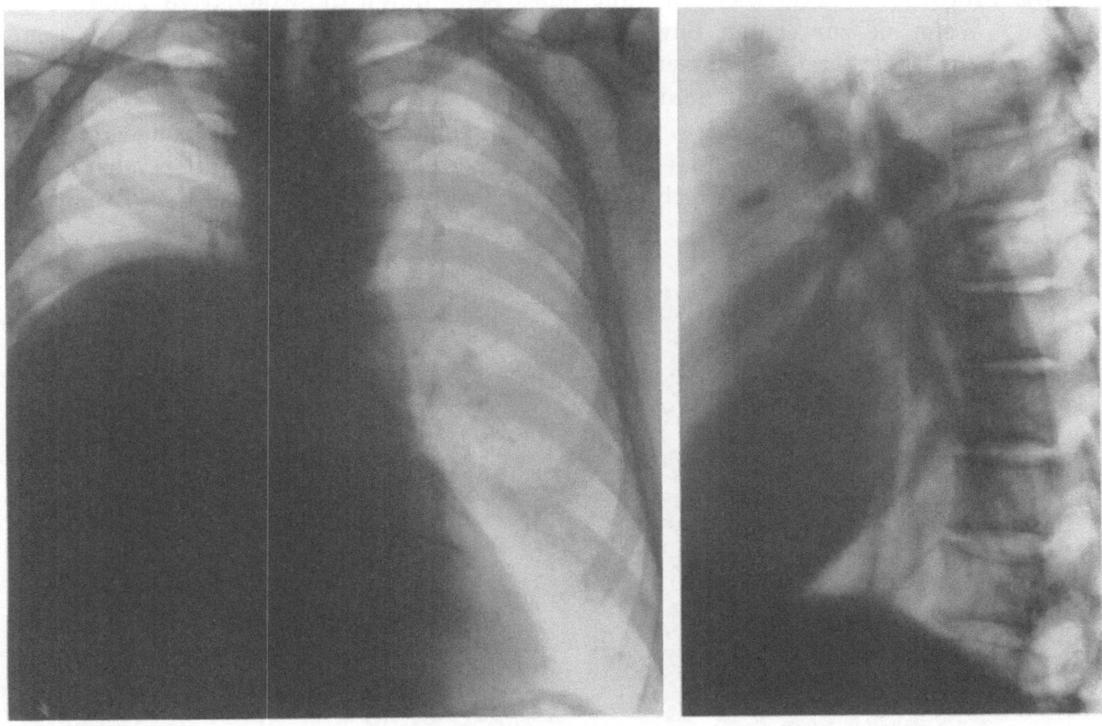

Abb. 571a u. b. Großes tuberculöses Basisempyem mit Pseudohochstand der re. Zwerchfellhälfte

wie seit KIENBÖCK bekannt und durch UNVERRICHT erklärt ist. Die Form eines solchen Empyems ändert sich wegen der starken Innenspannung respiratorisch oder bei Lagewechsel nicht; bei einer Probepunktion ist eine Lungen- oder Leberverletzung kaum

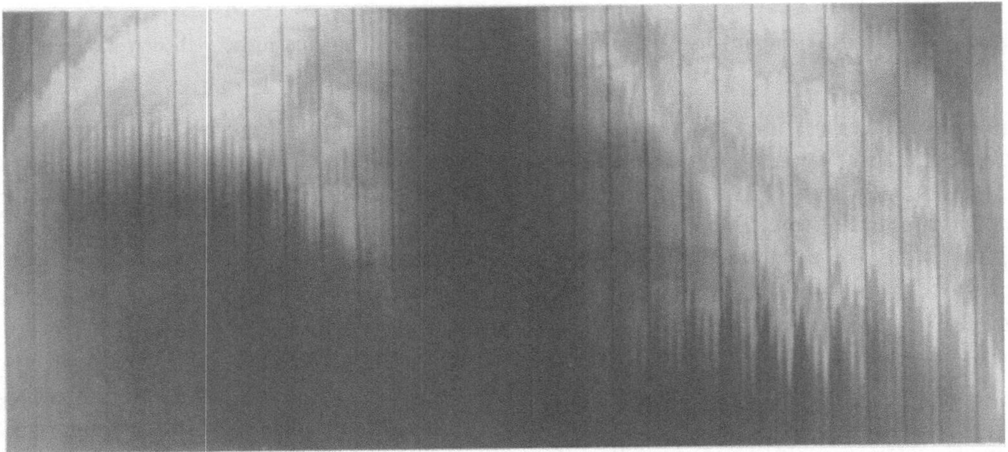

Abb. 572. Muskuläre Zwerchfellähmung mit paradoxer Bewegung bei exsudativer Pleuritis diaphragm. (Schnupfkymogramm)

zu umgehen, weil hier die costalen Pleurasinus frei bleiben. In den meisten Fällen ist jedoch die Probepunktion nicht zur Diagnose des Exsudates nötig. Anamnestische Angaben im Sinne einer unter Umständen lange Zeit zurückliegenden Neuralgia phrenica, Lateralverschiebung der Kuppe des hochstehenden „Zwerchfells" und vor allem die gestörte diaphragmale Respirationsbewegung sind meist genügende Hinweise, wenn auch die später im Zusammenhang erörterten diagnostischen Kriterien des umschriebenen Ergusses (vgl. S. 546) an der diaphragmalen Pleura weniger eindeutig sein müssen.

Die Störung der Zwerchfellbewegung einer Seite durch die exsudative Pleuritis ist obligat. Wenn sie zur echten Bewegungsumkehr (Waagebalkenphänomen) mit kymographisch registrierbaren paradoxen Zacken gesteigert ist (Abb. 572), kann man immer auf ein besonders großes epiphrenisches Exsudat oder Empyem schließen, wobei dann oft genug eine echte entzündliche s. muskuläre Lähmung des Zwerchfells hinzugetreten ist.

Ein diaphragmales Restexsudat kann auch Teilerscheinung einer verklebenden costoparietalen Pleuritis sein, so daß sich in derartigen Fällen neben dem über dem Zwerchfell

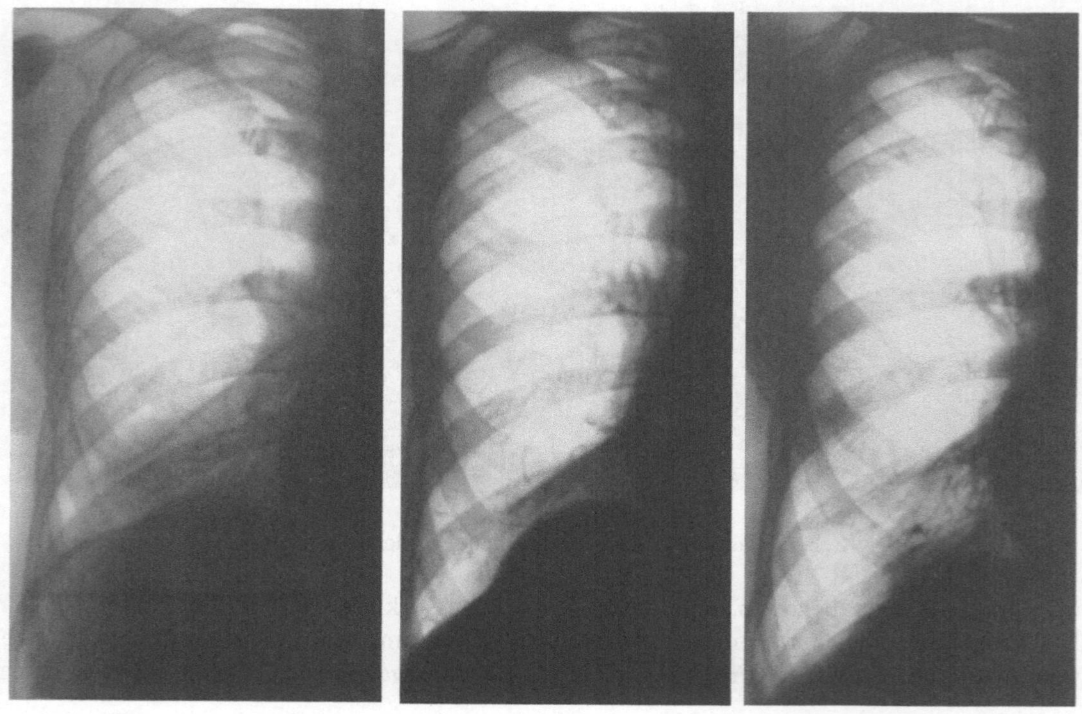

a   b   c

Abb. 573a—c. Pleuritis diaphragm. bei Unterfeldinfiltrat. Entwicklung zum umschriebenen Exsudat in Form eines „anteromedialen Zwerchfellbuckels"

abgesackten Teilexsudat noch weitere abgesackte Exsudate an der Thoraxwand umschrieben finden (s. Abb. 590). Andererseits kann sich mitunter nicht die ganze Oberfläche einer Zwerchfellhälfte von einem Restexsudat bedeckt zeigen, sondern nur ein diaphragmaler Sektor. Seine Überlagerung bedingt dann Konturbuckel, die differentialdiagnostisch große Schwierigkeiten verursachen können. Das gilt besonders für abgekapselte Ergüsse im anteromedialen Prädilektionsbereich der partiellen Zwerchfellrelaxation. Im Beispiel der Abb. 573a—c hat sich ein zuerst hemidiaphragmales Exsudat mit gerade erkennbarem Übertritt in den Randsinus später unterhalb der Lungeninfiltration umschrieben anteromedial abgesprengt. Hier ist auch am Ende der Beobachtungsserie der „Zwerchfell"-Buckel noch erhalten und kann dann — bei Unkenntnis der früheren Befunde — leicht mit einer partiellen Zwerchfellrelaxation, einem Netzbruch oder einem Perikarddivertikel verwechselt werden. Ist der abgesackte Erguß weiter lateral oder in den Sinus lokalisiert, so ist die Differentialdiagnose viel leichter (vgl. Abb. 593).

2. Der infrapulmonale Pleuraerguß

Seit den Untersuchungen von Lenk; Rigler; Laurell ist bekannt, daß ein Pleuraerguß sich sehr oft allein oder zunächst unter der Lungenbasis ansammelt, ohne — wie das Exsudat der sekundären Pleuritis diaphragmatica infolge paraphrenischer Entzündungsprozesse — von den entzündeten basalen Pleurablättern selbst herzurühren. Es sollte daher im Sinne klarer Definitionen in allen solchen Fällen nicht von einer Pleuritis diaphragmatica, sondern besser von einem infrapulmonalen Pleuraerguß gesprochen werden (HAUBRICH). Damit ist die Tatsache neutral ausgedrückt, daß hier der Erguß zwar wie bei einer echten Pleuritis diaphragmatica über dem Zwerchfell lokalisiert, aber mit Wahrscheinlichkeit von der gesamten Pleurafläche produziert worden ist. Das trifft für alle Transsudate, aber auch für viele Exsudate zu. Röntgenologisch allein läßt sich die exsudative Basispleuritis nur manchmal und nach indirekten Zeichen vom basal lokalisierten Anfang einer allgemeinen Pleuraexsudation trennen, die wiederum nur indirekt vom infrapulmonalen Transsudat unterschieden werden kann. Fehlen klinisch und röntgenologisch die Zeichen eines der basalen Pleura benachbarten Entzündungsprozesses im Brust- oder Bauchraum, dann kann es sich bei einem infrapulmonalen Erguß also sowohl um ein Exsudat als auch um ein Transsudat handeln. Klinisch ist zur Differenzierung die Probepunktion entscheidend, zumal die Anamnese versagen kann und die Seitenverteilung der Ergüsse in dieser Hinsicht recht uncharakteristisch ist. Zwar sind Transsudate häufiger beidseitig als einseitig, doch oft rechts stärker oder allein ausgeprägt; die zahlenmäßig ja ganz überwiegenden spezifischen Pleuraexsudate sind rechts gleichfalls häufiger, im Gegensatz zu den selteneren rheumatischen Pleuraexsudaten.

Röntgenologisch ist der wichtigste Anhalt für die Diagnose eines infrapulmonalen Transsudates darin gegeben, daß die respiratorische Zwerchfellbewegung gar nicht oder doch weniger als beim infrapulmonalen Exsudat gestört ist. Das gilt insbesondere für die basalen Ergüsse kardialen, nephrischen oder tumorösen Ursprungs, wo ja von einer entzündlichen Beteiligung des Zwerchfells oder der basalen Pleurablätter im eigentlichen Sinne nicht gesprochen werden kann.

Die Lokalisation dieser Ergüsse unter der Lungenbasis ist durch bestimmte physikalische Gesetzmäßigkeiten bedingt. Bei freier Kommunikation aller Abschnitte des Pleuraraumes wird in aufrechter Körperstellung jede interpleurale Flüssigkeit infolge der Schwerkraft und der an den unteren Lungenpartien größten Retraktilität basal angesammelt und zwischen Zwerchfell und Lungenbasis (durch Capillarattraktion) gezogen, weil hier der Pleurainnendruck „am stärksten negativ" ist. Hier täuscht der Erguß dann einen Zwerchfellhochstand vor, bis durch infiltrative oder dystelektatische Änderungen der Lungenretraktilität, durch Überschreiten einer bestimmten Volumengrenze oder durch diagnostische Kippstellung, Seiten- oder Rückenlagerung und damit Druckerhöhung im basalen Pleuraraum der infrapulmonale Erguß in die Zwerchfellsinus oder mediastino- bzw. costoparietalen Abschnitte des Pleuraraumes überfließt und einen typischen Brustwandbegleitschatten entstehen läßt — ganz so, wie wir es bereits bei der Vergrößerung des zunächst nur basalen Exsudats einer primär diaphragmalen Pleuritis gesehen haben und für den kleinen Sinuserguß noch sehen werden.

Seit wir gelernt haben, die orientierende Röntgendurchleuchtung des Thorax durch die gezielten Maßnahmen dieser Umlagerungen zu ergänzen, besteht kein Zweifel mehr daran, wie häufig früher der infrapulmonale Erguß verkannt worden ist (CINCOTTI u. Mitarb.; JONES; FRIEDMAN; WACHTLER; WILSON; ZUPPINGER). So ist die Theorie begründet, daß alle freien Pleuraergüsse sich zunächst lamellär oder meniscusartig über dem Zwerchfell ansammeln, bis sie über eine gewisse — vom Zustand der Randpleura und dem Retraktionsvermögen der Lungen abhängende — Größe hinaus zu dem auch klinisch-physikalisch erfaßbaren Bild des sog. klassischen Sinus- oder Mantelergusses führen. Danach ist die in aufrechter Körperhaltung sichtbare Abrundung und Verschattung der Zwerchfell-Rippenwinkel (Abb. 574a) nicht länger mehr ein klinisches oder röntgenologisches Frühsymptom, sondern bei den meisten Pleuratranssudaten und vielen -exsudaten ein Spätsymptom. Eine einseitige Winkelverschattung bei gleichzeitigem „Hochstand" der betreffenden Zwerchfellhälfte ist leichter als gerade austretender infrapulmonaler Erguß zu deuten als der gleiche Befund bei einem beidseitigen Transsudat wie

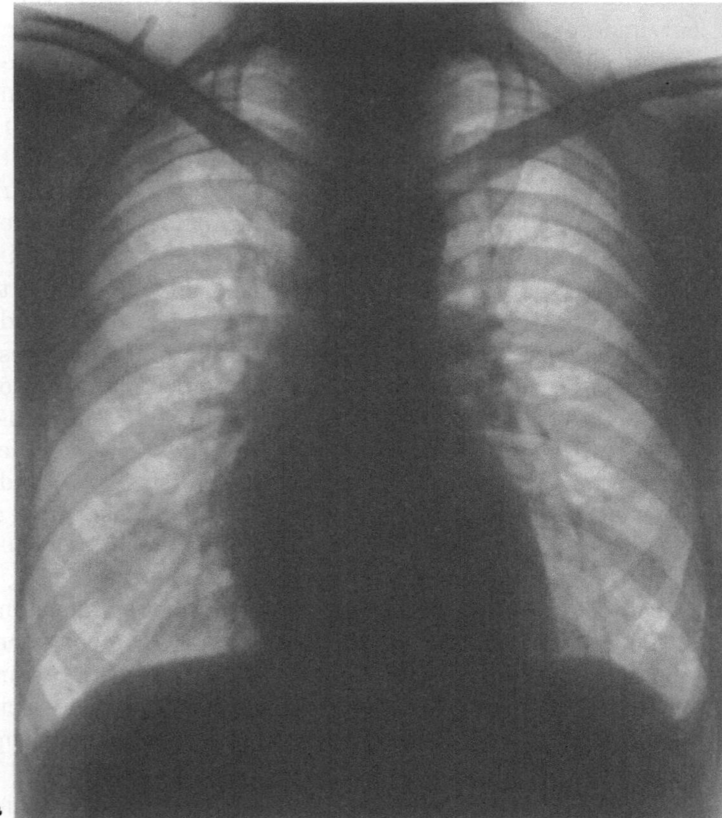

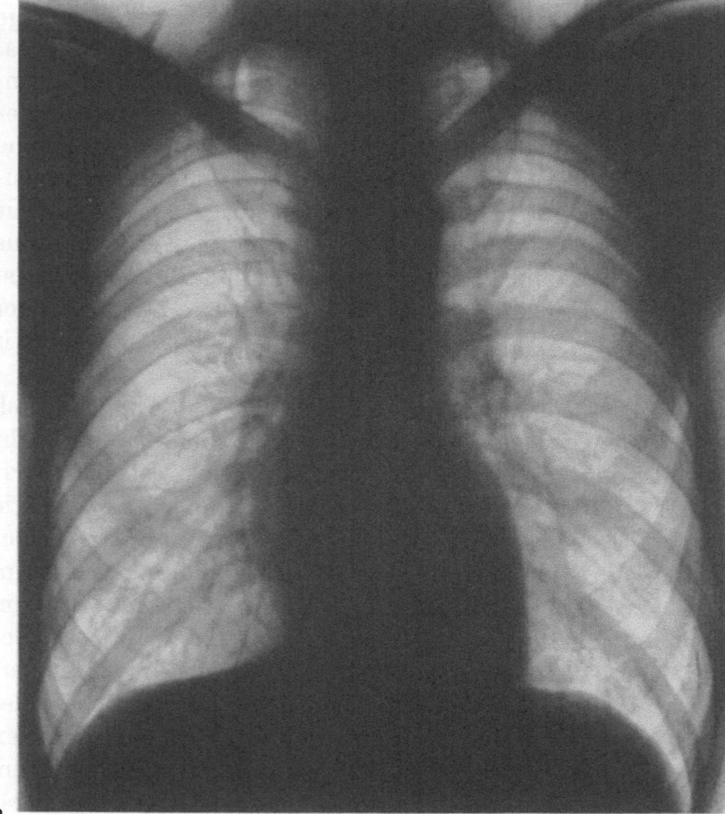

Abb. 574a u. b. Kleines basales Transsudat bds., in den Sinus austretend (a), nach 4 Wochen abgeheilt (b)

in Abb. 574a, wo erst retrospektiv das Kontrollbild nach 4 Wochen den wahren Zwerchfellstand erkennen läßt (Abb. 574b). Solche urämischen Transsudate pflegen wie viele carcinogene und die meisten kardialen Transsudate zu Anfang einen beiderseitigen Zwerchfellhochstand vorzutäuschen. So werden bei Geschwulstkrankheiten oft ein beidseitiger „Zwerchfellhochstand" nicht durch einen Ascites und ein einseitiger „Hochstand" nicht durch eine Metastasenleber oder eine Phrenicuslähmung, sondern durch entsprechende infrapulmonale Ergußansammlungen bedingt. Und gerade bei Herzdekompensation kann man — wie früher gezeigt wurde — oft erleben, daß ein sog. transitorischer Zwerchfellhochstand sich als beidseitiger Basiserguß entlarven läßt. Beidseitige Plattenatelektasen in den unteren Lungenabschnitten korrespondieren damit und sind ein empfindlicher Anzeiger für die oft nur geringe Störung der Zwerchfellbeweglichkeit. Auch bei kongenitalen Herzfehlern sind infrapulmonal lokalisierte, aber freie Transsudate nicht selten. Die gleichen Beobachtungen treffen für den traumatischen Hämotothorax zu, während der Entstehungsmechanismus der basalen Ergüsse bei Ovarialtumoren (Meigs-Syndrom) wahrscheinlich noch andere Faktoren einschließt.

Wenn bei weiterer Flüssigkeitsbildung der Erguß vom Randsinus aus parietal hochsteigt, ist das „klassische" Bild des Pleuraergusses gegeben — dem nicht anzusehen ist, daß er zunächst allein infrapulmonal gelegen hat (Abb. 575a u. b). Hier wie in vielen anderen Fällen kann der infrapulmonale Erguß mehrere Wochen isoliert über dem Zwerchfell liegen bleiben, ganz ähnlich wie manche Exsudate bei der diaphrag-malen Pleuritis. Aber auch danach bleibt wahrscheinlich oft der Hauptteil des Ergusses über dem Zwerchfell lokalisiert, wobei die basalen Lungenab-schnitte stärker komprimiert werden. Oft drückt sich das im Röntgenbild in einer Stufen-bildung des Ergußschattens an der Thoraxwand aus, wie später noch gezeigt wird. Klinisch ist wichtig, daß die Dyspnoe beim Aufsteigen des Ergusses kaum stärker oder sogar schwächer werden kann als beim großen, isoliert basalen Erguß. Außer-dem ist auffällig, daß bei der Resorption großer, costal aus-getretener Transsudate nicht nur die interlobären, sondern auch die infrapulmonalen Er-gußanteile oft am längsten be-stehen bleiben. Sie behalten dann vielfach wie abgesackte, peripher verklebte Ergüsse viele Monate lang gleiche Größe, ohne daß ihre Verbindung zum costalen Pleuraspalt unter-brochen wäre. Im allgemeinen kapseln sich infrapulmonale Exsudate natürlich rascher ab als gleiche Transsudate. Je län-ger ihre gewölbte Begrenzung erhalten bleibt, um so eher sind Restexsudate innerhalb der Randverschwartung zu ver-muten. Mitunter kommt man bei der Verdachtsdiagnose sol-cher Zustände nicht um die Probepunktion herum, die dann gezielt vor dem Leuchtschirm durchzuführen ist und schlag-artig das abgekapselte Basis-empyem als Ursache unklarer septischer Zustände bei sonst ganz normalem Lungenbefund aufdecken kann.

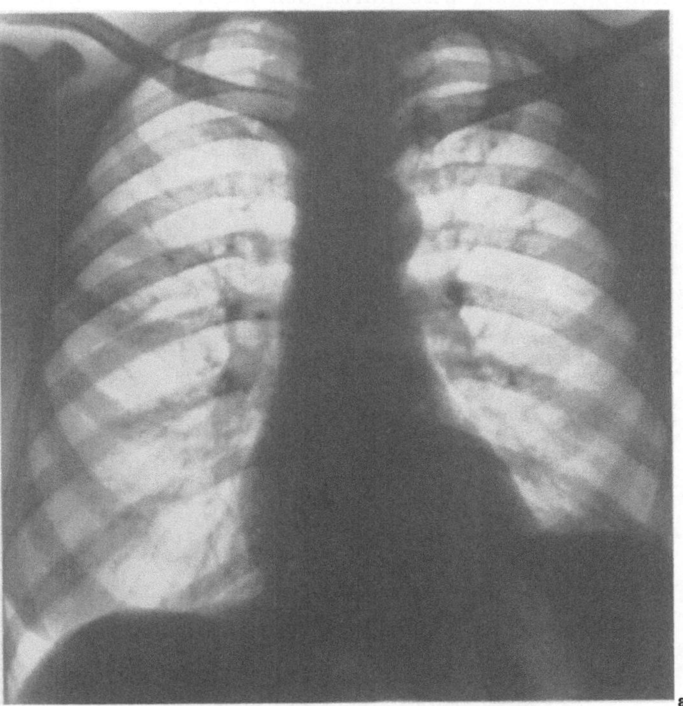

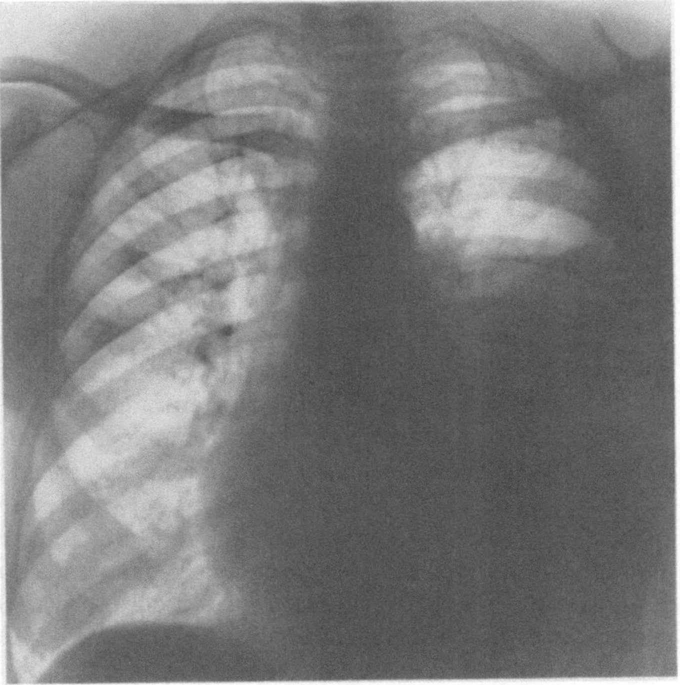

Abb. 575a u. b. Pseudohochstand der li. Zwerchfellhälfte durch basal angeordneten Erguß (a), Entwicklung zum typischen „costalen" Erguß nach 5 Wochen (b)

3. Die costoparietale Pleuritis

Das normale Thoraxröntgenbild läßt uns einen Pleuraerguß erst dann erkennen, wenn er den Zwerchfellrippenwinkel ausfüllt, von der infrapulmonalen Anfangslokalisation

also in einen Sinus des Zwerchfellrandes ausgetreten ist. Diese sog. *Sinuspleuritis* ist,
wie früher dargelegt wurde, jedoch kein Anfangsstadium mehr. Der Erguß ist dann
vielfach bereits 3—400 cm³ groß. Die sichtbare Ergußverschattung im seitlichen Zwerchfellrippenwinkel wird durch den kleinsten Ergußanteil bedingt; ein etwas größerer Teil
liegt im tiefer reichenden lumbalen Zwerchfellrippenwinkel, und der größte Teil bleibt
im allgemeinen infrapulmonal liegen. Man darf in solchen Fällen also nicht von einem
„kleinen" Pleuraerguß sprechen, auch wenn er perkussorisch und auskultatorisch gerade
erst nachweisbar geworden ist. Charakteristisch ist für das Röntgenbild, daß die obere
Grenze des Winkelergusses unscharf in die Lungenaufhellung übergeht und zum seit-

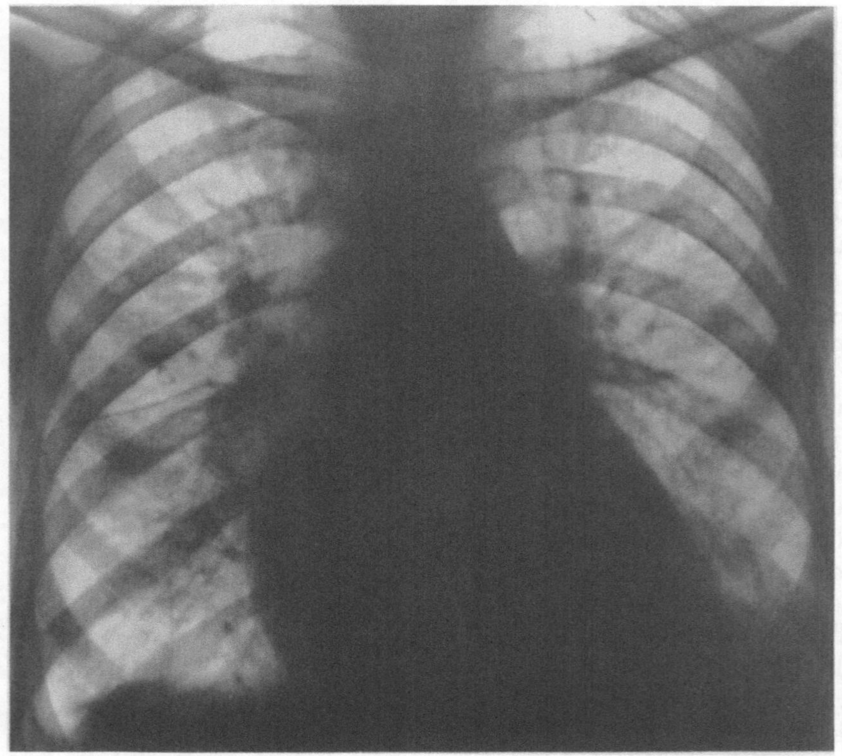

Abb. 576. „Kleine" Winkelergüsse bei freiem kardialem Transsudat

lichen Thoraxrand leicht ansteigt (Abb. 576). Scharfrandige Ausfüllung des Zwerchfell-
rippenwinkels pflegt anzuzeigen, daß der Erguß nicht mehr „frei", sondern am Rand
verklebt oder sogar zur Schwiele umgewandelt ist. Wichtig ist, daß sich bei der Durchleuchtung ein freier Erguß mit seinem oberen Rand respiratorisch parallel verschiebt,
während bei Adhäsionen eine Pendelbewegung resultiert, weil die Winkelverschattung
am Übergang auf die laterale Thoraxwand inspiratorisch in gleicher Höhe bleibt oder
nicht so tief tritt wie der mediale Randanteil. Entscheidend ist jedoch die Prüfung der
Beweglichkeit mittels Umlagerung des Kranken. Verschiebt sich in Seitenlage oder
Kippstellung — nach Zuppinger am besten in etwa 60⁰ — die Verschattungsgrenze oder
schwindet die Sinusverschattung in Rückenlage ganz, dann handelt es sich um einen freien
Erguß. Nicht nur Transsudate, sondern auch Exsudate verhalten sich so, solange sie nicht
abgeklebt sind (Lenk). Ein Beispiel zu dieser Lageverschieblichkeit gibt Abb. 577a—c
an einem schon etwas größeren Erguß. Hier tritt die in aufrechter Stellung seitlich nur
wenig höher hinaufreichende Ergußverschattung in rechter Kippstellung weiter an der
lateralen Thoraxwand hoch, während gleichzeitig die parakardialen Ergußanteile kleiner
werden und den überlagerten Hilusbereich freigeben. Umgekehrt läuft in linker Kippstellung der rechtsseitige Erguß mehr in den mediastinalen Teil des Pleuraraumes aus

und gibt einen größeren Teil der lateralen Thoraxwand frei; hier zeigt eine Stufenbildung an, daß der Erguß über dem komprimierten oder dystelektatischen Unterlappen breiter ist. Diese Lageverschiebung wird dadurch begünstigt, daß das Zwerchfell in Schräg-, Seiten- oder Rückenlage höher tritt und der infrapulmonale Pleurainnendruck ansteigt, was dazu beiträgt, den unter der Lungenbasis gelegenen größten Ergußanteil in den parietalen Pleuraraum abfließen zu lassen.

Größere Pleuraergüsse bieten das typische Bild der Abb. 578a u. b. Die Ergußverschattung steigt bei sagittalem Strahlengang mit abnehmender Dichte seitlich an und setzt sich vielfach mit einem Wandbegleitschatten bis an oder über die Lungenspitze fort. Die obere Zwerchfellgrenze ist nicht mehr zu differenzieren und wird auch im Seitenbild nicht mehr markiert, wie das rechte Teilbild zeigt. Gleichzeitig aber wird deutlich, daß hier im frontalen Strahlengang die dichteste Ergußverschattung hinten liegt und auch hinten am höchsten ansteigt. Nur im Thoraxübersichtsbild mit d.v.-Strahlengang scheint also die Ergußverschattung dem klassischen Perkussionsbefund mit der Ellis-Damoiseauschen Begrenzungslinie zu entsprechen. Tatsächlich ist jedoch in Abhängigkeit von der Schwerkraft und dem Retraktionsvermögen der Lunge der von der Lungenunterfläche ausgetretene Erguß hinten und unten am stärksten, um nach seitlich, oben und vorn kontinuierlich geringer zu werden. Für das Seitenbild finden die Röntgenstrahlen die größte Schichtdicke hinten, für das Übersichtsbild seitlich. Alle übrigen Anteile des Ergußmantels der Lunge

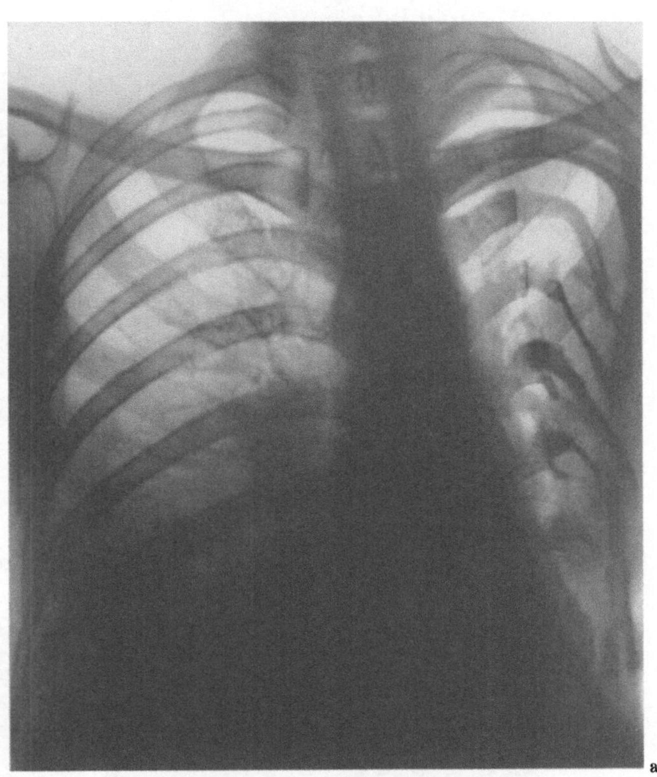
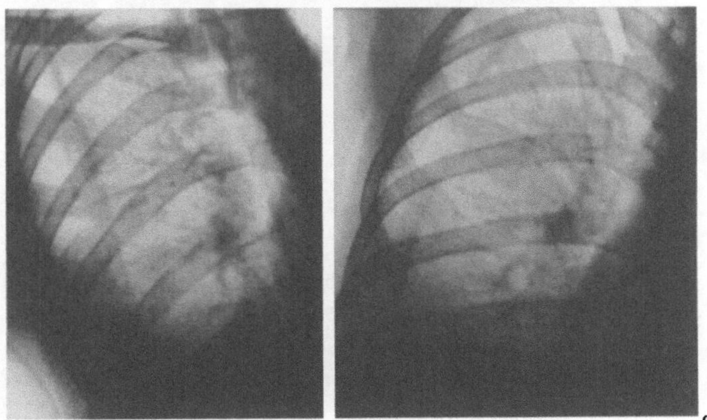

Abb. 577 a—c. Lageverschieblichkeit eines mittelgroßen freien Pleuraergusses (a) in Kippstellung (b, c)

werden von den Röntgenstrahlen „vergessen" oder infolge der Transparenz der umhüllten Lunge relativ zu schwach gebildet. Nur durch die röntgenoptischen Projektionsbedingungen scheint der Erguß im Übersichtsbild seitlich am stärksten zu sein, medianwärts sehr rasch abzunehmen und im Seitenbild fast ausschließlich hinten zu liegen; daß die basalen Ergußanteile immer die stärksten Verschattungsgrade bedingen, bleibt davon unberührt. Lediglich in einer etagenartigen Serie von Transversaltomogrammen käme die wahre Ergußverteilung auch zur bildgerechten Darstellung. Vergegenwärtigt man sich jedoch die genannten Bedingungen für die Entstehung der

Ergußabbildung bei den üblichen Strahlengängen, dann bedarf man dieses Hilfmittels nicht, um zu erkennen, daß die im Röntgenbild und bei der Durchleuchtung sicht-

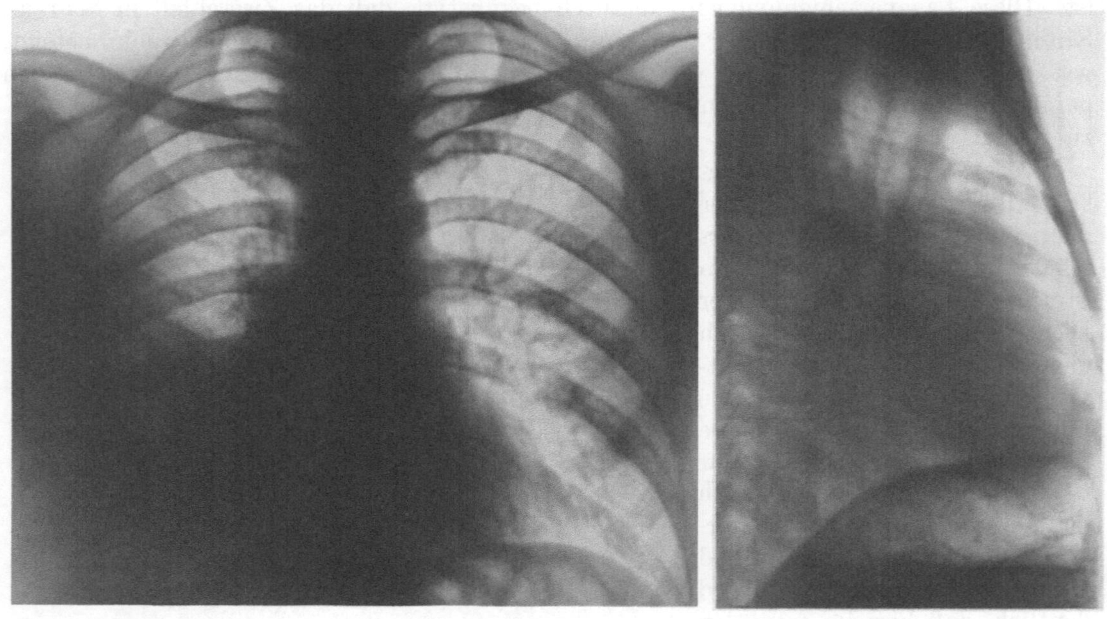

a   b

Abb. 578a u. b. Typisches Bild des großen freien Pleuraergusses, s. Text

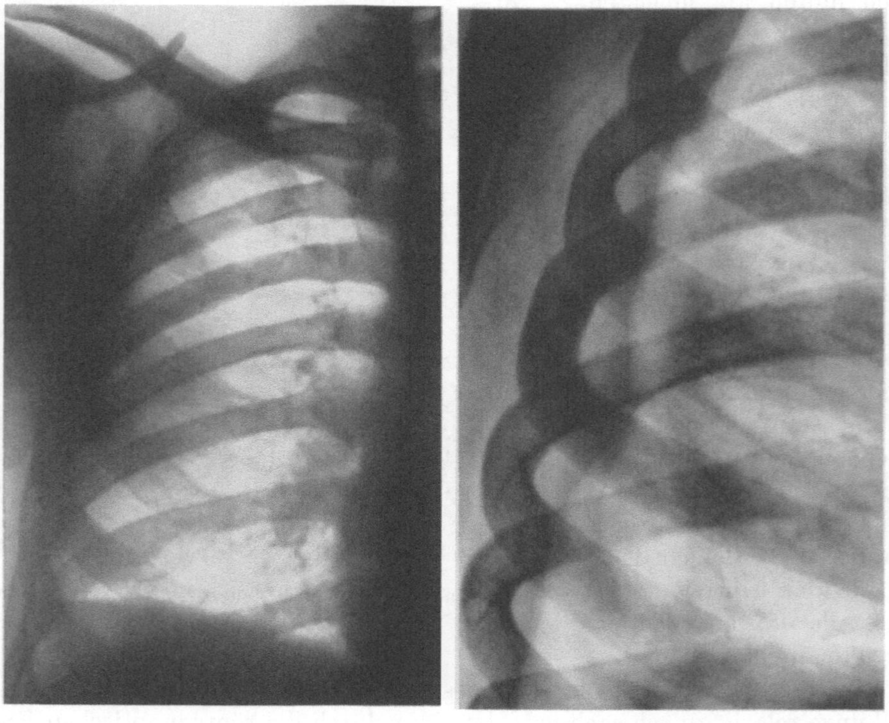

a   b

Abb. 579a u. b. Lamellär-costale Pleuritis mit diaphragmalem und interlobärem Anteil, im Stehen (a) und Liegen (b)

bare Ergußverschattung nur mittelbare Schlüsse auf die Anordnung des Ergusses gestattet. Dazu kommt, daß die meisten Ergüsse mit mehr oder minder großem Anteil in den Interlobärspalt hineinreichen. Die schräge Lage des interlobären Hauptspaltes

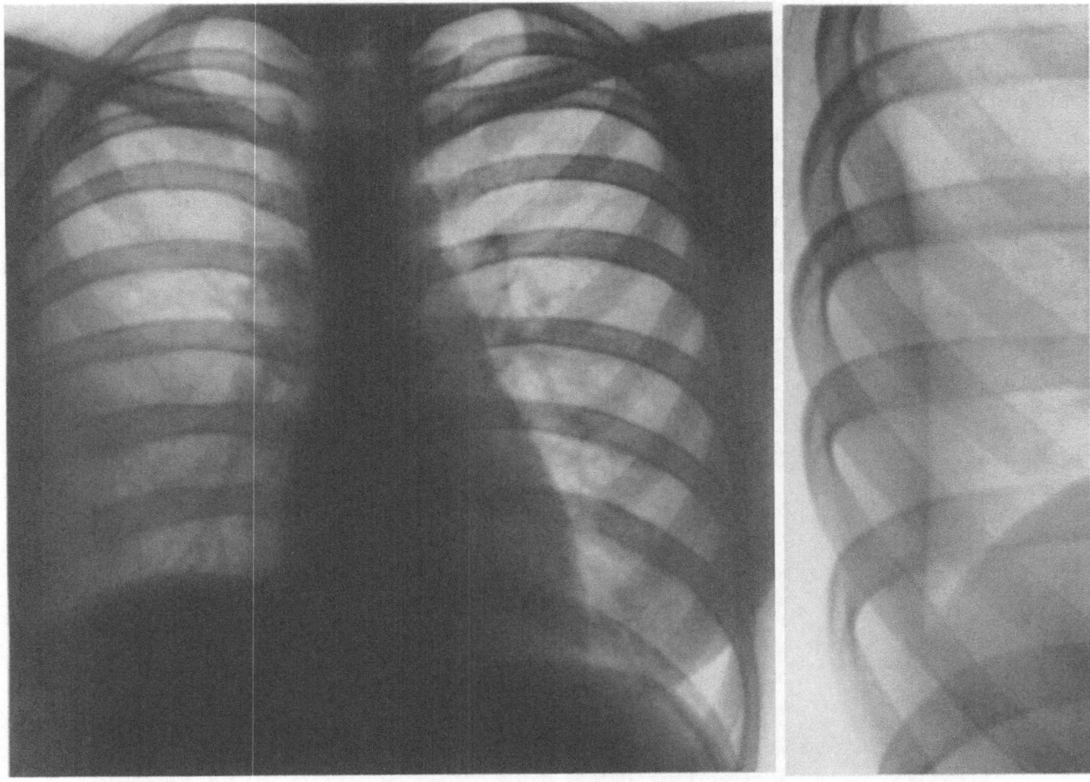

a   b

Abb. 580a u. b. Costodiaphragmaler Pleuraerguß (a), in Rückenlage und 1. schrägen Durchmesser am besten darstellbar (b)

von oben hinten nach vorn unten mit spiraligem Verlauf seiner costalen Grenze trägt dazu bei, die obere Verschattungsgrenze im normalen Thoraxbild unscharf werden zu lassen und die Projektionsbedingungen zu komplizieren.

Bei Änderung der Lungenretraktilität etwa durch Infiltration oder Atelektase oder bei adhäsiver Behinderung der freien Beweglichkeit wird diese typische Ergußverteilung mit zahllosen Variationsmöglichkeiten abgeändert. Der Begleitschatten an der Thoraxwand, als Teilerscheinung des größeren freien Pleuraergusses bereits besprochen, kann führendes Symptom bei der sog. *lamellären* Pleuritis mit kleinem Erguß werden (FLEISCHNER, INOUYE), für die Abb. 579a u. b ein Beispiel wiedergibt. Hier ist im Übersichtsbild nur im mittleren Abschnitt der Thoraxwand ein schmaler Ergußschatten zu sehen, doch in Rückenlage wird der lamelläre Begleitschatten bei leichter Drehung in allen Wandhöhen gut sichtbar. An der Lappengrenze verbreitert er sich mit stumpfen Winkel medianwärts, in Richtung auf einen kleinen interlobären Ergußanteil hin, der als zarter Streifenschatten sichtbar wird.

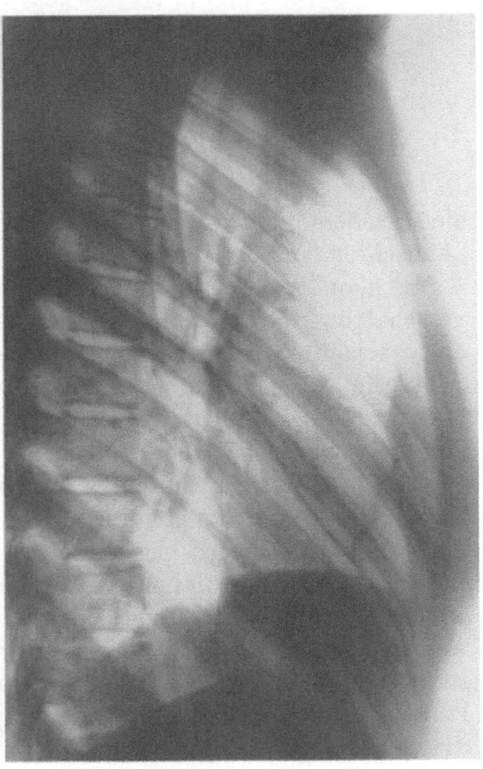

Abb. 580c. Gleicher Fall, 1 Woche später. Große vordere Ergußportion retrosternal

Dieser lamelläre Ergußschatten unterscheidet sich von dem gelegentlich bei Fettleibigen
sichtbaren subpleuralen Fettgewebsstreifen dadurch, daß er über den Bereich der
mittleren Rippen nach oben oder unten hinausreicht, die von Fett und Rippenmuskeln
gebildete wellenförmige Innengrenze vermissen läßt und auf der anderen Seite fehlt.
Von der relativ seltenen Fibrinauflagerung auf die parietale Pleura ohne Exsudation
ist der lamelläre Erguß am sichersten dadurch abzugrenzen, daß er bei Umlagerung
des Kranken seine Lage und Schichtdicke wechselt (Abb. 579). Die Dicke des Wand-
begleitschattens bleibt bei der fibrinösen Pleuritis außerdem respiratorisch gleich,
während der lamellär an der Thoraxwand liegende kleine Erguß bei der Exspiration

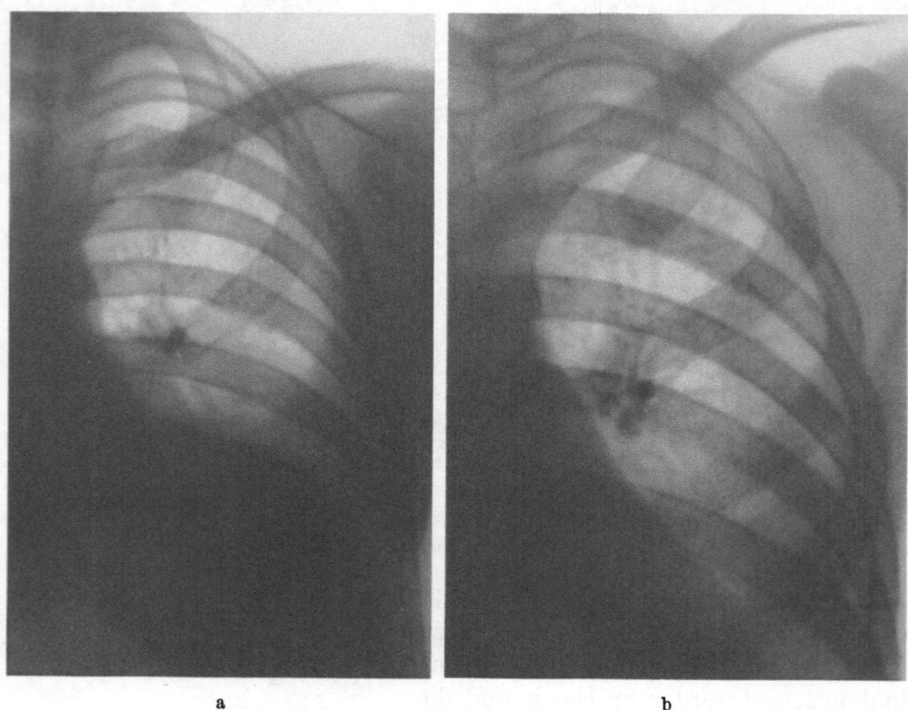

a   b

Abb. 581a u. b. Freier costaler Erguß (a), in Rückenlage nach apicomediastinal auslaufend (b)

eine größere Schichtdicke erhält, weil er sich auf einer dann kleineren Pleurafläche
„einrichten" muß (Laurell).

Es gelingt durch Änderung des Strahlenganges oft, eine unscharf begrenzte Ergußverschattung plötzlich scharfrandig abzubilden. Da größere lamellär-parietale Anteile
eines scheinbar typisch angeordneten freien Pleuraergusses vielfach in der hinteren
Axillarlinie liegen, ist die Darstellung in einem leicht schrägen Strahlengang besonders
wichtig. Dabei können in horizontaler oder schräger Rückenlage oft die eindrucksvollsten
Aufnahmen erzielt werden (Abb. 580a u. b). Es ist nicht ungewöhnlich, daß ein annähernd
typischer Ergußschatten im Seitenbild einen großen dorsalen und nach lungenwärts
scharf begrenzten Ergußanteil zeigt; der hintenliegende Erguß ist frei, solange er sich
nach innen bzw. vorn gegen die helle Lunge mit konkav-bogiger Grenze absetzt oder
unten breit in den diaphragmalen Ergußschatten übergeht. An der vorderen Thoraxwand findet sich viel seltener ein abbildbar großer Teil eines freien Pleuraergusses. Daher
werden Fälle wie Abb. 580c, wo der Erguß im Übersichtsbild annähernd typisch angeordnet
ist und erst im Seitenbild eine größere Portion an der vorderen Brustwand erkennen
läßt, den Verdacht auf Teilverklebung wachrufen. Im seitlichen Bild ist hier die Grenze
dieser Ergußportion zur Lunge hin konvex geformt, was als regelhaft für den abgesackten
Erguß gilt, wie später noch dargelegt wird. Da aber dieser ventrale Flüssigkeitsanteil
noch relativ breit dem scheinbaren Zwerchfellschatten aufsitzt, dürfte die Kommuni-

kation zum Hauptteil des Ergusses an der seitlichen Brustwand nicht völlig unterbrochen sein. In solchen Fällen ist die Prüfung der Lageverschieblichkeit entscheidend.

Während bei kleinen Winkelergüssen die Umlagerung des Kranken zur Seite oder in Kippstellung diagnostisch entscheidet, gibt bei größeren Ergüssen die Umlagerung auf den Rücken den besten Eindruck von der freien Verschieblichkeit der pleuralen Flüssigkeitsansammlung. Meist kann man mit diesem Vorgehen den Erguß so weit nach kranial auslaufen lassen, daß die im Stehen nicht abbildbare oder sehr geringe apikale Portion des Ergußmantels sichtbar wird und sogar der obere mediastinale Anteil des Pleuraraumes nun einen Teil des frei beweglichen Ergusses aufnimmt. So setzt sich im Beispiel der Abb. 581a u. b der typisch angeordnete Erguß an der oberen Thoraxpartie in Form eines zarten Begleitschattens an der 2. Rippe fort, der bei Rückenlage stärker wird und nun auch die Lungenspitze breiter von oben und medial umfaßt, weil der Erguß kopfwärts auszulaufen beginnt und über dem Mittelgeschoß der Lunge wesentlich dünner geworden ist. Fast noch eindrucksvoller wird die freie Verschieblichkeit mit Abb. 582a u. b demonstriert, wo beiderseitige große Ergüsse bei aufrechter Körperhaltung im unteren Thoraxabschnitt massiert sind. Bei Rückenlage laufen sie jedoch beiderseits völlig aus, so daß der normale Zwerchfellstand und die Herzgrenzen sichtbar werden. Die unscharfe Zwerchfellbegrenzung beweist zusammen mit der Ausfüllung der lateralen Randsinus,

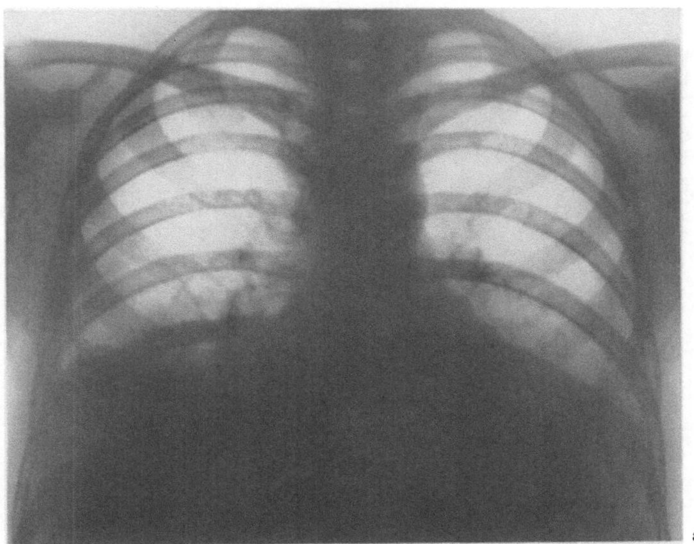

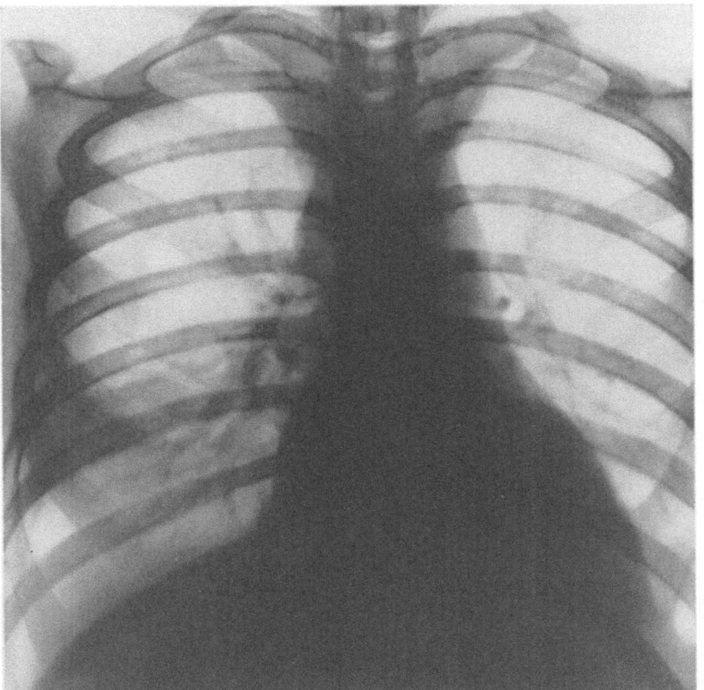

Abb. 582a u. b. Basal massiertes Transsudat bds. (a); in Rückenlage costal, apikal und mediastinal ausgelaufen (b)

dem sichtbaren lateralen Thoraxwand-Begleitschatten und der dreieckigen Verschattung im apicomediastinalen Bereich, daß die Lungen hier in Rückenlage gewissermaßen auf einem dorsalen Flüssigkeitsbett schwimmen (vgl. auch Abb. 583a u. b!). Links folgt die Verteilung des Ergusses schalenartig an der hinteren Thoraxwand völlig der Schwerkraft, weil die Lunge nicht krankhaft verändert ist und normales Retraktionsvermögen besitzt. Rechts ist der laterale Begleitschatten der Thoraxwand unten breiter und reicht stärker in den Interlobärspalt hinein, was für krankhafte Parenchymveränderungen im rechten Unterlappen spricht.

Damit kommen wir zu einem *klinisch sehr wichtigen Moment:* Die geschilderten Lagemanöver einer sorgfältigen Pleurauntersuchung sind nicht nur zur Prüfung der Verteilung und freien Beweglichkeit des Ergusses notwendig, sondern erlauben vielfach auch, die in aufrechter Körperstellung überlagerten Lungenpartien frei zu projizieren und auf krankhafte Parenchymveränderungen zu untersuchen. Das kann für die Aufdeckung tumoröser Prozesse entscheidend sein, weil die hier vorliegenden Transsudate im allgemeinen frei verschieblich sind und bei entsprechendem Lagewechsel des Kranken alle Lungenpartien freizugeben pflegen. Nur dort, wo gleichzeitig segmentale oder lobäre Atelektasen bestehen, wird das tumoröse Transsudat bei Umlagerung festgehalten, wie später noch gezeigt wird. Die Transsudate beim kardialen Hydrothorax laufen regelmäßig aus wie im Beispiel der Abb. 582 und lassen dann ein Urteil über die Herzgröße zu. Große Exsudate, wie sie in der Hauptsache durch eine spezifische Lungenaffektion bedingt werden, können sich genau so verhalten, solange sie nicht partiell verklebt sind. Dann kann der ursächliche Lungenherd oft dadurch erkannt und dargestellt werden, daß der überdeckende Ergußschatten sich durch Lageänderung verschieben läßt. Leider sind die meisten spezifischen Pleuraexsudate fibrinreich und weniger verschieblich oder ver-

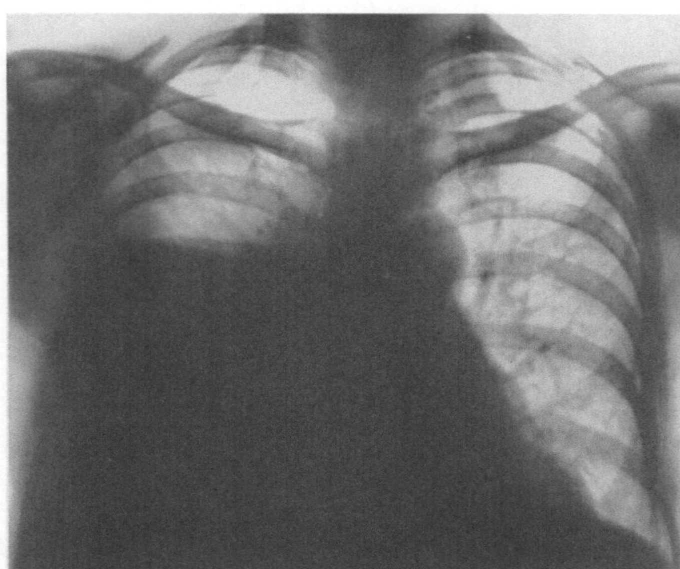

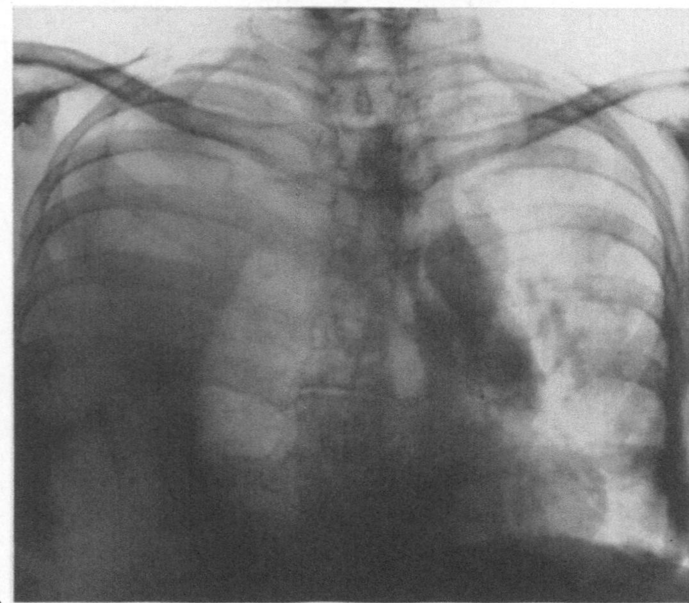

Abb. 583a u. b. Großer freier Erguß mit relativ scharfer Grenze und Herzverdrängung (a). In Rückenlage läuft der Erguß aus und gibt eine normale Herzgröße zu erkennen (b)

kleben rasch, so daß der zugrunde liegende Lungenprozeß erst nach Punktion oder in einer Verlaufsserie von Kontrollbildern sichtbar wird.

Wird der Pleuraerguß sehr groß, verdrängt er das Herz zur gesunden Seite. In Rückenlage kann dann oft die normale Größe des verlagerten Herzens leicht nachgewiesen werden (Abb. 582a). Im Extremfall mit kompletter Verschattung einer Lungenseite ist diese Verschiebung des Herzrandes differentialdiagnostisch außerordentlich wichtig. Hier müssen die Totalatelektase einer Lunge und die ganzseitige Pneumonie bzw. tumoröse

Infiltrationen ausgeschlossen werden. Als Regel kann gelten, daß nur der Erguß das Herz verdrängt und nur die Atelektase die Thoraxseite in Höhe und Breite verkleinert. Entscheidend ist in solchen Fällen von fraglicher Totalverschattung einer ganzen Lungenseite, wie sich respiratorisch das Mediastinum verhält: Beim großen Erguß werden Herz und Mediastinum exspiratorisch zur gesunden Seite verschoben. Im Zweifelsfall ist das Ergebnis der Probepunktion entscheidend.

Je größer der Erguß wird, um so mehr tendiert er zur schärferen oberen Begrenzung und zur Anordnung in den abhängigen Partien des Pleuraraumes, also unter und neben der Unterlappenbasis. Dafür ist außer der Wirkung der Schwerkraft vielleicht die erhöhte Kollapsbereitschaft des Unterlappens verantwortlich (ASSMANN, ZUPPINGER). Zwar

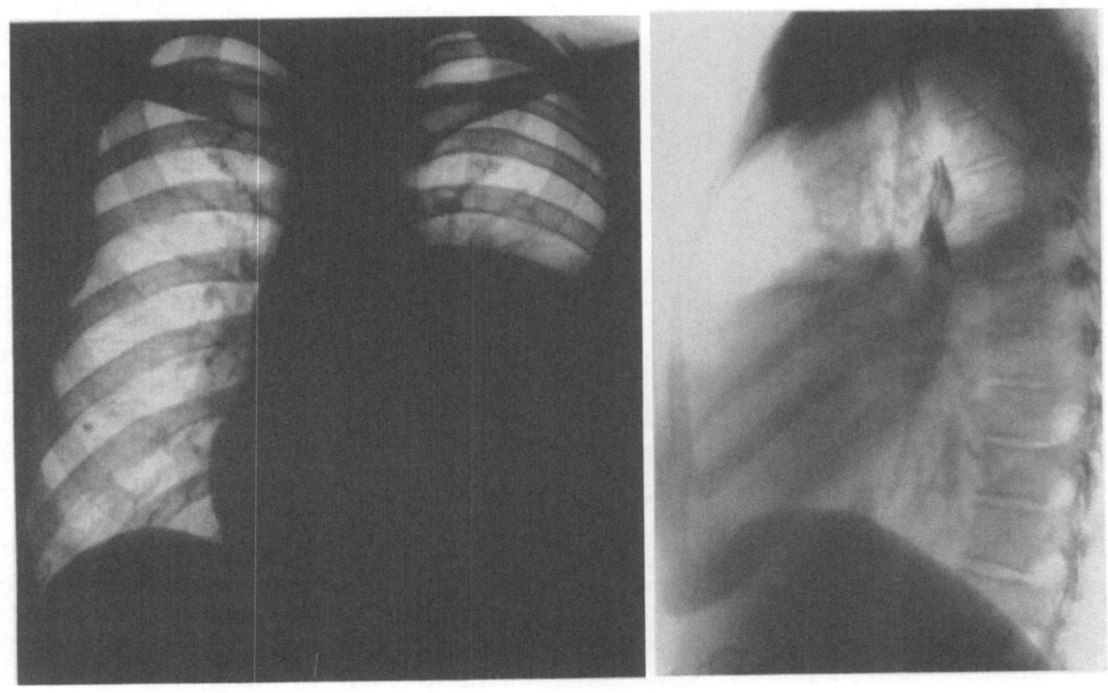

a   b

Abb. 584 a u. b. Relativ scharfe obere Ergußbegrenzung bei Unterlappeninfiltrat (Brill-Symmerssche Krankheit)

retrahiert sich die Lunge auch beim kleinen und mittelgroßen Erguß und wird durch ihn in der Peripherie komprimiert; aber erst bei großen Ergüssen wird die Volumenverkleinerung der abhängigen Lungenpartien so erheblich und die Schichtdicke der unteren Anteile des Ergußmantels um so viel größer als die der oberen Ergußanteile, daß die basolateral massierte Flüssigkeit sich mit schärferer und mehr horizontaler Grenze nach oben absetzen kann. Je nach Beteiligung des Interlobärspaltes wird diese scharfe obere Markierung dann mehr oder minder ausgesprochen, wie bereits erwähnt wurde. Es ist dagegen fraglich, welche Bedeutung die Viscosität der Flüssigkeit für die Art der Verteilung und Begrenzung großer Ergüsse hat. Leichtflüssige Transsudate scheinen sich stärker basalwärts und mit schärferer Obergrenze abzubilden als zäher flüssige Exsudate. Die großen spezifischen Exsudate verhalten sich eher so wie im typischen Beispiel der Abb. 578, während große Transsudate kardialen, nephrischen oder tumorösen Ursprungs häufiger zur basolateralen Massierung mit markierter oberer Begrenzung neigen. Beispiele dafür sind Abb. 582, 583, 595, 607 und 612. Auch bei dem seltenen Fall einer Brill-Symmersschen Krankheit (Abb. 584a u. b) zeigt der dünnflüssige Hämatothorax eine sehr ähnliche Anordnung und Begrenzung. Sie werden im Einzelfall dadurch beeinflußt, daß die unteren Lungenabschnitte durch Dystelektasen oder Infiltrationen alteriert sind.

Es ist schon betont, daß jede Abweichung von der typischen Verteilung des Ergusses an eine Verklebung oder Teilverschwartung denken lassen muß. Eine allseitig gegen die übrigen Anteile des großen Pleuraspaltes abgeklebte Flüssigkeit heißt *abgesackter*, *abgekammerter* oder *umschriebener Erguß*. Naturgemäß handelt es sich dabei allermeist um Exsudate, insbesondere bei eitrigen Prozessen und auffälligerweise auch bei Grippepneumonien. Aber auch Transsudate können umschrieben sein, recht häufig auf tumoröser Grundlage. Pathogenetisch ist vielfach nicht zu entscheiden, ob ein umschriebener Erguß sekundär aus einer allgemeinen Pleuritis entstanden oder primär deshalb auf einen bestimmten Bereich des Pleuraraumes beschränkt war, weil entweder die fibrinöse Randverklebung mit der Flüssigkeitsbildung parallel ging (Empyem) oder schon vorher Adhäsionen bestanden, welche den Erguß festhielten.

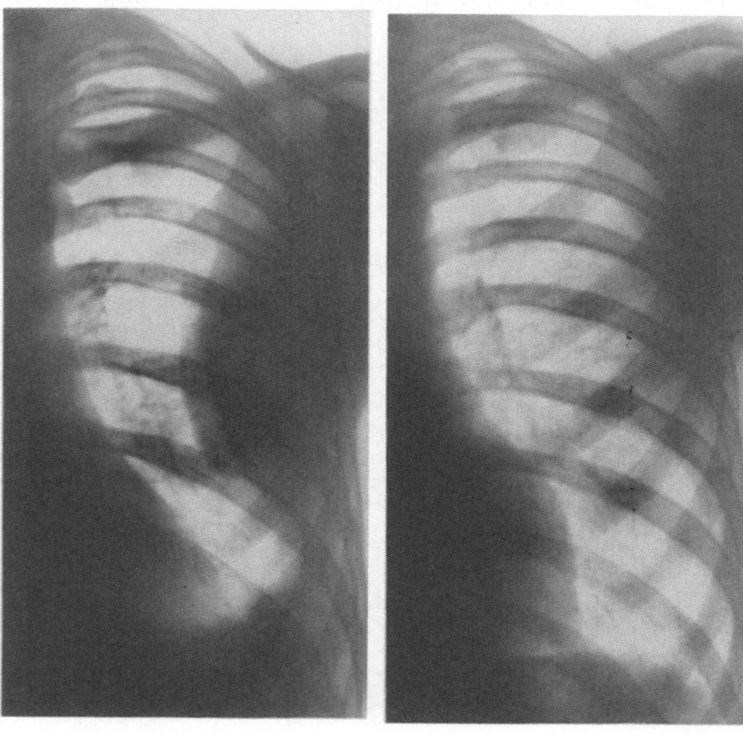

a   b

Abb. 585a u. b. Umschriebener costaler Pleuraerguß (a), nach 8 Wochen weitgehend zurückgebildet (b)

Solange ein umschriebener Erguß klein ist, breitet er sich flächenhaft über den betroffenen Pleurabereich aus und ist von einem lamellär angeordneten freien Erguß oder einer umschriebenen Pleuraschwarte nicht sicher abzugrenzen. Wird er — in Relation zu seiner pleuralen Grundfläche — zu groß, so tendiert er zur Kugelform, im Röntgenbild also zum Rundschatten. Da seine pleurale Wandung aber dieser Tendenz verschieden starken Widerstand entgegensetzt, resultieren meist charakteristische Zwischenformen. Kugelform wird noch am ehesten von umschriebenen Ergüssen im Interlobärspalt erreicht, weil hier die Begrenzung allseitig vom visceralen Pleurablatt und der nachgebenden Lunge gebildet wird; aber auch hier ist meist die Ausdehnungsfähigkeit in der Ebene des Interlobium größer als in Richtung auf die begrenzende Lunge, so daß der Erguß die Gestalt einer Muschel und im Röntgenprofilbild Spindelform annimmt, wie später gezeigt wird. Geht der umschriebene Erguß von der costalen oder auch der mediastinalen Pleura aus, dann wölbt er sich zur Lunge hin einseitig vor, nimmt also die Gestalt einer Kugelkalotte und im Röntgenprofilbild halbrunde oder halbovale Form an. In jedem Falle jedoch ist der größere und unter Spannung stehende umschriebene Erguß nach mindestens einer Seite hin konvex gegen die helle Lungenumgebung begrenzt.

Der *umschriebene costale Pleuraerguß* wölbt sich von seiner Basis an der Thoraxinnenwand halbkugelig in Hilusrichtung vor. Im Profil setzt er sich dementsprechend mit konvexbogiger Grenze gegen die Lunge ab (Abb. 585a), während er in der Aufsicht einen Rundschatten bildet (Abb. 586b). Allerdings bestehen hier zahlreiche Variationsmöglichkeiten, und es ist Aufgabe einer sorgfältigen Untersuchungstechnik, bei rotierender Durchleuchtung den günstigsten Strahlengang für beweisende Zielaufnahmen zu finden. Lagemanöver sind dabei nur insofern wichtig, als das Fehlen jeder Lageverschieblichkeit den Erguß als umschrieben fixiert ausweist. Ist der Erguß allseitig gut abgrenzbar wie in den Beispielen der Abb. 585 und 586, macht die Diagnose kaum Schwierigkeiten, vor

allem wenn außerdem Anzeichen einer Allgemeinpleuritis gegeben sind wie hier. Allerdings müssen differentialdiagnostisch Pleurageschwülste, periphere Lungentumoren und -abscesse ausgeschlossen werden, die ähnliche konvexbogig begrenzte Verschattungen an der inneren Thoraxwand verursachen können. Da in diesen Fällen Begleitpleuritiden gar nicht selten sind, ist meist eine Probepunktion — am besten unter Durchleuchtungskontrolle — nicht zu umgehen. Von

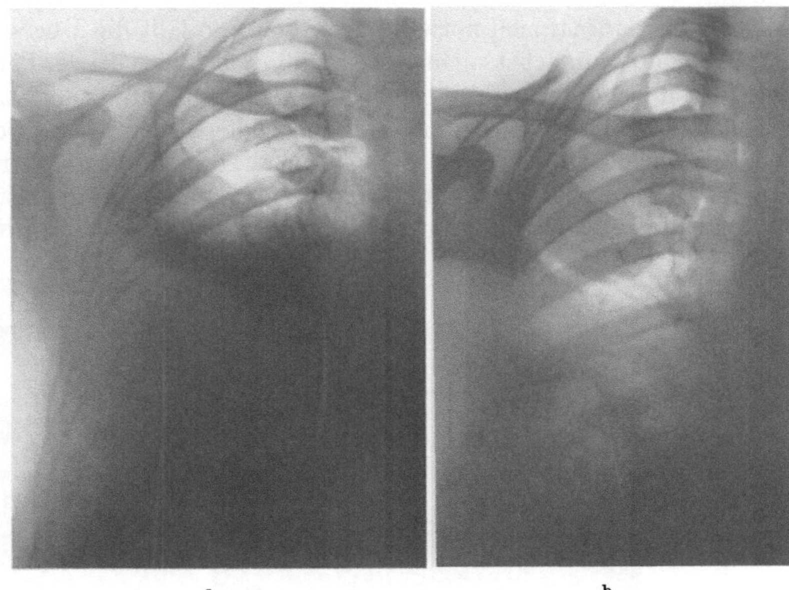

Abb. 586a u. b. Entwicklung eines abgesackten costalen Ergußanteils an der vorderen oberen Brustwand aus größerem freien Exsudat

den Rippen ausgehende Prozesse machen häufig ähnliche Bilder; hier kann aber die sichtbare Rippendestruktion meist Aufschluß darüber geben, daß es sich um eine Geschwulst,

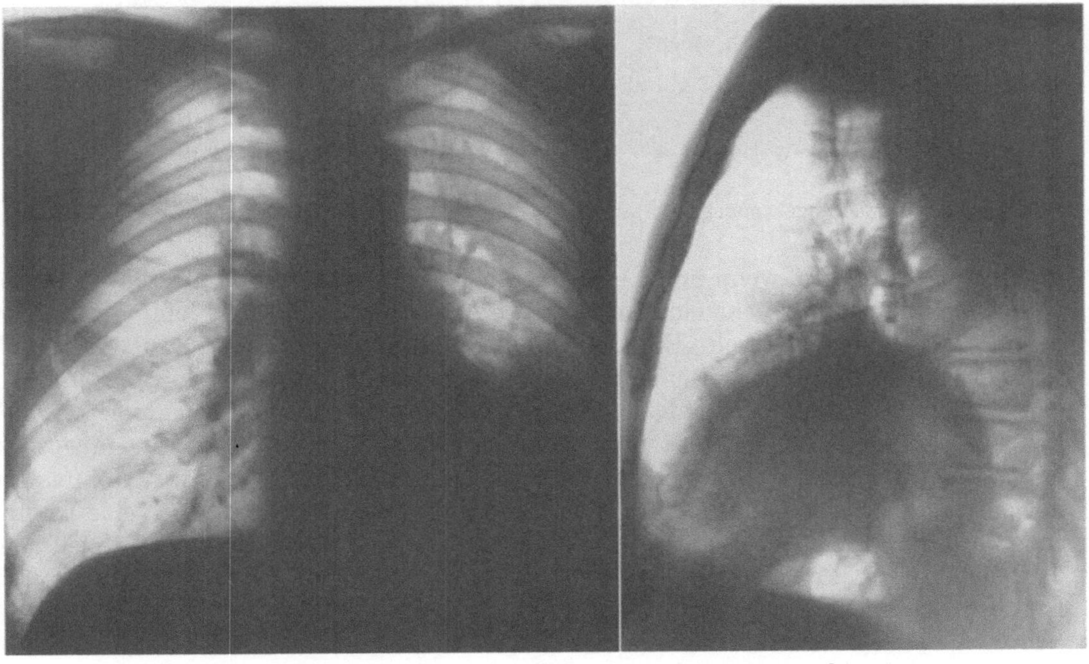

Abb. 587a u. b. Große abgesackte Pleuraergüsse über dem Zwerchfell und an der dorsalen Brustwand

einen kalten Absceß oder auch um ein subpleurales Hämatom nach Fraktur handelt. In Zweifelsfällen kann ein diagnostischer Pneumothorax die Sachlage klären, gegebenenfalls ergänzt durch eine Thorakoskopie (Endoskopie).

35*

Recht häufig entwickeln sich aus einem zunächst freien Exsudat oder Transsudat auch multiple umschriebene Ergüsse, die nicht gleich gut erkennbar sein müssen. Es kommt stets darauf an, die umschriebenen Ergüsse im *Profilbild* darzustellen, wozu oft mehrere Zielaufnahmen notwendig werden. So läßt die Übersichtsaufnahme im Beispiel der Abb. 587a zunächst nicht ahnen, daß es sich hier bei der flächenhaften Verschleierung des linken Oberfeldes um einen abgesackten Ergußanteil handelt. Erst die Seitenaufnahme stellt den der dorsalen Brustwand anliegenden Teilerguß im Profil beweisend dar; gleichzeitig zeigt hier die Lage der Magenblase an, daß die bogig begrenzte große Verschattung an der Thoraxbasis einen zweiten, diaphragmal umschriebenen Erguß darstellt (Abb. 587b). Der abgesackte costale Erguß läßt in der Aufsicht dann die typische glatte Rund-

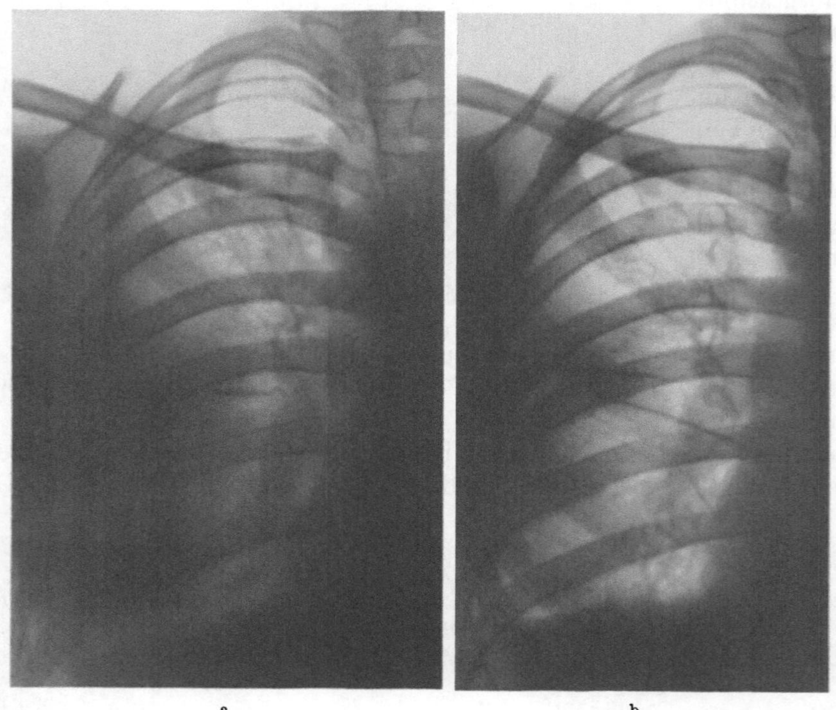

a   b

Abb. 588a u. b. Partiell abgekammerter costaler Erguß mit interlobärem Anteil (a), Rückgang nach 4 Wochen (b)

begrenzung vermissen, wenn er an seiner costopleuralen Basis am breitesten ist. Diesen Unterschied veranschaulicht ein Vergleich der Abb. 586 und 589 mit dem oberen Erguß von Abb. 587b sehr deutlich. Die konvexe Begrenzung im Profilbild andererseits fehlt dann, wenn der umschriebene Erguß mit einem wandständig interlobären Anteil in einen benachbarten Pleuraspalt hineinreicht oder nur zum Teil abgekammert ist. Im Beispiel der Abb. 588a u. b setzt sich der an der seitlichen Thoraxwand abgesackte Erguß nicht nur nach oben mit einem Wandbegleitschatten fort, sondern auch hiluswärts mit einem horizontalen, interlobären Schattenstreifen. Daß hier überhaupt eine Kammerung vorliegt, zeigen die mit allerdings unscharfer Begrenzung aufgehellten Partien neben dem Herzrand und im Bereich des Zwerchfellrippenwinkels an, wo ja beim großen freien Erguß die Schattendichte am größten wäre. Auch in der Rückbildung nach 4 Wochen (Abb. 588b) bleibt dieser Eindruck des partiell abgeschlossenen Ergusses erhalten.

Da es sich beim costal umschriebenen Erguß sehr oft um ein para- oder metapneumonisches Empyem nach zunächst serofibrinöser Allgemeinpleuritis handelt, können die pneumonischen Erstprozesse mehr oder minder lange auch röntgenologisch im Vordergrund stehen, bis plötzlich die rasche Vergrößerung des abgekammerten Empyems den Pleuraprozeß dominieren läßt. Es ist dann mitunter schwer zu unterscheiden, ob das pneumonische Infiltrat abscediert ist oder die Lunge sekundär wieder vom eitrigen

Pleuraprozeß betroffen wurde (ZUPPINGER). Es muß gelegentlich sogar wie im Fall der
Abb. 589 offen bleiben, ob es sich um einen großen, kugelig in die Lunge hineinragenden
Teil des Pleuraempyems oder um einen Lungenabsceß bei mehr flächenhaftem Begleit-
empyem der benachbarten Pleuraabschnitte handelt. Gaseinlagerung mit Ausbildung
eines Flüssigkeitsspiegels findet sich auch beim abgesackten Empyem, entweder als Folge
von Punktionen oder durch Gasbildung des putriden Inhalts. Am häufigsten jedoch
liegt die Ursache in einer Bronchusperforation nach Übergreifen auf das benachbarte
Lungenparenchym. Das trifft auch für das Beispiel der Abb. 589 zu, wo vorher keine
Punktion stattfand. Im übrigen ist dies Bild dazu angetan, die Schwierigkeiten einer

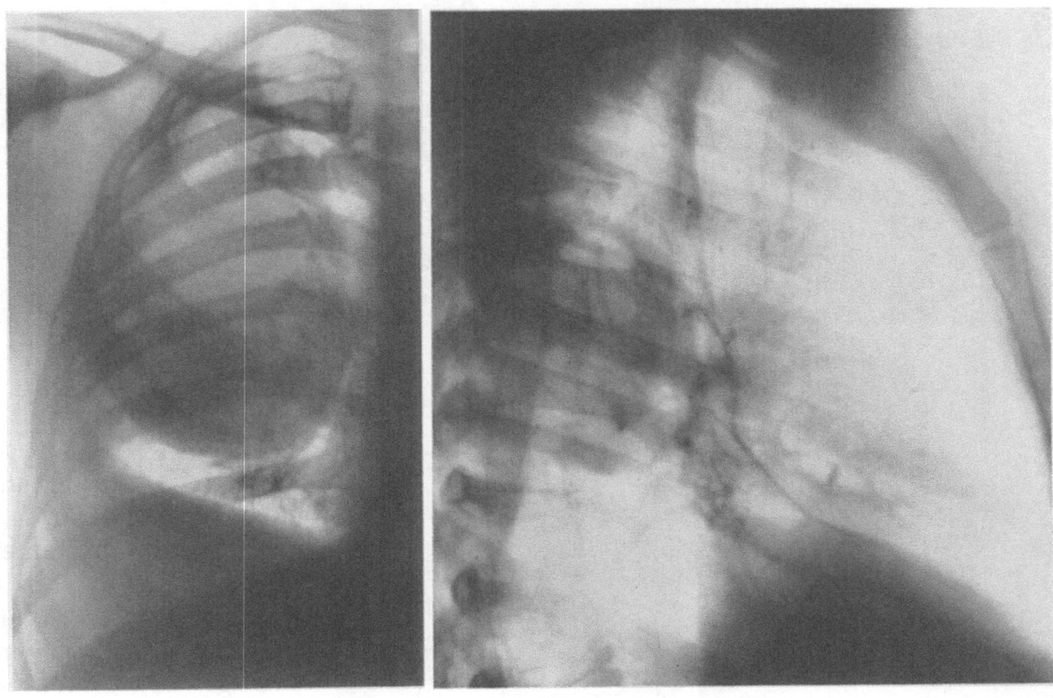

a   b

Abb. 589a u. b. Dorsocostales Empyem (nach Bronchusperforation) bei Pleuritis diaphragm., costalis et
interlobaris

für den Einzelfall verbindlichen pathogenetischen und röntgenanatomischen Deutung
darzulegen. Der parietale Pleuraerguß ist hier am breiten Wandbegleitschatten in beiden
Aufnahmerichtungen nicht zu übersehen; er liegt dorsolateral und muß nach der flach-
konvexen Begrenzung im Seitenbild auch fixiert sein. Er fußt gleichzeitig auf einem
Ergußanteil im hinteren seitlichen Zwerchfellrippenwinkel, dessen scharfe Begrenzung
im jeweils linken unteren Bildrand ebenfalls für Abkapselung spricht. Da außerdem der
schräge Interlobärspalt durch einen kleinen wandständigen Begleiterguß markiert ist,
läßt sich der das Bild beherrschende große Rundschatten in den Bereich der Unterlappen-
spitze lokalisieren. Um ein großes Interlobärempyem handelt es sich nicht, weil Ausläufer in den Interlobärspalt fehlen; ob hier jedoch ein Lungenabsceß oder ein kugelig
vorgetriebener pleuraler Empyemanteil vorliegt, bleibt wie gesagt offen.

    Häufiger sind costal umschriebene Empyeme unter dem Bild der Abb. 590a u. b anzu-
treffen, wo kein Zweifel an der pleuralen Lokalisation besteht. Auch hier ist die primäre
Allgemeinpleuritis noch an einer feinen lamellären Ergußverschattung und Veränderung
der diaphragmalen Konturen abzulesen. Die Spiegelbildung läßt den dorsal gelegenen
Hauptschatten als abgekammerten *Pyopneumothorax* definieren, wiederum infolge einer
Bronchusperforation. Es ist charakteristisch, daß die Wand solcher eitriger Pleura-
kammern durch Fibrin- und Eiterauflagerungen erheblich verdickt wird, hier auch am
visceralen Wandabschnitt. Sonst pflegt die parietale Wand stärker verdickt zu sein

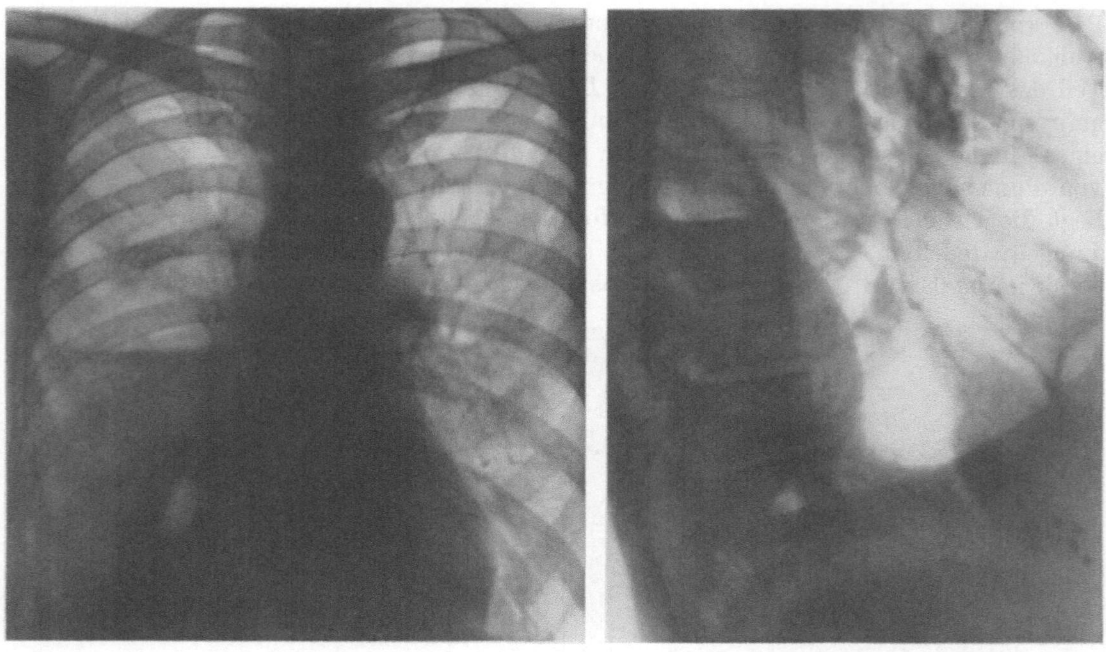

a   b

Abb. 590a u. b. Abgesackter Pyopneumothorax rechts dorsal

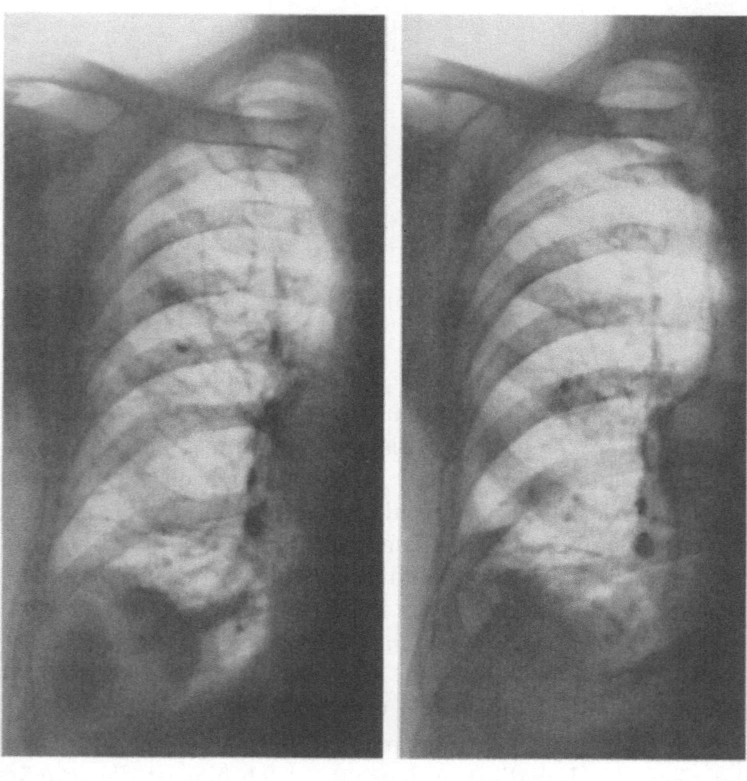

a   b

Abb. 591a u. b. Mehrkammerig abgesackter costodiaphragmaler Erguß,
nach 5 Wochen interlobär fortschreitend

und bei der späteren Organisation zu Vernarbung mit hochgradiger Schrumpfungstendenz zu führen (ZUPPINGER).

Ein umschriebener Erguß kann sich durch septenartige innere Teilverklebungen in verschiedene Portionen gliedern, ohne daß man von multilokulären Ergüssen im eigentlichen Sinne sprechen könnte. Wenn alte Pleuraadhäsionen an gleicher Stelle fehlen, spricht eine derartige Unterteilung für ein gewisses Alter des Prozesses, gleichzeitig aber auch für den noch flüssigen Zustand des unter Druck stehenden Inhalts. Solche mehrkammerigen Ergüsse sind meist Empyeme wie beim Beispiel eines tief im rechten Zwerchfellrippenwinkel sitzenden costalen Ergusses der Abb. 591, der sich später in den diaphragmalen Anteil des Pleuraspaltes und zungenförmig auch in den großen Interlobärspalt fortsetzt, was für den ventrolateral wandständigen Interlobärerguß typisch ist, wie im folgenden Abschnitt dargelegt wird.

Bei dem mehrkammerigen, costal umschriebenen Erguß der Abb. 585a handelt es sich demgegenüber ausnahmsweise um ein nichtputrides Exsudat.

4. Pleuritis interlobaris

Es ist bereits darauf hingewiesen, daß der interlobäre Anteil des Pleuraraumes sehr oft einen merklichen Teil des Ergusses im freien Pleuraspalt aufnimmt; und es ist wahrscheinlich, daß praktisch immer die rein viscerale Serosa der Interlobärspalten an der Allgemeinpleuritis teilnimmt. Allerdings ist sie in außerordentlich wechselndem Umfang beteiligt. Zwischen einer nur fibrinösen oder lamellär-exsudativen Begleitreaktion bei ausgedehnter costopleuraler Exsudation und einem vorwiegend und isoliert im Interlobium lokalisierten Erguß bestehen zahllose Übergangsmöglichkeiten. Sie werden außerdem nach der individuell stark schwankenden Topographie der Interlobärspalten modifiziert. Kenntnis der variablen anatomischen Situation und räumliches Vorstellungsvermögen gehören dazu, den konkomitierenden oder isolierten Interlobärerguß röntgenologisch optimal darzustellen. Klinische Methoden sind für diese diagnostische Aufgabe weitgehend ungeeignet.

Die Röntgenuntersuchung der Interlobärpleuritis verlangt eine *lappenspaltgerechte Projektion* (FLEISCHNER), wie sie mittels der Durchleuchtung und Aufnahme im d.v.-

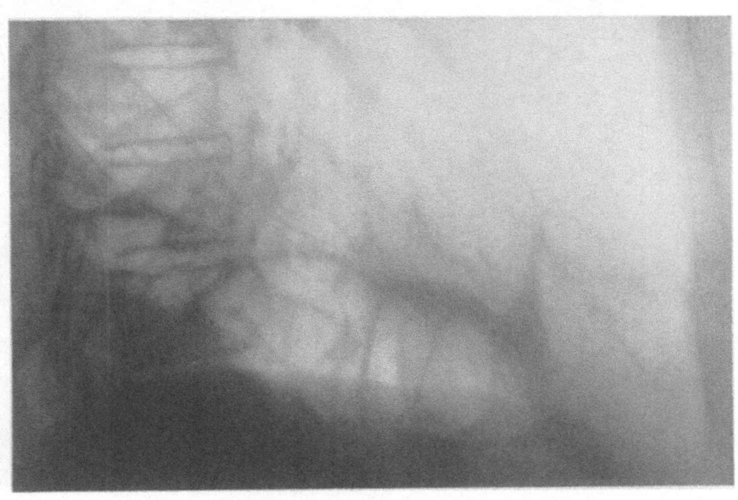

Abb. 592. Kleiner, diaphragmal wandständiger Interlobärerguß

Strahlengang allein nicht gegeben ist; zur Topographie der Lappen- und Segmentgrenzen kann auf Abb. 237—239 verwiesen werden. Am wichtigsten ist eine frontale Strahlenrichtung, mit der im Seitenbild die schräg von oben hinten nach vorn unten verlaufende Ebene des großen Interlobärspaltes und die horizontal von hier nach ventral gerichtete Ebene des Interlobärspaltes zwischen Ober- und Mittellappen strahlenparallel eingestellt und dadurch abbildbar werden. Im Einzelfall sind außerdem zur besten Projektion leichte Schrägdrehungen und Ergänzungen durch eine Kreuzhohlstellung oder Umlagerungen des Kranken vonnöten. Seit man gelernt hat, mit dieser Technik zu untersuchen, besteht an der Regelhaftigkeit einer begleitenden und der Häufigkeit einer umschriebenen Interlobärpleuritis kein Zweifel mehr. Daran ändert auch die Tatsache nichts, daß seit Einführung der Broncho- und Tomographie ein großer Teil der früher als typisch angesehenen Bilder von Interlobärprozessen als fehlgedeutete Lappen- oder Segmentatelektasen zu gelten haben.

Von einem *wandständig interlobären Pleuraerguß* wird dann gesprochen, wenn der Erguß vom diaphragmalen, costalen oder mediastinalen Pleuraraum her in den Interlobärspalt hineinreicht. Da sehr viel häufiger, als bisher angenommen, der freie Pleuraerguß von allen Seiten her die Lunge umfaßt und so von allen parietalen Begrenzungsflächen des Zwerchfells, der Rippeninnenfläche und des Mittelfells aus interlobär eindringen kann — Teilverklebungen und anatomische Varianten an der Interlobärpleura ausgeschlossen —, muß der wandständig interlobäre Pleuraerguß als Prototyp gegenüber dem auf das Interlobium beschränkten Erguß bezeichnet werden, wie er als umschriebene Reaktion auf räumlich benachbarte Krankheitsprozesse etwa bei einem spezifischen

Lungenherd oder einem Bronchustumor entstehen kann oder als Restzustand eines früher wandständigen Ergusses bestehenbleibt.

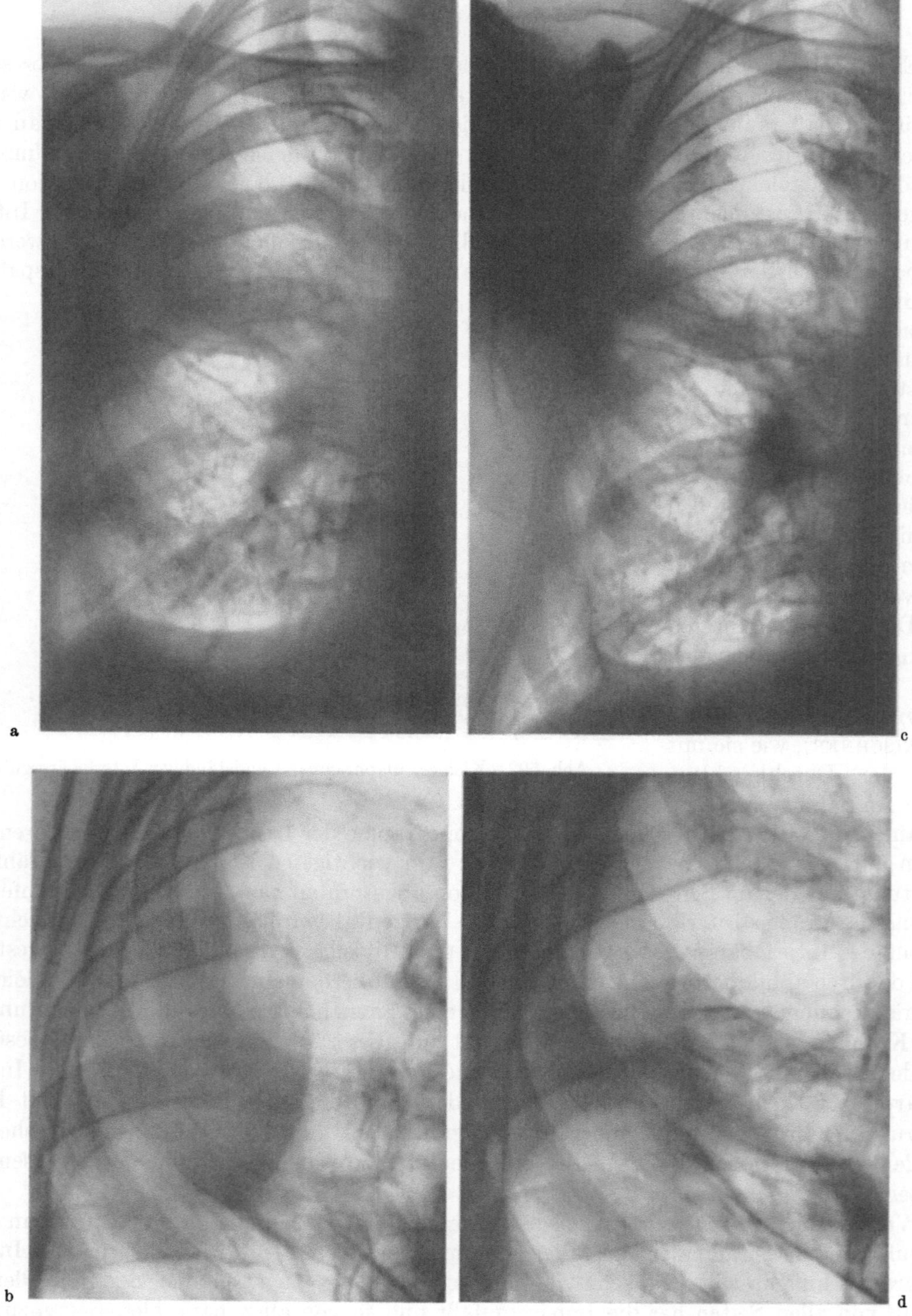

Abb. 593a—d. Costal wandständiger, zum Teil abgesackter Pleuraerguß mit kleinem Interlobäranteil (a, b), nach 3 Wochen costal verkleinert und interlobär vergrößert (c, d), im Stehen und Liegen (s. Text)

Der anfangs diaphragmal lokalisierte Erguß im freien Pleuraspalt reicht vom angefüllten Randsinus her sehr häufig in den untersten Abschnitt des großen, schrägen

Interlobärspaltes hinein. Das ist am besten mit einer rein seitlichen Aufnahme festzuhalten, wie Abb. 592 veranschaulicht. Scheinbar häufiger, weil bereits auf der Übersichtsaufnahme sichtbar, sind costal wandständige interlobäre Teilergüsse, vor allem im horizontalen Interlobärspalt. Abb. 593a—d kann als banales Beispiel dafür gelten. Hier findet ein bereits partiell abgesackter Erguß an der mittleren seitlichen Thoraxwand eine Fortsetzung in den queren Lappenspalt hinein, die nach Rückgang des costalen Ergusses deutlicher wird. Gleichzeitig sind außer dem in Form einer spitzen Dreiecksverschattung annähernd horizontal zum Hilus ziehenden Erguß noch Anzeichen dafür gegeben, daß auch im großen Interlobärspalt ein Teilerguß vorliegt. Vom seitlichen Zwerchfellrand erstreckt sich ein Schattenstreifen nach oben außen, der dem unteren Abschnitt des schrägen Interlobärspaltes entspricht. Die zweite, hiluswärts durch das Mittelfeld ziehende Schattenlinie gehört noch zum queren Spalt, der sich als Doppellinie darstellen läßt, wenn seine Ebene eine S-förmige Krümmung hat und wie hier durch einen lamellären Flüssigkeitsanteil markiert wird.

Es ist wichtig, daß der Erguß im großen Interlobärspalt auf dem Übersichtsbild im d.v.-Strahlengang *unsichtbar* bleibt, auch wenn er auf der Seitenaufnahme recht groß erscheint; für dies prinzipielle Verhalten sei auf das Beispiel der Abb. 600

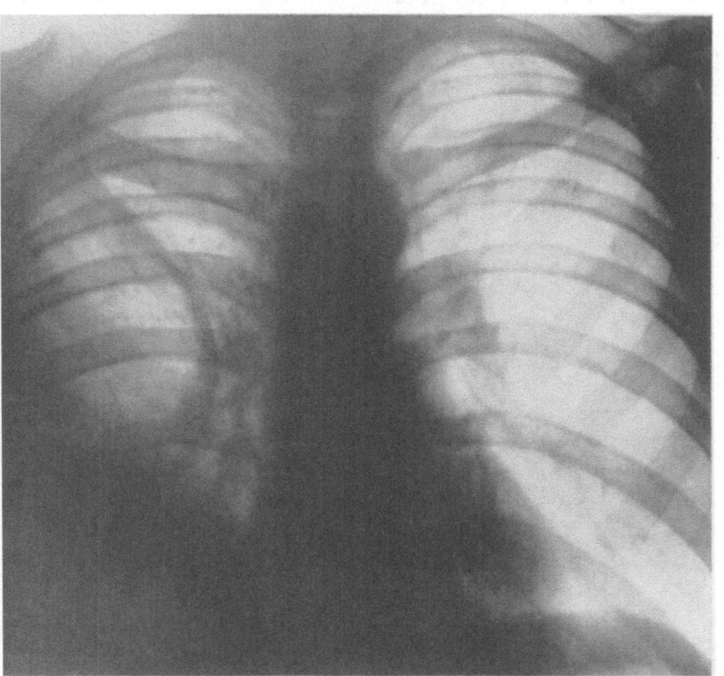

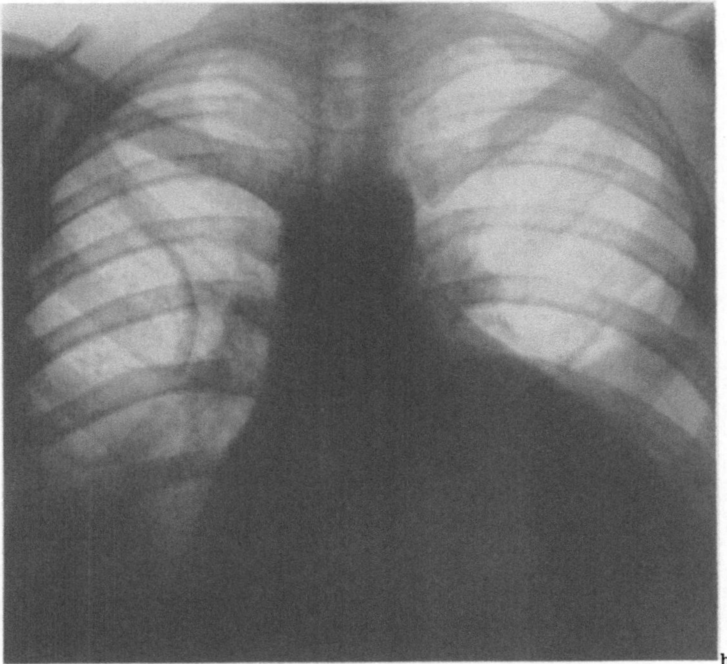

Abb. 594a u. b. Interlobärer Ergußteil bei größerem freiem Transsudat rechts (a), nach 4 Wochen unter Ausbildung mediastinaler Begleitergüsse verkleinert (b)

verwiesen. Nur dort, wo bei sagittaler Strahlenrichtung wenigstens ein Teil der Interlobärebene strahlenparallel verläuft und orthograd getroffen wird, kommt ein Erguß im großen Interlobärspalt zwischen Ober- und Unterlappen zur Abbildung. Den typischen Fall des derart sichtbaren wandständigen Interlobärergusses gibt Abb. 594a u. b wieder.

Hier macht das obere Bild ohne weiters verständlich, daß der schräg hiluswärts durch Ober- und Mittelfeld ziehende Schattenstreifen den costalen Pleuraerguß mit seinem sinuösen bzw. diaphragmalen und wahrscheinlich auch mit seinem mediastinalen Flüssigkeitsanteil verbindet. Die Kontrollaufnahme nach 4 Wochen zeigt (Abb. 594b) einen Rückgang des Ergusses costal und interlobär, gering auch basal, aber eine Ausweitung nach links costal und beiderseits mediastinal.

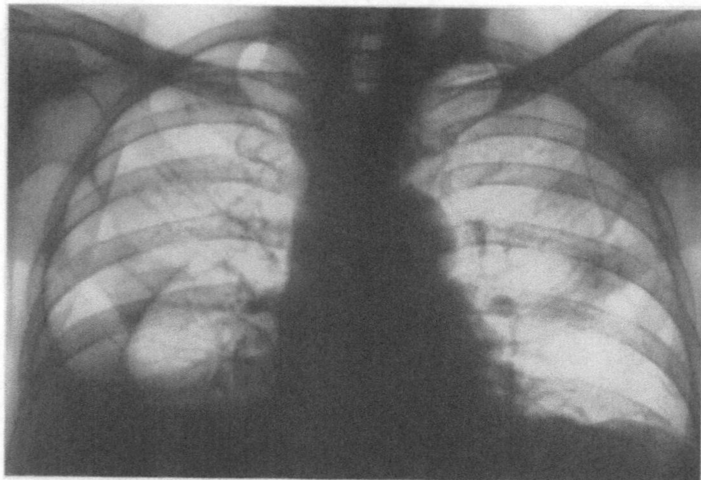

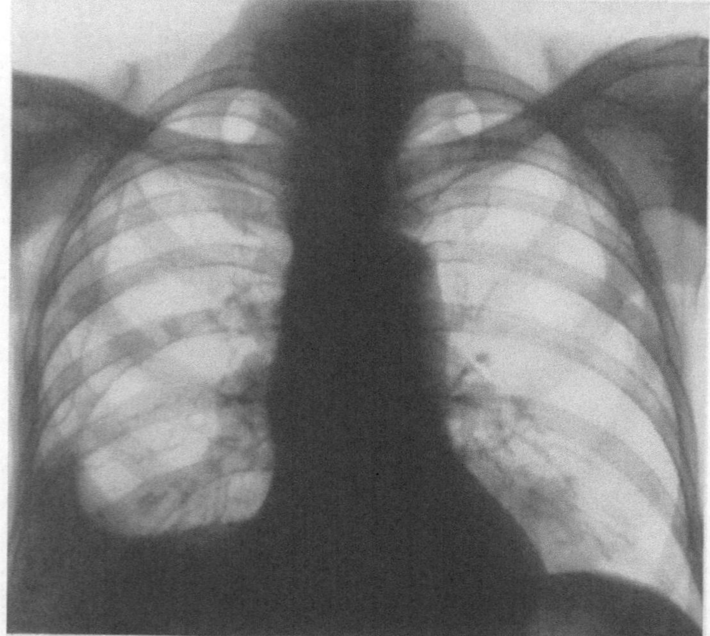

Scheinbar atypisch stellt sich der costal wandständige Interlobärerguß im großen Pleuraspalt dar, wenn er vorn seitlich am stärksten ist. Das klassische Beispiel dafür gibt Abb. 595a u. b wieder. Derart zungenförmige Interlobärfortsätze des Ergusses geben auch die Abb. 591 und modifiziert die Abb. 594 und 596 wieder, und sie finden sich in analoger Form beim mediastinal wandständigen Interlobärerguß, wie später noch zu zeigen ist (vgl. Abb. 597 und 612). Bisher sind derartige Bilder immer als marginale Infiltrate oder Teilatelektasen mißdeutet oder bei isoliertem Vorkommen als schwartige Interlobärleisten am dorsocostalen Ansatz des Interlobärspaltes beschrieben worden. Tatsächlich aber liegen diese Ergußanteile *vorn* und markieren den ventrolateralen Fußpunkt des großen Interlobärspaltes. In solchen Fällen ist also der vordere seitliche Anteil der Unterlappenbasis stärker retrahiert oder komprimiert und gibt dem costoparietalen Erguß in Richtung nach oben, medial, hinten Platz. Ganz gleichartig stellt sich auch der interlobäre Teilerguß bei dem großen und alle Anteile des

Abb. 595a u. b. Scheinbar atypischer Interlobärerguß im schrägen Spalt vorn seitlich costodiaphragmal wandständig, bei freiem Pleuratranssudat (a); Rückgang nach 7 Wochen (b)

Pleuraraumes einnehmenden Pneumoserothorax der Abb. 596 dar. Der zunächst undurchsichtige große Erguß läßt sich in Abb. 596a nur mit einem mediastinalen Anteil differenzieren, dessen Grenze den linken Rand des verdrängten Herzens schneidet. Nach Entlastungspunktion zeigt die Kontrollaufnahme, wie die Unter- und Mittellappenaufhellung von je einem zungenförmigen mediastinal und costal wandständigen Ergußteil umfaßt werden (Abb. 596b).

Tatsächlich ist der mediastinal wandständige Interlobärerguß recht häufig. Kreuzhohlstellung und Lagerung des Kranken auf den Rücken bringen ihn leicht zur Darstellung, wenn er relativ klein ist oder ein größerer überlagernder Erguß zum Ausfließen gebracht werden kann. Im Beispiel von Abb. 597a u. b läßt das Übersichtsbild zunächst nur beiderseits einen costalen und diaphragmalen Erguß mit Begleitschatten an der Thoraxwand und Pseudohochstand des Zwerchfells erkennen. Die Aufnahme in Rückenlage und Kreuzhohlstellung zeigt nicht nur den infrapulmonalen Ergußanteil costoparietal ausgelaufen, sondern stellt auch einen mediastinal wandständigen Teilerguß im queren Lappenspalt dar. Auch hier wird also die Lunge allseits und interlobär vom Erguß umspült.

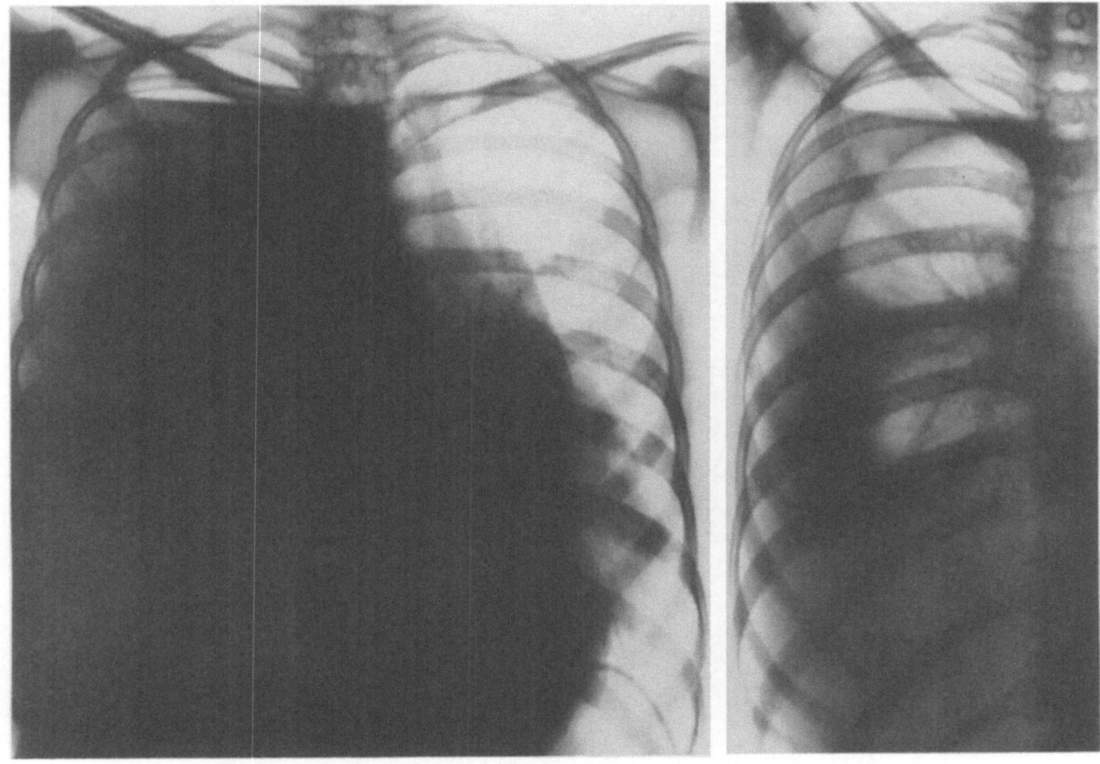

a   b

Abb. 596a u. b. Großer Seropneumothorax rechts mit mediastinalem Ergußanteil links (a); nach Punktion sichtbarer, costal und mediastinal wandständiger Interlobarerguß (b)

Umschriebene oder *isolierte interlobäre Ergüsse* stellen sich meist schon auf der Übersichtsaufnahme dar, falls sie im horizontalen Interlobärspalt liegen. Dessen Lage ist ja auf vielen Aufnahmen von Gesunden bereits durch einen horizontalen Strichschatten im Mittelfeld angegeben. Die alte Streitfrage, ob dann immer eine, wenn auch minimale entzündliche Pleuraverdickung vorhanden ist, oder ob auch das normale Doppelblatt der Interlobärserosa sich in dieser Weise abbildet, kann dahin beantwortet werden, daß die visceralen Pleurablätter *aller* Interlobärspalten auch ohne entzündliche Verdickung abbildbar sind, wenn sie spaltgerecht projiziert werden; das gilt auch für akzessorische Spalten (L. venae azygos!). Ist der Streifenschatten dicker als eine solche „Haarlinie", dann kann stets ein pleuraler Prozeß angenommen werden; und verjüngt er sich peripher — so daß eigentlich ein schmalstes Schattendreieck vorliegt —, dann wird ein lamellärer oder flach kalottenförmiger Interlobärerguß wahrscheinlich. Typische Beispiele dafür gibt Abb. 598 wieder, wo links ein zarter Erguß im unteren Abschnitt des großen Interlobärspaltes sichtbar wird, während rechts der gegabelte doppelte Dreiecksschatten einem zarten Erguß im horizontalen Spalt angehört. Wird der eingeschlossene Erguß größer, so werden seine Grenzen bikonvex wie in den Beispielen der Abb. 599a—c. Vor der Verwechslung mit irgendeinem rundlichen Lungeninfiltrat schützt bei diesem typischen

Bild die spitze Ausziehung des spindeligen Ergußschattens zum Nachbaranteil des Interlobärspalts hin. Sie ist charakteristisch und wird durch die fibrinöse Randverklebung oder Schwarte hervorgerufen, welche die Verlötung des Ergusses bedingt. Häufig kommen derartige Zustände nur mittels Kreuzhohlstellung eindeutig zur Abbildung.

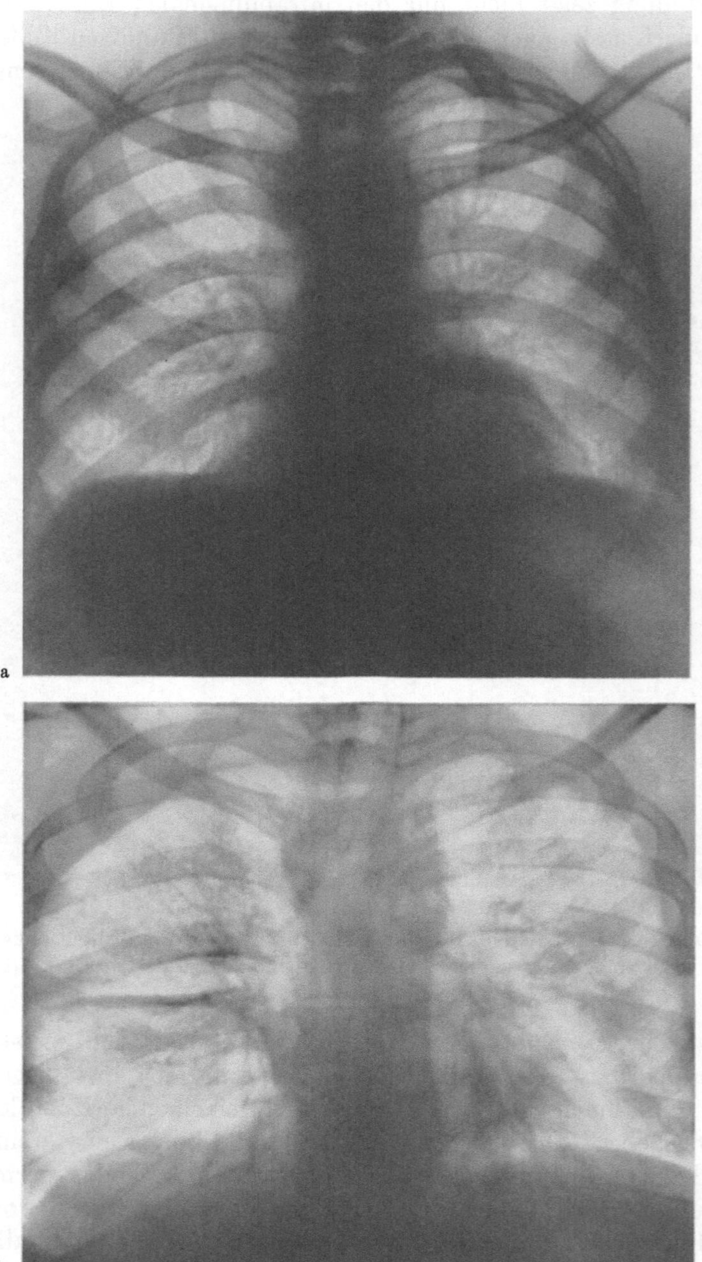

Abb. 597a u. b. Costodiaphragmaler Pleuraerguß bds. (a), mit mediastinal wandständigem Interlobärerguß und apicocostalem Auslaufen in Rückenlage und Kreuzhohlstellung (b), s. Text

Der umschriebene Erguß im großen Interlobärspalt muß bei frontalem Strahlengang mit dem Seitenbild erfaßt werden. Das Beispiel der Abb. 600a u. b ist insofern typisch, als der auf diese Weise im spindeligen Querschnitt dargestellte Erguß im unteren Anteil des schrägen Interlobärspalts sich im Übersichtsbild mit d. v.-Strahlenrichtung völlig dem Nachweis entzieht. Es resultiert lediglich eine diffuse leichte Trübung des medialen Unter- und Mittelfeldes, die häufig mit einer Mittellappenanschoppung verwechselt wird, wenn man sich für die Diagnose mit dem Übersichtsbild begnügt. Eine echte pneumonische Mitbeteiligung des Mittellappens gibt Abb. 601a u. b wieder. Hier wird der infiltrierte

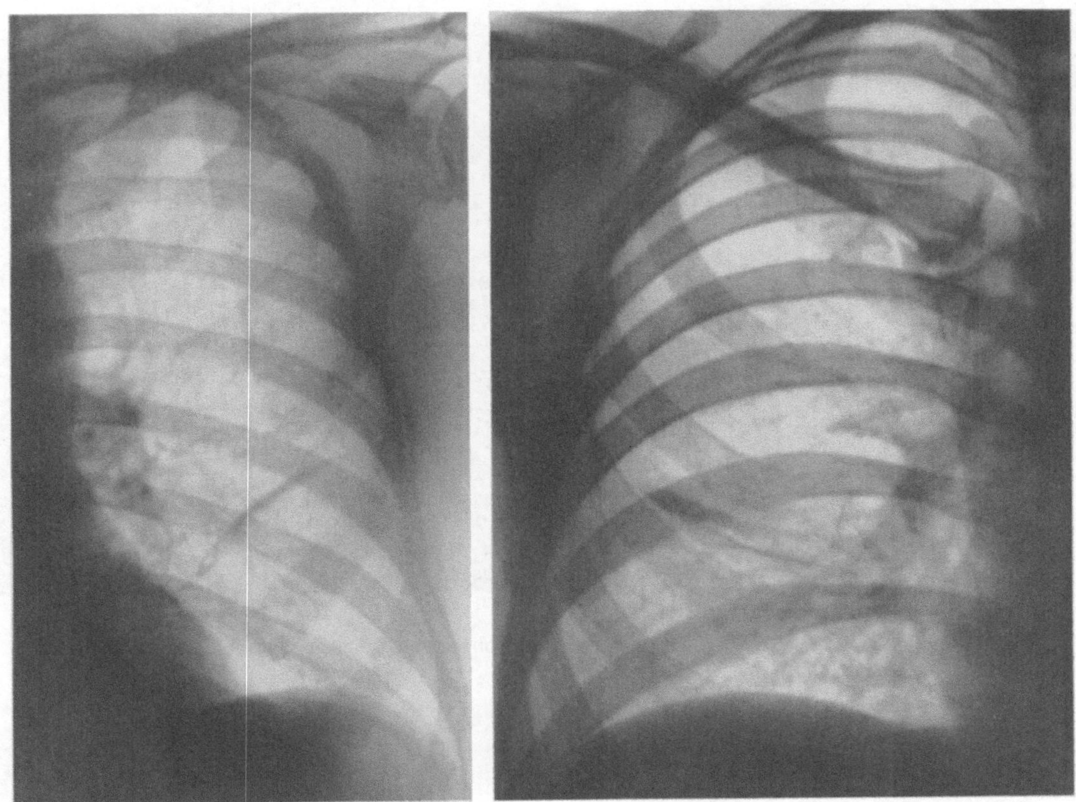

a   b

Abb. 598a u. b. Verschiedene lamellär-kalottenförmige Interlobärgüsse

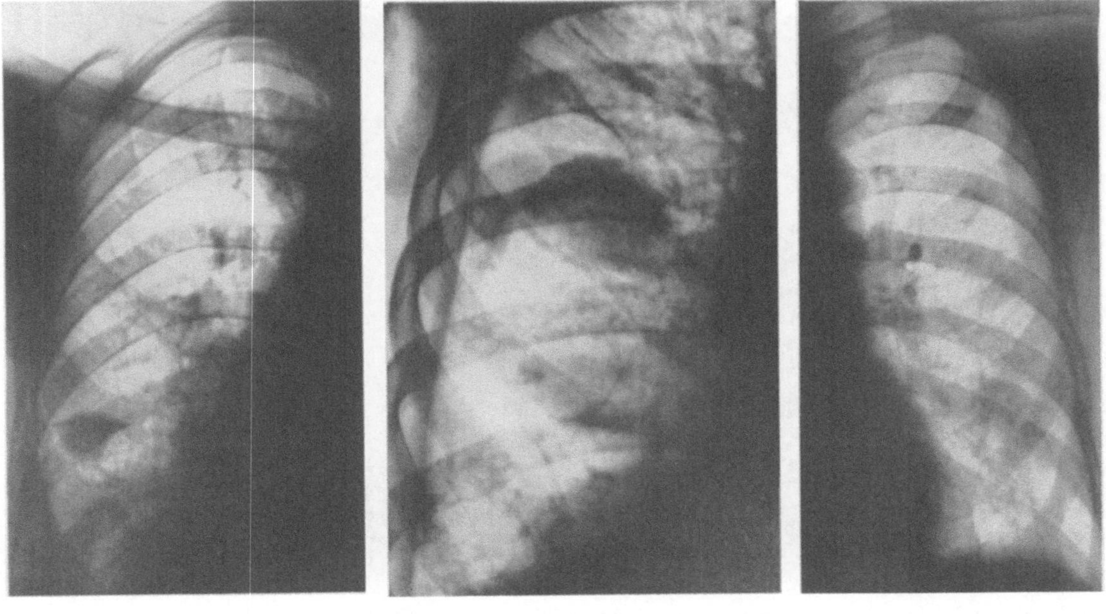

a   b   c

Abb. 599a—c. Verschiedene umschriebene Interlobärergüsse

Mittellappen im Seitenbild nach oben von dem pleuritisch leicht verdickten horizontalen und nach hinten unten von dem spindelig mit Erguß angefüllten schrägen Interlobärspalt

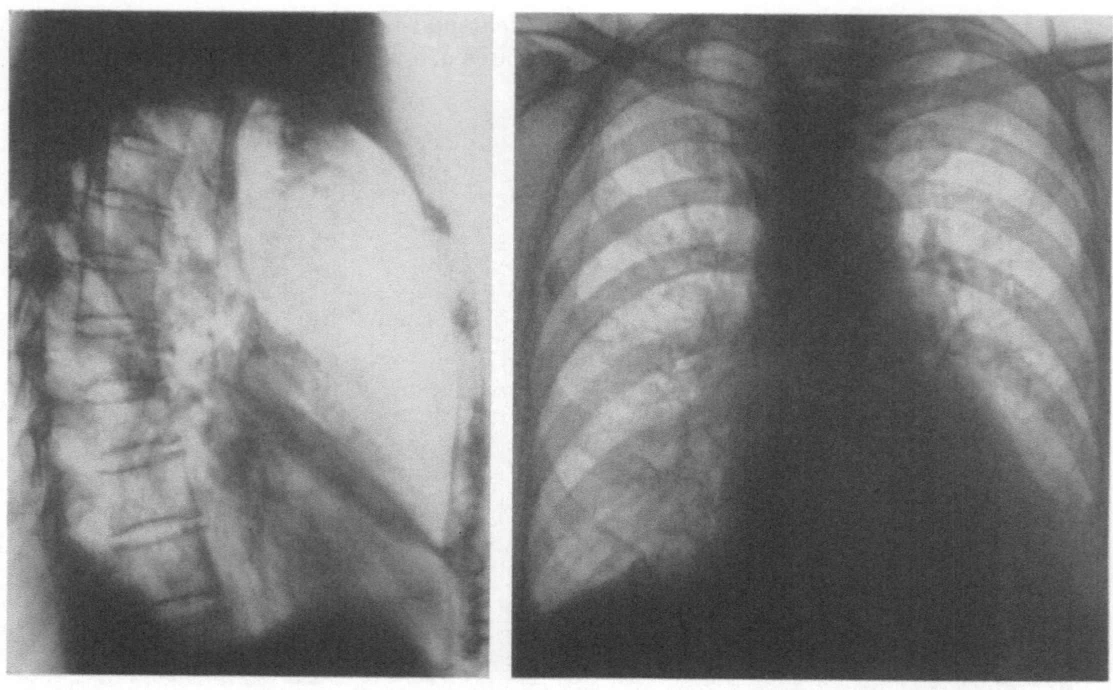

a   b

Abb. 600a u. b. Großer umschriebener Interlobärerguß, nur im Seitenbild sichtbar

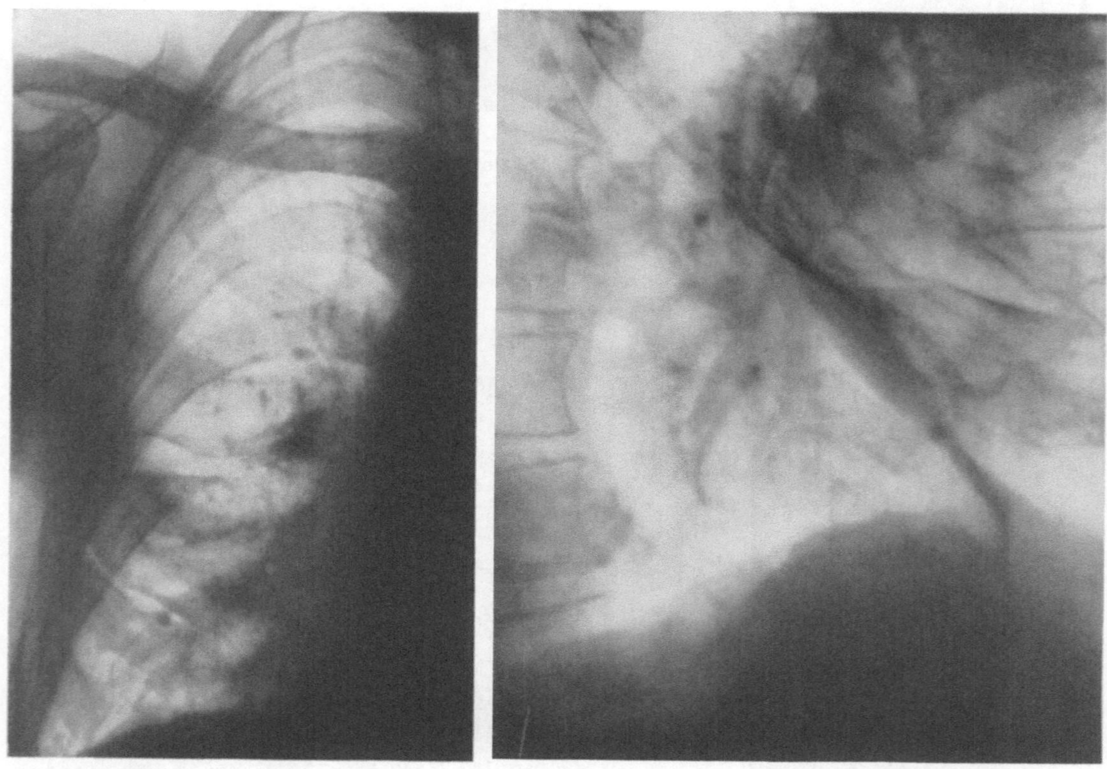

a   b

Abb. 601a u. b. Erguß im großen Lappenspalt bei Infiltration des Mittellappens, in beginnender Abgrenzung gegen diaphragmale und anterocostale Ergußportionen, s. Text

deutlich begrenzt. Gleichzeitig zeigen die Verbreiterung am Fuß des Interlobium und die zungenförmig interlobäre Fortsetzung des costalen Begleitschattens im d. v.-Bild

an, daß der umschriebene Interlobärerguß sich aus einem diaphragmal und antero-
costal wandständigen Erguß erst vor kurzer Zeit durch Verklebung abgekammert hat.
Dadurch wird ebenso wie bei Abb. 600a u. b jeder Zweifel daran beseitigt, daß es sich tatsächlich um abgesackte Interlobärergüsse und nicht etwa um atelektatische Lungensegmente

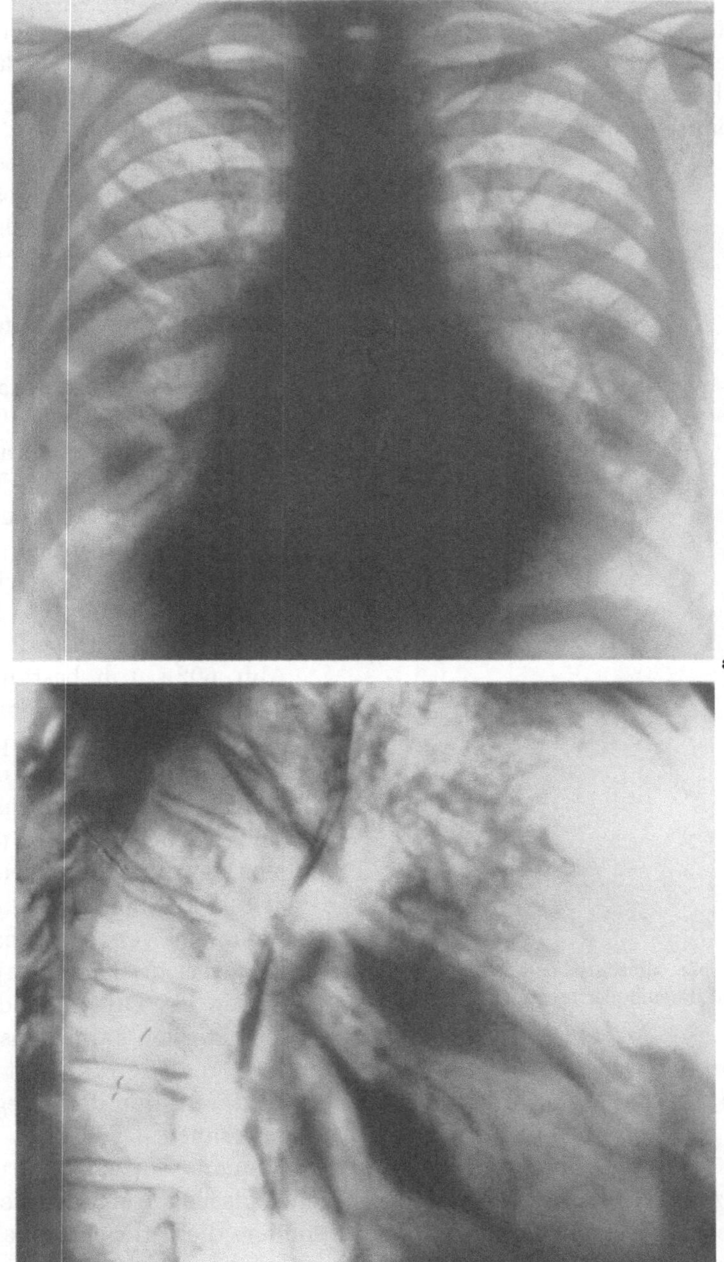

Abb. 602a u. b. Freier Pleuraerguß mit bds. umschriebenen, multiplen interlobären Portionen (Transsudate bei myopathischer Herzdekompensation; Herzhinterwand durch Oesophaguskontrastfüllung markiert)

oder den geschrumpften Mittellappen handelt. Das zu betonen ist wichtig, weil sicher
in früherer Zeit ohne bronchoskopische Sicherung viel zu oft „typisch spindelige" Interlobärergüsse diagnostiziert worden sind. Ihre Existenz ganz abzuleugnen, ist jedoch
keineswegs gerechtfertigt, wie auch unsere Beispiele zeigen. Dafür sei noch ein anderer,
seltener Fall von beidseitigen, umschriebenen Interlobärergüssen angeführt, der von
anderen Voruntersuchern nicht anerkannt wurde. Es kann bei Abb. 602a u. b jedoch kein

Zweifel daran bestehen, daß der freie Pleuraerguß (costaler Begleitschatten und Sinus-
verschleierung!) hier in multiplen Portionen auch den Interlobärspalt ausgefüllt hat.
Im Übersichtsbild sind beiderseits je zwei rundliche Verschattungen im Mittelgeschoß
sichtbar, die rechts zum Teil mit typischer „Lötschwarte" ausgezogen, links unscharf
begrenzt sind. Sie liegen rechts im horizontalen und unteren schrägen, links im schrägen
Interlobärspalt und projizieren sich im Seitenbild zum Teil aufeinander. Außerdem ist
auch der obere Anteil des großen Lappenspaltes mit einem mehr lamellären Erguß ausgefüllt, wie sich auf dem Seitenbild hinten oben zeigt; im Übersichtsbild sind diese interlobären Ergußanteile links nur als flaue Oberfeldtrübung angedeutet, rechts aber als

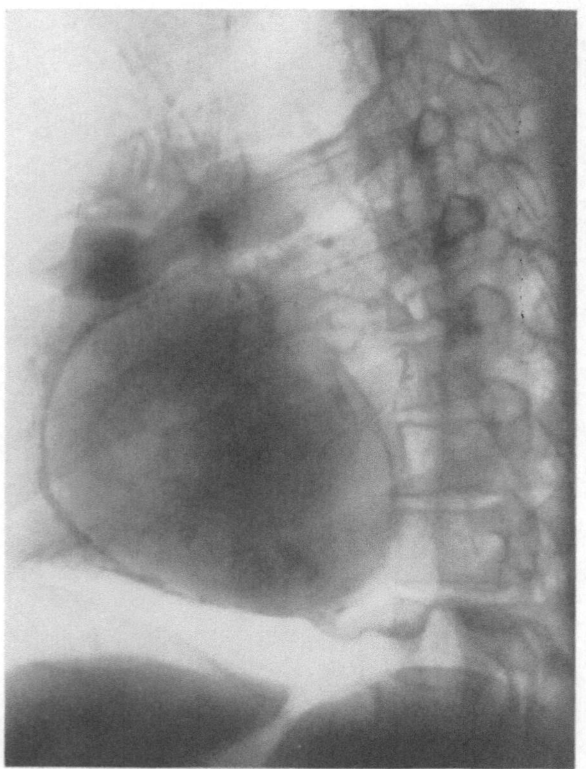

Abb. 603. Interlobär umschriebener Doppelerguß bei
Panzerherz (und Pneumoperitoneum, vgl. Abb. 181)

doppelter Strichschatten im S-förmig
gekrümmten Interlobärspalt bereits
sichtbar. Einen ähnlich seltenen, interlobären Doppelerguß fanden wir übrigens auch mit einem costalen Transsudat zusammen beim Panzerherzen
der Abb. 603.

ZUPPINGER hat darauf hingewiesen,
daß neoplasmatische Ergüsse isoliert
in der Interlobärpleura lokalisiert sein
können, ohne daß eine Verklebung vorliegt; einen derartigen, auch bei der
Obduktion noch freien Interlobärerguß
gibt Abb. 604a u. b wieder. Das gleiche gilt nach unserer Erfahrung auch
für kardiale Transsudate. Im Fall der
Abb. 602a u. b bestanden nur rechts
interlobäre Teilverklebungen, während
der größte Teil des Lappenspaltes und
auf der anderen Seite das ganze Interlobium frei von Adhäsionen waren,
der Hydrothorax also weitgehend freie
pleurale Kommunikation besaß. Für
dies Phänomen, das in Analogie zu den
Befunden von scheinbar randverkleb-
ten, umschrieben infrapulmonalen Ergüssen bei Tumoren oder Hydrops gesetzt werden kann, müssen individuelle
nnd lokalisierte Abweichungen von der normalen Lungenretraktilität verantwortlich
sein, die beim Fehlen grober Infiltrate oder Atelektasen mit dem Begriff einer Dystelektase wohl nur unvollkommen definiert werden können.

Im übrigen sei darauf hingewiesen, daß die röntgenanatomische Klärung interlobärer
Krankheitsprozesse zu den schwierigsten röntgenologischen Aufgaben gehört. Dafür ist
außer den bereits erörterten Gegebenheiten besonders die Tatsache verantwortlich, daß
der normale Verlauf der Lappenspalten durch pulmonale Schrumpfungen, pleurale Verziehungen oder auch infolge nichtpathologischer Variation erheblich abgeändert werden
kann. Pleuritische Prozesse im Spalt akzessorischer Lungenlappen werden sehr oft verkannt. An sie muß immer gedacht werden, wenn horizontale Streifenschatten im seitlich-
hinteren, oberen Mittelgeschoß der Lunge (Pohlscher Lappen!) oder parakardial von der
rechten Herzkontur nach unten außen zur Zwerchfellkontur hin (Lobus cardiacus) auftreten. Aber auch große und größte Interlobärergüsse können diagnostisch als atypische
Infiltrate verkannt werden. So gibt insbesondere das interlobäre Empyem mit Spiegelbildung Anlaß zur Verwechslung mit einem Lungenabsceß. Es soll relativ häufig vorkommen und perforiert oft in einen Bronchus (ZUPPINGER); die Sputumuntersuchung

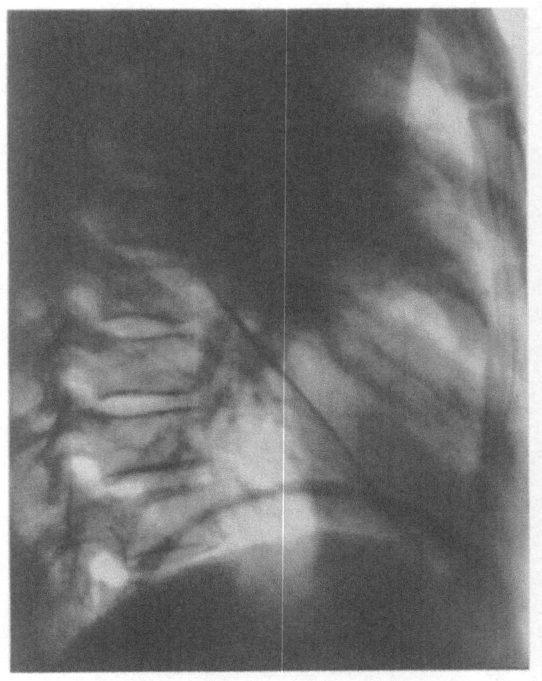
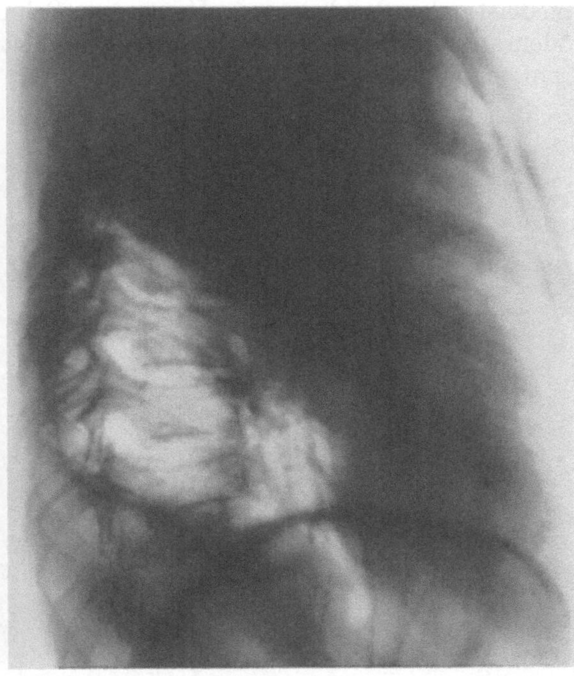

a   b

Abb. 604a u. b. Kleiner Interlobärerguß bei Oberlappenatelektase durch Bronchial-Ca (a), nach 3 Monaten auch dorsocostal aufsteigender Erguß (b)

auf elastische Fasern kann dann zur Klärung wichtiger sein als die allerdings oft notwendige Entleerung mittels gezielter Punktion. Für die Röntgenuntersuchung kommt es darauf an, festzustellen, ob der infolge fibrinöser oder lamellärer Auflagerung verdickte Interlobärspalt nur scheinbar durch den Absceß hindurchzieht, oder ob die Empyemhöhle sich fingerartig in den benachbarten Anteil des Interlobärspalts hinein und womöglich über den Hilus hinaus fortsetzt.

5. Pleuritis mediastinalis

Außer den bisher genannten Abschnitten des Pleuraraumes kann auch die mediastinale Pleura in einen entzündlichen Prozeß einbezogen werden. Das gilt für freie Exsudate im parietalen Pleuraspalt und vielleicht noch mehr für mittelgroße und große Transsudate. Die Beteiligung der mediastinalen Pleura bei allgemeinen Ergüssen ist sicher häufiger als der isolierte Befall. Klinisch gibt es nur uncharakteristische Zeichen für den mediastinalen Pleuraerguß, es sei denn, daß sich ein regelrechtes

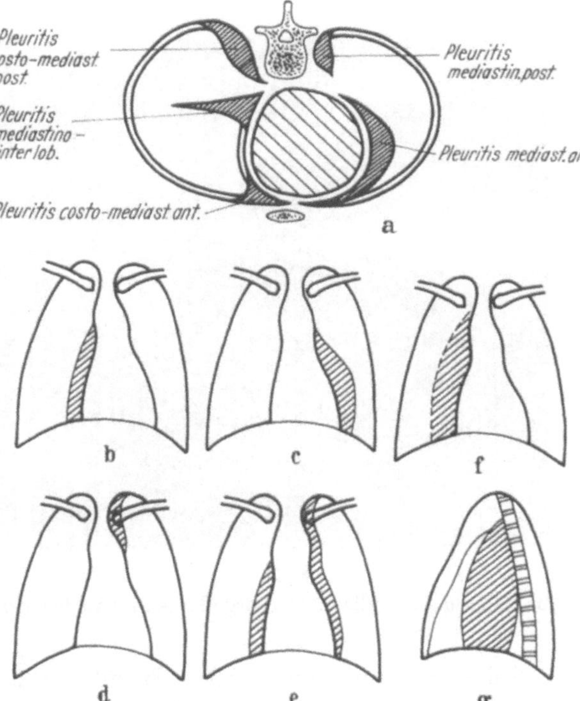

Abb. 605a—g. Verschiedene Mediastinalergüsse, schematisch. a im Thoraxquerschnitt; b Pleuritis mediastinalis inf. dextra; c Pl. mediast. inf. sin.; d Pl. mediast. sup. sin.; e Pl. mediast. inf. dextra, sup. et inf. sin.; f Pl. costomediast. post. sin.; g idem, 2. schräger D. (Modifiziert nach Zuppinger)

mediastinales Syndrom mit Herzangst, Schulterschmerz und Dysphagie, mit Larynxödem und inspiratorischem Stridor entwickelt. Im allgemeinen wird die Diagnose daher röntgenologisch gestellt.

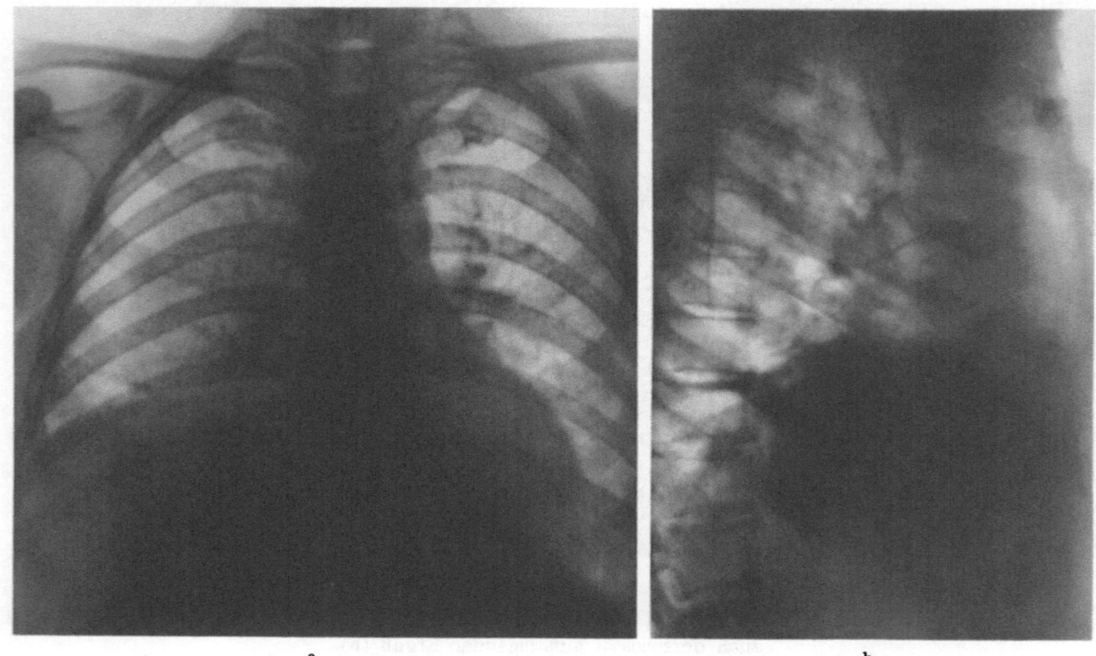

a   b

Abb. 606a u. b. Großer vorderer, costomediastinaler Erguß rechts nach op. Mamma-Ca.

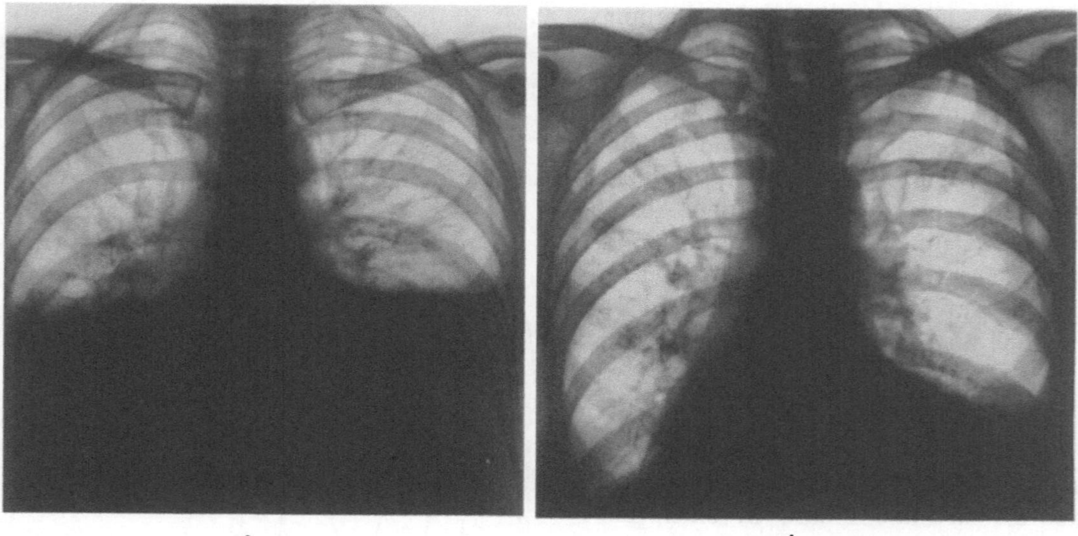

a   b

Abb. 607a u. b. Mediastinaler Ergußanteil rechts bei großem basalem Transsudat bds. vor und nach Punktion

Sehr oft, wenn ein großer Erguß die Lungenbasis diaphragmal und costoparietal umfaßt, reicht er auch in den Mediastinalspalt hinein, der bis zum Hilus durch das Ligamentum pulmonale in einen vorderen und hinteren Abschnitt aufgeteilt wird, oberhalb des Hilus aber in annähernd sagittaler Richtung frei ist. Man kann eine Pleuritis mediastinalis anterior und posterior unterscheiden und superiore von inferioren Ergüssen trennen, so daß beiderseits vier Lokalisationstypen gegeben sind. In Abb. 605a—g sind die wichtigsten Lokalisationen schematisch wiedergegeben. Da sie nach lateral gegen die

Lunge grenzen, erscheint ihre seitliche Begrenzung im d. v.-Übersichtsbild immer scharf. Gleichzeitig sind sie jedoch vom Herzschatten nicht oder nur unter besonderen Bedingungen abzutrennen. Lediglich der sog. costomediastinale Erguß ist lateralwärts

unscharf begrenzt und nur im Schrägbild nach vorn scharf abgesetzt; ein Beispiel gibt Abb. 606a u. b wieder.

Der mediastinale Teilerguß wird vielfach nicht erkannt, wenn man nicht eigens danach sucht. In unserem ersten Beispiel der Abb. 607a u. b deutet nur der weiche Begleitschatten am oberen rechten Herzrand darauf hin, daß der große basale Erguß sich mediastinal fortsetzt. Die spätere Aufnahme zeigt nach mehrfacher Punktion des beidseitigen Transsudats eine Doppelkontur am ganzen rechten Herzrand, die durch einen großen hinteren Mediastinalerguß bedingt wird; wahrscheinlich besteht auch links ein zarter mediastinaler Begleiterguß. Das große kardiale Transsudat in Abb. 608a u. b hat gleichfalls einen mediastinalen Anteil, der beiderseits an der Verbreiterung des oberen Herzschattenteiles sichtbar und nach Rückgang des Ergusses im parietalen Pleuramantel auf eine Pleuritis mediastinalis superior links beschränkt ist; sie bildet oberhalb des Aortenknopfes einen konvex zur Lungenspitze begrenzten Begleitschatten. Diese Befunde sind leicht zu übersehen, besonders wenn klinisch kein Anhalt für eine exsudative Pleuritis gegeben ist und ohnedies eine Herzdilatation als Ursache des Transsudats vermutet wird. So spricht im

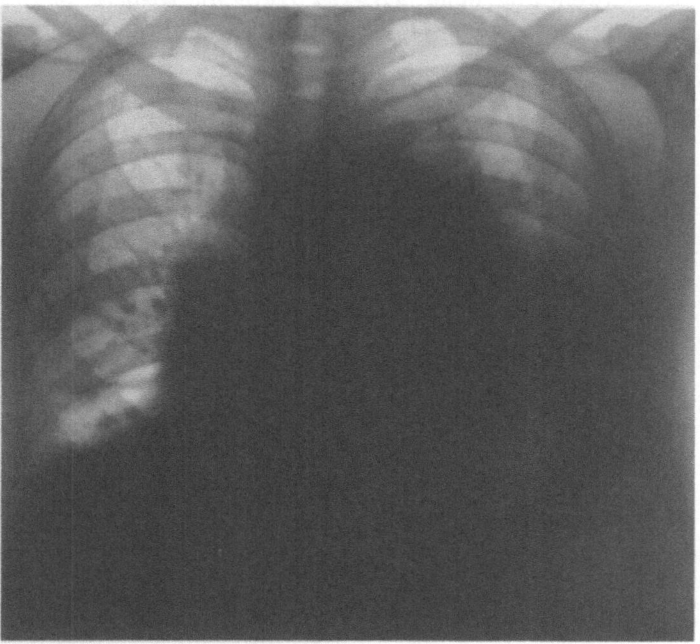

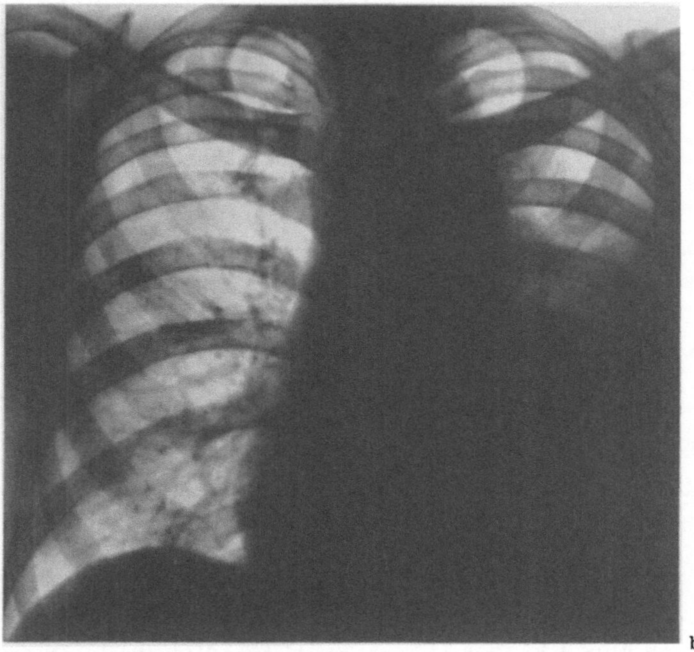

Abb. 608a u. b. Mediastinale Ergußanteile bds. bei großem kardialem Transsudat (a). Nach 3 Wochen oberer Mediastinalerguß links bei großem Transsudatrest (b)

Übersichtsbild der Abb. 609a zunächst nichts dafür, daß die erhebliche Linksverbreiterung des Herzens bei kleinem Basiserguß durch einen großen Erguß vom mediastinal-inferioren Typ bedingt wird, wie sich auf der Aufnahme in Seitenlage erkennen läßt. Hier fließt der mediastinale Erguß seitlich in den costalen Pleuraraum ab und gibt einen kaum verbreiterten Herzschatten frei (Abb. 609b).

36*

Mit diesem Beispiel wird demonstriert, wie wichtig es für die gezielte Röntgenuntersuchung ist, die freie Verschieblichkeit des Pleuraergusses zu prüfen. Neben der Durchleuchtung in verschiedener Strahlenrichtung und bei verschiedenen Umlagerungen kann die Anwendung einer *härteren Aufnahmetechnik* als wertvollste Untersuchungsmethode bezeichnet werden. Dabei wird oft innerhalb des Herzschattens ein sonst überlagerter

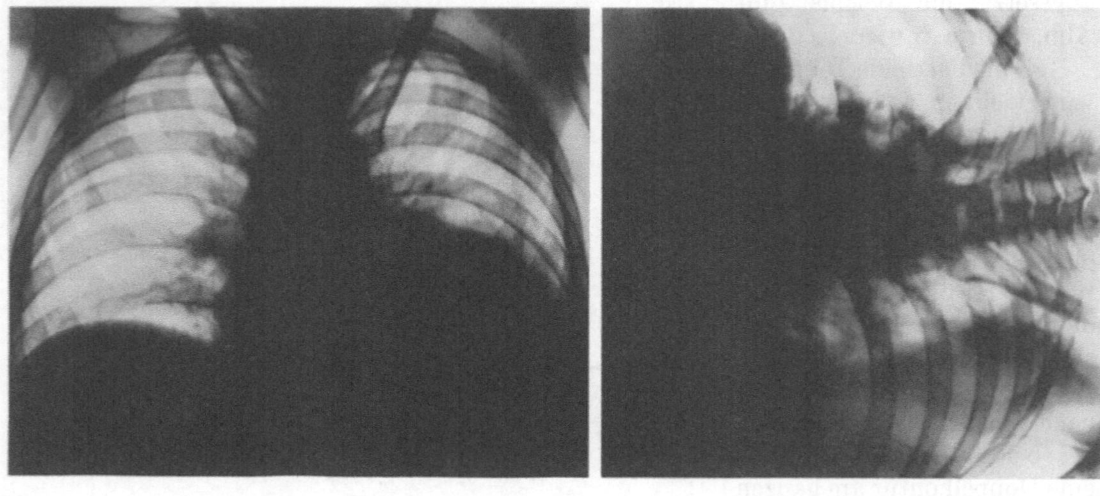

a   b

Abb. 609a u. b. Großer unterer Mediastinalerguß links unter dem Bild einer aortalen Herzdilatation (a), in Seitenlage costal ausgetreten (b)

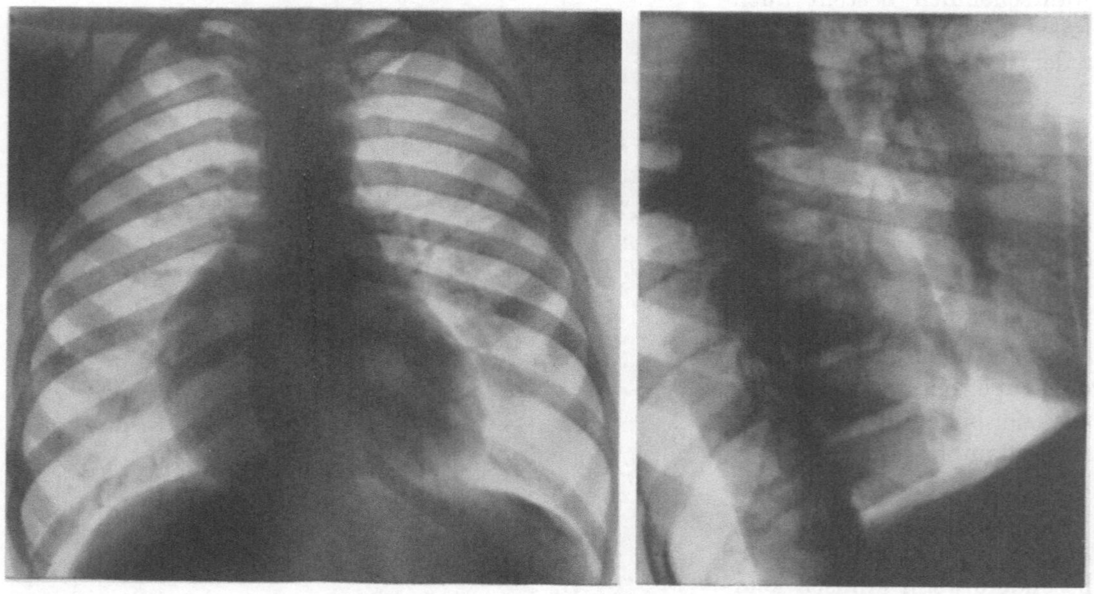

a   b

Abb. 610a u. b. Großer abgesackter hinterer Mediastinalerguß mit Überlagerung des rechten Herzrandes, bei härterer Technik (a) und fast seitlicher Schrägstellung (b)

mediastinaler Erguß- oder Schwartenschatten sichtbar. Das gilt vornehmlich für den Nachweis der Pleuritis mediastinalis inferior posterior, wo auch umgekehrt der Herzrand innerhalb eines großen Ergußschattens sichtbar werden kann wie im Beispiel eines abgesackten kugeligen Mediastinalergusses der Abb. 610a u. b. Auch die Darstellung von Trachea und Oesophagus durch härtere Aufnahmetechnik und Kontrastmittelfüllung ist von Nutzen, weil ein einseitiger Mediastinalerguß dadurch eine beidseitige Verbreiterung des Mittelschattens imitieren kann, daß dieser zur gesunden Seite hinübergezogen wird (ZUPPINGER); mit der Lagebestimmung von Luft- und Speiseröhre ist das rasch zu erkennen.

Ein Beispiel für die leichter erkennbare vordere Pleuritis mediastinalis inferior gibt Abb. 611 wieder. Hier spricht die Unschärfe der Seitenbegrenzung dafür, daß der linksseitige parakardiale Erguß zum costomediastinalen Typ gehört. Er ist ebenso Teilerscheinung eines größeren Ergusses im freien Pleuraspalt wie der vordere rechtsseitige Mediastinalerguß in Abb. 612a u. b. Dieser Fall ist gut vergleichbar mit unserem früheren Beispiel von Abb. 597, weil der im Übersichtsbild vorwiegend basal lokalisierte Erguß in Rückenlage und leichter Kreuz-Hohlstellung fast ganz costoparietal ausläuft und den mediastinal-interlobären wandständigen Ergußanteil frei zur Ansicht bringt. Am häufigsten wird dies Bild als metastatische Pleuritis beim Bronchialcarcinom beobachtet und stellt dann oft sogar das erste Zeichen des malignen Lungenprozesses dar; beim Kind liegt fast immer eine Drüsentuberkulose dem geschilderten Befund zugrunde (ZUPPINGER).

Ist durch Punktion Luft in den mediastinalen Erguß gelangt, spricht man von einem *Seropneumothorax mediastinalis*. Die Ausbildung mehrerer Flüssigkeitsspiegel wie in Abb. 613 beweist hier, daß der obere Mediastinalerguß vom übrigen Hydropneumothorax abgekammert ist. Die Verlagerung der Trachea nach rechts

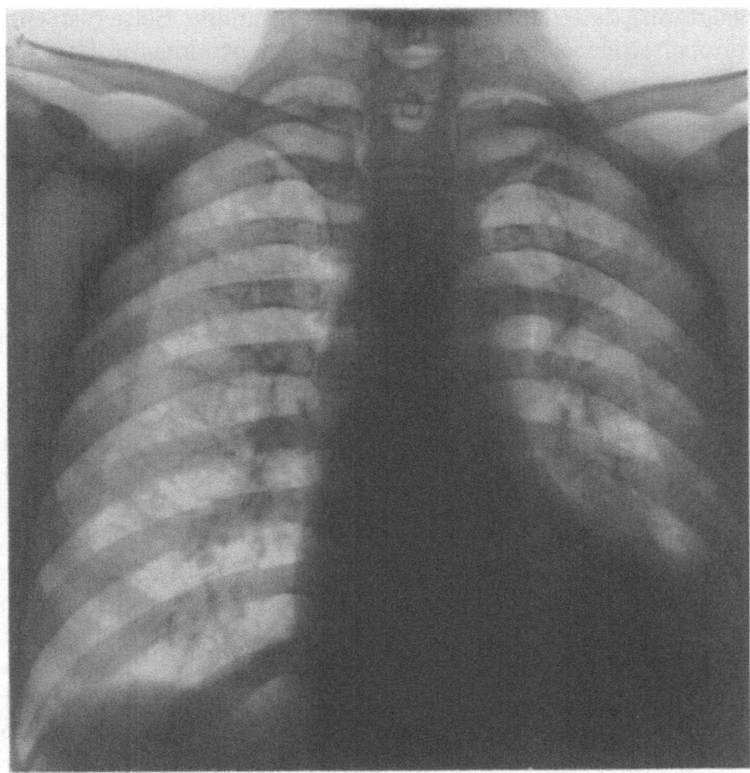

Abb. 611. Begleitschatten am li. Herzrand durch unteren vorderen costomediastinalen Erguß

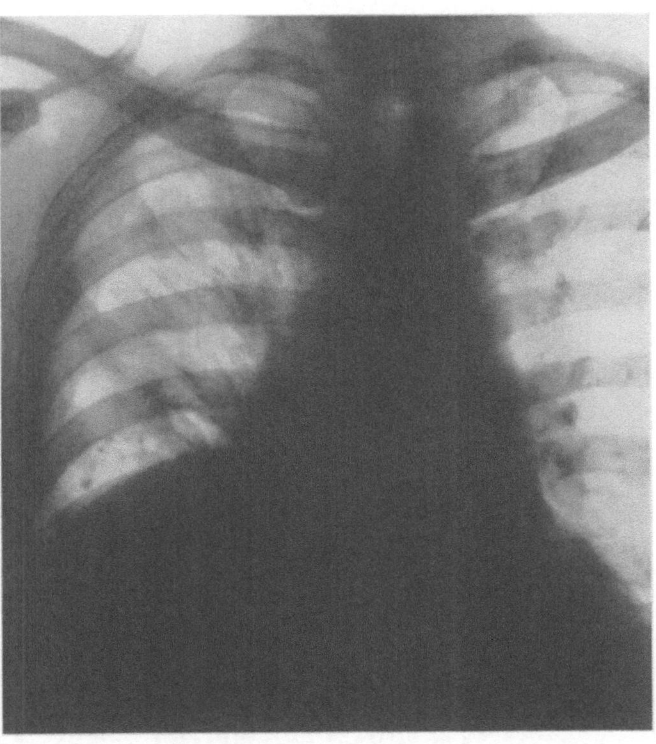

Abb. 612a u. b. Vorwiegend basaler Erguß rechts mit costal und mediastinal wandständigem Interlobärerguß, in aufrechter Stellung (a), in Rückenlage und Kreuzhohlstellung (b), bei Bronchial-Ca

zeigt an, daß das Herz stark zur gesunden Seite verschoben ist. Dadurch kann ein doppelseitiger Mediastinalerguß differentialdiagnostisch ausgeschlossen werden, desgleichen ein großer Perikarderguß, der sich ja nicht so weit nach apikal erstrecken kann wie hier der obere, abgekammerte Mediastinalerguß. Untere mediastinale Ergüsse sind allerdings leichter als Perikardergüsse fehlzudeuten. Vor der Verwechslung mit einem Mediastinalabsceß schützt der nachweisbare Zusammenhang mit der Allgemeinpleuritis, mehr noch das klinische Bild, das dort ungleich stärker alteriert zu sein pflegt; das gleiche gilt für den seltenen, paramediastinal gelegenen Lungenabsceß.

Im übrigen kann die Differentialdiagnostik der umschriebenen und begleitenden Mediastinalpleuritis außerordentlich schwierig sein. Infiltrationen, Schrumpfungen und Atelektasen einzelner Lungenlappen können einen mediastinalen Prozeß vortäuschen und müssen oft durch ergänzende tomo- und bronchographische Untersuchungen abgetrennt werden. Das gilt ganz besonders für Schrumpfungen akzessorischer Lungenteile, also für den Lobus cardiacus und Lobus venae azygos, spielt aber auch beim Bronchialcarcinom des Oberlappens eine wichtige Rolle. Am schwierigsten schließlich pflegt sich entscheiden zu lassen, ob bei nachgewiesener mediastinaler Lokalisation bereits eine Schwarte oder noch ein umschriebener flüssiger Erguß vorliegt (vgl. S. 574).

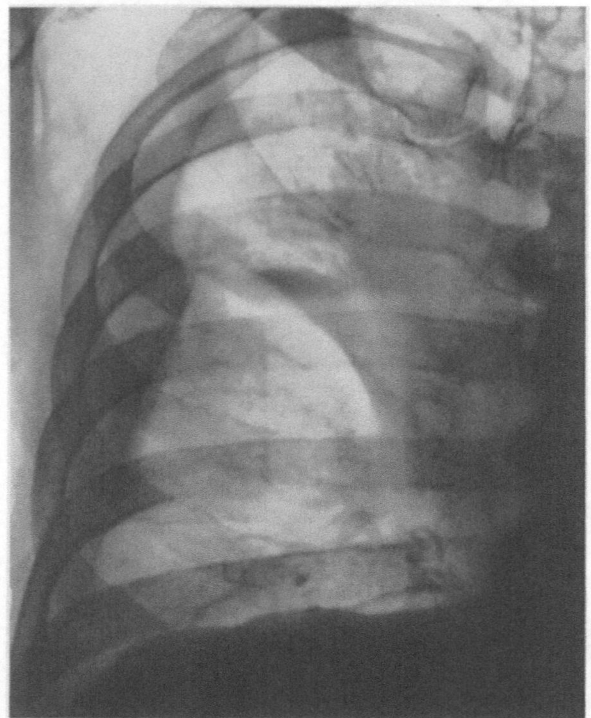

Abb. 612b

II. Pleuraschwarte

Pleuraschwarten kommen an allen Stellen des Pleuraraumes vor. Sie beweisen, daß sich einmal an der Pleura ein entzündlicher Prozeß abgespielt hat. Schon das verbürgt ein klinisches Interesse an ihrem Nachweis, der vielfach nur mit der Röntgenuntersuchung erbracht werden kann. Abgesehen

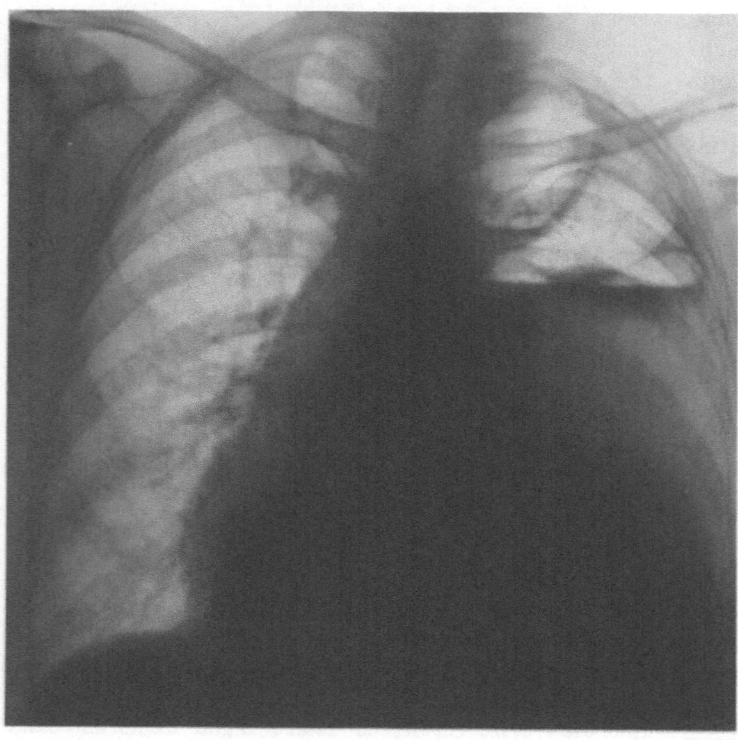

Abb. 613. Abgekammerter, oberer mediastinaler Seropneumothorax bei allgemeinem Hydropneumothorax

davon können die Schwarten je nach Ausdehnung und Lage die Diagnose anderer intrathorakaler Krankheitsprozesse erschweren, die Funktion von Atmung und Kreislauf stören, den knöchernen Thorax deformieren und schließlich erheblichen Einfluß auf thoraxchirurgische Maßnahmen besitzen (ZUPPINGER). Ihre röntgenologische Diagnose kann daher außerordentlich fruchtbar sein und ist auch vergleichsweise nicht schwer.

Davon gibt es eine Ausnahme: Die schwielige Verlötung der basalen Pleurablätter allein bleibt klinisch und röntgenologisch stumm, solange die Verschwartung nicht auf den Zwerchfellsinus übergegriffen, also die costale und diaphragmale Pleura miteinander verlötet hat. Die Fälle sind Legion, wo erst als autoptischer Zufallsbefund ein Verlust des ganzen diaphragmalen Pleuraspalts zutage tritt; das ist ein weiterer Beweis für die Annahme, daß der infrapulmonale Pleuraerguß in der Tat ein sehr häufiges und gleichzeitig relativ selten erkanntes Vorkommnis ist. Hier fehlt zu Lebzeiten jegliche Funktionsstörung, offenbar weil bei der reinen Pleuritis diaphragmatica immer eine restitutio ad integrum erfolgt, wenn der epiphrenische Pleuraerguß ohne costoparietale Zwerchfellfixation abheilt und so mechanische Bewegungsbehinderungen mit konsekutiver Muskelatrophie

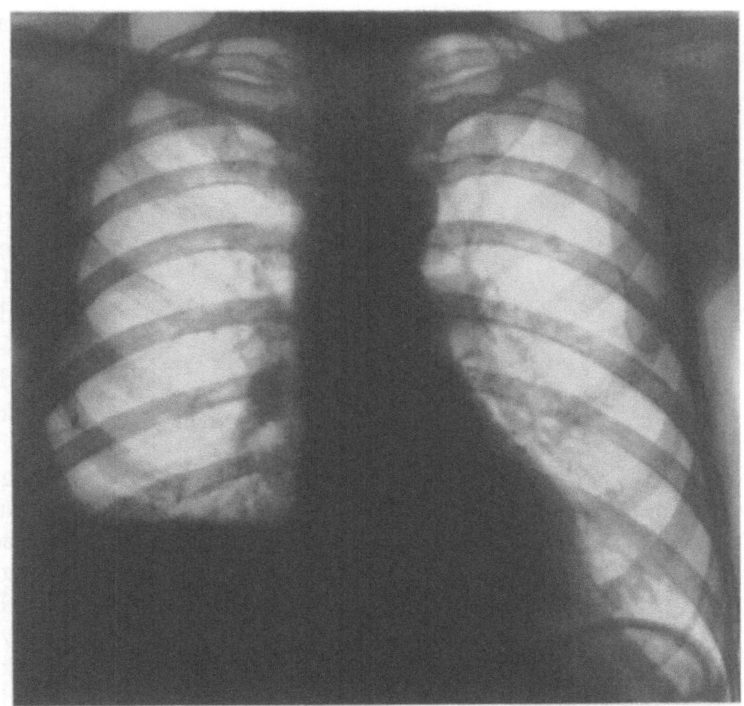

Abb. 614. Sinus- und Basisschwarte (costodiaphragmal)

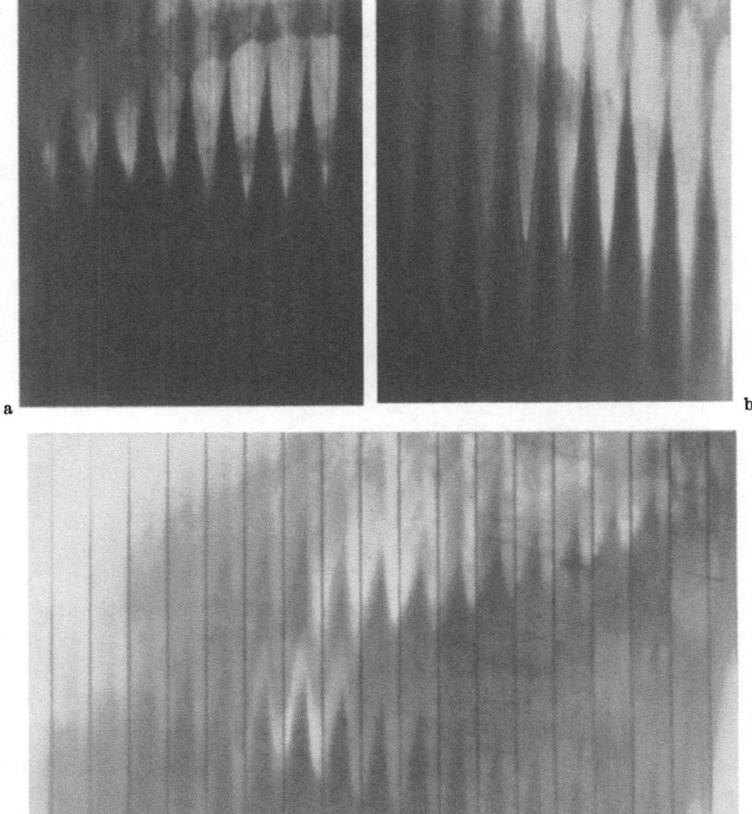

Abb. 615a—c. Costodiaphragmale Sinusschwarte rechts mit lateral verkleinerter Amplitude im Atmungskymogramm (a), normale Bewegung links (b). — Dorsale Sinusschwiele mit dorsal verkleinerter Amplitude (c)

ausbleiben. Nur im Pneumothorax sind derartige umschrieben diaphragmale Schwielen erkennbar.

Klinisch und röntgenologisch faßbar wird eine *Basisschwarte* erst dadurch, daß der Zwerchfellsinus am entzündlichen Prozeß beteiligt war und der randständig ausgetretene Erguß zur Verklebung und Organisation des costalen bzw. parietalen mit dem diaphragmalen Pleurablatt geführt hat. Dann resultiert das banale Bild der Sinusschwarte, die an der Verschattung und Abrundung des Zwerchfellrippenwinkels erkennbar und vom freien Sinuserguß durch die „Pendelbewegung" ihres Lungenrandes zu unterscheiden ist. Abb. 614 zeigt ein Beispiel, wo allerdings gleichzeitig auch eine dickere diaphragmale Pleuraschwarte vorliegt. Die costalwärts verkleinerte Bewegungsamplitude demonstrieren die Atmungskymogramme der Abb. 615 a—c mit Sinusverlötungen an der seitlichen und an der hinteren Thoraxwand. Diese Verschwartungen kommen im dorsalen und lateralen Anteil des Komplementärraumes häufiger vor als vorn und werden als Residuen costomediastinaler Exsudate auch zwischen der parietalen Mediastinal- und der Zwerchfellpleura beobachtet (vgl. Abb. 628). Zu ihrer Entstehung ist notwendig, daß sich die Lunge vor dem entzündlichen Pleuraerguß oder in einem Pneumothorax retrahiert und so den betreffenden Sinusabschnitt wenigstens vorübergehend verlassen hat. In diesem Fall kann die schwielige Anheftung der sinuösen Zwerchfellanteile recht umfangreich werden und zu „aufsteigender" Verschwartung mit Anheftung auch nichtperipherer Teile der Zwerchfelloberfläche an die Thoraxwand führen (Abb. 616 a u. b). Dann wird die diaphragmale Muskelplatte weitgehend unbeweglich und sekundär atrophisch verdünnt.

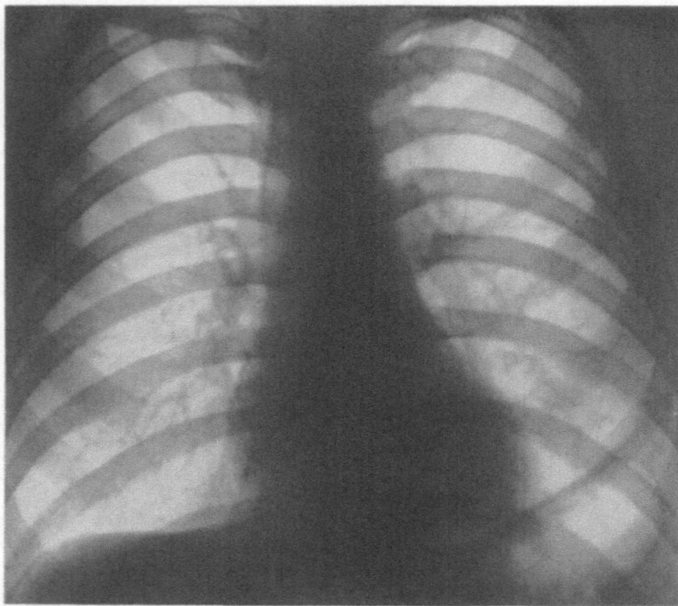
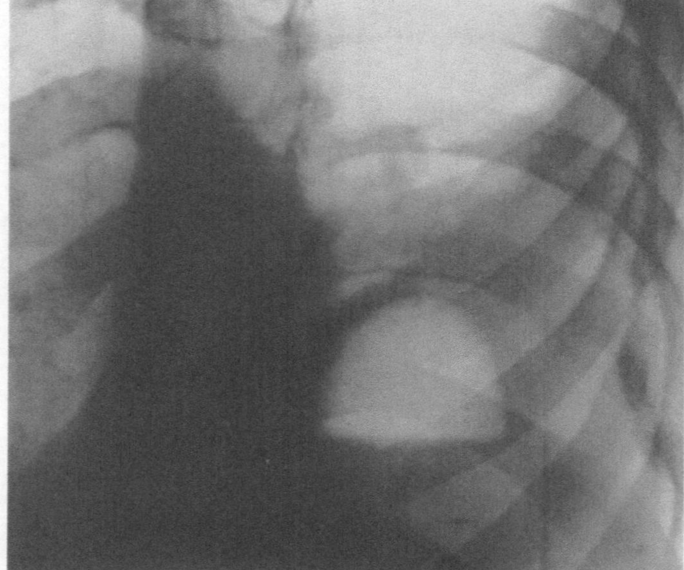

Abb. 616 a u. b. Aufsteigende costodiaphragmale Pleuraschwarte lateral (a) und dorsolateral (b)

Handelt es sich bei der umschriebenen Basisschwarte um Adhäsionen in Form von zeltdachförmigen Ausziehungen der Zwerchfellkontur, so liegen fast immer Adhäsionen der Zwerchfellkuppe durch schrumpfende Lungenprozesse vor; durch rotierende Durchleuchtung ist dabei nachzuweisen, daß die Sinus frei geblieben sind (Abb. 617 a).

Wandständige Zwerchfellauszipfelungen sehen in der Aufsicht ganz gleich aus (Abb. 617b), projizieren sich bei Drehung aber an die Thoraxwand. Wie bereits ausgeführt wurde, kann sonst nur mit einem diagnostischen Pneumothorax die umschriebene oder auch flächenhafte Verlötung des diaphragmalen Pleuraspaltes nachgewiesen oder ausgeschlossen werden. Davon ist der relativ seltene Fall ausgenommen, wo die Basisschwarte auch an der Zwerchfellkuppe partiell verkalkt ist (Abb. 618a u. b).

Schwarten an der costalen Pleura können umschrieben sein oder die ganze Thoraxwand einnehmen, strangartig oder flächenhaft, zart oder zentimeterdick werden, isoliert oder mit interlobären, diaphragmalen und mediastinalen Verschwartungen zusammen auftreten. Zu ihrem Nachweis gehört, daß sie sich in die costale Pleuraebene drehen lassen, also in irgendeiner Strahlenrichtung der Thoraxwand anliegen und dann mit scharfer Begrenzung sich gegen die Lunge absetzen. Zarte Schwielen können dem Nachweis entgehen oder müssen gegen subpleurales Fettgewebe, fibrinöse Pleuritis oder lamellären Erguß abgegrenzt werden. Dicke flächenhafte Schwielen sind schon im Übersichtsbild unverkennbar, doch muß stets durch geeignete Drehung ihre costopleurale Lage sowie lungenwärts scharfe und (im Gegensatz zum abgesackten Erguß) gerade oder konkave Grenze festgehalten werden. Außerdem ist immer nach sekun-

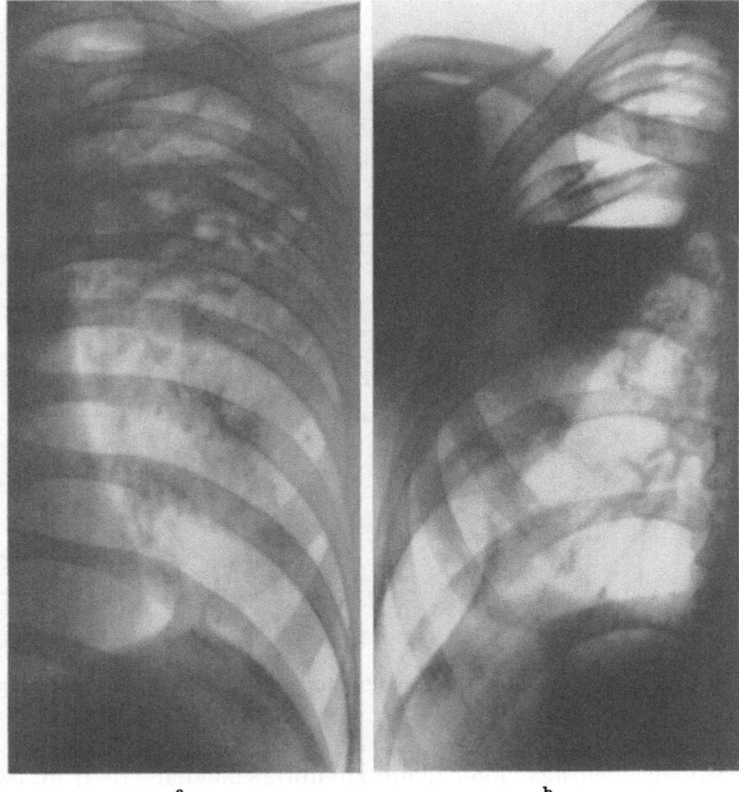

a b

Abb. 617a u. b. Zeltdachförmige diaphragmale Pleuraschwielen, a an der Zwerchfellkuppe bei Siliko-Tbc., b am vorderen Zwerchfellsinus bei extrapleuralem Oleothorax

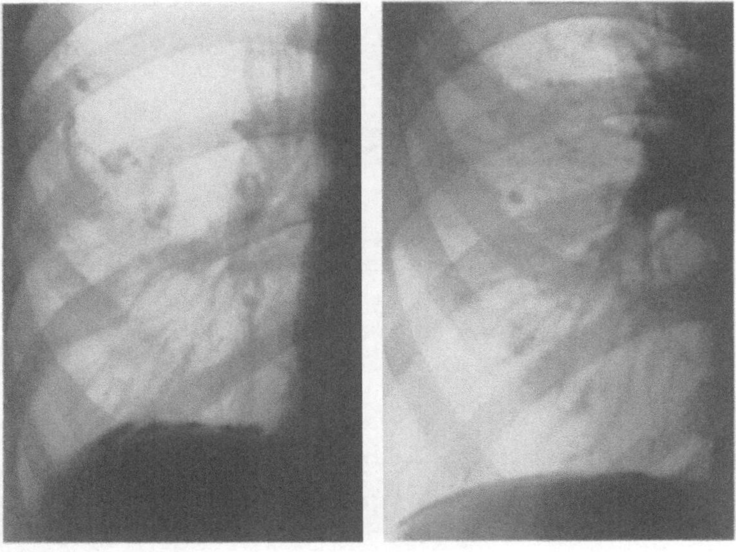

a b

Abb. 618a u. b. Teilverkalkte basale Pleuraschwielen

dären Veränderungen Ausschau zu halten, unter denen Schrumpfungszeichen an erster Stelle stehen. So läßt in Abb. 619 nur die beginnende Schrumpfung der rechten

Thoraxseite sicher auf eine Verschwartung schließen; die große, vom Zwerchfell bis über
die Lungenspitze reichende Verschattung wäre sonst von einem nur teilverklebten,

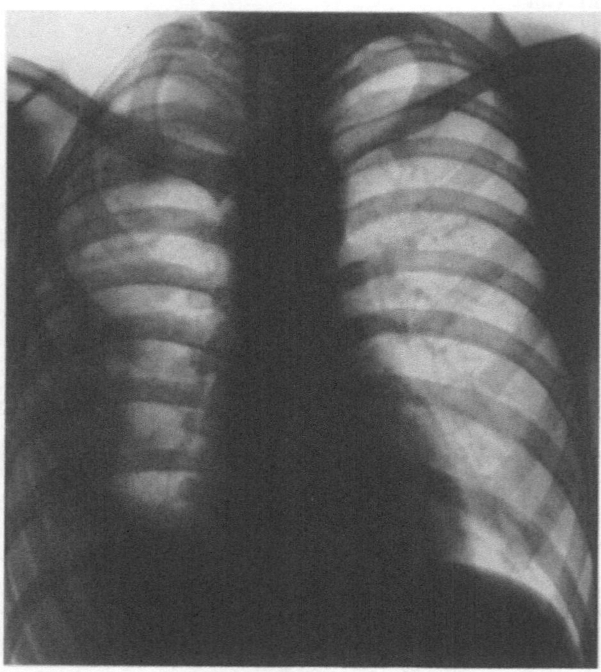

Abb. 619. Beginnende Thoraxschrumpfung bei großer apico-costo-diaphragmaler Schwarte, mit Verdacht
auf Resterguß

großen Pleuraexsudat nicht zu unterscheiden. In Abb. 620 ist die flächenhafte costale
Schwarte zwar wesentlich dünner, zeigt aber bei gleichzeitig diaphragmal, interlobär

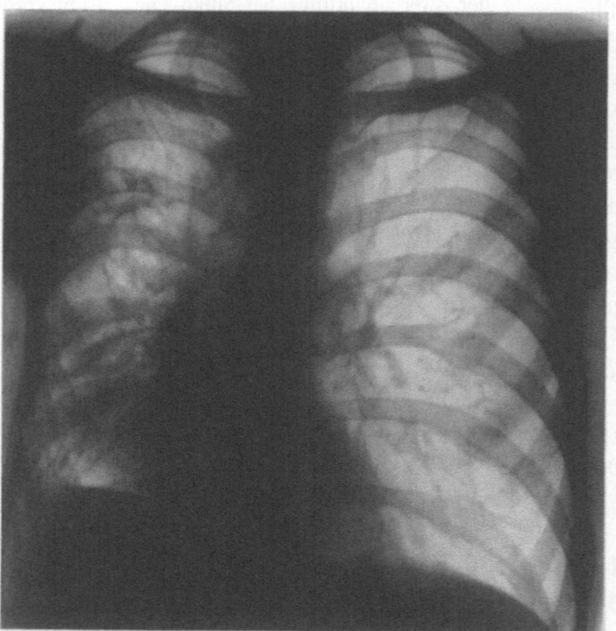

Abb. 620. Schrumpfende costale Pleuraschwarte mit interlobärer und diaphragmaler Beteiligung

und mediastinal sichtbaren Schwielen bereits wesentlich stärkere Schrumpfungsmerkmale,
da die seitliche Thoraxwand glockenförmig eingezogen, der Herzschatten verlagert und

die Wirbelsäule skoliotisch deformiert ist. Die Schrumpfungstendenz ist von der Dicke
der Schwarten nicht abhängig. Wohl aber ist mit zunehmender Verdickung der Verdacht

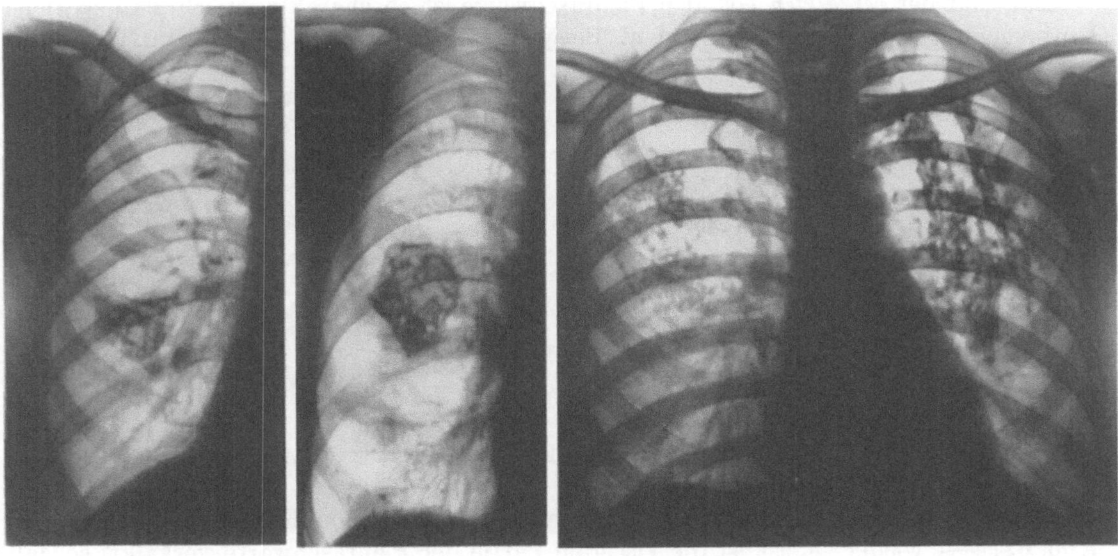

a   b   c

Abb. 621a—c. Mehrere verkalkte, costale Pleuraschwarten

auf ein *Restexsudat* stärker begründet (BRUNNER), dessen Vorliegen gesichert ist, wenn
die Pleuraverschattung lungenwärts konvex begrenzt wird. Dabei ist wichtig, daß die

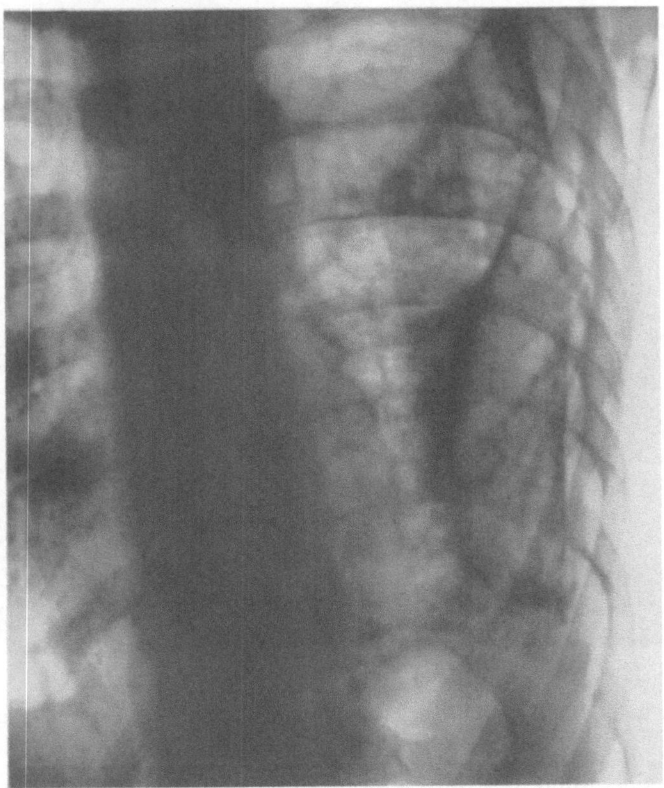

Abb. 622. Costale Pleuraschwarte mit visceraler Verkalkung

ursächliche Pleuritis viele Jahre zurückliegen und mancher Resterguß klinisch völlig sym-
ptomfrei bleiben kann, bis er plötzlich septische Erscheinungen macht. Probepunktionen

sollten daher lieber einmal zuviel als zu wenig vorgenommen werden und gegebenenfalls von mehreren Einstichen aus, da sehr oft ein abgekammertes Restexsudat vorliegt.

Das Bild der *verkalkten* costalen Pleuraschwarte ist so charakteristisch, daß spezielle Untersuchungen meist unnötig werden. Beispiele für die schollen- und gitterartige Struk-

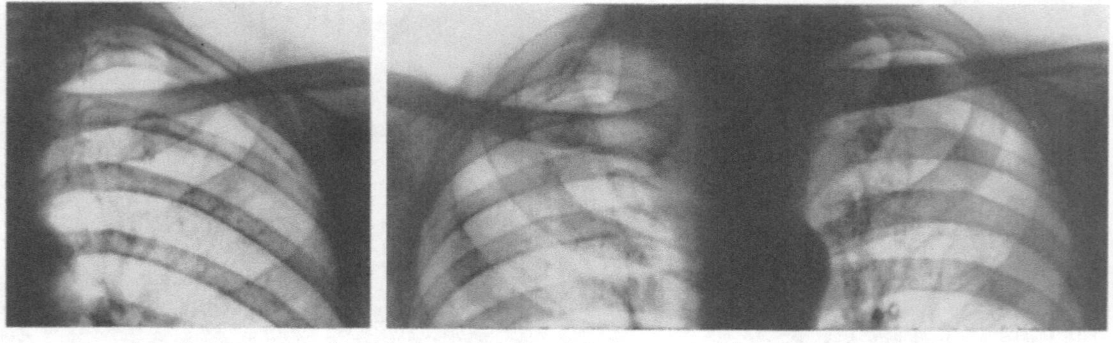

Abb. 623a u. b. Verkalkte Spitzenschwiele (a), Verkalkung der A. subclavia (b)

tur dieser ohne Beziehung zur Lungenzeichnung auftretenden Kalkeinlagerungen gibt Abb. 621a—c wieder. Meist ist die viscerale Partie der Pleuraschwarte verkalkt, so daß costalwärts eine kalkfreie, weichteildichte Schwartenportion abgebildet wird (Abb. 622).

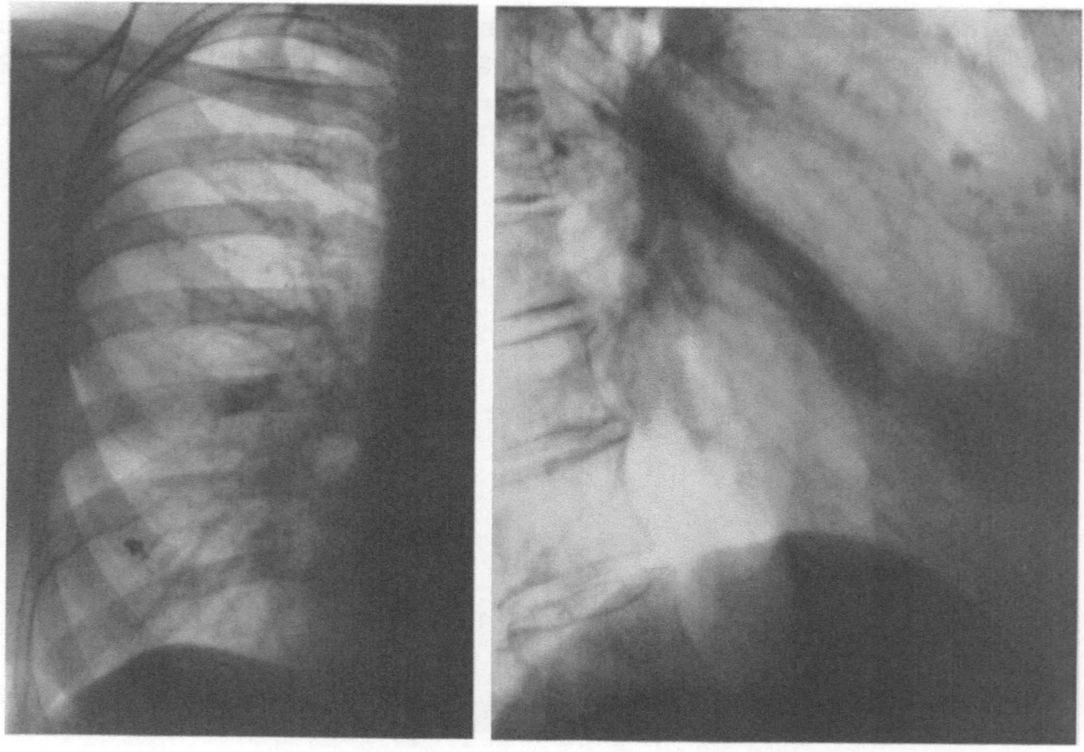

Abb. 624a u. b. Interlobärschwiele, wandständig und nur im Seitenbild nachweisbar

Das gleiche läßt sich auch bei den selteneren verkalkten Spitzenschwarten erkennen, für die Abb. 623a beispielhaft ist. Hier kommt differentialdiagnostisch eine Verkalkung der A. subclavia in Frage, wenn parallele Kalkbänder abgebildet werden und sonstige Zeichen einer früheren Pleuritis fehlen (Abb. 623b). Mitunter sind apikal große, schalenartige Pleuraverkalkungen als Zufallsbefund festzustellen, wie überhaupt ja über der Lungenspitze ganz massive Schwarten als Folge spezifischer Pleuraentzündungen häufig vorkommen.

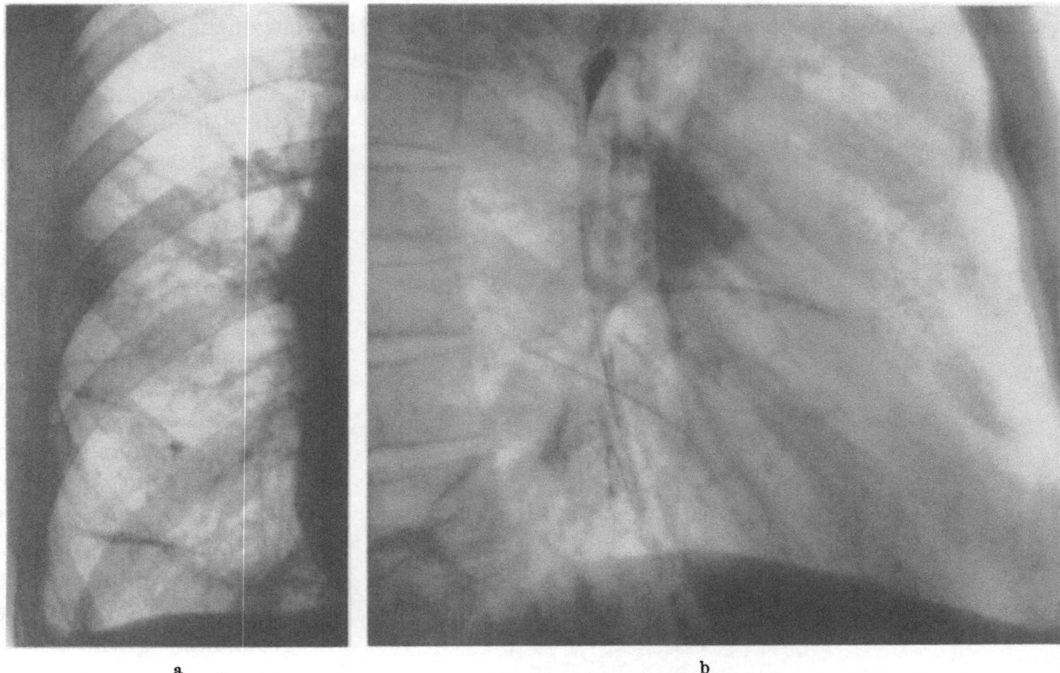

a   b

Abb. 625 a u. b. Feine Interlobärschwielen im horizontalen und unteren großen Lappenspalt, bei Sinusschwarte und dorsaler Plattenatelektase

Isolierte *Interlobärschwielen* sind oft das einzige Zeichen einer früheren Pleuritis. Sie können mit und ohne Restexsudat erhebliche Dicke erreichen, ohne im Übersichtsbild zum Ausdruck zu kommen. Lappenspaltgerechte Projektion ist für ihren Nachweis unbedingt erforderlich. Übergang auf benachbarte Anteile des Pleuraraums oder wandständige Verbreiterung beweist im Einzelfall, daß sie Restzustand einer Allgemeinpleuritis sind (Abb. 624). Wenn feine interlobäre Haarlinien als zarte Schwielen gedeutet werden, ist nicht immer wie in den Beispielen der

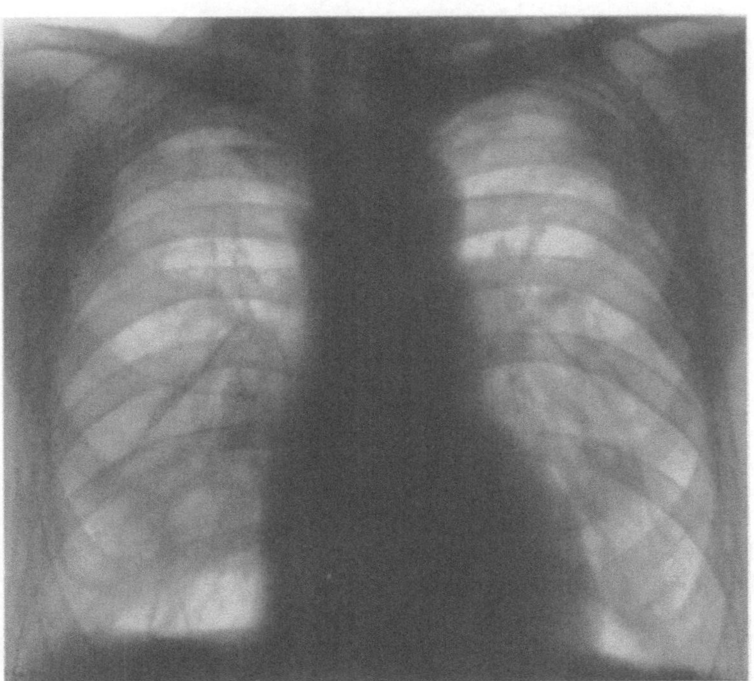

Abb. 626. Schwielige Interlobärleisten bds. im unteren vorderen Anteil des großen Lappenspaltes bei sinuöser, costaler und apikaler Schwiele

Abb. 625 u. 626 auch an anderen Abschnitten des Pleuraspaltes eine Verschwartung erkennbar. Dann muß offen bleiben, ob wirklich eine postpleuritische Veränderung im

Gefolge interlobär benachbarter, früherer Alterationen des Lungenparenchyms vorliegt oder ob nicht die unverdickte Interlobärpleura bei ideal orthograder Strahlenrichtung abgebildet wird. Reicht die streifenartige Interlobärschwiele wandständig an die costale, mediastinale oder diaphragmale Pleura heran, bildet sie gelegentlich mit der hier gelegenen Schwarte eine kleine Stufe oder Leiste. Daß die im Übersichtsbild mit d. v.-Strahlengang sichtbare und von oben innen nach außen unten gerichtete Interlobärleiste im unteren Anteil des großen schrägen Pleuraspaltes nicht hinten, sondern seitlich vorn aufsitzt (Abb. 626), ist bereits erörtert worden.

Am schwersten sind vielfach die *mediastinalen Pleuraschwarten* zu erkennen. Sie entziehen sich um so leichter einer sicheren Röntgendiagnose, als sie vom Herzschatten überdeckt werden und wegen ihrer lungenwärts gleichfalls konkaven Begrenzung grundsätzlich nicht von Segmentatelektasen des Mittel- und Unterlappens und insbesondere des Lobus cardiacus unterschieden werden können. Auf ihre röntgenologische Semiologie ist unendlicher Fleiß verwandt worden; man weiß heute jedoch, daß immer das Ergebnis einer broncho- oder auch tomographischen Spezialuntersuchung entscheidend bleibt. Der diagnostische Pneumothorax, der für den Nachweis zarter flächenhafter oder umschrieben strangförmiger diaphragmaler und costaler

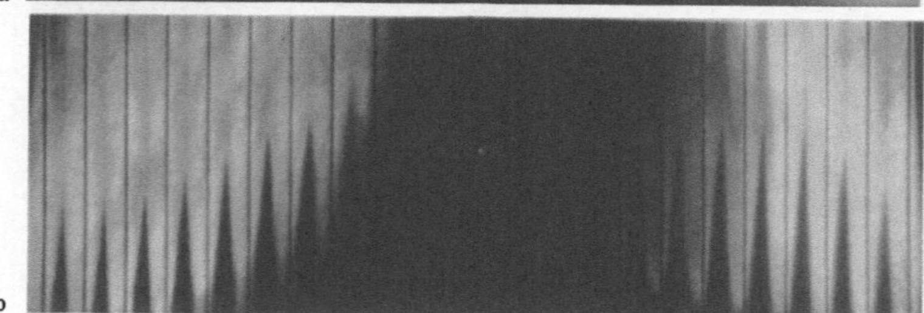

Abb. 627. Hintere phrenicomediastinale Schwarte (a) mit mäßig verringerter Bewegung (b)

Pleuraschwarten ausgezeichnete Dienste leistet, wie später noch erörtert wird, liefert bei mediastinalen Schwarten nur ein schwer deutbares Bild. Eine untere Mediastinalschwarte ist in Abb. 627 wiedergegeben.

Zur Funktionsdiagnostik der Pleuraschwarten sei eindringlich auf den Wert der *kymographischen* Untersuchungstechnik hingewiesen. Sie galt eine Zeitlang als diagnostische Spielerei, kann aber für die präoperative Beurteilung bei thoraxchirurgischen Eingriffen wertvoller sein als jede noch so sorgfältige Thoraxdurchleuchtung; die Bedeutung exakter klinischer Lungenfunktionsprüfungen (Spiroergometrie) bleibt davon unberührt (Köster und Lent; Hertz u. a.). Für die Kollapsbehandlung der Lungentuberkulose, die Phrenicusexhairese, Thorakoplastik und Dekortikation sind Nachweis und

Größenbestimmung der vorhandenen Pleuraschwarten exakt oft nur durch das Atmungskymogramm möglich (V. D. WETH; ZUPPINGER; HAUBRICH).

Obliterationen der dia-
phragmalen Pleurablät-
ter allein sind kymogra-
phisch nicht nachweisbar;
Schwarten im Sinus phre-
nico-costalis drücken sich
in einer Abnahme der
Bewegungsamplitude pa-
rietal aus (vgl. Abb. 615).
Reicht die Verschwartung
in den costalen Pleura-
spalt hinauf, so wird
außerdem die diaphrag-
mal bestimmte Mitbewe-
gung der Lungenzeich-
nung des Unterlappens
gedämpft und zur Peri-
pherie hin in eine costale
Mitbewegung umgewan-
delt. Wenn die Interlo-
bärpleura schwielig ob-
literiert ist, setzt sich die

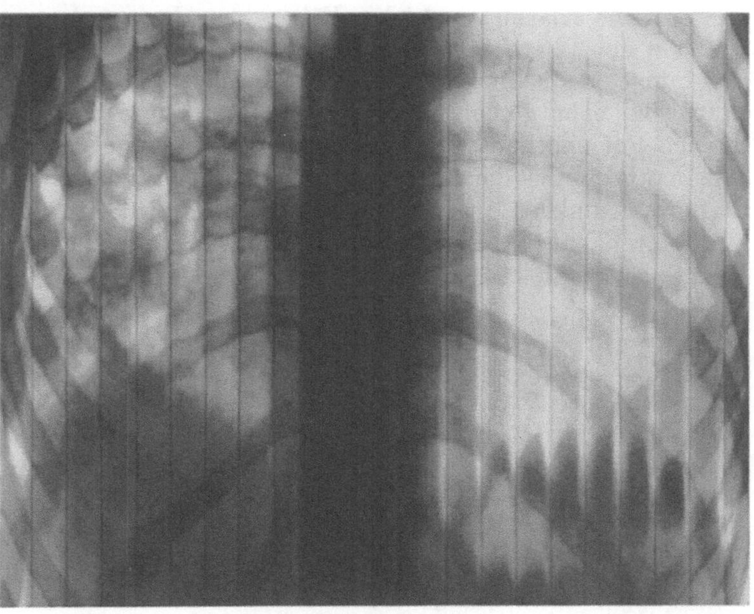

Abb. 628. Bei adhäsiver Zwerchfellfixation fast rein costale Atmung
rechts, diaphragmale Atmung links im Atmungskymogramm

durch das Zwerchfell bestimmte Mitbewegung der Unterlappenzeichnung
bis in den Oberlappenbereich fort,
weil die Gleitbewegung der Lungenlappen gegeneinander durch die Verlötung des großen schrägen Interlobärspaltes aufgehoben ist. Mehr
als diese prinzipiellen Grundzüge
(V. D. WETH) können hier nicht wiedergegeben werden, doch sei als Beispiel
für die respiratorische Behinderung
durch große Schwarten auf das Kymogramm der Abb. 628 verwiesen.

III. Pneumothorax

Von einem Spontanpneumothorax
wird gesprochen, wenn der Pleuraraum
sich durch eine Öffnung in der visceralen Pleura mit Luft gefüllt hat
(Bronchuspleurafistel). Früher handelte es sich dabei in der überwiegenden Mehrzahl der Fälle (80—90%) um
einen tuberkulösen Spontanpneumothorax infolge Platzens einer subpleural gelegenen Kaverne. Heute ist der
sog. idiopathische Spontanpneumo-

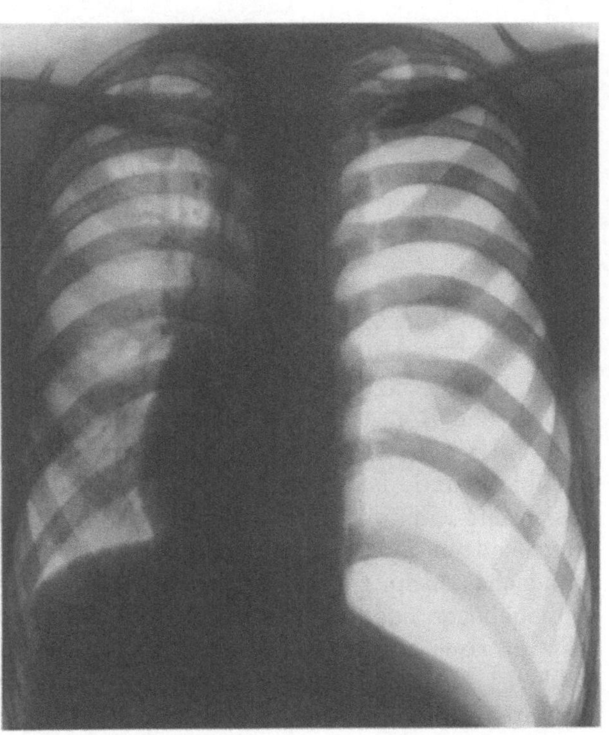

Abb. 629. Spontanpneumothorax, komplett mit starkem
Überdruck, Herzverdrängung, Tiefstand und Abflachung
des Zwerchfells

thorax häufiger, dem ein Luftaustritt durch Ruptur emphysemartiger Blasen in der
vernarbten Lungenspitze zugrunde liegt. Ätiologisch kommen neben einer minimalen
abgeheilten Spitzentuberkulose umschriebene sklerös-atrophische oder interstitielle

Emphysemblasen, Pneumatocelen oder kongenitale Lungencysten in Frage. Freilich steht angesichts der Gutartigkeit des Krankheitszustandes die sichere pathologisch-anatomische Klärung in vielen Fällen aus (Jaccard).

Über den Charakter des Pneumothorax geben die Druckmessung und das Verhalten von Lunge, Mediastinum und Zwerchfell Aufschluß. Die mittleren Druckwerte im Pleuraraum sind beim geschlossenen Pneumothorax negativ, bei dem nach innen oder außen offenen Pneumothorax um Null, beim Ventilpneumothorax positiv. Beim *geschlossenen* Pneumothorax ist die Lunge subtotal kollabiert, das Zwerchfell steht nur wenig tiefer als normal, und das Mittelfell ist leicht zur kranken Seite verlagert; inspiratorisch wandert es zur kranken, exspiratorisch zur gesunden Seite. Beim *offenen* Pneumothorax ist die Lunge stärker kollabiert, das Mittelfell wird zur gesunden Seite verlagert und wandert umgekehrt inspiratorisch zur gesunden, exspiratorisch zur kranken Seite; das Zwerchfell pflegt höher zu stehen, wenn der Pneumothorax nach innen offen, und tiefer, wenn er nach außen offen ist. Beim *Ventilpneumothorax* und beim geschlossenen *Pneumothorax mit Überdruck* schließlich ist die Lunge am stärksten kollabiert, das Mittelfell zur gesunden Seite verlagert und inspiratorisch wiederum zur kranken, exspiratorisch zur gesunden Seite hin überbeweglich; das Zwerchfell ist hier tiefgestellt, gerade ausgespannt oder öfter nach unten durchgebogen und tritt bei der inspiratorischen Kontraktion höher, ohne daß es sich bei

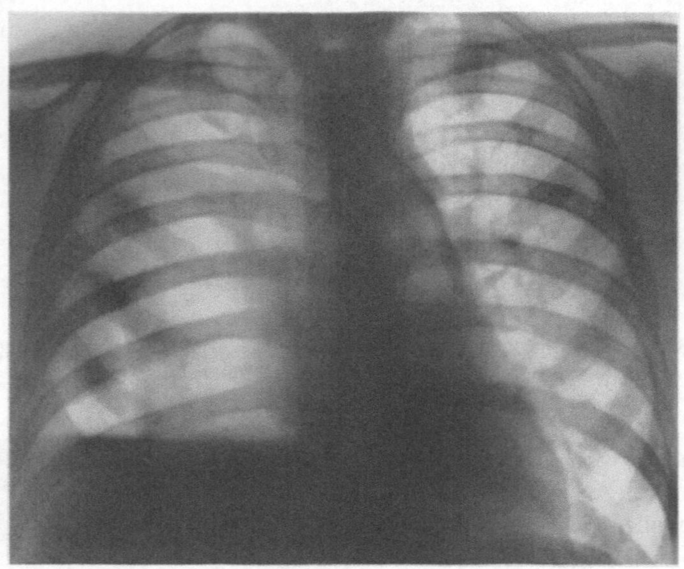

Abb. 630. Spontanpneumothorax, inkomplett mit Begleitexsudat und „paradoxer" Verschattung, Herzverdrängung, mediastinale Überblähung

dieser Bewegungsparadoxie — Waagebalkenphänomen — um eine Lähmung handelt (Unverricht; Udaondo und Vadone; Zuppinger; Haubrich). Alle diese respiratorischen Umstellungen sind bei der Durchleuchtung gut erkennbar.

Für den Röntgenbefund beim *idiopathischen Spontanpneumothorax* sind die Zeichen des Ventil- oder Spannungspneumothorax charakteristisch. Die Lunge ist meist maximal kollabiert und das Mittelfell mit dem Herzen und den großen Gefäßen stark zur Gegenseite hin verlagert. Wie in Abb. 629 ist die kollabierte Lunge ganz in den Herzschatten eingetaucht oder wird als faustgroßer, mehrbogig konvex begrenzter Rundschatten im Hilusbereich sichtbar. Die Zwerchfellkontur steht tief, ist nach unten durchgebogen oder abgeflacht. Bei der Durchleuchtung bewegen sich der Mittelschatten inspiratorisch zur kranken Seite und das Zwerchfell nach oben. Die lufthaltige Pleurahöhle ist frei von Lungenzeichnung, strukturlos hell. Ein Begleiterguß fehlt oder ist mitunter als kleiner Sinuserguß erkennbar; gelegentlich läßt sich bei der Punktion eine serofibrinöse oder blutige Flüssigkeit gewinnen. Der klinische Eindruck ist stärker variabel, da von einem ausgeprägten Bild mit stechenden Schmerzen, Dyspnoe und Hustenreiz bis zur völligen subjektiven Symptomfreiheit jeder Übergang möglich ist; die physikalische Untersuchung ist freilich eindeutig.

Der totale Lungenkollaps fehlt beim Spontanpneumothorax nur dann, wenn gleichzeitig postpleuritische Verwachsungen bestehen, oder wenn der Zustand längere Zeit anhält und sekundär aus einem konkomitierenden Erguß Adhäsionen entstehen. Ein

Beispiel dafür gibt Abb. 630 wieder. Hier ist die Lunge costodorsal flächenhaft adhärent, doch weist ihre Strukturlosigkeit darauf hin, daß sie nur mit einem Streifen kulissenartig der Thoraxwand anhaftet, im übrigen aber stark zusammengefallen ist. Die diffuse und schwach begrenzte Verschleierung des freien Pleuraraumes lateral der sichtbaren visceralen Pleurabegrenzung ist typisch für die sog. *paradoxe Verschattung* infolge parietaler Pleuraauflagerungen im Gebiet retrahierter Lungenteile (FLEISCHNER). Beide Beispiele zeigen außerdem eine mediastinale Überblähung, kenntlich an einer umschriebenen Aufhellung des Mittelschattens und an der schwächsten Stelle des Mediastinum, meist vorn oben, lokalisiert. Die pathogenetisch bedeutsamen subpleuralen Blasen sind nur selten an der kollabierten Lunge sichtbar (FISCHER-WASELS; KJAERGAARD).

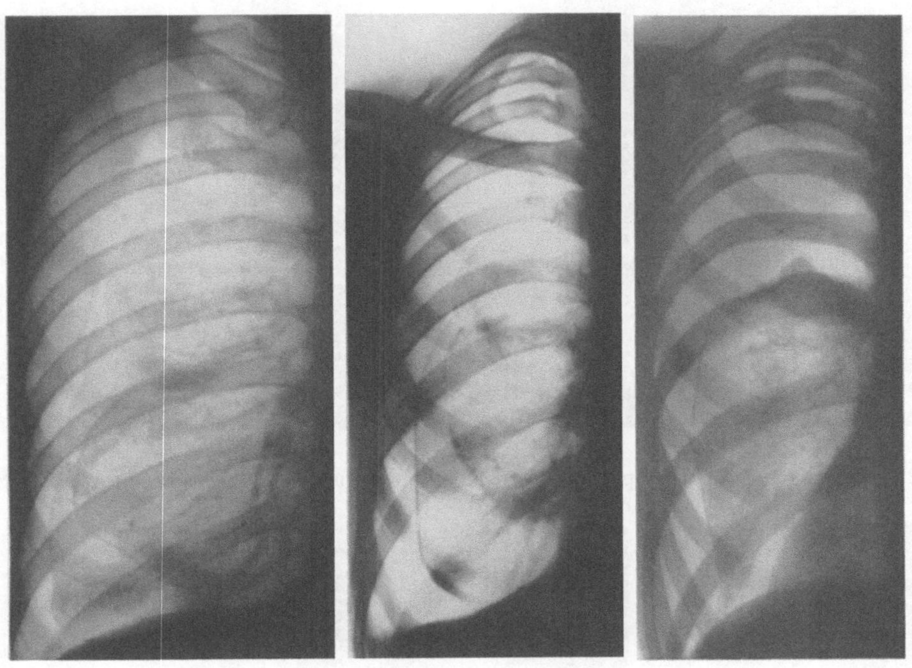

a   b   c

Abb. 631a—c. Verschiedene Beispiele von Spontanpneumothorax in Rückbildung, s. Text

Der Spontanpneumothorax bildet sich im Lauf mehrerer Wochen zurück, während die subjektiven Erscheinungen meist schon nach einigen Tagen geschwunden sind. Die bronchopleurale Fistel schließt sich durch pleuritische Verklebungen, wodurch ein geschlossener Pneumothorax entsteht. Abb. 631a—c gibt mehrere Beispiele für den in Rückbildung begriffenen Spontanpneumothorax wieder, an denen sich die Wiederentfaltung der einzeln abgrenzbaren Lungenlappen, umschriebene Verdickungen der visceralen Pleura und lobäre Restatelektasen gut erkennen lassen. Bleibt bei den Röntgenkontrollen der Pneumothorax länger bestehen, so ist der Verdacht auf eine aktive Lungentuberkulose mit subpleuralen Herden als Ursache gegeben. Der idiopathische Spontanpneumothorax persistiert nur in etwa jedem zehnten Fall, wobei dann von einem chronischen Spontanpneumothorax („Pneumothorax ohne Ende") gesprochen wird. Da dieser Zustand sogar jahrzehntelang komplikationslos bleiben kann, muß die Frage eines operativen Verschlusses der persistierenden Bronchopleuralfistel von Fall zu Fall entschieden werden.

Die verschiedenen Formen des *therapeutischen, geschlossenen Pneumothorax* werden im folgenden nur insoweit besprochen, als dies zur Ergänzung unserer früheren Darstellung und vor allem für die Röntgendiagnostik der umschriebenen Pleuraschwarte notwendig ist; der weit nach außen offene Pneumothorax und Hämatothorax nach chirurgischen Verletzungen entfällt für unsere Zwecke. Der aus diagnostischen oder

therapeutischen Gründen bei der Lungentuberkulose angelegte Pneumothorax ist nur
in Anfangs- und Ausnahmefällen noch komplett. Viel häufiger liegen Teilverklebungen

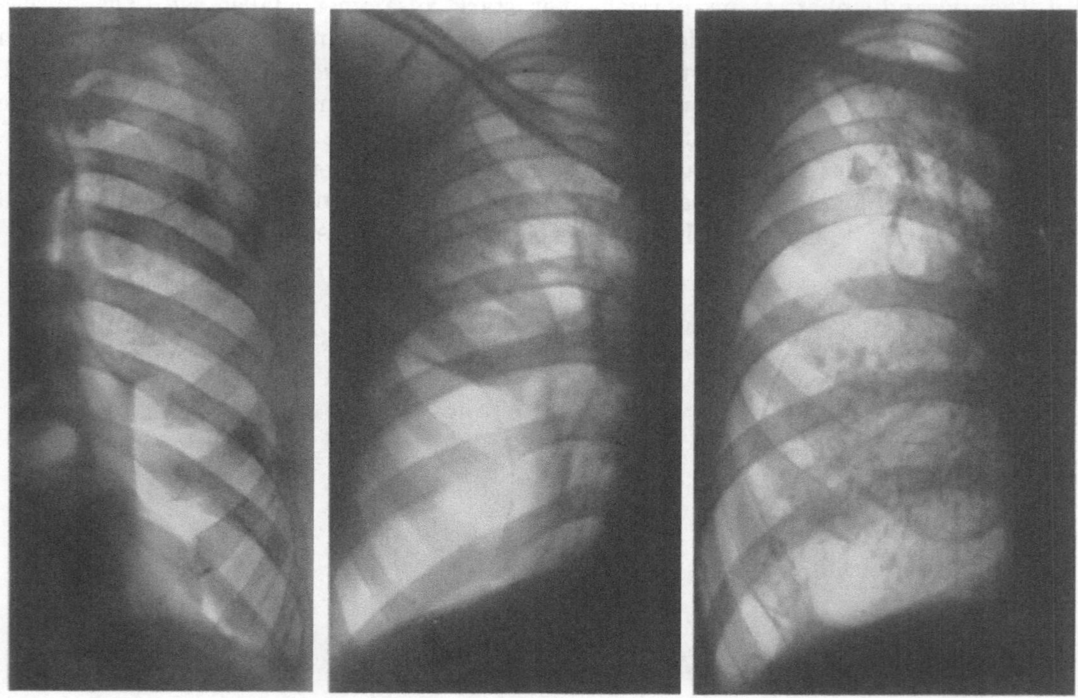

a   b   c

Abb. 632a—c.. Inkompletter therapeutischer Pneumothorax, durch verschiedene costopleurale Schwarten

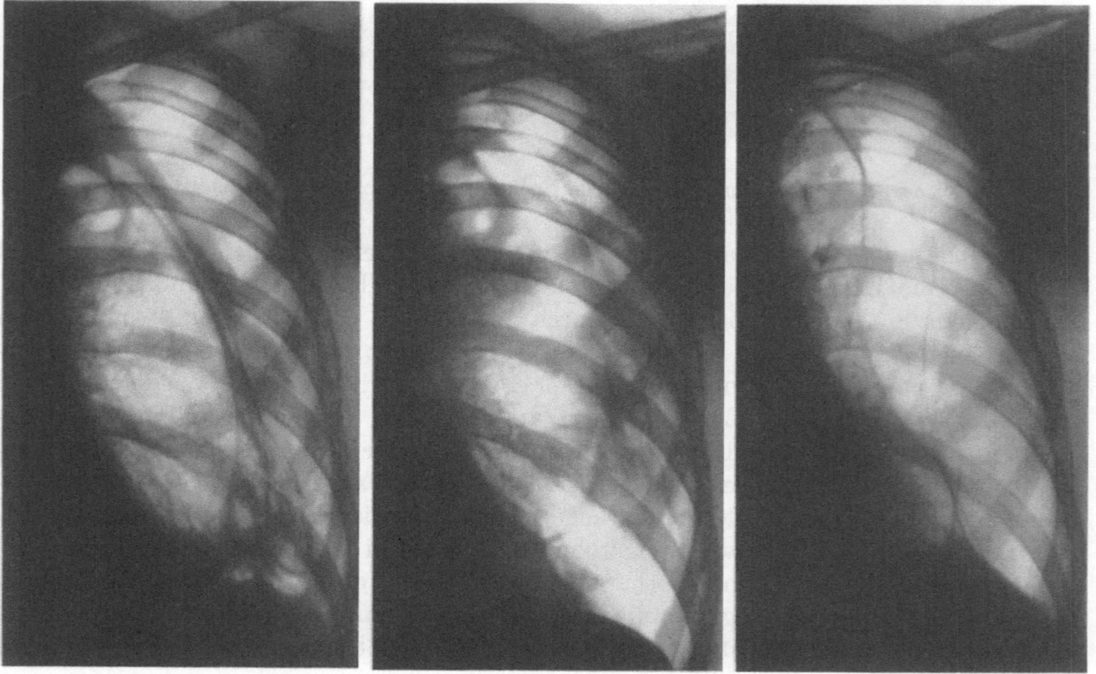

a   b   c

Abb. 633a—c. „Hyperplastische" Pleuritis bei Emyem nach therapeutischem Pneumothorax (a), Rückbildung
nach 2 Monaten (b), Ausbildung eines parietalen Pleuraemphysems nach 10 Monaten (c)

oder -verschwartungen vor, die einen *inkompletten* Pneumothorax bedingen. Abb. 632a—c
gibt Beispiele verschiedener Ausdehnung und Lokalisation von costopleuralen Schwarten

wieder. Gemeinsam ist allen eine mindestens partielle Begleitschwarte an der Lungenbasis, wie es bei der schon erörterten Häufigkeit infrapulmonaler Ergüsse verständlich
ist — ganz abgesehen davon, daß sich im Laufe einer Kollapsbehandlung der Lungentuberkulose fast regelmäßig ein fibrinreiches Exsudat zu entwickeln pflegt (Seropneumothorax). Es führt nicht nur zu Verklebungen und Schwielen an der Basis und unteren
Zirkumferenz der Lunge, sondern auch zu Auflagerungen auf der Pleura höherer Lungenabschnitte. Sie sind parietal immer stärker als visceral. Dies Verhältnis kehrt sich um,
wenn der Erguß zum Empyem wird, was bei der Kollapsbehandlung der Lungentuberkulose leider in der Mehrzahl der Fälle nicht ausbleibt. Dann können durch eine sog.

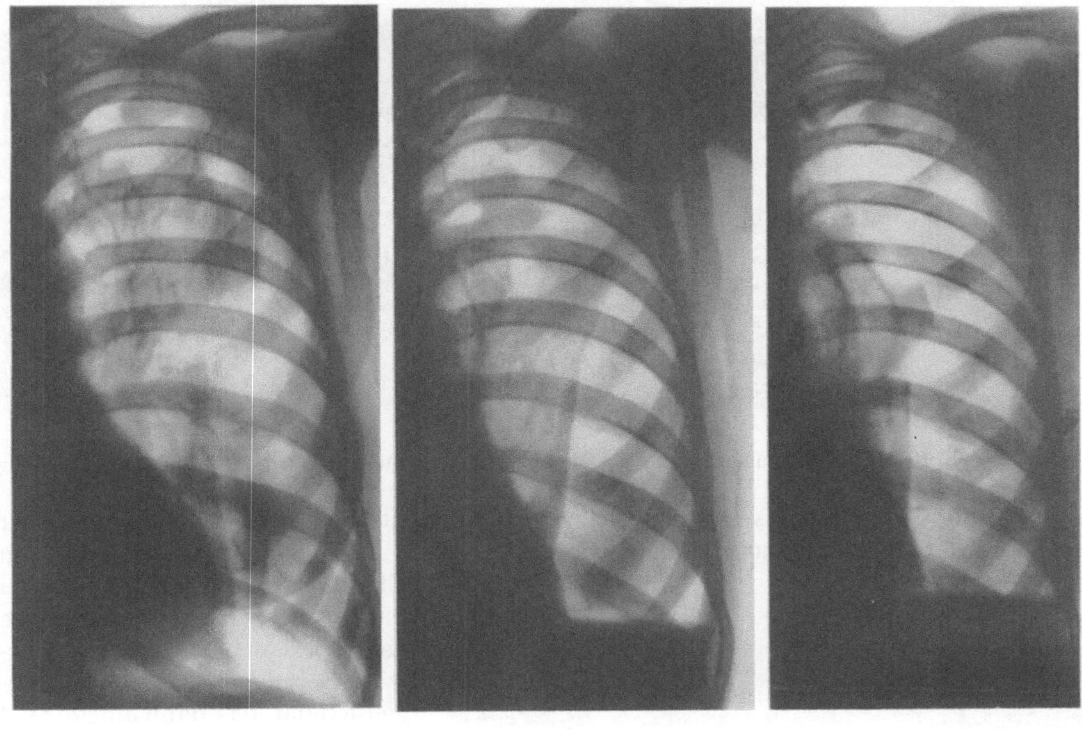

abc

Abb. 634a—c. Endoskopische, mehrzeitige Strangdurchtrennung bei inkomplettem Pneumothorax, postop. Erguß

hyperplastische Pleuritis erhebliche Verdickungen der visceralen Pleura entstehen, wie
Abb. 633a—c zeigt; auch regelrechte Fibrinkugeln werden beobachtet, die sich in seltenen
Fällen ablösen und frei im Exsudat liegen können. Die Pleuraauflagerungen sind mitunter reversibel, können aber auch nach bindegewebiger Organisation die Wiederentfaltung der Lunge erschweren oder sogar verhindern. In unserem Beispiel bildet sich
die „hyperplastische" Verdickung wieder weitgehend zurück, wenn auch das letzte
Kontrollbild zeigt, daß die gänzliche Entfaltung der Lungen nicht gelingt. Es ist möglich, daß es hier zur Ausbildung eines sog. parietalen Pleuraemphysems gekommen ist,
was im allgemeinen als harmlose Folge gilt. Im übrigen sei vorweggenommen, daß ähnlich massive Verdickungen der visceralen Pleura wie bei der hyperplastischen Pleuritis
ohne und mit Empyem nur noch bei diffus ausgebreiteten Pleuratumoren beobachtet
werden (vgl. S. 584).

Die Mehrzahl der umschriebenen und im Pneumothorax strangartig abgebildeten
costalen Pleuraschwarten findet sich im Obergeschoß der Lunge. Schon sehr frühzeitig
kann die Pleura im Nachbarbereich einer tuberkulösen Lungeninfiltration fibrinös verkleben. Diese Verklebungen lassen sich mit einem Pneumothorax oft lösen, wenn auch
die Anwendung absichtlich höherer Drucke immer die Gefahr von Pleuraeinrissen in
sich birgt. Haben sich regelrechte Schwarten ausgebildet, dann kann der inkomplette

37*

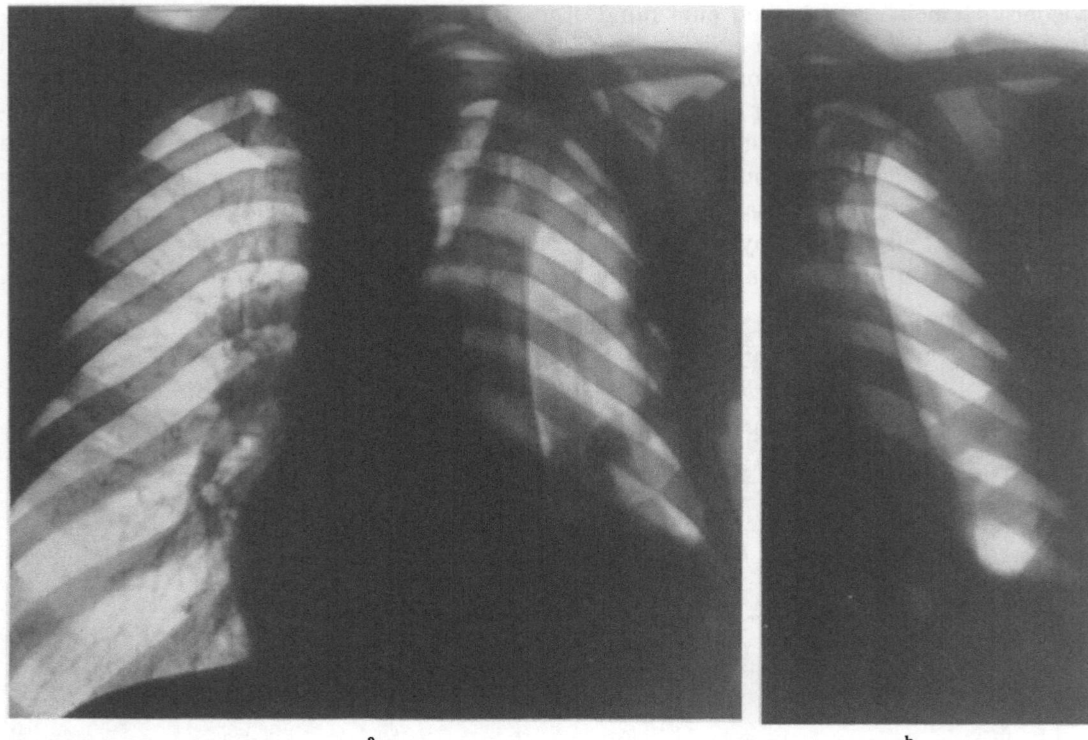

Abb. 635a u. b. Kulissenartige Lungenfaltung bei inkomplettem Pneumothorax, partielle Strangdurchtrennung

Pneumothorax nur mittels endoskopischer Strangdurchtrennung komplettiert und der infiltrierte Lungenbezirk zum Kollaps gebracht werden. Abb. 634a—c demonstriert den Effekt mehrzeitigen Vorgehens bei multiplen Strangverwachsungen des Oberlappens. Vielfach entwickelt sich dabei rasch ein Begleitexudat, das dann aufsteigend verschwarten und die Wirkung der operativen Strangdurchtrennung wieder aufheben kann. Trotzdem ist die endoskopische Exploration mit anschließender Kaustik von hohem Wert und gelegentlich wider Erwarten auch bei großen und mehr flächenhaften Adhäisonen erfolgreich, wie Abb. 635a u. b am Beispiel mehrfacher apikaler und basaler Pleuraverwachsungen mit kulissenartiger Raffung der Lungen zeigen mag.

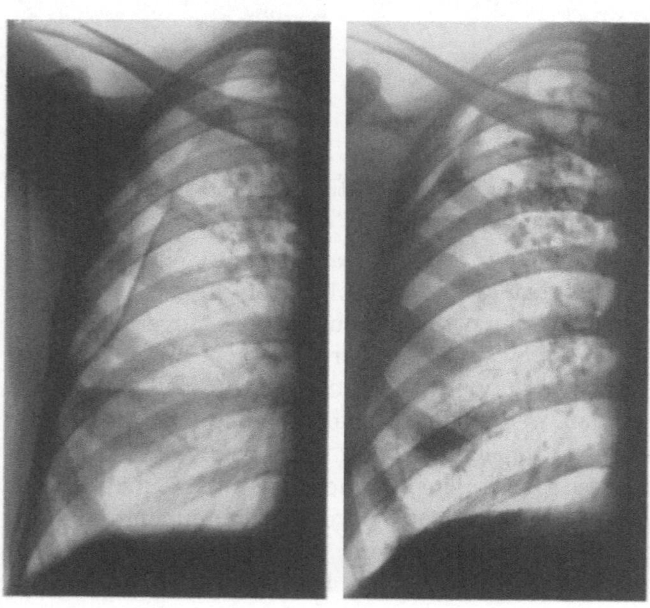

Abb. 636a u. b. Reitender Erguß bei aufsteigend verschwartendem Seropneumothorax (a); nach 19 Monaten (b)

Die mechanische Wirkung eines therapeutischen Pneumothorax auf die einzelnen Lungenabschnitte ist nicht eindeutig vorherzubestimmen. Auch ohne Pleuraverwachsungen über dem erkrankten Lungenbezirk pflegt sich dieser nur unvollkommen zu verkleinern, sobald er stärker infiltriert ist. Im Laufe der Zeit kollabiert er jedoch meist stärker als die gesunden Lungenpartien; dann spricht man von einem *selektiven Kollaps.* Da sich um die erkrankte Lungenpartie eine kollaterale Atelektase entwickeln kann, wird die Beurteilung des primären Lungenprozesses oft erschwert, weil eine Zunahme des Infiltrats vorgetäuscht wird (ZUPPINGER; FLEISCHNER). Das gilt ganz allgemein für die Verlaufskontrolle einer mittels Pneumothorax behandelten Lungentuberkulose, weil begleitende Exsudate, entzündliche Pleuraauflagerungen, Atelektasen gesunder Segmente und Lappen durch Überlagerung das Urteil über Stillstand oder Progredienz des primären Lungenprozesses zeitweilig unmöglich machen und ihre prognostische Bewertung große Erfahrung voraussetzt.

Die bereits erwähnte, nicht selten aufsteigende Verschwartung eines Pleuraexsudats verkleinert den Pneumothorax oft unliebsam rasch. Sie ist im Röntgenbild daran erkennbar, daß der costal wandständige Erguß auf der flächenhaft zirkumferent nach oben wachsenden Schwarte „reitet", wie Abb. 636a u. b in zwei verschiedenen Stadien typisch wiedergibt. Durch eine Ölplombe kann die völlige Obliteration des Pleuraspaltes hintangehalten werden. Verwachsen im Lauf der Kollapstherapie die costalen Pleurablätter in voller Ausdehnung, oder ist der ganze erkrankte Oberlappen adhäsiv mit der Brustwand verbunden, dann kommt die extrapleurale Pneumolyse zum Zuge, um doch noch einen Kollaps der kranken Lungenpartien zu erreichen. Abb. 637a—c liefert dafür je ein charakteristisches Beispiel.

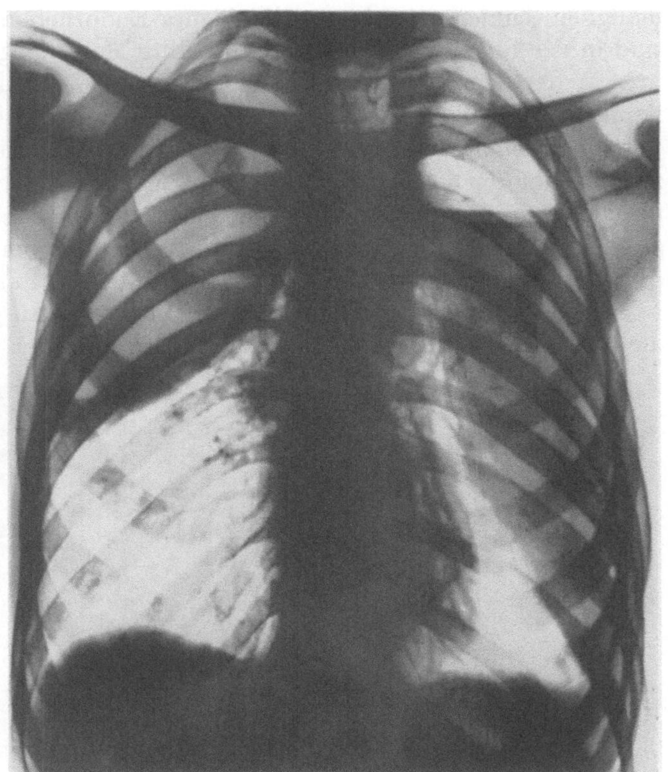

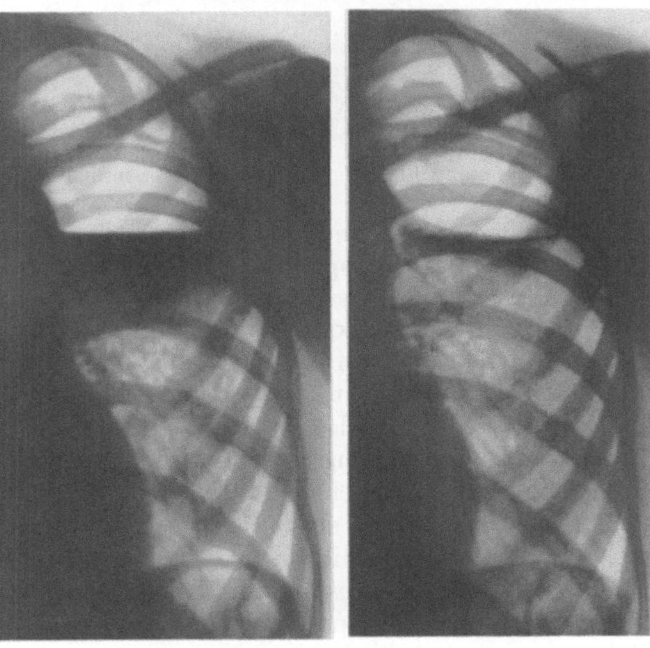

Abb. 637a—c. Oleothorax bei aufsteigender Verschwartung bds. (a); Extrapleuraler Seropneumothorax (b); 3 Wochen später Exsudat kleiner (c)

IV. Pleuratumoren

Man kann gutartige und bösartige, primäre und sekundäre Pleuratumoren unterscheiden. Die primären Pleurageschwülste sind in der Mehrzahl gutartig oder semimaligne (Fibrome, Mesotheliome) und dann streng lokalisiert bzw. umschrieben. Die

malignen Tumoren umfassen die Pleura-Endotheliome, -Sarkome und -Carcinome und
sind in der Regel diffus ausgebreitet. Ihre Morphologie ist ein noch ungelöstes Problem,
was in der Unzahl der sich vielfach überschneidenden Benennungen zum Ausdruck
kommt. Geschwülste vom histologischen Typus der Lipome, Neurinome, Angiome,
Osteome, Chondrome und entsprechender Mischformen werden trotz pleuralen Sitzes
zu den Tumoren der Brustwand oder des Mediastinum zu rechnen sein. Im anglo-amerika-
nischen Schrifttum wird als pathologisch und klinisch einheitliches Bild einerseits die
gutartige Form umschriebenes fibröses Mesotheliom, andererseits die bösartige Form
diffuses malignes Mesotheliom genannt (Mülly; Pfeifer u. Mitarb.).

Alle Abschnitte der Pleura können Sitz oder Ausgangspunkt einer Geschwulst sein,
die außerdem knotig oder rasenartig, langsam oder rasch wachsen und mit und ohne
Begleiterguß auftreten kann. Schon das bedingt eine derart große Variabilität der röntgenologischen Erscheinungen, daß von einem pathognomonischen Röntgenbild des Pleuratumors nicht die Rede sein kann. Ein umschriebener, breitbasig der inneren Brustwand anliegender und gegen die Lunge vorspringender Knoten ist für die einfache Röntgenuntersuchung noch am auffälligsten, aber auch recht selten. Zur differentialdiagnostischen Abgrenzung gegenüber abgesackten

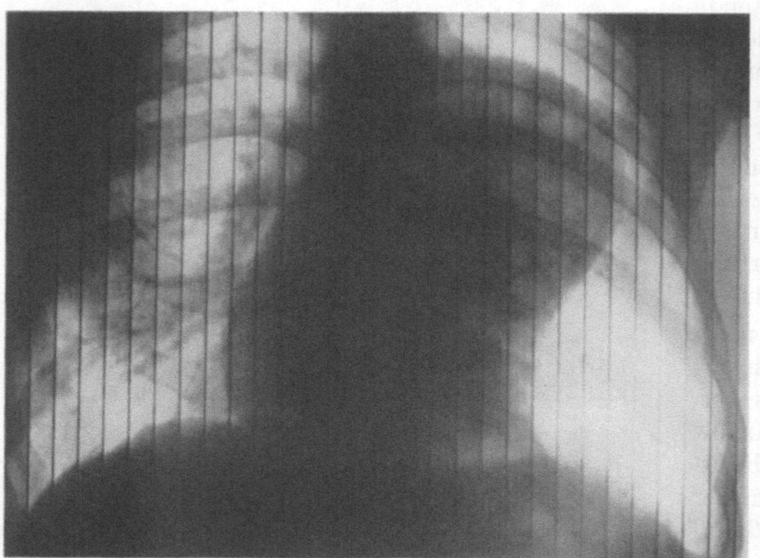

Abb. 638. Pleuramischtumor mit mediastinoperikardialem Begleiterguß

Ergüssen und Brustwandprozessen sind Tomographie, Probepunktion, diagnostischer
Pneumothorax, Endoskopie und eventuell Probethorakotomie heranzuziehen, wenn die
Verlaufskontrolle keinen Aufschluß gibt. Dabei ist der diagnostische Pneumothorax für
die röntgenologische Lokalisation des Prozesses auf die Pleura entscheidend. Gelegentlich kann auch durch ein Atmungskymogramm nachgewiesen werden, daß ein fraglicher
Tumorschatten sich nicht mit der Brustwand, sondern mit der peripheren Lunge bewegt
und so wahrscheinlich der visceralen Pleura angehört. Im übrigen gewinnt die Endoskopie zur Differenzierung tumoröser und tuberkulöser hämorrhagischer Ergüsse immer
größere Bedeutung. Vielfach denkt man gar nicht an die Möglichkeit eines Pleuratumors, vor allem wenn er langsam wächst, klinisch unauffällig ist und eine nichtcostale
Lokalisation an der mediastinalen, diaphragmalen oder interlobären Pleura röntgenologisch ganz andere Prozesse wahrscheinlich macht. Dafür ist der pleurale Mischtumor
mit großem mediastinoperikardialem Begleiterguß in Abb. 638 ein Beispiel, das über
Jahre unverändert blieb und als Aortenaneurysma gedeutet wurde. Andere benigne
oder semimaligne Pleuratumoren von chronischem Verlauf können tardierte Lungen-
infekte vortäuschen, nicht nur dann, wenn sie mit Trommelschlegelfingern oder einer
Osteoarthropathia hypertrophicans verbunden sind (sog. Pleurariesenzellfibrom).

Die malignen Pleurageschwülste sind meistens von einem hämorrhagischen Erguß
begleitet. Nach Pfeifer ist der *klinische Verdacht* auf einen bösartigen Pleuratumor
gegeben, wenn ein chronischer hämorrhagischer Rippenfellerguß besteht, die Pleuraverdickung von Punktion zu Punktion zunimmt, die Herzverdrängung auch bei großem
Erguß fehlt, segmentale Brustschmerzen zunehmen, Husten und Atemnot besteht und

im übrigen Temperatur, Blutbild und Blutsenkung annähernd normal bleiben. Der Weg der diagnostischen Klärung erfolgt schrittweise von der Thoraxdurchleuchtung über Leerpunktion des Ergusses, diagnostischen Pneumothorax, Kontrolldurchleuchtung

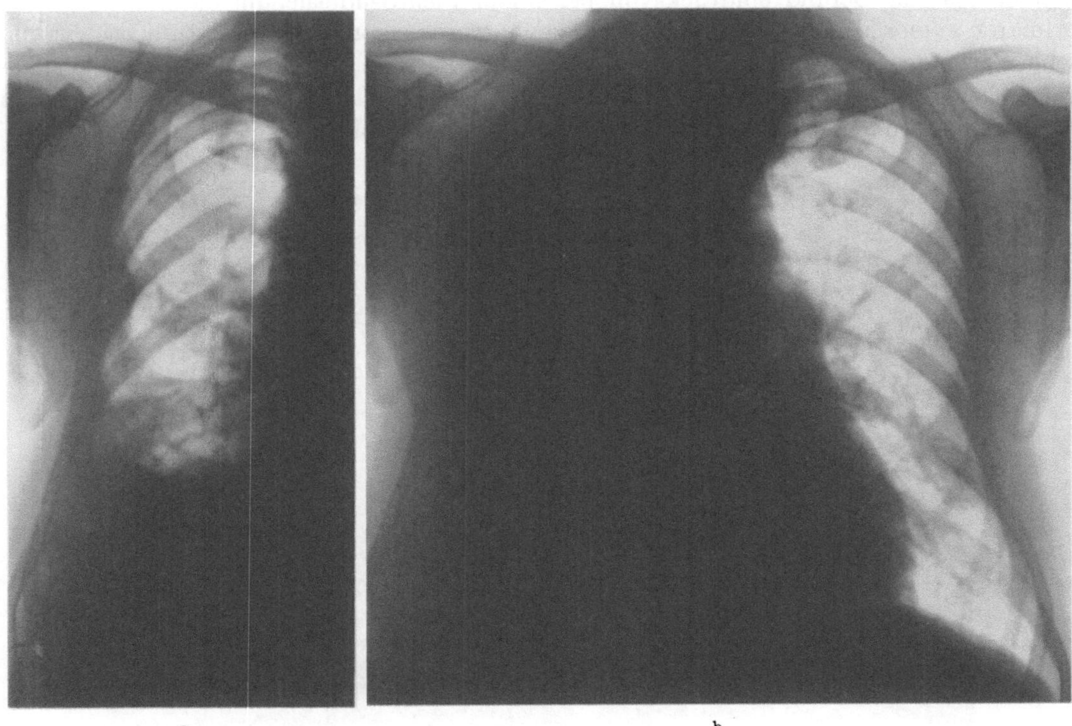

a   b

Abb. 639a u. b. Pleuraendotheliom unter dem Bild eines costal abgesackten Teilergusses (a), großer hämorrhagischer Erguß nach 2 Wochen (b)

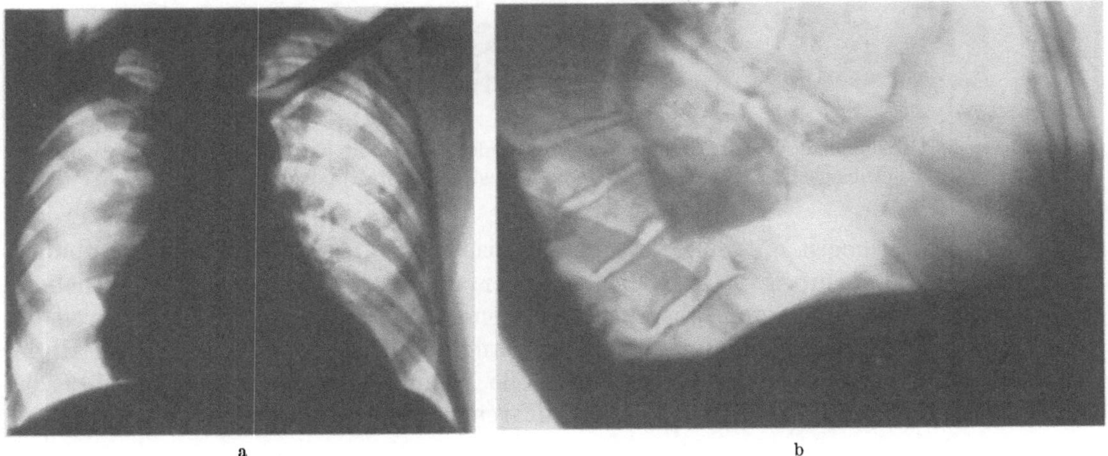

a   b

Abb. 640a u. b. Tumoröse Verdickung der visceralen Unterlappenpleura im diagnostischen Pneumothorax, bei Pleuraendotheliom vom primären, tumorös-exsudativen Typ (W. Pfeifer)

mit Aufnahmen in verschiedener Richtung, zur Thorakoskopie mit Probeexcision oder zur Probethorakotomie. Die röntgenologische Verlaufskontrolle allein läßt höchstens eine Vermutungsdiagnose wie im Fall der Abb. 639a u. b zu. Hier trat ein Pleuraendotheliom zunächst unter dem Bild eines abgesackten costalen Teilergusses in Erscheinung, bis das rasche Nachlaufen des hämorrhagisch gewordenen Ergusses eine Geschwulst wahrscheinlich machte. Es kann als Regel gelten, daß dabei die Herzverdrängung fehlt oder relativ gering bleibt und eine merkliche Thoraxstarre resultiert. Die Ursache dafür liegt in einer zunehmenden Verdickung der Pleura, die charakteristischerweise am visceralen Blatt sehr viel stärker ausgeprägt wird. Im diagnostischen Pneumothorax der Abb. 640a u. b läßt sich dieser Befund eindrucksvoll bei einem Pleuroendotheliom darstellen, das zur primären tumorös-exsudativen Form gerechnet werden kann. Die sog. tumorös-cirrhotische Form des Pleuramalignoms ist seltener und durch frühzeitige Rippenarrosionen gekennzeichnet (PFEIFER). Differentialdiagnostisch spielen hier natürlich Sekundärprozesse bei Bronchial- und Mammacarcinom eine große Rolle. Die metastatische Pleuritis

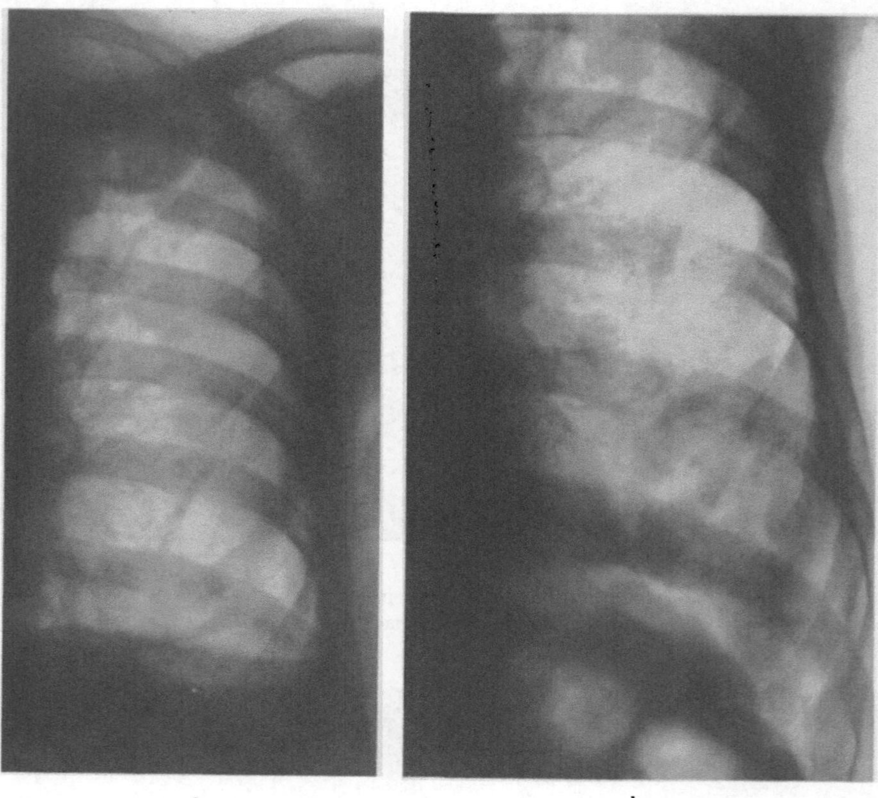

Abb. 641a u. b. Große apikale Pleurametastase bei Bronchialcarcinom mit kleinem Hämopneumothorax (a). In Rückenlage freie Projektion weiterer Metastasen costal und diaphragmal (b)

carcinomatosa ist meist mit einer Lymphangiosis carcinomatosa der Lunge kombiniert (ZUPPINGER) und im übrigen wesentlich häufiger als das diffuse maligne Mesotheliom. Daß sekundäre Pleuratumoren aber auch röntgenologisch dominieren können, weil der Primärtumor verborgen bleibt und eine Lymphangiosis fehlt, demonstriert der Fall der Abb. 641a u. b. Hier handelte es sich um große Pleurametastasen apikal, diaphragmal und costal bei einem verborgenen Bronchialcarcinom mit hämorrhagischem Erguß.

Literatur

ASSMANN, H.: Die klinische Röntgendiagnostik der inneren Erkrankungen, 6. Aufl. Berlin-Göttingen-Heidelberg 1949.
BRUNNER, A.: Die Diagnose der Pleuraschwarte und ihre Bedeutung für die Chirurgie. Helv. med. Acta 1, 306 (1934).
CALDWELL, D. L.: Chronic dry pleuresy. Tubercle (Edinb.) 33, 227 (1952).
CINCOTTI, J. J., S. T. ALLISON and J. M. NILSSON: Pleural effusion simulating elevated diaphragm. Amer. Rev. Tuberc. 58, 554 (1948).
DANIELLO, L.: Das Röntgenbild der abgesackten linksseitigen Pleuritis diaphragmatica. Fortschr. Röntgenstr. 56, 541 (1937).

FISCHER-WASELS, B.: Der gutartige Spontanpneumothorax durch Ruptur von Spitzennarbenblasen — ein typisches Krankheitsbild. Z. klin. Med. 95, 1 (1922).

FLEISCHNER, F.: Lobäre und interlobäre Lungenprozesse. Fortschr. Röntgenstr. 30, 181, 441 (1922).

— Die lamelläre Pleuritis. Fortschr. Röntgenstr. 36, 120 (1927).

— Zur Frage der paradoxen Verschattung im Pneumothorax. Fortschr. Röntgenstr. 53, 45 (1936).

FRIEDMAN, R. L.: Infrapulmonary pleural effusions. Amer. J. Roentgenol. 71, 613 (1954).

HAUBRICH, R.: Zwerchfellpathologie im Röntgenbild. Berlin-Göttingen-Heidelberg 1956.

— Über die Pleuritis diaphragmatica und den infrapulmonalen Pleuraerguß. Fortschr. Röntgenstr. 90, 42 (1959).

HERTZ, C. W.: Pleuraschwarte und Lungenfunktion. Beitr. Klin. Tuberk. 112, 446, 503 (1954).

INOUYE, K.: Darstellung von Flüssigkeitsansammlungen und Verdickungen der Pleura im Röntgenbild durch Schrägaufnahme. Fortschr. Röntgenstr. 55, 471 (1937).

JACCARD, G.: Erkrankungen der Pleura. In Handbuch der inneren Medizin, 4. Aufl., Bd. IV/4, S. 300. Berlin-Göttingen-Heidelberg 1956.

JONES, D. B.: Basal pleural fluid accumulations resembling elevated diaphragm. Radiology 50, 227 (1948).

KIENBÖCK, R.: Auf dem Röntgenschirm beobachtete Bewegungen in einem Pneumothorax. Wien. klin. Wschr. 1898, 22; 1902, 22.

KJAERGAARD, H.: Spontaneous pneumothorax in the apparently healthy. Acta med. scand., Suppl 43 (1932).

KÖSTER, K., u. W. LENT: Spirographie und Röntgenbefund bei Pleuraveränderungen. Vergleichende Untersuchungen zur Beurteilung der Atemfunktion. Beitr. Klin. Tuberk. 110, 213 (1953).

KRAUS, F.: Die Röntgenuntersuchung von Pleura und Zwerchfell. In RIEDER-ROSENTHAL 1913.

LAURELL, H.: Der Nachweis minimaler, bei gewöhnlicher Lungenuntersuchung oft unsichtbarer Pleuraexsudate. Acta radiol. (Stockh.) 16, 691 (1935).

LENK, R.: Röntgendiagnostik der intrathorakalen Tumoren und ihre Differentialdiagnose. Wien 1929.

MEIGS, J. V.: Hydrothorax and ascites in association with fibroma of the ovary. Amer. J. Obstet. Gynec. 33, 249 (1937).

MÜLLY, K.: Die Geschwülste der Lunge, Pleura und Brustwand. In Handbuch der inneren Medizin, 4. Aufl., Bd. IV/4, S. 196. Berlin-Göttingen-Heidelberg 1956.

PFEIFER, W., u. A. WEISS: Das Röntgenbild des primären Pleurakrebses. Fortschr. Röntgenstr. 76, 450 (1952).

RIGLER, L. G.: Roentgendiagnosis of small pleural effusions, new roentgenologic position. J. Amer. med. Ass. 96, 104 (1931).

— Atypical distribution of pleural effusions. Radiology 26, 543 (1936).

SPÜHLER, O.: Die Erkrankungen des Zwerchfells. In Handbuch der inneren Medizin, 4. Aufl., Bd. IV/4, S. 573. Berlin-Göttingen-Heidelberg 1956.

UDAONDO, C. B., and A. VADONE: The pathogenetic mechanism of the KIENBÖCK phenomenon. Amer. Rev. Tuberc. 20, 741 (1929).

UNVERRICHT, W.: Über paradoxe Zwerchfellbewegung. Berl. klin. Wschr. (1921).

WACHTLER, F.: Atypische freie Pleuraergüsse. Radiol. Austr. 7, 125 (1954).

WETH, G. V. D.: In STUMPF-WEBER-WELTZ, Röntgenkymographische Bewegungslehre innerer Organe, S. 350. Leipzig 1936.

WILSON, J. W.: Diagnosis of intrapulmonary pleural effusion. J. Amer. med. Ass. 158, 1423 (1955).

ZUPPINGER, A.: Pleuraerkrankungen. In SCHINZ-BAENSCH-FRIEHL-UEHLINGER, Lehrbuch der Röntgendiagnostik, 5. Aufl., Bd. III, S. 2465. Stuttgart 1952.

Erkrankungen des Mediastinum

Von

H. Anacker

A.

I. Anatomie und normales Röntgenbild des Mediastinum

Das Mediastinum oder der Mittelfellraum ist der intrathorakale Raum zwischen den beiden Lungen. Er enthält das Herz und zahlreiche Gefäße, die Trachea und die beiden Hauptbronchien, die Speiseröhre, Nerven, die mediastinalen Lymphknoten und die Thymusreste (Abb. 642 und 643). Er ist seitlich durch die mediastinalen Pleurablätter,

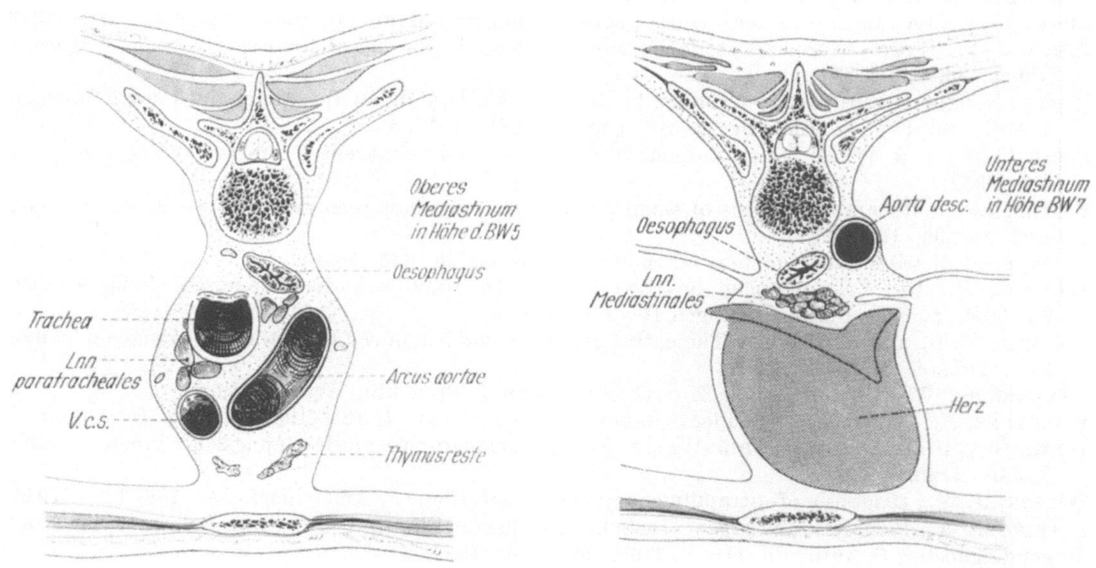

Abb. 642. Schematischer Querschnitt durch das obere Mediastinum in Höhe des BW 5

Abb. 643. Schematischer Querschnitt durch das untere Mediastinum in Höhe des BW 7

vorn durch das Brustbein, hinten durch die Wirbelsäule und unten durch das Zwerchfell begrenzt, während nach oben gegen die Halsregion keine festen Grenzen bestehen. Auch mit dem Bauchraum existieren in Form der Durchtrittsstellen von Speiseröhre und Gefäßen sowie in Form der Zwerchfellücken einige Verbindungen, die einen Übertritt von Gas aus dem Bauchraum in das Mediastinum gestatten, was zur Anlegung eines Pneumomediastinum vom Retroperitonealraum her ausgenutzt wird. Bei der tiefen Inspiration verlängert sich infolge des Tiefertretens des Zwerchfelles das Mediastinum nach unten.

Den gesamten Mediastinalraum teilt man zweckmäßigerweise in ein vorderes und hinteres Mediastinum, wobei die Grenze durch die Trachea bzw. die Herzhinterwand gebildet wird, und in ein oberes und unteres Mediastinum, dessen gedachte Trennungslinie durch die Höhe der Trachealbifurkation verläuft. Im vorderen Mediastinum liegt der Retrosternalraum und der Parakardialraum; im hinteren Mediastinum liegt der Herzhinterraum und der Paravertebralraum (Abb. 644). Will man noch zusätzlich eine exaktere Höhenlokalisation vornehmen, so gibt man die entsprechende Rippe an oder spricht von dem oberen bzw. dem unteren Hiluspol oder setzt die Lokalisierung in Beziehung zur Trachea.

Im Röntgenbild im dorso-ventralen Strahlengang (Abb. 233) stellt sich das normale Mediastinum als ein homogener Schatten dar, der nur im oberen Abschnitt, im Bereich des sog. oberen Gefäßbandes transparent ist, während der Herzschatten undurchsichtig ist. Auf Hartstrahlbildern lassen sich die gesamte Trachea und die beiden Hauptbronchien abgrenzen. Der rechte Rand des Mediastinum wird von oben nach unten verlaufend von der rechten V. anonyma, der V. cava superior bzw. der Aorta ascendens und vom rechten Vorhof gebildet. Die linke Kontur des Mediastinum bilden die linke A. subclavia, der Arcus aortae (der sog. Aortenknopf), der Conus pulmonalis, das linke Herzohr und der linke Ventrikel. Auf dem Röntgenbild im seitlichen Strahlengang (Abb. 234) läßt sich der helle Retrosternalraum zwischen der Vorderwand des Herzens und der Hinterfläche des Sternums gut abgrenzen. Im oberen Mediastinum sind vorne die Aorta ascendens und die großen Gefäße randbildend, während im unteren Mediastinum der rechte Ventrikel, der der vorderen Thoraxwand dicht anliegt, den Rand darstellt. Von der Hinterwand des Herzens, die durch den linken Vorhof gebildet wird, erstreckt sich der Retrokardialraum bis zur Vorderkante der Wirbelsäule. Auf dem Seitenbild ist der Herzschatten infolge des Subtraktionseffektes beider Lungen weniger tief als auf der Aufnahme im sagittalen Strahlengang. Der Retrokardialraum ist ebenso hell wie normales Lungenparenchym. Unmittelbar dorsal der Trachea und des Herzhinterrandes verläuft die Speiseröhre, deren Kontrastfüllung somit eine geeignete Methode ist, um eine Prominenz der

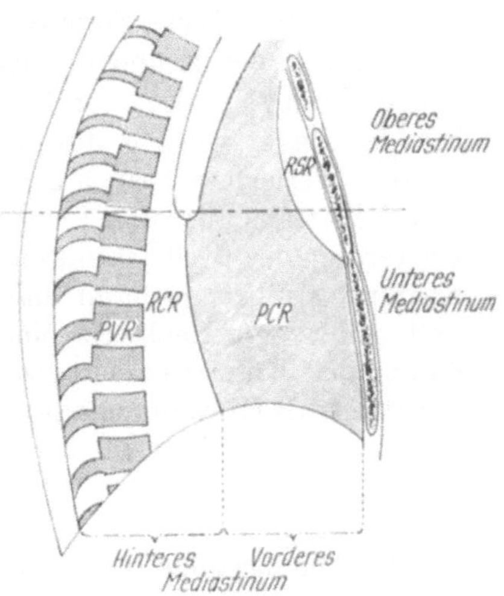

Abb. 644. Einteilung des Mediastinalraumes (umgeändert nach SABISTON und SCOTT und nach ZUPPINGER). *RSR* Retrosternalraum; *PVR* Paravertebralraum; *RCR* Retrocardialraum; *PCR* Paracardialraum

Herzhinterwand bzw. des linkes Vorhofes augenfällig darzustellen. Der Raum zwischen der Vorderkante der Wirbelsäule und dem Rippenbuckel stellt den Paravertebralraum dar. Im oberen Mediastinum ist er auf dem Seitenbild durch die Überlagerung der Schulter zunehmend verschattet, während er im unteren Mediastinum, vor allem bei tiefer Inspiration, gut überschaubar ist.

II. Die röntgenologischen Untersuchungsmethoden des Mediastinum

1. Aufnahme in zwei Ebenen und Durchleuchtung

Auch hier beginnt die Untersuchung mit den *Übersichtsaufnahmen* im sagittalen und im frontalen Strahlengang, und zwar womöglich in Hartstrahltechnik. An Hand der Aufnahme ist zu prüfen, ob eine Verbreiterung des Mediastinum nach beiden Seiten, nach einer Seite oder nur an einer bestimmten Stelle vorliegt. Es ist zu unterscheiden, ob die Verbreiterung scharf begrenzt ist, oder ob der Mediastinalschatten diffus in die Lunge übergeht. An Hand beider Übersichtsaufnahmen ist die genaue Lokalisation eines schattengebenden Prozesses zu bestimmen, was den taktischen Einsatz weiterer Untersuchungsmaßnahmen beeinflußt. Die Übersichtsaufnahmen dienen also einer ersten Orientierung.

Die *Durchleuchtung* hat vor allem den Zweck, die Bewegungsvorgänge des Mediastinum selbst und fragliche Bewegungen an etwaigen Mediastinalprozessen zu ermitteln. Bei ausgedehnten Verschwartungen und bei neoplastischen Infiltrationen bleibt die Bewegung des Mediastinum in Längsrichtung aus, was bronchographisch, tomographisch oder auf dem Hartstrahlbild an einer fehlenden Atemverschieblichkeit der Trachealbifurkation durch Aufnahmen in In- und Exspiration auf demselben Film festgestellt werden kann. Eine Seitenbewegung führt das Mediastinum beim Aufschnupfen bei bronchusstenosierenden Prozessen und Atelektasen nach der kranken Seite aus (Hitzenbergerscher Versuch). Umgekehrt bewegt es sich bei diesen Prozessen beim Husten nach der gesunden Seite.

Das gesamte Mediastinum verlagert sich in *Seitenlage* infolge seiner Schwerkraft um etwa 2—3 cm. Diese Seitenverlagerung bleibt bei verschwartenden Prozessen, z. B. bei der Accretio cordis und bei der Pericarditis calculosa, aus. Man prüft diese Bewegungsstarre durch Aufnahmen in Rechts- und in Linksseitenlagerung. Durch die Untersuchung in Seitenlage, wie sie durch das auf S. 266 angegebene Durchleuchtungszusaztgerät technisch erleichtert ist, läßt sich auch feststellen, ob eine Formveränderung des Mediastinalschattens auftritt. Liegt z. B. ein mediastinaler Pleuraerguß vor, der zu einer Verbreiterung des Mediastinalschattens ohne Abrenzungsmöglichkeit gegen eine Herzverbreiterung führt, so kann man durch Lagewechsel ein Auslaufen des Ergusses erzielen und somit den Nachweis einer Flüssigkeitsansammlung erbringen. Gelingt das Auslaufen des Ergusses nicht, so genügt oft schon eine Formveränderung des fraglichen Schattens als Hinweis auf eine Flüssigkeitsansammlung (vgl. Kapitel Pleuraerkrankungen).

2. Tomographie

Die Tomographie hebt unklare Befunde (z. B. beim Mediastinalemphysem und beim Senkungsabsceß) deutlicher heraus, stellt die äußere Gestelt von Mediastinaltumoren besser dar und deckt Einzelheiten im Innern eines Tumors auf, z. B. Verkalkungen oder Zähne in Teratomen.

Die Tomographie im Bereich des vorderen Mediastinum erzielt in der Kombination mit dem Pneumomediastinum infolge besserer Abgrenzbarkeit der einzelnen Organe gegeneinander wesentlich bessere Resultate als ohne Gas. Die Tomographie der Trachea und der beiden Hauptbronchien wurde bereits auf S. 268 geschildert. Zur tomographischen Erfassung des hinteren Mediastinum empfiehlt sich der frontale Strahlengang, um der intensiven Schattenüberlagerung des Herzens auszuweichen. Hier sind es vor allem die neurogenen Tumoren, die durch den tomographischen Nachweis eines erweiterten Foramen intervertebrale recht sicher definiert werden können.

Durch die *transversale* Tomographie ist die Schichtuntersuchung des Mediastinum wesentlich ausgeweitet und verbessert worden. Besonders raumverdrängende Prozesse können in ihrer räumlichen Ausdehnung auf Querschnittsbildern besonders gut erkannt werden. Durch die Einbeziehung der dritten Ebene in die Untersuchung wird nicht nur die Lokalisierung eines Prozesses vollständiger, sondern auch die Beziehungen zu den Nachbarorganen lassen sich wesentlich besser erkennen. Gerade im Bereich des Herzens und der großen Gefäße, in dem eine Abgrenzung eines raumverdrängenden Prozesses auf besondere Schwierigkeiten stößt, erlaubt die Querschichtuntersuchung oft auch ohne Anlegung eines Pneumomediastinum, an der Vergrößerung und an der Umgestaltung der normalen Schattenfigur einen pathologischen Prozeß zu erkennen.

3. Kymographie

Die Kymographie wird eingesetzt, um die Bewegungsvorgänge eines fraglichen pathologischen Prozesses im Bereich des Herzens und der großen Gefäße zu analysieren, und insbesondere um zu entscheiden, ob der betreffende Prozeß eine Eigenpulsation oder nur eine mitgeteilte Pulsation aufweist. Die Kymographie erlaubt also im Prinzip eine Unterscheidung, ob der fragliche Prozeß dem Herzen und den großen Gefäßen angehört oder nicht.

Bei Eigenpulsation weisen die Bewegungszacken an den beiden Rändern ein gegensätzliches Verhalten auf; bei mitgeteilter Pulsation verlaufen die Bewegungszacken an beiden Rändern gleichsinnig, und die gesamte Bewegungskurve ist gegenüber der des die Bewegung mitteilenden Herz- bzw. Gefäßteiles zeitlich gering verschoben.

Oft aber kann das Kymogramm keine Entscheidung und keine Klärung bringen, ob eine Eigen- oder eine mitgeteilte Pulsation vorliegt. Beim Aortenaneurysma z. B. können dicke thrombotische Wandauflagerungen eine erkennbare Pulsation verhindern, und im Kymogramm sind keine Eigenbewegungen festzustellen (vgl. S. 227). Dadurch werden die diagnostischen Erwägungen von einem Gefäßprozeß abgelenkt. In derartigen Fällen ist die Angiokardiographie oder die selektive Angiographie der Aorta bzw. der A. pulmonalis heranzuziehen.

4. Oesophagographie

Die *Speiseröhrenbreipassage* ist bei allen Prozessen angezeigt, bei denen die Vermutung besteht, daß sie sich an der Grenze zwischen vorderem und hinterem Mediastinum abspielen. Verlagerungen, Impressionen und Abplattungen der Speiseröhre werden durch raumverdrängende Prozesse hervorgerufen. Die Entscheidung, ob es sich dabei um einen gut- oder bösartigen Tumor handelt, ist durch das Oesophagogramm meist nicht zu erbringen, da bösartige Tumoren erst in sehr fortgeschrittenen Stadien in die Speiseröhre infiltrieren. Eine Ausnahme davon macht die sog. Oesophagusform des Bronchialcarcinoms. Hier kann der Befund an der Speiseröhre gelegentlich sogar den ersten Hinweis auf einen stummen Lungentumor bringen. Einen feineren Nachweis für ein invasives Wachstum eines Lungentumors in das Mediastinum oder für Lymphknotenmetastasen bringt die *Oesophaguskymographie* (STRNAD). Bei einer Ummauerung der Speiseröhre bleibt die normalerweise vorhandene Übertragung der Herzpulsationen auf die Speiseröhre aus, und der befallene Bereich läßt sich an einer Bewegungsstarre sehr exakt abgrenzen. Damit ist die Möglichkeit einer präoperativen Beurteilung der Operabilität bzw. Inoperabilität eines Lungentumors gegeben.

Nicht nur, um sekundäre Veränderungen an der Speiseröhre durch einen Prozeß im Mediastinum festzustellen, sondern auch zur Differentialdiagnose zwischen Oesophagusdivertikel und Mediastinaltumor empfiehlt sich die Speiseröhrenuntersuchung.

5. Pneumomediastinum

Eine Gasansammlung im Mediastinum wird künstlich erreicht entweder durch *direkte* Punktion und Insufflation des Mediastinum oder *indirekt* durch Insufflation von Gas an anderen Körperstellen.

a) Das Pneumomediastinum auf indirektem Wege

α) Das **Pneumoretroperitoneum** kann entweder nach der Methode von RUIZ-RIVAS oder nach der Methode von DE GENNES u. Mitarb. angelegt werden. Das präsacral insufflierte Gas steigt vom Retroperitonealraum durch die oben erwähnten Lücken im Zwerchfell in das Mediastinum auf. Da nur ein Teil der Gasmenge in den Mediastinalraum gelangt, ist es zur Anlegung eines Pneumomediastinum auf diesem Wege erforderlich, eine relativ große Menge (bis zu 2000 und 3000 cm³) präsacral zu insufflieren. Das Aufsteigen des Gases in den Mediastinalraum fördert man, indem man den Patienten tiefe In- und Exspirationen, Rumpfbeugen, Kniebeugen und Überstreckungen ausführen läßt. Die aus dem Retroperitonealraum aufsteigende Gasmenge verteilt sich im vorderen *und* hinteren Mediastinum. Man erreicht also auf diese Weise ein Pneumomediastinum totale. Allerdings steigt das Gas nur in etwa 30 % der Fälle ausreichend in das Mediastinum auf. Daher empfiehlt BACCAGLINI an Stelle der kontinuierlichen eine fraktionierte Insufflation. Sobald die erste Gasmenge im unteren hinteren Mediastinum sichtbar wird, werden in Intervallen von 3 min jeweils 100 cm³ bis zur Gesamtmenge von 1500 cm³ eingeblasen. Die Methode der präsacralen Insufflation ist einfacher und gefahrloser als die übrigen Methoden zur Anlegung eines Pneumomediastinum. Das aufgestiegene Gas kann man an einem Knistern in der Hals- und oberen Schlüsselbeinregion durch Betasten feststellen.

β) Bei der **periduralen Insufflation** (CIARLA) (Abb. 645) wird die Punktionsnadel in Höhe von Th 11 oder 12 in den Periduralraum eingestochen, und es werden 500—600 cm³ Luft langsam insuffliert. Das Gas dringt zuerst in das hintere Mediastinum und anschließend auch in das vordere Mediastinum ein. Zusätzlich kommt es aber auch zu einer Gasfüllung des Abdomens und des Halses.

γ) Bei der **cervicalen Methode** (Abb. 646) wird eine Pneumothoraxnadel in Höhe von C 4—5 im seitlichen Nackenbereich eingestochen und bis in den paravertebralen Raum vorgeführt (TRICOMI und CAPALDO). Nach Aspiration (zur Sicherung, daß kein Gefäß angestochen ist) werden langsam 400—1000 cm³ Gas eingeblasen. Zur Verhütung eines allzu starken Emphysems im Halsbereich wird eine Kompression des Halses vorgenommen. Das Gas ist dann gezwungen, in den Mediastinalraum abzusteigen. Man erreicht eine Füllung des hinteren und anschließend auch des vorderen Mediastinum.

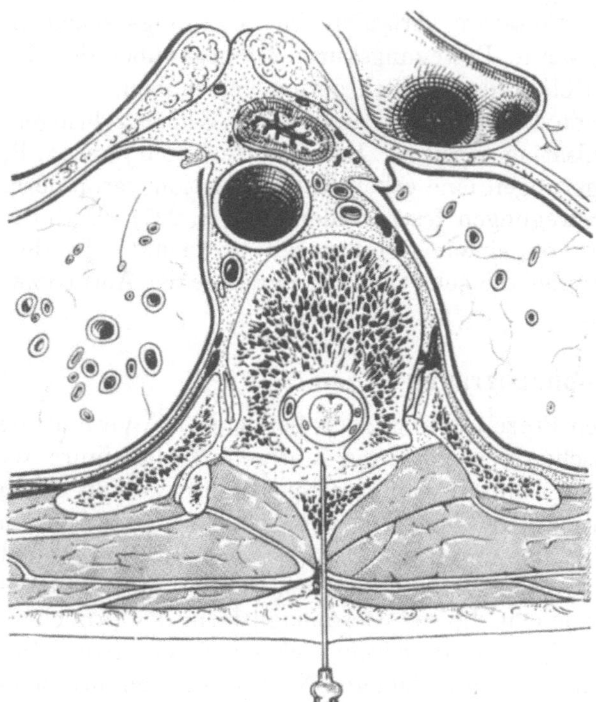

Abb. 645. Schematische Darstellung des Einstiches der Nadel bei der periduralen Gasfüllung nach CIARLA

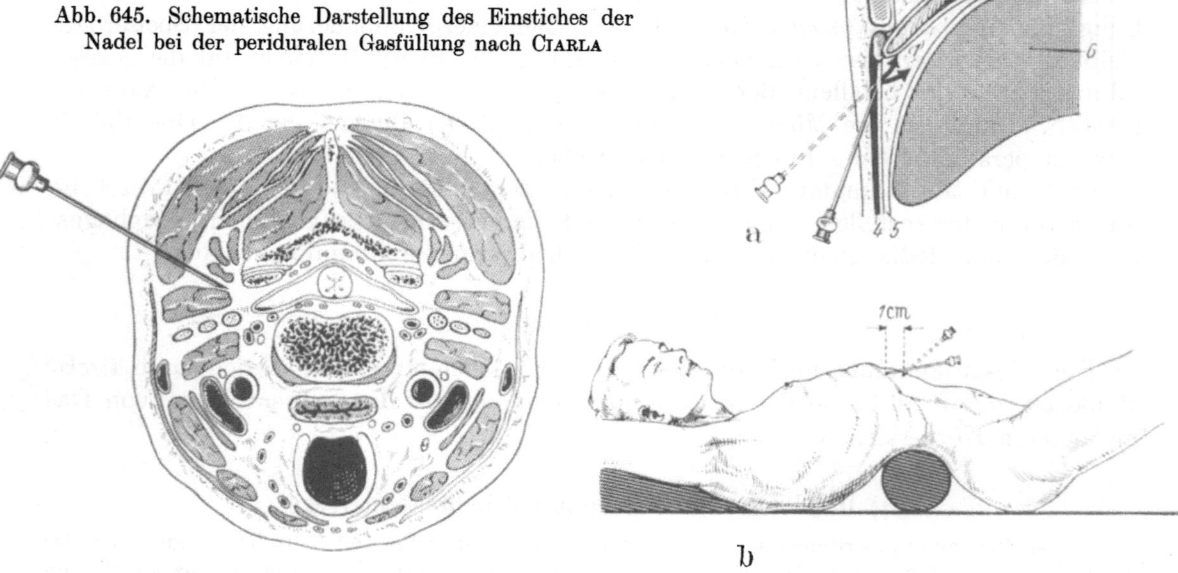

Abb. 646

Abb. 647

Abb. 646. Schematische Darstellung der Einstichstelle bei der cervicalen Methode nach TRICOMI und CAPALDO

Abb. 647. Einstichstelle zur Gasfüllung des vorderen und hinteren Mediastinum nach BACCAGLINI und ROSSELLO und BALMES und THÉVENET. *1* Subperitonealraum; *2* vorderer unterer Mediastinalraum; *3* Zwerchfell; *4* Linea alba; *5* Peritoneum; *6* Leber; *7* Herz und Perikard; *8* Pleura und Lunge

δ) Die **retroxiphoidale Insufflation** (BACCAGLINI; BALMES und THÉVENET) (Abb. 647) lehnt sich eng an die bei der Perikardpunktion verwendete Technik an. Die Punktion wird an dem in Kreuzhohlstellung gelagerten Patienten in der Medianlinie, 1 cm unterhalb des Processus xiphoideus vorgenommen. Die Nadel wird noch etwa 2 cm schräg nach oben an der Hinterwand des Processus xiphoideus weiter-

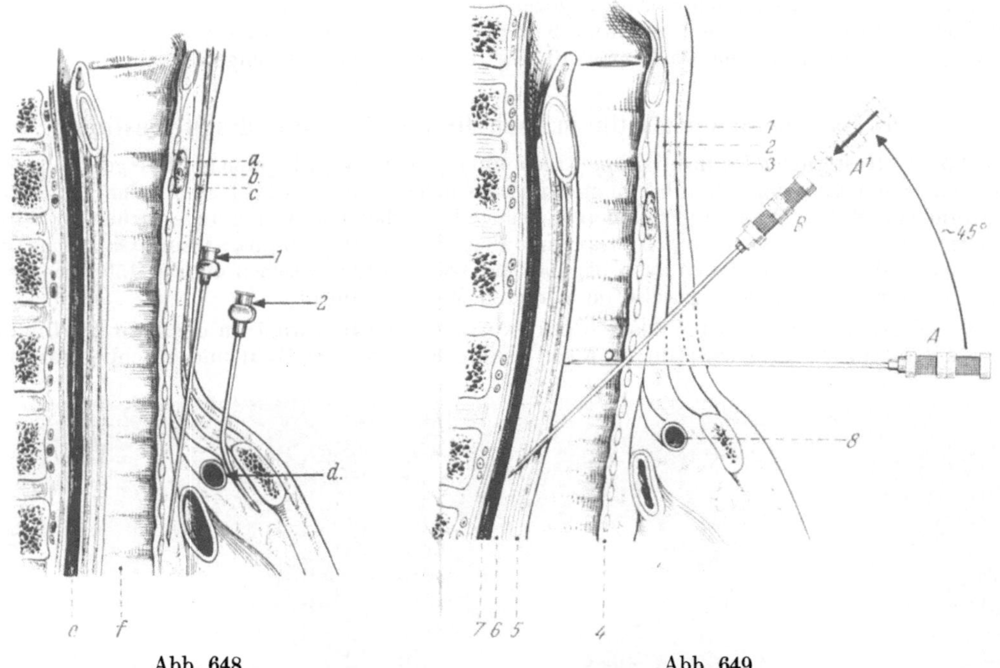

Abb. 648   Abb. 649

Abb. 648. Einstichstellen zur Gasfüllung des vorderen und hinteren Mediastinum (nach CONDORELLI, TURCHETTI und PIDONE). *1* Lage der Nadel zur Einführung des hinteren Mediastinum; *2* Lage der Nadel zur Einführung des vorderen Mediastinum

Abb. 649. Einstichstellen zur Gasfüllung des hinteren Mediastinum (zweite Methode) (nach CONDORELLI). *A* Lage der Nadel zum Einstich in die Haut und die vordere Trachealwand; *B* Lage der Nadel zum Einstich in die hintere Trachealwand

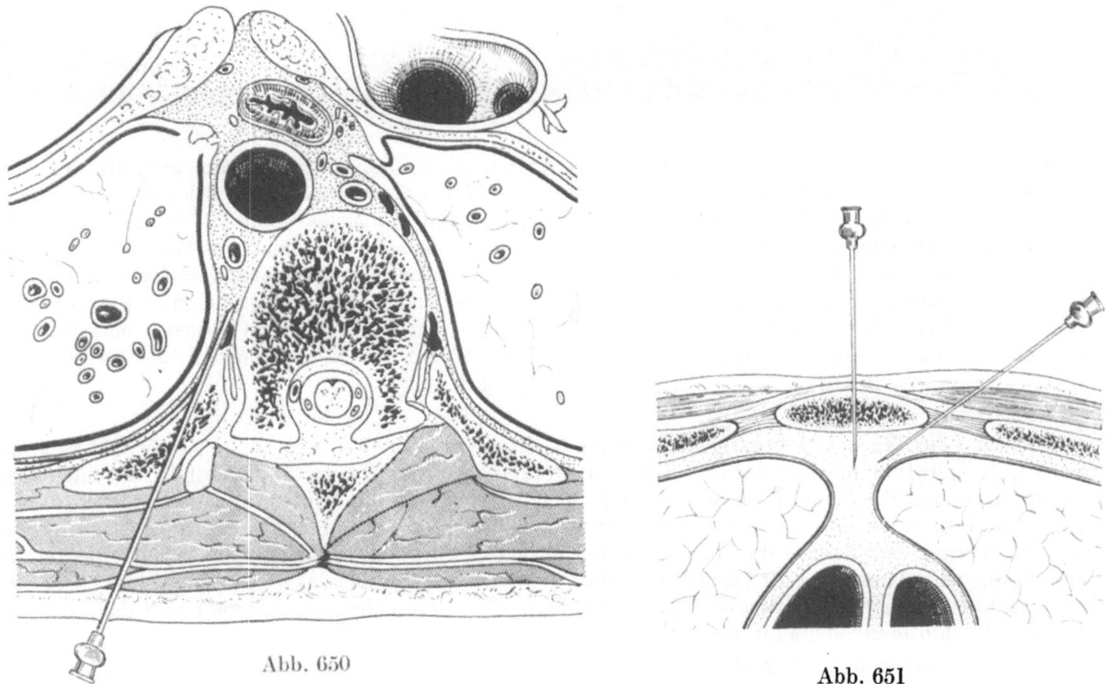

Abb. 650   Abb. 651

Abb. 650. Schematische Darstellung des Einstiches der Nadel bei der paravertebralen Methode nach PAOLUCCI und GIACOBINI

Abb. 651. Schematische Darstellung der Einstichstellen zur Gasfüllung des vorderen Mediastinum mittels transsternaler und parasternaler Technik nach SANSONE. (Abb. 645—651 aus COCCHI „Retropneumoperitoneum und Pneumomediastinum" 1957)

geführt, und dort werden nach Sicherung gegen eine Gefäßverletzung mit dem Pneumothoraxapparat 500—600 cm³ Luft eingeblasen. Auch hierbei tritt ein Pneumomediastinum totale auf. Die Methode ist wegen der unmittelbaren Nachbarschaft des Herzens nicht ganz ungefährlich.

b) Das Pneumomediastinum nach direkter Punktion des Mediastinum

α) Zur **retrosternalen Gasinsufflation** (CONDORELLI) (Abb. 648) wird eine um 120° gebogene Nadel im Jugulum, dicht über dem Manubrium sterni eingestochen und etwa 2—3 cm an der Hinterwand des Sternum vorgeführt. Nach Aspiration (zur Feststellung, daß kein Gefäß angestochen ist) wird unter gleichzeitiger Druckregistrierung langsam mit dem Pneumothoraxapparat eine Gasmenge von 200 bis 300 cm³ (in Ausnahmefällen auch bis 700 cm³, bei Kindern zwischen 40 und 150 cm³) insuffliert. Das Gas sammelt sich vorzugsweise im vorderen Mediastinum an.

β) Bei der **transtrachealen Methode** (CONDORELLI) (Abb. 649) wird 1 cm oberhalb des Jugulum mit einer mit einem Mandrin bewaffneten Nadel senkrecht durch die Haut und anschließend durch die

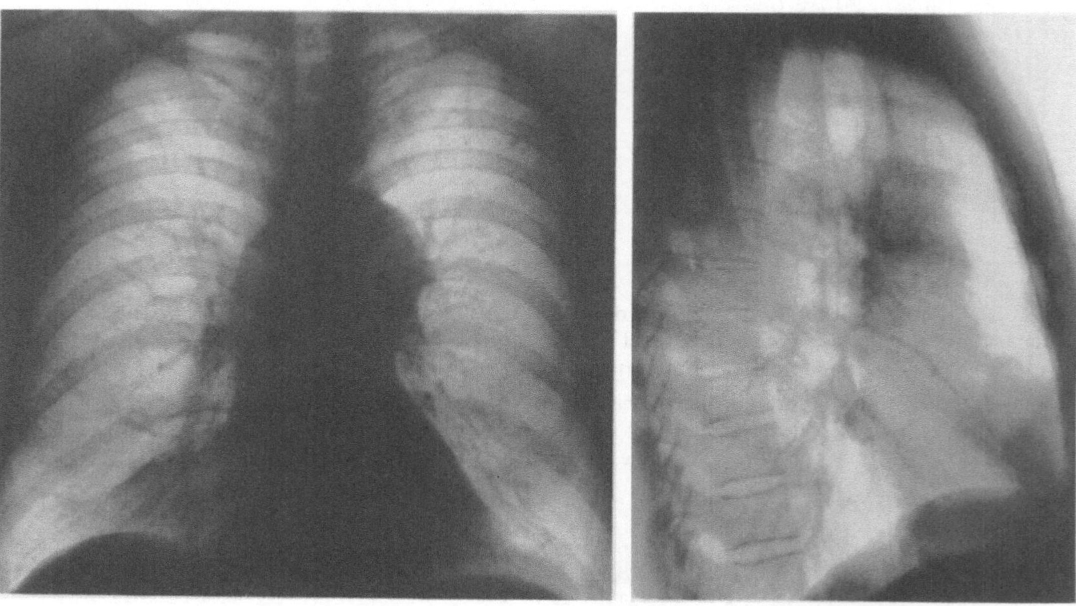

<table>
<tr><td>Abb. 652a</td><td>Abb. 652b</td></tr>
</table>

Abb. 652a—f. 56jähriger Patient mit rundlichem Knoten in der Nähe des Aortenknopfes, diffuser Verschleierung im rechten Herzzwerchfellwinkel und mit „vergrößertem Herzbürzel". Sämtliche schattengebenden Prozesse liegen im Bereich der vorderen Thoraxpartie bzw. im vorderen Mediastinum (b). Klinisch außer einmaligem Sputum keine nennenswerten Beschwerden. In der Anamnese Entfernung mehrerer Neurofibrome aus der rechten Kniekehle. Ein Aortenaneurysma konnte durch eine Aortographie ausgeschlossen werden (c). Im Pneumomediastinum lassen sich überraschend drei isolierte Gebilde in der Herztaille, im vorderen rechten Herzzwerchfellwinkel und neben der Herzspitze abgrenzen (d, e und f). In Analogie zu den Tumoren in der Kniekehle werden multiple Neurofibrome angenommen. Wegen der Geringfügigkeit der Beschwerden keine Operation

Vorderwand der Trachea eingegangen. Liegt die Nadelspitze in der Trachea, was an einer widerstandslosen Luftaspiration und Instillation festgestellt werden kann, so wird der Nadelkopf um 45° nach oben geschwenkt, und die Nadelspitze wird schräg nach unten durch die Hinterwand der Trachea durchgestoßen. Jetzt wird der spitze Mandrin gegen einen längeren stumpfen Mandrin ausgetauscht, um eine Verletzung der Speiseröhre zu vermeiden. Nach Aspiration zur Kontrolle gegen eine Gefäßverletzung wird langsam Luft insuffliert. Man verspürt dabei einen leichten Widerstand. Die eingefüllte Luftmenge beträgt wiederum etwa 500 cm³. Bei dieser Methode sammelt sich das Gas vorwiegend im hinteren Mediastinum an.

γ) Die **paravertebrale Methode** (Abb. 650) ist nach den Angaben von PAOLUCCI und GIACOBINI ungefährlicher als die transtracheale. Die Punktionsnadel wird in Höhe des 6.—8. Brustwirbels, etwa 5 cm paramedian eingestochen und schräg gegen die seitliche Wirbelkörperwand vorgeschoben. Wiederum wird eine Gefäßverletzung durch Aspirieren ausgeschlossen, und es wird die extrapleurale Lage durch Druckmessung verifiziert. Jetzt erfolgt die Insufflation des Gases mit Hilfe des Pneumothoraxapparates, und zwar in einer Menge von 500—1200 cm³. Mit dieser Methode erzielt man ein Pneumomediastinum totale.

δ) Die beiden folgenden Methoden (SANSONE) (Abb. 651) sind hauptsächlich zur Anwendung im Kleinkind- und Säuglingsalter vorgesehen. Bei der **parasternalen Methode** wird die Nadel fast tangential am seitlichen Brustbeinrand eingestochen und an die Hinterfläche des Brustbeins vorgeführt. Die richtige Lage der Nadelspitze läßt sich dadurch kontrollieren, daß eine vorher in die Nadel eingefüllte Flüssigkeit infolge des Unterdrucks im Mediastinum angesaugt wird.

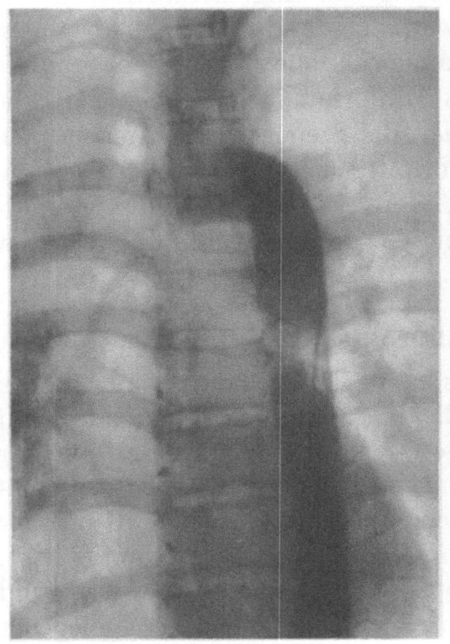

Abb. 652 c

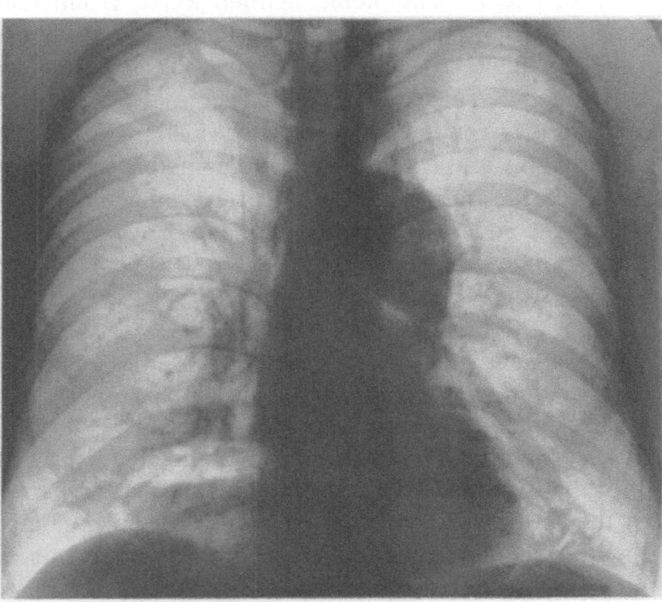

Abb. 652 d

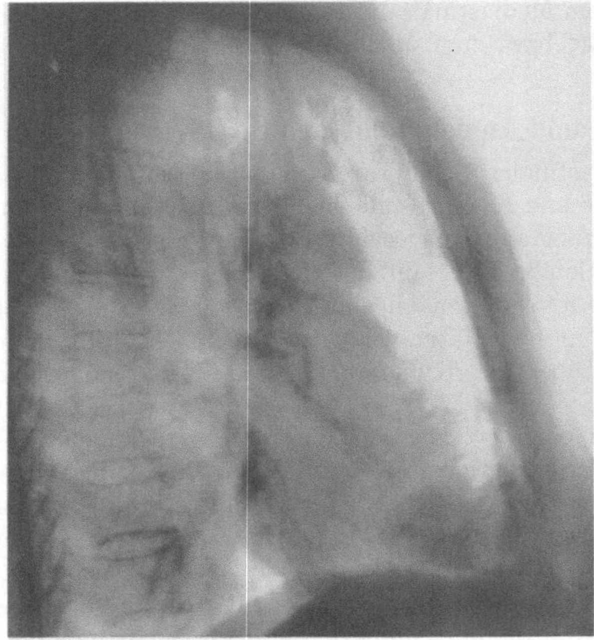

Abb. 652 e

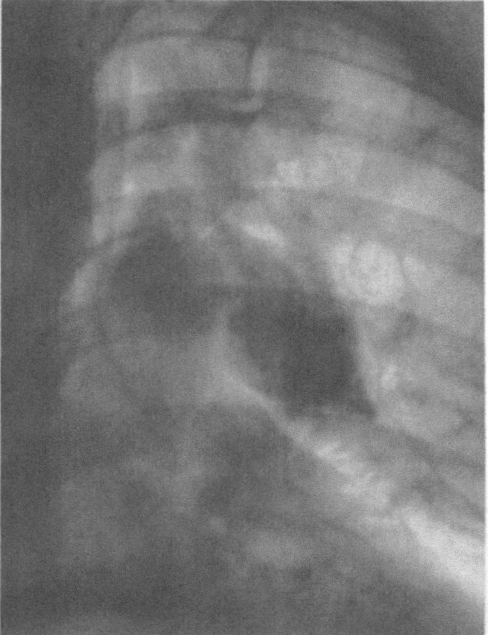

Abb. 652 f

Bei der **transsternalen Methode** wird die Nadel in der Mittellinie durch das dünne Sternum durchgestoßen und bei kontrollierter Lage der Nadelspitze Gas insuffliert. Diese beiden Methoden eignen sich vorzugsweise zur Luftdarstellung des vorderen Mediastinum.

Das Pneumomediastinum erlaubt infolge des Eindringens des Gases zwischen die einzelnen Organelemente eine wesentlich bessere Abgrenzung dieser Organe gegeneinander und gibt so die Möglichkeit, einen pathologischen Prozeß zuzuordnen (Abb. 652a—f). Vor allem in der Kombination sowohl mit der longitudinalen als auch mit der transversalen Tomographie lassen sich pathologische Prozesse eindeutig abgrenzen, die sonst im Herzschatten verschwinden. Die Verträglichkeit des Pneumomediastinum ist bei sachgemäßer Durchführung im allgemeinen gut. Außer einem leichten Druckgefühl hinter dem Brustbein wird keine nennenswerte Beeinträchtigung des Allgemeinbefindens angegeben. Dennoch sollte die Methode wegen der Schwierigkeit und der nicht absoluten Ungefährlichkeit der verschiedenen Techniken nur angewandt werden, wenn andere Untersuchungsmethoden nicht zum Ziel führen. Das Hauptindikationsgebiet sind die raumverdrängenden Prozesse, insbesondere des Thymus. Bei Stenosen und Aneurysmen der großen Gefäße kann das Pneumomediastinum als Voruntersuchung eingesetzt werden. Kontraindikationen sind schlechter Allgemeinzustand, Herz-, Kreislauf- und Atmungsstörungen sowie akute entzündliche Prozesse im Bereich des Mediastinum und der Lungen.

6. Diagnostischer Pneumothorax

Bei einem Tumor im Bereich des Mediastinalrandes kann durch einen Pneumothorax der Versuch unternommen werden, die Zugehörigkeit dieses Tumors zur Lunge oder zum Mediastinum zu bestimmen. Da sich aber die Lungen beim Pneumothorax von der lateralen Brustwand abheben und am Mediastinum anlagern, gelingt diese Unterscheidung häufig nicht. In solchen Fällen ist das Pneumomediastinum angezeigt. Günstiger ist die Situation, wenn der fragliche Prozeß im Bereich des hinteren Mediastinums liegt. Nach Anlegung eines Pneumothorax wandert der hintere Lungenrand hiluswärts, und ein Lungentumor ändert seinen Standort, während ein im hinteren Mediastinum gelegener Tumor seine ursprüngliche Lage beibehält. Ähnliche Verhältnisse liegen in den paramediastinalen Regionen der Lungenspitze und der Lungenbasis vor. Auch hier rückt der Lungenrand beim Pneumothorax vom Mediastinalrand ab, und die Zuordnung eines raumverdrängenden Prozesses zur Lunge bzw. zum Mediastinum wird möglich.

7. Angiographie und Angiokardiographie

Bei allen Fällen, bei denen ein mediastinaler Gefäßprozeß zur Diskussion steht, und bei denen Nativaufnahmen, Tomographie und Kymographie keine Entscheidung bringen, ist die Angiographie bzw. die Angiokardiographie angezeigt. Die Kontrastmitteluntersuchung des Herzens und der großen Gefäße klärt auf die eindeutigste und anschaulichste Weise, ob ein Prozeß dem Herzgefäßsystem angehört oder nicht. Sie erlaubt darüber hinaus eine detaillierte Beurteilung der Natur des betreffenden Gefäßprozesses. Dafür sind Aufwand und Risiko gegenüber der Kymographie und der Tomographie größer.

Die *mediastinale Phlebographie* wird eingesetzt bei allen raumverdrängenden Prozessen im oberen Mediastinum und bei der chronischen fibrösen Mediastinitis, um Stenosierungen bzw. Verlegungen an den großen mediastinalen Venen mit Einflußstauung (Obstruktionssyndrom der V. cava superior) festzustellen bzw. auszuschließen. Bis zu einem gewissen Grade lassen sich dabei gutartige von bösartigen Tumoren unterscheiden. Um ein vollständiges Gefäßbild mit dem eventuell gebildeten gesamten Kollateralkreislauf zu erhalten, ist es zweckmäßig, die Kontrastmittelinjektion in die V. mediana cubiti *beider* Ellbogen vorzunehmen. Es ist besonders darauf zu achten, daß die V. mediana cubiti oder die V. basilica (mit weitlumiger Flügelkanüle) punktiert wird, da eine ausschließliche Injektion in die V. cephalica einen ungenügenden Kontrastmittelzufluß und damit eine unzureichende Darstellung bringt. Die Injektion selbst kann unter manuellem Druck vorgenommen werden. Serienaufnahmen sind wie bei jeder Angiographie empfehlenswert. Die einzelnen zeitlichen Intervalle können dabei auf 2—4 sec, je nach dem Grad der zu erwartenden Stenose, bemessen werden. Die Verträglichkeit der Untersuchung ist im allgemeinen gut. Es tritt ein vorübergehendes Hitzegefühl und ein Hustenreiz auf, gelegentlich kommt es auch einmal zu Übelkeit und Erbrechen. Die Untersuchung kann auch bei hochgradiger Einflußstauung durchgeführt werden, da die Kontrastmittelpassage entsprechend der Gefäßenge langsam vor sich geht und oft erst über einen weitläufigen Kollateralkreislauf zum Herzen führt.

Die Venen des vorderen Mediastinum, insbesondere die Vv. mammariae internae werden durch Sternalpunktion und *intraossäre Kontrastmittelinjektion* dargestellt. Auf diese Weise füllen sich die rechte und die linke V. mammaria interna und gelegentlich auch retrograd die angrenzenden Partien der Intercostalvenen. Umgekehrt kann auch durch eine intraossäre Injektion nach Punktion der vorderen Rippenabschnitte eine — allerdings nur einseitige — Darstellung der V. mammaria interna erreicht werden. Mit der Angiographie dieser Venen wird versucht, Tumoren im vorderen Mediastinum, insbesondere die parasternalen Lymphknotenmetastasen eines Mammacarcinoms nachzuweisen. Aber auch das Eindringen einer Lymphogranulomatose, eines Lymphosarkoms oder einer Leukämie in das vordere obere Mediastinum kann auf diese Weise erkannt werden.

Die intraossäre Kontrastmittelinjektion entweder in das Sternum oder in die Rippen erfordert keine besondere Vorbereitung des Patienten. Nach Lokalanaesthesie wird mit der Sternalpunktionsnadel die ossäre Punktion vorgenommen. Nach Durchstoßen der äußeren Compacta wird etwas Knochenmark aspiriert und die intraspongiöse Lage der Nadelspitze durch Einführen eines längeren Mandrins kontrolliert. Anschließend werden etwa 10 cm³ eines hochprozentigen trijodierten Kontrastmittels unter manuellem Druck injiziert und mehrere Serienbilder in rascher Folge angefertigt. Die richtig durchgeführte Untersuchung ruft keine oder kaum nennenswerte Beschwerden hervor. Dagegen treten bei subperiostaler Kontrastmittelansammlung vorübergehende, starke Schmerzen auf. Als Komplikation ist eine Fettembolie denkbar. Wir selbst haben bei 50 Untersuchungen keinen Zwischenfall erlebt.

Zur Darstellung der Venen im hinteren Mediastinum, der V. azygos bzw. hemiazygos und des Plexus paravertebralis werden die Punktion und die Kontrastmittelinstillation in die hinteren Rippenabschnitte vorgenommen. Für die Untersuchung von Tumoren im hinteren Mediastinum spielt diese Gefäßdarstellung keine größere Rolle. Aber mit der *Azygographie* können in Ergänzung zur mediastinalen Phlebographie die Tumoren im Hilusbereich, insbesondere Lymphknotenmetastasen erfaßt werden.

Infolge ihrer wesentlich rigideren Wand werden Arterien im allgemeinen weniger durch exogene Prozesse betroffen als Venen. Die *Arteriographie* bzw. die *Aortographie* wird dementsprechend fast ausschließlich zur Erkennung von Veränderungen an den Gefäßen selbst eingesetzt. Hier ist es vor allem die Diagnose und Differentialdiagnose des Aortenaneurysma. Man muß aber daran denken, daß sich infolge starker thrombotischer Wandauflagerungen nicht das gesamte Ausmaß des Aneurysmasackes im Angiogramm darstellen kann. In einem solchen Fall ist die Tomographie zur Ergänzung hinzuzuziehen. Über die verschiedenen Techniken und über weitere Indikationsgebiete der Aortographie und der Angiokardiographie siehe Kapitel Herz- und Gefäßerkrankungen.

B. Lageveränderungen

Die Lage des Mediastinum wird von den Druckverhältnissen in beiden Thoraxhälften bestimmt. Solange der intrapulmonale bzw. der intrapleurale Druck der einen Seite — auch bei pathologischen Prozessen mit Ausnahme der speziellen raumverdrängenden Prozesse —genau so groß wie auf der anderen Seite ist, behält das Mediastinum seine normale mittelständige Lage bei. Erst beim Auftreten von Druckdifferenzen in beiden Thoraxhälften, bei verziehenden und verdrängenden Prozessen wird das Mediastinum verlagert.

Das Mediastinum kann für kurze Zeit oder langdauernd seine Lage nach der Seite oder auch nach oben, in toto oder in einzelnen Abschnitten verändern.

Zu einer *kurzfristigen Lageveränderung*, zum Mediastinalwandern kommt es dann, wenn die Druckverhältnisse nur vorübergehend gestört sind, wie es z. B. bei der Bronchusstenose während der In- und Exspiration der Fall ist. Bei der Atelektase eines

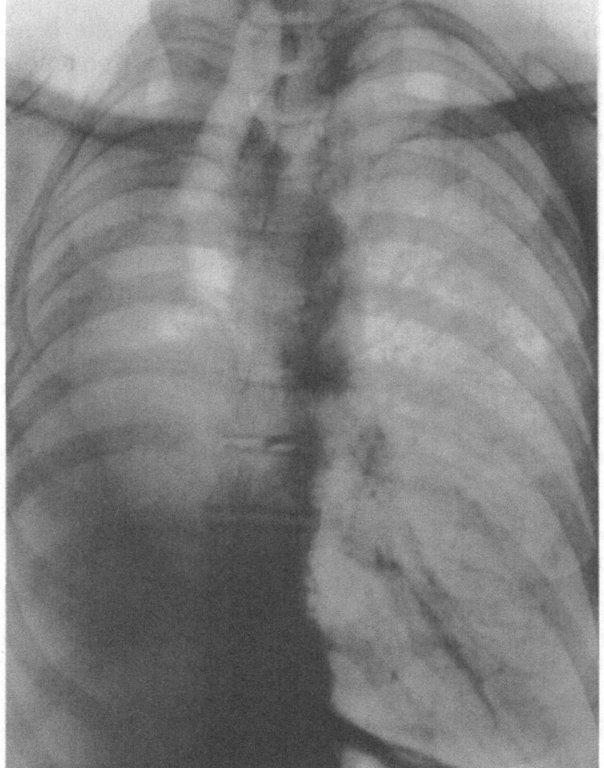

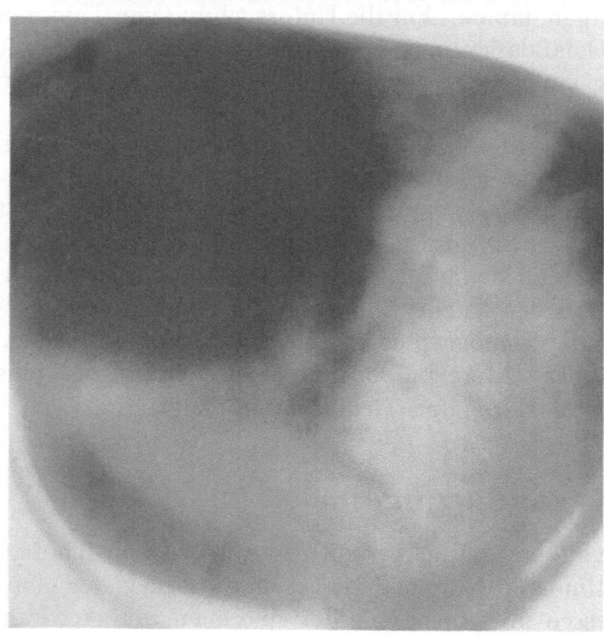

Abb. 653a u. b. Verlagerung des Mediastinum nach rechts mit starker Überblähung der linken Lunge nach Pneumonektomie rechts. a DV-Übersichtsbild; b transversales Tomogramm: Man erkennt die starke Verlagerung des Herzens in den rechten hinteren Thoraxraum

größeren Teils eines Lungenflügels oder bei einer inspiratorischen Ventilstenose eines größeren Bronchus wandert das Mediastinum bei der Inspiration, vor allem bei der forcierten Inspiration, zur kranken Seite, während es in der Exspiration wieder seine alte Lage einnimmt. Der Vorgang läßt sich mit Hilfe des Schnupfversuches beschleunigen und bei der Durchleuchtung besser sichtbar machen (Mediastinalschnellen). Umgekehrt wandert das Mediastinum bei einer exspiratorischen Bronchusstenose bei der Exspiration oder deutlicher beim Husten nach der gesunden Seite (vgl. Allgemeine Pathologie und Patho-Physiologie der Lungenerkrankungen).

Die *permanenten Verlagerungen* des Mediastinum beruhen zum Teil ebenfalls auf einer Druckdifferenz in beiden Pleurahöhlen, zum Teil aber auch auf anderen Faktoren. Sie lassen sich nach Richtung und Ursache einteilen:

1. Verlagerungen nach der kranken Thoraxseite (durch Sog oder Zug)

Ist die Atelektase in einem Lungenflügel so ausgedehnt, daß sie mit einer erheblichen Volumenverkleinerung der betreffenden Lunge einhergeht, so kommt es zu einer permanenten Verlagerung des Mediastinum in die kranke Seite, und zwar wird bei einer Totalatelektase der Lunge das gesamte Mediastinum verlagert. Die gleiche Totalverlagerung tritt auch nach einer Pneumonektomie und bei einer massiven Pleuraschwarte, die auch die Pleura mediastinalis erfaßt, auf. Wir finden dabei gleichzeitig eine Schrumpfung der betroffenen Thoraxseite, eine Verschmälerung der Intercostalräume und gelegentlich sogar eine Skoliose der Wirbelsäule. Bei derartig ausgedehnten Schrumpfungsprozessen bleibt jedoch die Zugwirkung nicht allein auf das Mediastinum be-

schränkt, sondern erstreckt sich auch auf die benachbarten Abschnitte der gegenüberliegenden Lunge. Unter Überdehnung folgt diese dem verlagerten Mediastinum nach, und es entsteht eine sog. *Lungen-* bzw. *Mediastinalhernie*. Während die Verlagerung des Mediastinum auf dem Übersichtsbild im sagittalen Strahlengang, am besten in Hartstrahltechnik zu erkennen ist (Abb. 653a), stellt sich die Lungenhernie am deutlichsten im transversalen Schichtbild dar (Abb. 653b). Nicht nur das Ausmaß, sondern auch die Lokalisation der Hernien lassen sich hierbei eindeutig beurteilen. Wie im Abdomen, so gibt es nämlich auch im Thorax und am Mediastinum ganz bestimmte schwache Stellen, die eine Hernienbildung erlauben. Lungenhernien dringen bevorzugt über den Retrosternalraum und — wenn gleichzeitig auch eine Verlagerung oder Drehung des Herzens nach hinten auftritt — auch über den freigewordenen Präkardialraum auf die andere Seite vor. Die zweite schwache Stelle, die von den Lungenhernien benutzt wird, ist der Retrokardialraum. Die retrosternalen Lungenhernien können gelegentlich auch auf dem Hartstrahlbild im sagittalen Strahlengang an einer zarten Pleurakontur erkannt werden.

Ist der Sog oder die Zugwirkung nur auf einen Teil der Lunge beschränkt, wie z. B. bei einer Lappenatelektase oder bei einer Schrumpfung eines Lungenlappens infolge einer Tuberkulose oder einer Silikose, so wird nur der benachbarte Mediastinalabschnitt herangezogen und verlagert. Bei Sog- und Zugwirkung im oberen Thoraxabschnitt (Oberlappenatelektase, Oberlappenschrumpfung, obere mediastinale Pleuraschwarte) krümmt sich die Trachea konvex gegen die kranke Seite, und manchmal läßt sich auch die Verlagerung des oberen Gefäßbandes erkennen. Bei Zugwirkung im mittleren Thoraxabschnitt sieht man eine Lateralverlagerung von Trachealbifurkation und Lungenhilus. Bei isolierter Zugwirkung im unteren Thoraxabschnitt folgt das Herz weniger als der angrenzende Zwerchfellabschnitt dem Zug nach.

2. Verlagerung in die gesunde Thoraxseite (durch Druck)

Eine Mediastinalverlagerung nach der Gegenseite finden wir bei einem ausgedehnten Pleuraerguß, bei einem Tumor, der die gesamte Thoraxhälfte ausfüllt, beim Spannungspneumothorax (Abb. 654), gelegentlich bei einem hochgradigen einseitigen Lungenemphysem, wie z. B. bei einer exspiratorischen Ventilstenose eines Hauptbronchus, und bei Riesencysten oder Riesenkavernen. Auch hier kann wiederum das gesamte Mediastinum oder ein einzelner Abschnitt verlagert sein. Die abschnittsweise Verlagerung finden wir z. B. bei Riesencysten und bei der progressiven Lungendystrophie, bei denen sich die Blähung über den gesamten oberen Abschnitt einer Thoraxhälfte erstreckt (Abb. 296). Ein Tumor führt nur dann zu einer abschnittsweisen Mediastinalverlagerung, wenn er eine entsprechende Größe und einen Fixpunkt an der Wirbelsäule besitzt (ZUPPINGER). Im oberen Mediastinum kann eine endothorakale Struma die Trachea verdrängen.

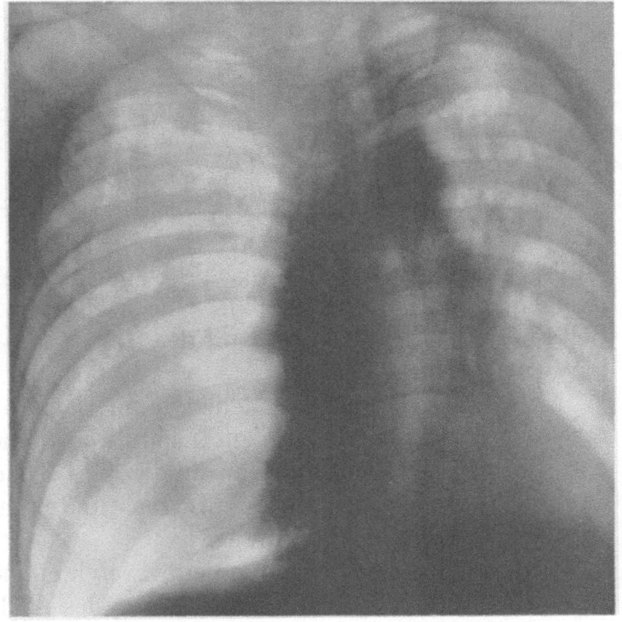

Abb. 654. Spannungspneumothorax rechts mit Verlagerung des Mediastinum in die gesunde Seite

Umgekehrt wie bei der Mediastinalverlagerung in die kranke Seite geht die Verlagerung in die gesunde Seite bei zahlreichen Prozessen, wie z. B. bei der Riesencyste, bei der progressiven Lungendystrophie, beim Lungenemphysem und beim Ventilpneumothorax mit einer Vergrößerung der Thoraxhälfte und einer Verbreiterung der Intercostalräume auf der erkrankten Seite einher.

Das Symptom der Mediastinalverlagerung, insbesondere die Entscheidung, ob eine Verlagerung in die kranke oder in die gesunde Seite, d. h. also, ob ein Zug oder eine Druckwirkung vorliegt, ist von ganz erheblicher differentialdiagnostischer Bedeutung. Tumoren und schrumpfende Lungenprozesse können beide die gleiche Verschattung hervorrufen. Das Symptom der Verdrängung oder der Heranziehung des Mediastinum gibt einen ersten Einblick in das Verhalten und in die mutmaßliche Natur des betreffenden Prozesses.

3. Verlagerung nach oben oder unten

Der Lungenhilus kann durch einen schrumpfenden Lungenprozeß im Oberlappen, z. B. durch eine cirrhotische Lungentuberkulose oder durch eine Pneumokoniose nach oben verlagert werden. Man sieht dann auf dem Übersichtsbild eine Hochziehung der

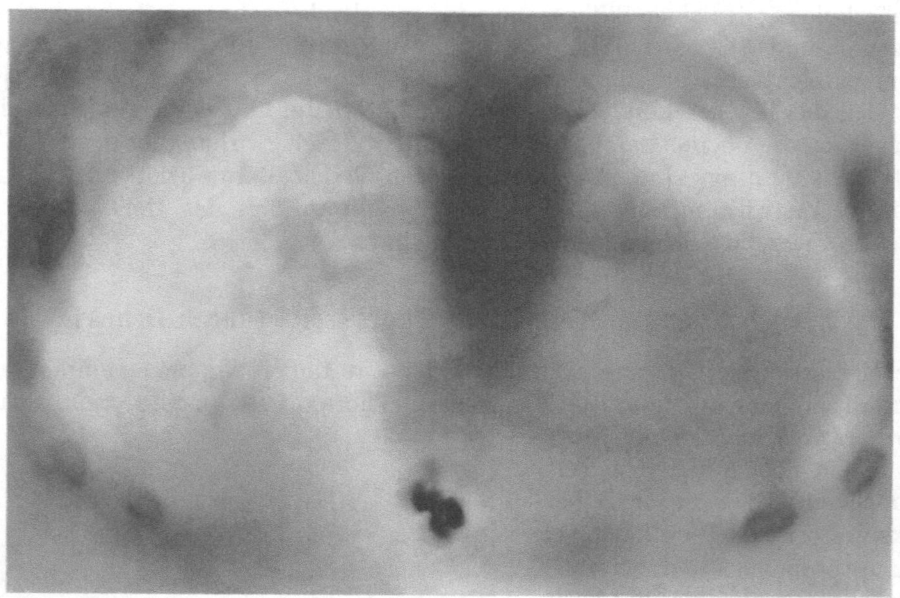

Abb. 655. Transversales Tomogramm bei Trichterbrust. Man erkennt die vollständige Verlagerung des Herzens in die linke Thoraxseite. Bleimarken an der tiefsten Stelle der Trichterbrust

Hilusgefäße mit einer Ausziehung und Streckung der Unterlappenpulmonalgefäße (Reichmannsche Regenstraße). Gleichzeitig ist der Hauptbronchus der betreffenden Seite horizontal gestellt, was auf der Hartstrahlaufnahme bzw. im Bronchogramm sichtbar wird (Abb. 497, 523).

Eine Verlängerung des Mediastinum nach unten haben wir bereits als physiologisches Verhalten bei der tiefen Inspiration kennengelernt. Als pathologischer Zustand tritt sie beim Lungenemphysem infolge des Zwerchfelltiefstandes auf. Gleichzeitig sind damit eine Rechtsdrehung des Herzens und eine Verlagerung der Herzspitze gegen die vordere Thoraxwand verbunden.

Umgekehrt kommt es bei einem Zwerchfellhochstand zu einer Stauchung und damit zu einer Verkürzung und Verbreiterung des Mediastinum.

4. Verlagerung durch Thorax- und Wirbelsäulendeformitäten

Dabei wird das Mediastinum in *horizontaler Richtung* verlagert. Bei der *Trichterbrust*, bei der das Sternum weit in den Thoraxinnenraum einschneidet und den Mediastinalraum mitunter hochgradig einengt, müssen die Mediastinalorgane notwendigerweise nach dorsal und — wenn der in sagittaler Richtung zur Verfügung stehende Raum nicht mehr ausreicht — auch nach links ausweichen. Die topographische Situation solcher Fälle läßt sich anschaulich durch die transversale Tomographie darstellen (Abb. 655).

Umgekehrt ist die Situation bei der *Hühnerbrust*. Hier ist der Sagittaldurchmesser des Mediastinum vergrößert. Die Mediastinalorgane sind räumlich nicht beengt, der Retrosternalraum ist verbreitert.

Bei der *Kyphoskoliose* der Brustwirbelsäule schiebt die Wirbelsäule, namentlich wenn sie gleichzeitig an Stelle der Kyphose eine Lordosierung aufweist, das Mediastinum vor sich her und verlagert es nach links oder rechts. Die Feststellung, ob bei einer Kypho-

skoliose gleichzeitig auch eine Mediastinalverlagerung vorliegt, ist jedoch nicht ganz einfach, da das Kriterium einer mittelständigen Mediastinallage, nämlich die Wirbelsäule und die beiden Sternoclaviculargelenke selbst verlagert sind. Man kann sich behelfen, indem man eine Ganzaufnahme der Wirbelsäule anfertigt und eine Verbindungslinie zwischen Dens epistrophei und der Steißbeinspitze herstellt.

Alle größeren Mediastinalverlagerungen, insbesondere die Seitenverlagerungen, führen zu röntgenologisch feststellbaren *Gefäßveränderungen und zu Kreislaufstörungen*. Unter den Gefäßen werden die dünnwandigen Venen stärker als die Arterien betroffen. Im Phlebogramm sieht man an der V. anonyma der Seite der Verlagerung, einfache oder doppelte Knickungen mit Einengungen des Gefäßlumens und Rückstauung des Kontrastblutes (Abb. 656). Die klinischen Folgen dieser Venenabknickung sind eine Venendruckerhöhung, Blaufärbung und gelegentliche Schmerzen im Arm. Auf

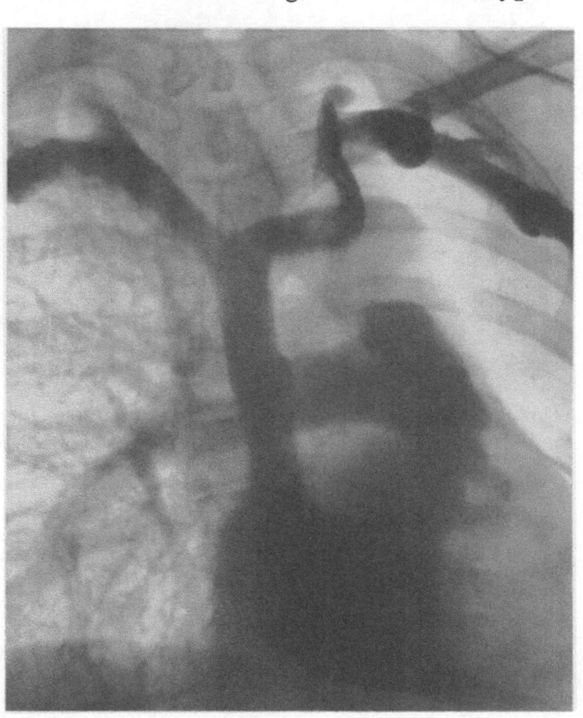

Abb. 656. Mediastinales Phlebogramm bei Linksverlagerung des Mediastinum: doppelte Abknickung der V. anonyma sinistra

der Gegenseite ist die V. anonyma gestreckt, ihr Lumen kann ebenfalls leicht eingeengt sein.

C. Entzündungen und Verletzungen

1. Akute Mediastinitis

Die *akute Mediastinitis* verlief früher fast regelmäßig letal; heute ist sie wesentlich seltener geworden. Sie tritt am häufigsten als Folge des spontanen Durchbruchs eines Oesophaguscarcinoms oder nach einer artifiziellen Perforation bei einer Bougierung auf. Auch durch Übergreifen eines Lungenabscesses oder eines Pleuraempyems oder durch einen Senkungsabsceß nach einem entzündlichen Prozeß in der Halsregion kann es zu einer Mediastinitis kommen.

Klinisch liegt ein schweres Krankheitsbild mit hohem Fieber, mit starker Beeinträchtigung des Allgemeinbefindens, mit Intoxikationserscheinungen und mit Kollapsneigung vor. Es werden Schmerzen retrosternal und Schluckbeschwerden angegeben. Häufig kommt es zum Erbrechen.

Im Röntgenbild (Abb. 657) zeigt sich die akute Mediastinitis in einer Verbreiterung des Mediastinalschattens und einer sehr bald auftretenden verwaschenen Kontur, da es zur Hyperämie und zu einem Ödem kommt, und da der Prozeß sehr bald auch auf die benachbarte Pleura mediastinalis übergreift. ASSMANN fand auch eine Verschattung des Retrosternalraumes.

War eine Perforation der Speiseröhre oder der Trachea vorausgegangen, so findet man gleichzeitig ein *Mediastinalemphysem*, das sich in zarten Aufhellungsstreifen an den Mediastinalrändern äußert (Abb. 658). Eine etwaige Speiseröhrenuntersuchung muß mit resorbierbarem Kontrastmittel und nicht mit Bariumbrei durchgeführt werden. Bleibt der Entzündungsprozeß auf einen umschriebenen Bezirk begrenzt, so bildet sich ein *Mediastinalabsceß*, der sich im Röntgenbild als eine umschriebene Vorwölbung des Mediastinalschattens zu erkennen gibt. Auch hier kann es zu Gasansammlungen kommen. Im Abheilungszustand findet man eine Verschwartung der Pleura mediastinalis mit Adhäsionszacken und am Perikard die Zeichen einer chronischen fibrösen Perikarditis bzw. einer Accretio cordis.

Ein *Senkungsabsceß* nach einem Einschmelzungsprozeß in der Halswirbelsäule oder der oberen Brustwirbelsäule gleitet meist im hinteren Mediastinum entweder prä- oder paravertebral nach unten. Er liegt häufiger auf der rechten Seite, weil links die Aorta als Barriere wirkt. Im vorderen Mediastinum

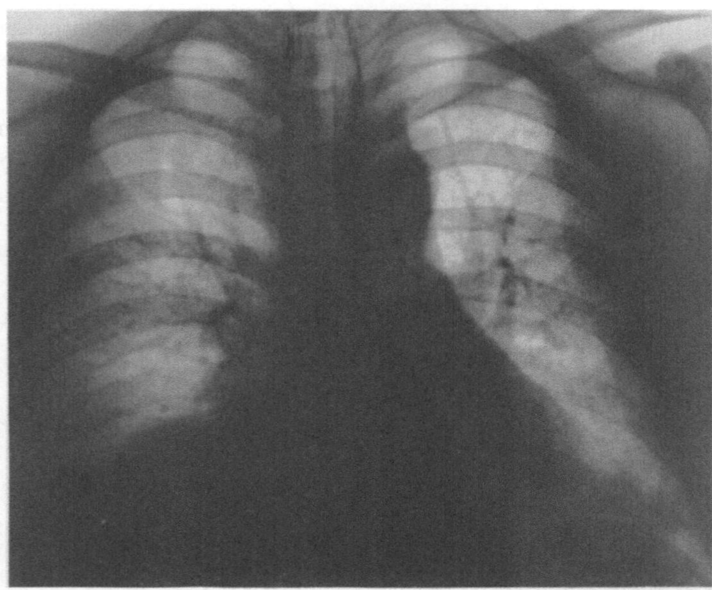

Abb. 657. Mediastinitis nach Verletzung durch verschluckten Knochen und Probeexcision bei Oesophagoskopie. Zwerchfellhochstand rechts und Pleuraerguß rechts

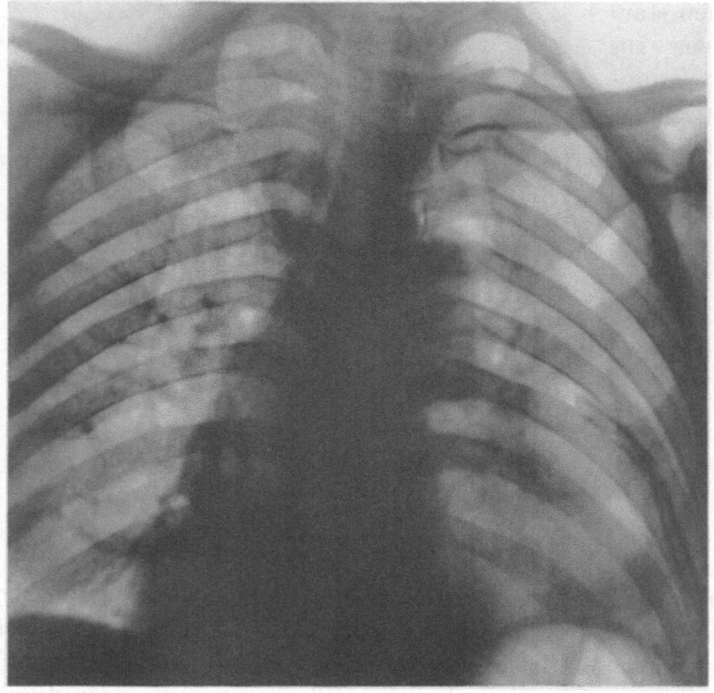

Abb. 658. Mediastinalemphysem nach Oesophagusperforation anläßlich einer Bougierung bei Verätzungsstriktur

ist dann ein Senkungsabsceß anzutreffen, wenn das Einschmelzungsmaterial aus dem Brustbein stammt, wie es bei der Lymphogranulomatose vorkommt. Im Röntgenbild zeigt sich der hintere Senkungsabsceß an einer Verbreiterung des Paravertebralschattens, wobei die Konturen meistens glatt und scharf, gelegentlich etwas gebuckelt sind (Abb. 659). Auf dem Seitenbild ist der prävertebrale Raum verschattet, und beim Senkungsabsceß einer tuberkulösen Spondylitis sieht man nicht selten eine Arrosion mehrerer Wirbelkörper. Oberhalb des Zwerchfelles verschmälert sich der Senkungsabsceß spindelförmig. Differentialdiagnostisch ist der Senkungsabsceß gegen eine kardiotone Oesophagusdilatation, ein Aortenaneurysma und einen Mediastinaltumor, vor allem ein Thymom abzugrenzen. Es ist daran zu denken, daß gelegentlich der Senkungsabsceß nicht nur unterhalb, sondern auch etwas oberhalb des cariösen Wirbelprozesses anzutreffen ist.

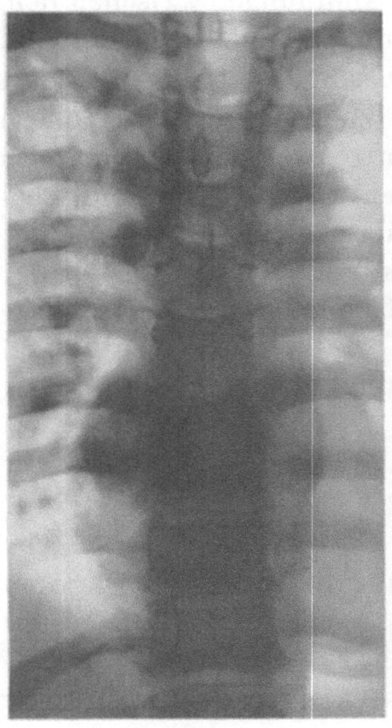 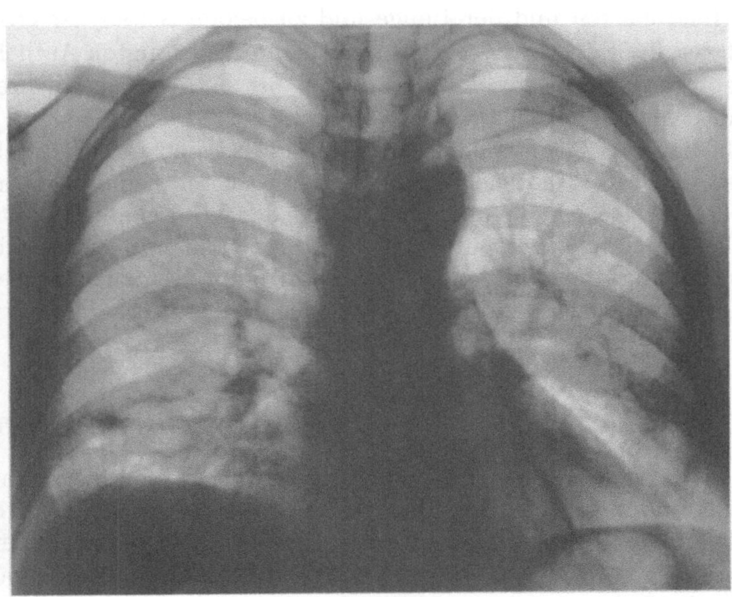

Abb. 659   Abb. 660

Abb. 659. Paravertebraler Senkungsabsceß bei Spondylitis tuberculosa. Man erkennt die rundliche Auftreibung des Paravertebralschattens mit dem beidseitigen paravertebralen Senkungsabsceß

Abb. 660. Gleicher Fall wie Abb. 657, 6 Wochen später. Mediastinale Pleuraschwarte links paravertebral und am rechten Herz-Zwerchfellwinkel. Pleuraschwarte rechts

2. Chronische Mediastinitis

Die *chronische Mediastinitis* kommt meist sekundär nach einem Durchbruch tuberkulöser Mediastinallymphknoten, aus einer aktinomykotisch erkrankten Speiseröhre oder bei einer Lues zustande. Auch eine unspezifische Ätiologie ist möglich. Die wichtigste Folge einer chronischen fibrösen Mediastinitis ist die Bildung eines Schwarten- und Narbengewebes (Abb. 660), das sich an den Gefäßen, insbesondere an den großen Venen des Mediastinum im Sinne einer Ummauerung und Stenosierung auswirkt. Es kommt zum Bilde des sog. Obstruktionssyndroms der V. cava superior (s. weiter unten). Das einfache Röntgenbild der Lunge läßt bei der chronischen fibrösen Mediastinitis entweder gar keine Veränderungen oder eine Verbreiterung des oberen Mediastinalschattens nach rechts (BIKFALVI u. Mitarb.) erkennen. Diese Verbreiterung ist entweder durch die Verschwartung oder durch die gestaute V. cava superior verursacht. Im Pneumostratigramm sind die einzelnen Organelemente des Mediastinum nicht abgrenzbar, da infolge der fibrösen Verwachsungen das Gas nicht in die Zwischenräume eindringen kann.

3. Verletzungen

Unter den *Verletzungen* des Mediastinum führt die starke Thoraxkontusion zu einer reflektorischen Herzdilatation und zu einem Zwerchfellhochstand mit Verbreiterung des

Mediastinalschattens und verstärkter Füllung der großen Pulmonalgefäße. Ein mediastinales Hämatom tritt nach Verletzung der großen Mediastinalgefäße, ein Chylomediastinum nach Zerreißung des Ductus thoracicus auf. Die entstehenden Bilder können denen eines Mediastinaltumors ohne Übergreifen auf die Nachbarschaft gleichen (LENK). Ein Mediastinalemphysem tritt nach Perforation der Trachea oder der Speiseröhre als Verletzungsfolge oder auch bei einem besonders starken Husten auf, wie beim Keuchhusten oder bei einer chronischen Bronchitis. Das traumatische Mediastinalemphysem ist oft mit einem Pneumothorax kombiniert. Das entstehende Bild gleicht dem des künstlich angelegten Pneumomediastinum: Man findet schmale Luftansammlungen zwischen dem Herzschatten und der Lunge und zu beiden Seiten der großen Gefäße, insbesondere am lateralen Rand des Aortenknopfes. Die gasbedingten Aufhellungslinien sind bei besonders starker Luftansammlung mitunter bis in die Halsweichteile zu verfolgen. Im Innern des Mediastinalschattens können fleckige Aufhellungen auftreten. Bei traumatisch bedingtem Mediastinalemphysem ist das klare Bild durch ein häufig gleichzeitig bestehendes Weichteilemphysem in der Pectoralismuskulatur überlagert.

Der Röntgenbefund wird durch das klinische Bild unterstützt: Beim Betasten der Halsweichteile verspürt man ein Gewebsknistern; im Mediastinum besteht eine Druckerhöhung, die den venösen Rückfluß zum Herzen behindert. Es kommt zur Stauung, Dyspnoe und Cyanose. In extremen Fällen tritt eine Herztamponade auf.

D. Mediastinaltumoren

Unter dem Begriff Mediastinaltumoren werden hier nicht nur die gut- und bösartigen Neubildungen, sondern auch andere raumverdrängende Prozesse wie Mißbildungen und Organvergrößerungen verstanden. Entsprechend dieser Definition teilen wir die Mediastinaltumoren nach klinisch-röntgenologischen Gesichtspunkten und der Häufigkeit nach ein in

1. Neurogene Geschwülste.
   a) Von der Nervenscheide ausgehend: Neurinom, Neurofibrom, Neurilemmom.
   b) Vom Sympathicus ausgehend: Ganglioneurom, Sympathicogoniom.
   c) Vom Parasympathicus ausgehend: Paragangliom, Phäochromocytom, Chromaffinom.

2. Mischgeschwülste.
   a) Teratom.
   b) Dermoidcyste.
   c) Enterogene Cyste.
   d) Bronchogene Cyste.
   e) Perikardcyste.

3. Lymphatische Geschwülste.
   a) Lymphogranulomatose.
   b) Lymphosarkom.
   c) Leukämische Lymphadenose.
   d) Lymphknotenmetastasen.
   e) Brill-Symmerssche Lymphadenose.
   f) Reticulosarkom.

4. Thymusvergrößerungen.
   a) Thymushyperplasie.
   b) Thymom.

5. Schilddrüsengeschwülste.
   a) Struma endothoracica.
   b) Struma maligna.
   c) Struma aberrata vera.

6. Mesoblastgeschwülste.
   Lipom, Fibrom, Myom, Chondrom, Hämangiom bzw. Liposarkom, Fibrosarkom usw.

I. Allgemeine Symptomatik der Mediastinaltumoren

Alle Mediastinaltumoren — ob gut- oder bösartig und von welchem Gewebe oder Organ auch immer ausgehend — besitzen eine Reihe von gemeinsamen Symptomen, die durch ihre Einwirkung auf Gefäße, Herz, Trachea, Speiseröhre und Nerven zustande kommen (Mülly).

1. Einwirkungen auf Gefäße

Wie bereits erwähnt, werden die Venen infolge ihrer Dünnwandigkeit stärker betroffen als die Arterien. Es sind hauptsächlich die Tumoren im vorderen oberen Mediastinum, welche die großen Mediastinalvenen, die beiden Vv. anonymae und die V. cava superior, verdrängen und einengen. Unter den gutartigen raumverdrängenden Prozessen sind es hauptsächlich die substernale Struma und das Aortenaneurysma. Bei den bösartigen Tumoren kommt es auch zu einem direkten infiltrativen Einwachsen der Geschwulst in das Gefäß. Auf diesen Tumor-einbruch kann sich dann zusätzlich noch eine Thrombose aufpfropfen. Unter den bösartigen Geschwülsten sind es hauptsächlich die Hiluslymphknotenmetastasen und unter ihnen wiederum die Metastasen des Bronchial-Carcinoms, die am häufigsten derartige Stenosen oder Verschlüsse der großen Venen verursachen. Bei einer stärkeren Verlegung des Gefäßlumens wird das Blut aus der oberen Körperhälfte über einen Kollateralkreislauf zum Herzen geführt. Dazu stehen vier Wege zur Verfügung: Der Weg über die V. azygos — V. lumbalis ascendens, der Weg über die V. mammaria interna — V. epigastrica sup. und inf., der Weg über die V. thoracalis lat. — V. thoraco-epigastrica — V. epigastrica superficialis und schließlich der Weg über den Plexus vertebralis. Klinisch zeigt sich das *Obstruktionssyndrom* als typisches Bild der Einflußstauung mit Stokesschem Kragen, Caput Medusae, Dyspnoe, in schweren Fällen

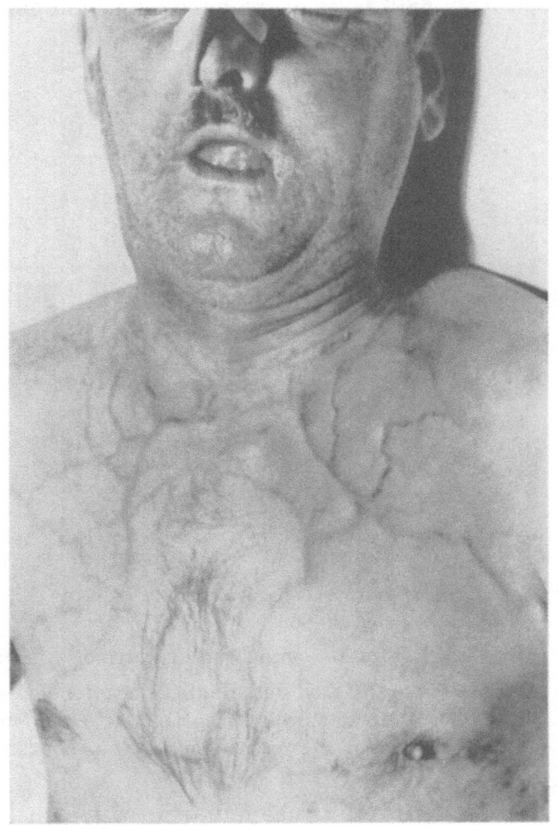

Abb. 661. Obstruktionssyndrom der V. cava superior. Venendilatation am Brustkorb und Stokesscher Kragen, Sauerstoffbeatmung durch Tracheal-Nasenkatheter wegen hochgradiger Dyspnoe

Bewußtlosigkeit (Abb. 661). Röntgenologisch zeigt die mediastinale Phlebographie Sitz und Ausdehnung des Gefäßhindernisses sowie das gesamte Ausmaß des Kollateralkreislaufes (Abb. 673c). Im Angiogramm kann jedoch nicht eindeutig entschieden werden, ob die Gefäßstenose durch einen gut- oder einen bösartigen Tumor hervorgerufen ist.

Bei sehr großen Tumoren im unteren Mediastinum kann auch einmal eine Einflußstauung der V. cava inf. mit Leberschwellung und Beinödem auftreten.

Kommt es zu einer Einengung der Vv. pulmonales oder seltener auch einmal der Aa. pulmonales durch einen Tumor, so treten Dyspnoe, Cyanose und Hämoptysen auf. Bei längerem Bestehen kommt es zur Rechtshypertrophie und schließlich zur Rechtsinsuffizienz des Herzens. Bei stärkerer Strombahneinengung im Bereich der Pulmonalvenen zeigt das Röntgenbild häufig eine Stauungslunge und basale Pleuraergüsse.

2. Kompression des Herzens

Gutartige Tumoren führen meistens nur zu einer Impression bestimmter Herzteile; bösartige Tumoren können eine Kompression des Herzens verursachen, wenn sie einen Fixpunkt besitzen. Man findet Tachykardie und Extrasystolie. EKG-Veränderungen treten nur bei direktem Tumoreinbruch ins Myokard auf.

3. Einwirkungen auf Trachea und Bronchien

Alle Tumoren im vorderen oberen Mediastinum können die Trachea verdrängen und einengen. Am häufigsten sind diese Veränderungen durch eine intrathorakale Struma (s. Abb. 680) bedingt, wobei auch schon geringe Stenosen starke subjektive Beschwerden,

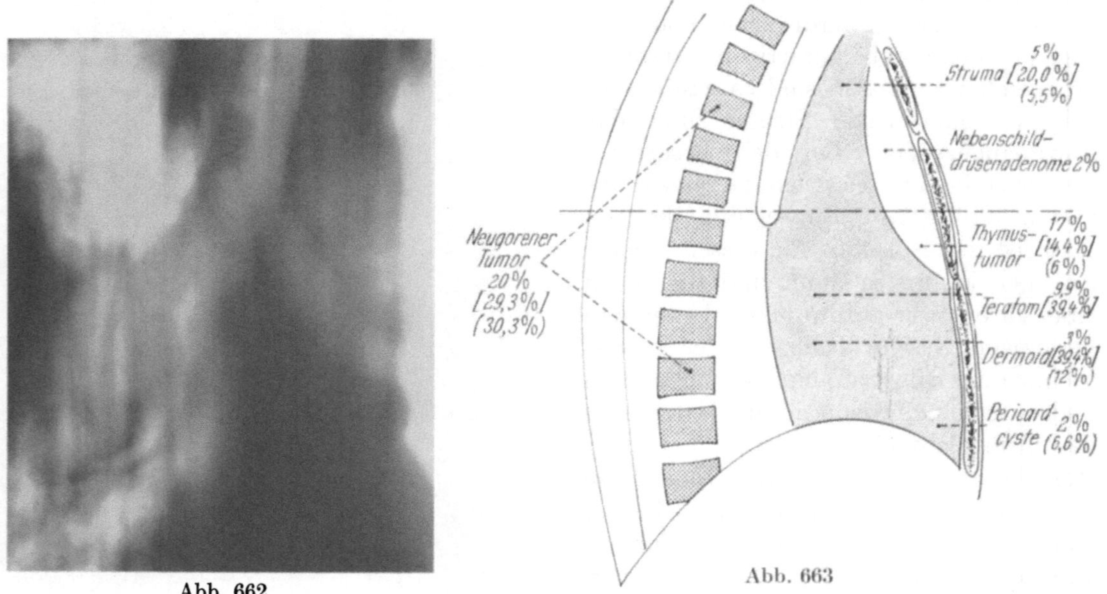

Abb. 662

Abb. 662. Infiltration eines Bronchialcarcinoms in die rechtsseitige Trachealwand oberhalb der Bifurkation

Abb. 663. Lokalisation und Häufigkeitsverteilung der Mediastinaltumoren (nach SABISTON und SCOTT, 101 Fälle), Prozentzahlen nach HERBIG, GANZ und VIETEN in runden Klammern (1333 Fälle der Weltliteratur). Prozentzahlen nach LINDSKOG und LIEBOW (527 Fälle) in eckigen Klammern

Reizhusten und Druckgefühl hervorrufen können. Unter den bösartigen Tumoren sind es wiederum die Lymphknotenmetastasen, und zwar besonders die des Bronchialcarcinoms, welche die Trachealwand von außen her infiltrieren (Abb. 662). Die Hauptbronchien werden durch gutartige Tumoren, vor allem durch Dermoidcysten und Teratome, verdrängt und vom Rande her eingeengt. Infiltrationen werden gelegentlich bei der Lymphogranulomatose beobachtet. Bei stärkerer Stenosierung eines Hauptbronchus kommt es zu einer Atelektase bzw. bei inspiratorischer Ventilstenose zu einer Überblähung und zu dem auf S. 274 beschriebenen Phänomen des Mediastinalpendelns.

4. Kompression des Oesophagus

Bei gutartigen Tumoren, wie z. B. bei der Bronchuscyste oder bei den enterogenen Cysten, wird die Speiseröhre eingedellt und durch größere Tumoren auch verdrängt. Bösartige Tumoren, wie z. B. das in das Mediastinum eingebrochene Bronchialcarcinom, können auch die Speiseröhrenwand infiltrieren (sog. Oesophagusform des Bronchialcarcinoms).

5. Einwirkungen auf die Nerven

Maligne Tumoren an der Grenze zwischen vorderem und hinterem Mediastinum, wie z. B. die Struma maligna und das Carcinom der oberen Lungenfurche (Pancoasttumor), können durch Infiltration in den N. recurrens eine Parese und in den Grenzstrang einen Hornerschen Symptomenkomplex hervorrufen. Bei tumorverdächtigen Schatten im oberen Mediastinum und bei derartigen nervalen Symptomen muß also immer an einen malignen Tumor (und zwar an ein fortgeschritteneres Stadium!) gedacht werden. Das gleiche gilt für die Phrenicusparese, die hauptsächlich in den späten Stadien des Bronchialcarcinoms gefunden wird. Röntgenologisch äußert sie sich an einem Hochstand des betroffenen Zwerchfelles mit einer paradoxen Beweglichkeit. Gutartige Tumoren im hinteren Mediastinum, vor allem also neurogene Geschwülste, rufen durch Druck auf die Intercostalnerven Intercostalneuralgien hervor.

Eine Übersicht über Lokalisation und Häufigkeit der verschiedenen Mediastinaltumoren vermittelt Abb. 663. Danach sind die neurogenen Tumoren mit 20—30 % die häufigsten Tumoren im Mediastinum. Es folgen die Teratome, die Dermoide, die Thymustumoren, die Lymphknotentumoren und in größerem Abstand die Strumen und Perikardcysten.

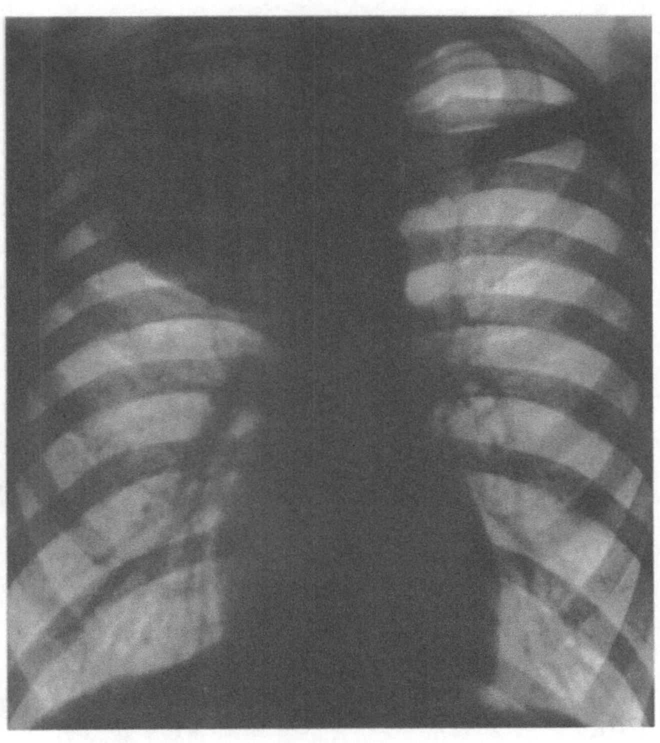

a

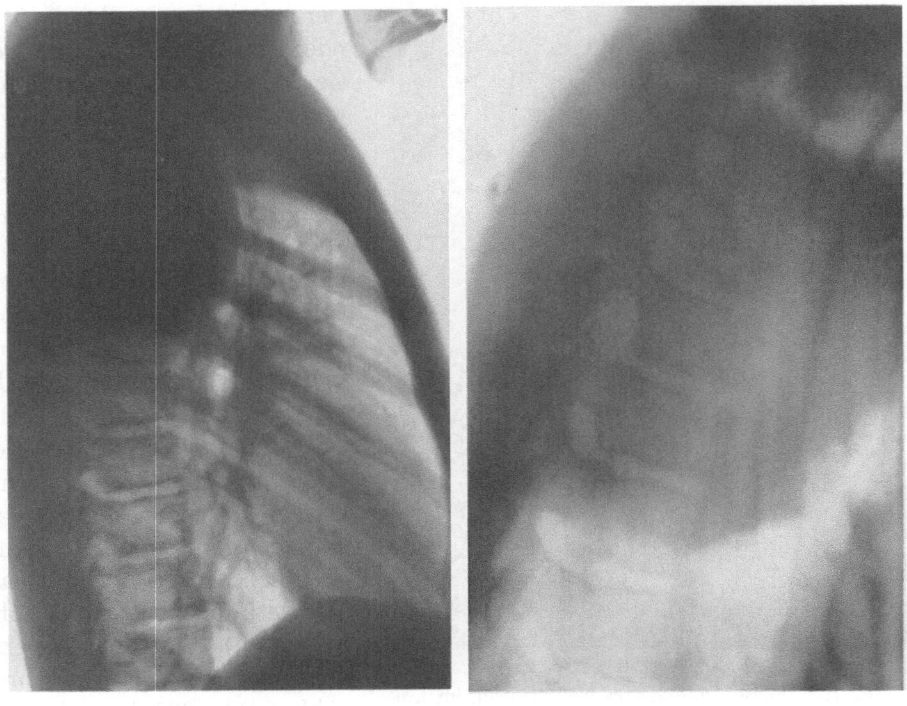

b   c

Abb. 664a—c. Histologisch gesichertes Neurinom im hinteren oberen Mediastinum. a und b Übersichtsbilder. c Seitliches Tomogramm: Erweiterung des Foramen intervertebrale zwischen Th 4 und Th 5

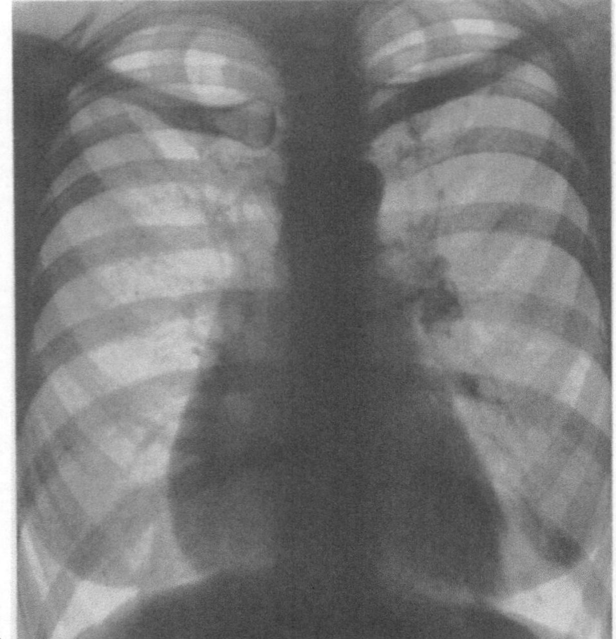

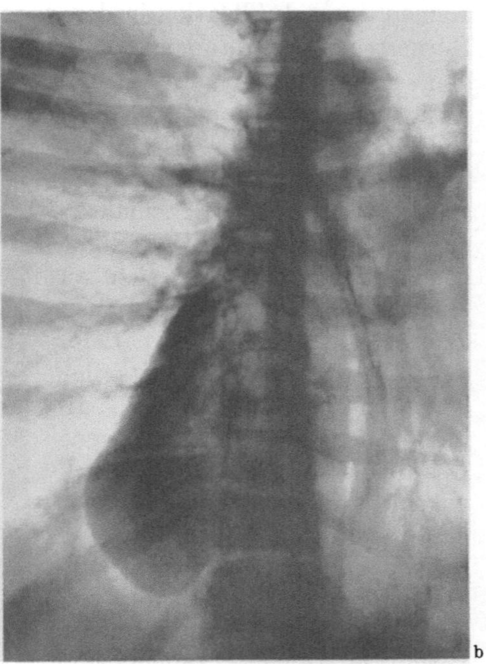

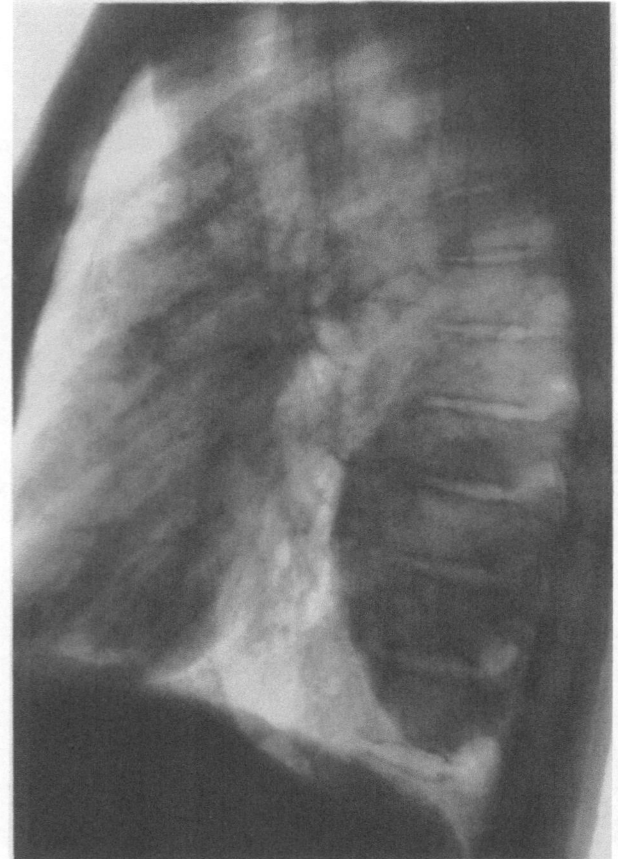

Abb. 665a—c. Histologisch gesichertes Neurofibrom im hinteren unteren Mediastinum. a DV-Übersichtsbild. b Auf der harten Aufnahme kommt der Tumor isoliert zur Darstellung, Linksverdrängung der Speiseröhre; c Seitenbild

II. Diagnostik

1. Neurogene Geschwülste

Die neurogenen Geschwülste liegen im hinteren Mediastinum.

Die *Neurinome* sind zumeist gutartig, können aber maligne degenerieren, z. B. bereits durch ein Trauma oder eine Operation. Manchmal sind sie Teilerscheinung einer Neurofibromatosis Recklinghausen. Wenn neben einem intraspinalen Teil, der meist sehr klein ist und die neurologischen Symptome hervorruft, auch ein extraspinaler großer Tumoranteil vorliegt, spricht man entsprechend der Gestalt von einer *Sanduhrgeschwulst*. Durch den Tumordruck erweitert sich das entsprechende Foramen intervertebrale.

Röntgenologisch rufen sie — vor allem auf Hartstrahlbildern zu erkennen — einen glatt begrenzten, manchmal gebuckelten, homogenen Schatten hervor, der breitbasig dem Mediastinum aufsitzt (Abb. 664a, 665a u. b). Auf dem Seitenbild erkennt man seine paravertebrale Lage (Abb. 664b, 665c), und durch eine Tomographie im frontalen Strahlengang läßt sich die Verbreiterung des

Foramen intervertebrale nachweisen (Abb. 664c). Bei größerer Ausdehnung kann der Tumor auch die Rippen und benachbarten Wirbeln arrodieren — ein Symptom, das bei etwa der Hälfte aller Neurinome zu finden ist. Die *Meningeome* sitzen bevorzugt im oberen Thorax und rufen spinale Symptome hervor.

8 % aller neurogenen Tumoren sind maligne. Das *Sympaticogoniom*, das im jugendlichen Alter auftritt, ist besonders maligne und sehr strahlensensibel. Der Primärtumor wird nicht selten besonders groß. Die Metastasierung erfolgt am häufigsten in das Skelet.

Die vom Parasympathicus ausgehenden Geschwülste sind sehr selten, manchmal sind sie mit einer Recklinghausenschen Erkrankung kombiniert. Es handelt sich fast immer um gutartige Tumoren.

2. Mischgeschwülste

In dieser Gruppe sind die Mißbildungen und Geschwülste aus drei Keimblättern sowie die Cysten zusammengefaßt. Die *Teratome* und *Dermoide* liegen bevorzugt im vorderen

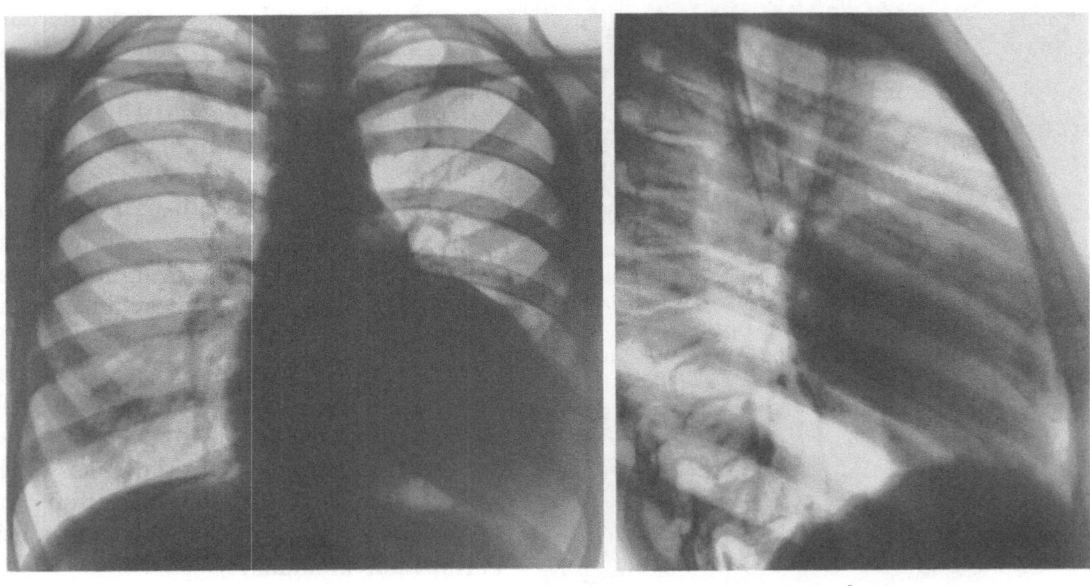

Abb. 666a u. b. Dermoidcyste (histologisch gesichert) im linken unteren vorderen Mediastinum bei einem 15jährigen Mädchen

unteren Mediastinum, und zwar links häufiger als rechts. Frauen im 3. und 4. Lebensjahrzehnt werden nach unseren Beobachtungen häufiger als Männer befallen. Klinisch rufen die Geschwülste keine oder kaum nennenswerte Symptome wie Husten, Druckerscheinungen oder Dyspnoe geringen Grades hervor. Häufig werden sie zufällig entdeckt. Im Röntgenbild zeigen sie sich als scharf begrenzter, rundlicher oder ovalärer, selten einmal polycyclischer Schatten, der dem Mediastinum breitbasig aufsitzt (Abb. 666). Doppelseitiges Vorkommen ist eine ausgesprochene Seltenheit. In 50 % der Fälle enthalten sie Kalk, Knochen oder Zähne, was besonders im Tomogramm nachzuweisen ist. Im Kymogramm zeigen sie höchstens eine schwache mitgeteilte Pulsation (Abb. 667). Wenn ihr Inhalt aus klarer oder milchiger Flüssigkeit besteht, geben sie röntgenologisch einen homogenen Schatten. Sind Teratome und Dermoidcysten unterkammert, dann zeigt sich das meistens in ihrer äußeren Form an einer Einkerbung. Die malignen Teratome sind fast sämtlich solid. Ein sicheres Zeichen der Malignität von Teratomen ist der Kapseldurchbruch. Rasches Wachstum dagegen kann auch bei Flüssigkeitszunahme vorgetäuscht werden. Die gutartigen Teratome wachsen langsam und meist in Richtung auf die vordere Brustwand. Gelegentlich kommt es einmal zur

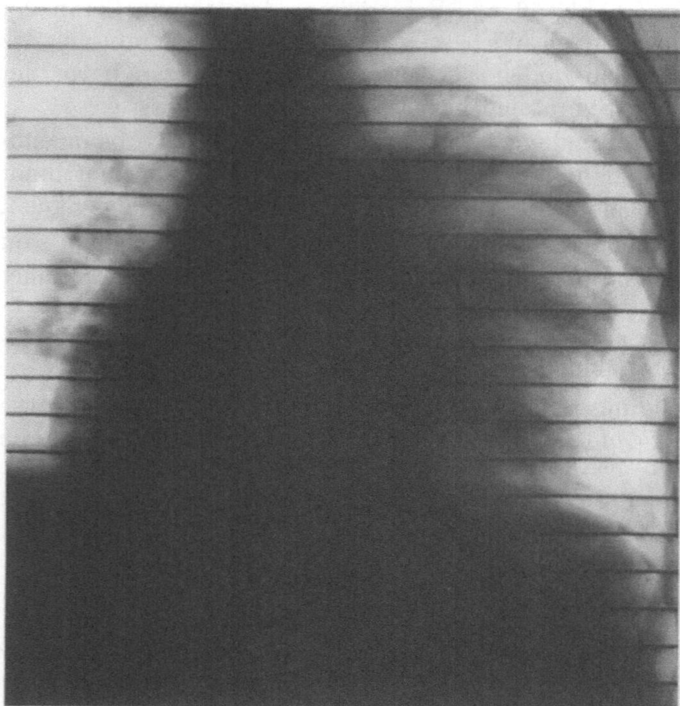

Abb. 667. Kymogramm eines breitbasig dem linken Herzrand aufsitzenden Tumorgebildes: keine Eigenpulsationen, kaum nennenswerte mitgeteilte Pulsationen. Histologisch: reifes Teratom und mit zahlreichen drüsigen Organanlagen, Pankreasgewebe Langerhansschen Inseln (Aufnahme Prof. SCHAEDE)

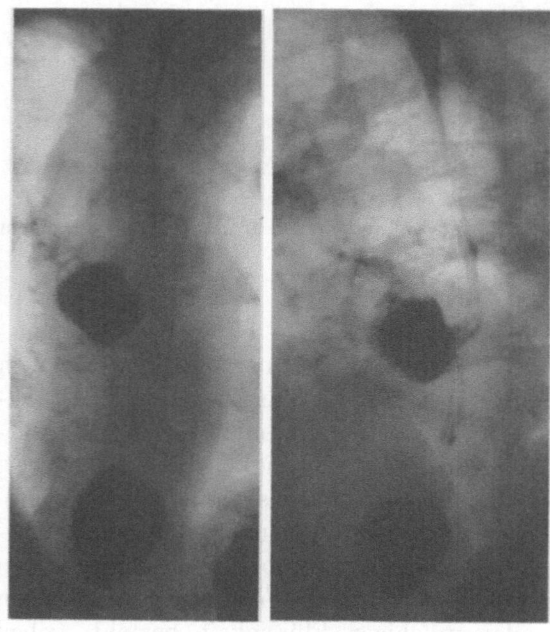

Abb. 668. Flimmerepithelcyste der Speiseröhre (Histol.) mit dysontogenetischer Fistel zum rechten Bronchialbaum

Perforation in einen Bronchus, wobei Talg, Haare und Epithelien ausgehustet werden können. Röntgenologisch ist die Bronchialverbindung an einem Sekretspiegel mit einer darübergelegenen Luftansammlung zu erkennen. Dermoidcysten können auch in die Pleurahöhle perforieren und einen Pleuraerguß bzw. ein Pleuraempyem hervorrufen (ASSMANN).

Die seltenen *enterogenen Cysten* entstehen aus versprengten Keimanlagen des Vorderdarmes und sind mit einer Darmschleimhaut ausgekleidet, in der es zu echten Ulcerationen kommen kann. Das männliche Geschlecht ist häufiger als das weibliche befallen. Die Cysten kommen solitär oder multipel vor und liegen im hinteren Mediastinum hauptsächlich rechts paravertebral, wobei sie der Wirbelsäule breitbasig aufsitzen (Abb. 668). Wie alle gutartigen Mediastinaltumoren rufen sie nur leichte Beschwerden hervor. Es kann aber nach einer verstärkten Schleimsekretion zu einem Überdruck und schließlich zu einer Perforation kommen.

Bei den *Bronchuscysten* handelt es sich um Retentionscysten, die mit dem Tracheobronchialbaum eine Verbindung besitzen können. Je nachdem enthalten sie Luft oder Flüssigkeit. Sie liegen ebenfalls im Paravertebralraum, aber etwas weiter ventral als die Neurinome. Sie können daher eine Impression auf die Speiseröhre ausüben. Gelegentlich enthalten sie Verkalkungen.

Auch bei den Bronchuscysten handelt es sich meist um Zufallsbefunde, die erst dann sichtbar werden, wenn die Cysten wachsen und über den Herzschatten hinausragen.

Bei den gleichfalls sehr seltenen *Perikardcysten* handelt es sich um perikardiale Cölomcysten, die sich entwicklungsgeschichtlich von den Lacunen des Perikard ableiten (LAMBERT). Bleibt die Verschmelzung dieser Lacunen mit dem Perikards aus, dann entstehen Cysten. Daher besitzen die Perikardcysten keine offene Verbindung mit der

Perikardhöhle. Sie liegen entweder frei im vorderen Mediastinum, und zwar parakardial, oder sind mit dem Perikard durch einen fibrösen Stiel verbunden. Die häufigste Lokalisation ist nach unseren Beobachtungen der rechte Herz-Zwerchfellwinkel. Im Röntgenbild zeigen sie sich als glattes rundes Gebilde (Abb. 669), dessen Form von der Respiration und dem Zwerchfellstand abhängig ist. Im einfachen Tomogramm, besser aber noch in der Kombination mit dem Pneumomediastinum, läßt sich die Perikardcyste vom Herzen abgrenzen (vgl. Abb. 652). Kymographisch weist sie eine mitgeteilte Pulsation auf. Gelingt die Abgrenzung durch keine dieser Methoden, so kann schließlich durch die Angiokardiographie der Nachweis geführt werden, daß das Gebilde nicht dem Herzbinnenraum angehört. Im übrigen wird auf S. 192 hingewiesen (HECKMANN).

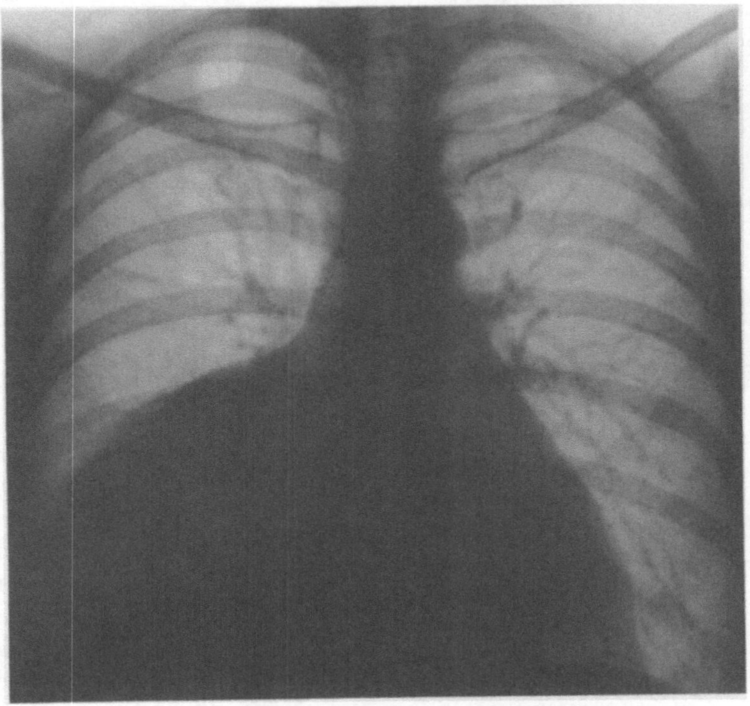

Abb. 669. Große histologisch bestätigte Perikardcyste, die fast das gesamte rechte Thoraxuntergeschoß ausfüllt

3. Lymphatische Geschwülste

Von den Lymphknotentumoren im Mediastinum sind bereits die Hiluslymphknotenvergrößerungen bei der Lungentuberkulose und beim Morbus Boeck beschrieben worden. Hier sollen die Hiluslymphogranulomatose, das Lymphosarkom, die leukämische Lymphadenose, Lymphknotenmetastasen im Bereich des Hilus, das Brill-Symmerssche Syndrom und das Reticulosarkom abgehandelt werden.

Lymphknotentumoren finden wir naturgemäß überall dort, wo normalerweise im Mediastinum Lymphknoten anzutreffen sind (s. Abb. 268). Daneben ist aber der Retrosternalraum für alle Geschwülste und geschwulstähnlichen Wucherungen des lymphatischen Apparates als ausgesprochene Lieblingslokalisation anzusehen. Die Unterscheidung der verschiedenen Tumoren untereinander ist röntgenologisch vor allem in den Spätstadien kaum möglich und muß fast immer der histologischen Untersuchung überlassen bleiben. Diese ist um so notwendiger, als z. B. auch tuberkulöse Lymphknotenvergrößerungen in den Kreis der Differentialdiagnose einbezogen werden müssen, und da eine in der Annahme einer Lymphogranulomatose irrtümlich vorgenommene Bestrahlung einer Hiluslymphknotentuberkulose schwerwiegende Folgen haben kann. Glücklicherweise ist die feingewebliche Untersuchung sehr oft möglich, da bei der Lymphogranulomatose und auch bei den übrigen Formen des geschwulstmäßigen Befalls des Lymphapparates häufig auch andere Regionen, vor allem die obere Schlüsselbeingrube oder die Achselhöhle befallen werden und dort Probeentnahmen vorgenommen werden können.

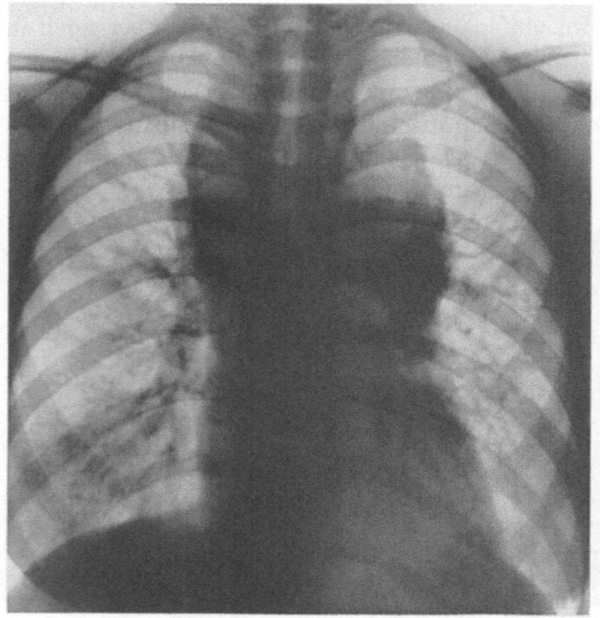

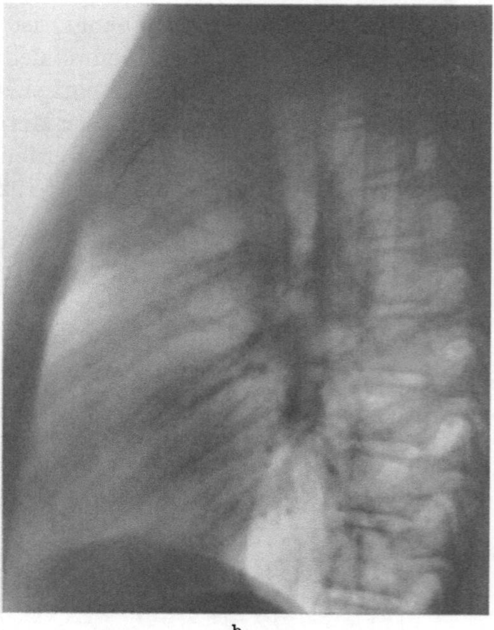

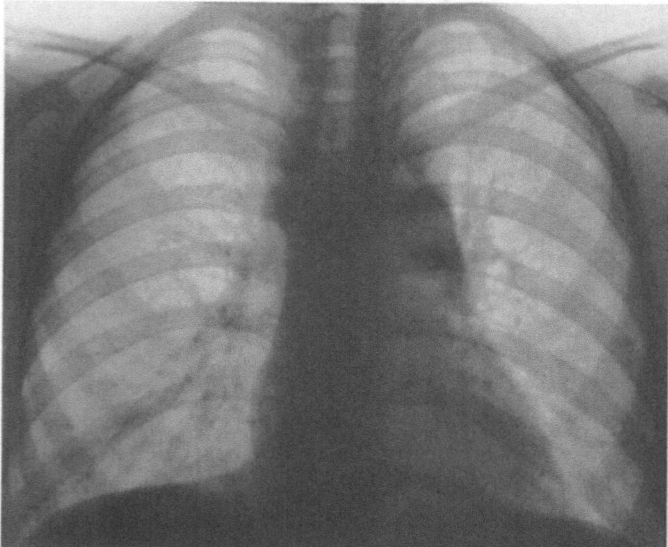

Abb. 670a—c. Lymphogranulomatose mit bilateraler einbogiger Lymphknotenvergrößerung. a Einengung der Trachea und des linken Hauptbronchus im DV-Übersichtsbild. b Retrosternale Ansammlung der lymphatischen Massen im Seitenbild. c Rückgang der Lymphknotenvergrößerungen nach Röntgenbestrahlung (3900 r/0), Trachea und linker Hauptbronchus wieder normal weit

Der Versuch, allein durch eine Probebestrahlung eine Unterscheidung gerade zwischen einer Lymphogranulomatose und einer Tuberkulose in dem Sinne herbeizuführen, daß bei einer Lymphogranulomatose der Tumor zurückgeht und daß bei einer Tuberkulose Fieber auftritt, ist nicht nur gefährlich, sondern wird auch oft genug fehlschlagen, da die lymphogranulomatösen Tumoren vielfach erst bei höherer Dosis zurückgehen, und da auch beim Morbus Hodgkin Temperaturen vorhanden sein können.

a) Lymphogranulomatose

Eine Lymphogranulomatose kann überall dort entstehen, wo lymphoblastisches Gewebe vorhanden ist; am häufigsten geht sie aber von den Lymphknoten aus. Entsprechend dem primären Sitz unterscheidet man eine cervicale, eine mediastinale und eine seltenere abdominelle Form des Morbus Hodgkin. Frauen erkranken doppelt so häufig wie Männer.

Im histologischen Bild, das im Aufbau einem Granulationsgewebe ähnelt, ist die Sternbergsche Riesenzelle charakteristisch.

Die mediastinalen Lymphknoten werden von der Lymphogranulomatose entweder primär oder im Rahmen des Generalisationsstadiums befallen. Klinisch findet man ein allgemeines Krankheitsgefühl mit Appetitlosigkeit, Abgeschlagenheit und Gewichtsabnahme. Bereits zu Beginn treten gern Haarausfall, Schweißausbrüche und Pruritus auf. Intermittierendes Fieber und ein pathologisches Blutbild im Sinne einer Lymphopenie sind nicht obligat. Bei größerer Tumorausbreitung kann es zu einem Druckgefühl im Thorax oder zu Schmerzen retrosternal kommen. Dem Verlauf nach lassen sich drei Gruppen unterscheiden (JACKSON und PARKER): 1. Ausgesprochen protrahierter Verlauf (15 %) mit einer durchschnittlichen Krankheitsdauer von 11 Jahren. 2. Chronischer Verlauf (70 %) mit etappenmäßigem Befall der einzelnen

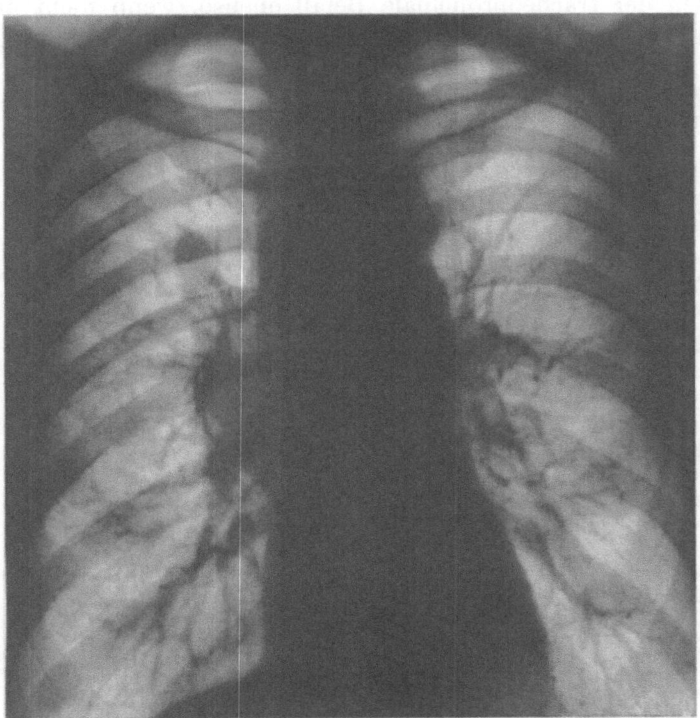

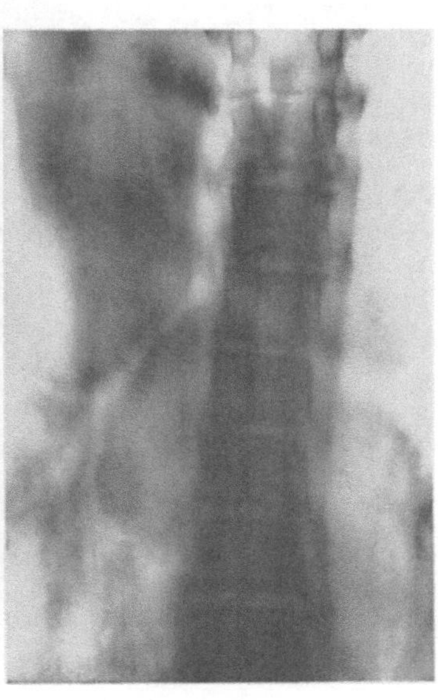

<table>
<tr><td style="text-align:center">Abb. 671</td><td style="text-align:center">Abb. 672</td></tr>
</table>

Abb. 671. Lymphogranulomatose mit policyclischer Begrenzung der Lymphknotenvergrößerungen beiderseits Lungeninfiltrat rechts

Abb. 672. Einbruch der Lymphogranulomatose in den rechten Hauptbronchus und Verschluß des rechten Oberlappenbronchus

Lymphknotengruppen, mit späterer Generalisation und mit einer durchschnittlichen Krankheitsdauer von $3^1/_2$ Jahren. 3. Akuter Verlauf (15 %) mit fast gleichzeitigem Befall mehrerer Lymphknotengruppen, mit Neigung zur Infiltration der Nachbarorgane und mit einer durchschnittlichen Dauer von einem Jahr. Übergangsformen kommen vor.

Röntgenologisch findet man auf dem Übersichtsbild im sagittalen Strahlengang eine ein- oder beidseitige Verbreiterung des Hilus, die sich mit einem ein- oder mehrbogigen Rand gegen die Lunge absetzt (Abb. 670a—c und 671). Auch gerade, flach konvexe oder konkave Ränder kommen vor, besonders am oberen Mediastinum. Bei konkavem Rand muß an die Möglichkeit eines Einbruches in den Bronchus und an eine Atelektase gedacht werden (Abb. 672). Da die Lymphknotentumoren nicht in einer Ebene liegen, findet man Konturüberschneidungen. Die asymmetrische beidseitige Ausbreitung ist häufiger als eine strenge Symmetrie mit einer Schmetterlingsfigur. Die Abgrenzung gegen die Lunge kann mit scharfem Rand erfolgen; meist findet man aber eine verwaschene Kontur, und man hat an die Möglichkeit einer pulmonalen Infiltration zu denken (vgl. S. 467 und Abb. 512). Da die Lymphogranulomatose nach allen Seiten in das vordere und hintere Mediastinum und besonders auch in das vordere obere Mediastinum fortschreitet, findet man auf dem Seitenbild besonders häufig retrosternal diffuse Verschattungen. Dringt das Granulationsgewebe auch in das Sternum ein, so zeigt sich das auf Knochenaufnahmen an Usuren an der Hinterfläche oder — bei starkem Befall — an einer völligen Durchsetzung mit fleckigen, lacunären Destruktionsbezirken, die im Tomogramm meist besser darzustellen sind. Das erweichte Knochenmaterial gleitet als „Senkungsabsceß" an der Hinterwand des Brustbeines bis zum Proc. xiphoideus.

Trachealeinengungen oder ein invasives Vordringen der Lymphogranulomatose in die Trachea werden tomographisch zur vollständigen Erfassung am besten in beiden Ebenen dargestellt. Natürlich zeigt sich der tracheobronchiale Befall ebenso, wenn nicht anschaulicher im Bronchogramm (vgl. Abb. 514). Einschmelzungen und Höhlenbildungen

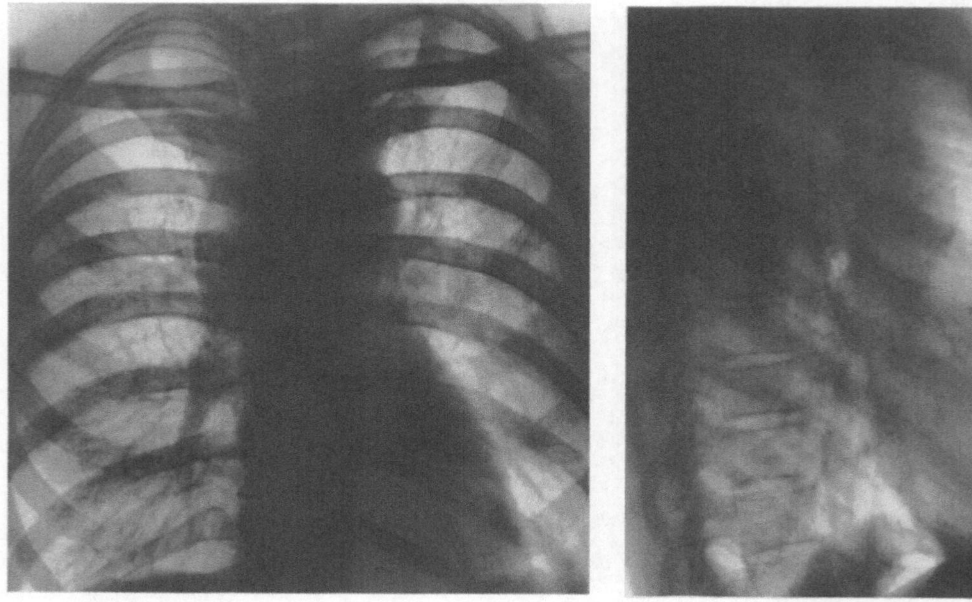

Abb. 673a   Abb. 673b

Abb. 673 a—c. Lymphosarkom im oberen Mediastinum mit einbogiger Vergrößerung des oberen Mediastinalbandes rechts (a) und breiter Infiltration des Retrosternalraumes (b). Im mediastinalen Phlebogramm (c) hochgradige Stenose der V. cava superior oberhalb der Einmündung der V. acygos. Kollateralkreislauf über die erweiterte V. acygos, über den Arcus venosus juguli, über die Vv. mammariae internae und über die Intercostalvenen

in lymphogranulomatösen Lymphknoten sind röntgenologisch nur ausnahmsweise nachzuweisen, und zwar dann, wenn eine größere Verbindung mit dem Bronchialbaum und eine Luftansammlung in der Höhle bestehen. Häufiger als die Bronchien wird die Pleura befallen. Da es sich dabei entweder um einen direkten Durchbruch des lymphogranulomatösen Gewebes durch die Lymphknotenkapsel oder um ein lymphogenes Übergreifen handelt, ist der Pleurabefall ebenso wie eine Phrenicusalteration als prognostisch ungünstiges Zeichen anzusehen.

b) Lymphosarkom

Das Lymphosarkom ist viel seltener als die Lymphogranulomatose. Es tritt in zwei Formen auf: 1. als einheitliches kompaktes Gebilde, zumeist im vorderen oberen Mediastinum, 2. als generalisierte Lymphosarkomatose. Bevorzugtes Alter ist das 6. und 7. Lebensjahrzehnt. Im Röntgenbild ist der Geschwulstrand konvex, scharf oder durch Atelektase bzw. Infiltration der angrenzenden Lungenpartien verwaschen und einbogig bzw. unregelmäßig (Abb. 673 und 674). Charakteristisch sind das außerordentlich rasche Wachstum und dementsprechend der rasche Befall der Nachbarorgane. Die Vv. anonymae und die V. cava sup. werden eingeengt oder durch Infiltration stenosiert, wobei sich auf das Geschwulstgewebe zusätzlich eine Thrombose pfropfen kann; sie kann distalwärts wachsen, wodurch der Gefäßverschluß in größerer Entfernung vom Tumorrand angiographisch feststellbar wird (Abb. 673c). Die Trachea wird verdrängt oder eingeengt, wobei der unilaterale, mittelständige oder bilaterale Sitz des Lymphosarkoms innerhalb des Mediastinum richtungsbestimmend ist. Bei Übergreifen des Tumors auf die Pleura kommt es zu einem mediastinalen oder einem interlobären Pleuraerguß. Der Phrenicusbefall und das infiltrative Eindringen in die Lunge sind Zeichen des fortgeschrittenen Tumors, die immer prognostisch ungünstig zu werten sind.

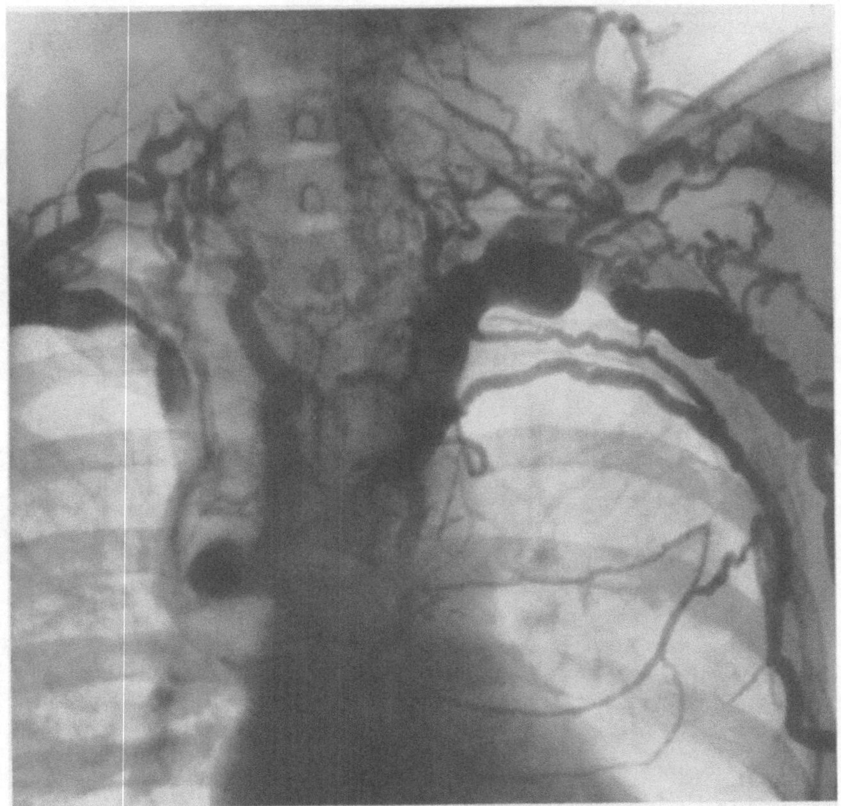

Abb. 673c

Merkmale, die in hohem Maße für das Vorliegen eines Lymphosarkoms sprechen, sind das rasche Wachstum eines einheitlichen, im vorderen oberen Mediastinum gelegenen Tumors mit schnellem Auftreten von Infiltrationszeichen, vor allem mit dem Obstruktionssyndrom der V. cava superior bzw. der Vv. anonymae und das rasche Zurückgehen sämtlicher Symptome (einschließlich der röntgenologischen Veränderungen) auf eine Röntgenbestrahlung bereits nach geringen Dosen (Abb. 674d). In bezug auf die Strahlenbehandlung verläuft die Krankheit in vier Stadien (OSTERWALDER): 1. Stadium des lokalen Tumors, der auf die Strahlenbehandlung verschwindet. 2. Stadium der Latenz. 3. Stadium der hämatogenen Metastasierungen. 4. Stadium der Generalisation. Das Tempo des Ablaufs ist sehr unterschiedlich und reicht von einigen Monaten bis zu mehreren Jahren. Die *probatorische Bestrahlung* besitzt einen großen diagnostischen Wert, allerdings nicht in differentialdiagnostischer Beziehung gegenüber leukämischen oder aleukämischen Lymphadenosen, die ebenso strahlensensibel sind. Eine Unterscheidung dieser beiden Erkrankungen ist auch klinisch häufig sehr schwierig, zumal Übergangsformen beobachtet werden.

c) Leukämische Lymphadenose

Die Lymphknoten im Mediastinum werden von der Leukämie nur selten befallen. Es treten kirsch- bis pflaumengroße Tumoren am Hilus auf, die nur ausnahmsweise miteinander verbacken. Röntgenologisch sieht man runde oder ovaläre Tumoren, die über

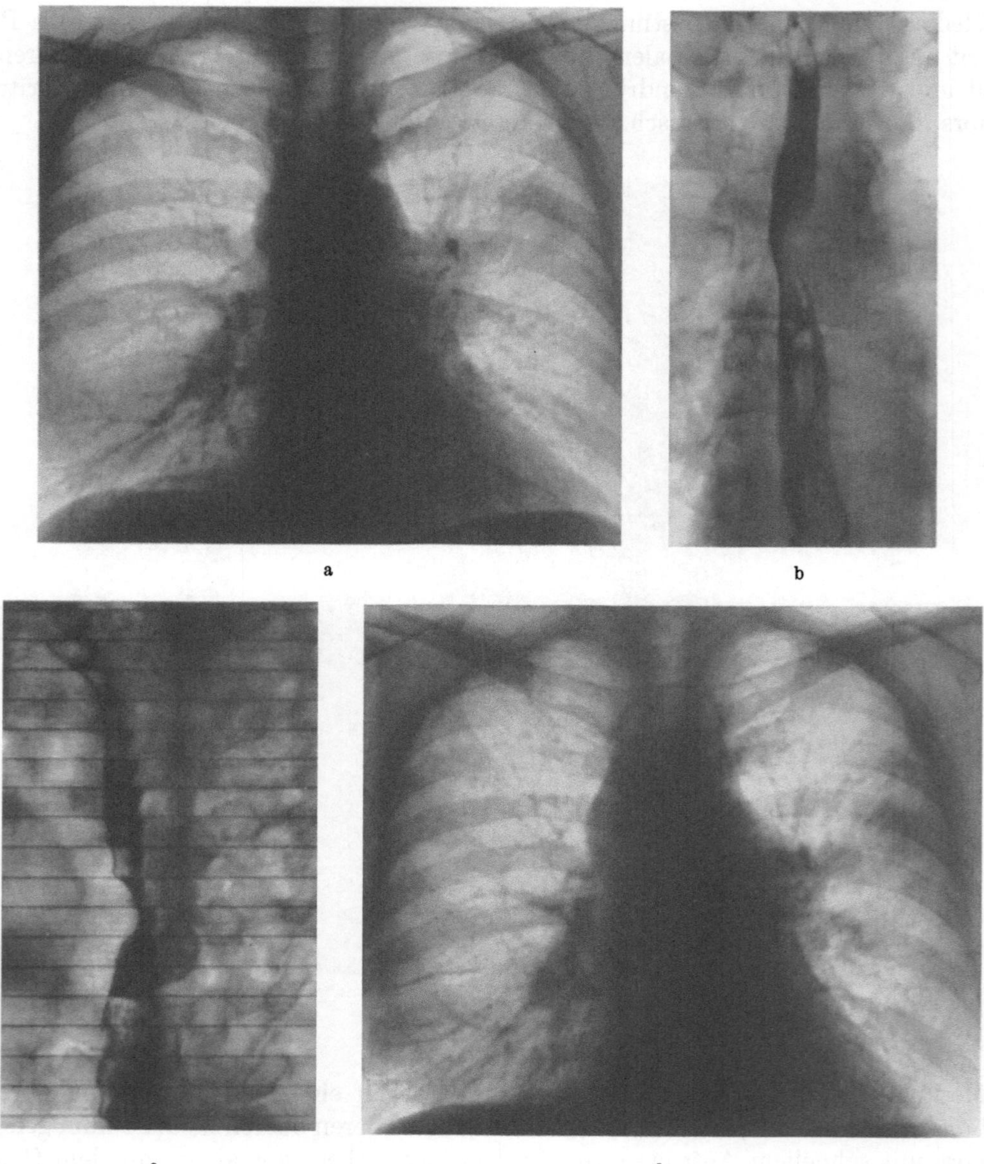

Abb. 674a—d. Bilaterales Lymphosarkom mit großem Infiltrat im linken Oberlappen (a), umschriebene Impression an der linken Speiseröhrenwand oberhalb der Trachealbifurkation (b), Abflachung der Pulsationsübertragungen auf die Speiseröhrenwand in Höhe der Tumorimpression im Oesophaguskymogramm (c), schneller Rückgang des Lymphosarkoms bereits nach 1000 r/Herd (d)

den Mediastinalschatten vorspringen. Daneben gibt es bei der Leukämie auch eine diffuse Mediastinalverbreiterung, die ein ähnliches Bild wie die in die Lunge infiltrierende Lymphogranulomatose hervorruft. Die leukämischen Infiltrationen können auch in der Thymusdrüse bzw. im Thymusrest liegen. Da es sich um relativ kleine Tumoren bzw. um eine diffuse Infiltration handelt, treten Verdrängungserscheinungen nur ausnahmsweise auf (Abb. 675). Wie alle Tumoren des lymphatischen Systems sind sie außerordentlich strahlensensibel.

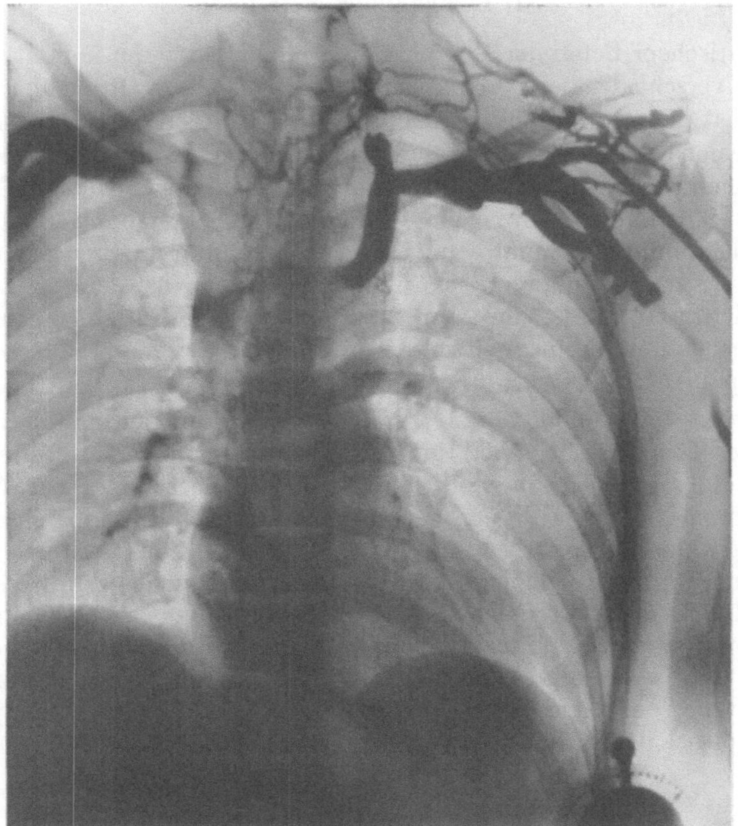

Abb. 675. Leukämische Lymphadenose, die auf dem Übersichtsbild der Lunge keinen krankhaften Befund erkennen ließ. Im mediastinalen Phlebogramm sieht man, daß die linke V. anonyma nach basal verdrängt ist, und daß die rechte V. anonyma komprimiert und leicht nach lateral verdrängt ist

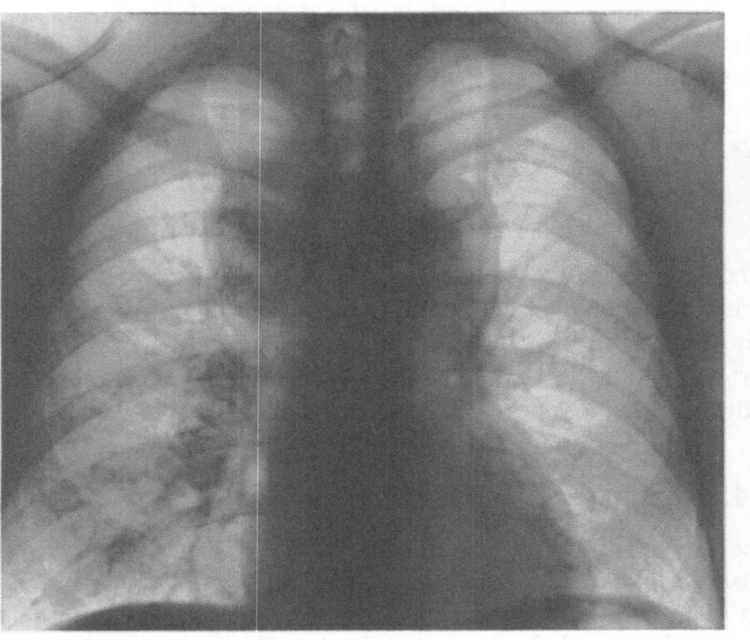

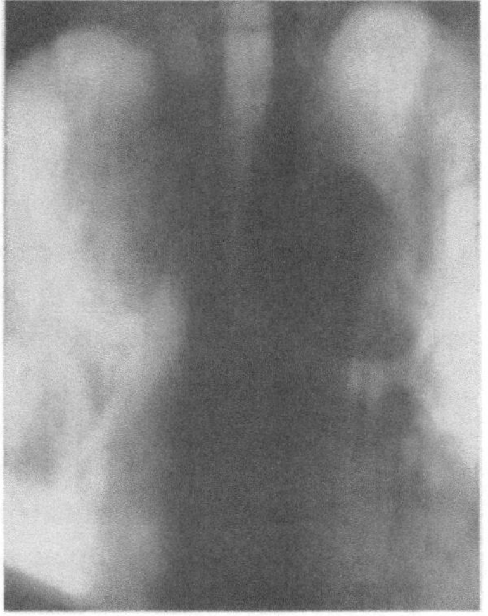

a   b

Abb. 676a u. b. Lymphknotenmetastasen eines Carcinoma solidum aus dem Verdauungstrakt (histologischer Befund) mit bilateraler Mediastinalverbreiterung (a). Die einzelnen Lymphknotentumoren lassen sich im Tomogramm noch deutlicher abgrenzen (b)

d) Lymphknotenmetastasen

Zu metastatischem Befall der Lymphknoten im Mediastinum kommt es bei malignen Tumoren der verschiedensten Organe, am häufigsten beim Bronchialcarcinom. Hier werden zunächst die broncho-pulmonalen, dann die Bifurkationslymphknoten und dann die paratrachealen Lymphknoten befallen. Das Oesophaguscarcinom setzt häufiger, als man früher annahm, Lymphknotenmetastasen im Mediastinum. Bei Carcinomen des Magens und des Pankreas sowie beim Seminom treten erst dann Lymphknotenmetastasen im Mediastinum auf, wenn bereits die Lymphknoten im Bauchraum befallen sind und die Metastasierung weiter um sich greift. Trifft man bei derartigen Tumoren eine Virchowsche Drüse an, so ist immer mit Lymphknotenmetastasen im Mediastinum zu rechnen. Beim Mammacarcinom sitzen die intramediastinalen Lymphknotenmetastasen vorzugsweise parasternal an der inneren Brustwand.

Die metastatischen Lymphknotenvergrößerungen lassen sich häufig im Tomogramm (Abb. 676), besonders in Kombination mit dem Pneumomediastinum, nachweisen. Eine gefürchtete Komplikation stellt die Neigung insbesondere der Metastasen des Bronchialcarcinoms dar, in die großen Venen des Mediastinum einzubrechen und so das angiographisch nachweisbare Bild des Obstruktionssyndroms hervorzurufen und den Anfangspunkt einer hämatogenen Metastasierung zu setzen. Aus den Röntgensymptomen der Lymphknotenmetastasen im Mediastinum auf den Primärtumor zu schließen, ist unmöglich. Mit der Probebestrahlung läßt sich allenfalls eine Trennung zwischen den sehr strahlensensiblen Tumorbildungen beim Lymphosarkom, bei der Leukämie und bei der Lymphogranulomatose einerseits und bei Lymphknotenmetastasen eines epithelialen Primärtumors andererseits ziehen.

e) Brill-Symmerssche Erkrankung

Bei der seltenen *Brill-Symmersschen Erkrankung*, einer großfollikulären Lymphadenose, können auch die Lymphknoten des Mediastinum befallen werden. Bevorzugt sind aber die cervicalen, nuchalen und supraclaviculären Lymphknoten. Männer sind häufiger als Frauen befallen, und zwar vorwiegend im 4.—6. Lebensjahrzehnt. Bei schleichendem Verlauf und langsamen Wachstum findet man Drüsenschwellungen verschiedener Größe, die im Röntgenbild meistens scharf begrenzt sind. Bei jedem dritten Kranken ist die Milz beteiligt. Im Blutbild sind keine Veränderungen zu finden; Krankheitssymptome fehlen häufig. Die Diagnose ist nur auf histologischem Wege möglich.

f) Reticulosarkom

Das *Reticulosarkom* im Mediastinum ruft etwa die gleichen klinischen und röntgenologischen Bilder wie ein Lymphosarkom oder wie eine Lymphogranulomatose hervor. Es ist ausgezeichnet durch ein rasches infiltratives Wachstum, wobei vorzugsweise und frühzeitig die Lunge infiltriert wird und die Generalisation rasch erfolgt. Die Strahlensensibilität ist in der Regel nicht so hoch wie beim Lymphosarkom.

4. Thymusvergrößerungen

Die normale Thymusdrüse setzt sich aus zwei durch lockeres Bindegewebe in Verbindung stehende Lappen zusammen und überragt auch beim Kind kaum den rechten und linken Rand des oberen Gefäßbandes. Man muß sich aber auch beim Kleinkind hüten, jede Verbreiterung des oberen Mediastinum auf eine Thymusvergrößerung zurückzuführen, da es auch beim Zwerchfellhochstand und beim Husten, Schreien und Pressen zu einer Mediastinalverbreiterung durch Stauung in den großen Mediastinalvenen kommt.

a) Thymushyperplasie

Die Thymushyperplasie, die im Säuglingsalter häufig vorkommt, verläuft oft symptomlos. Manchmal bestehen katarrhalische Erscheinungen, Atemnot und ein anfallsweiser oder dauernder inspiratorischer Stridor, wobei stets die Gefahr einer Asphyxie

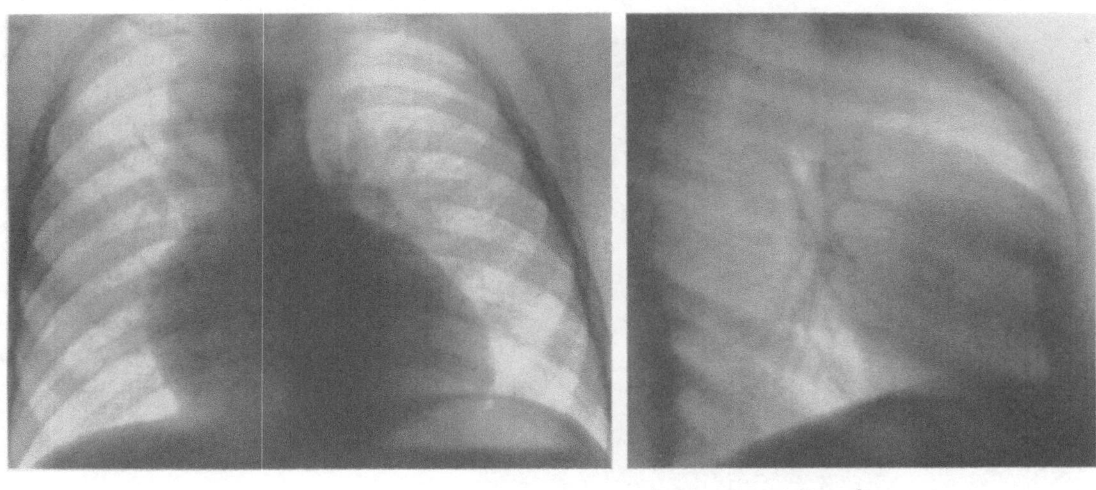

a   b

Abb. 677a u. b. Thymushyperplasie bei einem fünfjährigen Mädchen mit gleichzeitiger Fallotscher Tetralogie. Auf Röntgenbestrahlung Sistieren der Krampfanfälle

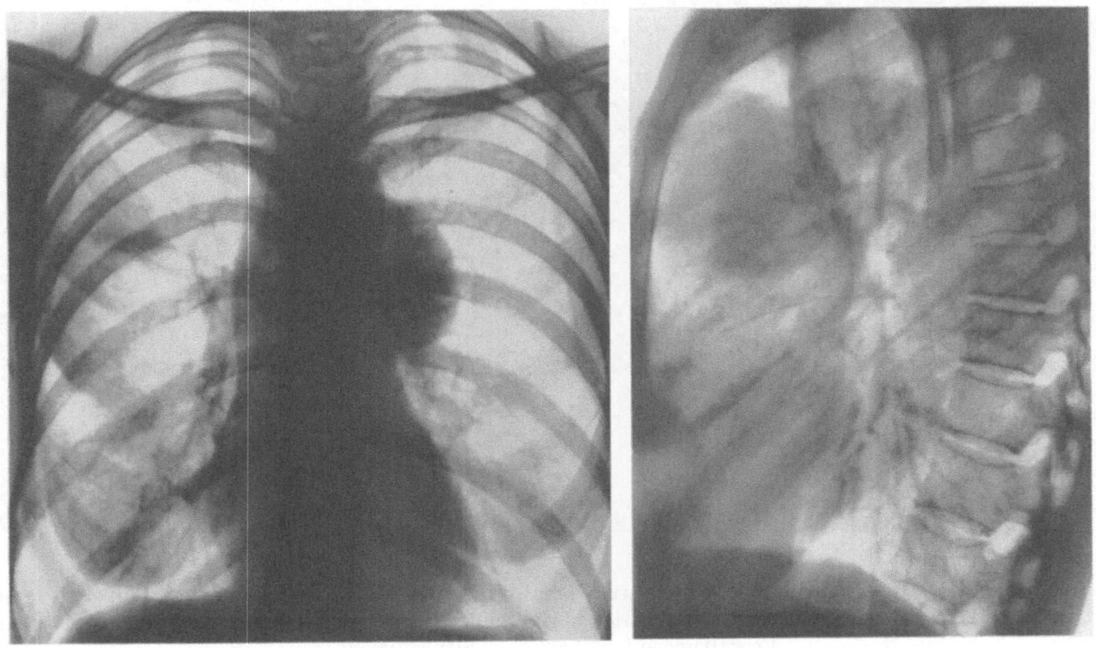

a   b

Abb. 678a u. b. Linksseitiger im vorderen Mediastinum gelegener Thymustumor mit runder Konfiguration

droht. Im Röntgenbild findet man eine konvex oder konkav begrenzte, ein- oder beidseitige Verbreiterung des oberen und mittleren Mediastinalschattens (Abb. 677). Es kann auch vorkommen, daß die Verbreiterung ausschließlich am Hilus sitzt. Von ZUPPINGER wird eine untere Tumorecke am unteren Pol des rechten Hilus als typisch angesehen. Auf Hartstrahlbildern oder im Tomogramm erkennt man mitunter die Einengung der Trachea, wobei jedoch auch die Untersuchung im frontalen

Strahlengang heranzuziehen ist. Im Pneumomediastinum heben sich die persistierenden Thymuslappen beiderseits des Lungenhilus besonders schön ab.

Die Röntgenbestrahlung mit niedrigen Dosen war früher die Behandlung der Wahl. Sie brachte rasch und zuverlässig die klinischen Symptome zum Verschwinden und ließ die Mediastinalverbreiterung zurückgehen. Die Indikation beschränkt sich heute auf die Fälle mit hochgradiger Dyspnoe und mit lebensbedrohlichen Erscheinungen.

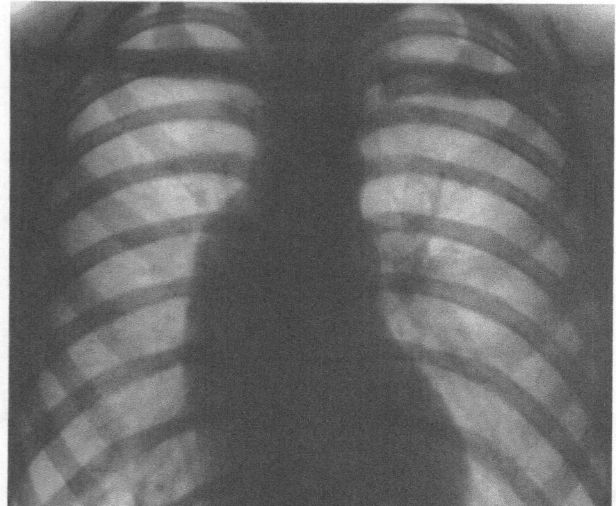

Differentialdiagnostisch ist die flache und glatt begrenzte Mediastinalverbreiterung bei der Thymushyperplasie gegen eine Mediastinitis anterior superior, einen oberen mediastinalen Pleuraerguß, gegen eine Atelektase der beiden ersten Segmente des Lungenoberlappens und ein Pulmonalisaneurysma abzugrenzen.

b) Thymustumoren

Thymustumoren sind sehr selten, weil die Involution des Thymus im 15. Lebensjahr beginnt und die Drüse das Geschwulstalter nicht erreicht. Die Tumoren sitzen retrosternal im

a

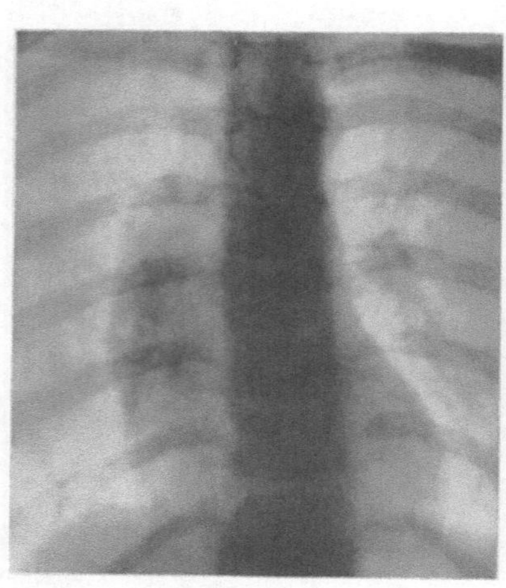
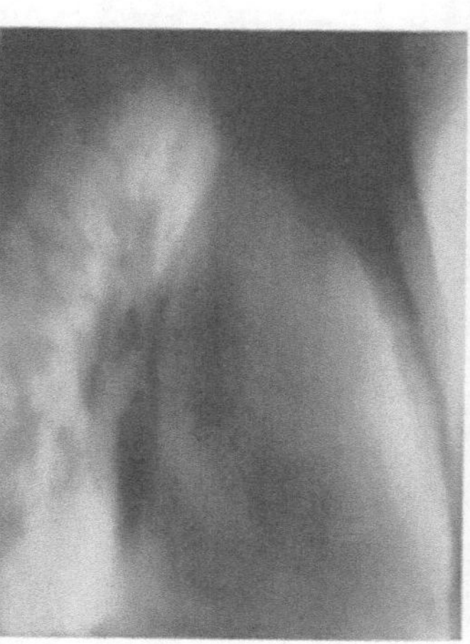
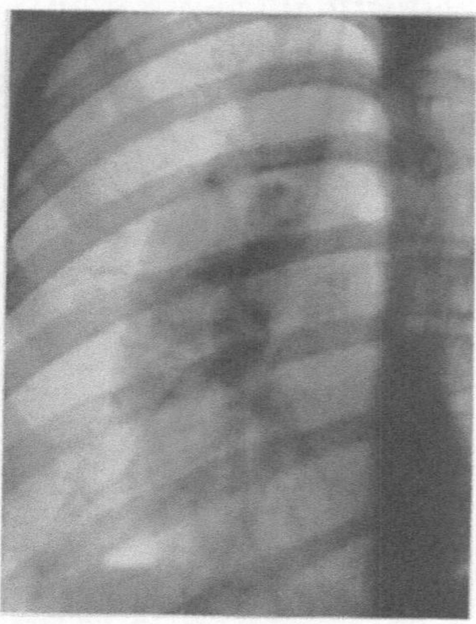

b   c   d

Abb. 679a—d. Mehr plattenförmiger Thymustumor im mittleren vorderen Mediastinum (a). Auf der harten Aufnahme läßt sich der Tumor vom Herzschatten abgrenzen (b). Retrosternalraum weitgehend ausgefüllt (c). Verkalkungen innerhalb des Thymustumors (d)

oberen und unteren Mediastinum. Vor allem auf ihre Lage im Bereich des Hilus muß aufmerksam gemacht werden. Im oberen Mediastinum sitzen sie den Gefäßen und der Herzbasis auf, wobei sie nur selten nach oben bis ins Jugulum reichen. Es lassen sich drei Formen unterscheiden (KEMP-HARPER):

1. Die rundliche Tumorform (Abb. 678). Sie ist die häufigste und — falls median gelegen — auf dem Seitenbild zu erkennen.

2. Die gelappte Form. Diese Tumoren sitzen den großen Gefäßen des oberen Mediastinum eng an und sind daher nur im Pneumomediastinum von ihnen zu trennen.

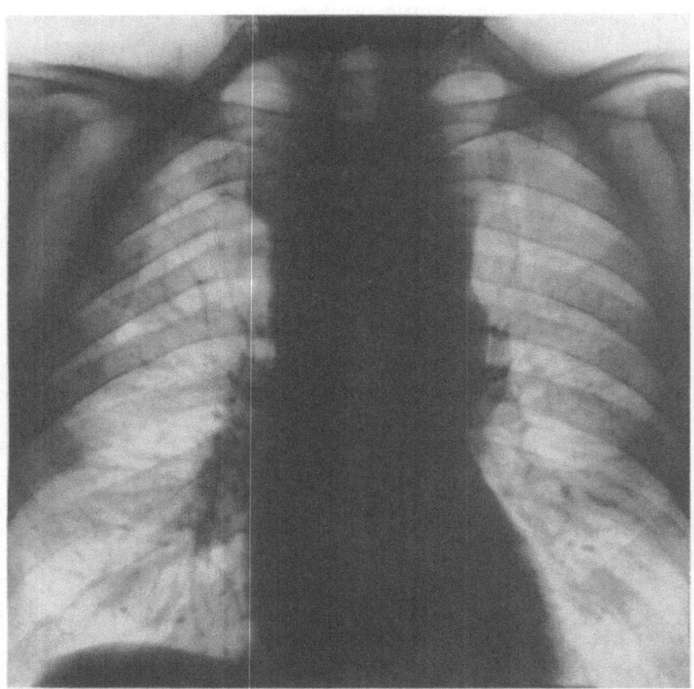

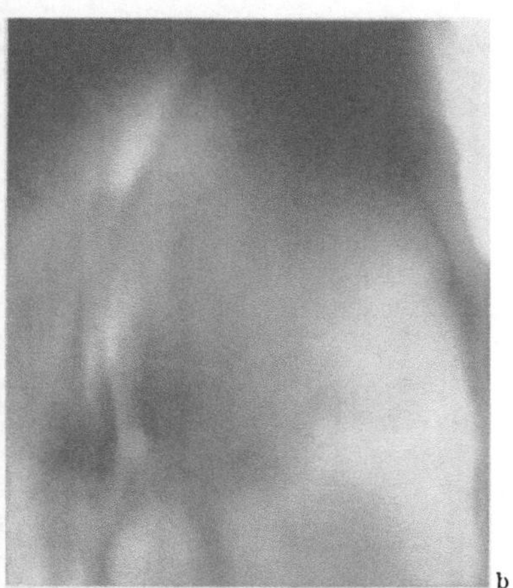

3. Die plattenförmigen Tumoren (Abb. 679). Sie liegen meist dem Herzschatten eng an und sind differentialdiagnostisch von einer Herzvergrößerung oder von einem erweiterten Conus pulmonalis durch das Pneumomediastinum oder durch die Angiokardiographie zu trennen.

Die Kombination von Thymustumoren und *Myasthenia gravis* ist auffallend häufig. GOOD fand 75% aller Thymustumoren bei Patienten mit Myasthenia gravis, aber nur 15% der Patienten mit einer Myasthenie lassen umgekehrt einen Thymustumor erkennen. BLALOCK dagegen fand bei 50% der Myastheniekranken einen Thymustumor, zum Teil allerdings erst bei der Operation oder bei der Sektion. 15—20% der Thymustumoren zeigen Verkalkungen (Abb. 679 d).

Ob ein Thymustumor gut- oder bösartig ist, läßt sich histologisch schwer unterscheiden. Andererseits besitzen manche malignen Thymustumoren eine große Ähnlichkeit mit einem Lymphosarkom. Es gehen auch nicht alle Thymustumoren wirklich von der Drüse aus, da in vielen, auch malignen, Mediastinaltumoren Thymusgewebe eingeschlossen ist (PAOLUCCI). Eine bösartige Geschwulst des Thymus kann in jedem Lebensalter auftreten. Das männliche Geschlecht ist ebenso häufig wie das weibliche betroffen. Auch in malignen Thymustumoren können Verkalkungen enthalten sein.

Klinisch-röntgenologisch gibt sich die Bösartigkeit an einer Lungeninfiltration zu erkennen. Der Tumor durchbricht die

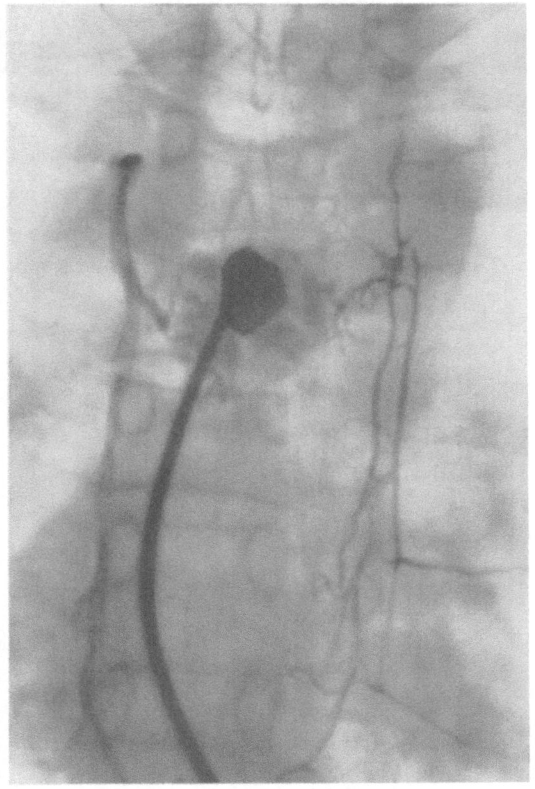

Abb. 680 a—c. Maligner Thymustumor mit bilateraler Mediastinalverbreiterung, unscharfe Begrenzung des oberen Randes (a). Der knotige Tumor füllt den Retrosternalraum vollständig aus und verdrängt die Trachea nach dorsal (b). Im Venogramm der Mammaria interna (c) zeigt sich, daß die linke Mammaria interna im oberen Anteil stenosiert und verschlossen ist

Kapsel und wächst asymmetrisch einseitig vor. Seine äußere Kontur wird unscharf und verwaschen (Abb. 680a). Zentral kommt es zu einer Verlagerung und Kompression der Trachea (Abb. 680b.

Im Tomogramm, besonders in Kombination mit dem Pneumomediastinum, lassen sich die Thymustumoren, solange sie nicht in ihre Nachbarschaft infiltriert sind, gut

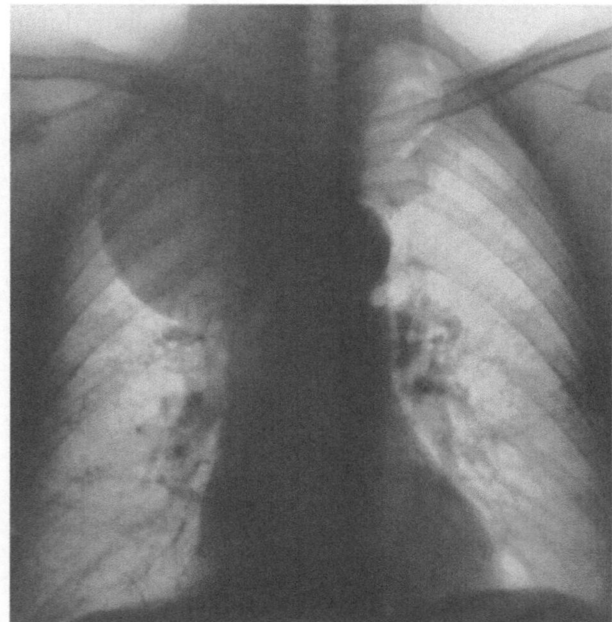

a

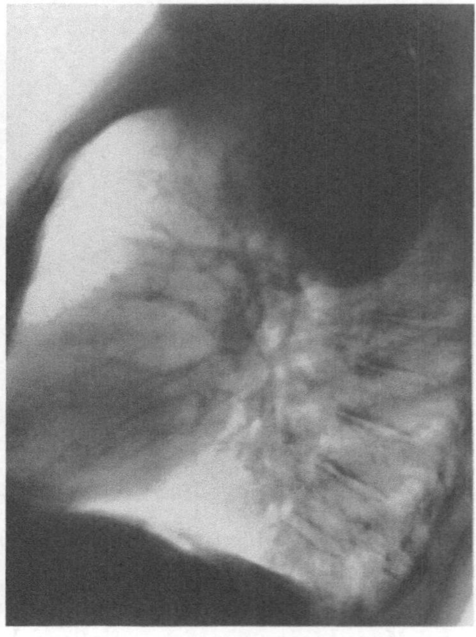

b

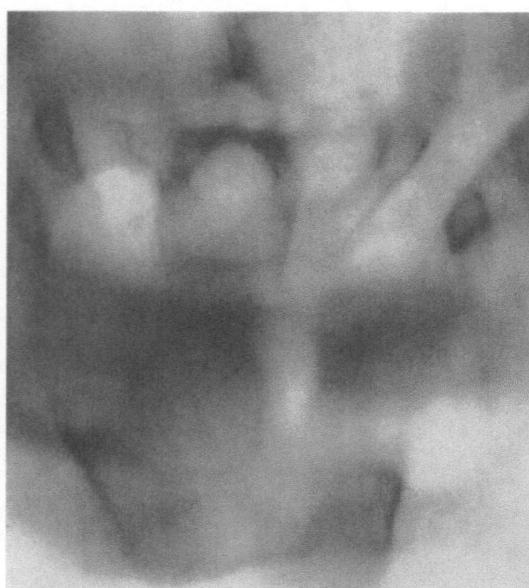

c

Abb. 681 a—c. Intrathorakale Struma im hinteren Mediastinum mit leichter Links- und Ventralverlagerung der Trachea (a und b). Struma calculosa mit säbelscheidenartiger Einengung und Linksverlagerung der Trachea im transversalen Tomogramm (c)

abgrenzen. Auf diese Weise ist oft eine Differentialdiagnose gegenüber einem Gefäßprozeß möglich (FABRICIUS). Im Kymogramm weisen die Thymustumoren entweder eine mitgeteilte Pulsation auf oder sie verhalten sich völlig stumm. Im Angiogramm der V. mammaria interna (nach intrasternaler Kontrastmittelinjektion) zeigen vor allem bösartige Thymustumoren einen Gefäßverschluß (Abb. 680c).

5. Schilddrüsengeschwülste

a) Struma endothoracica

Man unterscheidet zwischen einer Struma endothoracica vera, bei der der intrathorakal liegende Strumaanteil mit der Halsstruma keine oder nur eine schmale fibröse Verbindung besitzt, und einer Struma endothoracica falsa, bei der zwischen beiden Strumateilen eine breite Parenchymbrücke besteht. Letztere bereitet meistens keine wesentlichen diagnostischen Schwierigkeiten.

Die Parenchymbrücke ist tast- und sichtbar, und der intrathorakale Strumateil verschiebt sich beim Husten und beim Schlucken. Da die Strumen im allgemeinen der Trachea ebenso eng wie der Speiseröhre anliegen, empfiehlt sich, die Verschieblichkeit durch Hustenlassen zu prüfen, weil die Bewegungen beim Husten viel ausgiebiger als beim Schlucken sind.

Je nach Sitz und Ausdehnung der intrathorakalen Struma treten Symptome von seiten der betroffenen Organe auf. Die Struma kann rein einseitig oder beidseitig ausgebildet sein; sie kann vorzugsweise in der mittleren Frontalebene (Beteiligung der Trachea), mehr dorsal (Beteiligung der Speiseröhre) oder mehr retrosternal-basal (Beteiligung des Herzens) liegen.

Bei intrathorakalen Strumen findet man der Häufigkeit nach folgende klinische Symptome: 1. Atemnot, Stridor und Husten, 2. Erstickungsanfälle, 3. Venenkollateralen, 4. pseudoanginöse Anfälle, 5. Schluckbeschwerden, 6. Recurrensparese, Hornerscher Symptomenkomplex.

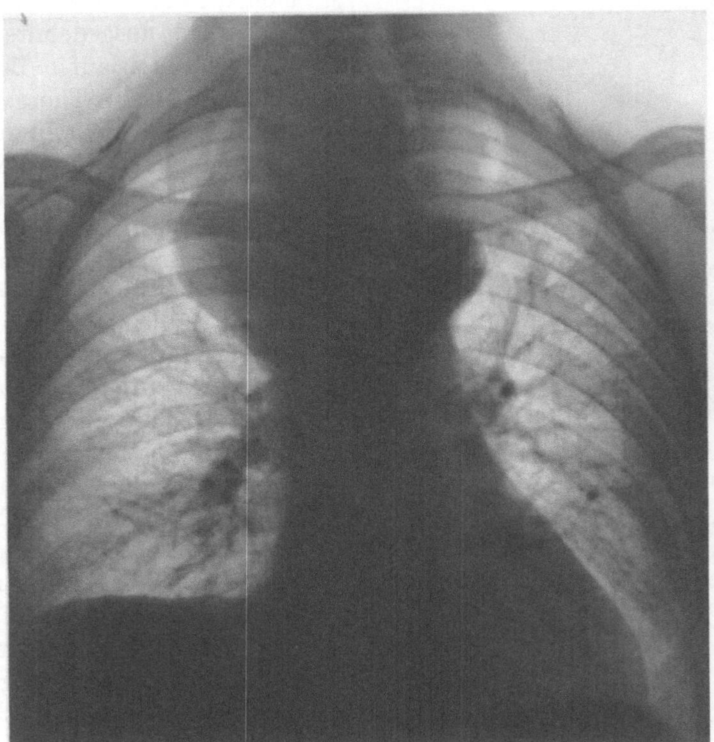

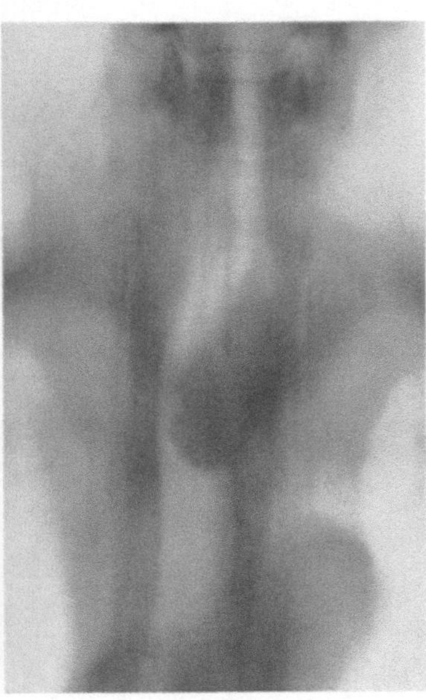

Abb. 682   Abb. 683

Abb. 682. Histologisch gesicherte Struma maligna mit Linksverlagerung und Einengung der Trachea

Abb. 683. Strumarezidiv nach mehrfacher Strumektomie mit Einbruch in die Trachea und fraglicher maligner Degeneration

Röntgenologisch findet sich im oberen Mediastinum meist in der Trachealebene oder retrosternal ein solider, rundlicher oder ovalärer Schatten, der ein- oder beidseitig die Mediastinalkontur überragt und sich mit scharfem Rand nach lateral absetzt. Nicht selten sind Verkalkungen anzutreffen (Abb. 681).

Die Einwirkungen der intrathorakalen Strumen auf die Trachea (Einengung und Verdrängung) sind auf dem Hartstrahlbild der Lunge gut zu erkennen. Zur vollständigen Erfassung ist auch die Untersuchung in der Frontalebene erforderlich. Bessere Bilder und eine detaillierte Aussage erlaubt die Tomographie, wobei die transversale Schichtuntersuchung als Darstellungsmethode der dritten Ebene eine besonders eindrucksvolle räumliche Vorstellung vermittelt und die Beziehungen zu den Nachbarorganen anschaulich darstellt (Abb. 681c). Sie ist geeignet, auch kleinere Eindellungen an dem röhrenförmigen Gebilde der Trachea aufzudecken. Infolge einer Druckatrophie an den Knorpelringen der Trachea kann es zu einer *Tracheomalacie* kommen. Senkt sich die Struma als breiter Tumor vom Hals her retrosternal in die obere Thoraxapertur, so schiebt sie die beiden Vv. anonymae vor sich her und engt sie schließlich ein. Die doppelseitige mediastinale Phlebographie von beiden Cubitalvenen aus läßt diese Verdrängung der Vv. anonymae, die somit den unteren Rand der Struma markieren, deutlich erkennen. Beim Abwärtsgleiten vor oder hinter den Vv. anonymae kann es auch zu Kompressionserscheinungen an der V. cava superior kommen, die bei höheren Graden einen ausgedehnten Kollateralkreislauf im Bereich der oberen Thoraxapertur und des Jugulum entstehen läßt. Bei retrooesophagealer Lage der Struma werden die Beschwerden einer Dysphagie angegeben. In derartigen Fällen ist immer die Speiseröhrenbreipassage heranzuziehen. Man findet Verdrängungen und Impressionen der Speiseröhre, die vor allem im Doppelkontrast nach Luftschlucken herauskommen. Der Einsatz eines Pneumomediastinum ist in den meisten Fällen nicht notwendig, da die Diagnose einer intrathorakalen Struma in der Regel keine größeren Schwierigkeiten bedingt. Differentialdiagnostisch sind verkalkte Lymphomata colli oder verkalkte tuberkulöse Spitzenherde auszuschließen.

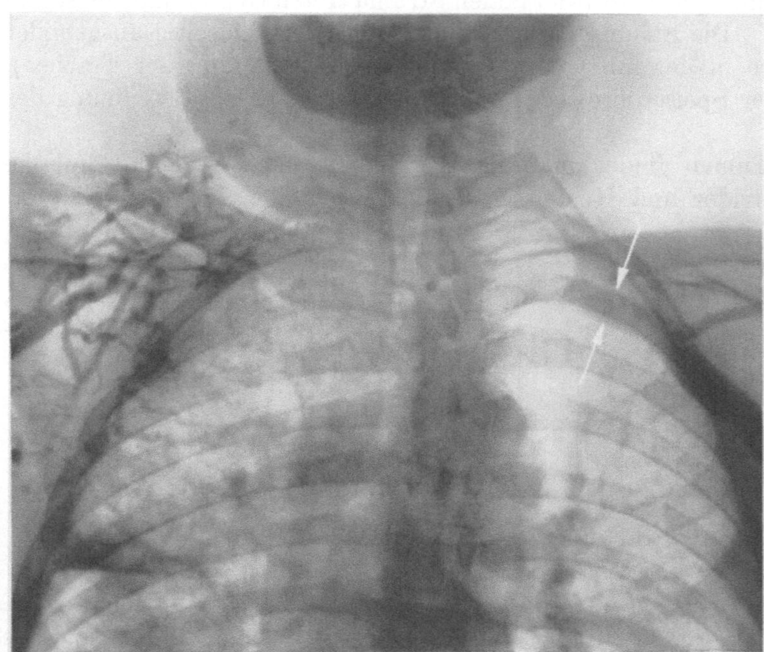

Abb. 684. Verschluß der V. subclavia beiderseits mit Kollateralkreislauf bei Struma maligna

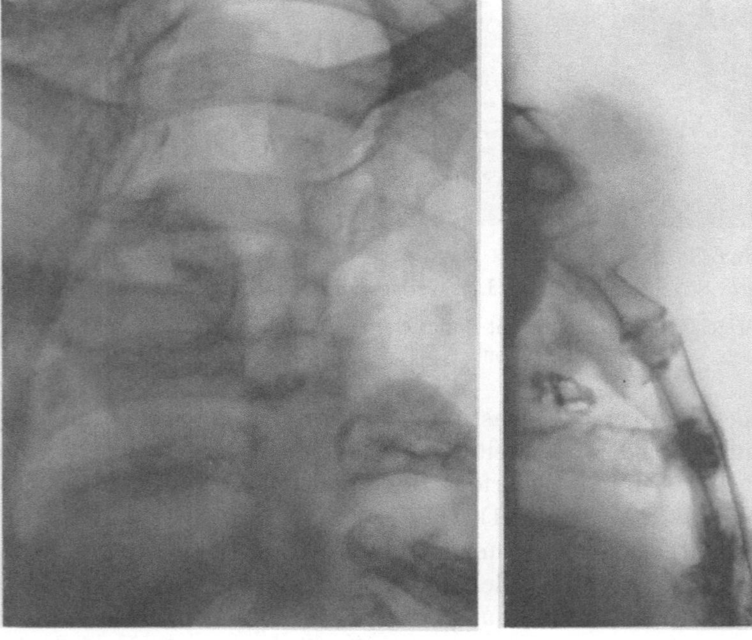

a   b

Abb. 685a u. b. Struma maligna mit Durchbruch durch das Manubrium sterni und knolliger Tumorbildung vor dem Sternum

b) Struma maligna

Die maligne Degeneration einer intrathorakalen Struma deutet sich klinisch in retrosternal lokalisierten und in die Schultern ausstrahlenden Schmerzen, in einer Gewebshärte am tastbaren Strumateil, in einer Herabsetzung der Beweglichkeit und in Infiltrationssymptomen von seiten der Nachbarorgane an. Eine Größenzunahme allein ist noch kein sicheres Zeichen für eine Malignität, da auch eine benigne Struma durch eine Blutung wachsen kann. Das bevorzugte Lebensalter ist das 5. und 6. Jahrzehnt. Frauen werden häufiger als Männer befallen; nur in Endemiegebieten sind beide Geschlechter gleich häufig betroffen.

Im Röntgenbild werden die Konturen als Ausdruck einer Nachbarschaftsinfiltration verwaschen, und die Husten- und Schluckbewegungen der Struma sind eingeschränkt bzw. ganz aufgehoben. Die Unschärfe der Kontur ist aber kein verläßliches Zeichen, weil auch maligne Strumen mit glatter Kontur vorkommen (Abb. 682). Die Infiltration in die Trachea kann mitunter im Tomogramm (Abb. 683), die Speiseröhrenbeteiligung im Oesophagogramm, am besten nach Luftschlucken, oder im Oesophaguskymogramm erfaßt werden. Sehr aufschlußreich ist die mediastinale Phlebographie: Bei der Struma maligna kommt es fast immer zum Verschluß einer oder beider Vv. anonymae bzw. der Vv. subclaviae oder der V. cava superior (Abb. 684), und zwar entweder durch direkte Infiltration oder durch eine zusätzliche Thrombosierung. Bei einer benignen Struma sind Gefäßverschlüsse viel seltener. Eine nervale Beteiligung in Form einer Recurrensparese oder eines Hornerschen Symptomenkomplexes sind bei der Struma maligna ebenfalls häufiger als bei der gutartigen Struma. Auch ein Perforation durch das Brustbein kommt vor (Abb. 685).

Differentialdiagnostisch sind vor allem die umschriebene Form des Lymphosarkoms, das Lungenspitzencarcinom und das Thymom abzugrenzen.

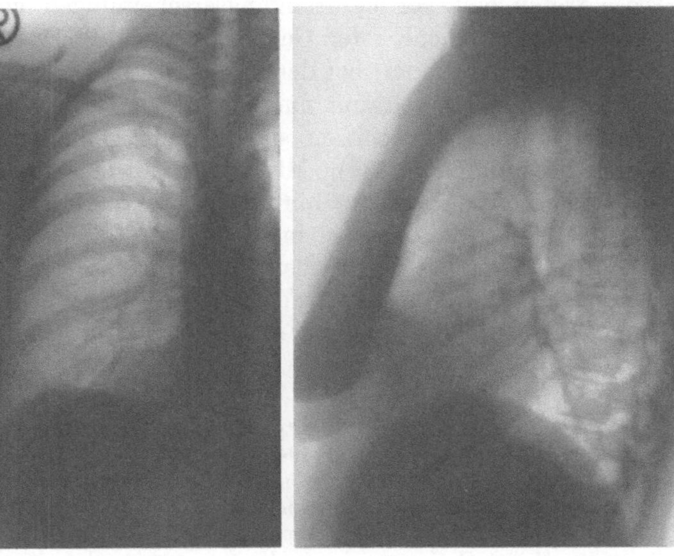

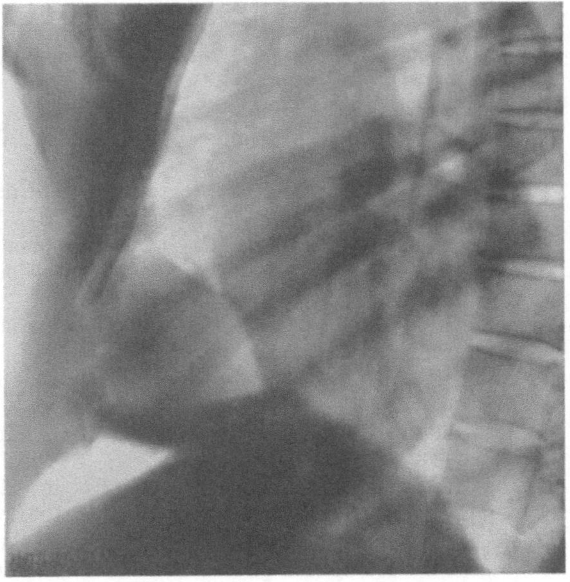

Abb. 686 a—c. Lipom (histologisch gesichert) im rechten vorderen Herz-Zwerchfellwinkel (a und b). Nach Anlegung eines Pneumothorax grenzt sich der flachrunde Tumor gut gegen die Lunge ab. Bei gleichzeitiger Anlegung eines Pneumoperitoneums sieht man, daß der Tumor nicht mit dem Abdominalraum in Verbindung steht (c)

c) Struma aberrata vera

Es handelt sich bei diesem seltenen Vorkommnis um die Verlagerung eines einzelnen Strumaknotens, der eine eigene arterielle Gefäßversorgung direkt aus der Aorta besitzt. Er ist demnach durch die Aortographie mittels Katheter auf retrogradem Wege nach SELDINGER oder von der A. brachialis bzw. Carotis aus zu erfassen und unterscheidet sich dabei von einer intralobären Sequestration der Lunge durch seine Lage im Mediastinum und seinen soliden Aufbau, der auch im Tomogramm sichtbar wird. Enthält der Knoten Thyreoideagewebe, so ist er auf einfache Weise mit Jod[131] nachweisbar. Bei Frauen kommt er fünfmal so häufig wie bei Männern vor.

6. Mesoblastgeschwülste

Lipome und Fibrome sind sehr seltene Geschwülste des Mediastinum, die im vorderen oberen oder (noch seltener) im hinteren oberen Mediastinum liegen. Sie wachsen sehr langsam und können relativ groß werden, ohne klinische Symptome hervorzurufen. Diese treten erst bei Verdrängungserscheinungen von seiten der Nachbarorgane, insbesondere der Trachea, der Gefäße oder der Speiseröhre auf. Eine besondere Form ist das sog. Sanduhrlipom, bei dem ein Teil intrathorakal liegt und ein Teil extrathorakal durch den Intercostalraum durchgedrungen ist.

Im Röntgenbild besitzen sie eine unregelmäßig knollige, Lipome manchmal eine lappige Gestalt (Abb. 686). Mitunter kann eine vermehrte Strahlendurchlässigkeit auf den lipomatösen Charakter hinweisen. Die Differentialdiagnose gegenüber anderen gutartigen Mediastinaltumoren, insbesondere Cysten, ist oft schwierig.

Zu den Mesoblastgeschwülsten gehören ferner Chondrome, Osteome, Myome, Hämangiome u. a. Die malignen Formen aller dieser Geschwülste sind ebenfalls sehr selten. Am bekanntesten sind noch Fibro-, Spindelzell- und Liposarkome.

Literatur

Assmann, H.: Die klinische Röntgendiagnostik der inneren Erkrankungen, 6. Aufl. Berlin-Göttingen-Heidelberg: Springer 1949.

Baccaglini, M.: Rilievi di tecnica sul retropneumoperitoneo, con particulare riguardo alla possibilità di ottenere il pneumomediastino. Radiol. med. (Torino) 37, 226 (1951).

Balmes, A., et A. Thévenet: Le pneumomédiastin par voie rétroxiphoidienne. Poumon 1954, 385.

Bariéty, M., et C. Coury: Le médiastin et sa pathologie. Paris: Masson et Cie. 1958.

Blalock, A.: Tumors of the thymic region and myasthenia gravis. Amer. J. Surg. 54, 149 (1941).

Ciarla, E.: Grandi iniezoni peridurali ed epidurali di ossigeno e di aria come nuovo metodo di esplorazione radiologica. Radiol. med. (Torino) 28, 247 (1941).

Cocchi, U.: Retropneumoperitoneum und Pneumomediastinum. Stuttgart: Georg Thieme 1957.

Condorelli, L.: Il pneumomediastino artificiale. Minerva med. (Torino) 27, 81 (1936).

Dahm, M.: Aufgaben, Ergebnisse und Fragen der Röntgenuntersuchung des Mediastinums. Fortschr. Röntgenstr. 72, 521 (1950).

Fabricius, B.: The value of kymography for the differentialdiagnosis between aneurysm of the aorta and mediastinal tumor. Acta radiol. (Stockh.) 26, 89 (1954).

Gennes de, L., J. P. May et L. Hélie: Le pneumorétropéritoine. Paris: Masson et Cie. 1952.

Good, C. A.: Roentgenologie findings in myasthenia gravis associated with thymic tumor. Amer. J. Roentgenol. 57, 305 (1947).

Herbig, H., P. Ganz u. H. Vieten: Die Mediastinaltumoren und ihre chirurgische Bedeutung. Ergebn. Chir. Orthop. 37, 223 (1952).

Jackson, H., and F. Parker: Hodgkin's disease and allied disorders. New York: Oxford University Press 1947.

Kemp Harper, R. A.: The investigation of thymic tumours in myasthenia gravis. J. Fac. Radiol. (Lond.) 3, 164 (1952).

Kraus, R.: Funktionelle Röntgendiagnostik des Mediastinums am Beispiel des Bronchialkarzinoms demonstriert. Stuttgart: Georg Thieme 1958.

Lambert, A. V.: Ätiologie von dünnwandigen thorakalen Zysten. J. thorac. Surg. 10, 1 (1940).

Lenk, R.: Die Röntgendiagnostik der intrathorakalen Tumoren und ihre Differentialdiagnose. Wien: Springer 1929.

Mülly, K.: Die Erkrankungen und Geschwülste des Mediastinums. Im Handbuch der inneren Medizin, Bd. 4. Berlin-Göttingen-Heidelberg: Springer 1956.

Osterwalder, M.: Lymphosarkom mit Ausgang in akute Leukämie. Acta haemat. (Basel) 4, 110 (1950).

Paolucci di Valmaggiore, R., et E. Giacobini: Voies d'accès pour l'application du pneumomédiastin. Presse méd. 59, 1222 (1951).

Ruiz-Rivas, M.: Nueva técnica de diagnóstico radiográfico aplicado a órganos y estrinturas retroperitoneales, mediastínicas y cervicales. Rev. clin. esp. 25, 206 (1947).

Sabiston, D. C., and H. Scott: Primary neoplasms and cysts of the mediastinum. Ann. Surg. 136, 777 (1952).

Sansone, G., e A. de Maestri: Visualizzazione simultaneo del mediastino posteriore ed anteriore dopo insufflatione peridurale. Minerva pediat. 3, 332 (1951).

Strnad, F.: Zur Frage der Mitbeteiligung des Mediastinums beim Bronchialkarzinom. Fortschr. Röntgenstr. 80, 427 (1954).

Tricomi, G., e G. Capaldo: Pneumomediastino posteriore. Ann. Ist. Forlanini 13, 133 (1951).

Zuppinger, A.: In H. R. Schinz, W. E. Baensch, E. Friedl u. E. Uehlinger, Lehrbuch der Röntgendiagnostik, 5. Aufl. Stuttgart: Georg Thieme 1952.

Erkrankungen des Zwerchfells

Von

R. Haubrich

Das Zwerchfell kann als Scheidewand zwischen Brust- und Bauchhöhle von eigenen und benachbarten Krankheiten betroffen werden. Dabei stehen die Beteiligung an entzündlichen Prozessen der thorakalen oder abdominalen Nachbarorgane einerseits und die Kontinuitätstrennung mit Ektopie abdominaler Organe und die Lähmung des Zwerchfells selbst andererseits klinisch im Vordergrund des Interesses. Für die Diagnostik dieser Erkrankungen ist die Röntgenuntersuchung entscheidend. Sie stützt sich in erster Linie auf die Durchleuchtung, die durch Übersichts- und Zielaufnahmen, Atmungskymogramm und Kontrastmitteluntersuchung im Einzelfall vervollständigt, aber niemals ersetzt werden kann. Eine sorgsame Durchleuchtungstechnik ist dafür die Voraussetzung. Sie beginnt mit der Prüfung des Zwerchfellstandes in aufrechter Stellung, der Zwerchfellform und -bewegung, umfaßt die Veränderungen der Zwerchfellfunktion in Seiten- und Rückenlage und zielt mit der Anwendung der verschiedensten Strahlenrichtungen (rotierende Durchleuchtung!) und Atemprüfungen auf die erschöpfende Untersuchung aller Abschnitte des Zwerchfells ab. Die klinisch-röntgenologische Auswertung schließlich gründet sich auf die Kenntnis des Normalbefundes mit seinen Varianten.

I. Normaler Röntgenbefund

1. Zwerchfellstand

Als Orientierungspunkte für den Zwerchfellstand sind die Ansätze der hinteren Rippen an der Wirbelsäule am besten geeignet. Bei d.v.-Durchleuchtung steht die Kuppe des Zwerchfells in mittlerer Atemlage oberhalb der 10. Rippe, die im rechten Herzzwerchfellwinkel gerade noch mit ihrem Ansatz sichtbar ist. Die linke Zwerchfellkuppe steht etwas tiefer und gibt den Blick auf den ganzen dorsalen Anteil der 10. Rippe frei. Im frontalen Strahlengang stellt sich die Kuppe des Zwerchfells an der Grenze zwischen vorderem und mittlerem Drittel des Thoraxtiefendurchmessers dar. Von hier zieht das vordere Zwerchfelldrittel horizontal oder flach abwärts zum Brustbein. Das mittlere Drittel verläuft steiler, das hintere fast senkrecht nach abwärts. Der sternale Zwerchfellwinkel ist groß, der lumbale sehr klein. Von den bei härterer Technik im Seitenbild parallel bzw. konzentrisch übereinanderprojizierten Sagittalprofilen wird das obere von der röhrennahen, das untere von der röhrenfernen Zwerchfellhälfte gebildet. Abb. 687 und 688 geben den Normalstand des Zwerchfells in den verschiedenen Strahlengängen wieder.

Der Stand des Zwerchfells wird antagonistisch vom eigenen Muskeltonus und der vereinigten Wirkung des Druckes der Baucheingeweide und der Retraktionskraft der Lungen bestimmt. Der angegebene Normalstand ist ein Durchschnittsmaß, das schon beim Gesunden je nach Thoraxform stark schwankt. Beim langen schmalen Thorax steht das Zwerchfell tiefer, beim kurzen gedrungenen Thorax höher; die Variationsbreite beträgt $1^{1}/_{2}$ Wirbelhöhen. Als Faustregel kann gelten, daß beim pathologischen Hochstand der Herzschatten tief in den Zwerchfellschatten eintaucht und beim echten Tiefstand die Herzunterfläche vom Zwerchfell abgehoben scheint. Beim Kind steht das

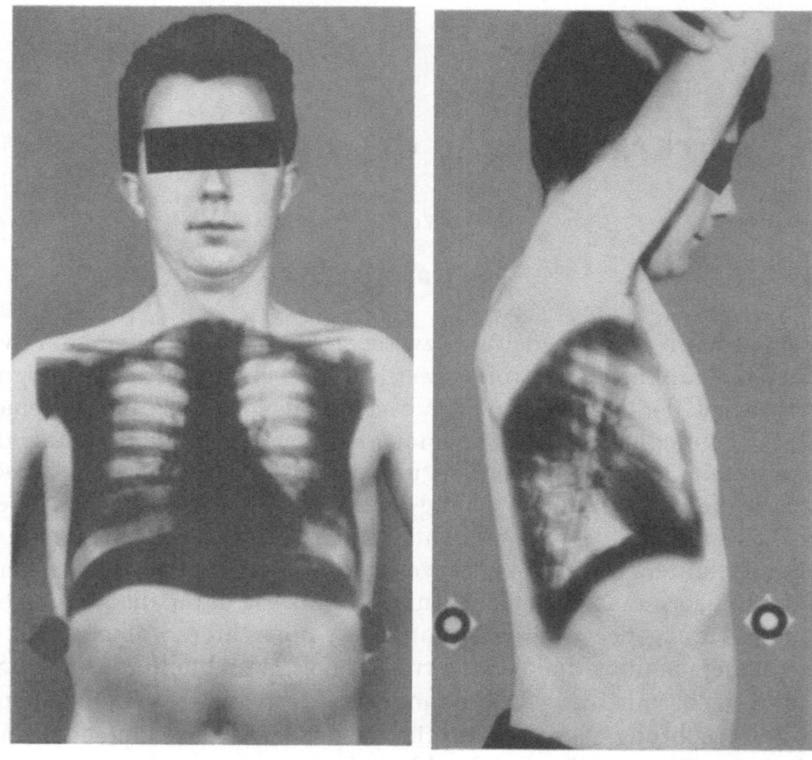

a   b

Abb. 687a u. b. Zwerchfellstand im Photoröntgenogramm von vorn und seitlich (n. Prof. Janker-Bonn)

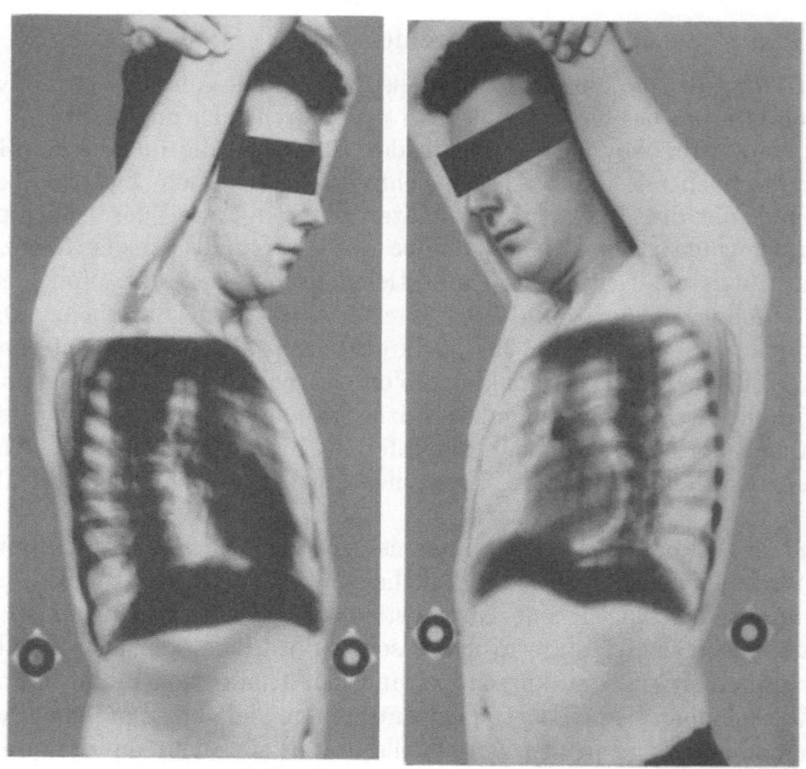

a   b

Abb. 688a u. b. Zwerchfellstand in den schrägen Durchmessern (Photoröntgenogramm n. Prof. Janker-Bonn)

Zwerchfell höher, beim Greis auch ohne Emphysem tiefer; bei der Frau pflegt das Zwerchfell im Mittel um eine halbe Wirbelhöhe höher zu stehen. Die Erfahrung des Untersuchers läßt oft auf den ersten Blick aus der Zwerchfellform und der Herz- und Thoraxkonfiguration eine Abweichung vom Normalstand feststellen, obschon die Abzählung der Rippen einen „normalen" Stand ergibt (DIETLEN; HITZENBERGER).

Beim Übergang in eine andere Körperlage ändert sich der Zwerchfellstand erheblich, in Abhängigkeit von der Verlagerung des abdominellen Eingeweidedruckes. Im Sitzen tritt das Zwerchfell um einen halben Intercostalraum tiefer. Bei der Rumpfbeuge nach vorn werden die vorderen Zwerchfellabschnitte stark nach oben in den Brustraum vorgebuchtet, während sich die hinteren Abschnitte strecken und abflachen. In Rückenlage steht das Zwerchfell meist um 1—2 Wirbelbreiten höher, weil seine Kuppe dann von mehr dorsalen Abschnitten gebildet wird. In Seitenlage sind die statischen Verschiebungen am stärksten. Die der Unterlage anliegende Zwerchfellhälfte tritt maximal hoch, die abliegende maximal tief. Diese Dissoziation der beiden Hemidiaphragmen erklärt sich aus der Differenz der Eingeweidedrucke auf die Unterfläche der an- und abliegenden Zwerchfellhälfte (HOLZKNECHT; HOFBAUER).

2. Form des Zwerchfells

In aufrechter Stellung und sagittalem Strahlengang laufen die kranial-konvex gewölbten Kuppen des Zwerchfells nach lateral in die Zwerchfellrippenwinkel, nach medial in die Herzzwerchfellwinkel aus. Der Übergang in Schrägstellung und frontalen Strahlengang läßt erkennen, daß der rechte Herzzwerchfellwinkel (und gegebenenfalls der hintere) vom Dreiecksschatten der V. cava inf. ausgefüllt wird, während der linke von perikardialen Umschlagfalten oder einem Fettbürzel ausgefüllt sein kann. Der lumbale Zwerchfellwinkel reicht am tiefsten nach unten. Die kardialen Zwerchfellwinkel begrenzen den „Zwerchfellsattel" des leicht caudalkonvexen Herzbettes und stehen am höchsten, während die seitlichen Zwerchfellrippenwinkel in Höhe und Größe dazwischen stehen.

Beim Übergang in die horizontale Rückenlage bleiben Wölbung und Größe der Zwerchfellwinkel bei frontaler Betrachtung unverändert. Seitliche Betrachtung zeigt den dorsalen Zwerchfellabschnitt aber viel stärker gewölbt. In Seitenlage treten mit der Dissoziation des Zwerchfellstandes auch seitendifferente Verformungen auf. Die anliegende Zwerchfellhälfte wölbt sich stärker durch, ihre seitlichen Ansatzwinkel werden spitzer. Die abliegende Zwerchfellhälfte wird seitlich flacher, der costale Ansatzwinkel größer und schon bei ruhiger Atmung maximal geöffnet. In Bauchlage schließlich werden die vorderen Zwerchfellabschnitte nicht nur höhergestellt, sondern auch stärker gewölbt, während die lumbalen Abschnitte sich abflachen und einen sehr großen phrenicolumbalen Ansatzwinkel bilden (BARCLAY).

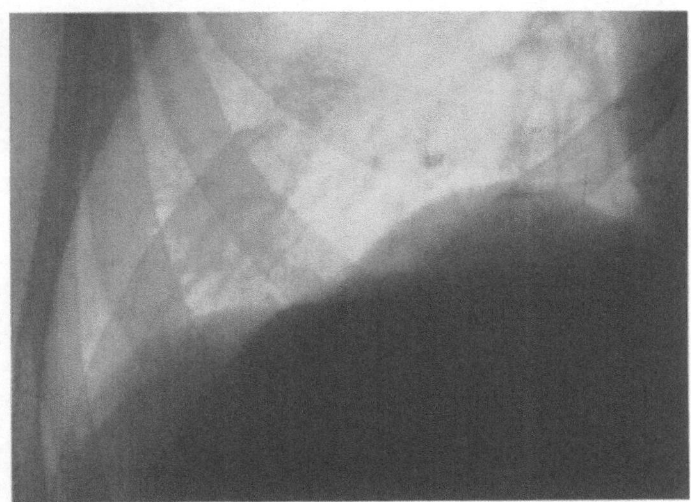

Abb. 689. Zwerchfellbuckelung

Von dieser normalen und bei ruhiger Atmung in aufrechter Stellung und Rückenlage unverändert festgehaltenen Form des Zwerchfells gibt es nur zwei physiologische Abweichungen, die durch umschriebene Differenzen des diaphragmalen Muskelzuges

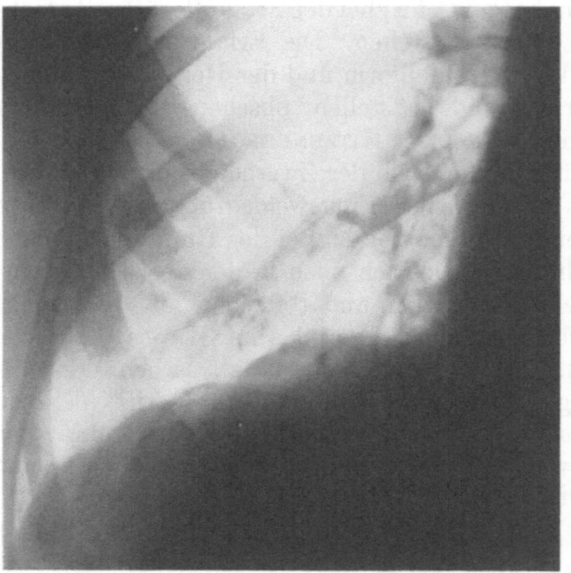

Abb. 690. Girlandenkontur des Zwerchfells

entstehen und meist an der rechten Zwerchfelloberfläche in Erscheinung treten. Die *Bogenteilung*, Buckelbildung oder Doppelkonturierung an der rechten Zwerchfellhälfte (Abb. 689) ist sehr häufig zu beobachten (Thomas; Weltz u. Glauner). Exspiratorisch wird sie schwächer oder fehlt ganz. Die Randbogen sind nach hinten außen gestaffelt, so daß der medial neben dem Herzzwerchfellwinkel liegende Buckel auch am weitesten vorn liegt. Er ist fast immer auch der größte und am stärksten gewölbte, weil hier im anteromedialen Zwerchfellabschnitt die Muskelzüge im allgemeinen am schwächsten sind, sich contractorisch weniger abflachen und durch vereinzelt stärkere Muskelzüge eher Incisuren gestatten. Zahl, Größe und Anordnung

Abb. 691. Insertionszacken

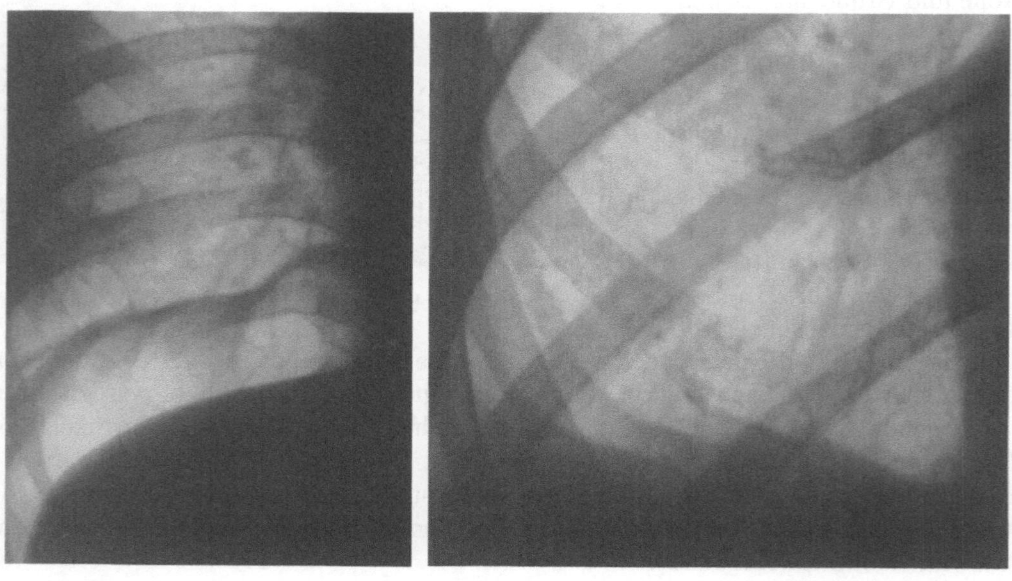

a   b

Abb. 692a u. b. Insertionszacken und mediale Buckelung im Pneumoperitoneum (a). — Diaphragmale Taschen durch Insertionen und Schwiele (b)

der Zwerchfellbuckelung sind individuell recht verschieden. Je stärker sie bereits bei der Exspiration ausgeprägt sind und je größer sie werden, desto geringer ist auch ihre respiratorische Beweglichkeit, und sicherlich bestehen Übergänge von der physiologischen Bogenteilung und dem großen Zwerchfellbuckel bis zur partiellen Relaxation, die gleichfalls im anteromedialen Zwerchfellabschnitt am häufigsten ist und paradoxen Bewegungscharakter annehmen kann, wie noch gezeigt wird. Große Zwerchfellbuckel stehen differentialdiagnostisch in Konkurrenz mit paraphrenischen Alterationen, z. B. Lebertumor, Netzhernie. Die Häufigkeit der Doppelkonturierung beträgt rund 5% und nimmt mit dem Alter zu. Auf der linken Seite ist sie sehr selten. Mehrfache Bogenteilung (Girlandenkontur) wird beim Zwerchfelltiefstand durch Emphysem oder Pneumothorax beobachtet (Abb. 690).

Als zweite, muskulär bedingte Formvariante des Zwerchfells gelten die *Insertionszacken*. Sie werden gelegentlich als „thoraxkonkave" Zwerchfellfalten den „thoraxkonvexen" Buckelungen gegenübergestellt (HEIDELMANN; HAUBRICH). Die Beispiele der Abb. 691 und 692 bedürfen keiner Erläuterung; sie zeigen die muskulären Zwerchfellansätze am vorderen Anteil der unteren Rippen. Dieser Befund ist beim relativen Zwerchfelltiefstand des älteren Menschen nicht krankhaft, wird aber beim Emphysem sehr viel häufiger. Beim Jugendlichen ist diese „supradiaphragmale Fingerung" durch costale Insertionen selten. Kleine und wenige Insertionszacken stellen sich meist nur an der rechten Zwerchfellhälfte, größere und zahlreiche auch beiderseits dar. Beim gesunden Jugendlichen sind die costalen Muskelansätze in mittlerer Atemlage nur im Pneumoperitoneum oder bei stärkeren intestinalen Luftansammlungen sichtbar (Abb. 692a). Das normale Bild der Insertionszacken an der oberen Zwerchfellkontur kann sich bei gleichzeitiger basaler Pleuraverschwielung in den Befund einer diaphragmalen Taschenbildung umwandeln (Abb. 692b).

3. Normale Zwerchfellbewegung

Die aktive Zwerchfelltätigkeit hängt in komplizierter Art mit der Rippenbewegung zusammen; die Atemmechanik setzt sich aus einem sternocostalen und costodiaphragmalen Bewegungsanteil zusammen. Eine rein diaphragmale Atmung gibt es unter nichtpathologischen Bedingungen ebensowenig wie eine rein costale Atmung, auch wenn man üblicherweise den abdominalen, costalen und gemischten Atemtyp unterscheidet. Das Verhältnis zwischen thorakalem und abdominalem Atmungsanteil ist beim Gesunden zwar individuell verschieden, wird aber konstant gehalten. Beim gewöhnlich gemischten oder vorwiegend diaphragmalen Atemtyp wird die untere Thoraxapertur inspiratorisch geweitet und angehoben. Dieser Seiten-, Hoch- und Vorstoß der Thoraxwand wird durch seitliches Ausweichen der diaphragmal nach unten gedrücken Baucheingeweide unterstützt. Durch die Rippenbewegung wird nicht nur ein Gegenlager für die muskuläre Zwerchfellkontraktion gebildet, sondern die costalen Zwerchfellansätze werden auch gedehnt und angehoben, wodurch respiratorisch für die Bewegung und Formänderung des Zwerchfells ein komplexer Mechanismus abläuft (PFUHL; DAHM; WEBER; WELTZ; HASSELWANDER). Er läßt sich im Flächenkymogramm ablesen. Das normale „Atmungskymogramm" wird bei senkrechter Schlitzstellung und waagrechtem Rasterablauf gewonnen, indem während der Expositionszeit (3—5 sec) von der inspiratorischen Ausgangslage aus eine Exspiration und eine Inspiration nacheinander ausgeführt werden. Die Verbindungslinie zwischen den oberen Spitzen der Bewegungszacken gibt die Exspirationsstellung des Zwerchfells, die der unteren Umkehrpunkte der Zacken die Inspirationsstellung wieder. Ausmaß und Ablauf der diaphragmalen (und costalen) Atembewegung werden in Richtung des Rasterablaufs gelesen, also vom linken Bildrand zum rechten. Die Rippenhebung geht mit der Zwerchfellsenkung synchron (Abb. 693). Die Exkursionsbreite des Zwerchfells läßt sich im Kymogramm leicht

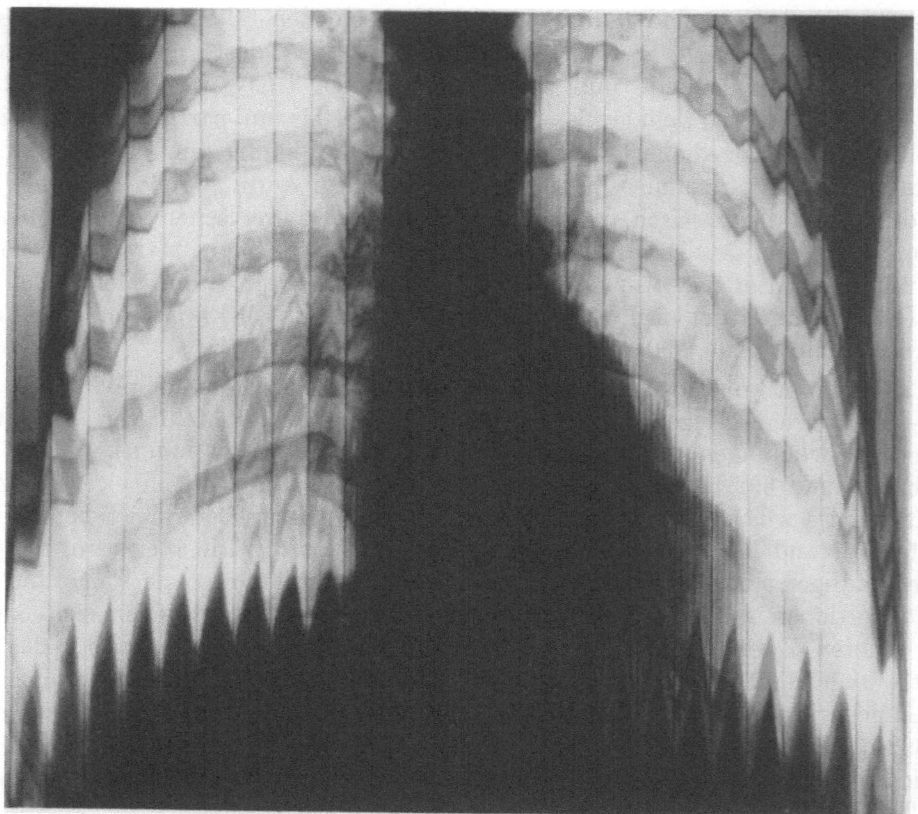

Abb. 693. Normales Atmungskymogramm

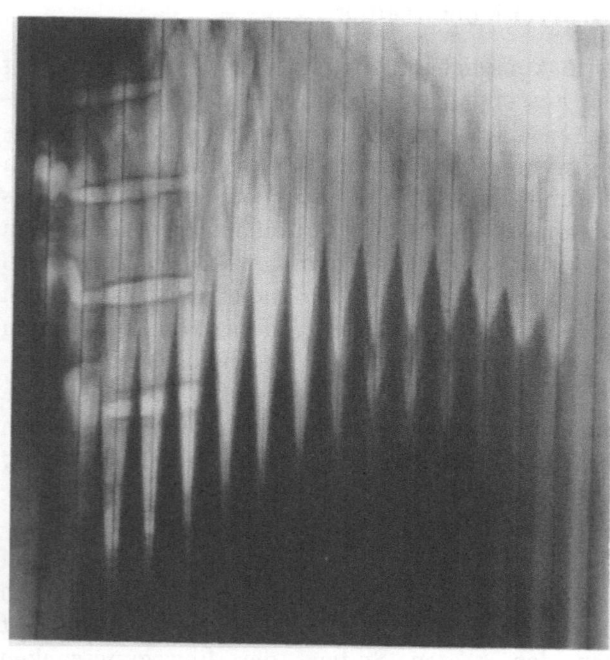

Abb. 694. Seitliches Atmungskymogramm

festhalten und unter Berücksichtigung der Projektionsvergrößerung leicht für alle Bogenabschnitte berechnen. Sie beträgt an der Kuppe bei ruhiger Atmung rund 2 cm, bei forcierter Atmung bis 8 cm. Die Exkursionsdifferenz zwischen den vorderen und hinteren Zwerchfellabschnitten ist viel größer, als man gemeinhin annimmt. Das seitliche Atmungskymogramm (Abb. 694) zeigt die große inspiratorische Verschiebung der dorsalen Zwerchfelloberfläche nach unten vorn. Sie gewährleistet zusammen mit der Bewegung der unteren Rippen eine optimale Belüftung der Unterlappen, während die Oberlappen praktisch ausschließlich durch die Bewegung des Brustbeins und der oberen Rippen belüftet werden. Im vordersten, sternalen Zwerchfellanteil ist die respiratorische Bewegung am kleinsten oder wird umgekehrt. Die inspiratorische Eröffnung der Komplementärsinus-Zwerchfellrippenwinkel wird nach hinten bzw. lumbalwärts immer stärker, nach vorn bzw. sternalwärts immer geringer.

In anderer Körperstellung werden auch die Zwerchfellbewegungen modifiziert. In
Rückenlage sind die Exkursionen um rund 5 cm größer. In Seitenlage tritt außer den
Seitendifferenzen von Stand und Form des Zwerchfells auch eine erhebliche Bewegungs-
dissoziation zutage: Die anliegende Zwerchfellseite erreicht Amplituden bis zu 12 cm;
dabei ist die Rippenatmung dieser Seite scheinbar ganz aufgehoben. Auf der abliegenden
Seite steht das Zwerchfell bei ruhiger Atmung fast völlig still und bewegt sich nur bei
forcierter Atmung; umgekehrt ist hier die Rippenbewegung erheblich verstärkt. Die
anliegende Seite wird also in ihrer Rippenatmung behindert, in der Zwerchfellatmung

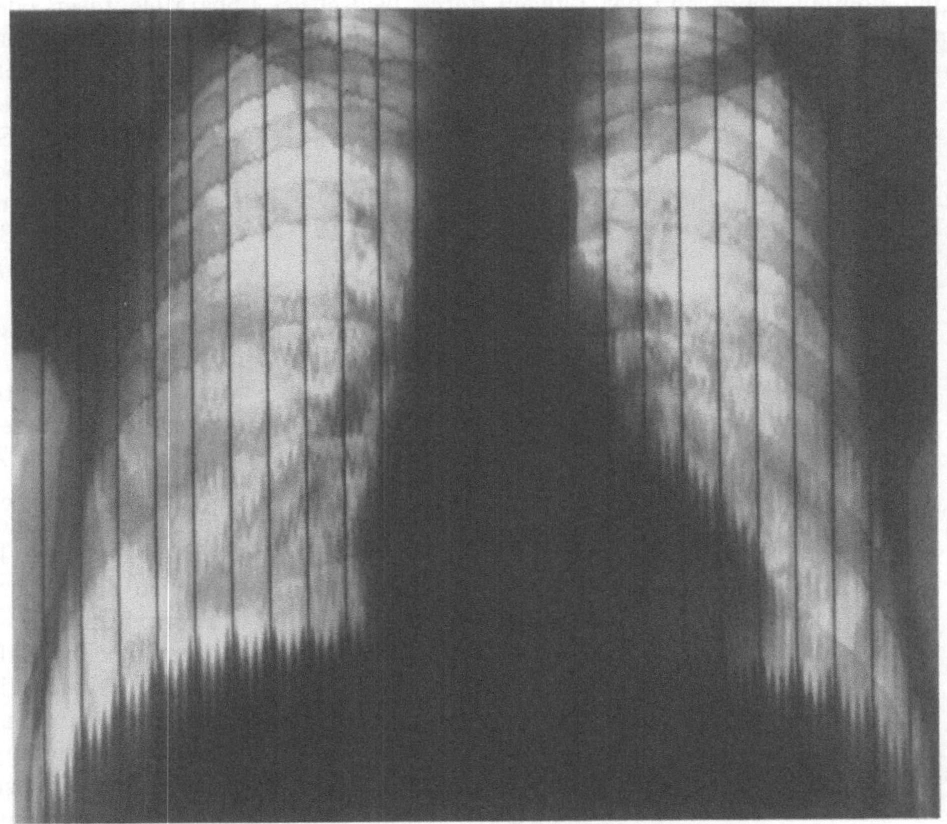

Abb. 695. Normales Schnupfkymogramm

gefördert. Auf der abliegenden Seite ist die thorakale Atmung frei, die diaphragmale
nicht nötig (HOFBAUER; HITZENBERGER).

Für die *Funktionsprüfung* des Zwerchfells läßt man am Leuchtschirm oder im Zwerch-
fellkymogramm verschiedene Atemmanöver ausführen, die eine Belastungsprobe des
Zwerchfells darstellen. Mit der forcierten Inspiration können nur grobe Störungen
erfaßt werden, desgleichen mit forcierter Exspiration (Summversuch). Der Valsalva-
Versuch oder die Hustenprobe ist als Funktionsprüfung wenig geeignet, eher schon der
Müller-Versuch, dessen Ergebnis aber nur mit größerer Erfahrung verwertet werden
kann. Am besten ist der Hitzenbergersche Schnupfversuch, den auch der schwerer
Kranke meist ausführen kann. Man läßt dabei eine kurze Inspirationsbewegung bei
geschlossenem Mund durch die Nase mehrmals gleichmäßig und ruckartig hintereinander
ausführen. Dabei wird der Druck im Thorax schlagartig gesenkt. Das gesunde Zwerchfell kann sich gegen diese Drucksenkung durchsetzen und tritt beiderseits tiefer. Das
nervös oder muskulär geschädigte Zwerchfell aber wird „überrumpelt" und nach oben an-
gesogen, d. h. paradox bewegt. Jede derartige Bewegungsparadoxie ist pathologisch, weil
hier die Überlagerung durch die Tätigkeit des knöchernen Atemapparats wegfällt. — Es
ist zweckmäßig, von der Exspirationslage aus hintereinander mehrere Schnupfbewegungen

im Kymogramm festzuhalten (Abb. 695), womit der Durchleuchtungsbefund ergänzt wird. Wo es auf die Diagnose einer umschriebenen Funktionsschwäche eines bestimmten Zwerchfellabschnitts ankommt, wie z. B. bei der partiellen Relaxation, ist das Schnupfkymogramm dem optischen Eindruck bei der Durchleuchtung methodisch überlegen.

II. Störungen in Zwerchfellstand und -bewegung
1. Hochstand

Eine Volumverringerung der Lungen durch beidseitige Lobäratelektasen oder beidseitige Zwerchfellähmung ist so selten, daß der *beidseitige Zwerchfellhochstand* praktisch immer für einen erhöhten Druck bzw. raumbeengenden Prozeß im Bauchraum spricht. Hier kommen in erster Linie Fettleibigkeit, Schwangerschaft, große Geschwülste und Ascites als Ursachen in Betracht (Abb. 696a u. b). Die Zwerchfellkuppel reicht bis zur 8. oder sogar 7. hinteren Rippe hinauf, die normale Seitendifferenz ist geringer oder aufgehoben. Das Zwerchfell ist stärker gewölbt, die Rippenwinkel sind spitzer und die Lateralpartien liegen breit der Thoraxwand an — auch wenn die Zwerchfellform auf den ersten Blick normal erscheint. Der Herzschatten taucht tief in den Zwerchfellschatten ein. Die respiratorische Bewegung des Zwerchfells braucht dabei nicht verändert zu sein. Bei der Fettleibigkeit pflegen beschwerdefreie Patienten eine gute, dyspnoische Kranke eine reduzierte Verschieblichkeit aufzuweisen. In der Schwangerschaft wird das Zwerchfell erst in den letzten Monaten stark hochge-

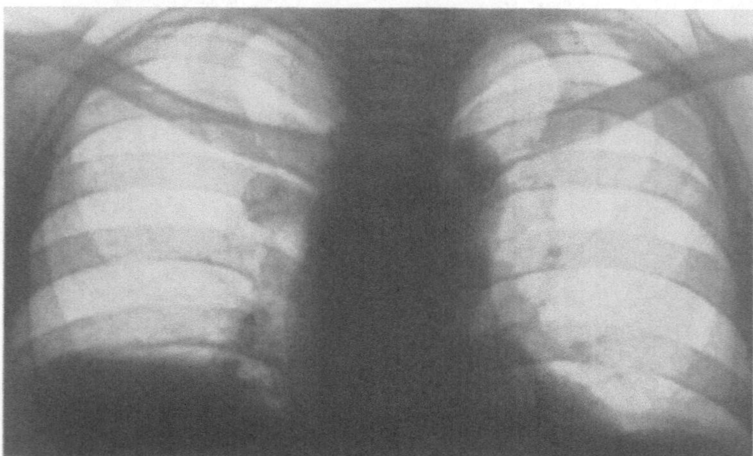

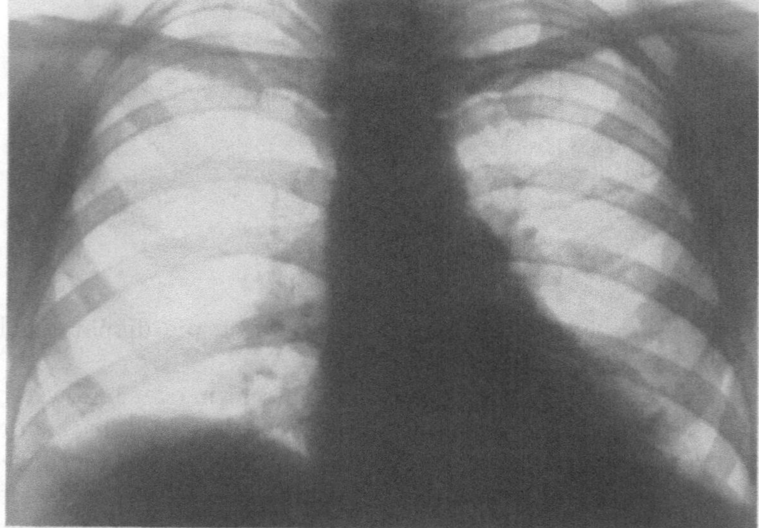

Abb. 696a u. b. Beidseitiger Zwerchfellhochstand bei Ovarialtumor (a) und bei Leukämie (b)

stellt, wobei die Exkursionsbreite groß bleibt. Gleiches gilt für den erst kurze Zeit bestehenden Zwerchfellhochstand bei anderen abdominalen Raumbeengungen. Nur bei länger andauerndem Hochstand läßt die Zwerchfelleistung nach, und die Atmung wird vorwiegend sternocostal. Dadurch können Kreislaufstörungen resultieren, die je nach dem Grad der Querlagerung des Herzens und der Dauer des Hochstands sehr verschieden stark sind.

Diagnostisch wichtiger ist der einseitige Zwerchfellhochstand. Er kann Ausdruck einer einseitigen neurogenen oder muskulären Lähmung sein und bei bestimmten Lungen-

und Pleuraprozessen auftreten; hier ist er rechts und links gleich häufig. Abdominale Krankheiten bedingen häufiger einen Hochstand der linken als der rechten Zwerchfellhälfte, wenn sie nicht das ganze Zwerchfell hochstellen. Ein *rechtsseitiger Zwerchfellhochstand* ist sehr oft durch Leberkrankheiten wie Stauung, Cirrhose, Cholangitis und metastatischen Tumor bedingt. Abb. 697 gibt einen mittleren Zwerchfellhochstand bei Amöbenabsceß der Leber als Beispiel wieder. Hochstand infolge rechtsseitiger Lungen- und Pleuraprozesse oder durch rechtsseitige Zwerchfelllähmung ist seltener. Der *linksseitige* Zwerchfellhochstand ist am häufigsten durch eine Gasblähung des Magens oder Dickdarms bedingt. Die Ansammlung großer Luftmengen im Magen (Aerophagie, Pneumatosis ventriculi) ist mitunter Zeichen nervöser Störungen, entsteht in den meisten Fällen

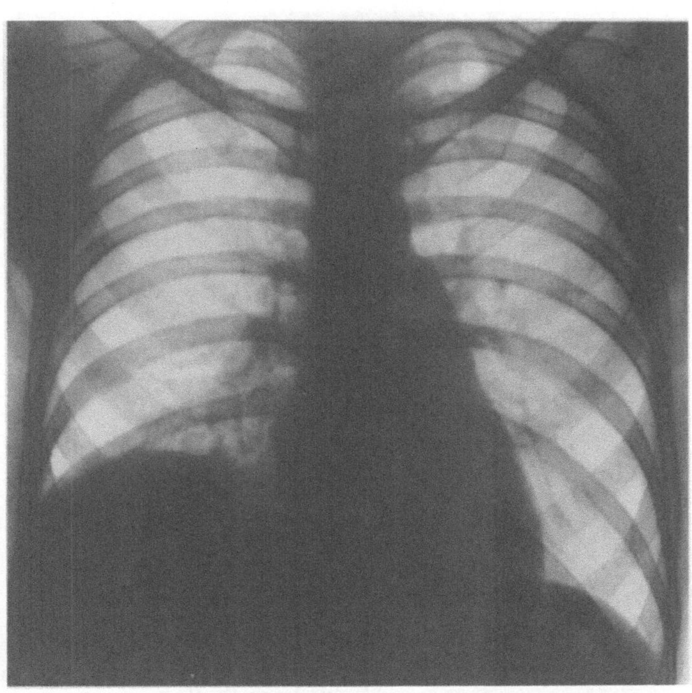

Abb. 697. Zwerchfellhochstand rechts bei Amöbenabsceß der Leber, mit basaler Begleitpleuritis

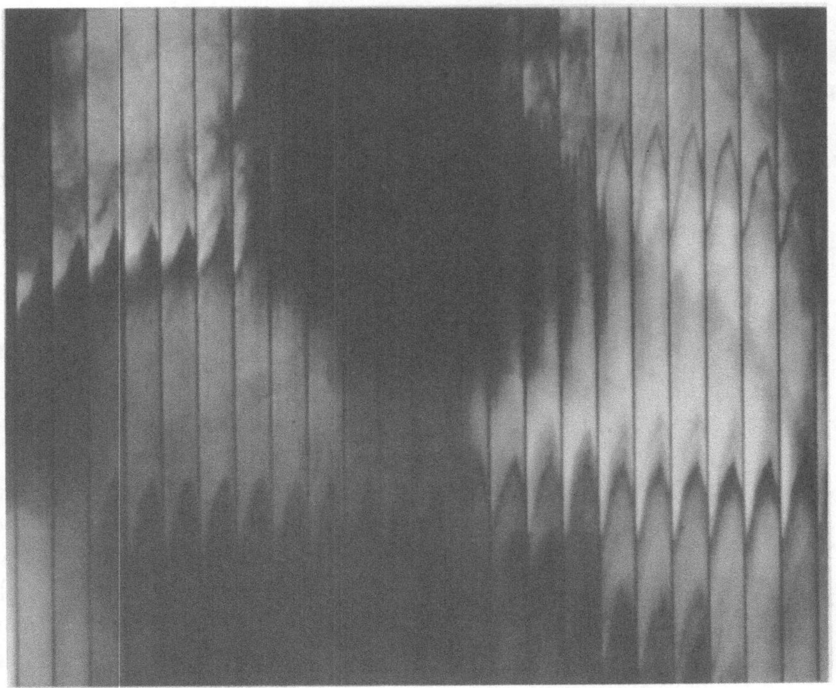

Abb. 698. Aerophagie bei Magenvolvulus. Hochstand und größere Exkursion links

aber weniger durch vermehrtes Luftschlucken als durch eine funktionelle Erschwerung der Luftentleerung im Kardia-Hiatus-Mechanismus (DAHM; HAUBRICH). Wie sich in den Atemprüfungen nachweisen läßt, ist die Amplitude der hochgestellten linken Zwerchfellhälfte hier fast immer vergrößert, so daß die Annahme einer primären Muskelschwäche des Zwerchfells als Ursache der Aerophagie entfällt (Abb. 698). Ein linksseitiger Zwerchfellhochstand kann auch durch eine erhebliche Vergrößerung linksseitiger Bauchorgane zustande kommen. Hier stehen chronische Milztumoren etwa durch traumatische Cysten oder Leukämie im Vordergrund (Abb. 699), während die Vergrößerung der linken Niere durch Hydronephrose oder Tumor sich meist caudalwärts entwickelt und das Zwerchfell nur selten links hochstellt.

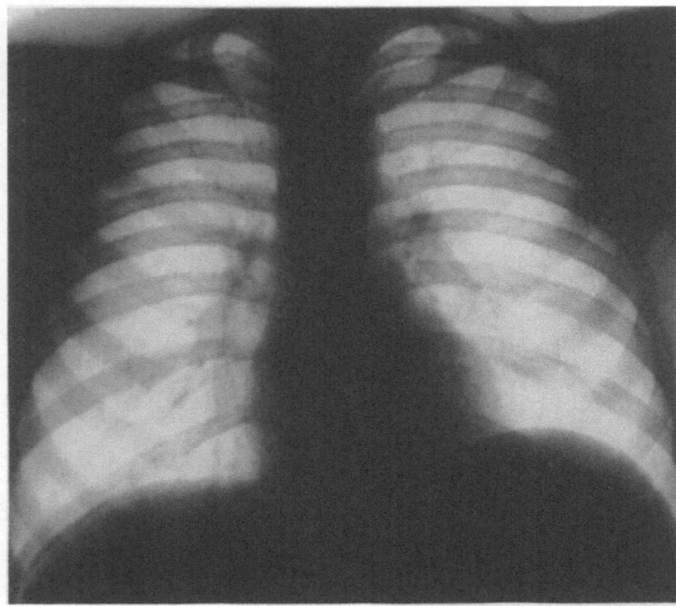

Abb. 699. Zwerchfellhochstand links bei großer Milzcyste

2. Tiefstand

Ein Tiefstand des ganzen Zwerchfells wird beobachtet, wenn der Zwerchfelltonus erhöht (inspiratorische Dyspnoe, Trachealstenose) oder der abdominale Druck herabgesetzt (Enteroptose) oder der elastische Lungenzug verändert ist. Dieser letzte Faktor ist am wichtigsten, weil der doppelseitige Zwerchfelltiefstand am häufigsten durch emphysematöse Zustände hervorgerufen wird. Dabei ist der Zwerchfellbogen beidseits stark abgeflacht, die Zwerchfellwinkel sind weit eröffnet, und im rechten Herzzwerchfellwinkel ist das vertebrale Ende der 11. oder 12. Rippe erkennbar. Gleichzeitig sind beim Emphysem die Intercostalräume verbreitert, beim jugendlichen Asthmatiker außerdem die hinteren Rippenabschnitte horizontal gestellt; die untere Thoraxapertur ist dabei relativ verengt. So resultiert der „Thorax piriformis" oder „asthenico-asthmaticus" (Abb. 700). Beim Asthmatiker weist nicht nur das Zwerchfell, sondern auch die gesamte andere Atemmuskulatur als Reaktion auf die Stenoseatmung einen erhöhten Spannungszustand auf. Beim Emphysematiker dagegen ist die Verringerung der Lungen-

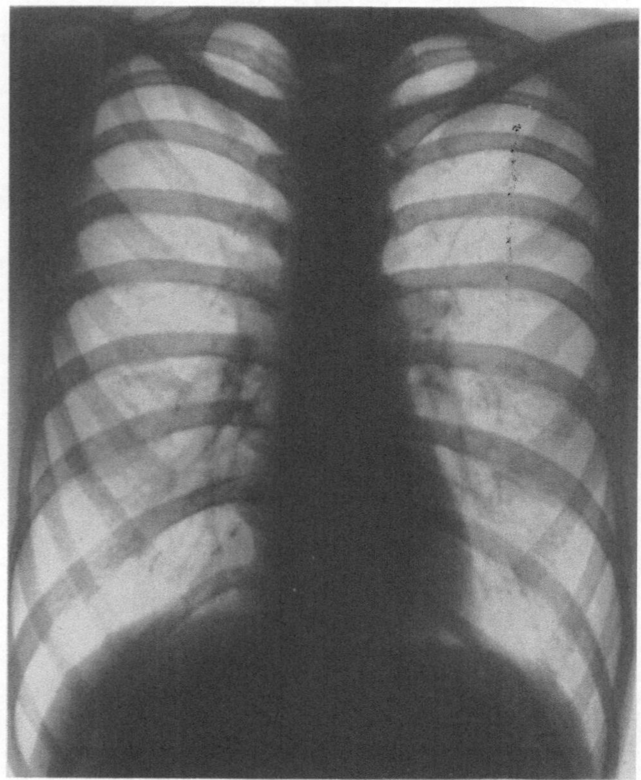

Abb. 700. Zwerchfelltiefstand und Thorax piriformis bei Asthmaemphysem (18jährige Frau)

retraktilität entscheidend, was im Summversuch am einfachsten zu prüfen ist. Tritt das Zwerchfell dabei nicht oder nur unwesentlich höher, so kann ein schweres substantielles

Emphysem angenommen werden; entsprechend fehlt in Seitenlage die normale Hochstellung der anliegenden Zwerchfellhälfte. Die Bewegung am tiefgestellten Zwerchfell ist aufgehoben oder stark gemindert, der Bewegungsablauf oft pseudoparadox oder sogar paradox (Abb. 701a u. b). Dabei läßt nur der Tiefstand eine Verwechslung mit der echten Zwerchfellähmung vermeiden. Diese Bewegung ist nur zum geringsten Teil noch aktiv und wird praktisch allein vom Kräftegleichgewicht der thorakalen Atemmuskulatur und dem Druckverhältnis zwischen Thorax und Abdomen passiv bestimmt. Die Ursache hierfür liegt in einer schweren strukturellen Veränderung der Zwerchfellmuskulatur,

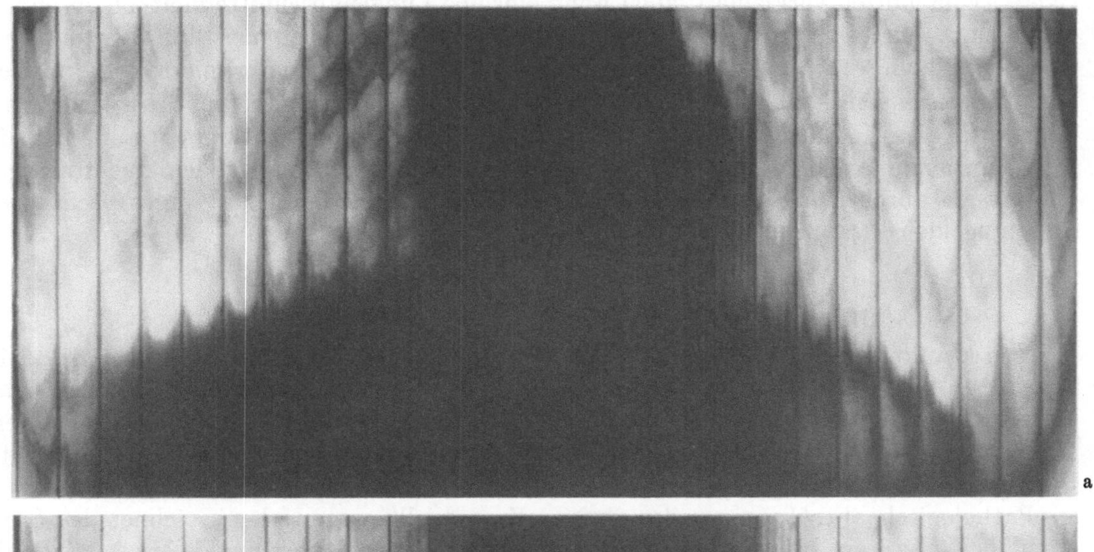
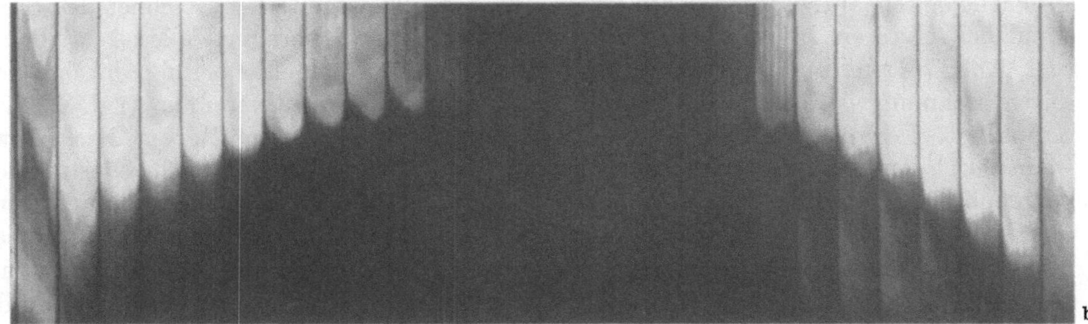

Abb. 701a u. b. Passiv-costale Mitbewegung des Zwerchfells im Atmungskymogramm (a), Bewegungsparadoxie rechts im Schnupfkymogramm (b) bei 50jährigem Mann mit starkem Emphysem

die beim chronischen Emphysem unter Zunahme der elastischen Substanz atrophiert und degeneriert (HITZENBERGER).

Der beidseitige Zwerchfelltiefstand beeinflußt auch die Tätigkeit der Nachbarorgane, besonders des Herzens und Kreislaufs. Das Herz wird seiner Stütze beraubt, hängt mehr als es liegt, wird tropfenförmig steilgestellt und scheint schließlich als Cor pendulum mit breitem Spalt vom Zwerchfell abgesetzt. Diese Verhältnisse sind aber nur beim jugendlichen Emphysem oder bei der Enteroptose typisch ausgeprägt, weil beim Emphysem des Älteren die Pendelform des Herzens unter dem Einfluß der Arteriosklerose und Hypertension verlorengeht.

Einseitiger Zwerchfelltiefstand kommt beim Pneumothorax, beim großen Pleuraerguß und bei solchen Lungenkrankheiten vor, die eine Lungenseite entspannen bzw. den Pleurainnendruck steigern. Die exspiratorische Ventilstenose — beim Kind durch aspirierte Fremdkörper, beim Erwachsenen vor allem durch initiale Bronchialcarcinome — stellt allerdings die betroffene Zwerchfellhälfte nur wenig tiefer. Die Seitendifferenz der exspiratorischen Zwerchfellverschiebung und die respiratorische Konstanz der Lungentransparenz auf der kranken Seite sind diagnostisch auffälliger (ZUPPINGER).

Zwerchfellanomalien bei Deformierungen der Brustwirbelsäule sind nur schwer gesetzmäßig festzuhalten. Bei den meisten Fällen von erheblicher Kyphoskoliose steht das Zwerchfell tiefer als normal, was die Verkleinerung des Bauchraumes und die Überblähung einer oder beider Lungen besser zeigen als die Höhenorientierung nach den Rippen. Der Tiefstand betrifft die Zwerchfellhälfte auf der konvexen Seite der Brustwirbelsäule. Von dieser Regel gibt es nach Grad, Richtung und Alter der kyphoskoliotischen Verkrümmung zahlreiche Abweichungen. Das diaphragmale Herzbett bleibt dabei immer vorn mittelständig. Das Thorax- und Lungenvolumen des Kyphoskoliotikers ist im ganzen verkleinert, auch wenn einzelne Lungenabschnitte deutlich emphysematös sind. Dieses Emphysem ist einseitig stärker und findet sich meist auf der konvexen Seite der Skoliose, während die Lunge auf der Konkavseite komprimiert, atelektatisch oder fibrotisch sein kann. Bei hochsitzender Kyphoskoliose der oberen Brustwirbelsäule kehrt sich dies Verhältnis jedoch oft um. Zwerchfell und Lungen können außerdem in ihren einzelnen Anteilen weit zur Gegenseite hinüberreichen, so daß ein rechtsseitiges Emphysem durch eine Dehnung und Überblähung der linken Lunge vorgetäuscht wird und umgekehrt (Schaub u. Mitarb.).

3. Pathologische Bewegung

Von krankhafter Zwerchfellbewegung wird gesprochen, wenn die Amplitude zu klein oder zu groß oder erheblich seitendifferent ist, oder wenn der Bewegungsablauf beidseits, einseitig oder umschrieben abgeändert ist. Alle diese Störungen sind mittels der verschiedenen Atemprüfungen bei der Durchleuchtung erkennbar, jedoch im Zwerchfellkymogramm besser zu analysieren.

Pathologische *Verkleinerung* der aktiven Zwerchfellbewegung kennzeichnet den Tiefstand bei schwerem chronischem Lungenemphysem mit diaphragmaler Muskelatrophie (vgl. Abb. 701a u. b). Die völlige Ausschaltung der Zwerchfellbewegung durch beidseitige Lähmung ist sehr selten und mit dem Leben meist nicht vereinbar (vgl. S. 672). Krankhafte *Vergrößerung* der Zwerchfellbewegung findet sich beim Morbus Bechterew, wenn durch Ankylose der Wirbelrippengelenke die thorakale Atmung mehr oder minder aufgehoben ist (Abb. 702). Auch andere costovertebrale Krankheiten wie Entzündungen, Lumbago oder destruierende Tumoren reduzieren die thorakale und verstärken die diaphragmale Atmung, was gegenüber abdominellen Entzündungsprozessen differentialdiagnostisch wichtig sein kann (Weltz). *Einseitige Vergrößerungen* der Zwerchfellamplitude werden als Kompensation einer verringerten Zwerchfellbewegung der Gegenseite oft beobachtet (Dahm; Weber; v. d. Weth). Basisexsudat und -schwarte, einseitige Zwerchfellähmung und die Relaxation sind geläufige Beispiele. Hier bewegt sich die gesunde Zwerchfellhälfte mit den Rippen der kranken Seite „über Kreuz" stärker (Abb. 703; vgl. auch Abb. 628).

Störungen des Bewegungsablaufs sind sehr häufig. In milder Form mit verzögerter, abgestufter oder ruckartiger Bewegung werden sie als *Pseudoparadoxie* bezeichnet und sind reflektorischen, entzündlichen, adhäsiven oder paretischen Ursprungs. Unter *paradoxer Zwerchfellbewegung* versteht man die inspiratorische Hebung und exspiratorische Senkung eines Hemidiaphragma (Waagebalken-Phänomen). Sie kommt bei Zwerchfellähmung, Relaxation, Hernie, diaphragmaler Begleitentzündung infolge Pleuritis und Peritonitis, im Pneumothorax und bei basaler Verschwartung vor und wird in den Atemprüfungen erkennbar. Beispiele dafür werden uns noch begegnen.

Neben diesen organischen Störungen der Zwerchfellbewegung spielen die funktionellen Abweichungen zahlenmäßig eine kleine Rolle, sind aber klinisch doch bedeutsam. Seitendifferente Zwerchfellamplituden kommen auch beim Gesunden vor und beruhen oft auf fehlerhafter Atemtechnik. Beim *Zwerchfell-Tic* (Leeuwenhoek 1722) des Psychopathen — oder nach Encephalitis oder Phrenicuskontusion — finden sich kurze ruckartige Zwerchfellkontraktionen von klonischem Charakter und wechselnder Stärke und Frequenz

(Abb. 704a—c). Eine besondere Form stellt das *Zwerchfell-Flattern* dar, das paroxysmal auftritt und eine Frequenz bis 300 Zuckungen pro Minute erreichen kann. Sehr selten können auch bei latenter Tetanie die klonischen Kontraktionen herzsynchron ablaufen. Der häufigste klonische Zwerchfellkrampf ist der *Singultus*, der nur bei Intoxikationen einmal einseitig, sonst stets doppelseitig auftritt und dann klinisch bedeutungsvoll wird, wenn er längere Zeit bestehen bleibt und merkliche subjektive Störungen mit sich

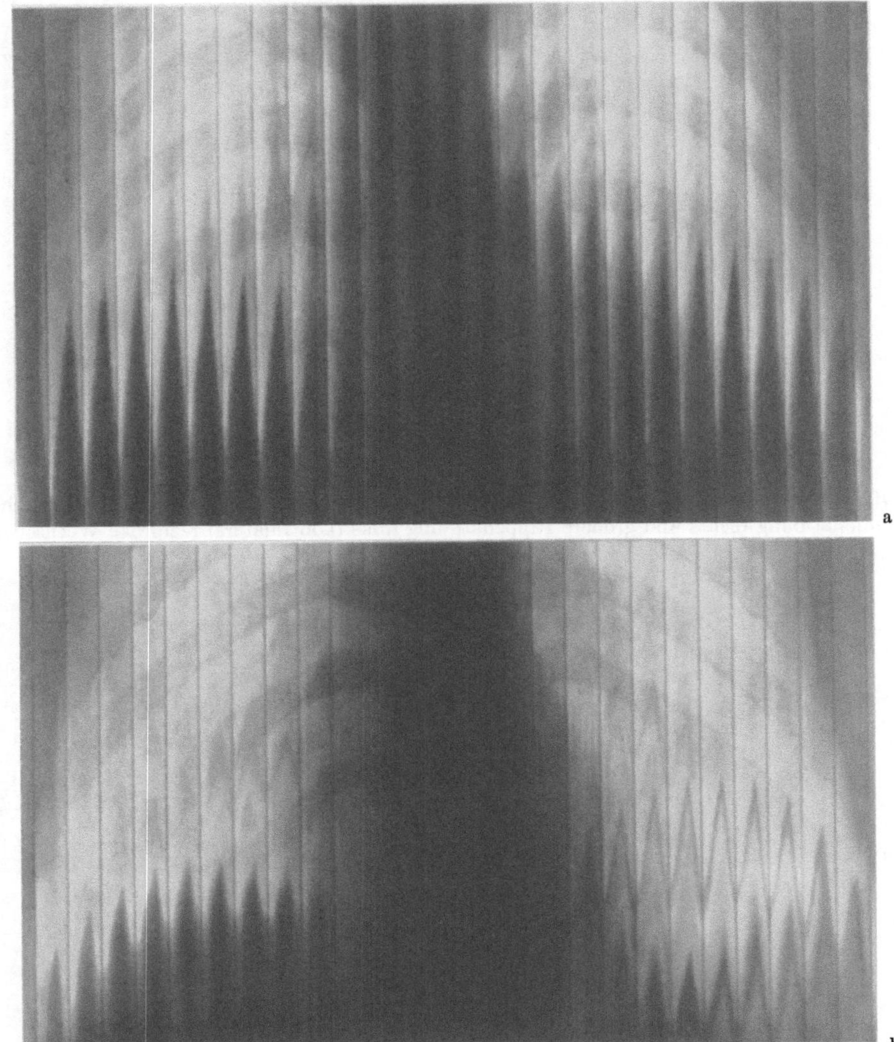

Abb. 702a u. b. M. Bechterew mit großer Zwerchfellamplitude und aufgehobener Rippenatmung (a). — Gleicher Befund nur links, bei M. Bechterew mit Ankylose der linken Wirbelrippengelenke (b)

bringt. Ein postoperativer Singultus kann monatelang anhalten und zu erheblichen Alterationen des Kreislaufs und des Digestions- und Respirationstrakts führen. Im übrigen ist die Ursachenskala fast unendlich groß und reicht von psychischen Veränderungen, cerebralen Insulten, spinalen Affektionen, radikulären und toxischen Irritationen über mechanische, entzündliche und tumoröse Phrenicusreizungen bis zur Verletzung, Herniierung und Entzündung des Zwerchfells selbst (HOFBAUER; ZUPPINGER u.a.). Der viel seltenere *tonische Zwerchfellkrampf* kommt bei Hysterie, Tetanus, Strychninvergiftung und Tollwut vor (DUCHENNE). Eine Sonderform liegt beim Bronchialasthma vor, wo im schweren Anfall eine inspiratorische Kontraktionsstarre des Zwerchfells besteht, das nur noch passiv den Respirationsbewegungen der unteren Rippen folgt (Pseudoparadoxie).

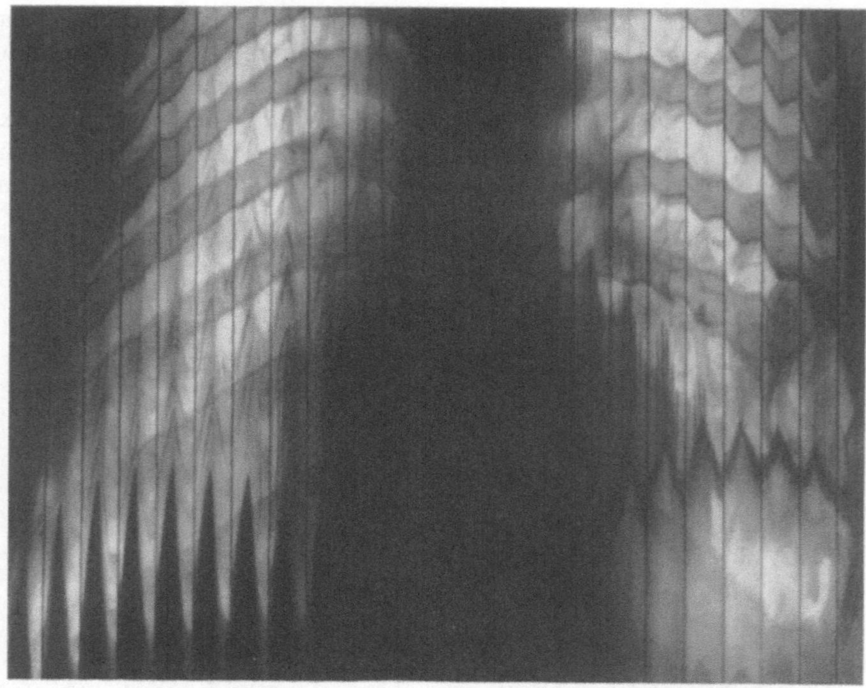

Abb. 703. Posttraumatisch verkleinerte Zwerchfellbewegung links mit Kompensation durch größere Zwerchfellatmung rechts und größere Rippenatmung links (kontralateral reziproke Wechselwirkung)

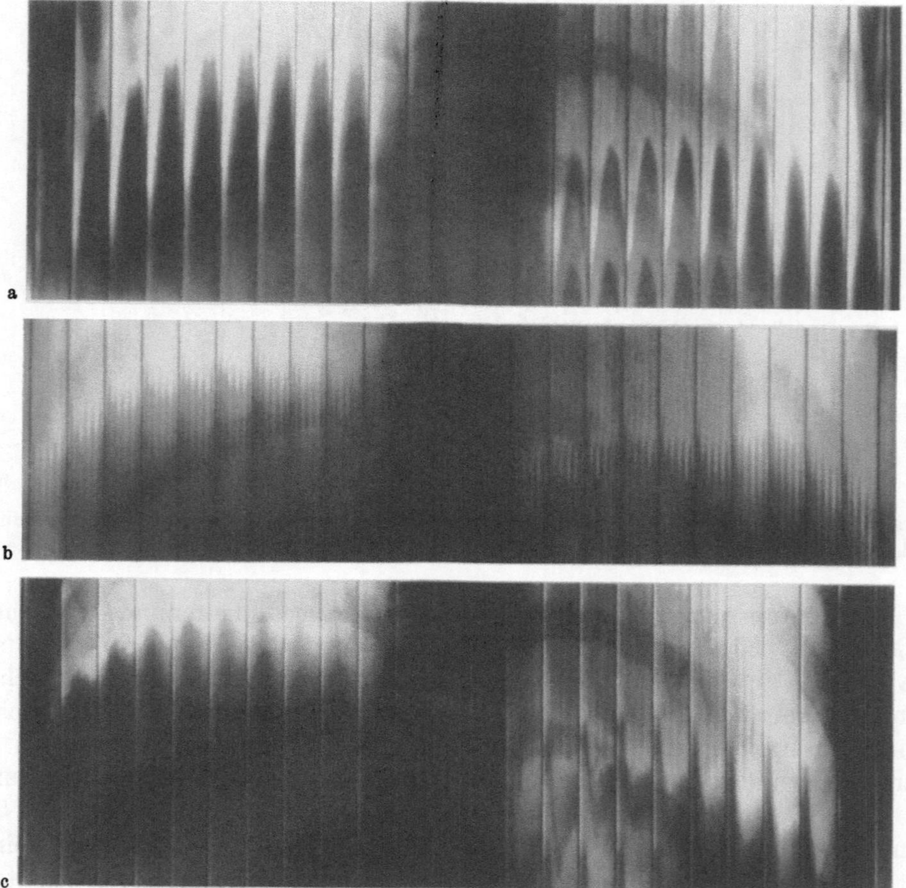

Abb. 704a—c. Zwerchfell-Tic bei einer 32jährigen Hysterica. — a Normales Atmungskymogramm; b normales Schnupfkymogramm; c tic-artige Kontraktion des Zwerchfells links mit passiver Anhebung rechts, bei exspiratorischem Rippenstillstand

Schließlich sei noch auf ein *indirektes Zeichen* der gestörten Zwerchfellfunktion hingewiesen: Horizontal gerichtete Plattenatelektasen in der Lungenbasis sprechen für eine akute, subakute oder abgeklungene Alteration der Zwerchfellbewegung durch zwerchfallnahe Krankheitsprozesse. So besteht eine ausgesprochene Seitenkongruenz in der Lokalisation von basaler Lungenatelektase und ursächlicher Erkrankung in Bauch- oder Brustraum. Beidseitige Plattenatelektasen sind fast pathognomonisch für die Einschränkung der Zwerchfellatmung bei manifester oder latenter Herzinsuffizienz. Dabei umfaßt die Funktionsstörung des Zwerchfells alle Grade der Bewegungsminderung von leichter Schonung bis zur völligen Ruhigstellung. Der Nachweis eines ein- oder beidseitigen Zwerchfellhochstandes ist dabei nicht obligatorisch, weil die einmal entstandene Plattenatelektase die diaphragmale Bewegungsstörung überdauern kann (FLEISCHNER; HAUBRICH). Beispiele hierfür sind bei den entsprechenden Krankheitsbildern angegeben.

III. Das Zwerchfell bei Erkrankungen in Brust- und Bauchraum

Durch Krankheiten der Brust- und Bauchorgane wird das Zwerchfell oft betroffen. Es resultieren Veränderungen des Standes, der Form oder Bewegung, die aber meist ein uncharakteristisches Begleitsymptom der Grundkrankheit bleiben. Am stärksten wird das Zwerchfell bei der *Pleuritis* beteiligt, wie früher ausgeführt wurde. Auch bei der *Pneumonie* gibt es schwere Zwerchfellalterationen, ganz abgesehen von der recht

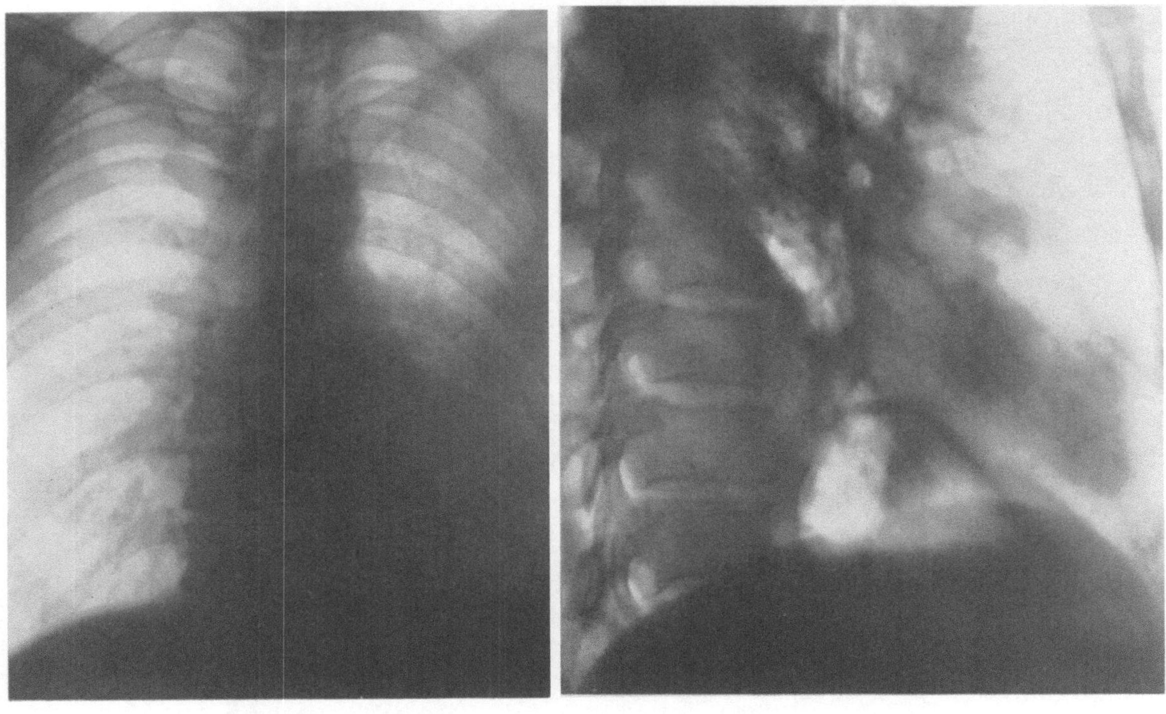

a   b

Abb. 705a u. b. Partielle Zwerchfellähmung bei chronischer Unterlappenpneumonie links

häufigen reflektorischen Ruhigstellung. Ein Zwerchfelltiefstand unter der Lobärpneumonie wird nur selten beobachtet und im übrigen oft von einem pleuritischen Begleitexsudat überdeckt. Passagere Paresen oder auch Paralysen einer Zwerchfellhälfte sind dagegen häufiger bei der Lobär- oder Segmentpneumonie anzutreffen, besonders bei chronischen Unterlappenprozessen (WISCHHOFF; MEYLER u. Mitarb.; FREEDMANN). Im Beispiel der Abb. 705a u. b stehen die mittleren und hinteren Abschnitte der linken Zwerchfellhälfte paretisch hoch, und ihre Beweglichkeit ist ganz aufgehoben. Derartige hemidiaphragmale Zwerchfellähmungen können sich auch in zeitlich engem Zusammenhang mit dem akuten Stadium der Pneumonie entwickeln, desgleichen circumscripte bzw. partielle Paresen oder Paralysen, wie Abb. 706a—d zeigt. Sie entstehen aber meist erst nach einem Monat oder mehr, um mehrere Wochen lang anzuhalten. Hier liegt fast

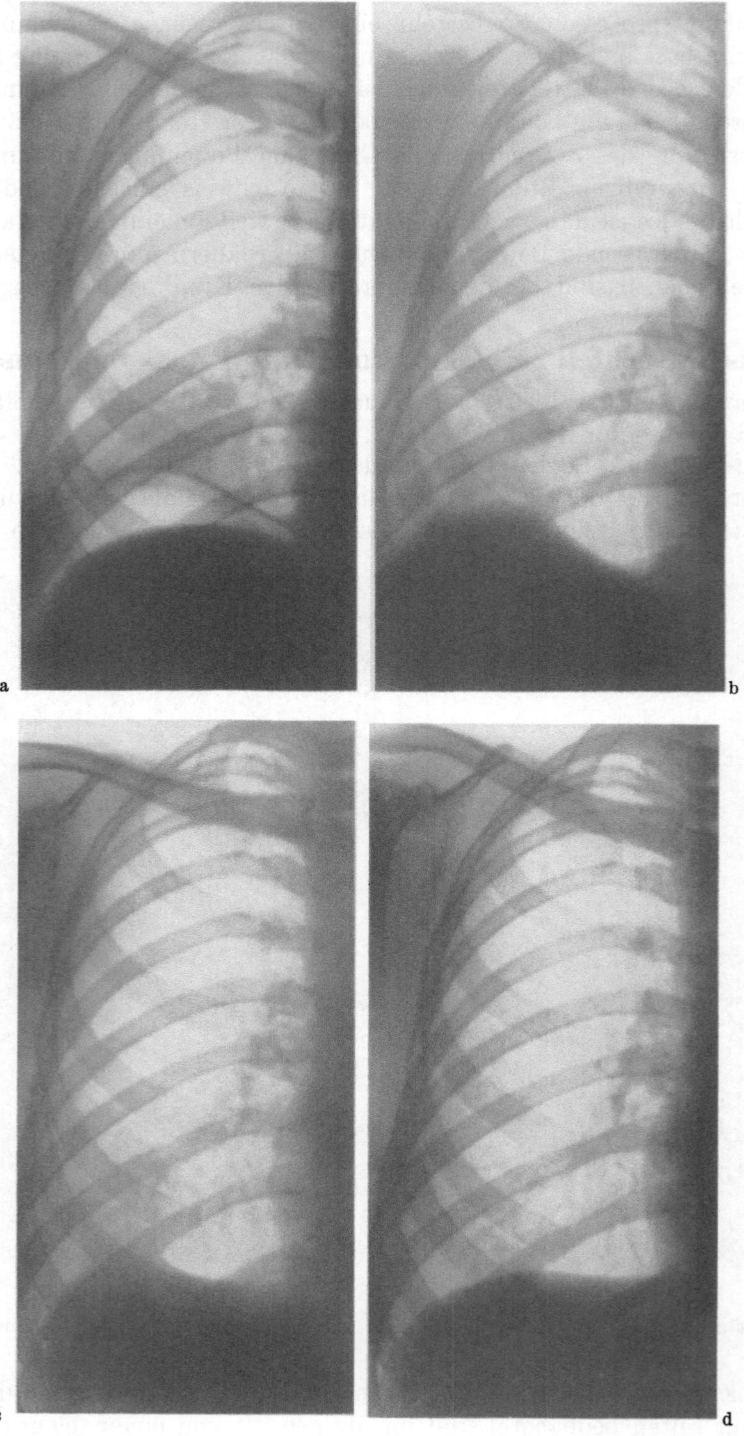

Abb. 706a—d. Angedeutete Zwerchfellparese rechts bei pneumonischem Basisinfiltrat nach Laparotomie (a). Nach 10 Tagen partielle Relaxation (Parese) über dem Rest des postoperativen Pneumoperitoneum (b), die nach Luftresorption als Buckelung erhalten bleibt (c). Nach 1 Monat wieder normale Wölbung und Kontraktilität (d)

immer eine direkte, muskuläre Parese als Ausdruck einer fortgeleiteten entzündlichen Infiltration vor. Nur selten handelt es sich um eine entzündliche oder toxische Alteration des N. phrenicus selbst. Nichtlobäre Pneumonien beeinflussen des Zwerchfell viel weniger oder erst dann, wenn die Pleura miterkrankt ist.

Bei der *Lungentuberkulose* kann das Zwerchfell schon im Frühstadium durch eine Pleuritis in den Krankheitsprozeß einbezogen werden, um mit Abheilung des Lungen-

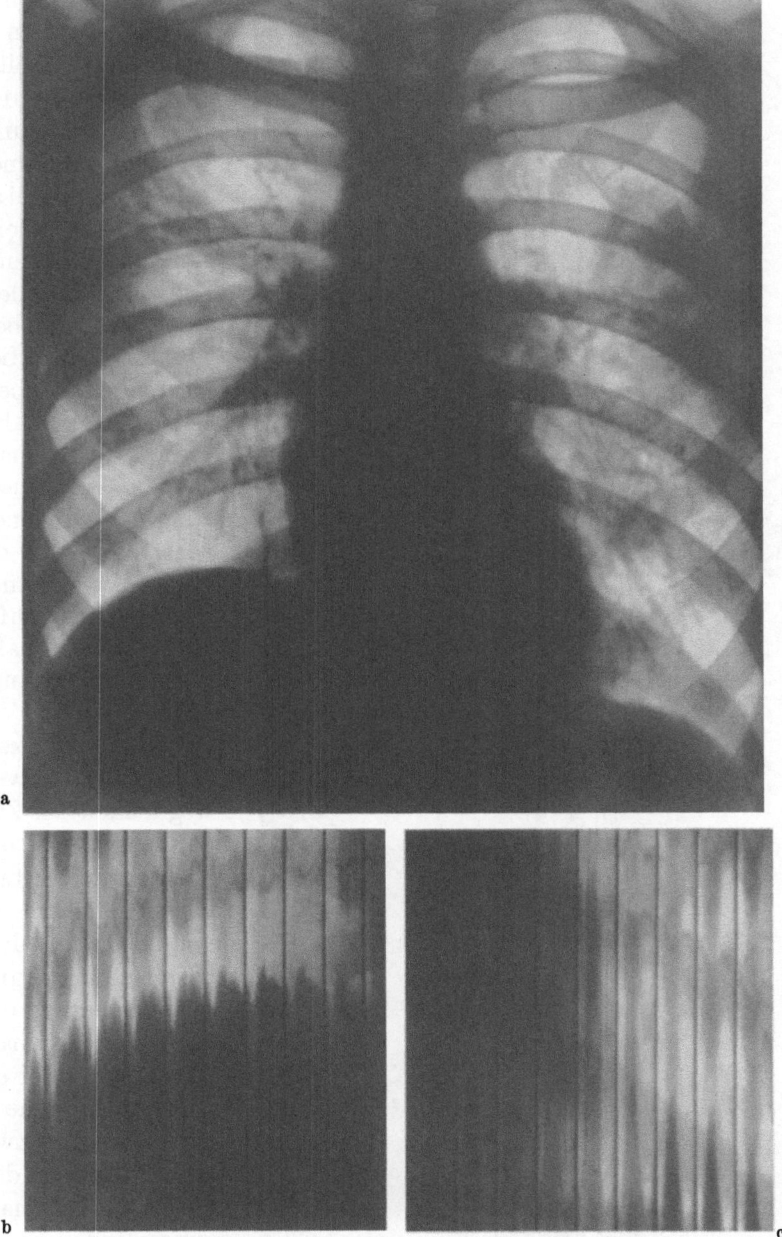

Abb. 707a—c. Mehrphasige Pseudoparadoxie der rechten Zwerchfellhälfte bei Lungentuberkulose

infiltrats auch die Zeichen seiner pleurogenen Mitbeteiligung wieder zu verlieren oder mit einer Schwarte abzuheilen. Es können sich jedoch auch im Verlauf einer Lungentuberkulose stärkere und bleibende Zwerchfellveränderungen einstellen, die von der Parese mit pseudoparadoxer Bewegung (Abb. 707a—c) bis zur kompletten hemidiaphragmalen Paralyse (Abb. 708a—c) reichen. Im letzten Fall lag eine tuberkulös-toxische Lähmung ohne nachweisbare Basispleuritis vor; im ersten Fall ist — wie so oft — nicht auszuschließen, daß ein basales Pleuraexsudat das pathogenetische Bindeglied darstellt. In

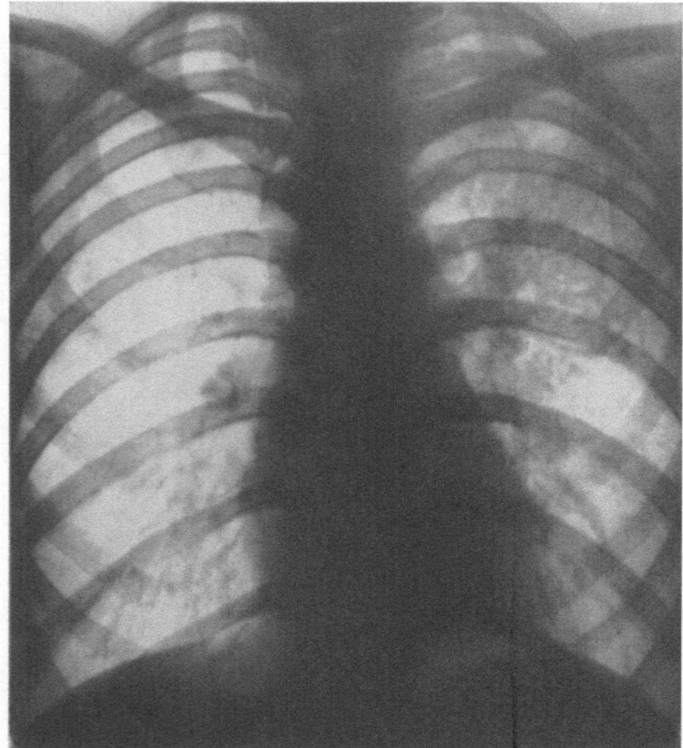

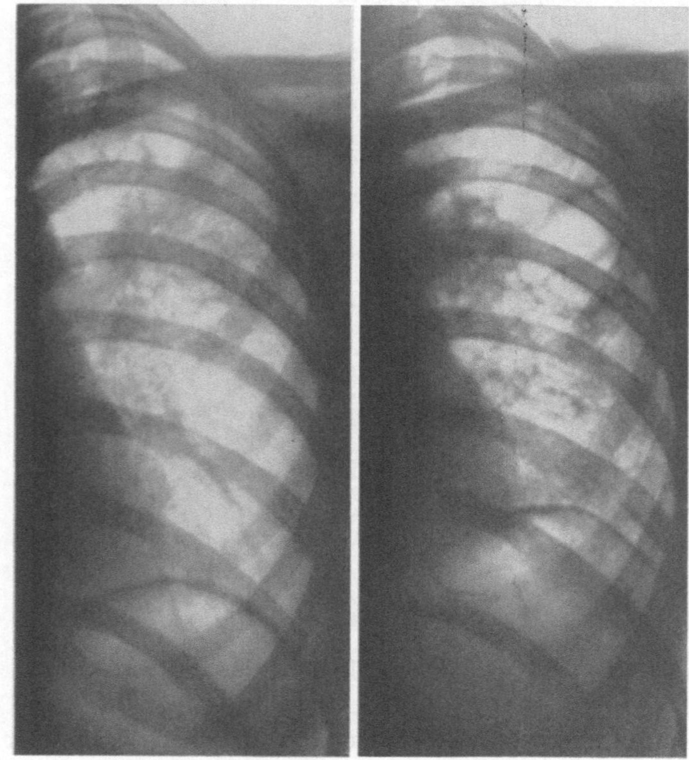

Abb. 708a—c. Entwicklung einer tuberkulös-toxischen Zwerchfelllähmung innerhalb von 4 Jahren, ohne Phrenicusoperation oder
schrumpfende Pleuraschwarte

den meisten Fällen von chronischer Lungentuberkulose sind natürlich Hochstand und Bewegungsminderung des Zwerchfells nur die Folgen schrumpfender Pleuraschwarten.

Die übrigen infiltrativen Lungenkrankheiten beeinflussen das Zwerchfell wenig; für die Röntgenbefunde beim Bronchialcarcinom und bei der Lungenatelektase sei auf S. 480 verwiesen. Krankheiten mit Spannungsänderungen der Lunge wie das substantielle Emphysem, das bullöse Narbenstadium des Morbus Boeck, die Waben- und Cystenlunge haben am Zwerchfell Tiefstand, Abflachung und reduzierte Atemamplitude zur Folge. Bei einseitiger Änderung der Lungenelastizität beschränken sich diese funktionellen Abweichungen auf die zugehörige Zwerchfellhälfte und sind mit krankhafter Mittelfellwanderung verbunden (Dahm u. a.).

Beim *Lungeninfarkt* sind Hochstand und verringerte Beweglichkeit des Zwerchfells auf der Infarktseite die Regel. Die meisten, im Unterlappen gelegenen Infarkte werden zwar vom Schatten des gleichzeitig bestehenden Transsudats, der Stauungslunge oder der verbreiterten Herzbasis überdeckt (Zdansky). Bei einseitiger Infarzierung ohne Transsudat wird aber der Zwerchfellhochstand sichtbar, der oft gegenüber dem Ausmaß der Bewegungsminderung geringgradig ist. Diese ist Folge der obligaten Pleuritis. Da größere Exsudate selten sind und die umschriebene fibrinöse oder hämorrhagische Pleuritis im Infarktbereich vorherrscht, tritt eine merkliche Zwerchfellstö

rung nur bei den Infarkten der Lungenbasis auf. Beidseitige basale Infarkte stellen beide Zwerchfellhälften hoch und schränken — wie die Herzinsuffizienz ohne Infarkt —

die gesamte diaphragmale Atmung zugunsten einer verstärkten Rippenatmung ein. Ein Beispiel für den Zwerchfellhochstand beim Lungeninfarkt ohne Pleuraerguß gibt Abb. 709a—c wieder. Hier ist außerdem eine Plattenatelektase in der Lungenbasis als

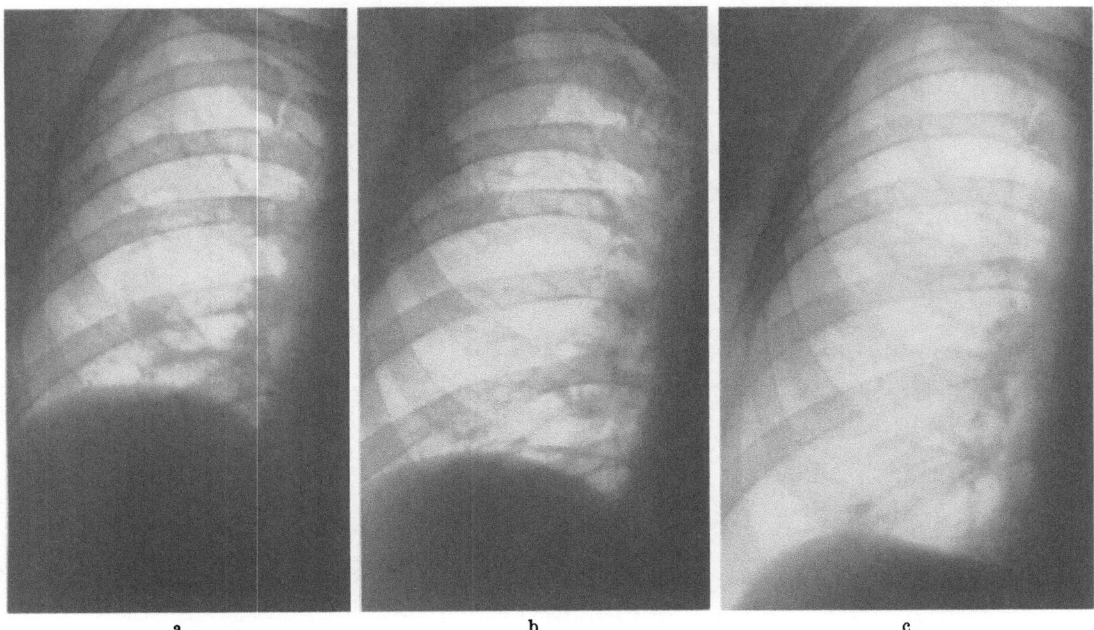

a   b   c

Abb. 709a—c. Zwerchfellhochstand mit medial-basaler Plattenatelektase bei Lungeninfarkt und muskulärer Herzinsuffizienz (a), nach 10 Tagen Infarktschatten aufgelöst, Zwerchfell tiefer (b), nach 5 Monaten abgeheilt (c)

indirektes Zeichen der diaphragmalen Bewegungs-
störung vorhanden. Schon
früher ist darauf hinge-
wiesen, daß derartige Ba-
sisatelektasen auf beiden
Lungenseiten fast patho-
gnomonisch für die *Herz-
insuffizienz* sein können;
ein typisches Beispiel dafür ist Abb. 710.

Beim großen *Ascites*
wird das Zwerchfell beid-
seits hochgestellt, in der
Beweglichkeit aber nur
wenig beeinträchtigt. Für
den Nachweis des klei-
nen und klinisch nicht
faßbaren Ascites kann
die Röntgenuntersuchung
wichtig werden. Wie
Abb. 711a u. b zeigt, wird

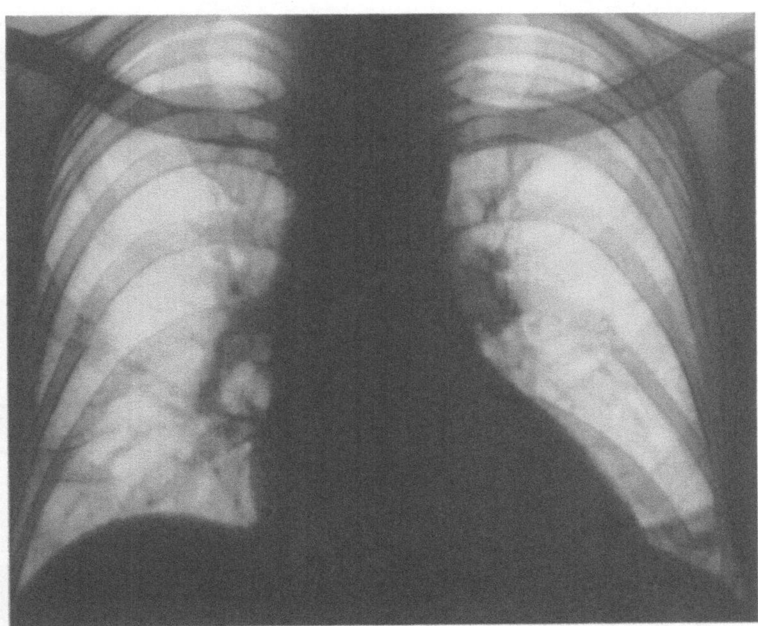

Abb. 710.   Beidseitige symmetrische Plattenatelektasen und geringer Zwerchfellhochstand bei Herzdekompensation

in Rückenlage der sog. Zwerchfellschatten durch den über der Magenkuppel angesammelten Erguß verbreitert, was zuerst HECKMANN beschrieben hat; dieser Befund wird
im Exspirium noch stärker. Das ist differentialdiagnostisch wichtig gegenüber dem
kleinen basalen Pleuraerguß, der in Rückenlage lungenspitzenwärts ausläuft, so

41*

daß der Zwerchfellschatten dann schmäler wird; hier wird er außerdem im Inspirium breiter (Zuppinger).

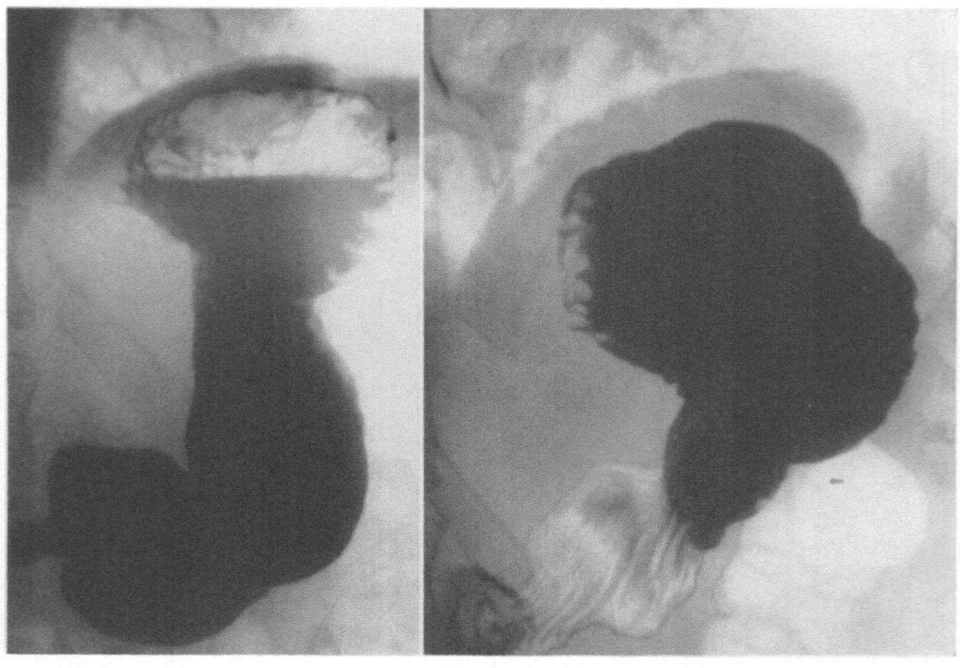

a   b

Abb. 711 a u. b. Verbreiterung des „Zwerchfellschattens" in Rückenlage bei Ascites

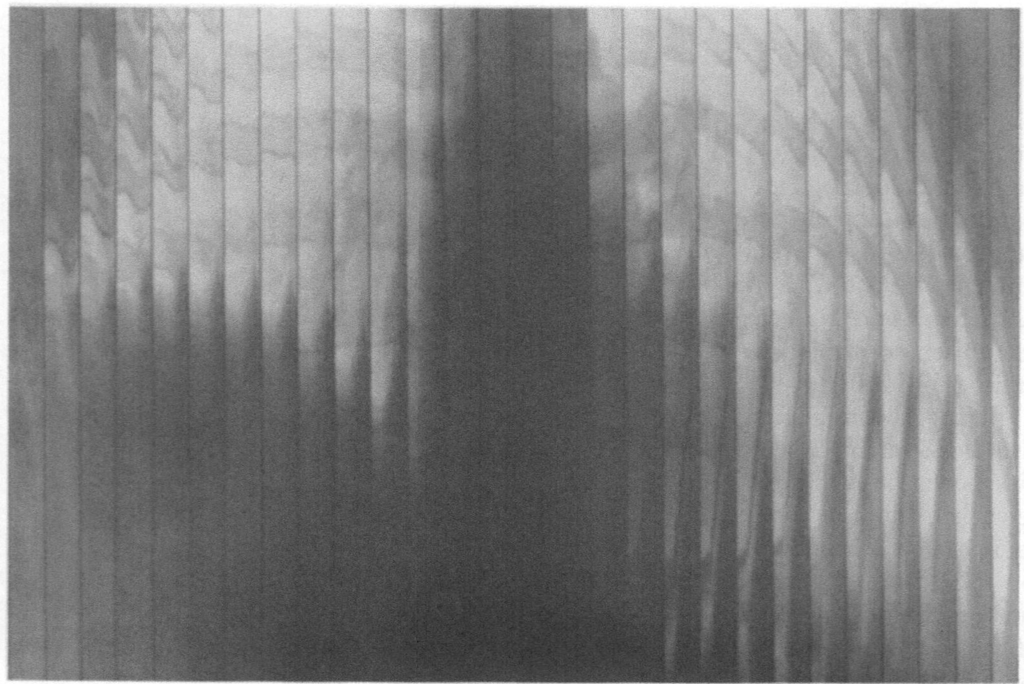

Abb. 712. Zwerchfellhochstand rechts mit muskulärer Lähmung (inspiratorische Pseudoparadoxie) bei chronischer Peritonitis, Atmungskymogramm

Bei der diffusen *Peritonitis* ist die Zwerchfellfunktion erheblich gestört. Die abdominale Atmung kann völlig aufgehoben sein. Heilt die Peritonitis ab, so kehrt die normale Zwerchfellatmung wieder zurück, falls perihepatische, perisplenische oder ähnliche

Restentzündungen ausbleiben. Trotzdem bleiben dann oft noch lange Konturunschärfen des Zwerchfells oder basale Lungenatelektasen als Spätsymptome der abgelaufenen Durchwanderungspleuritis oder der diaphragmalen Bewegungsstörung bestehen. Wo die diffuse Peritonitis sich in eine umschriebene zwerchfellnahe Restentzündung umgewandelt hat, bleibt das Zwerchfell infolge entzündlicher Muskelinfiltration in der Bewegung gestört oder wird direkt bzw. muskulär gelähmt, wie das Beispiel einer rechtsseitigen Lähmung bei multiplen perityphlitischen Abscessen von Abb. 712 zeigt.

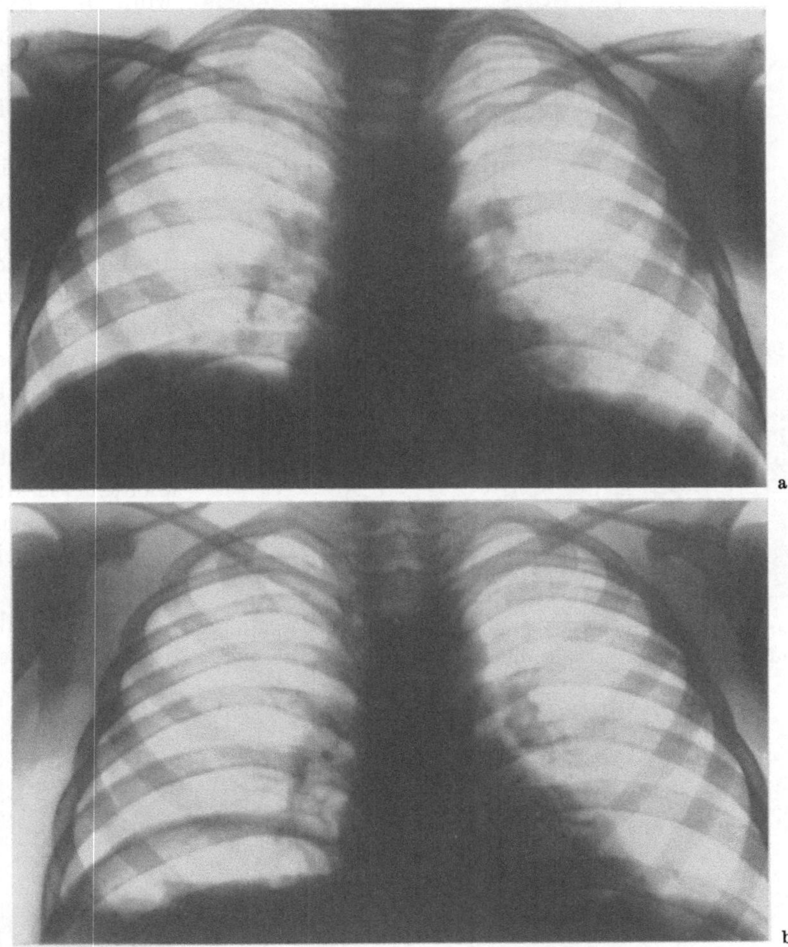

Abb. 713a u. b.   Zwerchfellhochstand bei Perforationsperitonitis (a), nach 8 Tagen großer subphrenischer Absceß (b)

Von diesen Befunden aus gibt es fließende Übergänge zum Bild des *subphrenischen Abscesses*. Diese hypophrenischen Eiterungen entstehen rechts in erster Linie infolge einer peritonitisch oder retroperitoneal weitergeleiteten Appendicitis, von Leberabsceß, Cholecystitis und Perinephritis, links nach perforierten Magen- und Duodenalgeschwüren und nach Carcinomen von Magen, Dickdarm und Pankreas. Der subphrenische Absceß ist rechts häufiger, wird aber links auch leichter verkannt. Heute ist er unter den Möglichkeiten der chemisch-antibiotischen Therapie recht selten und klinisch uncharakteristisch geworden. Es ist wichtig zu wissen, daß die chronischen, schleichend entwickelten Formen dabei relativ zugenommen haben, und daß nach WETTERFORS die postoperativen Abscesse nach Gallenblasen- und Magenkrankheiten jetzt häufiger als nach Appendicitis sind. In der klinischen Diagnostik spielt die Laparoskopie eine wichtige Rolle. Die Röntgendiagnose stützt sich auf den Nachweis hypophrenischer Gasansammlungen über einem Flüssigkeitsspiegel (Abb. 713a u. b). Dieser Befund ist aber *nur bei jedem dritten oder vierten Fall* zu erheben, so daß der klinische Verdacht auf einen subphrenischen Absceß meist eine sehr sorgfältige Röntgenuntersuchung erfordert (Zuppinger; Harley; Teschendorf; Haubrich). Die wichtigsten Zeichen der gasfreien hypophrenischen Eiterung sind das basale Pleuraexsudat und die Bewegungsminderung der hochgestellten und stärker gewölbten Zwerchfellhälfte. Hier stehen differentialdiagnostisch das abgesackte basale Pleuraempyem und vor allem der *Leberabsceß* zur Debatte (Abb. 714). Alle drei Alterationen neigen zur Perforation des Zwerchfells, dessen entzündliche Beteiligung schon vorher an Bewegungsstillstand, fortgeleiteter Basispneumonie oder -atelektase abzulesen sein kann. Die klinische Klärung des Amöbenabscesses ist leichter als die des Leberechinococcus und im übrigen röntgenologisch kaum möglich.

Auf der linken Seite werden gasfreie subphrenische

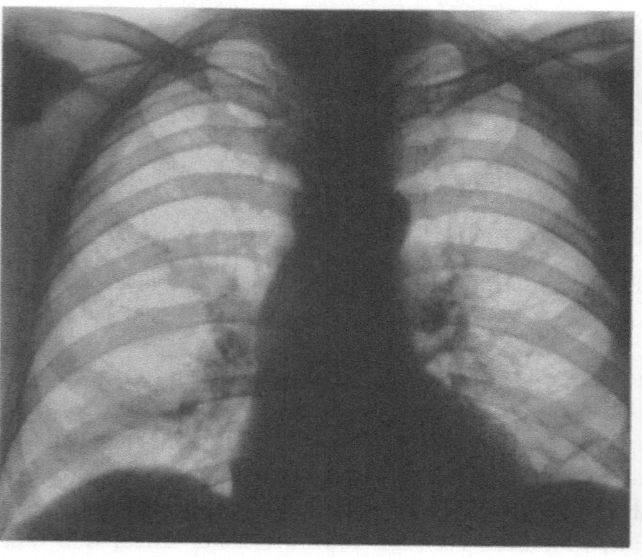

Abb. 714. Zwerchfellhochstand rechts durch hypophrenische Eiterung bei multiplen Leberabscessen durch Lebersteckschuß

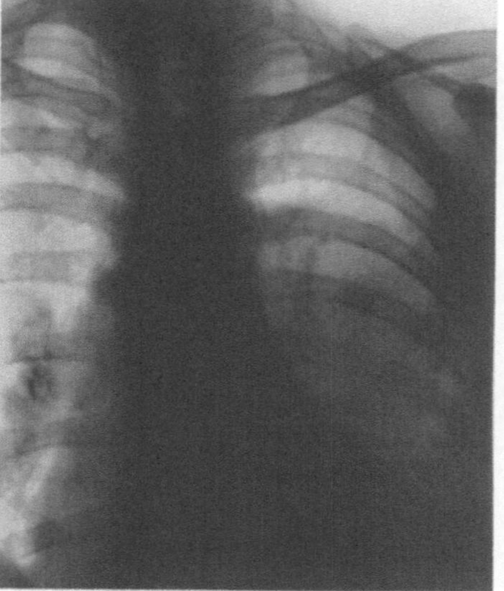

a

b

Abb. 715a u. b. Gasfreier subphrenischer Absceß links mit leichtem Zwerchfellhochstand und Basisatelektase der Lunge (a), nach 20 Tagen Pleuraerguß durch diaphrenische Pankreas-Pleura-Fistel (b)

Abscesse selten entdeckt. Auch wenn sie einmal gashaltig und spiegelbildend werden, läßt die Überlagerung durch Magen- und Dickdarmluft sie unauffällig bleiben. So ist es nicht verwunderlich, daß erst die Zeichen einer diaphrenischen Perforation in vielen

Fällen den klinisch unklaren und röntgenologisch uncharakteristischen Befund deuten lassen (Abb. 715a u. b). Diese Komplikation mit konsekutivem Pleuraempyem oder Lungenabsceß tritt bei jedem fünften Fall auf. Größere entzündlich-nekrotische Zwerch-

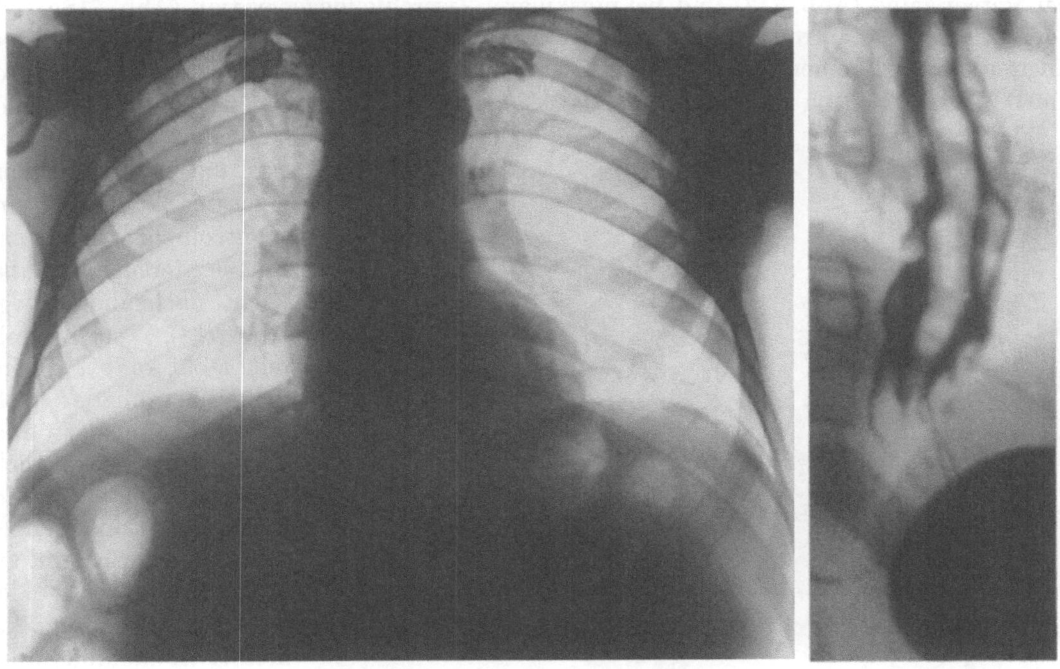

a   b
Abb. 716a u. b. Coloninterposition bei Lebercirrhose (a), zugehöriges Oesophagogramm mit Varicen (b)

felldefekte durch einen subphrenischen Absceß können auch nach Abklingen des entzündlichen Krankheitsbildes noch eine Operation notwendig machen, nämlich wenn ein Prolaps von Baucheingeweiden in die Brusthöhle erfolgt ist (SPÜHLER; KOSS u. REITTER).

Mit einem gashaltigen subphrenischen Absceß werden von Ignoranten gelegentlich hypophrenische Gasansammlungen in Intestinalorganen verwechselt, die als *Interpositionen* bezeichnet werden. Die häufigste ist die — auch klinisch mitunter wichtige — Interpositio hepatodiaphragmatica (Chilaiditi). Fast immer ist hier das Quercolon oder Ascendens, seltener Coecum oder Sigmoid zwischen Leberoberfläche und Zwerchfellunterfläche interponiert, ganz selten auch Magen oder Dünndarm. Als Ursachen werden Atrophien und Schrumpfungen der Leber, Darmaffektionen (Meteorismus), intraperitoneale Druckveränderungen

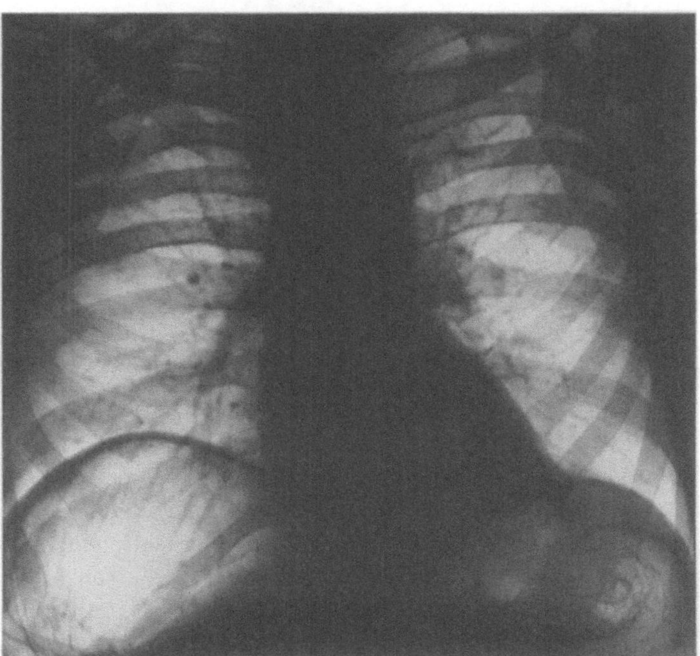

Abb. 717. Coloninterposition bei Meteorismus

und Zwerchfellprozesse selbst angegeben. Wahrscheinlich besteht immer gleichzeitig eine kongenitale Anomalie an den großen Leberbändern oder am Darmansatz (Schinz; Baum u. Mitarb.). Als Beispiele sind Interpositionen bei Lebercirrhose (Abb. 716a u. b), bei Meteorismus (Abb. 717) und bei muskulärer Zwerchfelldegeneration (Abb. 718a u. b) aufgeführt, um die große Ursachenskala zu verdeutlichen. Die Röntgendiagnose dieser Zustände bedarf keiner Erläuterung, da der intestinale Charakter des Interpositum durch die Darmhaustrierung innerhalb der Gasaufhellung unbezweifelbar ist. Nur im seltenen

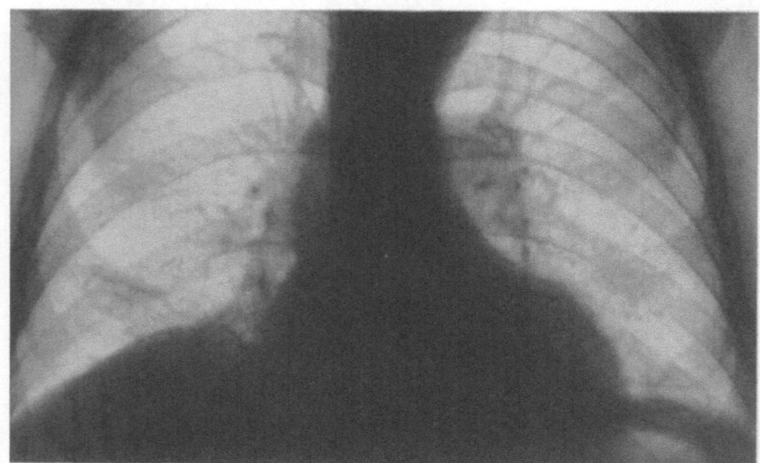
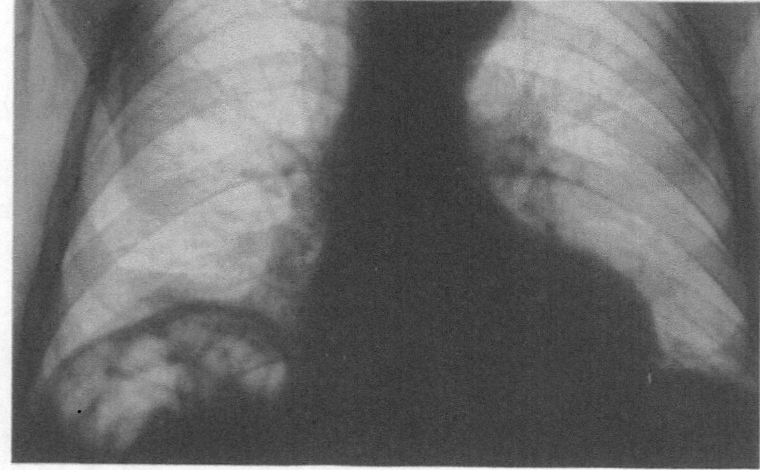

Fall eines gasfreien Interpositum ist die Diagnose erschwert, durch eine Kontroll- oder Kontrastmitteluntersuchung aber leicht nachzuholen (vgl. Abb. 718). Das Zwerchfell steht dabei rechts mehr oder minder hoch, ist oft gebuckelt, aber immer normal beweglich. Klinisch bleibt die Coloninterposition vielfach stumm und wird erst zufällig oder durch Fehlen der Leberdämpfung erkannt. In anderen Fällen kommt es bei der konstanten wie der intermittierenden Form zu Störungen des Stuhlganges, die von der Obstipation bis zum Dickdarmileus reichen. Im übrigen ist die *klinische Symptomatologie* der meist Männer betreffenden Interposition vielgestaltig. Schmerzen unter dem rechten Rippenbogen, in der rechten Schulter, als Nierenkolik maskierte Schmerzattakken, Erbrechen, saures Aufstoßen und Pylorus-

Abb. 718a u. b. Coloninterposition bei muskulärer Zwerchfelldegeneration (Herzinsuffizienz mit beidseitigen Basisatelektasen). Interpositum wechselnd gasfrei (a) und gashaltig (b)

stenose, reflektorische Anfälle von Angina pectoris sind hier zu nennen. Alle diese Erscheinungen sind — auch bei der dauernden Interposition — konservativer Behandlung gut zugänglich, doch kann bei der seltenen Incarceration mit Ileus die chirurgische Reposition und Fixation oder Resektion des interponierten Colonabschnittes notwendig werden (Spühler). Zu ergänzen ist, daß auch eine splenodiaphragmale, meist perikolitische Interposition zur Beobachtung kommt, und daß überdies beide Zwerchfellhälften gleichzeitig durch ein meteoristisch geblähtes Quercolon oder einen involvierten Magen hochgestellt und stark gebuckelt werden können.

IV. Hernien und Prolapse

Die Diagnostik der Hernia diaphragmatica und des Prolapsus transdiaphragmaticus ist eine Domäne der Röntgenuntersuchung geworden, da es eine verbindliche klinische

Symptomatologie dieser Alterationen nicht gibt. Die diaphrenische Verlagerung von Baucheingeweiden in den Thoraxraum ist keine seltene Krankheit mehr. Sie wird bei Röntgenreihenuntersuchungen in rund 1⁰/₀₀, bei der Routineuntersuchung des Intestinaltrakts in mehr als 2 % gefunden. An dieser Zunahme ist nicht nur die verbesserte Untersuchungstechnik schuld, mit der die klinisch immer wichtiger werdende Gruppe der Hiatushernien erfaßt wird, sondern auch die echte Steigerung der Zahl der traumatischen Prolapse als Spätfolgen stumpfer Rumpftraumen (Verkehrsunfälle!) und Kriegsverletzungen. Männer sind ungleich häufiger betroffen als Frauen, bei denen allerdings die Hiatusalterationen überwiegen. Nur die Hernien sind rechts häufiger als links. Die angeborenen, erworbenen und traumatischen Prolapse sind dagegen links fast zehnmal so häufig wie rechts. Allein daraus ergibt sich, daß ein linksseitig festgestellter Zwerch-

fell,,bruch" fast immer einen Prolaps darstellt, während bei rechtsgelegenen Prozessen eine statistische Voraussage kaum möglich ist.

Schon diese Tatsache läßt verstehen, daß die Röntgendiagnostik der diaphrenischen Dystopien nicht das Ziel haben kann, in jedem Fall klären zu wollen, ob es sich um einen Prolaps durch alle Schichten des Zwerchfells hindurch oder um eine Hernie mit Bruchsack handelt. Auch die vielfach anzustrebende operative Behandlung rechtfertigt dieses spezielle Ziel nicht, weil es für den Chirurgen weder in der Indikation noch in der Technik des Eingriffs wichtig ist, daß die Voruntersuchung ihm eine derart komplettierte Diagnose liefert. Trotzdem ist das terminologische Schema der Abb. 719a—d hier an den Anfang gestellt, weil die bisher vielfach üblichen Fehlbezeichnungen ausgerottet und so unter anderem auch für gutachterliche Untersuchungen verbindliche Richtlinien gewonnen werden sollten (GRUBER; HAUBRICH). Der echten *Hernie* mit Bruchsack (erhaltene pleuroperitoneale Membran bei umschriebenem

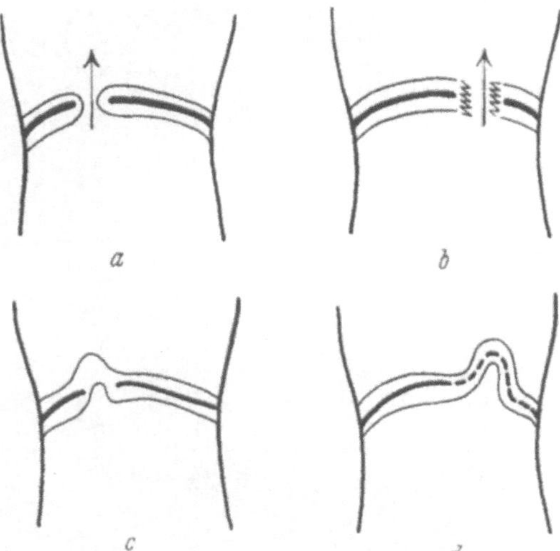

Abb. 719a—d. Terminologisches Schema der Prolapse und Hernien des Zwerchfells, modifiziert nach GRUBER und v. MEYENBURG (*a* Prolaps durch kongenitales, persistentes Zwerchfelloch; *b* Prolaps durch traumatischen Defekt; *c* Hernie im Bereich einer Muskellücke; *d* partielle Relaxation bzw. Zwerchfelldivertikel

Mangel der Zwerchfellmuskulatur) steht so der diaphrenische *Prolaps* durch ein persistentes, kongenitales, pleuroperitoneales Zwerchfelloch gegenüber. Von einem Zwerchfelldefekt sollte nur dann gesprochen werden, wenn posttraumatisch eine Kontinuitätstrennung aller vorher intakten Gewebsschichten des Zwerchfells entstanden ist; dann resultiert ein *traumatischer Prolaps*. Bleibt ein Zwerchfellabschnitt kongenital offen, spricht man von einer Agenesie oder Aplasie, wobei je nach Größe der Fehlanlage alle Übergänge vom kongenitalen Loch bzw. der persistierenden Lücke bis zur Halbseitenagenesie möglich sind; es resultiert ein *kongenitaler Prolaps*.

Da naturgemäß weder röntgenologisch noch operativ alle pathogenetischen Voraussetzungen und anatomischen Verhältnisse völlig übersehen werden können, muß und kann man sich in vielen Fällen mit der Diagnose einer ,,diaphrenischen Eingeweideverlagerung" begnügen und für die nähere Charakteristik einen Wahrscheinlichkeitsbeweis akzeptieren. Wie bereits vermerkt, sind linksseitige Prozesse allermeist Prolapse. Bei Verlagerungen durch den Hiatus oesophageus und das Trigonum sternocostale handelt es sich um Hernien, rechts an anderer Stelle in etwa der Hälfte der Fälle um Prolapse. Zu dem Problem, den Nachweis einer Hernie mit der Darstellung des Bruchsackes mittels Pneumoperitoneum zu führen, wird später noch Stellung genommen.

Die andere, klinisch und gutachterlich oft bedeutungsvollere Unterscheidung zwischen angeborenem und erworbenem Prolaps ist dagegen schwerer und oft unmöglich. Im übrigen ist der linke hintere Zwerchfellabschnitt am häufigsten betroffen. Die hierhergehörigen lumbocostalen Hernien und Prolapse werden im folgenden mit den anderen kongenitalen Ektopien, den parasternalen Hernien, den traumatischen Prolapsen und den Hiatusalterationen der Reihe nach besprochen. Dystopien an anderer Stelle haben nur den Wert von Raritäten.

1. Parasternale Hernie

Die Eingeweideverlagerung durch das Trigonum sternocostale wird auch als Morgagni-, Larreysche, substernale, retrosternale oder subcostosternale Hernie bezeichnet. Sie macht knapp 5 % aller Zwerchfell„brüche" überhaupt aus und kommt rechts rund zehnmal so oft vor wie links, weil die muskelfreie parasternale Zwerchfellpartie hier etwas größer

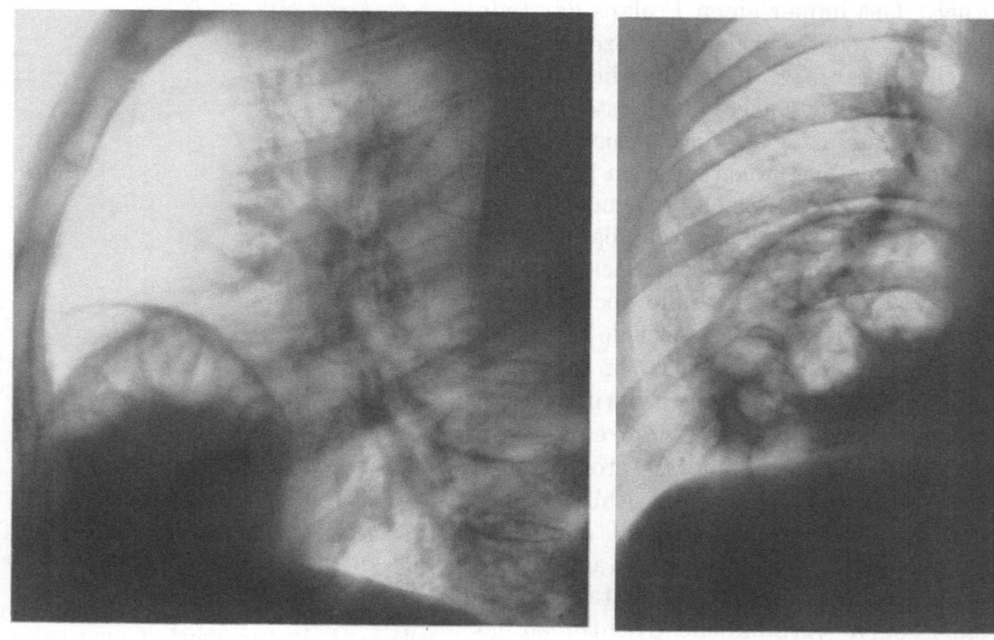

a   b

Abb. 720a u. b. Parasternale Hernie mit Dickdarm als Bruchinhalt

angelegt ist und links Herz und Herzbeutel einen besseren mechanischen Schutz darstellen. Die meisten parasternalen Hernien werden in höherem Lebensalter festgestellt und sind erworben oder traumatisch-dispositionell. Die ursächliche Vergrößerung der Larreyschen Muskellücke ist nur selten kongenital und erfolgt meist sekundär durch plötzliche Abmagerung oder starke Fettsucht, raumfordernde Abdominalprozesse, schwere Kyphoskoliose, sternale Zwerchfellschwarte oder durch Dauerbelastung bzw. mehrfache kleine Gewalteinwirkungen. Geradezu charakteristisch ist die klinische Symptomarmut, was zweifellos die Möglichkeit einschließt, daß manche erst im Alter erkannte Parasternalhernie lebenslang unentdeckt geblieben ist, obwohl sie angeboren oder frühkindlich erworben wurde. Bruchinhalt ist meistens der Dickdarm, seltener Netz, Leber oder Magen. Sind mehrere Abdominalorgane parasternal ektopiert, resultiert ein klinisch auffälliges kardiopulmonales Bild (Thoma; Hedblom; Harrington; Lüscher).

Ein typisches Beispiel gibt Abb. 720a u. b wieder, in der die Dickdarmverlagerung in den rechten Herzzwerchfellwinkel keiner weiteren Erläuterung bedarf. Ähnlich einfach ist die parasternale Verlagerung eines Magenteiles mittels Kontrastmahlzeit nachzuweisen. Schwieriger wird die Diagnose dann, wenn ein Netz- oder Leberanteil ausgetreten ist. Abb. 721a u. b mit einer faustgroßen parasternalen Leberhernie verdeutlicht, daß in solchen Fällen eine ganze Reihe von Verschattungen im Herzzwerchfellwinkel ausgeschlossen werden muß. Dabei ist an addiaphragmalen Tumor, abgesackten Erguß, Perikardcyste,

Leberbuckel und vor allem an die partielle anteromediale Zwerchfellrelaxation bzw. ein Zwerchfelldivertikel zu denken. Die Klärung solcher Befunde ist nur mittels diagnostischen Pneumoperitoneum oder operativ zu erhalten; meist findet sich dann gleichzeitig oder allein Netz als Bruchinhalt. Da mit Komplikationen (Incarceration) nur bei jeder zehnten parasternalen Hernie gerechnet zu werden braucht, ist jedoch bei der klinischen Symptomarmut dieses Hernientyps eine chirurgische Intervention selten angezeigt. Im vorliegenden Fall entspricht die kymographisch festgehaltene Bewegungsparadoxie der oberen Hernienkontur der Größe der Ausstülpung. Ein ähnlicher Befund kommt auch bei der partiellen Lähmung oder Relaxation vor, nicht aber bei supradiaphragmalen Prozessen. Kleinere Hernien folgen der Zwerchfellbewegung oft vollständig, so daß ein differentialdiagnostisch verwertbares Bewegungssymptom damit nicht gegeben ist. Das gilt ganz allgemein für den Rang der früher überbewerteten Bewegungsphänomene der Hernien und Prolapse etwa gegenüber der Zwerchfellrelaxation.

2. Lumbocostale Hernien und Prolapse

Die meisten angeborenen Zwerchfellhernien und die meisten angeborenen und dispositionell bedingten erworbenen Prolapse betreffen das dorsale Zwerchfell im Bereich des Trigonum lumbocostale (For. Bochdalek), und zwar links

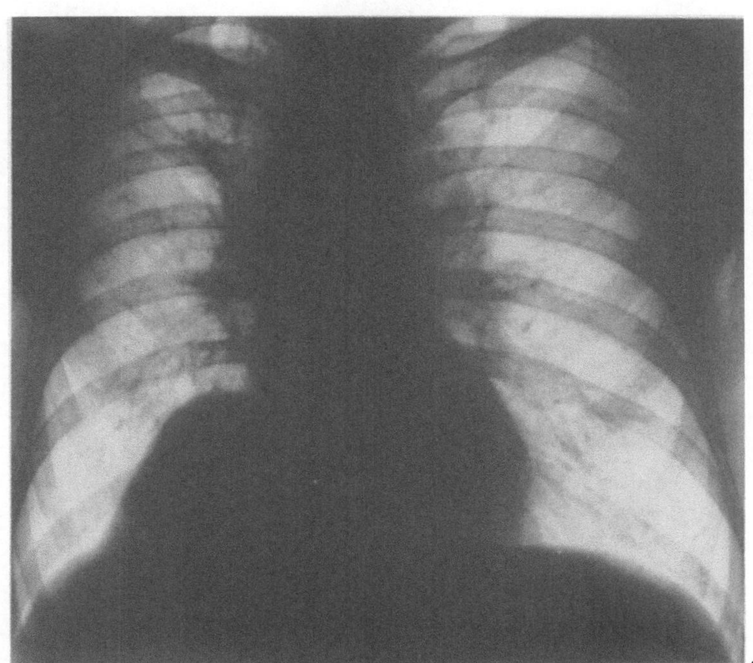
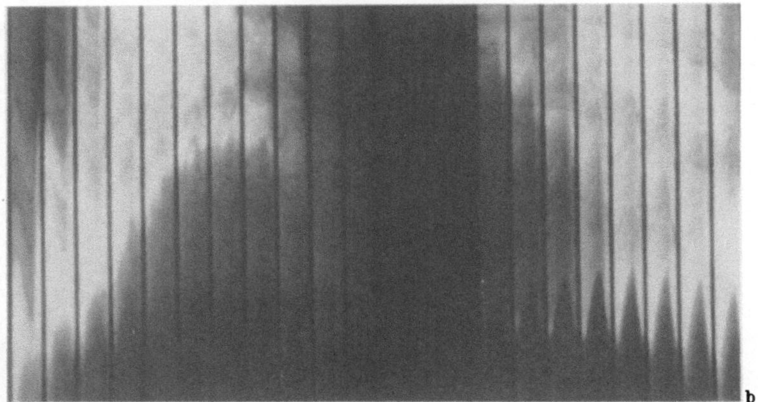

Abb. 721a u. b. Parasternale Leberhernie, 50jähriger Mann (a); kymographisch am oberen Rand respiratorische Paradoxie (b)

viermal so oft wie rechts. Sie galten früher als die häufigsten Zwerchfell„brüche" überhaupt, sind aber im Erwachsenenalter heute relativ selten anzutreffen (ZUPPINGER; HAUBRICH; THOMSEN). Auch hier ist die Unterscheidung klinisch mehr oder minder belanglos, ob eine Hernie oder ein Prolaps vorliegt, oder ob der Prolaps bereits kongenital bestand oder postnatal auf der Disposition eines persistenten Zwerchfelloches erworben wurde. Viel wichtiger ist die Frage, ob nur eine kleine Lücke bzw. Bruchpforte oder eine größere Agenesie bzw. große Prolapspforte gegeben ist. Von dieser Alternative hängt die Möglichkeit einer operativen Deckung ab. Sie ist anzustreben, weil jede größere diaphrenische Eingeweideverlagerung beim Neugeborenen schwerste Erscheinungen mit sich bringt, so daß prinzipiell die Frühoperation angezeigt ist

(HARRINGTON; RIKER). In frühen Lebensabschnitten herrschen kardiopulmonale, später gastrointestinale Symptome vor. Die Prognose bessert sich mit zunahmendem Alter und hängt auch von der Art der verlagerten Bauchorgane ab. Beim Erwachsenen geben die gastrointestinalen Organe nur selten den Prolaps- oder Hernieninhalt ab. Statt dessen sind partielle Milz-, Leber- oder Nierenektopien häufiger und klinisch oft jahrzehntelang unauffällig. Ein Beispiel für die lumbocostale Leberhernie des Erwachsenen gibt Abb. 722a—c wieder. Sie ist sicher kongenital, obschon erst seit einem Jahr mit Schmerzen im rechten Oberbauch erstmals auffällig. Mit dem Pneumoperitoneum ist hier der Charakter als Hernie eindeutig bestimmbar, weil ein kongenitaler Leberprolaps an gleicher Stelle die Luft in den Brustraum

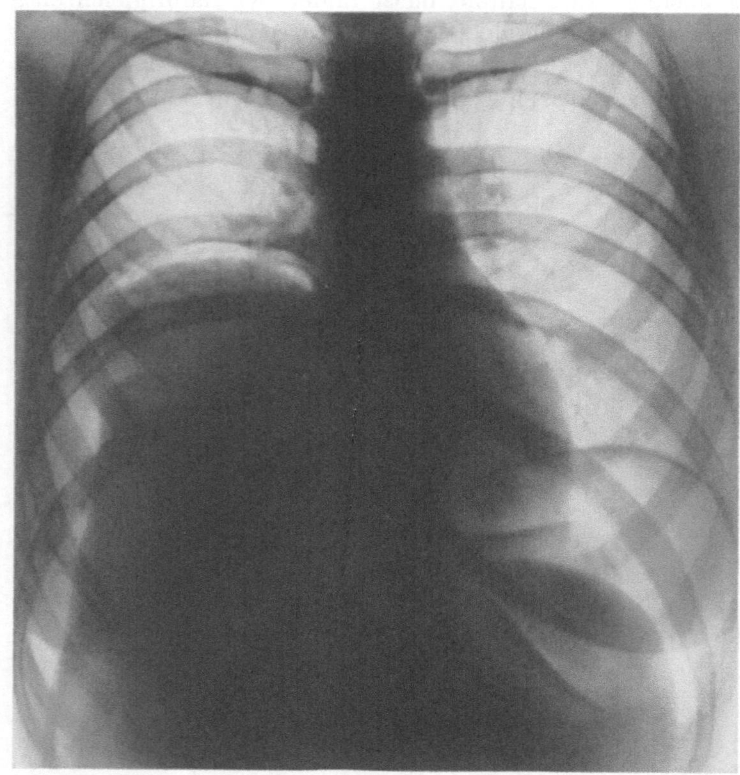

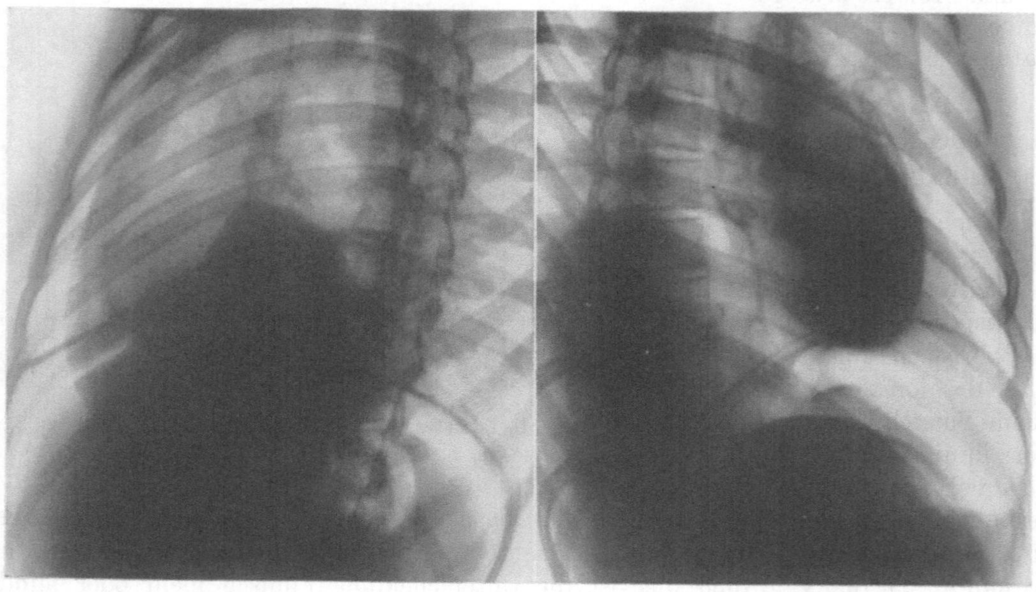

Abb. 722a—c. Lumbocostale Leberhernie, wahrscheinlich kongenital, im Pneumoperitoneum (a). Aufnahmen im 2. und 1. Schrägen, Bruchsack hinten verklebt (b u. c)

durchtreten, also einen Pneumothorax entstehen ließe. Entscheidend für diese Frage ist jedoch der Nachweis des Bruchsacks selbst. Nicht auszuschließen, klinisch aber unwichtig, ist hier ein sog. Zwerchfelldivertikel oder eine atypisch dorsal gelegene partielle Zwerchfellrelaxation, welche Zustände man aber auch mit gutem Grund für identisch mit einer Hernie halten kann.

3. Andere kongenitale Hernien und Prolapse

Abgesehen von den Prädilektionsstellen der Trigona lumbocostalia et parasternalia und des Hiatus oesophageus kommen kongenitale Eingeweideverlagerungen an allen anderen Zwerchfellabschnitten vor (GRUBER). Hernien sind außerhalb der genannten präformierten Muskellücken seltener als Prolapse. Im Gegensatz zu den randständigen, halbmondförmigen Zwerchfellöchern sind die von der Rumpfwand abgerückten, zentral entstandenen oder durch Wanderung zentralwärts verschobenen Zwerchfellöcher allseits von diaphragmaler Muskulatur eingefaßt. Das hat für die Incarcerationsgefährdung der hier entstandenen Prolapse wie auch der mehr zentralen Hernien im Muskelanteil der Zwerchfellkuppen prognostisch negative Bedeutung. Die hohe Strangulationsquote der traumatischen Zwerchfellalterationen wird allerdings nicht erreicht. Die röntgenologische Abgrenzung der kongenitalen Hernien und Prolapse von den erworbenen und zum Teil auch von den traumatischen Verlagerungen ist nur selten oder aus lokalisatorischen Gründen einmal möglich. Selbst bei der Operation gelingt diese Differenzierung oft nicht, weil das angeborene persistente Zwerchfelloch statt des üblichen feinen Randes auch eine dickere und verschwielte Grenze haben und der angeborene Prolaps auch sekundäre Organverwachsungen nach akzidenteller Serositis aufweisen kann. Erst wenn sich histologisch Blutungsreste

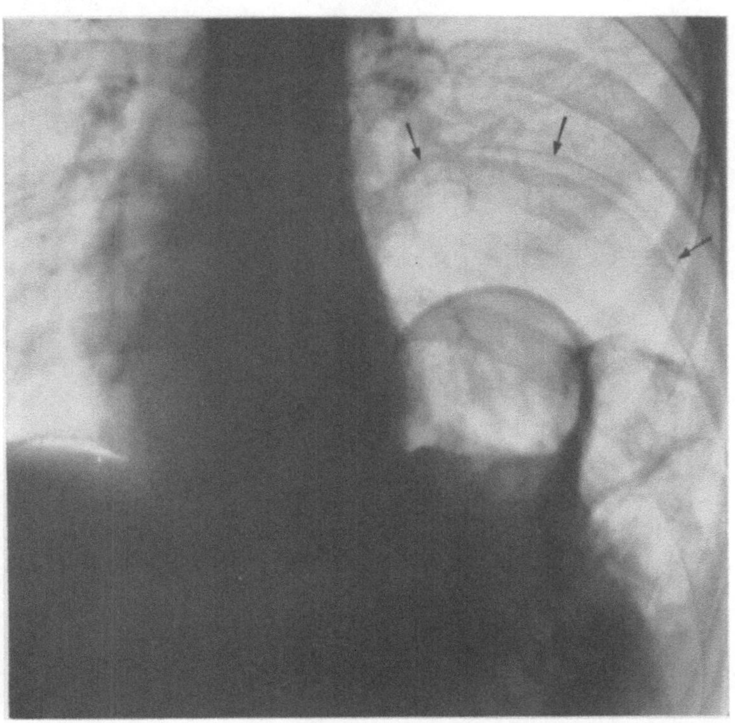

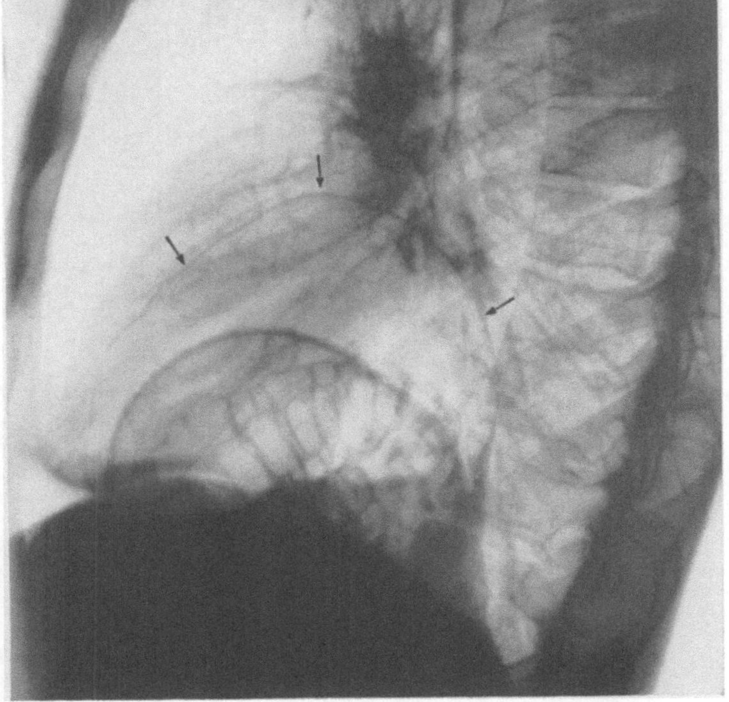

Abb. 723a u. b. Große zentrale Zwerchfellhernie links im Pneumoperitoneum, Bruchsack über Magen und Dickdarm stark gebläht (a). Im Seitenbild Bruchhülle handbreit abgehoben (b) (Aufnahmen Prof. VIETEN)

(Hämosiderin!) im Rand der Prolapspforte nachweisen lassen, ist dann ein traumatischer Prolaps gesichert. Als Beispiel für die Mißbildungen mehr zentraler Zwerchfellpartien

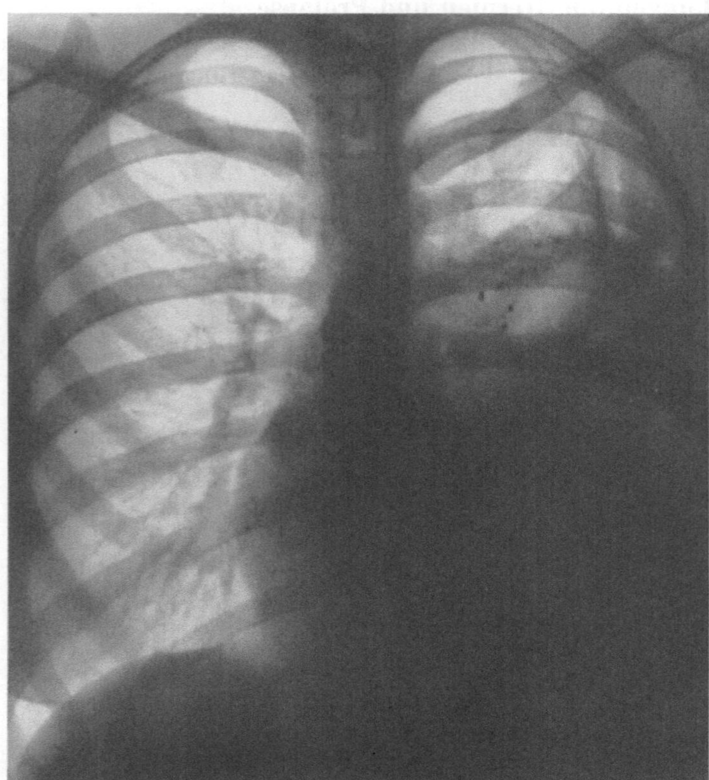

ist zunächst eine große angeborene Zwerchfellhernie mit Magen und Dickdarm als Bruchinhalt angeführt (Abb. 723a u. b), wo schon vor der Operation ein Prolaps mittels Pneumoperitoneum ausgeschlossen werden konnte. Die Abbildungen zeigen oberhalb des verlagerten luftgefüllten Magens und Dickdarms die Bruchhülle als serösen Halbringschatten handbreit abgehoben.

Es muß hier nachdrücklich darauf hingewiesen werden, daß nur in Einzelfällen die diagnostische Anwendung des *Pneumoperitoneum* gerechtfertigt ist. Die Methode ist nicht ungefährlich und hat überdies nicht immer ein eindeutiges Ergebnis.

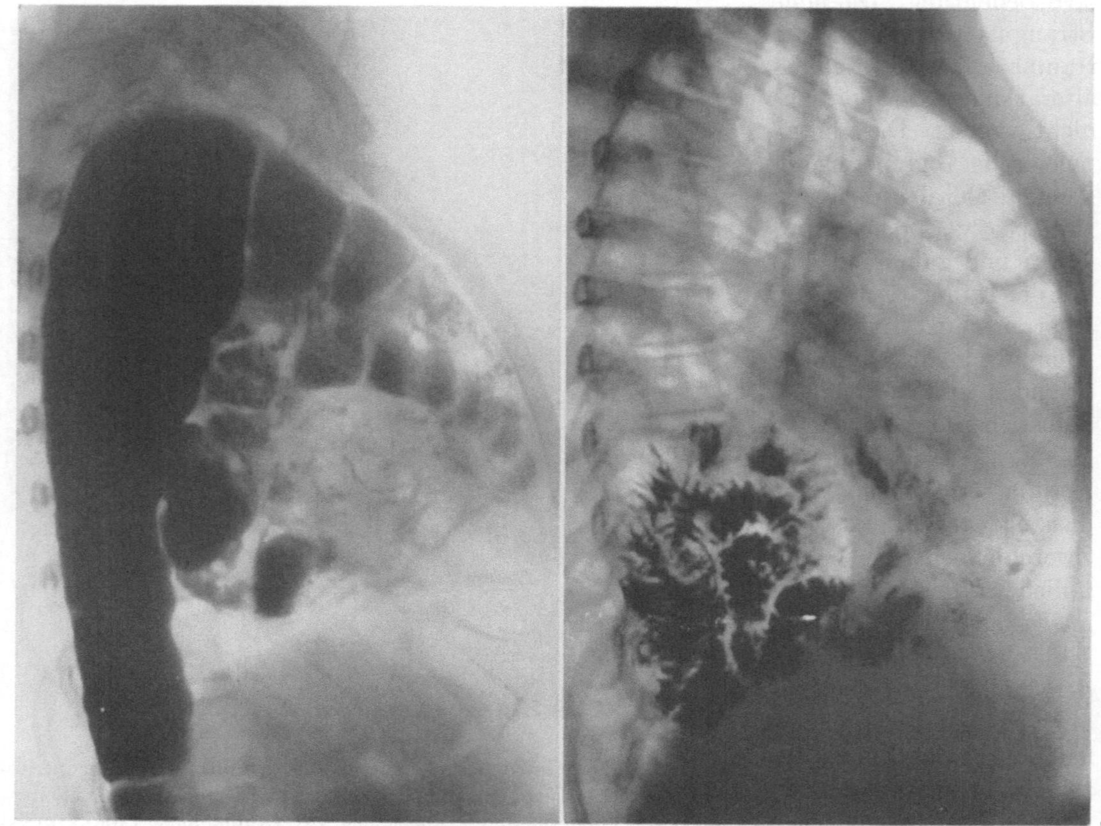

Abb. 724a—c. Aplasie der linken Zwerchfellhälfte, gasgeblähtes Colon an der Thoraxkuppel (im Stehen, a). Seitenaufnahmen mit Kontrastfüllung des Dickdarms (b) und des Dünndarms (c) (Aufnahmen Dr. P. Schneider)

Zwar spricht die Ausbildung eines Pneumothorax ex pneumoperitoneo klar für einen Prolaps durch ein persistentes Loch oder einen traumatischen Defekt des Zwerchfells, ein negatives Ergebnis umgekehrt aber nicht gegen einen Prolaps und für eine Hernie. Verwachsungen an der Durchtrittsstelle, die den Luftübertritt in den Pleuraraum verhindern, sind beim traumatischen Prolaps die Regel und kommen sogar auch beim kongenitalen Prolaps vor. Die Lösung solcher Verwachsungen durch die eingebrachte Luft kann die vorgefallenen Organe verlagern und indirekt strangulieren, kann auch zusätzlich vorher noch intraabdominale Organe vorfallen lassen und schwerste kardiopulmonale Erscheinungen herbeiführen. Auch Einrisse der visceralen Pleura mit Spannungspneumothorax sind zu befürchten. Der diagnostische Gewinn des Pneumoperitoneum beschränkt sich auf die Fälle von nichtadhärentem Prolaps und von Hernie mit gut abhebbarem Bruchsack, ist also nur für den kleinsten Teil aller Zwerchfell„brüche" überhaupt erzielbar. Wichtig bleibt das Pneumoperitoneum für die diagnostisch schwierigeren rechtsseitigen Zwerchfellalterationen und die Abgrenzung der Zwerchfellrelaxation. Für die präoperative Größenbestimmung der Bruch- oder Prolapspforte liefert das Pneumoperitoneum nur unzuverlässige Ergebnisse.

Als Beispiel für einen großen zentralen, kongenitalen Prolaps ist Abb. 724a—c wiedergegeben, wo es sich um eine fast ganzseitige Aplasie der linken Zwerchfellhälfte mit Vorfall von Dickdarm und Dünndarm handelt. Eingeweidevorfälle diesen Ausmaßes sind natürlich im allgemeinen nur bei gleichzeitiger Fehlbildung der Darmanheftung möglich. Das Beispiel dieser 19jährigen Kranken macht außerdem deutlich, welch hochgradige Ektopien ohne wesentliche subjektive Beschwerden möglich sind. Daß die klinische Untersuchung allein vielfachen diagnostischen Mißdeutungen ausgesetzt ist, sei hier für alle Hernien und Prolapse angeführt. Immer wieder wird in ähnlichen Fällen zunächst ein Pleuraerguß, ein Pneumothorax oder dergleichen vermutet. Die Breipassage vor dem Leuchtschirm klärt derartige Zustände rasch, und diagnostische Schwierigkeiten entstehen nur, wenn statt eines oder mehrerer Intestinalorgane solide Organe wie Leber, Netz oder Pankreas verlagert sind. Diaphrenische Nierenektopien können pyelographisch erkannt werden, betreffen aber eher die lumbalen Zwerchfellabschnitte. Alle mehr zentral-diaphragmal gelegenen Prolapse und Hernien geben wegen der Incarcerationsgefährdung eine relative Operationsindikation ab; die komplette oder fast komplette Halbseitenaplasie immer dann, wenn der Prolaps besonders groß ist und gleichzeitig kardiopulmonale Erscheinungen bedingt.

4. Prolaps durch einen traumatischen Zwerchfelldefekt

Bei einer Zwerchfellverletzung durch direkte oder indirekte Gewalteinwirkung kann der Prolaps von Baucheingeweiden unmittelbare Traumafolge sein oder mit zeitlichem Intervall im Bereich der zunächst vernarbten Zwerchfellwunde auftreten. Die Entscheidung darüber kann im Einzelfall sehr schwierig oder ganz unmöglich sein. Sie ist nur leicht, wenn eine Röntgenuntersuchung unmittelbar nach der Verletzung möglich ist und Bauchorgane im Brustraum erkennen läßt; dabei muß anamnestisch-klinisch wahrscheinlich gemacht werden, daß dieser Befund nicht schon unvermerkt früher vorlag. Für die Mehrzahl der traumatischen Prolapse aber setzt die klinische und röntgenologische Diagnostik erst nach einem großen *Intervall* ein, so daß die Frage des traumatischen Charakters der dann festgestellten Zwerchfellalteration häufig offen bleiben muß. Das gilt für die allermeisten indirekten Zwerchfellverletzungen durch stumpfe Gewalt ebenso wie für die gröberen direkten Kontinuitätstrennungen; kleinere Stich- und Schußverletzungen pflegen ohne Prolaps abzuheilen (HAUBRICH).

Die traumatischen Vorfälle stellen den größten Anteil der Zwerchfell„brüche" des Erwachsenenalters (abgesehen von den Hiatushernien). Es entspricht der Unfallgefährdung, daß das dritte und vierte Lebensjahrzehnt am häufigsten betroffen wird und das männliche Geschlecht überwiegt. In der Seitenverteilung dominieren die linksseitigen Prolapse ganz erheblich, weil die Leber als Schild den Druck und Stoß der abdominellen

Gewalteinwirkung auffängt und überdies den seltenen rechtsseitigen Zwerchfellriß wie eine Tamponade deckt, ohne daß ein Prolaps erfolgte. Es sei hier mit Nachdruck betont, daß es *echte „traumatische Hernien" nicht gibt.* Die Tatsache, daß Hernien im Bereich der präformierten Muskellücken auch erworben sein können und ihre Entstehung durch gesteigerten Abdominaldruck oder stumpfe Traumen begünstigt wird, bleibt davon unberührt. Stumpfe Bauchtraumen lassen das Zwerchfell in den zentralen Partien der muskulären Kuppen einreißen, wobei der sehnige Anteil („Zwerchfellspiegel") einbezogen sein kann. Nur stumpfe Thoraxtraumen pflegen die peripheren Zwerchfellanteile zu zerreißen oder die Rippenansätze abzutrennen (HARRINGTON; RAMSTRÖM u. Mitarb.; CARTER u. Mitarb.).

Die meisten traumatischen Zwerchfelldefekte führen daher zu einem zentralen, linksseitigen Prolaps in die Brusthöhle. Diese Lokalisation bestimmt die Art der vorgefallenen Bauchorgane und damit auch die Hauptzüge des *klinischen Bildes* einschließlich der Komplikationsmöglichkeiten. Magen und Dickdarm sind am häufigsten prolabiert. Je nach Größe des Zwerchfelldefektes, Ausmaß der posttraumatischen Adhäsionen in der Prolapspforte und Länge des zeitlichen Abstands zwischen Trauma und Untersuchung ist die Menge der vorgefallenen Organe sehr verschieden. Anfangs ist gelegentlich das Netz allein prolabiert. Später kann sich die Rupturstelle unter Atrophie des Wundrandes stark vergrößern

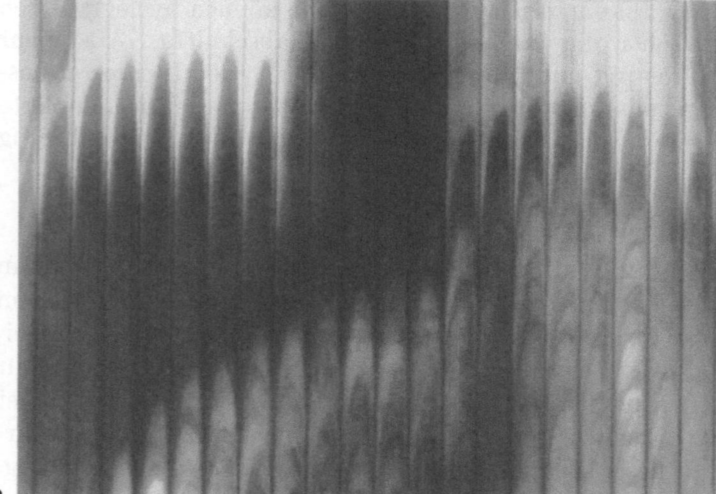

Abb. 725a u. b. Kleiner Netz-Leber-Prolaps nach schwerem Autounfall vor 3 Jahren (a). Im Kymogramm normale Zwerchfellbewegung, Colon transversum gering nach oben verzogen (b)

und mitunter nach Jahrzehnten das Bild der kongenitalen, fast totalen Halbseitenaplasie imitieren. Bilden sich frühe und umfangreiche entzündliche Adhäsionen an der Prolapspforte aus, dann fehlt die Defektausweitung, und die Einklemmungsgefahr wird größer. Eindeutige Beziehungen zwischen Alter und Größe des Zwerchfelldefektes und der Incarcerationsgefährdung bestehen jedoch offenbar nicht.

Außer Netz, Magen und Dickdarm können auch alle anderen Bauchorgane vorfallen. Dünndarmprolapse sind allerdings selten und stets mit einem Vorfall von Dickdarm oder

Magen kombiniert. Leberprolapse sind immer partiell, meist in Verbindung mit dem
Netz wie in Abb. 725a u. b bei einem Fall von intermittierenden Oberbauchschmerzen
mehrere Jahre nach einem Autounfall mit stumpfem Bauchtrauma. Ein partieller
Vorfall der Leber ohne Netz (Abb. 726a—c) pflegt pilzförmige Gestalt anzunehmen

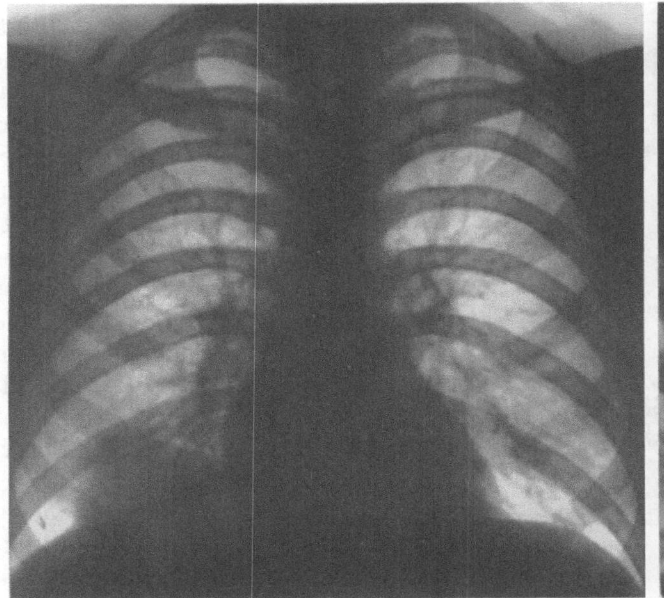

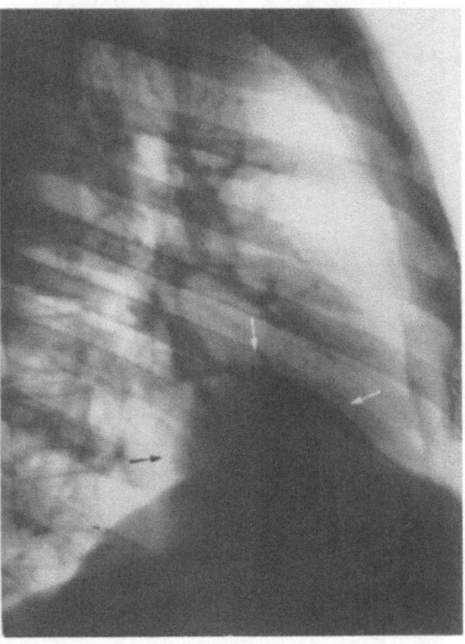

a   b

(HOLLANDER u. Mitarb.). Für die diagnostischen Schwierigkeiten beim Prolaps
derart solider und einer Kontrastmitteluntersuchung nicht zugänglicher Organe
wie Leber, Netz oder Milz gilt das früher
Gesagte. Ebenso schwierig ist die Differentialdiagnostik, wenn der Zwerchfelldefekt nicht darstellbar ist, größere Organ-
anteile vorgefallen sind und die normalen
Nachbarabschnitte des Zwerchfells sich
nicht abgrenzen lassen. Eine Relaxation
ist dann wie beim Fall der Abb. 727a
schwer auszuschließen. Hier wurden
unmittelbar nach schwerem stumpfem
Bauchtrauma zwar Rippenfrakturen und
Stuhlverhaltung beobachtet, die Prolaps-
diagnose aber wurde unter mehrfachen
Pleurapunktionen nicht gestellt. Dabei
schließt sich hier der Befund mit typischen Brückensymptomen unmittelbar
an ein einmaliges schweres Trauma an, so
daß die Sicherheit des kausalen Zusammen-

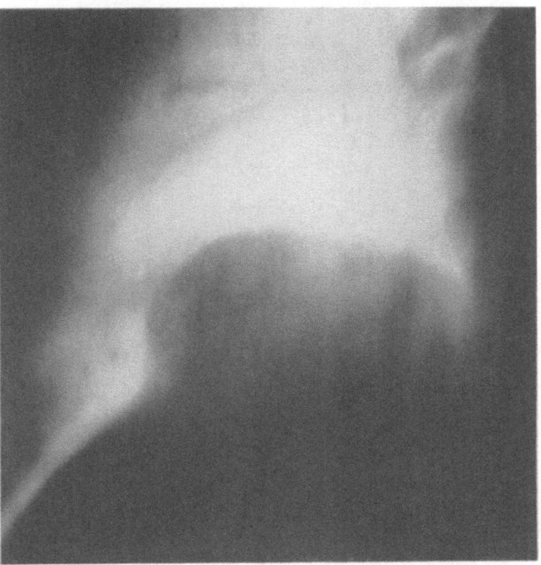

c

Abb. 726a—c. Pilzförmiger, partieller Leberprolaps bei
40jährigem Mann, 3 Jahre nach stumpfem Bauchtrauma
(Verkehrsunfall) (a u. b). Tomogramm (c)

hangs die Unsicherheit des Röntgenbefundes ausgleichen kann. Viele andere Fälle mit
einer zwerchfellähnlichen oberen Grenze der prolabierten Organe im Röntgenbild werden
aber als Relaxation verkannt, weil die zahllos angegebenen differentialdiagnostischen
Kriterien nicht obligat sind (TESCHENDORF; HAUBRICH). Die Winkelbildung oder Einsattelung zwischen dem normalen Nachbarabschnitt des Zwerchfells und der thorakalen
Grenze der vorgefallenen Eingeweide ist noch das sicherste Zeichen, fehlt aber bei

sehr großen Prolapsen oft wie bei Abb. 727. Die klinische Semiologie spielt differentialdiagnostisch eine noch bescheidenere Rolle. Bei der klinischen und subjektiven Symptomarmut vieler traumatischer Prolapse erfolgt die diagnostische Klärung mitunter erst nach Jahrzehnten oder in tabula.

Daher ist der Satz berechtigt, daß der diaphrenische traumatische Prolaps *klinisch erst an seinen Komplikationen erkannt* wird. Hier steht die Incarceration obenan. Sie erfolgt am häufigsten an der linken Colonflexur und führt zum Bild des tiefsitzenden Ileus, wobei Perforationen des eingeklemmten Dickdarmabschnitts in die Bauch- oder linke Brusthöhle möglich sind. Am Magen kann ein fixierter oder intermittierender Volvulus auftreten. Die thorakalen Strangulationszeichen sind vieldeutiger, stärker abdominell maskiert und vorwiegend von der Pleuraalteration bestimmt. Die Dyspnoe ist das auffälligste Verdrängungssymtom. Da die Incarceration in 9 von 10 Fällen zu erwarten ist, wird die Frühoperation jedes einmal erkannten Prolapses gefordert. Sie ist jetzt mit einer geringeren Mortalität belastet, jedoch kann im Einzelfall die Indikationsstellung recht problematisch bleiben, besonders bei vorgeschrittenem Alter des Kranken. Die übrigen Komplikationen des traumatischen Prolapses (wie auch der Hernie) galten bisher nur als relative Operationsindikation.

Ergänzend sei kurz an diejenigen Prolapse erinnert, die sich durch Zwerchfellperforationen auf entzündlich-nekrotischer Basis ereignen. Hier spielen fortgeleitete subphrenische Abscesse, Gallenblasen- und Leberaffektionen, Pankreatitiden eine besondere Rolle (Harrington; Haubrich).

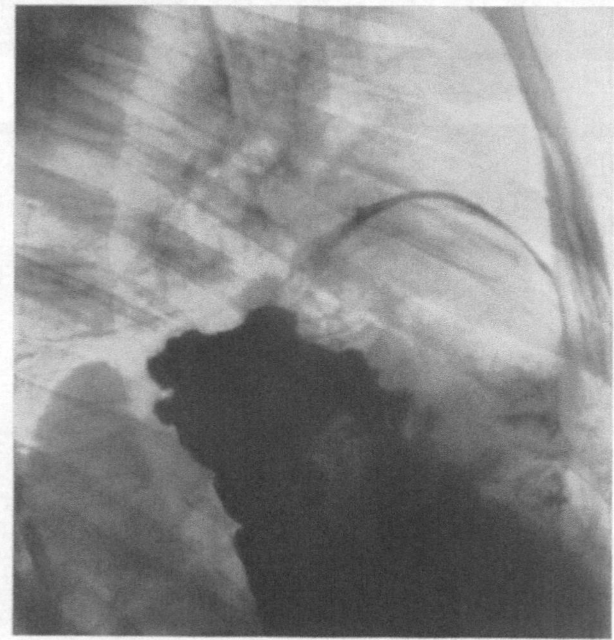

Abb. 727a u. b. Traumatischer Prolaps von Magen und Dickdarm, 4 Jahre nach stumpfem Rumpftrauma. Große Magenblase, daneben Colonflexur (a). Im Seitenbild breigefülltes Colon hinter dem Magen (b)

5. Hiatushernien

Unter allen diaphrenischen Eingeweideverlagerungen spielen die Hiatushernien zahlenmäßig die größte Rolle (rund 90%). Ihr klinisches Bild reicht von völliger Symptomlosigkeit bis zu Zuständen schwerster gastrointestinaler oder kardiopulmonaler Erscheinungen. Die Diagnostik ist daher ein Reservat der Röntgenologie, nach deren Ergebnissen auch die gebräuchlichen Einteilungen dieser Zwerchfellalterationen orientiert sind.

Alle Klassifikationen leiden an Lücken für Einzelfälle und Übergangsformen; das Schema von Sweet (Abb. 728a—c) scheint klinisch am zweckmäßigsten. Im übrigen muß für ein spezielles Studium auf Åkerlund; Harrington; Haubrich; Spühler; Koss u. Reitter; Blaha verwiesen werden.

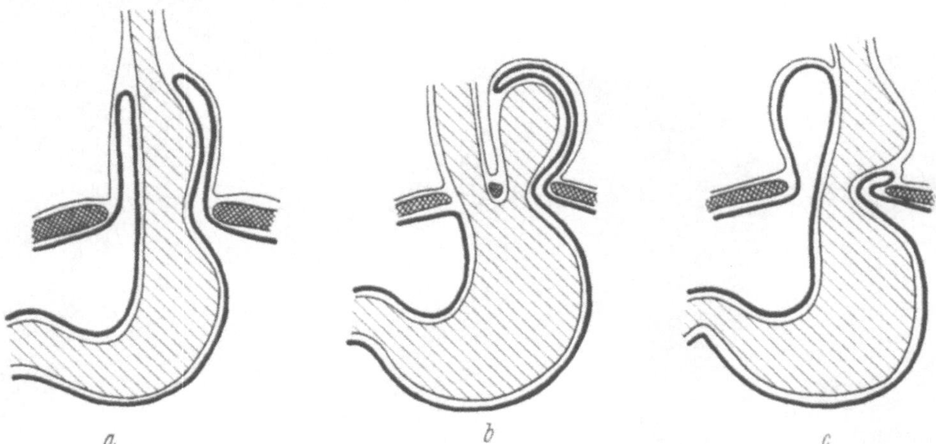

Abb. 728a—c. Schema der Hiatus-„Brüche", modifiziert nach Sweet (a kongenital kurzer Oesophagus mit Thoraxmagen; b paraoesophageale bzw. -hiatale Hernie; c Gleitbruch)

Klinisch kann man nach Spühler drei Gruppen von Beschwerden feststellen (falls nicht überhaupt die Hiatushernie bei subjektiver Beschwerdefreiheit nur zufällig entdeckt wird!): 1. mechanische: retrosternale, epigastrische oder in den Rücken ausstrahlende Schmerzattacken; Dyspnoe; 2. entzündliche bzw. gastrooesophagitische: retrosternales, epigastrisches Brennen; Dysphagie (in beiden Gruppen werden die Beschwerden typischerweise durch Bücken oder Liegen verstärkt); 3. reflektorische: Vaguskrisen mit Blutdruckabfall, Pulsabfall, Diarrhoen oder pectanginösen Beschwerden. Andererseits kann man unterscheiden: 1. Syndrome, die nicht mit dem Magen oder der Speiseröhre in Beziehung zu stehen scheinen: Thoraxschmerzen, anginöse Herzbeschwerden, Seitenstechen, sekundäre Anämie; 2. Syndrome, die Anlaß zur Magenuntersuchung geben, weil sie mit ihren Beschwerden an Kardiospasmus, Oesophagus- oder Magencarcinom, Geschwüre, Geschwülste oder Divertikel denken lassen.

Die Röntgenuntersuchung des Magen-Darmtrakts sollte in jedem Fall die systematische Suche nach einer Hiatushernie einschließen. Dazu ist es notwendig, bei der Durchleuchtung den Magen mit Kontrastmittel auch in Bauchlage, rechter Seitenlage und Rückenlage mit Kopftieflagerung zu untersuchen; hierbei ist eine Zielaufnahme in Exspiration und Rechtsbauchlage nach wenigen Breischlucken und gegebenenfalls unter Kompression des Oberbauchs obligat. Alle anderen Zielaufnahmen richten sich nach dem individuellen Durchleuchtungsbefund. Auf Einzelheiten der Technik wird noch eingegangen werden.

a) Gleitbruch

Am häufigsten von allen Hiatushernien ist der sog. *Gleitbruch* (akquirierte, oesophagogastrische Hernie, Åkerlund-Typ 3, Harrington-Typ 2). Hier ist der Oesophagus nicht verkürzt, aber sein distales Ende mit der Kardia des Magens thorakal verlagert; fakultativ besteht ein gastrooesophagealer Reflux. Eingeschlossen sind in diese Gruppe die sog. Hiatus-Insuffizienz und der kleine Prolaps als Vorstadien und die sekundäre Oesophagusverkürzung als Folgestadium. Beim Gleitbruch ist der ausgetretene Magenanteil meistens im linken hinteren Mediastium gelegen, immer zusammen mit dem unteren Anteil der Speiseröhre, gelegentlich auch zusammen mit Netz oder Dickdarm. Die Häufigkeitsverteilung der Gleitbrüche bevorzugt eindeutig das höhere Lebensalter und das weibliche Geschlecht. Einzelne Untersucher finden bei 10% ihrer routinemäßigen Magen-Darmuntersuchungen einen Gleitbruch. Als pathogenetische Faktoren werden anatomische Veränderungen angegeben, in erster Linie die Alterserweiterung des hiatalen Zwerchfellschlitzes, dann Lungenemphysem und Aortensklerose, Obesitas, pyknischer

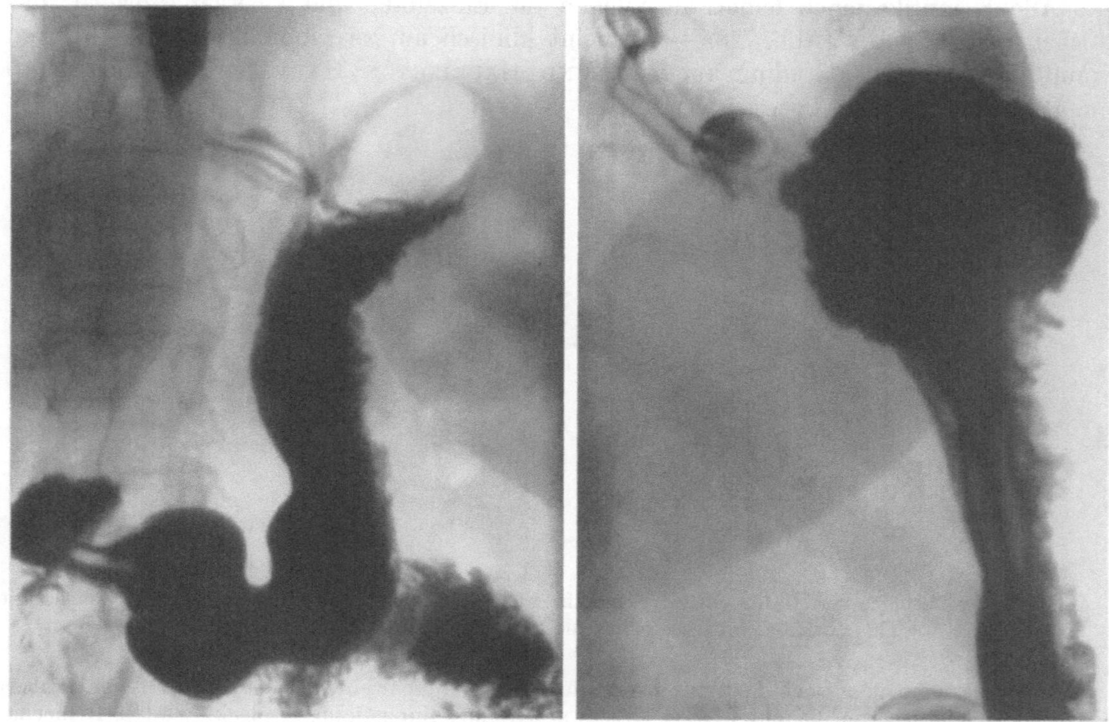

a   b

Abb. 729a u. b. Hiatusinsuffizienz, Aufnahmen im Stehen und Liegen, s. Text

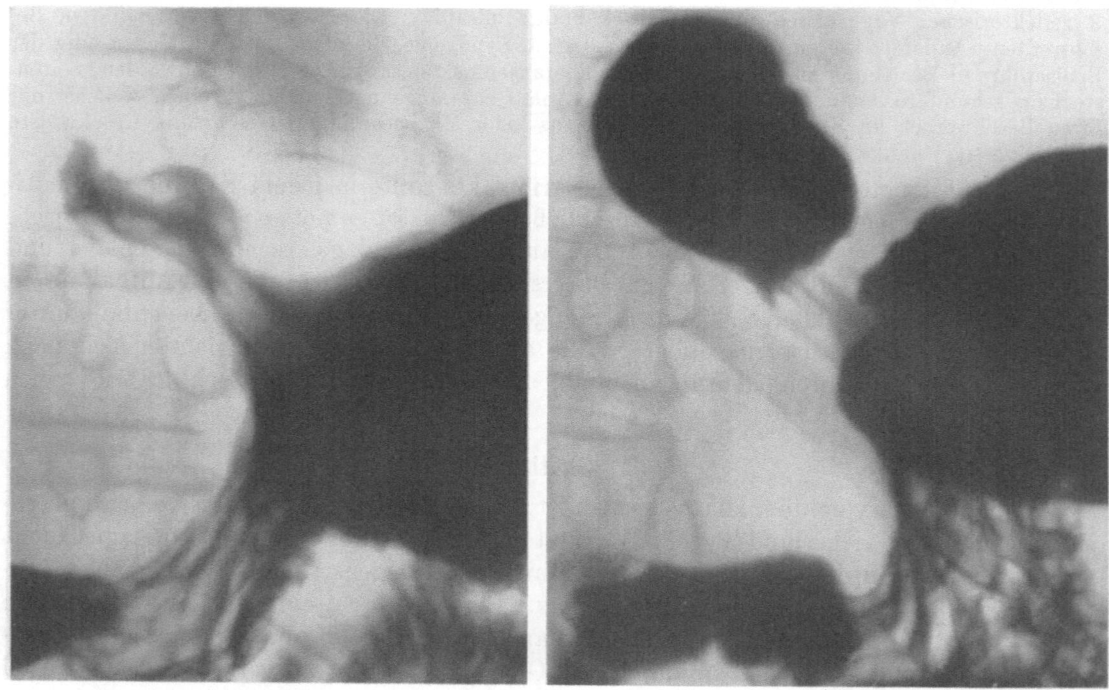

a   b

Abb. 730a u. b. Typischer Gleitbruch bei 54jähriger Frau, Größenzunahme während der Untersuchung

Habitus, Gravidität und Bauchtumoren, Wirbelsäulendeformierung und umschriebene Pleuraschwarte. Beim Kind spielen funktionelle Störungen am Mageneingang und -ausgang (Reflux) für die hier seltenen Brüche eine Rolle; aber auch beim Erwachsenen hat die Kardiainsuffizienz eine gewisse ätiologische Bedeutung.

Ein Vorstadium des Gleitbruchs stellt die vieldiskutierte sog. *Hiatusinsuffizienz* dar, deren Röntgenbefund Abb. 729a u. b wiedergibt. Hier ist im Stehen die Ampulla phrenica der Speiseröhre oberhalb des Zwerchfells im Relief sichtbar. Im Liegen ist das Antrum cardiacum des Magens durch das Zwerchfell durchgetreten bzw. in den Zwerchfellbogen projiziert, und die Ampulla phrenica ist geschlängelt und seitlich an die verlagerte Kardia angesetzt. In anderen Fällen ist bei Fehlen der Fornixincisur die Grenze zwischen Magen und Speiseröhre schwieriger zu bestimmen, und die Diagnose einer Hiatusinsuffizienz bleibt dann vielfach problematisch (STENSRUD; BERG; BERNING; SPÜHLER; THOMSEN). In der klinischen Praxis kann nach HAFTER ohnedies der Begriff nicht aufrechterhalten werden, zumal bei erfahrener Technik auch recht kleine Hiatushernien nachweisbar sind.

Die Röntgendiagnose des *ausgebildeten* Gleitbruchs ist dagegen leicht. Im Fall von Abb. 730a u. b erweitert sich der in aufrechter Stellung nach Art einer Hiatusinsuffizienz noch kleine epiphrenische Magenabschnitt im Liegen zu einem größeren Bruch, der durch Lagewechsel

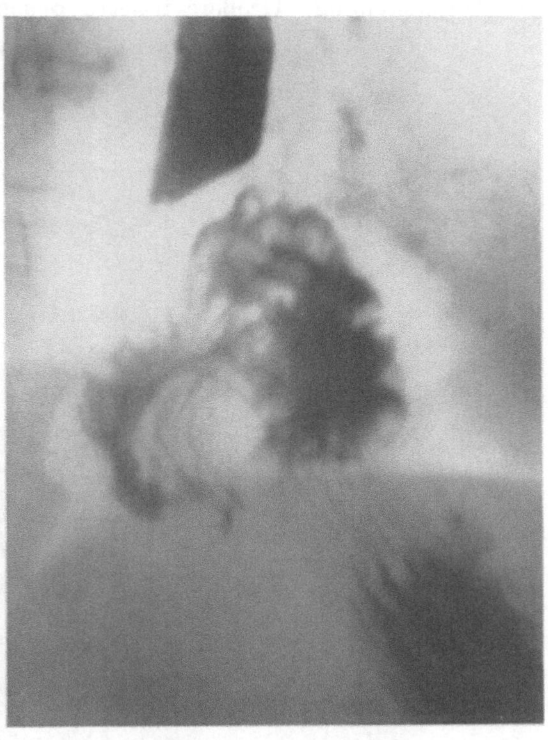

Abb. 731. Nachweis der Magenschleimhautfalten im verlagerten Magenabschnitt bei Gleitbruch

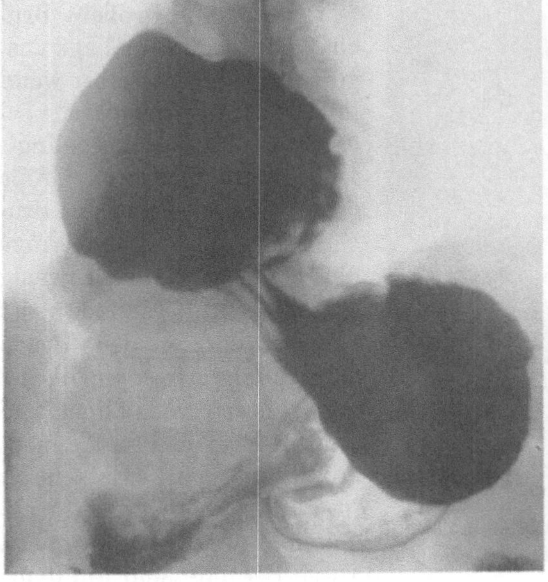

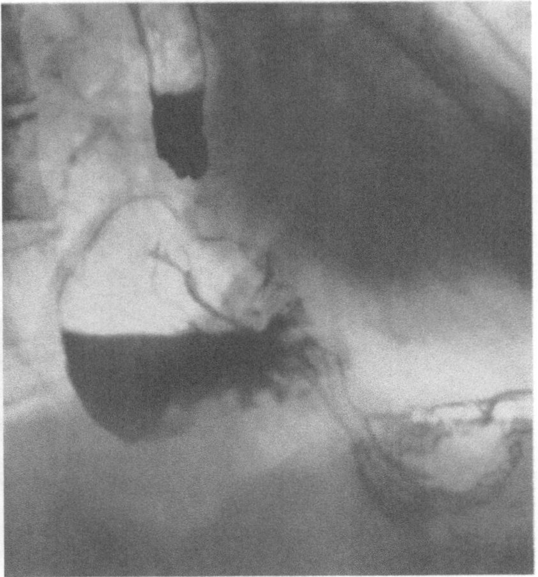

a   b

Abb. 732a u.. b. Großer, mehr nach rechts entwickelter Gleitbruch (,,Rotationsbruch") bei 69jährigem Mann

immer wieder zu reponieren ist. Diagnostisch ist entscheidend, daß die Auffüllung des Bruches vom Magen aus möglich, die Kardia oberhalb des Hiatus darstellbar ist und Magenschleimhautfalten in ihm nachgewiesen werden können (Abb. 731). Das gelingt unter der Durchleuchtung durch Kopftieflagerung mit dosierter Auffüllung meist ohne weiteres. Größe und Form aller Hiatusbrüche sind von der Lagerung des Patienten abhängig und wechseln häufig nicht nur von Tag zu Tag, sondern auch im Laufe der Untersuchung. Größere fixierte Bruche stellen sich bereits im Stehen dar, wobei sich das Kontrastmittel oft mit einem Spiegel absetzt. Kleinere und reponible Brüche treten mitunter erst bei der Rumpfbeuge aus, was sich in einem plötzlichen epigastrischen Schmerz anzeigt. Röntgenologisch treten sie oft erst nach mehrfacher Umlagerung, mittels verschiedener Atemmanöver und durch Kompression zutage; die zusätzliche Druckerhöhung durch retrograde Luftfüllung des Dickdarms ist aber abzulehnen. Mit einer einmaligen Untersuchung kann nicht immer entschieden werden, ob der Gleitbruch reponibel ist. Schwellungen der Magenschleimhaut im Bereich der Bruchpforte und ein stärkerer abdomineller Gegendruck können einen nichtfixierten Bruch über dem Zwerchfell festhalten, und größere Brüche können in jeder Lage ausgestülpt bleiben, selbst wenn ihre Reposition später bei der Operation leicht gelingt. Die röntgenologische Größe der Bruchpforte und des Bruches selbst ist für die Frage der Reponibilität ebensowenig entscheidend. Der meist tief epiphrenisch in den Bruch einmündende Oesophagus ist oft erweitert, geschlängelt und vom ausgetretenen Magenanteil verdeckt. Er scheint im Röntgenbild mitunter abgeknickt und komprimiert. Diese Befunde sind am deutlichsten ausgesprochen, wenn

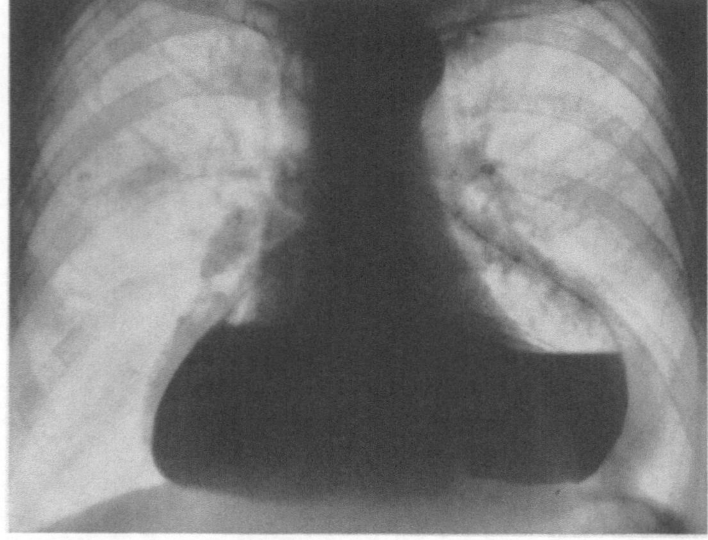

Abb. 733a u. b. Große transhiatale Magenektopie mit kompletter Rotation im Übersichtsbild (a) und nach Breimahlzeit (b), beides im Stehen

der thorakal verlagerte Magenabschnitt stärker gedreht ist. Man spricht dann von „Rotationsbrüchen" (Abb. 732a u. b). Sie finden sich öfter bei den nach rechts in das Mediastinum entwickelten Formen. Schon ohne Kontrastmittel werden sie dadurch auffällig, daß sie den Herzrand überragen oder eine größere mediastinale Luftblase erkennen lassen. Gelegentlich zieht der ektopierte Magenteil den übrigen Korpusabschnitt nach, bis schließlich der ganze Magen in der Hernie liegt, die bis zur Bifurkation der

Trachea hinaufreichen kann. Solche kompletten Magenektopien durch den Hiatus mit totaler Inversion sind keine Rarität; ein eigener Fall ist in Abb. 733a—d wiedergegeben. Manchmal sind hier die Hiatus oesophageus und aorticus zu einer einzigen großen Öffnung verschmolzen („oesophago-aortale Hiatushernie", ADAMS u. LOBB). Das klinische Bild dieser Sonderform, wie auch in geringerem Maß der anderen Rotationsbrüche, ist mit schweren asthmatoiden und pectanginösen Erscheinungen recht abweichend; operative Behandlung ist hier stets angezeigt.

Davon abgesehen, hängen alle anderen klinischen Symptome des Gleitbruchs nicht von seiner Größe ab. Nach alter Erfahrung sind gerade die kleinen und reponiblen Gleitbrüche auffälliger als große irreponible Hernien. Eher spielt noch die Weite der Bruchpforte für die Symptomatologie eine Rolle. Am allerwichtigsten und tatsächlich entscheidend für Schwere und Prognose des Krankheitsbildes ist jedoch das Auftreten eines *gastrooesophagealen Refluxes* mit konsekutiver Refluxoesophagitis (DONELLY; HUSFELDT; HAFTER u.a.). Die Prüfung des Kardiaverschlusses muß daher als obligater Bestandteil der Röntgendiagnose angesehen werden. Eine Regurgitation aus dem verlagerten Magenabschnitt in die Speiseröhre wird bei der Röntgenuntersuchung oft erst nach Bücken, Oberbauchkompression, Kopftief- und Bauchlage nachweisbar; dabei kann die akute Schmerzsteigerung eine Angina pectoris vortäuschen. Es hat sich gezeigt, daß in mehr als der Hälfte der Gleitbrüche eine Kardiainsuffizienz vorhanden ist, und daß die subjektiven Symptome der Gleit-

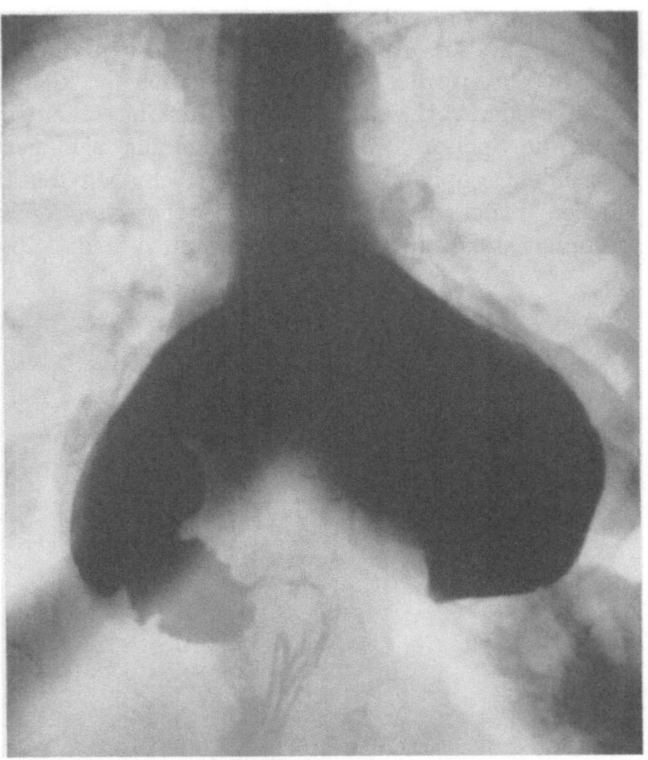

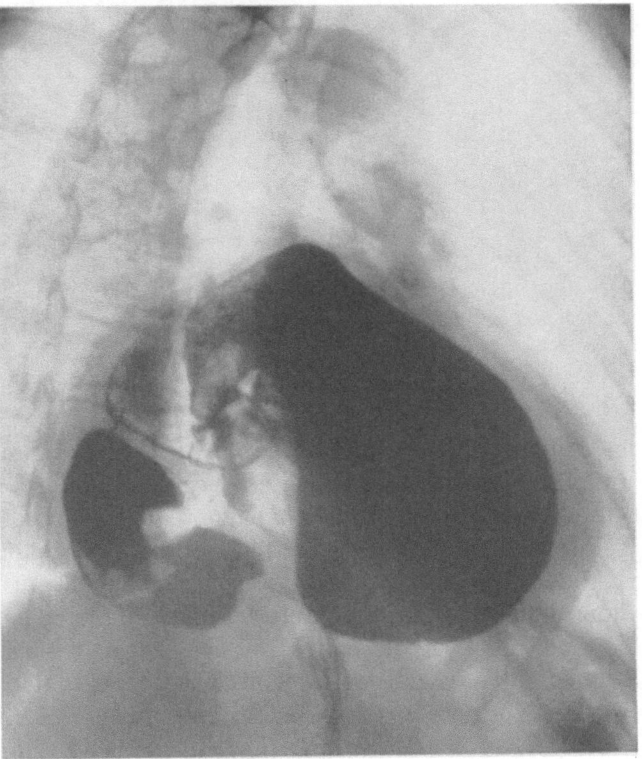

Abb. 733c u. d. Gleicher Fall. Inversion des Magens um 180°, Aufnahmen in Rücken- und erster Schräglage

hernie praktisch ausschließlich davon bestimmt werden, ob ein Reflux besteht oder nicht. Saures Aufstoßen, Sodbrennen, epigastrische, retrosternale, kardiale Schmerzen

und retrokardiales Brennen, nach dem Essen und beim Bücken und Liegen verstärkt, zeigen
einen Reflux an. Abb. 734a u. b ist ein typisches Beispiel für die anamnestisch jüngeren
Gleitbrüche, wo der Reflux — wie auch bei kleineren Brüchen — plötzlich auftritt und
rasch wieder vorbei ist. Die Kontrastflüssigkeit ergießt sich im Schwall nach oben und
kann die Speiseröhre bis in Clavikelhöhe schlagartig und glattrandig füllen. Bald einsetzende Oesophaguskontraktionen schieben die Bariumsäule krampfartig zurück. Bei
älteren Brüchen mit schon länger bestehender Kardiainsuffizienz erfolgt der gastro-
oesophageale Reflux oft langsam und läßt die Speiseröhre längere Zeit gefüllt. So ent-

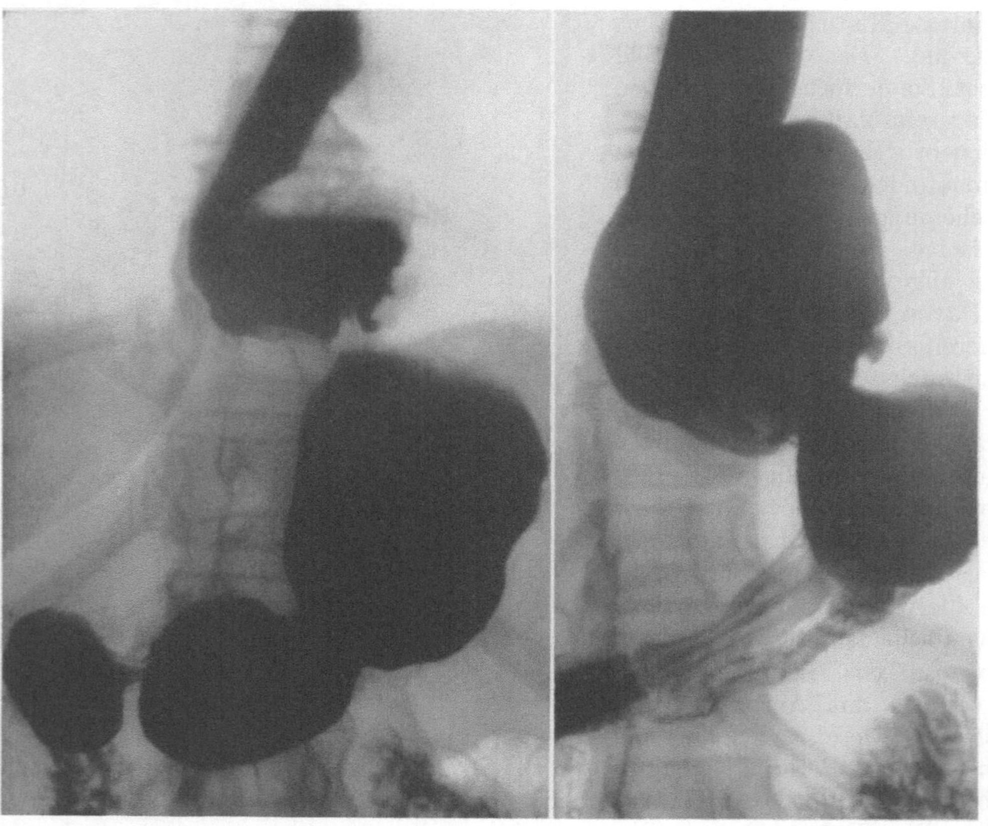

a   b

Abb. 734a u. b. Gastrooesophagealer Reflux bei Gleitbruch, 51jährige Frau

steht eine *Refluxoesophagitis* auf peptischer Grundlage. Ihr chronischer Entzündungs-
reiz führt auf die Dauer zu einer Verkürzung der Längsmuskulatur und läßt Schleimhaut-
geschwüre entstehen. Die Diagnose der Oesophagitis ist im Röntgenbild nicht allzu
schwierig, da sich Konturzähnelungen, Schleimhautvergröberungen und -irritationen,
Kaliberschwankungen u. a. gut darstellen lassen (Abb. 735a u. b). Der Nachweis der
konsekutiven Ulcera im unteren oder mittleren Drittel der Speiseröhre gelingt dagegen
seltener; hier ist die endoskopische Untersuchung methodisch überlegen.

   Unter den narbigen Reparationsprozessen der Ulceration kommt es später zu einer
reellen Verkürzung der Speiseröhre und schließlich zu einer stärkeren und fixierten
Verlagerung des Magens, an dessen oberem Pol die *sekundär verkürzte Speiseröhre* dann
einmündet. Dieses Bild gleicht dem Befund des „Thoraxmagens mit kongenital kurzem
Oesophagus" so weitgehend, daß weder röntgenologisch noch operativ immer eine Trennung der sekundären von der primären Brachyoesophagie möglich ist. Da dieser Spät-
zustand des Gleitbruchs 30% aller Hiatushernien betrifft, werden die Begriffe: (primär)
kurzer Oesophagus, (sekundär) verkürzter Oesophagus und Gleitbruch oft mißverständ-
lich gleichgesetzt. Dazu trägt die Tatsache bei, daß sich als Endstadium der Reflux-

oesophagitis beim Gleitbruch eine fibröse Stenose entwickeln kann, die der narbigen Striktur des primär kurzen Oesophagus beim Thoraxmagen völlig entspricht. Dabei ergibt sich ein Röntgenbefund, der gegen ein malignes Neoplasma oder die Oesophagusverkürzung beim Skleroderm nur schwer abzugrenzen ist. Ergänzend sei vermerkt, daß alle diese Folgeerscheinungen der Regurgitation umgekehrt auch aus einer primären Kardiainsuffizienz schließlich durch „Traktionsluxation" eine Hiatushernie entstehen lassen können, was nachträglich naturgemäß nicht zu klären ist.

Sonstige Komplikationen des Gleitbruchs fallen zahlenmäßig gegenüber der Refluxoesophagitis kaum ins Gewicht, wenn von der häufigen sekundären Anämie abgesehen wird. Die angeblich nicht seltene Kombination einer Gleithernie mit Cholelithiasis und Colondivertikulose wird als Saintsche Trias bezeichnet. Da Incarcerationen praktisch nicht vorkommen, galt früher die konservative Therapie allein. Heute wird eine Präventivoperation (Gastropexie) befürwortet, um die schweren Spätfolgen der Refluxoesophagitis zu vermeiden. Fehlt diese und damit auch ein ausgeprägtes klinisches Bild, so darf der Röntgenbefund eines großen Gleitbruchs allein die chirurgische Indikation nicht bestimmen (NISSEN u. ROSSETTI; KOSS u. REITTER; HAFTER; BLAHA).

b) Paraoesophageale Hernie

Der nächsthäufige Hiatusbruch ist die *paraoesophageale Hernie* (Åkerlund-Typ 2, Harrington-Typ 1). Sie macht etwa 10 % aller Hiatusalterationen aus und ist dadurch gekennzeichnet, daß die Kardia unterhalb des Zwerchfells bleibt und der Bruch sich neben dem abdominal gebliebenen Endteil des unverkürzten Oesophagus nach oben in das Mediastinum entwickelt. Bleibt dabei zwischen Speiseröhre und ausgetretenem Magenabschnitt ein kleiner diaphragmaler Muskelpfeiler bestehen, handelt es sich um eine „parahiatale" Hernie als Unterform dieser Gruppe. Der paraoesophageale Hiatusbruch wird akquiriert, allerdings wahrscheinlich auf der Basis einer kongenitalen Anomalie in der muskulären Hiatusbegrenzung, und ist beim Erwachsenen meist auf der linken Seite zu finden. Das Röntgenbild (Abb. 736a—c) zeigt eine Magen-

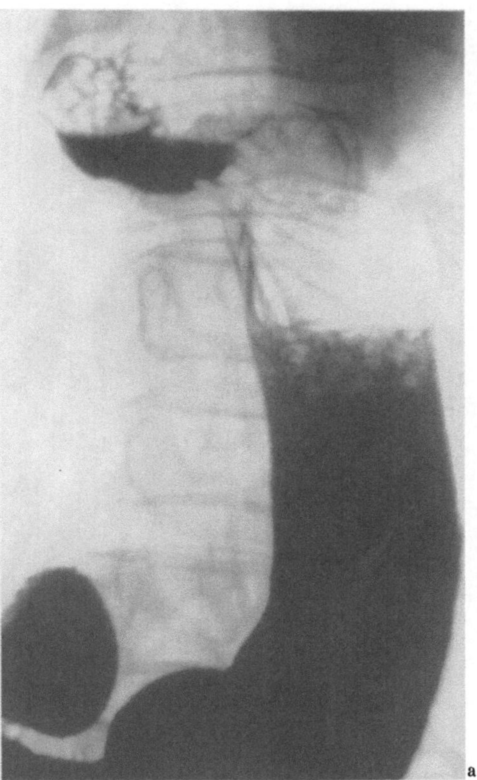

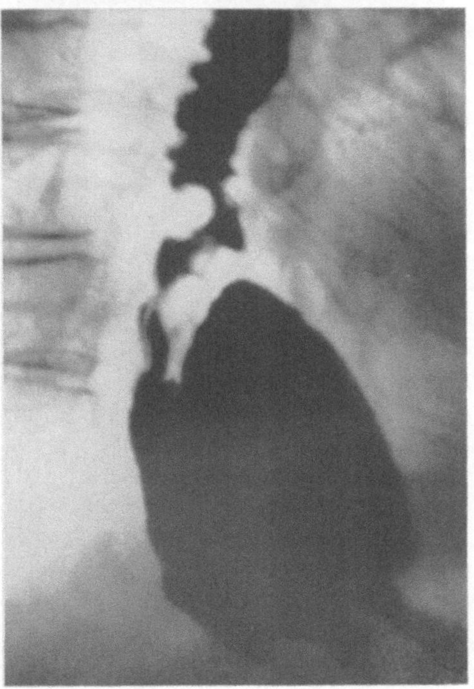

Abb. 735a u. b. Älterer Gleitbruch mit mediastinalem Luftdepot und Spiegelbildung bei 71jähriger Frau, Aufnahme im Stehen (a). In Rückenlage gastrooesophagealer Reflux und narbig-entzündliche Oesophaguskontur (b)

ausstülpung epiphrenisch neben dem unteren thorakalen Oesophagusabschnitt. Die Kardia bleibt unter dem Zwerchfell, und ihr Verschlußmechanismus ist ungestört. Dieser

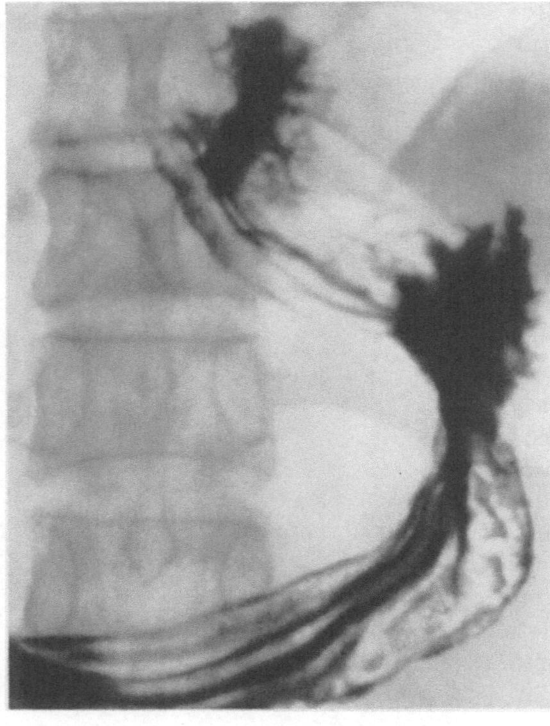

funktionelle Unterschied zum Gleitbruch
ist klinisch sehr wichtig, da die Zeichen
und Folgen der Regurgitation fehlen. Das
gilt auch für größere paraoesophageale
Brüche, die des öfteren schon ohne Kon-
trastmittelgabe eine Luftblase im Herz-
basisschatten aufweisen, ohne daß wie
bei der Gleithernie auch ein Flüssigkeitsspiegel darunter sichtbar vorhanden ist,
weil die hypophrenische Magenblase frei
mit der Luft im epiphrenischen Bruch
kommuniziert. Dazu gehört, daß diese
Hernien meist reponibel bleiben (Allison;
Evans; Husfeldt; Sweet; Kirklin u.
Hodgson).

Wo atypisch ein gastrooesophagealer
Reflux nach der Art der Beschwerden
oder dem Ergebnis der Röntgenuntersuchung besteht, handelt es sich um eine
sog. *Kombinationsform* bzw. einen Übergang zum Gleitbruch mit scheinbarer Oesophagusverkürzung und supradiaphrag-
maler Ektopie der Kardia. Ein Beispiel

a

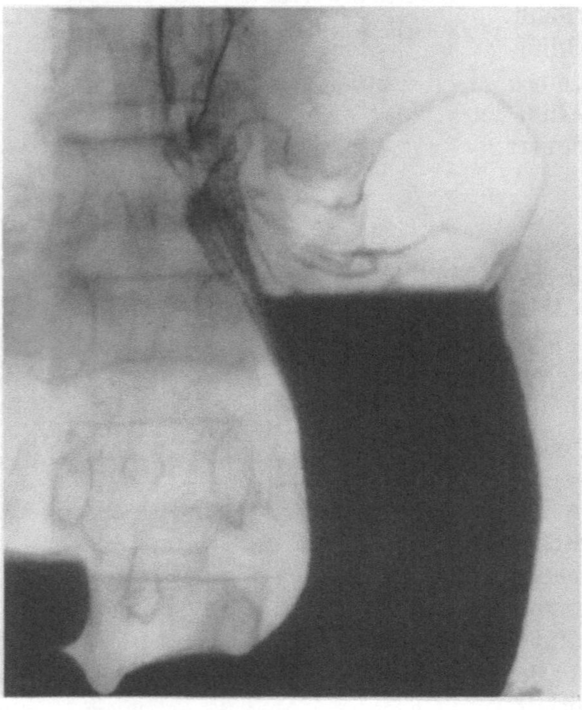

b

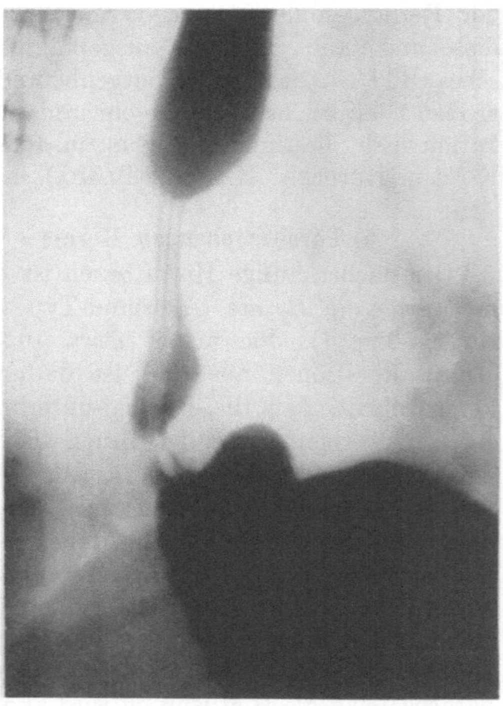

c

Abb. 736a—c. Paraoesophageale Hiatushernie, Schleimhautaufnahme (a). Der epiphrenische Magenteil ist
im Stehen lufthaltig (b). In erster schräger Kopftieflage Auffüllung vom Magen her, gleichzeitig Ampulla
phrenica oesophagi von oben gefüllt, kein Reflux (c)

dafür ist Abb. 737a u. b, wo gleichzeitig ein Ulcus innerhalb der parahiatalen Bruchpforte nachweislich war. Der Unterschied zum Befund der Abb. 736 ist deutlich, doch

gibt es hier fließende und schwer einzuordnende Übergänge. Das hat übrigens zu der Anschauung geführt, alle Hiatusalterationen stellten nur verschiedene Entwicklungsstadien des gleichen pathologischen Prozesses dar.

Das subjektive und *klinische Bild* der reinen paraoesophagealen Hiatushernie ist von Lage, Größe und Inhalt des Bruchs weitgehend unabhängig. Teile des Netzes können ohne einen Fundusabschnitt allein vorfallen oder herniiert werden, was röntgenologisch nur schwer und indirekt an einer Drehung und Raffung des Magenkorpus festgestellt werden kann. Vielleicht sind gewisse Fälle von sog. idiopathischem Magenvolvulus auf derartige parahiatale bzw. -oesophageale Netzbrüche zurückzuführen. Gelegentlich finden

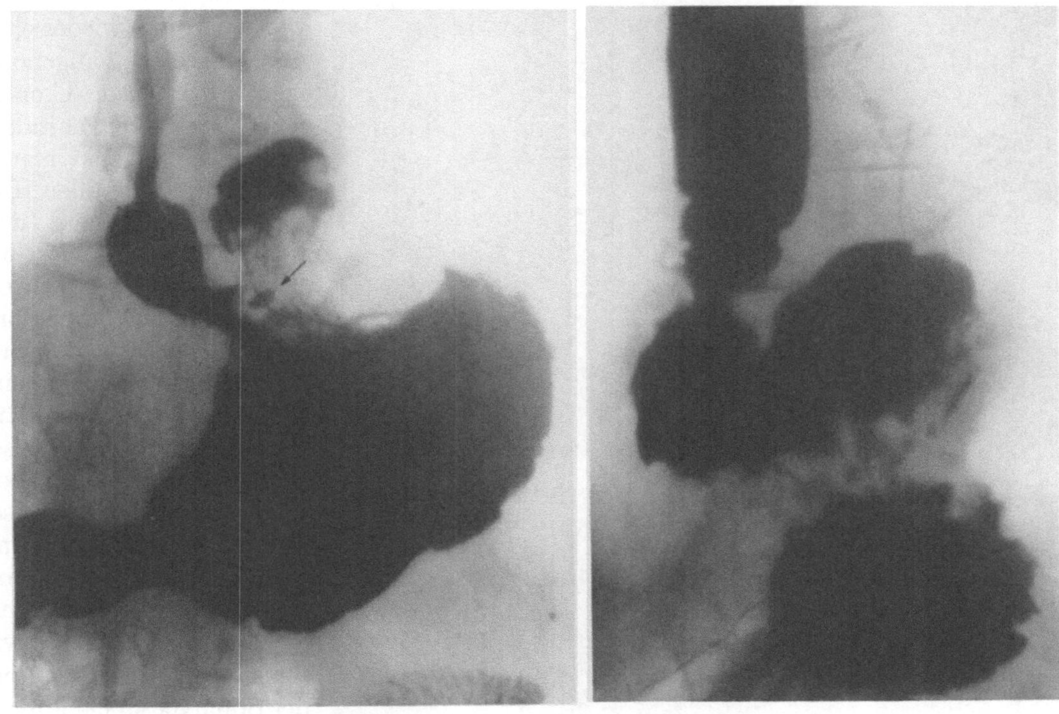

a   b

Abb. 737a u. b. „Kombinationsform" einer paraoesophagealen Hiatushernie. Kardia noch unterhalb des Zwerchfells, Ulcus in der parahiatalen Bruchpforte (a). In Kopftieflage Vergrößerung der Hernie und Reflux (b)

sich, auch ohne besondere Oppressionszeichen, außer Magen- und Netzabschnitten auch Teile des Dickdarms, selten Milz oder Dünndarm in einer großen parahiatalen Hernie. Kleinere Brüche können stärkere Beschwerden verursachen. Strangulationszeichen sind recht häufig, obwohl komplette Obstruktionen zu den Ausnahmen zählen. Schleimhautentzündungen im ausgetretenen Magenabschnitt, Erosionsblutungen und Anämien hängen mit passageren Einklemmungen zusammen, und Ulcerationen sind bei diesem Bruchtyp relativ häufig. Sie sind wie bei Abb. 737 meist im Bereich der Durchtrittsstelle lokalisiert, können aber auch den abdominellen Magenabschnitt betreffen. Im Gegensatz zu den nichthiatalen Zwerchfellhernien und -prolapsen sind beim Jugendlichen die gastrointestinalen, beim Erwachsenen die kardiopulmonalen Symptome stärker ausgeprägt. Wenn es sich um eine Kombinationsform handelt, wird natürlich das subjektive und klinische Bild von den Zeichen der Refluxoesophagitis beherrscht. Die Stärke solcher Beschwerden zusammen mit der Incarcerationsgefährdung und der Wahrscheinlichkeit ständiger Größenzunahme gibt eine elektive Operationsindikation ab (Gastropexie).

c) Kongenital kurzer Oesophagus

Die seltenste Hiatusalteration ist der *kongenital kurze Oesophagus mit Thoraxmagen* (kongenitale Brachyoesophagie, Åkerlund-Typ 1, thoracic stomach), bei dem es sich nach strenger Definition nicht um eine Hernie handelt. Hier bleibt die Speiseröhre infolge embryonaler Wachstumshemmung primär kurz und mobil, der intrathorakal angesetzte Magenanteil bleibt ohne Peritoneum. Es ist sehr fraglich, ob hierher auch Magenektopien mit peritonealem Bruchsack als Übergänge zu anderen hiatalen und oesophago-aortalen Formen gehören, wie neuerdings wieder chirurgischerseits angenommen wird. Der Thoraxmagen mit kongenitalem Brachyoesophagus macht weniger als 5 % aller Hiatusalterationen aus und wird naturgemäß meist bei Kleinkindern beobachtet. Dennoch muß darauf hingewiesen werden, daß dieser Befund auch beim Kind durch eine sekundäre Verkürzung der Speiseröhre infolge einer Kardiainsuffizienz mit konsekutiver Magenverlagerung vorgetäuscht werden kann. Beim Erwachsenen handelt es sich in der Regel, wie schon früher betont, bei der Brachyoesophagie nicht um eine primär, kongenital kurze, sondern um eine sekundär verkürzte Speiseröhre als Spätfolge eines Gleitbruchs mit Refluxoesophagitis. Hier besteht meist eine irreparable narbige Fixation der Speiseröhre, die keine Operationsindikation ermöglicht. Beim Kind dagegen, wo frühzeitig peptische Geschwüre, Blutungen und Narbenstrikturen im Bereich der dystopischen Kardia anzutreffen sind, ist die chirurgische Mobilisation der Speiseröhre

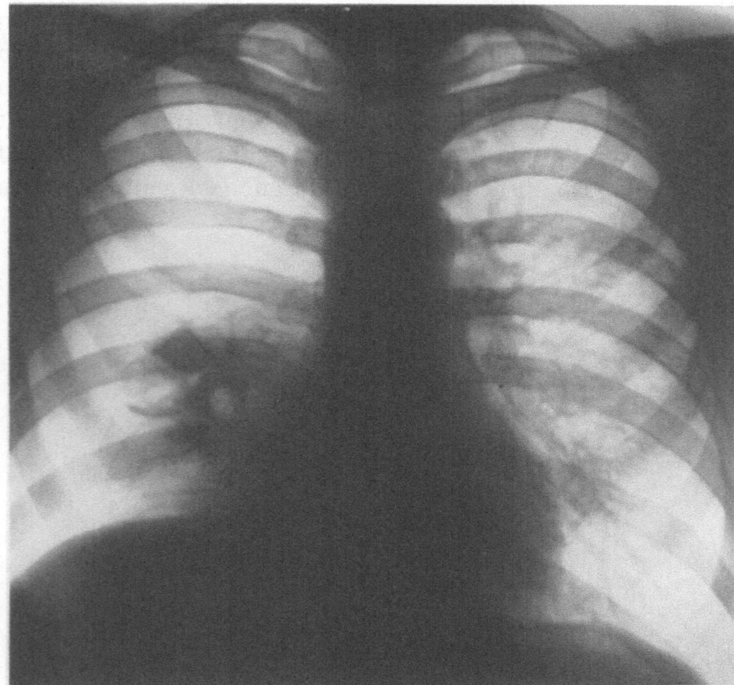

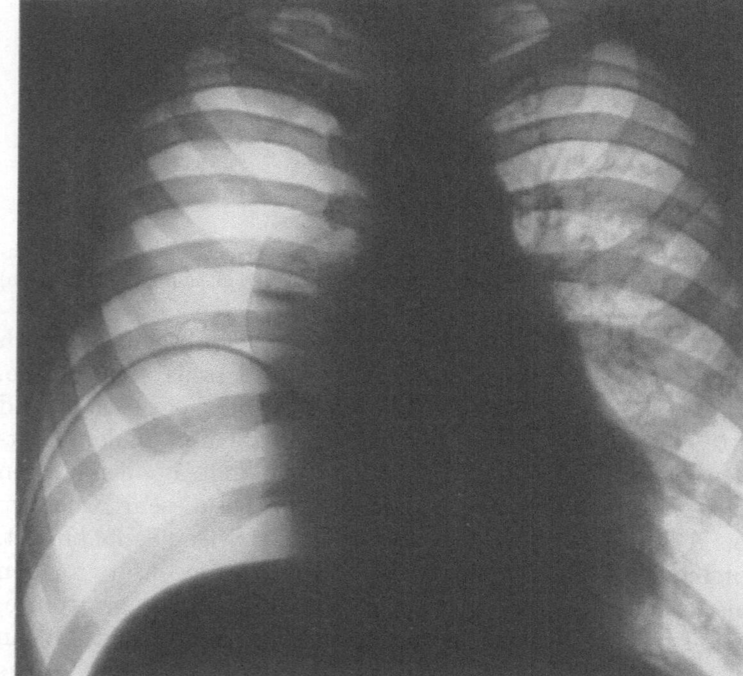

Abb. 738a u. b. Geringer Zwerchfellhochstand im Pneumothorax, 10 Tage nach Phrenicusexhairese (a). Endstellung bereits nach 1 Monat erreicht und durch Pneumoperitoneum markiert (b)

mit abdominaler Verlagerung der Kardia oder die Dilatation der Striktur angezeigt (Bailey; Harrington; Koss u. Reitter).

d) Kardia-Fornix-Fehlanlage

Anatomische und funktionelle Anomalien im Kardiabereich sind insbesondere durch die französische Schule (LORTAT-JACOB, ROBERT u. HOFFMANN) in die klinische Problematik der Hiatushernie im weiteren Sinn eingeführt worden. Die sog. Kardia-Fornix-Fehlanlage bei anatomischem Verlust des Hiss'schen Winkels (Fornixincisur) ohne thorakale Magenverlagerung ist funktionell durch eine Regurgitation gekennzeichnet; sie dürfte klinisch dem Bild der Kardiainsuffizienz ohne Hernie entsprechen, wie es durch die mannigfaltigsten Ursachen entstehen kann. Die pathogenetischen Voraussetzungen und die klinische Bedeutung derartiger Störungen im komplexen „Sphinctermechanismus" des Mageneingangs sind jedoch so umstritten, daß eine detaillierte Darstellung hier nicht möglich ist und für Einzelheiten unter anderen auf DONELLY; BARRETT; BLAHA sowie auf den entsprechenden Abschnitt in Band II verwiesen wird.

V. Zwerchfellähmung (einschließlich der sog. Relaxation)

1. Zwerchfellparalyse

Die komplette Lähmung einer Zwerchfellhälfte ist im Röntgenbild an Hochstand und Verlust der aktiven Bewegung leicht erkennbar. Über die Art der zugrunde liegenden

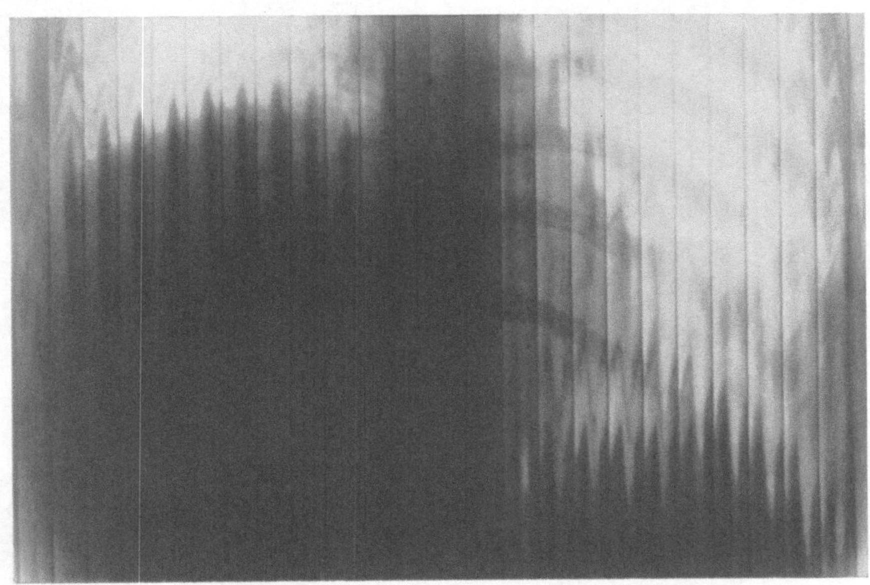

Abb. 739. Respiratorische Bewegungsparadoxie nach Phrenicusexhairese rechts (Atmungskymogramm)

Schädigung kann der Zwerchfellbefund keinen Aufschluß geben. Nur die Dauer der Lähmung läßt sich abschätzen, weil lange bestehende Paralysen mit hochgradiger Überdehnung und Atrophie in Stand und Bewegung stärker gestört sind als frische Lähmungen. Abb. 738a u. b ist dafür ein Beispiel. Es dauert jedoch meist mehrere Monate, bis nach Durchtrennung oder Druckschädigung des N. phrenicus das typische Bild der kompletten hemidiaphragmalen Paralyse ausgebildet ist. Ihm entspricht histologisch der Befund einer muskulären Atrophie mit Vermehrung des interstitiellen Bindegewebes. Degenerative Atrophien entstehen aber nicht nur bei Infektionen und Intoxikationen, sondern auch nach Phrenicusverletzung und im Endstadium eines sehr langsamen Druckmuskelschwundes vom Typ der einfachen Atrophie. Das gelähmte Zwerchfell steht nach operativer Phrenicusläsion um 3—5 cm höher, bei gleichzeitigem therapeutischem Pneumoperitoneum sogar um 8 cm. Die Volumverringerung der Lunge und die Reduktion der Vitalkapazität betragen ein Drittel bis Sechstel des Gesamtraumes, wobei vornehmlich der Unterlappen, nicht die ganze Lunge komprimiert wird. Im Röntgenbild zeigt sich

die hochstehende Zwerchfellhälfte stärker gewölbt und bei voll ausgebildeter Lähmung
paradox beweglich (Abb. 739). Liegt eine dissoziierte Lähmung infolge Nichterfassung
eines Nebenphrenicus vor, so behalten einzelne Zwerchfellpartien Tonus und aktive
Beweglichkeit. Eine hemidiaphragmale Parese spricht für inkomplette Läsion oder
Kompression des Hauptphrenicus.

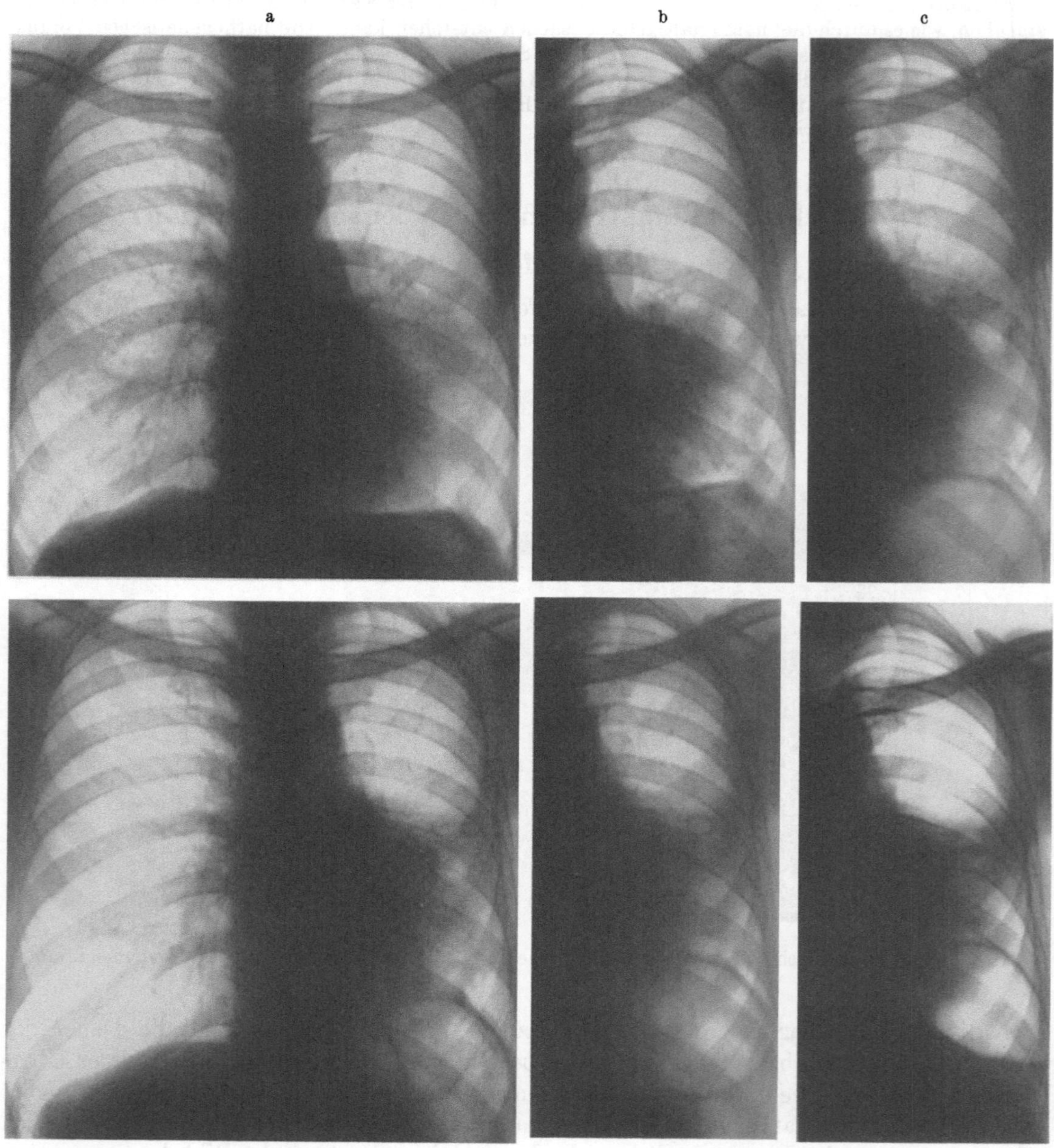

Abb. 740a—f. Entwicklung einer Zwerchfellparese und -paralyse innerhalb von 16 Monaten bei
Bronchialcarcinom (Aufnahmen in vierteljährlichem Abstand)

Bei einer Nervendegeneration infolge Einmauerung, Druck und Infiltration durch
einen Tumor im Hals- oder Thoraxbereich entwickelt sich der Zwerchfellhochstand meist
langsam, wie Abb. 740a—f mit einer Verlaufsserie bei Bronchialcarcinom verdeutlicht. Hierbei treten zunächst die Zeichen der Parese, also geringer Hochstand mit zeitlich versetzter,
kleiner Respirationsbewegung auf. Erst später kommt es zur Paralyse mit erheblichem
Hochstand und umgekehrter Bewegungsrichtung. Diese Waagebalken-Bewegung fehlt
zwar meist bei gewöhnlicher Atmung, tritt aber im Schnupfversuch stets und bei tiefer

Respiration oft zutage. Gleichzeitig mit der paradoxen Aufwärtsbewegung der gelähmten Zwerchfellhälfte erfolgt fast immer ein inspiratorisches Wandern der Mittelfellorgane zur gesunden Seite. Nur bei zusätzlicher Bronchostenose werden Herz und Mediastinum inspiratorisch auf die Tumorseite gezogen (Abb. 741a u. b), doch sind die Verhältnisse nicht immer eindeutig (HITZENBERGER; DAHM; HAUBRICH).

Periphere Phrenicusläsionen mit konsekutiver Zwerchfellähmung sind recht häufig. Als Ursachen sind die Tumoren des Mediastinum und der Lungenwurzel am bekanntesten,

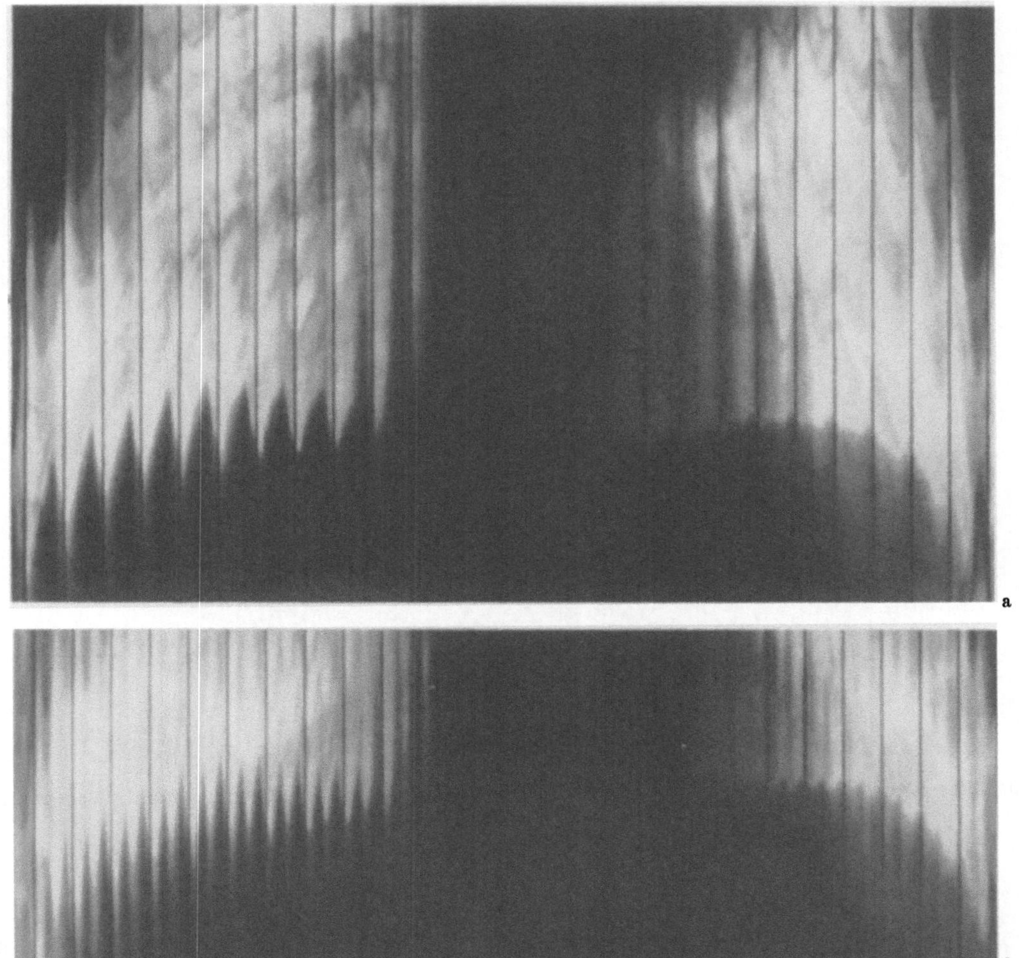

Abb. 741a u. b. Zwerchfellähmung mit Hochstand und Bewegungsparadoxie bei Bronchialcarcinom, im Atmungs- und Schnupfkymogramm. Infolge Bronchostenose inspiratorische Mittelfellwanderung zur Seite der Zwerchfellähmung

dann Aneurysmen, mediastinale Schwarten, Strumen und cervicale Tumoren. Daß die Vergrößerung des linken Vorhofs bei Mitralfehlern eine Phrenicusschädigung hervorrufen könne, ist eine Legende.

Höher gelegene Phrenicusalterationen führen als radikuläre Lähmungen (Osteochondrose der Halswirbelsäule, Geburtstrauma) zu Hochstand und Bewegungsstörung nur eines Teiles einer Zwerchfellhälfte, müssen also als *dissoziierte* oder partielle Zwerchfellähmungen bezeichnet werden, wobei es von der circumscripten bzw. partiellen Parese bis zur Paralyse und Relaxation alle Übergänge zu geben scheint; sie werden später noch besprochen. Zentrale Zwerchfellähmungen sind bisher nicht nachgewiesen. Spinale Phrenicusschädigungen sind in Einzelfällen von Myelitis, Lues cerebrospinalis und Syringomyelie, häufiger bei Verletzungen, cariösen und metastatischen Destruktionen der Halswirbelsäule beschrieben. Auch bei der Poliomyelitis kann der Phrenicus ausgeschaltet werden, obwohl der Befall der Bauchdecken und der intercostalen Atemmuskulatur ungleich häufiger ist. Meist handelt es sich in solchen Fällen um Paresen oder um circumscripte Paralysen. Eine Halbseitenlähmung wie in der Beobachtung der Abb. 742 ist schon seltener, und doppelseitige Zwerchfellähmungen sind mit dem Leben nicht vereinbar.

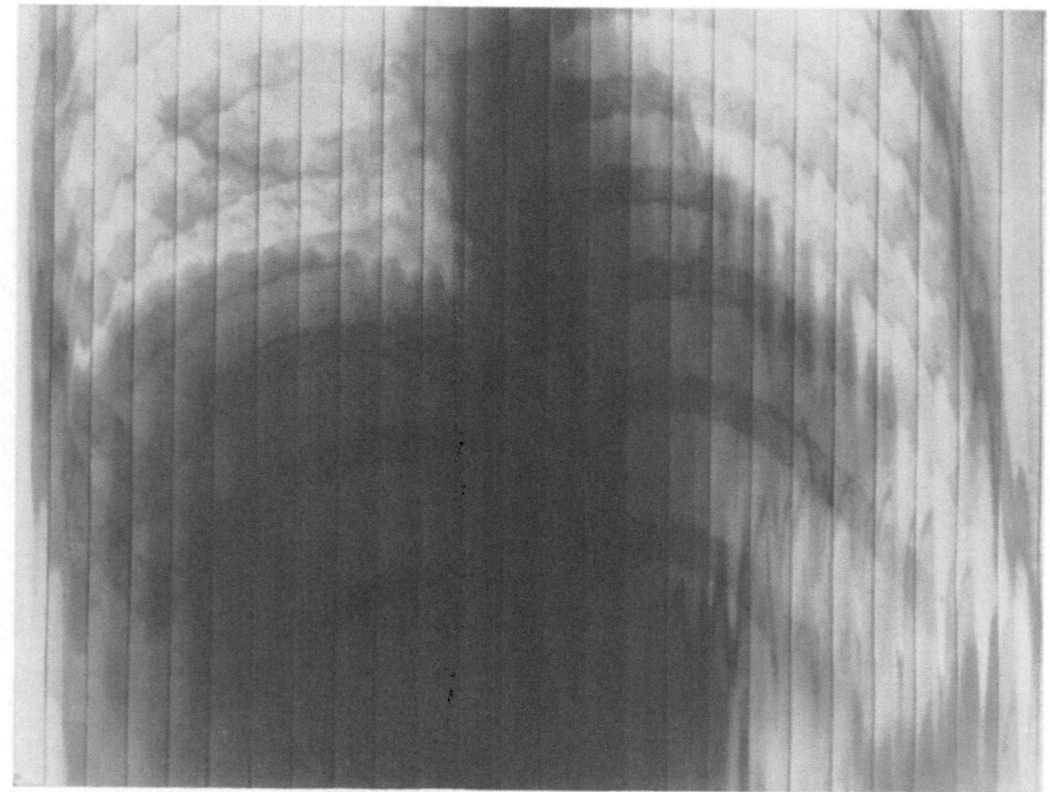

Abb. 742. Zwerchfellähmung rechts 1 Jahr nach Poliomyelitis (paradoxe Atmung lateral, pseudoparadoxe Bewegung medial rechts)

2. Zwerchfellparese

Im Gegensatz zu früheren Anschauungen kann es heute als sicher gelten, daß auch hemidiaphragmale Zwerchfellparesen vorkommen und röntgenologisch erkannt werden können (Haubrich). Ein „weiches Zwerchfell" mit geringem Hochstand, Nachschleppen bei der Respiration und angedeuteter Bewegungsparadoxie im Schnupfversuch ist sogar nicht selten. Hierher gehören bestimmte Fälle nach artifizieller temporärer Phrenicusausschaltung und nach paraphrenischen Entzündungsprozessen, sowie alle Zwischenstadien bei der Ausbildung oder Restitution einer hemidiaphragmalen Paralyse. Oft genug entsteht die komplette Zwerchfellähmung durch tumoröse Kompression oder Infiltration im Hals- oder Brustbereich des N. phrenicus auf dem Weg über eine graduell geringere, röntgenologisch weniger auffällige Bewegungsstörung und Hochstellung einer Zwerchfellhälfte (vgl. Abb. 740a—f). Um bei der Durchleuchtung oder im Kymogramm eine leichte Parese zu erkennen, bedarf es allerdings einer gewissen Erfahrung, weil der Hochstand des Zwerchfells gering oder nur relativ und die Verkleinerung der Amplitude und zeitliche Versetzung im Ablauf der Zwerchfellbewegung wenig eindrucksvoll sein können. Sucht man aber nach den entsprechenden Zeichen, ist die Parese kaum zu übersehen. Wo der Zwerchfellhochstand stärker ausgesprochen ist, pflegen auch die Bewegungsphänomene deutlicher zu sein (s. Abb. 707a—c).

3. Die sog. Relaxatio hemidiaphragmatica (totalis)

Unter Zwerchfellrelaxation (idiopathischer einseitiger Hochstand, high position, elevation of diaphragm) versteht man den Hochstand einer ganzen, durch Degeneration

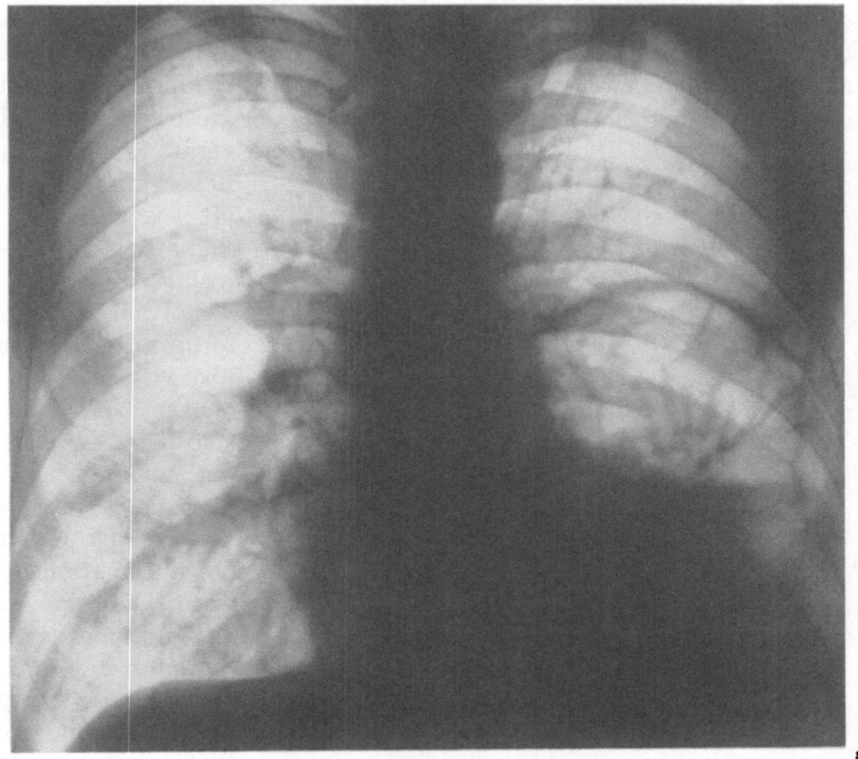

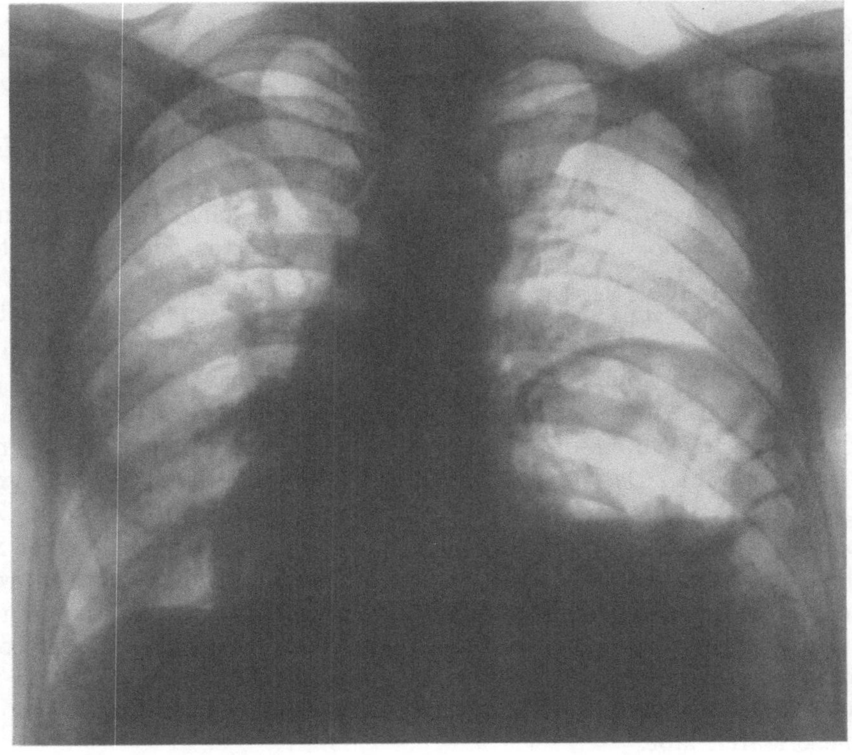

Abb. 743a u. b. Zwerchfellrelaxation in Inspirationsstellung (a) und Exspirationsstellung, Herzverdrängung, passagere Lungenstauung (b)

fibrös oder lipomatös umgewandelten und hochgradig verdünnten Zwerchfellhälfte mit völligem Kontraktilitätsverlust. Ihr Röntgenbefund ist so eindeutig, wie die klinische Symptomatologie vieldeutig und die Pathogenese bislang umstritten ist. Es ist wahrscheinlich, daß der Relaxation stets eine lange zurückliegende, eventuell kongenitale oder postnatale Schädigung des N. phrenicus zugrunde liegt, auch wenn sie anamnestisch-klinisch kryptogen bleibt (Hitzenberger; Dahm; Haubrich). Beim Neugeborenen ist die Relaxation auf beiden Seiten gleich häufig. Sie bleibt aber links unentdeckt oder wird nur rechts wegen der hier viel dramatischeren Störung der Respiration und Mediastinal-

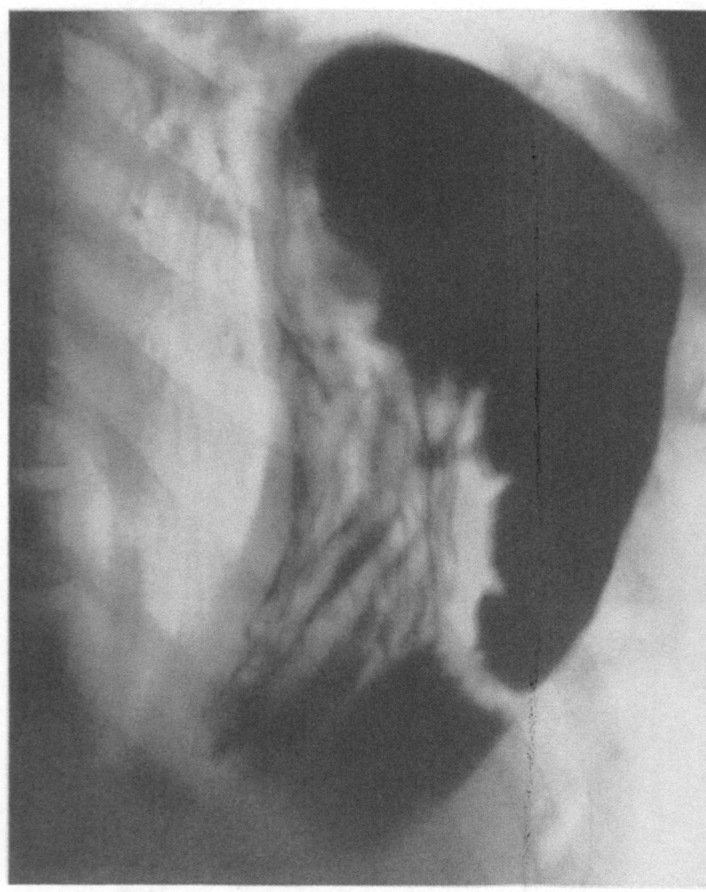

Abb. 743c. Gleicher Fall. Totale Mageninversion um 180⁰, mit Ulcus an der kleinen Kurvatur

verdrängung durch die solide Leber klinisch manifest und oft sogar tödlich. Für den Pädiater scheinen daher die rechtsseitigen, für den Internisten und Chirurgen die linksseitigen Relaxationen weit zu überwiegen.

Die *klinischen Symptome* sind beim Erwachsenen nicht pathognomonisch: Dyspnoe nach dem Essen, spastischer Husten und Neigung zu banalen Infektionen der Atemwege; Kreislaufbeschwerden nach Art eines gastrokardialen Symptomenkomplexes oder pectanginös; Dysphagie, retrosternale und epigastrische Beschwerden, Unvermögen zum Ructus, Oberbauchschmerzen im Stehen und Obstipation; Ermüdbarkeit und Somnolenz bieten eine reichhaltige Palette. Wo eine Anämie besteht, ist sie meist Folge einer Ulceration im verlagerten oder involvierten Magen.

Röntgenologisch gibt es ein diagnostisches Problem nicht, wenn man die Relaxation mit einer lange bestehenden, kompletten Paralyse gleichsetzt; das ist klinisch wie pathogenetisch gerechtfertigt. Ein typisches Beispiel gibt Abb. 743a—c wieder. Magen und Dickdarm sind nach oben getreten, das Herz ist nach rechts verdrängt, die Lungenzeichnung der Gegenseite gestaut. Das dünn ausgespannte Zwerchfell steht links maximal hoch und ist glattrandig ohne Einsattelung — wichtig gegenüber sehr großen Zwerchfellhernien oder -prolapsen. Dagegen kann aus den Bewegungsphänomen der relaxierten Zwerchfellhälfte ein differentialdiagnostisches Kriterium nicht gewonnen werden: Es gibt Fälle mit reduzierter, normalsinniger Zwerchfellatmung und andere mit relativ großer und paradoxer Bewegung. Es kann sogar ein und derselbe Patient bei verschiedenen Untersuchungen beiderlei Bewegungstypen aufweisen, was sich nur mit einem Wechsel des Atemtypus und des Füllungszustandes der hochgestellten hypophrenischen Hohlorgane erklären läßt.

Das Ausmaß der Zwerchfellrelaxation ist dem Grad der Verlagerung von Magen (und Dickdarm) nicht immer adäquat. Zwar läßt sich eine ganze Stufenleiter von einfacher

Kaskadenbildung bis zum hochgradigen Volvulus des Magens oder sogar der Mageninversion aufstellen, doch hat die Erfahrung gezeigt, daß der höhere Zwerchfellstand in einem Fall mit geringerer Magenalteration verbunden sein kann als in anderen Fällen ein geringerer Hochstand. Die Relaxation ist pathogenetisch zwar nicht durch die Dehnung der Magenblase bestimmt, kann aber in einem circulus vitiosus von ihr beeinflußt werden: Zunahme der Zwerchfellerschlaffung bedingt eine Zunahme der Magenabwinkelung, die wiederum die Luftentleerung in Speiseröhre und Dünndarm erschwert. Ein Volvulus des Magens mit kompletter Drehung und völliger Umkehrung (Inversion) ist hier gar nicht selten (Abb. 743c). Auch der Dickdarm kann sich zu großen Anteilen hoch im Thoraxraum vorfinden, stark gasgebläht und gelegentlich funktionell gestört sein.

Auf der rechten Seite ist das Colon meist zwischen Leber und relaxiertem Zwerchfell interponiert, Magen und Dünndarm dagegen praktisch nie. Die Leber bleibt ohne intestinale Interposition der Unterfläche des Zwerchfells angelegen, wenn der rechtsseitige Hochstand relativ gering ist oder das Mesenterium keine Fehlbildung aufweist (vgl. S. 648).

Die Röntgenuntersuchung der Relaxation darf sich nicht mit der Feststellung der Zwerchfellalteration begnügen. Sie muß ein Urteil über Ausmaß und Reversibilität der Intestinalverlagerung gestatten und klinisch schwerere Zustände durch den Nachweis eines Ulcus im verlagerten oder involvierten Magen (vgl. Abb. 743c) oder einer Passagestörung klären. Das ist für die Indikationsstellung zu der heute technisch und funktionell mehr als früher befriedigenden, operativen Zwerchfellsenkung ebenso wichtig wie der Befund einer schweren Dyspnoe, hochgradiger Herzsensationen oder bleibender Lungenatelektasen (BRUNNER; FELIX).

4. Die partielle Relaxation (Paralyse und Parese)

Die Relaxation nur eines umschriebenen Abschnitts einer Zwerchfellhälfte hat erst in den letzten Jahren mehr Beachtung gefunden. Sie ist dabei viel häufiger als die totale

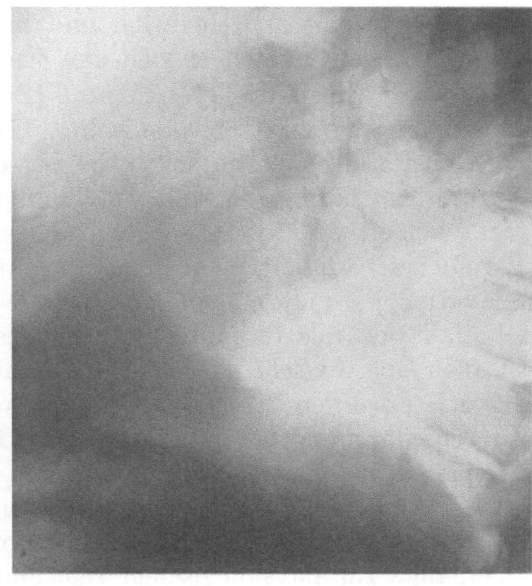

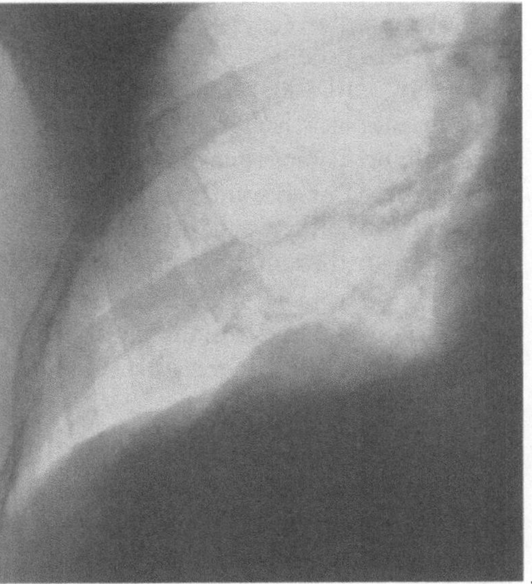

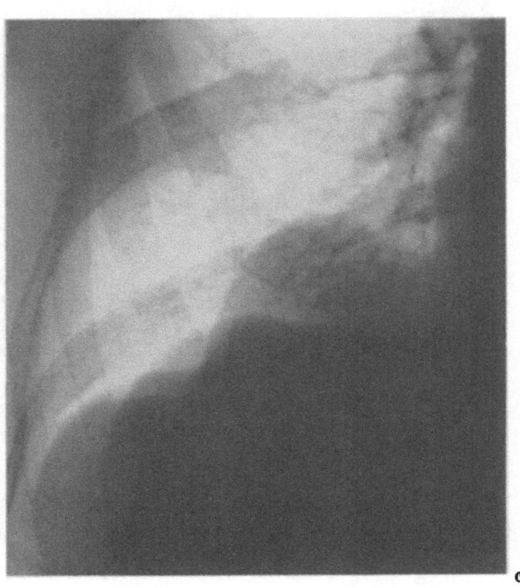

Abb. 744a—c. Anteromediale Partialrelaxation und lateraler Doppelbogen im Seiten- und Aufsichtsbild (a und b). Vergrößerung der relaxierten Partie nach 14 Monaten (c), s. Text

(hemidiaphragmale) Relaxation und betrifft beide Zwerchfellseiten gleich oft. In den meisten Fällen handelt es sich um Zustände nach einer dissoziierten Lähmung, so daß man besser von partieller Lähmung (Paralyse oder Parese) mit circumscripter Erschlaffung und Atrophie sprechen sollte. Die ursächliche Phrenicusschädigung kann fetal oder postfetal erworben sein. Sie ist seltener spinal und dann meist poliomyelitischer Natur. Am häufigsten sind wohl radikuläre Schädigungen, meist im Bereich von C4; hier scheinen cervicale Osteochondrosen eine besondere Rolle zu spielen (Grzan). Periphere Phrenicusschädigungen bedingen, wie früher schon ausgeführt wurde, keine Partialrelaxationen, sondern hemidiaphragmale Paresen und Paralysen. Da die partielle Zwerchfellrelaxation relativ häufig bei cirrhotischer Lungentuberkulose vorzukommen scheint, ist auch eine toxische oder druckmechanische Schädigung der peripheren Phrenicusenden diskutiert worden. An diesen Stellen spielt sich auch die sog. muskuläre oder direkte Zwerchfellähmung bei paraphrenischen Entzündungsprozessen ab, wie sie bereits in den Beispielen von partieller Lähmung der Abb. 705, 706 und 712 demonstriert wurde.

Am häufigsten ist, wenn von diesen letzten Fällen abgesehen wird, eine partielle Relaxation am anteromedialen Zwerchfellabschnitt anzutreffen. Hier bestehen fließende Übergänge zur physiologischen Buckelung einerseits und zum sog. Zwerchfelldivertikel andererseits. Abb. 744a—c ist ein Beispiel für diese Lokalisation und gleichzeitig für die Bedeutung einer cervicalen Osteochondrose, die hier mit rechts erheblicher Einengung der Intervertebrallöcher eine radikuläre Phrenicusschädigung wahrscheinlich machte. Daß in diesem Fall die Zunahme der diaphragmalen Partiallähmung parallel mit der Ausbildung metastatischer Drüsentumoren im Halsbereich ging, kann aber die Schwierigkeiten einer ätiologisch eindeutigen Klärung gerade bei den meist älteren Kranken verdeutlichen. Der Befund am Zwerchfell ist rechts immer augenfällig, links weniger ausgeprägt und daher scheinbar seltener. Die Differentialdiagnostik muß alle Schattenbildungen in diesem Bereich des Herzzwerchfellwinkels berücksichtigen, kann also recht schwierig sein. Die Bewegungsanalyse vermag hier oft wertvolle Hilfe zu leisten, weil sie mit dem Nachweis einer paretischen oder paralytischen Bewegungsstörung die supradiaphragmalen Bildungen ausschließen und den Befund auf das Zwerchfell selbst zurückführen läßt.

VI. Zwerchfelltumoren und -cysten

Echte *primäre Zwerchfelltumoren* sind außerordentlich selten, so daß bisher nur wenig mehr als ein halbes Hundert Fälle beschrieben wurde, die sich gleichmäßig auf gut-

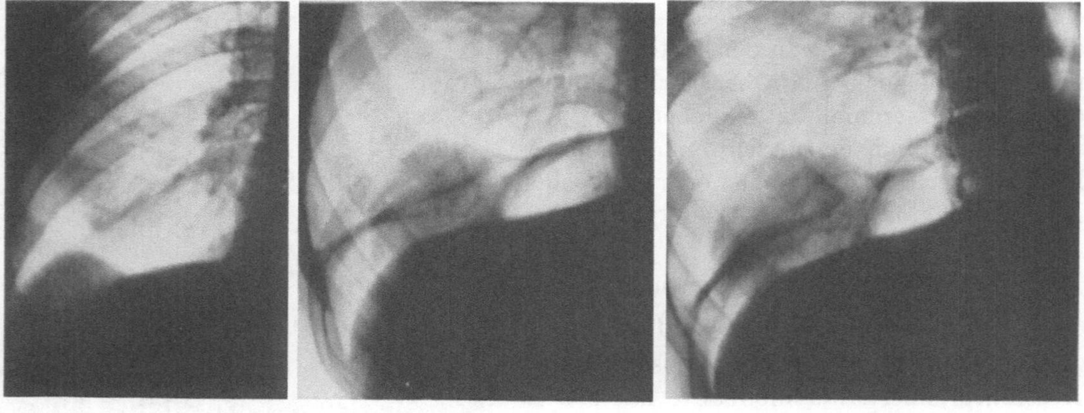

Abb. 745a—c. Primärer Zwerchfelltumor (cystisch). Diagnostisches Pneumoperitoneum, „Auflösung" des Zwerchfellbogens im Tumorschatten. (Aufnahmen Dr. Rausch)

und bösartige Geschwülste verteilen. Histologisch handelt es sich vorwiegend um Lipome und Fibrome einerseits und verschiedene Sarkome andererseits. Die klinische Symptomatologie ist stumm oder uncharakteristisch, falls nicht der Tumor an der Brustwand palpabel wird. Größere Tumoren mit expansivem Wachstum und metastatischen oder pleuropulmonalen Begleitprozessen sind davon kaum ausgenommen. Die Röntgendiagnose ist relativ leicht, falls man bei entsprechendem Verdacht gezielt untersucht. Tumoröse Buckelungen der Zwerchfellkontur sind in der Mehrzahl der Fälle anzutreffen, müssen aber durch ein Pneumoperitoneum oder einen Pneumothorax als zwerchfelleigene

Bildungen differentialdiagnostisch gesichert werden (Abb. 745a—c). Vielfach klärt erst die stets anzustrebende Probethorakotomie den Befund (SPÜHLER; KOSS u. REITTER).

Echte *Zwerchfellcysten* mit mesothelialer oder auch bronchogener Wandung sind noch seltener. Sie konkurrieren mit erworbenen intradiaphragmalen Cysten tuberkulösen, tumorösen oder parasitären Ursprungs. Ihre Vorzugslokalisation ist die Höhe der Zwerchfellkuppel, was sie von den häufigeren Perikardcölomcysten im Herzzwerchfellwinkel unterscheidet. Im übrigen gilt für ihre Diagnostik das gleiche wie für die primären Tumoren.

Der parasitäre Befall des Zwerchfells ist immer Teilerscheinung einer allgemeinen Erkrankung; so bei der röntgenologisch uninteressanten Cysticerkose und beim Echinococcus alveolaris, der meist unter dem Bild des intrahepatischen oder subphrenischen Abscesses auftritt. Der Echinococcus hydatosus des Zwerchfells entsteht meist sekundär durch Weiterwachsen eines Leberechinococcus und bricht oft in die Lunge durch. Seine Differentialdiagnose ist röntgenologisch nur dann leichter, wenn bereits eine Verkalkung eingetreten ist (Abb. 746a u. b). In solchen Fällen kann ein verkalktes basales Restempyem der Pleura durch die kugelige Form und gegebenenfalls durch die Intradermalreaktion ausgeschlossen werden.

Sekundäre Zwerchfelltumoren sind sehr viel häufiger als die bisher genannten Neubildungen. Sie treten allerdings als isolierte Fernmetastasen fast nie in Erscheinung, offenbar weil das Zwerchfell

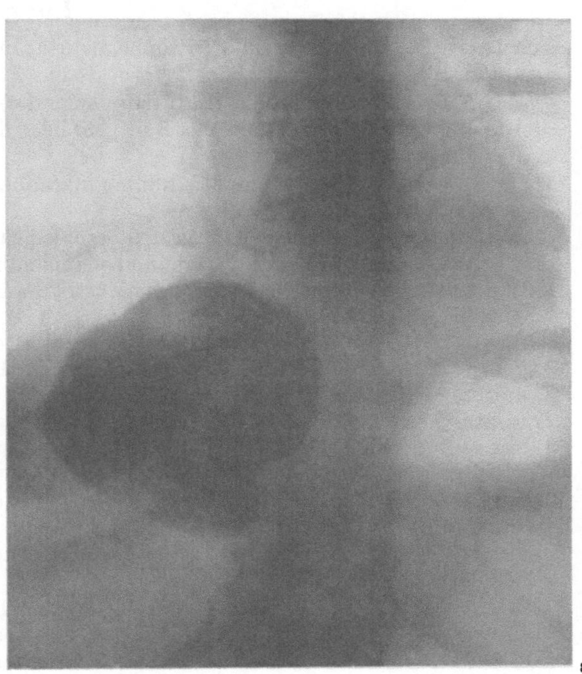

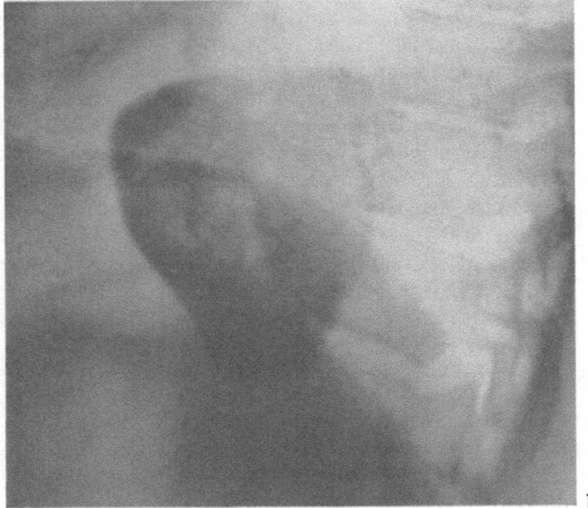

Abb. 746a u. b. Epiphrenische Echinococcuscyste, dorsal und zum Teil intradiaphragmal gelegen

nicht als Filter in die Blut- oder Lymphbahn der zahlenmäßig wichtigsten Malignome eingeschaltet ist. In der Regel handelt es sich also um einen Zwerchfellbefall per continuitatem, von Rippen, Pleura, Magen, unterer Speiseröhre und oberem Retroperitoneum aus; Lebermalignome als Ursprung treten ganz zurück. Die tumoröse Verbreiterung des Zwerchfellschattens bei fortgeschrittenem Magencarcinom ist meist durch perigastrische Lymphdrüseninfiltrate bedingt, seltener durch eine diaphragmale Infiltration. Hier wie bei den meisten anderen Formen eines sekundären tumorösen Zwerchfellbefalls kommt die spezielle Röntgenuntersuchung angesichts der Prävalenz des Primärtumors im klinischen und röntgenologischen Bild kaum zum Zuge. Nur bei den Tumoren des Retroperitonealraumes gibt der Röntgenbefund beim diagnostischen Pneumoretroperitoneum über den Primärtumor und die sekundäre Zwerchfellbeteiligung gleichzeitig Aufschluß, wie an entsprechender Stelle ausgeführt wird.

Literatur

ADAMS, H. D., and A. W. LOBB: Esophagoaortal hiatus hernia. New Engl. J. Med. 250, 143 (1954).

ÅKERLUND, A.: Der Hiatusbruch. Verh. dtsch. Röntg.-Ges. 17, 111 (1926).

— Zur Frage der „reponiblen Hiatushernien". Dtsch. med. Wschr. 1932 II, 1713, 1794.

— Die anatomische Grundlage des Röntgenbildes der sog. „erworbenen Hiatusbrüche". Acta radiol. (Stockh.) 14, 523 (1933).

ALLISON, P. R.: Reflux esophagitis, sliding hiatal hernia and anatomy of repair. Surg. Gynec. Obstet. 92, 419 (1951).

— Non-malignant disorders of the gastro-oesophageal junction. Gastroenterologia (Basel) 78, 333 (1952).

— The esophagus lined with gastric mucous membrane. Thorax 8, 2 (1953).

ASSMANN, H.: Die klinische Röntgendiagnostik der inneren Erkrankungen, 6. Aufl. Berlin-Göttingen-Heidelberg 1950.

BAILEY, P.: A case of thoracic stomach. Anat. Rec. 17, 107 (1919). Zit. nach KIRKLIN u. Mitarb.

BARCLAY, A. E.: The position and movements of the diaphragm. Brit. J. Radiol. 3, 295 (1930).

BARRETT, N. R.: Hiatus hernia. Brit. J. Surg. 38, 175 (1951).

—— Hiatus hernia. A review of some controversial points. Brit. J. Surg. 42, 231 (1954).

BAUM, G., u. A. KARPATI: Zusammenfassendes über das „Chilaiditi-Symptom". Med. Mschr. 8, 221 (1954).

BERG, H. H.: Über die verborgenen Brüche und die Insuffizienz des Hiatus oesophageus. Röntgenpraxis 3, 443 (1931).

BERNING, H.: Die Hiatusbrüche (Herniae diaphragmaticae hiatus oesophagei). Ergebn. inn. Med. Kinderheilk. 53, 523 (1937).

BLAHA, H.: Die Hiatushernien der Erwachsenen. Bruns' Beitr. klin. Chir. 202, 441 (1961).

BRUNNER, A.: Lehrbuch der Chirurgie, Bd. II. Basel 1950.

CARTER, B. N., J. GIUSEFFI and B. FELSON: Traumatic diaphragmatic hernia. Amer. J. Roentgenol. 65, 56 (1950).

DAHM, H.: Rippen- und Zwerchfellbewegung im Röntgenbild. Fortschr. Röntgenstr. 46, 484 (1932); 47, 276, 426 (1933).

—— Atmungshemmungen bei pathologischen Zuständen. In STUMPF-WEBER-WELTZ, Röntgenkymographische Bewegungslehre innerer Organe. Leipzig 1936.

— Aufgaben, Ergebnisse und Fragen der Röntgenuntersuchung des Mediastinums (unter Berücksichtigung der kymographischen Methode). Fortschr. Röntgenstr. 72, 521 (1950).

DIETLEN, H.: Orthodiagraphische Beobachtungen. Münch. med. Wschr. 1908, 9, 1770, 2077.

DONELLY, B.: Gastro-oesophageal regurgitation and oesophageal hiatus hernia. Brit. J. Radiol. 26, 441 (1953).

EVANS, J. A.: Sliding hiatus hernia. Amer. J. Roentgenol. 68, 754 (1952).

FELIX, W.: Zur Genese der Relaxatio diaphragmatica. Langenbecks Arch. klin. Chir. 276, 444 (1953).

FLEISCHNER, F.: Atelektase und gerichteter Kollaps der Lunge. Fortschr. Röntgenstr. 53, 607; 54, 315 (1936).

— A. O. HAMPTON and B. CASTLEMAN: Linear shadows in the lung. Amer. J. Roentgenol. 46, 610 (1941).

FREEDMAN, B.: Unilateral paralysis of the diaphragm and larynx associated with inflammatory lung disease. Thorax 5, 169 (1950).

GRUBER, G. B.: Über Zwerchfellücken, Zwerchfellhernien und Zwerchfelldefekte (zugleich Mitteilung einiger Vorkommnisse von Zwerchfellverletzung). Bruns' Beitr. klin. Chir. 186, 129 (1953).

GRZAN, C. J.: Die zervikale Zwerchfellparese. (Ein Beitrag zur Pathogenese der sog. Relaxatio diaphragmatica.) Fortschr. Röntgenstr. 79, 369 (1953).

HAFTER, E.: Die Hiatushernie als differentialdiagnostisches Problem. Schweiz. med. Wschr. 1954, 267.

— Röntgendiagnose der Hiatushernie. Radiologe 1, 141 (1961).

HARLEY, H. R. S.: Subphrenic abscess. Oxford 1955. Ref. Dtsch. med. Wschr. 1956 II, 1240.

HARRINGTON, S. W.: Diaphragmatic hernia. J. Amer. med. Ass. 101, 987 (1933).

—— Diagnosis and treatment of various types of diaphragm hernia. Amer. J. Surg. 50, 377 (1940).

— Subcostosternal diaphragm hernias. Foramen of Morgagni. Surg. Gynec. Obstet. 73, 601 (1941).

— Various types of diaphragm hernia treated surgically. Surg. Gynec. Obstet. 86, 735 (1948).

—— Esophageal hiatal diaphragmatic hernia. Surg. Gynec. Obstet. 100, 277 (1955).

—, and B. R. KIRKLIN: Clinical and roentgenologic manifestations and surgical treatment of diaphragmatic hernia, with review of 181 cases. Radiology 30, 147 (1938).

HASSELWANDER, A.: Über die Gestalt des Zwerchfells und die Lage des Herzens. Z. Anat. Entwickl.-Gesch. 114, 375 (1949).

HAUBRICH, R.: Zur Klinik und Theorie der plattenförmigen Lungenatelektase. Fortschr. Röntgenstr. **79**, 32 (1953).
— Zwerchfellpathologie im Röntgenbild. Berlin-Göttingen-Heidelberg 1956.
HECKMANN, K.: Zur Morphologie und funktionellen Bedeutung der Magenblase. Med. Klin. **1935**, 18/19.
HEDBLOM, C. A.: Diaphragmatic hernia. Surg. Clin. N. Amer. **4**, 543 (1924); — Ann. intern. Med. **8**, 156 (1934).
HEIDELMANN, G.: Untersuchungen über die Häufigkeit und Genese der Insertionszacken des Zwerchfells. Fortschr. Röntgenstr. **73**, 488 (1950).
HITZENBERGER, K.: Das Zwerchfell im gesunden und kranken Zustand. Wien 1927.
HOFBAUER, L.: Mechanik der respiratorischen Störungen der paradoxen Zwerchfellaktionen. Zbl. inn. Med. **26**, 641 (1905).
— Atmungspathologie und -Therapie. Berlin 1921.
— Pathologische Physiologie der Atmung. In Handbuch der normalen und pathologischen Physiologie, Bd. II/I, S. 337. Berlin 1925.
HOLLANDER, A. G., and D. J. DUGAN: Herniation of the liver. J. thorac. Surg. **29**, 357 (1955).
HOLZKNECHT, G.: Atlas, Brusteingeweide. Fortschr. Röntgenstr. Erg.-Bd. 6. Im übrigen zit. nach HITZENBERGER.
HUSFELDT, E.: Hiatal hernia. Acta chir. scand. **103**, 467 (1952).
KIRKLIN, B. R., and J. R. HODGSON: Roentgenologic characteristics of diaphragmatic hernia. Amer. J. Roentgenol. **58**, 77 (1947).
KOSS, F., u. H. REITTER: Erkrankungen des Zwerchfells. In Handbuch der Thoraxchirurgie, Bd. II. Berlin-Göttingen-Heidelberg 1959.
LORTAT-JACOB, J. R., et F. ROBERT: Arch. Mal. Appar. dig. **42**, 750 (1953). Zit. nach ROBERT u. HOFFMANN.
LÜSCHER, M.: Über die parasternale Zwerchfellhernie. Langenbecks Arch. klin. Chir. **269**, 183 (1951).
MEYLER, L., and E. HUIZINGA: Temporary high position of the diaphragm. J. thorac. Surg. **19**, 283 (1950).
NISSEN, R., u. M. ROSSETTI: Die Behandlung von Hiatushernien mit Gastropexie und Fundoplicatio. Stuttgart 1959.
PFUHL, W.: Zur Mechanik der Zwerchfellbewegung. Z. Konstit.forsch. **12**, 158 (1926).
RAMSTRÖM, S., and S. ALSEN: Diaphragmatic rupture following abdominal injuries. Acta chir. scand. **107**, 304 (1954).
RIKER, W. L.: Congenital diaphragmatic hernia. Arch. Surg. **69**, 291 (1954).
ROBERT, F., u. TH. HOFFMANN: Zur Frage der Hiatusanomalien und des Kardiarefluxes. Kardia-Fornix-Fehlanlagen. Fortschr. Röntgenstr. **81**, 255 (1954).
SCHAUB, F., A. BÜHLMANN, R. KÄLIN u. T. WEGMANN: Zur Klinik und Pathogenese des sog. Kyphoskolioseherzens. Schweiz. med. Wschr. **1954**, 1147.
SPÜHLER, O.: Die Erkrankungen des Zwerchfells. In Handbuch der inneren Medizin, 4. Aufl., Bd. IV/2. Berlin-Göttingen-Heidelberg 1956.
STENSRUD, H.: Hiatus hernia. Acta chir. scand. **107**, 58 (1954).
SWEET, R. H.: Analysis of 130 cases of hiatus hernia treated surgically. J. Amer. med. Ass. **151**, 376 (1953).
TESCHENDORF, W.: Lehrbuch der röntgenologischen Differentialdiagnostik, Brustorgane, 3. Aufl. Stuttgart 1953.
THOMA, R.: Vier Fälle von Hernia diaphragmatica. Virchows Arch. path. Anat. **88**, 515 (1882).
THOMAS, E.: Anatomisch-physiologische Grundlagen der Bogenteilungen des Zwerchfells im Röntgenbilde. Dtsch. med. Wschr. **1922**, 668.
THOMSEN, G.: Hiatus hernia in children. Acta radiol. (Stockh.), Suppl. 129 (1955).
— Congenital Hernia of the diaphragm in infancy and childhood. Radiologe **1**, 128 (1961).
WEBER, H.: Die normale Atmung. In STUMPF-WEBER-WELTZ, Röntgenkymographische Bewegungslehre innerer Organe, S. 242. Leipzig 1936.
WELTZ, G. A.: Zwerchfellfalten, ein Röntgensymptom bei Emphysem, Asthma und chronischer Bronchitis. Münch. med. Wschr. **1932 I**, 216.
— Die pathologische Atmung. In STUMPF-WEBER-WELTZ, Röntgenkymographische Bewegungslehre innerer Organe, S. 278. Leipzig 1936.
—, u. R. GLAUNER: Über Furchen in der Leber und ihre Beziehungen zu Zwerchfellfalten. Virchows Arch. path. Anat. **290**, 705 (1933).
WETH, G. V. D.: Krankhafte Veränderungen der Atmungsmechanismen. In STUMPF-WEBER-WELTZ, Röntgenkymographische Bewegungslehre innerer Organe, S. 350. Leipzig 1936.
WETTERFORS, J.: Subphrenic abscess. A clinical study of 101 cases. Acta chir. Scand. **117**, 338 (1959).
WISCHHOFF, W.: Untersuchungen über Häufigkeit, Art und Genese der Funktionsstörungen des Zwerchfells bei Pneumonien. Z. klin. Med. **125**, 104 (1933).
ZDANSKY, E.: Röntgendiagnostik des Herzens und der großen Gefäße, 2. Aufl. Wien 1949.
ZUPPINGER, A.: Zwerchfell. In SCHINZ-BAENSCH-FRIEDL-UEHLINGER, Lehrbuch der Röntgendiagnostik, 5. Aufl., Bd. III, S. 2580. Stuttgart 1952.

SONDERDRUCK AUS

KLINISCHE RÖNTGENDIAGNOSTIK INNERER KRANKHEITEN

BAND I THORAX

HERAUSGEGEBEN VON

R. HAUBRICH · KARLSRUHE-BONN

SPRINGER-VERLAG / BERLIN · GÖTTINGEN · HEIDELBERG 1963
PRINTED IN GERMANY

KRANKHEITEN DES HERZENS UND DER GROSSEN GEFÄSSE

VON

R. HAUBRICH UND A. SCHAEDE

SONDERDRUCK AUS

KLINISCHE RÖNTGENDIAGNOSTIK INNERER KRANKHEITEN

BAND I THORAX

HERAUSGEGEBEN VON

R. HAUBRICH · KARLSRUHE-BONN

SPRINGER-VERLAG / BERLIN · GÖTTINGEN · HEIDELBERG 1963
PRINTED IN GERMANY

PERIKARDERKRANKUNGEN

VON

K. HECKMANN

ERKRANKUNGEN DER AORTA

VON

R. HAUBRICH

KRANKHEITEN DER LUNGE

VON

H. ANACKER UND H. ST. STENDER

KLINISCHE RÖNTGENDIAGNOSTIK INNERER KRANKHEITEN

BAND I THORAX

HERAUSGEGEBEN VON

R. HAUBRICH · KARLSRUHE-BONN

SPRINGER-VERLAG / BERLIN · GÖTTINGEN · HEIDELBERG 1963
PRINTED IN GERMANY

KRANKHEITEN DER PLEURA

VON

R. HAUBRICH

SONDERDRUCK AUS

KLINISCHE RÖNTGENDIAGNOSTIK INNERER KRANKHEITEN

BAND I THORAX

HERAUSGEGEBEN VON

R. HAUBRICH · KARLSRUHE-BONN

SPRINGER-VERLAG / BERLIN · GÖTTINGEN · HEIDELBERG 1963
PRINTED IN GERMANY

ERKRANKUNGEN DES MEDIASTINUM

VON

H. ANACKER

SONDERDRUCK AUS

KLINISCHE RÖNTGENDIAGNOSTIK INNERER KRANKHEITEN

BAND I THORAX

HERAUSGEGEBEN VON

R. HAUBRICH · KARLSRUHE-BONN

SPRINGER-VERLAG / BERLIN · GÖTTINGEN · HEIDELBERG 1963
PRINTED IN GERMANY

ERKRANKUNGEN DES ZWERCHFELLS

VON

R. HAUBRICH

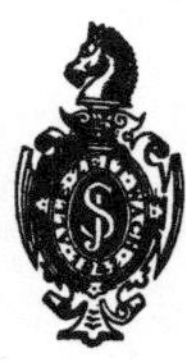

SPRINGER-VERLAG
Berlin · Göttingen · Heidelberg

Klinische Röntgendiagnostik
chirurgischer Erkrankungen

Von HANS OBERDALHOFF, HEINZ VIETEN und HERMANN KARCHER. In zwei Bänden.

Erster Band

Allgemeiner Teil: Röntgendiagnostische Darstellungs-methoden.
Spezieller Teil I: Klinische Röntgendiagnostik chirurgischer Erkrankungen der inneren Organe. Von Dr. H. VIETEN, a. o. Professor, Direktor des Institutes und der Klinik für medizinische Strahlenkunde Düsseldorf. Mit einem Beitrag von Dr. H. DETTMAR, apl. Professor, Leiter der Urologischen Abteilung der Chirurgischen Klinik Düsseldorf. Mit 698 Abbildungen in 1032 Einzeldarstellungen. XX, 627 Seiten 4⁰. 1959

Zweiter Band

Spezieller Teil II: Klinische Röntgendiagnostik chirurgischer Erkrankungen des Skeletes. Von Dr. H. OBERDALHOFF, apl. Professor, Chefarzt der Chirurgischen Abteilung der Städtischen Krankenanstalten Mannheim, und Dr. H. KARCHER, apl. Professor, Chefarzt der Chirurgischen Abteilung des St. Marien-Krankenhauses Frankfurt am Main. Mit 524 Abbildungen in 865 Einzeldarstellungen. XVI, 423 Seiten 4⁰. 1959

Aus den Besprechungen

Beide Bände
werden nur zusammen
abgegeben
Ganzleinen DM 398,—

„Die ‚Klinische Röntgendiagnostik chirurgischer Erkrankungen' stellt einen ausgezeichneten Beitrag zur allgemeinen Röntgendiagnostik aus chirurgischer Sicht dar. Das besonders Wertvolle an diesem zweibändigen Werk ist, daß trotz der knappen Form der Darstellung keine einseitige chirurgische Betrachtung der röntgenologisch diagnostischen Möglichkeiten gegeben wird, sondern daß auf breiter Basis der Brückenschlag zu den anderen Disziplinen gelungen ist...
Der klare, prägnante Text und die ausgezeichnete Wiedergabe der Bilder machen das Studium dieses Buches leicht und angenehm. So ist das vorliegende Werk eine ausgezeichnete, begrüßenswerte Hilfe in allen Fragen der speziellen chirurgisch-röntgenologischen Diagnostik nicht nur für den Chirurgen, sondern auch für alle anderen Fächer. Es stellt eine wertvolle Ergänzung zu den röntgenologischen Standardwerken dar und verdient sicher, nicht nur von Chirurgen gelesen zu werden. Dem Verlag muß für seine ausgezeichnete Ausstattung, ganz besonders für die gute Reproduktion der Bilder, ein ganz besonderes Lob gezollt werden."
Ärztliche Mitteilungen

■ **Bitte Prospekt anfordern!**